中医优势病种精准诊疗学

主编◎何明丰　田华琴　林　旋

广东科技出版社
全国优秀出版社
· 广州 ·

图书在版编目（CIP）数据

中医优势病种精准诊疗学 / 何明丰，田华琴，林旋主编. —广州：广东科技
出版社，2023.1
　　ISBN 978-7-5359-7980-3

　　Ⅰ．①中…　Ⅱ．①何…②田…③林…　Ⅲ．①中医诊断学 ②中医治疗法
Ⅳ．①R24

中国版本图书馆CIP数据核字（2022）第195002号

中医优势病种精准诊疗学
Zhongyi Youshi Bingzhong Jingzhun Zhenliaoxue

出　版　人：严奉强
责任编辑：马霄行　邹　荣
封面设计：创溢文化
责任校对：李云柯　陈　静　于强强　廖婷婷
责任印制：彭海波
出版发行：广东科技出版社
　　　　　（广州市环市东路水荫路11号　邮政编码：510075）
销售热线：020-37607413
https://www.gdstp.com.cn
E-mail：gdkjbw@nfcb.com.cn
经　　销：广东新华发行集团股份有限公司
印　　刷：广州市彩源印刷有限公司
　　　　　（广州市黄埔区百合三路8号）
规　　格：889 mm×1 194 mm　1/16　印张69　字数1 380千
版　　次：2023年1月第1版
　　　　　2023年1月第1次印刷
定　　价：368.00元

如发现因印装质量问题影响阅读，请与广东科技出版社印制室联系调换（电话：020-37607272）。

《中医优势病种精准诊疗学》
编委会

主编简介

何明丰　佛山市中医院院长，主任医师（正高二级岗），教授，博士研究生导师，中国民族医药学会精准医学分会会长、中国医院协会中医医院分会常委、世界中医药学会联合会急症专业委员会第一届理事会常务理事、中国中西医结合学会急救专业委员会委员、中国医师协会中西医结合分会急救专家委员会副主任委员、广东省中西医结合学会急救专业委员会副主任委员、广东省中西医结合学会

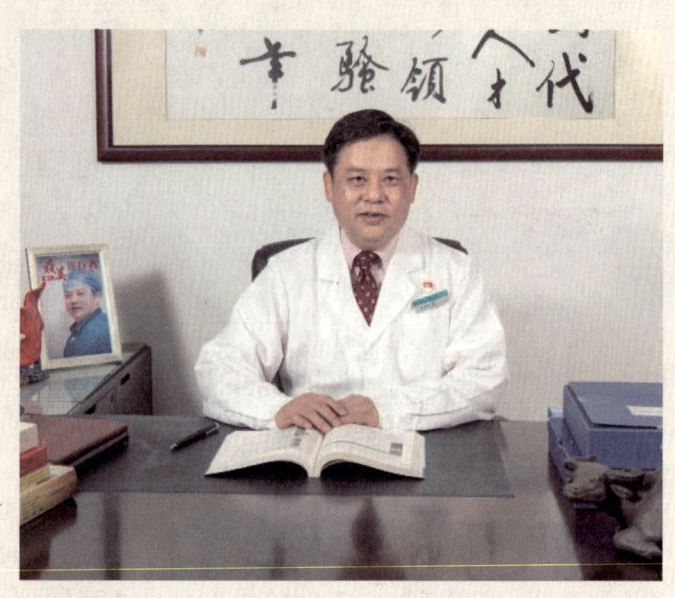

灾害专业委员会副主任委员、佛山市医学会副会长、佛山市中西医结合学会急救专业委员会主任委员。从事急救工作30余年，擅长中西医结合急危重症的急救、复苏学及心脑血管疾病等的临床诊断与治疗。主持和参与省、市级科研课题20余项，发表学术论文40余篇，主编《心肺脑复苏》《图说创伤性骨折的体位及康复护理》等著作，获省、市级科技进步奖共9项次。先后获"广东医院优秀管理干部""广东省抗击新冠肺炎疫情先进个人""佛山市最美科技工作者"等荣誉。

田华琴　佛山市中医院肿瘤中心主任，学术带头人，教授，博士研究生导师，第七批全国老中医药专家学术经验继承工作指导老师，首批广东省名中医师承项目指导老师，首届"佛山名医"，佛山市创新领军人才，佛山市医学领军人才，任世界中医药学会联合会癌症姑息治疗研究专业委员会副会长、中国民族医药学会精准医学分会常务副会长、中华中医药学会肿瘤分会常务委员、广东省中西医结合学会乳腺癌专业委员会主任委员、佛山市中西医结合学会肿瘤专业委员会主任委员等，《中医肿瘤学》杂志编委。

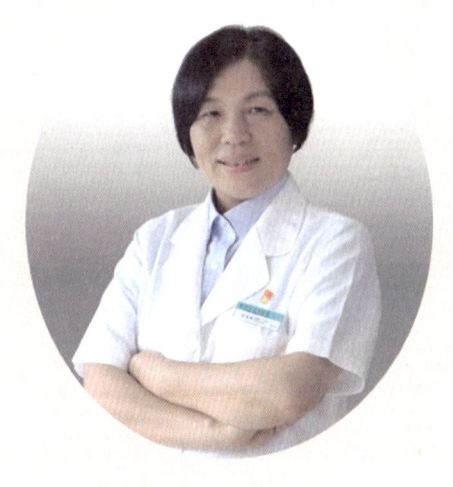

从医30余年来，不断挖掘和整理中医药诊疗技术，总结出"扶正消积"之法防治恶性肿瘤的策略，研制了一批如乳积方、肝积方、肺积方等有效专病专方，主编出版6部专著，发表论文90余篇。荣获"中国中西医结合学会科学技术奖三等奖""广东省科学技术进步三等奖"等7项科研奖励。

林　旋　主任中医师，教授，硕士研究生导师。毕业于广州中医药大学，从事中西医结合临床与基础研究近20年，具有扎实的理论基础、丰富的临床经验。擅长糖尿病及其急慢性并发症、骨质疏松症、甲状腺疾病、代谢综合征、月经不调和更年期综合征等内分泌疾病的中西医诊疗。主持及参与省级科研课题5项、市级科研课题3项，发表论文15篇，参与编写论著3部。

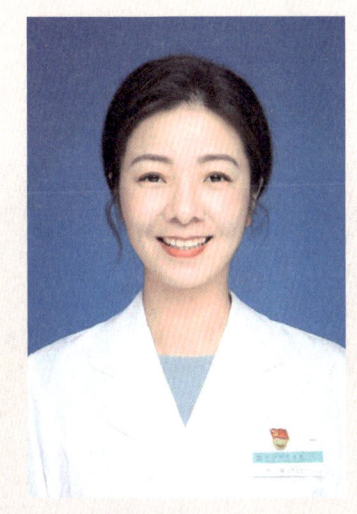

前　言

中医药学，包括民族医药学，对中华民族的生存繁衍一直发挥着重要作用。其基础思想有两大特色：整体观念和辨证论治。整体观念强调人与自然、人与社会、精神与形体以及形体内部的整体性。辨证和论治是诊治疾病过程中紧密相连不可分割的两个方面，是理论与实践相结合的体现，辨证过程兼顾整体性、疾病时空性，是"精准诊断"的过程，论治则是治疗疾病的手段和方式，也是对辨证是否正确的实践检验，是"精准治疗"的过程。

精准医学以个体化医学为基础，代表了医学领域发展的前沿，使医学从以疾病诊断为核心转变为以健康保障为核心。精准医学通过综合患者的生理、病理、心理、社会特征和遗传学信息等资料进行疾病的预防、诊断、治疗和康复过程，从而使患者获得最佳的诊疗效果，这与我国传统医学所提倡的理念相吻合。精准医学与中医药学的理论与实践之间有着不谋而合、异曲同工之妙。

佛山是中国四大古镇之一，中医中药久负盛名。佛山市中医院创建于1956年，是一所集医、教、研及康复于一体的三级甲等现代化大型中医医院。作为人民健康守护者和中医奋斗者，佛山市中医院以人民健康为中心，提倡全生命周期、全疾病周期管理，以高水平重点专科建设为抓手，建立起骨伤科、内分泌科、脑病科和肿瘤中心四个国家级重点专科及一大批省、市级重点专科。专注于充分发挥中医药优势、中西医并重的策略，确立各专科中医优势病种，不断优化中医诊疗方案和临床路径，开发应用专科制剂及中医适宜技术，突显中医药特色和优势，致力于打造"名院-名科-名医-名药"品牌建设。

为充分发挥中医药学包括民族医药学的学术资源优势，凝聚全国中医、民族医精准医学学术力量，创建学术层次高、特色突出、影响深远的精准医学学术交流平台，2018年，经中国民族医药学会理事会研究决定，由佛山市中医院牵头成立中国民族医药学会精准医学分会。希望通过精准医学分会的平台，促进各传统医学的交流，加强各传统医学人才的培训，共同研究各种疾病的治疗难点、制订个体化治疗方案等，合力推动精准医学和传统医学的发展。为了体现佛山市中医院紧跟国际医学发展的步伐，总结传统医学和精准医学融合发展的创新举措，中国民族医药学会精准医学分会会长何明丰教授牵头组织编成本书。本书编者均是佛山市中医院各中医重点专科及特色专科的学科带头人，书中的内容展示了佛山市中医院各专科中医优势病种的中医、

I

中西医结合诊疗水平。

全书共分18篇，第一篇为绪论，集中介绍了中医药学与精准医学的基本概念、发展历程、异同点及中西医结合发展的方向。第二篇至第十八篇为各论，分别介绍急危重症、骨伤病、内分泌病、脑病、肿瘤病、肝病、脾胃病、心病、肺病、风湿病、肾病、妇科病、儿科病、肛肠病、皮肤病、耳鼻喉病、眼病，包括各病种的概述、病因病机、诊断与鉴别诊断、治疗概况、辨证施护和循证研究6个部分，着重体现佛山市中医院中医优势病种的中医药治疗特色和优势，以及中医药在精准医学背景下如何参与、如何发挥"精准诊疗"的作用。

本书的编写强调贴近临床，兼具实用性、可读性和科学性，适合中医、中西医结合临床医生和医学生深入阅读及临床参考实践，也可以作为培养专科专病医护人员的辅导读物。

本书涉及面广，疾病的诊疗又非常复杂，书中如存有错漏之处，敬请广大读者批评指正。

何明丰
2022年6月于佛山

目　　录

第一篇 绪 论

第一章　中医学发展简史

中医学根植于中华民族文化土壤之中，伴随着中华民族与中华文化的发展，形成了富有中华文化特色的理论体系。

中医学是世界上为数不多留存至今的保持民族特色的传统医学，数千年来，即使遭遇战争、朝代更迭，中医仍然在不断发展，它从氏族祭祀、宗教巫术和日常生活、劳动、求生中积累经验，并由历代先圣、哲人，因时、因地、因人地总结、提高，逐渐形成经典著作，是整个中华民族历经数千年流传下来的原创性科学，集生命与自然科学于一身，是融合了生物学、天文学、气象学、地理学、物候学、心理学、哲学等多学科的复杂性科学。

一、中医学发展历程

中医学发源于中国黄河流域，在漫长的发展过程中，历朝历代都有不同的创造。中医药理论主要来源于对实践的总结并在实践中不断得到充实和发展。早在三千多年前的殷商甲骨文中就有疾、医、疥、龋、浴、沫等关于疾病和医药卫生的记载，周代就有食医、疾医、疡医和兽医等分科，并有除虫灭鼠和改善环境卫生等防病活动的记载。

战国至秦汉时期，中国现存最早的一部中医理论性经典著作《黄帝内经》问世。该书系统总结了在此之前的治疗经验和医学理论，结合当时的其他自然科学成就，运用朴素的唯物论和辩证法思想对人体的解剖、生理、病理以及疾病的诊断、治疗与预防做了比较全面的阐述，初步奠定了中医学的理论基础，对后世中医学理论的发展有深远的影响。《难经》是一部可与《黄帝内经》相媲美的古典医籍，成书于汉之前，相传系秦越人所著。其内容亦包括生理、病理、诊断、治疗等各方面，补充了《黄帝内经》之不足。

秦汉以后各地交流增多，少数民族地区的琥珀、羚羊角、麝香，以及南方的龙眼、荔枝核等药，渐为内地医家所采用。《神农本草经》就是当时流传下来的、中国现存最早的药物学专著。它总结了汉以前人们的药物知识，载药365种，并记述了君、臣、佐、使、七情和合、四气五味等药物学理论。长期临床实践和现代科学研究证明，该书所载药物的药效大多是正确的，如麻黄治喘、黄连治痢、海藻治瘿等。

东汉末年，著名医家、"医圣"张仲景博览群书，广采众方，凝聚毕生心血，著成《伤寒杂病论》。该书以六经辨伤寒，以脏腑辨杂病，确立了中医学辨证论治的理论体系与治疗原则，奠定了理、法、方、药的理论基础。该书收录方剂269首，基本上概括了临床各科的常用方剂，被誉为"方书之祖"。

西晋医家皇甫谧将《素问》《针经》《明堂孔穴针灸治要》三书的基本内容进行重新归类编排，撰成《针灸甲乙经》12卷128篇。该书为中国现存最早的一部针灸专书，论述了人体各部穴位的适应证与禁忌证，总结了操作手法等，对世界针灸医学影响很大。公元701年，日本政府制定医药职令时规定该书为医学士必修书。

公元610年巢元方等人集体编写的《诸病源候论》是中国现存最早的病因证候学专著，书中分别论述了内、外、妇、儿、五官等各科疾病的病因病理和症状。

隋唐时期，由于政治统一、经济文化繁荣、内外交通发达，外来药物日益增多，用药经验不断丰富，因此对药物学成就进一步总结已成为当时的客观需要。657—659年，唐政府组织苏敬等二十余人集体编修《新修本草》（又名《唐本草》），这是中国古代由政府颁行的第一部药典，也是世界上最早的国家药典。它比欧洲1542年颁行的《纽伦堡药典》早883年。唐代医家孙思邈（581—682）集毕生之精力，著成《备急千金要方》和《千金翼方》。二书对临床各科、针灸、食疗、预防、养生等均有论述，尤其在营养缺乏性疾病防治方面成就突出。

宋代对中医教育比较重视，政府设立了"太医局"，作为培养中医人才的最高机构。其学生所学内容包括《素问》《难经》《伤寒杂病论》《诸病源候论》等。其教学方法也有很大改进，如针灸医官王惟一曾设计铸造铜人两具（1026年），精细刻制了十二经脉和354个穴位，用于针灸教学和医师考试。考试时，试官将铜人穴位内注入水，外用蜡封，受试者如取穴正确，可针进水出，这是中国医学教育事业的创举。

公元12世纪至14世纪的金元时期，中医学出现了许多各具特色的医学流派。其中具代表性的有四大家：刘完素（1120—1200），认为伤寒（泛指发热性疾病）的各种症状多与"火热"有关，因而在治疗上多用寒凉药物，被后世称为"寒凉派"；张从正（约1156—1228），认为病由外邪侵入人体所生，治病就应祛邪，故多用汗、吐、下三法以攻邪，被后世称为"攻下派"；李东垣（1180—1251），提出"内伤脾胃，百病由生"，治疗时注重温补脾胃，因脾在五行学说中属土，故被后世称为"补土派"；朱震亨（1281—1358），认为人体"阳常有余，阴常不足"（即人体常常阳气过盛，阴气不足），治疗疾病应以养阴降火为主，被后世称为"养阴派"。

明代医学家李时珍亲自上山采药，到全国各地广泛开展调查，参考了800余种文献，历时27年之久，写成了《本草纲目》，收载药物1 892种，附方1万多首，为中国和世界药物学的发展做出了杰出的贡献。

大约在11世纪，中国就开始应用"人痘接种法"预防天花，成为世界医学免疫学的先驱。17—19世纪，传染病不断流行，人们在同传染病作斗争的过程中，形成并发展了温病学派。到了清代，代表中医在治疗温病（包括传染性和非传染性发热性疾病）方面成就的著作有叶桂的《温热论》、薛雪的《湿热条辨》、吴瑭的《温病条辨》及王士雄的《温热经纬》等。

清代医家王清任（1768—1831）根据尸体解剖和临床经验写成《医林改错》，纠正了古代医书在人体解剖方面的一些错误，强调了解剖知识对医生的重要性，并发展了瘀血致病理论与治疗方法。

近百年来，随着西医在中国的广泛传播，形成中医、西医、中西医结合并存的局面。一些医家逐渐认识到中西医各有所长，因此试图把两种学术加以汇通，逐渐形成了中西医汇通学派。其代表人物及其著作包括唐宗海（1862—1918）及其《中西汇通医书五种》、朱沛文（约19世纪中叶）及其《华洋脏象约纂》、张锡纯（1860—1933）及其《医学衷中参西录》等。

新中国成立后，党的中医政策如甘泉雨露，使中医药事业焕发出无限生机。1955年，中国中医研究院成立。1956年，成都、上海、北京、广州成立了中医学院。1962年，中医教材统一出版。1972年尼克松访华时参观了针灸麻醉，中国医学开始受到世界各国的注意，中医也真正迎来了发展的春天。

当前中医药文化建设迈出新步伐。中国政府重视和保护中医药的文化价值，积极推进中医药传统文化传承体系建设，目前已有130个中医药类项目列入国家级非物质文化遗产代表性项目名录，"中医针灸"被列入联合国教科文组织人类非物质文化遗产代表作名录，《黄帝内经》和《本草纲目》入选世界记忆名录。近年来，有45项中医药科研成果获得国家科技奖励，其中国家科学技术进步奖一等奖5项。屠呦呦因发现青蒿素，荣获2011年美国拉斯克临床医学奖和2015年诺贝尔生理学或医学奖。因将传统中药的砷剂与西药结合，使急性早幼粒细胞白血病的疗效明显提高，王振义、陈竺获得第七届圣捷尔吉癌症研究创新成就奖。

二、中医学基本特点

中医学这一独特的理论体系有两个基本特点，一是整体观念，二是辨证论治。

（一）整体观念

1. 人体是一个有机的整体

中医认为人体是一个有机整体，脏器、组织、器官在生理上相互联系，保持协调平衡。正常的生理活动一方面要靠脏腑组织发挥功能，另一方面又要靠它们之间相辅相成的协同作用和相反相成的制约作用维持平衡。人体各个部分以五脏为中心，通过经络系统有机地联系起来，构成表里相应、上下沟通、协调共济、井然有序的统一整体。因此，中医认为，人体局部的病理变化往往与全身脏腑、气血、阴阳的盛衰有关。诊断时，可以通过外在的变化，判断内脏的病变。治疗时，对于局部的病变，也可从整体出发，确定治疗方法。

2. 人与自然界的统一性

人类生活在自然界中，自然界存在着人类赖以生存的必要条件。同时，自然界（如季节气候、昼夜晨昏、地区方域等）又可以直接或间接地影响人体，而机体则相应地产生反应。属于生理范围内的，即生理的适应性；超越了生理范围，即病理性反应。因此，人要主动地适应环境。在治疗上，因时、因地、因人制宜，也就成为重要原则。

3. 人与社会的统一性

人的本质，在现实上是一切社会关系的总和。人既有自然属性，又有社会属性。社会是生命系统的一个组成部分。人生活在社会环境之中，社会生态变迁与人的身心健康和疾病的发生有着密切关系。社会角色、地位的不同，以及社会环境的变动不仅影响人们的身心功能，而且也会影响疾病谱的构成。太平之世多长寿、大灾之后必有大疫，这是朴素的社会医学思想。现代社会的"多科技综合征"、抑郁症、慢性疲劳综合征等的发生与社会因素有着密切关系。总之，中医学从天人合一的整体观念出发，强调研究医学应"上知天文，下知地理，中知人事，治病宜不失人情，不知天地人者，不可以为医"（《医学源流论》）。

（二）辨证论治

辨证论治是中医认识和治疗疾病的基本原则，是中医学对疾病的一种特殊的研究和处理方法，也是中医学的基本特点之一。

证，是机体在疾病发展过程中的某一阶段的病理概括。它包括病位、病因、病性以及正邪关系，反映出疾病发展过程中某一阶段的病理变化的本质，因而它比症状更全面、更深刻、更正确地揭示了疾病的本质。辨证，就是将四诊（望、闻、问、切）所收集的资料、症状、体征，通过分析、综合，判断为某种证。论治，就是确定相应的治疗方法。中医治病首先着眼于证，而不是病的异同，因此，同一疾病的不同证候治疗方法不同；而不同疾病，只要证候相同，便可以用同一方法治疗，这就是"同病异治、异病同治"。这种针对疾病发展过程中不同质的矛盾用不同的方法去解决的法则，就是辨证论治的精神实质。

三、中医治病原则

中医治病是在整体观念和辨证论治精神指导下进行的，对临床治疗立法、处方、用药具有普遍的指导意义。中医治病原则主要包括以下几种。

1. 治病求本

治病求本是指寻找出疾病的根本原因，并针对此根本原因进行治疗。在临床运用这一治则时，必须正确掌握"逆者正治，从者反治"和"急则治标，缓则治本，标本兼治"等情况。

2. 扶正与祛邪

疾病的过程，是正气与邪气矛盾双方相互斗争的过程。因而治疗疾病，就要扶助正气，祛除邪气，改变邪正双方的力量对比，使之有利于疾病向痊愈的方向转化。

3. 调整阴阳

疾病的发生，从根本上说是阴阳的相对平衡遭到破坏，出现偏盛偏衰的结果。因此，恢复阴阳的相对平衡，促进阴平阳秘，乃是临床治疗的根本法则之一。

4. 调整脏腑功能

人体是一个有机的整体，脏与脏、腑与腑、脏与腑之间在生理上相互协调、相互促进，在病理上则相互影响。因此，注意调整各脏腑之间的关系，使其功能协调，才能收到较好的治疗效果。

5. 调理气血关系

气血是各脏腑及其他组织功能活动的主要物质基础，气血各有其功能，又相互为用。调理气血以"有余泻之，不足补之"为原则，目的是使气血的关系恢复协调。

6. 因时、因地、因人制宜

疾病的发生、发展和转归受多方面因素的影响，如时令气候、地理环境等，尤其是患者个体的体质因素，对疾病的影响更大。因此，在治疗疾病时，必须把这些方面的因素考虑进去，对具体情况做具体分析，区别对待，以制订出适宜的治疗方法。

四、中医治疗方法

中医治疗疾病的具体方法种类繁多，内容丰富，且各具特色。现将常用的中医治疗方法做简单介绍。

1. 药物疗法

药物疗法是指口服药物，经由消化器官吸收，以达到扶正祛邪、调节机体气血阴阳，使机体康复的治法。常用的药物疗法有汗、吐、下、和、温、清、补、消八法。口服药物的剂型有汤剂、丸剂、散剂、膏剂、丹剂、酒剂、片剂、糖浆剂、茶剂、冲剂等。该法是在临床各科应用范围最广的治疗方法。

2. 针灸疗法

针灸疗法是用针刺、艾灸作用于人体经络及经外腧穴，以通调营卫气血、调整经络与脏腑功能而治疗相关疾病的方法。针刺可分为体针、头针、面针、眼针、耳针、足针、温针、火针、三棱针、梅花针等多种类型。灸法可分为艾条灸、麦粒灸、瘢痕灸、隔姜灸、隔蒜灸、药饼灸等多种方法。针灸疗法的应用范围极其广泛。

3. 推拿疗法

通过在人体体表一定的部位施以各种手法，或配合某些特定的肢体活动，以防治疾病的方法称为推拿疗法。推拿疗法可应用于各科的治疗，对骨伤科疾患、小儿疾患及各种疼痛性疾病更为适宜。

4. 外敷疗法

外敷疗法是将药物（如药袋、药饼、药膏及药酒）加热后置于体表特定部位，以促使腠理疏松、经脉调和、气血流畅，用于治疗寒湿、气血瘀滞、虚寒证候的一种外治法。常用于治疗头痛、呕泻、自汗盗汗、脱肛、眩晕、面瘫、风湿痹病、疮疡癣疹、扭挫伤、口腔溃烂、烫伤等疾病。

5. 敷脐疗法

敷脐疗法是将药物敷置于脐眼或脐部以治疗疾病的一种外治法，常用于治疗眩晕、盗汗、便秘、尿闭、遗精、阳痿、阴挺、痛经等病症。

6. 熏洗疗法

熏洗疗法是利用药物煎汤的热蒸汽熏蒸患处，并用温热药液淋洗局部的一种外治法，常用于治疗风寒感冒、风湿痹痛、湿疹、癣疥、肛门病、阴痒、眼疾、跌打损伤等病症。

7. 腐蚀疗法

腐蚀疗法是选用具有腐蚀作用的药物敷涂患处，以蚀去恶肉、促使新肉长出的一种外治法，主要用于治疗体表疮疡、癌瘤、流痰等病症。

8. 放血疗法

放血疗法是用针具或刀具刺破或割破人体特定的穴位或一定的部位，放出少量血液，以治疗高热、神昏、中暑、感冒、各种疼痛、风眩、急惊风、中毒、毒蛇咬伤等病症的一种外治法。

9. 刮痧疗法

用边缘光滑的嫩竹板、瓷器片、小汤匙、铜钱、硬币、纽扣等工具，蘸油或清水在体表部位进行反复刮动，用以治疗疾病的方法称为刮痧疗法。刮痧疗法主要用于治疗痧证及中暑、感冒、喉痛、腹痛、呕泻、头昏脑涨等病症。

10. 含漱疗法

含漱清热解毒、消肿止痛之类的药液，以清洁患部，治疗口腔、咽喉部疾病的方法称为含漱疗法。含漱疗法适用于治疗喉痹、乳蛾、牙痛、口糜、口疮等病症。

11. 噙化疗法

噙化，即含化，又称噙含。噙化疗法是将丸剂或片剂药物噙在口中含化，用以治疗疾病的方法，适用于治疗口腔、咽喉疾病及胸痹心痛、厥心痛等。

12. 喷雾疗法

喷雾疗法是将药物的溶液或极细粉末经雾化器或喷雾器等形成药物蒸汽、雾粒或气溶胶，供呼吸道吸入或局部喷洒以治疗疾病的方法。其所用药物应据病情的不同而专门配制。喷雾疗法常用于治疗鼻部疾患及厥心痛、昏厥、肺胀、久咳等病症。

13. 烟熏疗法

烟熏疗法是利用药物燃烧后的烟气来防治疾病的方法，可用于急救，以及肛肠疾病、口耳鼻疾病的治疗，或杀虫辟秽、预防疾病。

14. 灌肠疗法

灌肠疗法是用具有泻毒、化瘀、理气等作用的药液或渗入散剂灌肠以治疗疾病的方法。

15. 药栓（坐药）疗法

药栓（坐药）疗法是将药物研成粉末，加入适量的赋形剂制成长圆形固体剂型，插入肛门或阴道以治疗疾病的方法，多用于治疗肛门与肠道疾患、阴道与胞宫疾患。

16. 药线疗法

药线疗法是用桑皮纸、丝绵纸或拷贝纸蘸药或内裹药物后，插入病变部位，用以治疗疾病的方法，主要用于痈疽疮疡、流痰、癌瘤等的治疗。

17. 结扎疗法

结扎疗法是用线结扎或用绳结扎，使病变部位经络阻塞，气血不畅，渐至脱落坏死，再经创面组织修复，以达到治疗目的的方法，适用于痔核、息肉、赘瘤、赘疣、毒蛇咬伤、脱疽等的治疗。

18. 整复疗法

整复疗法是用手法或以手法为主，并借助器械，使移位的筋骨恢复其原来的位置，以治疗筋骨损伤的方法。该法分诊断与治疗两个部分，即首先通过触摸伤处并借助X线诊断筋骨损伤的部位与程度，然后运用手法使其复位。本法适用于骨折、脱位和伤筋的治疗。

19. 夹板固定疗法

夹板固定疗法是用扎带或绷带把木板、竹板或塑料制成的夹板固定在骨折已经复位的肢体上，以促进骨折愈合的治疗方法，适用于治疗各类骨折。

20. 饮食疗法

饮食疗法是应用具有药理作用的食物，或将药物和食物一起烹制成食品，用以防治疾病的方法。此类食品可细分为药膳、药饭、药粥、药酒、药茶等。

21. 情志疗法

情志疗法是根据中医学的形神理论和情志学说，通过语言开导、自我暗示或他人暗示、音乐歌舞等手段调节精神情志，以起到治疗疾病的作用。

五、展望

中医学是中华民族灿烂文化的重要组成部分，几千年来为中华民族的繁荣昌盛做出了卓越的贡献，并以显著的疗效、浓郁的民族特色、独特的诊疗方法、系统的理论体系、浩瀚的文献史料屹立于世界医学之林，成为人类医学宝库的共同财富。中医学历数千年而不衰显示了其自身强大的生命力，它与现代医药是我国医药卫生事业的主要组成部分，也是中国医药卫生事业所独有的特色和优势。

（田华琴 陈苹 王斌）

第二章 精准医学发展概况

一、精准医学的概述

2015年新年伊始，美国总统奥巴马在新年国情咨文中提出了精准医学的概念，并宣布启动"精准医学计划"。精准医学是以个体化医疗为核心，建立在了解个体基因、环境及生活方式基础上的新的医学模式[1]。我国精准医学概念的各部分内容均较美国精准医学概念更宽泛[2]，除遗传信息相关检测技术之外，分子标志物检测技术、分子影像技术也是临床疾病精准诊断依赖的技术，而微创精准手术技术则是对精准医学诊断和治疗的重要补充。此外，我国精准医学还强调患者临床、心理特征和传统检查结果，旨在综合患者生理、病理、心理、社会特征和遗传学信息等资料后，进行疾病的预防、诊断、治疗和康复等，同时将其用于疾病的预后、评估、监测和护理中。

精准医学通过甄别同种疾病的不同亚型，给予更具针对性的干预措施，故任何有利于疾病精细诊断和精确干预的技术手段理论上均可扩展到精准医学范畴，包括宏观临床层面的诊治和微观分子生物技术层面的诊治。

二、精准医学的应用

精准医学是将基因特征、环境、生活方式等个体差异纳入考虑，实现精准的疾病分类和诊断，制订个性化的疾病预防与疾病治疗策略的医学[3]。其核心思想是在正确的时间为正确的个体提供最合理的预防或治疗方案，使个体获益最大、副作用最小，同时花费最低，其研究主要体现在精准预防、精准诊断、精准治疗方面。它的作用在于能够为医疗保健决策提供最有效的治疗、最有益于患者的指导方向，以提高医疗质量，亦可节省费用和避免副作用[4]。

（一）疾病预防

理想的精准预防是从可避免的危险因素暴露群体中识别出具有高遗传易感性的个体。疾病预防策略分为全人群策略和高危策略。当前控制环境污染等面向全人群的传统预防策略仍是主体。高危策略关注特定高危人群的疾病发病率，主要通过环境、行为、政策等方面的干预措施降低高危人群的疾病负担。传统的高危策略基于年龄、职业、生活习惯等因素确定疾病的高危人群。在基因组学时代，精准医学将个体遗传易感性与基因-环境交互作用纳入考虑，依据个体的基因图谱制订疾病预防策略。比如，通过肿瘤的易感基因检测可进行预防性外科干预，这是降低个体患癌风险的有效策略。此外，基因检测还可识别实行预防干预措施的最适合人群。例如，所有吸烟者均能从戒烟中获益，而根据尼古丁代谢速率的个体差异制订个性化的戒烟干预措施可使有些人的获益更大。

精准医学起步于临床治疗，在疾病预防方面的应用相对有限，未来在一级预防方面可以进行开拓发展。

（二）疾病的筛查和早期诊断

精准医学在疾病筛查和早期诊断方面的代表性应用是恶性肿瘤的液体活检。液体活检的代表性方法有循环肿瘤细胞（circulating tumor cell，CTC）检测、循环肿瘤DNA（ctDNA）检测和外泌体检测。基因检测技术的发展，使过去难以检测的外周血液中的肿瘤DNA、RNA、mRNA和miRNA等标志性分子变得可检测，这些分子信息可反映肿瘤的发生发展过程，为肿瘤筛查和早期诊断提供帮助。

（三）临床治疗

1. 恶性肿瘤

传统的肿瘤分型依靠病理学进行形态学分型，但这种分类往往只反映了肿瘤的部分异质性特征。实际上具有相似形态的肿瘤会有不同的治疗表现。精准医学强调将肿瘤进行分子分型。肿瘤全基因组分子谱分析可以在分子层面将肿瘤分为不同亚型，比传统肿瘤分类的效果更好。肿瘤精准医学通过3个步骤在很大程度上减少了肿瘤的过度治疗：①增加关键临床亚组中进行较简单与较广泛治疗的证据基础；②创造更精确的临床算法制定相关亚组的治疗方案；③确保临床医师在将该算法应用于患者个体方面达成共识[5]。

2. 慢性病

精准医学在恶性肿瘤之外的慢性病治疗中同样应用广泛。一些慢性病始终缺乏有效的治疗方法，这可能是因为传统的研究思路局限于应用一类药物解决一种疾病。而实际上，这种疾病很可能是异质性的，需根据表型或患者的基因型划分为不同亚组，开发个性化的医疗手段。例如，射血分数保留的心力衰竭（heart failure with preserved ejection fraction，HFpEF）是一种复杂的临床综合征，缺乏有效的治疗方法。相关专家认为，未能将特定的HFpEF表型与最合适的临床试验和治疗匹配，是导致近期失败的原因之一。通过新型分析技术，如机器学习，加上深度表型数据，基因组学、蛋白质组学和代谢组学，有望确定哪些药物可用于治疗HFpEF特定亚型的患者。

三、精准医学的发展

精准是医学发展的目标和要求，精准医学顺应了时代和科技发展的需求，同时它也是在不断发展进步的。近年关于精准医学的研究很快渗透到了医学各个领域。

1. 计算病理与精准医学

计算病理是数字病理和人工智能技术的组合，它利用高性能计算设备对人类知识和经验进行量化建模，辅助病理医师实现更精准、更客观、可重复的诊断。此外，计算病理技术还将辅助医师超越诊断任务，实现疗效预测和预后等更复杂问题的解决，从而进一步推动精准医学的发展。其将主要在以下3个方面推动精准医学的发展：①提高检测与诊断的准确性。诊断的精准是精准治疗的前提。②预测疾病的预后或结局。发表在 *Lancet* 上的一篇报道表明计算病理可以预测直肠癌患者的预后[6]。③辅助治疗方案的选择及疗效评估。计算病理无法取代医师，而是凭借客观可重复的诊断和强大的预测能力辅助医师制定最优的治疗方案。医师可以在模型评估结果的辅助下，为不同疗效预期的患者制定最适宜的治疗方案[7]。

2. 恶性肿瘤与精准医学

近年来肿瘤发病率逐年升高。肿瘤的精准治疗是提高肿瘤患者生存率的有效手段，早发现、早诊断是精准治疗的关键，而精准筛查是早诊断、精准治疗的前提，精准筛查主要包括大规模社会群体普查、高危人群重点筛查、机会性的个体筛查。此外，肿瘤的精准分期是构建精准个体化最佳治疗方案的依据。国际TNM分期是目前世界上普遍采用的肿瘤分期标准，为提高分期的准确性，该标准经不定期地进行修正、更新，尚在不断探索和完善中，期望具有更高的特异性和准确率是今后TNM分期的发展趋势[8]。

随着研究的深入，人们对于肿瘤发生发展机制、肿瘤生物学特征有了更多的了解。肿瘤的治疗已经不局限于传统的手术治疗、放化疗、介入治疗等手段。二代测序技术（next generation sequencing，NGS）及多种组学研究技术的飞速进步和成本不断降低，加速了其临床应用的可及性，提高了其经济性。基于NGS，可以对肿瘤组织进行全外显子组测序、RNA测序等基因组学、转录组学层面的分析。结合磷酸化蛋白组学和人源性组织异种移植（PDX）模型等多组学技术，可全面分析变异基因和信号通路，分析常见靶向药物敏感位点，评估化疗药物的敏感性和毒副作用，综合评价免疫治疗可获益人群及可能发生耐药或超进展的风险。因此，基于多组学检测结果的精准治疗是肿瘤治疗未来的发展方向，肿瘤的多靶点、多模式综合治疗将是未来的发展趋势。

在多组学联合指导个体化治疗的过程中，对患者的病情评估，治疗方案的选择越来越多地趋向于多种方案的联合运用，包括手术、放疗、化疗、介入治疗、靶向治疗、免疫治疗等。因此，治疗方案的决策除了需要传统多学科诊疗团队（MDT）组成的外科、内科、放疗科、介入科、影像科、病理科等科室的专家之外，还需要引入分子遗传学专家及生物信息学专家，从而对基因、分子检测的结果进行判断和临床提示，并将其意见整合、融入治疗决策的参考因素中，主要体现在以下几个方面：肿瘤免疫微环境、肿瘤的分子机制和信号通路、当前免疫治疗有效的生物标志物、点突变（SNV）与拷贝数变异（CNV）、指导精准用药的现有工具（对靶下药）、多模式联合疗法[9]。

3. 心肌病与精准医学

在所有心血管疾病中，心肌病是遗传比例最高的一种疾病。心肌病的遗传比例可高达60%，即每10个心肌病患者中，6人由遗传因素导致。心肌病作为与基因联系最为密切的心血管疾病，毫无疑问地成为心血管疾病中最适合应用精准医学的疾病。在心肌病领域，精准医学是主战场，也是重要的发展方向。

扩张型心肌病（DCM）作为一种多基因疾病，发病率高，病因复杂，预后差。要积极进行基因诊疗，对有家族史的高危人群进行早期检测和预防，加强症状前诊断十分重要。基因突变在家族性扩张型心肌病（FDCM）的发病中起重要作用。二代测序技术（NGS）的发展，不断发现的致病基因有助于揭示FDCM的发病机制，促进FDCM的早期诊治，改善患者的预后。目前，已经发现大约60个基因突变与FDCM发病相关，主要致病基因包括肌联蛋白基因（TTN）、核纤层蛋白A基因（LMNA）、肌小节收缩蛋白基因、BAG3基因、TAZ基因、SCN5A基因、RNA结合基序蛋白20基因（RBM20）、受磷蛋白基因（PLN）及细胞骨架蛋白基因等。随着临床基因检测变得越来越普遍且信息量越来越大，对于测序结果的解释和理解就变得尤为重要，需要考虑人种差异、基因型与表型差异，以及年龄、性别、环境等对于基因表达的影响[10]。

4. 代谢性疾病、精准营养与精准医学

近年来，基因、转录、代谢、蛋白质和微生物等各种组学以及大数据分析技术的发展，有效地促进了人们对疾病发生过程的认识，也为实现基于个体特征进行有效营养干预提供了可能。比如《细胞》杂志发表了一篇以色列魏茨曼科学研究所科学家考察不同个体特征对餐后血糖影响的研究论文，文中指出根据相关的个体特征进行个性化的血糖干预指导，其效果显著好于基于传统经验的血糖控制方案[11]。

生物信息技术、组学技术、菌群研究、遗传研究的快速发展，为2型糖尿病（T2DM）患者进行精准的营养代谢评价、风险分层、个体化干预提供了技术依托，可穿戴设备及大数据分析、机器学习技术为强化患者管理及予以实时反馈提供了条件。尽管目前研究数量较有限，且多数研究的结论尚需进一步重复验证，但将精准营养的理念应用于T2DM的研究已显示出广阔的前景[12]。

应用精准医学的理念和方法研究营养问题，即产生精准营养概念，其主要研究内容是通过考察个体的遗传与代谢特征、生理与病理状态、生活方式与环境以及临床指标等相关因素，分析个体对营养素的需求以及预测对营养支持干预效果的影响，实现精准化的营养诊断与治疗[13]。精准营养的理念促进了对于部分罕见单基因遗传疾病、慢性代谢性疾病（代谢综合征）以及营养失衡（肥胖症、营养不良）等临床病理状态的更深层次的探讨[14]。因此，精准营养也将是临床营养的发展方向之一。

5. 公共卫生与精准医学

精准医学的理念和工具可以延伸到流行病学和公共卫生的多个领域，对整个社会产生积极影响。主要体现在：①精准医学可以改变流行病学的学科理念，流行病学将由此从"黑箱"流行病学演进成系统流行病学。系统流行病学依赖于组学技术的广泛应用，借助于组学技术，系统流行病学可以更好地解释暴露因素与疾病风险之间的生物机制。②精准医学所提供的资源、理念和研究工具可以促进对基因和环境交互作用的研究。绝大多数疾病不是由基因或者环境因素单独所致，而是二者交互作用的结果，因此基因和环境交互作用的研究是"精准医学计划"的重点之一。③精准医学所提供的新的资源和研究工具可以用于提高疾病风险预测的精度，筛查出高危人群以进行有针对性的疾病预防和干预。④随着基因测序价格的降低，基因筛查和检测的应用会越来越广泛，并成为一种新型疾病预防的措施。⑤精准医学的发展除了推动了靶向治疗的发展，也为靶向、个体化预防的发展提供了推动力。⑥靶向、个体化预防的一个发展领域是个体化膳食营养干预，即根据与营养素代谢有关的基因型制定相应的膳食营养方案[15]。

公共卫生和流行病学需要积极引入精准医学发展所带来的新观念和新技术，特别是组学和大数据分析技术，并将其整合进系统流行病学的各个层面中去，从而推动精准公共卫生的发展。但是，公共卫生工作者也不能忽略传统的人群研究和干预的基本手段，需要主动地从宏观层面利用法律、政策等手段来解决一些亟待解决的公共卫生问题，比如空气和水污染、控烟等。

6. 外科领域与精准医学

随着精准医学的思维模式、研究方法的传播和开展，"精准外科""精准手术""微创手术"等理念深入人心，以3D打印技术为代表的技术在外科领域的应用也体现了个性化和精准化治疗策略。3D打印技术在外科的应用有以下方面：优化手术方案，实现精准化、个性化手术；制作个性化的导航模板；制作个性化、定制化的假体；进行个性化的人体器官、组织设计。随着组织工程技术、新材料技术以及基因组测序技术的不断发展以及相关政策、法规的不断完善，精准医学在外科

领域的发展将迈上一个更高的层面[16]。

十余年来，随着计算机科学、神经科学、工程技术的迅速发展，智能神经外科在大数据挖掘、辅助临床诊断及决策、神经导航及手术机器人方面的表现尤为突出[17]。

神经系统出生缺陷疾病不仅有外胚层发育异常导致的神经系统畸形，而且常合并中胚层的脊柱分节障碍或骨性畸形，手术治疗风险较高。为了进一步降低此类高危手术的风险，减少致残率和并发症的发生率，神经外科医生不仅要熟悉解剖学知识和各种手术方法，更应该对3D打印、先进影像导航及图像融合、神经内镜及机器人等新兴技术进行积极尝试和探索，以降低单纯依靠临床经验的不确定性，提高手术精准性和安全性[18]。

总之，通过以上技术平台的建立和多学科的合作，加强精准医学研究，明确致病原因，将神经系统出生缺陷疾病防治工作前移，可以减少疾病的发生率和患儿的出生率，从而通过先进的技术手段实现个体化、精准化的手术治疗以减少并发症的发生率——最终建立神经外科精准医疗的干预和评估体系，造福患者。但同时，也应不断审视智能神经外科在安全性、有效性、复现性、可靠性方面的风险，积极面对智能医学在技术、伦理、制度等层面带来的新挑战。

四、精准医学的挑战

精准医学作为新兴领域及治疗策略，刚提出就面临各种质疑和挑战。

2015年4月25日，《柳叶刀》首先发出质疑之声，指出基因能够精确地预测个体生命周期中的发病风险这一理论与事实不符，"相同的疾病拥有相同的突变"这一假说早已被人类基因组研究彻底推翻。基因对个体未来疾病与健康状况的影响在大多数情况下并不是起决定作用的因素，疾病的发生、发展是受多重因素影响的复杂过程，至少是遗传和环境因素相互作用的结果。比如对于肥胖和糖尿病，不科学的锻炼频率和饮食习惯就要比遗传因素有更大的致病风险。精准医学的挑战之一来自肿瘤领域的靶向治疗，它只是根据基因的突变位点杀灭了部分肿瘤克隆细胞，留下的细胞必然会引起耐药和复发。此外，精准医学计划的实施要获取如此大规模人群的遗传背景信息，不免会引发伦理、法律、经济和社会问题。精准医学不是通往健康世界的正确道路，人们更应关注公共卫生和疾病预防[19]。因此，精准不等于全面，对于疾病防治和健康维护，不仅需要精准，更需要全面的、整体的把握。否则很可能局部精准了，但整体上离"精准"还差之千里。应当根据患者的不同情况在疾病的防治过程中选择一些疗效更好、不良反应更少、患者整体获益最大的综合方案。这也是目前广义精准医学理念。

五、总结展望

虽然精准医学的相关研究如火如荼，但它处在发展的初期，仍有很多局限性。虽然精准医学无法解释全部医疗方法的原理，但这并不意味着精准医学对于现代医学的发展没有意义。恰恰相反，精准医学概念的提出，为现代医学的发展和进步，为人类更加深入地了解疾病根源，为有效预防和治疗疾病，提出了新的思路和途径，这对现代医学的发展和进步起到了重要的推动及引导作用。虽然在当前的临床工作中，精准医学给临床工作带来了新挑战，但这不能成为否定精准医学临床实践价值和意义的理由，临床医生更要对其加强重视，在实践过程中进行更深层次的分析和研究，对于临床工作如何做到精准，精准的程度如何等问题，加深认识和了解，从而为患者提供更高质量的医学服务。这也是现代医学发展对临床医生提出的必然要求。

　　未来医学的进展仍然取决于现代科学技术的进步，有赖于医学各学科专业间、医学与自然科学间、医学与社会科学间的交叉融合，这是医学取得突破性进展的必然途径，它们将共同助推人类迈向新的医学时代[20]。精准医学的出现，为人类的疾病治疗、健康管理、医学进步及社会发展开启了一扇新的大门。21世纪是生命科学的世纪。在新世纪，精准医学这一新兴前沿领域将成为世界各国关注的焦点。掌握了精准医学的发展前沿就意味着掌握了未来社会的健康、科技、经济发展的主动权和制高点。

（田华琴　陈务民　刘鑫佳）

● 参考文献

[1] National Institutes of Health. What is precision medicine[EB/OL]. （2015-04-01）[2016-07-22]. https://ghr.nlm.nih.gov/primer/precisionmedicine/definition.

[2] 吴斌，占美，徐斑，等. 我国精准医学概念的循证研究[J]. 中国药房，2017，28（8）：1017-1022.

[3] COLLINS F S, VARMUS H. A new initiative on precision medicine[J]. N Engl J Med, 2015, 372（9）: 793-795.

[4] National Research Council（US）Committee on A Framework for Developing a New Taxonomy of Disease. Toward precision medicine: building a knowledge network for biomedical research and a new taxonomy of disease[M]. Washington DC: National Academies Press（US）, 2011: 1.

[5] KATZ S J, JAGSI R, MORROW M. Reducing overtreatment of cancer with precision medicine: just what the doctor ordered[J]. JAMA, 2018, 319（11）: 1091-1092.

[6] SKREDE O J, DE RAEDT S, KLEPPE A, et al. Deep learning for prediction of colorectal cancer outcome: a discovery and validation study[J]. Lancet, 2020, 395（10221）: 350-360.

[7] 顾松，鲁浩达，谢嘉伟，等. 计算病理及其对精准医学的价值[J]. 中华病理学杂志，2021，50（8）：851-855.

[8] 李国仁. 精准医学时代食管癌分期的研究进展和展望[J]. 中华胸部外科电子杂志，2019，6（4）：258-264.

[9] 卢实春，顾万清. 肝胆肿瘤外科治疗精准医学概要[J]. 中华肝胆外科杂志，2019，25（1）：1-4.

[10] 李雪银，李广平. 家族性扩张型心肌病基因突变与精准医学[J]. 中华心力衰竭和心肌病杂志，2019，3（4）：231-233.

[11] ZEEVI D, KOREM T, ZMORA N, et al. Personalized nutrition by prediction of glycemic responses[J]. Cell, 2015, 163（5）: 1079-1094.

[12] 李融融，肖新华. 精准营养治疗应用于2型糖尿病的前沿进展[J]. 中华糖尿病杂志，2019，11（3）：149-152.

[13] ZEISEL S H. Precision（personalized）nutrition: understanding metabolic heterogeneity[J]. Annu Rev Food Sci Technol, 2020, 11: 71-92.

[14] BORDONI L, GABBIANELLI R. Primers on nutrigenetics and nutri（epi）genomics: origins and development of precision nutrition[J]. Biochimie, 2019, 160: 156-171.

[15] 王冬，HU F B. 从精准医学到精准公共卫生[J]. 中华内分泌代谢杂志，2016，32（9）：711-715.

[16] 邓爱文，熊日波，曾参军. 精准医学在外科领域的应用进展[J]. J South Med Univ, 2015, 35（11）: 1662-1664.

[17] 杨军. 大数据与精准医学时代的智能神经外科[J]. 中华神经外科杂志，2021，37（9）：865-868.

[18] 余新光. 精准医学时代神经系统出生缺陷相关外科疾病的诊疗思考[J]. 中华神经外科杂志，2016，32（7）：649-651.

[19] COOTE J H, JOYNER M J. Is precision medicine the route to a healthy world?[J]. Lancet, 2015, 385（9978）: 1617-1619.

[20] KATTAN M W, HESS K R, AMIN M B, et al. American joint committee on cancer acceptance criteria for inclusion of risk models for individualized prognosis in the practice of precision medicine[J]. CA Cancer J CLIN, 2016, 66（5）: 370-374.

第三章　中医药学与精准医学

一、中医药学与精准医学的不同点

中医有着几千年的悠久历史，是中华民族在不断的劳动实践中发展起来的，是中华文化的精粹。中医治病讲究整体观，注重人体自身、人体与自然、人体与社会的整体性和统一性。司外揣内、取类比象等传统的诊治思路，体现了从宏观层面来认识问题的整体观念。

精准医学实际上是在人类基因组计划完成后，伴随着基因、蛋白质等各种分子生物学技术的快速发展，由个体化医学衍生进化而来的，更加注重从人体的基因序列等微观角度来看待问题，强调"局部精准""内部精准"。作为现代才出现的概念，精准医学是稚嫩的，但也是有很大的发展空间的，代表着当代医学的发展方向和要求[1]。

二、中医药学与精准医学的相同点

中医药学是在中医理论指导下的一门以望、闻、问、切为诊疗手段的医学，有其自身完善的理论体系，也有其圆融的思想核心。中医学认为，人体始终处于一种阴阳的相对平衡中，这种平衡是动态的，它最初来源于先天禀赋，在后天生长壮老的生命过程中，会受到营养、锻炼、疾病、情志、自然及社会环境等诸多因素的影响而发生改变。禀赋之源便是生命之源，来自父母之精，《素问·金匮真言论》曰："夫精者，身之本也。"《灵枢·本神》说："生之来，谓之精。"《灵枢·决气》也说："两神相搏，合而成形，常先身生，是谓精。"可见禀赋受于父母，在出生之前即是先天，既生之后的生长发育则为后天[2]。与之类似，表观遗传学的修饰改变也是可逆可调的，也正因这种可调控与可逆性，我们才能够通过调整环境、情志、饮食结构，通过药物及非药物治疗等来防病治病，这是两者的共性所在。在疾病诊断上，中医倡导的是辨证论治，是在八纲辨证、脏腑气血阴阳辨证下对疾病的整体把握；在疾病治疗上，中医推崇的是三因制宜、异病同治和同病异治，是在因人、因时、因地制宜的基础上分证给药，是一人一诊、一人一方的专属定制治疗；在疾病预防上，中医强调的是治未病，是对《黄帝内经》"圣人不治已病治未病"和"上工治未病，不治已病"的继承，是古人防微杜渐、提高生活质量的重要途径。不难看出，精准医学和传统中医药学有诸多共通之处。中医学就像精准医学的前辈，是能够供精准医学借鉴和参考的[3]。

三、中西医结合治疗的未来及发展方向

现代医学发展到今天，一方面向微观纵深发展，如分子生物学、遗传学以及基因组学等。另一方面，医学又必须把人看成一个整体，研究其与自然环境和社会环境的相互作用，医学决不能脱离

社会环境和自然环境。另外，医学的各学科必须交叉融合，因为治疗的对象是患者，而不是组织或器官，更不是细胞或者基因。这三方面缺一不可，它们共同形成了完整的现代医学[4]。

精准医学顺应了时代和科技发展的需求，发展精准医学是建设健康中国大战略的题中应有之义和重要组成部分。精准医学体现的个体化医疗的理念，与传统中医学因人、因地、因时制宜，治未病、辨证论治的理念是殊途同归的。精准医学核心的"个体化医疗"理念是中医治未病、辨证论治的思想的完美体现[5]。

精准化体现了诊断的预见性和治疗的及时性，可以把握疾病的传变、转化、合病和并病的规律，从疾病的分子生物学本质思考和解决问题，实现对疾病的精准化靶向预防和治疗，也为中医治未病思想的创新性发展与临床医学实践提供了有力保障。

西医最大的优势是辨病（影像学、病理检查、免疫组化、分子基因检测等），中医药学最大的优势是在整体观指导下的辨证论治，中西医应本着"病证结合、优势互补、突出疗效"的宗旨，结合中西医之长以取得更好的疗效。中西医学研究的对象是一致的，都是研究人体生命本质、健康养生、防治疾病，但两种医学的文化基础、哲学观点、思维方法不同，中西医结合的过程将经历两种理论的接受与包容、实践中的认识与验证、再实践的提高与创新[6]。

（何明丰　田华琴　王斌）

● 参考文献

[1] 田埂."精准医疗"引发医学革命[J].中国经济报告，2015（6）：112–114.

[2] 王永炎，刘向哲.禀赋概念的理解与诠释[J].浙江中医杂志，2006，10（41）：561–563.

[3] 陈健，陈启龙，苏式兵.中医药精准医疗的思考与探索[J].世界科学技术–中医药现代化，2016，18（4）：557–562.

[4] 焦飞，谢书阳，李有杰，等.精准医学与不确定性[J].医学与哲学（人文社会医学版），2016，37（1A）：27–29.

[5] 中华人民共和国国家卫生和计划生育委员会.2014年中国卫生计生十大新闻[J].中国实用乡村医生杂志，2015，22（3）：1–2.

[6] 李滔，王秀峰.健康中国的内涵与实现路径[J].卫生经济研究，2016，3（345）：4–9.

第二篇　急危重症篇

引　言

中医药治疗急危重症历史悠久，早在春秋战国时期的《黄帝内经》中就有关于急症的论述，如《素问·举痛论》篇中的"五脏卒痛"，《灵枢·厥病》篇中的"真心痛"，《素问·至真要大论》篇中的"诸热瞀瘛""诸暴强直""诸躁狂越""诸厥固泄""诸痉项强"等，书中总结了秦汉以前的急症理论和经验，奠定了中医急症诊治的理论基础。东汉张仲景的《伤寒杂病论》在理法方药层面极大地推进了急症的诊治。晋代葛洪的《肘后备急方》记述了治疗各种急危重症的单方验方，是中医第一本急救手册。唐代孙思邈《备急千金要方》和《千金翼方》汇集保存了东汉至唐治疗急危重症的重要医论医方、诊法、针法等内容。明清时期温病学说的兴起，也极大提高了中医药救治急性热病的水平。

随着现代医学在我国的传播与广泛应用，中医药在急危重症救治方面逐渐弱化，以至于有"慢郎中"的说法。但事实上，中医和西医在治疗急危重症方面，都有各自的方法和优势，也都存在不足的地方，若中西医能有机结合、协同救治，则能互补长短，提高临床抢救成功率，降低病死率。故研究中医药如何对急危重症进行精准治疗，尤显意义重大。

本篇选了急性热病（急性发热/不明原因发热）、猝死（心脏呼吸骤停）、脏衰（脓毒症/脓毒症休克）三个最常见、最危急复杂、救治难度最大的跨越专科限制的病种进行介绍。对于急性发热，西医在积极寻找病因的同时，只能给予补液、退热等对症治疗，解热镇痛的药物退热较快，但停药后体温易反弹，且容易产生一定的毒副作用，而此时进行中医精准辨治，往往能取得良好的疗效。猝死（心脏呼吸骤停）、脏衰（脓毒症/脓毒症休克）的救治是世界医学难题，救治难度大、费用高、预后差、死亡率高，对家庭、社会的影响极大。中医药应传承创新，积极参与，主动作为，与西医协同救治，提高急危重症的救治成功率，减少并发症和死亡率。本篇参考了大量的文献，总结了佛山市中医院多年的临床救治经验，积极探讨中医药对急危重症精准救治，是一次非常有益的尝试。

第一章 急性热病

第一节 概　　述

发热是指机体在致热源的作用下或各种原因引起体温调节中枢功能障碍时，体温升高超过正常范围的现象。正常人的体温受体温调节中枢调控，而神经、体液因素可使产热和散热过程呈动态平衡，以维持体温在相对恒定的范围内。

中医学很早就对发热病症有详细论述，《黄帝内经》是外感热病的奠基之作，《难经》明确地提出温病属于广义伤寒的概念，《伤寒论》为外感热病治疗建立六经辨证体系，使中医对外感热病的认识发展到了一个新的高度。明清时期创造出一套温病学独特的辨证论治理论和方法，至此中医对发热病症有了一个比较完整的理论体系。

第二节 病 因 病 机

一、中医学对发热病因病机的认识

中医认为发热原因分为外感、内伤两类。外感发热，是因机体感受六淫之邪及疫疠之气，导致正邪交争，阳胜则热，阴胜则寒，核心病机是正邪交争；外感发热多属实证，见于感冒、伤寒、温病、瘟疫等病证。内伤发热，多由饮食劳倦或七情变化，导致阴阳失调，气血阴阳虚衰，核心病机是脏腑功能失调；内伤多属虚证，有阴虚发热、阳虚发热、血虚发热、气虚发热、虚劳发热、阳浮发热、失血发热等。临床上两者不能截然分开，外邪入里亦可导致脏腑功能失调，或正气不足同时感受外邪，都可导致发热，此时外感、内伤同时存在，故中医辨证时不可拘泥，需根据患者具体情况而定[1]。

二、现代医学对发热致病因素的认识

引起发热的疾病或原因很多且复杂，目前常分为感染性发热与非感染性发热。

（1）感染性发热：包括各种病原体如细菌、病毒、肺炎支原体、立克次体、真菌、螺旋体及寄生虫等侵入后引起的发热。

（2）非感染性发热：如无菌性坏死组织吸收、变态反应、内分泌与代谢疾病、某些皮肤病、

体温调节中枢功能失常、自主神经功能紊乱等引起的发热[2]。

第三节　诊断与鉴别诊断

一、诊断

（一）临床表现

1. 症状

临床上常把体温上升超过正常值0.5℃称发热，按腋窝温度（正常值36~37℃）可分为低热型（37.5~38℃）、中热型（38.1~39℃）、高热型（39.1~40℃）、超高热型（40℃以上）。常伴有精神疲倦、全身不适、肌肉酸痛、恶寒等症状，另外还可能有呼吸系统、消化系统、泌尿系统、神经系统的表现。

2. 体征

除了体温升高外，不同疾病可伴随不同系统体征表现，如肺部感染可伴呼吸急促、听诊有胸部干湿啰音等，急性肾盂肾炎可伴有尿频尿急尿痛、肾区叩击痛等表现。还可伴有皮疹、关节疼痛、淋巴结肿大、肝脾增大等非特异性体征。

（二）辅助检查

根据病情选择以下辅助检查：血常规、尿常规、粪便常规+隐血、红细胞沉降率、C反应蛋白（CRP）、降钙素原、肝功能、肾功能、电解质、风湿免疫指标、自身抗体谱、肿瘤标志物、传染病相关检测指标、HIV、梅毒、血培养（3次不同部位不同时间抽取）、中段尿培养+菌落计数、胸片、腹部（肝、胆、胰、脾、肾）B超或胸腹部CT平扫，必要时行腰椎穿刺、骨髓穿刺等检查。

（三）诊断要点

发热属临床症状，而非一种疾病，其病因复杂，临床诊断最关键的是积极寻找发热病因。通过详细的病史询问、细致的体格检查、必要的实验室检查和辅助检查，大多数的发热原因是可被查明的。首先，考虑常见疾病的常见临床表现；其次，考虑常见疾病的少见临床表现；再次，考虑少见疾病的常见临床表现；最后，慎重鉴别少见疾病的少见临床表现。

二、鉴别诊断

（一）中医鉴别诊断

1. 诊断要点

通过患者的病史、起病急缓、病程长短、发热反复情况、热势高低类型、伴随症状等进行综合判断，首辨属外感还是内伤发热，二辨病位，三辨病性，四辨预后。

2. 鉴别诊断

外感发热与内伤发热，首先应从致病原因、发病特点、病程长短和临床表现进行辨别。外感发热，是外邪侵袭所致，发病较急，病程较短，多表现为高热，在发热的同时，多伴有恶寒、头痛、身疼、鼻塞、流涕等外感症状，其恶寒虽增衣加被也不减，外邪若不解除，则发热不会停止；内伤发热，一般有脏腑失调或气血虚衰的病史，且发病缓慢，病程较长，在发热的同时不伴有恶寒，或只有怯冷之感，如能增衣加被，则怯冷可减。此外，内伤发热之时，其热时作时止，或发热有定时，或时时发热，或热势时高时低，或五心烦热，或骨蒸潮热，患者自觉手足心热，等等。与此同时，多兼见心悸、头晕、失眠、神疲、肢倦、口渴、咽干、胸闷等阴虚血亏表现，以及气虚、肝郁、阳虚、血瘀相应的症状。

（二）西医鉴别诊断

通过病史、症状体征和辅助检查先区别感染性发热与非感染性发热，积极寻找发热原因。一般认为急性发热病因中感染性疾病占首位，其次为肿瘤、血管-结缔组织病。而感染性疾病以细菌引起的全身性感染、局限性脓肿、泌尿系感染、胆道感染为多见。以发热为主要表现的恶性肿瘤依次为淋巴瘤、恶性组织细胞瘤和各种实体肿瘤，恶性肿瘤所导致的发热在原因不明发热中所占比例较既往增高。

第四节 治 疗 概 况

一、中医辨证论治

（一）辨证分型

不同的中医分型有不同的表现，临床可按以下思路进行辨证分型[3-5]。

1. 卫气营血分型

（1）热在卫分：症见发热，恶寒，头痛，咳嗽，口渴，舌苔薄白，舌边尖红，脉浮数。

（2）热在气分：症见高热不恶寒，汗多，口渴喜冷饮，苔黄燥，脉滑数或洪大。

（3）热在营分：症见发热夜甚，口干不欲饮，心烦不寐，斑疹隐隐，舌绛，脉细数。

（4）热在血分：症见身热烦躁，甚则发狂，舌深绛，吐衄，便血溲血，斑疹密布等。

2. 按病位分型

（1）卫表证：症见发热恶寒，鼻塞流涕，头身疼痛，咳嗽，或恶寒甚而无汗，或口干咽痛，或身重脘闷，舌苔薄白或薄黄，脉浮。

（2）肺热证：症见壮热胸痛，咳嗽喘促，痰黄稠或痰中带血，口干，舌红苔黄，脉数。

（3）胃热证：症见壮热，口渴引饮，面赤心烦，口苦口臭，舌红苔黄，脉洪大有力。

（4）腑实证：症见壮热，日晡热甚，腹胀满，大便秘结或热结旁流，烦躁谵语，舌苔焦燥有芒刺，脉沉实有力。

（5）胆热证：症见寒热往来，胸胁苦满，或胁肋肩背疼痛，口苦咽干，或恶心呕吐，或身目发黄，舌红苔黄腻，脉弦数。

（6）脾胃湿热证：症见身热不扬，汗出热不解，胸腹胀满，纳呆呕恶，口渴不欲饮，或身目发黄，舌苔白腻或黄腻，脉濡数。

（7）大肠湿热证：症见发热，腹痛，泄泻或痢下赤白脓血，里急后重，肛门灼热，口干口苦，小便短赤，舌红苔黄腻，脉滑数。

（8）膀胱湿热证：症见寒热起伏，午后热甚，尿频尿急尿痛，小便灼热黄赤，或腰腹作痛，舌红苔黄，脉滑数。

3. 按外感内伤分型

（1）外感发热：①风寒束表证，症见恶寒重，发热轻，无汗，头项强痛，鼻塞声重，鼻涕清稀，或有鼻痒咳嗽，痰白稀，口不渴，肢节酸痛，舌苔薄白，脉浮紧；②风热犯表证，症见发热重，微恶风寒，鼻塞流黄浊涕，身热有汗或无汗，头痛，咽痛，口渴欲饮或有咳嗽痰黄，舌苔薄白，脉浮数；③暑湿袭表证，症见恶寒发热，头重，胸腹闷胀，恶呕腹泻，肢倦神疲，或口中黏腻，渴不多饮，舌苔白腻，脉濡滑；④卫气同病证，症见自觉发热重，恶寒或恶风，或高热寒战，流涕，喷嚏，咽痒咽痛，烦渴，头痛头胀，小便短赤，舌红苔薄黄或黄腻，脉浮数或洪大。

（2）内伤发热：①气郁，症见低热或午后潮热，热势常随情绪波动而起伏；②血瘀，症见午后或夜晚发热，或自觉身体某些部位发热；③湿郁，症见低热，午后热甚，身热不扬；④气虚，症见发热，热势或高或低，常在劳累后发作或加剧；⑤血虚，症见全天发热，多为低热；⑥阴虚，症见午后潮热，或夜间发热，不欲近衣，手足心热骨蒸潮热；⑦阳虚，症见发热而形寒怯冷，四肢不温，欲近衣被。

4. 按一气周流理论的六经辨证分型

（1）太阳表寒，阳郁而升发无权，表现与卫表证相同。

（2）少阳相火不降。

（3）阳明不降。

（4）中土滞结，升降失常。

（5）少阴阳虚。

（6）厥阴升发受阻。

（二）分型论治

1. 外感发热

1）卫表证

（1）风寒束表证。

治法：辛温解表，宣肺散寒。

推荐方药：①麻黄汤加味，药用麻黄、杏仁、桂枝、生甘草、葛根，每次1服，每日2次，口服。②葛根汤加减，药用葛根、桔梗、杏仁、生石膏、桂枝、白芍、连翘、生甘草、生麻黄、柴胡，每次1服，每日2次，口服。③荆防败毒散加减，药用荆芥、防风、柴胡、前胡、川芎、枳壳、羌活、独活、茯苓、桔梗、甘草，每次1服，每日2次，口服。

加减：头痛明显加白芷、藁本，鼻塞流涕重加辛夷、苍耳子，咳嗽痰多加贝母、瓜蒌。

推荐中成药：①感冒清热冲剂，每次1包，每日2次，冲服。②正柴胡饮颗粒，每次1包，每日3次，冲服。

（2）风热犯表证。

治法：解表清热。

推荐方药：①银翘散加味，药用牛蒡子、薄荷、生甘草、杏仁、淡豆豉、淡竹叶、连翘、荆芥穗、金银花、桔梗、桑叶，每次1服，每日2次，口服。②麻黄连翘赤小豆汤合桔梗汤，药用麻黄、连翘、赤小豆、杏仁、大枣、生姜、桔梗、金银花、生甘草，每次1服，每日2次，口服。

加减：肺热偏盛加黄芩，咽喉乳蛾红肿明显加板蓝根。

推荐中成药：①双黄连口服液，每次2支（10mL/支），每日3次，口服。②银翘解毒丸，每次9g，每日2次，口服。③抗病毒口服液，每次1支，每日3次，口服。④发烧头痛明显选用夏桑菊冲剂，每次1包，每日3次，冲服；咽喉肿痛明显选用板蓝根冲剂，每次1包，每日3次，冲服。

（3）暑湿袭表证。

治法：清暑祛湿。

推荐方药：①藿香正气散加减，药用藿香、大腹皮、白芷、紫苏、茯苓、半夏曲、白术、陈皮、厚朴、桔梗、甘草，每次1服，每日2次，口服。②新加香薷饮加减，药用香薷、金银花、鲜扁豆花、厚朴、连翘、半夏、六一散，每次1服，每日2次，口服。

加减：心烦、口渴、小便短赤加连翘、栀子，脘腹痞胀、呕恶加白豆蔻、枳实，咳嗽加浙贝母、桔梗，咯痰黄稠加黄芩、知母。

推荐中成药：藿香正气水，每次5～10mL，每日2次，口服。

（4）卫气同病证。

治法：透表清气。

推荐方药：清解汤（陈典周自拟经验方），药用芦根、黄芩、连翘、青蒿（后下）、白薇、桔梗、牛蒡子、地骨皮、桑白皮、甘草，每次1服，每日2次，口服。

加减：热甚加青天葵，壮热汗出加石膏（先煎）、知母，口渴加天花粉，咳喘重加桑白皮、枇杷叶、川贝母，大便闭结、腑气不通加大黄、芒硝，身热夜甚、斑疹隐隐加水牛角、牡丹皮、栀子、大青叶，壮热加寒水石、石膏、羚羊角粉。

推荐中成药：①小柴胡颗粒，每次1包，每日3次，口服。②炎宁胶囊，每次3粒，每日3次，口服。③抗病毒口服液，每次1支，每日3次，口服。

2）肺热证

治法：清热解毒，宣肺化痰。

推荐方药：麻杏甘石汤，药用麻黄、生石膏、杏仁、甘草。

加减：可加金银花、连翘、黄芩、鱼腥草、蒲公英等加强清热解毒之效，加金荞麦、葶苈子、前胡、浙贝母泻肺涤痰。胸痛甚者，加郁金、瓜蒌、延胡索通络止痛；痰涌便秘者，加大黄、芒硝通腑泄热。

3）胃热证

治法：清胃解热。

推荐方药：白虎汤，药用石膏、知母、甘草。

加减：可加金银花、连翘、黄连、芦根清热解毒。大便秘结者，加大黄、芒硝通腑泄热；发斑疹者，加水牛角、玄参、牡丹皮清热凉血。

4）腑实证

治法：通腑泄热。

推荐方药：大承气汤，药用大黄、厚朴、枳实、芒硝（冲服）。

加减：可加黄芩、栀子清泻实热。热结液亏、燥屎不行者，加生地黄、玄参增液润燥。

5）胆热证

治法：清热利胆。

推荐方药：大柴胡汤，药用柴胡、黄芩、半夏、大黄、枳实、白芍、生姜、大枣。

加减：可加板蓝根、连翘、败酱草清热解毒，加茵陈清热利湿。胁肋疼痛者，加延胡索、川楝子理气止痛；发黄者，加金钱草、栀子、青蒿利胆退黄。

6）脾胃湿热证

治法：清热利湿，运脾和胃。

推荐方药：王氏连朴饮，药用厚朴、黄连、石菖蒲、制半夏、淡豆豉、栀子、芦根。

加减：可加滑石、鲜荷叶清利渗湿。热甚者，加黄柏、黄芩清热燥湿；湿重者，加藿香、佩兰芳香化湿。黄疸者，加茵陈除湿退黄。另外，还可口服甘露消毒丹，以清利湿热、芳香化浊。

7）大肠湿热证

治法：清利湿热。

推荐方药：葛根芩连汤，药用葛根、黄芩、黄连、炙甘草。

加减：可加金银花、贯众清热解毒，加木通、车前子增强利湿之效。热甚者，加栀子、黄柏以助清热燥湿；腹满而疼痛者，加木香、槟榔理气止痛；痢下脓血者，加白头翁、马齿苋清热解毒除湿。

8）膀胱湿热证

治法：清利膀胱湿热。

推荐方药：八正散，药用车前子、瞿麦、萹蓄、滑石、栀子、炙甘草、木通、大黄。

加减：热甚者，加柴胡、黄芩、蒲公英、白花蛇舌草清热解毒利湿；呕恶者，加半夏和中止呕；小腹坠胀疼痛者，加乌药、枳壳理气止痛；尿中有血者，加白茅根、小蓟清热止血。

2. 内伤发热

（1）肝郁发热。

治法：疏肝理气，清肝泻火。

推荐方药：丹栀逍遥散，药用牡丹皮、栀子、当归、白芍、柴胡、茯苓、白术、炙甘草、生姜、薄荷（后下）。

加减：肝经火热炽盛者，宜清肝泻火，用龙胆泻肝汤；肝热阴伤者，宜疏肝清热、滋养肝肾，用滋水清肝饮。

（2）瘀血发热。

治法：活血化瘀。

推荐方药：血府逐瘀汤，药用桃仁、红花、当归、生地黄、牛膝、川芎、桔梗、赤芍、枳壳、甘草、柴胡。

（3）湿阻发热。

治法：芳化宣畅，除湿清热。

推荐方药：三仁汤，药用杏仁、飞滑石、白通草、白豆蔻、竹叶、厚朴、生薏苡仁、半夏。

（4）气虚发热。

治疗：益气健脾，甘温除热。

推荐方药：补中益气汤，药用黄芪、人参（党参）、白术、炙甘草、当归、陈皮、升麻、柴胡、生姜、大枣。

加减：气虚兼湿或夏季感受暑湿者，宜健脾益气、除湿清热，用东垣清暑益气汤。

（5）血虚发热。

治法：益气养血。

推荐方药：归脾汤，药用白术、当归、白茯苓、黄芪（炒）、龙眼肉、远志、酸枣仁（炒）、人参、木香、炙甘草。

（6）阴虚发热。

治法：滋阴清热。

推荐方药：清骨散，药用银柴胡、胡黄连、秦艽、鳖甲、地骨皮、青蒿、知母、甘草。

（7）阳虚发热。

治法：温补阳气，引火归原。

推荐方药：金匮肾气丸，药用熟地黄、山药、山茱萸、茯苓、牡丹皮、泽泻、肉桂、附子（制）。

二、中医特色治疗

（1）针刺退热：主穴选大椎，上肢取曲池、合谷配内关、手三里，下肢取足三里、阳陵泉、三阴交，用泻法。

（2）刮痧退热：取大椎穴，由内向外、单一方向刮动，刮20下左右，以局部皮肤出现微红或紫色充血瘀点为度。

（3）药物擦浴退热：用升降散药液（大黄、姜黄、僵蚕、蝉蜕）擦浴，可开腠理、泻邪热。

三、中西医结合治疗

1. 静脉滴注中药注射液

根据病情，辨证选用炎琥宁注射液、痰热清注射液、喜炎平注射液、醒脑静注射液、血必净注射液等。

2. 西医处理

（1）尽快明确诊断。发热不是独立的疾病，而是疾病的重要信号，故应根据患者的临床资料，尽快明确诊断，治疗原发病，以尽快去除发热激活物，这是治疗发热的关键。

（2）一般发热的处理。对于体温不超过39℃的发热，建议维持水电解质的平衡而无须处理发热；对于体温为39.1～40℃的发热，应积极予物理降温和退热药物治疗，使核心体温降至39℃以下；对于体温超过40℃的发热，患者有脑组织损伤或感染性休克风险的，可用降温毯持续降温。不推荐在体温调控机制正常时单独使用物理降温。诊断性治疗应局限于疟疾、结核感染等可凭借疗效做出临床诊断的特定疾病，不应作为常规治疗手段。抗感染药物的应用不应作为常规诊断性治疗的手段。原则上不建议对病因未明的发热患者使用激素，尤其不应将激素作为退热药物使用。在对症处理降温的同时，须维持水电解质的平衡。

四、难点分析

（1）对于感染性疾病导致的发热，中医药治疗存在一定的局限性，这时可在使用抗生素的基础上，联合中医辨证论治，以达到协同治疗的效果。

（2）对于病情复杂的发热患者，尤其是已经使用了解热镇痛药、抗生素甚至激素等药物干预后仍无法治愈的患者，中医应如何精准辨证论治，值得我们思考。

（3）中医特色疗法切入点的问题。中医特色疗法在临床上逐渐得到应用，但是中医特色疗法作为辅助治疗手段，其确切的切入点、能够解决的问题尚不完全明确，还需要进一步研究。

五、医案验方

中西医结合救治重症新型冠状病毒感染合并2型糖尿病、原发性高血压、反复腹痛患者1例。

患者女，84岁，武汉市人，因"间断性发热咳嗽伴食欲减退半月余，气促加重5天"入院。

现病史：患者于2020年1月下旬开始出现间断性低热、咳嗽、咳痰，且食欲明显减退，未予诊治。2月2日，患者咳痰症状加重，食欲减退较前明显，无发热，未伴胸闷、胸痛，被家属送至外院急诊科就诊，胸部CT示双下肺散布斑片样感染灶，考虑"病毒性肺炎"。当时未行进一步核酸检测，经化痰、止咳等对症处理后（具体不详），上述症状均无改善。5天来，患者基本未进食，嗜睡状，间有干咳伴气促，呼吸困难，低热，无畏寒，无胸闷、胸痛，大便5天未解，小便量少。于2月12日转入武汉市第一医院进一步诊疗。

既往史：有高血压和2型糖尿病多年，平素自行注射胰岛素治疗（具体用药情况不详）；个人史、家族史、月经史、婚育史无特殊。

入院查体：体温37.0℃，脉搏102次/min，呼吸22次/min，血压140/80mmHg，血氧饱和度95%（面罩吸氧下）。嗜睡状，平车入院，浅表淋巴结无肿大，皮肤干燥。心率102次/min，心律齐，心音有力，各瓣膜区未闻及杂音。呼吸运动正常。双下肺及少许散布细小湿啰音。腹部平软，无压痛及反跳痛，肝脾双肾未触及，无叩击痛，肠鸣音存在。双下肢无水肿。生理反射存在，病理反射未引出。

入院后辅助检查：2020年2月13日血常规示白细胞7.92×10^9/L，血红蛋白114g/L，淋巴细胞百分比12.0%，淋巴细胞计数0.95×10^9/L。肝功能示白蛋白27g/L。肾功能示血尿素氮12.8mmol/L，肌酐114μmol/L，尿酸590μmol/L，余项正常。电解质分析示钾5.9mmol/L，钠123.8mmol/L，氯93.3mmol/L，磷0.53mmol/L。心肌酶正常。甲型和乙型流感病毒核酸检测阴性，呼吸道合胞病毒核酸检测阴性，呼吸细菌病毒抗体检测阴性。CRP 31.60mg/L，SSA 22.5mg/L。新冠病毒核酸检测阴性。2月15日胸部CT示：①双肺散在斑片状感染性病变伴部分实变，为病毒性肺炎，建议治疗后复查；②纵隔内增大淋巴结影。

入院诊断：①病毒性肺炎；②原发性高血压；③2型糖尿病；④肾功能不全；⑤高钾血症；⑥低钠低氯血症。

入院后患者呈嗜睡状，懒言，食欲差，监测血糖控制欠佳（10.0～19.1mmol/L），予告病危、面罩吸氧、莫西沙星抗感染、阿比多尔抗病毒、护胃及补液对症支持治疗。2月14日始，患者反复多次出现腹痛，以上腹部及脐周部疼痛为主，伴有呕吐，大便已7天未解，食欲差，易激惹。腹部查体：皮肤无黄染，腹平软，左下腹可触及包块，上腹部及脐周压痛，肝区轻度叩痛，双肾区无叩痛，因穿着防护服未能听诊肠鸣音。2月15日查全腹部CT，胆囊未显示，胆总管中上段扩张，胃充盈欠佳，局部胃壁增厚。予奥美拉唑、瑞巴派特护胃，开塞露通便，效果不佳，仍反复腹痛。2月17日开始，患者被转入"亚重症治疗单元"接受中西医结合集束化治疗。

患者舌干绛红，剥脱苔，脉细数，中医考虑胃中客热，阴津亏损，方予甘露饮清热养阴、行气利湿，药用生地黄、熟地黄、天冬、麦冬、石斛、黄芩、枳壳、茵陈、枇杷叶、炙甘草、川芎、当归、姜厚朴、陈皮、藿香、白豆蔻，3剂，每日1剂。予长效胰岛素及拜糖平控制血糖，苯磺酸氨氯地平控制血压，奥美拉唑制酸护胃，低分子肝素抗凝，氨溴索片、乙酰半胱氨酸化痰，补液纠正电解质紊乱、纠正低蛋白血症，口服胃肠营养液、乳清白蛋白粉、力衡匀调控胃肠菌群，口服善存片补充微量元素，静脉补充氨基酸等进行对症支持和营养治疗；在床上行重症康复治疗与肺功能康复锻炼，对四肢关节进行松动、按摩以减少深静脉血栓形成等并发症。

2月22日患者症状无明显改善，予增液承气汤加味（黄芪、党参、玄参、麦冬、大黄、玄明粉），至2月23日，多次床边彩超示胆道未见有明显梗阻，胆总管未见明显扩张，腹腔未见积液，未见肾脏结石影像。其间多次予解痉药（1次阿托品0.5mg，3次间苯三酸40mg，1次消旋山莨菪碱10mg）对症处理，可短暂缓解腹痛。患者有时呕吐，给予甲氧氯普胺10mg（2次）肌内注射后缓解。多次给予乳果糖口服溶液、双歧杆菌乳杆菌三联活菌片及开塞露，但患者仍大便难解，反复诉腹痛，时有呕吐，烦躁，胃纳差，中药也难以喂进，血压、血糖波动较大。

2月24日刻诊：神清，倦怠，时有烦躁，气促，咳嗽，腹胀痛，口渴常索水饮，纳差，大便难解，尿管引出淡黄色尿液，眠差，舌绛红，无苔，脉细数。考虑患者年老体虚，发病已近1个月，大便17天秘结难解，气促咳嗽烦躁，阳明经热、阳明腑实已成，阴津亏损，肺气郁闭，胃肠热结，不仅急需釜底抽薪，还需引水熄火、增水行舟，故以清胃泻肺、润肠通便为法，用白虎汤、小承气汤、麻子仁丸合方：石膏、知母、甘草、大黄、厚朴、枳壳、麦冬、火麻仁、牡丹皮、赤芍、黄芪、葶苈子，放凉后少量多次喂服，患者当天晚上解出约250mL暗黑色大便，25日解了3次大便，每次50～100mL，腹痛、呕吐缓解，嘱暂停服中药。

2月26日刻诊：神清，精神较差，气促、咳嗽、胃纳稍好转，仍口渴欲饮，已无腹痛，舌红无苔，脉细，改用生脉散益气养阴：太子参、麦冬、五味子、生地黄、知母、赤芍。服药后精神状态较前好转，夜间能安睡，但仍有口渴，解少量水烂便多次，有时大便会从肛门自行流出，2月28日出现头晕，坐立时加重。

2月29日刻诊：神清，精神一般，气促、咳嗽较前有明显好转，胃纳一般，头晕，口渴，解稀烂便，无腹痛，舌红少苔，脉细。患者气阴两虚，但予生脉散后为何出现头晕、解稀烂便呢？考虑阴阳俱损，阳不生阴，予滋阴药后，阳不化阴，徒增阴霾，故出现头晕，脾阳不振，运化失度，统摄无力，致稀烂便从肛门自流出。转换思路，予小破格救心汤挽垂绝之阳，救暴脱之阴：附子、炙甘草、山茱萸、红参、龙骨、牡蛎、煅磁石。附子逐步加量，至3月11日，附子增至60g，服药后患者大便成形，精神、胃纳转佳，常要求吃面食，气促、口渴等症状明显好转，无腹痛呕吐，睡眠佳，血压血糖控制可。3月6日，患者被确诊为新型冠状病毒感染。

3月14日，患者临床症状缓解，精神好，无发热，无呼吸道症状，无腹胀、腹痛，能正常进食烂米饭和面条，血糖控制良好，无须外周静脉补液，不吸氧情况下，血氧饱和度保持98%～100%，多次复查核酸均阴性，胸部CT提示肺部病灶较前吸收明显，复查电解质，心、肝、肾功能，感染指标，血气分析均正常，予办理出院。

按语：该患者年纪较大，合并原发性高血压、2型糖尿病，发病后未能系统诊治，入院时病情较重且复杂，其中反复腹痛、不能进食、舌干红、剥脱苔、极度口渴等症状表现尤为突出，全腹CT以及多次床旁彩超未能发现明显外科腹痛征象，西医只能行解痉、护胃、通便、改善胃肠功能等对症处理，但效果不显。

2月17日考虑患者胃中客热，阴津亏损，予甘露饮润燥养阴清热，无效。2月22日考虑阳明腑实，予增液承气汤，亦无效。2月24日予白虎汤、小承气汤、麻子仁丸合方共奏清胃泻肺、润肠通便之效，服药后得以解出较多黑色大便，随之腹痛、呕吐缓解，精神、胃纳转佳。患者年老久病体虚，疫毒较长时间郁闭于内，阴津耗损，导致胃肠燥热，肺气郁闭，肠道津液耗竭，单纯予润燥养阴，或增液行舟都未奏效；肺与大肠相表里，既要清肺热，开肺闭，还要润肠燥，养其阴，另外，还要清胃热，凉其血，最终方能效如桴鼓，一剂而大便通、腹痛止。

2月26日患者腹痛消失，但仍口渴欲饮，舌红少苔，予生脉散益气养阴，但却新发头晕，稀烂大便自流出，此时考虑中气不足，脾阳不振、厥阴、中气下陷生寒生湿，与阳明伏热夹杂，上犯清虚之地，且给阴药后，阳不化阴，痰浊上扰，故需及时调整思路，予小破格救心汤救阳敛阴固脱，以达阴平阳秘，阴长阳生之效[6-11]。

第五节 辨 证 施 护

一、辨证护理

1. 表证期

密切观察病情，对高热烦躁者，警惕邪犯心包之危证。表证发热，在服药后，以出微汗热退为度，中药汤药宜热服或温服，以利发散驱邪外出，同时鼓励服药后患者进少量热饮料或热稀粥，并稍加衣被，以助汗出。汗出不能太过，以微汗为宜，汗出后应及时擦干换衣，注意避风保暖。若大汗淋漓，易耗气伤津，严重的可导致亡阴亡阳之变。此期不宜用物理降温法，如冰敷、酒精擦浴，也不宜注射退热药，否则容易导致卫阳不达，腠理闭塞致汗闭不出，使邪遏而伏里。

2. 半表半里期

半表半里期要注意寒热往来的时间与周期，以便指导用药及护理。首剂的服药时间应在恶寒发热发作前半小时到一个小时，这样可使少阳之邪及时透达肌表，减轻症状，缩短发作时间。该证有汗出热退的特点，有明显发热间歇，阴液丢失后要及时补液，饮食也应在间歇期，仍然以清淡半流食为宜。

3. 里证期

护理上应根据热者凉之的原则，采取积极的降温及保津措施。

（1）物理降温：此期间可用冰袋置于头部、腹股沟部冷敷，或用中药煎水擦浴（如石膏水、荆芥水），以利温经通络，解除血管痉挛；或采取酒精擦浴、针刺降温，如针刺十宣放血，配合水沟、涌泉、合谷等穴位，手法选取泻法。降温时一定要注意观察体温及病情变化，防止因体温骤降而发生虚脱。

（2）如果患者出现面色苍白、四肢不温、脉转微细无力，应立即停止降温，给予积极的保温及扶正措施。

（3）热盛伤津者要及时给予静脉补充液体，或多给清凉饮料及甘润多汁的瓜果。当热结大肠出现大便燥结时，可给予缓泻药物灌肠排便，以泻火排毒退热。

（4）做好家属思想工作，消除其恐惧心理，保持病房安静，减少探视。

（5）高热患者病情变化快，要及时记录热型及病情变化，做好家属的宣教工作，辨证施护要及时细致，同时要做好生活护理，记录生命体征的变化[12]。

二、辨证施膳

（1）风寒束表，可服用生姜汤、饮热稀饭等以助汗出。

（2）风热犯表或里热者，可给予清凉饮料，如西瓜汁、梨汁、甘蔗汁、荸荠汁、鲜橘汁、绿豆冰糖水等。

（3）暑湿困表者，以清淡饮食为主，可予健脾化湿类的食膳，如陈皮茯苓薏苡仁粥、赤小豆粥等。

第六节 循 证 研 究

一、基础研究

目前研究认为，发热是一种复杂的、由多种器官和细胞参与的免疫反应，其能使吞噬细胞的活动性显著增强，使白细胞内酶活力和肝脏解毒功能增强，使机体抗体增多以清除病原体、促进疾病的痊愈，是机体抵抗感染的机制之一[13-15]。

中药治疗发热的作用机制复杂，尤其是中药汤剂。因石膏用于治疗外感发热效果确切，故近年来对于石膏的退热机制有比较深入的研究。多数研究提示，石膏抗外感发热最可能的作用机制为其在中药汤剂中溶解出多种微量元素，直接产生抗病毒、细菌作用及免疫调节、抗炎作用。但石膏在何种溶剂中溶解出的微量元素多，是否溶解出微量元素越多抗外感发热效果越好，有待进一步证实[16]。

二、临床研究

近年来，中医药在治疗急性热病方面有了进一步的发展。

（1）中医药在治疗外感发热方面：李新民[17]选用"宣透风热，三阳合治法"治疗小儿外感发热，退热效果显著。范小姣等[18]运用中医三焦辨证与脏腑辨证相参的治法治疗外感发热，临床疗效得以提高，不但降低了与发热相关的血清炎性因子水平，而且不良反应较少。孙雪松等[19]用清热和解法治疗外感发热，治疗组与对照组相比，24h体温下降更明显，且较为持久。陶玉慧等[20]通过对古今医案中治疗外感热病的中药进行总结，提炼出了高频用药，组成了"辛凉宣泄、疏风解表汤"，且通过实践证明，其对外感发热有明显疗效。潘瑞宁等[21]将小儿外感热病从卫气营血进行辨证，立法选方，疗效显著。薛燕星[22]选用和解、分消的治疗原则辨治小儿热病，使邪有出路。徐树春[23]将外感发热辨为风寒证、风热证、暑湿证、少阳感寒证，选用辛温散寒、宣肺解表的麻黄汤、小青龙汤、荆防败毒散治疗风寒证，选用辛凉解表、宣肺清热的银翘散、麻杏甘石汤加减治疗风热证，选用清热解表、清暑祛湿的香薷饮、藿香正气散加减治疗暑湿证，选用小柴胡汤加减以和解少阳治疗少阳感寒证，均辨证得法，疗效显著。

（2）中医药在治疗内伤发热方面：邓铁涛提出内伤发热的辨证以脏腑辨证为总纲，明辨病位所属脏腑；以五脏相关学说为指导，不忘五脏相互关系[24]。王禄[25]提出了内伤发热的证治五法。如选用清热利湿法以祛除湿热之邪，可用三仁汤加减，宣上畅中渗下；甘温除热法以益气升阳、甘温除热，可用补中益气汤加减；祛瘀退热法，明辨标本，可用补阳还五汤加减，补气活血祛瘀，标本兼治；解毒退热法以治表现高热者；引火归原法使浮阳内守，阴阳得以平衡。姜桂宁[26]将内伤发热的辨治分为实证发热和虚证发热，实证发热分为食积发热、气郁发热、血瘀发热，虚证发热分为气虚发热、血虚发热、阴虚发热、阳虚发热。依证选用保和丸、四君子汤加焦三仙、槟榔、莱菔子、鸡矢藤等以消食化积，通降腑气；选用丹栀逍遥散、柴胡疏肝散以疏肝理气，解郁泻热；选用桃红四物汤、血府逐瘀汤以活血化瘀；选用玉屏风散、八珍汤、补中益气汤以益气健脾，甘温除热；选用归脾汤、四物汤、当归补血汤以补气养血；选用清骨散、青蒿鳖甲汤以滋阴清热；选用金匮肾气丸、四逆汤、白通汤以温阳引火归原。此外，众多医家进行了不同治法治疗内伤发热的临床观察，疗效均得到肯定。艾滋病无症状期或艾滋病期出现的发热可参考中医药治疗内伤发热的方法治疗[27]。

（3）中医外治法治疗急性热病方面：外治法在治疗发热中疗效显著，极具特色。尤其是对小儿外感发热的治疗优势显著。中医治疗发热的外治法有中药灌肠和直肠滴注、熏洗和洗浴、穴位敷贴、推拿按摩、针刺放血、刮痧疗法、拔罐疗法、滴鼻疗法、壮医药线点灸法、壮医佩药法等诸多方法。各种治疗发热的外治法在临床上均得到验证，取得了显著的疗效。中医外治法治疗发热操作简单、见效快、副作用少，临证中可根据患者的具体情况选择适宜的中医外治法[28-32]。

虽然中医药治疗发热优势显著，但中医证候诊断及疗效评价标准缺乏统一的规范和相关的循证医学证据，对中药退热机制的研究相对较少，中医药治疗发热的诊疗也缺乏标准化和规范化，故下一步应加强对中医药退热机制的研究以及中药新药的研发，提升中医药在防治急性病和其他重大疾病中的临床实用价值。

（何明丰　陈景利　袁康）

● 参考文献

[1] 王兴, 杜晓刚. 中医外感热病理论溯源[J]. 中医学报, 2020 (2): 232-235.

[2] 张文宏, 李太生. 发热待查诊治专家共识[J]. 上海医学, 2018, 41 (7): 385-400.

[3] 郭步伐. 对发热的认识及处理浅谈[J]. 亚太传统医药, 2011 (10): 175-176.

[4] 张晓云. 经方在急性发热疾病中的应用[C]//中华中医药学会急诊分会. 2014年中华中医药学会急诊分会年会暨急诊医学培训班论文集. 中华中医药学会急诊分会, 2014: 4.

[5] 韩文兵, 王双玲, 李丰峰, 等. 外感热病中医治法[J]. 中医临床研究, 2021 (22): 122-125.

[6] 顾植山. 五运六气看当前新型冠状病毒肺炎疫情[J]. 世界中医药, 2020 (2): 144-149.

[7] 李会敏, 赵勇, 谢敏, 等. 武汉地区188例新型冠状病毒肺炎普通型患者发病初期中医四诊信息分析[J]. 江苏中医药, 2020 (5): 26-29.

[8] 周静, 陈晶晶, 张念志, 等. 安徽省144例新型冠状病毒肺炎患者中医证候特征[J]. 中国实验方剂学杂志, 2020 (12): 28-34.

[9] 孟宪泽, 万旭英, 李军昌, 等. 新型冠状病毒肺炎患者中医证候756例分析[J]. 第二军医大学学报, 2020 (4): 395-399.

[10] 柏启州, 王兵, 金大成, 等. 新型冠状病毒肺炎中医药分期诊治方案进展[J]. 西安交通大学学报 (医学版), 2020 (5): 764-771.

[11] 吕英, 宫凤英, 李爱武. 《黄帝内经》三年化疫与2019冠状病毒病的理论探析[J]. 中华中医药杂志, 2020, 35 (3): 1104-1106.

[12] 汤丽红, 张翠贤. 外感发热患者的辨证护理体会[J]. 光明中医, 2013 (6): 1260-1261.

[13] 林昶东, 陈剑峰. 浅谈发热促进机体免疫的机制[J]. 生命的化学, 2019, 39 (1): 53-58.

[14] LIN C D, ZHANG Y H, ZHANG K, et al. Fever promotes T lymphocyte trafficking via a thermal sensory pathway involving heat shock protein 90 and alpha4 integrins[J]. Immunity, 2019, 50 (1): 137-151, e6.

[15] CAPITANO M L, NEMETH M J, MACE T A, et al. Elevating body temperature enhances hematopoiesis and neutrophil recovery after total body irradiation in an IL-1-, IL-17-, and G-CSF-dependent manner[J]. Blood, 2012, 120 (13): 2600-2609.

[16] 秦璇, 赵瑞占. 石膏抗外感发热机制探讨[J]. 中国中医药现代远程教育, 2022, 20 (7): 201-203.

[17] 律扬, 李新民. 李新民教授运用 "宣透风热, 三阳合治法" 治疗小儿外感发热经验[J]. 中医儿科杂志, 2020, 16 (3): 20-22.

[18] 范小姣, 何钰楠, 向科林, 等. 中医三焦合脏腑辨证法在治疗外感发热中的应用[J]. 四川中医, 2019, 37 (10): 73-76.

[19] 孙雪松, 许国磊, 李树斌. 清热和解法治疗外感发热临床疗效观察[J]. 世界中医药, 2016, 11 (8): 1484-1487.

[20] 陶玉慧, 李林, 章征妹. 辛凉宣泄、疏风解表汤治疗外感发热100例疗效观察[J]. 中国民族民间医药, 2015, 24 (21): 60-61.

[21] 潘瑞宁, 张同园. 张同园从卫气营血辨治小儿外感发热经验[J]. 湖南中医杂志, 2015, 31 (12): 41-42.

[22] 薛燕星. 和解分消兼融辨治小儿热病[J]. 辽宁中医杂志, 2015, 42 (4): 865-866.

[23] 徐树春. 外感发热的分类诊治[J]. 中国民间疗法, 2020, 28 (14): 17-20.

[24] 陈坚雄, 邱仕君, 刘成丽. 邓铁涛中医发热病学学术构想分析[J]. 广州中医药大学学报, 2012, 29 (6): 716-718, 724.

[25] 王禄. 内伤发热证治五法[J]. 中国中医基础医学杂志, 2012, 18 (5): 534-535.

[26] 姜桂宁. 发热辨治发微[J]. 山东中医杂志, 2014, 33 (9): 779-780.

[27] 肖利华. 清骨散合知柏地黄丸加减治疗阴虚内热型发热临床观察[J]. 中医临床研究, 2017, 9 (8): 106-107.

[28] 戴洁琛, 张忠德. 外感发热中医外治法源流[J]. 中医学报, 2019, 34 (5): 1112-1116.

[29] 汤瑞莲, 王晓燕. 中医外治法治疗小儿外感发热应用现状[J]. 中医临床研究, 2018, 10 (16): 146-148.

[30] 娄冉, 黄克勤, 王亭, 等. 特定穴推拿治疗小儿外感发热的短期疗效观察[J]. 上海中医药杂志, 2016, 50 (12): 60-63.

[31] 采晓阳, 马秀霞, 刘楠, 等. 中医药治疗发热研究进展[J]. 光明中医, 2022, 37 (6): 1093-1096.

[32] 丁邦晗, 张忠德, 李俊. 中医非药物疗法急诊应用专家共识[J]. 中国中医急症, 2022, 31 (1): 1-6.

第二章 猝 死

第一节 概 述

猝死是指各种内外因素导致人体阴阳之气突然离决，气血不相顺接，气机不能复返，心搏近乎停止跳动或停止跳动，表现为发病疾速，忽然神志散失，人迎、寸口、阴股脉搏动消失，呼吸微弱或绝，全身青紫或苍白，四肢厥冷等一系列临床病象的危重疾病[1]。

中医学对猝死病名的提出及对猝死的急救都有着非常悠久的历史。中医古籍称猝死为"卒死""卒中恶死""卒尸厥死""卒客忤死"等。早在《灵枢·五色》中就已有"大气入于脏腑者，不病而卒死矣"的记载。在晋代葛洪的《肘后备急方·救卒中恶死方》中记录有"凡卒死、中恶及尸蹶，皆天地及人身自然阴阳之气，忽有乖离否中隔，上下不通，偏竭所致"。关于猝死的治疗，中医学古籍中亦有相当多的论述，《金匮要略·杂疗方》救自缢死中写道："徐徐抱解，不得截绳，上下安被卧之，一个以脚踏其两肩，手少挽其发，常弦弦勿纵；一人以手按据胸上，数动之；一人摩捋臂胫，屈伸之。若已僵，但渐渐强屈之，并按其腹，如此一炊顷，气从口出，呼吸，眼开，而犹引按莫置，亦勿苦劳之。须臾，可少桂枝汤及粥清，含与之，令濡喉，渐渐能咽，及稍止，若向令两人以管吹其两耳好。此法最善，无不活者。"葛洪在其《肘后备急方》中有如下记述："塞两鼻孔，以芦管内其口中并咽，令人嘘之。有倾，其中碧碧转，或是通气也。"这堪称"呼吸道插管"的原始记录。又《千金要方·备急》记载："仰卧以物塞两耳，竹筒纳口中，使两人痛吹之。"

猝死相当于现代医学的心搏骤停（sudden cardiac arrest），心血管疾病为心搏骤停最重要的原因，截至2017年，在中国有超过2.3亿人患有心血管疾病，每年有55万人经历心搏骤停[2]。心搏骤停最常见的类型为心室颤动（ventricular fibrillation，VF）或无脉性室性心动过速（pulseless ventricular tachycardia，PVT），其次为心室停顿（ventricular asystole）及无脉性电活动（pulseless electric activity，PEA）。心肺复苏（cardio-pulmonary resuscitation，CPR）是抢救生命最基本的医疗技术和方法。

第二节　病 因 病 机

一、中医学对猝死病因病机的认识

"猝死"的病机总纲是阴阳衰绝，否隔不通。《黄帝内经》云："阴阳离决，精气乃绝。"唐代孙思邈指出："卒死无脉，无他形候，阴阳俱竭故也。"如血瘀痰浊闭阻心脉，素体心脏精气亏虚，情志过激，劳役过度，大邪之气侵袭，久病正虚等。总之，该病是一种由多种病因造成的以心脏阳气暴脱为主的脏腑功能气机迅猛而严重的逆乱，导致全身阴阳之气失接，迅速离决。

二、现代医学对心搏骤停致病因素的认识

现代医学认为猝死分为心源性猝死（SCD）和非心源性猝死。心源性猝死原因主要有冠状动脉疾病、心肌病、瓣膜病、结构性心脏病、主动脉疾病、肺栓塞、电生理异常等。冠状动脉疾病中冠心病最为常见。在无器质性心脏疾病患者中，冠状动脉痉挛可能是诱发心搏骤停或心源性猝死的主要原因之一。非心源性疾病造成的猝死，常与神经与精神因素、呼吸系统疾病、电解质紊乱、药物、麻醉、手术意外等有关。

第三节　诊断与鉴别诊断

一、诊断

（一）中医诊断

1. 病名诊断

猝死是指患者突然意识丧失，口唇青紫，甚则全身青紫，瞳仁散大，胸廓无起伏，人迎脉搏动消失。最早且最可靠的诊断在于突然的意识丧失，人迎脉搏动消失。

2. 证候诊断

（1）气阴两脱：昏愦不语，或神萎倦怠，面白气短，四肢厥冷，尿少，舌质深红或淡，少苔，脉虚数或微。

（2）元阳暴脱：昏愦不语或神志恍惚，面色苍白，四肢厥冷，舌质淡润，脉微细欲绝或伏而难寻。

（3）痰瘀蒙窍：昏愦不语，四肢厥冷，咯痰或痰多，舌质暗或有瘀斑，苔厚腻，脉滑或脉涩。

（二）西医诊断

1. 临床表现

意识突然丧失，面色、口唇颜色苍白或发绀，大动脉搏动消失，呼吸停止或开始叹息样呼吸，逐渐缓慢，继而停止，心音、呼吸音消失，双侧瞳孔散大，可伴有短暂抽搐和大小便失禁，伴有口眼㖞斜，随即全身松软。

2. 辅助检查

心电表现（可为以下任意一种）：①心室颤动；②无脉性室性心动过速；③心室停顿；④无脉性心电活动。

3. 诊断要点

患者意识丧失，大动脉搏动消失，叹息样呼吸或呼吸停止，心音、呼吸音消失，双侧瞳孔散大，心电表现为心室颤动、无脉性室性心动过速、心室停顿、无脉性心电活动中的任意一种。

二、鉴别诊断

（一）中医鉴别诊断

猝死在临床上与尸厥病表现类似，应加以鉴别。两者均有突然意识丧失、四肢厥冷、全身青紫、瞳仁散大等表现，但尸厥病可触及人迎脉、阴股脉搏动，心音存在。

（二）西医鉴别诊断

心源性猝死与非心源性猝死的鉴别：两者都为猝死，但导致猝死的原因及发病机制不同。心源性猝死也称为心脏性猝死，它指由心脏原因导致的患者突然死亡。心源性猝死患者在所有猝死患者中占多数，约占75%，其中最常见的病因是冠心病猝死，见于急性冠脉综合征（包括急性心肌梗死和不稳定心绞痛）。非心源性猝死也称非心脏性猝死，指患者由心脏以外原因的疾病导致的突然死亡，约占全部猝死的25%。临床常见的主要疾病包括呼吸系统疾病如肺梗死、支气管哮喘，神经内科疾病的急性脑血管病（如脑出血），消化系统疾病如急性出血坏死性胰腺炎等，此外还有严重的电解质紊乱（如内源性高血钾）等。

第四节　治疗概况

一、中医辨证论治

猝死一旦发生，患者病情危重，生命危在旦夕，除了常规的抢救治疗措施外，我们可按心搏骤停期及心搏骤停恢复自主循环后分期进行辨证论治，充分发挥中医药优势及特色，最大限度挽救患者生命。

（一）心搏骤停期

参照中华中医药学会编写的《猝死中医临床诊疗专家共识》[3]。

1. 气阴两脱

病机：气阴两脱，阴阳离决。

治法：益气救阴。

推荐方药：生脉散（《医学启源》）。

常用药物：人参、麦冬、五味子。本方可加山茱萸、黄精以增加药力；气滞者，加枳实；瘀血者，加丹参、当归。

2. 元阳暴脱

病机：阳气耗绝，真气衰微。

治法：回阳固脱。

推荐方药：通脉四逆汤（《伤寒论》）。

常用药物：附子、干姜、炙甘草。本方可加山茱萸滋阴敛气；若寒凝血阻，加桂枝、当归。

3. 痰瘀蒙窍

病机：痰瘀互阻，蒙蔽清窍。

治法：豁痰活血，开窍醒神。

推荐方药：血府逐瘀汤（《医林改错》）送服苏合香丸（《太平惠民和剂局方》）。

常用药物：柴胡、当归、地黄、赤芍、红花、桃仁、枳壳、甘草、川芎、牛膝、桔梗、苏合香、安息香、冰片、水牛角、人工麝香、檀香、沉香、丁香、香附、木香、乳香、荜茇、白术、诃子肉、朱砂。

（二）心搏骤停后的中医辨证论治

参照中华中医药学会编写的《猝死中医临床诊疗专家共识》[3]。

经过积极的心肺复苏及中西医治疗，部分患者可以恢复自主循环，但因致病因素没有消除，会存在脏器功能不全的情况，针对这些情况，我们同样可以进行辨证论治，从而达到最佳的治疗效果，促进患者的康复，现将几种重点情况的辨证论治介绍如下。

1. 心功能不全

（1）气虚血瘀证。

病机：气虚血瘀，脉络不通。

主证：昏愦不语或神疲乏力，气短或喘息，倦怠，自汗，面色晦暗或口唇发绀，舌质紫暗（或有瘀斑、瘀点或舌下脉络迂曲青紫），舌体胖大或有齿痕，苔白，脉沉/细/涩/结/代/促。

治法：益气活血。

推荐方药：保元汤加减（《博爱心鉴》）。

常用药物：党参、黄芪、桂枝、扶芳藤、三七、泽兰。兼痰湿者辅以化痰祛湿，加陈皮、半夏等；兼痰热者辅以清热化痰，加黄芩、竹茹等；兼水饮者辅以利水消肿，加葶苈子、泽泻等。在气虚血瘀基础上兼有阴虚者，治以益气养阴活血，方选养心通脉Ⅱ方（党参、麦冬、五味子、黄芪、当归、川芎、白术、扶芳藤、三七、泽兰）加减。

（2）阳虚血瘀证。

病机：阳虚血阻，脉络不畅。

主证：昏愦不语或神疲乏力，气短/喘息，恶寒或寒战、胃脘/腹/腰/肢体冷感、冷汗、面色晦暗/口唇发绀、舌质淡/紫暗（或有瘀斑、瘀点或舌下脉络迂曲青紫），舌体正常或胖大，苔白/水滑，脉细/沉/迟/结/代/促。

治法：温阳活血。

推荐方药：四逆汤（《伤寒论》）合参附汤（《圣济总录》）。

常用药物：熟附子（先煎）、干姜、党参、扶芳藤、三七、泽兰、炙甘草。兼有痰湿、痰热、水饮者同前进行加减。

（3）血瘀水阻证。

病机：血瘀水停，脉络不通。

主证：心悸气短，活动后加重，下肢水肿，口唇青紫，胁下痞块，舌紫暗，苔薄腻，脉沉涩或结代。

治法：化瘀利水。

推荐方药：血府逐瘀汤（《医林改错》）合五苓散（《伤寒论》）。

常用药物：桃仁、红花、当归、生地黄、牛膝、川芎、桔梗、赤芍、枳壳、甘草、柴胡、猪苓、泽泻、白术、茯苓、桂枝。若瘀血较重，加丹参、生蒲黄、五灵脂化瘀止痛。若兼气虚，加人参、黄芪补益心气。

2. 休克、低血压状态

（1）气厥虚证。

病机：脱气亡阳，真气耗散。

主证：眩晕昏仆或昏愦，面色苍白，呼吸微弱，汗出肢冷，舌淡，脉沉细微。

治法：益气回阳。

推荐方药：四味回阳饮（《景岳全书》）。

常用药物：人参、附子、炮姜、甘草。汗出多者，加黄芪、白术、煅龙骨、煅牡蛎；心悸不宁者，加远志、柏子仁、酸枣仁。

（2）血厥虚证。

病机：气随血脱，神明失养。

主证：面色苍白，口唇无华，四肢震颤，自汗肢冷，目陷口张，呼吸微弱，舌质淡，脉芤或细数无力。

治法：益气养血。

推荐方药：急用独参汤灌服，继服人参养营汤（《太平惠民和剂局方》）。亦可用人参注射液、生脉注射液静脉推注或滴注。缓解后继用人参养营汤补养气血。

常用药物：人参、黄芪、当归、熟地黄、白芍、五味子、白术、茯苓、远志、甘草、肉桂、生姜、大枣、陈皮。自汗肤冷、呼吸微弱者，加附子、干姜温阳。

3. 昏迷脑心肺复苏

（1）闭证——热闭。

病机：火热之邪内闭。

主证：意识不清，口噤不开，肢体强痉或抽搐，瞳仁或缩小或不等大，面赤身热，或躁扰不宁，甚则吐衄发斑，颈项强直，苔黄腻，脉弦滑而数。

治法：辛凉开窍。

推荐方药：凉开三宝［安宫牛黄丸（《温病条辨》）、紫雪丹（《太平惠民和剂局方》）、至宝丹（《灵苑方》）］。其中心包热盛，首选安宫牛黄丸；津亏热轻或兼惊厥，宜用紫雪丹；兼湿之证，宜用至宝丹，注意不可久用。

（2）闭证——寒闭。

病机：寒湿痰浊内闭，蒙蔽清窍。

主证：意识不清，面白唇暗，静卧不烦，四肢不温，或心腹疼痛，痰涎壅盛，呼吸困难，血压下降，苔白腻，脉沉滑缓。

治法：辛温开窍。

推荐方药：苏合香丸（《太平惠民和剂局方》）。

（3）脱证。

病机：阴阳衰脱，清窍失养。

主证：意识丧失，目合口张，鼻鼾息微，手撒肢冷，汗多，肢体软瘫，或瞳仁扩大，对光反射迟钝，大小便失禁，舌萎，脉细弱或脉微欲绝。

治法：急补阴阳。

推荐方药：同时选用参附注射液和生脉注射液静脉滴注。

4. 呼吸衰竭

（1）痰瘀阻肺。

病机：痰瘀互结，肺失宣降。

主证：呼吸急促，喉间痰鸣，口唇青紫，胸膈塞闷，痰涎黏稠，不易咳出，面色暗黑或青紫。舌质暗，苔白腻，或舌质红，苔白或黄腻，舌体胖大，脉滑数或浮滑。

治法：豁痰化瘀。

推荐方药：菖蒲郁金汤（《温病全书》）送服七厘散（《中国药典》）。

常用药物：鲜石菖蒲、郁金、炒栀子、连翘、金银花、石膏（先煎）、竹叶、牡丹皮、牛蒡子、竹沥。可配合瓜蒌薤白半夏汤以加强化痰散结之力，合用丹参饮以加强活血通脉之力。

（2）肺气亏虚。

病机：肺气虚衰，肺失充养。

主证：无自主呼吸或呼吸微弱，气不得续，或时断时续，汗出如珠，怯寒畏冷，面色苍白或紫暗。舌淡或青紫，脉浮散无力或微弱无力，甚则呼吸停止。

治法：益气养阴，回阳救逆。

推荐方药：生脉散（《医学启源》）合参附汤（《重订严氏济生方》）。

常用药物：红参（另炖）、麦冬、五味子、附子（先煎）。若痰涌气阻，痰稠量多，喉间痰鸣者，应及时吸痰保持气道畅通，兼以化痰；若血瘀不行，唇面青紫者，亦可化瘀，但必以益气固脱救肺气为主。

（三）辨证选择静脉滴注中药注射液

中药注射液在猝死的救治过程中应用比较广泛，对该病的救治起到了一定的作用，结合相关文献，介绍如下。

（1）参附注射液。参附注射液由红参及黑附子煎汤经加工提炼而成，其主要成分为乌头类生物碱和人参皂苷。中医认为，人参具有大补元气、生津止渴的作用，附子具有温壮心肾之阳、回阳救逆的作用。参附合用有益气回阳固脱功用，主治阳气暴脱证，症见四肢厥逆，冷汗淋漓，呼吸微弱，脉微欲绝。

用法：在常规西医抢救药物首次使用后的间歇阶段，建立另一条静脉通道，立即予参附注射液静脉注射或静脉滴注；相关文献研究提示，参附注射液可以提高心肺复苏成功率，延长生存时间，降低恶性心律失常发生率，改善心功能及神经功能[4]。

（2）血必净注射液。血必净注射液是王今达教授以王清任的血府逐瘀汤组成方药为基础研制的静脉制剂，其有效成分包括红花黄素A、阿魏酸、丹参素、芍药苷、原儿茶醛、川芎嗪等。具有活血化瘀、清热解毒、扶正固本等功效。

用法：心肺复苏成功后，取血必净注射液加入0.9%的氯化钠注射液静脉滴注。多项研究提示，血必净注射液能够提高心肺复苏后患者的生存率，起到缩短重症监护病房住院时间，改善肝脏功能、保护心肌、防止多器官功能障碍加重等作用[5-6]。

（3）生脉注射液。生脉注射液中含有人参、五味子、麦冬，具有益气生津、养阴固脱的功效。

用法：在常规西医抢救药物首次使用后的间歇阶段，建立另一条静脉通道后立即予生脉注射液静脉注射或静脉滴注。研究提示，生脉注射液可以提高心肺复苏成功率，降低恶性心律失常发生率，改善心功能[7-8]。还有研究提示生脉注射液对心源性休克、感染性休克、中毒性休克等均有较好疗效[9-12]。

（4）参麦注射液。参麦注射液是由麦冬与红参组成的复方制剂，其中主要成分为麦冬皂苷及人参皂苷。具有益气养阴，生津固脱的功效。动物实验表明，参麦注射液可保护心肌细胞超微结构的相对完整性，减轻心肺复苏后心肌细胞损伤，起到保护心肌作用[13]，并对脑功能有保护作用[14]。在临床研究中，纳洛酮联合参麦注射液能提高脑心肺复苏成功率并降低住院期间病死率[15]。

（5）醒脑静注射液。醒脑静注射液可改善格拉斯哥评分，同时对心、肺、脑的功能复苏均具有一定疗效[16-18]。

二、中医特色治疗（针灸疗法）

（1）心搏骤停后的难点往往在心肺脑复苏。对于心搏骤停后的神经功能损害，可以采用针刺疗法，促进神经功能恢复。

选穴：水沟、百会、内关。

操作：水沟行雀啄泻法，百会行捻转补法，双侧内关行提插泻法。各穴位行针1min后，留针30min。在最初的24h中，每6h针刺1次。以后每12h针刺1次[19]。

（2）血厥虚证（相当于西医所说的低血压休克状态），可用强刺激的手法针刺水沟、涌泉等穴位[20]。

三、中西医结合治疗

一旦患者发生心搏骤停，无论是在院前还是在院内，都应立即对其进行心肺复苏，要争取在心搏骤停后的4～6min黄金时间内进行积极有效的救治，争取最大的抢救成功率及患者的存活率。在心搏骤停的不同时期，应在西医常规急救治疗的基础上，充分发挥中医药的优势，进行中西医结合治疗。按照美国心脏协会心肺复苏指南的要求，治疗措施包括立即进行胸外心脏按压、人工呼吸、尽早除颤、尽早进行高级生命支持，同时建立静脉通道或骨通路，在心肺复苏期间使用肾上腺素、胺碘酮、硫酸镁、5%碳酸氢钠注射液等药物。

在心搏骤停恢复自主循环（ROSC）之前，可以根据患者的情况辨证运用中药针剂，亡阳者可用参附注射液，静脉滴注每次20～100mL（用5%～10%的葡萄糖注射液250～500mL稀释后使用），静脉推注每次5～20mL（用5%～10%的葡萄糖注射液20mL稀释后使用），或遵医嘱。参附注射液在心搏骤停的救治中比较常用，许多现代临床研究证实它可以在一定程度上提高心肺复苏成功率。亡阴者可用生脉注射液，静脉滴注，每次25～60mL（用5%的葡萄糖注射液250～500mL稀释后使用），另可适时建立高级气道，进行心肺复苏质量的监测与评估等。

在心搏骤停ROSC后的治疗同样非常重要，关乎患者恢复自主循环后能否存活出院以及有无神经系统功能的缺失，主要包括目标体温管理、冠脉造影及血运重建、ICU管理、心搏骤停后的区域化管理等四个方面的内容。

在心搏骤停的后期，可根据患者病情进行适当的康复治疗，以改善患者的心理、精神状态及功能储量，帮助恢复心功能，如患者可在护士的帮助下进行适当的床上被动、主动肢体运动，逐渐过渡到床上生活自理（如主动进餐、漱口、洗脸等）、试探性床边短时坐椅，以及适应后鼓励患者早期下床活动、床边站立、坐椅进餐等。但如果患者在康复活动中或后出现胸闷、呼吸困难、心率增快超过120次/min、S-T段改变、收缩压下降20mmHg或出现有临床意义的心律失常时应及时减轻活动量或暂时停止活动[21]。在心搏骤停的康复治疗期，可以针对患者出现的各种病症，进行辨证论治，同样可以采用参附注射液、生脉注射液、参麦注射液、血必净注射液等。除此之外，还可以给予中药汤剂胃管内注入、灌肠，病情允许的情况下可以口服给药。

四、难点分析

（一）现状分析

心搏骤停的救治目前仍以西医为主导，从心肺复苏的国际指南到抢救技术手段，再到药物的使用等多方面均凸显出西医的地位。中医中药以及中医特色疗法在心搏骤停的救治中处于从属地位，通常是在常规西医治疗的基础上加用中医中药及中医特色疗法，使用频率及操作方法在一定程度上受到限制，疗效分析上也缺乏大规模高等级的循证医学证据。

（二）中医难点分析

（1）应用范围相对较窄。中医药、针灸以及特色疗法在心搏骤停治疗过程中仍为从属地位，多为配合西医西药进行抢救及心搏骤停后的辅助治疗，在心搏骤停的抢救、生命支持技术及病因的治疗等关键环节仍以西医为主导。

（2）疗效评估较困难。中医药、针灸以及特色疗法在心搏骤停治疗过程中的疗效评估有一定难度，缺乏大规模、高证据级别的研究，临床疗效的确切性尚待进一步研究。

五、医案验方

患者林某某，男，64岁，因"意识丧失约7小时"于2022年3月27日16:06被收入院。患者于当天9:10被家人发现坐在客厅椅子上，意识丧失，无呼吸，无抽搐、呕吐，即呼120救护车出诊，救护车出发途中通过电话了解病情，9:19指导患者家属行心肺复苏，救护车医护于9:27到达现场，见患者意识丧失，无呼吸，大动脉搏动消失，即予胸外按压、球囊面罩通气，自动体外除颤器（AED）提示室颤心律，予电除颤术1次，建立静脉通道补液，持续心肺复苏下予气管插管及呼吸机控制呼吸，9:35患者恢复心跳及自主呼吸，10:04转至医院继续救治。在急诊科抢救时患者出现心搏骤停，行心肺复苏术，予电除颤术1次，经口气管插管呼吸机辅助通气，请ICU会诊，急行体外膜氧合（ECMO）后，送至介入室行冠脉造影，未见明显的冠脉狭窄及闭塞，术后考虑患者生命体征仍不平稳，转入ICU进一步监护治疗。入院时患者神志昏愦不省，面色少华，无恶寒、发热，无呕吐，无四肢抽搐，四肢厥冷。舌象因气管插管未能查体，脉沉弱。既往有原发性高血压病史多年。

中医诊断：猝死（元阳暴脱证）。

西医诊断：①心搏骤停，心肺复苏术后；②原发性高血压。

诊治经过：入院后西医方面予呼吸机辅助呼吸、ECMO生命支持，以及抗感染、保肝、护胃、扩冠等对症支持治疗。中医予益气回阳固脱，予参附注射液静脉注射，每天1次。予穴位敷贴治疗（神阙、中脘、关元、双足三里）每天1次，磁珠压耳穴（皮质下、神门、心、交感、肝、肾、内分泌）每3天1次。配以红外线治疗（腹部）每天2次，以及中药热罨包治疗（吴茱萸250g热敷腹部）每天2次。

2022年3月29日撤除ECMO，但患者无尿，予行床边连续性肾脏替代治疗（CRRT）。患者有发热，四肢厥冷，舌象因气管插管未见，脉沉细。中医以益气温阳救逆为法，予四逆汤加减，中药拟方如下：黑顺片、人参片（生晒参）、干姜、炙甘草、山茱萸、龙骨、牡蛎、陈皮、烊苦杏仁、黄芪，每日1剂，浓煎，每天分2次胃管内注入。

2022年4月1日，患者大便不通，呼吸喘促，脉数。予泻热通腑方灌肠，以取提壶揭盖之功，拟方如下：芒硝、大黄、麸炒枳实、厚朴，1剂，灌肠。

2022年4月2—3日继续予肺功能康复、运动疗法（呼吸训练）、关节被动活动训练（双踝关节）、手指点穴（双上枢、上脘、中脘、气海、双足三里、双三阴交、双合谷）、气压治疗（双下肢）、低频脉冲电治疗（双股四头肌、双胫前肌）、中频脉冲电治疗（双额头）等中医特色疗法。

2022年4月4日患者病情好转，成功撤除CRRT、呼吸机，转入心内科，患者主诉为咳嗽咳痰，痰色黄质稠，舌红苔黄腻，脉滑，辨证为痰热咳嗽，以清热化痰、理气止咳为法，方选清气化痰汤，拟方如下：姜水半夏、陈皮、燀苦杏仁、胆南星、麸炒枳实、黄芩片、瓜蒌子、茯苓，每日1剂，浓煎，分2次服。配以穴位敷贴治疗（活血膏外敷双神门、双内关、膻中）、手指点穴（神门、内关、膻中）、磁珠压耳穴（心、交感），每天1次。

2022年4月7日，患者咳嗽较前缓解，咳暗红色痰，咳嗽时伴胸痛，无气喘气促，无发热恶寒，偶有头晕，纳眠可，二便调。舌淡红，苔微黄腻，脉弦数。中医治疗在清热化痰基础上辅以北沙参、麦冬、玉竹滋阴、顾护津液。拟方如下：麸炒枳实、黄芩片、瓜蒌子、茯苓、麦冬、北沙参、玉竹，每日1剂，浓煎，每日分2次服。

2022年4月12日，针对患者病因在局麻下行体内自动除颤仪安置术。手术过程顺利。

术后患者神清，精神可，无咳嗽咳痰，无心悸，无活动后气促，无胸闷胸痛，双下肢无水肿。纳眠一般，二便调。舌淡红，苔微黄腻，脉弦滑。仍有痰热蕴结，以清热化痰为法，予温胆汤加减，拟方如下：黄连片、姜竹茹、姜水半夏、陈皮、炙甘草、茯苓、麦冬、五味子、党参、麸炒枳实，每日1剂，浓煎，每日分2次服。

2022年4月20日，患者病情恢复良好，无咳嗽咳痰，无恶寒发热，无心慌心悸，无胸闷，无头晕头痛，纳眠可，二便调。舌淡红，苔白微腻，脉滑。予带药出院。

按语：患者为老年男性，年过六旬，阳气渐亏，本次突然发病，阳气急骤离脱，气血津液运化失衡，导致脉络不通，闭塞经脉，真气衰微，属中医学"猝死"的范畴，辨为元阳暴脱证。纵观该病例的救治过程，除了常规的西医救治手段［如心肺复苏术、呼吸机辅助呼气、ECMO生命支持、植入型心律转复除颤器（ICD）的植入等］，予积极中医药治疗，危重期采用参附注射液益气回阳固脱救逆，并配以穴位敷贴、中药热罨包等益气回阳，扶正固本。病情好转后，患者以咳嗽咯痰等肺部症状为主要表现，结合舌脉辨为痰热蕴结，继续予清气化痰汤和温胆汤加减，以及中低频治疗等方面进行调理，最后患者康复出院。

第五节 辨 证 施 护

一、辨证护理

心搏骤停患者在恢复自主循环后，可结合不同证型，对其进行辨证护理，对于患者病情的康复有着积极的作用，具体措施如下。

（1）辨证中药干预。对于气虚血瘀证型的患者，可采用舒胸益气、活血通脉的中药处方，叮嘱患者按时按量服用，能帮助患者调理心脏功能，方药如下：黄芪、党参、丹参、赤芍、白芍、川芎、降香、枳壳、红花、麦冬、甘草。其他证型可根据病情辨证选方用药。

（2）中医按摩。可适时对患者进行中医按摩，帮助患者放松肌肉，缓解疲劳，达到调节患者身体机能的目的。

（3）中医推拿。根据患者病情，可选择适当的体位，对患者进行中医推拿。指导患者仰卧位，顺时针和逆时针方向按摩腹部和丹田，利用一指禅方式按顺序对患者中脘、建里、上脘、关元、中府、云门等穴位进行按摩。对患者胸大肌进行拿揉、拇指平推和掌根按压。指导患者俯卧位，根据呼吸节奏推按患者肺俞、肾俞、气海等穴位。根据吸气轻重，掌握推拿力度，对患者背部进行叩击，帮助痰液排出。

（4）耳穴治疗。选取患者肾上腺、皮质下、神门、心、肺、脾、肾、交感、小肠等穴位进行耳穴压豆。取王不留行贴于穴位处，进行按压。

二、辨证施膳

中医的药膳对人体有极大的益处，在患者的后续康复护理中可以让患者家属熬制中医药膳以增加患者的营养摄入，增强患者体质。具体的药膳配方可以根据患者情况制订。气血不足者可用《乾坤生意》中记载的归参炖母鸡，将当归、党参与母鸡一起炖食，以益气、养血、补虚。瘀血内停者可用养血理血、活血化瘀的理血药膳，如当归鸭。肾阳不足、中气虚弱者，可用温肾壮阳、补中益气的附片羊肉汤，将附片、羊肉、生姜、胡椒同煮，喝汤食羊肉。

第六节　循　证　研　究

一、基础研究

随着现代医学的发展以及研究方式的转变，中医在心搏骤停救治作用方面的研究积极吸取西方医学在课题研究方面的经验，开展动物实验研究，分析中医中药及针灸等疗法的作用机制。

已故名老中医李可救治急危重症的经典名方破格救心汤可稳定ROSC家兔的血流动力[22]。由玉竹、香加皮、人参、附子、冬瓜皮、女贞子、桑寄生、丹参、泽兰、白前组成的玉香参附汤，可改善心搏骤停及ROSC大鼠心肌损伤。参附注射液对心肺复苏后的心肌功能起保护作用[23]，可减轻肺、肠器官损伤[24]，并对ROSC后的急性肾损伤病灶起保护作用[25]，还可通过增加大脑组织对葡萄糖的摄取，改善线粒体的能量代谢而对脑功能起保护作用[26]。在家兔心搏骤停的动物实验中，生脉注射液对心搏骤停心肺复苏后血清肿瘤坏死因子-α（TNF-α）的水平有明显的抑制作用，对心肺复苏后心、肝、肾器官功能具有不同程度的保护作用[27]。

二、临床研究

（一）中医研究

中医方药及针刺疗法在心搏骤停中的应用

（1）破格救心汤。在扶阳理论的指导下，李可老中医拟定了破格救心汤，其由炮天雄、干姜、炙甘草、生山茱萸、龙骨、牡蛎、磁石、红参组成。临床研究表明，破格救心汤能提高心搏骤停患者的ROSC率，延长其生存时间[28]。

（2）针刺疗法。电针是在针刺入腧穴得气后，在毫针刺法的基础上，通以感应人体生物电的微量电流波。与传统毫针针刺相比，其具有针刺和电刺激的双重作用，尚可代替人工运针。在心搏骤停的救治当中的运用较为广泛。临床研究表明，电针能改善ROSC患者的脑功能[29]。动物实验证实其具有改善心肌缺血、抑制细胞凋亡、改善缺血再灌注损伤等作用[30-31]。

（二）现代医学研究

治疗新进展

（1）药物。血管升压剂（肾上腺素）和抗心律失常药物（胺碘酮或利多卡因）在心搏骤停期间的确切作用和价值仍然存在争议[32]。尽管如此，肾上腺素仍然是心搏骤停治疗的中流砥柱。胺碘酮和利多卡因与安慰剂相比，显著提高了入院和出院的生存率，并且在静脉给药时有利于改善出院时的神经功能预后[33]。

（2）体外心肺复苏（ECPR）。ECPR是指在心搏骤停患者复苏过程中应用ECMO。相比于传统的心肺复苏术，ECPR可以提供接近正常水平的脑部和末梢器官灌注[34]。与标准的高级心脏生命支持（ACLS）治疗相比，ECMO介导的心肺复苏可以提高院外心脏停搏（OHCA）患者和难治性心室颤动或心动过速患者的生存率[35]。有荟萃分析表明，纳入研究的成年ECPR患者综合生存率为29%，在随访的任何时候，24%的幸存者都获得了良好的神经学预后[36]。

（3）心肺复苏后管理。研究表明，神经损伤是心搏骤停患者进行心肺复苏后6个月内死亡最显著的独立危险因素。早期诱导亚低温治疗（therapeutic hypothermia，TH）是减少心搏骤停患者心肺复苏后中枢神经系统功能损伤的有效方法。在热断层扫描（TTM）过程中，诱导和维持温度控制的最佳方法仍然存在争议。一项荟萃分析提示血管内降温组患者的ICU住院时间比体表降温组短，神经功能预后也优于体表降温组[37]。

（何明丰　汤琪）

● 参考文献

[1] 任继学. 中医急诊学[M]. 上海：上海科学技术出版社，2010：17.

[2] XU F, ZHANG Y, CHEN Y G. Cardiopulmonary resuscitation training in China：current situation and future development[J]. JAMA Cardiol, 2017, 2（5）：469-470.

[3] 中华中医药学会. 猝死中医临床诊疗专家共识[J]. 中国中医急症，2020，29（10）：1714-1717.

[4] 卢俊光，何明丰，张英俭. 参附注射液在心肺复苏过程中作用及对呼气末二氧化碳分压的影响[J]. 现代中西医结合杂志，2015，24（9）：924-926，935.

[5] 付素珍. 血必净注射液对复苏后的多器官功能障碍患者脏器保护作用的研究[J]. 天津中医药，2014，31（8）：469-471.

[6] 张晶，刘忠民. 乌司他丁联合血必净对心脏骤停后综合征的干预效果[J]. 临床荟萃，2015，30（9）：988-991.

[7] 赵淑杰，王育珊，刘忠民，等. 生脉注射液对猝死复苏中心肌保护作用的临床研究[J]. 中国急救医学，2007，27（4）：292-294.

[8] 孙晓莉，郑雪冰，王蕊，等. 生脉注射液对心肺复苏中心肌再灌注损伤的保护作用[J]. 中国实验诊断学，2015，19（8）：1334-1336.

[9] 兰春英，刘雪丽，张惠荣，等. 生脉注射液辅治心肌梗死合并心源性休克的临床观察[J]. 临床合理用药，2014，7（11A）：60-61.

[10] 姚静，张宇. 生脉注射液在急性有机磷农药中毒性休克中的效果观察[J]. 泰山医学院学报，2015，36

（4）：435-436.

[11] 秦河峰. 生脉注射液治疗感染性休克的效果[J]. 中国医药导报，2014，11（19）：86-89.

[12] 贾迎辉. 生脉注射液在急性心肌梗死并心源性休克中的应用[J]. 中国医药，2011，1（6）：52-53.

[13] 徐鹏. 参麦注射液对家兔心肺复苏后心肌细胞损伤干预机制的研究[D]. 长春：吉林大学，2016.

[14] 王瑞，张琳静，师瑞，等. 参麦注射液联合极化液对大鼠复苏后脑组织的影响[J]. 西南国防医药，2011，21（5）：465-468.

[15] 彭伟献，伍万，寿璐. 纳洛酮联合参麦注射液用于脑复苏的临床观察[J]. 中国中医急症，2014，23（6）：1186-1187.

[16] 蒙红华，黄贵华，林华胜，等. 醒脑静治疗脑缺血再灌注损伤的研究进展[J]. 湖南中医杂志，2014，30（2）：131-132.

[17] 张继翔. 醒脑静注射液在临床急症中的应用进展[J]. 现代中西医结合杂志，2013，22（17）：1937-1938.

[18] 李江茹，潘陈为，林巍，等. 醒脑静注射液在神经细胞凋亡中作用的研究进展[J]. 实用医学杂志，2013，29（2）：171-173.

[19] 刘学政，刘新桥. 针刺对心肺复苏后早期神经功能影响的临床研究[J]. 中西医结合心脑血管病杂志，2011，9（9）：1072-1073.

[20] 尹玉柱，石岩殊. 针刺人中穴抗休克作用机制的探讨[J]. 中国医药指南，2013，11（11）：263.

[21] 姜振慧，刘莹，李菲，等. 原发性心脏骤停10例复苏后的康复[J]. 现代康复，2001，5（12）：73.

[22] 王昱，张志明，靳佩，等. 破格救心汤对心跳骤停家兔复苏后血流动力学的影响[J]. 西部中医药，2019，32（3）：29-32.

[23] 李立为，王智超，刘明蓉，等. 参附注射液在防治大鼠心肺复苏后心功能不全中作用机制的研究[J]. 临床心血管病杂志，2018，34（2）：180-184.

[24] 夏森林，徐杰丰，沈鹏，等. 参附注射液对猪创伤性心脏骤停复苏后肠损伤的影响[J]. 中华急诊医学杂志，2019，28（2）：195-199.

[25] ZHAO S，TANG Z R，CUI H，et al. Effect of shenfu injection on porcine renal function after cardiopulmonary resusitation[J]. Evidence-Based Complemtentary and Alternative Medicine，2020（1）：1-8.

[26] ZHANG Y，LI C S，WU C J，et al. Neuroprotective effect of Shenfu injection following cardiac arrest in pig correlates with improved mitochondrial function and cerebral glucose uptake[J]. Chin J Integr Med，2014，20（11）：835-843.

[27] 张东，李洪祥，陈颖，等. 生脉注射液对家兔心肺复苏后多器官功能障碍防治的研究[J]. 中华急诊医学杂志，2013，22（9）：989-993.

[28] 腾占国，王小龙. 破格救心汤对急诊心脏骤停病人心肺复苏、氧化应激及血清S100b、TNF-α、IL-8的影响[J]. 中西医结合心脑血管病杂志，2019，17（13）：2026-2029.

[29] 段云彪，周红，曾瑞峰，等. 电针对ICU患者心肺复苏后脑损伤的影响[J]. 中医药导报，2018，24（21）：95-97.

[30] 张小蕾，薛艺璇，林依梦，等. 电针预处理对心肌缺血再灌注损伤大鼠Caspase-9、Caspase-3及CK的影响[J]. 湖北中医杂志，2018，40（11）：3-7.

[31] 王华，卢继东，吴松，等. 电针不同腧穴对心肌缺血模型大鼠细胞凋亡及心肌细胞miRNAs表达的影响[J]. 中国针灸，2016，36（3）：281-286.

[32] NOLAN J P，ORNATO J P，PARR M，et al. Resuscitation highlights in 2020[J]. Resuscitation，2021，162：1-10.

[33] DAYA M R，LEROUX B G，DORIAN P，et al. Survival after intravenous versus intraosseous amiodarone，lidocaine，or placebo in out-of-hospital shock-refractory cardiac arrest[J]. Circulation，2020，141（3）：188-198.

[34] DENNIS M，LAL S，FORREST P，et al. In-depth extracorporeal cardiopulmonary resuscitation in adult out-of-hospital cardiac arrest[J]. J Am Heart Assoc，2020，9（10）：e016521.

[35] YANNOPOULOS D，BARTOS J，RAVEENDRAN G，et al. Advanced reperfusion strategies for patients with out-of-hospital cardiac arrest and refractory ventricular fibrillation（ARREST）：a phase 2，single centre，open-

label, randomised controlled trial[J]. Lancet, 2020, 396（10265）: 1807-1816.

[36] MIGDADY I, RICE C, DESHPANDE A, et al. Brain injury and neurologic outcome in patients undergoing extracorporeal cardiopulmonary resuscitation: a systematic review and meta-analysis[J]. Crit Care Med, 2020, 48 （7）: e611-e619.

[37] LIAO X L, ZHOU Z Y, ZHOU M H, et al. Effects of endovascular and surface cooling on resuscitation in patients with cardiac arrest and a comparison of effectiveness, stability, and safety: a systematic review and meta-analysis[J]. Crit Care, 2020, 24（1）: 27.

第三章　脏衰（脓毒症/脓毒症休克）

第一节　概　　述

在中医学中，无脓毒症病名，既往医家根据其主要临床表现的不同而将其归于"外感热病""风温病""走黄""脱证"等范畴，但上述病名往往只针对脓毒症其中一个症状，而脓毒症常涉及多脏器功能障碍，临床症状复杂多样，以上病名不能完全展现脓毒症的状态，故近年来提出"脏衰"这一病名。

第二节　病　因　病　机

一、中医学对脏衰病因病机的认识

关于脏衰的病因病机，各学者的见解趋于一致。刘清泉[1]认为，脓毒症发生的关键有三点：一是正气不足；二是毒邪内蕴；三是脉络瘀滞，气血运化失调，不能濡养四肢。王今达等[2]亦认为毒热、瘀血、虚是脓毒症的病因，并概括为"三证"，即毒热证、瘀血证、急性虚证。而曹书华等[3]在"三证三法"基础上，提出了"四证四法"，认为腑气不通也可导致脓毒症。另有学者提出从瘀探析脓毒症，认为瘀是脓毒症发生发展的始动因素，瘀毒贯穿脓毒症发生发展的全过程，'是严重脓毒症的重要病机之一[4]。

综合诸位学者的研究，"毒、热、瘀、虚、腑气不通"皆可导致脓毒症的发生。正虚毒损、瘀滞络脉是脓毒症基本病机，由于正气不足，毒邪内蕴，内陷营血，络脉气血营卫运行不畅，导致毒、热、瘀、痰内阻，瘀滞络脉，进而令各脏器受邪而损伤，引发该病。

二、现代医学对脓毒症致病因素的认识

脓毒症是指宿主对感染的反应失调，导致危及生命的器官功能损害的疾病，是危害人类健康的重要疾病之一[5]，其发病机制仍存在争议，至今仍是重症领域研究的热点和难点问题。脓毒症的发病机制复杂，对于脓毒症的治疗，无论是从西医学还是中医学角度来看，仍然存在许多难点，值得进一步研究和探索。

第三节　诊断与鉴别诊断

一、诊断

（一）临床表现

脏衰涉及多个脏腑，症状表现多样、复杂，与基础病、原发病及并发症相关。

（1）以肺部疾病为原发病：发热，咳嗽咳痰，胸闷胸痛，呼吸气促，甚者喘促，大汗淋漓，鼻翼扇动，唇色发绀，四肢紫绀、冰冷。

（2）以泌尿道疾病为原发病：高热寒战，尿频尿急尿痛，甚至腰痛、血尿。

（3）以胆道疾病为原发病：发热，右上腹疼痛，呕逆不欲食，甚者全身皮肤黄染，腹胀，大便不通。

（4）以中枢性疾病为原发病：发热，神志不清，甚者抽搐，肢体乏力。

（5）以腹腔疾病为原发病：发热，腹胀腹痛，呕吐，大便不通。

（6）以皮肤软组织疾病为原发病：发热，局部皮肤红肿、疼痛，可有波动感。

（7）相关受累器官的症状：

心血管：心悸心慌，冷汗淋漓，肢体冰冷紫绀，脉搏微弱。

呼吸道：呼吸喘促，气不足以吸，甚者唇色紫绀、大汗淋漓。

胃肠道：呕逆，腹胀腹痛，大便不通。

肝：黄疸，纳呆，呕逆、皮下瘀斑、出血。

肾：尿量减少或增多，甚则无尿。

中枢神经：神志不清或烦躁不安。

（二）辅助检查

1. 实验室检查

进行血常规、尿常规、大便常规，再进行凝血功能、肝肾功能、血气分析、降钙素原、感染二项、心梗定量、pro-BNP等检查以评估患者感染及脏器功能损害情况。

2. 影像学检查

（1）X线：胸片是肺炎治疗前后基本的影像学检查方法，通常包括胸正、侧位片。当对胸片基本影像有疑问，或需要了解胸片显示影像的细节，或寻找其他对影像诊断有帮助的信息时，应有针对性地选择进一步的影像检查方法。

（2）CT：胸部 CT 能够显示许多在 X 线胸片上难以发现的影像信息，可以更为准确地评估感染的性质及严重程度，此外还能鉴别特异性感染，如肺结核、肺脓肿、病毒性肺炎等。腹部CT检查能明确各脏器是否存在感染病变及是否存在隐形的感染病灶，如腹胀脓肿等。

（3）超声：主要用于发现腹部实性重要器官病变以及腹腔、腹膜是否存在脓腔，可在超声引导下进行诊断性穿刺；超声还常用于胸腔积液及心包积液抽取定位。

（三）诊断要点

对于感染或疑似感染的患者，当脓毒症相关性器官功能衰竭评价（sepsis-related organ failure assessment，SOFA）（表2-3-3-1）得分较基线上升≥2分时可诊断为脓毒症。由于SOFA评分操作起来比较复杂，临床上也可以使用床旁快速SOFA（quick SOFA，qSOFA）（表2-3-3-2）标准识别重症患者，当符合qSOFA标准中的至少2项时，应进一步评估患者是否存在脏器功能障碍[6]。

表2-3-3-1　SOFA评分标准

系统/脏器	变量	单位	0分	1分	2分	3分	4分
呼吸系统	PaO$_2$/FiO$_2$	mmHg（kPa）	≥400（53.3）	<400（53.3）	<300（40）	<200（26.7）	<200（26.7）
	呼吸支持	—	—	—	—	机械通气	机械通气
凝血系统	血小板	×10^3/μL	≥150	<150	<100	<50	<20
肝脏	胆红素	mg/dL（μmol/L）	<1.2（20）	1.2～1.9（20～32）	2.0～5.9（33～101）	6.0～11.9（102～204）	≥12.0（204）
心血管系统	平均动脉压	mmHg	≥70	<70	—	—	—
	多巴胺	mg/（kg·min）	—	—	<5	5.1～15	>15
	多巴酚丁胺		—	—	任何剂量	—	—
	肾上腺素		—	—	—	0.1	>0.1
	去甲肾上腺素		—	—	—	0.1[a]	>0.1[a]
中枢神经系统	GCS评分[b]	分	15	13～14	10～12	6～9	<6
肾脏	肌酐	mg/dL（μmol/L）	<1.2（110）	1.2～1.9（110～170）	2.0～3.4（171～299）	3.5～4.9（300～440）	>4.9（440）
	尿量	mL/d	—	—	—	<500	<200

注：[a]儿茶酚胺类药物给药剂量单位为μg/（kg·min），给药至少1h；[b]GCS评分为3～15分，分数越高代表神经功能越好。

表2-3-3-2　qSOFA评分标准

项目	标准
呼吸频率	≥22次/min
意识	改变
收缩压	≤100mmHg

脓毒症休克是在脓毒症的基础上，出现持续性低血压，在充分容量心肺复苏后仍需血管活性药来维持平均动脉压（MAP）≥65mmHg，以及血乳酸水平>2mmol/L。脓毒症和脓毒症休克的临床诊断流程见图2-3-3-1。

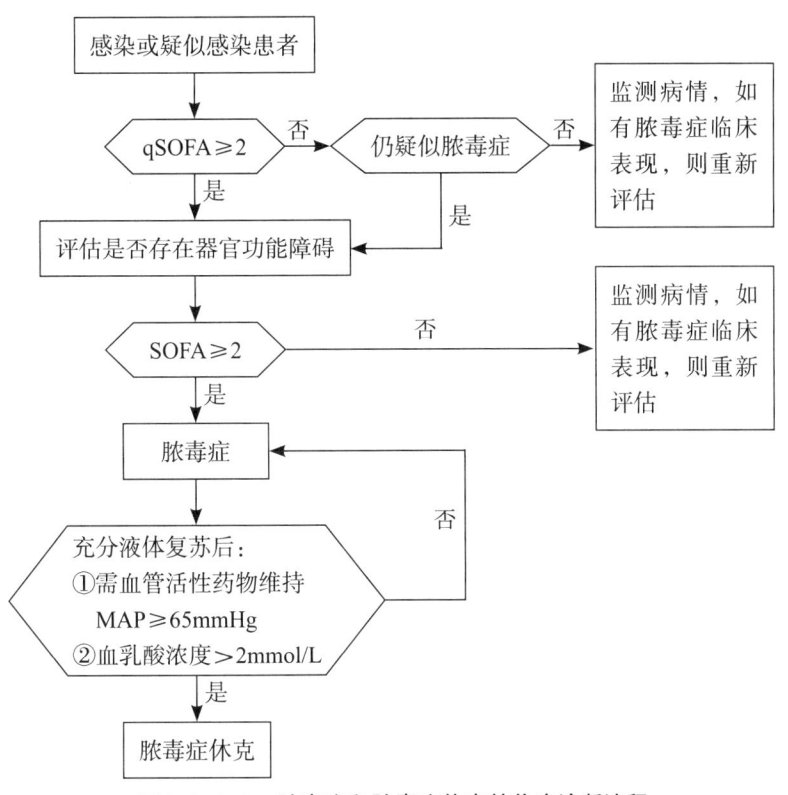

图2-3-3-1 脓毒症和脓毒症休克的临床诊断流程

二、鉴别诊断

（一）中医鉴别诊断

脏衰在恢复期常表现为正虚邪恋，除有邪热弥留之象外，常有气血阴阳不足之症，此时需与虚劳相鉴别。二者病位均可在五脏六腑，均可出现气、血、阴、阳不足的临床表现，但二者病因、病程、症状等均有所不同，具体鉴别如下：①病因不同。脏衰有明显的外邪入侵过程，包括风寒暑湿燥邪及疫毒之邪，邪正交争后，正气已损，而外邪未完全清除，出现正虚邪恋的状态；虚劳为多种原因导致的久虚不复，包括六淫之邪、内伤杂病及情志、房劳、外伤等一切致病因素，经治愈后气血阴阳虚损未能恢复的一种状态，以邪气已去、正虚未复为主。②病程不同。脏衰一般急性起病，经过正邪交争后，过渡到恢复期，病程较短；虚劳一般为久病至正虚不复，病程较长。③症状不同。虚劳以脏腑亏虚、气血阴阳不足的症状较为突出；而脏衰除气血阴阳不足的症状外，仍有邪气弥留的症状。二者可鉴别。

（二）西医鉴别诊断

由于脓毒症的症状比较复杂多变，常常涉及多个脏器功能障碍，患者病情常比较危急，需尽快完善检查，明确诊断。临床常需排除非感染性疾病，如免疫性疾病、血管炎、心源性休克等。

（1）与心源性休克的鉴别：二者均有休克的表现，临床表现有血压下降，呼吸短促、皮肤冰凉湿冷、脉搏细速、尿量减少、头昏、虚弱和晕厥。但二者发病机制不一样，心源性休克常有心源性疾病，例如大范围心肌梗死、弥漫性心肌炎、急性心包填塞、肺动脉栓塞、严重心律失常以及各种严重心脏病晚期，其中主要的是心肌梗死。心源性休克主要影响心脏排血功能，是心输出量急剧降低导致的休克症状。这种休克的主要特点是：由于心泵衰竭，心输出量急剧减少，血压降低，引起全身性微循环功能障碍。心源性休克基本上和低血容量性休克相同，但患者常在早期因缺血缺氧死亡，其表现主要为低动力型休克。心源性休克若长时间未能纠正，也可出现多器官功能衰竭。脓毒症休克常有严重感染的基础，常见于各种微生物引起的脓毒症，由内毒素引起的休克，早期血管收缩，后期血管扩张。血管壁损伤和心肌损伤使有效血容量降低，左心排血不足，从而导致休克。有的表现为低动力型低排高阻型，有的表现为高动力型高排低阻型。当合并脓毒性心肌病时需用超声进行心脏检查，以进一步明确休克原因。

（2）与免疫性疾病的鉴别：免疫性疾病常出现发热，严重时可导致多器官功能障碍，临床需与感染性疾病相鉴别。免疫性疾病一般免疫性抗体谱有阳性结果，发热同时常伴有关节疼痛等症状，白细胞、中性粒细胞可反应性增高，但降钙素原升高不明显，严重时可累及心、肺、肾等重要器官。感染性发热常有白细胞、中性粒细胞明显升高或下降，细菌感染时降钙素原可明显升高，常能找到原发感染病灶。

第四节　治疗概况

一、中医辨证论治

（一）辨证选择口服中药汤剂

1. 急性期

1）实证

（1）热毒内盛证。

主证：高热持续不退，烦躁，神昏，皮肤可见瘀斑，口干口渴，大便秘结，舌质红绛少苔，脉数。

治法：清热解毒、凉血散瘀。

推荐方药：犀角地黄汤加减，药用犀角（水牛角代）、生地黄、芍药、牡丹皮。

（2）瘀血内阻证。

主证：疼痛状如针刺刀割，痛处固定不移，常在夜间加重，肿块，出血，严重者出现躁动不安、谵语等神志表现，舌质紫暗或有瘀斑，脉沉迟或沉弦。

治法：活血化瘀。

推荐方药：血府逐瘀汤，药用当归、生地黄、桃仁、红花、枳壳、赤芍、柴胡、甘草、桔梗、川芎、川牛膝。

（3）痰热内蕴证。

主证：高热持续不退，烦躁，痰多，黄色或黄白相间，舌质红，苔黄腻，脉数。

治法：清热化痰，理气宽胸。

推荐方药：苇茎汤合小陷胸汤，药用芦根、瓜蒌子、薏苡仁、桃仁、黄连、法半夏、炒瓜蒌皮。

（4）痰蒙心窍证。

主证：发热，烦躁，神志昏蒙，痰多，黄色或黄白相间，舌质红，苔黄腻，脉数。

治法：豁痰清热，醒神开窍。

推荐方药：涤痰汤，药用人参、法半夏、陈皮、茯苓、甘草、竹茹、枳实、石菖蒲、胆南星。

（5）肺热腑实证。

主证：潮热便秘，痰涎壅盛，喘促不宁，苔黄腻或黄滑，脉右寸实大。

治法：宣肺通腑泄热。

推荐方药：宣白承气汤，药用生石膏、生大黄、杏仁、瓜蒌皮。

（6）胆热腑实证。

主证：发热，腹胀腹痛，便秘，甚则呼吸喘促，苔黄腻或焦黄，脉滑数。

治法：和解少阳，内泻热结。

推荐方药：大柴胡汤，药用柴胡、黄芩、枳实、白芍、大黄、姜半夏、生姜、大枣。

（7）湿毒内蕴证。

主证：反复发热，皮肤黄染，腹胀，纳呆，大便黏，苔黄厚腻，脉滑数。

治法：利湿化浊，清热解毒。

推荐方药：甘露消毒丹，药用滑石、黄芩、茵陈、石菖蒲、川贝母、木通、藿香、连翘、白豆蔻、薄荷、射干。

2）虚证

（1）阴液耗竭证。

主证：身热骤降，烦躁不安，颧红，神疲气短，汗出，口干不欲饮，舌质红少苔，脉细数无力。

治法：益气养阴生津。

推荐方药：生脉散加味，药用人参、麦冬、五味子。

（2）阳气暴脱证。

主证：喘急，神昏，大汗淋漓，四肢厥冷，脉微欲绝，舌淡苔白。

治法：破阴散寒，回阳救逆。

推荐方药：人参龙牡散合来复汤，药用附子、干姜、人参、山茱萸、生龙骨、生牡蛎、炙甘草。

（3）内闭外脱证。

主证：高热持续不退，烦躁，神昏，腹胀腹痛，大便不通，神疲气短，汗出，或四肢不温，甚者厥冷，脉虚无力。

治法：益气固脱，通腑泄热。

推荐方药：参附汤和调胃承气汤，药用人参、熟附子、大黄、芒硝、炙甘草。

2. 恢复期

多表现为正虚邪恋状态，除有邪热内阻外，还有正气不足的表现，主要包括以下两大证型。

（1）气虚阴伤，邪热内阻证。

主证：神疲乏力，五心烦热，腰膝酸软，低热，舌红瘦小少苔而干，脉虚细无力。

治法：益气养阴，兼以清热。

推荐方药：生脉散和大补阴煎，药用人参、麦冬、五味子、熟地黄、知母、黄柏、炒龟甲。

（2）气虚阳伤，邪热内阻证。

主证：神疲乏力，腹胀纳呆，四末浮肿，皮肤冰冷，舌淡而胖，苔白而润，脉濡无力。

治法：健脾益气，温阳化气。

推荐方药：补中益气汤合真武汤，药用黄芪、人参、炒白术、炙甘草、当归、陈皮、升麻、柴胡、熟附子、茯苓、生姜、白芍。

（二）辨证选择静脉滴注中药注射液

根据病情证候选择应用参附注射液（回阳救逆）、参麦注射液（益气养阴）、血必净注射液（清热解毒化瘀）、痰热清注射液（清热化痰）等。

二、中医特色治疗

1. 肠功能障碍

采用我国1995年重修的多器官功能障碍综合征（MODS）病情分期诊断及严重程度评分标准对脓毒症患者进行肠功能障碍评分，根据肠功能障碍的严重程度实施相应的治疗方案。

评分标准：无肠功能障碍表现为0分；腹部胀气，肠鸣音减弱为1分；腹部高度胀气，肠鸣音接近消失为2分；麻痹性肠梗阻、应激性消化道出血（具有1项为3分）。

治疗目标：每日成形大便或稀烂便1～3次，肠功能0分，能耐受肠内营养。

（1）评分为0分、无肠功能障碍者，单独给予吴茱萸热罨包联合神灯照射腹部。

（2）评分为1分、轻度肠功能障碍者，予以大黄胶囊、电针双侧足三里治疗，中药汤剂辨证使用。

（3）评分为2～3分者，除了予以中药汤剂、大黄胶囊、电针双侧足三里治疗外，加用承气汤类中药灌肠。

实施相应的干预方案后12～24h进行肠功能评分及目标评估，根据评估结果重新确定治疗方案的组合。对于达到治疗目标者，维持或减轻干预手段的强度，而对于未达到治疗目标者，则递进式强化干预手段直到实现治疗目标。

2. 腹泻

外治法：吴茱萸热罨包外敷腹部。

中药汤剂：附子理中丸。

穴位敷贴：取神阙、中脘、关元、足三里。

无烟灸法：取神阙、上脘、中脘、关元、气海、足三里。

三、中西医结合治疗

本病在临床常表现为急、危、重，死亡率非常高，故临床上应以救治生命为第一要义，在中医辨证论治的同时需结合西医治疗[5]。

1. 抗生素治疗

（1）对脓毒症可能高或可疑脓毒症休克的患者，应该在识别1h内开始静脉内的抗生素注射，抗生素使用前需留取标本行相关培养。

（2）对于感染耐甲氧西林金黄色葡萄球菌（MRSA）高风险的成人脓毒症/脓毒症休克患者，应经验性使用覆盖MRSA的抗菌药物；对于多重耐药（MDR）高风险的成人脓毒症/脓毒症休克患者，联合使用两种覆盖革兰氏阴性菌的抗菌药进行经验性治疗，而不是仅用一种革兰氏阴性抗菌药。

（3）对于成人脓毒症/脓毒症休克患者，一旦明确病原体和药敏试验结果，应停止联合使用两种覆盖革兰氏阴性菌药物。

（4）对于真菌感染高风险的成人脓毒症/脓毒症休克患者，应经验性使用抗真菌治疗。

（5）对于成人脓毒症/脓毒症休克患者，应每日评估抗菌药物的使用是否需要降级，如感染源已得到充分控制的成人患者，可结合降钙素原联合临床评估来决定何时停用抗菌药物；如果临床症状被证明是由非感染因素所致，应及时停用抗生素。

2. 液体管理

（1）对于脓毒症和脓毒症休克，应立即开始治疗和液体复苏，建议使用晶体溶液进行心肺复苏；对于需要大量晶体溶液进行心肺复苏的患者，可使用白蛋白。

（2）在液体复苏过程中，应使用动态指标进行评估，如观察每搏量（SV）、每搏量变异（SVV）、脉压变异（PPV）或超声心动图（如果有）对被动抬腿或补液的反应。

（3）对于需使用血管活性药物的脓毒症休克患者，推荐以MAP 65mmHg作为初始复苏目标；血乳酸水平升高的患者，建议以乳酸检测值指导复苏，将乳酸恢复至正常水平。

3. 升压药的应用

（1）对于成人脓毒症休克患者，以去甲肾上腺素作为一线升压药物，在无法获得去甲肾上腺素的情况下，可以将肾上腺素或多巴胺作为替代品，在使用多巴胺和肾上腺素时，应特别注意有心律失常风险的患者。

（2）应用去甲肾上腺素的剂量达到$0.25\sim0.5\mu g/(kg\cdot min)$水平后，如患者的MAP水平仍不达标，则应联合使用血管升压素，对于二者联用MAP水平仍不达标者，可加用肾上腺素，不推荐使用特利加压素。

（3）对于成人脓毒症休克伴心功能不全的患者，在足够的容量状态和动脉血压情况下，灌注仍持续不足，可使用去甲肾上腺素联合多巴酚丁胺或单独使用肾上腺素，不推荐使用左西孟旦。

4. 机械通气

（1）脓毒症患者出现呼吸衰竭时，先应用高流量鼻导管吸氧，如不能纠正低氧血症，应进行有创呼吸机通气。

（2）脓毒症所致急性呼吸窘迫综合征（ARDS）的成人患者，应采取小潮气量通气策略（6mL/kg），而不是大潮气量通气策略（>10mL/kg）；平台压控制在30cmH$_2$O以内。

（3）脓毒症所致中至重度ARDS成人患者，可通过提高呼气末正压通气（PEEP）及使用传统的肺复张策略提高氧合。

（4）脓毒症所致中重度ARDS成人患者，无禁忌的患者，予俯卧位通气，每天使用俯卧位通气应超过12h；必要时可间歇使用神经肌肉阻滞剂。

（5）对于脓毒症所致严重ARDS成人患者，常规机械通气失败时，有基础设施且经验丰富的治疗中心可使用静脉体外膜氧合（VV-ECMO）。

5. 糖皮质激素的应用

患脓毒症休克且需要持续使用血管升压药治疗的成年患者，如果去甲肾上腺素或肾上腺素用量≥0.25μg/（kg·min）使用至少4h血压仍低，可静脉注射氢化可的松，剂量为200mg/d，每6h静脉注射50mg或连续输注。

6. 血制品的使用

对于成人脓毒症/脓毒症休克患者，可采用限制性（而不是过度宽松）输血策略，以血红蛋白浓度为70g/L的输血阈值进行输血，但红细胞输注不应仅以血红蛋白浓度为指导，而应评估患者的总体临床状况，在急性心肌缺血、严重低氧血症或急性出血时可考虑放宽输血阈值。

7. 深静脉血栓的预防

成人脓毒症/脓毒症休克患者，可使用低分子肝肾进行静脉血栓栓塞症（VTE）预防。

8. 替代治疗

成人脓毒症/脓毒症休克患者发生急性肾损伤（AKI），需要肾脏替代治疗的患者，可使用连续性或者间断性肾脏替代治疗。

9. 血糖的控制

成人脓毒症/脓毒症休克患者，血糖≥180mg/dL（10mmol/L）时，启动胰岛素治疗，启动胰岛素治疗后，目标血糖为144～180mg/dL（8～10mmol/L）。

10. 碳酸氢钠的应用

对于成人脓毒症休克以及低灌注诱导的乳酸酸中毒，不推荐使用碳酸氢盐改善血流动力学或者用于降低血管活性药物剂量，如果出现严重代谢性酸中毒（pH≤7.2）以及AKI（AKIN评分为2或3），则推荐使用碳酸氢盐治疗。

11. 肠内营养

对于可以进行肠内营养的成人脓毒症/脓毒症休克患者，如胃肠道允许，应早期启动（72h以内）肠内营养。

四、难点分析

1. 心脏作为MODS切入点的可行性分析

脓毒症是重症医学研究的重点领域，在美国每年约有75万脓毒症患者，其中21.5万患者终因脓毒症而死亡。目前脓毒症的生存率仍然不理想，因此只能通过观察7天、28天、90天生存率来确认治疗效果。

脓毒症患者多存在心肌抑制，心肌抑制的表现在血流动力学、相关心肌损伤标记物、心脏超声、病理形态学等方面都有提示。如何寻找中医在这一方面的突破点呢？有学者以益气活血法为治则进行了十余年的研究，其对益气活血法在心血管方面的有关临床疗效和作用机制都进行了较为充分的阐释，益气活血的思路在中医干预脓毒症方面或有作用。

2. 肠道功能在MODS中的地位及维护

辨证使用中药汤剂口服或灌肠对MODS合并肠功能障碍有较好的临床疗效，但部分患者因处于胃肠道手术后，限制了汤剂或灌肠的使用，这是临床难点之一。

完整的胃肠道功能为机体提供免疫屏障，可以阻止肠内微生物及毒性产物吸收入体内。作为机体最大的淋巴器官，在危重症状态下发挥着重要的免疫效应，肠道已被认为是MODS发生的"启动者"。缺血的肠道由于屏障功能减退，成为促炎递质产生的起源之一，而且可以放大早期的全身性炎症反应，引起器官衰竭。在晚期的脓毒症及MODS阶段，功能不全的胃肠道已成为储存细菌及毒物的仓库，晚期的感染使这一状态更加恶化。肠道在MODS的发生发展中具有重要作用，由于机体的保护机制，肠道又成为最易受损的器官。在低灌注状态下，机体会出现全身血流重新分布的状况，通过减少四肢、肠道的血流，来保护心、脑等重要器官，同时肠道血流灌注相对减少，胃肠组织氧供下降，肠道功能受损。

肠屏障损害和肠麻痹是脓毒症及脓毒症休克的常见并发症，其发生机制目前仍未完全阐明。研究显示肠道局部促炎因子的作用对脓毒症时肠功能障碍的发生具有重要影响。肠道局部缺血和感染时，细菌及其毒素能快速激活原本功能静止的肠道固有巨噬细胞，产生大量的促炎因子，而这些促炎因子进一步引起单核细胞和多形核白细胞在肠道微循环聚集并在肠组织中浸润、释放更多的炎症因子、氧自由基及胃肠动力抑制性的介质，造成肠组织过度的炎症反应、黏膜水肿、肠屏障损害和肠麻痹，进而引发肠道细菌、毒素移位和肠源性脓毒症甚至MODS的发生。因此有效地抑制肠道促炎细胞因子的产生、保护肠组织免受过度的炎症损害对于脓毒症和MODS的防治具有重要意义。

3. 如何扶正

近年来，对MODS发病机制的研究重点集中到了机体免疫功能方面，在严重损伤、感染等情况下，机体炎性介质大量释放，引起组织的变质渗出，而免疫系统对持续升高的细胞因子等介质处于活化与麻痹混乱的双相状态，共同造成组织损伤，导致MODS发生、发展。Bone等认为MODS可分为几个阶段，第三阶段出现内皮损伤，第四阶段出现免疫功能障碍。MODS免疫抑制阶段存在急性虚证，它与中医传统理论"久病多虚"的虚证不同，是致病因素导致机体短时间内出现阴阳、气血、脏腑功能迅速虚衰的证候，起病急，变化快，并发症多，病情危重。按中医基础理论结合急性虚证的特点，急性虚证可以概括为急性气虚证、急性血虚证、急性阴虚证、急性阳虚证、急性气阴两虚证和急性阴阳两虚证六大证型。现代免疫学基础研究显示，MODS中急性虚证是以人类白细胞抗原-DR（HLA-DR）持续减少，主要组织相容性复合物Ⅱ（MHCⅡ）类抗原表达抑制，白细胞介素-10（IL-10）和转化生长因子（TGF）抑制抗原特异性T淋巴细胞增生等细胞内缺陷为主要表现的"免疫麻痹"。上述细胞内缺陷包括重要细胞表面抗原表达缺失、细胞因子调节障碍、抗原表达能力的变化、细胞因子凋亡加速，而辅助T淋巴细胞的Th1与Th2转换是对损伤免疫机制反应的主要特征之一。许多学者认为，T细胞亚群比例异常在MODS急性虚证发病机制中可能具有重要作用，所以了解MODS中急性虚证的T细胞亚群及其分泌细胞因子的情况，可进一步探讨MODS的发病机制，并为探索新的治疗方法开辟广阔前景。

4. 难点解决方法

（1）用吴茱萸热罨包热敷腹部气海、中脘、神阙等穴位，配合神灯照射及腹部按摩，可以改善重症患者胃肠道的潴留，为重症患者"保胃气"。

（2）吴茱萸热罨包联合神灯照射疗法治疗重症肺炎，取穴于腹部，作用于大肠，采用通腑护脏法，通过温里祛除寒邪、温补阳气，可发挥吴茱萸抗炎之效。《神农本草经疏》曰："吴茱萸，辛温暖脾胃而散寒邪，则中自温、气自下，而诸证悉除。"吴茱萸味辛、苦，性热，归肝、脾、胃、肾经，可温脾暖肾，具有温中、散寒、疏肝、下气、散寒止痛、燥湿降逆、抗炎之功效。使用神灯对局部经络穴位进行刺激，可使局部血管扩张、血流加快，从而改善周围组织的营养，同时电磁波可促进药物的渗透、吸收、传播，起到行气活血、散寒止痛、理气消胀、促进肠蠕动、改善微循环及胃肠功能的作用。加强肠道调理逐渐成为治疗重症肺炎过程中的重要环节。

（3）破格救心汤在重症患者抢救中的应用。破格救心汤为李可老中医所创，始于《伤寒杂病论》四逆汤类方、四逆汤衍生方参附龙牡救逆汤及张锡纯的来复汤。具体方药如下：黑顺片、干姜、炙甘草、高丽参（兑服）、山茱萸、生龙骨、生牡蛎、磁石、麝香（冲服）[7]。方中附子为纯阳之品，大辛大热大毒之性，配温热之干姜破阴回阳，加人参大补元气，炙甘草调和诸药，并兼制附子之毒。张锡纯认为，人元气之脱，先脱在肝。四逆汤只能救亡阳而不能救肝脱，阳回之后不能永固[8]。张氏指出："萸肉救脱之功，较参术芪更胜，盖萸肉之性不独补肝也，凡人阴阳气血将散者皆能敛之，故为救脱第一要药。"山茱萸助附子固守已复之阳，挽五脏气血之脱失，龙骨、牡蛎可固肾摄精，诸药合用，共奏破阴回阳、散寒固脱之功，可挽垂绝之阳，救暴脱之阴。破格救心汤对于临床急危重疗效明确，故脓毒症出现休克、多脏器功能衰竭时可使用。

五、医案验方

【案1】刘某，男，68岁，因"反复发热腹泻一周"于2020年2月24日被收入院。入院后患者血培养见革兰氏阳性球菌，并出现血压低、血小板减少、转氨酶升高等并发症。

入院诊断：①脓毒症、脓毒症休克、MODS（心、肝、凝血）；②菌血症。治疗上，西医予补液扩容、万古霉素抗感染、去甲肾上腺素静脉泵入及对症治疗，并配合中医辨证治疗。

患者症见：发热，精神疲倦，脸色萎黄，腹胀，纳差，大便多日不解，小便黄，舌苔黄厚腻，脉滑数。

辨证：湿毒内蕴，气机不畅。

治法：清热解毒，祛湿化浊。

推荐方药：甘露消毒丹加减，药用滑石、黄芩、茵陈、石菖蒲、川贝母、木通、藿香、连翘、白豆蔻、厚朴、杏仁、薏苡仁、大黄。

患者服药后精神改善，腹胀减轻，胃纳明显改善，大便已通，舌苔较前变薄。患者在ICU治疗1周，病情稳定，转普通病房继续治疗。

【案2】邹某，男，72岁，因"咳嗽并呼吸气促2月余，加重3天"由肿瘤科转入。

入院诊断：①肺癌晚期多发转移；②肺部感染并I型呼吸衰竭；③脓毒症。西医予抗感染、化痰、利尿及对症治疗，患者出现呼吸衰竭，但家属拒绝行气管插管术，要求尽量保守治疗。遂在西医治疗基础上，配合中医辨证治疗。

患者症见：精神萎靡不振，呼吸气促，脸色潮红，喉间痰鸣，左脉微弱，右脉滑数，舌干无苔。

辨证：阳气暴脱，痰涎壅盛。

治法：回阳固脱，补肾纳气。

推荐方药：人参龙牡散合来复汤加减，药用熟附子、干姜、人参、山茱萸、生龙骨、生牡蛎、炙甘草、姜半夏、陈皮、沉香、麦冬。

服药后患者呼吸逐渐平顺，精神好转，痰鸣消失，两侧脉象恢复平缓有力，舌质较前滋润，有少许薄白苔。一周后病情稳定转回普通病房。

第五节　辨证施护

一、辨证护理

脓毒症/脓毒症休克患者病情复杂、危重，在中西医综合治疗的基础上，可结合不同证型，进行辨证护理，以改善患者的病情，具体措施如下。

（1）穴位敷贴。脓毒症患者常存在不同程度的胃肠功能障碍，护理上针对不同证型可采取中药穴位敷贴的护理措施。对于阳明腑实证的患者，可选取足三里、神阙、中脘、大肠俞等穴位，用大黄粉作为药引进行穴位敷贴治疗。

（2）吴茱萸热敷。对于腹胀、肠胀气的患者，若辨证为脾胃阳虚失运，可采用吴茱萸热罨包热敷腹部气海、中脘、神阙等穴位，配合神灯照射及腹部按摩，以改善重症患者胃肠道的潴留，为重症患者"保胃气"。

（3）雷火灸。脓毒症/脓毒症休克的患者如出现"厥证""脱证"，表现为四肢厥冷、发绀、冷汗如珠，或发热、面红如朱而四肢厥冷等虚阳浮越之危重症，可用雷火灸艾灸神阙、涌泉，以回阳救逆、引火归原。

二、辨证施膳

脓毒症恢复期，常表现为正气已虚，邪气仍在，此时可在中西医结合治疗的基础上给予中医的药膳进行调养。脾胃为后天之本、气血生化之源，因此后期的调养尤其要注重脾胃的调护。可用党参、茯苓、山药煲鸡以健脾益气，血虚者加当归补血活血，湿胜者加薏苡仁祛湿健脾，切忌太过滋补而滋生邪气，应平补、轻补，重在顾护脾胃，以促进气血生化。

第六节　循证研究

一、中医研究

1. 中药单味药

脓毒症因其证属中医的热病范畴，《黄帝内经》提出"热者寒之"，故在药物治疗方面多注重清热解毒及清热凉血药物的使用，临床以大黄、甘草、黄芩等药物多见，但由于脓毒症患者多为正气不足，气不足则血液运行无力，最终形成瘀血阻滞，故在使用清热药的同时多加用补气、活血类中药，临床多以人参、黄芪、赤芍为代表药物。临床研究[9-10]显示在使用西医常规治疗的基础之上加用中药单味药治疗，可以有效地抑制患者体内炎性因子的释放，降低内毒素的含量，调节免疫功能的失衡，在一定程度上降低了患者的死亡率，且效果优于单纯使用西药治疗。

2. 中药复方汤剂

中医注重辨证论治、病证结合，根据脓毒症患者不同阶段的症状、体征，将其证型及治法归为"四证四法"[10]。中药复方汤剂在中医学中占有重要地位，重视理、法、方、药为一体，结合君臣佐使等药物之间的相互配伍，在脓毒症治疗方面已为多数临床实践证实。临床研究显示[11-14]，在脓毒症患者伴有心衰、糖尿病、胃肠功能紊乱以及年老等复杂因素的情况下，通过对脓毒症患者的辨证分析，运用既病防变、整体观念、辨证论治的中医治疗特点，中药复方汤剂可以有效改善患者的临床症状，降低患者病死率，其效果显著优于单纯应用西医治疗。

3. 中药制剂

大量基础及临床研究证实，中医药治疗脓毒症患者具有显著的效果，现已开发出多种中药制剂，避免了复方汤剂煎煮时间长、药物保质期短、携带不便等弊端，因其具有高效性、毒性低、靶向性等特点，所以被广泛应用于临床治疗。研究显示[15-16]，在常规治疗的基础之上加用中药制剂，可以有效减轻机体内炎症反应，改善患者临床症状，并且对脓毒症伴有心肌损伤、肝肾功能不全的患者，中药制剂起到了良好的辅助治疗作用，效果明显优于常规治疗。

二、现代医学研究

（一）脓毒症免疫失衡机制研究进展

脓毒症的发病机制尚未完全研究透彻，因此对于脓毒症发病机制的研究未曾停止过。由于脓毒症的发病及恶化涉及复杂的病理生理学机制，其中包含感染、免疫、凝血、组织损伤等一系列相关概念，因此对于脓毒症的研究具有较高的挑战性。起初国内外专家学者认为，脓毒症是一种严重感染，过度炎症反应是感染后宿主反应的实质，因此抗感染、抗炎成为脓毒症治疗的关键环节；随着研究的进展，对脓毒症机制的认识发生变化，进而有专家学者指出[17]，脓毒症时，机体首先表现为全身炎症反应综合征，继而发生代偿性抗炎反应综合征；近几年的研究对脓毒症有了重新认识，脓毒症是过度炎症反应与抗炎反应同时存在，而免疫失衡是核心机制，影响脓毒症发病、决定病程进展及预后。脓毒症患者出现免疫功能的障碍，成为严重脓毒症患者预后不佳的主要原因之一，而过度激活的炎症反应及伴随的免疫功能紊乱，会严重损伤心血管系统、呼吸系统、泌尿系统等多脏器，出现多脏器功能的紊乱或衰竭，最终影响预后，结局不佳。

目前普遍认为[18]，针对脓毒症患者免疫功能障碍的状态，免疫功能调节药物的使用可作为治疗脓毒症的重要手段之一，这也得到越来越多临床医师的关注。当前研究较多的免疫功能调节药物主要分为细胞因子类药物和共抑制细胞表面分子类药物[19]。前者主要有粒细胞集落刺激因子（G-CSF）、粒细胞-巨噬细胞集落刺激因子（GM-CSF）、干扰素-γ（IFN-γ）、胸腺肽α1（Tα-1）、白介素-7（IL-7），后者包括抗程序性细胞死亡蛋白1抗体及其配体抗体（抗PD1/L1抗体）。除此之外，多黏菌素B纤维柱血液灌流也可以用于脓毒症的治疗，但其有效性仍需较大样本的随机对照试验研究进行论证。

（二）脓毒症毛细血管渗漏的研究进展

脓毒症的主要死因是MODS，主要原因是暴发性的全身炎症反应，包括炎性细胞的广泛激活，以及炎症介质的大量释放。研究表明[20]，脓毒症MODS的发病机制主要是毛细血管功能障碍。毛细血管功能障碍的主要特征是血管屏障功能受损和毛细血管通透性增加，导致富含蛋白质的液体外渗。部分脓毒症患者可出现低蛋白血症、低血压、少尿或无尿、水肿、MODS等表现，称之为毛细血管渗漏综合征（CLS）[21]。脓毒症的高病死率与毛细血管功能障碍引发的CLS有着密切的关系。

毛细血管屏障发挥正常的功能有赖于毛细血管内皮细胞的完整性。毛细血管屏障功能被破坏，导致毛细血管通透性增高，进一步出现CLS。脓毒症毛细血管渗漏的主要病理生理机制包括毛细血管内皮通透性增强、内皮细胞凋亡增加、细胞膜被破坏。

炎性介质反复刺激致使毛细血管内皮细胞连接被破坏，血管通透性增加，白蛋白等大分子物质外渗。白蛋白外渗导致组织间隙胶体渗透压升高，进而引起循环血量的减少和水肿，临床主要表现为顽固性的低血容量、低蛋白血症、水肿等。轻度炎症刺激引起血管通透性增加，但内皮结构保持完整。严重炎症反应导致血管通透性显著增加。

目前，CLS的治疗原则为在治疗原发病基础上维持有效循环血量，改善毛细血管通透性，预防重要脏器缺血缺氧。

（肖秋生）

● 参考文献

[1]　刘清泉．对脓毒症中医病机特点及治法的认识[J]．北京中医药，2007，26（4）：198-200．

[2]　王今达，李志军，李银平．从"三证三法"辨证论治脓毒症[J]．中国危重病急救医学，2006，18（11）：643-644．

[3]　曹书华，王今达，李银平．从"菌毒并治"到"四证四法"——关于中西医结合治疗多器官功能障碍综合征辨证思路的深入与完善[J]．中国危重病急救医学，2005，17（11）：641-643．

[4]　高麦仓，尤金枝，郑刚，等．从"瘀"探析脓毒症的病变机制[J]．现代中医药，2017，37（1）：60-62．

[5]　SINGER M，DEUTSCHMAN C S，SEYMOUR C W，et al．The third international consensus definitions for sepsis and septic shock（Sepsis-3）[J]．Jama，2016，315（8）：801-810．

[6]　曹钰，柴艳芬，邓颖，等．中国脓毒症/脓毒性休克急诊治疗指南（2018）[J]．感染、炎症、修复，2019，20（1）：3-22．

[7]　李可．李可老中医急危重症疑难病经验专辑[M]．太原：山西科学技术出版社，2002：287．

[8]　张锡纯．医学衷中参西录[M]．鲁瑛，梁宝祥，高慧，等校注．太原：山西科学技术出版社，2009：74-82．

[9]　杨晓玲，周强，郑春华，等．人参多糖对创伤性脓毒症患者免疫功能和细胞炎性因子的影响[J]．临床合理用药杂志，2018，11（15）：66-68．

[10]　邓兆岿，阚诗云，邱占军．中医药治疗脓毒症心肌损伤的研究进展[J]．中国中医急症，2018，27（7）：1296-1299．

[11]　肖彦，李旭成，张军，等．五参汤对脓毒症心衰患者血清脑钠肽前体及心功能的影响[J]．中国中医急症，2018，27（11）：1972-1973，1980．

[12]　王林，罗苑苑，陶如，等．黄连解毒汤加减治疗热毒型脓毒症临床研究[J]．中医学报，2017，32（8）：1527-1530．

[13]　李军．大黄附子汤治疗危重脓毒症疗效及对患者胃肠功能改善研究[J]．陕西中医，2019，40（6）：718-

721.

［14］程玲，高志凌，陈韵．中西医结合治疗老年脓毒症继发急性胃肠功能损伤患者的临床研究［J］．中国中医急症，2018，27（3）：494-497．

［15］李淑芳，庞辉群．脓毒症中医证型研究的思路和探讨［J］．中国中医急症，2014，23（9）：1683-1684，1688．

［16］罗苑苑，赵馥，陈伟焘，等．参附注射液对脓毒症患者心肌损伤的临床研究［J］．中国中医急症，2018，27（11）：1930-1932．

［17］张红伟．血必净注射液对脓毒症患者血流动力学及血清炎症因子的影响［J］．中国医师杂志，2019，21（1）：140-142．

［18］张庆红，姚咏明．严重脓毒症与免疫功能障碍［J］．医学与哲学，2014，35（1B）：18-22，27．

［19］WANG L，TANEJA R，RAZAVI H M，et al．Specific role of neutrophil inducible nitric oxide synthase in murine sepsis-induced lung injury *in vivo*［J］．Shock，2012，37（5）：539-547．

［20］SIDDALL E，RADHAKRISHNAN J．Capillary leak syndrome：a cytokine and catecholamine storm？［J］．Kidney Int，2019，95（5）：1009-1011．

［21］SIDDALL E，KHATRI M，RADHAKRISHNAN J．Capillary leak syndrome：etiologies，pathophysiology，and management［J］．Kidney Int，2017，92（1）：37-46．

第三篇 骨伤病篇

第一章 肱骨外科颈骨折

第一节 概 述

肱骨外科颈骨折为肱骨近端骨折的一个类型，主要是在肱骨解剖颈下2～3cm处的骨折，此处为肱骨大、小结节和肱骨干的交会处，此处松质骨和硬质骨交接，为薄弱的应力点，故容易发生骨折。肱骨近端骨折是上肢第二常见骨折，是老年人群（超过65岁）中第三常见的非椎体骨折类型，以肱骨外科颈骨折最为常见。肱骨外科颈骨折中医又名"臑骨肩端骨折""臑骨上段骨折"，是老年人骨质疏松骨折的常见类型。

第二节 病 因 病 机

一、中医学对肱骨外科颈骨折病因病机的认识

对于骨折的病因，外力伤占比较大，亦与年龄、体质、局部解剖、骨骼病变等因素有关。《黄帝内经》指出"坠落""击仆""用力举重""五劳所伤"等皆可损伤筋骨。直接暴力、间接暴力皆可导致肱骨外科颈骨折，且临床多发生于老年人，亦可见于儿童和青壮年。

（一）外因

1. 直接暴力

骨折为暴力直接作用导致，如打伤、压伤、撞击伤等。这类暴力可造成骨膜下损伤，骨折多无明显移位，一般称为裂纹型骨折；瞬间力量暴发亦可引起横断骨折或粉碎性骨折，骨折处的软组织损伤较严重，若其皮肤破溃，骨质外露，则形成开放性骨折。

2. 间接暴力

骨折发生在远离暴力直接作用的部位。如跌倒时手着地，暴力通过肱骨干传导致肱骨外科颈骨折。

（1）外展型。骨折受伤时，肢体处于外展位，此类型临床多见。因肌肉牵拉，骨折远端呈外展，近端轻度内收，断端外侧常有嵌插而内侧分离，多向前、内侧成角。有时远端向内侧移位，常伴有肱骨大结节撕脱性骨折。

（2）内收型。骨折患肢处于内收位，骨折多见断端外侧分离而内侧嵌插，向外侧成角。远折

段多位于近折段的外前侧，并可出现重叠移位。

（3）嵌插型。暴力较小，两骨折断端嵌插，无明显侧方及成角移位。

（4）合并肩关节脱位受伤时，肢体呈外展外旋，且暴力严重。肱骨头多脱至关节盂下，若暴力继续作用于肱骨头，可引起前下方脱位。此类型临床较少见，若处理不当，常容易造成患肢严重功能障碍。

（二）内因

（1）年龄和健康状况。年轻力壮者，筋骨强壮坚韧，不易受损；年老体弱、缺少锻炼或长期废用者，其骨质脆，遭受外力后容易骨折。

（2）骨的解剖位置和结构状况。幼儿骨膜厚、胶质多，外力作用下易发生青枝骨折；18岁以下青少年，骨骺未完全闭合，容易发生骨骺分离；老年人骨质疏松、骨脆性大，协调性差，最容易跌倒导致骨折。

（3）骨骼病变。成骨不全、骨肿瘤等骨骼疾病患者，若病变部位在肱骨外科颈处，易导致骨折。

二、现代医学对肱骨外科颈骨折致病因素的认识

肱骨近端骨折是成人上肢骨折常见类型之一，在临床上约占全身骨折的5%，外科颈骨折又占肱骨近端骨折的60%～65%。男女发病比例约为3∶1。老年人的肱骨近端骨折多与骨质疏松有关，青年人则多数继发于高能量损伤，如车祸伤、癫痫发作和电击伤。

肱骨外科颈骨折的解剖结构基础是由于颈干角的存在，暴力容易在外科颈处集中而引起骨折。其内在因素是骨质疏松、骨强度减弱，而青少年骨骺未闭合，受伤后还会造成肱骨近端的骨骺分离。

肱骨外科颈骨折可由间接暴力或直接暴力引起。其中间接暴力导致的肱骨外科颈骨折最为常见，瞬间暴力较大时可同时引起肩关节脱位。

肱骨外科颈骨折后，骨折端受肌肉牵拉可发生移位。骨折近段受冈上肌、冈下肌牵拉而外展与外旋移位；骨折远端受胸大肌、背阔肌、大圆肌、肱二头肌和三角肌牵拉向前内上方移位。若所受暴力严重，骨折移位大，可损伤腋神经和臂丛神经，以及腋窝处动、静脉。直接暴力多为肩部侧方遭受直接外力。

造成肱骨外科颈骨折的另一种外伤机制是上臂过度旋转，尤其在上臂外展位过度旋转、肱骨上端与肩峰相顶触时易发生，常见于老年骨质疏松患者。

此外，肿瘤转移、骨质破坏导致骨强度减弱，癫痫发作或电休克治疗导致肌肉痉挛亦可造成肱骨近端骨折。

第三节　诊断与鉴别诊断

一、诊断

（一）病史

患者有明确外伤史，肩外侧被钝器击伤、砸伤或跌倒受伤病史。

（二）临床表现

1. 症状

伤后患肢肿胀、疼痛，肩关节活动受限。

2. 体征

（1）局部肿胀明显，肩部饱满，有时可扩及整个上臂；上臂内侧或前方可见瘀斑，甚者可见张力性水疱；骨折移位较大者，上臂外观见畸形。

（2）局部压痛，纵轴叩击痛阳性。骨折移位大者，并可扪及骨擦音和异常活动，腋窝下有时可触及移位骨折端。

（3）多数伤肢肩关节功能障碍明显，移位不明显。裂纹骨折者肩关节功能受限可能不明显。

（4）合并肩关节脱位者，可见方肩畸形，杜加斯征阳性。

（5）合并腋神经损伤可导致三角肌萎缩或瘫痪，出现肩关节假性半脱位，查体时或可见垂腕畸形或感觉麻痹等体征，在早期常常因患肢疼痛、活动受限而被忽略。

（三）辅助检查

（1）X线：X线是确定肱骨外科颈骨折的基本影像学检查方法。X线正位、穿胸位片可确定骨折类型及移位情况。当对基本影像有疑问，或需要更多有帮助的信息时，可有针对性地选择进一步的检查。

（2）CT：必要时可完善CT加四维重建检查，从而更加立体地分析骨折情况，以利于手术方式的选择。

（3）MRI：对于损伤过程中造成韧带、肌肉损伤的，可进一步完善MRI检查，明确损伤情况及程度。

（4）肌电图：对于移位明显的骨折，不排除神经损伤的，可完善肌电图检查，以确定是否有神经损伤，损伤程度如何，以指导下一步诊治。

（5）病理检查：对于骨肿瘤患者，需进一步完善病变部位的病理检查，以指导下一步治疗。

（四）诊断要点

依据外伤史、临床表现及X线、CT等检查可作出明确诊断。对于一些容易漏诊的骨折应多加注意，如儿童青枝骨折可能仅见一侧骨皮质内凹，或呈竹节样，未见明显骨折线。另外，真正的嵌插性骨折极少见，对怀疑为嵌插性骨折的患者应拍摄正位和穿胸位片，以全面了解其骨折情况。

二、鉴别诊断

（1）与肱骨大结节骨折的鉴别：二者都有明确外伤史，查体均可见肩部肿胀、疼痛，活动受限，肩部压痛及叩击痛，X线有助于鉴别。

（2）与肱骨头骨折的鉴别：二者都有明确外伤史，查体均可见肩部肿胀、疼痛，活动受限，局部压痛及叩击痛，X线有助于鉴别。

（3）与肩关节脱位的鉴别：二者都有明确外伤史，肩关节脱位可见患肩呈方肩畸形，肩胛骨关节盂处有空虚感，上肢有弹性固定，杜加斯征阳性，当肱骨外科颈骨折合并肩关节脱位时也可有肩关节脱位的体征，需通过X线鉴别。

第四节 治疗概况

一、中医辨证论治

按照骨折三期辨证原则，早期宜行气止痛、活血祛瘀，中期宜续筋接骨、和营生新，后期宜补肝肾。

（一）早期

早期指伤后1~2周的时间，血脉受损，血液不循常道，溢于脉外，血行不畅，阻滞气机。清代的陈士铎说："内治之法，必须以活血化瘀为先，血不活则瘀不能去，瘀不能去则骨不能接。"

证候特点：伤肢肿实，胀痛，叩击痛，可见散在瘀斑，甚者见张力性水疱，肤温微热，舌红边有瘀斑，苔黄，脉弦紧。

治法：行气活血，化瘀止痛。

推荐方剂：骨八方（佛山市中医院协定方）、桃红四物汤加减，药用生地黄、栀子、赤芍、桃仁、木香、荆芥、三七、红花、防风、延胡索、丹参。

（二）中期

中期指伤后3~4周的时间。经治疗，肿胀初步消退，筋骨已连，疼痛减轻，但筋骨酸软，瘀肿未尽，经脉未通畅，力气不足。

证候特点：肩部轻度肿胀，瘀斑消退，骨折端有轻度压痛，叩击痛，舌淡红，苔薄白，脉弦。

治法：活血祛瘀，接骨续筋。

推荐方剂：和营止痛汤，药用赤芍、当归、川芎、苏木、陈皮、桃仁、续断、骨碎补、乳香、没药、木通、甘草、三七等。

（三）后期

后期指筋骨续接未坚，气血亏虚，肌肉萎缩，筋络拘紧，关节挛缩。

证候特点：肩部骨折处无压痛，无明显肿胀，肌肉萎缩明显，肢体乏力，活动受限，舌淡苔少，脉细缓。

治法：补益肝肾，益气活血。

推荐方剂：骨六方（佛山市中医院协定方）、左归饮，药用当归、桂枝、桑寄生、何首乌、黄芪、黄精、续断、熟地黄、党参、骨碎补、杜仲、鹿角胶、龟甲胶等。

二、中医特色治疗

（一）中成药

三七化瘀口服液：化瘀消肿，止痛止血。用于活血化瘀等，适用于骨折早中期局部肿痛，活动不利。口服，成人每次10mL，每日3次，疗程1～2周。

去伤片：祛瘀消肿，活血止痛。适用于跌打损伤，骨断血瘀。口服，每次3片，每日3次，疗程1～2周。

生骨片：祛瘀，接骨，续筋，适用于跌打损伤后期。口服，每次3片，每日3次。疗程3～4周。

骨补口服液：用于骨折后期补益肝肾、接骨续筋。口服，每次10mL，每日3次，疗程3～4周。

（二）针灸

温针群刺法治疗肱骨外科颈骨折后期或术后肩关节活动功能障碍：刺患肩部僵硬软组织，并行红外线灯照射，配穴合谷、阳陵泉、阿是穴等针刺治疗，取针后活动肩关节。

（三）按摩

运用理筋手法疏通筋络，放松肌肉，松解粘连，是骨折后期肩关节活动障碍的一种治疗手段。

按摩时先用手指或手掌在肩部回旋揉动，力量均匀，松解粘连，软化瘢痕，手法动作要轻巧。然后术者一手固定关节，另一手握住远端的肢体，缓慢、均衡、持续地做适当的被动屈伸、外展内收运动，以患肩感觉微痛为度，切忌暴力。如此反复多次，每次幅度、持续时间可逐渐增加。

（四）中药膏外敷

肱骨外科颈骨折后使用外敷药物直接敷贴在骨折端，使药物发挥作用，达到祛瘀消肿、止痛、生骨的目的。早期可用伤科黄水外敷，消肿止痛，活血化瘀；中后期可用生骨散外敷，接骨续筋；损伤后期寒凝血滞可用活血散祛风散寒、活血止痛。

（五）熏洗

1. 舒筋洗外用颗粒

组成：乳香、没药、川芎、红花、威灵仙、苏木、钩藤等。

用法：清水煮沸后或用滚水冲后先用热气熏蒸肩部，待水温稍减后用药水浸洗患处，每日2次，每次约30min。

适应证：骨折中后期关节屈伸不利，疼痛不止。

2. 通络洗外用颗粒

组成：威灵仙、苏木、钩藤、桂枝、姜黄、五月艾。

用法：清水煮沸后或用滚水冲后先用热气熏蒸肩部，待水温稍降后用药水浸洗患处，每日2次，每次约30min。

适应证：骨折去除固定后关节强直拘挛、酸痛麻木。

三、中西医结合治疗

肱骨外科颈骨折的治疗方式受患者年龄、骨折严重程度、患者需求等多因素影响。对于骨折移位不明显的肱骨外科颈骨折，如无移位裂纹骨折或嵌插骨折，可保守治疗，使用夹板外固定患肢3～4周，早期指导握拳及腕关节、肘关节屈伸锻炼，去除固定后指导患肢肩关节活动度及肌力功能锻炼。移位骨折及合并肩关节脱位者，予手法复位后夹板外固定。手法复位失败、无法进行手法复位或合并腋部神经、血管损伤者，宜尽早手术治疗。目前有切开复位螺钉或T形钢板内固定、肩关节置换术等方式。老年肱骨外科颈骨折患者的治疗，受患者年迈、基础病多、骨质疏松等原因影响，可考虑采用保守治疗[1]。

（一）手法复位、小夹板外固定

1. 外展型、内收型骨折

（1）擒拿扶正，拔伸牵引，纠正重叠移位：患者坐位或卧位，近端助手站患者后方，双手紧固定骨折近端；远端助手握前臂上段使肘屈曲90°，沿肱骨纵轴方向进行持续对抗牵引，使骨折端的重叠、嵌插分开，以纠正重叠移位。

（2）内外推端，纠正内外成角及侧方移位：对于外展型骨折，术者两拇指按于骨折近端的外侧，余指置于远端的内侧，用力提按，同时令远端助手在持续牵引下将远端折面往外端，即可内收患肢使肘部超过身体中线；对于内收型骨折，术者两拇指按压骨折部向内推，余指环抱骨折近端的内侧向外拉，同时令远端助手外展上臂超过90°。

2. 合并肩关节脱位

患者仰卧，患肢置于外展90°～100°位；近端助手用宽布带绕患侧腋下胸壁向上牵引，远端助手握患肢于轻度外展位给予轻缓的牵引，以牵开骨折远端与关节盂之间的间隙，牵引力宜小而持续稳定；术者用双手拇指将肱骨头缓慢地向后上方推顶入盂。肩关节脱位整复后，再按前法整复骨折。

3. 小夹板固定

采用上臂超肩关节夹板固定，外展型骨折在近端外侧放一平垫，远端内侧（腋下）放一连夹板的蘑菇垫；内收型骨折在外侧成角处置放平垫，蘑菇垫置于内上髁部。包裹棉垫后按要求放置夹板，骨干部用三条扎带捆紧；然后用内侧夹板上方预先留置的长扎带，向外上方穿过前、外、后侧夹板顶端的布带环，并作环状打结；最后将长布带穿入棉垫卷（置于对侧腋下，以免勒破皮肤）后绕过对侧腋下打结，三角巾悬吊患肢。

外展型骨折应置于内收位固定，时间3～4周；内收型骨折如于中立位固定不稳定者，可用外展支架将患肢置于肩外展70°、前屈30°及肘屈90°固定。2周后，骨折端已初步连接，可拆除外展支架，继续用夹板固定1～2周。合并肩关节脱位者，应置于骨折稳定位固定，一般多置于外展位固定。

（二）手术治疗

肱骨外科颈骨折移位严重经手法复位不成功，或因延误而不能手法复位者，以及骨折合并脱位手法整复失败的青壮年患者，应考虑切开复位，以螺丝钉或T形钢板进行内固定等手术方式。此外，对合并腋部神经、血管损伤者，宜尽早手术修复[2]。

（三）牵引疗法

适用于粉碎性骨折且有明显错位者（此类骨折手法复位困难，即使复位亦难以维持其稳定）。一般采用尺骨鹰嘴牵引，将上臂置于使骨折远端能对应骨折近端的位置，并可配合使用手法和夹板固定。牵引时间位为3～4周，悬吊重量为2～4kg。

四、难点分析

肱骨外科颈骨折的最佳手术方式一直存在争议。螺钉、张力带钢丝和克氏针等对组织剥离少，对骨折部位血运干扰少，但稳定性差，不能早期进行功能锻炼；钢板体积大，骨折部位剥离组织较大，对血运影响大，常导致骨折不愈合，甚至缺血性肱骨头坏死。对于骨质疏松老年患者来说，骨折术后常常发生退钉、内固定松动等并发症；若行保守治疗，则骨折愈合时间较长，外固定时间长，会进一步加重骨质流失、功能受限，限制患者的日常生活能力，影响其生活质量。

五、医案验方

患者马某某，女，85岁，跌伤后右肩部肿痛、活动受限1天，于2021年5月23日就诊，X线片显示：右肱骨外科颈骨折，折端外前移，上举嵌插，向前成角（图3-1-4-1）。患者就诊时右肩肿胀，压痛明显，活动受限，行骨折手法夹板外固定术。整复后X线片显示：右肱骨外科颈骨折手法复位后复查，对位对线满意，周围软组织肿胀，肩关节对应关系良好（图3-1-4-2）。6周后患者拆除外固定夹板（图3-1-4-3）。右肩肿胀压痛轻微，肩关节活动改善。8周、10周、12周电话随访，12周患者诉肩关节无疼痛，活动功能好。

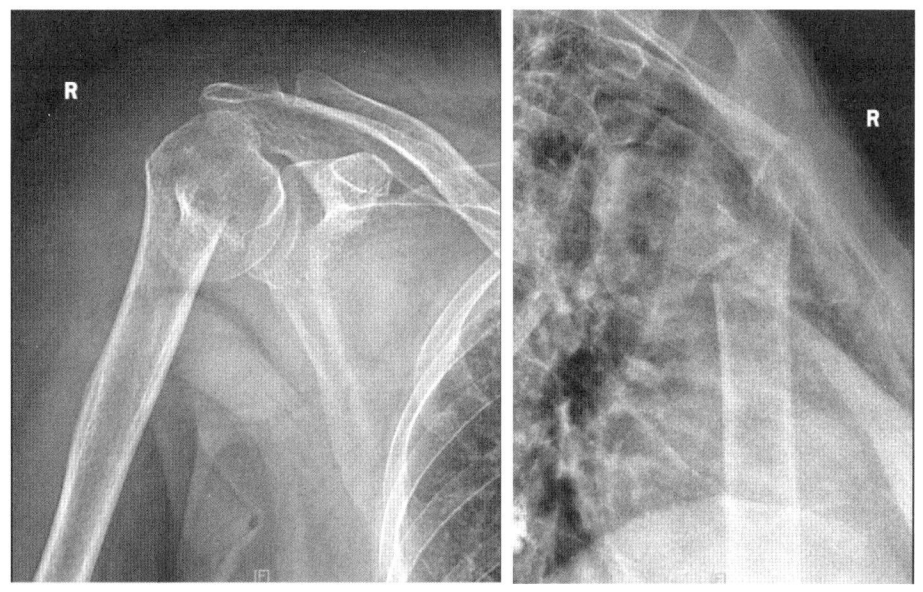

图3-1-4-1　整复前（2021年5月23日）

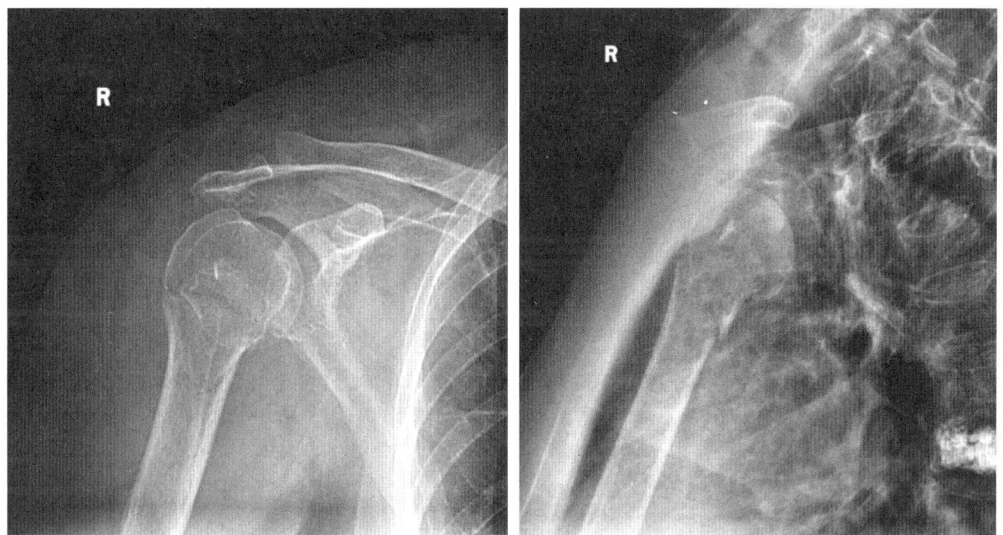

图3-1-4-2　整复后（2021年5月23日）

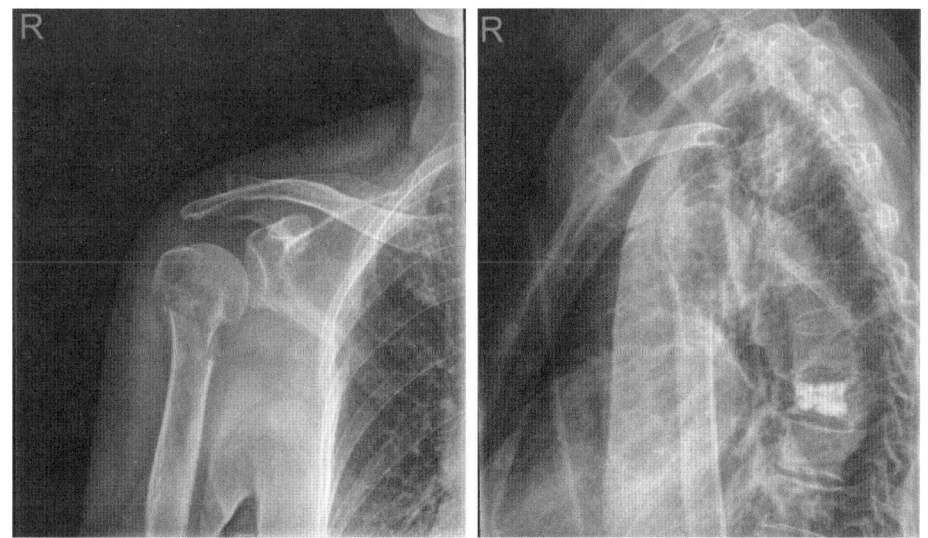

图3-1-4-3　拆除外固定夹板后（2021年7月3日）

第五节　辨　证　施　护

一、辨证护理

1. 情志护理

疾病早期，患者心理急躁，气滞血瘀，创伤疼痛造成肉体上的痛苦，精神上、心理上也有较大的创伤，应进行情感疏导，调动其主观能动性，增强其信心。疾病中后期，肝肾不足，以康复为主，康复过程缓慢，主要针对性给予精神鼓励及指导功能锻炼[3]。

2. 体位护理

肱骨外科颈骨折多见于老年人，伤后制动，患者卧床易引发褥疮，因此应在不同时期给予合理的体位护理。

3. 功能锻炼

早期：由于固定、伤肢制动，可指导进行呼吸训练、健肢训练，同时患肢可做握拳及腕、肘关节屈伸训练，增加患肢的肌力、肌耐力。

中后期：因骨折端已连接，稳定性可，此阶段多进行肩关节活动度及肌力训练。

二、辨证施膳

早期：由暴力导致骨折，骨折则筋伤，血脉受损，血溢脉外，气滞血瘀，郁而化热，中焦运化失调，此时期饮食调护应以活血化瘀、健脾行气为原则，可食用木耳、三七煲猪瘦肉汤等，有助于祛瘀血，总体饮食宜清淡可口，富有营养，易消化，宜高纤维饮食，忌食酸辣、油腻及刺激性食物，早期忌食排骨汤、牛羊肉汤等温补之品。

中期：骨折损伤导致气血不足，加上卧床时间长，脾胃功能减弱，此期应温脾益气养阴，可食用猪红汤，玉竹、百合、沙参炖猪瘦肉汤等。

后期：此期筋骨已连接，但未坚，需在调补脾胃的基础上，补益肝肾，可食用炖鳖鱼、党参炖鸡或猪肚汤等强筋壮骨。

第六节　循　证　研　究

一、基础研究

目前肱骨外科颈骨折的基础研究主要在力学环境和内固定器械方面，力学因素已被广泛认为是影响骨折愈合的重要因素之一，三维有限元分析及生物力学已成为学者研究的热点，并越来越多地用于内固定物的改进及指导临床骨折的治疗。伴随着内固定物及固定方式的改进及医疗水平的发展，临床上骨折愈合亦有显著提高，骨延迟愈合、骨不连及骨质疏松等并发症逐渐减少，骨折的愈合时间缩短，预后明显改善，尤其是关节内骨折的治疗已有质的飞跃。目前，应力环境对骨折愈合影响的机制是这一领域的研究热点，通过对力学信号的感受、传递及其调控的分子机制研究，三维有限元在生物力学上得到越来越广泛的应用。

二、临床研究

肱骨近端骨折的治疗选择和合适的手术方式在很大程度上是基于骨折的分型，应用切开复位行钢板螺钉内固定时，需面对骨量丢失、缺血性坏死和僵硬等术后并发症，因此术中应尽量减少对局部血运的破坏，不剥离骨膜，这样有利于骨折愈合，减少肱骨头坏死的发生。髓内钉的优点为切口小，软组织剥离少，对老年人而言手术创伤小，术后愈合快；缺点是手术需要穿透大结节和肩部旋转肌群，相对于钢板螺钉而言缺少抗旋转稳定性。老年患者的骨质疏松使内固定存在问题，经常导致固定失败和效果差。对于肱骨近端4部分骨折可考虑肩关节置换，但手术风险大，故需谨慎选择。

目前老年肱骨外科颈骨折的诊疗没有形成最佳的治疗体系。临床工作者应根据患者的骨折分型、骨质量、年龄、满意度和康复训练及全身基础疾病进行判断分析，以确定合适的个人治疗方案。

（杨匡洋　陈苑妮）

● 参考文献

[1] 孙维忆，张宁，周亚莉，等．2010年至2019年河北医科大学第三医院老年肱骨外科颈骨折临床特征的变化趋势分析[J]．中华创伤骨科杂志，2021，23（4）：337–342．

[2] 严海兵．交锁髓内钉和锁定钢板内固定治疗老年肱骨外科颈骨折的疗效比较[J]．实用手外科杂志，2021，35（1）：117–119．

[3] 王芳琳．保守治疗老年肱骨外科颈骨折的预见性护理应用[J]．中国伤残医学，2021，29（9）：92–93．

第二章　肱骨髁上骨折

第一节　概　　述

　　肱骨髁上部位于肱骨远端疏松骨质及致密骨质交界处，此处骨折即为肱骨髁上骨折，一般是指肱骨内外髁上方2～3cm处的骨折。常见于10岁以内的儿童，男性多于女性。肱骨髁上骨折多为间接暴力骨折所致，非优势侧肢体较为多发，临床上左侧多于右侧。

第二节　病　因　病　机

一、中医学对肱骨髁上骨折病因病机的认识

　　肱骨髁上骨折常为跌倒所致，根据暴力形式和受伤机制不同，可将肱骨髁上骨折分为伸直型、屈曲型和粉碎型三种。

1. 伸直型

　　此型最常见，占肱骨髁上骨折的90%以上。跌倒时肘关节处于微屈或伸直位，手掌先着地，暴力自地面经前臂向上传至肱骨下端，将肱骨髁推向后上方，身体的重力将肱骨干推向前方，这种剪力作用于肱骨髁上处造成骨折，骨折线多由前下方斜向后上方，也有横形或粉碎者。骨折严重移位时，骨折近端前移，穿破肱前肌，甚至损伤肱动脉和正中神经。骨折时，肱骨下端除了接收前后暴力外，还常伴有侧方及旋转暴力，按移位情况又可分为尺偏型和桡偏型。

　　（1）尺偏型骨折远端除有向后上方移位外，还有向尺侧移位或旋转。骨折时，肱骨髁被推向后内方，前外侧骨膜破裂，内侧骨膜完整，内侧骨皮质受到挤压，容易产生一定塌陷，因此，解剖复位后骨折远端容易向尺侧再移位或旋转，此型容易发生肘内翻畸形。

　　（2）桡偏型与尺偏型相反。骨折时，肱骨髁被推向后外方，前内侧骨膜破裂，外侧骨膜保持连续，骨折远端向桡侧移位或旋转。

2. 屈曲型

　　此型较少见。跌倒时，肘关节处于屈曲位，肘尖先着地，直接暴力经尺骨鹰嘴把肱骨髁由后下方推向前上方，骨折线由后下方斜向前上方，骨折远端向前向上移位，骨折端向后成角，较少合并血管神经损伤。骨折端发生侧方移位和旋转移位时分别称为尺偏型和桡偏型。

3. 粉碎型

此型多见于成年人。本型骨折多属于肱骨髁间骨折，按骨折线形状可分为T形和Y形或粉碎型骨折。

二、现代医学Gartland分型

（1）GartlandⅠ型骨折：无移位的骨折。

（2）GartlandⅡ型骨折：肱骨后侧皮质相接触但骨折向前移位。

（3）GartlandⅢ型骨折：严重移位，皮质无接触的骨折移位类型。

第三节　诊断与鉴别诊断

一、诊断

1. 临床表现

伤后肘部肿胀，偶有开放伤口。伸直型骨折，肘部呈半伸直位，肘后凸起呈靴形畸形，前方可扪及凸出的骨折近端。屈曲型骨折，肘后呈半圆形畸形。

伤后或复位后应注意是否有肱动脉急性损伤和前臂骨筋膜室综合征，是否出现5P征，即：①疼痛（pain）；②桡动脉搏动消失（pulselessness）；③苍白（pallor）；④麻痹（paralysis）；⑤感觉异常（paresthesia）。其中，最为重要的症状是前臂和手的疼痛和被动伸指疼痛。

合并神经损伤者，表现为该神经支配区域的运动和感觉障碍。正中神经、尺神经、桡神经都有可能被累及，但以正中神经和桡神经损伤多见，出现手枪手，即第1、2指不能屈曲，第3指屈曲不全，拇指不能对掌等症状。

2. 辅助检查

肘关节正侧轴位X线及CT检查可了解骨折分型，是否有旋转、嵌插。如怀疑有血管损伤可行彩超检查，怀疑有神经损伤可行肌电图检查。

3. 诊断要点

（1）有跌倒时，手掌或肘后着地外伤史。

（2）较多发生于儿童。

（3）肘部有肿胀、疼痛、畸形、骨擦音、异常活动及功能障碍。

（4）注意有无神经、血管损伤。

（5）X线或CT检查可确定骨折移位情况和类型。

二、鉴别诊断

1. 与肘关节后脱位相鉴别

伸直型肱骨髁上骨折，骨折远端向后移位，肘部呈靴形畸形，但肘后三角关系正常；肘关节后脱位，肘部呈靴形畸形，肘后三角消失，可及弹性固定，结合X线及CT等辅助检查可明确鉴别。

2. 与肘部其他骨折相鉴别

肱骨髁上骨折需与肘部其他骨折相鉴别，如肱骨外髁骨折、尺骨鹰嘴骨折、肘关节恐怖三联征及肘部骨骺骨折等，X线及CT等辅助检查可明确鉴别。

第四节　治 疗 概 况

一、中医辨证论治

肱骨髁上骨折的患者以儿童为主，且骨折局部血液供应良好，愈合迅速。内服药治疗原则：①早期活血凉血，消肿止痛，兼利水疏风；肿胀严重、血运障碍者加用三七、丹参，并重用祛瘀、利水、消肿药物，如白茅根、木通之类。②中期和营生新，接骨续筋，健脾和胃。③后期补气血，壮筋骨，舒筋络。儿童骨折中、后期内服药可免[1]。成人肱骨髁上骨折按骨折三期辨证用药。合并神经损伤者，应加用行气活血、通经活络之品。早期局部水疱较大者可用针头刺破，或将疱内液体抽吸，并用酒精棉球挤压干净，外涂紫药水。解除夹板固定以后，可用中药熏洗，可添加药酒及酸醋熏洗，有舒筋活络、通利关节的作用，是预防关节强直的重要措施。

二、中医特色治疗

肱骨髁上骨折的治疗主要取决于伤肢骨体与软组织损伤的情况，特别是血管神经是否有损伤。所有的闭合骨折均可考虑首先试行闭合复位，夹板或石膏外固定治疗，但若血液循环受到影响，则应行急诊手术治疗，开放性骨折则应在清创后进行复位及固定。

及时准确的复位，切实有效的固定，合理的练功，适当的体位，必要的用药，是中医治疗肱骨髁上骨折的基本原则。尽快地恢复患肢的功能，积极预防肘部畸形是治疗的目的。骨折的复位是治疗的关键。尽早地复位，能有效地减轻伤肢的过度肿胀，减少血管神经损伤等并发症的发生。准确地复位，是预防肘内翻畸形的前提。手法复位、夹板固定是肱骨髁上骨折首选的治疗方法。但其复位要求较高，尽可能达到解剖复位，尤其要彻底纠正骨折远端的尺偏、尺嵌、尺倾和内旋移位，可允许在纠正这些移位时出现轻微的"矫枉过正"。肱骨髁上骨折为关节外骨折，一般愈合后遗留关节功能障碍的仅为极少数。切开复位则易损伤关节，易造成功能障碍、骨化肌炎等严重后遗症。

（一）复位

1. 手法复位

（1）伸直型骨折手法复位。可采用局部麻醉、臂丛神经阻滞麻醉或静脉全麻。伤员取坐位，一助手握住伤肢的上臂，另一助手握住伤肢的前臂，并顺势作拔伸牵引，矫正重叠移位。对尺偏型骨折远折段旋前伴有向尺侧移位的，则在助手的拔伸牵引下，术者一手握住近折段，另一手握住远折段，用对抗旋转和内外推端的手法，把远折段旋后、近折段旋前，在矫正旋前畸形的同时，两手相对挤压，把骨干向内推、远折端往外端，即可矫正尺侧的移位。如是桡偏型骨折，把远折段往内推、近折段向外端。内外侧的移位矫正后，术者接着用双拇指按住肘后方的远折段及鹰嘴，并向前推顶；余指环抱肘前方的近折段，向后拉压，并令远端的助手在牵引下徐徐屈曲肘关节，常可听到骨折复位的骨擦音。此时，将肘关节屈曲成90°，触摸肘部的前后方和内外侧，如在骨折的远、近端摸不到骨突畸形，折端稳定，无骨擦音，鹰嘴没有向内侧偏移，则提示骨折已复位。此时，术者改用屈伸展收的手法，即一手固定骨折部，另一手握住伤肢的前臂，并将肘关节置于90°～120°的位置，跟着将前臂向桡侧伸展，使骨折断端的桡侧骨皮质互相嵌插或使远折段稍向桡偏，以防止肘内翻发生。同时应注意，拔伸力不宜过大，以免将远折段过度推向肘前方，或骨膜受到广泛的剥离，影响骨折端对位的稳定性。

（2）屈曲型骨折手法复位。伤员取坐位或卧位，一助手握住伤肢的上臂中段，另一助手握住伤肢的前臂，置肘关节屈曲约100°，前臂旋后位。术者一手以虎口擒拿鹰嘴，拇指及其余四指分别置于外髁和内髁以握稳肘部；另一手的拇指按住近折端的后方，余指按住折段的前方。然后在两助手的协同下，把近折段向前方提升，将远折段向后下方推送，令助手徐徐屈肘予以复位。

2. 牵引复位

1）适应证

骨折远端尺偏、尺嵌、尺倾、尺碎，斜形或粉碎性骨折，经手法复位夹板固定后仍不理想或极不稳定；肱骨远端骨骺分离尺偏（Salter Ⅱ型）；旋转移位明显，手法复位效果欠佳；严重肿胀完全移位；严重开放性骨折伤口感染或外敷药致皮肤过敏性皮炎等不宜手法复位。

2）方法

伸直型骨折采用尺骨鹰嘴骨牵引，前臂屈肘90°皮牵，可行水平牵引，也可上举屈肩悬吊牵引。婴幼儿用巾钳牵引。屈曲型骨折一般移位不大，可用微屈肘皮牵，用胶布或海绵条布。根据年龄大小、骨折移位程度调节牵引重量，牵引重量一般为1～2kg。

3）注意事项

（1）尺神经损伤：入针时要严格按操作规程，仔细定位，由内向外入针。术后观察指动情况。折移位和牵引使神经的牵拉伤，夹板压垫使神经的压迫伤，尤其在尺偏型骨折中容易出现。患儿一般不能主诉症状，体检多难配合，更需引起高度重视。

（2）牵引虽然具有复位效应，但仍需手法配合，尤其是骨折时间较长者。

（3）因骨折愈合快，需及时行X线复查，一般每周2次为宜。牵引时间为2～3周。

（4）注意骨牵加皮牵的牵引方向。屈肘前臂皮牵往往使患肢往上抬起，同时，由于牵引弓等重力作用，水平牵引重量轻时力线常向下偏移，造成骨折端向后移位向前成角之势。故伸直型骨折牵引力线比水平线要高30°左右，尺偏型骨折牵引力线应外翻15°左右。其他类型如此类推。

（二）夹板固定

对伸直型骨折，固定前助手仍需擒拿扶正，使伤肢保持在复位后的肘关节屈曲90°、前臂旋后位的位置。上外敷药后，把平垫放在肘前方，把一梯形垫放在肘后鹰嘴上方。兼有尺偏型骨折的，把塔形垫放在外髁上方，另一梯形垫放在内髁部；兼有桡偏型骨折的，把塔形垫放在内髁上方，梯形垫放在外髁部。然后依次放好小夹板，由助手固定。术者分三段缚扎。中段和上用叠瓦式绷带缚扎，下段用超肘关节8字交叉缚扎。最后用三角巾吊前臂放于胸前。伸直型宜屈肘于100°~130°固定3周，屈曲型宜半屈肘于40°~60°位固定3周，之后逐渐屈曲至90°位置1~2周。外固定后，常规观察患肢远端血运、指动、感觉等情况。

（三）功能锻炼

骨折复位固定后即可进行功能锻炼。骨折早期，1~2周内行握拳伸指和屈伸腕关节等活动；骨折中期，3~4周内行耸肩等活动，解除外固定后应积极地进行肘关节屈伸活动。功能活动应以主动练功为主，被动活动为辅，严禁强力推拉。应区分有利和不利的主动活动，伸直型宜多做屈肘活动，屈曲型宜多做伸肘活动。早、中期限制肩外展内旋活动，防止肘内翻。另外，要消除患儿恐惧心理，避免其保护性抑制而影响练功的效果。当肌力基本恢复后，可逐步行提物、拉凳并作抗阻力的肌肉收缩（等长收缩）。医生对家长的指导，对患儿的劝导，使患儿能"早动、渐动、会动"，保证肢体功能完全顺利地恢复而避免过度运动所造成的继发损伤，是后期治疗肱骨髁上骨折的重要内容。若行按摩，应轻柔，"不痛"为宜，"疼痛"为忌。禁止强力按摩推拿，否则容易引起肘关节骨化性肌炎。

三、中西医结合治疗

（一）中医闭合手法复位结合经皮穿针固定

肱骨髁上骨折的患者大多为儿童，一般无须手术治疗，若尝试多次手法复位失败，或复位后外固定不能维持复位，可采用闭合复位、经皮穿针固定，具体操作如下：麻醉成功后，在无菌操作下行手法复位，待复位满意后，维持复位，助手取1枚1.5~2.0mm克氏针自肱骨外上髁最高点穿入皮肤，触及骨质后，在冠状面上与肱骨纵轴呈45°角，在矢状面上与肱骨纵轴呈15°进针，直至穿透肱骨近折端的对侧骨皮质。再取1枚1.5~2.0mm克氏针在上进针点前0.5cm处穿入皮肤，向近折端尺侧穿针至透过对侧骨皮质。C形臂X线机透视复位、固定满意后，将针尾屈曲90°剪断，残端留于皮外。无菌纱布包扎针尾，石膏托固定于屈肘90°前臂旋前位。中医口服用药辨证论治同闭合骨折，外用药物可使用佛山市中医院无菌伤科黄水可外敷术口及克氏针孔，待伤口愈合好，外用辨证用药同闭合骨折。

（二）中医结合切开复位内固定（ORIF）

成人常需采用此种方法。儿童肱骨髁上骨折若伴有血管神经损伤，可考虑切开复位，采用克氏针或钢板螺钉固定，同时对血管神经做相应的处理。开放骨折应及时行清创术，污染严重者可考虑延期闭合伤口，彻底清创后可用内固定或外固定稳定骨折端。中医中药辨证用药同中医结合闭合手法复位、经皮穿针固定。

四、难点分析

（一）如何诊断和治疗旋转移位

旋转移位的发生率可高达移位骨折的82.4%[2]。临床上常以肘关节的标准X线正位片上骨折远近端横径的宽度不等作为诊断旋转移位的主要依据。旋转移位是造成肘内翻的重要因素，手法复位是纠正旋转移位的主要方法。复位的要求较高，尽可能达到解剖复位，对于骨折斜形不稳定且远端尺偏、尺嵌、尺倾及内旋移位者，允许在纠正时出现轻微的"矫枉过正"，整复后用杉树皮做成的小夹板四夹超肘固定。

佛山市中医院采用"正骨十四法"治疗儿童肱骨髁上骨折取得良好效果，与重视运用手法复位矫正骨折旋转移位有着密切的关系。在充分意识到骨折的旋转移位对骨折的复位有积极作用的情况下，佛山市中医院首任中医正骨中心主任符名赟根据受伤机制及骨折远端的旋转情况，提出一种指导手法复位的改良型肱骨髁上骨折分型，具体如下。

1. 伸直外旋型

跌倒时，肘关节在伸直位或半屈曲位，前臂旋后，手掌着地，暴力经前臂传达至肱骨髁，将肱骨髁推向后上方，并向外侧旋转，同时由于重力作用，将肱骨干推向前方。骨折线由内下方向后外上方走向。

2. 伸直内旋型

跌倒时，肘关节在伸直位或半屈曲位，前臂旋前，手掌着地，暴力经前臂传达至肱骨髁，将肱骨髁推向后上方，并向内侧旋转，同时由于重力作用，将肱骨干推向前方。骨折线由外下方向后内上方走向。

3. 屈曲尺偏外旋型

跌倒时，肘关节处于屈曲位，前臂外旋，肘部着地，暴力由后下方向前上方撞击尺骨鹰嘴及肱骨外髁，肱骨远端向前移位，并向外旋转。骨折线由外下方向前内上方走向。

4. 屈曲桡偏内旋型

跌倒时，肘关节处于屈曲位，前臂内旋，肘部着地，暴力由后下方向前上方撞击尺骨鹰嘴及肱骨内髁，肱骨远端向前移位，并向内旋转。骨折线由外下方向前内上方走向。

（二）如何降低肘内翻的发生率

肘内翻是小儿肱骨髁上骨折最常见的并发症。骨折远端尺偏、尺嵌、尺倾和内旋移位是造成肘内翻的重要因素，正确复位、合理固定和保持适当的体位是治疗和预防肘内翻的三个步骤。

（1）正确复位：闭合手法复位是最有效最安全的方法。先触摸辨认肱骨外髁嵴的连续性和凹陷的弧度、尺骨鹰嘴的偏向及其内外髁的间距，彻底纠正尺偏、尺嵌、尺倾和内旋畸形，力求达到解剖对位。在某些情况下，如骨折不稳定，或经多次整复仍达不到解剖复位，也应保持其"宁桡勿尺"，即宁桡偏勿尺偏、宁桡倾勿尺倾、宁桡（外）旋勿尺（内）旋。

（2）合理固定：弹性外固定对预防和治疗肘内翻有明显的效果。小夹板质轻，又具有弹性、韧性和通透性的优点，为固定的首选，同时用弹性棉花垫置于肘内外侧，能有效地防止骨折远端的内旋内倾。

（3）保持适当的体位：根据X线片结果，使复位固定后的肢体保持一定的体位，或深屈肘，或微伸肘，或旋后位或旋前位，或贴胸位或过肩外展外旋位，对维持骨折准确对位对线十分重要。站坐位时保持前臂中立位，肩关节旋中位制动：仰卧位时令患肢肩外展外旋位制动，这些措施对预防肘内翻都有重要意义。

五、医案验方

患儿梁某，男，4岁7个月，因"跌倒致左肘部畸形、肿痛不适2小时"于2021年3月14日就诊。诊断为左肱骨髁上骨折（图3-2-4-1）。与患者家属说明病情及相关治疗方案后，患者家属要求保守治疗，予手法复位后，伤肢外敷黄水纱，上臂四夹超肘8字固定。复位后X线片提示骨折对位对线良好（图3-2-4-2），口服中药方：薏苡仁、玉米须、陈皮、青天葵、三七片、当归尾。口服三七口服液，每次10mL，每日2次，伤科黄水外淋患处每日1次。嘱3～5天后门诊复查，指导功能锻炼。

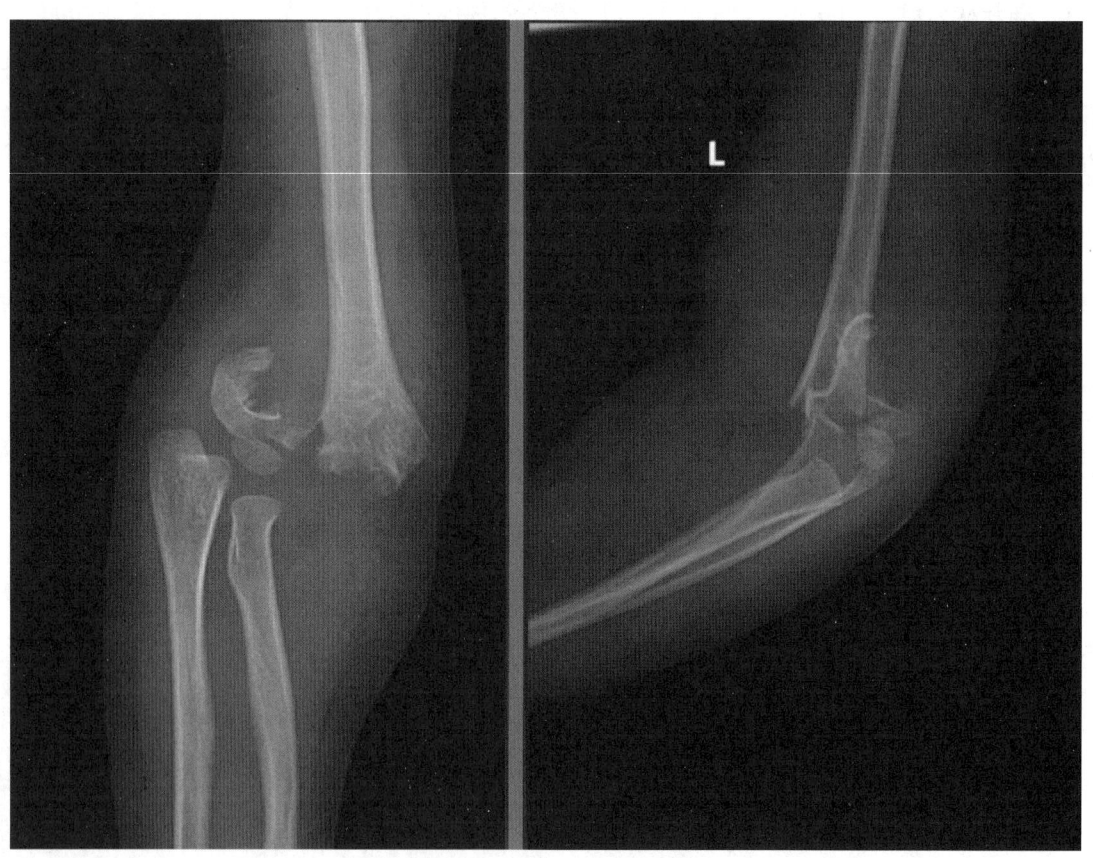

图3-2-4-1 复位前（2021年3月14日）

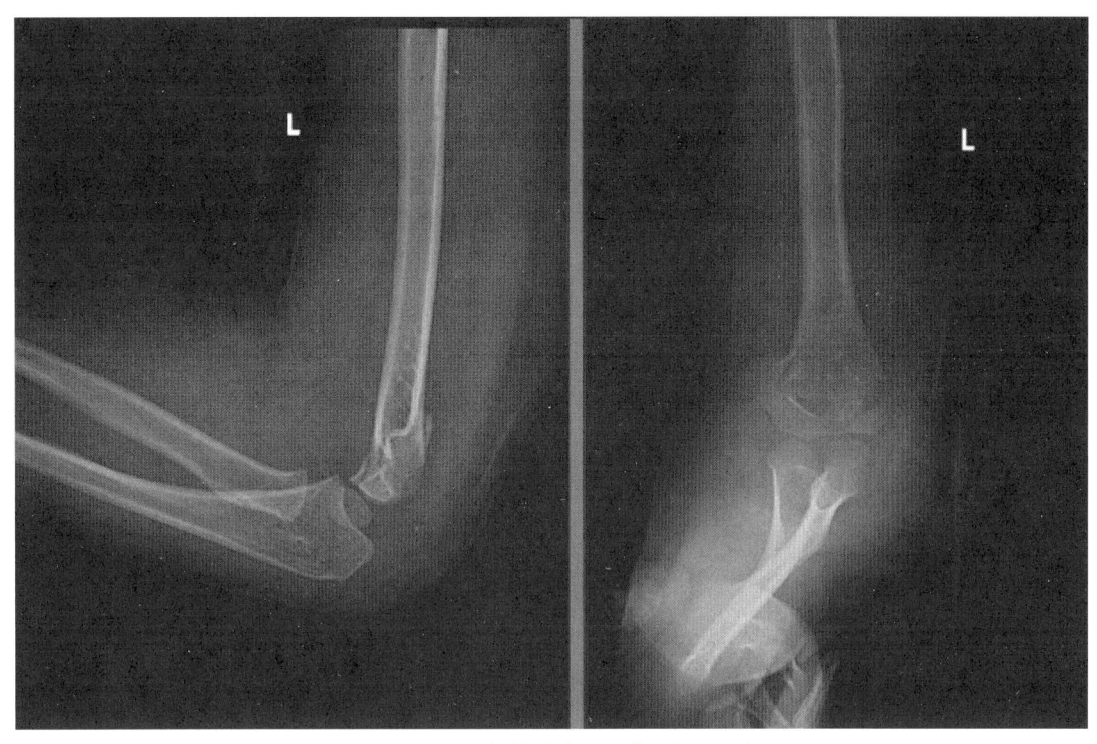

图3-2-4-2　复位后（2021年3月14日）

2021年3月20日复查，查体示：左肘部夹板外固定，松紧适宜，手腕部肿胀稍减，远端指动血运及感觉良好。复查X线片提示骨折端对位对线好（图3-2-4-3），予夹板换药1次，用药同前。

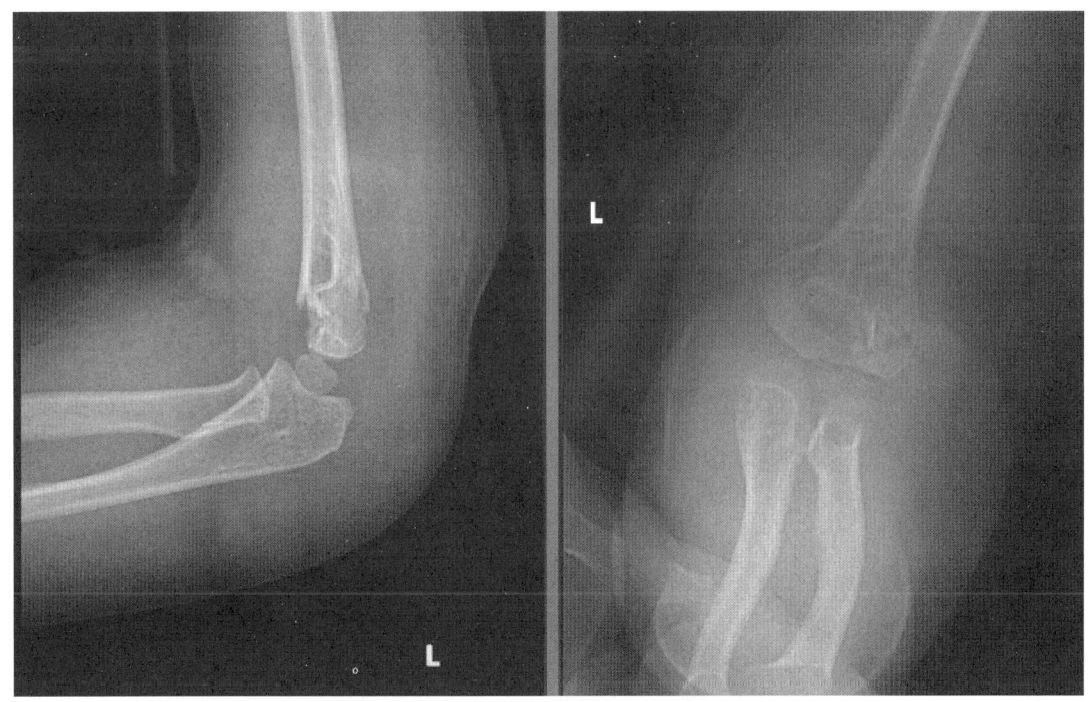

图3-2-4-3　复位后（2021年3月20日）

2021年3月29日复查，X线片提示：折端较前分离，内折端嵌插，骨痂生长，关节对应关系好（图3-2-4-4）。予调整中药方，药用骨碎补、桑寄生、三七、山药、续断片。停三七口服液，改用骨宝口服液，每次10mL，每日2次。

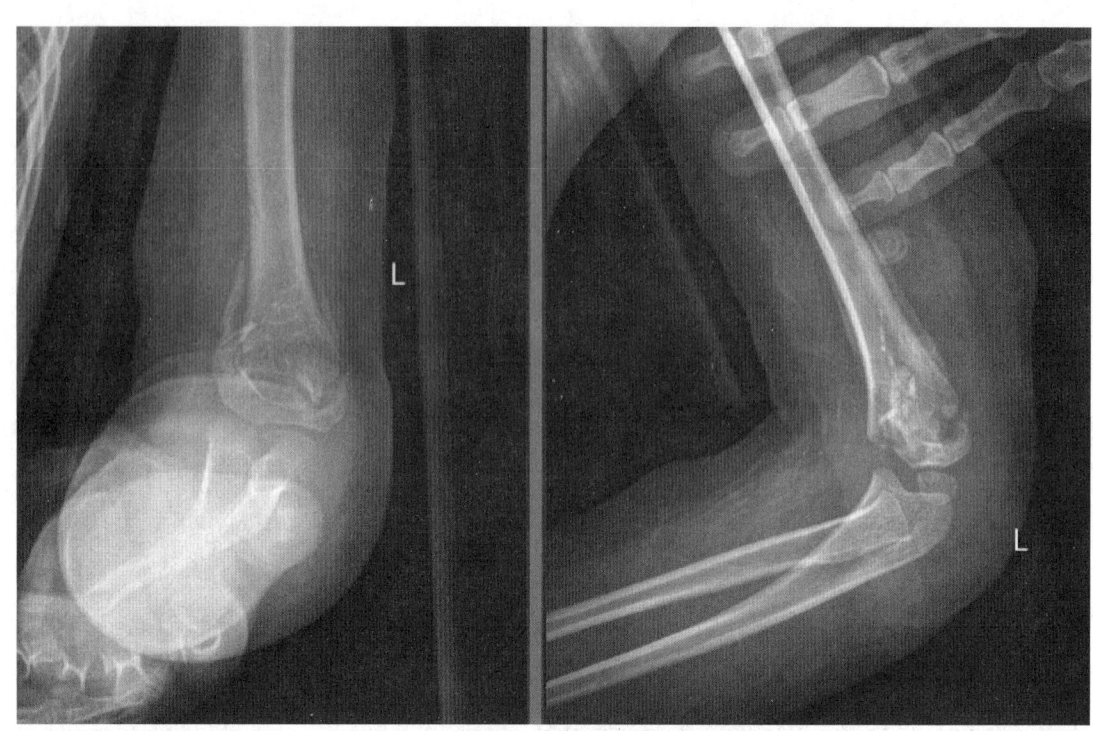

图3-2-4-4　复位后（2021年3月29日）

2021年4月20日复查，X线片提示骨折端骨痂增多（图3-2-4-5），予拆除夹板，暂停中药及骨宝口服液，予伤肢外敷白药膏，外洗舒筋洗外用颗粒，指导加强功能锻炼。

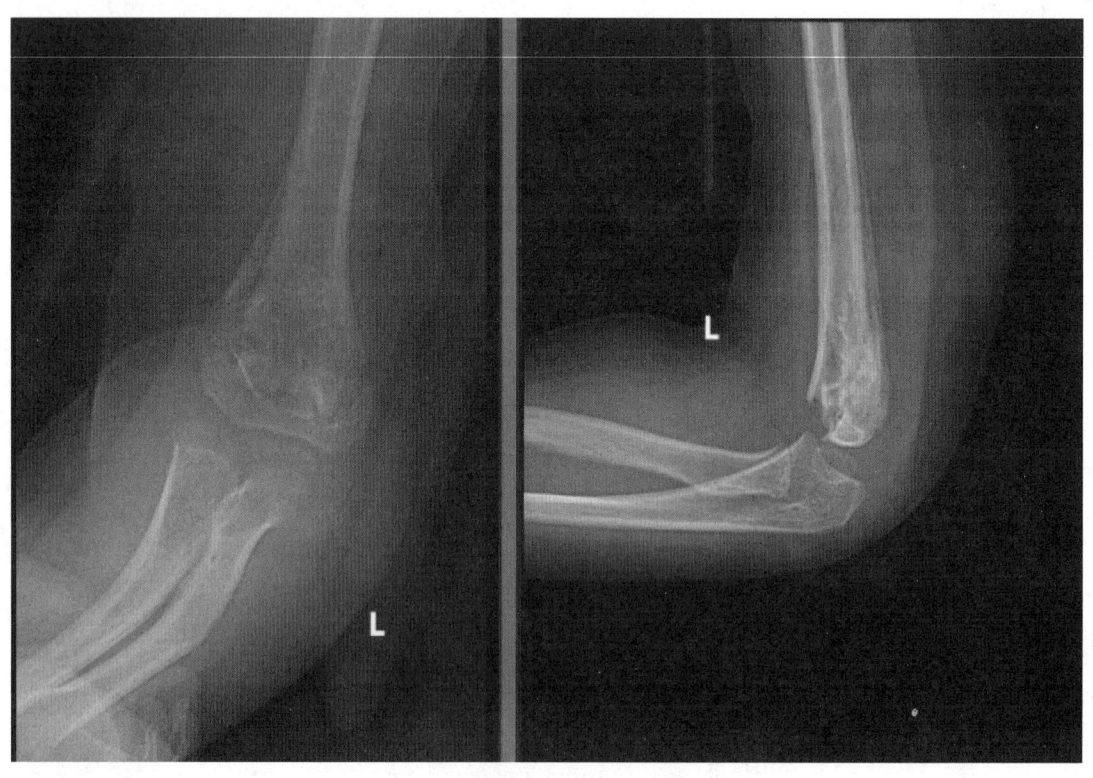

图3-2-4-5　复位后（2021年4月20日）

2021年4月27日复查，查体：左肘部轻肿，轻压痛，轻度内翻，肘关节活动受限，活动度为60°～100°，远端指动血运可，感觉未见明显异常。用药同前，予伸直护具固定，矫正内翻，指导加强功能锻炼。

2021年5月17日复查，查体：左肘部无明显肿，无压痛，内翻好转，肘关节活动好转，活动度为20°～125°，远端指动血运可，感觉未见明显异常。用药同前，指导加强功能锻炼。

2021年6月21日复查，查体：左肘部无肿，无压痛，无明显内翻，肘关节活动正常，远端指动血运可，感觉未见异常。

第五节 辨证施护

一、辨证护理

肱骨髁上骨折多数为伸直型骨折，早期换药、调整夹板松紧度或护送病者拍X线检查等都不可使患肘伸直，否则易引起骨折再移位。反之，屈曲型骨折，早期就不可随意做屈肘动作。骨折固定后，应密切观察患肢远端指动血运情况。骨折后，患者穿脱衣服时应注意，穿衣服时先穿患肢，再穿健肢，脱衣服时顺序则相反。

二、辨证施膳

骨折后需注意饮食，建议进食的营养食物有肉类、海鲜、新鲜蔬菜和水果等，忌食辛辣、煎炸、燥热等刺激性食物及酒、醋，禁吸烟或二手烟。口服云南白药者忌食鱼产品。

1. 骨折早期（损伤后1～2周内）

以行气活血、祛瘀消肿的膳食为主，以促进血肿的吸收。

黑木耳猪瘦肉汤（成人、小孩适宜）：干黑木耳30g（用温水浸泡30min）、猪瘦肉100g加水煲约30min。

三七田鸡猪瘦肉汤（适于成人，不适合小孩）：三七12g、田鸡2只、猪瘦肉300g煲汤，每周1～2次。

2. 骨折中期（损伤后3～4周）

以和营止痛、接骨续筋、舒筋活络为主，以去瘀促骨生，如蟹肉粥（蟹2只、粳米100～200g煲粥）、猪蹄薏苡仁汤、黄豆汤等。

3. 骨折后期（损伤后4～6周）

以滋补肝肾、调养气血为主，以强壮筋骨，如猪骨汤、鸡汁汤、牛肉大枣汤、大枣粥等，此期解除饮食禁忌。

第六节　循证研究

肱骨髁上骨折属于儿童肘部常见骨折，近年其发病率呈上升趋势[3]。治疗上，大部分肱骨髁上骨折均可采用手法复位，夹板或石膏外固定获得良好效果[1]，临床上手法复位种类及不同材质的外固定方法较多，采用不同的复位及固定的非手术方式，均可获得良好效果[4-5]。对于骨折不稳定，复位后无法维持固定而选用手术者，闭合复位仍是首选。大部分学者[6-7]认为对肱骨髁上骨折患儿采用闭合复位或切开复位经皮克氏针内固定术均可获得良好的手术效果，其中闭合复位在缩短手术时间、骨折愈合时间、住院时间和减少术中失血量方面更具备优势，因此应当优先考虑闭合复位经皮内固定。研究表明[8-9]，儿童开放性肱骨髁上骨折在经过抗菌药物治疗、软组织清创、骨折有效固定等确切治疗后，与Gartland Ⅲ型肱骨髁上骨折相比，总体治疗效果相似。

药物疗法是治疗小儿肱骨髁上骨折的常用方法，但目前小儿骨伤科可用药物较少，且常规西药不良反应较多，效果有限。近年来，内服及外用的中药及中药制剂逐渐被用于儿童肱骨髁上骨折的治疗，临床疗效显著[10-11]。杨沙等[12]认为，相对传统中药口服制剂，患儿对中药颗粒制剂依从性更好，更利于提高治疗整体疗效，且服用颗粒制剂的不良反应少，更为安全可靠。

随着科技及医疗技术的发展，越来越多的新技术，如3D打印技术、手法虚拟仿真技术、计算机辅助导航技术等，被用来辅助肱骨髁上骨折的诊断，复位，固定及功能锻炼。

（徐志强　符名赞　周活龙）

● 参考文献

[1] 倪宏强，楼跃.儿童肱骨髁上骨折的治疗进展[J].临床小儿外科杂志，2020，19（4）：364-369，376.

[2] 钟广玲，陈志维.陈渭良骨伤科临证精要[M].北京：北京科学技术出版社，2002：244-246.

[3] 熊竹，曾帅丹，韩帅，等.儿童肱骨髁上骨折区域性流行病学调查研究[J].中国骨与关节杂志，2021，10（3）：210-214.

[4] 符名赞，杨延斌.手法整复小夹板固定治疗儿童伸直旋转型肱骨髁上骨折90例[J].湖南中医杂志，2014，30（7）：93-95.

[5] 张元斌，张玉良，罗程，等.张氏骨伤正骨手法复位定制杉树皮夹板联合塑形铝板外固定治疗儿童伸直型肱骨髁上骨折[J].中医正骨，2021，33（12）：51-53，57.

[6] 康持，周英，赵仁欢，等.不同经皮克氏针内固定术治疗儿童Gartland Ⅱ、Ⅲ型肱骨髁上骨折疗效对比的回顾性分析[J].现代生物医学进展，2021，21（22）：4317-4320，4339.

[7] 吐尔孙塔依·吐尔汗，纳扎尔·纳斯肉拉，张建立.闭合复位经皮克氏针内固定治疗肱骨髁上骨折的临床分析[J].中国骨与关节损伤杂志，2022，37（3）：323-325.

[8] 张福勇，王晓东，甄允方，等.儿童开放性肱骨髁上骨折与Gartland Ⅲ型肱骨髁上骨折的临床治疗效果[J].中华临床医师杂志（电子版），2021，15（2）：95-102.

[9] LEWINE E, KIM J M, MILLER P E, et al. Closed versus open supracondylar fractures of the humerus in children: a comparison of clinical and radiographic presentation and results[J]. J Pediatr Orthop, 2018, 38（2）：77-81.

[10] 裘兴栋，刘利娜.活血利水方联合正骨小夹板固定治疗儿童肱骨髁上骨折Gartland Ⅲ型30例临床观察[J].中医儿科杂志，2021，17（6）：74-77.

[11] 崔立生.海桐皮汤熏洗联合理筋手法对晚期肱骨髁上骨折患儿肘关节功能的影响[J].中医外治杂志，2021，30（5）：28-29.

[12] 杨沙，尹小娟，温慧敏，等.小儿伤科方与小儿伤科颗粒对肱骨髁上骨折患儿依从性的影响对比[J].上海中医药杂志，2021，55（12）：52-55.

第三章 桡骨远端骨折

第一节 概 述

桡骨远端骨折是临床上最为常见的骨折之一，占全身所有骨折的15%左右，好发于老年人（特别是绝经后女性）以及青壮年人[1-2]。

桡骨远端骨折是指桡骨远端关节面以上2～3cm范围内的骨折。桡骨远端与腕骨（舟状骨与月骨）形成关节面，且关节面向掌侧倾斜10°～15°，向尺侧倾斜20°～25°。桡骨远端外侧的茎突较其内侧长1～1.5cm。这些关系在骨折时常被破坏，在整复时应尽可能恢复正常解剖。

第二节 病 因 病 机

一、中医学对桡骨远端骨折病因病机的认识

中医对病因的认识一般可从内因、外因、不内外因等方面分析。

对于青壮年而言，桡骨远端骨折多为外因所致，外因又包括直接暴力、间接暴力、肌肉牵拉力以及累积性力。桡骨远端骨折多为间接暴力所致，筋断骨折，损伤筋骨肌肉气血津液。对于老年人而言，桡骨远端骨折主要是内外因相互作用的结果，老年人肝肾不足、髓海空虚，而肾主骨生髓，故老年人易受到外力的影响而发生骨折。此外也可为不内外因所致者，例如刀伤、枪伤，一般在战争中多见。

二、现代医学对桡骨远端骨折致病因素的认识

根据受伤姿势和骨折移位的不同，桡骨远端骨折可分为四种类型。

（1）伸直型，又称Colles骨折，此型最多见。跌倒时，肘部伸直前臂旋前，腕关节呈背伸位，手掌先着地，暴力引起桡骨远端骨折。暴力较小时，骨折嵌插而无明显移位。暴力较大时，骨折远段向桡侧和背侧移位，桡骨远端关节面改向背侧倾斜，向尺侧倾斜减少或完全消失，甚至向桡侧倾斜。

（2）屈曲型，又称Smith骨折。跌倒时，手背着地，腕关节急剧掌屈所致。远侧骨折端向掌侧及桡侧移位。

（3）背侧缘型。跌倒时，前臂旋前，腕背伸位手掌着地，外力使腕骨冲击桡骨远端关节面的背侧缘，造成桡骨远端背侧缘劈裂骨折，伴有腕关节向背侧脱位或半脱位。

（4）掌侧缘型。跌倒时，腕关节呈掌屈位，手背先着地，造成桡骨远端掌侧缘劈裂骨折，同时伴有腕关节向掌侧脱位或半脱位。

第三节　诊断与鉴别诊断

一、诊断

1. 临床表现

（1）症状：伤后局部疼痛与压痛、肿胀与瘀斑，手腕功能部分或完全丧失。

（2）体征：伸直型骨折从腕部侧位观，骨折远端向背侧移位时，可见"餐叉样"畸形；从腕部正位观，向桡侧移位时，呈"枪刺样"畸形。缩短移位时，可触及上移的桡骨茎突；无移位或不完全骨折时，肿胀多不明显，仅觉得局部疼痛和压痛，可有环状压痛和纵轴压痛、叩击痛，腕和指活动不便，握力减弱，可闻及骨擦音或触及骨擦感。

2. 辅助检查

X线是临床诊断桡骨远端骨折的主要方法。X线检查时，患者手心向上，手心保持水平，肘关节向外伸展与肩部同高，将腕关节、前臂旋转于中立位可以观察尺偏角、桡骨高度以及掌倾角等；CT可清晰观察骨折块角度、移位方向、塌陷角度等，还能发现月骨窝、舟骨窝等隐蔽位置是否发生骨折，因而诊断率更高；MRI不仅可以用于检查桡骨间韧带断裂、软骨损伤等问题，还可以检查是否存在腕骨骨折、腕关节创伤性疼痛等严重并发症[3]。

3. 诊断要点

（1）病史：有受伤史，包括跌摔坠地、骑车跌倒等。

（2）诊断标准：X线可明确诊断，涉及关节面可行CT查看骨折具体形态、关节面受损情况以及骨折的程度。X线示骨皮质不连续，骨的完整性和连续性受到破坏。此外，畸形、骨擦音等骨折特征诊断的特异性也很高。

（3）诊断依据：根据病史、症状、体征、专科检查以及辅助检查等可明确诊断。

二、鉴别诊断

（1）中医鉴别诊断：应与筋伤、脱位等相鉴别，根据症状、体征与X线片即可鉴别。

（2）西医鉴别诊断：应与腕舟骨骨折相鉴别，X线片可鉴别。尚应根据体征、X线片与腕部软组织损伤相鉴别。

第四节 治疗概况

一、中医辨证论治

（一）中药治疗

在骨折愈合三期"瘀去、新生、骨合"的理论指导下，骨折的内服药治疗已形成了"三期论治"的理论体系，即早期活血祛瘀、消肿止痛，中期接骨续筋、和营通络，后期补益肝肾、强筋壮骨。

1. 骨折早期

骨折早期伤肢肿痛明显，治疗以气滞血瘀为主。

治法：活血祛瘀，行气止痛。

主方：骨八方，药用丹参、桃仁、红花、川木通、防风、栀子、生地黄、赤芍、荆芥穗（后下）、延胡索、三七（先煎）。

中成药：佛山市中医院院内制剂去伤片、三七化瘀口服液等。

2. 骨折中期

治法：接骨续筋，和营止痛。

主方：和营止痛汤，药用赤芍、当归尾、川芎、苏木、陈皮、桃仁、续断、乌药、乳香、没药、甘草。

中成药：佛山市中医院院内制剂生骨片等。

3. 骨折后期

治法：补益肝肾，强筋壮骨。

主方：骨九方，药用当归、独活、牛膝、续断、补骨脂、骨碎补、何首乌、杜仲、狗脊。

中成药：佛山市中医院院内制剂生骨片、骨宝口服液等。

（二）药物外治法

骨折早期：外敷伤科黄水纱。

骨折中后期：外敷驳骨纱、黄油纱或外擦伤科油。

去除夹板后：用洗一方或洗二方熏洗，继续外敷生骨膏（散）。

（三）其他

（1）儿童骨折早期治疗原则是活血祛瘀、消肿止痛，中后期可不用内服药物。

（2）中年人按骨折三期辨证用药。老人骨折中后期着重养气血、壮筋骨、补肝肾。解除固定后，均应用中药熏洗以舒筋活络，通利关节。

二、中医特色治疗

无移位或不完全骨折，用掌、背侧夹板固定2～3周即可。有移位骨折应复位固定。

（一）手法整复

可参照佛山"正骨十四法"中之拔伸牵引、内外推端、提按升降等法，针对不同的骨折类型采用不同的复位方法。

1. 伸直型

患者坐位，前臂中立，屈肘90°，一助手握住上臂，术者两手拇指并列置于骨折远端的背侧，其他四指置于腕掌部，扣紧大小鱼际肌，逆移位方向持续摇摆牵引，有骨擦感或骨擦音，估计骨折重叠、嵌插已牵开时，将远端旋前10°～15°，猛力牵抖并迅速尺偏掌屈，骨折即可复位。

2. 屈曲型

患者取坐位或卧位，患肢前臂旋前，手掌向下。术者一手握前臂下段，另一手握腕部，两手沿原来移位方向拔伸牵引3～5min，待嵌入或重叠移位矫正后，握前臂的拇指置于骨折远端桡侧向尺侧按捺，同时将腕关节尺偏，以矫正其向桡侧移位。然后拇指置于近端背侧用力向下按压，食指置于骨折远端掌侧用力向上端提，同时将患腕背伸，使之复位。

3. 背侧缘型

患者取仰卧位，术者与助手先拔伸牵引，并将腕部轻度屈曲，然后两手相对挤压，在腕背之手用拇指推按背侧缘骨折片，使之复位。

4. 掌侧缘型

患者取坐位，前臂中立位。一助手握持上臂下段，另一助手持握手指，两助手拔伸牵引，并将患肢轻度背伸。术者两手掌基底部在骨折处掌、背侧相对挤按，使掌侧缘骨折片复位。

（二）固定方法

伸直型骨折先在骨折远端背侧和近端掌侧分别放置一平垫，然后放上夹板，夹板上端达前臂中上1/3，桡、背侧夹板下端应超过腕关节，限制手腕的桡偏和背伸活动；屈曲型骨折则在远端的掌侧和近端的背侧各放一平垫，桡、掌侧夹板下端应超过腕关节，限制桡偏和掌屈活动。扎上3条布带，最后将前臂悬挂胸前。固定时间为4～5周。背侧缘型或掌侧缘型骨折，在整复成功后，可用石膏做超腕关节固定。

（三）练功活动

固定期间积极做指间关节、指掌关节屈伸锻炼及肩肘部活动。解除固定后，做腕关节屈伸和前臂旋转锻炼。

三、中西医结合治疗

临床上针对桡骨远端骨折患者的治疗主要为手术治疗，将病灶部位切口，然后复位，内固定处理，缝合切口。单纯的手术治疗虽然能很好地对骨折部位进行复位、固定，但切口易发生感染，血管和神经易受到损伤，术后并发症较多，不利于患者术后康复。因此，单纯的西医手术治疗效果不甚理想[4]。不同类型的桡骨远端骨折的治疗方法不同，常用的西医治疗方法包括：无位移骨折，主要用石膏固定或小夹板固定数周；有位移的伸直型骨折或屈曲骨折，主要用牵抖法、提按法进行复位，然后用石膏、小夹板或外固定架等固定数周；粉碎性骨折，通常采取手术复位，用T形钢板、螺丝钉或外固定架固定数周。然而单纯的西医治疗很难防止合并症的产生，有许多患者年龄大，骨质较为疏松，再加上行动不利，不注意患肢的运动等，常导致肩手综合征，骨折愈合迟缓等。中医对于骨伤的治疗始终都围绕着"动静结合、筋骨并重、内外兼治"的原则，非常适合应用于骨折的康复治疗阶段，对于患者肩、手、肘功能的恢复具有重要意义，同时也可加快骨折愈合。

（一）中医疗法

对于所有桡骨远端骨折的患者，皆采用佛山"正骨十四法"手法整复及小夹板技术固定，使用佛山市中医院院内制剂伤科黄水外敷，中医骨折三期辨证用药，配合口服佛山市中医院院内制剂三七化瘀口服液、生骨片等，拆除夹板后使用舒筋洗外用颗粒外洗，予生骨膏贴外敷等。

（二）手术治疗

1. 手术指征

手术指征包括：①开放性骨折；②骨折端肿胀严重，或皮肤条件差，难以进行妥善的夹板外固定；③骨折累及关节面的剪切型的不稳定骨折，外固定难以维持固定；④陈旧性桡骨远端骨折，骨折端畸形愈合严重影响功能。

2. 术式选择

（1）切开复位钢板螺丝钉内固定：适用于上述③④手术指征及伤口小于1cm的开放骨折，尤其适用于骨折端粉碎的病例或者骨质疏松性骨折等。如患者存在合并软骨损伤复合体的情况，且患者对术后的腕关节功能要求较高，则建议采用手术治疗。桡骨缩短超过5mm，关节面不平整的程度超过2mm，侧方成角超过20°，畸形愈合或不愈合的陈旧性骨折，合并下尺桡关节分离者，可以进行手术治疗。对于关节内的骨折，要求手术后直视下关节面平整，恢复正常的关节内尺桡关系，并建立稳定的固定关系。经皮穿针术具有手术操作简单、愈后内置物易取出、对机体的各项功能影响小等优点，常用于闭合复位后稳定性的维持，但由于其对骨块的稳定作用较差，故常与其他方法联合使用。外骨架固定术对软组织的压迫力小，不易损伤骨折后的骨膜，也不易造成骨折局部血肿，可以保证骨折端周围组织的血运情况正常。切开复位钢板、螺钉内固定术，是目前治疗复杂骨折的有效方法。腕关节镜技术适用于AO/ASIF分型中B、C型骨折，具有可避免大切口对软组织的损伤，关节面的情况易观察，可早期发现关节韧带损伤、关节不稳、关节软组织损伤等优点。人工腕关节置换术是腕关节障碍及外观障碍的患者的选择治疗方法。骨或骨替代物置换移植适用于严重性粉碎性骨折、复位后存在关节损伤、严重骨质疏松等患者。

（2）外固定支架固定：适用于上述4种手术指征。对于骨折端粉碎的病例，也可考虑使用。方法是在前臂近端和掌骨之间横穿克氏针，牵引复位后用外固定支架进行固定。长期使用时应注意针道感染。

（三）术后康复治疗

1. 功能锻炼

（1）早期：肱二头肌、肱三头肌等张收缩练习，肩、肘关节主动屈伸练习和手部关节主动运动练习。

（2）中期：手指抓握锻炼及手指的灵活性锻炼，前臂旋转功能练习，肘关节伸屈活动练习。

（3）后期：桡腕、桡尺、腕间关节松动练习。

2. 辅助中医诊疗设备理疗

（1）中频治疗仪：中频治疗仪的功效为降低末梢神经的兴奋性、抑制神经肌肉兴奋、促使致痛物质分解和转化，具有明显的止痛作用。

（2）红外线治疗仪：红外线可穿过皮肤，使肌肉、皮下组织等产生热效应，加速血液物质循环，增加新陈代谢，减少疼痛，增加肌肉松弛度，产生按摩效果。

四、难点分析

桡骨远端处于松质骨与皮质骨交界处，为解剖薄弱处，一旦遭受外力，容易骨折。桡骨下端关节面呈掌倾角（10°～15°）和尺倾角（20°～25°），骨折移位可使此两角改变。这种骨折常呈粉碎性，闭合复位困难。

五、医案验方

患者蒙某某，男，52岁，因"跌倒致左腕部畸形肿痛、活动受限4小时"于2021年9月17日入院，入院诊断：左桡骨远端骨折、左尺骨茎突骨折、左腕下尺桡关节损伤（图3-3-4-1）。入院后完善相关检查，行左桡骨远端手法整复夹板外固定术。患者手法整复后，予黄水纱外敷，前臂4夹板固定，口服骨八方：丹参、桃仁、红花、川木通、防风、栀子、生地黄、赤芍、荆芥穗（后下）、延胡索、三七，先煎水煎服，每天200mL，每日2次；口服三七化瘀口服液10mL，每日3次；予洛索洛芬钠片60mg，每日3次，以消炎止痛。复查X线片提示骨折对位对线满意（图3-3-4-2），患者要求保守治疗，复位4天后予换药1次即办理出院。嘱其每4～5天到骨科门诊复查换药。

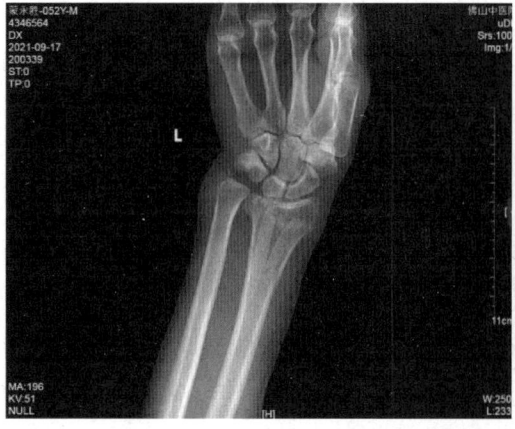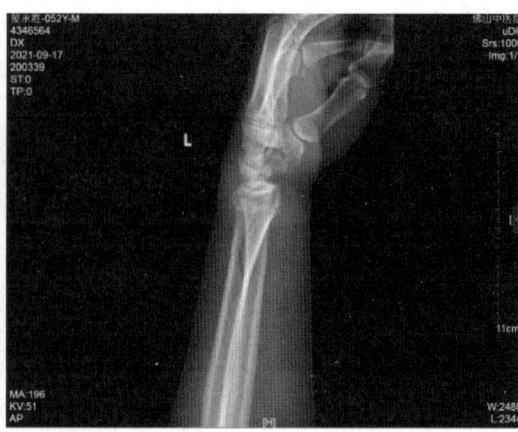

图3-3-4-1　复位前片（2021年9月17日）

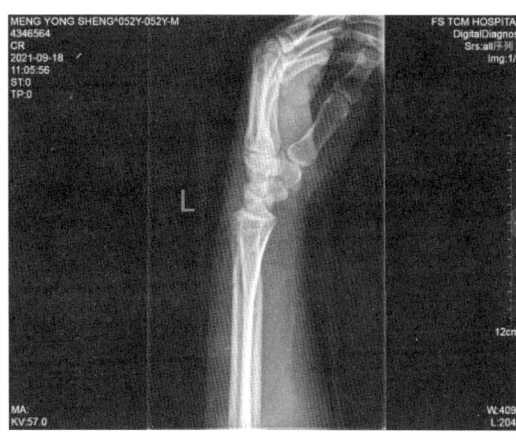

图3-3-4-2　复位后片（2021年9月17日）

2021年10月12日复查X线片提示骨折对线满意，桡骨远端长度稍短缩，下尺桡关节稍分离
（图3-3-4-3）。骨折夹板换药时予加大牵引，加长尺侧板至腕关节，在尺骨远端加垫，维持夹板
固定。

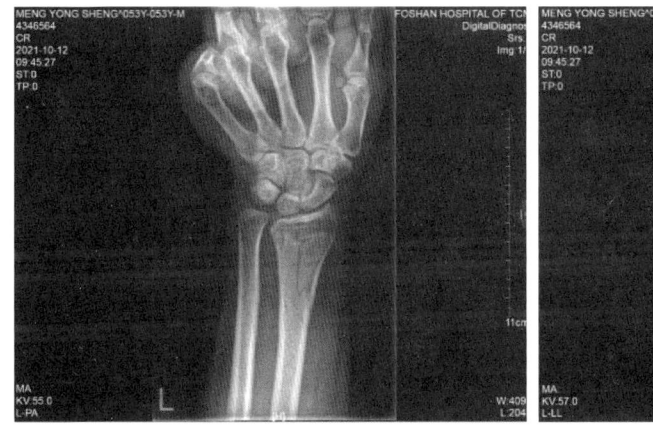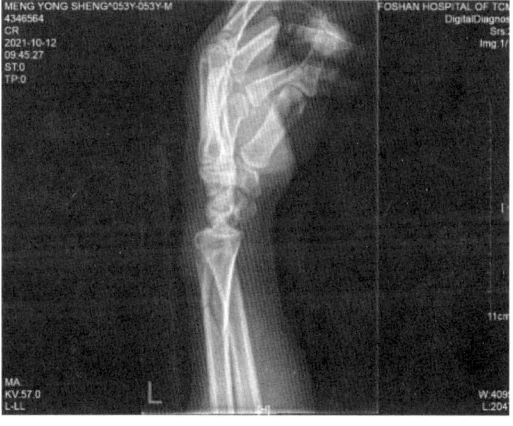

图3-3-4-3　复查片（2021年10月12日）

2021年10月26日复查X线片提示骨折对位对线满意，骨痂生长（图3-3-4-4）。查体左腕部压
痛轻，予拆除夹板，指导患者腕关节屈伸功能锻炼，使用舒筋洗外用颗粒外洗，局部用陈渭良伤科
油涂擦按摩。

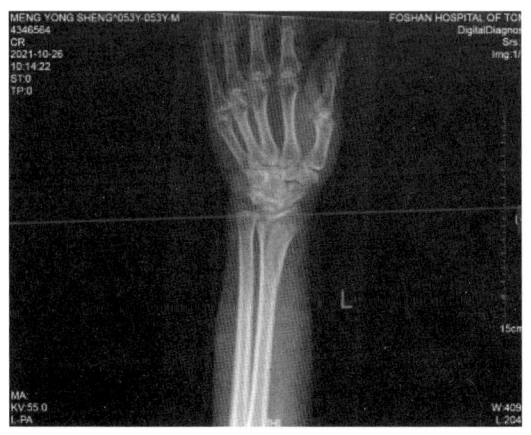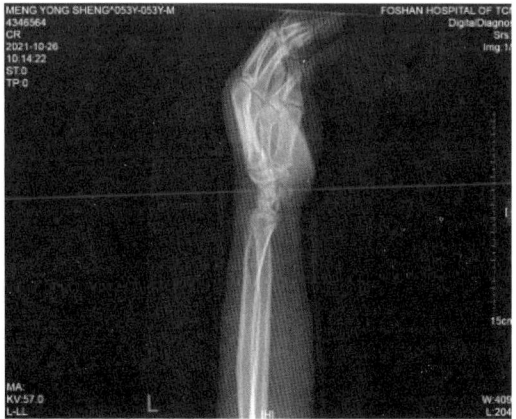

图3-3-4-4　复查片（2021年10月26日）

第五节 辨证施护

一、辨证护理

（一）总纲

（1）早期：主要从心理、生活上进行护理，外固定者需要观察患肢手指的血液循环，手术治疗者要充分做好术前准备与术后护理，指导患者及时恢复功能锻炼。

（2）中期：加强营养，注意安全，保持有效的外固定，观察伤肢疼痛及肿胀情况，定期门诊复查，不适随诊。

（3）后期：平时注意营养和安全防护，坚持功能锻炼，预防肩-手并发症，定期门诊复查，不适随诊。根据X线片显示骨折愈合情况，选择时机去除内固定。

（二）细则

1. 常见症状/证候施护

1）疼痛

（1）评估疼痛的程度、性质、原因、伴随症状，是否有被动牵拉痛，做好疼痛评分，可应用疼痛自评工具"数字评分法（NRS）"评分，记录具体分值。

（2）遵医嘱中药外敷。

（3）遵医嘱中药穴位敷贴：取天枢、大横、血海、足三里、三阴交、太冲等穴。

2）肿胀

（1）评估肿胀的程度、范围、伴随症状，有无张力性水疱并做好记录。

（2）密切观察有无出现骨筋膜室综合征的症状：肿胀进行性加重，皮肤张力增高，起水疱，肌肉发硬，不能触及桡动脉搏动，肢体颜色发绀或苍白。如有，应立即报告医师，做好切开减压术前准备。

（3）观察肢体血运及颜色。

（4）抬高患肢，以减轻肿胀。

3）功能活动障碍。

（1）评估患肢末梢血运、感觉及肢体活动情况。注意防止石膏支具、夹板等外固定压迫桡动脉、正中神经部导致肢端血运及感觉异常。如有，应及时通知医生，及时处理。

（2）给予支具固定，抬高患肢并保持功能位。

（3）改变体位时注意保护患肢，避免骨折处遭受旋转和成角外力的干扰。

2. 健康指导

1）骨折的护理

（1）骨折早期：伤后2周以内，整复固定后，悬吊伤肢，即可鼓励患者进行握拳、手指屈伸活动，腕关节作适度背伸掌屈动作。根据骨折部位，进行肘关节伸屈和提肩活动。

（2）骨折中期：伤后3～4周，鼓励患者握紧拳头，进行自主性关节屈伸活动，可由一个关节开始，继而几个关节协同锻炼。并可放下悬吊带，自主抬举上臂。

（3）骨折后期：伤后5～6周，此期上肢可做力所能及的轻微工作，使关节得到全面的锻炼。

2）生活起居

（1）指导患者正确摆放患肢。

（2）下床活动时防跌倒。

3）情志调理

（1）向患者介绍本疾病的发生、发展及转归，取得患者理解和配合，消除不良情绪。

（2）介绍成功病例，帮助患者树立战胜疾病的信心。

（3）在患者因疼痛而出现情绪烦躁时，使用安神静志法：嘱患者闭目静心全身放松、平静呼吸，或听音乐，以使周身气血流通舒畅。

3. 康复指导

（1）遵医嘱指导患者做手指屈伸、握拳锻炼及肩、肘关节主动活动。

（2）遵医嘱用三角巾悬吊伤肢，逐步锻炼腕关节屈伸功能及前臂旋转功能。

（3）功能锻炼以患者自感稍微疲劳、休息后能缓解、不引起疼痛为原则，并应循序渐进。

4. 手法整复的护理

（1）做好整复前的心理护理，使患者做好整复前的心理准备，做好术中的医患配合。

（2）整复术后做好患肢的体位的放置，对于特殊体位需向患者做好解释工作，使患者配合。

（3）注意观察患者夹板包扎的松紧度及患肢末端的指动血运情况，有异常及时报告医生。

5. 用药护理

（1）活血化瘀中药宜温服，妇女经期慎用，孕妇禁用。

（2）中药熏蒸选取活血化瘀、消肿止痛类中药煎煮取汁，凉至70～80℃进行熏蒸，待药液不烫手时将患肢浸入药液中进行泡洗，注意防烫伤。

（3）使用活血祛瘀止痛类药粉蜜调外敷时，宜温敷患处，并注意皮肤有无过敏现象。

二、辨证施膳

（1）血瘀气滞证：宜进行气止痛、活血化瘀的食品，如白萝卜、红糖、山楂、生姜等，少食甜食、土豆等胀气食物，尤其不可过早食用肥腻滋补之品。

（2）瘀血凝滞证：宜进活血化瘀的食品，以满足骨痂生长的需要，同时予骨头汤、鸽子汤等高蛋白食物。

（3）肝肾不足证：宜进滋补肝肾、补益气血的食品，如鱼、虾、肉、蛋、牛奶及新鲜蔬菜水果。适量食用栗子、核桃等坚果类食物以增加钙及微量元素的摄入。

第六节　循 证 研 究

一、基础研究

（一）中医学基础研究

华臻等[5]选取柳木夹板、纸质夹板与解剖型纸质支架夹板作比较，结果发现桡骨远端解剖型纸质支架夹板具有良好的抗弯性、可塑性及力学稳定性，符合祖国医学倡导的"弹性固定"的理念。

袁荣霞等[6]将折顶手法复位夹板外固定与手法闭合复位克氏针联合弹性髓内钉内固定的治疗效果进行了比较。结果显示：折顶手法复位夹板外固定与手法闭合复位克氏针联合弹性髓内钉内固定治疗儿童尺桡骨远端双骨折，均有助于骨折早期愈合，且两者的临床疗效相当。

周玉兰等[7]的研究结果表明，在高频超声引导下对桡骨远端稳定性骨折手法复位并小夹板外固定，能够提高复位成功率和复位质量。

（二）现代医学基础研究

有研究拟采用基于3D偏差分析的工程学方法来评估双侧桡骨远端的解剖学对称性，从而为计算机辅助下桡骨远端骨折的关节面精准重建提供可靠的理论支持，借此提高临床上桡骨远端关节内骨折外科治疗的效果[8]。

赵永明等[9]的研究结果显示：年龄较大、有医源性软组织损伤、未进行术后功能锻炼是桡骨远端骨折患者经肱桡肌腱入路内固定术后腕关节功能恢复不良的影响因素。

相关研究结果表明CT、MRI诊断桡骨远端骨折分型的准确率更高，无漏诊病例出现，诊断价值更大[10]。

刘林涛等[11]的研究结果表明泪滴角明显减小的桡骨远端骨折需积极手术治疗。泪滴角的恢复多需要背侧入路操作。

陈文锋[12]发现桡骨远端平面角的测量或计算方法：通过建立桡骨远端数字化三维模型进行测量，也可以在二维X线片上测量出桡骨尺偏角和桡骨掌倾角的差值，通过直线回归方程计算。

二、临床研究

（一）中医学临床研究

吴刚等[13]的研究结果表明伸直型桡骨远端AO-C2型骨折患者在术后采用壮筋续骨汤治疗，可改善患者的腕关节活动，并减轻患者的疼痛。

王顺志等[14]的研究结果显示桡骨远端闭合性骨折经常规外固定治疗后在患处外敷消肿止痛散可促进早期肿胀、疼痛尽快消退。

智猛等[15]观察手法整复小夹板外固定治疗老年骨质疏松性桡骨远端骨折患者的效果，患者治疗期间未出现皮肤压疮、缺血性肌挛缩等并发症。

陈占伟[16]基于"金针拨骨"理论，应用闭合复位穿针内固定方式治疗老年患者桡骨远端A型骨折。结果表明：与切开复位钢板内固定相比，闭合复位穿针内固定治疗后骨折断端复位良好，固定稳定，腕关节功能恢复良好，疗效无差异；同时在减少手术时间、住院时间，降低住院费用等方面具有优势。

张焱[17]的研究结果显示在ERAS理念的指导下，桡骨远端骨折治疗方案得到优化，联合活血止痛散熏洗治疗可以减轻患者的术后疼痛，促进握力和腕关节功能的恢复。

（二）现代医学临床研究

王明利[18]比较了锁定钢板内固定术与外固定支架固定术治疗桡骨远端C型骨折患者的效果。结果显示：二者骨折愈合时间、复位固定效果及远期腕关节功能恢复效果相当，但锁定钢板内固定术近期腕关节功能恢复较好，而外固定支架固定术手术时间短。

微创腕关节镜辅助下联合硫酸钙骨水泥治疗C2和C3型桡骨远端关节内粉碎性骨折有效，但中远期术后疗效还需要进一步随访评估[19]。

王悠等[20]指出，掌侧入路和背侧入路两种手术方法对桡骨远端AO-C型骨折患者均具有良好疗效，且并发症的发生率较低，但掌侧入路手术所需时间更短，愈合更快。

保留旋前方肌经腕横纹入路治疗桡骨远端骨折的手术方式较传统手术入路，能十分完整地保留旋前方肌，微创切口分离组织少，具有更多的优势[21]。

（吴峰 霍志谦）

● **参考文献**

[1] 高志强. 桡骨远端骨折治疗进展[J]. 中国医刊，2020，55（7）：707-708.

[2] 黄坤. 桡骨远端骨折治疗的研究进展[J]. 医学食疗与健康，2020，18（8）：214，216.

[3] 赵红兵. 桡骨远端骨折骨科诊断及规范治疗探讨[J]. 基层医学论坛，2017，21（11）：1360-1361.

[4] 吴涛. 中西医结合治疗桡骨远端骨折的观察[J]. 中国实用医药，2018，13（5）：120-121.

[5] 华臻，叶明，王征，等. 桡骨远端解剖型纸质支架夹板的力学性能研究[J]. 中医药导报，2017，23（22）：70-73，83.

[6] 袁荣霞，赵纯，谢正虎，等. 折顶手法复位夹板外固定与手法闭合复位克氏针联合弹性髓内钉内固定治疗儿童尺桡骨远端双骨折的比较研究[J]. 中医正骨，2022，34（2）：36-39，43.

[7] 周玉兰，袁德超，李英，等. 高频超声引导下桡骨远端稳定性骨折的手法复位并小夹板外固定[J]. 中国组织工程研究，2022，26（15）：2377-2381.

[8] 张宜，邓羽平，王勉，等. 基于3D偏差分析的成人桡骨远端解剖对称性研究[J]. 中国临床解剖学杂志，2017，35（4）：388-393.

[9] 赵永明，郭新军，杨卫强，等. 桡骨远端骨折患者经肱桡肌腱入路内固定术后腕关节功能恢复的影响因素[J]. 临床医学，2021，41（8）：69-71.

[10] 姜利梅，李健康. 常规电子计算机断层扫描及电子计算机断层扫描多平面重建在桡骨远端骨折分型中的应用价值[J]. 实用医技杂志，2022，29（1）：33-35.

[11] 刘林涛，东靖明，刘俊阳. 桡骨远端泪滴角在桡骨远端中间柱骨折治疗中的重要性[J]. 中华骨科杂志，2022，42（1）：26-33.

[12] 陈文锋. 桡骨远端平面角的测量方法及临床意义研究[D]. 广州：广州医科大学，2018：19.

[13] 吴刚. 壮筋续骨汤用于伸直型桡骨远端AO-C2型骨折术后临床观察[J]. 中国中医药现代远程教育，2022，20（4）：112-114.

[14] 王顺志，刘超，熊平，等．消肿止痛散外敷治疗桡骨远端闭合性骨折30例[J]．中医外治杂志，2021，30（6）：36-38．

[15] 智猛，孙广江，崔海舰．手法整复小夹板固定治疗老年骨质疏松性桡骨远端骨折患者的效果[J]．中国民康医学，2021，33（22）：127-128，131．

[16] 陈占伟．基于"金针拨骨"理论治疗老年患者桡骨远端A型骨折闭合复位穿针内固定的优势分析[D]．济南：山东中医药大学，2021：25．

[17] 张焱．活血止痛散联合加速康复外科治疗桡骨远端骨折的临床研究[D]．济南：山东中医药大学，2021：21．

[18] 王明利．锁定钢板内固定术与外固定支架固定术治疗桡骨远端C型骨折患者的效果比较[J]．中国民康医学，2021，33（15）：139-140，145．

[19] 窦邦现，陶明振．腕关节镜联合硫酸钙骨水泥微创治疗C2和C3型桡骨远端关节内粉碎性骨折的效果[J]．河南医学研究，2021，30（22）：4079-4082．

[20] 王悠，杨秀丽，侯晓玲．桡骨远端AO-C型骨折应用掌侧入路与背侧入路手术治疗的疗效及对患者腕关节功能恢复、并发症的影响[J]．实用医院临床杂志，2021，18（4）：201-204．

[21] 刘像棋．保留旋前方肌经腕横纹入路治疗桡骨远端骨折的临床研究[D]．十堰：湖北医药学院，2021：19．

第四章　髋关节脱位

第一节　概　　述

暴力作用使股骨头与髋臼的正常对应关系发生改变称为髋关节脱位。古时，髋关节被称为环跳、胯骨、髀骨、髀枢、臀骱等。本章节论述成人外伤性髋关节脱位及其周围骨折的诊治。

第二节　病　因　病　机

一、中医学对髋关节脱位病因病机的认识

中医认为髋关节脱位病因多为跌打外伤、高处坠下，以致枢机错努，气血瘀滞，皮肉青紫。后期可出现瘀血停滞、筋萎不用，而致跛行、枢机不利等。

二、现代医学对髋关节脱位致病因素的认识

1. 髋关节后脱位

髋关节于屈曲、内收及内旋位时，股骨颈前缘紧贴髋臼前缘，形成以此为支点的杠杆，髋关节囊的后部和下部极为紧张，若强大暴力作用于股骨远端外侧，使髋关节继续内收，股骨头突破后侧关节囊脱出，形成髋关节后脱位。髋关节屈曲内收位时，若暴力来自前方，沿股骨纵轴冲击，或髋关节屈曲内收位时跌倒，膝部着地，外力沿股骨纵轴向上冲击，或当髋关节屈曲内收位时，膝关节着地，暴力作用于臀后或骶部，均可使股骨头冲破髋关节囊后壁，脱向后侧而形成髋关节后脱位。当股骨头停留在髋臼后上方髂骨部，则为髋关节后上方脱位。当股骨头脱出后外力使患肢伸展，股骨头停留在髋臼后方时，则形成髋关节后方脱位。骨头脱出后位于髋臼的后下方，靠近坐骨结节部，则称髋关节后下方脱位。其损伤机制为：当髋关节屈曲超过90°，且内收时，来自前方的外力，沿股骨纵轴向髋部传导，使股骨头突破髋关节囊的后下方而脱出；或当髋关节屈曲超过90°，下肢受外力内旋、扭曲，亦可造成股骨头突破后侧关节囊而脱出。

股骨头脱出关节囊后，造成关节囊后下部广泛损伤，圆韧带断裂，股骨头血运遭到破坏，但前侧的髂股韧带仍保持完整，使患肢产生屈曲、内收、内旋畸形。

2. 髋关节前脱位

髋关节外伤性脱位中，前脱位占10%～15%。Pringle等认为前下方脱位是髋关节同时外展、外旋屈曲的结果，髋关节外展外旋、伸直则造成髋关节前上方脱位。髋关节前脱位时，髋关节囊前下方有裂口，髂股韧带一般保持完整。髋关节前脱位常与股骨头骨折同时发生，当股骨头通过髋臼前下缘时可发生股骨头切线骨折，同时可引起大转子骨折。髋关节脱位又分为前上方脱位和前下方脱位，两者的损伤机制稍有不同。

（1）髋关节前上方脱位：又称耻骨部脱位。当膝关节屈曲髋关节在外展、外旋、过伸位时，外力沿肢体纵轴向上传导冲击，使股骨头突破髋关节前侧关节囊，而脱出于耻骨部。当髋关节位于外展、外旋，稍过伸位时，外力作用于股骨远端内侧，或作用于骶髂部或髋部后侧，致髋关节过伸及过度外旋，因大转子被髋臼后缘挡住，而形成横杆支点，致股骨头突破前侧关节囊而脱出髋臼，形成前上方脱位。

（2）髋关节前下方脱位：亦称闭孔脱位。当髋关节屈曲外展位时跌倒，膝部着地，外力沿股骨纵轴向上传导，使股骨头突破前下方关节囊而脱出。或当髋关节屈曲外展，股骨上端外侧或臀部受外力打击，亦可使股骨头突破关节囊的前下部而脱出于髋臼的前下方。此型多见，脱位时，闭孔的前外侧顶端可使股骨头的前上方造成锯齿状骨折，可经CT确诊。

3. 髋关节中心性脱位

股骨头向中线冲破髋臼底部或穿过髋臼底而进入盆腔，为中心性脱位。多为挤压伤致骨盆骨折，折线通过臼底，股骨头连同远端骨折块向内移位。或下肢于轻度外展位时，由高处侧身坠下，足跟着地，股骨头撞击髋臼底部，而造成髋臼骨折，股骨头内陷。如果髋臼骨折片夹住股骨颈，复位困难。此型骨折损伤涉及关节面，晚期容易并发创伤性关节炎。

4. 陈旧性髋关节脱位

受伤后由于延误了治疗时机或漏诊等导致脱位在3周内未能整复的称陈旧性脱位。髋部软组织在畸形位置下愈合，血肿在髋臼内及裂隙中已由肉芽组织机化为结实的纤维组织，关节囊的破口已愈合在股骨颈基底部的周围，股骨头被大量瘢痕组织粘连，固定于脱臼位置，关节周围肌肉发生挛缩，这些病理变化使闭合整复脱位难度增加很多。患肢长期废用可导致骨质疏松，以股骨颈及粗隆间较为显著，故在手法复位时容易发生骨折。

第三节　诊断与鉴别诊断

一、诊断

（一）临床表现

患肢短缩或增长，髋关节呈内收、内旋、屈曲畸形或外展、外旋、屈曲畸形，畸形姿势不能改变。

（二）辅助检查

（1）结合X线片，大部分的髋关节脱位X线片都能正确显示，并可确定脱位的类型和是否合并其他骨折。

（2）CT检查能更清楚地显示脱位的方向与程度、髋臼及股骨近端是否存在骨折。

（三）诊断要点

1. 病史

患者有明显的外伤史。

2. 诊断分型

1）髋关节脱位的类型

根据股骨头与髋臼的位置关系，可将髋关节脱位的类型分为后脱位、前脱位、中心性脱位3种。股骨头停留在髂坐骨结节连线（Nelaton线）前方的为前脱位，停留在该线后方的为后脱位，股骨头被挤向中线，冲破髋臼底部或穿过髋臼底而进入盆腔的为中心性脱位。其中后脱位又可分为后上方脱位（即髂骨部脱位）、后方脱位（即髋臼后方脱位）、后下方脱位（即坐骨结节部脱位），前脱位又可分为前上方脱位（即髋臼前方脱位）、前下方脱位（即闭孔部脱位）。根据脱位时间的长短分为新鲜性脱位和陈旧性脱位。若脱位时间超过3周为陈旧性脱位。

2）Thompson-Epstein髋关节后脱位分型

（1）Ⅰ型：单纯的髋关节后脱位或伴有裂隙骨折，可不被注意。

（2）Ⅱ型：髋关节后脱位伴有髋臼后缘单个骨折碎片，该碎片常常可在髋关节脱位被整复后复位。

（3）Ⅲ型：髋关节后脱位伴有髋臼后缘严重的粉碎骨折，或此外还有大的碎骨片，此种脱位经复位后亦难以保证其稳定性。

（4）Ⅳ型：髋关节后脱位合并髋臼后缘和髋臼底的骨折。

（5）Ⅴ型：髋关节后脱位合并股骨头骨折。

3）髋关节中心性脱位分型

（1）Ⅰ型：髋臼底部横形或纵形骨折，股骨头无移位，此型损伤轻，比较多见。

（2）Ⅱ型：髋臼底部有骨折，股骨头呈半脱位进入盆腔，此型损伤较重，也比较多见。

（3）Ⅲ型：髋臼底部粉碎骨折，股骨头完全脱位于盆腔，并嵌入髋臼底部骨折间，该型损伤严重，比较少见。

（4）Ⅳ型：髋臼底骨折并有髋臼缘骨折或同侧髂骨纵形劈裂骨折，骨折线达臼顶，股骨头完全脱位于盆腔，该型损伤严重，很少见。

二、鉴别诊断

1. 髋关节后脱位与股骨颈骨折的鉴别

髋关节后上方脱位一般发生于青壮年人，其受伤外力较大，患肢屈曲、内收、内旋、短缩畸形，呈弹性固定。股骨颈骨折若发生于老年人，其受伤外力相对较小，患肢内收、外旋、短缩，有异常活动、骨擦音。

2. 小儿外伤性髋关节脱位和发育性髋关节脱位的鉴别

小儿外伤性髋关节脱位发生率相对较低，伤者年龄以6~14岁较多。有明确外伤史，以及疼痛、畸形、弹性固定的体征，X线片除见股骨头脱位外髋臼发育正常。发育性髋关节脱位在出生后或行走后发现，无疼痛和弹性固定，跛行步态。X线片少见股骨头脱位并发育细小、畸形，髋臼发育不良等改变。

第四节　治疗概况

新鲜的髋关节脱位应立即施行手法整复，给予正确且恰当的固定及中药辨证论治，并正确掌握下地负重的时机，以冀取得良好疗效和防止并发症的发生。对于部分难以整复的髋关节脱位或脱位并骨折的病例可以采取手术治疗。

一、中医辨证论治

髋关节脱位的病例组织损伤严重，在治疗的过程中，要抓住"逐瘀"二字，贯彻于早、中、晚期的治疗中，瘀去则新生，瘀去则络活。后期则配合补益肝肾之法。

1. 早期

主证：伤肢肿胀严重，疼痛剧烈，口干口苦，腹胀或大便秘结，舌质红，苔黄腻，脉弦或数。

治法：活血祛瘀，行气止痛。

代表方剂：复元活血汤。

常用药物：活血化瘀常用当归、川芎、乳香、没药、红花、三七等，行气常用木香、延胡索等。

基本处方：柴胡，天花粉，当归，红花，甘草，大黄，桃仁。每日1剂，水煎服。

加减法：内热盛者加栀子、牡丹皮以凉血清热，兼气滞者加枳壳、香附以行气，瘀痛剧烈者加乳香、没药以通络止痛。

2. 中期

主证：肿胀逐渐消退，疼痛减轻，痛处固定在髋部，拒按，局部瘀斑消退，舌质紫暗，脉细而涩。

治法：活血止痛，祛瘀生新。

代表方剂：和营止痛汤。

常用药物：续筋接骨常用续断、骨碎补、自然铜、杜仲等，活血化瘀常用土鳖虫、乳香、没药、三七等。

基本处方：赤芍，当归，川芎，苏木，陈皮，桃仁，续断，乌药，乳香，没药，木通，甘草。每日1剂，水煎服。

加减法：疼痛较重者，加三七、延胡索；痛轻者可加牛膝、杜仲。

3. 后期

主证：局部肿痛不显，髋部酸痛，肢体乏力，腰酸背疼，舌淡红，苔薄白，脉细。

治法：养血补肾，强筋壮骨。

代表方剂：壮筋养血汤。

常用药物：养血补肾常用杜仲、续断、熟地黄、当归、白芍、山茱萸等，强筋壮骨常用牛膝、桑寄生、杜仲、五加皮等。

基本处方：白芍，当归，川芎，续断，红花，生地黄，牛膝，牡丹皮，杜仲。每日1剂，水煎服。

加减法：脾胃虚弱者加党参、白术、茯苓以健脾益气，关节强硬不舒者加丹参、王不留行、钩藤以活血通络，肝肾虚者加枸杞子、菟丝子、补骨脂、山茱萸以养肝补肾。后期出现股骨头坏死征者，合用补阳还五汤，以增强益气祛瘀之力。

二、中医特色治疗

（一）按摩

髋关节脱位后期出现髋关节活动受限，甚至关节僵硬、髋部酸痛乏力等，可配合适当的按摩治疗，以促进症状的缓解和功能的恢复。

1. 髋部推揉法

体位：患者取健侧卧位，患侧髋关节轻度前屈，并稍内收、内旋，膝关节屈曲置于床上，术者立其前面。

手法：一手扶髂骨部，另一手的大鱼际或掌根从股骨外侧中上1/3起，反复推揉患侧髋部及其周围，至髂嵴附近。

2. 髋关节痛点揉压、弹拨法

体位：患者取仰卧位，患侧髋膝关节屈曲，术者立其患侧。

手法：一手握住患侧踝部进行髋膝关节屈曲运动，同时另一手拇指反复揉压、弹拨患侧髋关节内下方的痛点及其周围紧张的软组织，以有热感为宜。

（二）熏洗

（1）活络舒筋洗剂：药用艾叶、海桐皮、威灵仙、苏木、生川乌、生草乌、川红花、大黄、三棱、莪术、川椒、白芍、桂枝、没药、乳香、冰片。可活血舒筋、通瘀止痛。

（2）海桐皮汤：药用海桐皮、透骨草、乳香、没药、当归、川椒、川芎、红花、威灵仙、甘草、防风、白芷。可活血舒筋、通瘀止痛。

（3）通络却痛汤：药用生川乌、生草乌、当归、路路通、木瓜、威灵仙、桂枝、独活。

以上熏洗剂煎至沸腾半小时后，先趁热以厚毛巾浸入药液后覆盖伤肢，待药液温度降低至合适的温度时再浸泡患部，每日3～6次。

（三）外敷

（1）定痛膏：含芙蓉叶、紫荆皮、生南星、白芷。有祛瘀、消肿、止痛的作用。用于脱位骨折早期。

（2）双柏散：含侧柏叶、黄柏、大黄、薄荷、泽兰。有活血解毒，消肿止痛的作用。骨折初期局部肿痛，有热瘀互结之势者尤为适用。

（3）壮筋续骨膏：含续断、自然铜（煅）、龙骨、骨碎补、五加皮、赤芍、土鳖虫。有壮筋续骨，活血养脉的作用。用于骨折中后期。

（四）中成药

（1）云南白药胶囊：可凉血消肿，散瘀止痛。每次2粒，每天3次。

（2）活血止痛胶囊：可活血散瘀，消肿止痛。每次4粒，每天3次。

（3）舒筋定痛片：可舒筋活络，散瘀止痛。每次4粒，每天2次。

（五）佛山市中医院院内制剂

（1）外用伤科黄水：由黄连、栀子等组成，有抗炎消肿、活血化瘀、祛腐生新的作用，适用于各种闭合性或开放性损伤早期。

（2）白药膏：由煅石膏等组成，有凉血消肿、散瘀止痛的作用，适用于各种闭合性损伤早期。

（3）复方三七丸：由三七、丹参等组成，有活血祛瘀止痛的作用，用于骨折早期。每次4g，每天3次。

（4）新伤祛瘀冲剂：由三七、丹参、木香等组成，有行气活血、凉血止痛的作用，用于骨折早期。每次4g，每天3次。

（5）生骨片：由煅自然铜、三七、生地黄等组成，有活血祛瘀长骨的作用，用于骨折中后期。每次3片，每天3次。

（6）骨宝丸：由山茱萸、仙茅、熟地黄等组成，有补益肝肾、壮筋益髓的作用，用于骨折后期。每次6g，每天3次。

（六）物理治疗

损伤早期气滞不行，恶血留内，可用微波治疗仪局部照射，以促进血循环，舒缓疼痛。中后期疼痛渐缓，但肿实未消，关节功能障碍，可以使用中药离子导入、电脑中频治疗仪等，以舒筋活络，祛瘀消肿，促进关节功能恢复。在做理疗的时候，以李广海跌打药酒或陈渭良伤科油作为中介导入，可提高疗效。

三、中西医结合治疗

（一）复位

1. 手法整复

大多数髋关节脱位者可采用闭合手法复位治疗，不同的脱位类型，有不同的复位方法。复位时应注意：①充分麻醉，使肌肉充分放松；②复位时注意用力虽大，但应由轻到重，缓缓持续用力，防止使用瞬间暴力。

1）髋关节后脱位的整复手法

（1）提牵复位法（Allis法）：所有的髋关节脱位闭合手法整复，都应在充分的麻醉下，在髋部肌肉完全放松的情况下进行。患者仰卧，一助手以双手按压双髂前上棘固定骨盆，术者一手持踝部，另一手持膝部，先使髋、膝关节屈曲90°，然后一手持小腿下段，一前臂置腘窝下，将患肢向上提牵，同时可以徐徐摇晃、伸屈髋关节，持小腿的手同时下压小腿远段，使股骨头纳入髋臼内，听到复位响声，逐渐伸直患肢即可。如患者肌肉发达，不容易复位，也可在患侧髋、膝关节屈曲90°时，另一助手持患肢小腿，术者两腿分站于患肢的两侧，以两手对扣于腘窝后，向前上提牵，这样可加大提牵力量，使其复位。

（2）Bigelow法：患者仰卧，助手按住两侧髂前上棘固定骨盆，术者一手握住患肢踝部，另侧前臂置于患肢腘窝部，沿大腿纵轴方向牵引，同时屈髋屈膝并内收、内旋髋关节，使膝部贴近对侧腹部。此时由于Y形韧带松弛，股骨头贴近髋臼前下缘，在持续牵引下，股骨头可通过外展、外旋、伸直进入髋臼。此法复位用力较大，可能引起骨折或加重髋关节软组织的损伤，因此操作切忌暴力。

（3）Stimson法：患者俯卧于检查台末端，患肢屈髋屈膝90°位，助手固定骨盆或健侧下肢，术者用手下压小腿近端，同时内旋股骨，使脱位的股骨头滑向髋臼，复位成功。本法创伤小，年老体弱病例可以采用此法复位。

（4）杠抬复位法：患者仰卧，一助手以双手分别放于患者腋下，向上提拉固定，一助手牵患者踝关节，一助手以双手按压患侧髂前上棘处，固定骨盆；术者面对患者立于患侧，用一根1.3m长的木棒（木棒中段以软物包垫），置于患肢腘窝处，过健侧膝前，将棒端放于对侧的相应高度的支点上（一般用椅背作支点），向上、下牵引时，术者一手托棒，另一手扶持患膝，避免其内旋、内收，用棒将患膝抬起，一般拉到30～50cm高时，可感到患肢一弹动，亦可听到复位声响，即复位成功。

2）髋关节前脱位的整复手法

（1）Allis法：患者仰卧，屈膝屈髋使腘绳肌放松，一助手固定骨盆，另一助手握住小腿上段，将患肢在股骨的轴线上向外方牵引，并逐渐屈髋、外展、内旋患肢。术者用手向髋臼方向推挤股骨头，牵引下内收患肢，畸形消失即复位成功。

（2）Bigelow法：患者仰卧，髋关节部分屈曲、外展。Bigelow法有两种复位方法，首先是上举法，牵引下用力屈髋关节，除耻骨型脱位外，此法容易复位。假如上举法失败，可沿畸形方向牵引，使髋关节外展，突然地内旋、伸髋，达到复位。突然地内旋可能导致股骨颈骨折，使用此法时操作手法要轻柔，切忌粗暴。

（3）Stimson法：这种方法首先应用于急性髋关节后脱位，有时亦可用于前脱位。患者俯卧操作台上，患肢下垂，助手固定骨盆，髋、膝关节屈曲90°，术者握住小腿并向下持续牵引，同时旋转患肢可使其复位。

3）髋关节中心性脱位的整复手法

（1）拔伸扳拉法：适用于移位较轻者。患者仰卧，一助手固定骨盆，另一助手持小腿下段，纵向拔伸，持续约5min，然后术者以两手交叉持大腿上段向外扳拉，使内陷的股骨头拉出而复位。复位后用皮肤牵引或胫骨结节牵引，牵引重量4～6kg，维持4～6周，然后扶伤者下床，不负重活动锻炼。

（2）牵引复位法：适用于移位较严重的病例。患者仰卧，可采用股骨髁上牵引，使其逐步复位，患肢需外展30°左右，牵引重量8～10kg，2～3天已达复位后，减轻重量至4～6kg，维持6～8周。若牵引仍不能使其复位，可于大转子部，另打一前后钢针，向外同时进行牵引，因臼底骨折，故需8～10周后，才可扶拐活动，不负重下床功能锻炼。

4）陈旧性髋关节脱位的复位手法

（1）适应证选择：陈旧性髋关节脱位并非都可以进行手法整复，应根据下列几项条件严格选择：身体条件好，无麻醉禁忌证，能耐受麻醉及整复刺激者；外伤性脱位后，时间在2～3个月以内者；筋肉挛缩较轻，关节轮廓尚清晰者；关节被动活动时，股骨头尚有活动度者；X线片示骨质疏松与脱钙不明显，不合并骨折，关节周围钙化或增生不严重者。

（2）术前牵引：术前患肢先大重量（成人7～10kg）牵引1周，以克服肌肉的挛缩，使上移的股骨头逐渐下降到髋臼水平。上移的股骨头不能降至髋臼水平时，可在髂前上棘处打入克氏针行反向牵引，牵引时间不宜太长，并要注意有无神经牵拉症状。

（3）麻醉：复位要在充分麻醉、肌肉松弛的情况下进行。

（4）整复步骤：先以手法剥离粘连，一助手双手按两髂前上棘处，固定骨盆，术者持患肢膝、踝关节，顺其畸形姿势，逐渐稳健而适当用力，作髋关节屈伸、回旋、摇摆、前拉、拔伸等各种活筋手法，范围由小到大，力量由轻到重，将股骨头从粘连中解脱出来，使挛缩的筋肉得到充分的松弛，然后再进行手法复位。松弛充分的标准：以髋关节后脱位为例，髋关节可以极度屈曲至股部能接近腹壁；向远端牵拉下肢，股骨头可下移到髋臼水平；局部推拉股骨头，可有前后活动。

（5）整复手法：待活筋达到上述标准后，可进行手法整复，其具体复位方法，基本同新鲜脱位的复位方法，但力量要大，并尽量选用直接作用于股骨头的力量，避免远距离传导的扭曲力，以免产生合并症及造成新的损伤。现列举整复髋关节后上方陈旧性脱位两法于下。

侧卧提牵摇摆复位法：患者侧卧位，健肢在下，患肢在上，一助手持膝关节，使髋关节屈曲90°，向前提拉，并同时作徐缓的髋关节伸屈、摇摆活动；另一助手用宽带绕大腿根部，向后作反牵拉。术者一手推扳髂前上棘部向后，另一手掌推按脱出的股骨头向前，这样反复操作，直至股骨头滑入髋臼。

旋转复位法：患者仰卧，一助手用两手按两髂前上棘处，固定骨盆。术者一手持小腿下段，另一手持膝部，顺畸形姿势，使髋关节屈曲至股部前方，接近腹壁。然后再逐渐使髋关节外旋，当外旋到中立位时，在保持该位置的情况下，配以前提，并且徐缓地继续外旋外展，同时伸屈髋关节，使股骨头滑入髋臼。若外旋超过中立位时，因内收肌紧张、挛缩而影响髋关节继续外展，可在保持此位置的情况下，反复按摩推拿紧张的内收肌，以松弛之，便于复位。复位后，再逐渐伸直髋、膝关节。

经上述两种方法，髋关节脱位虽已复位，但髋关节伸不直，或一伸即又脱位者，常因髋臼被瘢痕组织充填，股骨头未完全复位所致。可让一助手持患膝，有节律地反复前提、外旋、屈伸髋关节。术者一手扣住髂前上棘向后，另一手推按股骨大转子向前，使股骨头与髋臼充填的瘢痕组织推挤研磨，而使股骨头完全进入髋臼。将髋关节外旋，患肢伸直外展即可。各种类型的髋关节脱位，特别是新鲜脱位者，经闭合手法整复一般都能顺利地复位。但临床上也有部分髋关节脱位闭合手法整复失败的病例，原因包括梨状肌阻挡、关节囊钮孔式嵌夹、外旋肌撕脱进入关节囊内。这些情况可进行切开复位。

2. 切开复位

1）围手术期治疗

（1）手术适应证和手术方法的选择。

髋关节后脱位手术适应证：①因软组织嵌入影响复位，手法复位失败；②合并髋臼或股骨头负重区骨折；③合并同侧股骨颈或转子间骨折；④伴有骨盆耻骨体骨折或耻骨联合分离；⑤合并坐骨神经损伤，需探查坐骨神经。

髋关节前脱位手术适应证：①新鲜的髋关节前脱位手法整复失败，股骨头插入髂腰肌及前关节囊中；②陈旧性髋关节前脱位时间不太长，无异位新生骨。

髋关节中心性脱位手术适应证：Freeman等认为，对于能耐受手术的年轻患者，当出现下述情况时可考虑采用手术治疗。①股骨头在骨盆内，被髋臼碎骨片嵌顿，闭合复位失败。②在穹隆部或髋臼唇和股骨头之间存在碎骨片，使股骨头无法复位。③股骨头或穹隆部有一块或数块较大的碎骨片，用牵引方法无法复位。④在同侧同时存在股骨干骨折，不能用牵引治疗。

髋关节陈旧性脱位手术适应证：应根据脱位的时间、类型，患者的年龄、职业、症状和要求作细致的分析，决定治疗的方法。对于部分髋关节陈旧性脱位经手法复位失败者，或脱位时间长、可耐受手术者，可考虑手术治疗。脱位时间在3～6个月者，可行手术切开复位。

对于手法复位不能整复的髋关节脱位，可考虑手术切开复位，但要掌握不同类型的脱位手术治疗的适应证。

（2）术前和术后治疗：术前必须详细了解患者的全身情况，检查血常规、血型、血生化、肝肾功能、心电图等。若是复合伤，必须在患者全身情况允许的情况下行手术治疗。术前一到两天使用抗生素，备皮，做好配血准备。髋部手术切口相对较大，局部组织丰厚，术后要注意引流情况，观察渗血量，注意复查血常规、生化等指标，静脉滴注抗生素5～7天预防感染。中药以活血化瘀清热凉血为法治疗，可以参考辨证用药早期方法治疗。切口皮肤每天消毒，更换消毒干净敷料或以伤科黄水外敷。根据情况，一些患者术后皮牵4周，拔除固定骨圆针后逐渐行功能锻炼。

2）手术方法

（1）髋关节后脱位的手术方法：硬膜外麻醉，患者俯卧。采用髋后外侧切口（Gibson入路），显露股骨头和髋臼，清除髋臼内的血块和碎骨片。股骨头可穿过外展肌或外旋诸肌，有时发现坐骨神经处于股骨头、颈的前面。为避免损伤坐骨神经，必须仔细从股骨头上切除或分离阻挡股骨头复位的肌肉、关节囊和韧带，扩大关节囊裂口，使股骨头复位。

（2）髋关节前脱位的手术方法：硬膜外麻醉，患者仰卧。取髋关节前外侧切口。切开关节囊和瘢痕组织，可见髋臼内被大量纤维组织填充，将其清除，但不要伤及髋臼软骨面，在内侧充分松解游离股骨头，然后在外展外旋牵引下，术者向外侧推挤股骨头，使其纳入髋臼。内收内旋下肢。复位后可观察外展外旋下肢是否稳定，若易再脱位，可从股骨大转子向髋臼上缘打入一根骨圆针做临时固定。彻底止血，冲洗伤口，逐层缝合。

（3）髋关节中心性脱位的手术方法：手术入路的选择可用髂腹股沟进路修复髋臼或股骨头的骨折，后侧进路显露后面髋臼的骨折。术中对髋臼或股骨头的碎片可用克氏针、螺丝钉、钢板等作内固定。术后处理同髋关节后脱位。

（4）髋关节陈旧性脱位的手术方法：术前宜先行骨牵1～2周，术中将股骨头周围及髋臼内的瘢痕组织全部清除，显露关节软骨面，如其大部分完整，可行复位，如其大部分被破坏，则应改用其他方法。脱位时间大于6个月者，可考虑行截骨术。通过截骨纠正畸形，恢复负重力线，改进功能。对后脱位者可行粗隆下外展截骨术，对前脱位者，可沿股骨颈基底部行截骨术，以纠正畸形，使截骨近段与股骨干呈90°角，负重力线通过股骨头和粗隆部之间。对于高龄患者，如脱位已久，症状不重，可不作处理。

（5）髋关节后脱位、前脱位合并骨折的手术方法：髋关节后脱位合并髋臼或股骨头骨折需手术处理者，应做髋后侧切口（Moore入路）。

合并髋臼骨折（Ⅱ～Ⅳ型）：可将直角拉钩插入骨盆与大转子之间作牵引，骨膜下向上剥离臀小肌，可见髋臼后上缘大的三角形骨折块，并有旋转或向前、向后移位。将骨折块复位，并用1～2枚螺丝钉固定。

合并股骨头骨折（Ⅴ型）：股骨头凹下方的骨折片应予切除。如骨块是从股骨头负重面而来的，可用螺丝钉作内固定，切除部分软骨，使钉帽略低于关节软骨面。如股骨头、颈均有骨折，除行两处内固定外，股骨颈后侧有缺损者宜带股方肌蒂骨瓣植骨术。股骨头、髋臼均有骨折，同时行复位内固定，高龄患者可行人工股骨头或全髋关节置换术。髋关节前脱位伴髋部骨折，其股骨头及骨折复位，一般比后脱位伴髋部骨折复位容易。若需切开复位，可选髋关节前侧或前外侧入路。

（6）髋关节中心性脱位合并骨折的手术方法：可选用经髂腹股沟入路或髋关节后侧入路。

经髂腹股沟入路（髋关节前外侧切口）：切口起自髂嵴的中部，沿髂嵴向前至髂前上棘，然后沿腹股沟至耻骨联合。进入髂前窝，显露骨折部。在髂骨嵴上开始行骨膜下剥离，从外侧走向内侧剥离软组织，进入髂前窝内，将髂腰肌及髂肌向内侧牵开。显露骨盆内后及耻骨上支。用手法将髋臼内板的大骨折块复位。手术完毕，分层缝合切口。必要时可将大骨块植于髋臼内板，用钢板或螺丝钉固定。术后处理同髋关节后脱位合并髋臼骨折切开复位。

髋关节后侧入路：切口起自髂后上棘，向外下方弧形延伸到大转子基部，沿大腿外侧向远端延伸15～20cm。切开阔筋膜与臀肌筋膜，分开臀大肌纤维到髂胫束后部，再沿大转子外侧将臀大肌筋膜切开。显露坐骨神经予以保护。切断短外旋肌肌腱，将其向内翻转，显露髋臼后缘，坐骨支，切断臀中肌肌腱，即可暴露髂骨翼下部。骨折复位后，以钢板固定髂骨与坐骨支，手术完毕，分层缝合切口。术后处理同髋关节后脱位合并髋臼骨折切开复位。

3. 常见并发症的处理

（1）坐骨神经损伤：脱位整复后约3/4的病例麻痹可逐渐恢复，如果髋关节脱位复位后麻痹没有改善，怀疑骨块持续压迫神经，则需尽早手术探查。髋关节前脱位时，也可能挫伤股神经，但不多见，表现为不同程度的股四头肌麻痹，关节复位后多可自行恢复。

（2）股骨头缺血性坏死：预防继发股骨头坏死的关键在于对脱位及早复位，正确掌握下地负重时间，进行必要的中药治疗。

（二）固定

单纯髋关节后脱位的患者经手法整复后，可用皮肤牵引固定在外展位3周。合并髋臼缘骨折的患者在手法整复后，即摄X线片，证实骨折片复位良好者，可应用髋部外展夹板固定，配合皮肤牵引。固定时间约6周。髋关节前脱位在皮肤牵引时，应将患肢维持在内收、内旋、伸直位。髋关节中心性脱位可在外展30°、中立位牵引6～8周。

（三）功能锻炼

功能锻炼应贯穿骨折脱位治疗之始终。髋关节脱位的患者在固定期间，应要求患者行股四头肌、小腿肌肉舒缩以及踝关节活动的功能锻炼。解除固定后进行髋、膝屈伸锻炼。在进行功能锻炼的时候要提倡"主动活动为主，被动活动为辅"的原则。后期可进行适当的按摩，亦可使用关节锻炼仪进行关节的功能锻炼。受伤后3个月内患肢不能负重，以免缺血的股骨头受压面塌陷及创伤性关节炎发生。以后每隔2～3个月摄髋关节X线片1次，有条件者进行CT检查或双能骨密度检查，证实股骨头血供确实良好后，才可离拐逐渐负重步行。

四、难点分析

髋关节脱位合并同侧股骨干骨折或股骨头颈部骨折、髋关节脱位合并髋臼部骨折、髋关节脱位后继发股骨头坏死的防治是髋关节脱位治疗中的难点。

1. 难点之一：髋关节脱位合并同侧股骨干骨折或股骨头颈部骨折

此类病例的特点是髋关节脱位容易漏诊。有的文献报告漏诊率高达50%～60%。由于患者的损伤往往是多发性的，脱位的体征容易被忽视。其中的原因有：①髋关节脱位合并股骨干骨折者，大腿局部肿胀畸形及体征明显，使髋关节脱位的典型畸形消失，容易掩盖同时存在的髋关节脱位；②若股骨骨折位于中段及中下段，X线片往往只包括股骨干骨折部位，未包括髋关节，容易造成漏诊；③股骨干骨折是一种严重损伤，临床医生只注意到骨折部位，而忽视了全面、系统、细致的体格检查。一些患者损伤极为严重，如同时伴有脑外伤或胸外伤，这就进一步转移了医生的注意力，忽视了对髋关节的检查。

为了避免漏诊，要注意做到：①对严重复杂的创伤，应进行系统、认真的体格检查，切忌粗枝大叶，仅满足于对骨折的诊断，只要仔细、认真地检查，完全可以杜绝关节脱位的漏诊。②股骨干骨折合并同侧髋关节脱位时，由于骨折部位的畸形和假关节的活动改变了髋关节脱位的一些体征，如股骨干骨折近端不呈内收内旋位畸形、弹性固定等体征，因此不应因没有出现髋关节脱位体征就排除其脱位的可能。对股骨干骨折患者，应常规检查髋关节，注意股骨粗隆部有无上移，臀部能否扪到上移的股骨头。③X线片应包括骨折部位上下各一个关节的原则应严格遵守，即使X线片未包括髋关节，如果阅片见到股骨干骨折的典型畸形消失，更应引起高度重视，应补照髋关节正位片，以排除髋关节脱位的可能。此类损伤中，髋关节脱位的漏诊将会延误治疗，从而导致创伤性骨关节炎、股骨头缺血性坏死等严重的并发症，影响髋关节的功能，给患者的工作及生活带来诸多不便。

在治疗上，应根据患者的具体情况确定治疗方案。若单纯骨折与脱位，无其他并发损伤，宜在充分的麻醉下行脱位的手法整复，用"正骨十四法"能够对大多数的脱位进行整复。当脱位整复后，股骨干骨折的处理可因病情而定。对稳定型的骨折可以闭合处理，手法加牵引。对于股骨干骨折的切开复位内固定，可采用交锁髓内钉、锁定钢板等进行固定。若髋关节脱位手法复位失败，则可进行畸形切开复位并做股骨干骨折切开复位内固定。

髋关节脱位并股骨头骨折多见于成年人。Pipkin将其分4型：Ⅰ型，髋关节后脱位合并股骨头凹下方股骨头骨折；Ⅱ型，髋关节后脱位合并股骨头凹上方股骨头骨折；Ⅲ型，Ⅰ型或Ⅱ型合并股骨颈骨折；Ⅳ型，以上Ⅰ～Ⅲ型合并髋臼骨折。此类损伤对髋关节脱位试行复位后必须进行CT扫描，明确股骨头骨折片的对位情况，判断是否有碎片游离嵌顿，若对位不良需行切开复位。目前可选择的内固定有可吸收棒钉系统、Herbert螺钉系统等。Ⅲ型者预后较差，必要时可行关节置换。脱位并发股骨颈骨折者有部分为闭合复位过程中的医源性损伤。主张早期复位坚强内固定，年龄大者可考虑行全髋关节置换。

2. 难点之二：髋关节脱位合并髋臼部骨折

髋关节脱位合并髋臼部骨折强调伤后尽早处理，一般要求伤后24h内复位，超过24h再复位，其疗效明显下降。对这类损伤的患者应将骨盆X线检查列为常规，以便及时发现、及时治疗。

髋部骨折脱位的治疗方法包括两大类，即闭合复位和切开复位。关节内骨折的治疗原则要求解剖复位，尤其涉及髋臼顶及股骨头上部负重区的骨折更应如此。

无论是闭合复位还是切开复位，关节复位后都应行患肢骨牵引或皮牵引至骨愈合，需牵引时间为6～8周。患肢外展10°～20°伸直中立位牵引，并在牵引过程中加强髋、膝功能锻炼。关节复位后应随访至少5年，大多数患者复位后第一年无明显变化，其髋关节创伤性改变多于伤后1～5年出现，有的甚至更长。

髋关节中心性脱位并骨折多采用牵引治疗，关键在于恢复股骨头与髋臼顶负重面之间的正常位置关系，并能保持此位置至松质骨达到坚固愈合。牵引后再通过CT评估关节面情况。牵引下尽早行髋关节屈伸功能锻炼，可防止肌肉萎缩和关节内粘连。对于脱位骨折影响负重穹隆部、闭合复位失败或无法牵引的患者，可考虑手术治疗。

陈旧性髋关节骨折脱位时间在3个月以内者，髋臼填塞组织可以清除，挛缩的软组织通过持续牵引尚可纠正，可采用不同术式恢复髋关节的基本解剖关系。如果骨折脱位时间超过3个月，髋关节的屈曲和挛缩难以纠正，可根据患者的年龄、职业、工作性质采用原位或异位髋关节融合或关节成形以及人工髋关节置换术。

对于髋关节脱位合并骨折的病例，要做详细的放射学检查，了解骨折碎片的部位、大小和移位情况及其对关节稳定性、功能恢复的影响，严格掌握手术适应证。对需要手术的患者在条件允许下，争取在2周内行手术治疗。

3. 难点之三：髋关节脱位后继发股骨头坏死的防治

髋关节脱位造成股骨头坏死最常见的机制是外伤性暴力引起股骨头脱出髋臼，周围韧带和血管被撕裂，关节囊撕脱，支持带血管断裂，造成股骨头缺血；如果股骨头从关节囊穿出，形成"纽扣孔"状嵌夹，则支持带血管会由于关节囊紧卡压而出现血管闭塞，造成股骨头缺血。这种血管损害的范围和后果，取决于脱位的性质和部分取决于治疗措施是否妥当。单纯的髋关节脱位引起的股骨头坏死率是10%～26%，如果合并股骨颈或股骨头骨折，则坏死率可高达80%，甚至高达100%。大多数学者认为，合并骨折的脱位会使股骨头的坏死率大大增加，髋关节脱位后，应立即复位，如果拖延复位时间，其股骨头坏死率会明显增加。在12h内复位者，股骨头坏死率为17.6%，延迟复位时间坏死率可达56.9%。超过24h的骨折脱位，几乎100%会发生股骨头坏死。多数学者认为避免或延迟负重3个月或更长时间，会减少坏死的发生。

为了降低髋关节脱位后导致的股骨头坏死的发生率，应做到早诊断、早治疗、晚负重。可采取以下措施：①尽快确定治疗方案，采用闭合手法整复时，应做到手法轻柔准确，力争一次复位成功。避免粗暴牵拉，加重软组织损伤。开放复位时应严格掌握适应证，避免进一步损伤血管和支持带的血供。②严格掌握下地负重行走的时间，最少在3个月后。最好定期进行骨密度、CT或MRI等检查，了解股骨头是否出现坏死。③中药辨证治疗。早期大剂活血祛瘀的中药，能迅速消肿止痛，降低关节内压和骨内压，促进血液循环，能防治股骨头坏死。中后期以益气祛瘀、补益肝肾为法。常用方有复元活血汤、补阳还五汤、二仙汤、六味地黄汤等。如果出现股骨头缺血性坏死，可先采用中医中药、减轻负重等治疗，如有手术适应证再采用手术治疗。

髋关节脱位的损伤机制复杂、机体组织损伤严重、并发症多。因髋关节的臼窝深，周围肌肉丰厚有力，一般情况下不易遭受损伤，只有在强大的暴力作用下，才能造成髋关节的脱位。中医伤科史上对此已积累了丰富的经验，认识到有前后脱位的不同类型，总结了拔伸牵引、手牵足蹬等复位方法，其中"正骨十四法"在治疗许多古人认为"不可治"或西医认为难以闭合复位的病例（如髋关节脱位并骨折、陈旧性髋关节脱位）时有大量成功的例子。

髋关节外伤性脱位及脱位并骨折是骨科急症。患者多数伴有不同程度的颜面、头颅、腹部、盆腔等脏器或其他组织的严重损伤，有时可因明显的其他损伤而漏诊髋关节脱位，所以应对患者进行详细的检查，做全面的X线分析，必要时行CT检查，明确脱位的类型及是否伴有骨折，以免造成漏诊和误诊，并以此为依据制定恰当的治疗方案。对诊断明确者应即时进行复位，失治误治、脱位时间过长均有可能发生股骨头缺血性坏死和严重的骨性关节炎，给患者造成极大的痛苦。

髋关节脱位若伴有髋臼骨折或陈旧性脱位，在治疗上比较复杂，预后欠佳，创伤性关节炎、骨化性肌炎、股骨头坏死等是其常见的并发症，对患者的功能恢复有严重的影响。对脱位并骨折者，以多方位X线片、CT、MRI等影像学辅助检查，确定治疗方案。有手术指征的开放复位治疗，使髋关节的骨结构关系恢复。对髋关节脱位合并骨折、髋关节中心性脱位属Ⅲ～Ⅴ型者主张手术治疗。"正骨十四法"系统总结了前人的经验，根据现代生物力学原理，对一些被认为是"不可手法整复"的病例成功行手法整复，实践证明其具有较高的临床指导作用。

中医中药在脱位、骨折整复或手术后的治疗中起重要的作用。整个治疗的过程中，"瘀"字是病机的核心，攻下逐瘀法有"荡涤败血，能生新血"之功，早期要大破大立。临床上，复元活血汤、和营活血汤、血府逐瘀汤、桃核承气汤、补阳还五汤等都是常用的方剂，根据辨证，分清寒热虚实而用之。在外用药方面主张根据患者受伤的不同时期，局部症状辨证用药，早期可用伤科黄水、白药膏、双柏散等以凉血活血、祛瘀消肿止痛，中后期可用生骨膏、玉龙散等以温经活血、祛瘀长骨。外洗方剂亦分期选用，早期凉血舒筋，中后期活络舒筋，温经通脉。总之，以"瘀"字为核心，内服外用根据全身和局部症状、体征辨证论治。

五、医案验方

钟广玲医案：手法复位、双向牵引治疗髋关节中心性脱位。

张某，男，36岁，已婚，工人，广东南海人。1997年4月2日就诊。患者4h前骑摩托车被汽车撞伤，右髋部着地，伤后疼痛不能站立。由他人开车送院求治。查体：面色苍白，口干口苦，舌质淡，苔黄，脉数。右侧髋关节肿胀，腹股沟处明显压痛，髋关节活动受限。X线片及CT示右侧髋臼上缘骨折，有骨折片游离，臼底呈粉碎性骨折，股骨头已穿破臼底进入盆腔。

诊断：右侧髋关节中心性脱位。

治疗：

（1）手法整复：腰椎麻醉，患者仰卧，一助手固定骨盆，另一助手持小腿作纵向持续牵引，纠正重叠移位，然后术者用两手交叉持大腿上段向外牵拉，把股骨头拉出而复位。将患肢外展30°后行下肢皮肤牵引和股骨上段向外布带牵引。重量分别为4kg和3kg，维持牵引8周。

（2）功能锻炼：早期进行伤肢肌肉收缩锻炼，第6周开始练习下肢各关节伸屈活动。拆除牵引后可扶双拐离床不负重锻炼。3～4个月照片复查，见骨折愈合后方逐渐负重行走。

（3）药物治疗：术后按骨折三期辨证用药，早期以凉血祛瘀为法，方选桃核承气汤加减：桃仁、红花、大黄、厚朴、生地黄、枳实、栀子、当归尾、丹参、三七，水煎服，每日1剂。内服三七丸，去伤片3片，新伤祛瘀冲剂，每日3次。外敷伤科黄水。中后期以祛瘀长骨为法，用补阳还五汤加减：桃仁、红花、川芎、当归、土鳖虫、杜仲、续断、三七（先煎）、牛膝、黄芪、甘草，水煎服，每日1剂。内服骨宝丸，生骨片3片，每日3次。外敷白药膏，配合舒筋洗外用颗粒外洗、理疗、按摩等。

患者经治3个月出院，髋关节功能恢复较好，双下肢等长，髋臼骨折对位良好，有骨痂形成。半年后随访复查，下肢等长，髋关节功能基本恢复。髋臼骨折已愈合。随访3年，患者行走正常，X线片及CT检查股骨头无缺血坏死征。

按语：本例髋臼底骨折，髋关节中心性脱位，病情复杂，采用"正骨十四法"早期将突入盆腔的股骨头复位，在双向牵引下维持复位后的髋关节关系，以利于髋臼骨折的愈合，配合大剂量的活血祛瘀中药、外敷、外洗、理疗和功能锻炼，有效地防止了并发症的发生，提高了疗效。

第五节 辨 证 施 护

一、辨证护理

（一）精神调理

通常患者受伤后均有较大的精神压力，恐惧害怕心理重，担心日后的恢复状况，应向其解释病情，耐心开导，消除疑虑，使其配合临床的治疗，增强战胜伤病的信心。

（二）中医护理

护理工作是整个治疗过程的重要组成部分，对髋关节脱位患者的护理要突出中医特色，加强整体护理，强调辨证施护，需要注意以下几点。

（1）疼痛肿胀的护理。早期患肢疼痛、肿胀是由于气滞血瘀，营血离经，聚于肌腠所致。要了解疼痛的性质、程度，向患者解释损伤性疼痛的规律性，鼓励患者提高对疼痛的忍受力。注意肿胀情况，做好记录，切勿按摩。观察患肢摆放的体位或牵引的位置是否恰当，可在髋部、下肢垫上大小恰当的软枕，两边以沙袋固定防止肢体摆动引起疼痛。

（2）注意了解饮食、二便的情况。患者受伤后气机逆乱、脾胃运化失调可致胃纳呆或瘀血内结，腑气不通可致大便秘结。应调整饮食的色香味，增进患者的食欲，给予祛瘀、清淡的食物，如三七煲田鸡、黑木耳、黄花菜鸭蛋汤，新鲜蔬果等，忌辛辣燥热之品。便秘时可予番泻叶焗服。

（3）经手术或牵引的患者要注意术口的皮肤、渗血情况，保持干净，换药注意无菌操作，加强抗炎治疗，防止邪毒入侵。

（4）康复与功能锻炼的护理。患者伤后久卧于床，少于活动，容易导致患肢肌肉萎缩，关节僵硬等，应及时地指导患者进行股四头肌舒缩，膝、踝关节活动锻炼。帮助患者使用仪器、药物进行康复治疗，耐心解释使用方法和注意事项。中后期要告诫患者不要盘腿和过早地负重行走，以免产生不良后果。并发神经损伤出现垂足者，可以穿丁字鞋，以防止肌腱挛缩。

二、辨证施膳

患者受伤后一般都会食欲下降，因此宜食清淡、易消化之品，不宜进食生冷、寒凉以及峻补温燥呆胃之品，可以根据不同时期和不同的症状选用适当的药膳。

1. 消肿汤

用料：新鲜猪长骨干100g，黄豆250g，紫丹参50g。

制作与服法：先将紫丹参用清水漂洗，除去杂质，加清水适量，文火煮沸1h，去渣留汁，其汁与猪骨、黄豆（洗净）同煮，待黄豆烂熟，食盐调味。饮汤食豆，每日1次。

功效：祛瘀消肿。

主治：骨折早期局部瘀肿明显。

按语：本方是民间常用方，丹参善破宿血而生新血、消肿止痛。中医认为祛瘀就是接骨，本方祛瘀而不伤正，用于骨折、脱位早期局部肿痛明显者尤为适宜。

2. 参芪接骨木猪瘦肉汤

用料：猪瘦肉500g，杂骨500g，鸡1只，黄芪30g，当归10g，茯苓10g，党参30g，接骨木30g，狗脊15g，生姜4片。

制作与服法：药材洗净，用干净纱布包裹；猪瘦肉、杂骨洗净，鸡去毛、内脏，洗净斩件；加清水适量，文火共煮3～5h，食盐调味。饮汤食肉，分两次饭后食用。

功效：补气养血，续筋接骨。

主治：骨折中期，由于损伤严重，失血过多，或年老体弱，症见面色苍白或萎黄，头目眩晕，心悸失眠，食欲不振，肢体肿胀难消，骨痂生长缓慢等。

按语：本方用黄芪、党参补中益气，茯苓益气健脾，使气旺血生；当归、狗脊、接骨木活血养血，补肾接骨；加以猪瘦肉、杂骨、鸡等血肉有情之品，填精益髓。纵观全方，既补气血，又固肾气，尤宜气血不足、脾胃虚弱之骨折患者食用。适用于脱位治疗中后期。

3. 仙人粥

用料：制何首乌30～60g，粳米100g，大枣3～5个，红糖适量。

制作与服法：将制何首乌洗净，水煮取浓汁去渣，与粳米、大枣（洗净）共煮粥，待粥成时，放入大枣糖或冰糖调味，再煮一二沸即可食用。

功效：补益精血，强健筋骨。

主治：骨折、脱位后期，症见腰膝痿软，头昏眼花，失眠健忘，心悸怔忡，大便干结等。

按语：本方症为肝肾亏损、气血虚弱所致。何首乌为补肝益肾养血之品，伤科临床上主要用治腰膝软弱、筋骨酸痛；《本草经疏》谓粳米"味甘而淡，其性平而无毒，虽专主脾胃，而五脏生气，血脉精髓，因之以充溢，周身筋骨肌肉皮肤，因之而强健"。两药合用，共奏补益精血、强健筋骨之功。

第六节　循　证　研　究

一、基础研究

关于髋关节脱位损伤机制的研究，毛宾尧等[1]总结了髋关节脱位与髋臼骨折的创伤力学后认为，无论是屈髋位还是屈髋外旋或屈髋外展位，甚至在直立位，膝部、大腿部或大转子部接受前方或侧前方暴力时，均可能导致髋关节后脱位。于卫中等[2]用螺旋CT对37例髋臼骨折患者行薄层（2～3mm）螺旋扫描，利用工作站软件进行三维图像重建。结果显示螺旋CT三维重建能立体、多角度准确显示髋臼骨折和髋关节脱位的部位、类型、程度，对外科制订治疗计划有重要的指导作用。

对于外伤性髋关节脱位分型的研究，叶应荣等[3]将髋关节脱位分为三度六型，Ⅰ度脱位为无骨折的单纯脱位；Ⅱ度脱位为伴有股骨头、颈或髋臼缘骨折的脱位；Ⅲ度脱位为伴有髋臼底部骨折的脱位。每度有a、b两型。该分型法包含了绝大多数髋关节脱位的机制及位置，适合用于指导临床进行治疗。对于Ⅱ度脱位伴有骨折的，要像处理其他关节骨折一样，尽早进行复位固定治疗。

二、临床研究

1. 复位方法的研究

髋关节脱位的整复手法有很多种，较常用的有Allis法、Bigelow法、Stimson法等[4]。史明起等[5]以改良Stimson法整复髋关节脱位。令患者俯卧于床上，患肢垂于床下，髋关节屈曲90°，术者一手紧握患肢小腿踝上部，使膝关节屈曲至90°同时用自己的膝下部压在患肢腘窝稍下方，逐渐用力下压，此时踝部为力点，膝下为支点，髋部为重点，形成一个较大的杠杆力。同时术者用另一手向下按压脱位的股骨头，手腿齐用力，先腿后手，即可听到或感到复位响声。

周书先等[6]在Stimson法和Allis法俯卧位的基础上，改进了躯干长轴与台沿的夹角，使骨盆得到牢固的固定。路则显等[7]以俯卧足蹬复位法根据髋关节的解剖结构和力学原理，在复位时牢固固定骨盆，使髋股韧带和髋部肌肉松弛，术者用下肢的力量进行牵引。左右轻轻摇动，有利股骨头寻找关节囊的破口，使其原路返回。贾国栋等[8]以肩抗法整复髋关节后脱位，整复外伤性髋关节脱位18例，均整复成功。

Nordt[9]介绍了整复髋关节后脱位的新方法，患者麻醉下仰卧，对侧膝110°屈曲。当右髋脱位时，医生轻轻抬髋45°～60°屈曲，患膝屈曲，术者将左前臂置于患者右小腿近端下，左手手掌向下，放置在患者对侧屈曲的膝上作为支点，前臂作为杠杆，慢慢对抗小腿近端后侧，逐渐加力牵引髋关节。助手轻轻维持对侧膝屈曲位，或在复位过程中握患侧小腿下部辅助患髋旋转。复位过程中，以大的向前拉力作用膝关节，助手通过抬高旋转小腿以增加髋关节屈曲旋转。

2. 髋关节脱位并发周围骨折、损伤的治疗的研究

髋关节脱位并坐骨神经损伤是常见的并发症。谢颖涛等[10]总结认为，坐骨神经损伤主要发生于髋臼后壁、后柱骨折合并髋关节后脱位的患者。神经损伤后的恢复也是临床的难题，除了传统的针灸按摩治疗手段外，李剑锋等[11]以肌电生物反馈技术配合经皮神经电刺激治疗髋臼骨折、髋关节脱位所致坐骨神经损伤患者，治疗组优良率为70.37%。此外在复位或手术后早期应用防垂足支具、康复训练后期应用负重支具也有一定效果。

髋关节后脱位合并股骨头骨折又称Pipkin骨折。陈昭杰[12]治疗髋关节后脱位并股骨头骨折，采用以下方法：①闭合复位骨片加牵引；②切开复位，螺丝钉内固定骨折块；③切开复位股骨头，并切除骨碎片；④切开复位，股骨头折片内固定加三翼钉固定股骨颈；⑤关节融合。言湛军等[13]分析了14例股骨头骨折伴髋关节脱位的临床资料，探讨股骨头骨折伴髋关节脱位的诊断分型与治疗方法的选择。认为股骨头骨折伴髋关节脱位在诊断上须重视物理学检查并结合平片和CT检查了解股骨头骨折碎片情况，争取早期复位髋关节脱位，根据Pipkin创伤病理分型和患者具体情况选择治疗方案。Ⅰ型闭合复位、皮肤牵引治疗，Ⅱ、Ⅲ、Ⅳ型采取切开复位内固定。干旻峰等[14]采用Gibson入路Herbert螺钉治疗Pipkin骨折11例，优良率72.7%，他认为Herbert螺钉固定可靠，对关节软骨损伤小。张喜善等[15]对24例股骨头骨折采用骨牵引治疗、切开复位可吸收螺丝钉结合可吸收棒固定、全髋置换术治疗。结果分析早期诊断、早期治疗是获得满意结果的一个重要因素；可吸收螺钉结合可吸收棒治疗股骨头骨折是一种较理想的选择。王浩然等[16]对于髋关节脱位并发的难复性Pipkin Ⅰ、Ⅱ型股骨头骨折，采用K-L或Ganz入路复位内固定，认为这种病例患侧髋关节呈锁定状态、轻度屈曲且被动活动度差。由于"纽孔"和"嵌顿"效应的存在，骨折复位困难，反复尝试手法闭合复位可能导致股骨颈骨折。

髋关节脱位并同侧股骨干骨折的治疗。张卫红[17]对髋关节后脱位并同侧股骨干骨折者，先采用股骨干骨折切开复位加压钢板内固定，而后脱位作手法整复；对髋关节中心性脱位并同侧股骨干骨折者采用股骨干骨折切开复位加压钢板内固定，冉行股骨髁上及大粗隆部合力牵引，使股骨头复位。章道胜等[18]提出了髋关节脱位并同侧股骨干骨折改良式闭合手法整复方法：利用术者双手环抱大腿股骨近断端，用力向上端提牵引，协同助手的牵引力及在股骨头的推挤力，共同完成牵拉复位或旋转复位，该法让术者与助手协同维持股骨干的纵轴牵引力，能使远折端的牵引力通过术者而延续到股骨近断端并传导至股骨头，另一助手根据股骨头移位方向于股骨施用不同方向的推挤力

（如髋关节前下脱位，助手应施于股骨头由前下方向外后上方的推挤力）而协同术者共同完成旋转杠杆作用力，促使股骨头复位。面对髋关节中心性脱位者，则一助手在维持屈髋屈膝90°位牵引力的同时，使髋部的髂股韧带及肌群松弛，术者的双手环抱大腿根部内侧，用力向外扳拉股骨头，另一助手扳拉骨盆与术者对抗牵引，在肢关节动态下复位。黄迅等[19]认为股骨干骨折可急诊行复位内固定术，在内固定结束，缝合创口之前，将脱位用手法复位。

卢江华等[20]主张对髋关节脱位并髋臼新鲜损伤以闭合手法或牵引法复位，他认为即使髋臼骨折块有2～3mm以内的移位，其凹凸不平的部分也可由骨折部位的血肿机化和髓腔中组织细胞化生所形成的结缔组织、纤维软骨和透明软骨所填充，使髋臼关节面依然光滑。

潘国铨等[21]认为股骨干骨折并同侧髋关节后脱位以中医正骨手法整复治疗是可行的，该法有损伤少、操作简单、疗效较高的优点。虽然股骨干骨折后对整复髋脱位时的应力杠杆作用相对减弱，但是大腿仍有丰厚的软组织，起"骨肉相连，筋可束骨"的作用。复位时骨折断端起"马缰绳"的作用，复位后软组织铰链保持一定的张力，对骨折也能起到稳定作用。

3. 整复髋关节陈旧性脱位的研究

雷明新等[22]对髋关节陈旧性脱位分三个步骤进行整复：①作股骨下端大重量持续牵引，重量一般从体重的1/6开始，在2～3日内增至1/5甚至1/4。1周后改变牵引角度，在屈髋屈膝90°位牵引。②在麻醉下进行活筋手法整复，此时大部分病例要做内收肌切断，可预防以后股骨头受压坏死。③复位后患肢维持伸直外轻度外展位牵引3～4周。汪万全[23]认为闭合手法整复陈旧性髋关节脱位成功的关键有：术前大重量牵引拉长挛缩的肌肉；术中充分的麻醉使肌肉松弛；双手抱大腿根部向外牵拉对抗髂股韧带的牵张力，手指顶住股骨头向髋臼推顶；并认为后脱位易复，前脱位难复，初次整复未成功者，可将前脱位变成后脱位再整复。高辉[24]治疗陈旧性髋关节脱位采用重磅牵引，同时进行推拿、按摩，逐步增加髋关节的活动范围，使挛缩的肌肉松解，并使股骨头从瘢痕组织的粘连中解脱出来，为手法整复创造条件，复位后维持骨牵引，中药辨证论治，促进软组织损伤的修复和髋关节功能恢复。

仇道迪等[25]应用外固定架治疗陈旧性髋关节脱位，认为以外固定架缓慢牵张将髋关节脱位程度缩小、减少关节囊周围软组织挛缩，可以为二期切开复位创造良好条件、减少术中出血、利于关节功能恢复。

难复性髋关节脱位伴有软性结构损伤的病例不少，髋关节镜的应用提高了这类病例治疗的精准度和疗效。关节镜进一步检查，能发现并处理一些由急性脱位导致的关节内游离体残留，进行圆韧带及髋臼唇损伤后的处置。赵嘉懿等[26]对32例急性髋关节后脱位患者行髋关节镜检查和治疗。术中发现29例关节腔内有大小不等游离体，3例股骨头圆韧带断裂，12例髋臼唇损伤，8例髋臼骨折需Ⅱ期行切开复位内固术。

儿童外伤性髋关节脱位极少见，容易被忽略，一旦形成陈旧性脱位，给诊断和治疗带来较大的困难，覃佳强等[27]总结了6例儿童陈旧性外伤性髋关节脱位的治疗情况，认为该类病例宜手术治疗，术前可先行牵引，术中注意松解适当，减少创伤粘连。儿童外伤性髋关节脱位的最佳治疗方案尚未确定，多基于临床医师的经验进行选择。治疗分两个阶段，第一阶段的目标是进行髋关节快速复位，第二阶段集中于最佳的康复管理。Mandell等[28]指出，如果合并股骨颈骨折或怀疑为隐匿性股骨颈骨折，应禁止闭合复位，需行紧急CT和外科干预；如果股骨头骨折不涉及承重圆顶，则不需要手术治疗。

4. 对影响疗效因素的研究

毛宾尧等[1]认为不管何种类型的髋关节脱位，争取于伤后6～8h内复位，多数髋臼的前后柱和前后壁骨折均能较好地复位。若有难复的臼边骨折和内壁骨折，其移位大于3mm的，可待7～10天后采取手术复位。

陈斌等[29]认为早期的确诊和准确而稳定的复位是治疗创伤性髋关节脱位的关键，骨盆X线片证实同心圆复位是必要的，延时复位可能导致股骨头缺血性坏死等并发症的发病率增高。刘玉坤等[30]认为影响外伤性髋关节脱位疗效的主要因素是合并伤和复位时间，合并伤越多越重，疗效越差。新鲜的髋关节脱位在伤后24h内复位疗效最为理想。

髋关节脱位后继发股骨头缺血性坏死是防治的难点之一。陈渭良[31]认为首先应及时复位，适当牵引，掌握正确的下地负重时间，其次应进行中药的干预治疗。他认为早期大剂量的活血化瘀中药能迅速消肿止痛，降低关节内压力和骨压力，促进血液循环，对预防股骨头坏死有积极的意义。

刘又文等[32]认为：①良好的复位可保证关节面平整，预防创伤性关节炎的发生。对Stwand Ⅰ型行手法整复后，髋关节基本可恢复正常关系且比较稳定，无须手术治疗；Ⅱ、Ⅲ型患者手法复位后，因髋臼后部不稳，常出现再脱位，可早期手术以保证髋臼拱顶的完整，防止再脱位的发生。②恢复股骨头血液供应，减轻髋关节内压力及骨内压力是降低股骨头坏死率的生物学基础。股骨头脱出髋臼，导致供应股骨头血运的血管断裂或闭塞，可引起股骨头缺血性坏死。同时髋关节骨折脱位后，关节内血肿压迫、影响股骨头的血液供应，也可引起股骨头缺血性坏死。③中药的内服及外用。中医学认为，"血活则瘀去，瘀去则新生，新生则骨合""肾主骨"，中药内服及外用可增强机体的免疫力。

也有学者建议采用血管介入或其他的干预措施预防创伤性股骨头坏死的发生。赵福亭等[33]在复位的同时给予髓芯减压及关节腔穿刺等预防性干预措施，取得良好效果，病例随访1～6年，股骨头无坏死改变。

（徐志强　李伟强　郭跃明）

● 参考文献

[1] 毛宾尧，应忠追，盖维缤，等．髋臼骨折与髋脱位[J]．中华骨科杂志，1995，15（8）：507-509．
[2] 于卫中，安春宇，邓杰，等．螺旋CT三维重建对髋臼骨折和髋关节脱位的临床应用[J]．医学理论与实践，2003，16（8）：892-893．
[3] 叶应荣，聂长根，袁宏伟，等．外伤性髋关节脱位的分型及治疗[J]．骨与关节损伤杂志，2000，15（1）：16-18．
[4] 毛宾尧．髋关节外科学[M]．北京：人民卫生出版社，1998：119．
[5] 史明起，党晓谦，王坤正，等．改良的Stimson法整复髋关节脱位[J]．中国骨伤，1996，9（2）：12-13，63．
[6] 周先书，杨润先．悬垂大腿牵引法整复髋关节脱位42例[J]．四川医学，1991，12（3）：160-161．
[7] 路则显，仲伟田，王身吉，等．俯卧足蹬法治疗髋关节脱位[J]．中国骨伤，1994，7（6）：47-48．
[8] 贾国栋，于占革，陈福．介绍一种手法整复髋关节后脱位的新方法——肩抗法[J]．哈尔滨医科大学学报，1999，33（1）：16．
[9] NORDT W E．Maneuvers for reducing dislocated hips—a new techrique and a literature teview[J]．Clin Orthop Relat R，1999（360）：260-264．
[10] 谢颖涛，顾立强，林晓岗．髋臼骨折、髋关节脱位合并坐骨神经损伤的临床分析[J]．中华创伤骨科杂志，2005，7（7）：660-663．
[11] 李剑锋，闫金玉，张旭，等．肌电生物反馈配合经皮神经电刺激治疗髋臼骨折、髋关节脱位所致坐骨神经损

伤的临床研究[J]. 中国康复医学杂志, 2010, 25（6）: 561-564.

[12] 陈昭杰. 髋关节后脱位合并股骨头骨折的治疗探讨: 附20例报告[J]. 骨与关节损伤杂志, 1993, 8（2）: 85-86, 141-142.

[13] 言湛军, 董启榕, 郑祖根, 等. 股骨头骨折伴髋关节脱位的诊断与治疗[J]. 苏州大学学报（医学版）, 2003, 23（2）: 235-236.

[14] 干旻峰, 杨惠林, 戴思雨, 等. Herbert螺钉治疗Pipkin's骨折[J]. 实用骨科杂志, 2007, 13（12）: 715-717.

[15] 张喜善, 王信胜, 高扬, 等. 髋关节脱位合并股骨头骨折的疗效分析[J]. 骨与关节损伤杂志, 2003, 18（4）: 236-237.

[16] 王浩然, 纪振钢, 周志斌, 等. 难复性PipkinⅠ、Ⅱ型股骨头骨折的特征及其临床意义[J]. 中国修复重建外科杂志, 2022, 36（3）: 263-267.

[17] 张卫红. 股骨干骨折合并同侧髋关节脱位的治疗[J]. 中国骨伤, 1995, 8（1）: 23.

[18] 章道胜, 郑亚明. 闭合手法整复治疗髋关节脱位合并同侧股骨干骨折的体会[J]. 中国骨伤, 1995, 8（6）: 38.

[19] 黄迅, 郭群英, 查茂盛. 同侧股骨干骨折并髋关节脱位的早期诊断及治疗[J]. 重庆医学, 1996, 25（6）: 380-381.

[20] 卢江华. 中西医结合治疗髋关节脱位并髋臼骨折33例[J]. 广西中医药, 1994, 17（2）: 12-14.

[21] 潘国铨, 李伟强, 陈逊文, 等. 手法整复治疗股骨干骨折并同侧髋关节后脱位26例临床分析[J]. 中国中医骨伤科杂志, 2004, 12（3）: 17-19.

[22] 雷明新, 杨宽宏, 刘辉, 等. 陈旧性髋关节脱位的中西医结合闭合复位[J]. 中华外科杂志, 1981, 19（12）: 738-740.

[23] 汪万全. 闭合手法整复治疗陈旧性髋关节脱位[J]. 中医正骨, 1998, 10（4）: 49.

[24] 高辉. 手法复位治疗陈旧性髋关节脱位30例报告[J]. 中医正骨, 1996, 8（5）: 29.

[25] 仇道迪, 周东生, 傅佰圣, 等. 外固定架在治疗陈旧性髋关节脱位中的预复位作用[J]. 中华骨科杂志, 2018, 38（19）: 1153-1160.

[26] 赵嘉懿, 郑杰, 宋肖舟. 髋关节镜在急性髋关节后脱位检查和治疗中的应用[J]. 中华创伤杂志, 2010, 26（9）: 840-842.

[27] 覃佳强, 张德文, 王忠良, 等. 儿童陈旧性外伤性髋关节脱位[J]. 临床小儿外科杂志, 2003, 2（5）: 326-328, 336.

[28] MANDELL J C, MARSHALL R A, WEAVER M J, et al. Traumatic hip dislocation: what the orthopedic surgeon wants to know[J]. Radiographics, 2017, 37（7）: 2181-2201.

[29] 陈斌, 郑银旺, 罗瑞鑫, 等. 创伤性髋关节脱位的治疗及疗效观察[J]. 中华创伤骨科杂志, 2005, 7（1）: 43-47.

[30] 刘玉坤, 段得生, 李柱田, 等. 外伤性髋关节脱位102例临床总结[J]. 中国骨伤, 1997, 10（4）: 17-18.

[31] 钟广玲, 陈志维. 陈渭良骨伤科临症精要[M]. 北京: 北京科学技术出版社, 2002: 407-409.

[32] 刘又文, 高书图, 张留栓. 中西医结合治疗髋关节后脱位合并髋臼骨折28例报告[J]. 中医正骨, 1998, 10（4）: 53.

[33] 赵福亭, 王超, 丁树伟, 等. 髋关节脱位后股骨头坏死的预防性干预[J]. 中国矫形外科杂志, 2008, 16（4）: 319-320.

第五章　股骨粗隆间骨折

第一节　概　　述

股骨粗隆间骨折，又称股骨转子间骨折，系指股骨颈基底部到小粗隆水平以上部位的骨折。为老年人常见骨折，平均发病年龄70岁，比股骨颈骨折患者平均年龄高5～6岁[1]。股骨粗隆间骨折约占髋关节骨折的50%，50%～60%的股骨粗隆间骨折为不稳定性骨折[2]。

第二节　病　因　病　机

一、中医学对股骨粗隆间骨折病因病机的认识

股骨粗隆间骨折多见于老人跌扑，根据骨折线的走向和骨折端位置，中医临床上可分为三型：顺粗隆间型、反粗隆间型和粗隆下型。

（1）顺粗隆间型：伤肢有短缩、内收、外旋畸形，骨折线自大粗隆顶点开始，斜向内下方行走，达小粗隆部。

（2）反粗隆间型：伤肢有短缩、外展、外旋畸形，骨折线自大粗隆下方斜向内上方，达小粗隆的上方。

（3）粗隆下型：骨折线经过大小粗隆的下方。

骨折的稳定性除了与骨折类型有关，还与骨折的原始损伤有关，顺粗隆间粉碎性骨折，反粗隆间型骨折和粗隆下型骨折均属于不稳定骨折。

二、现代医学对股骨粗隆间骨折致病因素的认识

股骨粗隆间骨折由间接暴力和直接暴力造成，跌倒时大转子着地，外力直接作用于转子间，或间接外力构成对该部位的内收和向前成角的铰链力而致骨折，骨折的特点为粉碎性骨折多见，骨松质可被压缩，形成骨缺损，由于内侧失去骨的支撑作用，骨折不稳定，易发生髋内翻。

第三节　诊断与鉴别诊断

一、诊断

1. 临床表现

局部肿胀、压痛、下肢畸形、不能站立行走、髋关节功能障碍是股骨粗隆间骨折的重要特征。骨折移位明显者，局部剧痛，下肢呈短缩、内收、外旋畸形，患侧大粗隆升高，局部压痛、叩击痛，叩击患侧足跟可引起髋部剧烈疼痛。一般来说股骨粗隆间骨折局部疼痛和肿胀的程度比股骨颈骨折明显，往往需经辅助检查后才能明确诊断，X线片可明确骨折类型和移位情况。

2. 辅助检查

（1）常规髋关节正侧位X线片可明确骨折类型、移位情况。但在一些特殊的骨折类型中，如不完全性骨折、疲劳性骨折，由于骨折无移位，仅有不规则裂隙，X线片上不能显示。另外，X线片重叠了股骨大、小粗隆、粗隆间线、嵴等骨皮质褶皱影及软组织影，骨折极易漏诊。

（2）CT检查明显降低了股骨颈基底或粗隆及粗隆间裂隙骨折的漏诊率，能显示骨皮质连续性及骨断层层面内部结构，但股骨颈基底或粗隆及粗隆间骨不规则、滋养血管影干扰、漏扫层面等因素也会给诊断造成一定的困难。

（3）MRI扫描明显优于X线及CT。粗隆间骨折中不完全性骨折、疲劳性骨折等无法为X线显示的骨折类型，MRI检查具有明显优越性。X线不能显示的轻微骨折，MRI能显示其骨髓变化，敏感性高，但要注意轻微损伤，局部渗出导致类似骨折信号影。T1、T2骨折线低信号，脂肪抑制可提高诊断率，但要注意容积效应伪影，可用薄层扫描避免，勿将骺线当骨折线。

3. 诊断要点

（1）病史：有明确的外伤史，但应注意许多老年患者主诉髋部扭伤。

（2）临床症状：老年人跌倒后髋部疼痛，髋部任何方向的活动均可引起疼痛加重，有时疼痛沿大腿内侧向膝部放射，局部可见肿胀和瘀斑，伤后髋关节功能丧失，不能站立行走。

（3）体征：下肢外旋或内收短缩畸形，髋部肿胀、压痛、纵轴叩击痛、大粗隆上移、功能障碍是股骨粗隆间骨折的特征。

（4）诊断分型：股骨粗隆间骨折分型众多，分型差异较大。20世纪左右提出的分型主要基于X线数据，临床较为常用，包括Evans分型[3]、Jensen分型[4]、Kyle分型[5]以及AO分型[6]等，对指导内固定治疗以及估计预后方面均有较大的价值。对于临床一线的骨科医生来说，只有简单而有效的骨折分型，才能更好地去指导临床，因此临床上应用较多的分型主要有以下两种。

Evans分型：该分型于1949年由Evans提出。Evans分型根据骨折方向进行分型，主要包括两种类型。Ⅰ型为顺粗隆间骨折，骨折线从小粗隆向上外延伸。Ⅰ型包括四个亚型，分别为：ⅠA型，指骨折无移位，小粗隆无骨折，为稳定骨折；ⅠB型，指骨折发生移位，小粗隆有骨折，复位后皮质可附着，骨折较为稳定；ⅠC型，主要为有骨折移位，复位后骨皮质不能附着，骨折不稳定；ⅠD型，为粉碎性骨折，不稳定骨折。Ⅱ型为逆粗隆间骨折，骨折线反斜行，从小粗隆向外下延伸，由于内收肌的牵拉，股骨干有向内侧移位的趋势。

中医优势病种精准诊疗学

AO分型：AO分型中，粗隆间骨折全部属于骨折类型中的A类。A1型为经粗隆的简单骨折，分两部分。内侧骨皮质仍有良好的支撑，外侧皮质保持完好。分为三个亚型，分别为经粗隆间线，经大粗隆以及经小粗隆。A2型为经粗隆的粉碎性骨折，内侧和后方骨皮质在数个平面上破裂，但外侧骨皮质保持完好。A2型分为三个亚型，分别为有一内侧骨折块（A2.1），有数块内侧骨折块（A2.2），在小粗隆下延伸超过1cm（A2.3）。A3型为反粗隆间骨折，骨折线通过外侧骨皮质，分为三亚型，分别为斜型、横型以及粉碎型。其中，A1、A2.1型为稳定性骨折，A2.2、A2.3型为不稳定性骨折。

二、鉴别诊断

（1）股骨颈骨折：中老年人有摔倒受伤历史，伤后感髋部疼痛，下肢活动受限，不能站立和行走；压痛点多在腹股向韧带中点的外下方；外旋角度小，为45°～60°。该处血运较差，骨折后易致股骨头坏死。

（2）股骨粗隆间骨折：受伤后，粗隆区出现疼痛，肿胀，下肢不能活动；因局部血运丰富、肿胀、瘀斑明显，疼痛亦较剧烈，肿胀、瘀斑、疼痛都比股骨颈骨折严重；有轴向叩击痛；外旋角度大，为60°～90°或更大，骨折后对股骨头血运影响不大。

第四节　治疗概况

无移位的骨折无须整复，可用骨牵引或丁字鞋制动。有移位的骨折，应着重纠正患肢短缩和髋内翻，可采用手法或骨牵引纠正患肢短缩和髋内翻畸形，不稳定骨折可用手术治疗。

一、中医辨证论治

按骨折三期进行辨证论治。

（1）早期（受伤后2周）：症见髋部肿胀变形，固定刺痛，拒按，患肢活动障碍，舌红绛，脉弦涩；以行气活血、消肿止痛为主要治则，可选用有活血祛瘀、消肿止痛之功效的骨一方；以该方为基础方辨证加减，发热加野菊花、蒲公英，纳差加陈皮、砂仁、麦芽，便秘加厚朴、生大黄等；应注意老年人早期用药不宜攻伐太过。另外，可服用佛山市中医院院内制剂中成药去伤片。

骨一方组成：桃仁、红花、牛膝、五灵脂、归尾、丹参、独活、木香（后下）、赤芍、三七（先煎）。

（2）中期（受伤后3～4周）：症见患处微肿、隐痛，肌肉松弛，舌紫或绛，脉涩。以和营止痛为主要治则，可选用有和营止痛之功效的和营止痛汤；以该方为基础方辨证加减，舌红少苔者加石斛、麦冬，纳差气短加黄芪、白术，便秘加火麻仁、玄参。另外，可服用佛山市中医院院内制剂中成药生骨片、复元饮。

和营止痛汤组成：赤芍、当归尾、川芎、苏木、陈皮、桃仁、续断、乌药、乳香、没药、甘草。

（3）后期（4周以后）：以补益肝肾为主要治则，可选用有补益肝肾、续筋接骨功效的骨九方、养血固肾汤辨证加减，配合补肝肾、强筋骨的中药，如菟丝子、肉苁蓉等。若伴有关节活动不利等症，可用筋络舒丸以活血通络、补血益气、祛风止痛。另外，可服用佛山市中医院院内制剂中成药体能口服液、骨宝口服液。

骨九方组成：当归、独活、牛膝、续断、补骨脂、骨碎补、何首乌。

养血固肾汤组成：桑寄生、狗脊、当归、熟地黄、山茱萸、淫羊藿、巴戟天、杜仲。

二、中医特色治疗

（1）骨折早期可外敷具有清热解毒、消肿止痛、活血化瘀、祛腐生肌功效的伤科黄水或白药膏。

（2）骨折中后期可选用具有活血散瘀、消肿止痛、接骨续筋作用的生骨膏。

三、中西医结合治疗

（一）整复和固定

（1）无移位的骨折无须整复。

（2）对于有移位骨折，如手法整复失败者，可先行牵引，待3～4天肿胀消减、缩短畸形矫正后，再运用"正骨十四法"进行手法整复。

（3）根据患者具体情况选择皮肤牵引、踝套牵引、股骨髁上或胫骨结节骨牵引；一般高龄患者皮肤条件较差，应以骨牵引为主。骨折近端受髂腰肌牵引而出现近端向前、远端向后移位者，应在维持屈髋、屈膝的体位下给予足够大的牵引重量。对于髋内翻同时合并有明显向前成角、股骨颈前倾角消失或变为负角者，可将患肢置于布朗氏架上行骨牵引予以纠正。

（二）手法整复：正骨十四法[7]

选择硬膜外麻醉，麻醉生效后患者取仰卧位，近端助手双手按住患者骨盆两侧髂嵴固定，远端助手的右手扶住患者左侧腘窝及膝外侧，左手握住左内踝及后踝（擒拿扶正法）。术者立于患者左侧，左手由内侧握住骨折远端小粗隆部，右手由外侧扶住骨折近端大粗隆部。远端助手使患者左下肢屈髋屈膝并外展外旋，然后内收内旋顺势牵引左下肢向下（拔伸牵引法、对抗旋转法），与此同时，术者左手卡靠小粗隆，右手向下推挤大粗隆并内旋患肢（内外推端法、升降提按法），远端助手将患肢拉直放平，左下肢置于外展中立位，矫正内翻、外旋及短缩畸形，通常可获得满意复位，测量双侧髂前上棘至内踝尖等长，左下肢不外旋，则复位成功。

（1）对于股骨粗隆间陈旧性骨折尚未愈合仍然需要整复者，宜先行手法折骨，具体操作如下：选择硬膜外麻醉，一助手固定骨盆，另一助手抓住小腿顺势牵引并外展下肢，术者施以"正骨十四法"的摇摆转动法、对抗旋转法、顶压折断法，上述操作完毕，将股骨向上冲顶，检查股骨大粗隆，若显著上移表明手法折骨成功。然后按新鲜骨折处理。进行手法折骨应严格掌握其适应证，对合并骨质疏松的年老患者尤应慎重，应用手法时应严格按照步骤完成并避免使用暴力，否则有导致股骨颈骨折的危险。

（2）无移位的稳定型骨折或不能耐受手法整复、手术的高龄体弱患者，嘱患者卧床，患肢丁字鞋或牵引固定8～12周。伤后1周可逐步开展功能锻炼。

手法、牵引整复后的骨折，可采用单边外固定支架或内固定等方式固定。

（三）手术方法

1. 单边外固定支架固定

外固定架适用于严重多发伤及年老体弱、不能耐受内固定手术的患者。其优势在于局麻下对骨折处行闭合复位固定，切口小，出血少，时间短，不破坏骨膜及骨折端部分血运，有利于骨折的快速愈合，术后即可进行早期功能锻炼。缺点是固定无法达到坚强内固定，生物力学稳定性差，抗内翻应力差，易诱发骨质疏松；在固定时期，患者行动不便，易出现钢针松动退出、针道感染等。

2. 内固定术

对于经过牵引、手法正骨仍无法获得理想复位的患者，宜进行开放复位，且力求达到解剖复位或功能复位，可采用切开复位内固定手术。

（1）髓外固定：有动力髋螺钉（DHS）、动力髁螺钉（DCS）、经皮加压钢板（PCCP）、股骨近端加压锁定钢板（PF-LCP）改良微创手术。

（2）髓内固定：Gamma钉、股骨近端髓内钉（PFN）、股骨近端防旋髓内钉（PFNA）、联合加压交锁髓内钉。

股骨近端防旋髓内钉（PFNA）：PFNA是新改进的PFN系统，一方面继承了原PFN的优点，生物力学特点相同，另一方面在具体设计上有所创新，固定更有效、操作更简单[8]。

联合加压交锁髓内钉（InterTAN）：InterTAN的双钉系统可发挥较强抗股骨头旋转作用，抗旋转刀片可在术中有效维持骨折复位位置，避免拉力螺钉置入时头颈位置出现变动。研究显示该治疗方案在促进患者早期下床活动、减少并发症、提高生活质量方面具有积极作用，应用效果良好[9]。

3. 人工髋关节置换

人工髋关节置换包括全髋关节置换、半髋关节置换两种类型，是治疗各种原因引起的股骨头坏死的有效方式，近年来已逐渐应用于股骨粗隆间骨折的治疗。尤其对于合并严重骨质疏松的老年患者，以"股骨矩重建"技术行髋关节置换术治疗可获得良好治疗效果。

（四）康复锻炼

无论患者是否手术，都应尽早进行功能锻炼，以促进局部功能康复及预防全身并发症。练功治疗是中医一大特色，有利于促进循环，消退肿胀，增强骨折部生理应力，促进愈合，促进肢体功能恢复，防止关节粘连和强直，防止废用性肌萎缩和继发性骨质疏松症的出现。早期练功活动应在不负重状态下开展，后期练功可借助康复器械。

（1）牵引治疗患者应早期进行床上功能锻炼，牵引后即进行股四头肌等长收缩及踝关节、足趾的屈伸活动；1～2周开始直坐床上做抬臀运动，3～4周后，两手拉吊环，健足踏在床上，做抬臀运动，臀部可完全离开床，使身体与大腿、小腿成一平线，以加大髋、膝关节活动范围。

（2）手术患者于术后6h即可平卧位进行股四头肌等长收缩和踝关节伸屈锻炼，第2天可半卧位进行患肢连续被动活动（CPM）锻炼。3天后根据患者情况可坐起，便于拍背，擦洗等护理，防止肺部感染、褥疮等并发症的发生。根据情况，1周左右可在康复治疗师的帮助下不负重行走或坐轮椅户外活动。随着时间推移，负重逐渐增加，6～8周后可完全负重。外固定支架固定者一般10周后可拔除支架。

（五）注意事项

（1）扶拐行走要领：先挪拐，后走路，患肢走一步，健肢跟半步。

（2）循序渐进，负重练习。一般不宜负重太早，应据X线片显示的愈合情况逐步进行患肢的负重锻炼。

（六）辅助中医诊疗设备理疗

可用中频治疗仪、中药热罨包治疗仪、红外线治疗仪、骨伤治疗仪、气压泵治疗仪等辅助中医诊疗设备进行理疗。

四、难点分析

股骨粗隆间骨折治疗的目的是矫正髋内翻，下肢牵引仍是治疗该类骨折的首选方法。几乎所有类型的股骨粗隆间骨折甚至陈旧骨折只要牵引的体位得当、负重足够，在1周内多可以达到理想复位，而无须行特殊的手法整复。譬如有些粗隆下型骨折往往因骨折近端受髂腰肌牵引而出现近端前移、远端后移的移位情况，只要在维持屈髋、屈膝的体位下给予足够大的牵引负重即可得到矫正。又如许多顺粗隆间型骨折，在髋内翻同时合并有明显向前成角，股骨颈前倾角消失或变为负角，此时可在下肢顺势牵引同时，于大腿中部缠绕一布带，使布带远端位于大腿外侧并向上垂直牵引，给予下肢一个持续内旋的力量并嘱患者坐起以使髂腰肌松弛，只要患者合作，这种类型骨折常可得到解剖复位。此种布带牵引的方法是颇具传统特色的疗法，它运用了生物力学的原理。然而，单纯牵引治疗时长期卧床所导致的并发症也是人所共知的。在下肢固定6～8周后，继发膝关节僵硬的概率几乎是100%，尤其是对于老年人，心、肺、肾系统并发症往往是导致死亡的直接原因。所以，找到能够同时解决理想复位、妥善固定、早期功能锻炼、缩短卧床时间、降低死亡率的治疗方法是临床所面临的难点。

五、医案验方

患者叶某某，女，62岁。2012年12月6日初诊。

主诉：跌倒致伤右髋部肿痛、活动受限术后3个半月。

现病史：患者于2012年8月17日跌倒致伤右股骨粗隆间骨折，2012年8月18日于当地医院行骨折复位髓内钉内固定术治疗。出院后于当地医院复诊，诉伤口拆线后除嘱其屈伸髋关节功能锻炼外，未有其他特殊治疗。主诉右髋部轻肿、轻压痛，髋关节屈伸功能部分受限。

体格检查：右髋轻肿、轻压痛，局部扪之硬实，右髋外侧见纵形切口，切缘轻凹陷，关节稳定性好，屈伸0～70°，股骨骨干力好。舌淡红，苔薄白，脉平缓。

辅助检查：当地医院术后X线片检查示右股骨粗隆间骨折髓内钉内固定术后，对位对线好。

中医诊断：损伤骨折（筋脉失养证）。

西医诊断：右股骨粗隆间骨折内固定术后。

治法：补肾生骨，舒筋活络。

（1）内治方面，予骨折中后期补肾生骨中成药——佛山市中医院院内制剂骨宝口服液、活力片、复元饮内服，以益气活血、补肾生骨，促进骨折端骨痂生长。

（2）外治方面，予陈渭良伤科油外擦，并继续行屈伸髋关节功能锻炼，以促进关节局部气血循行、舒筋活络。练功后，予佛山市中医院院内制剂生骨膏贴剂外敷右髋关节，以促进骨折端骨痂生长。

2013年1月10日二诊，患者诉使用外用药物后右髋关节感觉舒服，现右髋肿痛较前明显减轻，局部肿硬亦较前有所消散，关节活动度为0~110°，予取药回家继续康复治疗。

第五节　辨　证　施　护

一、辨证护理

股骨粗隆间骨折的主要并发症是老年长期卧床引起的各种并发症，其主要后遗症为髋内翻畸形，因此，护理对于股骨粗隆间骨折的治疗及预后起关键作用。

1. 骨折早期护理

（1）心理护理：老年患者顾虑多，对预后缺乏信心，对治疗反应消极，护理应重点从心理上解除其顾虑，与患者建立融洽友好的关系，取得患者的信任，使其积极配合治疗。

（2）生活护理：给予安静舒适的环境，保证充足的睡眠，给予易消化食物，并注意预防卧床所带来的并发症，如肺炎、褥疮、泌尿系感染等。

（3）牵引护理：患者一般术前行患肢骨牵引，目的是使骨折复位并减少患者疼痛。注意牵引针孔的护理，牵引的体位应始终保持患肢外展中立位，牵引重量一般为8~10kg。

（4）做好术前准备：因多数老年患者并存内科疾病，所以对新入院者要详细了解病情，听其主诉时应向家属询问清楚。检查时应详细、全面了解其是否存在合并症或内科疾病，针对其合并症，术前及早给予对应处理。

2. 术后护理

（1）搬运及体位。术后患者麻醉作用未完全消失，肢体仍处于无法自主状态，搬运时注意患肢体位切勿过度伸、屈及外展活动，一般采取三人平托搬运，患肢体位应根据手术内固定情况，必要时给予牵引。

（2）手术切口的护理。注意观察切口的渗出、感染情况，渗出多时应及时更换敷料，伤口感染多在术后3~7天出现，局部红肿、疼痛是早期感染表现，怀疑伤口感染时，应及时对症处理。

（3）指导患者及时恢复功能锻炼，具体锻炼方法应根据患者全身健康情况、伤情及手术内固定稳定性而区别制订。

（4）术后常见并发症的预防与护理。术后常见并发症为肺炎、褥疮、尿路感染、心脑血管意外及切口感染等，针对这些并发症进行精心护理非常重要。

二、辨证施膳

1. 骨折早期

由于骨折部位瘀血肿胀，经络不通，气血阻滞，此期需注意活血化瘀、行气消散。患者骨折部位疼痛，食欲及胃肠功能均有所降低，因此饮食应以清淡开胃、易消化、易吸收的食物为主，如蔬菜、蛋类、豆制品、水果、鱼汤、猪瘦肉等，制作以清蒸、炖、熬为主，避免煎炸炒烩的酸辣、燥热、油腻食品。尤不可过早食用肥腻滋补之品。

食疗方：三七10g、当归10g、肉鸽1只，共炖熟烂，汤肉并进，每日1次，连续食用7～10天。

2. 骨折中期

此时患者从生理上及精神上对骨折后的境况有所适应，骨折所引起的疼痛也已缓解，瘀血肿胀大部分消失，食欲及胃肠功能均有所恢复。饮食上应由清淡转为适当的高营养，以满足骨痂生长的需要，可在初期的食谱上加以骨头汤、三七煲鸡、鱼类、蛋类以及动物肝脏之类，以补给更多的维生素A、维生素D、钙及蛋白质。适当多吃一些青椒、西红柿、苋菜、青菜、包菜、萝卜等维生素C含量丰富的蔬菜，可促进骨痂生长和伤口愈合。

食疗方：当归10g、骨碎补15g、续断10g、新鲜猪排或牛排骨250g，炖煮1h以上，汤肉共进，连用2周。

3. 骨折后期

受伤6周以后，骨折部瘀肿基本吸收，骨痂已经开始生长，此为骨折后期。治疗宜补，通过补益肝肾、气血，以及舒筋活络可促进更牢固的骨痂生成，使骨折部的邻近关节能自由灵活运动，恢复往日的功能。饮食上可以解除禁忌，食谱可再配以老母鸡汤、猪骨汤、羊骨汤、鹿筋汤、炖水鱼等，能饮酒者可选用杜仲骨碎补酒、鸡血藤酒。

食疗方：枸杞子10g、骨碎补15g、续断10g、薏苡仁50g。将骨碎补与续断先煎去渣，再入余2味煮粥进食。每日1次，7天为1个疗程。每个疗程间隔3～5天，可用3～4个疗程。

第六节　循　证　研　究

随着医学技术的不断进步，尽管股骨粗隆间骨折的愈合率已有大幅度提升，但术后患者的功能往往达不到预期目标，恢复功能仍然是骨科医生的主要挑战之一[10]。

近年来，股骨粗隆外侧壁的重要性逐渐被认识，其涉及的是不稳定型股骨粗隆间骨折。Gotfried[11]在2004年首次提出股骨"外侧壁"的概念。既往研究认为后内侧壁是评价股骨粗隆间骨折稳定性的重要因素。但随着临床研究的不断深入，学术上已证明了股骨外侧壁在稳定性方面的重要作用[12-14]。股骨外侧壁出现骨折时，股骨粗隆间骨折在生物力学上相当于股骨粗隆下骨折，与近端骨折块比较时，远端骨折块容易出现向内侧移位，从而导致髋部生物力学改变，内固定失效，局部塌陷，进而引起术后髋关节外展无力、步态改变[15]。根据生物力学研究结果，外侧壁可为内固定提供力学支撑，有利于骨折块之间维持稳定结构，而外侧壁损伤可直接导致稳定结构受到破坏，直接影响患者预后[16]。Sharma等[17]研究发现，与外侧壁完整的患者相比，外侧壁损伤的患者外侧壁周长较短，高度较低，前皮质较小患者发生外侧壁损伤可能性较大；且在AO/OTA 31-A2型骨折中，前部周长<2.10cm、外侧壁高度<1.68cm时，股骨外侧壁易受损。学术界对于外侧壁损伤是否需要重建、如何重建仍有不同意见。但骨科医生在临床诊治过程中，需充分评估外侧壁的状态，保护外侧壁，避免并发症发生，提高手术疗效。

相较于外侧壁损伤，股骨粗隆间骨折内侧壁损伤也可引起内固定物切割、继发性股骨干骨折、断钉等并发症，是导致内固定失败的关键性因素之一。其中后内侧壁是股骨粗隆间骨折内侧壁的主要压力传导部位，其损伤程度是判定骨折稳定性的重要依据。有研究发现，对股骨粗隆间骨折内侧壁皮质实施大部分重建，股骨上段承受负荷可增加57%，小部分重建可增加17%[18]。目前，临床实施重建股骨粗隆间骨折内侧壁常用方式为单纯螺钉固定、克氏针固定等，在治疗小面积损伤时可发挥良好效果，但对于大面积损伤治疗时仅可提高14%～19%的抗扭力学强度，无法发挥良好内固定的稳定性，因此可考虑自体髂骨植骨等[19]。

股骨粗隆间骨折外侧壁损伤的治疗目的是实现解剖复位后坚强的内固定，并使其功能恢复至伤前水平，复位质量及内固定器材置入位置是治疗重点。因此，对于外侧壁损伤不稳定型骨折患者，应当一期手术重建外侧壁，进而达到影像学、生物学稳定，避免外侧壁未固定引起术后疼痛[20]。此外，在内置物选择方面，髓内固定虽具有较好生物力学稳定性，但无法对外侧壁多个骨块进行把持，因此在应用髓内钉治疗股骨粗隆间骨折外侧壁损伤时，建议重建外侧壁。

（高峻青　张朝鸣　何利雷）

● 参考文献

[1] SHEEHAN S E, SHYU J Y, WEAVER M J, et al. Proximal femoral fractures: what the orthopedic surgeon wants to know[J]. Radiographics, 2015, 35（5）: 1563-1584.

[2] LINDSKOG D M, BAUMGAERTNER M R. Unstable intertrochanteric hip fractures in the elderly[J]. J Am Acad Orthop Surg, 2004, 12（3）: 179-190.

[3] EVANS E M. The treatment of trochanteric fractures of the femur[J]. J Bone Joint Surg Br, 1949, 31B（2）: 190-203.

[4] JENSEN J S, MICHAELSEN M. Trochanteric femoral fractures treated with McLaughlin osteosynthesis[J]. Acta Orthop Scand, 1975, 46（5）: 795-803.

[5] KYLE R F, GUSTILO R B, PREMER R F. Analysis of six hundred and twenty-two intertrochanteric hip fractures[J]. J Bone Joint Surg Am, 1979, 61（2）: 216-221.

[6] KROUPA J. Classification and treatment of open fractures of the long bones of extremities[J]. Rozhl Chir, 1981, 60（8）: 513-521.

[7] 钟广玲，陈志维. 陈渭良骨伤科临证精要[M]. 北京：北京科学技术出版社，2002.

[8] KNOBE M, NAGEL P, MAIER K J, et al. Rotationally stable screw-anchor with locked trochanteric stabilizing plate versus proximal femoral nail antirotation in the treatment of AO/OTA 31A2. 2 fracture: a biomechanical evaluation[J]. J Orthop Trauma, 2016, 30（1）: e12-e18.

[9] 盛红枫，徐卫星，王瑾，等. 股骨近端联合加压交锁髓内钉与人工股骨头置换治疗老年转子间骨折的疗效比较[J]. 中华创伤杂志，2017，33（1）：79-81.

[10] KANAKARIS N K, NOVIELLO C, SAEED Z, et al. Preliminary results of the treatment of proximal femoral fractures with the AFFIXUS nail[J]. Injury, 2015, 46（Suppl 5）: S12-S17.

[11] GOTFRIED Y. The lateral trochanteric wall: a key element in the reconstruction of unstable pertrochanteric hip fractures[J]. Clin Orthop Relat R, 2004（425）: 82-86.

[12] FAN D D, HAN L W, QU W, et al. Comprehensive nursing based on feedforward control and postoperative FMA and SF-36 levels in femoral intertrochanteric fracture[J]. J Musculoskelet Neuronal Interact, 2019, 19（4）：516-520.

[13] 潘奕欣，周建伟，李绍平，等. 股骨粗隆间骨折临床特点及不同治疗方法的研究进展[J]. 西北国防医学杂志，2021，42（3）：188-194.

[14] 吴克俭，汤俊君. 准确理解股骨转子间骨折"外侧壁"[J]. 中国修复重建外科杂志，2019，33（10）：1210-1215.

[15] 武建超，师政伟，李吉鹏，等. 股骨粗隆间骨折外侧壁损伤的研究进展[J]. 中国修复重建外科杂志，2018，32（12）：1605-1610.

[16] 陶训勋，陶新兵，江华，等. 2种手术方法治疗老年外侧壁非完整型股骨粗隆间骨折的早期疗效比较[J]. 安徽医学，2017，38（3）：320-323.

[17] SHARMA G, SINGH R, GN K K, et al. Which AO/OTA 31-A2 pertrochanteric fractures can be treated with a dynamic hip screw without developing a lateral wall fracture? A CT-based study[J]. Int Orthop, 2016, 40（5）：1009-1017.

[18] 叶茂，陈明，郑勇，等. 人工股骨头置换术与内固定治疗老年不稳定股骨粗隆间骨折的疗效比较[J]. 中国骨与关节损伤杂志，2017，32（3）：314-315.

[19] SANTONI B G, NAYAK A N, COOPER S A, et al. Comparison of femoral head rotation and varus collapse between a single lag screw and integrated dual screw intertrochanteric hip fracture fixation device using a cadaveric hemi-pelvis biomechanical model[J]. J Orthop Trauma, 2016, 30（4）：164-169.

[20] 吴利军. 3种内固定手术治疗老年股骨粗隆间骨折的临床对照研究[J]. 重庆医学，2017，46（12）：1681-1684.

第六章　跟　骨　骨　折

第一节　概　　述

　　跟骨是人体最大的跗骨，周围有重要软组织结构包裹，能发挥独特的承重功能。跟骨骨折在跗骨骨折中最常见，占全身骨折的1%～2%，且其中75%涉及距下关节面。跟骨关节内骨折是非常复杂的损伤，如果诊治不当，常造成不良预后，甚至灾难性的后果。中医古籍中无跟骨骨折之病名，根据本病的临床表现——伤处畸形、肿痛、瘀斑及活动障碍，跟骨骨折可归属于中医学折疡、金镞范畴（骨折病）。跟骨骨折是中医学和现代医学共同的疾病名称。

第二节　病　因　病　机

　　跟骨骨折多由传达暴力造成。从高处坠下或跳下时，足跟部先着地，身体重力从距骨下传至跟骨，地面的反作用力从跟骨负重点上传至跟骨体，使跟骨被压缩或劈开，亦有少数因跟腱牵拉而导致的撕脱骨折。

　　跟骨骨折的损伤机制相当复杂，至今仍有争议。伤时足的位置以及冲击力的大小、骨质状况都是决定骨折粉碎程度及骨折线位置的重要条件[1]。

第三节　诊断与鉴别诊断

一、诊断

（一）临床表现

　　（1）外伤后足跟疼痛，不能站立、行走。

　　（2）局部肿胀、压痛、畸形或有骨擦音。伤后跟部疼痛、肿胀、瘀斑、压痛明显，足跟部横径增宽，严重者足弓扁平。从高处坠下时，若冲击力量大，足跟部先着地，脊柱前屈，可引起脊柱压缩性骨折或脱位，甚至冲击力沿脊柱上传，引起颅底骨折和颅脑损伤，所以诊断跟骨骨折时，应常规询问和检查脊柱和颅脑情况[1]。

（二）辅助检查

（1）X线：跟骨骨折X线表现为断端间不规则透亮线，在骨皮质显示清楚整齐，在骨松质表现为骨小梁中断、扭曲、错位，否则可显示不清或难以发现[2]。

（2）CT：跟骨骨折的CT表现与X线表现基本相同，但CT对于显示解剖结构比较复杂的部位、确定骨折碎片的数目和位置、判断周围软组织的损伤有很大帮助，特别是三维重建可以立体显示骨折的详情，有利于临床处理[2]。

（3）MRI：跟骨骨折在T1WI上表现为线样低信号影，与骨松质形成的髓腔的高信号形成明显的对比，在T2WI上为高信号影，代表水肿或肉芽组织等。跟骨骨折若采用MRI进行扫描，需依检查部位不同而选择相应的体表线圈，且其对钙化、细小骨化病灶显示欠佳，而对继发的软组织改变和骨髓水肿非常敏感，具有极好的分辨力，多个成像参数能提供丰富的诊断信息[2]。

（4）关节镜检查：距下关节镜是一项新的技术，它是跟骨骨折诊断和治疗的一种可靠手段，特别是跟骨关节内骨折，关节镜技术利用精密的光学影像系统，只需很小的手术切口就能进入关节腔内，能检查出损伤的实际范围，鉴别关节内结构的微小差异改变，并可同时采用特殊的治疗措施处理病变。在关节镜下实施撬拨，可使关节面得到恢复，且术后感染率低，临床效果好[3]。

（三）诊断要点

1. 病史

患者多有外伤史，以高处摔落多见。

2. 分型标准

（1）根据骨折后就诊时间分：

新鲜性跟骨骨折：伤后3周以内就诊者。

陈旧性跟骨骨折：伤后3周以后就诊者。

（2）Sanders分型[4]：

Ⅰ型：非移位性骨折（移位<2mm）。

Ⅱ型：两部分骨折，一条骨折线，根据骨折线的侧面分为三种亚型：外侧型（ⅡA）、中央型（ⅡB）或内侧型（ⅡC）。

Ⅲ型：三部分骨折，两条骨折线。分为三种亚型，ⅢAB（两条主要骨折线，一条在外侧，另一条在中心，相对于跟骨后关节突和距下关节），ⅢAC（两条主要骨折线，一条在外侧，另一条在内侧，相对于跟骨后关节突和距下关节），ⅢBC（两条主要骨折线，一条在中心，另一条在内侧，相对于跟骨后关节突和距下关节）。

Ⅳ型：四部分骨折或者骨折线三条以上。

（3）关节外骨折：指不累及距下关节后关节面的骨折，分为以下三型。

A型：骨折累及跟骨前突。

B型：累及跟骨中部或体部的骨折，包括外侧突、载距突或滑车突。

C型：骨折累及后跟骨，包括内侧结节和后结节。

（4）Essex-Lopresti分型：根据骨折是否累及距下关节，把跟骨骨折分为舌形骨折及关节压缩性骨折。

（5）根据骨折处是否与外界相通分：

闭合性跟骨骨折：骨折断端不与外界相通者。

开放性跟骨骨折：有皮肤或黏膜破裂，骨折处与外界相通者。

（6）跟骨骨折畸形愈合分型：根据跟骨畸形愈合的形态改变及距下关节创伤性关节炎程度，目前有两种最常用的分型[5]，即Sanders的CT分型和Zwipp分型。

Sanders的CT分型将跟骨畸形愈合分为3型：

Ⅰ型：指跟骨外侧壁膨隆不伴有或仅有轻度距下关节炎。

Ⅱ型：指跟骨外侧壁膨隆并伴有广泛距下关节炎。

Ⅲ型：指在Ⅱ型的基础上，跟骨还伴有明显内、外翻畸形（内、外翻角度≥10°）。

Zwipp分型包含6型：

0型：单纯外侧壁膨隆不伴有距下关节炎。

1型：距下关节关系失调而跟骨形态大致正常，伴有距下关节炎。

2型：在1型的基础上伴有跟骨内、外翻畸形。

3型：在2型的基础上伴有后足高度的塌陷。

4型：在3型的基础上伴有跟骨结节外侧移位。

5型：在4型的基础上伴有距骨相对跟骨前倾或患足跖屈过中线。

3. 诊断依据

患者有外伤病史，暴力超过骨骼承受范围，发为骨折，诊断为骨折病。骨折筋伤，局部血脉受损，血溢脉外，聚于肌腠，故见肿胀，瘀血内阻，血行不畅，不通则痛，故见疼痛。骨折后肢体失去骨骼的干力支撑，故见活动受限，舌淡红苔薄黄，脉弦，为气滞血瘀之象，证候为气滞血瘀。

二、鉴别诊断

（1）中医鉴别诊断：根据病史，主诉，望、闻、问、切四诊合参，可与陈旧性跟骨骨折、脱位、软组织挫伤等疾病鉴别。

（2）西医鉴别诊断：新鲜性跟骨骨折，可根据病史、主诉、体征，以及影像学检查资料，可与陈旧性跟骨骨折、脱位、软组织挫伤等疾病鉴别。

第四节　治疗概况

一、中医辨证论治

（一）三期辨证选择口服中药汤剂

1. 初期

主证：伤肢瘀血、肿胀疼痛。舌质紫暗、有瘀斑，舌苔薄白，脉弦或涩。

治法：活血化瘀，消肿止痛。

代表方剂：以活血为主的《医学发明》之复元活血汤、《医宗金鉴》之桃红四物汤、《伤科大成》之活血止痛汤，以行气为主的《景岳全书》之柴胡疏肝散、《正体类要》之复元通气散，行气活血并重者有《医林改错》之膈下逐瘀汤、《伤科大成》之顺气活血汤。

基本处方：桃仁、当归尾、赤芍、川芎、苏木、土鳖虫、乳香、没药、三七、陈皮、枳壳等[6]。

2. 中期

主证：肿胀消退，疼痛明显减轻。

治法：和营续骨，舒筋通络。

代表方剂：①活血化瘀、止痛生新法常用方剂有《伤科补要》之和营止痛汤、定痛和血汤，《良方集腋》之七厘散等。②去瘀生新、接骨续损法常用方剂有《中医伤科学讲义》之新伤续断汤、接骨紫金丹。伤科接骨片等中成药亦可选用。③舒筋活络法适用于骨折中后期肿痛渐消，瘀血渐去后出现的筋膜粘连，筋脉挛缩强直或复感风寒湿邪，症见痹痛不已，屈伸不利者，常用方剂有《伤科补要》之舒筋活血汤，《中医伤科学讲义》之活血舒筋汤、蠲痹汤、独活寄生汤等。

基本处方：当归、赤芍、川芎、红花、骨碎补、自然铜、鸡血藤、陈皮、枳壳、续断、土鳖虫、川牛膝、五加皮[6]。

3. 后期

主证：肌肉萎缩，肢体乏力。

治法：益气养血，滋补肝肾。

代表方剂：①补气养血法适用于伤后气血虚弱，面色萎黄，眩晕、倦怠乏力、舌淡脉虚者，或伤口久不愈合，肿胀经久不消，骨折迟缓愈合者。补气用四君子汤，补血用四物汤，气血双补用八珍汤、十全大补汤、圣愈汤。②健脾养胃法适用于损伤后气血亏虚、脾胃虚弱者，症见面黄肌瘦、四肢乏力，饮食不化，大便溏薄，舌淡苔白，常用补中益气汤、参苓白术散、归脾汤等。③滋补肝肾法适用于骨折后期，筋骨痿弱、骨质疏松、骨折迟缓愈合者，常用《伤科补要》之壮筋养血汤、生血补髓汤，亦可用六味地黄汤加味。④温经通络法适用于骨折后期气血凝滞，复感风寒湿邪、痹阻经络者，症见局部疼痛，关节活动不利，常用麻桂温经汤、麻附细辛汤、当归四逆汤等。

基本处方：党参、黄芪、当归身、熟地黄、白术、白芍、续断、补骨脂、肉苁蓉、狗脊、陈皮、砂仁、炒杜仲、黄精、怀牛膝[6]。

（二）辨证选择口服中成药

生骨片（佛山市中医院协定方）

组成：黄柏、地黄、降香、川乌、自然铜、知母、三七、苏木等。

功能主治：活血和营，续筋接骨。用于骨折筋伤中后期，有促进骨折愈合作用。

用法用量：口服，每次3片，每日3次；或遵医嘱。

注意事项：孕妇慎用。

二、中医特色治疗

（一）中医药外治法

根据病情选择中药硬膏热敷贴疗法、中药泡洗、中药熏药治疗等外治法。

1. 煎膏外敷治疗瘀血肿痛

（1）伤柏贴膏（佛山市中医院院内制剂）。

组成：大黄、黄柏、泽兰、红花、白及等。

功能主治：凉血散瘀，消肿止痛。用于慢性软组织损伤和劳损，症见关节肿胀、筋骨瘀血阻络者。

用法用量：外用，敷于肿痛患处，每次1贴，每日1～2次，每次不超过6h；或遵医嘱。

注意事项：①外用药，不可口服。②使用中如出现因贴膏引起的皮肤轻微发红、瘙痒等可适当减少粘贴时间，严重者停用并到医院就诊。③孕妇及哺乳期妇女慎用。

（2）伤科黄水。

组成：栀子、紫草、黄连、黄柏等。

功能主治：抗炎消肿，活血化瘀，祛瘀生新。用于跌打损伤，软组织及骨骼损伤。

用法用量：外用，湿敷患处，每日1～2次。

注意事项：过敏体质者慎用。

2. 中药泡洗疗法治疗跟骨骨折后期瘀血肿痛

舒筋洗外用颗粒（佛山市中医院院内制剂）。

组成：田基黄、钩藤、苏木、鸭脚艾、威灵仙、连钱草等。

功能主治：舒筋活络，散瘀消肿。用于跌打损伤、积瘀肿痛或筋骨损伤后期的功能障碍。

用法用量：用2 000～3 000mL开水溶解后泡洗患处，每日2次。

（二）中医正骨手法复位治疗

手法整复夹板外固定治疗[7]

复位方法：用硬膜外麻醉或局部麻醉，患者取仰卧位，患肢屈髋屈膝，将一圆木棍横向抵于患足底跟骨前部，两端固定，助手双手抱握固定膝部，术者一手固定患足背尽量维持跖屈位，另一手紧扣住跟骨结节部以寸劲猛力向下牵拉跟骨，以恢复跟骨正常高度及Böhler角，术者再以双手掌根大小鱼际部抵于跟骨两侧，在维持向下牵引力的同时用力对挤并左右摇摆距下关节、屈伸踝关节以纠正骨折侧方移位及恢复关节面平整。

固定方法：骨折复位后维持屈膝、踝关节跖屈中立体位，予以逐瘀消肿膏外敷患部，在跟骨内外侧放置塔形垫，并以两块夹板超足底固定。摄跟骨轴侧位片示骨折对位满意，跟骨Böhler角恢复，距下关节面平整。最后将患肢小腿置于布朗氏架上抬高并将足跟部悬空。

护理及功能锻炼：整复固定后每日观察患肢肿胀变化及外固定松紧情况，并根据其变化及时调整夹板外固定松紧度，必要时在助手维持骨折对位情况下打开重新包扎固定，以预防皮肤压疮形成。间隔5～7天摄X线片复查1次，如有再移位，及时行手法干预或调整压垫位置、厚度。固定期间指导患者积极加强患肢足趾屈伸功能锻炼，3周后改踝关节功能位U形石膏外固定，6～8周后拆除外固定，予以舒筋通络中药熏洗并扶拐下地逐渐负重练习行走。

三、中西医结合治疗

随着对跟骨生物力学理解的深入，手术治疗恢复跟骨的解剖结构及关节面的平整已被越来越多的医师认可，手术治疗可以恢复跟骨的解剖结构，能够更好地恢复跟骨的高度及宽度、Böhler角和Gissene角，通过手术切开复位能够更好恢复距下关节面的平整，降低术后慢性疼痛、创伤性关节炎等远期并发症的发生率。术后早期对踝关节进行主动活动，降低踝关节僵硬的风险，符合现代外科快速康复的理念[8]。

（一）新鲜性跟骨骨折手术治疗

1. 手术时机选择

手术时机的选择与跟骨骨折术后伤口并发症及感染的发生有一定关联，一般来讲，跟骨外侧皮肤出现皱褶是进行手术的恰当时机。跟骨严重软组织挫伤出现张力性水疱时，应该予以延期手术治疗。Ho等[9]发现在外侧扩大切口的手术患者中，不同的手术时间（3天内、3～10天、10天后）进行手术对于术后并发症的发生率无显著影响。关于手术时间的选择，依然存在着很多争议。微创切口的最佳手术时间可能不同，跗骨窦切口和经皮复位的手术在伤后早期（7天内）进行可以显著降低术后软组织并发症。手术的时机与伤口并发症息息相关，手术时机的选择应结合手术方式与切口选择综合进行判断，术前积极的RICE（rest，ice，compression，elevation）治疗，待局部消肿、皮肤出现褶皱后再进行手术，可以降低伤口愈合不良和感染的风险[8]。

2. 手术方式选择

（1）切开复位内固定术：切开复位内固定术是跟骨骨折治疗的金标准，几乎适用于所有的骨折类型，特别适用于无法通过微创复位、伴有复杂移位的关节内跟骨骨折病例。切开复位能够更好地恢复跟骨正常解剖形态和关节面平整，但由于对软组织损伤较重，可能增加术后相关并发症的发生率。为了减少并发症的发生率，应根据骨折类型及软组织条件选择不同的手术切口，可选择外侧入路L形切口及跗骨窦切口、内侧切口、内外侧联合入路[8]。

（2）经皮复位内固定术：利用杠杆原理和牵引作用恢复跟骨形态，同时纠正内、外翻畸形。该术式适用于治疗Essex-Lopresti Ⅰ～Ⅱ型和部分Ⅲ型，尤其是后关节面与跟骨结节连为一体的跟骨骨折。也有学者应用该技术治疗Sanders Ⅱ～Ⅳ型骨折，Wallin等[10]对比研究了切开复位内固定与经皮复位内固定技术，发现它们在Böhler角、跟骨宽度恢复等方面效果一致，但经皮复位内固定技术可将感染发生率降至0～11%，有效促进伤口愈合[8]。

（3）关节镜辅助复位内固定术：该手术方式主要适用于Sanders Ⅱ～Ⅳ型骨折，特别适用于伴有关节面移位的骨折。距下关节镜因同时具有微创和关节内实时可视的优势，可将术后感染率降低，同时避免了软组织并发症，因此对于术前评估软组织风险较大的患者（吸烟、有糖尿病、开放伤的患者），关节镜手术是一种较好的选择。一方面距下关节镜可将螺钉准确性提高至95%，另一方面由于减少了术中透视次数，手术时间短于切开复位手术。其主要不足在于新医生的学习曲线陡峭，学习周期较长，且关节镜操作不可避免地会导致软骨损伤[8]。

（4）外支架固定术：对于严重软组织损伤或伴有严重外周血管性疾病、糖尿病等不能耐受传统切开复位内固定手术的跟骨骨折患者来说，外固定支架能够恢复跟骨高度，纠正内翻畸形，也可以作为其他复位手段的辅助治疗[8]。

（5）距下关节融合术：对于严重粉碎的关节内Sanders Ⅳ型跟骨骨折的病例，在进行切开复位内固定术后，远期创伤性关节炎不可避免的情况下，可以考虑一期对距下关节进行融合，去除距下关节面的软骨，局部植骨，内固定装置将跟骨与距骨融合一起，待距下关节间融合后，下地负重行走，可以降低创伤性关节炎导致的后期关节疼痛等并发症风险[8]。

（二）陈旧性跟骨骨折手术治疗

常用跟骨矫形截骨术见表3-6-4-1。

表3-6-4-1　常用跟骨矫形截骨术[5]

跟骨矫形截骨术	优点	不足	适应证
跟骨外侧壁截骨	易于操作；可有效恢复跟骨宽度，改善跟骨外侧撞击及腓骨肌腱炎引起的跟骨外侧疼痛	无法解决诸如跟骨高度丢失、跟骨内、外翻等其他跟骨畸形	Sanders Ⅰ、Ⅱ型跟骨畸形愈合；可作为基础术式与其他跟骨截骨术联合使用
Dwyer截骨术	纠正内翻畸形，减轻外侧肿痛和踝关节不稳，一定程度恢复跟距高度和Böhler角，术中不需要完全切除跟骨内侧皮质	导致跟骨长度缩短；跟骨结节转位可能引发神经病变，无法解决关节面塌陷、旋转等问题	Sanders Ⅲ型伴跟骨内翻畸形愈合
改良Dwyer截骨术	纠正内翻畸形，减轻外侧疼痛和踝关节不稳，恢复跟距高度和Böhler角，保持跟骨长度	无法解决关节面塌陷、旋转等问题	Sanders Ⅲ型伴跟骨内翻畸形及跟骨高度明显丢失
跟骨外侧楔形开放截骨术	矫正外翻畸形，恢复跟距高度和Böhler角，减轻腓骨肌腱和内侧足弓疼痛	无法解决关节面塌陷、旋转等问题，需取自体骨块填充开放缺损	Sanders Ⅲ型伴跟骨外翻畸形
Romash截骨术	重建原骨折线，可实现解剖重建，减轻各种并发症	对于跟骨畸形愈合时间较长的患者，术中难以清晰探查原始骨折线；关节受压型骨折时，操作困难；软组织挛缩时，缝合困难	手术距原发损伤少于12个月的患者；当考虑保留关节时，关节面状况评估良好的患者（Sanders Ⅰ型或Rammelt 0型）
舌型截骨术	可恢复距下关节吻合度，恢复跟距高度和Böhler角，较Romash截骨术操作性更强	当抬高超过1.5cm时，切口难以闭合；当面对关节面部分塌陷或旋转时，难以操作；距下关节炎的风险长期存在	关节面状况评估良好的患者（Sanders Ⅰ型或Rammelt 0型）；术中难以清晰探查原始骨折线时，该法可作为Romash截骨术的替代方法
跟骨体楔形截骨术	显著恢复跟骨高度及Böhler角；操作相对简单，易于合并其他截骨术式	可增加切口软组织张力，存在切口闭合困难或术后切口坏死的可能	跟骨骨折后反屈畸形

四、难点分析

目前跟骨骨折治疗的关键仍是恢复跟骨关节面、跟骨外形、后足及整个下肢的力线，同时术中减少软组织损伤，注意保护皮瓣的血供及切口周围的神经。尽管跟骨骨折的手术治疗方法已较为成熟，但在切口的选择、跟骨内翻的恢复以及载距突螺钉的置入等方面仍存疑惑或争议[11]。

五、医案验方

患者徐某，男，52岁。

病史：患者于1天前不慎从2m高处跌落，致双足疼痛肿胀，活动受限，遂来就诊。

入院症见：神清，精神可。双足疼痛肿胀，活动受限，无头晕头痛，无胸闷心悸，无恶心呕吐，无腰痛，纳眠可，二便正常。

诊查：双足肿胀，踝关节活动受限，压痛明显，有瘀斑，足跟横径增宽，无皮损流血，可触及足背动脉，趾动血运可。舌暗红，苔薄黄，脉弦数。

辨证：为骨折损伤，属气滞血瘀。

治法：活血化瘀，行气止痛。

处方：桃仁、当归尾、赤芍、川芎、苏木、土鳖虫、乳香、没药、三七、陈皮、枳壳。服用上方3天，水煎服，每日1剂。择期行跟骨切开复位内固定术。

第五节　辨　证　施　护

一、辨证护理

（1）情志护理：疾病早期，患者心情急躁，气滞血瘀，创伤疼痛造成肉体上的痛苦，精神上、心理上也有较大的创伤，应进行情感疏导，调动其主观能动性，增强其信心。疾病中后期，肝肾不足，以康复为主，康复过程缓慢，主要针对性给予精神鼓励，并指导功能锻炼。

（2）体位护理：跟骨骨折以青壮年人常见，伤后需制动，患者易因卧床引发下肢血栓，因此应在不同时期给予合理的体位护理。

（3）功能锻炼。

早期：由于固定、伤肢制动，可指导进行呼吸训练、健肢训练，同时患肢可活动脚趾，以帮助患肢消肿，防止血栓形成，增加患肢的肌力、肌耐力。

中后期：因骨折端已连接，稳定性可，此阶段多进行脚趾活动度及下肢肌力训练。

二、辨证施膳

1. 骨折后1～2周

此阶段患者的骨折部位一般会出现瘀血、肿胀、疼痛等现象，患者的食欲和胃肠功能也会有所降低，所以患者应以清淡开胃和易吸收的食物为主，同时还要适当多吃些酸奶、蜂蜜和香蕉等，减少出现大便秘结等症状。高能量和高蛋白膳食有助于恢复元气，但一般在骨折2周后才可以食用。如果患者在骨折后一直在室内休养，就会缺乏维生素D，不利于骨折的康复。这就需要患者在日常生活中多吃一些富含维生素D的食物，如动物肝脏和蛋黄等。此外，维生素C也是骨折患者不可缺少的元素，要适当补充。富含维生素C的食物有鲜枣、猕猴桃、荔枝、甜椒、花椰菜、豆瓣菜等。

2. 骨折后3～4周

此时期患者的身体有所好转，食欲和肠胃功能等也得到了基本恢复，所以在饮食上需要由清淡食物转为高营养的食物，并且还需要补给更多的维生素A和钙。在满足患者骨痂生长需要的基础上强化治疗效果，但是要注意以下几点：

（1）不要盲目补充钙质：有人认为多补充钙质才能够加速断骨的愈合，但相关的科学研究发现，增加钙的摄入量并不能加速断骨的愈合，如果一直进行盲目的补钙，还会对长期卧床的骨折患者造成不良影响，引起血钙增高等危险。

（2）忌偏食：骨折后，机体需要靠各种营养素进行修复，只有这样才能保证骨折有效愈合，所以患者一定不要偏食。

（3）多喝水：长期卧床的骨折患者需要多喝水，避免尿路结石及感染等情况的发生[12]。

第六节 循 证 研 究

一、基础研究

（一）跟骨解剖学研究

牛龙洋等[13]通过分析尸体解剖研究结果以及成人活体检测研究结果得出以下结论：①跟骨骨小梁的分布有致密（内、后、上）和稀疏（外、前、下）的不同。胫后动脉主要给跟骨前下部分的骨质和足前2/3皮肤供应血液，跟骨及其周围结构具有复杂的解剖学特点，这也是绝大多数跟骨骨折患者在经过临床治疗之后预后效果不佳的主要原因。②以跟骨及其周围结构的解剖学特点为依据为患者实施不同的固定术进行治疗，均可以发挥良好的治疗作用，能够充分肯定跟骨及其周围结构解剖学指导临床跟骨骨折治疗的价值。③跟骨骨折会导致患者的Böhler角和Gissane角发生变化，会使得Böhler角增大、Gissane角减小，这就会导致机体稳定性变差。以跟骨及其周围结构的解剖学特点为依据实施的不同内固定手术都应在术中对此情况加以重视，从而对Böhler角和Gissane角进行适当改善，提升整体的治疗效果。

（二）基于有限元法的跟骨生物力学分析

林娟颖等[14]基于有限元法对跟骨生物力学进行研究，建立跟骨三维有限元模型，得出以下分析结果。

1. 跟骨有限元分析

确定跟骨的边界条件如下：①在中立位正常站立情况下，跟骨前距、中距和后距关节面及跟骨与地面接触面受到的压强分别为30kPa、20kPa、70kPa、100kPa。②中立时跟骨受到外力情况，如从高空坠落时，跟骨前距、中距、后距关节面及跟骨与地面接触面受到的压强分别为150kPa、100kPa、1 000kPa、500kPa。

2. 有限元结果分析

（1）模拟人体正常站立下的受力情况，对跟骨进行应力、应变分析。正常站立情况下，跟骨应力整体分布均匀，应力较小，最大应力主要分布在跟骨底部，最大位移出现在后距关节面，这与后距关节面的面积最大并承受大部分体重的事实相符。

（2）模拟人体跟骨受到外力冲击，如从高处坠落下的受力情况，对跟骨进行应力、应变分析。在外力冲击作用下，跟骨应力较正常站立情况有明显升高，应力分布与正常站立情况下大致相同，主要集中在后关节面的后内方、前内方以及跟骰关节面。跟骨的整体应力有明显上升，其跟骰关节面的应力明显增大，这与跟骨骨折并未波及跟骰关节面，但跟骰关节炎发生率却相当高的临床情况相符；最大应力出现在跟骨与地面接触面，说明从高空落下时，跟骨受到地面极大的反作用力。从位移云图上看，当跟骨受到外力冲击时，跟骨的最大位移亦明显增加，最大位移发生在跟骨中距、后距关节面以及跟骨与地面接触点上，容易发生骨折。

（三）计算机辅助设计3D打印技术的临床应用

跟骨外形不规则，因此Sanders Ⅲ、Ⅳ型跟骨骨折形态多不规则，高能量损伤时跟骨内部可能存在严重的骨缺损、关节面塌陷，尤其是陈旧性跟骨骨折，解剖标志不清，因此骨折复位、固定较为困难。3D打印技术在临床中的应用对复杂跟骨骨折术前计划的制订有重要意义[15]。

（四）复杂关节内跟骨骨折的骨折图谱

Ni等[16]研究使用骨折图谱反映跟骨骨折模式，以揭示更详细的骨折碎片和骨折线模式。该研究的主要发现如下：

（1）跟骨骨折的特征性模式与跟骨结构和骨折机制密切相关。

（2）后关节面前缘骨折线的发生率很高。

（3）跟骨骨折经常使后关节面分裂，骨折线向后延伸可以将前内侧骨折碎片与跟骨粗隆分开。

（4）跟骨骨折很少累及载距突、跟骨后粗隆和前突。

这些结果将帮助医生考虑跟骨骨折的治疗方法，包括手术方法、术前计划、内固定物的选择和固定方式。

二、临床研究

（一）中医研究

1. 辨证论治研究

中医辨证治疗围手术期跟骨骨折的研究[17]表明：①中药用于早期创伤后及术后局部软组织的肿胀、切口渗出感染、骨筋膜间室内压力高、瘀斑严重疗效明显，且应用中药越早越好。②应用已经被临床验证有明确疗效的中药，可提高临床效果。中药对于改善血液供应、促进新骨形成、减缓炎症有明显的优势。总之，祖国医学辨证论治、整体观念的思想与现代医学相结合，有许多优势和潜力。

2. 中医外治法研究

符朝程等[18]利用新伤湿敷液治疗跟骨骨折术前肿胀疼痛的研究发现，于跟骨骨折术前应用新伤湿敷液外敷能够促进肿胀消退，缓解疼痛，利于早日手术。

（二）现代医学研究

1. 跟骨损伤机制研究[19]

（1）关节外骨折。关节外骨折最常见类型是前结节骨折和结节骨折。前结节骨折可进一步分为撕脱性骨折和压缩性骨折。前结节骨折是跖屈和内收的结果。结节骨折分为鸟嘴样骨折和撕脱性骨折，产生结节骨折的根源在于跟腱的强力牵拉作用。强力牵拉作用导致骨折的机制是腓肠肌用力收缩时，足踝部在跖屈位突然受到使足背伸的暴力，从而产生跟骨后结节撕脱骨折。若足突然内翻和跖屈，分歧韧带强力牵拉，则可产生前突骨折。

（2）关节内骨折。关节内骨折存在于距骨在跟骨上反常负荷之后，产生一条与距骨后外侧缘平行的直接、剪切骨折线。该线将跟骨分为两部分：后外侧部（结节）碎片和前中央部（支撑）碎片。骨折线的确切位置依赖于撞击后足的位置。间接骨折线有可能脱离直接骨折线而发展，最常见的是后骨折线，将跟骨分为前部和后部碎片，这一间接骨折线是距骨对跟骨轴向负荷作用的结果。

（3）剪切力产生骨折的机制。当人由高处跌下时，足跟在内翻或外翻位着地，距骨可使跟骨在纵轴的内侧或外侧发生骨折。偏心性负荷自距骨传导到跟骨，并向后劈开距下关节面，向前劈开跟骰关节面，产生一种基本骨折线；此线可因受伤时足所处位置而变化，假如为外翻位，骨折线易偏向外侧，可产生非关节内劈裂；反之，则骨折线偏向中央部或内侧。

在有些病例中，偶尔也可产生2条经过后距下关节面的骨折线，这可能是距骨连续性支持柱骨块（内侧骨块）的侧边撞击所致，其典型病理机制为支持柱骨块向内侧脱位1～2mm，距骨向下连续性撞击，致使已劈裂的后距下关节再次产生骨折脱位。若距骨不发生连续性撞击（负荷停止），距骨回缩到原位，由于强壮的距跟骨间韧带很少被撕裂，支持柱骨块则被紧紧地与距骨束缚在一起，向上移位，此支持柱骨块系由一部分后距下关节和一部分载距突骨块所组成；而跟骨的余下的外侧骨块由于缺乏此种强壮韧带与距骨的连接，则出现向外、向下以及外翻旋转移位，于是产生一种典型的"台阶"表现。前方距下关节亦由于有较强韧带连于距骨较少发生移位，但跟骰关节的跟骨面可发生1～2mm的脱位，且偶然也可出现2条劈裂骨折线经过关节面（机制同前述）。

（4）压缩力产生骨折的机制。当人由高处坠落时，足踝在垂直位着地，使跟骨体发生压缩型骨折。轴向负荷劈裂中距下关节面和内侧载距突骨块在外侧跟骨壁上时，则产生Y形骨折。Y形骨折线的后支方向是可变的，水平延伸到跟骨结节则产生舌状骨折；若向垂直方向延伸，则产生关节压缩型骨折，前方产生一个具有特征性的骨块，此骨块一般与关节面保持较好的连接，但在有跟骰关节面骨折时，可发生脱位。

（5）剪切力和压缩力共同作用产生的骨折。从跟骨受剪切力作用的部位和压力对各骨块的压缩情况来看，剪力引起的骨折，骨折线的位置变化基本可分为三种：①通过跟骨后距下关节面的外侧方，此时将不发生继发压缩，而产生一种跟骨体部的关节外骨折，由包含跟骨后距下关节面的支持柱骨块和跟骨结节骨块组成。②通过跟骨后距下关节面，产生两部分骨折，由部分跟骨后距下关节面的支持柱骨块和部分跟骨后距下关节面的跟骨结节骨块组成。而继发压力则产生了三部分骨折，由部分跟骨后距下关节面的支持柱骨块、结节骨块和部分跟骨后距下关节面的跟骨外侧骨块组成。③通过跟骨沟继发压应力产生两部分骨折，由跟骨后距下关节面的结节骨块和支持骨块（此时为载距突骨块）组成。

2. 跟骨骨折手术治疗研究

（1）经微创跗骨窦切口入路与传统外侧L形切口入路比较治疗跟骨骨折的荟萃分析[20]显示，经微创跗骨窦切口入路与传统外侧L形切口入路在术后Gissane角及Maryland足部功能评分方面差异无统计学意义。然而，跗骨窦入路组在手术时间、术后并发症及末次随访AOFAS评分结果方面都优于外侧L形入路组。在术后Böhler角方面，传统外侧L形切口入路组要优于微创跗骨窦切口入路，这提示跗骨窦入路在手术的安全性方面要优于外侧L形入路组，然而对于手术的疗效，此两种入路相当，所以可以认为对于Sanders Ⅱ、Ⅲ型，跟骨内侧无明显移位，跟骨体部无明显严重粉碎的跟骨骨折患者，跗骨窦入路值得推荐。

（2）闭合复位外固定和切开复位内固定治疗跟骨骨折的荟萃分析[21]显示，两种术式在跟骨宽度和长度恢复方面均有良好效果。AOFAS评分是评估跟骨骨折术后生活能力、足部功能常用的定量指标。本研究显示，两种技术在AOFAS评分方面无显著差异，说明两种术式恢复跟骨稳定性和日常生活能力的作用相似。本次分析还发现两组骨折愈合时间无显著差异，表明二者在加速骨折恢复方面效果相似。研究结果提示闭合复位外固定架技术在术中出血量、手术时间、住院时间三方面具有一定优势。

（3）空心螺钉和钢板内固定修复移位型跟骨关节内骨折的荟萃分析[22]发现，钢板内固定组术后Böhler角和Gissane角优于空心螺钉固定组，而空心螺钉内固定技术具有手术时间短、并发症发生率低等优点。对于Sanders Ⅱ、Ⅲ型跟骨骨折患者采用切开复位钢板内固定治疗跟骨骨折疗效优秀的患者达到45.45%，而空心螺钉组54.54%患者疗效达到优，显著优于钢板内固定组。

研究表明，Sanders Ⅱ型骨折的切开复位钢板内固定术和经皮螺钉内固定具有相似的固定强度。另有研究表明，经皮空心螺钉固定组的伤口并发症和深部感染发生率低于钢板内固定组。使用大切口（L形）是切开复位钢板内固定术的内部固定方法。广泛的切口会暴露更多的软组织并破坏局部血运，这可能导致皮肤坏死和伤口裂开。同时，钢板固定是造成创伤性关节炎和关节强直的另一个原因，因此为了使患者能够早日进行功能性锻炼和更好地预防术后并发症，经皮空心螺钉固定可能是一种更好的跟骨骨折内固定术。

（朱永展　李雪）

● 参考文献

[1] 陈国强，张爱平，李俊．跟骨骨折损伤机制的研究现状[J]．福建中医药，2006，37（4）：61-62.

[2] 刘红旗，杨雅琴，杨秀珍．医学影像检查对跟骨骨折的分型及治疗意义[J]．中外医学研究，2017，15（22）：60-61.

[3] 张芳，马戈东，郑晓静，等．距下关节镜治疗跟骨骨折的手术配合[J]．中医临床研究，2014，6（21）：119-120.

[4] GALLUZZO M，GRECO F，PIETRAGALLA M，et al．Calcaneal fractures：radiological and CT evaluation and classification systems[J]．Acta Biomed，2018，89（1-S）：138-150.

[5] 关鑫，相大勇，王博炜，等．跟骨矫形截骨术在跟骨骨折畸形愈合治疗中的应用进展[J]．中华创伤骨科杂志，2022，24（1）：38-45.

[6] 汪福武，汪子栋．骨折中医正骨辨证论治[J]．中国中医药现代远程教育，2016，14（20）：41-43，50.

[7] 卢治宇，王锴波，陈书本．手法整复夹板外固定治疗跟骨关节内骨折36例[J]．实用中医药杂志，2018，34（8）：984-985.

[8] 熊雁，王子明．跟骨骨折的临床治疗进展[J]．创伤外科杂志，2020，22（4）：241-244.

[9] HO C J，HUANG H T，CHEN C H，et al．Open reduction and internal fixation of acute intra-articular displaced calcaneal fractures：a retrospective analysis of surgical timing and infection rates[J]．Injury，2013，44（7）：1007-1010.

[10] WALLIN K J，COZZETTO D，RUSSELL L，et al．Evidence-based rationale for percutaneous fixation technique of displaced intra-articular calcaneal fractures：a systematic review of clinical outcomes[J]．The Journal of Foot and Ankle Surgery：Official Publication of the American College of Foot and Ankle Surgeons，2014，53（6）：740-743.

[11] 李兵，杨云峰．再议跟骨骨折手术治疗的几个关键点[J]．中华医学杂志，2020，100（29）：2244-2246.

[12] 谢庆祥，黄花，全迪，等．中医辨证分型防治跟骨骨折术后皮肤坏死[J]．中国现代医生，2013，51（22）：108-109，112.

[13] 牛龙洋，史建超．跟骨及其周围结构的解剖学特点及其在跟骨骨折治疗中的意义[J]．世界最新医学信息文摘，2021，21（45）：94-95.

[14] 林娟颖，刘晓颖，邢立杰，等．基于有限元法的跟骨生物力学分析[J]．医用生物力学，2018，33（1）：37-41.

[15] 杨晶．计算机辅助设计3D打印技术在复杂跟骨骨折治疗中的应用[J]．国际骨科学杂志，2017，38（1）：51-54.

[16] NI M，LV M L，SUN W，et al．Fracture mapping of complex intra-articular calcaneal fractures[J]．Ann Transl Med，2021，9（4）：333.

[17] 陈斌，曹日隆，刘安平．中医辨证治疗围手术期跟骨骨折16例[J]．安徽中医学院学报，2007，26（1）：14-16.

[18] 符朝程，李肆仁，刘文龙，等．新伤湿敷液治疗跟骨骨折术前肿胀疼痛疗效观察[J]．中医药临床杂志，2020，32（6）：1144-1147.

[19] 李西成．跟骨骨折的系列研究[D]．石家庄：河北医科大学，2007.

[20] 吴旻昊，孙文超，闫飞飞，等．经微创跗骨窦切口入路与传统外侧L形切口入路比较治疗跟骨骨折的Meta分析[J]．中国骨伤，2017，30（12）：1118-1126.

[21] 郭家幸，孙官文，包呼和，等．闭合复位外固定和切开复位内固定治疗跟骨骨折的Meta分析[J]．内蒙古医学杂志，2021，53（7）：797-800.

[22] 胡凯，乔晓红，张永红，等．空心螺钉和钢板内固定修复移位型跟骨关节内骨折：基于15篇随机对照试验的Meta分析[J]．中国组织工程研究，2021，25（9）：1465-1470.

第七章　腰椎间盘突出症

第一节　概　　述

腰椎间盘突出症（lumbar disc herniation，LDH）是腰椎间盘组织突出压迫刺激相邻神经根引起的综合征，主要表现为腰痛、下肢的麻痛及放射痛、皮肤区域性感觉迟钝、肌力减弱等一系列临床症状和体征。

第二节　病　因　病　机

一、中医学对腰椎间盘突出症病因病机的认识

中医古籍中并无"腰椎间盘突出症"的病名，根据其症状可将其归于中医学的腰痛、腰脚痛、痹病等范畴。在发病方面强调肾虚、风寒留着、劳役伤肾、坠堕伤腰及寝卧湿地等因素，并将突然发作的称为卒腰痛，反复发作、经久不愈的称为久腰痛。

二、现代医学对腰椎间盘突出症致病因素的认识

腰椎间盘突出症的发病机制目前还未明确，近年来出现了很多不同的观点，主要有机械力学学说、免疫炎症学说、基质金属蛋白学说。

第三节　诊断与鉴别诊断

一、诊断

（一）临床表现

患者多有腰部外伤史、慢性劳损或寒湿史。大部分患者在发病前多有慢性腰痛史。常发于青壮

年。主要表现为腰痛向臀部及下肢放射，腹压增加时（如咳嗽、打喷嚏时）疼痛加重。脊柱侧弯，腰椎生理弧度消失，病变部位椎旁有压痛，并向下肢放射，腰部活动受限。下肢受累神经支配区感觉过敏或迟钝，病程长者可出现肌肉萎缩。直腿抬高或加强试验阳性，膝、跟腱反射减弱或消失，拇趾背伸力可减弱。

（二）辅助检查

腰椎X线正位片可见椎体有旋转、侧弯，侧位片有明显椎间隙变窄，椎曲变直，甚至反弓。CT可识别椎间盘突出的位置、类型、大小及骨化程度，横断面可测量椎管和侧隐窝的容积。MRI可直接显示腰椎间盘突出的影响，并判断腰椎间盘突出的大小和硬膜囊与神经根受压的程度。

（三）诊断要点

病史：腰部外伤、受寒史。

临床症状：腰痛伴有一侧或双侧下肢放射痛，腰椎活动受限。腰部活动、屈颈、咳嗽、打喷嚏等可使疼痛加重。

体征：腰肌紧张、脊柱侧弯、棘突旁压痛可伴有放射痛。下肢皮肤感觉减退，肌力下降，腱反射减弱。直腿抬高及加强试验阳性。股神经牵拉试验、屈颈试验可阳性。

（四）分型分期

1. 中医辨证分型

（1）湿热痹阻型：腰痛合并下肢放射痛，热天或雨天疼痛加重，活动后痛感可减轻，肢体困倦，胃纳欠佳，大便烂，小便短赤、有灼热感，舌红、苔黄腻，脉滑。

（2）寒湿痹阻型：腰腿冷痛重着，转侧不利，静卧疼痛不减轻，阴雨天、寒冷天疼痛加剧，倦怠乏力，怕冷，舌淡、苔白腻，脉沉。

（3）肾虚型：腰腿酸软无力，其痛绵绵，喜按喜揉，遇劳更甚，卧则减轻。肾阳虚者面色白，畏寒肢冷，舌淡、苔白，脉沉细。肾阴虚者则心烦失眠，口燥咽干，手足心热，舌红少苔，脉细数。

（4）血瘀气滞型：跌扑损伤后见腰痛伴下肢牵拉痛，疼痛剧烈，痛有定处，拒按，日轻夜重。舌紫暗、边有瘀点，苔白，脉细涩。

2. 疾病分期

（1）急性期：腰腿痛剧烈，活动受限明显，不能站立、行走，肌肉痉挛。

（2）缓解期：腰腿疼痛缓解，活动好转，但仍有痹痛，不耐劳。

（3）康复期：腰腿病症状基本消失，但腰腿乏力，不能长时站立、行走。

3. 腰椎间盘突出的形态

（1）纤维环环状膨出：膨出在相邻的椎骨后缘之间，纤维环完整，可不引起腰椎间盘突出的临床症状。

（2）纤维环局限性膨出：纤维环局限性隆起，但纤维环完整，可产生腰椎间盘突出的临床症状。

（3）腰椎间盘突出：突出的髓核被很薄的纤维环所约束，可产生严重的腰椎间盘突出的临床症状。

（4）椎间盘脱出：突出的髓核穿过完全破裂的纤维环，位于后纵韧带之下，髓核可位于神经根上、下方，或椎管前方正中处。

（5）游离型椎间盘：髓核穿过完全破裂的纤维环和后纵韧带，游离于椎管内甚至位于硬膜内或蛛网膜下腔，压迫马尾神经或神经根。

二、鉴别诊断

（1）急性腰扭伤：多数有急性腰扭伤史，可出现各种不同的症状和功能失调，以及突然发作的急性疼痛，常处于强迫体位，由于保护性肌紧张使脊柱强直或侧凸，疼痛可向臀部放射。屈髋屈膝可引起腰部疼痛，直腿抬高试验可为阳性，但无坐骨神经牵拉痛，直腿抬高加强试验阴性。

（2）慢性腰部劳损：可由急性腰扭伤后未经及时合理治疗或长期积累性腰部组织损伤引起。常表现为腰骶部酸痛或钝痛，劳累后疼痛加重，休息、改变体位及局部揉打按摩后症状减轻，不能坚持弯腰工作，疼痛严重时可牵掣到臀部及大腿后侧，腰骶部竖脊肌附着点处是最常见的压痛点，椎旁、棘间及第三腰椎横突深压痛，臀肌起点及臀部可有压痛点。直腿抬高试验无放射痛。

（3）退行性变腰椎骨关节病：以腰椎退行性改变为主，有腰椎广泛骨与关节增生性改变，并继发一系列临床症状与体征。临床表现为晨起腰部僵直或酸胀感明显，活动后症状逐渐减轻，但活动时间较长后患者又可出现腰痛加重，卧床休息、局部按摩后可以缓解。腰部常无明显压痛点，局部按压后有舒适感。退变较严重的患者，小关节不对称，该节段的腰椎间盘变性的发生率明显增高，以致骨质增生，向后压迫神经根，或因腰椎不稳、小关节增生内聚而刺激神经根，从而出现下肢放射痛，疼痛以大腿前外侧为主，有时可表现为根性痛。

第四节　治　疗　概　况

一、中医辨证论治

（1）湿热痹阻型：治以清热祛湿、舒筋通络。方用四妙散加味或清湿利腰汤加减：黄柏、狗脊、木通、续断、威灵仙、苍术、木香、牛膝、泽泻、豨莶草、薏苡仁。中成药用清湿利腰颗粒。

（2）寒湿痹阻型：治以温筋通络、散寒除湿。方用当归四逆散加减：当归、桂枝、芍药、细辛、通草、大枣、炙甘草。中成药用腰痹通胶囊等。

（3）肾虚型：治以温肾壮阳、滋肾养阴、益气通络。肾阴虚用左归丸加减：山茱萸、山药、菟丝子、枸杞子、熟地黄、怀牛膝、鹿角胶（烊）、龟甲（先煎）。肾阳虚用右归丸加减：熟附子、山茱萸、山药、杜仲、肉桂（冲）、当归、枸杞子、菟丝子、巴戟天、鹿角胶（烊）。中成药用黄芪鳖甲颗粒、六味地黄丸或右归胶囊。

（4）血瘀气滞型：治以活血散瘀、通络止痛。方用身痛逐瘀汤加减：秦艽、川芎、桃仁、红花、甘草、羌活、没药、当归、香附、牛膝、地龙（去土）、五灵脂（炒）。中成药用三七丸或腰腿和伤颗粒。

二、中医特色治疗

（1）一般治疗：卧硬板床，垫腰枕休息，保暖，佩戴腰围制动。

（2）手法推拿治疗：①滚、揉、推、按、拿双侧腰部肌肉5min；②点按或按揉相应棘突旁及环跳穴5min，尽量有放射感；③滚、揉、推、拿及点按下肢穴位约5min；④隔天行下肢牵拉按压或腰后伸按压及斜扳、弹腿一次。

（3）腰椎牵引：床边布带牵引负重16～22kg，每天2次，每次40～60min。或用四维牵引床行二维牵引，牵引力一般为22～30kg，每天1次，每次40min。

二维牵引治疗的目的：增大脊柱的椎间隙，减轻神经根受压；改善关节的活动范围。解除肌肉痉挛，松解组织粘连；促进软组织损伤的修复、水肿的吸收和炎症的消退，并缓解疼痛。

三维牵引治疗的目的：解除肌肉痉挛，松解组织粘连；促进软组织损伤的修复、水肿的吸收和炎症的消退，并缓解疼痛；通过牵引的力学作用以达到缓慢复位。

四维牵引治疗的目的：增大脊柱的椎间隙，减轻神经根受压；解除肌肉痉挛，松解组织粘连；促进软组织损伤的修复、水肿的吸收和炎症的消退，并缓解疼痛；对脊柱侧弯有复位和矫治作用；改善关节的活动范围。

（4）中药外敷：可用玉龙散等外敷腰部。

（5）理疗：择优选用超声波、中药封包、远红外线、中频脉冲电、射频、中药熏腰、中药罨包、大推拿或三维牵引复位术等进行理疗。

三、中西医结合治疗

西医非手术治疗以对症治疗为主，必要时手术治疗。

（1）急性起病或急性腰腿痛重者用20%甘露醇250mL加地塞米松10mg静脉滴注以脱水治疗，每天1次，一般用3～5天。结合口服消炎止痛药。

（2）阿司匹林是最常用的镇痛药，药性缓和安全，用于各种神经痛及关节痛，但禁止大量长期使用，胃溃疡患者慎用。

（3）扶他林、消炎痛、布洛芬等的镇痛效果优于阿司匹林，抗炎、抗风湿作用也较强，但因有一定副作用，如引起头痛、恶心、皮疹及胃肠道反应，对肝肾亦有损伤，故应在医生指导下服用。

（4）对于急性期患者，因脊神经根水肿引起剧烈疼痛，甚至继发蛛网膜粘连的，应予口服或者静脉滴注类固醇类药物，辅以利尿剂或者脱水剂，以消除神经根水肿。

（5）维生素B_1等营养神经药对神经损伤也有一定的恢复作用，常在一些复方中使用。

（6）如果患者疼痛难忍，一般止痛药效果不佳时，可服用吗啡缓释片或者注射哌替啶针剂等，但这类药物具有成瘾性，应严格在医生指导下短期使用。

（7）外用扶他林软膏可在局部形成高用药浓度，有效缓解软组织损伤引起的紧张、疼痛。

（8）手术治疗是该病的最后一项治疗手段，是在多种保守方法治疗效果不佳或不适宜保守治疗情况下使用的。

四、难点分析

（1）腰椎间盘突出巨大或者脱出，后纵韧带骨化者，通过针灸、中药外敷治疗可以减轻局部水肿，炎性渗出，中医摇摆手法协助治疗可短期减轻疼痛症状，但无法扩大椎管容积，故病症缓解较难。

（2）有些患者出现下肢麻木，考虑可能为神经受压时间较长而受损引起。口服中药汤剂治疗能达到减轻麻木的效果，但治疗上需较长的时间。

（3）针灸治疗椎管及椎管内的病变有一定的局限性，难以直达病所。尤其是合并腰椎管狭窄或腰椎滑脱的患者，疗效不显著。

五、医案验方

患者李某某，男，50岁。2013年10月10日初诊。

发病节气：寒露。

主诉：腰痛不适，活动引痛3个月。

现病史：患者3个月前无明显诱因下出现腰痛不适，活动引痛，伴左下肢放射痛。曾在骨科门诊就诊，初诊医师检查其腰曲尚可，腰肌紧张，两侧压痛，叩击痛，腰部各方向活动牵引痛受限，直腿抬高试验（＋），舌体胖，苔白腻，脉弦，谓其"痰湿阻络"，拟祛痰化湿，通络止痛，予佛山市中医院院内制剂利腰颗粒，以清湿热，利腰通络止痛，但效不显，腰痛未止，于2013年10月10日再次求诊。到诊时见：患者神清，精神可，无头晕头痛，诉腰痛，活动后加重。舌淡体胖，苔白略腻，脉弦细。起病后纳眠欠佳，大便调，夜尿每晚3～4次。

体格检查：腰曲稍直，稍侧弯，两旁脊肌紧张，叩击痛，各椎体、棘突间深压痛，腰部各方向活动牵引痛受限，直腿抬高试验50°（阳性），4字试验阴性，下肢肌力、肌张力及皮肤浅感觉未见明显异常，生理反射存，病理反射未引出。舌淡体胖，苔薄黄略腻，脉弦细。

辅助检查：X线片检查示"腰椎稍侧弯，骨质疏松，胸12、腰3椎体上终板凹陷变形，各椎体角缘骨质增生，腰4/5椎间隙稍变窄，椎小关节增生"。

中医诊断：腰痛，肾虚夹湿证。

西医诊断：①腰椎间盘突出症；②骨质疏松症。

治法：补肾壮骨，兼清湿热。

处方：

（1）自拟肾虚方加延胡索：五指毛桃、路路通、千斤拔、狗脊、苍术、薏苡仁、两面针、牛膝、杜仲、续断、桑寄生、延胡索。3剂，头煎取水600mL煎40min取汁150mL，次煎取水400mL煎40min取汁150mL，二煎混合分两次温服，每日1剂。

（2）外治予玉龙散3袋，以舒筋络、止痹痛。

2013年10月14日二诊，患者诉腰痛明显缓解，夜尿次数减至每晚1次，睡眠质量改善，舌淡，苔薄略黄，脉弦略细。复投上方7剂善后。

第五节 辨 证 施 护

一、辨证护理

（1）了解患者的情绪，使用言语开导法做好安慰工作，使其保持情绪平和、神气清净。

（2）用移情疗法，转移或改变患者的情绪和意志，舒畅气机、怡养心神有益于患者的身心健康。

（3）对于因疼痛而出现情绪烦躁的患者，使用安神静志法，让患者闭目静心，全身放松，平静呼吸，以达到周身气血流通舒畅的效果。

二、辨证施膳

根据患者的营养状况和辨证分型的不同，科学合理指导饮食，使患者达到最大程度的康复，在指导患者饮食期间，动态观察患者的胃纳情况和舌苔变化，随时更改饮食计划。

（1）血瘀气滞型：饮食宜进行气活血化瘀之品，如黑木耳、金针菇、桃仁等。

（2）寒湿痹阻型：饮食宜进温经散寒、祛湿通络之品，如砂仁、羊肉、蛇酒等，食疗方有肉桂猪瘦肉汤、鳝鱼汤、当归大枣煲羊肉。忌凉性食物及生冷瓜果、冷饮。

（3）湿热痹阻型：饮食宜进清热利湿通络之品，如丝瓜、冬瓜、赤小豆、玉米须等，食疗方有丝瓜猪瘦肉汤。忌辛辣燥热之品，如葱、蒜、胡椒等。

（4）肾虚型：肝肾阴虚者宜进滋阴填精、滋养肝肾之品，如枸杞子、黑芝麻、黑白木耳等，食疗方有莲子百合煲猪瘦肉汤，忌辛辣香燥之品。肝肾阳虚者宜进温壮肾阳、补精髓之品，如黑豆、核桃、杏仁、腰果、黑芝麻等，食疗方有干姜煲羊肉，忌生冷瓜果及寒凉食物。

第六节 循 证 研 究

一、基础研究

腰椎间盘突出的发病机制至今还未明确，主要有以下学说。

1. 机械力学学说

该学说认为腰椎间盘受到的压力超出了自身所能承重的正常范围，纤维环就会损伤，导致髓核突出。机械力学学说是腰椎间盘突出症在生物力学角度上最经典、最直观的解释。据此出现了以解决机械压迫为主要目的的腰椎间盘髓核摘除术[1-2]。

2. 基质金属蛋白酶学说

基质金属蛋白酶（MMP）存在于正常的腰椎间盘组织中。影响MMP的激活及调剂的过程都可能影响椎间盘的退变。有学者指出腰椎间盘突出不仅受到MMP的调节，而且受到金属蛋白酶组织抑制剂（TIMP）的影响。TIMP通过调节MMP在腰椎间盘中的含量，参与腰椎间盘组织的退变过程。但该学说未能解释部分患者腰椎间盘纤维环变性变薄的机制[3-5]。

3. 免疫炎症学说

退变、突出的椎间盘与免疫炎性反应有着非常密切的联系[6]。虽然免疫炎症因子参与了腰椎间盘突出的过程，但不排除由机械性或退变性因素介导的可能。因此免疫炎症反应是否为腰椎间盘突出的发病机制还有待进一步验证。

4. 基因控制学说

研究发现人类聚集蛋白聚糖（aggrecan）等位基因在腰椎间盘突出症患者中出现的频率较高，而且青少年型腰椎间盘突出症在临床上越来越多见，其中部分患者没有长期的劳动及外伤史作为诱因，因此青少年型腰椎间盘突出的遗传学领域值得去探索[7]。

5. 多因素学说

不同学者对导致腰椎间盘退变、突出的主要发病机制持有不同观点，但腰椎间盘突出更可能是多种因素共同作用的结果。实验研究发现[8]兔子椎间盘的纤维环受到损伤后，Fas基因表达上调、MMP家族中部分成员含量上升，MMP表达异常导致椎间盘基质降解的异常，继而腰椎间盘发生退变。腰椎间盘突出的发病过程是复杂的、多级的，每个病变的阶段都可能是一个或者几个因素共同作用的结果，而且每个因素在各个阶段也可能会相互作用。对这些问题的探究，将使腰椎间盘突出的发病机制进一步完善，为临床治疗提供新的依据。

二、临床研究

多数LDH患者症状会随时间推移而缓解，因而应根据病程、临床表现、腰椎间盘突出的位置及相应神经根受压严重程度，采取个体化治疗方案，近年来，有关LDH的治疗方式不断创新发展。以下列举近年来比较新颖的一些治疗手段，包括药物治疗、手术治疗、物理治疗和康复运动治疗等。

（一）药物治疗

屠安琪等[9]指出内服石氏加味逐痰通络汤治疗腰椎间盘突出症的疗效比用双氯芬酸钠缓释片疗效好，其减轻疼痛的作用明显，腰椎功能得到改善。孙凯等[10]证明身痛逐瘀汤加减在治疗LDH的效率、改善疼痛VAS评分方面明显优于腰痛宁胶囊和双氯芬酸钠缓释片。穴位注射能增强穴位刺激效应强度，发挥药物的直接治疗作用，放大药物作用，充分发挥药物和穴位的协同作用。

（二）手术治疗

1. 经皮椎间盘等离子消融术

低温等离子经皮穿刺椎间盘消融术是一种安全有效的LDH治疗技术，可明显缓解疼痛，改善活动能力，临床应用要严格选择适应证[11]。

2. 硬膜外糖皮质激素注射治疗

硬膜外糖皮质激素注射可根据解剖定位或在影像引导下进行操作，经椎间孔、椎板间入路（包含侧隐窝入路）或经骶裂孔穿刺，使药物到达受累神经根周围。硬膜外糖皮质激素注射治疗（ESI）可在短期内缓解伴有坐骨神经痛的腰痛患者的症状。行ESI时，应小剂量使用糖皮质激素，剂量增加并不增加疗效；且ESI仍存在严重的并发症，特别是由颗粒性糖皮质激素引起的脊髓损伤、脑梗死等，虽然其发生率在腰部区域比在颈部区域低[12]。

（三）物理治疗

1. 体外冲击波

运用体外冲击波治疗，可有效地减轻LDH患者腰背疼痛，改善其功能状态及生活质量[13]。

2. 高能量激光治疗

高能量激光治疗（HTLT）可用于治疗低功率激光刺激难以覆盖的部位，如关节突关节深部，因其具有抗炎、消肿和镇痛的作用，与超声治疗一样，二者皆能达到改善LDH患者症状的效果[14]。

3. 针灸治疗

研究认为针刺八髎穴配合推拿可调节免疫指标水平改善LDH患者症状[15]。针刀华佗夹脊穴治疗LDH的机制可能与细胞免疫和体液免疫相关[16]。

（四）康复运动治疗

现代康复医学认为LDH患者普遍存在着腰背肌无力的情况，致使腰椎稳定性受到损害以及腰部肌群对于腰椎椎体及椎间盘的保护性明显下降，故而导致LDH的难治性及易复发性。现代运动康复疗法能够改善血液循环，增强腰部肌力、协调性和柔韧性，提高脊椎的稳定性，从而尽量恢复脊椎最佳力学动态平衡，达到治愈和预防复发的目的[17-19]。

（关宏刚　邓再冲　张朝鸣）

● 参考文献

[1] LOTZ J C, CHIN J R. Intervertebral disc cell death is dependent on the magnitude and duration of spinal loading[J]. Spine, 2000, 25（12）: 1477-1483.

[2] RANNOU F, LEE T S, ZHOU R H, et al. Intervertebral disc degeneration: the role of the mitochondrial pathway in annulus fibrosus cell apoptosis induced by overload[J]. The American Journal of Pathology, 2004, 164（3）: 915-924.

[3] ROBERTS S, CATERSON B, MENAGE J, et al. Matrix metalloproteinases and aggrecanase: their role in disorders of the human intervertebral disc[J]. Spine, 2000, 25（23）: 3005-3013.

[4] BACHMEIER B E, NERLICH A, MITTERMAIER N, et al. Matrix metalloproteinase expression levels suggest distinct enzyme roles during lumbar disc herniation and degeneration[J]. European Spine Journal: Official Publication of the European Spine Society, the European Spinal Deformity Society, and the European Section of the Cervical Spine Research Society, 2009, 18（11）: 1573-1586.

[5] 洪祖聪, 徐杰. MMP-2、MMP-14、TIMP-2在退变腰椎间盘髓核组织的表达及意义[J]. 福建医药杂志, 2010, 32（3）: 90-92.

[6] NAYLOR A, HAPPEY F, TURNER R L, et al. Enzymic and immunological activity in the intervertebral disk[J]. The Orthopedic Clinics of North America, 1975, 6（1）: 51-58.

[7] 丛琳，朱悦，屠冠军．聚集蛋白聚糖基因串联重复多态性与腰椎间盘突出症相关性研究[J]．中华外科杂志，2015，53（2）：116-120．

[8] ANDERSON D G，IZZO M W，HALL D J，et al．Comparative gene expression profiling of normal and degenerative discs：analysis of a rabbit annular laceration model[J]．Spine，2002，27（12）：1291-1296．

[9] 屠安琪，吴军豪，闻国伟，等．石氏加味逐痰通络汤治疗痰瘀阻络型腰椎间盘突出症临床研究[J]．河北中医，2019，41（7）：1014-1016，1020．

[10] 孙凯，朱立国，魏戍，等．身痛逐瘀汤治疗腰椎间盘突出症疗效和安全性的系统评价和Meta分析[J]．中国中药杂志，2020，45（5）：1159-1566．

[11] 孙晓飞，田军涛，张子甲，等．双针穿刺低温等离子射频消融联合臭氧治疗腰椎间盘突出症33例临床观察[J]．甘肃中医药大学学报，2021，38（2）：70-73．

[12] KIM J Y，LEE J W，LEE G Y，et al．Comparative effectiveness of lumbar epidural steroid injections using particulate vs non-particulate steroid：an intra-individual comparative study[J]．Skeletal Radiology，2016，45（2）：169-176．

[13] WEI W，TANG H Y，LI Y Z，et al．Effectiveness of extracorporeal shock wave for low back pain：a protocol of systematic review[J]．Medicine，2019，98（7）：1-4．

[14] BOYRAZ I，YILDIZ A，KOC B，et al．Comparison of high-intensity laser therapy and ultrasound treatment in the patients with lumbar discopathy[J]．BioMed Research International，2015（14）：Article ID 304328．

[15] 荣兵，王大力．针刺八髎穴联合推拿治疗腰5、骶1椎间盘突出症临床疗效[J]．辽宁中医杂志，2017，44（3）：587-590．

[16] 王胜军．华佗夹脊穴治疗腰椎间盘突出症优化方案的评价及对免疫应答机理的探讨[J]．中国中医药现代远程教育，2017，15（11）：54-55．

[17] 罗权，张德元，谭海群．瑞士球训练治疗腰椎间盘突出症的疗效观察[J]．中华物理医学与康复杂志，2016，38（1）：56-58．

[18] 张彩虹，刘尚建，徐荣谦．针刺联合McKenzie疗法治疗腰椎间盘突出症疗效及对患者生活质量的影响[J]．世界中西医结合杂志，2017，12（9）：1275-1278，1282．

[19] 胡艳芳，张维维，吕燕．骨科腰椎间盘突出症中医护理方案临床应用[J]．中国病案，2014，15（5）：78-80．

第八章 颈 椎 病

第一节 概 述

颈椎病是由颈椎间盘退变及其继发的相邻组织结构病变累及相邻组织结构（脊髓、神经、血管等）而产生的一系列症状和体征。

中医古籍中无颈椎病的命名，颈椎病的相关症状散见于中医古籍关于痹病、项强、痿病、眩晕等方面的论述中。因颈椎病临床多以"颈肩臂疼痛麻木"为主要症状，故目前临床上多将其归于中医痹病范畴。

第二节 病 因 病 机

一、中医学对颈椎病病因病机的认识

中医对颈椎病病因病机的认识主要可归于痹病范畴，临床又常称之为"项痹"。中医古籍及大量现代文献研究资料表明，颈椎病的发生与气候的条件、工作生活起居、体质的盛衰有着密切关系。

（1）外邪侵袭。当人体感受风寒湿之外邪时，颈肩部筋脉气血运行受阻不通，筋脉痉挛或失荣，则见颈肩部及上肢疼痛。

（2）外伤劳损，气滞血瘀。长期姿势不良或急性外伤，致颈部筋脉损伤，气血运行不畅，可致气滞血瘀，阻闭经络，而发病。患者多有长期伏案工作、长期使用电脑或颈部外伤史。

（3）痰湿阻络。久病气血运行不畅，以致"血停为瘀，湿留为痰"。痰湿互结，或与外邪相合，阻滞经络，深入骨髓，则病邪难除，病情反复。多以反复发病为特点。

（4）久病体虚。久病气血不足或五脏精血亏虚，精血无以灌溉周流，经脉失养；久则肝肾亏虚，则可见肢体麻木萎软无力。

二、现代医学对颈椎病致病因素的认识

现代医学也指出了颈椎病复杂的病理机制。目前多数学者认为颈椎病始于颈椎间盘退变突出，继发椎间隙变窄、关节突关节增生、椎间孔狭窄、黄韧带肥厚、椎管狭窄、颈椎曲度异常、颈椎失

稳、项韧带钙化等。当退变突出的颈椎间盘、增生的骨赘、肥厚或钙化的韧带形成混合性的突出物，刺激压迫颈部神经根、脊髓或颈部血管，则会出现相应的临床症状与体征。

第三节　诊断与鉴别诊断

一、诊断

1. 颈型颈椎病

（1）病史：青年人多发，多见于长期低头工作者。

（2）临床症状：以颈部酸、胀、痛不适为主，无上肢症状，可伴后枕部疼痛。颈部生理弯曲可变直，颈部肌肉紧张并压痛，一般无放射痛。

（3）体征：颈部生理弯曲可变直，颈部肌肉紧张并有压痛，一般无放射痛。

（4）辅助检查：X线检查可见颈部生理曲度改变，MRI检查可有椎间盘退变。

2. 神经根型颈椎病

（1）病史：有颈椎劳累史。

（2）临床症状：颈部出现局限性疼痛，逐渐加重，并向一侧肩背或上肢放射，严重者出现手指麻木或疼痛，颈部后伸或侧弯以及咳嗽时疼痛可加重，病久可出现患侧手部持物无力及握力减退。头颈部活动受限，枕下部、颈后部及肩胛部有压痛点，受累神经根分布区的皮肤感觉减退，肌反射及肌力减弱，严重者大、小鱼际或骨间肌萎缩。病变在颈5～6节段时，累及颈6神经根引起患侧拇指和示指皮肤感觉减退；颈6～7节段病变时，累及颈7神经根引起患侧中指感觉减退。

（3）体征：颈部压痛，臂丛神经牵拉试验阳性，椎间孔挤压（压顶）试验阳性，受累神经支配的皮肤感觉减退或肌力下降。

（4）辅助检查：X线检查无特异性，可见有椎体骨质增生，钩突变尖，椎间隙狭窄，颈椎生理曲度变直，消失甚至反张，颈节段不稳，韧带钙化和椎间孔变小等改变。CT或MRI可显示髓核突出、脊神经根受累且影像学改变与临床表现相符。

3. 椎动脉型颈椎病

（1）病史：可有长期伏案工作史。

（2）临床症状：出现一侧颞部或枕部的阵发性疼痛、体位性眩晕或猝倒的后循环缺血的症状，常因头颈旋转活动至某一体位时而诱发或加重。有些患者还表现为视力减退或模糊、记忆力下降。主要体征有颈后部压痛、转颈试验阳性等。

（3）体征：颈椎生理曲度改变、转颈试验阳性。

（4）辅助检查：X线可显示颈椎不稳、退变等。X线或CT等检查主要表现为椎间盘退变、椎间不稳、生理曲度改变等，有些患者可通过磁共振血管成像（MRA）显示椎动脉狭窄或迂曲等征象。

4. 脊髓型颈椎病

（1）病史：渐进加重，部分患者在外伤后加重。

（2）临床症状：早期下肢无力、双腿发紧及抬步沉重感，逐渐出现行走有踏棉花或走沙滩的感觉，甚至呈痉挛性瘫痪。部分患者伴有腰部束带感、肢体麻木和大小便功能障碍，以及腱反射亢进、髌阵挛和踝阵挛阳性、肌张力增高等锥体束征。

（3）体征：下肢肌力降低，肌张力增高，病理征阳性，皮肤感觉减退，或伴有上肢麻木无力，霍夫曼征（Hoffmann sign）阳性。

（4）辅助检查：X线可显示颈椎退变，CT或MRI检查可显示椎管狭窄、椎体后缘骨赘、椎间盘突出、脊髓受压。

5. 交感神经型颈椎病

（1）病史：无明显外伤史。

（2）临床症状：由交感神经兴奋或激惹，引起头疼、头晕、心动过速、心律不齐、肢体发凉、视物不清、眼球胀痛、耳鸣或听力下降，或心动过缓、血压偏低、胃肠蠕动加强、流泪、鼻塞等症状。这些症状在颈部转动或按压颈部时加重。部分患者还同时出现椎动脉型颈椎病的表现。

（3）体征：颈部压痛，可能没有特异性体征。

（4）辅助检查：X线、CT等检查可能有颈椎间盘变性、突出，节段不稳。

二、鉴别诊断

颈椎病的鉴别诊断主要是在不同证候、类型间的鉴别诊断。

1. 中医鉴别诊断

（1）风寒痹阻证：颈、肩、上肢串痛麻木，以痛为主，夜晚痛增，头有沉重感，颈部僵硬，恶风畏寒，得热痛减，舌淡红，苔薄白，脉弦紧。

（2）血瘀气滞证：颈、肩及上肢刺痛，痛处固定，伴有肢体麻木，舌质暗，边有瘀点，脉弦涩。

（3）肝肾亏虚证：颈及上肢麻木，耳鸣耳聋，失眠多梦，可伴有眩晕，精神萎靡，健忘，腰膝酸软，舌红少苔，脉细。

（4）痰湿阻络证：头晕目眩，头重如裹，四肢麻木不仁。纳呆，恶心，肢体倦怠，舌淡红，苔厚腻，脉滑。

（5）气血亏虚证：头项酸痛不适，头晕目眩，劳则即发，面色苍白，唇甲不华，心悸气短，四肢麻木，舌淡苔少，脉细弱。

（6）肝阳上亢证：眩晕耳鸣，头痛且胀，面色潮红，急躁易怒，少寐多梦，口苦，舌质红，苔黄，脉弦。

2. 西医鉴别诊断

（1）颈型颈椎病：需与其他颈部疾患或有颈部症状的其他疾病相鉴别。

（2）神经根型颈椎病：需与颈椎以外病变（胸廓出口综合征、网球肘、腕管综合征、肩周炎、肱二头肌腱鞘炎及肺尖部肿瘤等）所致以上肢疼痛为主的疾患相鉴别。

（3）椎动脉型颈椎病：需与眼源性、心源性、脑源性及耳源性眩晕等其他系统疾病相鉴别。

（4）脊髓型颈椎病：需与肌萎缩侧索硬化症、椎管内占位、急性脊髓损伤、脊髓亚急性联合变性、脊髓空洞症、慢性多发性周围神经病等相鉴别。

（5）交感神经型颈椎病：需与眼源性、心源性、脑源性及耳源性眩晕等其他系统疾病相鉴别。

第四节 治疗概况

一、中医辨证论治

（1）风寒痹阻证：以祛风散寒、祛湿通络为治则。方用羌活胜湿汤加减：羌活、独活、防风、藁本、晚蚕沙、川芎、蔓荆子、木瓜、五加皮、甘草。中成药用透痹汤。

（2）血瘀气滞证：以行气活血、通络止痛为治则。方用加味补阳还五汤加味：黄芪、当归尾、赤芍、地龙、川芎、红花、桃仁、延胡索、雷公藤。

（3）肝肾亏虚证：以补益肝肾、通络止痛为治则，用左归丸/右归丸加减。阴虚用左归丸加减：山茱萸、山药、菟丝子、枸杞子、熟地黄、怀牛膝、鹿角胶（烊）、龟甲（先煎）。阳虚用右归丸加减：熟附子、山茱萸、山药、杜仲、肉桂（冲）、当归、枸杞子、菟丝子、巴戟天、鹿角胶（烊）。中成药用黄芪鳖甲汤/六味地黄丸/体能口服液。

（4）痰湿阻络证：以祛湿化痰、通络止痛为治则。方用半夏白术天麻汤加减：半夏、陈皮、白术、薏苡仁、茯苓、天麻。眩晕较甚，呕吐频作，视物旋转，加赭石、竹茹、生姜、旋覆花等；耳鸣重听，加郁金、石菖蒲、葱白等。中成药用天麻素片。

（5）气血亏虚证：以益气温经、和血通痹为治则。方用归脾汤加减：白术、党参、黄芪、当归、炙甘草、茯苓、酸枣仁、木香、龙眼肉、生姜、大枣。中成药用体能口服液及活力片。

（6）肝阳上亢证：以滋阴潜阳、平肝息风为治则。方用天麻钩藤饮加味：天麻、石决明、钩藤、牛膝、菊花、杜仲、桑寄生、黄芩、栀子、白芍。中成药用天麻素片。

二、中医特色治疗

1. 中药外治疗法

中药外治是将有行气散瘀、温经散寒、舒筋活络或清热解毒等不同作用的中药制成不同的剂型，运用在颈椎病患者的有关部位。辨证选用玉龙散、活血散、金黄散等中草药敷颈。

2. 中医推拿手法治疗

（1）一指禅推、揉按、拿捏及滚揉颈肩背部约10min，然后进行颈椎被动屈伸旋转、棘突点压及弹拨、手法牵引、重压按摩等。根据错位类型，采用仰头摇正法、侧头摇正法、低头摇正法、侧向搬按法和牵引法进行复位。做颈椎徒手牵引法时，用力宜轻，缓慢上提，缓慢放下；做颈椎旋转复位法时，用力宜轻巧，旋转幅度宜小。

（2）颈型及神经根型者在痛点及相应棘突旁用拇指按揉5min，脊髓型及椎动脉型取颈背部穴位。前头痛取印堂、攒竹、上星，反阿是穴在络却穴附近。两侧头痛取悬厘、率谷、外关。后头痛取风池、脑户、脑空，反阿是穴在攒竹穴。头顶痛取百会、太冲。

（3）颈型及神经根型者如肌肉无明显痉挛可提拔牵引1min后行斜扳手法，隔1～2天1次；脊髓型可卧位按揉及点按腰部、四肢穴位5min。

（4）有下列情形之一的，忌用或慎用手法治疗：①影像学显示巨大型、游离型颈椎间盘突出，或病情较重，神经有明显受损者，慎用整复类手法治疗。②体质虚弱，头晕恶心者或者孕妇等。③患有严重心脏病、高血压、肝肾等疾病患者。④体表皮肤破损、溃烂或者皮肤病患者，有出血倾向的血液病患者。

三、中西医结合治疗

（1）根据病情需要，选择脱水、止痛、营养神经等药物对症治疗。根据肢体肌力选择相应治疗方案：肢体肌力达4～5级，生活能够自理，建议保守治疗，用甘露醇配合地塞米松滴注脱水治疗，加用针灸改善局部症状；头晕明显者，加用西药，静脉滴注香丹针7～10天，口服西淇丁/敏使朗及地巴唑等。

（2）牵引疗法：颈椎牵引（重量4～6kg，每天1～2次）主要用于神经根型，椎动脉型、脊髓型原则上不牵引或仅于床上作牵引治疗。牵引时患者取坐位或卧位，头前屈20°～30°。牵引重量因人而异，一般从3kg开始逐渐加至10kg，牵引时间每次30min，每天2次。

（3）理疗：可选用颈部远红外线照射、中频脉冲电、超声波疗法、中药封包治疗、中药热罨包疗法、中药熏洗疗法、拔火罐等。

（4）功能锻炼：

颈椎功能训练：以颈部伸肌训练、柔韧性与系统性训练为主要目的的各类功法操，例如颈部保健操。

现代康复训练：运用神经肌肉反馈重建技术加强颈椎稳定性；运用颈椎检测与训练系统对颈椎运动训练。

（5）经治疗后症状仍未缓解者建议手术治疗；手术治疗主要是解除椎间盘突出、骨赘形成或韧带钙化对脊髓或血管造成的严重压迫，以及重建颈椎的稳定性。脊髓型颈椎病患者有下列症状之一的需手术治疗：①已有二便障碍及不能行走；②保守治疗1周症状无改善；③保守治疗虽有改善，但2～3周仍不显著；④急性进行性颈脊髓受压明显。

神经根型、脊髓型颈椎病严重者出现肌肉麻痹无力、疼痛难忍，经过系统保守治疗无效时，要根据病理变化选取射频消融、热凝、髓核摘除、植骨融合内固定、椎管成形术或椎间盘置换术。

四、难点分析

（1）如何预防颈椎病的复发及加重仍是目前治疗的难点。大部分颈椎病患者通过治疗后可达到良好的临床效果，但部分患者存在反复发病的情况。合乎生理要求的生活和工作体位是防治颈椎病的基本前提，应避免高枕、长时间低头等不良习惯。

（2）对于颈椎病形成的原因，相关研究已从机械压迫深入生物力学、细胞凋亡、免疫分子水平，但具体病因是以炎性刺激为主，还是以神经根机械压迫介导为主，仍待进一步研究证实。目前的研究仍存在很多不足之处，例如对于自身免疫的机制研究尚缺乏客观依据，对于颈椎病的基因治疗仍鲜有报道，对于如何阻止退变或促进已退变损伤椎间盘的修复以及脊髓移植的相关研究至今仍困难重重。

五、医案验方

佛山市中医院陈渭良老中医认为颈项为手三阳与足三阳循行必经之路，督脉上行项后注入脑内。颈椎病的病理变化是骨质增生、韧带肥厚、软组织变性，病理变化的结果是局部的血管、神经和脊髓受压而产生一系列症状。这是关节筋、骨、肉、气和血的多经络多脏腑的系统复杂病变。临床上主要分三型：麻木型宜养气血通经络；眩晕型宜益气升阳，化痰降浊；痿病型宜滋补肝肾，强筋壮骨。此外，还有落枕型和病灶型。因其病理变化较复杂，故临证不会一型一证一方而获验。下面介绍几则陈氏验方。

（1）颈肩背痛，放射手臂。处方：黄芪桂枝五物汤加桑寄生、玉竹、乌梢蛇、川木瓜。此为虚中挟实证，属于麻木型。

（2）颈椎病，晕呕，予半夏白术天麻散，未效，进藿香正气散，未效，改用左金丸加细辛、山茱萸、木瓜、法半夏、僵蚕、全蝎，好转。此为寒热夹杂，属眩晕型。

（3）颈椎病，消瘦，肌萎，不寐，心悸服归脾丸好转，继用天五补心丹收功。此为气血俱虚，属痿病型。

（4）颈椎病，晨起颈痛，转侧不利，颈肌僵硬，疼痛拒按。处方：柴胡、干葛、土牛膝、金银花藤、六合草、白芍、黄芩、僵蚕、甘草。此为风热淫筋，属落枕型。

（5）颈椎病，咽痛口干，喉蛾红肿，舌红苔薄质。处方：牡蛎、盐双柏、土牛膝、浙贝母、法半夏、僵蚕、茯苓、白芍、夏枯草、天竺黄、全蝎、蝉蜕。此为痰毒流筋，属病灶型。

上面五则方药，辨虚实、辨寒热、辨气血、辨缓急、辨部位，陈氏的临证思想从颈椎病的辨证论治可略见一斑。

第四节　辨 证 施 护

一、辨证护理

1. 颈肩疼痛

（1）明确疼痛诱因、性质、部位、持续时间，与体位的关系，做好疼痛评分。

（2）慎起居、避风寒，防风寒阻络致经脉不通，引发疼痛。

（3）配合医师行颈椎牵引，及时评估牵引效果及颈肩部疼痛情况。

（4）遵医嘱行中药熏蒸、中药渍渍、中药外敷、中药离子导入、拔火罐等治疗。痛点处可行穴位揉药或涂擦治疗。

（5）根据疼痛规律，对夜间疼痛甚者，适当增加中药塌渍、中药热罨包、牵引等治疗次数。

（6）遵医嘱正确应用镇痛药，并观察用药后反应及效果。

2. 眩晕

（1）评估眩晕的性质、发作或持续时间及与体位改变的关系。

（2）避免诱发眩晕加重的姿势或体位。

（3）做好防护，外出应有人陪同，动作应缓慢，避免快速转头、低头，以防跌倒。

（4）指导患者正确佩戴颈托。

（5）遵医嘱给予耳穴贴压（耳穴压豆）、中药离子导入等治疗。

3. 肢体麻木

（1）评估肢体麻木范围、性质、程度及与体位的关系。

（2）指导患者主动活动麻木肢体，可用梅花针或指尖叩击、拍打按摩麻木部位，减轻或缓解症状。

（3）注意肢体保暖。

（4）遵医嘱给予中药熏蒸、理疗、电针、刮痧等治疗，避免烫伤或意外损伤。

（5）遵医嘱行颈椎牵引，及时巡视观察患者有无不适，如有麻木加重，告知医师，适当调整牵引角度、重量、时间等。

4. 颈肩及上肢活动受限

（1）评估活动受限的范围和患者生活自理能力。

（2）患者生活用品放置应便于取用。

（3）指导并协助患者采用正确的体位转移，帮助患者按摩、活动受限肢体，以提高舒适度。

（4）指导并协助患者进行四肢关节功能锻炼，以防肌肉萎缩。

（5）遵医嘱进行中药熏蒸、中药离子导入、艾灸等治疗，注意防烫伤。

5. 不寐

（1）枕头高度适宜，避免颈部悬空。

（2）保持病房安静、整洁，通风良好。

（3）睡前服热牛奶，温水泡脚，按摩双侧太阳穴、印堂穴，听舒缓轻音乐，不宜饮浓茶或咖啡。

（4）遵医嘱行开天门、耳穴贴压（耳穴压豆）等治疗。

（5）遵医嘱应用镇静安神药物，并观察用药后反应及效果。

（6）因夜间疼痛影响睡眠时可给予颈椎小重量持续牵引。

二、辨证施膳

（1）风寒痹阻证：宜进祛风散寒温性食物，如大豆、羊肉、胡椒、花椒等。食疗方有鳝鱼汤、当归大枣煲羊肉等。忌食凉性食物及生冷瓜果、冷饮，多食温热茶饮。

（2）血瘀气滞证：宜进食行气活血、化瘀解毒的食品，如山楂、白萝卜、木耳等。食疗方有醋泡花生等。避免煎炸、肥腻等食物。

（3）痰湿阻络证：宜进健脾除湿之品，如山药、薏苡仁、赤小豆等。食疗方有冬瓜排骨汤等。忌食辛辣、燥热、肥腻等生痰助湿之品。

（4）肝肾亏虚证：肝肾阴虚者宜进滋阴填精、滋养肝肾之品，如枸杞子等。食疗方有虫草全鸭汤，忌辛辣香燥之品。肝肾阳虚者宜进温壮肾阳、补精髓之品，如黑豆、核桃、杏仁、腰果等。食疗方有干姜煲羊肉。忌生冷瓜果及寒凉食物。

（5）气血亏虚证：宜进益气养阴的食品，如莲子、大枣、桂圆等。食疗方有桂圆莲子汤、大枣桂圆肉煲鸡汤等。

第六节　循证研究

一、基础研究

迄今，许多学者对颈椎病发病机制进行基础性研究，无论是解剖应力还是病理生理方面，都取得了显著的进展，主要表现如下。

（1）机械压迫机制提示颈椎病的形成是两种因素共同作用的结果，即静态压迫因素和动态压迫因素[1-2]。

（2）神经根炎性刺激机制亦是发病原因之一，颈椎病受压的神经根都伴有不同程度的炎症反应，炎症产生的介质来源于退行性变化的椎间盘中的细胞因子，如肿瘤坏死因子α、环加氧酶（COX-2）、核转录因子β、P38丝裂原活化蛋白激酶等[3-8]。

（3）细胞凋亡机制是指退变的椎间盘组织中存在大量凋亡的软骨细胞，椎间盘细胞凋亡引起椎间盘基质代谢障碍，进一步促使椎间盘退变[9-14]。

（4）血液循环障碍机制与颈椎病的发展密切联系。颈椎间盘突出压迫脊髓前动脉及其分支致供血减少造成脊髓缺血性损害，脊髓病变特征同血管阻塞所致脊髓损害相近，根动脉在椎间孔内受压是造成脊髓缺血性损害的原因[15-17]。

二、临床研究

随着学者对颈椎病的认识进一步深入、各种先进诊断设备的应用，以及基础研究的发展，脊柱疾患的临床研究水平进一步提高。各种减轻或阻止继发损伤的药物相继应用于临床，在保留和促进脊髓功能的恢复方面得到肯定，如甲泼尼龙治疗急性脊髓损伤疗效较为肯定，但同时必须注意到消化系统的并发症，以及全身的不良反应[18]。研究表明，颈椎间盘退变与炎性介质具有明显相关性，退变椎体周边关节软骨中碱性磷酸酶活性增高，这从生化角度表明这些部位具有形成骨赘能力[19]。目前对脊髓损伤后神经不能再生及得到功能恢复的观点有了改变和新的认识。神经再生策略，特别是对干细胞移植的理解的进步，可以为目前患有创伤性脊髓损伤的许多患者带来功能改善的希望[20]。间充质干细胞植入是椎间盘（IVD）再生和细胞外基质（ECM）恢复的潜在疗法，通过转向有利的合成代谢平衡和减轻疼痛，与干细胞疗法一样，它试图通过逆转破坏性炎症过程并再生健康椎间盘组织中发现的蛋白聚糖和胶原蛋白来解决椎间盘变性的根本原因[21]。

与此同时脊髓移植的基础研究也取得了新的进展，如对胚胎细胞移植、施万细胞移植、少突胶质细胞移植、多功能干细胞移植、嗅神经鞘细胞移植等促进损伤脊髓再生的物质的深入研究为脊髓损伤的临床治疗开辟了美好前景[22-24]。脊柱脊髓疾病的基因治疗主要在脊髓损伤、椎间盘退变和再生、脊柱融合、关节突关节疾患等方面。但目前仍有许多问题亟待解决，如伦理学问题，安全性、免疫排斥问题，神经再生的调控以及一系列技术问题等。研究结果表明，神经营养因子3可能有助于确定新的治疗靶点以改善神经损伤后的感觉和运动。

（关宏刚　邓再冲　张朝鸣）

● 参考文献

[1] 姜海涛，李四波，居宇峰，等．中医干预颈椎间盘退变的基础研究进展[J]．陕西中医，2018，39（2）：271-273．

[2] 吴毅文，余家阔．颈椎病的基础研究及非手术治疗疗效观察[Z]．合肥：安徽医科大学，1997．

[3] 胡天燕，杨海洲．温通除痹汤结合电针"青灵组穴"对神经根型颈椎病临床疗效及血清炎性指标影响研究[J]．中华中医药学刊，2020，38（8）：35-39．

[4] 杨彬，黄俊卿，张继伟．延胡索提取物通过NOD样受体蛋白3炎性通路治疗神经根型颈椎大鼠的机制研究[J]．中国临床药理学杂志，2020，36（3）：313-317．

[5] 王小云，章路军，叶羽翀．神经根型颈椎病神经根性疼痛与炎性因子相关性研究[J]．福建医药杂志，2019，41（1）：13-15．

[6] 杨松，孟灵，钟青华，等．电针颈夹脊穴对神经根型颈椎病神经病理性疼痛模型大鼠脊髓背角GFAP、NF-κB及炎性细胞因子表达的影响[J]．针灸临床杂志，2022，38（1）：70-75．

[7] 杨芳洁，吴大伟，何坚．基于NLRP3炎性小体探讨芍药甘草汤对神经根型颈椎病大鼠的抗炎镇痛机制[J]．福建中医药，2021，52（5）：53-54，60．

[8] 邓博文，李筱叶，蒋昇源，等．黄芪桂枝五物汤对颈椎病和焦虑症"异病同治"作用机制的网络药理学分析[J]．中国组织工程研究，2022，26（23）：3650-3656．

[9] 赵玉玲，黄沂，周艳琼，等．基于Akt/mTOR信号通路探讨药熨疗法对神经根型颈椎病大鼠神经细胞结构及自噬因子表达的影响[J]．中国医药导报，2022，19（3）：4-8．

[10] 于栋，刘侃，时宗庭，等．动力失衡模型兔颈椎间盘病理改变及终板软骨细胞的迁移凋亡规律[J]．中国组织工程研究，2022，26（11）：1675-1679．

[11] 杨岚菲．电针对大鼠颈肌慢性损伤模型细胞凋亡的影响[D]．福州：福建中医药大学，2019．

[12] 徐银琴，史红美，王光义．通痹方热敷联合针刺治疗对退变椎间盘细胞凋亡相关基因Caspase-3、Bcl-2mRNA的影响[J]．中国组织工程研究，2021，25（5）：713-718．

[13] 唐学．电针颈夹脊穴对颈型CS模型兔椎间盘软骨细胞MMP-3、TGF-β1的影响[D]．长沙：湖南中医药大学，2017．

[14] 刘世伟．MicroRNA-186-5p对髓核细胞外基质退变机制的研究[D]．天津：天津医科大学，2020．

[15] 段寒，谭洪宇，张杨，等．颈椎曲度与脊髓型颈椎病的关系研究[J]．中医正骨，2022，34（1）：8-12．

[16] 高景华，朱立国，谢利民，等．旋提手法治疗椎动脉型颈椎病的临床研究[J]．中国中医骨伤科杂志，2011，19（7）：17-19．

[17] ZHANG K, LI C, HOU K, et al. Role of the cervical anterior spinal artery in the endovascular treatment of vascular diseases: bystander, accomplice, victim, or friend?［J］. Front Neurol, 2021, 12: 1875.

[18] ROUANET C, REGES D, ROCHA E, et al. Traumatic spinal cord injury: current concepts and treatment update[J]. Arquivos de Neuro-Psiquiatria, 2017, 75 (6): 387-393.

[19] BAPTISTA J S, TRAYNELIS V C, LIBERTI E A, et al. Expression of degenerative markers in intervertebral discs of young and elderly asymptomatic individuals[J]. PLoS One, 2020, 15 (1): e0228155.

[20] RABINSTEIN A A. Traumatic spinal cord injury[J]. Continuum (Minneapolis, Minn), 2018, 24 (2, Spinal Cord Disorders): 551-566.

[21] KUBIAK C A, GROCHMAL J, KUNG T A, et al. Stem-cell-based therapies to enhance peripheral nerve regeneration[J]. Muscle and Nerve, 2020, 61 (4): 449-459.

[22] ASSINCK P, DUNCAN G J, HILTON B J, et al. Cell transplantation therapy for spinal cord injury[J]. Nature Neuroscience, 2017, 20 (5): 637-647.

[23] RESHAMWALA R, SHAH M, BELT L, et al. Reliable cell purification and determination of cell purity: crucial aspects of olfactory ensheathing cell transplantation for spinal cord repair[J]. Neural Regen Res, 2020, 15 (11): 2016-2026.

[24] CHE H, LI J, LI Y, et al. P16 deficiency attenuates intervertebral disc degeneration by adjusting oxidative stress and nucleus pulposus cell cycle[J]. Elife Sciences 2020, 9: e52570.

第四篇 内分泌病篇

第一章 消 渴 病

第一节 概 述

消渴是以口干多饮、多食、多尿、乏力，或尿有甜味，或伴体重减轻甚至消瘦为主要临床表现的一种疾病，相当于西医学的糖尿病，是一种多种原因引起胰岛素分泌和/或作用缺陷，以慢性高血糖为特征的内分泌代谢疾病。典型临床表现为多饮、多食、多尿及消瘦。长期糖类、脂肪、蛋白质代谢紊乱可引起多系统损害，导致眼、肾、神经、心脏、血管等组织器官的慢性进行性病变、功能减退及衰竭。病情严重或应激时可发生急性代谢紊乱，如酮症酸中毒、高渗性昏迷等，且易并发各种感染。

第二节 病 因 病 机

一、中医学对消渴病因病机的认识

1. 病因

（1）禀赋不足。肾阴亏虚是消渴病机中最为关键的因素，先天禀赋不足，阴虚体质者最易罹患该病。肾阴亏虚，水竭火烈，上燔心肺则烦渴多饮，中灼脾胃则胃热消谷。肾失濡养，开阖固摄失权，则水谷精微直趋下泄，随小便排出体外，故尿多甜味。

（2）饮食失节。消渴患者常因长期过食肥甘、醇酒厚味、辛辣香燥之品，导致脾胃损伤。脾气虚，不能转输水谷精微，则水谷精微下流注入小便，则小便味甘；水谷精微不能濡养肌肉，则形体日渐消瘦。

（3）情志失调。忧思日久，气郁化火，致心脾积热。心火内扰则面赤、烦躁；火热灼津则口渴、多饮；脾开窍于口，脾热生腐，故口中异味；积热消谷则多食易饥。长期过度的情志刺激，如郁怒伤肝，肝气郁结不得疏泄，或劳心竭虑，营谋强思等郁久化火，消灼肺胃阴津而发为消渴。

（4）劳欲过度。房劳过度，损伤肾精，可致虚火内生，火因水竭益烈，水因火烈而益干，终致肾虚、肺燥、胃热俱现，发为消渴。

2. 病机

消渴病中肺、胃、肾为主要病变脏腑，尤以肾为关键。肺为水之上源，敷布津液，燥热伤肺，则津液不能敷布而直趋下行，随小便排出体外则小便频数量多；肺不布津则口渴多饮。胃主腐熟水谷，脾主运化，为胃行其津液。燥热伤脾胃，胃火炽盛，脾阴不足则口渴多饮，多食善饥。肾为先天之本，寓元阴元阳，主藏精。肾阴亏虚则虚火内生，上燔心肺则烦渴多饮，中灼脾胃则胃热消谷。肾失濡养，开阖固摄失权则水谷精微直趋下泄，随小便而排出体外，故尿多味甜。肺燥津伤，津液敷布失调，可导致脾胃失去濡养，肾精不得滋助；脾胃燥热偏盛，上可灼伤肺津，下可耗伤肾阴；肾阴不足则阴虚火旺，亦可上灼肺胃，终致肺燥胃热肾虚，故"三多"之症常可并见。

综上所述，消渴病的发生主要是由于禀赋不足、饮食失节、情志失调、劳欲过度等，引起人体阴津亏损，燥热偏盛所致。阴虚为本，燥热为标。二者互为因果，阴愈虚则燥热愈盛，燥热愈盛则阴愈虚[1]。

二、现代医学对糖尿病致病因素的认识

1. 1型糖尿病（T1DM）

T1DM病因和发病机制尚未完全明了，其显著的病理学和病理生理学特征是胰岛β细胞数量显著减少乃至消失所导致的胰岛素分泌显著下降或缺失[2]。通常有以下影响因素：

（1）遗传因素：T1DM存在明显的遗传异质性。糖尿病存在家族发病倾向，1/4～1/2患者有糖尿病家族史。临床上有60种以上的遗传综合征可伴有糖尿病。1型糖尿病有多个DNA位点参与发病，其中与HLA抗原基因中DQ位点多态性关系最为密切。

（2）环境因素：T1DM患者存在免疫系统异常，某些病毒如柯萨奇病毒、风疹病毒、腮腺病毒等的感染可导致自身免疫反应，破坏胰岛β细胞。

2. 2型糖尿病（T2DM）

T2DM是一组主要表现为胰岛素抵抗伴胰岛素相对或绝对不足的异质性很大的一类疾病，但病因尚未完全阐明。绝大多数学者认为T2DM是遗传因素、环境因素和行为因素共同作用的结果[3]。

近年来，T2DM被认为是一种慢性炎症反应性疾病。长期的高糖、高脂及细胞浸润等多种因素都会刺激细胞因子的大量生成，造成胰岛β细胞的炎症反应，对其分泌胰岛素的功能和细胞活力产生不同程度的损伤，导致其功能障碍和凋亡，进而促使T2DM的发生发展。肥胖与生活方式密切相关，也是T2DM的独立危险因素，肥胖患者由于其细胞膜上的胰岛素受体数目减少或存在缺陷，胰岛素不能充分发挥其正常的生理效应。同时肥胖还会导致细胞膜的脂质构成异常，影响葡萄糖的跨膜转运，葡萄糖清除能力下降，最终引起胰岛素抵抗，因此肥胖也受到高度重视。此外，T2DM是一种由遗传和环境因素共同作用而发生的多基因遗传性疾病，近年来研究发现，表观遗传通过DNA甲基化、组蛋白修饰等调控相关基因的转录和表达，影响胰岛β细胞的发育、分化、分泌功能并降低机体胰岛素敏感性。目前，肠道菌群在T2DM中的机制和作用正得到进一步的深入研究，并有望成为新的治疗靶点[3]。

3. 妊娠期糖尿病（GDM）

妊娠期糖尿病的发病机制包括遗传因素、炎性因子参与、脂肪因子参与、雌激素受体表达减少、白细胞中腺苷受体的表达升高等[4]。

第三节　诊断与鉴别诊断

一、诊断

（一）临床表现

1. 症状和体征

表现为代谢紊乱症状群：血糖升高后由渗透性利尿引起多尿，继而口渴多饮；外周组织对葡萄糖利用障碍，脂肪分解增多，蛋白质代谢负平衡，渐见乏力、消瘦，儿童生长发育受阻；患者常有易饥、多食。故糖尿病的临床表现常被描述为"三多一少"，即多尿、多饮、多食和体重减轻。可有皮肤瘙痒，尤其是外阴瘙痒。血糖升高较快时可使眼房水、晶状体的渗透压改变而引起屈光改变致视力模糊。许多患者无任何症状，仅于健康检查或因各种疾病就诊化验时发现高血糖。

2. 并发症和/或伴发病

（1）急性严重代谢紊乱、糖尿病酮症酸中毒（DKA）和高渗高血糖综合征。

（2）感染性疾病，如肾盂肾炎、膀胱炎、疖病、痈、皮肤真菌感染、真菌性阴道炎等。

（3）血管病变，如糖尿病视网膜病变、动脉粥样硬化性心血管疾病。

（4）神经系统并发症，如神志改变、缺血性脑卒中、老年性痴呆、周围神经病变、自主神经病变。

（5）糖尿病足，为与下肢远端神经异常和不同程度周围血管病变相关的足部溃疡、感染和深层组织破坏。

（6）其他，如视网膜黄斑病、白内障、青光眼等。

（二）辅助检查

（1）尿糖测定。尿糖阳性是诊断糖尿病的重要线索。但尿糖阳性只是提示血糖值超过肾糖阈（大约10mmol/L），因而尿糖阴性不能排除糖尿病可能。并发肾脏病变时，肾糖阈升高，虽然血糖升高，但尿糖阴性。肾糖阈降低时，虽然血糖正常，但尿糖可阳性。

（2）血糖测定和空腹口服葡萄糖耐量试验（OGTT）。血糖升高是诊断糖尿病的主要依据，又是判断糖尿病病情和控制情况的主要指标。血糖值反映的是瞬间血糖状态，常用葡萄糖氧化酶法测定。如血细胞比容正常，血浆、血清血糖比全血血糖可升高15%。诊断糖尿病时必须用静脉血浆测定血糖，治疗过程中随访血糖控制情况可用便携式血糖计测定末梢血糖。

当血糖高于正常范围而又未达到诊断糖尿病标准时，须进行OGTT。OGTT应在无摄入任何热量8h后的清晨空腹进行，成人予75g无水葡萄糖溶于250～300mL水中，5～10min内饮完，空腹及开始饮葡萄糖水后2h测静脉血浆葡萄糖。儿童服糖量按每千克体重1.75g计算，总量不超过75g。

以下因素可影响OGTT结果的准确性：试验前连续3日膳食中糖类摄入受限、长期卧床或极少活动、应激情况、应用药物（如噻嗪类利尿剂、β受体拮抗剂、糖皮质激素等）、吸烟等。因此急性疾病或应激情况时不宜行OGTT；试验过程中，受试者应做到不喝茶及咖啡、不吸烟、不做剧烈运动；试验前3天内摄入足量碳水化合物；试验前3～7天停用可能影响试验结果的药物。

（3）糖化血红蛋白（GHbA1）和糖化血浆白蛋白测定。GHbA1是葡萄糖或其他糖与血红蛋白的氨基发生非酶催化反应（一种不可逆的蛋白糖化反应）的产物，其量与血糖浓度呈正相关。GHbA1有a、b、c三种，以GHbA1c（HbA1c）最为主要。正常人HbA1c占血红蛋白总量的3%～6%，不同实验室之间其参考值有一定差异。血糖控制不良者HbA1c升高，并与血糖升高的程度和持续时间相关。由于红细胞在血循环中的寿命约为120天，因此HbA1c可反映患者近8～12周的平均血糖水平。需要注意，HbA1c受检测方法、是否有贫血和血红蛋白异常疾病、红细胞转换速度、年龄等诸多因素的影响。另外，HbA1c不能反映瞬时血糖水平及血糖波动情况，也不能用于确定患者是否发生过低血糖。

血浆蛋白（主要为白蛋白）同样也可与葡萄糖发生非酶催化的糖化反应而形成果糖胺（FA），其形成的量也与血糖浓度和持续时间相关，正常值为1.7～2.8mmol/L。由于白蛋白在血中半衰期为19天，故FA反映患者近2～3周内平均血糖水平，为糖尿病患者近期病情监测的指标。

（4）胰岛素释放试验。正常人空腹基础血浆胰岛素为35～145pmol/L（5～20mU/L），口服75g无水葡萄糖（或100g标准面粉制作的馒头）后，血浆胰岛素在30～60min上升至高峰，峰值为基础值的5～10倍，3～4h恢复到基础水平。该试验反映基础和葡萄糖介导的胰岛素释放功能。胰岛素测定受血清中胰岛素抗体和外源性胰岛素干扰。

（5）C肽释放试验。方法同上。正常人空腹基础值不小于400pmol/L，高峰时间同上，峰值为基础值的5～6倍。也反映基础和葡萄糖介导的胰岛素释放功能。C肽测定不受血清中的胰岛素抗体和外源性胰岛素影响。

（6）其他。检测β细胞功能，如静脉注射葡萄糖-胰岛素释放试验和高糖钳夹试验可了解胰岛素释放第一时相，胰高血糖素-C肽刺激试验和精氨酸刺激试验可了解非糖介导的胰岛素分泌功能等。可根据患者的具体情况和检查目的而选用。

（7）并发症检查。包括急性严重代谢紊乱时的酮体、电解质、酸碱平衡检查，心、肝、肾、脑、眼、口腔以及神经系统的各项辅助检查等。

（8）有关病因和发病机制的检查。包括谷氨酸脱羧酶抗体（GADA）、胰岛细胞抗体（ICA）、吲哚乙酸（IAA）及胰岛抗原2抗体（IA-2A）的联合检测，胰岛素敏感性检查，基因分析等。

（三）诊断要点

1. 中医诊断要点

（1）以口渴多饮、多食易饥、多尿、形体消瘦或尿有甜味为主要表现。

（2）病久常并发眩晕、肺痨、胸痹心痛、中风、雀目、疮痈、水肿等。严重者可见烦渴、头痛、呕吐、腹痛、呼吸短促，甚或昏迷厥脱危象。

（3）消渴病家族史及饮食不节等病史。

（4）查空腹、餐后2h血糖和尿糖、尿比重、OGTT、糖化血红蛋白、胰岛素C肽释放试验等，有助于确定诊断。必要时查尿酮体、血尿素氮、肌酐、二氧化碳结合力及血钾、钠、钙、氯化物等。

2. 西医诊断要点

在临床工作中要善于发现糖尿病，尽可能早期诊断和治疗。糖尿病诊断以血糖异常升高作为依据，血糖的正常值和糖代谢异常的诊断切点依据血糖值与糖尿病和糖尿病特异性并发症（如视网膜病变）发生风险的关系来确定。应注意如单纯检查空腹血糖，糖尿病漏诊率高，应加验餐后血糖，必要时进行OGTT。诊断时应注意是否符合糖尿病诊断标准、分型，有无并发症（及严重程度）和伴发病或加重糖尿病的因素存在。

（1）诊断线索：①"三多一少"症状。②以糖尿病各种急慢性并发症或伴发病初诊的患者。③高危人群：有糖调节受损（IGR）史；年龄≥45岁；超重或肥胖；T2DM的一级亲属；有巨大儿生产史或GDM史；有多囊卵巢综合征；长期接受抗抑郁症药物治疗等。

此外，30岁以上者健康体检或因各种疾病、手术住院时应常规排除糖尿病。

（2）诊断标准。见表4-1-3-1和表4-1-3-2。

表4-1-3-1 糖尿病诊断标准

诊断标准	参考值
有典型糖尿病症状者	
加上随机血糖	≥11.1mmol/L
或加上空腹血糖（FPG）	≥7.0mmol/L
或加上OGTT 2h血糖（2hPG）	≥11.1mmol/L
或加上糖化血红蛋白HbA1c	≥6.5%
无糖尿病典型症状者，需改日复查确认	

注：OGTT为口服葡萄糖耐量试验，HbA1c为糖化血红蛋白。典型糖尿病症状包括烦渴多饮、多尿、多食、不明原因体重下降；随机血糖指不考虑上次用餐时间，每天中任意时间的血糖，不能用来诊断空腹血糖受损或糖耐量减低；空腹状态指至少8h没有进食。

表4-1-3-2 糖代谢状态分类

分类	参考值	
	空腹血糖（FPG）	OGTT 2h血糖（2hPG）
正常血糖（NGR）	3.9～6.0mmol/L	<7.8mmol/L
空腹血糖受损（IFG）	6.1～6.9mmol/L	<7.8mmol/L
糖耐量减低（IGT）	<7.0mmol/L	7.8～11.1mmol/L
糖尿病（DM）	≥7.0mmol/L	≥11.1mmol/L

注：空腹血糖受损和糖耐量减低统称为糖调节受损，也称糖尿病前期；空腹血糖正常参考范围下限通常为3.9mmol/L。

糖尿病诊断是基于空腹血糖（FPG）、任意时间血糖或OGTT中2h血糖值（2hPG）。空腹指至少8h内无任何热量摄入；任意时间指一日内任何时间，无论上一次进餐时间及食物摄入量。糖尿病症状指多尿、烦渴多饮和难以解释的体重减轻。FPG 3.9～6.0mmol/L（70～108mg/dL）为正常，6.1～6.9mmol/L（110～125mg/dL）为IFG，≥7.0mmol/L（126mg/dL）应考虑糖尿病。OGTT 2hPG<7.8mmol/L（140mg/dL）为正常糖耐量，7.8～11.1mmol/L（140～199mg/dL）为IGT，≥11.1mmol/L（200mg/dL）应考虑糖尿病。

糖尿病的临床诊断推荐采用葡萄糖氧化酶法测定静脉血浆葡萄糖。

对于无糖尿病症状、仅一次血糖值达到糖尿病诊断标准者，必须在另一天复查核实从而确定诊断；如复查结果未达到糖尿病诊断标准，应定期复查。IFG或IGT的诊断应根据3个月内的两次OGTT结果的平均值来判断。严重疾病或应激情况下，可发生应激性高血糖，但这种代谢紊乱常为暂时性和自限性，因此在应激时，不能据此时血糖诊断糖尿病，必须在应激消除后复查才能明确其糖代谢状况。

儿童糖尿病诊断标准与成人相同。

妊娠糖尿病强调对具有高危因素的孕妇（GDM个人史、肥胖、尿糖阳性或有糖尿病家族史者），孕期首次产前检查时，使用普通糖尿病诊断标准筛查孕前未诊断的T2DM，如达到糖尿病诊断标准即可判断孕前就患有糖尿病。如初次检查结果正常，则在孕24～28周行75gOGTT，筛查有无GDM。GDM的诊断定义为达到或超过下列至少一项指标：FPG≥5.1mmol/L，1hPG≥10.0mmol/L和/或2hPG≥8.5mmolL。

关于应用HbA1c诊断糖尿病。HbA1c能稳定和可靠地反映患者的预后，美国糖尿病学会（ADA）已经把HbA1c≥6.5%作为糖尿病的诊断标准，世界卫生组织（WHO）也建议在条件成熟的地方采用HbA1c作为糖尿病的诊断指标。由于我国有关HbA1c诊断糖尿病切点的相关资料尚不足，且尚缺乏HbA1c检测方法的标准化，故目前在我国尚不推荐采用HbA1c诊断糖尿病。

糖尿病的分型最重要的是鉴别T1DM和T2DM。由于两者缺乏明确的生化或遗传学标志，主要根据临床特点和发展过程，从发病年龄、起病急缓、症状轻重、体重、有否酮症酸中毒倾向、是否依赖外源胰岛素维持生命等方面，结合胰岛β细胞自身抗体和β细胞功能检查结果而进行临床综合分析判断。从上述各方面来说，两者的区别都是相对的，有些患者诊断初期可能同时具有T1DM和T2DM的特点，暂时很难明确归为T1DM还是T2DM，这时可先做一个临时性分型，用于指导治疗。然后依据对治疗的初始反应和β细胞功能的动态变化重新评估和分型。此外，由于目前临床上确诊的T2DM可能是一种混合体，随着对糖尿病发病机制研究的深入，将来可能会有一部分T2DM被归入特殊类型糖尿病中。

二、鉴别诊断

1. 中医鉴别诊断

（1）与口渴症相鉴别。口渴症是指口渴欲饮水的一种临床症状，可出现于多种疾病过程中，尤以外感热病为多见。但这类口渴会随其所患病证的不同而出现相应的临床症状，不伴多食、多尿、尿甜、瘦削等消渴的特点。

（2）与瘿病相鉴别。瘿病中气郁化火、阴虚火旺的类型，以情绪激动，多食易饥，形体日渐消瘦，心悸，眼突，颈部一侧或两侧肿大为特征。其中，多食易饥、消瘦类似消渴病的中消症状，但眼球突出、颈前生长瘿肿则与消渴病有别，或伴心悸、急躁、多汗、大便次数增多，且无消渴病的多饮、多尿、尿甜等症。

2. 西医鉴别诊断

（1）甲亢、胃空肠吻合术后，因碳水化合物在肠道吸收快，可引起进食后0.5～1h血糖过高，出现糖尿，但FPG和2hPG正常。

（2）严重肝病时肝糖原合成受阻，肝糖原贮存减少，进食后0.5～1h血糖过高，出现糖尿，但FPG偏低，餐后2～3h血糖正常或偏低。

第四节 治 疗 概 况

一、中医辨证论治

（一）辨证选择口服中药汤剂

1. 痰湿（热）内蕴证——早期糖尿病

主证：脘腹胀满，食后明显，头身困重，形体肥胖，心胸烦闷，四肢倦怠，小便黄赤，大便不爽，或口干口苦，舌红有齿印，苔腻，脉滑数。

治法：（清热）利湿健脾。

主方：茵陈五苓散加减。

常用药：茵陈、泽泻、茯苓、猪苓、白术、桂枝。

加减：食欲不振者加山楂、鸡内金，夹瘀者加生蒲黄、丹参，湿重者加白扁豆、薏苡仁，便秘者加大黄（后下），身困、舌淡有齿印者加党参、茯苓。

2. 气阴两虚证

主证：咽干口燥，神疲乏力，多食易饥，口渴喜饮，气短懒言，五心烦热，心悸失眠，尿频或溲赤，便溏或便秘，舌红少津少苔，或舌淡苔薄白，脉细数无力，或细弦，或细弱。

治法：益气养阴。

主方：降糖一方（佛山市中医院自拟方）。

常用药：知母、生地黄、茯苓、太子参、何首乌、玉竹、有瓜石斛、枸杞子。

加减：食欲不振者加砂仁，口渴较甚者加五味子，夹瘀明显者加丹参、生蒲黄，热象明显者加黄芩。

3. 阴虚热盛证

主证：咽干口燥，烦渴多饮，心烦畏热，喜冷饮，溲赤便秘，舌红苔黄，脉细滑数或细弦数。

治法：滋阴清热润燥。

主方：降糖二方（佛山市中医院自拟方）。

常用药：石膏、知母、天花粉、黄芩、黄连、生地黄、麦冬、天冬、玉竹。

加减：大便秘结者加用大黄、厚朴，口渴引饮加用五味子，倦怠乏力、渴而汗出者加人参。

4. 水气凌心证

主证：心悸气短，眩晕，呕吐痰涎，形寒肢冷，胸脘痞满，渴不欲饮，小便不利，胸闷而痛，神倦无力，面浮肢肿，舌淡胖，苔白润或白腻，脉沉弦或细滑或细结代或迟细。

治法：温阳化气行水。

推荐方药：降糖三方（佛山市中医院自拟方）。

常用药：附子、肉桂、党参、白术、茯苓、泽泻、大腹皮、葶苈子、大黄。

加减：咳者加五味子、细辛、干姜，小便利者去茯苓，呕者去附子，加生姜。

5. 瘀血阻络证

主证：身体某一部位固定疼痛或刺痛或夜晚疼痛明显，肢体麻木，舌质紫暗或瘀点瘀斑明显，肌肤甲错，口唇紫暗，面部瘀斑，健忘心悸，心烦失眠，舌下脉络青紫纤曲，脉弦或沉涩。

治法：活血化瘀，通脉降糖。

推荐方药：降糖四方（佛山市中医院自拟方）。

常用药：丹参、赤芍、川芎、延胡索、香附、牛膝、青皮、红花、桃仁。

加减：气虚者加黄芪，阴虚者加天花粉，夹湿者加薏苡仁、茯苓，纳差者加山楂、鸡内金。

6. 阴阳两虚证

主证：多饮多尿，尿液浑如脂膏，畏寒，四肢欠温，或乏力自汗，或阳痿遗精，或胸闷纳呆，或小便短小，悉身浮肿，舌质淡，苔白而干或白腻，脉沉细。

治法：滋阴温阳益肾。

主方：金匮肾气丸。

常用药：桂枝、附子、地黄、山茱萸、山药、茯苓、牡丹皮、泽泻。

加减：夹湿者加薏苡仁、茯苓，水肿者加茯苓皮、泽兰、猪苓，纳差者加山楂、鸡内金、陈皮。

（二）辨证选择口服中成药

复方降糖玉液（佛山市中医院院内制剂）：用于气阴两虚证。

芪苓固本培元颗粒（佛山市中医院院内制剂）：补中益气，固本培元。

加味二仙颗粒（佛山市中医院院内制剂）：温肾阳，补肾精。用于肾阴肾阳亏虚者。

健脾降脂饮（佛山市中医院院内制剂）：用于湿热蕴脾证。

生脉培元丸（佛山市中医院院内制剂）：补气、益阴。用于气阴两虚者。

二、中医特色治疗

（一）专科中药膏方

1. 消渴温中膏（佛山市中医院院内制剂）

组成：高丽参、干姜、肉桂等。

功能主治：温补脾肾。用于脾肾阳虚证，症见腰膝酸冷，夜尿频，畏寒。

适用范围：糖尿病脾肾阳虚患者，临床表现为身冷，小便清长或小便不利，大便稀溏，或见浮肿，舌淡胖大，脉沉细。

用法用量：每次20g，每日1次。

2. 消渴琼玉膏（佛山市中医院院内制剂）

组成：人参、川贝母、天花粉、葛根等。

功能主治：养阴清肺。主治阴虚火旺证。

适用范围：糖尿病阴虚火旺者。

用法用量：每次20g，每日1次。

3. 消渴抵当膏（佛山市中医院院内制剂）

组成：黄芪、西红花、桃仁、川芎等。

功能主治：活血化瘀。用于瘀热互结证。

适用范围：适用于糖尿病血管病变、糖尿病周围神经病变、糖尿病合并冠心病、糖尿病合并中风，症见肢体麻木，甚或疼痛，胸闷刺痛，或中风偏瘫，语言謇涩，或眼底出血，或下肢紫暗，唇舌紫暗，舌有瘀斑或舌下青筋暴露，苔薄白，脉弦涩。

用法用量：每次20g，每日1次。

禁忌：孕妇禁用。

4. 消渴二仙膏（佛山市中医院院内制剂）

组成：红参、枸杞子、鹿角胶等。

功能主治：滋阴填精，益气壮阳。主治真元虚损，精血不足证。症见全身瘦削，阳痿遗精，两目昏花，腰膝酸软，久不孕育。

适用范围：糖尿病勃起功能障碍患者。

用法用量：每次20g，每日1次。

（二）针灸、耳穴疗法

1. 针灸疗法

适应证：各种证型，依"盛则泻之，虚则补之，热则疾之，寒则留之，陷下则灸之"基本理论原则，分型施治。

禁忌证：空腹血糖≥10mmol/L，局部皮肤有破损、晕针、体质虚弱者。

不良反应：晕针甚者会出现晕厥。

应对措施：可针刺水沟、合谷、十宣等穴位，促其苏醒。

2. 耳穴疗法

取穴：内分泌、胰、肾、三焦、神门、肺、胃。

针法：用王不留行耳穴埋丸，外以胶布固定。每次取一侧耳穴，留5天或7天为1个疗程。

（三）中医药外治法

1. 穴位敷贴

用磁疗贴敷贴，辨证取穴，每日1次。

2. 中药封包治疗

适应证：适用于各种证型，对气阴两虚证疗效尤为显著。

不良反应：灼伤、过敏。

应对措施：灼伤者可参考外科常规处理；过敏者给予抗过敏治疗，并停止使用。

3. 中药熏洗法

适应证：适用于各种证型，对气阴两虚者尤为适宜。

禁忌证：过敏体质、皮肤有破损者。

不良反应：烫伤、肢体肿胀、水疱、皮肤瘙痒、头晕不适，甚或晕厥。

应对措施：①控制水温、熏洗时间；②停止使用；③烫伤或起水疱者可参考外科常规处理；

④皮肤瘙痒者可予抗过敏治疗；⑤对于晕厥者，可针刺水沟、合谷、十宣等穴位，促其苏醒。

熏洗药方如下：

（1）舒筋洗外用颗粒（佛山市中医院院内制剂）。

组成：透骨草、威灵仙、苏木、钩藤等。

用法：每日1～2次，每次1包，用1 200mL温开水溶解后浸洗患处。

功用：舒筋活络，散瘀止痛。

（2）通络洗药（佛山市中医院院内制剂）。

组成：桂枝、姜黄、五月艾等。

用法：每日2～3次，每次1包，用1 200mL温开水溶解后熏洗患处。

功用：活血祛风，温经通络。

（3）温经洗药（佛山市中医院院内制剂）。

组成：吴茱萸、桂枝、丁香等。

用法：每日2次，每次1～2包，每包用1 000mL开水溶解后熏洗患处。

功用：温经散寒，祛风止痛。

4. 中医定向透药治疗

适应证：适用于各种证型。

功能：调节内分泌，降糖止渴。

治疗选取穴位：足三里、三阴交、脾俞、肾俞、肺俞、胃俞。

导药穴位：中脘、气海或肺俞、胃俞。

治疗时间：每次30min，每日2次。

禁忌证：急性化脓性炎症、恶性肿瘤、活动性出血、活动性结核。体内放有金属物、心脏起搏器者慎用。

三、中西医结合治疗

（一）饮食

饮食治疗原则是合理控制热量，维持标准体重；根据患者的体重指数（BMI）、理想体重、工作性质和劳动强度制订每天的饮食总热量，并要在符合疾病和身体需要的前提下妥善安排。碳水化合物占总热量的50%～60%，蛋白质占总热量的15%～20%，脂肪占总热量的30%以下。

（二）运动

根据患者具体情况选择合适的运动方式，如散步、打太极拳、练气功、骑自行车等。时间安排在饭后1h，以持续半小时为好。以运动后脉搏在120次/min左右，不感到疲劳为宜。

（三）胰岛素治疗

根据来源和化学结构的不同，可将胰岛素分为动物胰岛素、人胰岛素和胰岛素类似物。根据作用特点的差异，又可将胰岛素分为超短效胰岛素类似物、常规（短效）胰岛素、中效胰岛素、长效

胰岛素、长效胰岛素类似物、预混胰岛素、预混胰岛素类似物以及双胰岛素类似物。

1. 起始胰岛素治疗的时机

（1）T1DM患者在起病时就需要胰岛素治疗，且需终身胰岛素替代治疗。

（2）新诊断T2DM患者如有明显的高血糖症状、酮症或DKA，首选胰岛素治疗。待血糖得到良好控制和症状得到显著改善后，再根据病情确定后续的治疗方案。

（3）新诊断糖尿病患者分型困难，与T1DM难以鉴别时，可首选胰岛素治疗。待血糖得到良好控制、症状得到显著改善、确定分型后再根据分型和具体病情制定后续的治疗方案。

（4）T2DM患者在生活方式和口服降糖药治疗的基础上，若血糖仍未达到控制目标，即可开始口服降糖药和注射胰岛素，进行联合治疗。通常经足量口服降糖药物治疗3个月后HbA1c仍≥7.0%时，可考虑启动胰岛素治疗。

（5）在糖尿病病程中（包括新诊断的T2DM），出现无明显诱因的体重显著下降时，应该尽早使用胰岛素治疗。

2. 起始胰岛素治疗时胰岛素制剂的选择

根据患者具体情况，可选用基础胰岛素、预混胰岛素或双胰岛素类似物起始胰岛素治疗。

（1）基础胰岛素：基础胰岛素包括中效胰岛素和长效胰岛素类似物。当仅使用基础胰岛素治疗时，保留原有各种口服降糖药物，不必停用胰岛素促泌剂。

使用方法：继续口服降糖药治疗，联合中效胰岛素或长效胰岛素类似物睡前注射，起始剂量为$0.1 \sim 0.2$U/（kg·d）；HbA1c>8.0%者，可考虑$0.2 \sim 0.3$U/（kg·d）起始；BMI≥25kg/m²者，可考虑0.3U/（kg·d）起始。根据患者空腹血糖水平调整胰岛素用量，通常每$3 \sim 5$天调整1次，根据血糖水平每次调整$1 \sim 4$U直至空腹血糖达标。基础胰岛素的最大剂量可为$0.5 \sim 0.6$U/（kg·d）。如3个月后空腹血糖控制理想但HbA1c不达标，或每天基础胰岛素用量已经达到最大剂量但血糖仍未达标，应考虑调整胰岛素的治疗方案。

（2）预混胰岛素：①预混胰岛素包括预混人胰岛素和预混胰岛素类似物。根据患者的血糖水平，可选择每日$1 \sim 2$次的注射方案。当HbA1c比较高时，使用每日2次的注射方案。②每日1次预混胰岛素：起始的胰岛素剂量一般为0.2U/（kg·d），晚餐前注射。根据患者空腹血糖水平调整胰岛素用量，通常每$3 \sim 5$天调整1次，根据血糖水平每次调整$1 \sim 4$U直至空腹血糖达标。③每日2次预混胰岛素：起始的胰岛素剂量一般为$0.2 \sim 0.4$U/（kg·d），按1∶1的比例分配到早餐前和晚餐前。根据空腹血糖和晚餐前血糖分别调整晚餐前和早餐前的胰岛素用量，每$3 \sim 5$天调整1次，根据血糖水平每次调整的剂量为$1 \sim 4$U，直到血糖达标。④在T1DM的"蜜月期"，可短期使用预混胰岛素每日$2 \sim 3$次注射。预混胰岛素不宜用于T1DM的长期血糖控制。

（3）双胰岛素类似物：目前上市的双胰岛素类似物有德谷门冬双胰岛素（IDegAsp），该药一般从$0.1 \sim 0.2$U/（kg·d）开始，于主餐前注射，根据空腹血糖水平调整剂量直至血糖达标。肥胖或HbA1c>8.0%的患者，可选择更高剂量起始。德谷门冬双胰岛素每天1次治疗，剂量达到0.5U/（kg·d）或$30 \sim 40$U餐后血糖仍控制不住，或患者每天有两次主餐时，可考虑改为每天注射2次。

3. 短期胰岛素强化治疗

对于HbA1c≥9.0%或空腹血糖≥11.1mmol/L伴明显高血糖症状的新诊断T2DM患者，可实施短期胰岛素强化治疗，治疗时间在2周至3个月为宜，治疗目标为空腹血糖$4.4 \sim 7.0$mmol/L，非空腹血糖<10.0mmol/L，可暂时不以HbA1c达标作为治疗目标。

短期胰岛素强化治疗方案可以采用多次皮下注射胰岛素、每日2～3次预混胰岛素或持续皮下胰岛素输注（CSII）。如果采用的是多次皮下注射胰岛素方案，血糖监测方案需每周至少3天，每天3～4个时间点。根据中餐前、晚餐前和睡前血糖水平分别调整早、中、晚餐前的胰岛素用量，根据空腹血糖水平调整睡前基础胰岛素用量，每3～5天调整1次，每次调整的胰岛素剂量为1～4U，直到血糖达标。如果采用的是每日2～3次预混胰岛素，血糖监测方案需每周至少3天，每天3～4个时间点。根据睡前和餐前血糖水平进行胰岛素剂量调整，每3～5天调整1次，根据血糖水平每次调整的剂量为1～4U，直到血糖达标。如果采用的是CSII，血糖监测方案需每周至少3天，每天5～7个时间点。根据血糖水平调整剂量直至血糖达标。采用胰岛素强化治疗应同时对患者进行医学营养及运动治疗，并加强对糖尿病患者的教育。

（四）非胰岛素治疗

高血糖的药物治疗多基于纠正导致人类血糖升高的两个主要病理生理改变，即胰岛素抵抗和胰岛素分泌受损。根据作用效果的不同，口服降糖药可分为以促进胰岛素分泌为主要作用的药物和通过其他机制降低血糖的药物，前者主要包括磺脲类、格列奈类、二肽基肽酶Ⅳ抑制剂（DPP-4i），通过其他机制降低血糖的药物主要包括双胍类、噻唑烷二酮类（TZD）、α-糖苷酶抑制剂和钠-葡萄糖共转运蛋白2抑制剂（SGLT2i）等。

1. 二甲双胍

目前临床上使用的双胍类药物主要是盐酸二甲双胍。双胍类药物的主要药理作用是通过减少肝脏葡萄糖的输出和改善外周胰岛素抵抗而降低血糖。许多国家和国际组织制定的糖尿病诊治指南中均推荐二甲双胍作为T2DM患者控制高血糖的一线用药和药物联合中的基本用药。在500～2 000mg/d剂量范围之间，二甲双胍疗效呈现剂量依赖效应。

2. 磺脲类药物

磺脲类药物属于胰岛素促泌剂，主要药理作用是通过刺激胰岛β细胞分泌胰岛素，增加体内的胰岛素水平而降低血糖。目前在我国上市的磺脲类药物主要为格列本脲、格列美脲、格列齐特、格列吡嗪和格列喹酮。磺脲类药物如果使用不当可导致低血糖，特别是在老年患者和肝、肾功能不全者，磺脲类药物还可导致体重增加。有肾功能轻度不全的患者如使用磺脲类药物宜选择格列喹酮。

3. 格列奈类药物

格列奈类药物为非磺脲类胰岛素促泌剂，我国上市的有瑞格列奈、那格列奈和米格列奈。此类药物主要通过刺激胰岛素的早时相分泌而降低餐后血糖，也有一定的降空腹血糖作用，可使HbA1c降低0.5%～1.5%。此类药物需在餐前即刻服用，可单独使用或与其他降糖药联合应用（磺脲类除外）。

4. 噻唑烷二酮类（TZD）药物

TZD主要通过增加靶细胞对胰岛素作用的敏感性而降低血糖。目前在我国上市的TZD主要有罗格列酮和吡格列酮。

5. α-糖苷酶抑制剂

α-糖苷酶抑制剂通过抑制碳水化合物在小肠上部的吸收而降低餐后血糖，适用于以碳水化合物为主要食物成分的餐后血糖升高的患者。推荐患者每日用药2～3次，餐前即刻吞服或与第一口食物一起嚼服。国内上市的α-糖苷酶抑制剂有阿卡波糖、伏格列波糖和米格列醇。

6. DPP-4i

DPP-4i通过抑制二肽基肽酶Ⅳ（DPP-4）而减少胰高血糖素样肽-1（GLP-1）在体内的失活，使内源性GLP-1水平升高。GLP-1以葡萄糖浓度依赖的方式增加胰岛素分泌，抑制胰高血糖素分泌。目前在国内上市的DPP-4i为西格列汀、沙格列汀、维格列汀、利格列汀和阿格列汀。肾功能不全的患者使用西格列汀、沙格列汀、阿格列汀和维格列汀时，应注意按照药物说明书来减少药物剂量。肝、肾功能不全的患者使用利格列汀不需要调整剂量。

7. SGLT2i

SGLT2i是一类近年受到高度重视的新型口服降糖药物，可抑制肾脏对葡萄糖的重吸收，降低肾糖阈，从而促进尿糖的排出。目前在我国上市的SGLT2i有达格列净、恩格列净、卡格列净和艾托格列净。

8. 胰高血糖素样肽-1受体激动剂（GLP-1RA）

GLP-1RA通过激活GLP-1受体，以葡萄糖浓度依赖的方式刺激胰岛素分泌和抑制胰高血糖素分泌，同时增加肌肉和脂肪组织葡萄糖摄取，抑制肝脏葡萄糖的生成而发挥降糖作用，并可抑制胃排空，抑制食欲。我国上市的GLP-1RA依据药代动力学分为短效的贝那鲁肽、艾塞那肽、利司那肽，以及长效的利拉鲁肽、艾塞那肽周制剂、度拉糖肽和洛塞那肽。

四、难点分析

消渴病（糖尿病）的中医治疗较西医治疗无明显优势，尤其在控制血糖方面目前仍以西医治疗为主，但在治疗其慢性并发症（如消渴病痹症、消渴脱疽等）方面，中医治疗有其独特疗效。因此在消渴病（糖尿病）治疗方面可采用中西医结合的方案，西医以控制血糖为主，中医以辨证论治为主，可在控制血糖的基础上改善、减轻临床症状，延缓慢性并发症的发展。

佛山市中医院内分泌科在规范治疗消渴病（糖尿病）的同时，充分发挥中医药的特色和优势，综合运用多种手段预防、治疗、缓解消渴病及其并发症的发生发展，在治疗上取得了令人满意的效果。

特色一：在糖尿病宣传普及方面，针对门诊、住院糖尿病患者，佛山市中医院内分泌科仍以糖尿病治疗的五驾马车为准则，即患者教育、饮食控制、运动、自我血糖监测及降糖药物治疗，着重关注患者教育，定期在内分泌科患者教室举行关于糖尿病诊断、治疗、并发症、饮食、生活方式、降糖药物的服用方法及胰岛素注射方法等全方位的科学普及教育。

特色二：在糖尿病治疗方面，常采用中西医结合治疗方案，充分发挥中医药的特色和优势，在运用西医降糖药物降糖治疗的同时，通过辨证论治，辅以中药方剂［如降糖一方、降糖二方、降糖三方、降糖四方等（佛山市中医院自拟方）］、中成药［如复方降糖玉液、芪苓固本培元颗粒、加味二仙颗粒、复方三七丸等（佛山市中医院院内制剂）］等以加强降糖效果及缓解患者症状。

特色三：在糖尿病并发症的治疗方面，充分发挥中医特色疗法，如穴位敷贴、耳针疗法、中药封包、针灸、艾灸、中药熏洗［如舒筋洗外用颗粒、温经洗药、通络洗药（佛山市中医院院内制剂）］、中医定向透药治疗等以缓解患者肢体麻木痹痛、腹泻、视物模糊等症状。

五、医案验方

病案1：许某，男，33岁。

初诊（2021年11月15日）：患者自诉反复出现口干、多饮、多尿、多食2年余，未就诊，4天前上述症状较前加重，自测血糖偏高，空腹血糖9.2mmol/L，餐后2h血糖11.4mmol/L，现为系统性治疗遂来就诊。刻见患者神清，精神一般，诉口干口苦，口气重，三多（多饮、多尿、多食），易疲乏，眠一般，大便次数增多，2~4次/d，质软成型，偶黏腻不爽，小便稍黄有泡沫，近期体重无明显下降。舌稍红，苔黄腻，脉滑数。

中医诊断：消渴类病（痰湿内蕴）。

西医诊断：糖尿病。

治法：清热利湿健脾。

推荐方药：茵陈五苓散加减，药用茯苓、白术、猪苓、泽泻、桂枝、茵陈、黄芪、薏苡仁、麻黄。共3剂，水煎服，600mL水煎至200mL，每日1剂，午餐后2h服用。嘱适当运动、控制饮食。

二诊（2021年11月18日）：患者自诉药后口干口苦、口气重、三多等症状较前有所缓解，眠好转，大便次数仍较多，2~4次/d，质软不成形，稍黏腻不爽，小便泡沫减少，但晨起小便泡沫仍较多，在家监测血糖，空腹血糖波动在6.5~8.9mmol/L，餐后2h血糖波动在7.5~9.8mmol/L。辅助检查：葡萄糖（GLU）7.86mmol/L，总胆固醇（TCH）6.40mmol/L，甘油三酯（TG）3.51mmol/L，肌酐（Cr）58.5umol/L，糖尿病二项未见异常。上方续服1周，加予西药盐酸二甲双胍片500mg口服，每日3次，以加强降糖疗效。

三诊（2021年11月25日）：患者诉口干口苦、口气重、三多等症状基本缓解，眠可，大便次数较前减少，1~2次/d，质软成形，小便晨起有少许泡沫，在家监测血糖，空腹血糖波动在5.4~6.1mmol/L，餐后2h血糖波动在6.9~8.9mmol/L。继续服用前方以善其后，并继续服西药盐酸二甲双胍片以加强降糖疗效。

按语：患者为33岁男性，平素患者喜食肥甘厚腻食物，饮食失节，损伤脾胃，脾胃运化失司，不能正常运化水谷精微，聚湿久蕴生热，湿热互结，可见形体肥胖，头身困重，日久可出现口干口苦、三多一少等症状。舌稍红，苔黄腻，脉滑数为舌脉的佐证。茵陈五苓散出自于《金匮要略》，为退黄、清热利湿的名方，历来被广泛研究与使用，该方为五苓散加上倍量茵陈相合而成。方中茵陈清利湿热为君药，佐以泽泻、猪苓、茯苓、薏苡仁、麻黄利水渗湿，白术、黄芪健脾燥湿，桂枝通阳化气行水，诸药合用，共奏清热利湿健脾之功。现代药理学研究，茵陈五苓散还具有降低胆红素、改善胰岛素抵抗等作用。

病案2：罗某，男，79岁。

初诊：患者有糖尿病病史10余年，目前口服"格列美脲片2mg（每日1次）+八味降糖口服液"降糖治疗，诉近期血糖控制一般，空腹血糖波动在7.9~10.2mmol/L，餐后血糖波动在9.8~13.5mmol/L，现患者诉口干口苦、多饮、多尿较明显，小便有泡沫，晨起明显，夜尿频多，每晚5~6次，间有双足麻木，偶有心悸，胃纳一般，睡眠欠佳，大便正常，近2个月体重下降约2kg。舌红少津，脉细数。

中医诊断：消渴病（气阴两虚）。

西医诊断：糖尿病。

中医治法：益气养阴。

推荐方药：降糖一方加减（佛山市中医院自拟方），药用太子参、茯苓、玉竹、生地黄、有瓜石斛、制何首乌、知母、枸杞子。共5剂，水煎服，600mL水煎至200mL，每日1剂，午餐后2h服用。

西医治疗：口服"格列美脲片2mg（每日1次）+八味降糖口服液"降糖治疗。

二诊：诉近4天血糖控制尚可，空腹血糖波动在6.9～9.1mmol/L，餐后血糖波动在8.7～10.8mmol/L，诉口干口苦、多饮等症状较前有所缓解，小便仍有泡沫，以晨起明显，夜尿仍较多，每晚4～5次，间有双足麻木，心悸缓解，胃纳好转，睡眠欠佳，大便正常。舌稍红少津，脉细数。继续口服"格列美脲片2mg（每日1次）+八味降糖口服液"降糖治疗。上方续服1周。

三诊：诉近1周血糖控制尚可，空腹血糖波动在6.5～8.7mmol/L，餐后血糖波动在8.4～10.2mmol/L，诉口干口苦、多饮等症状较前明显缓解，小便晨起间有泡沫，每晚夜尿2～4次，间有双足麻木，胃纳可，睡眠好转，大便正常。舌稍红少津，脉细数。继续二诊治疗方案以善其后。

按语：患者年老体虚，脾气虚弱，不能推动津液上乘，加之阴液生化无源，则见口干、多饮；膀胱统摄失司则多尿。舌红苔少，脉细为气阴两虚佐证。当治以益气养阴，方拟降糖一方（佛山市中医院自拟方），方中太子参益气养阴，玉竹、有瓜石斛、生地黄养阴生津，枸杞子滋阴补肾柔肝，制何首乌滋养肝肾，茯苓淡渗利湿，知母清热，诸药合用，共奏益气养阴之功。本方标本兼治，既能有效地加强降糖疗效，又能缓解患者口干、多饮、多尿等症状，体现了中医辨证论治的优势。

第五节 辨 证 施 护

一、辨证护理

痰湿（热）内蕴证：注意体重，坚持体育锻炼，饮食以清淡为主，忌食肥甘厚腻的食品。

气阴两虚证：加强皮肤护理，勤洗澡、勤换内衣裤，保持皮肤和阴部的清洁。皮肤干燥可以用一些润肤品。

阴虚热盛证：观察饮水量，予饮水、饮食指导。

水气凌心证：喘促不能平卧者，取半卧位，并给予吸氧。

血瘀脉络证：注意肢端异常感觉、皮温，观察皮肤是否出现瘀斑瘀点。可以三七、艾叶、红花等活血化瘀通络中药泡足，水温不超过37℃，时间20～30min。

阴阳两虚证：观察排尿次数、尿量及尿色。嘱患者睡前少饮水。平日口渴时可用枸杞子、鲜生地黄煎水代茶饮，腰膝酸软者可灸肾俞、关元、三阴交等。

二、辨证施膳

根据身高、体重、年龄、体力活动强度，计算每日的总热量，合理分配餐次。碳水化合物占总能量的50%～60%，蛋白质占总能量的15%～20%，脂肪占总能量20%～30%；不宜摄入过多反式脂肪酸；胆固醇摄入量<300mg/d；食盐摄入量控制在5g/d以内，少食坚果类、油炸类食物及甜食；平衡膳食，定时定量进餐。

痰湿（热）内蕴证：宜食（清热）利湿健脾之品，如冬瓜、赤小豆、陈皮等。

气阴两虚证：宜食益气养阴之品，如山药、猪瘦肉、鱼肉等。

阴虚热盛证：宜食滋阴清热润燥之品，如百合、银耳、老鸭、甲鱼等。

水气凌心证：限制水和钠盐的摄入，忌食辛辣之品及醇酒、咖啡等。

血瘀脉络证：宜食活血化瘀之品，如山楂、洋葱、玫瑰花等。

阴阳两虚证：宜食滋阴温阳益肾之品，如黑芝麻、枸杞子、黑木耳等。

第六节　循　证　研　究

一、基础研究

（一）中医基础研究

1. 泽泻具有降低血糖、改善胰岛素抵抗的作用

泽泻多糖是由中药泽泻经过加工提取所得的一种具有改善胰岛素抵抗从而起到降低血糖作用的中药提取物。钱增堃等[5]认为泽泻多糖具有显著调节糖尿病大鼠糖脂代谢的作用。张明丽等[6]认为泽泻多糖可能通过抗氧化作用来改善T2DM大鼠胰岛素抵抗及脂代谢紊乱。

2. 针灸能改善胰岛素抵抗，改善 β 细胞的分泌与合成功能，继而降低血糖

经中医学专家利用大鼠实验后证实使用针刺可以确切改变胰岛素的抵抗状态，针灸可以对胰岛素抵抗起作用是因为针刺可以调整下丘脑的弓状核；也有专家表明针刺能够改善糖尿病代谢的中枢机制是因为降低下丘脑增多的神经肽Y（NPY）的合成和含量。有研究选择取肺俞、脾俞、肾俞、足三里、三阴交、外关、太溪等穴位，利用平补平泻手法，留针20min，配合中医药，治疗有效率较高[7]。

（二）现代医学基础研究

1. 氢分子对糖尿病的作用研究进展

Zhang等[8]通过皮下注射H_2的给药途径也发现，H_2处理可显著改善糖尿病小鼠的葡萄糖耐量和胰岛素敏感性，改善糖尿病小鼠的高血糖症。周晓等[9]探究H_2对2型糖尿病患者氧化应激相关指标的作用及影响，发现在干预后，患者血清中氧化物水平低于干预前，而抗氧化物活性高于干预前，

可推测H_2降低了2型糖尿病患者体内的氧化水平，减轻了氧化损伤；同时发现H_2的作用效果与干预前的糖化血红蛋白和低密度脂蛋白水平有一定的相关性。

2. 糖尿病相关基因（维生素D受体基因）的研究进展

糖尿病的研究越来越趋向于基因位点的探索，在基因多态性方面，维生素D受体（VDR）已成为研究热点，其中最多的为*ApaI*（rs7975232）、*BsmI*（rs1544410）、*TaqI*（rs731236）和*FokI*（rs10735810）4种多态性位点。多项研究结果提示，4种多态性位点与糖尿病的易感性，因种族、地域的不同结果有所差异。由于遗传因素有差异性，基因突变导致的糖尿病同样具有差异性。Sung等[10]的研究结果显示，高水平的维生素D与低风险的胰岛素抵抗和其他代谢综合征有关。

二、临床研究

（一）中医研究

1. 辨证论治研究

曹玉山教授认为，治疗消渴病应从虚、瘀入手，应用以益气养阴、活血化瘀为主的消渴病治疗大法；曹教授在临床善于组新方，结合古方根据不同病程及临床表现进行治疗。南征教授提出消渴病病位在散膏新说及中医"消渴肾病"的新病名，对糖尿病肾病提出了"毒损肾络、邪伏膜原"的病机新理论，临证强调益气养阴、活血化瘀、固护散膏，重视解毒通络，调散膏、达膜原，擅用对药、虫类药治疗本病。而袁占盈教授主张以八纲辨证替代三消辨证，论治应发挥中医调和阴阳、活血化瘀、综合治疗等优势，证型分阴虚、阴虚热盛、气阴两虚、阴阳两虚四型。治疗消渴病因人而异，总治法以清热养阴、益气生津、益阴扶阳、活血化瘀为主。

2. 专病专方研究

（1）经方治疗。郭银雪等报道用加味猪苓汤（猪苓、赤茯苓、泽泻、麦门冬、黄连、大黄、炙甘草）治疗糖尿病肾病缓解率为62.0%，总有效率为88.0%，与西药治疗对照组相比，差异有统计学意义（$P<0.01$），且加味猪苓汤组尿蛋白量的降低幅度明显优于西药对照组（$P<0.01$）。

（2）时方治疗。玉液汤出自清代张锡纯的《医学衷中参西录》，其立意精巧，组方严谨，效验确凿，为后世医家所习用。现代研究表明此方可治疗脾胃虚弱、清阳不升引起的2型糖尿病。韩云平将358例糖尿病患者分为两组，对照组予二甲双胍口服治疗，治疗组在对照组治疗的基础上服用玉液汤。结果显示，观察组总有效率为94%，对照组为67%，两组比较差异具有统计学意义。研究还表明，糖尿病的发病因素与体内糖、脂肪、蛋白质代谢异常，胰岛素分泌不足等因素有一定相关性，黄芪可促进胰岛β细胞分泌胰岛素，并促进蛋白质合成，减少蛋白质漏出，缓解通透性蛋白尿、肾性蛋白尿，可调节患者免疫功能，从而延缓糖尿病肾病的发展。

（3）经验方治疗。现代学者根据临床经验自拟验方治疗消渴病亦取得良效。郑彦秀运用三参降糖汤（枸杞子、人参、天冬、生地黄、山药、玄参、柴胡、丹参、泽泻）为基础方通过分型加味治疗肝郁型、脾虚型、肾阴虚型、阴虚肺燥型等消渴病患者共47例，患者服药时间最短40天，最长150天，治疗效果良好，其中痰湿型、胃热型效果最佳。

罗立群运用消渴2号方（太子参、麦冬、五味子、生黄芪、生地黄、苍术、玄参、丹参、葛根）治疗气阴两虚型消渴病患者35例，对照组35例接受常规西医治疗。结果治疗后两组患者的空腹血糖和餐后2h血糖水平均有明显下降（$P<0.05$），但观察组降低幅度更为明显（$P<0.05$）；治疗后两组患者的总胆固醇、甘油三酯和低密度脂蛋白水平均有明显下降，而高密度脂蛋白水平明显上升（$P<0.05$），但观察组总胆固醇、甘油三酯、低密度脂蛋白下降幅度和高密度脂蛋白上升幅度更为明显（$P<0.05$）。

闫恒等认为津液亏损是消渴病的主要病机，自拟润燥生津汤（绞股蓝、麦冬、知母、石斛、刺梨、昆仑雪菊），从整体观念出发，对消渴病标本兼治，取得良效。曹亮等自拟参地丹杞汤（人参、生地黄、丹参、枸杞子、金银花、玉竹、甘草）加减治疗2型糖尿病患者（气阴两虚证）30例，对照组30例应用格列齐特治疗。结果两组患者的FPG、TG水平和气阴两虚症状在治疗后均有改善，且治疗组的改善程度和总有效率均高于对照组（$P<0.05$）。

3. 中成药研究

中成药主要用于治疗轻中度的2型糖尿病，选择治疗糖尿病的中成药，应强调辨证论治原则。周美华将眼底疾病患者124例随机分为观察组和对照组，每组62例。在常规治疗基础上，观察组给予复方血栓通胶囊（三七、黄芪、丹参、玄参）联合复方樟柳碱注射液治疗，对照组给予复方血栓通胶囊治疗。结果观察组总有效率为95.16%，高于对照组的74.19%（$P<0.01$）；治疗后两组血流变学指标均较治疗前降低，且观察组优于对照组（$P<0.01$）。陈斌观察参芪降糖颗粒（人参茎叶皂苷、五味子、黄芪、山药、地黄、覆盆子、麦冬、茯苓、天花粉、泽泻、枸杞子）对2型糖尿病大血管并发症的预防作用，发现参芪降糖颗粒作为传统中药方剂，不仅可以有效控制血糖，而且具有益气养阴功效。张华春将糖尿病并发微血管病变患者60例随机分为试验组与对照组，每组30例。对照组予以常规西药治疗，试验组在此基础上应用津力达颗粒（人参、黄精、葛根、制何首乌）治疗。结果治疗后试验组血糖指标、胰岛素指标的改善均优于对照组（$P<0.05$）；试验组TC与TG水平显著降低，与对照组比较差异有统计学意义（$P<0.05$）。

4. 中医外治法研究

（1）针灸治疗。针灸是消渴病常用的治疗方法之一，临床上常用足三里、合谷、内关、三阴交、曲池、太冲、气海、关元、太溪、肝俞、脾俞、肾俞等穴治疗消渴病引起的周围神经病变。董秋芬将糖尿病周围神经病变的100例患者随机分为治疗组50例和对照组50例，两组患者均持续采用药物控制血糖，使用同样的营养神经药物以及扩血管药物进行治疗。治疗组加用针灸治疗（足三里、昆仑、三阴交、关元、太冲、绝骨、气海），结果显示，在改善患者四肢麻木、感觉减退以及自发性疼痛等症状方面，治疗组均优于对照组（$P<0.05$）。周超将患有糖尿病周围神经病变的患者106例随机分为两组，对照组53例使用弥可保甲钴胺片治疗，观察组53例在对照组的治疗基础上加用针灸治疗（曲池、外关、合谷、三阴交、足三里、肾俞、脾俞、胰俞）。结果显示，观察组总有效率为94.34%，明显优于对照组的75.47%，且观察组神经功能的改善也明显优于对照组，差异有统计学意义（$P<0.05$）。说明针药结合治疗糖尿病周围神经病变有突出优势。

（2）中药熏洗。曾豆云等将60例糖尿病周围神经病变患者随机分为两组，对照组30例给予甲钴胺治疗，治疗组30例在对照组基础上加中药（透骨草、桂枝、川椒、艾叶、木瓜、苏木、红花、赤芍、白芷、川芎、制川乌、制草乌、生麻黄、白芥子）熏洗治疗，两组疗程均为1个月。结果治疗组总有效率为86.6%，对照组总有效率为53.3%，两组比较差异有统计学意义（$P<0.05$）；治疗后两组周围神经传导速度比较，治疗组优于对照组（$P<0.01$）。

5. 民族医学研究

蒙医对糖尿病的认识独特，对该病治疗从整体出发，辨证论治，具有疗效稳定、毒副作用少等优点[11]。蒙医称糖尿病为"希克尔西金病"，认为此病是由于过量饮食甜、咸味，油腻及性寒而重之品，即不易消化之食物导致三根（赫依、希拉、巴达干）七素（饮食精华、血、肉、脂肪、骨、骨髓、精液）平衡失调而引起的巴达干与脂肪过盛，并与赫依交搏，导致肝、肾功能衰退，精华与糟粕分解失常，出现多食、形体日渐消瘦、小便频繁等症状的消渴性疾病。

蒙医治疗疾病一般采取药物、外治、饮食起居等多种疗法相结合的综合性治疗手段。蒙医认为，疾病是在各种致病因素的影响下，三根出现偏盛偏衰、失去相对平衡而产生的，只有保持三根互相协调，才能维持人体正常的生理机能。蒙医治疗糖尿病原则：总体上以祛巴达干浊液为主，力求三根平衡，调节胃中消化三能平衡的同时调节肝、肾、膀胱中的三能的平衡，恢复肝、胃、肾、膀胱之正常功能，补助胃火，促进机体内的精华与糟粕的正常分离等辨证论治。

四施是蒙医针对疾病本质进行辨证论治的根本方法，包括饮食疗法、起居疗法、药物疗法和外治疗法。①饮食方面：蒙医文献记载忌食咸、甜而性凉之品，或油腻而不易消化之食，亦不宜过饱，但不宜对某种食物彻底禁忌，而应适量食用。饮食以性温、轻而粗之品为宜，如山羊肉、黄羊肉、荞面、玉米、瓜果等新鲜食物。②起居方面：蒙医所指的起居包括身、语、意三业，此三业对人来说必不可少，调节适当能防病、健身，是人体保持健康的条件。在心理上避免生气及受到负面心理影响，应积极乐观配合治疗。避免过度劳累，避免居住冷潮之地，适当参加轻微活动，这样能促进心肺功能、改善血液循环、防治疾病。③药物方面：蒙医临床所用的药物绝大多数是直接取自自然界的天然物种，能对人体进行整体调节，极大限度地发挥人体的自愈能力，其功效是化学药物无法比拟的，方药选用具有清浊生化作用的五味清浊散，具有镇希拉、助消化之效的阿拉坦五味丸，具有杀黏、清热之效的十三味红花丸等。④外治方面：选用引出病血，疏通脉道，改善赫依血运行，降低血热，调理体素而达到治病目的的蒙医放血疗法及能封闭脉道之要隘，使病邪不致流窜于脉道，镇赫依，使不消化者消化的蒙医灸疗等疗法。

（二）现代医学研究

1. 发病机制研究

随着现代医学对糖尿病发病机制研究的逐渐深入，免疫稳态失衡、外泌体等在T2DM发病机制方面的作用逐渐受到关注。

肥胖和胰岛素抵抗（IR）诱发的慢性亚临床炎症不仅导致胰岛素作用障碍，还造成胰岛β细胞功能缺陷，这种代谢性炎症还会引发巨噬细胞、T细胞、B细胞及NK细胞等的免疫功能紊乱。付林等[12]对T2DM免疫发病机制的研究进展进行了综述，认为先天性免疫和获得性免疫功能参与了T2DM发生发展，其免疫标志物及其免疫疗法调控人体稳态可能成为临床诊治T2DM的新思路。

外泌体是一种纳米级大小的细胞外分泌囊泡，具有脂质双分子层结构，可以携带多种DNA、RNA以及蛋白质等生物分子，是细胞间信号传递的重要载体。大量研究结果表明，外泌体及其内含物可通过多种途径影响胰岛素的分泌和组织敏感性，参与糖脂代谢和胰岛素抵抗的调控，在包括糖尿病在内的内分泌及代谢性疾病发生发展过程中发挥了重要作用。外泌体及其内含物，尤其是miRNA，可通过影响糖脂代谢和胰岛素信号通路的活性等多种方式参与调控T2DM的发生发展过程[13]。

2. 治疗研究

（1）外科治疗研究。随着经济的发展，糖尿病伴有肥胖的患者数量呈逐年上升的趋势。肥胖减重代谢手术已成为治疗糖尿病伴有肥胖的患者的主流手段。减重代谢手术从改变小肠通路限制营养物质的吸收，到限制胃容积和/或小肠旁路旷置多管齐下，正在以一种后来居上的姿态蓬勃发展。对于T2DM的治疗，外科手术的效果明显优于传统药物治疗。接受手术的T2DM患者，术后生活质量更高，糖尿病慢性并发症发生率更低。接受初次手术后，大多数患者的体重明显减轻，T2DM患者的血糖得到良好控制。但不可否认的是，部分患者可能出现减重效果不佳、复胖及术后并发症等情况，解决方法包括再次手术或结合其他手段进行下一步的治疗。

（2）药物治疗研究。

口服降糖药物：高血糖的药物治疗多基于纠正导致人类血糖升高的两个主要病理生理改变，即胰岛素抵抗和胰岛素分泌受损。根据作用效果的不同，口服降糖药可分为以促进胰岛素分泌为主要作用的药物和通过其他机制降低血糖的药物。

胰岛素：胰岛素治疗是控制高血糖的重要手段。T1DM患者需依赖胰岛素维持生命，也必须使用胰岛素控制高血糖，并降低糖尿病并发症的发生风险。T2DM虽不需要胰岛素来维持生命，但当口服降糖药效果不佳或存在口服药使用禁忌时，仍需使用胰岛素，以控制高血糖，并减少糖尿病并发症的发生风险。在某些时候，尤其是病程较长时，胰岛素治疗可能是最主要的，甚至是必需的控制血糖措施。

（3）其他治疗研究。

糖尿病医学营养治疗：糖尿病医学营养治疗是在临床条件下对糖尿病或糖尿病前期患者的营养问题采取特殊干预措施，参与患者的全程管理，包括进行个体化营养评估、营养诊断、制订相应营养干预计划，并在一定时期内实施及监测。改变膳食模式与习惯、调整营养素结构、由专科营养（医）师给予个体化营养治疗，可以使T2DM患者的HbA1c降低0.3%～2.0%，并有助于维持理想体重及预防营养不良。近年的研究证实，对肥胖的T2DM患者采用强化营养治疗可使部分患者的病情得到缓解。营养治疗已经成为防治糖尿病及其并发症的重要手段。

运动治疗：运动治疗在T2DM患者的综合管理中占重要地位。规律运动可增加胰岛素敏感性、改善体成分及生活质量，有助于控制血糖、减少心血管危险因素而且对糖尿病高危人群一级预防效果显著。流行病学研究结果显示，规律运动8周以上可将T2DM患者HbA1c降低0.66%；坚持规律运动的糖尿病患者死亡风险显著降低。

戒烟：吸烟有害健康。吸烟不仅是导致癌症、呼吸系统和心脑血管系统疾病的重要危险因素，也与糖尿病及其并发症的发生发展密切相关。吸烟还会增加糖尿病各种并发症的发生风险，尤其是大血管病变。尽管有研究显示戒烟在短期内会导致T2DM患者体重增加、血糖升高，但这一作用随着时间延长会逐渐减弱，在3～5年后基本消失，并不能掩盖戒烟对糖尿病患者的有益影响及长期获益。

（魏爱生 劳美铃 张珏）

● 参考文献

［1］ 吴勉华，石岩．中医内科学［M］．5版．北京：中国中医药出版社，2021．
［2］ 中华医学会糖尿病学分会．中国2型糖尿病防治指南（2020年版）［J］．中华糖尿病杂志，2021，13（4）：

315-409.

[3] 段明香, 徐聪, 莫明露, 等. 基于知识图谱的2型糖尿病发病机制研究的可视化分析[J]. 重庆医科大学学报, 2018, 43（6）: 756-762.

[4] 袁宁霞, 翟罕, 杜冬青, 等. 妊娠期糖尿病发病机制研究进展[J]. 广西医科大学学报, 2019, 36（2）: 321-324.

[5] 钱增堃, 崔凡, 凌云熹, 等. 泽泻多糖对糖尿病大鼠肝脏糖脂代谢的影响[J]. 中国实验方剂学杂志, 2018, 24（11）: 117-125.

[6] 张明丽, 陈吉全, 周新强. 泽泻多糖对2型糖尿病大鼠胰岛素抵抗及脂代谢紊乱的改善作用及机制研究[J]. 中国药房, 2018, 29（1）: 42-45.

[7] 殷茵, 刘志诚, 徐斌. 针灸治疗2型糖尿病的临床研究进展[J]. 世界中医药, 2016, 11（11）: 2480-2482.

[8] ZHANG X L, LIU J M, JIN K K, et al. Subcutaneous injection of hydrogen gas is a novel effective treatment for type 2 diabetes[J]. Journal of Diabetes Investigation, 2018, 9（1）: 83-90.

[9] 周晓, 钱程, 吕娇, 等. 氢气对社区糖尿病患者氧化应激的作用及影响因素[J]. 社区医学杂志, 2018, 16（12）: 3.

[10] SUNG K C, CHANG Y, RYU S, et al. High levels of serum vitamin D are associated with a decreased risk of metabolic diseases in both men and women, but an increased risk for coronary artery calcification in Korean men[J]. Cardiovasc Diabetol, 2016, 15（1）: 112.

[11] 萨仁高娃, 包海金. 蒙医治疗糖尿病的研究进展[J]. 中国民族医药杂志, 2020, 26（6）: 49-51.

[12] 付林, 杨杨, 张同存. 2型糖尿病免疫发病机制研究进展[J]. 中国糖尿病杂志, 2021, 29（5）: 393-396.

[13] 刘森, 葛金芳. 外泌体在2型糖尿病发病机制及诊疗标志物开发中的研究进展[J]. 中国新药杂志, 2022, 31（3）: 237-244.

第二章　消渴病痹症

第一节　概　　述

糖尿病合并周围神经病变（diabetic peripheral neuropathy，DPN）是临床上常见的糖尿病慢性并发症之一，是一种以感觉和自主神经症状为主要临床表现的周围神经病，临床以双下肢对称性的发冷、麻木、蚁走感、小腿自发性的刺痛灼痛、肌无力萎缩等为主要特征。历代中医古籍对糖尿病周围神经病变无确切记载专病病名，据其临床表现多将其归属于痹病、血痹、麻木、痿病等范畴，直至2010年，国家中医药管理局将2型糖尿病周围神经病变中医病名命名为"消渴病痹症"。

第二节　病　因　病　机

消渴日久，耗伤气阴，气血阴阳亏虚，血行瘀滞、脉络痹阻，遂成本虚标实之证[1]。该病随着消渴病的发展，按照气虚挟瘀或阴虚挟瘀—气阴两虚挟瘀—阴阳两虚挟瘀的规律而演变。该病病位主要在肢体络脉，内及肝肾脾等脏腑；以气虚、阴虚或气阴两虚为本，表现为以肢体络脉失荣为主的虚证证候；或由于脏腑代谢紊乱产生的病理产物瘀血、痰浊相互痹阻于络脉，表现为以肢体的凉、麻、痛为主的本虚标实证候。

以往大多数研究对DPN的认识仅局限于代谢方面，近年随着对DPN认识度的提高，大量研究表明，免疫机制、遗传基因机制和降糖药物的影响机制均与DPN的发病有关。DPN的发病机制相当复杂，由于缺乏特异性生物标志物对其准确诊断，目前DPN在临床上采用排除性诊断，因此，对DPN的发病机制还需不断深入、全面地研究，实现对DPN患者更规范的治疗。

第三节　诊断与鉴别诊断

一、诊断

（一）临床表现

1. 中医证候表现

肢体常见对称性疼痛呈刺痛、灼痛、钻凿痛，常位于肢体末节对称部位或似在骨髓深部，或剧痛如截肢，或痛觉过敏，不得覆被，每于夜间就寝后数小时疼痛加重，白天或行走后减轻；或常有麻木不仁、蚁走、虫爬、发热、发凉、触电样感觉等，往往从远端脚趾上行可达膝以上，分布如袜套或手套样。

2. 西医症状和体征

（1）弥漫性神经病变：①远端对称性多发神经病变（distal symmetrical polyneuropathy，DSPN）。双侧远端对称性肢体疼痛、麻木、感觉异常等，最常见类型为大神经纤维和小神经纤维同时受累，部分可呈以大神经纤维或小神经纤维受累为主的临床表现。②糖尿病心血管自主神经病变（diabetic cardiac autonomic neuropathy，DCAN）。可累及心血管、消化、泌尿生殖等系统，还可出现体温调节、泌汗异常及低血糖无法感知、瞳孔功能异常等。

（2）单神经病变：可累及单颅神经或周围神经。颅神经损伤以上睑下垂（动眼神经）最常见，其他包括面瘫（面神经）、眼球固定（外展神经）、面部疼痛（三叉神经）及听力损害（听神经）等。单发周围神经损伤包括尺神经、正中神经、股神经和腓总神经等。同时累及多个单神经的神经病变为多灶性单神经病变，需与多发性神经病变相鉴别。

（3）神经根神经丛病变：最常见的为腰段多发神经根神经丛病变，常表现为单侧以肢体近端为主的剧烈疼痛，伴有单侧、近端肌无力、肌萎缩。

（二）辅助检查

实验室检查包括物理学检查、定量感觉测试（QST）和神经传导速度（NCV）测定。

1. 腱反射及震动觉的检查

DPN的患者早期可出现腱反射尤其是下肢远端反射（踝反射）的消失。国外提倡将这两项检查作为检测指标，但正常老年人也可以出现对称性下肢远端震动觉的消失，因此这两项检查缺乏特异性。

2. 10g尼龙丝触觉试验（塞姆斯–温斯坦单丝测验）

用10g尼龙丝轻触患者皮肤并使其弯曲，则皮肤表面所能感受到的压力为10g。试验前先在患者手部按压，使患者明确该感觉。检查部位：足趾第1、3、5趾第1趾节趾腹，第1、3、5趾足跖关节足底部皮肤，足弓外侧，足跟，足底中央处，足背第1、2趾缝间共10个点。每个点停留不超过2s，记录未能感知的次数，≥2次者很可能患有DPN。

3. 神经传导速度测定

感觉神经传导速度减慢最为敏感，下肢重于上肢，远端重于近端。运动神经传导速度减慢出现较晚，诊断意义较大。

4. 其他

体感诱发电位的改变可以反映轴突、施万细胞受损情况，以及中枢传导径路上的损害，是检测周围神经病变的一项敏感指标。

（三）诊断要点

1. 中医诊断标准

参照《糖尿病周围神经病变中医防治指南》（中华中医药学会发布）[2]。

（1）病史：有消渴病，或消渴病久治不愈病史。

（2）主要症状：四肢远端感觉、运动障碍，表现为肢体麻木、挛急疼痛，肌肉无力和萎缩等。

（3）主要体征：震动觉、压力觉、痛觉、温度觉（小纤维和大纤维介导）缺失，以及跟腱反射减弱或消失等。

（4）辅助检查：物理学检查、神经电生理检查的异常改变，QST和NCS中至少2项异常。

（5）排除了引起这些症状和/或体征的其他神经病变。

2. 西医诊断标准

参照中华医学会糖尿病学分会发布的《中国2型糖尿病防治指南（2020年版）》[3]。

（1）明确的糖尿病病史。

（2）在诊断糖尿病时或之后出现的神经病变。

（3）临床症状和体征与糖尿病周围神经病变的表现相符。

（4）有临床症状（疼痛、麻木、感觉异常等）者，5项检查（踝反射、针刺痛觉、震动觉、压力觉、温度觉）中任1项异常；无临床症状者，5项检查中任2项异常，临床诊断为糖尿病周围神经病变。

排除诊断：需排除其他病因引起的神经病变，如颈腰椎病变（神经根压迫、椎管狭窄、颈腰椎退行性变）、脑梗死、格林-巴利综合征、严重动静脉血管性病变（静脉栓塞、淋巴管炎等）、维生素B$_{12}$缺乏、感染（如人类免疫缺陷病毒等）、药物尤其是化疗药物引起的神经毒性作用以及肾功能不全引起的代谢毒物对神经的损伤。神经肌电图检查并非诊断糖尿病神经病变的必要手段，但其在糖尿病合并神经病变的鉴别诊断中具有重要价值。

二、鉴别诊断

1. 中医鉴别诊断

需与痿病相鉴别，两者鉴别要点在于有无疼痛。痿病以肌肉软弱无力或萎缩为临床特征，并无疼痛，症见因肌肉软弱无力而行动艰难，甚至瘫软于床榻；消渴病痹症首先必须有消渴病病史，以肢体肌肉关节疼痛、酸楚、麻木为临床特征，因疼痛或关节变形而行动艰难，因行动艰难、肌肉少用而逐渐出现废用性萎缩，但不至于瘫痪。临床上也有既有肢体肌肉萎弱无力，又伴有肌肉关节疼痛者，是为痿痹并病，可按其病因病机特点，辨其轻重进行辨证论治。

2. 西医鉴别诊断

（1）中毒性末梢神经炎。常有药物中毒或农药接触史，疼痛症状较突出。

（2）感染性多发性神经根神经炎。常呈急性或亚急性起病，病前多有呼吸道或肠道感染史，表现为四肢对称性弛缓性瘫痪，运动障碍重，感觉障碍轻，1～2周后有明显的肌萎缩。脑脊液蛋白定量增高，细胞数正常或增高。

（3）结节性多动脉炎。病变累及四肢者，肢端疼痛，可伴其他器官损害症状，常见为发热、皮疹、肌肉和关节疼痛、肾小球肾炎等，皮肤和肌肉活检可明确诊断。

（4）脊髓空洞症。发病缓慢，有分离性感觉障碍、手部萎缩麻痹与营养障碍，以及下肢的锥体束征。

第四节 治疗概况

一、中医辨证论治

参照《糖尿病周围神经病变中医临床诊疗指南（2016年版）》[4]及《消渴病痹症（糖尿病周围神经病变）中医诊疗方案（2017年版）》[5]。

（一）辨证选择口服中药汤剂

1. 气虚血瘀证

主证：手足麻木，如有蚁行感，肢末时痛，多呈刺痛，下肢为主，入夜痛甚；气短乏力，神疲倦怠，自汗畏风，易于感冒，舌质淡暗，或有瘀点，苔薄白，脉细涩。

治法：补气活血，化瘀通痹。

推荐方药：补阳还五汤加减。

组成：生黄芪、当归尾、赤芍、川芎、地龙、桃仁、红花、枳壳、川牛膝等。水煎服，每日1剂，分两次服。

随症加减：病变以上肢为主者加桑枝、防风、羌活，以下肢为主者加川牛膝、木瓜、威灵仙。

2. 阴虚血瘀证

主证：肢体麻木，灼热疼痛，或腿足挛急，酸胀疼痛，或小腿抽搐，夜间为甚；五心烦热，失眠多梦，皮肤干燥，腰膝酸软，头晕耳鸣；口干不欲饮，便秘，舌质嫩红或暗红，苔花剥少津，脉细数或细涩。

治法：滋阴活血，柔筋缓急。

推荐方药：芍药甘草汤合桃红四物汤加减。

组成：生白芍、生甘草、干地黄、当归、川芎、川木瓜、怀牛膝、炒枳壳等。水煎服，每日1剂，分两次服。

随症加减：腿足挛急、时发抽搐者加全蝎、蜈蚣，五心烦热者加地骨皮、胡黄连、知母，大便秘结者加玄参、麦冬、生地黄，口苦咽干、目眩者加柴胡、黄芩等。

3. 阳虚寒凝证

主证：肢体麻木不仁，四末冷痛，得温痛减，遇寒痛增，下肢为著，入夜更甚；神疲乏力，畏寒怕冷，倦怠懒言，舌质暗淡或有瘀点，苔白滑，脉沉细涩。

治法：温经散寒，通络止痛。

推荐方药：当归四逆汤加减。

组成：当归、赤芍、桂枝、细辛、通草、干姜、制乳香、制没药、制川乌（先煎30~60min）、甘草等。水煎服，每日1剂，分两次服。

随症加减：以下肢，尤以足疼痛为甚者，可酌加制川乌（1.5~3g）、续断、牛膝、狗脊、木瓜；内有久寒，见水饮呕逆者，加吴茱萸、生姜、半夏。

4. 痰瘀阻络证

主证：麻木不止，常有定处，足如踩棉，肢体困倦，头重如裹，昏蒙不清，体多肥胖，口黏乏味，胸闷纳呆，腹胀不适，大便黏滞，舌质紫暗，舌体胖大有齿痕，苔白厚腻，脉沉滑或沉涩。

治法：化痰活血，宣痹通络。

推荐方药：指迷茯苓丸合活络效灵丹加减。

组成：茯苓、姜半夏、枳壳、生薏苡仁、当归、丹参、制乳香、制没药、苍术、川芎、陈皮、生甘草等。水煎服，每日1剂，分两次服。

随症加减：胸闷呕恶、口黏者加藿香、佩兰、石菖蒲，肢体麻木如蚁行较重者加独活、防风、僵蚕、全蝎，疼痛部位固定不移者加白附子、延胡索、鸡血藤、制川乌（1.5～3g）。

5. 肝肾亏虚证

主证：肢体痿软无力，肌肉萎缩，甚者痿废不用，腰膝酸软，骨松齿摇，头晕耳鸣，舌质淡，少苔或无苔，脉沉细无力。

治法：滋补肝肾，填髓充肉。

推荐方药：壮骨丸加减。

组成：龟甲、黄柏、知母、熟地黄、山茱萸、白芍、锁阳、牛膝、当归、炒枳壳等。水煎服，每日1剂，分两次服。

随症加减：肾精不足、腰膝酸软明显者加牛骨髓、龟甲、菟丝子，阴虚明显、五心烦热者加白芍、女贞子、银柴胡。

6. 湿热阻络证

主证：肢体灼热疼痛，或重着乏力，麻木不仁，脘腹痞满，口腻不渴，心烦口苦，面色晦垢，大便黏滞，小便黄赤，舌红，苔黄腻，脉滑数。

治法：清热利湿，活血通络。

推荐方药：四妙散加减。

组成：黄柏、苍术、牛膝、薏苡仁、苦参、黄连、黄芩、桃仁、萆薢、泽泻等。

随症加减：肢体灼热为甚者，可重用黄连、黄芩、苦参、桃仁；肢体重着为甚者，可重用薏苡仁、萆薢、泽泻。

（二）辨证选择中成药

（1）筋络舒（佛山市中医院院内制剂）：每日2次，每次10g。可活血通络止痛，用于消渴病痹症各证型。

（2）透痹丸（佛山市中医院院内制剂）：每日3次，每次1包。可益气活血、通痹止痛，用于消渴病痹症各证型。

（3）柔阴通痹颗粒（佛山市中医院院内制剂）：每日3次，每次1包。用于阴虚血痹者。

（4）祛痰通痹颗粒（佛山市中医院院内制剂）：每日3次，每次1包。可除痰化瘀、通络止痛，用于兼夹痰瘀者。

（5）通阳活血颗粒（原名加味补阳还五汤，佛山市中医院院内制剂）：每日3次，每次1包。可益气活血、温阳通络，用于阳虚血瘀。

（6）复方三七丸（佛山市中医院院内制剂）：每日3次，每次4g。用于消渴病痹症各证型。

（7）活血通脉胶囊：每次4粒，每日3次。凡有瘀血阻络以痛为主者均可选用。

（8）糖脉康颗粒：口服，每次1袋，每日3次。可养阴清热、活血化瘀、益气固肾，用于气阴两虚血瘀所致的口渴喜饮，倦怠乏力，气短懒言，自汗，盗汗，五心烦热，胸中闷痛，肢体麻木或刺痛，便秘。

（9）黄芪注射液：黄芪注射液20～40mL加入生理盐水250mL静脉滴注，每日1次，14日为1个疗程，可选加活血通络之针剂合用。适用于气虚血瘀证。

（10）参芪扶正注射液：250mL静脉滴注，每日1次，14日为1个疗程。适用于气虚血瘀证。

（11）灯盏细辛注射液：灯盏细辛注射液20mL加入生理盐水250mL静脉滴注，每日1次，14日为1个疗程。适用于该病瘀血阻络者。

（12）苦碟子注射液：脉络宁注射液30mL加入生理盐水250mL静脉滴注，每日1次，14日为1个疗程。适用于阴虚血瘀证。

（13）川芎嗪注射液：川芎嗪注射液80～160mg加入生理盐水250mL静脉滴注，每日1次，14日为1个疗程。适用于阳虚寒凝证。

二、中医特色治疗

1. 中药熏洗法

参见本篇第一章。

2. 针灸疗法

（1）针刺疗法。可提高神经兴奋性，促进神经纤维再生，激发周围神经的支配功能，同时对中枢神经系统脊髓有调节作用。参见本篇第一章。

（2）穴位敷贴。

上肢取穴：内关、手三里、合谷等。

下肢取穴：足三里、血海、三阴交等。

（3）耳针。

取穴：肝、脾、肾、臀、坐骨神经、膝、神门、交感。每次选2～3穴。

手法：中强刺激，留针15～30min，每日1次，14次为1个疗程。

（4）穴位注射。以甲钴胺注射液、川芎嗪注射液等药物双侧足三里注射，每日1次，14次为1个疗程。

（5）艾灸：取穴太溪、三阴交、足三里、合谷、曲池、涌泉、承山、委中、太冲、行间等。用于气虚血瘀证、痰瘀阻络证。

3. 中药封包治疗

可疏通经络、活血化瘀、祛寒除湿，对肢端发冷、麻木不仁者临床疗效肯定。

4. 中医定向透药治疗

可改善神经肌肉营养，刺激神经再生。适用于各种证型。用时随证取穴。瘫痪萎缩型用补法，肌肉运动障碍型用平补法，皮肤感觉障碍型用平补法，神经功能障碍型用补法。

5. 推拿疗法

功能：不同手法分别对中枢神经、外周神经和效应器官有双向调节作用。

适应证：该病各种证型。

上肢麻痛：拿肩井，揉捏臂臑、手三里、合谷部肌筋，点肩髃、曲池等穴，搓揉肩肌来回数遍。每次按摩20～30min，每日1～2次，14次为1个疗程。

下肢麻痛：拿阴廉、承山、昆仑肌筋，揉捏伏兔、承扶、殷门部肌筋，点腰阳关、环跳、足三里、委中、承山、解溪、三阴交、涌泉等穴，搓揉腓肠肌数十遍，手劲刚柔相济，以深透为度。每次按摩20～30min，每日1～2次，14次为1个疗程。

禁忌证：合并严重骨科疾病或重度骨质疏松。

三、中西医结合治疗

（一）DPN的治疗

糖尿病神经病变的危害巨大，严重时可引起反复溃疡、坏疽，最终导致截肢、死亡，严重影响患者生存质量，也给患者个人、家庭，甚至社会造成了沉重的负担和较大的经济损失。糖尿病神经病变早期的临床表现常较隐匿、易被忽略，待临床作出诊断时，其往往已处于不可逆阶段。因此，积极预防和早期干预糖尿病神经病变尤为重要。

1. 中药辨证选方结合西药常规治疗DPN

范舜华等[6]应用加味四顾汤、甲钴胺联合穴位敷贴治疗。研究显示加味四顾汤能纠正患者血液高凝、低纤溶状态，改善病变局部代谢紊乱，减轻患者氧化应激损伤，恢复周围神经血液供应，改善患者胰岛素分泌不足，增强胰岛敏感性，促进患者垂体β-内啡肽的合成。另外利用糖痹痛膏选取三阴交与足三里进行穴位敷贴，可改善微循环、抗炎镇痛，联合中药内服可提高治疗效果。

陈苹等[7]在西医常规治疗的基础上，采取黄芪桂枝五物汤合中医外治法治疗，研究结果提示该治疗可有效促进患者临床症状好转，具有双重作用，可增强补益气血、活血通络，改善神经传导速度，提高治疗效果，且安全性较好。

2. 中成药及中药针剂联合西药治疗DPN

陈发胜等[8]采用红花注射液治疗，试验结果表明该治法疗效满意且无明显的毒副作用。其治疗机制可能是通过改善患者血管内皮细胞功能从而达到改善神经传导速度。

林旋等[9]采用口服复方丹参滴丸治疗。研究提示口服复方丹参滴丸治疗能更好地改善血液黏度，减少血管内物质积聚，起到改善微循环的作用。在改善神经传导速度方面，口服复方丹参滴丸治疗与口服甲钴胺片治疗作用相同，均能改善神经传导速度。

麦伟华等[10]采用复方丹参滴丸与α-硫辛酸、甲钴胺联合方案治疗，疗效显著，可有效改善患者临床症状和神经传导速度。

刘晓霞等[11]采用西洛他唑片（治疗方案同对照组）联合糖脉康颗粒治疗，结果显示可有效改善机体氧化应激及炎症反应，有效控制血糖，改善神经传导速度，且安全可靠，其作用机制可能与调节超氧化物歧化酶（SOD）、丙二醛（MDA）、TNF-α及白细胞介素-6（IL-6）等细胞因子水平有关。

林旋等[12]采用复方血栓通胶囊口服治疗，研究发现复方血栓通胶囊对DPN具有明显的治疗作用，其作用机制可能是通过增加血清中脑源性神经营养因子（BDNF）的含量，改善神经的营养作用，降低血清中BDNF、IL-6、TNF-α的含量，减轻炎症反应，从而起到神经保护的作用。

3. 中医特色外治法联合治疗DPN

（1）中药熏洗疗法。刘天等[13]针对瘀血阻络型及寒湿阻络型患者分别使用佛山市中医院院内制剂舒筋洗外用颗粒（透骨草、威灵仙、苏木、钩藤等）、温筋洗剂（吴茱萸、桂枝、丁香等）熏洗双足，结果显示中药熏洗治疗与α-硫辛酸注射液联合治疗后，DPN患者的VPT及TSS评分的改善明显优于α-硫辛酸注射液组。中药熏洗治疗联合抗氧化应激药物是治疗DPN的有效方法。

陈苹等[14]研究采用跌打祛风膏敷贴联合温经活血方熏洗治疗。研究显示胫神经运动神经传导速度（MNCV）、感觉神经传导速度（SNCV）和腓总神经MNCV、SNCV水平均升高，提示该疗法有较好的治疗效果，可有效降低疼痛程度、提高神经传导速度，且副作用较少。

（2）中药穴位按摩辅助治疗。范舜华等[15]研究在常规治疗基础上，给予陈渭良伤科油穴位按摩配合治疗，选穴三阴交、足三里、承山、委中、太溪、太冲。陈渭良伤科油主要成分为黄柏、栀子、地榆等，局部外用可促使局部肌肤热清毒解、炎症消散吸收、痒止痛消。用于穴位按摩既有腧穴的物理刺激，又兼中药的循经药力，将机械刺激作用、药物对机体局部的作用、经穴开阖作用有机地结合起来，可激发经气，提高治疗效果。

（3）穴位注射联合温针灸治疗。邓聪等[16]运用温针灸配合鼠神经生长因子进行足阳明经穴注射治疗。选择足阳明经穴足三里、上巨虚、下巨虚、丰隆、解溪、陷谷，诸穴合用温针灸治法，共奏益脾肾、补气血、祛风湿、通经络之效。神经生长因子对促进神经生长相关穴位的持续浸润及作用，既可发挥中医益气血、补肝肾、通经络作用，又扩大了神经生长因子在神经损伤治疗方面的范围及途径。

（4）中成药针剂联合针灸治疗。袁慕荣等[17]采用复方降糖玉液（佛山市中医院院内制剂）10mL联合针灸理疗，发现治疗后患者的神经症状、体征和正中神经、腓总神经MNCV与SNCV有显著的改善，并且整个治疗过程中未出现明显不良反应。

（5）毫火针浅刺治疗DPN。黄丽容等[18]研究发现，在常规治疗基础上采用毫火针浅刺法治疗，患者的DPN积分较治疗前降低，正中神经及腓总神经传导速度均较治疗前升高，治疗有效。

（二）痛性DSPN的治疗

DSPN是DPN分型中弥漫性神经病变中最常见的一种类型，约50%的糖尿病患者最终会发生DSPN。严重的神经痛影响糖尿病患者的生活质量，包括活动受限、抑郁、社会功能受损。目前还没有强有力的证据支持血糖控制和生活方式干预能够改善糖尿病和糖尿病前期的神经痛，因此，针对这部分患者建议进行药物疼痛管理。

出于对治疗神经痛药物有效性、安全性及不良反应的综合考量，治疗策略的剂量调整应考虑疼痛的缓解程度、治疗的依从性、药物的不良反应等多方面因素，以减轻疼痛、提高患者生活质量。痛性DSPN的治疗以药物治疗为主，也可以根据病情酌情使用非药物治疗。

（1）针灸治疗：结合祖国医学的理论，针灸镇痛在临床上已被广泛接受。国内外均有研究证实针灸对于痛性DSPN有一定的治疗效果。

（2）电刺激治疗：包括经皮神经电刺激治疗、脊髓电刺激治疗和调频电磁神经刺激等。一项早期荟萃分析显示，绝大多数的电刺激治疗可以不同程度地缓解患者疼痛的症状。

（三）DPN其他相关并发症的防治

（1）足部并发症的防治：控制足部并发症的关键在于筛查高危人群，进行预防。特别是减轻足部压力，避免溃疡的发生及反复。对于合并有其他心血管风险因素的糖尿病"高危足"患者，给予降压、调脂及应用阿司匹林等综合管理措施，以预防心血管疾病的发生。多学科协作的糖尿病足医疗护理专业团队可有效降低糖尿病截肢率和医疗费用，提高患者生活质量。（参见本篇第三章）

（2）预防跌倒：感觉丧失、虚弱、认知功能下降、联合用药都可能影响患者的平衡功能和日常活动。治疗糖尿病神经病变的药物也可能影响认知功能，造成嗜睡、眩晕、视野和平衡障碍，年龄越大影响越明显。因此，DSPN患者需要进行步态和平衡功能的检测，以评估跌倒的风险。

（3）心理治疗：DSPN可导致抑郁、焦虑，应用特定的量表可对患者生活质量和精神状态进行评估，以改善患者依从性和对神经性疼痛治疗的反应；考虑用度洛西汀、普瑞巴林和加巴喷丁治疗以改善神经性疼痛患者的生活质量。

（四）自主神经病变的治疗

1. 糖尿病心血管自主神经病变（DCAN）

严重DCAN的患者主要表现为直立性低血压，治疗目的在于减轻症状、延长站立时间、改善患者体能和增强日常活动能力，而非单纯地提高站立位血压。治疗可分为4个步骤：第一步，评估和调整目前用药，停用或减量使用可能加重直立性低血压症状的药物（包括多巴胺能药物、三环类抗抑郁药物、抗胆碱能药物及各种降压药物等）；第二步，非药物治疗措施（充分饮水、高钠饮食、少食多餐、低升糖指数饮食、进行适当强度的锻炼、避免体温升高、纠正贫血或维生素B$_{12}$缺乏、穿着压力衣物等）；第三步，单药（米多君、屈昔多巴、氟氢可的松、溴吡斯的明等）治疗；第四步，联合用药（换用其他药物或添加第二种药物，从最低起始剂量开始逐渐加量，调药后2周内进行重新监测和评估）。

值得注意的是，约有50%的直立性低血压患者伴有仰卧位高血压。而直立性低血压合并仰卧位高血压的患者，最常测量的坐位血压是正常的，这可能导致其识别延迟。对于这类患者，治疗仰卧位高血压的目标是改善夜尿症，并通过该机制改善早晨的直立性低血压症状，防止内脏损伤，降低心血管风险。

2012年，文翠[19]采用病例对照研究，发现心率变异性检测对早期诊断和预测2型糖尿病患者是否伴有自主神经病变有重要的临床意义。

2. 胃肠道自主神经病变

糖尿病胃轻瘫的治疗是有难度的。临床治疗糖尿病胃轻瘫多采用西医疗法，主要包括改变饮食状态（少吃多餐、减少纤维素摄入）、口服促动力药（胃复安）、静脉使用红霉素、幽门注射肉毒杆菌毒素和采用胃电刺激术等方式，存在较多不良反应，且疗效不确切。应当停用对胃动力有影响的药物，如阿片类药物、抗胆碱能药物、三环类抗抑郁药物、GLP1受体激动剂、普兰林肽等。

劳美铃等[20]研究发现在常规药物治疗基础上重灸中脘穴治疗脾胃虚寒型2型糖尿病胃轻瘫，可调节胃肠激素，改善胃肠动力，促进胃肠功能恢复；吕丽雪等[21]采用中药封包配合子午流注法治疗糖尿病胃肠病变患者，研究发现可明显减轻患者临床症状，改善患者的生活质量和糖脂控制，其机制可能与改善胰岛β细胞分泌功能相关；肖雪云等[22]以益气健脾、燥湿和胃中药汤剂辨证治疗脾虚湿阻型糖尿病胃轻瘫疗效满意，值得临床推广应用；邓聪等[23]采用温针配合隔附子饼灸治疗，总体症状积分及血清胃动素水平较治疗前改善，研究表明该疗法有效，能改善血清胃动素水平；沈碧华[24]采用消痞启膈汤结合耳穴压豆治疗，研究结果显示治疗后中医症状评分降低，胃排空时间缩短，治疗有效；杨思为等[25]辨证选用乌梅丸治疗幽门螺杆菌（Hp）阳性糖尿病胃轻瘫患者，并对疗效进行观察，研究显示其能降低Hp阳性糖尿病胃轻瘫患者血浆胃泌素、内皮素水平，对糖尿病胃轻瘫患者有较好的疗效；刘锡坚等[26]辨证选用自拟胃疡方治疗糖尿病胃轻瘫并消化性溃疡患者，并对疗效进行观察，研究显示该疗法可降低胃蛋白酶原，减少复发率；陈发胜、胡陈等[27-28]辨证选用六君子汤治疗脾虚痰湿型糖尿病胃轻瘫患者，并对疗效进行观察，研究显示能够提高平胃动素含量与CD8$^+$CD28$^+$杀伤性T细胞的百分比，有助于胃动素、CD8$^+$CD28$^+$杀伤性T细胞的恢复。

3. 泌尿生殖道自主神经病变

（1）男性勃起功能障碍（erectile dysfunction，ED）：严格控制血糖能降低糖尿病患者ED的发生率，对控制血压、血脂也有帮助。一线药物治疗包括磷酸二酯酶5型抑制剂，病情严重者可以采取经尿道前列腺素注射、海绵体内注射、真空负压装置、阴茎假体植入术等进行治疗。

（2）下尿路刺激症状和女性性功能障碍：控制血糖、治疗下尿路感染、穿着材料和松紧度合适的内衣有助于改善下尿路刺激症状。适当锻炼、心理治疗、局部治疗可能改善女性性功能障碍。

（3）糖尿病神经源性膀胱：治疗目的包括保护肾脏功能，将膀胱内压控制在安全范围内，提高控尿能力，减少残余尿量，预防尿路感染。西医治疗方法包括保守治疗、外科治疗、神经调节、神经电刺激等。

刘俊卿等[29]观察了经皮穴位电刺激八髎穴联合膀胱功能管理治疗2型糖尿病神经源性膀胱的临床效果，发现治疗后尿常规白细胞计数降低，尿流动力学改善，整体疗效较好，利于膀胱功能恢复。日后有待进一步深入探究及挖掘中医药在该领域的治疗优势。

四、难点分析

难点一：目前尚无针对糖尿病神经损伤的特殊治疗手段。然而该疾病早期的临床表现较隐匿、易被忽略，临床诊断时经常处于不可逆阶段。因此，早期筛查和早期诊断值得被重视。近年来，多学科综合治疗协作组（multi-disciplinary team，MDT）模式在临床应用广泛，尝试采用MDT模式不仅可以弥补内分泌科医生在神经、血管方面的认识不足，还能多学科联合评估DPN患者的糖尿病及代谢紊乱、神经病变、血管病变、足部风险、疼痛等情况，使DPN评估尽量全面化、精细化和多维度化。

难点二：目前尚未有针对DPN的特效药物，而常见的神经性止痛药（如普瑞巴林等）、阿片类药物在临床实践与研究中被证实疗效有限，且不良反应发生可能性较大。DPN的症状无法得到有效控制并持续性在夜间加重，严重影响患者的睡眠质量和生活节奏，甚至导致抑郁。而长期的负面情绪会进一步加重神经性疼痛，久而久之形成恶性循环。因此，采取有效缓解患者疼痛等症状的治疗方案迫在眉睫。

难点三：有些DPN患者表现为足部失去知觉，如遭受外力创伤（鞋子顶脚、脚触碰尖锐物体等）时感知不明显，使伤口未得到及时处理，加之糖尿病患者容易存在伤口愈合障碍，甚至并发感染等，发展为糖尿病足。因此，对DPN患者进行足部护理的针对性宣教有重要意义。

难点四：患者常有四肢或躯干的自发性疼痛或刺激诱发性疼痛（如烧灼样、针刺样、电击样疼痛等），严重影响生活质量、限制日常活动，并且可导致患者情绪抑郁、焦躁不安，影响社交，甚至导致抑郁症而产生自杀倾向。而抗抑郁、抗焦虑药的副作用较大，如何改善患者负面情绪也是治疗的难题之一。

五、医案验方

患者王某，男，62岁，2021年9月3日初诊。

主诉：双足麻痹冷痛1年。诉双足底麻木、发冷、刺痛，夜间痛醒，经常乏力，汗出明显，怕风，双小腿长袜套样感觉，纳一般，眠差，二便调。舌淡暗，有瘀点，苔薄白，脉细涩。既往有2型糖尿病病史10余年，平素口服格列吡嗪控释片、罗格列酮钠片、阿卡波糖，空腹血糖波动在7～8mmol/L，餐后血糖波动在8～10mmol/L。

专科查体：四肢肌力、肌张力正常；双侧踝反射减弱；双足10g尼龙丝触觉试验阳性，128Hz音叉振动觉试验感觉减退。

实验室检查：空腹血糖7.6mmol/L。

中医诊断：消渴病痹症（气虚血瘀）。西医诊断：糖尿病周围神经病变。治以益气活血通痹之法，方拟补阳还五汤加减。处方：生黄芪，当归尾，赤芍，地龙，川芎，红花，桃仁，川牛膝。7剂，每日1剂，水煎服400mL，早晚温服。中药熏洗疗法：舒筋洗外用颗粒每次1包，用1200mL温开水（38℃）溶解后浸洗患处，早晚各1次，熏洗后予陈渭良伤科油中药涂擦疗法，循足阳明胃经、足太阴脾经涂擦双下肢，在双侧足三里、血海、太阴、双阴陵泉处予穴位按摩，每天2次，7天为1个疗程。

二诊（2021年9月10日）：患者诉夜间口干，夜尿2次，四肢麻木、发冷、刺痛较前减轻。予原方基础上去当归尾，改全当归，加白芍、生地黄，继服1个月。配合中药熏洗疗法、中药循经涂擦及穴位按摩每日1次，维持1个月。

三诊（2021年10月10日）：上述症状较前明显减轻，无特殊不适，嘱注意饮食控制、规律服用降糖药、监测血糖和注意足部护理。嘱配合饮食控制、原降糖方案基础上加服中成药糖脉康颗粒1包，每日3次。中药循经涂擦及穴位按摩隔日1次。

按语：患者因消渴日久，气血耗伤，甚者阴阳俱虚，气虚无力推动血行，而致内生瘀血，阻滞络脉，致肌肤麻木不仁、疼痛等。《丹溪手镜》谓："不仁……由气血虚少，邪气拥盛，正气不能通行而致也。"故而治以益气活血通痹。方选补阳还五汤，该方重用生黄芪为君药，补益元气，意在气旺则血行，瘀去络通。当归为血药之王，归尾活血通络而不伤血，用为臣药。赤芍、川芎、桃仁、红花协同当归尾以活血祛瘀；地龙通经活络，力专善走，周行全身，以行药力，亦为佐药；加川牛膝引药下行以达药效。诸药合用，方能益气活血通痹。活血药性偏温，且血行改善后，当着重固护气血之本，当归尾改全当归，加白芍、生地黄，阴柔滋养筋脉而不动血，三诊后患者收效明显，不适症状基本消除。春秋战国名医扁鹊曰："疾在腠理，汤熨之所及也；在肌肤，针石之所及也；在肠胃，火齐之所及也"本例病患经过一、二诊的中医药辨证内服调理后，脏腑气血阴阳功能偏颇得到纠正，而病邪尤在肢节筋末，当予砭石针刺等循经穴而治。

第五节　辨　证　施　护

一、辨证护理

1. 护理方法

（1）气虚血瘀证：合理调节病室内温度，防止患者受凉感冒，将小豆蔻、艾蒿、当归以及茶辣（即吴茱萸）煎水泡足，或将茶辣、肉桂使用陈醋调制后敷于两侧涌泉穴，起到疏通经脉的作用。

（2）阴虚血瘀证：嘱患者保持心情舒畅，进食滋阴化瘀的食品，可嘱患者按摩两侧涌泉穴，起到疏通经脉的作用。

（3）阳虚寒凝证：护理人员需嘱患者注意保暖，避免受凉感冒，可常饮生姜水，减少生冷、油腻食物的摄入。指导患者服用中药汤剂时需温热服用，可使用疏通经络的中药进行泡足，以达到祛寒、止痛、舒筋之功效。

（4）痰瘀阻络证：嘱患者勿进食辛辣刺激性食物，饮食尽量清淡、易消化，可食用薏苡仁、茯苓以及葛根等祛湿中药，以祛除体内湿气，促进经脉畅通。

（5）肝肾亏虚证：嘱患者合理安排作息时间，注意劳逸结合，注意肢体保暖，宜食滋补肝肾的食品。

2. 心理护理

关心并开导患者，使患者对自己的病情有一个正确的认识，解除不必要的恐惧、焦躁和消极悲观情绪，树立战胜疾病的信心，积极配合治疗，控制血糖，减少此病的发生及发展。

3. 密切观察病情

周围神经病变以对称性远端多发性神经病为多，观察有无双足疼痛及感觉异常，夜间是否加重，有无肌肉无力和萎缩；四肢远端有无呈手套、袜套样感觉，同时做好体检，观察有无腱反射减低或消失，如有以上症状，及时报告医生，给予对症治疗，防止疾病发展。

4. 加强足部护理

（1）足部检查：每天观察双足1～2次，注意足部皮肤颜色、温度改变；检查趾间、趾甲、足底皮肤有无水肿、鸡眼、红肿、甲沟炎、溃疡、坏死等；评估足部感觉减退、麻木、刺痛的程度；足背动脉搏动有无减弱、皮肤是否干燥等。

（2）促进足部血液循环：冬天注意保暖，避免使用热水袋保暖，谨防烫伤皮肤而引起感染；经常按摩足部；每天进行适度运动，如散步等，以促进血液循环。

（3）选择合适的鞋袜，足部受伤患者应选用轻巧柔软、大小适中的鞋；袜子以弹性好、透气及散热性好的棉毛质地为佳。

（4）保持足部清洁，避免感染，勤换鞋袜，每日用中性皂水或温水泡脚，水温不超过37℃，时间20～30min，脚洗净后用清洁、柔软的毛巾轻轻擦干。

（5）预防外伤：指导患者不要赤脚或穿拖鞋走路，以防扎伤；足部有疾患，应及时治疗。

（6）足部筛查：为每位入院患者进行足部周围神经病变筛查，并评估、记录。

二、辨证施膳

对于消渴病痹症，临床主要采用饮食调整、情志护理、功能锻炼、疾病宣教以及中药护理等措施。饮食方面，遵循糖尿病饮食原则，指导其食物种类需丰富，多食谷类，增加新鲜蔬菜水果的摄入，适当补充蛋白质，尽量选择蛋、鱼、猪瘦肉等食物，避免进食脂肪含量较高的食物。嘱患者每日适量运动，避免体重增长较多。限制患者含糖量较高的食物以及饮料的摄入，严格控制患者每日糖分摄入量。

（1）气虚血瘀证：宜食益气活血的食品，如黄芪、山药等。

（2）阴虚血瘀证：宜食滋阴化瘀的食品，如百合、银耳、黑木耳、黑芝麻等。

（3）阳虚寒凝证：宜食温经通络的食品，如肉桂、茴香、花椒等。

（4）痰瘀阻络证：宜食化痰活血的食品，如山楂、陈皮、金橘等。

（5）肝肾亏虚证：宜食滋补肝肾的食品，如枸杞子、甲鱼、老鸭、银耳等[30-31]。

第六节 循 证 研 究

一、基础研究

（一）中医基础研究

梅景雁等[32]研究发现，麻黄与葛根配伍有解表通络生津之效，作用于DPN的活性成分有21个，共同靶点基因138个，通过抗氧化应激及炎症反应、减缓神经髓鞘及施万细胞的损害、改善微循环等来治疗DPN。吴丽娜等[33]发现人参皂苷Rg1可调节氧化应激和炎症因子表达，从而改善糖尿病大鼠的周围神经损伤。何欢等[34]发现糖痛方可改善DPN大鼠坐骨神经的传导速度及电位波幅，改善神经损伤，减轻脱髓鞘改变，改善轴突形态，保护神经纤维结构。

（二）现代医学基础研究

糖尿病周围神经病变的发病机制尚未完全明确，目前主流认为可能与糖基化终产物、氧化应激、炎症反应、多元醇代谢途径异常、基因组学、神经生长因子缺乏、维生素D缺乏、血脂异常、胰岛素抵抗等多种因素相关[35-41]。

二、临床研究

1. 辨证论治研究

基于"久病损络，久病多瘀"理论，贾斌将DPN病机分为两型：气阴两虚型，自拟荣络通络汤（黄芪、生地黄、当归、白芍、熟地黄、丹参、地龙、威灵仙、鸡血藤、葛根、黄精、麦冬、天花粉、甘草）；瘀血阻络型，拟身痛逐瘀汤加减。殷丽平等[42]将DPN分为三期：早期病在皮毛则营卫不和，予黄芪桂枝五物汤甘温益气，通阳行痹；中期肌腠受累则气虚络瘀，以七味白术散健脾益气、温经通络；晚期病入经髓则肝肾两虚，以当归补血汤合补阳还五汤补益肝肾、养血柔筋。吕仁和教授基于《黄帝内经》中"脾瘅、消渴、消瘅"的观点提出DPN的四个证型（气阴两虚、肝肾阴虚、脾肾阳虚和精亏髓乏）和八大证候（脾胃燥热、肝郁气滞、脾胃湿热、胃肠结滞、瘀血内阻、痰湿阻滞、湿热下注、肝胆湿热）[43]。林达秋认为DPN有五个证型，分别是气血两虚型、寒湿阻滞型、肝肾亏虚型、脾虚痰阻型、湿热阻络型[44]。

2. 专病专方研究

苏虹霞等应用芪藤通痹散（炙黄芪、金银花藤、络石藤各30g，白芍20g，乳香、红花、威灵仙、没药、苏木、木瓜、鸡血藤、牛膝、羌活、独活各10g）联合甲钴胺治疗气虚血瘀型DPN 30例，总有效率为90.0%，高于对照组的76.7%，且治疗后临床症状、神经传导速度较对照组明显改善[45]。丁亚琴等观察针灸联合补阳还五汤（生黄芪60g，当归尾6g，赤芍5g，地龙、川芎、红花、桃仁各3g）治疗糖尿病周围神经病变48例，治疗组总有效率为95.8%，显著高于对照组的79.2%，表明联合治疗效果优于单一方法治疗，可明显改善临床症状，提高神经传导速度[45]。

3. 中成药研究

（1）参芪降糖颗粒。参芪降糖颗粒主要包括五味子、黄芪、山药等11种中草药，具有滋阴生津、健脾和胃与滋肾固本的功效，能调血脂，降血糖，促进胰岛素分泌。现代研究证实参芪降糖颗粒通过抑制核转录因子NF活性，抑制坐骨神经中蛋白激酶表达，从而减缓周围神经病变。

（2）复方血栓通胶囊。复方血栓通胶囊由三七、丹参、黄芪、玄参组成，具有益气、活血、化瘀、改善微循环的作用。现代实验研究发现复方血栓通胶囊治疗DPN的作用机制与增加血清中脑源性神经营养因子含量，改善神经的营养作用，降低血清中TNF-α、IL-6的含量，减轻炎症反应，起神经保护作用有关。

（3）木丹颗粒。木丹颗粒中有黄芪、川芎、赤芍、丹参、苏木、鸡血藤、延胡索等多种中草药，现代研究证实木丹颗粒可以通过影响神经组织Na^+-K^+-ATP酶的代谢及神经组织中的环磷酸腺苷和环磷酸鸟苷含量修复神经功能、增强微循环的抗氧化能力、减少氧化损伤来修复受损神经，还可以通过调节神经代谢物水平、增加神经传导速度、缓解身体疼痛症状和改善微循环来延缓或逆转DPN的发生和发展。

（4）复方丹参滴丸。复方丹参滴丸由丹参、三七、冰片等药物组成，可提高机体抗凝和纤溶活性，抑制血小板聚集和血栓形成，并可以阻断羟自由基的产生和阻止脂质过氧化。相关研究表明复方丹参滴丸单用或者联合甲钴胺使用均可以改善DSPN患者的症状及神经传导速度。

（5）糖脉康颗粒。糖脉康颗粒中有黄芪、地黄、赤芍、丹参、牛膝、麦冬、葛根、桑叶、黄连、黄精、淫羊藿等，具有养阴清热、活血化瘀、益气固肾的功效，可用于糖尿病气阴两虚、瘀热互结所致的倦怠乏力、气短懒言、自汗盗汗、五心烦热、口渴喜饮、胸中闷痛、肢体麻木或刺痛、便秘等。

4. 中医外治法研究

（1）按摩推拿疗法。基于中医"络病理论"和"皮部理论"，按摩推拿疗法通过按摩推拿给予体表刺激，既可引营出卫，又可由卫入营，并通过经络的感应传导作用，沟通表里，络通则气血营卫自和，从而达到疏通经络、推动气血的目的。临床报道以足浴联合按摩治疗DPN最为常见。

陈露等[46]在常规治疗护理基础上，加用中药棒（生黄芪、生地黄、白术等按一定比例混匀碾碎成粉，搓成棒状）对DPN患者进行穴位按摩护理，治疗20天后结果显示患者的肢端皮肤颜色、温度、腱反射、神经传导速度和总疗效均显著优于常规穴位按摩组（$P<0.05$）。

（2）穴位敷贴疗法。穴位敷贴疗法是以中医整体观念和经络学说为理论基础，将相应剂型的药物敷贴在穴位的治疗方法。此疗法除了可以通过药物的渗透吸收起作用外，还能刺激经络穴位传导，在DPN的防治中应用较广。卢小玲等[47]运用中药穴位敷贴联合足部操治疗DPN，明显改善了患者肢体麻木、疼痛、挛急、痿软、腰膝酸软等症状，总有效率达92.5%。

（3）穴位注射疗法。穴位注射疗法是在中医基本理论指导下，将药液注射到腧穴或特定部位，通过经络传导刺激末梢神经，营养神经血管，使神经及其支配的肌肉功能逐渐恢复。梁静等[48]运用子午流注纳子法穴位注射治疗DPN患者35例。结果显示子午流注纳子法穴位注射对DPN患者的焦虑情绪、生活质量等的改善情况优于常规穴位注射组。

（4）中药熏洗疗法。中药熏洗疗法通过热蒸气和药液对肢端的熏蒸和浸泡，可扩张毛细血管，促进局部血液循环，具有疏通经络、调整气血、活血止痛的作用。黄雅芳等[49]研究发现，对糖尿病DPN患者在常规治疗基础上予以中药熏洗联合康复运动护理，可进一步促进患者神经功能的恢复，提高疗效，值得临床选择。

（5）针灸疗法。针灸疗法包括针法和灸法。中医学认为针灸具有调整阴阳平衡、调和脏腑、疏通经络的作用。现代医学证明，针刺不仅能直接改善DPN的症状，还能有效地控制血糖、调整血脂、延缓DPN的发展。马国庆等[50]将64例DPN患者随机分为温针灸组（32例）和针刺组（32例），在降糖治疗基础上，温针灸组选择脾俞、肾俞、关元俞、足三里、冲阳、曲池、合谷等穴进行温针灸治疗，针刺组取穴同温针灸组，只针不灸。结果显示温针灸组对DPN的中医症状改善效果优于针刺组。

（6）其他中医外治疗法。刘婉琳等[51]研究发现优玛蜡疗机蜡饼疗法有助于改善DPN患者的临床症状和体征，提高患者满意度。许继宗等[52]研究发现予声波经络共振疗法治疗糖尿病周围神经病变疗效确切，可使患者的临床症状改善，促进周围神经损伤的恢复。

5. 民族医学研究

（1）壮医。各种原因引起的肢体对外界的刺激反应迟钝、感觉丧失、功能异常症状，属于壮医"麻抹"范畴。麻抹病缘于阴阳失调、风毒、湿毒、热毒、寒毒等邪毒内侵或情志不舒、饮食不当、过劳导致气血不足，影响火路及龙路。杨爽等[53]在对照组基础上选取大肠经、胃经、胆经、三焦经等经脉上相应的穴位，使用壮医特色外治法壮医莲花针拔罐逐瘀法治疗，疗效优于对照组。

（2）蒙医。蒙医学将DPN归于"希精病"（糖尿病）引起的"白脉病"范围。该病大多因饮食不节或悲喜无度等导致"三根""七素"之间的平衡被打破，巴达干异常偏盛，并与赫依异常交争，致使脾胃功能受损、肝肾脏腑阴虚燥热，糟粕与精华分解失常、不循常道，损害黑白脉两道功能，致四肢中脉窍运行受阻，或因巴达干黏液异常留滞于脉道，日久则阻碍机体赫依、血运行。易文明等[54]发现，珍宝丸治疗DPN可降低密歇根糖尿病神经病变评分（MDNS），提高正中神经和腓中神经的MNCV和SNCV传导速率，有效缓解临床症状。青格勒图等[55]观察发现，蒙药内服结合蒙医针刺治疗糖尿病周围神经病变总有效率达98.25%，患者症状改善明显，值得临床推广。

（3）回医。回医学认为脂胰相煎、泛滥四溢可致"四液"失常，日久四液质功能严重紊乱可导致DPN。杨芳等[56]应用乳香应痛散加减方治疗DPN能够恢复神经传导速度，改善血液流变学指标，具有显著疗效。

（林旋　陈苹　劳美铃）

● 参考文献

[1] 王志强，庞国明，闫镛，等．中医药综合疗法治疗消渴病痹症380例临床观察[J]．河南大学学报（医学版），2016，35（1）：43-46．

[2] 中华中医药学会．糖尿病周围神经病变中医防治指南[J]．中国中医药现代远程教育，2011，9（22）：119-121．

[3] 中华医学会糖尿病学分会．中国2型糖尿病防治指南（2020年版）[J]．国际内分泌代谢杂志，2021，41（5）：482-548．

[4] 中华中医药学会糖尿病分会．糖尿病周围神经病变中医临床诊疗指南（2016年版）[J]．中医杂志，2017，58（7）：625-630．

[5] 开封市中医院．消渴病痹症（糖尿病周围神经病变）中医诊疗方案（2017年版）[J]．中国实用乡村医生杂志，2017，24（8）：63-65．

[6] 范舜华，李惠冰，肖雪云．中药、甲钴胺联合穴位敷贴治疗糖尿病性周围神经病变疗效观察[J]．现代中西医结合杂志，2013，22（13）：1402-1404．

[7] 陈苹，魏爱生，王甫能，等．黄芪桂枝五物汤合中医外治法对糖尿病周围神经病变（气虚血瘀证）作用探讨[J]．辽宁中医药大学学报，2020，22（5）：134-138．

[8] 陈发胜，孙丰雷，魏爱生，等．红花注射液治疗糖尿病周围神经病变的机制探讨[J]．中西医结合心脑血管病杂志，2003，1（8）：456-458．

[9] 林旋，梁佩玲，魏爱生．复方丹参滴丸对糖尿病周围神经病变血液流变学及神经传导速度的影响[J]．广州中医药大学学报，2017，34（6）：832-835．

[10] 麦伟华，魏爱生，叶建红，等．复方丹参滴丸与α-硫辛酸、甲钴胺联合治疗糖尿病周围神经病变的临床效果[J]．齐齐哈尔医学院学报，2017，38（8）：912-913．

[11] 刘晓霞，刘天，何东盈，等．糖脉康颗粒联合西洛他唑治疗糖尿病周围神经病变的临床研究[J]．中国医院用药评价与分析，2021，21（5）：560-562，566．

[12] 林旋，魏爱生．复方血栓通胶囊治疗2型糖尿病周围神经病变临床研究[J]．新中医，2020，52（13）：106-109．

[13] 刘天，黄泽，魏爱生，等．舒筋、温筋洗剂熏洗联合α-硫辛酸对糖尿病周围神经病变震动感觉阈值和TSS评分影响随机平行对照研究[J]．实用中医内科杂志，2012，26（5）：57-59．

[14] 陈苹，魏爱生，王甫能．跌打祛风膏敷贴联合温经活血方熏洗对糖尿病痛性神经病变47例疗效观察[J]．安徽医药，2021，25（7）：1455-1458．

[15] 范舜华，陈发胜，肖雪云．渭良伤科油穴位按摩辅助治疗糖尿病周围神经病变的临床观察[J]．中国医药指南，2014，12（11）：269-270．

[16] 邓聪，周思远．穴位注射鼠神经生长因子配合温针灸对糖尿病周围神经病变的影响[J]．针灸临床杂志，2014，30（7）：60-62．

[17] 袁慕荣，杨惠霞，李树成，等．复方降糖玉液联合针灸治疗糖尿病周围神经病变[J]．中国医药指南，2015，13（6）：198-199．

[18] 黄丽容，杨原芳，谢春艳．毫火针浅刺法治疗糖尿病周围神经病变的临床研究[J]．中西医结合心脑血管病杂志，2020，18（4）：561-563．

[19] 文翠．心率变异性检测对2型糖尿病早期自主神经病变的诊断价值[J]．中国当代医药，2014，21（1）：21-22．

[20] 劳美铃，魏爱生，王甫能，等．重灸中脘穴对脾胃虚寒型糖尿病胃轻瘫患者胃肠激素、胃动力学的影响[J]．上海针灸杂志，2020，39（4）：387-391．

[21] 吕丽雪，劳美铃，誉昭红，等．中药封包配合子午流注法治疗糖尿病胃肠病变的临床研究[J]．中医外治杂志，2020，29（6）：11-13．

[22] 肖雪云，周茹，陈汉礼．从脾虚湿阻辨证治疗糖尿病胃轻瘫87例疗效观察[J]．国际医药卫生导报，2009，15（13）：106-108．

[23] 邓聪，老锦雄．温针配合隔附子饼灸对糖尿病胃轻瘫血浆胃肠激素的影响[J]．上海针灸杂志，2012，31

（11）：818-819.

[24] 沈碧华. 消痞启膈汤结合耳穴压豆治疗糖尿病胃轻瘫临床观察[J]. 实用中医药杂志, 2021, 37（8）：1307-1308.

[25] 杨思为, 刘红婴, 刘锡坚, 等. 乌梅丸对Hp阳性糖尿病胃轻瘫患者疗效、血浆胃动素、胃泌素及内皮素的影响[J]. 临床医学工程, 2013, 20（2）：167-169.

[26] 刘锡坚. 自拟胃疡方对糖尿病胃轻瘫并消化性溃疡疗效及胃蛋白酶原影响[J]. 内蒙古中医药, 2018, 37（1）：36-37.

[27] 陈发胜, 胡陈. 六君子汤对脾虚痰湿型糖尿病胃轻瘫的胃动素、CD8⁺CD28⁺杀伤性T细胞的影响[J]. 中国误诊学杂志, 2020, 15（6）：249-251.

[28] 胡陈. 六君子汤对脾虚痰湿型糖尿病胃轻瘫的胃动素、CD8⁺CD28⁺杀伤性T细胞的影响[J]. 包头医学院学报, 2019, 35（6）：122-124.

[29] 刘俊卿, 罗文, 卢昉. 经皮穴位电刺激联合膀胱功能管理对2型糖尿病神经源性膀胱的影响[J]. 中国民间疗法, 2021, 29（12）：56-59.

[30] 谢海燕. 中医辨证施护在不同证型消渴病痹症患者中的应用[J]. 糖尿病新世界, 2020, 23（21）：104-106.

[31] 吴勉华, 石岩. 中医内科学[M]. 5版. 北京：中国中医药出版社, 2021：340-341.

[32] 梅景雁, 沈创鹏, 孙治中, 等. 麻黄-葛根药对治疗糖尿病周围神经病变的药理作用[J]. 世界中医药, 2022, 17（1）：49-54.

[33] 吴丽娜, 范晓萌, 武爽, 等. 人参皂苷Rg1调节氧化应激和炎症因子表达改善糖尿病大鼠周围神经损伤[J]. 中国免疫学杂志, 2021, 37（4）：486-491.

[34] 何欢, 李春晖, 李鸣镝. 糖痛方对糖尿病周围神经病变模型大鼠坐骨神经PI3K、Akt、mTOR表达的影响[J]. 国际中医中药杂志, 2022, 44（1）：43-48.

[35] POP-BUSUI R, BOULTON A J, FELDMAN E L, et al. Diabetic neuropathy: a position statement by the american diabetes association[J]. Diabetes Care, 2017, 40（1）：136-154.

[36] TANG H Y, JIANG A J, MA J L, et al. Understanding the signaling pathways related to the mechanism and treatment of diabetic peripheral neuropathy[J]. Endocrinology, 2019, 160（9）：2119-2127.

[37] HASE K, KANDA A, NODA K, et al. Increased plasma galectin-1 correlates with advanced glycation end products and interleukin-1β in patients with proliferative diabetic retinopathy[J]. Int J Ophthalmol, 2019, 12（4）：692-694.

[38] TALEB S. Inflammation in atherosclerosis[J]. Arch Cardiovasc Dis, 2016, 109（12）：708-715.

[39] LUO Q, FENG Y H, XIE Y M, et al. Nanoparticle-microRNA-146a-5p polyplexes ameliorate diabetic peripheral neuropathy by modulating inflammation and apoptosis[J]. Nanomedicine, 2019, 17：188-197.

[40] CHENG C, KOBAYASHI M, MARTINEZ J A, et al. Evidence for epigenetic regulation of gene expression and function in chronic experimental diabetic neuropathy[J]. J Neuropathol Exp Neurol, 2015, 74（8）：804-817.

[41] 石桩, 杜兰, 激力格尔, 等. 糖尿病周围神经病变相关机制研究进展[J]. 足踝外科电子杂志, 2021, 8（1）：53-56.

[42] 殷丽平, 谢春光, 岳仁宋. 糖尿病周围神经病变分期论治初探[J]. 四川中医, 2011, 29（6）：27-28.

[43] 于秀辰, 吕仁和. 分期辨治糖尿病周围神经病变[J]. 中国临床医生, 2003, 31（1）：54.

[44] 杨炀, 任建功. 痛性糖尿病神经病变中医辨证分型治疗概况[J]. 环球中医药, 2018, 11（3）：475-479.

[45] 张明珠, 李娜, 虞梅. 中医药治疗糖尿病周围神经病变临床研究进展[J]. 山西中医, 2021, 37（2）：61-62.

[46] 陈露, 张春玲, 陈秋媛, 等. 药棒穴位按摩改善糖尿病周围神经病变30例疗效观察[J]. 贵阳中医学院学报, 2015, 37（6）：69-72.

[47] 卢小玲, 刘悦. 中药穴位敷贴结合足部操治疗消渴病痹证53例疗效观察及护理体会[J]. 湖南中医杂志, 2017, 33（4）：106-107.

[48] 梁静, 吴伦卉, 陈佳艺, 等. 子午流注纳子法穴位注射对糖尿病周围神经病变患者焦虑和生活质量的影响[J]. 成都中医药大学学报, 2017, 40（1）：37-39.

[49] 黄雅芳, 王丹丹, 张春梅. 中药熏洗配合康复运动护理对2型糖尿病周围神经病变的临床价值分析[J]. 中风与神经疾病杂志, 2019, 36（11）：1020-1024.

[50] 马国庆, 叶婷, 孙忠人. 温针灸与常规针刺治疗阳虚寒凝、络脉瘀阻型糖尿病周围神经病变对比观察[J]. 中

国针灸，2018，38（3）：229-233.

[51] 刘婉琳，蒋运兰，李颖馨，等．优玛蜡疗机蜡饼疗法在糖尿病周围神经病变中的运用研究[J]．川北医学院学报，2018，33（3）：308-311.

[52] 许继宗，张波，安贺军，等．声波经络共振疗法治疗糖尿病周围神经病变临床观察[J]．世界中西医结合杂志，2016，11（6）：812-814，818.

[53] 杨爽，林琴，黄碧秋，等．壮医莲花针拔罐逐瘀疗法治疗糖尿病周围神经病变的疗效观察[J]．广西中医药大学学报，2019，22（2）：8-11.

[54] 易文明，张芳芳，王颖，等．蒙药珍宝丸治疗糖尿病周围神经病变痰瘀互阻证54例临床观察[J]．中医杂志，2019，60（1）：42-46.

[55] 青格勒图，萨如拉．内服蒙药结合针刺治疗糖尿病周围神经病变的临床观察[J]．中国民族医药杂志，2020，26（4）：39-40.

[56] 杨芳．回药乳香应痛散加减方治疗糖尿病周围神经病变的临床观察[J]．中国民族医药杂志，2021，27（10）：18-19.

第三章　脱　　疽

第一节　概　　述

糖尿病足是指初诊糖尿病或已有糖尿病病史的患者，足部出现感染、溃疡或组织的破坏，通常伴有下肢神经病变和/或周围动脉病变[1]。常见于踝关节以远的皮肤及其深层组织，严重可累及肌肉和骨组织。中国古代医学没有"糖尿病足"这一医学术语，该病应属于中医消渴病兼证"脱疽"范畴，中医古籍文献中，与脱疽相关的病名还有筋疽、脉痹、痈疽、脱骨疽等[2]。

关于脱疽的记载，最早可追溯至《黄帝内经》，当时名为"脱痈"。《灵枢·痈疽》中载"发于足趾，名脱痈，其状赤黑……不衰，急斩之，不则死矣"，描述了脱疽后期的典型症状，并明确提出了"急斩之"的手术处理方法，说明早在两千多年前我国已有截趾的手术疗法[3]。《素问·奇病论》曰："此肥美之所发也，此人必数食甘美而多肥也，肥者令人内热，甘者令人中满，故其气上溢，转为消渴。"《素问·生气通天论》云："高粱之变，足生大丁。"

汉代《华佗神医秘传》[4]载"此病发于手指或足趾之端，先痒而后痛，甲现黑色，久则溃败，节节脱落"，不仅认识到了脱疽的临床表现及预后，同时也提出了最早的内服治疗药物：金银花三两、元参三两、当归二两、甘草一两。此即四妙勇安汤，临床常用于脱疽热毒炽盛之证，疗效肯定。

晋代皇甫谧在《针灸甲乙经》首次提出"脱疽"病名，并沿用至今。隋代巢元方的《诸病源候论·消渴候》[5]载"夫消渴者，以其病变，多发痈疽"，首次认识到消渴可引发脱疽。此后，清代吴谦的《医宗金鉴·外科心法要诀》亦描述了消渴继发痈疽的情况。《诸病源候论·消渴候》对脱疽的病因病机有这样的记载："以其病变，多发痈疽。以其内热，小便则利也。小便利则津液枯竭，津液竭则经络涩，经络涩则营卫不行，营卫不行则热气留滞，故成痈疽。"

唐代孙思邈的《备急千金要方》谓"消渴之人，愈与未愈，常思虑有大痈……消渴之人必于大骨节间发生痈疽而卒，所以戒之在大痈也，当预备痈药以防之"，充分体现了消渴病并发症的预防策略。《千金翼方》在手术上主张"在肉则割，在骨则切"[6]，为后世医家外治脱疽提供了有价值的参考法则。

元代朱震亨的《丹溪心法》载"脱疽生于足趾之间，手指生者间或有之……颇类消渴，日久始发此患。……初生如粟黄泡一点……黑气蔓延，腐烂延开，五指相传"，描述了此类疾病发生和演变的过程[7]。

明代薛己的《立斋外科发挥·脱疽》[8]谓"此证因膏粱厚味，酒面炙煿，积毒所致，或不慎房劳，肾水枯竭，或服丹石补药"，明代汪机的《外科理例》[9]谓"疗生手足指，或足溃而自脱，故名脱疽……大抵此症，皆由膏粱浓味，或房劳太过，丹石补药所致"，均从饮食起居方面论述脱疽成因，并记载人参败毒散及仙方活命饮治疗"脱疽赤肿"可获良效。明代陈实功的《外科正宗》[10]从内外因素对脱疽进行了分析："夫脱疽者，外腐而内坏也。此因平昔厚味膏粱熏蒸脏腑，丹石补药消烁肾水，房劳过度，气竭精伤……"治疗上他重视扶正，认为"在外之症必根于内"，提出"治疮全赖脾土"，病情日久或术后恢复均需健运中焦。

清代顾世澄的《疡医大全·卷五·治法指南》[11]中载"大凡治疗疮疽之要法曰：初觉热毒，发热郁结而作疮疽，一二日宜荡涤邪气，疏通脏腑，令内消也。……次用丸散宣导血脉，渐次消磨，令缓散也；助以淋渫，调和荣卫，行经络也；更当膏润温养，兼磨敷四畔贴之药，顺其阴阳也"，描述了脱疽治法当视病情缓急内外同治，以达到祛邪、扶正的效果。清代魏之琇的《续名医类案》[12]中载用黄连解毒汤、黄芪六一汤、顾步汤、阳和汤、八味丸等方药治疗痈疽。

近代张锡纯在《医学衷中参西录·论肢体痿废之原因及治法》[13]中云"痹之甚者即令人全体痿废，因痰湿血瘀及风寒湿痹皆能阻塞经络也"，认为痰湿内阻，外受风寒，均可造成肢体败坏。

隋代以前，古人认为脱疽主要与饮食、体质等相关，多为火热致病，治疗以清热解毒为主要方法，并提出了脱疽后期截趾手术疗法，为后世医家认识脱疽奠定了基础。隋代之后，历代医家认识到消渴可引发脱疽，对病因病机、治疗方法的认识逐渐系统和完备，为现代糖尿病的临床诊疗提供了重要的文献依据和治疗方向。

随着现代医学的发展，人们对脱疽有了进一步的认识，除糖尿病足病外，血栓闭塞性脉管炎、急性动脉栓塞、动脉硬化闭塞症等均属脱疽范畴。

第二节　病因病机

关于脱疽的发病之因，早在先秦时期，《素问·逆调论》即有"不仁"的记载："营气虚则不仁，卫气虚则不用。营卫俱虚，则不仁且不用。"可见营卫失调、气血壅滞不通、热毒腐肉成脓是糖尿病足病发生发展的内在因素。隋代巢元方的《诸病源候论·卷三十二》载"疽者，五脏不调所生也……若喜怒不测，饮食不节，阴阳不和，则五脏不调，营卫虚寒，腠理则开，寒客经络之间，经络为寒流所折，则营卫稽留于脉，……营血得寒则涩而不行，卫气从之与寒相搏，亦壅渴不通……故积聚成疽……发于足趾，名曰脱疽"，提示各种外因导致脏腑功能失调，引起经络、气血功能紊乱是引发该病的内部因素。宋代陈无择的《三因极一病证方论》指出外感六淫、内伤七情、邪毒等皆可引起疮疡，同时强调人体正气弱、脏腑功能失调是引起痈疽的重要因素。清代王清任的《医林改错·下卷》中也指出："元气既虚，必不能达于血管，血管无气，必停留而瘀。"

近现代学者们在古代中医学理论基础上对脱疽有了进一步理解和总结。周衡等[14]认为"浊毒"之邪贯穿于糖尿病足病发生发展的全过程，是诱发乃至加重糖尿病足病的重要病因病机。赵泽阳等对糖尿病高危足的中医病因病机进行分析[15]，指出"先天不足、年老正虚""饮食不节、嗜食肥甘""防劳过度、耗伤身体"等因素导致"脾肾气阴内虚""气虚痰凝血瘀""阳虚寒凝血瘀""热邪火毒兼瘀"，最终引起脱疽的发生。王景等归纳病机变化有三[16]：气阴亏虚、瘀血阻络、寒湿阻滞。亦有从叶天士营血理论探析其病机变化的[17]，认为营热阴亏、络脉瘀阻是营分证的基本病机，热灼血瘀、脉络受损为病程后期血分证的病机变化。

综上所述，中医认为糖尿病足归因于气阴内伤或外感六淫或饮食、劳倦失宜或外来伤害，致营卫失调、脏腑机能失司，从而气血壅滞。或积而化热成毒，腐肉成脓；或血脉瘀阻，筋脉失养而枯。因虚致实，本虚标实，虚实夹杂。

现代医学认为，糖尿病足的发病机制复杂，多种损伤机制相互作用，多因素综合致病，现无统一论述。一般认为糖尿病足由神经、血管、免疫、代谢等内源性变化和感染、创伤、压力等外源性因素共同作用所致。目前研究公认的发病机制有周围血管病变、周围神经病变以及在周围神经血管病变基础上的感染。

第三节　诊断与鉴别诊断

一、诊断

（一）中医诊断

1. 病史

初诊糖尿病或已有糖尿病病史，符合现代医学糖尿病足的诊断标准。

2. 中医病名

参照《中医内科病证诊断疗效标准》（ZY/T 001.1-94）[18] 和《22个专业95个病种中医诊疗方案》，糖尿病足的中医病名确定为"脱疽"。

3. 临床特点

好发于四肢末端，以下肢多见，一侧或两侧，可有受冷、潮湿、嗜烟、遭受外力损伤、烫伤等诱因。初起患肢末端发凉或发热、怕冷、苍白、麻木、疼痛，皮肤干燥，毫毛脱落，趾甲变形、增厚，肌肉萎缩，肌肤甲错；可伴间歇性跛行，皮肤暗红、花斑、紫绀，趺阳脉搏动减弱。继之疼痛加剧，夜间尤甚，趺阳脉搏动消失；进而发生干性坏死，疼痛剧烈难忍，患者往往彻夜难寐，抱膝而坐。日久患趾坏死变黑，甚至趾节脱落。溃烂染毒时，出现湿性坏疽，趾端红肿热痛，腥秽恶臭，全身发热。

4. 中医分期

（1）早期：为消渴日久，气阴耗伤，气血两虚无力运行，经脉受损，形成血瘀，气血两伤，毛窍肢节失于濡养、温煦，故早期可见肢体远端麻木，冰凉，皮肤干燥脱屑、肌肤甲错，趾甲变形、增厚，肌肉萎缩。

（2）中期：湿热瘀毒或寒湿痰浊，腐伤肌肉，热毒或寒湿浊毒趋于下，发于肢端，终致肉腐、筋烂、骨脱。

（3）后期：病程迁延日久，正气损伤，正虚邪恋，加上痰瘀毒郁结于筋骨肌肉之间，有形之邪损伤阳气，终致阴阳两伤，气血不复。

（二）西医诊断

1. 症状和体征

（1）除糖尿病本病的临床表现外，糖尿病足还表现为以下临床特点：

感染：足部或肢体远端局部软组织皮肤糜烂，初为水疱或浅溃疡，继之溃烂深入肌腱和肌层，骨质破坏，组织坏死，形成脓腔和窦道，排出秽臭分泌物，周围呈增生性实性肿胀，以湿性坏疽为主。

周围神经病变：主要包括运动障碍足、无痛足和灼热足综合征。运动障碍足表现为某一神经支配区域感觉障碍和运动减弱或消失。无痛足是指袜套型感觉迟钝和麻木，震颤感觉和精密触觉减弱。灼热足综合征表现为痛觉敏感，患处针刺样、刀割样、烧灼样疼痛，夜间或遇热时加重。

骨损：主要为夏科关节和骨质疏松。夏科关节好发于足和踝关节，表现为软组织肿胀、轻微疼痛、跖骨头下陷、跖趾关节弯曲、关节半脱位畸形，形成弓形足、槌状趾、鸡爪趾。

缺血：早期皮肤瘙痒，干燥，蜡样改变，胼胝，弹性差，汗毛脱落，皮温降低。皮色苍白或紫红或色素沉着。趾甲生长缓慢、变形、肥厚、脆裂，失去光泽。小腿和足部肌肉萎缩，肌张力差。患足发凉、怕冷、麻木、疼痛，在寒冷季节或夜间加重，跌阳脉明显减弱或不可触及，肢体抬高试验为阳性。可首先出现间歇性跛行，缺血加重则出现静息痛，严重者出现趾端发黑坏死脱落。

2. 糖尿病足的分级

糖尿病足一旦诊断，临床上应该进行分级评估，目前临床上广为接受的分级方法主要是Wagner分级（表4-3-3-1）和Texas分级（表4-3-3-2）。Wagner分级方法是目前临床及科研中应用最为广泛的分级方法。Texas分级方法从病变程度和病因两个方面对糖尿病足溃疡及坏疽进行评估，很好地体现了创面感染和缺血的情况，但并没有反映神经病变问题。专门针对糖尿病足溃疡感染的分级，则采用国际糖尿病足工作组（International Working Group on the Diabetic Foot，IWGDF）和/或美国感染病学会（Infectious Diseases Society of America，IDSA）的分级方法（表4-3-3-3）。对糖尿病足溃疡合并外周动脉病变的患者进行截肢风险和血管重建治疗获益的层面进行分析，则应采用创面、缺血、足感染（wound/ischaemia/foot infection，WIfI）分级系统（表4-3-3-4）。在患者病情复杂同时极度衰弱的情况下，足溃疡的感染分级可能不能反映病情，应观察局部和全身变化进行判断。对于糖尿病合并下肢动脉病变（lower extremity arterial disease，LEAD），需对其进行Fontaine分期（表4-3-3-5）。

表4-3-3-1　不同Wagner分级糖尿病足的临床表现

Wagner分级	临床表现
0级	有发生足溃疡的危险因素，但目前无溃疡
1级	足部表浅溃疡，无感染征象，突出表现为神经性溃疡
2级	较深溃疡，常合并软组织感染，无骨髓炎或深部脓肿
3级	深部溃疡，有脓肿或骨髓炎
4级	局限性坏疽（趾、足跟或前足背），其特征为缺血性坏疽。通常合并神经病变
5级	全足坏疽

表4-3-3-2　不同Texas分级糖尿病足的临床表现

Texas分级及分期	临床表现
分级	
0级	足部溃疡史
1级	表浅溃疡
2级	溃疡累及肌腱
3级	溃疡累及骨和关节
分期	
A期	无感染和缺血
B期	合并感染
C期	合并缺血
D期	感染和缺血并存

表4-3-3-3　糖尿病足溃疡感染IWGDF/IDSA分级

感染的临床表现	PEDIS分级*	感染严重性
没有感染症状或体征	1a	未感染，无定植
没有感染症状或体征	1b	有感染，定植状态
有感染，至少存在以下2项：		
①局部红肿或硬结；②红斑；③局部触痛或疼痛；④局部热感；⑤脓性分泌物（稠、浑浊不透明或血性分泌物）；⑥局部感染，仅皮肤和皮下组织，没有累及深层组织，溃疡周围皮肤炎症范围≤2cm，排除皮肤炎症反应的其他原因（如创伤、痛风、急性神经性骨关节病、腓骨骨折、血栓形成、静脉瘀血）	2	轻度
具备轻度感染的表现，同时感染累及皮肤和皮下深层组织（如脓肿、骨髓炎、化脓性关节炎、筋膜炎），溃疡周围炎症范围＞2cm，不存在感染的全身中毒反应，具备中度感染的表现，并且炎症反应综合表现≥2项	3	中度
①温度＞38℃；②心率＞90次/min、呼吸频率＞20次/min或动脉血二氧化碳分压＜32mmHg（4.3kPa）；③白细胞技术＞12 000μL或不成熟的白细胞＞10%	4	重度a

注：*PEDIS即P（灌注）、E（面积）、D（深度/组织缺失）、I（感染）、S（感觉）。a缺血可能使感染诊断的严重性被低估，治疗的效果不理想，全身性感染有时可能伴低血压、神志不清、呕吐等其他临床表现或酸中毒、严重高血糖、新发氮质血症等代谢紊乱证据。

表4-3-3-4　WIfI分级系统

创面分级	糖尿病足溃疡	坏疽
0	无溃疡	无坏疽
	临床描述：非常轻微的组织缺失，通过截1~2个足趾或皮肤覆盖而挽救足	
1	肢端远端或足浅表溃疡，没有骨暴露，或限于远端趾骨	无坏疽
	临床描述：非常轻微的组织缺失，通过截1~2个足趾或皮肤覆盖而挽救足	
2	深部溃疡伴有骨、关节和肌腱暴露，通常不累及足跟；浅表的足跟溃疡，但不累及跟骨组织	局限于足趾的坏疽样改变
	临床描述：大的组织缺失，通过多个截趾（3个以上足趾）或经跖骨截肢（TMA）±皮肤覆盖挽救足	
3	广泛而深的溃疡，影响到前足和/或中足；深的、增厚的足跟溃疡±累及跟骨	广泛的累及前足和/或中足的坏疽；完全增厚的足跟坏死，累及跟骨
	临床描述：广泛的组织缺失，只有进行复杂的足部重建或非传统的TMA（chopart or lisfranc，截肢式）、皮瓣移植或大面积软组织缺失所需要的复杂的创面处理	

缺血分级	踝肱指数	踝收缩压/mmHg	趾压，经皮氧分压/mmHg
0	≥0.8	>100	≥60
1	0.6~0.79	70~100	40~59
2	0.4~0.59	50~69	30~39
3	<0.4	<50	<30

足感染分级	临床表现
0	无感染的症状和体征
	至少存在以下2条，才能确诊感染：
	·局部肿胀或硬结
	·围绕溃疡的红肿>0.5cm但≤2cm
	·局部压痛或疼痛
	·局部皮肤发热
	·脓性渗出（黏稠、不透明至白色或血性分泌物）
1	局部感染，仅仅累及皮肤或皮下组织（不累及深部组织，无如下所述系统的体征）
	排除其他原因引起的皮肤炎症反应（如创伤、痛风、急性沙尔科神经性骨关节病、骨折、血栓形成、静脉瘀滞）
2	局部感染（如上所述）红斑>2cm或累及深度超过皮肤和皮下组织（例如脓肿、骨髓炎、败血症性关节炎、筋膜炎），无全身炎症反应征象（如下所述）
3	局部感染（如上所述），并有全身炎性反应综合征的症状，表现为以下2条或2条以上：
	·体温>38℃或<36℃
	·心率>90次/min
	·呼吸频率>20次/min或$PaCO_2$<32mmHg
	·白细胞计数>12 000cu/mm或<4 000cu/mm或为10%未成熟（杆状）细胞形式

表4-3-3-5　糖尿病合并LEAD患者的Fontaine分期

分期	临床评估
I	无症状
IIa	轻度间歇性跛行
IIb	中到重度间歇性跛行
III	缺血性静息痛
IV	缺血性溃疡或坏疽

（三）辅助检查

（1）实验室检查：包括血常规、尿常规、便常规+潜血、肝肾功能、血电解质、血脂、心肌酶、凝血全项、D-二聚体、C反应蛋白、红细胞沉降率、血糖、空腹血糖、餐后2h血糖、糖化血红蛋白、胰岛素+C肽、伤口分泌物病原微生物学培养+药敏、血培养+药敏、降钙素原。

（2）影像学等功能检查：包括心电图、胸部及患足X线检查、血管检查（下肢血管彩超、双下肢多普勒超声血流测定、踝肱指数-ABI测定等）、神经检查（128Hz音叉及10g尼龙丝触觉检查）、超声检查（心脏、肝胆脾胰、泌尿系统）。

（3）其他检查：根据病情需要，可选择经皮氧分压、皮肤灌注压、足趾压、肌电图（EMG）神经传导检查、CT血管造影（CTA）、磁共振血管造影（MRA）和数字减影血管造影（DSA）、24h动态心电图等。

二、鉴别诊断

（一）中医鉴别诊断

与血痹相鉴别：脱疽好发于20～40岁男性，后期趾节坏死脱落，黑腐溃烂，疮口经久不愈，相当于现代医学的血栓闭塞性脉管炎。血痹多见青年女性，好发于双手并对称，寒冷或情绪激动可使手指突然变冷，皮色苍白、发绀，诱因去后可恢复常态，脉搏正常。相当于现代医学的雷诺病。

（二）西医鉴别诊断

（1）与雷诺病（肢端动脉痉挛症）相鉴别：雷诺病是因寒冷和精神刺激，双手出现发凉苍白，继而紫绀、潮红，最后恢复正常的三色变化。多与免疫功能缺陷有关。多有寒冷、情绪波动及其他诱发因素。多见于青年女性，上肢较下肢多见，好发于双手，患肢动脉搏动正常，一般不出现肢体坏疽。

（2）与血栓闭塞性脉管炎（thromboangiitis obliterans，TAO）相鉴别：TAO好发于45岁以下中青年男性，上、下肢均可出现，主要是吸烟、寒冷刺激、免疫功能紊乱等原因引起动脉内膜节段性无菌性炎症损伤，主要累及中、小动静脉，部分患者有反复发作游走性血栓性静脉炎表现，肢端坏疽或溃烂等发生相对较早，治疗上包括药物应用（右旋糖酐-40、血管扩张剂、糖皮质激素、止痛药等）、创面处理及手术治疗（腰交感神经切除术、大隐静脉移植转流术或动脉血栓内膜剥离术等），可出现周期性缓解，易反复发作，患者症状重，痛苦大，但病死率很低；闭塞性动脉硬化（arteriosclerosis obliterans，ASO），常伴发冠心病、脑血管病、糖尿病、高血压等疾病，好发于45岁以上中老年人，男女均可发病，往往出现在下肢，由环境或免疫等因素导致，主要侵犯大、中型血管，是血管慢性"老化"病变，药物治疗以使用抗血小板聚集、降脂药物为主，亦可评估后行血管重建介入手术治疗，发病率高，是与冠心病、脑梗死同源的严重疾病，致残、致死率均较TAO明显增高。

（3）与急性动脉栓塞相鉴别：急性动脉栓塞是指来自心脏、近端动脉壁或者其他部位的栓子随动脉血流冲入并栓塞远端直径较小的分支动脉，继而引起此动脉供血脏器或肢体的缺血性坏死。多见于下肢，严重者将最终导致截肢。患者常有房颤史、近期发生心梗或不明来源栓子脱落等发病原因，典型表现包括5P征。以手术治疗（取栓、溶栓）为主，抗凝、抗血小板等药物治疗为辅。

第四节　治疗概况

一、中医辨证论治

（一）辨证选择口服中药汤剂

参考2021年《糖尿病足病中医病证结合诊疗指南》的辨证分型，该病常见的中医证型包括瘀血阻络证、阴虚毒盛证、阳寒血瘀证、气血两虚证等。

1. 瘀血阻络证

主证：患肢发凉、麻木、酸楚作痛，痛有定处，状如针刺，或彻夜难寐，步履维艰，下肢肌肤暗红或青紫或活动后苍白，肢端有瘀斑，下垂更甚，皮肤发凉干燥，肌肉萎缩，趺阳脉搏动消失；舌紫暗或有瘀斑，苔薄白，脉沉细而涩。

治法：行气活血，化瘀止痛。

代表方剂：血府逐瘀汤加减，亦可用桃红四物汤加减。

基本用药：血府逐瘀汤药用生地黄、桃仁、红花、当归、川芎、赤芍、牛膝、枳壳、黄芪、甘草、柴胡等。桃红四物汤药用当归尾、川芎、赤芍、牡丹皮、香附、延胡索、红花、桃仁、生地黄。

2. 阴虚毒盛证

主证：患肢局部红肿热痛，溃处少脓，或呈干性坏疽，皮肤干燥，毫毛脱落，肤色暗淡，趾甲增厚变形，肌肉萎缩；口干欲饮，烦躁不宁，尿少便干或便秘；舌红绛，苔黄少津，脉弦细数，趺阳脉弱或不可触及。

治法：清热解毒，养阴活血。

代表方剂：四妙勇安汤加味。

基本用药：玄参、金银花、当归、生甘草、赤芍、牡丹皮、生地黄、蒲公英、紫花地丁、白芷。

随证加减：大便秘结、口气秽浊者加大黄、芒硝以通腑泄热，发热者加连翘、黄柏，肿痛甚者加皂角刺、乳香、没药以活血排脓止痛，苔黄腻者加藿香、佩兰。

3. 阳寒血瘀证

主证：患肢破溃处久不收口，肉色苍白，脓液清稀，患肢冷痛，夜间尤甚，局部漫肿；畏寒肢冷，神疲倦怠，面色㿠白，胸闷泛恶，久泻久痢，腰酸膝软，肢肿尿少；舌淡，苔白滑，脉沉迟无力。

治法：温阳散寒，活血通脉。

代表方剂：阳和汤加味。

基本用药：桂枝、附子、熟地黄、山茱萸、山药、茯苓、牡丹皮、麻黄、鹿角胶、白芥子、肉桂、甘草、炮姜炭等。

随证加减：下肢逆冷、发肤青紫者加制附子、牛膝，下肢紫暗者加鸡血藤、桃仁，下肢剧痛者加制乳香、没药。

4. 气血两虚证

主证：患肢疼痛较轻，肌肉萎缩，皮肤干燥或浮肿，疮口脓汁清稀，肉芽暗红或淡而不鲜，经久不合；神疲乏力，面色苍白或微黄，心悸失眠，少气懒言；舌淡胖有齿痕，苔薄白，脉沉细无力或弱。

治法：补气养血，托里生肌。

代表方剂：八珍汤加味。

基本用药：党参、黄芪、白术、茯苓、甘草、当归、川芎、熟地黄、白芍、陈皮等。

随证加减：形体肢冷、肾气不足者加鹿角胶、肉桂，口干心悸者加麦冬、龟甲。

（二）辨证选择口服中成药

根据病情证候可选择应用复方三七丸（瘀血阻络证）、解毒祛瘀片（阴虚毒盛证）、通阳活血颗粒（阳寒血瘀证）、生肌片（气阴两虚证、气血两虚证）、鹿角胶囊（阴虚血瘀证、阳虚痰凝证）。

（三）辨证选择静脉滴注中药注射液

根据病情证候可选择应用黄芪注射液、参芪扶正注射液（气阴两虚证、气血两虚证），红花注射液、复方丹参注射液、川芎嗪注射液、血栓通注射液（瘀血阻络证或各证型夹瘀血者）。

二、中医特色治疗

（一）专科中药膏方

参见本篇第一章。

（二）针灸疗法

1. 体针、电针

适应证：适用于早期和恢复期病情稳定、患肢疼痛、创口久不愈合者。

作用：针刺可以疏通经络，调理气血，缓解患肢疼痛，消除缺血症状，促进创口愈合，强壮患者体质。

选穴：合谷、内关、曲池、足三里、血海、解溪。

配穴：血瘀者配膈俞、三阴交，寒凝者配腰阳关、关元、肾俞，湿热者配阴陵泉、大椎，气虚者配气海、脾俞，血虚者配气海、脾俞，阴虚者配太溪、三阴交，阳虚者配肾俞、关元。

操作：针刺腧穴，电针选用疏密波，每次30min，每日1次，10次为1个疗程，各疗程间休息3～5日。

禁忌：感染坏疽较重，病情进展或恶化者慎用；肢体肿胀者禁用。

2. 耳针

适应证：适用于全身多处不适或合并失眠、局部疼痛，且经常规对症治疗效果欠佳者，亦可与其他疗法合并选用。

作用：利用生物全息论，缓解疼痛，调节机体内分泌。

选穴：心、交感、肾上腺、神门、内分泌等。

操作：一般留针2～3min，其间还可捻转针以加强对耳穴的刺激，每天1次，10次为1个疗程。

禁忌：对于感染坏疽较重，病情进展或恶化的患者应慎用；局部皮肤有炎症或破溃者禁用。

3. 耳穴贴压

适应证：适用于合并失眠、局部疼痛，且经常规对症治疗效果欠佳者，亦可与其他疗法合并选用。

作用：疏通经络、镇静安神止痛，促进睡眠。

选穴：腿、趾、心、神门、肾、交感、脾、内分泌等。

操作：消毒皮肤后，将王不留行籽固定在穴位上，指导患者按压，每个穴位2～3min，每天3～4次，按压由轻到重至有酸麻热胀的感觉，疼痛以耐受为度，耳穴贴压每次选择一侧耳穴，留置三天后换到对侧耳郭，1周为1个疗程。

禁忌：局部皮肤有炎症或溃破者禁用。

4. 腧穴热敏灸

适应证：适用于脱疽病未溃期。

作用：温经通络、调和气血，提高机体抵抗力，祛湿散寒，减轻患肢疼痛。

定位热敏点：取点燃的艾条，手持调控，在患肢局部或相应穴位（血海、肾俞、委中、承筋、足三里、阳陵泉、三阴交等），距离皮肤表面3cm左右高度施行艾条悬灸。当患者感受到艾灸处发生透热、传热和扩热的感觉时，则可确定此穴即为热敏点。重复上述步骤，探查所有热敏点。

操作：选择患者舒适的体位，分别在每个热敏点上实施艾条悬灸，按下述步骤依次进行回旋、雀啄、往返、温和灸四步法操作；先行回旋灸2min温热局部气血，继以雀啄灸1min加强敏化，再施以循经往返灸2min激发经气，最后以温和灸发动感传、开通经络。以完成灸感四相过程为标准，直至透热、扩热甚至感传现象完全消失为止。

禁忌及注意事项：①皮肤过敏者、溃破者、局部缺血者禁用。②有热性病、阴虚阳亢以及邪热内积的人不宜艾灸。③注意观察，防止烫伤。如灸后出现小水疱，无须处理，任其自行吸收即可。如水疱较大，可用无菌注射器抽出疱内液体，覆盖消毒纱布，保持干燥，防止感染。

5. 推拿疗法

热毒伤阴证：推脊柱上段夹脊穴，揉压曲池、肾俞、足三里，双下肢向心性推法，按压气冲穴。

气血两虚证：推脊柱中段夹脊穴，揉压百会、中脘、关元、气海、脾俞、肾俞、足三里，双下肢向心性推法，按压气冲穴。

阳虚痰凝证：推脊柱中、下段夹脊穴，脾俞、肾俞、命门、天枢、关元、足三里，双下肢向心性推法，按压气冲穴。

6. 穴位按摩

适应证：适用于病情稳定者，可根据病情证候辨证选用。

作用：疏通经脉、滋肾安神。

选穴：曲池、合谷、内关、足三里、三阴交、风池、涌泉、太溪穴等。

操作：按摩足部，按摩方向由趾端向上，并注意重点按压涌泉、太溪等反射区，每次按摩30min。操作前应修剪指甲，以防损伤患者皮肤。操作时用力要适度，注意保暖，保护患者隐私。

禁忌：局部皮肤有炎症、破损者禁用。

7. 穴位注射

适应证：适用于病情稳定者，可根据病情证候辨证选用。

作用：刺激患处，调动患者身体功能，不仅能在患病初期以其扶正祛邪之功做到"既病防变"，还能在疾病未发展时达到"未病先治"的效果。

选穴：足三里或阳陵泉。

操作：可选择丹参注射液、川芎嗪注射液、复方当归注射液、红花黄色素注射液等，于下肢对应的双侧穴位进行药物注射，每日1次，间隔2～3天1次，连续治疗4周。

禁忌：局部皮肤有炎症、破损者禁用。

8. 中药涂擦治疗

采用陈渭良伤科油（佛山市中医院院内制剂）涂擦按摩，从膝关节开始，经行间、三阴交、足三里、冲阳、阳陵泉等穴位进行按摩，早中晚各1次，每次10min，以促进患肢血液循环。适合用于糖尿病足病情好转的稳定时期。

（三）中医药外治法

1. 佛山市中医院内分泌科（糖尿病科）中医三期辨证外治法

该法特别强调外科清创对于脱疽的治疗至关重要，对糖尿病足坏死性筋膜炎（筋疽）主张尽早切开清创，清除变性坏死肌腱及坏死组织，引流通畅，进而防止感染沿深部肌腱组织发展，减轻局部及全身炎性症状。但若为缺血性坏疽，则宜迟不宜早，若早期切开，病情多会因缺血而恶化。

（1）红肿祛腐期。

表现：伤口坏死组织和分泌物较多，伴有恶臭，患肢肿胀，局部红肿，可有疼痛及皮温升高。

处理：患肢肿胀，影响药物到达，这时应避免过早清创，评估下肢血供情况，排除膝以下动脉严重狭窄或闭塞后，宜适当抬高患肢及局部湿敷伤科黄水（佛山市中医院院内制剂），该中药制剂含有黄连、栀子等成分，具有抗炎消肿、活血化瘀、祛腐生新的功效，临床疗效较好。可在2～3天内明显减轻患肢红肿，局限炎症，避免感染扩散。

（2）祛腐生肌期。局部外敷伤科黄水2～3天，红肿明显消退后，对局部坏死组织进行蚕食法清创。如坏死面积较大，请外科配合行清创术。清创后每天进行创面换药护理两次。

A. 祛腐生肌早期。

表现：伤口坏死组织和分泌物仍较多，有少许新鲜肉芽组织生长。

处理：每天换药两次，清洗时先用过氧化氢消毒液冲洗，减少分泌物，再用生理盐水冲洗，但应注意不宜过度冲洗，以防炎症沿肌腱、肌膜间隙扩散，并用组织剪分次剪去坏死组织后用刮匙刺激局部组织，促进肉芽生长。白天湿敷伤科黄水，晚上则改用玉红膏纱（佛山市中医院院内制剂）作引流和外敷。

B. 祛腐生肌晚期。

表现：伤口坏死组织和分泌物明显减少，有较多新鲜肉芽组织长出。

处理：每天换药一次，可用安尔碘抗菌液或生理盐水清洗，用玉红膏纱（佛山市中医院院内制剂）外敷溃疡面，玉红膏纱具有清热解毒、祛腐生肌的作用，能加速肉芽组织生长。

（3）皮肤生长期。

表现：伤口的新鲜肉芽组织基本长满创面。

处理：先用生理盐水清洗创面，再用红外线灯照射30min，然后应用黄油纱（佛山市中医院院内制剂）外敷，隔天换药一次。黄油纱含有黄芩、黄柏、地榆等成分，具有清热解毒、凉血散瘀，止血生皮的功效，且为油性纱，不易干燥，与创面不易发生粘连，可避免撕开敷料对创面造成二次损伤，加速皮肤生长，缩短创面愈合时间。

2. 外用中成药

（1）拔脓膏（佛山市中医院院内制剂）。

功能主治：清热消炎，化腐排脓，拔毒生肌，外用，敷于溃脓处，或涂于消毒纱布中制作成药条用于引流。

（2）伤科黄水（佛山市中医院院内制剂）。

功能主治：抗炎消肿，外敷患足消肿消炎。

（3）玉红膏纱（佛山市中医院院内制剂）。

功能主治：止痛，去腐，生肌。应用于祛腐生肌期。

（4）黄油纱（佛山市中医院院内制剂）。

功能主治：清热解毒，祛腐生肌，止血生皮。应用于皮肤生长期。

3. 中医外科创面处理技术

针对糖尿病足溃疡局部创面的外治技术：①糖尿病足溃疡创面周边处理，适宜技术有中药涂擦术、中药溻渍术、中药箍围术。②糖尿病足溃疡创面处理，适宜技术有中医蚕食术、中医鲸吞术、中药填充术。③糖尿病足溃疡治疗难点的处理，适宜技术有中医切割术（用于角化或胼胝的处理）、中医搔刮术（用于肉芽老化的处理）、中医缠缚术（用于肉芽水肿的处理）。

三、现代医学治疗

严格戒烟，调理饮食，保持良好情绪。加强患肢护理，积极控制血糖，在医生指导下充分结合个人情况选择最合适的药物。常用药物包括营养周围神经药物（硫辛酸、依帕司他、甲钴胺等）、抗血小板及抗凝治疗药物、扩血管药物、止痛治疗药物［止痛方面中医药具有较现代医学没有的独特优势（参见中医药外治法内容），仍有待深入发掘研究］、抗感染治疗药物。创面处理治疗包括以下方法：

（1）姑息性清创：用组织剪去除明确坏死组织，以缩短自溶性清创时间，减少感染机会，改善深部组织引流，但须注意保留间生态组织。

（2）创面换药：创面换药可在门诊进行，根据创面感染程度和渗出量决定换药频次。

（3）敷料选择：目前市场上用于创面治疗的敷料品种多样，可分为透明敷料、水胶体敷料、泡沫敷料、水凝胶敷料、藻酸盐敷料、银离子敷料、生物型创面基质敷料等。

（4）负压伤口疗法：目前分为利用中心负压源的负压封闭吸引和利用智能负压泵的真空辅助闭合两种技术。后者又分为间歇式和动态式（持续性）两种类型。若用便携式智能负压装置则患者可居家接受治疗，不必住院。均可有效改善创面引流，加速坏死组织溶脱和肉芽组织增生。

（5）生物治疗：①在创面感染得到控制，肉芽生长良好，创面床准备充分时，可考虑采用皮肤、皮瓣移植的方法重建皮肤缺陷，包括生物工程或人工真皮移植、自体移植（取自患者）、同种异体移植（取自他人）或异种移植（取自动物）。②自体富血小板血浆凝胶外用疗法可有效提高缺血性创面的局部肉芽组织增生能力，但需应用于清创后相对无菌的创面。③创面生物制剂（细胞因子）目前有喷雾剂、凝胶剂和注射剂三种剂型，以凝胶剂应用最多。④蛆虫疗法可用于加速去除创面坏死组织，缩短疗程，但需采用医用级蛆虫。⑤干细胞移植被认为是对"无治疗选择"的足溃疡患者有希望的治疗方法，需要得到授权和卫生管理部门批准，目前不作为常规治疗手段。

（6）减压治疗：①鞋袜及支具减压治疗。在治疗和愈后预防复发过程中，应根据创面部位，适时选择减压鞋垫、糖尿病足减压鞋、石膏等专业支具，以避免创面加深和复发。②外科减压治疗，包括跟腱延长、趾骨头截除、关节矫形、足趾屈肌腱切断术等，适用于通过保守治疗不能治愈的活动性足溃疡患者[19]。

（7）物理治疗：①创面高压氧治疗，通过在大于一个大气压的情况下转运100%纯氧来提高组织内的氧分压，从而促进创面的愈合。高压氧治疗具有抗炎效应，可修复血管内皮细胞、改善微循环、修复受损神经、重塑细胞外基质，还有改善胰岛素抵抗，从而降低血糖的作用。②光子治疗仪局部照射，利用高能量光子效应所带来细胞的酶促反应，可提高组织细胞的有氧呼吸，从而迅速、显著地促进受创组织的康复和创面的愈合。

四、难点分析

（一）现状分析

糖尿病足作为糖尿病最常见和最严重并发症之一，其入院人数比任何其他慢性糖尿病并发症都多，在所有糖尿病相关住院天数中占近50%，造成了巨大的社会经济负担。根据英国国家卫生和保健卓越研究所（NICE）对糖尿病严重程度的最新估计，10%的人在生命中的某一时刻会患上糖尿病足溃疡（DFU），DFU的终生风险估计高达15%～25%。作为慢性伤口，这些溃疡无法通过伤口愈合的正常阶段，从而导致严重的残疾，且经常复发，5年内复发率约为65%，DFU的存在使患者5年死亡风险增加了2.5倍。

神经病变、外周血管疾病和对感染抵抗力的减弱是导致DFU发展的公认危险因素。创面是指机体皮肤和软组织连续性中断而形成的缺损。创面愈合大致分为炎症期、增殖期和重塑期三个阶段，其影响因素较多，机制复杂，任何一个微小环节出现问题，便会影响整个愈合过程，从而出现慢性难治性不愈合创面。

传统治疗方法包括各式敷料应用、清创缝合、植皮和皮瓣转移术等，但只有清创、抗感染治疗被公认有确切的疗效，其他疗法临床证据有限。近年来的临床实践表明，中医药在治疗糖尿病足病方面具有较大优势，尤其是外治法的应用大大减少了截肢率，提高了患者的生活质量，展现出重要的临床价值和良好的应用前景。但在临床中采用单一中医药治疗仍然存在一定的困难，分析如下。

难点一：脱疽患者足部或患肢肿胀明显，但若伤口过早切开，则会因局部血液循环差而难以愈合，甚至加速局部缺血，扩大坏死面积；若延缓切开，则会导致溃烂严重，发生坏死性筋膜炎，使病情发展迅速。

难点二：脱疽患者病程长，部分创面大，久不愈合，往往合并多种细菌感染，或出现多重细菌耐药情况，创面的病原菌和药敏谱易随之变化[20]，使临床医生选择抗生素的难度加大，导致临床疗效不明显。

难点三：脱疽患者多存在不同程度血管狭窄或闭塞，局部血运差，伤口坏死迅速，容易致残致死，且常常合并感染加重情况，抗感染治疗难度增加。

难点四：脱疽患者多合并周围神经病变和/或周围血管病变，肢端感觉异常，感觉过敏，或出现夜间疼痛剧烈，清创时更是疼痛难忍。

难点五：消渴脱疽患者多存在营养状况不佳的情况[21]，溃疡时的创口长期不愈合及局部创口出现血液和组织液渗出，伤口长期破溃引起感染等因素，都会加重身体的全身性代谢消耗，这会削弱机体免疫抵抗力，进而又会导致创面感染久治不愈[22]。

难点六：缺乏具有循证医学证据的中医治疗糖尿病足的研究成果，主要表现在诊断标准不明确，辨证分型不统一，缺乏疗效判断标准，不同研究疗效之间缺乏可比性。大部分研究是在患者使用胰岛素、抗感染基础上给予中成药治疗，这种治疗方案的效果尚缺乏科学的评价。

难点七：中医药对糖尿病足的基础研究十分薄弱，与现代化研究脱节，因此临床治疗依据不充分。如何设计更合理的基础科研与临床方案，寻找新的切入点和突破口，将中医药的特点与现代化研究更好地结合，争取中医药治疗糖尿病足有较大突破，还有待进一步研究。

（二）解决方案

（1）针对患者清创时机问题，佛山市中医院内分泌科（糖尿病科）首创糖尿病足病的中医三期辨证外治法，分红肿祛腐期、祛腐生肌期、皮肤生长期三期。根据不同创面临床表现，采用不同性状功效的佛山市中医院院内制剂外用中药敷料配合蚕食法清创术，对糖尿病足溃疡Wagner分级的各级患者创面均能取得显著临床疗效。

（2）针对患者细菌感染问题，临床需根据糖尿病足感染严重程度分级以及相应的常见病原菌类型进行经验性用药，并尽快采集标本进行病原菌培养，严格规范执行标本采集流程，取材科学合理，确保结果可靠，根据药物敏感性分析选用抗生素。针对严重感染患者，若在进行一段时间的治疗后未明显控制感染，应考虑耐药性的可能，同时根据病原菌药物敏感性分析结果合理调整抗生素的使用[20]。另外，需认识到传统检测方法的不足，积极发展新技术以进一步推动创面感染病原学诊断的发展，可利用分子微生物诊断技术，如高通量测序技术在了解创面感染菌群方面发挥了越来越重要的作用[23]。

（3）针对患者病程长、伤口难愈合的情况，可在促进伤口愈合上结合中医辨证论治配合各种制剂使用，如拔脓膏、伤科黄水、玉红膏纱、黄油纱等。

（4）针对患者血管病变问题，《中国糖尿病足防治指南（2019版）》建议：对于50岁以上的糖尿病患者应该常规进行下肢动脉疾病的筛查，对于有足溃疡、坏疽的糖尿病患者，均应该进行全面的动脉病变检查，临床上需进一步加强周围动脉疾病的筛查与规范化管理[24]，对于无治疗选择的严重肢体缺血者，可以选择干细胞移植治疗，进一步降低截肢率[25]。

（5）针对患者营养状况问题，可由专科营养（医）师给予个体化营养评估，营养诊断、制订相应营养干预计划，并在一定时期内实施及监测，使患者改变膳食模式与习惯、调整营养素结构，最终让患者通过科学医学营养治疗而显著获益。

（6）针对患者神经病变问题，可在患者入院后对患者足部外观、足部血管、肢体远端浅感觉等进行初步筛查，包括音叉振动觉、触觉、温凉觉及痛觉检查，足背动脉、胫后动脉触诊。针对神经病变患者可采用针刺疗法减轻患者疼痛。

五、医案验方

患者梁某，女，31岁，2021年3月1日入院。

主诉：发现血糖升高2年余，右足红肿、溃烂1月。

现病史：2年多前因视物模糊体检，确诊为2型糖尿病伴并发症视网膜病变。2020年12月出现右足第2趾脱皮，一个月后出现红肿，曾在骨科就诊，症状未缓解，2021年2月15日发现右足第2趾溃烂，局部发黑，自行处理无效，2月21日出现高热于外院住院治疗，效果不佳。

既往史：2011年确诊为妊娠糖尿病，自诉分娩后血糖恢复正常，复查两次血糖均正常。2018年诊断为2型糖尿病后予皮下注射重组人胰岛素，口服二甲双胍、阿格列汀等降糖药治疗。

望诊：神清，面色㿠白，形态偏胖，双下肢活动受限，左眼视物模糊，右眼失明，舌体胖大，舌色偏红，苔薄黄腻，边有齿痕，舌中见裂纹。

闻诊：声音清晰，少气懒言，创面可闻及恶臭。

问诊：详见现病史，患者意识清醒，对答合理，胃纳一般，口干多饮，尿量多，大便正常，睡眠正常，无烟酒嗜好。

切诊：脉浮细弱，双足足背动脉搏动明显，腹部平软。

西医体格检查：体温37.8℃，脉搏104次/min，呼吸29次/min，血压150/83mmHg，体重81kg，身高172cm，BMI 27.38kg/m²。

专科情况：全身浮肿，双下肢高度浮肿，按之凹陷，右足红肿肤温高，第2趾第1趾节发黑坏死，右足踇趾、右足底溃烂流脓。

首次伤口评估：右足第1趾见大小约1cm×1cm伤口，基底100%黄色；右足第2趾见大小约3cm×2cm伤口，基底50%黄色、50%黑色，骨质外露；右足底见3cm×1.5cm、2.5cm×1.5cm、2cm×2cm创面，均相通，均见黄色脓性分泌物漏出，创缘周围皮肤浸渍发白，右足前2/3足红肿，表皮剥落。疼痛（VAS）评分1分，Grocott分类法气味0级。

2021年3月1日实验室检查：白细胞18.22×10⁹/L，中性粒细胞比例89.3%，血红蛋白64g/L；尿蛋白（PRO）（++），超敏C反应蛋白测定116mg/L，淀粉样蛋白＞240mg/L，B型钠尿肽前体4201pg/mL，白蛋白18.1g/L，尿素1.52mmol/L；尿蛋白定量3.954g/24h；随机微量血糖7.5mmol/L，血酮0.2mmol/L。

2021年3月1日右足X线：右足第1跖趾骨及第2趾示多发程度不等不规则骨质破坏缺损，周围软组织肿胀、积气；余诸骨及关节未见明显异常。踝肱指数（ABI）：左侧1.02，右侧1.10。

2021年3月3日心电图正常；胸片提示两肺纹理增重，未见实质性病变，心肺膈未见明显异常；心脏彩超提示：左心收缩功能正常，LVEF 70%，左室舒张功能减低；双下肢血管彩超提示双下肢动静脉未见明显异常。

2021年3月4日伤口分泌物细菌培养结果：革兰氏阳性菌，鲍曼不动杆菌感染，为多重耐药菌，对万古霉素敏感。

2021年3月12日右足MRI：考虑右足糖尿病足，部分软组织缺如，右足第1跖趾骨及第2跖骨合并骨髓炎可能性大，右跟骨骨髓水肿可能性大，右踝关节囊大量积液。肌电图示双下肢远端段周围神经轻度至部分损害，末梢感觉损害为甚。

中医诊断：消渴病——脱疽，阴虚毒盛证。

西医诊断：①2型糖尿病性足病（Wagner 4级，严重感染）；②2型糖尿病性肾病Ⅲ期；③2型糖尿病性视网膜病变；④2型糖尿病性周围神经病变；⑤原发性高血压Ⅱ级，极高危组；⑥心功能不全Ⅲ级；⑦重度低蛋白血症。

内科基础治疗：胰岛素泵联合口服降糖药物控制血糖，降压，利尿消肿，减轻心脏负荷。

抗感染治疗：考虑足部溃烂时间长，已接受抗感染治疗未效，入院时病情危重，足部感染严重，且有发热等全身毒性症状，为避免进展为脓毒血症，积极加强抗感染治疗，在细菌培养结果回复前经验性选用亚胺培南司他丁钠（每次1g，每8h1次）联合血必净注射液（每次50mL，每日2次）静脉滴注。细菌培养结果回复后根据药敏改用万古霉素（每次1g，每12h1次）静脉滴注。

营养支持治疗：输注O型Rh阳性去白细胞悬液红细胞1.5U，每天口服乳清蛋白粉（每次10g，每日2次），静脉滴注20%人血白蛋白注射液50mL，在充足血容量及心功能条件允许下，予皮下注射促红细胞生长素；予中医辨证施膳及健康宣教，指导患者早期进食滋阴清热解毒之品，如麦冬知母小米粥，中后期进食健脾益气、血肉滋补之品，如黄芪猪蹄汤。

中医药治疗：

（1）辨证内服：以清热解毒、消肿止痛为法，辨证内服中药汤剂，选方四妙勇安汤合五味消毒饮加减，药用当归、玄参、丹参、金银花、甘草、蒲公英、紫花地丁、青天葵（后下），5剂，水煎服，500mL煮取100mL，每日2次。

（2）中医特色治疗：予陈渭良伤科油中药涂擦双下肢，每日1次，以改善双下肢微循环；予耳穴压豆，每3天1次，选肝、脾、肾、心、内分泌等穴。

中医三期辨证外治法：按红肿祛腐期、祛腐生肌期、皮肤生长期三期辨证治疗。入院时患者创面处于第一期——红肿祛腐期：在静脉滴注抗生素控制感染基础上，配合中医以清热解毒、消肿止痛为法，予伤科黄水纱外敷，以抗炎消肿止痛；剪除已坏死游离的组织、肌腱等，留取合适的标本组织送微生物学检查；予玉红纱外敷保护外露肌腱；限制患肢活动，禁止下床负重行走。2021年3月18日，经第一期积极治疗后创面进入第二期——祛腐生肌期：创面予扩创引流，予安尔碘纱引流及伤科黄水纱抗炎消肿，每日2次，以有效管理渗液。2021年3月26日，患者病情稳定，创面较前明显好转，进入第三期——皮肤生长期：予黄油纱外敷鲜红肉芽组织，继续维持门诊创面处理。

清创手术治疗：3月2日行右足第2趾截趾术及足底脓肿切开引流术。3月5日行右足创面扩创引流术。

负压封闭创面促愈合治疗：3月9日、3月18日、3月26日分别行3次负压引流治疗。

3月26日患者心肾功能及右足创面较前明显好转，病情稳定出院。

出院前评估：患者生命体征平稳，精神佳，无诉特殊不适，纳眠可，二便调，舌淡红，苔薄白，脉弦细。清晨血压125/70mmHg，空腹血糖6mmol/L左右，餐后血糖7～8mmol/L。

出院前伤口评估：右足第2趾缺如，创面至第1、3趾及足底创面大小约15cm×5cm×1.5cm，基底50%黄色、50%红色，骨质、肌腱外露，全足红肿消退，黄色分泌物，量浸透，伤口皮肤边缘完整，疼痛评分0分，Grocott分类法气味5级。

2021年3月30日门诊随访：拆除负压引流装置，右足创面见大量鲜红肉芽组织生长，继续促愈合换药治疗，并维持居家降糖控压方案。

2021年5月13日门诊随访：患者精神好，面色红润光泽，纳眠可，二便调，右足创面较前明显缩小，面积约12cm×3.5cm×0.3cm，淡黄色渗液，量潮湿，基底100%红色，创缘皮肤增厚，予保守清创处理，去除创缘周围增厚卷边角化皮质，创面处于皮肤生长期中后期，继续每天促愈合换药治疗，外敷黄油纱（佛山市中医院院内制剂）及亲水性纤维敷料。

2021年8月15日门诊随访：

（1）伤口情况：创面2cm×1cm，渗液少，周边皮肤增厚，角质形成，指导定期复诊修剪创面周围角质化皮肤，订制糖尿病足减压鞋。

（2）心功能恢复正常，尿蛋白定量0.345g/24h，HbA1c 7.0%。

（3）胃纳好，情绪稳定，基本生活可自理。

按语：患者为年轻女性，素体脏腑气津不足，阴阳气机失衡，加之嗜食肥甘厚腻，脾胃升降腐熟失司，纳呆便秘，水液代谢紊乱，清津不升，脑络孔窍失养，故见视物模糊、口干多饮；浊液不降，废水停滞，形体肥胖，精微下泄，故见尿多尿浊；病久则精津耗损益甚，筋脉失养，郁热内生，炼液成痰，痰热焦灼，化腐成脓，足趾溃烂恶臭。正如《素问·生气通天论》所云："高粱之变，足生大丁。"患病初期，辨证分析，患者当属阴虚毒盛证，以清热解毒、消肿止痛为法，辨证内服中药汤剂，选方四妙勇安汤合五味消毒饮加减，配合中医三期辨证外治法，根据创面不同的中医分期，选择不同中药外用敷料进行创面处理。另外，根据患者素体脏弱津虚，以脾胃升降运化虚弱为甚，采用中医特色疗法，给予陈渭良伤科油中药涂擦，针对足太阴脾经、足阳明胃经涂擦双下肢经络循行部位，改善双下肢微循环；予耳穴压豆、中药封包治疗，祛邪扶正，相得益彰。

第五节　辨　证　施　护

一、辨证护理

1. 血糖监测护理

督促患者按时服药，并监测患者晨起空腹、三餐后2h及睡前血糖水平，对患者及家属进行血糖检测仪使用培训，进行降糖药物应用最佳时间、服用方法及用量等知识的宣传教育，增加患者及家属对病情的了解，使他们掌握糖尿病的低血糖症状及应对措施，提高他们治疗疾病的依从性及信心，以协助医生拟定个性化治疗方案。

2. 分期施护

（1）实证期：①热毒壅盛证，合理评估创面情况，参照"中医三期辨证外治法"的创面处理方法，外敷伤科黄水、拔脓膏、玉红膏纱等以消肿止痛、拔脓祛腐。注意探查脓腔或窦道，彻底清创，引流通畅，以促进创面愈合。②寒湿阻络证，在全身情况允许条件下，配合适当户外调息活动，穿合适柔软宽松鞋袜，注意肢端保暖。③瘀血阻络证，适当配合中医特色治疗如穴位按摩、循经刮痧、针刺疗法等，以改善局部血液循环，刺激新生血管再生；若有引流应保持引流管道的通畅。

（2）虚实夹杂证期：预防病情反复，警惕全身发热等炎症症状加重表现及二次感染的发生，正邪交争阶段或攻伐治法过程中注意养护正气，以扶助正气早日驱邪外出。

（3）虚证期：病邪大祛，正气未复之时，需谨防邪气再次入侵，注意避风寒，慎起居，多休息，养心宁神，加强食物营养供给，勿过分劳神耗气。

二、辨证施膳

（1）热毒壅盛证：饮食忌辛辣厚腻之物，宜进甘寒、甘平、清热解毒的食物，如绿豆、薏苡仁、芹菜、黄瓜、冬瓜、莲子心、苦瓜等；少进甜黏油腻之品，少饮酒，少吃油盐；忌辛温、滋腻，勿过饱；可饮苦丁茶、竹叶、玉米须泡茶饮；中药应以清热解毒、消肿止痛为主。

（2）寒湿阻络证：饮食忌生冷寒凉之品，宜进甘温、健脾利湿之品，如薏苡仁、佛手、栗子、莲子肉、肉桂、生姜、干姜、小茴香、花椒等；少食甜黏油腻之品，少喝酒，勿过饱，少吃油盐、贝类海产品；中药应以温阳散寒，化湿通络为主。

（3）瘀血阻络证：宜食温性、活血化瘀食物，如山楂、桃仁、黑大豆、莲藕、木耳等；根据血糖控制情况，适量饮用黄酒、葡萄酒；宜选用月季花、玫瑰花、玉米须泡茶饮；不宜食蛋黄、蟹子、奶酪等；中药应以通络止痛、活血化瘀为主。

（4）热毒伤阴证：饮食忌温热发散，宜清热滋阴，可选用绿豆、沙参、蒲公英、板蓝根等；中药应以清热解毒、养阴活血为主。

（5）气虚血瘀证：饮食忌过于滋腻之品，宜搭配益气行气之品，如党参、太子参、黄芪、当归尾、川芎等；中药应以益气养血活血为主。

（6）血虚寒凝证：饮食忌寒凉，宜进滋补养血活血之品，如黑枣、枸杞子、茴香、牛肉、菠菜等；中药以养血温通散寒为主。

（7）阴虚血瘀证：饮食忌温燥，如葱、姜、蒜、椒、茴香等；宜进滋养温润之品，如阿胶、鹿角胶、百合、银耳、梨、玉竹、甲鱼等；中药以滋阴养血活血为主。

（8）阳虚痰凝证：饮食忌生冷寒凉食物，如黄瓜、藕、梨、西瓜等；宜进甘温、温阳之品，如牛羊肉、葱、蒜、花椒、胡椒、韭菜等；中药以温阳散寒、升阳化气涤痰为主。

（9）虚证期包括气阴两虚证及气血两虚证：饮食忌寒凉，不宜大温大燥之补，宜滋补平补，可搭配山药、黄芪、麦冬、党参等煮粥代食或煎水代饮；中药应以益气滋阴养血活络为主。

第六节　循证研究

一、基础研究

（一）中医基础研究

庞国明认为糖尿病足病为本虚标实之证，本虚为气血阴阳亏虚，标实为湿瘀热毒蕴结，糖尿病足在不同分期及证型各有不同表现。临证辨治要注意辨明标本，强调整体辨证与局部辨证相结合，兼顾扶正与祛邪[26-27]。张磊等[28]从抗糖化损伤角度通过动物实验研究糖足方（黄芪、白芍、黄芩、黄连、制何首乌等）对糖尿病大鼠肌腱糖化损伤的保护作用，结果表明糖足方能改善大鼠后爪部肌腱的病理损害，降低大鼠糖含量，包括血糖、组织糖含量、果糖，还可降低晚期糖基化终末产物（AGEs）。另外，张磊等[29]通过大鼠实验研究表明，糖足方能降低大鼠肌腱组织髓过氧化物酶及转化生长因子β1（TGF-β1）的表达水平，可以减轻炎症及促进肌腱组织修复。在单体研究方面，邓来明等[30]发现黄芪多糖可以有效降低糖尿病足溃疡源性成纤维细胞的AGEs浓度和随机激活基因表达（RAGE）m-RNA表达，进而促进糖尿病足溃疡肉芽的生长以及溃疡的愈合，为黄芪多糖治疗糖尿病足溃疡提供了新的理论依据和治疗靶点。Hu等[31]通过体外细胞实验，发现灵芝多糖（10μg/mL、20μg/mL、40μg/mL）可以促进成纤维细胞的活力和迁移，提高成纤维细胞合成胶原蛋白的能力，增加TGF-β1和β-连环蛋白（β-catenin）的表达，提示灵芝多糖是通过上调TGF-β1的表达或激活Wnt/β-catenin信号通路来促进伤口愈合的。

（二）现代医学基础研究

Backe等[32]研究证实，Wnt/β-catenint通路的下调可治疗糖尿病足溃疡的病理性难愈。郭勇英等[33]的研究表明，通心络联合外周血间充质干细胞移植可以通过调节PI3K/Akt信号通路，促进内皮细胞增殖、分化，从而促进糖尿病足大鼠的新血管生成。安文涛等[34]研究发现，在糖尿病足患者溃疡组织中微小RNA（miR）-26a表达水平较高，第10号染色体上磷酸酶缺失，张力蛋白同源物（phosphatase and tensin homologue deleted on chromosome ten，PTEN）降低。miRNA是一类高度保守的非编码RNA，在糖尿病足中可通过调节周围神经病变、调节微血管病变而发挥作用[35]。

二、临床研究

（一）中医研究

1. 病因病机研究

向丽萍根据糖尿病足溃疡深浅、颜色、脓液稀薄、肉芽色泽等进行辨证分型，将糖尿病足分为早、中、后三期，认为消渴患者久病阴虚，阴损及阳，阳虚复感寒湿，阻滞经脉，寒凝血瘀，阳气不达出现早期寒凝血瘀证；复感湿热邪气，湿热熏蒸，化腐成脓形成湿热互结证，甚或出现湿热毒蕴证；病进正气渐虚，邪气深入，耗气动血，形成气血两虚证；耗气伤阴，形成气阴两虚证[36]。邓莉娟等[37]认为糖尿病足为先、后天等因素共同导致机体脏腑功能受损，进而糖毒内生，耗伤气阴，络脉虚滞，痹阻不通，肢末失养而发病。岳彩贵[38]根据自己的临证体悟，并经过反复研究将糖尿病足的病因病机总结为三大主要因素：第一大因素是瘀血阻络，第二大因素是气阴亏虚，第三大因素是外感湿热。龙威等[39]认为消渴日久，各因素夹杂导致脏腑气血阴阳失衡，毒邪内蕴，相互搏结，热毒耗气伤津，浊毒阻滞经络，糖毒生痰夹火，致气血不通，乃生瘀血。瘀毒搏结于下肢，发为脱疽。杨九一等[40]基于分析刘完素的玄府学说以及后人对玄府学说的研究，从玄府学说的角度认为糖尿病足的病机为外感邪毒、宣彻不畅，渐致是脉道玄府郁闭不通，气液流通受阻，肢体失养。

综上所述，糖尿病足的病因病机不外乎虚实两端，本质为本虚标实。总的来说为外感寒、湿邪气、饮食失宜，或内有气虚、阴虚，致营卫不和、脏腑（尤其是脾胃）机能失司，或脉道阻塞，筋脉失养而废。或气血不行，聚而化生热毒，腐蚀皮肉。

2. 辨证论治研究

徐洪涛等[41]认为糖尿病足筋疽属本虚标实之证，既有糖尿病气阴两虚之本，又有患足红肿灼热、湿热实证之标。急则治标，宜以清法为主，清法包括清热凉血、利湿解毒为治则的内治法，也包括清创祛腐的局部外治法，常用方剂为茵陈蒿汤、犀角地黄汤、调胃承气汤等；缓解期宜温清并用，主要在减少清热解毒药物剂量的同时予党参、黄芪、白术、熟附片等健脾益气温阳药物，祛邪不忘扶正；恢复期以养为主，疾病后期以正虚为主，用药以人参养荣汤或十全大补汤为主加减治疗。刘欣等[42]认为糖尿病足的总病机特点为本虚标实，本虚即气阴两虚，标实即湿热壅盛，瘀血阻络。采用急治标实，缓治本虚原则，注重干湿性坏疽辨别；且以顾护脾胃，活血通络祛瘀毒为要。胡一俊等[43]根据糖尿病足发展过程中的邪正盛衰、气血荣亏的关系将糖尿病足分为三期，主张以消、托、补三法分期论治。在临床中多用消、托、补为原则立法论治，正虚贯穿糖尿病足始终，故时刻应注意固护正气。早期多用消法，以祛邪为目的，治以温通经脉、活血化瘀；中期当以补托之法，补气养血、托毒消肿；后期正虚，脾肾不足，此时当用补法，补气养血、温补脾肾，即虚者补之、损者益之，气充则血行，气旺则新生，使创面收口。李晓亮等[44]认为糖尿病足的发病属本虚标实，虚以气血亏虚为要，实当属外邪侵袭，正不胜邪而发病。根据临床表现将该病的发展过程分为初期、成脓期、溃疡期3期，以托法为出发点，针对不同时期，分别采用透托法、清托法、补托法，同时结合疾病特点，将补益气血的理念贯穿治疗始终，以固本为主，联合中医外治，积极处理创面，临床疗效较好。林山[45]根据临床经验运用桂枝芍药知母汤加减内服对65例寒热错杂型糖尿病足患者进行疗效分析，结果表明桂枝芍药知母汤在降低患者的血糖水平以及促进糖尿病足溃疡愈合方面疗效明显，而且在一定程度上发挥了抗炎、镇痛等作用。高晓欢等[46]认为糖尿病足迁延日久，多肾气亏虚、浊毒交阻而气血阴阳俱虚，治疗当以扶肾散浊为法，其运用顾步汤加减治疗31例气血亏虚、浊毒交阻型糖尿病足患者，结果表明该方可明显降低糖尿病足患者机体的炎性因子水平及血糖水平，纠正氧化应激及炎症状态。

3. 专病专方研究

胡锦庆等[47]以金银花、当归、玄参、甘草、地龙、水蛭、鸡血藤入药，制成化瘀通络汤，对100例糖尿病足患者治疗4周，结果显示患足的溃疡面积和足背动脉血流都有明显改善。卜寒梅等[48]结合吴深涛教授的糖尿病足"浊毒"理论，自拟化浊解毒汤（苍术、玄参、武靴藤、黄连、牡丹皮、生黄芪、丹参、佩兰、生地黄）治疗30例糖尿病足患者。治疗30天后，所有病例的空腹血糖、糖化血红蛋白及创面情况都有了相当程度的改善，总有效率93.33%。

4. 中成药研究

杜伟鹏等[49]运用脉络舒通丸联合中药熏洗治疗45例糖尿病足患者，结果表明脉络疏通丸可以改善足部血流状况，调节血糖水平，缓解临床症状，促进创面的修复。黄贝贝[50]应用通脉丸治疗糖尿病足，试验结果表明通脉丸可以降低血黏度，加快血液流动，改善肢体微循环，进而改善患者临床症状。张秀华等[51]应用木丹颗粒治疗早期糖尿病足患者，试验结果表明木丹颗粒可以明显改善患者足背动脉血流，改善微循环。

5. 中医外治法研究

中医对糖尿病足认识久远，中医外治法在治疗糖尿病足方面发挥着举足轻重的作用。中医外治治疗糖尿病足的方法大体可分为中药外敷、中药熏洗、清创以及针灸等。

（1）中药外敷法。中药外敷法可在患处形成较为固定、持久的药物薄膜，是糖尿病足外治中常用且有效的方法之一。中药外敷剂型颇多，主要有湿敷剂、油纱、散剂及膏剂等[52-53]。姚沛雨[54]认为患足初期或溃脓，应使用药纱解毒消肿；湿热瘀阻肿痛胀，应以润膏敷之；疮面溃破脓液出，应使用散剂祛腐生肌。贾湘隆等[55]临床使用中医外用药——回阳生肌膏治疗糖尿病足阴证疮面，发现回阳生肌膏能促进糖尿病足阴证疮面愈合，促进炎性反应，改善微循环，促进新生微血管生成。

（2）中医熏洗法。张雅丽等[56]选用四妙勇安汤熏洗足部辅助治疗糖尿病足，经治疗后糖尿病足患者的足部不适症状得到了明显缓解，中药熏洗辅助治疗不仅能促进疮面愈合，还可减缓重症糖尿病足感染恶变程度，降低截肢风险。孙怡娟[57]认为糖尿病足早期，应以益气温经为重，配以活血通络；后期，因病久瘀血至甚，应以活血通络、舒筋止痛为重。

（3）清创疗法。中医清除糖尿病足创面的手法主要有祛腐清筋术、蚕食清创术，其中祛腐清筋的方法适用于早期病变，能够一次性将所有病变的肌腱、坏死组织清理掉，适用于糖尿病足溃疡中重度筋疽患者。蚕食清创术强调逐步清除坏死组织和周围胼胝，该方法仅适用于祛腐期、生肌期，还有早期或生命体征不稳定而不能够承受一次性清创的患者[58]。赵诚等[59]通过对临床84例糖尿病足筋疽患者进行对照试验发现基础治疗配合祛腐清筋方案治疗糖尿病足筋疽急性期效果优于普通清创术。钟泉[60]观察发现，蚕食清创换药法优于常规清创术，是治疗糖尿病足溃疡的首选方式。

（4）针灸疗法。临床治疗糖尿病足的针灸方法主要有针法、灸法及温针灸等，临床疗效获得肯定，针灸疗法治疗糖尿病足优势在于操作简便，价格低廉，且无毒副作用。李海燕[61]选取足三里、三阴交、气海、丰隆为一组主穴，以阴陵泉、阳陵泉、太溪、关元、悬钟为另一组主穴，两组主穴交替针刺并配合艾灸治疗Wagner 0级糖尿病足，治疗总有效率达92.5%。刘可等[62]将临床60例糖尿病足患者分为单纯换药组、负压创面治疗（NPWT）治疗组、温针灸+NPWT治疗组，研究发现温针灸组愈合时间短，住院周期短，花费低，效率高。

（5）其他。中医外治治疗糖尿病足还有其他方法。黄蔷等[63]临床选取足三里、阳陵泉、阴陵泉、承山、解溪、太溪、三阴交、血海为主穴，按摩糖尿病足患者足部，发现通络穴位按摩可有效改善临床症状，提高患者生活质量。叶欣欣等[64]以中医脏腑经络理论、辨证论治为基础，选择中药方剂，煎汤取汁浸泡患者双足及膝关节以下部位，发现中药足浴治疗糖尿病足可以达到疏通经络、调和气血、祛除邪毒的功效。

（二）现代医学研究

1. 负压创面治疗

负压创面治疗已成为糖尿病足创面治疗中的一项重要辅助治疗技术[65-68]。2016年美国创面愈合协会在糖尿病足溃疡治疗指南中将NPWT作为Ⅰ类证据等级推荐。2017年欧洲创面管理协会在报告文件中指出NPWT是治疗糖尿病足溃疡的一项重要辅助治疗技术，可促进肉芽组织增殖、加速创面愈合[69]。国际糖尿病足工作组在2019年糖尿病足防治国际指南中推荐使用负压治疗以促进溃疡的愈合[70]。NPWT用于治疗糖尿病足创面可以减少医疗物资及人力资源消耗，具有较好的经济效益[71]。

2. 高压氧疗法

糖尿病足患者因下肢血管循环障碍，远端组织存在缺血缺氧的可能，高压氧治疗（HBOT）通过在高于一个大气压的情况下进行100%纯氧供应，以增加局部组织氧气浓度，从而促进创面溃疡愈合。近年来有研究表明，糖尿病足有创面者存在混合菌株的感染比例上升，且有可能存在真菌感染，高压氧的应用在一定程度上可以抑制致病菌的生长[72]。另外HBOT对血管内皮细胞有修复作用，有助于创面的血运重建[73]。HBOT在改善微循环方面也有一定作用，它可使糖尿病患者血液流变学全血低切黏度、血液黏度降低，减少红细胞的聚集，而使细动脉开放数增加，加快血液流速，从而改善微循环[74]。HBOT对糖尿病患者还有一定的降糖作用。Al-waili等[75]研究认为，HBOT可刺激糖尿病患者残留的胰岛素分泌，并增加大脑中葡萄糖的利用率，从而降低患者血糖。HBOT还有一定的修复受损神经元的作用[76]。总的来说，HBTO在临床中的应用越来越广泛，在缓解糖尿病足患者病情方面有一定的意义。

3. 创伤敷料应用

壳聚糖为甲壳素N-脱乙酰基的产物聚糖，可生物降解，无抗原性并具有止血作用，壳聚糖能增强血液凝固并加速伤口愈合，增强多形核白细胞、巨噬细胞和中性粒细胞的炎症功能，促进组织肉芽形成[77]。透明质酸降解产物可以促进内皮细胞增殖和迁移，使炎症过程得到调节，有助于在伤口愈合阶段促进血管重建与生成[78]。纤维蛋白是血凝块的主要成分，纤维蛋白敷料在伤口愈合中可发挥作用，有利于促进血管生成，另外还能增强神经突起延伸，从而对糖尿病足创面恢复起到促进作用[79]。

4. 重组人表皮生长因子

近年来越来越多的生长因子通过生物工程重组后被用于临床治疗糖尿病足。重组人表皮生长因子（rh EGF）可以促进细胞内DNA、RNA、蛋白质以及细胞外大分子物质的合成，提高溃疡愈合率和减少愈合时间，从而促进糖尿病足创面的愈合[80]。

5. 能量疗法

能量疗法是采用冲击波、电磁和光等物理因子从外部刺激糖尿病足创面组织生长，是一种无创、无痛的新疗法。其原理是通过外部刺激促进溃疡组织免疫应答，使创面氧化应激和炎症反应减少，来提高创面修复细胞增殖，加速糖尿病足创面愈合和改善局部微循环，活化血管及改善溃疡创面血流灌注率等[81]。但是目前对于该疗法的临床研究多为小样本短期试验，且缺乏随机对照试验，国内研究罕见，尽管有试验结果提示该疗法对糖尿病足治疗有阳性结果，但其真实性及安全性仍有待验证，目前仍需要待更大样本量及相关的循证医学试验来指引支持。

（魏爱生　劳美铃）

● **参考文献**

[1] 张会峰，许樟荣，冉兴无. 糖尿病足的相关定义和标准[J]. 中华糖尿病杂志，2020，12（6）：363-368.

[2] 陈红风. 中医外科学[M]. 上海：上海科学技术出版社，2006.

[3] 曹烨民. "脱疽"的历史演变及现代意义[J]. 血管与腔内血管外科杂志，2019，5（6）：540-544.

[4] 华佗，孙思邈. 华佗神医秘传[M]. 彭静山，点校. 沈阳：辽宁人民出版社，1982.

[5] 巢元方. 诸病源候论[M]. 北京：人民卫生出版社，1982.

[6] 孙思邈. 千金翼方校释[M]. 李景荣，等校释. 北京：人民卫生出版社，1998.

[7] 陈思敏，刘毅斌，郑红波. 中医药治疗糖尿病足的研究进展[J]. 湖南中医杂志，2017，33（7）：198-199.

[8] 盛维忠. 薛立斋医学全书[M]. 北京：中国中医药出版社，1999.

[9] 汪机. 外科理例[M]. 戴铭，点校. 北京：中国中医药出版社，2010.

[10] 陈实功. 外科正宗[M]. 刘忠恕，张若兰，点校. 北京：人民卫生出版社，1993.

[11] 顾世澄. 疡医大全[M]. 凌云鹏，点校. 北京：人民卫生出版社，1987.

[12] 魏之琇. 续名医类案[M]. 黄汉儒，蒙木荣，廖崇文，点校. 北京：人民卫生出版社，1997.

[13] 张锡纯. 重订医学衷中参西录：上册[M]. 柳西河，等重订. 北京：人民卫生出版社，2006：20，136.

[14] 周衡，赵伟，陈永华，等. 从"浊毒理论"论治糖尿病足[J]. 贵州中医药大学学报，2021，43（5）：1-3，23.

[15] 赵泽阳，杨宇峰，石岩. 糖尿病高危足中医病因病机及内治法探析[J]. 辽宁中医药大学学报，2021，23（3）：143-146.

[16] 王景，张海丽，于洋. 中医药治疗糖尿病足临床研究新进展[J]. 辽宁中医药大学学报，2018，20（12）：184-187.

[17] 颜菊，陈永华，徐寒松，等. 从"营血"理论探析糖尿病足的病机及治疗[J]. 中国民族民间医药，2020，29（1）：1-4.

[18] 脱疽的诊断依据、证候分类、疗效评定：中华人民共和国中医药行业标准《中医内科病证诊断疗效标准》（ZY/T 001.1-94）[J]. 辽宁中医药大学学报，2018，20（6）：215.

[19] 徐俊，许樟荣. 国际糖尿病足工作组《糖尿病足溃疡减压指南（2019版）》解读[J]. 国际内分泌代谢杂志，2021，41（3）：273-276.

[20] 王珍，郝波. 糖尿病足感染患者病原菌分布、耐药性及耐药基因分析[J]. 安徽医学，2021，42（12）：1391-1394.

[21] 张舒，余江毅，周静波，等. 125例门诊糖尿病患者营养状况调查分析[J]. 中国卫生标准管理，2016，7（1）：1-2.

[22] 冉妮娜，史敏青，薛娟，等. 老年糖尿病足溃疡住院患者营养状况及营养不良相关影响因素研究[J]. 华南预防医学，2021，47（12）：1523-1527.

[23] MOON J, KIM N, LEE H S, et al. Nanopore 16s amplicon sequencing enhances the understanding of pathogens in medically intractable diabetic foot infections[J]. Diabetes, 2021, 70（6）：1357-1371.

[24] 冉兴无. 加强糖尿病周围血管病变的筛查与规范化管理[J]. 中华糖尿病杂志，2012，4（8）：449-451.

[25] 中华医学会糖尿病学分会.中国2型糖尿病防治指南（2020年版）[J].中华糖尿病杂志，2021，13（4）：315-409.

[26] 王志强，岳瑞文，翟纪功，等.庞国明论糖尿病足临床证治[C]//中华中医药学会.全国中医药糖尿病大会（第十九次）资料汇编.中华中医药学会糖尿病分会，2018：62-63.

[27] 岳瑞文，翟纪功，何孟霞，等.庞国明教授治疗糖尿病足学术思想分析[J].世界中西医结合杂志，2019，14（8）：1092-1094，1130.

[28] 张磊，刘立昌，王义成，等.糖足方对糖尿病足筋疽大鼠后爪部肌腱糖化损伤的保护作用[J].上海中医药大学学报，2012，26（1）：78-81.

[29] 张磊，赵凯，王义成，等.糖足方对糖尿病足筋疽大鼠肌腱组织TGF-β1、MPO的影响[J].上海中医药杂志，2017，51（S1）：155-158.

[30] 邓来明，肖正华，陈定宇.黄芪多糖对糖尿病足溃疡成纤维细胞AGEs及RAGEmRNA表达的影响[J].今日药学，2014，24（5）：313-315.

[31] HU F, YAN Y, WANG C W, et al. Article effect and mechanism of Ganoderma lucidum polysaccharides on human fibroblasts and skin wound healing in mice[J]. Chin J Integr Med, 2019, 25（3）：203-209.

[32] BACKE M B, MOEN I W, ELLERVIK C, et al. Iron regulation of pancreatic beta-cell functions and oxidative stress[J]. Annu Rev Nutr, 2016（36）：241-273.

[33] 郭勇英，位庚，李红蓉，等.通心络联合外周血间充质干细胞移植对糖尿病足大鼠血管新生磷脂酰肌醇3-激酶/蛋白激酶B信号通路的影响研究[J].中国全科医学，2016，19（3）：1602-1606.

[34] 安文涛，刘勇，张志彬.miR-26a和第10号染色体上缺失磷酸酶和张力蛋白同源物在糖尿病足中的表达及意义[J].临床和实验医学杂志，2021，20（19）：2078-2082.

[35] HUANG C, LUO W F, WANG Q, et al. Human mesenchymal stem cells promote ischemic repairment and angiogenesis of diabetic foot through exosome miRNA-21-5p[J]. Stem Cell Res, 2021, 52（1）：102235.

[36] 唐源苑，向丽萍.向丽萍治疗糖尿病足经验[J].湖南中医杂志，2021，37（5）：58-60.

[37] 邓莉娟，杨光耀，鞠上.从"糖毒损络"角度初探糖尿病足发病机制与特点[J].疑难病杂志，2021，20（11）：1157-1160.

[38] 岳彩贵.糖尿病足病因病机及其针灸和穴位注射治疗效果分析[J].双足与保健，2017，26（21）：109，111.

[39] 龙威，陈永华，徐寒松，等.论"毒瘀"理论在糖尿病足治疗中的运用[J].亚太传统医药，2020，16（8）：165-167.

[40] 杨九一，廖焦鲁，陈中沛，等.糖尿病足玄府学说病机微探[J].内蒙古中医药，2018，37（9）：108-109.

[41] 徐洪涛，曹烨民.曹烨民教授分期辨证治疗糖尿病足筋疽经验[J].西部中医药，2021，34（5）：61-64.

[42] 刘欣，邹玉卿，陈佳敏，等.施红教授辨治糖尿病足经验[J].中医临床研究，2020，12（36）：49-50，83.

[43] 胡一俊，王炳南.王炳南教授以"消、托、补"三法分期论治糖尿病足经验采薇[J].四川中医，2019，37（6）：3-5.

[44] 李晓亮，吉晓瑞，郑学军，等.郑学军运用托法治疗糖尿病足经验[J].山西中医，2021，37（10）：4-5，7.

[45] 林山.桂枝芍药知母汤加减治疗寒热错杂型糖尿病足的临床有效率分析[J].糖尿病新世界，2021，24（7）：180-182.

[46] 高晓欢，邓海镖，刘德亮，等.扶肾散浊法治疗糖尿病足31例临床观察[J].江苏中医药，2019，51（6）：37-40.

[47] 胡锦庆，谢永华，李伶俐，等.化瘀通络汤对糖尿病足患者创面愈合及足背动脉血流指标的影响[J].中国医药导报，2021，18（19）：147-150，154.

[48] 卜寒梅，高靖，王刚，等.化浊解毒汤联合中医外治法治疗糖尿病足30例[J].中国中西医结合外科杂志，2018，24（4）：482-484.

[49] 杜伟鹏，成瀚，马立人.脉络舒通丸联合中药熏洗辅治糖尿病足临床观察[J].实用中医药杂志，2021，37（11）：1885-1887.

[50] 黄贝贝.通脉丸治疗脾肾阳虚型糖尿病足的临床研究[D].河南：河南中医药大学，2017.

[51] 张秀华，吴立.木丹颗粒联合高压氧治疗早期糖尿病足疗效观察[J].中国药物与临床，2020，20（24）：4077-4079.

[52] 孙斯凡，徐奚如，王旭，等．中医外治法辅助治疗糖尿病足的最新研究进展[J]．辽宁中医药大学学报，2010，12（5）：80-82．

[53] 刘现周，张朝晖，马静．中医外治法在糖尿病足治疗中的应用[J]．河南中医，2014，34（10）：2061-2062．

[54] 姚沛雨．中医药外治法治疗糖尿病足临床经验[J]．四川中医，2012，30（11）：28-29．

[55] 贾湘隆，徐旭英．回阳生肌膏治疗糖尿病足阴证疮面述要[J]．中华中医药杂志，2019，34（1）：267-269．

[56] 张雅丽，刘明，何为，等．中药熏洗护理辅助治疗重症糖尿病足感染23例[J]．云南中医中药杂志，2018，39（7）：94-96．

[57] 孙怡娟．中药熏洗治疗早期糖尿病足的中医护理体会[J]．实用临床护理学电子杂志，2018，3（52）：162，168．

[58] 赵炳瑞，韩大为．糖尿病足中医外治法治疗进展[J]．世界最新医学信息文摘，2018，18（98）：139-140．

[59] 赵诚，曹烨民．祛腐清筋方案治疗糖尿病足筋疽急性期临床研究[J]．山东中医杂志，2013，32（11）：801-803．

[60] 钟泉．蚕食清创换药法联合局部喷洒胰岛素对糖尿病足溃疡面修复愈合的影响[J]．临床医学工程，2018，25（8）：1065-1066．

[61] 李海燕，马朝阳．中医针灸治疗Wagner 0级糖尿病足的疗效及对患者神经功能的影响[J]．辽宁中医杂志，2018，45（10）：2180-2182．

[62] 刘可，刘之川．温针灸联合NPWT技术对糖尿病足患者血清VEGF、IGF-1、IL-6、CRP影响观察[J]．吉林医学，2019，40（1）：24-27．

[63] 黄蔷，张春玲，邱铁涛，等．通络穴位按摩治疗血脉瘀阻型糖尿病足的疗效观察[J]．中西医结合心血管病电子杂志，2019，7（3）：1-2，7．

[64] 叶欣欣，詹陈菊，刘园园，等．0级尿病足的中药足浴疗法护理研究进展[J]．全科护理，2019，17（3）：287-289．

[65] ZHANG D，LI Z H，WANG Z，et al．MicroRNA-126：a promising biomarker for angiogenesis of diabetic wounds treated with negative pressure wound therapy[J]．Diabetes Metab Syndr Obes，2019，12：1685-1696．

[66] MU S C，HUA Q Q，JIA Y Y，et al．Effect of negative-pressure wound therapy on the circulating number of peripheral endothelial progenitor cells in diabetic patients with mild to moderate degrees of ischaemic foot ulcer[J]．Vascular，2019，27（4）：381-389．

[67] KHAMAISI M，BALANSON S．Dysregulation of wound healing mechanisms in diabetes and the importance of negative pressure wound therapy（NPWT）[J/OL]．Diabetes Metab Res Rev，2017，33（7）[2020-06-08]．https：//pubmed．ncbi．nlm．nih．gov/28817237/．DOI：10．1002/dmrr2929．

[68] JUNG J A，YOO K H，HAN S K，et al．Influence of negative-pressure wound therapy on tissue oxygenation in diabetic feet[J]．Adv Skin Wound Care，2016，29（8）：364-370．

[69] APELQVIST J，WILLY C，FAGERDAHL A M，et al．EWMA document：negative pressure wound therapy[J]．J Wound Care，2017，26（Suppl 3）：S1-S154．

[70] SCHAPER N C，VAN NETTEN J J，APELQVIST J，et al．Practical guidelines on the prevention and management of diabetic foot disease（IWGDF 2019 update）[J]．Diabetes Metab Res Rev，2020，36（Suppl 1）：e3266．

[71] 陈河彬，谢范昌，黄燕龙．负压引流联合持续冲洗在糖尿病足感染创面患者治疗中的应用价值[J]．医疗装备，2020，33（6）：64-65．

[72] 杜鸣，刘佳霖，许鑫，等．不同Wagner分级糖尿病足患者创面分离病原菌分布特点[J]．中国感染控制杂志，2018，17（2）：121-125．

[73] NAKAMURA H，MAKIGUCHI T，ATOMURA D，et al．Changes in skin perfusion pressure after hyperbaric oxygen therapy following revascularization in patients with critical limb ischemia：a preliminary study[J]．Int J Low Extrem Wounds，2020，19（1）：57-62．

[74] 陶晶，孙涛．高压氧对脑梗死患者血脂及超声血液流变学的影响[J]．中国现代医学杂志，2019，29（14）：77-80．

[75] AL-WAILI N S，BUTLER G J，BEALE J，et al．Influences of hyperbaric oxygen on blood pressure，heart rate and blood glucose levels in patients with diabetes mellitus and hypertension[J]．Arch Med Res，2006，37（8）：991-997．

[76] 齐冬园，尹欣欣，刘路然．高压氧预处理的神经保护机制及其在脑梗死中应用[J]．生物医学工程与临床，

2020, 24（6）：787-790.

[77] NAIR H K R. Nano-colloidal silver and chitosan bioactive wound dressings in managing diabetic foot ulcers：case series[J]. J Wound Care, 2018, 27（Sup9a）：S32-S36.

[78] ALVAREZ O M, MAKOWITZ L, PATEL M. Venous ulcers treated with a hyaluronic acid extracellular matrix and compression therapy：interim analysis of a randomized controlled trial[J]. Wounds, 2017, 29（7）：E51-E54.

[79] LÖNDAHL M, TARNOW L, KARLSMARK T, et al. Use of an autologous leucocyte and platelet-rich fibrin patch on hard-to-heal DFUs：a pilot study[J]. J Wound Care, 2015, 24（4）：172-174, 176-178.

[80] HANFT J R, POLLAK R A, BARBUL A, et al. Phase I trial on the safety of topical rhVEGF on chronic neuropathic diabetic foot ulcers[J]. J Wound Care, 2008, 17（1）：30-32, 34-37.

[81] PIAGGESI A, SAMBATARO M, NICOLETTI C, et al. Safety and effectiveness of therapeutic magnetic resonance in diabetic foot ulcers：a prospective randomised controlled trial[J]. J Wound Care, 2016, 25（12）：704-711.

第四章 瘿　病

第一节　概　述

瘿病是由情志内伤，饮食及水土失宜，以致气滞、痰凝、血瘀壅结颈前所引起的，以颈前喉结两侧漫肿或结块，皮色如常，不痛不溃，随吞咽而上下移动，逐渐增大，缠绵难消为主要临床特征的一类疾病。现代瘿病多对应甲状腺功能亢进、甲状腺肿大、甲状腺炎、甲状腺肿瘤等。

第二节　病　因　病　机

一、中医学对瘿病病因病机的认识

（一）病因

1. 情志因素

精神抑郁，忧思日久，导致肝失条达，气机郁结从而影响了气血津液的正常输布，使得有形实邪聚结于颈前，发为瘿病；凝聚于目，则眼球突出。若暴怒伤肝，肝疏泄功能失司，致气郁日久化火，灼伤津液而成痰，痰火壅结于颈前则成瘿。

2. 饮食及水土

饮食及水土失宜不仅会影响脾胃功能，使得脾失健运，运化功能失常，酿生痰湿，进而痰壅结颈前而成瘿，而且也会导致气血运行不畅，日久气滞血瘀而发病。

3. 个人体质

由于妇人的生理特点与肝经及气血关系极为密切，而瘿病的发生又恰好与此因素密不可分，因此瘿病患者中妇人居多[1]。

4. 六淫邪毒

与瘿病关系密切的邪毒主要有风、热、湿邪。由于风为百病之长，风性上行故多在颈部为患。风易夹热夹湿，风热之邪积热上壅，聚结颈前导致气血涩滞而成瘿；风湿之邪久而成痰，痰凝颈前而成瘿。

（二）病机

1. 肝木滞郁

甲状腺处于肝经循行之处，所以瘿病的发生会受到肝脏的生理病理影响。当肝气升动太过，发生肝气上逆壅滞气机、肝火上炎灼津凝痰等病理变化时，则易形成瘿病。

2. 脾胃受伤

若脾胃虚衰，运化水液的功能出现障碍，则水液转输排泄失常，痰饮水湿内生；痰湿既成，最易伤害脾胃，又反困脾胃，致使脾升受阻，胃气难降，中焦阳气不振，运化不行，循环反复，脾胃虚，痰湿困，瘿病成。若脾胃虚弱受累因于其他脏腑，或外来淫气，致使脾胃经络受伤壅阻，无形或有形病理产物凝滞于颈前，则发为瘿病。

3. 肺脾搏滞

肺内来自自然环境的清气和脾胃运化的水谷精气在胸肺中相融汇，形成宗气。肺主行气，调节全身气机运行，使肺的宣发通畅，宗气的升降出入有节。若肺脾功能失司，不能如常运作，胸膈痞塞，不得宣发畅通，加之邪气搏结于颈前，则发为瘿病。

二、现代医学对瘿病致病因素的认识

1. 甲状腺功能亢进

毒性弥漫性甲状腺肿（toxic diffuse goiter，Graves disease，GD）是甲亢中最常见的类型，属自身免疫性甲状腺病，占甲状腺毒症的60%～90%。

（1）自身免疫。GD的突出特征是血中存在与甲状腺细胞反应（刺激或抑制作用）的自身抗体，其中最主要的是促甲状腺激素（TSH）受体抗体或称甲状腺刺激性免疫球蛋白。该病属于抗原特异或非特异性抑制性T淋巴细胞（Ts）细胞功能缺陷所导致的一种器官特异性自身免疫病。

（2）遗传因素。部分患者有家族史，同卵双生相继发生GD者达30%～60%，GD亲属中患另一种自身免疫性甲状腺病（如桥本甲状腺炎）的比率和TRAb的检出率均高于一般人群。

（3）环境因素。环境因素可能参与了GD的发生，如细菌感染、耶尔森肠杆菌、性激素、精神干扰和应激都对该病的发生和发展有影响。GD的发病危险因素还包括吸烟、药物（如干扰素-γ、锂剂）、131I和局部创伤等。

2. 甲状腺肿

甲状腺肿的病因还未完全清楚，情绪、药物、化学物质、放射线、遗传缺损、炎症、自身免疫等因素干扰甲状腺激素的合成、储存与释放，以及血中存在刺激甲状腺生长的因子等都可引起甲状腺肿。

3. 甲状腺炎

自身免疫、病毒感染、细菌感染、真菌感染、慢性硬化、放射损伤、肉芽肿、药物、创伤等多种原因均与甲状腺炎的发病有关。

4. 甲状腺肿瘤

近年来发现射线辐射、碘过量、内分泌紊乱以及遗传等因素与该病的发生相关。

第三节 诊断与鉴别诊断

一、诊断

（一）临床表现

瘿病以颈部喉结一侧或双侧结块肿大为主要临床表现，肿块可随吞咽动作而上下移动，触之质地多柔软、光滑。病程日久则肿块质地较硬，或可扪及结节，甚至表现为推之不移。肿块开始可如樱桃或指头大小，一般增长缓慢，大小不一，大者可如囊如袋。该病一般无明显的全身症状，但部分有阴虚火旺病变的患者，则会出现低热、多汗、急躁、易怒及心悸等症状。

1. 原发性甲状腺功能亢进症

该病患者主要表现为易激动、烦躁失眠、心悸、乏力、怕热、多汗、消瘦、食欲亢进、大便次数增多或腹泻、女性月经稀少，可伴发周期性瘫痪和近端肌肉进行性无力、萎缩（又称甲亢性肌病）。其中有1%的患者可伴发重症肌无力。大多数甲亢患者有程度不等的甲状腺肿大。甲状腺肿为弥漫性、质地中等、无压痛。甲状腺上、下极可以触及震颤，闻及血管杂音。心血管系统表现有心率增快、心脏扩大、心力衰竭、心律失常、心房颤动、脉压增大等。少数病例下肢胫骨前皮肤可见黏液性水肿。甲亢另一类特征性表现为眼突，临床可分为两类：一类为单纯性突眼，病因与甲状腺毒症所致的交感神经兴奋性增高有关，表现为眼球轻度突出，眼裂增宽，瞬目减少。另一类为浸润性突眼即格雷夫斯眼病，表现为眼球明显突出，超过眼球突出度参考值上限3mm以上（中国人群眼球突出度参考值女性为16mm、男性为18.6mm）。

2. 甲状腺肿大

甲状腺肿大主要指的是单纯性甲状腺肿。单纯性甲状腺肿可分为弥漫性和结节性两种。其初期一般无明显症状，临床表现为弥漫性甲状腺肿大，主要影响外观。查体可见肿大的甲状腺表面光滑，质软，随吞咽上下活动。随着病程的发展，逐渐出现甲状腺结节性肿大，结节大小不等、质地不等、位置不一。肿大的腺体可压迫邻近组织结构，影响静脉回流，出现喘鸣、呼吸困难、咳嗽、颜面水肿及静脉曲张等症状。

3. 甲状腺肿瘤

甲状腺恶性肿瘤中以分化型甲状腺癌（DTC）最为常见。DTC包括甲状腺乳头状癌（PTC）和甲状腺滤泡状癌（FTC），其中乳头状癌占甲状腺恶性肿瘤的80%。DTC在临床上最常表现为甲状腺结节，多数患者无明显临床症状，仅在体检或颈部超声、CT、MRI或PET/CT检查中无意发现。少数情况下，DTC以颈部淋巴结病理性肿大或远处转移癌为首发表现。气管受压时会出现咳嗽、气促，喉返神经受累时会出现构音障碍，食管受压时会有吞咽困难或疼痛。有远处转移者可出现相应器官受累表现。

4. 甲状腺炎

甲状腺炎按病程分为急性（化脓性）、亚急性（非化脓性）和慢性甲状腺炎（自身免疫性甲状腺炎）。其病因不同，临床表现差异较大，甲状腺功能可正常，可亢进，可减退，有时在病程中三种功能异常均可发生，部分患者最终发展为永久性甲减。

（1）急性化脓性甲状腺炎。一般急性起病，具有化脓性感染的共同特征。甲状腺肿大、疼痛，局部发热、触痛，常为一侧肿大，质地较硬。因甲状腺有包膜，即便有脓肿形成，局部波动感也可不明显。有时伴耳、下颌或头枕部放射痛。早期颈前区皮肤红肿不明显，触痛显著。可有声嘶、呼吸不畅、吞咽困难、头后仰或吞咽时出现"喉痛"。通常无甲亢和甲减的症状和体征。可有畏寒、寒战、发热、心动过速等全身症状。

（2）亚急性甲状腺炎。早期（甲状腺毒症期）特征性的表现为甲状腺部位的疼痛和压痛，常向颌下、耳后或颈部等处放射，咀嚼和吞咽时疼痛加重。初始可表现为一叶疼痛，继而扩展或转移至另一叶，也可以始终局限于一叶。体格检查可见甲状腺轻度或中度肿大。中期（甲状腺功能减退期）25%的患者在甲状腺激素合成功能尚未恢复之前进入此阶段，血清甲状腺激素浓度可降至甲状腺功能减退水平，临床上可呈怕冷、便秘等甲减表现。后期（甲状腺功能恢复期）多数患者短时间（数周至数月）可恢复正常功能。大部分患者治疗后可完全恢复，极少数患者形成永久性甲减。

（3）慢性淋巴细胞性甲状腺炎（chronic lymphocytic thyroiditis，CLT）。又称自身免疫性甲状腺炎，包括两种类型：一种为甲状腺肿型，即桥本甲状腺炎（Hashimoto thyroiditis，HT）；另一种为甲状腺萎缩型，即萎缩性甲状腺炎（atrophic thyroiditis，AT）。临床上以HT常见。该病早期仅表现为TPOAb阳性，没有临床症状。病程晚期出现甲减的表现。HT多数病例以甲状腺肿或甲减症状首次就诊。HT表现为甲状腺中度肿大，质地坚硬，而AT则表现为甲状腺萎缩。

（二）辅助检查

1. 实验室检查

（1）原发性甲状腺功能亢进症。

促甲状腺激素（TSH）：血清TSH浓度的变化是反应甲状腺功能最敏感的指标，甲亢患者的TSH通常<0.1mU/L。

血清总甲状腺素（TT4）、游离甲状腺素（FT4）：该对指标是诊断甲亢的主要指标之一。甲亢患者大多可见TT4、FT4升高。由于血清中有80%的T3在外周组织由T4转换而来，因此当其他疾病因素导致外周T4向T3转换被抑制时，可以仅仅表现为T4升高，临床称为T4型甲状腺毒症。服用胺碘酮引起碘致甲亢和大剂量普萘洛尔也可以导致这种情况。

血清总三碘甲腺原氨酸（TT3）、游离三碘甲腺原氨酸（FT3）：大多数患者甲亢时血清FT3与TT3可见升高。T3型甲状腺毒症仅有TT3增高，常见于老年患者。

[131]I摄取率：属于诊断甲亢的传统方法，目前已经被TSH测定所替代。本方法现在主要用于甲状腺毒症病因的鉴别，甲状腺功能亢进类型的甲状腺毒症的血清甲状腺激素水平增高，同时[131]I摄取率也增高。此检验方法可与甲状腺炎症所致甲状腺毒症（例如亚急性甲状腺炎、无痛性甲状腺炎）相鉴别。这类疾病虽然血清甲状腺激素水平增高（炎症破坏甲状腺滤泡所致），但是[131]I摄取率减低。

甲状腺抗体：临床上常用的指标为TSH受体抗体（TRAb）及甲状腺刺激抗体（TSAb）。TRAb又称为TSH结合抑制免疫球蛋白（TBII），其已经成为诊断GD的第一线指标，未治疗的GD患者的阳性率达到98%，85%～100%的GD新诊断患者TSAb诊断为阳性。

（2）甲状腺肿大：甲状腺肿的患者血清TT3、TT4及TSH水平一般正常，其中结节性甲状腺肿的血清TSH水平较弥漫性和无肿大者低；TT4/TT3的比值常增高；血清甲状腺球蛋白（Tg）水平增高，Tg被认为是体现甲状腺体形完整性的特殊标志物。

（3）甲状腺肿瘤：采用放射免疫法测定血清中的Tg，可发现在分化型腺癌其水平明显增高。

（4）甲状腺炎。

急性化脓性甲状腺炎：血液检查提示白细胞计数升高伴核左移，血培养可阳性，血沉增快。I摄取率、甲状腺功能正常。

亚急性甲状腺炎：血液检查可见血沉明显增快，白细胞数可升高，C反应蛋白升高。甲状腺毒症期呈现血清T4、T3水平升高，I摄取率减低（常低于2%）的双向分离现象。血清T3/T4比值常<20。甲状腺功能减退阶段T4、T3浓度降低，TSH水平升高。恢复期各项指标逐渐恢复正常。

桥本甲状腺炎：TGAb和TPOAb滴度明显升高是该病的显著特征。早期在出现甲减以前，抗体阳性是诊断该病的唯一依据。发生甲状腺功能损伤时，可出现亚临床甲减（血清TSH升高，TT4、FT4水平正常）和临床甲减（血清TSH升高，TT4、FT4减低）；I摄取率减低；甲状腺扫描核素分布不均，可见"冷结节"；甲状腺细针穿刺细胞学检查可见浸润的淋巴细胞。

2. 影像学检查

（1）原发性甲状腺功能亢进症：彩色多普勒大多用于甲状腺血流的半定量测定。甲亢引起的甲状腺毒症血流信号增强呈片状分布，可以区别于甲状腺炎症破坏引起甲状腺毒症的影像，代替了甲状腺同位素扫描的作用。眼部CT和MRI可以排除其他原因所致的突眼，评估眼外肌受累的情况。

（2）甲状腺肿大：结节性甲状腺肿的CT特点为病灶多发、形态规则、边界清楚、无淋巴结肿大或周围组织受侵改变。弥漫性甲状腺肿二维超声显示甲状腺体积明显增大，形态饱满，包膜完整，边界清晰，回声增强，分布均匀。彩色多普勒见甲状腺腺体内血流丰富，甲状腺内血流信号明显增多且呈可见搏动闪烁亮点的火海征。

（3）甲状腺肿瘤。

B超检查：为诊断甲状腺肿瘤的首选。B超探测可区别结节的囊性或实性。实性结节若有形态不规则、钙化、结节内血流信号丰富等特点则恶性可能更大。

核素扫描：对实性结节，应常规行核素扫描检查，如果为冷结节，则有10%～20%可能为癌肿。

X线检查（包括CT、MRI）：主要用于甲状腺癌转移的发现、定位和诊断。在甲状腺内发现砂粒样钙化灶，则提示有恶性的可能。

针吸细胞学检查：诊断正确率可高达60%～85%，但最终确诊应由病理切片检查来决定。

（4）急性化脓性甲状腺炎：B超显示甲状腺肿大，有大小不等的低回声、无回声区，或大面积液性暗区；颈部X片提示左侧软组织包块；食管钡餐有助于发现来源于梨状窝的瘘管。CT扫描可评价邻近组织状况及感染向其他间隙蔓延的情况。甲状腺核素扫描可见局部放射性减低区。

（5）亚急性甲状腺炎：超声检查可见甲状腺呈轻、中度弥漫性肿大，内部回声不均，可见低回声或无回声区，彩色多普勒血流显像显示低回声或无回声区内血流信号减少或消失。

3. 病理诊断检查

（1）甲状腺肿大：最显著的病理改变是滤泡的高度扩张，滤泡内部充满胶体，而滤泡壁细胞变为扁平，切面可见结节、纤维化、出血和钙化。弥漫性甲状腺肿多见于青春期，扩张的滤泡均匀地分散于腺体的各部。结节性甲状腺肿多见于流行区，扩张的滤泡集成一个或数个大小不等的结节，结节周围包被有不甚完整的纤维包膜。

（2）甲状腺肿瘤：PTC特征性组织病理表现包括癌组织形成乳头状结构，间质砂砾体（同心圆的钙盐沉积）和典型的癌细胞核特征（毛玻璃状核，可见核沟和核内假包涵体形成）。PTC常呈多灶性，且易侵犯腺体内外组织，通常经淋巴系统转移，也可通过血行转移，常见部位为骨和肺。FTC镜下常见分化程度不同但结构尚完整的滤泡，而分化差的FTC呈实性生长，滤泡结构很不完整，或呈筛状，瘤细胞异型性明显。少数癌组织由胞浆丰富且充满线粒体的嗜酸性细胞构成，称为嗜酸性细胞癌或Hurthle细胞癌，其表现与FTC相似但无聚碘能力。

（3）甲状腺炎：急性甲状腺炎细针吸取细胞学检查（FNAC）可吸出脓液，镜检可见大量脓细胞、坏死细胞及组织碎片。亚急性甲状腺炎细胞学检查以滤泡细胞破坏为特征，可见分叶细胞、单核细胞浸润，微脓肿形成和纤维化。病程晚期往往见不到典型表现。

（三）诊断要点

1. 中医诊断要点

瘿病以颈部喉结一侧或双侧结块肿大为主要临床表现，肿块可随吞咽动作而上下移动，触之质地多柔软、光滑。

2. 西医诊断要点

（1）原发性甲状腺功能亢进症：高代谢症状和体征；甲状腺肿大；血清TT3、FT3、TT4、FT4水平升高，TSH减低。另外要注意的是，T3型甲亢仅有血清TT3增高，T4型甲亢仅有血清T4增高。

（2）甲状腺肿大：在缺碘地区或女性甲状腺激素生理需要增加时发生；血清甲状腺激素和TSH水平正常；甲状腺摄取^{131}I率正常或偏高，无高峰前移；甲状腺B超提示甲状腺增大。

甲状腺肿大程度通过触诊可以分为3度：外观没有肿大，但是触诊能及者为Ⅰ度；既能看到，又能触及，但是肿大没有超过胸锁乳突肌外缘者为Ⅱ度；肿大超过胸锁乳突肌外缘者为Ⅲ度。

（3）甲状腺肿瘤：临床上甲状腺癌多以甲状腺结节为主要表现，而甲状腺多种良性疾病亦表现为甲状腺结节，两者之间无绝对的分界线。对一个甲状腺结节患者，首先要确定结节是非癌性的甲状腺结节或良性腺瘤，还是甲状腺癌；其次由于不同的甲状腺癌、同种甲状腺癌的不同分期的治疗方法及预后差异很大，诊断时还要确定是哪种甲状腺癌以及它的分期（TNM）。

有甲状腺结节性肿大病史的患者，如有下述几点临床表现，应考虑甲状腺癌的可能：肿块突然迅速增大变硬；颈部因其他疾病而行放射治疗者，尤其是青少年；甲状腺结节质地硬、不平、固定、边界不清、活动差；有颈部淋巴结肿大或其他组织转移；有声音嘶哑、呼吸困难、吞咽障碍；长期水样腹泻、面色潮红、伴其他内分泌肿瘤；结合相关辅助检查及病理学活检。

（4）甲状腺炎：根据病史、临床症状、甲状腺肿大等体征，结合实验室血清甲状腺激素水平、甲状腺摄碘率、甲状腺自身抗体等检查结果，可作出诊断。

急性甲状腺炎：急性起病，颈前区疼痛、有肿块；有全身败血症症状，白细胞及中性粒细胞总数增高；结合临床表现、实验室检查进行诊断；FNAC及脓液培养可进一步明确诊断。

亚急性甲状腺炎：甲状腺肿大、疼痛、质硬、触痛，常伴上呼吸道感染的症状和体征；血沉增快；甲状腺摄碘率受抑制；有一过性甲状腺毒症；血清TGAb和/或TPOAb阴性或低滴度；FNAC或活组织检查可见多核巨细胞或肉芽肿改变。符合上述表现中的4项即可诊断亚急性甲状腺炎。对于临床表现不典型者，应进行FNAC以明确诊断。

桥本甲状腺炎：可见甲状腺双侧或单侧弥漫性小结节状或巨块状肿块，TPOAb、TGAb皆为阳性，结合FNAC检查有助于明确诊断。

二、鉴别诊断

（一）中医鉴别诊断

（1）与瘰疬相鉴别：瘰疬病变多在颈部两侧或颌下，肿块一般较小，如黄豆大，个数不等，而瘿病肿块在颈部正前方，肿块一般较大。

（2）与消渴相鉴别：消渴以多食、多饮、多尿及消瘦为主要临床表现，三消的症状常同时并见，尿中常有甜味。瘿病中阴虚火旺型虽也可见多食易饥，但无多饮、多尿，且颈前有瘿肿，并伴有心悸易怒、面赤、脉数。

（二）西医鉴别诊断

1. 甲状腺肿大需与颈部其他包块相鉴别

（1）与颈前脂肪堆相鉴别：颈前脂肪堆位于颈部甲状腺部位，其质地较软，吞咽时不上下移动，此种脂肪堆多见于肥胖者。

（2）与甲状旁腺腺瘤相鉴别：甲状旁腺位于甲状腺之后，甲状旁腺腺瘤一般较小，不易扪及，但有时亦可增大，使甲状腺突出。检查时亦可随吞咽移动，但根据临床表现及核素扫描可加以鉴别。

2. GD甲亢需与炎性甲亢相鉴别

炎性甲亢包括亚急性甲状腺炎甲亢期、无痛性甲状腺炎的甲亢期等。

（1）与亚急性甲状腺炎相鉴别：其甲状腺毒症期可见血清T3、T4升高，TSH降低，^{131}I摄取率降低。临床症状常伴有全身炎症反应及甲状腺区明显疼痛，炎症消失后可出现一过性的甲减，多数持续6～8周，极少数形成永久性甲减。GD也可见甲状腺毒症反应，常合并甲状腺相关性眼病，血清T3、T4升高，TSH降低，但其^{131}I摄取率表现为总摄取量增加，一般不伴甲状腺区疼痛。

（2）与无痛性甲状腺炎相鉴别：其甲状腺功能变化类似亚急性甲状腺炎，表现为甲状腺毒症期、甲减期和恢复期。

3. 甲状腺癌需与结节性甲状腺肿相鉴别

甲状腺癌常以甲状腺结节为明显表现，因此，当临床上遇到结节性甲状腺肿的时候，区别结节性质的良恶性具有重要意义。

（1）甲状腺囊肿：囊肿内含血液或清澈液体，与周围甲状腺组织分界清楚，可相当坚硬，B超常有助于诊断，临床上除甲状腺肿大和结节外，大多无功能方面改变。

（2）炎症性结节：亚急性甲状腺炎、慢性淋巴性甲状腺炎均可以结节形式出现。

亚急性甲状腺炎：亚甲炎结节的大小视病变范围而定，质地常常较坚硬。有典型病史，包括起病急、发热、咽痛及显著甲状腺区疼痛和压痛等表现，可见血清T3、T4升高。甲状腺癌大多数患者无明显临床症状，仅在体检、颈部超声、CT、MRI检查中无意发现。少数患者可出现颈部淋巴结病理性肿大；气管受压时会出现咳嗽、气促，喉返神经受累时会出现构音障碍，食管受压时会有吞咽苦难或疼痛。诊断主要依靠超声引导下的FNAC。

慢性淋巴细胞性甲状腺炎（CLT）：为对称弥漫性甲状腺肿，质韧硬，与周围组织无粘连，常有咽喉不适或轻度吞咽困难，有时有颈部压迫感。此病起病缓慢，呈慢性发展过程，但是与甲状腺癌可同时发生，临床上不易鉴别，须引起注意。其TPOAb和TGAb滴度显著增高。CLT患者的甲状腺彩超常有甲状腺呈网格状改变，实质回声不均匀或减低具有特殊的诊断意义[2-4]。

第四节　治疗概况

一、中医辨证论治

（一）辨证选择口服中药汤剂

1. 气郁痰阻证

主证：颈前喉结两旁结块肿大，质软不痛，颈部觉胀，胸闷，喜太息，或兼胸胁窜痛，病情常随情志波动。苔薄白，脉弦。

治法：理气舒郁，化痰消瘿。

代表方剂：治甲一方加减。

基本处方：北柴胡、白芍、栀子、牡丹皮、猫爪草、钩藤、浙贝母、牛蒡子。

加减：忿郁恼怒者，加香附、郁金；肿块疼痛者，加三棱、莪术、延胡索；兼有胸闷、发憋者，可加郁金、石菖蒲、瓜蒌、厚朴；眼部不适、声音嘶哑者，可加桔梗、牛蒡子、木蝴蝶、射干等。

2. 阴虚火旺证

主证：颈前肿块或大或小，形体消瘦，目干睛突，面部烘热，咽干不欲饮，多食易饥，烦躁易怒，心悸汗出，头晕失眠，手指颤动，腰膝酸软；舌质红，苔少，脉沉细数。

治法：滋阴降火，涤痰散结。

代表方剂：治甲二方加减。

基本处方：玄参、醋香附、紫草、丹参、青皮、昆布、浙贝母、海藻、豨莶草、牡蛎。

加减：肝火旺盛、烦躁易怒、脉弦数者，可加黄芩、青黛、夏枯草；手指颤抖者，加石决明、白蒺藜、天麻平肝息风；兼见胃热内盛而见多食易饥者，加生石膏、知母。

3. 痰结瘀血证

主证：颈前喉结两旁结块肿大，按之较硬或有结节，肿块经久未消。胸闷，纳差。舌质暗或紫，苔薄白或白腻，脉弦或涩。

治法：理气活血，化痰消瘿。

代表方剂：治甲三方加减。

基本处方：猫爪草、钩藤、北柴胡、决明子、泽泻、猪苓、龙胆、燀桃仁。

加减：胸闷不舒者，加郁金、香附、枳壳理气开郁；郁久化火而见烦热、舌红苔黄、脉数者，加夏枯草、牡丹皮、玄参、栀子；纳差、便溏者，加白术、茯苓、山药健脾益气；结块较硬或有结节者，可酌加黄药子、三棱、莪术、露蜂房、僵蚕、穿山甲等，以增强活血软坚、消瘿散结的作用；结块坚硬且不移者，可加土贝母、莪术、山慈菇、天葵子、半枝莲、犀黄丸以散瘀通络，解毒消肿。

（二）辨证选择口服中成药

根据病情证候选择应用小金丸（温通祛瘀、化痰散结、消肿止痛）、西黄丸（清热解毒、和营消肿）、内消瘰疬丸（软坚散结、化痰消瘰）、平消片（活血化瘀、散结消肿、解毒止痛）、五海消瘿丸（消瘿软坚、破瘀散结）、夏枯草胶囊（清火、明目、散结、消肿）、大黄䗪虫丸（破血逐瘀、补虚扶正）等。

二、中医特色治疗

（一）针灸、耳穴压豆

1. 针灸

关于针灸治疗瘿病的最早记载见于晋代皇甫谧的《针灸甲乙经》，文中云："瘿，天窗及臑会主之。瘤瘿，气舍主之。"经查阅大量文献发现臑会配伍天窗、扶突可治疗瘿病，有散结通络的作用。古代的针灸医家对于瘿病的治疗更加注重近部取穴，所取穴位大多分布于颈项部和上肢部，而腧穴间的配伍以局部配穴为主，使用频率较高且效果显著的穴位主要有天突、肩髃、气舍、天府、臑会。

2. 耳穴压豆

取穴：神门、肝、脾、颈、甲状腺、内分泌、胃。

操作：用探棒在穴区内找到敏感点后，用胶布将王不留行贴于敏感点上，嘱患者自行揉按3～4次，每隔3～4天换1次，两耳轮流换贴。

（二）中医药外治法

古文献中有用夏枯草和土豆和泥外敷来治疗瘿病的记载，取夏枯草清热解毒、散结消肿之功，对于甲状腺肿大的患者尤为适宜[5]。

三、中西医结合治疗

中医药治疗瘿病立足辨证论治，从整体出发，同时中药在调节情志、改善临床症状方面均有良好作用。中药还可增强患者体质，提高患者免疫力，有效降低抗体滴度，对合并症的预防与协同治疗有积极意义，在自觉症状方面有明显疗效。临床上中医药常配合小剂量抗甲状腺药物治疗，既可提高疗效，缩短病程，又可降低复发率，减少西药的毒副作用[6]。

1. 甲状腺功能亢进

现代西医对原发性甲状腺功能亢进症的处理大致有以下几种方法（参见《中国甲状腺疾病诊治指南》2020年版）。

（1）一般治疗。包括注意休息、规律锻炼、戒烟限酒、补充足够的热量和营养、控制饮食中的含碘量，同时应注意避免应用含碘药物（如胺碘酮）和含碘造影剂，减少海带等高碘食物的摄取。

（2）抗甲状腺药物（ATD）治疗。主要药物有甲巯咪唑（MMI）、丙硫氧嘧啶（PTU）。ATD治疗格雷夫斯病的缓解率为30%～70%，平均为50%，可用于病情轻、甲状腺轻中度肿大的甲亢患者。年龄在20岁以下、妊娠甲亢、年老体弱或合并严重心、肝、肾疾病不能耐受手术者均宜采用药物治疗。一般情况下治疗方法为MMI 30～45mg/d或PTU 300～450mg/d，分3次口服，MMI半衰期长，可以每天单次服用。当症状消失，血中甲状腺激素水平接近正常后逐渐减量。由于T4的血浆半衰期为7天，加之甲状腺内储存的甲状腺激素释放需要2周时间，所以以ATD开始发挥作用多在4周以后。减量一般是2～4周减1次，每次MMI减量5～10mg（PTU 50～100mg），减至最低有效剂量时维持治疗，MMI为5～10mg/d，PTU为50～100mg/d，总疗程一般为1～1.5年。

（3）放射性碘治疗。放射性碘治疗甲亢已有60多年的历史，现已是美国等西方国家治疗甲亢的首选疗法。其适应证为：①成人格雷夫斯病甲亢伴甲状腺肿大Ⅱ度以上；②ATD治疗失败或过敏；③甲亢手术后复发；④甲亢性心脏病或甲亢伴其他病因的心脏病；⑤甲亢合并白血病和/或血小板减少或全血细胞减少；⑥老年甲亢；⑦甲亢并糖尿病；⑧毒性结节性甲状腺肿；⑨自助功能性甲状腺结节合并甲亢。

相对适应证：①青少年和儿童甲亢，用ATD治疗失败、拒绝手术或有手术禁忌证；②甲亢合并肝、肾等脏器功能损害；③浸润性突眼，对轻度和稳定期的中、重度浸润性突眼可单用[131]I治疗甲亢，对进展期患者，可在[131]I治疗前后加用泼尼松。

禁忌证：妊娠和哺乳期。[131]I治疗甲亢的主要并发症是甲减。由于甲减并发症的发生率较高，在用[131]I治疗前需要患者知情并签字同意。

（4）碘剂治疗。碘剂的主要作用是抑制甲状腺激素从甲状腺释放。适应证：①甲状腺次全切的准备；②甲状腺危象；③严重的甲状腺毒症心脏病；④甲亢患者接受急诊外科手术。碘剂的运用可以减少甲状腺充血、抑制甲状腺激素的合成和释放，通常与ATD同时给予，属于暂时性给药。控制甲状腺毒症的碘剂量大约为6mg/d，相当于饱和碘化钾溶液（SSKI）1/8滴、复方碘溶液（Lugol液）0.8滴的剂量。临床上实际给予上述一种碘溶液5～10滴，每日3次。这个剂量显著超过了抑制甲状腺毒症的需要量，容易引起碘化物黏液水肿。《威廉姆斯内分泌学》推荐的最大量是SSKI每次3滴，每日3次。

（5）手术治疗。手术治疗的治愈率95%左右。复发率0.6%～9.8%。手术治疗的适应证为：①中、重度甲亢长期药物治疗无效或效果不佳；②停药后复发或不愿长期服药的患者；③甲状腺巨人或伴结节，有压迫症状者；④对周围脏器有压迫或胸骨后甲状腺肿伴甲亢者；⑤疑似有恶变的甲亢患者；⑥儿童甲亢用甲状腺药物治疗效果差者；⑦妊娠期甲亢药物控制不佳者，可以在妊娠中期（第13～24周）进行手术治疗。

禁忌证：①合并其他严重系统疾病者；②全身状况差不能耐受手术者；③妊娠早期和晚期患者。手术术式现在主张一侧性甲状腺全切，另一侧次全切，保留4～6g甲状腺组织，也可行双侧甲状腺次全切除，每侧保留2～3g甲状腺组织。

手术并发症：①永久性甲减；②甲状旁腺功能减退症；③喉返神经损伤。

2. 甲状腺结节

甲状腺结节的治疗方法如下。

（1）随访观察：绝大多数甲状腺结节为良性，不需要治疗，只需定期观察随访。

（2）甲状腺激素抑制疗法：其目的是控制患者的促甲状腺激素水平，防止良性结节进一步增长。

（3）手术：对于体积较大的甲状腺结节，同时造成患者吞咽困难、呼吸困难的，可考虑手术切除。

3. 甲状腺肿瘤

良性甲状腺肿瘤的治疗根据病情而定，一些引起严重甲亢或有恶变风险的情况，可考虑病侧甲状腺腺叶全部或部分切除，恶性甲状腺肿瘤的治疗以手术为主，部分患者术后需要辅助药物治疗。

4. 甲状腺炎

由于个体差异大，用药不存在绝对的最好、最快、最有效，应充分结合个人情况选择合适的药物。

（1）甲状腺毒性阶段：当患者症状严重时（如心悸、焦虑、震颤等），可使用β-受体阻断剂如普萘洛尔来降低心率、减少震颤，缓解不适症状。一般不主张使用糖皮质激素，同时避免应用抗甲状腺药物及放射性碘治疗。

（2）甲状腺功能减退阶段：甲状腺功能减退期可能是暂时的，也可能是永久性的。治疗主要采用左甲状腺素替代疗法，该疗法有助于恢复身体的激素水平，使患者新陈代谢恢复正常。从小剂量逐渐增加，并随着症状的改善逐渐减少。

（3）甲状腺疼痛：症状较轻的患者仅需服用非甾体消炎药，如阿司匹林、布洛芬、吲哚美辛；症状重的患者可服用泼尼松，维持1～2周，之后根据症状、体征的变化缓慢减少剂量，总疗程6～8周。

四、难点分析

难点一：现代瘿病不仅仅局限于古时以颈前喉结两旁结块肿大为基本临床特征的疾病，而是多将甲状腺功能亢进、甲状腺炎等相关疾病列入瘿病。瘿病早期常无明显的临床表现，应合理利用实验室检查，提高对甲亢、甲状腺炎鉴别诊断能力。同时加强甲状腺疾病宣传教育，提高患者意识，提醒患者注意生活、工作情绪调节。

难点二：中医许多消瘿散结的药物，如四海舒郁丸中的海带、海藻、海螵蛸、海蛤壳等药物的含碘量都较高，临证时须注意，若患者系缺碘引起的单纯性甲状腺肿大，此类药物可以大量使用；若病因相反，患者应配合使用西药，同时慎用此类药物，应着重使用疏肝理气类药物。

难点三：瘿病的病程较长，常随着病程的延长发生病情变化，在不同的病变阶段具有不同的病机特点，在治疗上应根据不同的病机施以相应的治法及用药。早期气郁痰阻应以理气化痰为治则，中期痰阻血瘀则应该添加化瘀药物，晚期痰气瘀郁而化火伤阴，则应以滋阴降火为主。

难点四：瘿肿小、质软、病程短、治疗及时者，多可治愈。若瘿肿较大，不容易完全消散，治疗时间也相应较长，肿块坚硬、移动性差而增长又迅速者，须排除恶性病变的可能。加强甲状腺疾病宣传教育，提高患者意识，定期进行甲状腺彩超检查。发现瘿瘤较小时，及时使用中医药（治甲一方等相关方药）及针灸协助治疗。发现瘿瘤较大甚至出现恶性病变时，应及时手术，减少风险。

五、医案验方

曾某，男，32岁，2021年8月26就诊。双腿无力抬起，心慌心悸，无怕热多汗，无手抖，纳眠可，二便调。近期体重下降1kg。舌红，苔薄白，脉沉。查甲状腺功能（甲功）三项示：FT3＞30.8pmol/L，FT4 104.34pmol/L，TSH＜0.03mIU/L。

中医诊断：瘿病（肝气郁结）。

西医诊断：甲状腺功能亢进。

治法：疏肝理气，清热泻火。

治疗：中医予北柴胡、白芍、栀子、牡丹皮、钩藤、浙贝母、牛蒡子、猫爪草。西医予甲巯咪唑20mg口服（每日1次）+心得安10mg口服（每日1次）。10月11日复查示：FT3＞26.63pmol/L，FT4 52.89pmol/L，TSH＜0.03mIU/L。连续服药5月后于2022年1月24日复诊诉无双下肢乏力，无心慌心悸，无怕热多汗，无手抖，纳眠可，二便调。体重无变化。舌淡红，苔薄白，脉沉。复查甲功三项示：FT3 4.87pmol/L，FT4 15.62pmol/L，TSH 0.4mIU/L。患者服药5个月症状明显好转，治疗有效。

按语：患者为32岁男性，正值工作、生活压力增大之年，情志不畅致肝失疏泄，气机郁滞，甚至郁结化火，故见心慌心悸，舌红，苔薄白，脉沉。肝火横逆犯胃侮脾，故见体重下降。方中牛蒡子具有利咽散肿、清热解毒的作用，栀子清热泻火，北柴胡与白芍疏肝解郁，牡丹皮活血散瘀，猫爪草与浙贝母解毒消肿、化痰散结，钩藤清热平肝，同时牡丹皮、白芍具有增强机体免疫功能的作用。诸药合用，药证相应，共奏疏肝理气、清热泻火之功。

第五节　辨　证　施　护

一、辨证护理

（1）分证型护理方法。

气郁痰阻证：疏肝解郁，注意休息，保持心情舒畅。

阴虚火旺证：滋阴降火，日常活动以不累为宜。

痰结血瘀证：理气活血，化痰消瘿，畅情志，胸闷纳差时配合耳穴压豆。

（2）注意调整饮食结构，给予营养丰富、清淡、易消化的饮食。饮食要有规律，一般采用高热量、高蛋白质和高维生素的饮食，忌烟酒、辛辣之物、发物等。重者必要时遵医嘱给予营养支持疗法。

（3）保持心情舒畅，减轻对疾病的恐惧心理，树立战胜疾病的信心，消除不良情绪，适当活动。

（4）健康教育。积极治疗原发病，避免诱发因素。起居有常，避免过劳，注意进行增强体质的保健锻炼，但要适量适度。了解坚持服药的重要性，定期门诊复查。

二、辨证施膳

饮食应清淡，富有营养，忌烟酒等。对于甲状腺功能亢进的患者，应进食高蛋白、高热量、高维生素食物，特别是偏于寒凉的食物，如苦瓜、油麦菜等。忌食含碘食物，如紫菜、海带、海鲜等；忌辣椒、咖啡、浓茶等刺激物。甲状腺功能正常的患者，可以摄取适当的含碘食物。尽量少吃容易引起甲状腺肿大的食品，如甘蓝菜、花椰菜、大白菜、玉米、豆浆、芒果等。晚期患者的营养消耗量大，应注意饮食结构的调整，给予营养丰富、清淡、易消化的高热量食物。

（1）气郁痰阻证：可用柴胡、菊花泡茶饮，可食百合、芦荟等。

（2）阴虚火旺证：可用枸杞子、决明子泡茶饮等。

（3）痰结血瘀证：可食凉拌猪肝、杏仁饮、陈皮饮等。

第六节　循 证 研 究

一、基础研究

（一）中医基础研究

1. 甲亢

甲亢宁胶囊是中国中医科学院林兰教授研制的具有滋阴潜阳、化痰散结作用的治疗甲亢症的中药制剂。柏力萄[7]研究发现，甲亢宁可能通过下调Akt/mTOR和ERK1/2信号通路抑制甲状腺细胞的增殖，为深入研究甲亢宁是否通过调控自噬上游信号途径mTOR影响自噬活性的表达，进而发挥细胞增殖抑制的作用奠定了基础。

2. 其他甲状腺疾病

桥本甲状腺炎：最新研究表明甲状腺滤泡上皮细胞（TFC）作为甲状腺局部免疫微环境的重要组成部分，其发生细胞凋亡也是桥本甲状腺炎发病的重要环节[8]。刘守尧等[9]发现以补气健脾法为代表的补中益气颗粒可明显抑制EAT大鼠甲状腺炎性反应。自身免疫性甲状腺炎（AIT）是育龄妇女最常见的自身免疫性疾病之一，而研究显示夏枯草可以改善AIT和其他常见的甲状腺疾病。Zhu等[10]研究发现，PV可以通过下调Th1/Th17免疫反应和诱导Treg细胞增殖来缓解AIT并改善EAT大鼠的妊娠结局。

甲状腺结节：有研究[11]通过网络药理学和分子对接发现"昆布-海藻"通过其成分中的槲皮素、Eckol等物质干预甲状腺结节的发生和发展。槲皮素可活化甲状腺过氧化物酶（TPO），而TPO是合成甲状腺激素的关键酶，TPO变化异常将会引起甲状腺发育不全、甲状腺肿、甲状腺癌、桥本甲状腺炎等。同时Eckol具有调节适应性免疫功能的作用，可刺激淋巴细胞分泌抗肿瘤细胞因子，对细胞因子IL-2、IFN-y、肿瘤坏死因子（TNF-α）水平有明显的上调作用，可提高机体对特异性细胞的免疫反应能力，从而抑制肿瘤生长。

（一）现代医学基础研究

1. 甲亢

国外有研究[12]已通过荟萃分析发现多个新基因组可以对甲状腺激素调节产生影响。近年来也有研究发现胰岛素样生长因子（IGF）能够支持甲状腺的正常功能、体积和激素合成。其中一些作用是通过增强对TSH作用的敏感性来介导的；同时IGF-I还参与甲状腺的病理变化，包括良性肿大和肿瘤发生[13]。

2. 甲状腺炎

现有证据揭示了高碘诱导HT的可能机制大致可概括为以下三点：①高碘对甲状腺细胞有直接毒性作用。②碘摄入增强具有遗传易感性的甲状腺球蛋白的免疫原性，促进HT的发展。③碘过量增加甲状腺内浸润Th17细胞并抑制T调节细胞发育，从而诱导甲状腺细胞凋亡。除了以上三点以外，最近的一项研究表明，过量的碘摄入会促进淋巴细胞的DNA损伤。Li等[14]发现，高碘处理的NOD.H-2h4小鼠和高碘处理的小鼠甲状腺滤泡上皮细胞均表现出炎症、细胞凋亡和DNA损伤水平增强，同时DNA修复蛋白MutT同源物1（MTH1）表达降低。这些结果表明，由高碘治疗引起的HT中炎症、细胞凋亡和DNA损伤的增强可能部分是通过影响DNA修复能力来介导的。

3. 甲状腺肿瘤

甲状腺癌（TC）[15]是最常见的内分泌恶性肿瘤，大多数TC的分子发病机制涉及丝裂原活化蛋白激酶（MAPK）和磷脂酰肌醇-3激酶（PI3K）/Akt信号通路的失调。而MAPK通过BRAF和RAS基因的突变或RET/PTC的基因融合激活则被认为是PTC启动的关键。另外，PI3K/Akt的激活被认为是FTC启动的关键，可以通过激活RAS、PIK3CA和Akt1的突变以及PTEN的失活来触发。

二、临床研究

（一）中医研究

1. 甲状腺功能亢进（甲亢）

（1）辨证论治研究。关于瘿病的分期、分型大体仍可归为3期，早期为肝气郁结或肝脾郁结，而中期气郁日久化火伤阴，晚期阴虚渐及气虚，可见气、血、痰、火四郁[16]。

（2）专病专方研究。景录先教授在治疗甲亢过程中认为治疗之法不外乎疏肝解郁、益气养阴、软坚散结。方剂可选柴胡疏肝散、加味逍遥丸、生脉饮等方剂加减化裁[17]。

早期：肝郁气滞患者因长期忧思、郁怒、悲伤等情志所伤，致肝郁气滞，应当治以疏肝解郁，清热泻火。林兰主张清热理气疏肝，常用四逆散合丹栀逍遥散治疗早期甲亢患者[18]。

中期：肝气郁久化火，移热于胃，胃火炽盛，灼伤阴津，腐熟功能亢进则消谷善饥；脾胃运化失调，则大便量多，消瘦。罗增刚常用知柏地黄丸加减化裁治疗[19]。

晚期：气阴两虚为主。药用党参15g、天冬10g、麦冬10g、生地黄10g、五味子5g、牡丹皮

10g、赤芍10g、白芍10g、茯苓10g、陈皮5g、茯神20g、灵磁石20g、甘草6g，并加大灵芝用量以滋补肾气，填充各脏[20]。

（3）中成药研究。甲亢灵胶囊由墨旱莲、夏枯草等6味中药组成，主平肝潜阳、软坚散结。有研究表明，甲亢灵联合^{131}I治疗格雷夫斯病伴甲亢能够极大提高治愈率（$P<0.01$），同时减少永久性甲减的发生率（$P<0.05$）[21]。

（4）中医外治法研究。相关研究表明[22]，穴位敷贴贴于足三里、三阴交、神门、太冲、内关等穴位处能够抑制甲状腺激素的分泌、减轻临床症状以及缓解甲状腺肿胀。

2. 甲状腺炎

（1）辨证论治研究。近代医家将甲状腺炎分为3期论治。早期外邪犯表，可见明显的上呼吸道感染症状，如发热恶寒、咽痛、汗出、舌红、苔薄黄等，治宜解表散邪；中期邪正剧烈交争，甲状腺疼痛明显，或伴有高热、亢奋、心烦等，治宜清热解毒、化痰散瘀；晚期正虚邪恋，以气虚、阴虚表现为主，疼痛减轻，多见全身乏力、疲倦，或伴有口干、潮热等，为甲状腺受炎症破坏发展为甲状腺功能减退症，治宜补益气阴。

（2）专病专方研究。

亚急性甲状腺炎：亚急性甲状腺炎发作时，早中期多以清热毒为主要治则，洪嘉婧等[23]使用清热消瘿汤（夏枯草30g、柴胡15g、牛蒡子10g、栀子15g、牡丹皮10g、金银花30g、连翘20g、赤芍15g、玄参20g、浙贝母20g、生牡蛎30g、黄芩15g、乳香6g、没药6g、炙甘草6g）为主方治疗亚急性甲状腺能够明显改善患者临床症状、减轻甲状腺肿大，并降低T3、T4，升高TSH，同时清热消瘿汤的不良反应明显小于对照组（强的松片）。

桥本甲状腺炎：有研究表明[24]桥本甲状腺炎治疗以补益剂、和解剂、祛痰剂、清热剂、温里剂为主，重在疏肝解郁、养血健脾、益气养阴、补肾助阳、温经散寒、燥湿化痰、清热化痰，代表方剂有柴胡疏肝散、逍遥散、二陈汤、生脉散、阳和汤、加味逍遥散、肾气丸。

（3）中成药研究。临床中能用于治疗亚急性甲状腺炎、桥本甲状腺炎的中成药还有很多，如金水宝胶囊、百令胶囊、夏枯草胶囊等。国家中医药管理局发布的《瘿痛（亚急性甲状腺炎）中医诊疗方案》中就有推荐夏枯草口服液用于治疗瘿痛（亚急性甲状腺炎）。

（4）中医外治法研究。有一些研究显示艾灸关元、中脘、大椎、肾俞、命门等穴位并配合甲状腺素能够更好地治疗桥本甲状腺炎[25]。

3. 甲状腺结节

（1）辨证论治研究。有研究[26]对376例甲状腺结节患者进行证型分布观察，发现气滞痰凝（40.4%）、肝郁脾虚（18.6%）、气阴两虚证（16.7%）最为多见。

（2）专病专方研究。石岩[27]认为治疗瘿病应以疏肝理气、软坚散结为治则，多以海藻玉壶汤、四海舒郁丸为主方，以小柴胡汤疏肝理气，四君子、参苓白术散疏肝健脾。

（3）中成药研究。目前治疗甲状腺结节的常见中成药较多，如小金丸、平消片、西黄丸、消瘿五海丸、五海瘿瘤丸、夏枯草胶囊等。

（4）中医外治法研究。目前中医外治法仍以针刺为主，也可见使用中药外敷以达到缩小甲状腺结节的目的。林洪等[28]对针灸治疗甲状腺良性结节文献的统计分析显示，最常用的针刺方法为结节围刺。同时以足阳明胃经、足太阳膀胱经、手厥阴心包经及任脉为主要的取穴经络。常用穴位有内关、曲骨、大杼、天柱、合谷等。

4. 甲状腺功能减退（甲减）

（1）辨证论治研究。林兰将甲减分为脾肾阳虚、心肾阳虚和肝气郁结三种证型。因此甲减以虚证居多，在治疗上多应以温阳为要，阴中求阳[29]。

（2）专病专方研究。甲减应以温阳为治疗总则，有研究总结了203首治疗甲减的方剂的用药规律后发现，组方用药多为四君子汤、四逆汤、补中益气汤加减[30]。景录先多采用补中益气汤、肾气丸、右归丸等方剂治疗甲减患者[31]。

（3）中医外治法研究。中医外治法虽然较少应用于治疗甲状腺功能减退，但仍有研究表明针灸配合内服药物可以达到协同增效的目的。选穴多以任脉、冲脉、脾经、胃经、肾经穴位为主，任脉循经至咽喉，冲脉与任脉会于咽喉，其穴位具有培肾固本、调理冲任、补益元气的功效。

（二）现代医学研究

1. 发病机制研究

（1）甲状腺功能亢进。随着研究的深入，遗传、外泌体等因素都被认为是导致自身免疫系统激活的原因。GD的遗传风险因素包括多种易感基因，如一些HLA单倍型、参与T和B细胞调节的基因多态性、Treg细胞功能（FOXp3）和编码甲状腺基因的多态性肽（甲状腺球蛋白或TSH-R的变体）[32]。外泌体是直径为50～150nm的小膜转运蛋白，在透射电镜下呈杯形双层脂质膜结构。在体内，外泌体广泛来源于体内的多种细胞，例如巨噬细胞、内皮细胞、肝细胞、神经细胞、脂肪细胞和免疫细胞[33]。外泌体由这些细胞主动分泌并持续存在于循环中或进入细胞外微环境[34]。有研究团队发现甲状腺功能亢进患者与健康对照组之间的外泌体蛋白谱存在显著差异，并指出这些差异蛋白主要集中在免疫系统和代谢途径中[35]，这表明血浆外泌体可能是器官特异性自身免疫性甲状腺炎与全身免疫失衡之间的桥梁。

（2）甲状腺肿。现阶段对于甲状腺肿的致病机制研究，主要集中于细胞因子、凋亡增值机制和氧化应激作用三个方面[36]。其中凋亡增殖与凋亡机制目前受到较多认可。有研究对26例患者的正常和结节甲状腺组织进行分析，以此探讨Bcl-2线粒体凋亡通路在甲状腺良性结节发病机制中的作用，发现Bad基因（Bcl-2细胞死亡拮抗剂）可能在良性甲状腺结节的发展中具有调节作用[37]。

氧化应激反应也是甲状腺肿的主要病机，为甲状腺自身免疫型疾病研究的热门方向。4-HNE是脂质氧化反应生成的最终产物，它通过干扰甲状腺细胞的正常功能活动损伤细胞，从而导致甲状腺疾病产生[38]。

（3）甲状腺炎。甲状腺炎可能与氧化应激、细胞凋亡还有T淋巴细胞亚群的功能失衡有关。T淋巴细胞亚群的功能失衡方面，来自淋巴细胞浸润的细胞因子起着关键作用，包括它们能够刺激甲状腺细胞自身释放促炎介质，从而放大和维持自身免疫反应。调节性T细胞（Treg）现在已被确认在预防自身免疫中具有关键作用。

（4）甲状腺癌。大多数TC的分子发病机制涉及丝裂原活化蛋白激酶（MAPK）和磷脂酰肌醇-3激酶（PI3K）/Akt信号通路的失调。MAPK激活被认为是PTC启动的关键，通过BRAF和RAS基因的点突变或RET/PTC和TRK的基因融合。另外，PI3K/Akt激活被认为是FTC启动的关键，可以通过激活RAS、PIK3CA和Akt1的突变以及PTEN的失活来触发，PTEN对该途径起负性调节作用。TC进展和去分化为低分化型甲状腺癌（PDTC）和甲状腺未分化癌（ATC）涉及许多影响其他细胞信号通路的额外突变，如p53基因和Wnt/β-连环蛋白[39]。

2. 治疗研究

（1）甲亢。

内科治疗：根据2016年版《原发性甲状旁腺功能亢进症管理指南》[40]，PTU并没有比MMI更易产生肝毒性，并且MMI造成的急性肝细胞损伤与PTU同样常见，同时是给出了一个较为详细具体的起始MMI剂量指导：如果FT4是正常上限的1～1.5倍，起始给予5～10mg；如果FT4是正常上限的1.5～2倍，给予10～20mg；如果FT4是正常上限的2～3倍，给予30～40mg。

外科治疗：针对抗甲状腺药物治疗后不耐受、无效或复发，存在碘放射治疗禁忌，妊娠期或计划在6个月内怀孕的妇女，合并中重度活动性眼病表现的甲亢患者，应考虑首选手术治疗，行甲状腺切除术。

低钙血症是甲状腺切除术后最常见的并发症。2016年版《原发性甲状旁腺功能亢进症管理指南》推荐在术前短暂补充一段时间骨化三醇以减少一过性低钙血症的发生。

（2）甲状腺肿。

内科治疗：单纯性甲状腺肿本身一般不需要治疗。

外科治疗：单纯性甲状腺肿手术的指征包括有充分理由怀疑恶性肿瘤、局部压迫症状，以及极少数情况下的美容。良性单结节性甲状腺肿的首选是全切或是次全切手术。在老年或脆弱的患者以及拒绝手术的患者中，非手术、超声引导的微创技术是有效的替代治疗选择[41]。

（3）甲状腺炎。最新有研究发现在糖皮质激素治疗中添加秋水仙碱能够成功治疗复发性亚急性甲状腺炎，同时糖皮质激素副作用更少[42-43]。

桥本甲状腺炎的治疗根据患者情况选择抗甲状腺药物或甲状腺素替代治疗，目前能有效降低甲状腺抗体的西药尚未发现，但近年有报道认为免疫抑制剂及补硒制剂对桥本甲状腺炎有一定的治疗效果[44]。

（4）甲状腺癌。

内科治疗：甲状腺癌对放射治疗敏感度差，单纯放射治疗对甲状腺癌的治疗并无好处，外照射放疗仅在很小一部分患者中使用。放射治疗原则上应配合手术使用，主要为术后放射治疗[45]。

外科治疗：手术是甲状腺癌治疗中最重要的方法。甲状腺癌主要有两种切除方式，即甲状腺腺叶+峡部切除、全或次全甲状腺切除，手术方式将会直接影响DTC复发率和病死率。同时，由于颈部淋巴结转移是甲状腺癌患者术后复发率增高和存活率降低的危险因素，因此彻底的、合理的颈部淋巴结清扫是必要的。

随着甲状腺手术的规范及新科技的发展，功能保护和美观需求同样受到了重视。术中神经监测技术、甲状旁腺保护技术、腔镜和机器人甲状腺手术等技术开始被推荐及使用[46]。

（陈苹　林旋　张珏）

● 参考文献

[1] 吴东. 瘿病的学术源流与应用研究[D]. 武汉：湖北中医药大学，2014.
[2] 薛博瑜，吴伟. 中医内科学[M]. 2版. 北京：人民卫生出版社，2016.
[3] 葛均波，徐永健，王辰，等. 内科学[M]. 9版. 北京：人民卫生出版社，2018.
[4] 高东玲. 内分泌疾病基础与临床精要[M]. 长春：吉林科学技术出版社，2019.
[5] 王美子，杨宇峰，石岩. 中医瘿病的古文献研究[J]. 江苏中医药，2018，50（12）：74-77.
[6] 颜新林，陆峰，韩星星，等. 中西医诊治甲状腺结节概况[J]. 中医临床研究，2021，13（7）：145-148.

［7］ 柏力萄．基于AMPK-mTOR信号通路探讨甲亢宁胶囊干预Graves病自噬与凋亡作用机制研究［D］．北京：中国中医科学院，2019．

［8］ GUO Q L，WU Y，HOU Y Y，et al. Cytokine secretion and pyroptosis of thyroid follicular cells mediated by enhanced NLRP3，NLRP1，NLRC4，and AIM2 inflammasomes are associated with autoimmune thyroiditis［J］. Front Immunol，2018，9：1197．

［9］ 刘守尧，关青青，韩静，等．补中益气颗粒对EAT大鼠Treg/Th17细胞因子表达的影响［J］．北京中医药大学学报，2019，42（5）：404-408，415．

［10］ ZHU Q，MUYAYALO K P，XU Q H，et al. Prunella vulgaris can improve the pregnancy outcomes of experimental autoimmune thyroiditis rats by inhibiting Th1/Th17 immune responses［J］. J Reprod Immunol，2022，149：103469．

［11］ 孙菲菲，张振凌，郑旭亚，等．基于网络药理学和分子对接探讨"海藻-昆布"治疗甲状腺结节的作用机制［J］．中国医院药学杂志，2021，41（1）：30-36．

［12］ TEUMER A，CHAKER L，GROENEWEG S，et al. Genome-wide analyses identify a role for SLC17A4 and AADAT in thyroid hormone regulation［J］. Nat Commun，2018，9（1）：4455．

［13］ SMITH T J. Insulin-like growth factor pathway and the thyroid［J］. Front Endocrinol（Lausanne），2021，12：653627．

［14］ LI F Q，WU Y J，CHEN L，et al. High iodine induces DNA damage in autoimmune thyroiditis partially by inhibiting the DNA repair protein MTH1［J］. Cell Immunol，2019，344：103948．

［15］ PRETE A，BORGES DE SOUZA P，CENSI S，et al. Update on fundamental mechanisms of thyroid cancer［J］. Front Endocrinol（Lausanne），2020，11：102．

［16］ 黄雯洁，沈劼，郭丽．中医辨治甲状腺功能亢进症研究进展［J］．中国中医基础医学杂志，2018，24（11）：1646-1648．

［17］ 马占英，景录先．景录先治疗甲状腺功能亢进临证医案浅析［J］．中华中医药杂志，2018，33（11）：5005-5007．

［18］ 任志雄，李光善，黄达，等．林兰谈甲状腺功能亢进症的中医诊治［J］．中国中医基础医学杂志，2013，19（6）：651-652．

［19］ 李琨，刘佳妮，李南南，等．罗增刚"调和阴阳"法治疗甲亢经验［J］．中国中医基础医学杂志，2021，27（3）：515-517．

［20］ 王聪，姚昶．许芝银治疗虚证甲状腺功能亢进经验［J］．中华中医药杂志，2021，36（5）：2766-2768．

［21］ LIU G X，LIAO N.［Treatment of Graves hyperthyroidism by jiakangling capsule combined with reduction of ¹³¹I：an efficacy observation］［J］. Zhong Guo Zhong Xi Yi Jie He Za Zhi，2016，36（1）：59-62．

［22］ 景良洪，陈琼科，宋凤萍，等．甲巯咪唑联合穴位敷贴治疗贴对甲状腺功能亢进症患者激素水平及骨代谢指标的影响［J］．中国药房，2017，28（21）：2905-2908．

［23］ 洪嘉婧，阚俊明，杨东雨，等．消瘿解毒汤联合中药外敷治疗亚急性甲状腺炎临床研究［J］．中华中医药杂志，2019，34（8）：3832-3834．

［24］ 司富春，宋雪杰．中医治疗桥本甲状腺炎的证候分布和方药规律文献研究［J］．中医杂志，2019，60（8）：701-707．

［25］ 董永政，张建斌，余曙光，等．针灸治疗桥本甲状腺炎的研究思考与展望［J］．针灸推拿医学（英文版），2016，14（6）：443-449．

［26］ 李自尊，王旭，俞烨晨，等．376例结节性甲状腺肿患者的中医证候分布规律探究［J］．时珍国医国药，2018，29（6）：1367-1369．

［27］ 曲超，杨宇峰，王仁和，等．基于中医传承辅助平台的石岩教授治疗甲状腺结节的用药规律分析［J］．中华中医药学刊，2019，37（7）：1685-1689．

［28］ 林洪，丁源，陈丽春，等．经络辨治甲状腺良性结节的数据挖掘分析［J］．暨南大学学报（自然科学与医学版），2021，42（2）：210-218．

［29］ 王泽，林兰．林兰治疗甲状腺功能减退症经验［J］．中医杂志，2018，59（21）：1815-1818．

［30］ 单亮亮，郭超峰，唐爱华，等．203首治疗甲状腺功能减退症组方用药规律分析［J］．时珍国医国药，2017，28（7）：1786-1789．

［31］ 马占英，景录先．景录先治疗甲状腺功能减退症经验浅析［J］．中华中医药杂志，2019，34（9）：4123-4125．

[32] 郑慧娟，魏璠，魏军平．Graves病发病机制新进展[J]．中国免疫学杂志，2017，33（4）：621-624．

[33] GALLO D, PIANTANIDA E, GALLAZZI M, et al. Immunological drivers in Graves' disease: NK cells as a master switcher[J]. Front Endocrinol (Lausanne), 2020, 11: 406.

[34] SKOTLAND T, SANDVIG K, LLORENTE A. Lipids in exosomes: current knowledge and the way forward[J]. Prog Lipid Res, 2017, 66: 30-41.

[35] YÁÑEZ-MÓ M, SILJANDER P R, ANDREU Z, et al. Biological properties of extracellular vesicles and their physiological functions[J]. J Extracell Vesicles, 2015, 4: 27066.

[36] JIA X, ZHAI T, ZHANG J A. Circulating exosome involves in the pathogenesis of autoimmune thyroid diseases through immunomodulatory proteins[J]. Front Immunol, 2021, 12: 730089.

[37] 崔鹏，王馨翊．化痰散结法干预甲状腺肿相关因子表达影响的研究[J]．中华中医药学刊，2019，37（8）：1977-1980．

[38] GÜL N, TEMEL B, USTEK D, et al. Association of pro-apoptotic bad gene expression changes with benign thyroid nodules[J]. In Vivo, 2018, 32 (3): 555-559.

[39] PRETE A, SOUZA P, CENSI S, et al. Update on fundamental mechanisms of thyroid cancer[J]. Frontiers in Endocrinology, 2020, 11: 102.

[40] ROSS D S, BURCH H B, COOPER D S, et al. 2016 American Thyroid Association guidelines for diagnosis and management of hyperthyroidism and other causes of thyrotoxicosis[J]. Thyroid, 2016, 26 (10): 1343-1421.

[41] 朱乔丹，王立平，徐栋．对《甲状腺良性结节、微小癌及颈部转移性淋巴结热消融治疗专家共识（2018版）》的解读[J]．中华医学超声杂志（电子版），2020，17（3）：251-254．

[42] TIAN Z, SU Y, ZHANG M, et al. Successful management of recurrent subacute thyroiditis by adding colchicine to glucocorticoid treatment: a case series study[J]. HormMetab Res, 2020, 52 (10): 712-717.

[43] DUAN L, FENG X, ZHANG R, et al. Short-term versus 6-week prednisone in the treatment of subacute thyroiditis: a randomized controlled trial[J]. EndocrPract, 2020, 26 (8): 900-908.

[44] 韩静，刘守尧．桥本氏甲状腺炎中西医治疗研究进展[J]．中华中医药杂志，2019，34（11）：5327-5330．

[45] 中华人民共和国国家卫生健康委员会．甲状腺癌诊疗规范（2018年版）[J]．中华普通外科学文献（电子版），2019，13（1）：1-15．

[46] 田文，郗洪庆．分化型甲状腺癌外科诊疗进展及展望[J]．中国实用外科杂志，2020，40（1）：78-82．

第五篇 脑 病 篇

引 言

《灵枢·海论》云："脑为髓之海，其输上在于其盖，下在风府。"眼、耳、口、鼻、舌等外窍皆位于头面，与脑相通。脑的生理作用主要是藏髓、主元神、司知觉运动，为诸阳之会。脑的病理主要表现为髓海不足，元神失养，或痰瘀火扰，脑气不通，神明不清，则发痴呆；气血逆乱，横窜经脉，脑脉痹阻或血溢脉外，则发中风；重阴重阳，神明逆乱，则癫狂；肝气逆乱，神不守舍，则癫痫；筋脉失养，虚风内动，则颤证；经气壅遏或经脉失养，则头痛眩晕；阴虚阳盛，阳不入阴，则不寐多梦。因此，脑病大致可分为脑体（髓减、络阻、窍闭）和脑用（智能、知觉、运动、情志失常）等类别。临床上中风、痴呆、头痛、眩晕、癫狂、痫证、颤证等皆属于脑系疾病。

脑病的诊断主要依托中医四诊和必要的现代技术，治疗则当分虚实，虚证当以补虚为主，实证当以泻实为主。临床上针对不同病证，辨证论治。

第一章　眩　晕

第一节　概　述

眩晕是以目眩与头晕为主要表现的病证。目眩是指眼花或眼前发黑，头晕是指感觉自身或外界景物旋转。二者常同时并见，故统称为眩晕。轻者闭目即止，重者如坐车船，旋转不定，不能站立，或伴有恶心、呕吐、汗出，甚则仆倒等症状。眩晕在西医学中也叫作梅尼埃病、椎-基底动脉系统血管病、良性位置性眩晕、后循环缺血等，本章主要讲述的是与后循环缺血相关的眩晕。

第二节　病　因　病　机

一、中医学对眩晕病因病机的认识

眩晕的发生主要与情志不遂、年老体弱、饮食不节、久病劳倦、跌仆坠损以及感受外邪等因素有关，内生风、痰、瘀、虚，导致风眩内动、清窍不宁或清阳不升，脑窍失养而突发眩晕。该病病位在脑，病变与肝、脾、肾三脏密切相关。其病性有虚、实两端，临床以虚证居多，亦可见本虚标实之证。正如《类证治裁·眩晕》所言："肝胆乃风木之脏，相火内寄，其性主动主升。或由身心过动，或由情志郁勃，或由地气上腾，或由冬藏不密，或由高年肾液已衰，水不涵木……以致目昏耳鸣，震眩不定。"

总之，眩晕多反复发作，病程较长。其病因病机较为复杂，多彼此影响，互相转化，临证往往难以截然分开。

二、现代医学对眩晕致病因素的认识

现代医学认为眩晕包括耳源性眩晕、脑性眩晕及其他原因引起的眩晕，如梅尼埃病、迷路炎、前庭神经元炎、听神经瘤、晕动症、颅内血管性或占位性疾病、颅内感染性疾病、颅内脱髓鞘疾病及变性疾病、心血管疾病、血液病、焦虑等疾病。

第三节　诊断与鉴别诊断

一、诊断

1. 临床表现（症状、体征）

（1）常见症状：头晕目眩，视物旋转，轻者闭目即止，重者如坐车船，甚则仆倒；可伴短暂意识丧失，肢体麻木，恶心呕吐，眼球震颤，复视，耳鸣耳聋，汗出，面色苍白，血压增高，平衡障碍，站立不稳和双下肢无力等；慢性起病逐渐加重，或急性起病，或反复发作。

（2）常见体征：眼球运动障碍、肢体瘫痪、感觉异常、步态/肢体共济失调、构音/吞咽障碍、视野缺损、声嘶、霍纳征等。出现一侧脑神经损害和另一侧运动感觉损害的交叉表现是后循环缺血的特征表现。

（3）常见综合征：后循环缺血、小脑梗死、延脑背外侧综合征、基底动脉尖综合征、韦伯综合征、闭锁综合征、大脑后动脉梗死、腔隙性梗死（共济失调轻偏瘫、构音障碍-拙手综合征、纯运动性轻偏瘫、纯感觉性卒中、感觉运动性卒中）。

（4）伴随症状：可伴有小脑前下动脉缺血，或迷路动脉（也称内听动脉）缺血，或小脑后下动脉闭塞，或小脑上动脉闭塞，或脑桥支动脉缺血，或基底动脉主干闭塞，或大脑后动脉闭塞的症状。

2. 辅助检查

（1）检测指标：双臂血压，查血红蛋白、红细胞计数及心电图、心功能超声检查、经颅多普勒超声（TCD）、眼震电图、颈椎X线摄片、电测听、脑干诱发电位等有助明确诊断。对所有疑为后循环缺血的患者应进行神经影像学检查，主要是MRI检查。DWI对急性病变最有诊断价值。头颅CT检查易受骨伪影影响，诊断价值不大，只适用于排除出血和不能进行MRI检查的患者。应积极开展各种血管检查，数字减影血管造影、血管造影、血管造影和血管多普勒超声检查等有助于发现和明确颅内外大血管病变。颅多普勒超声（TCD）检查可发现椎动脉的狭窄或闭塞，但这不能成为诊断后循环缺血的唯一依据。多种心脏检查有助于明确栓塞是来自心脏还是来自主动脉弓。颈椎的影像学检查不是首选或重要检查。

（2）临床常用的量表：如 ABCD2 评分、ESSEN卒中风险评分量表（ESSEN stroke risk score，ESRS）、美国国立卫生研究院卒中量表（National Institutes of Health stroke scale，NIHSS）等。

3. 诊断要点

（1）评估和诊断：详细的病史、体格检查和神经系统检查是诊断的基础。要仔细了解病史，特别是症状的发生、形式、持续时间、伴随症状、演变过程及可能的诱发因素，要注意了解各种血管性危险因素，要注重对脑神经视觉、眼球运动、面部感觉、听觉、前庭功能和共济运动的检查。对以头晕/眩晕为主诉者，一定要进行Dix-Hallpike检查以排除良性发作性位置性眩晕。

（2）诊断标准：头晕目眩，视物旋转，轻者闭目即止，重者如坐车船，甚则仆倒。严重者可伴有头痛、项强、恶心呕吐、眼球震颤、耳鸣耳聋、汗出、面色苍白等表现。多有情志不遂、年高体弱、饮食不节、跌仆损伤等病史。

（3）诊断要点：明确眩晕的真实含义，了解症状发作特点和伴随症状，结合体格检查和辅助检查，建立临床综合征的诊断。①发作性位置性眩晕，包括良性发作性位置性眩晕、前庭性偏头痛、少数是中枢性发作性位置性眩晕（CPPV）。②自发性复发性头晕眩晕，包括前庭性偏头痛和梅尼埃病。③持续性旋转性眩晕，包括前庭神经炎、脑卒中、中枢神经系统肿瘤、中枢神经系统脱髓鞘病变。④频繁的头晕和/或失衡，包括前庭发作和惊恐焦虑。⑤无其他神经系统症状失衡，包括持续性姿势性感知性头晕、双侧前庭病（BVP）等。

二、鉴别诊断

1. 中医鉴别诊断

（1）与厥证相鉴别：厥证以突然昏仆，不省人事，或伴见四肢厥冷为特征，一般可在短时间内苏醒，严重者亦可昏厥时间较长甚至死亡。眩晕发作严重者也有头眩欲仆或眩晕仆倒的表现，虽与厥证相似，但无昏迷、不省人事等症，也无四肢厥冷表现。

（2）与中风相鉴别：中风以猝然昏仆、不省人事，伴口舌歪斜、半身不遂、失语，或不经昏仆，仅以喝僻不遂为特征。眩晕仅以头晕目眩为主证，虽眩晕之甚者亦可见仆倒，与中风昏仆相似，但患者神志清楚或瞬间即清，且无半身不遂、口舌歪斜、言语謇涩等症。部分中风患者以眩晕、头痛为先兆表现，应当注意二者的区别及联系。

2. 西医鉴别诊断

见表5-1-3-1。

表5-1-3-1 常见急性持续性头晕/眩晕疾病

分类	常见病因	临床表现	重要体征	注意事项
前庭周围性头晕/眩晕	前庭神经炎	（1）急性眩晕不伴听力下降且持续数日；（2）常伴恶心、呕吐、振动幻视以及身体不稳感等	（1）自发性朝向健侧的水平扭转性眼震；（2）站立身体向患侧倾倒	（1）该病无听力下降，注意听力检查；（2）与中枢性病变相鉴别，注意患者的意识及中枢神经系统受损的症状和体征；（3）可伴发耳石症；（4）注意与前庭性偏头痛急性发作相鉴别
	伴眩晕的突发性聋	（1）眩晕，恶心、呕吐；（2）突然发生听力下降；（3）可伴耳鸣、耳闷胀感、听觉过敏或重听、耳周皮肤感觉异常等	（1）林纳试验、韦伯试验：感音神经性聋；（2）单向水平扭转性眼震；（3）固视抑制成功	（1）眩晕症状较严重，应主动询问患者的听力情况和有无耳鸣；（2）后循环梗死偶可早期表现为突发性听力下降，中枢神经系统表现随梗死范围扩大而出现在听力下降后
	急性中耳炎继发迷路炎	（1）突发耳部疼痛，常伴上呼吸道感染症状；（2）穿孔前多有疼痛，较剧烈，穿孔后患耳有脓液流出疼痛可缓解，耳鸣、耳闷并伴听力轻度下降	（1）鼓膜充血肿胀，如有穿孔，可见脓液从穿孔处溢出；（2）耳后乳突部可有压痛	（1）如并发迷路炎或颅内感染，患者可伴有剧烈眩晕；（2）建议转诊耳鼻喉科或神经内科
	听神经瘤	可首发表现为急性听力下降伴眩晕	林纳试验、韦伯试验：感音神经性聋	对于治疗效果不佳或者突发性聋复发的患者应注意排除

分类	常见病因	临床表现	重要体征	注意事项
前庭中枢性头晕/眩晕	后循环梗死（脑干、小脑为主）	急性头晕/眩晕、言语欠清晰、肢体无力或面部肢体麻木、视物成双、行走或持物不稳、跌倒发作等	复视、吞咽困难、构音障碍、偏瘫、交叉性感觉障碍、共济失调、跌倒发作	以头晕或眩晕为唯一表现的急性后循环梗死或出血很少见，但在一些特殊区域的较小病灶，或小脑下部的较大面积病灶，临床症状酷似前庭神经炎，很容易误诊延误治疗
	脑干、小脑出血	突发持续性头晕/眩晕，恶心、呕吐，早期出现意识障碍	脑干、小脑受累体征	及时完成头CT检查
前庭周围性头晕/眩晕	良性阵发性位置性眩晕（BPPV）	（1）突然出现短暂性眩晕（通常持续≤1min）；（2）起床、躺下、床上翻身、低头或抬头时出现；（3）可有恶心、呕吐等自主神经症状	位置试验诱发眩晕及眼震，眼震特点符合相应半规管	出现以下情况应注意除外中枢性病变（1）考虑BPPV但反复复位效果欠佳；（2）位置试验诱发出的眼震不符合相应半规管兴奋或抑制的表现；（3）多个位置试验中出现位置性眼震，但无法确定责任半规管；（4）同时出现周围和中枢性位置性眼震；（5）位置试验中出现眩晕，但未观察到眼震
	梅尼埃病	（1）发作性旋转性眩晕；（2）常伴自主神经功能紊乱和平衡障碍，无意识丧失；（3）波动性听力损失，早期多为低频听力损失且逐渐加重；（4）伴有耳鸣和/或耳胀满感	发作期或中晚期神经性聋	（1）梅尼埃病的诊断和鉴别诊断必须依据完整翔实的病史和必要的听-平衡功能检查、影像学检查等；（2）部分患者的耳蜗症状和前庭症状不同时出现，中间有可能间隔数月至数年
前庭中枢性头晕/眩晕	前庭性偏头痛	（1）可表现为头晕、眩晕、姿势不稳或前庭-视觉症状；（2）伴或不伴偏头痛；（3）持续数十秒至数天（一般5min~72h）；（4）常伴恶心、呕吐，畏声、畏光	非发作期无明显阳性体征，发作期可见各种类型眼球震颤	注意询问头痛、眩晕病史和家族史
前庭周围性头晕	双侧前庭病	（1）慢性持续性症状，以行走或站立时不稳为主，可伴有行走或头部/身体快速运动时出现运动诱发的视物模糊或振动幻视，也可伴有黑暗环境中或地面不平时上述不稳症状加重；（2）静坐或平躺时症状消失；（3）不能归因于其他疾病	（1）头脉冲试验可显示双侧前庭眼动反射阳性；（2）龙贝格征：睁目站立较稳，闭目不稳	治疗以前庭康复锻炼为主

分类	常见病因	临床表现	重要体征	注意事项
前庭中枢性头晕	后颅凹占位病变（第四脑室占位、脑干及小脑肿瘤）	头晕、行走不稳、平衡障碍	病变侧听力下降，出现构音障碍、共济失调等中枢损害的体征	手术治疗
	脑干、小脑退变性疾病	头晕、行走不稳、平衡障碍	眼球运动异常、躯干和肢体共济失调	以进行性行走不稳为主要表现的患者，查体应注意眼球运动及共济失调检查
非前庭系统头晕	持续性姿势–知觉头晕	（1）非旋转性头晕及不稳感持续3个月或以上；症状大部分时间存在，部分患者几乎每日均有症状，但时轻时重； （2）诱发或促使症状加重的因素包括：可在急性或发作性头晕/眩晕疾病之后出现；可以间歇性发作开始，逐渐平稳；站立、暴露在运动或复杂的视觉刺激、主动或被动的头部运动会导致头晕不稳加重	无明显阳性体征	（1）注意和其他与体位相关的头晕类疾病进行鉴别，如直立性低血压、双侧前庭病、颈椎关节不稳、共济失调早期等； （2）避免因过分关注患者并存的焦虑抑郁情绪而漏诊潜在疾病的可能
	其他	某些药物作用及许多全身系统性疾病，如低血压、贫血、睡眠呼吸暂停综合征等也会表现为慢性持续性头晕，尤其老年人需注意，此处不逐一说明	无	无

第四节　治　疗　概　况

一、中医辨证论治

（一）辨证选择口服中药汤剂

1. 肝阳上亢证

主证：眩晕，耳鸣，头目胀痛，急躁易怒，口苦，失眠多梦，遇烦劳郁怒而加重，甚则仆倒，颜面潮红，肢麻震颤；舌红苔黄，脉弦或数。

治法：平肝潜阳，清火息风。

代表方剂：天麻钩藤饮。该方由天麻、钩藤、石决明、川牛膝、桑寄生、杜仲、栀子、黄芩、益母草、朱茯神、何首乌藤组成。若口苦目赤、烦躁易怒，加龙草、川楝子、夏枯草；若目涩耳鸣、腰酸膝软，加枸杞子、生地黄、玄参；若目赤便秘，加大黄、芒硝或佐用当归龙荟丸；若眩晕剧烈，兼见手足麻木或震颤，加磁石、珍珠母、羚羊角粉等。

2. 痰湿中阻证

主证：眩晕，头重如蒙，或伴视物旋转，胸闷恶心，呕吐痰涎，食少多寐；舌苔白腻，脉濡滑。

治法：化痰祛湿，健脾和胃。

代表方剂：半夏白术天麻汤。该方由半夏、白术、天麻、橘红、茯苓、甘草、生姜、大枣组成。若呕吐频作，加胆南星、天竺黄、竹茹、旋覆花；若脘闷纳呆，加砂仁、白豆蔻、佩兰；若耳鸣重听，加郁金、石菖蒲、磁石；若头痛头胀、心烦口苦、渴不欲饮，宜用黄连温胆汤。

3. 瘀血阻窍证

主证：眩晕，头痛，且痛有定处，兼见健忘，失眠，心悸，精神不振，耳鸣耳聋，面唇紫暗；舌暗有瘀斑，多伴见舌下脉络迂曲增粗，脉涩或细涩。

治法：祛瘀生新，活血通窍。

代表方剂：通窍活血汤。该方由赤芍、川芎、桃仁、红花、麝香、老葱、鲜姜、大枣、酒组成。若兼见神疲乏力、少气自汗等症，加黄芪、党参；若兼心烦面赤、舌红苔黄，加栀子、连翘、薄荷、菊花；若兼畏寒肢冷、感寒加重，加附子、桂枝；若头颈部不能转动，加威灵仙、葛根、豨莶草等。

4. 气血亏虚证

主证：眩晕动则加剧，劳累即发，面色白，神疲自汗，倦怠懒言，唇甲不华，发色不泽，心悸少寐，纳少腹胀；舌淡苔薄白，脉细弱。

治法：补益气血，调养心脾。

代表方剂：归脾汤。该方由人参、黄芪、白术、茯神、酸枣仁、龙眼肉、木香、甘草、当归、远志、生姜、大枣组成。若气短乏力、神疲便溏，可合用补中益气汤；若自汗时出、易于感冒，当重用黄芪，加防风、浮小麦；若脾虚湿盛、腹胀纳呆，加薏苡仁、白扁豆、泽泻等；若兼见形寒肢冷、腹中隐痛，可加肉桂、干姜；若血虚较甚、面色白、唇舌色淡，可加熟地黄、阿胶；若兼见心悸怔忡、少寐健忘，可酌加柏子仁、酸枣仁、何首乌藤及龙骨、牡蛎。

5. 肾精不足证

主证：眩晕日久不愈，精神萎靡，腰酸膝软，少寐多梦，健忘，两目干涩，视力减退；或遗精滑泄，耳鸣齿摇；或颧红咽干，五心烦热；舌红少苔，脉细数；或面色白，形寒肢冷；舌淡嫩，苔白，脉沉细无力，尺脉尤甚。

治法：滋养肝肾，填精益髓。

代表方剂：左归丸。该方由熟地黄、山药、山茱萸、枸杞子、菟丝子、川牛膝、龟甲胶、鹿角胶组成。若见五心烦热、潮热颧红，可加鳖甲、知母、黄柏、牡丹皮等；若肾失封藏固摄、遗精滑泄，可加芡实、莲须、桑螵蛸、紫石英等；若兼失眠、多梦、健忘，加阿胶、鸡子黄、酸枣仁、柏子仁等。若阴损及阳，见四肢不温、形寒怕冷、精神萎靡，加巴戟天、淫羊藿、肉桂，或予右归丸，若兼见下肢浮肿、尿少等症，可加桂枝、茯苓、泽泻等；若兼见便溏、腹胀少食，可酌加白术、茯苓、薏苡仁等。

（二）辨证选择静脉滴注中药注射液

根据病情证候可选用丹参注射液、灯盏细辛注射液、苦碟子注射液、血栓通注射液等。

（三）辨证选择口服中成药

中成药与中药汤剂、中药注射液相比，具有服用方便、易于保存等优势，适用于症状较轻或需要长期治疗的患者。

1. 息风通络颗粒

组成：天麻、钩藤、菊花、生石决、川牛膝、水蛭、丹参、桃仁、红花、夏枯草。

功效：平肝潜阳，泻火通络。

主治：脑梗死、脑出血、血管性头痛。适用于肝阳上亢所引起的半身不遂，偏身麻木，眩晕头痛，心烦易怒等症。

用法：口服，每日2次，每次1袋，或遵医嘱。

2. 体能口服液

组成：三七、川贝母、山茱萸等。

功效：补肾助阳，益气养阴，化痰祛瘀，平调阴阳。

主治：适用于肾阳亏损、气血虚弱引起的腰膝酸软、性欲减退、头晕心悸、失眠多梦等症，以及工作劳累、烟酒过多所致的疲倦乏力、胸闷痰多等症。

用法：口服，每日2～3瓶。

3. 复元饮

组成：西洋参、川贝母等。

功效：补气养阴，提高机体免疫功能，增强新陈代谢。

主治：适用于病后体弱、年老体虚等。

用法：口服，每日2次，每次1支。

4. 生脉培元丸

组成：当归、肉苁蓉、五味子等。

功效：补气，益阴，养血。

主治：适用于病后体弱或气血不足所致头晕、心悸、神疲、气短等症。

用法：口服，每日2次，每次1包。

5. 活力片

组成：当归、黄芪、女贞子等。

功效：补血益气，养颜，防衰老。

主治：适用于气血不足、肝肾亏损所致之虚证。

用法：口服，每日3次，每次5片，或遵医嘱。

6. 加味二仙颗粒

组成：仙茅、淫羊藿、山茱萸等。

功效：温肾阳，补肾精，泻肾火，调理冲任。

主治：肾阴、肾阳俱虚，虚火上亢。症见腰膝酸软，体倦神疲，头昏乏力，口干心烦等。适用于骨质疏松、更年期综合征、高血压、闭经，以及其他慢性疾病见有肾虚火旺者。

用法：口服，每日3次，每次1包，或遵医嘱。

7. 芪苓固本培元颗粒（培本饮）

组成：防党、白术、茯苓、炙甘草等。

功效：补中益气，固本培元。

主治：适用于素体虚弱、元气不足、病后体虚、年老体弱等。症见倦怠乏力，少气懒言，食少便溏，自汗，腰膝酸软，舌淡苔白，脉虚弱。

用法：开水冲服，每日3次，每次1包，或遵医嘱。

二、中医特色治疗

1. 专科中药制剂：清头定眩汤治疗眩晕

椎基底动脉和颈内动脉狭窄供血不足引起的眩晕，临床治疗比较棘手，西医治疗主要是扩张血管、营养脑细胞等，中医中药治疗眩晕的报道虽然很多，但是疗效不一。研究发现，用清头定眩汤（主要由半夏、白术、天麻、钩藤、石决明、葛根、竹茹、川芎、丹参、茯苓等组成）治疗风痰上扰型眩晕，可改善患者头晕、眼花、视物旋转、耳鸣、恶心、呕吐等症状及脑血流速度（$P<0.05$）。

2. 针灸治疗

针灸治疗眩晕有良好的效果，可以有效缓解症状，因此在治疗该病时可早期配合辨证使用针灸、耳针、头针等中医传统疗法。

体针取穴：百会、四神聪、风池、三阴交、丰隆。

耳穴：肝、肾、肾上腺、神门、内分泌。

辨证取穴：风阳上扰加内关、太冲，痰浊上蒙加足三里、脾俞，气血亏虚加足三里、血海，阴虚阳亢加太溪、肾俞，肾精不足加太溪、关元，痰瘀阻窍加膈俞、脾俞。

3. 心理干预

该病患者因经常出现眩晕表现，症状反复发作给生活、工作带来很大的不便，不少患者存在焦虑、抑郁等心理因素，因此临床中要早期注意观察和评价患者的心理情况，积极开导患者，使其保持乐观向上的心态，必要时可以给予心理治疗或者药物干预。中医可以结合郁证进行辨证论治。

三、中西医结合治疗

1. 急性期治疗

目前仍缺乏专门针对后循环缺血的大样本随机对照研究结果，因此对后循环缺血的急性期处置与前循环缺血性脑卒中相同。应积极开展卒中单元的组织化治疗模式。对起病3h内的合适患者可以开展重组组织型纤溶酶原激活物（rt-PA）静脉溶栓治疗。有条件者行动脉溶栓治疗，治疗时间窗可适当放宽。对所有不适合溶栓治疗且无禁忌证者，应予以阿司匹林100～300mg/d治疗。大面积小脑梗死者可以考虑去骨瓣减压治疗。鉴于栓塞多见，应积极开展病因检查。诊断明确者应进行抗栓治疗。单用或联合使用抗血小板制剂有重要的预防作用。应探索血管成形支架术的疗效。同时配合中医特色治疗。

2. 中西医结合康复治疗

（1）理疗：高频电疗，如超短波、微波；中频脉冲电治疗；低频脉冲电治疗；直流电离子导入。

（2）软组织按摩手法：枕后分推、颈肩揉按、颈侧理顺、颈部牵伸、点穴等。

（3）牵引治疗：垂直持续牵引20min，每日1次。

（4）其他治疗：高压氧、交感神经节封闭、穴位注射等。

四、难点分析

1. 眩晕的辨证论治思路

眩晕是临床上一个常见症状，并非一种单独疾病，它可以是多种疾病引起的共性表现，其病因十分复杂，同一性质的眩晕可由不同病因引起，同一病因又可表现为不同类型的晕，要从眩晕主诉中较快明确诊断不容易。结合现代医学，将辨病与辨证结合起来，既可以提高中医辨证的准确率，又能体现精准诊断的内涵。

2. 如何预防眩晕复发

眩晕作为发作性疾病，西医治疗对缓解发作期眩晕症状有较好的疗效，但对于预防眩晕复发疗效不佳，针对不同疾病导致的眩晕制订有效的预防措施是关键环节之一，也是中西结合治疗需要重点解决的问题。

五、医案验方

患者邝某某，男，77岁，退休工人，佛山禅城区人。

主诉：反复发作头晕1个月余，自觉头昏重，头脑不清醒，困倦乏力，无呕吐、耳鸣，纳呆，便溏，舌淡红，苔白腻，脉弦细。

中医诊断：眩晕，证属痰浊上蒙。

西医诊断：后循环缺血。

患者曾在外院治疗，予氟桂利嗪、甲磺酸倍他司汀等，症状无好转。脑血管彩超示颈动脉硬化，头颅CT未见异常。有原发性高血压史10多年，长期服降压药治疗，否认糖尿病史。

初诊（2015年6月4日）：患者头昏重，头脑不清醒，困倦乏力，无视物旋转，无呕吐、耳鸣，纳呆，便溏，舌淡红，苔白腻，脉弦细。

查体：神志清，对答合理，表情忧虑，查体合作，心肺听诊无特殊。腹平软，无压痛及反跳痛，肋下肝脾未及，肠鸣音存。双下肢无浮肿。神经系统体查无阳性体征。

望其神志清，神情忧，面色淡黄，舌淡红，苔白腻，闻其语声低怯，诊其脉弦细。

治以益气健脾、化痰息风为法，方药用苓桂术甘汤合半夏白术天麻汤加减：桂枝、白术、炙甘草、茯苓、制陈皮、天麻、泽泻、葛根、牡蛎（先煎）（以水400mL煎取200mL，分早晚两次服），7剂。

二诊（2015年6月11日）：药后头脑觉轻松，头微昏，无头重，困倦乏力减轻，胃纳好转，大便正常，舌淡红，苔白，脉弦细。药已显效，治疗继续以益气健脾、化痰息风为法，方药同上，去牡蛎，加党参加强益气健脾（以水400mL煎取200mL，分早晚两次服），10剂。

三诊（2015年6月21日）：患者自觉已无头昏、头重，但容易疲劳，胃纳尚好，二便正常，舌淡红，苔白润，脉弦细。风痰已除，治疗改以益气健脾为主，佐以化湿以杜生痰之源，方用茯苓饮加减：茯苓、党参、白术、枳壳、生姜、橘皮、天麻、桔梗（以水400mL煎取200mL，分早晚两次服），7剂。

按语：患者年老体虚，脾胃不足，运化失健，津液聚而为痰湿，痰浊上蒙，清窍不利，故头昏、头重；痰湿困脾，四肢肌肉失其濡养，故困倦乏力；湿困脾胃，脾运失司，故纳呆、便溏；舌淡红，苔白腻，脉弦细是脾虚湿浊之象。《丹溪心法》云"无痰则不作眩，痰因火动，又有湿痰者，有火痰者"，故本案以益气健脾、化痰息风为法，方药用苓桂术甘汤合半夏白术天麻汤加减而获效。

第五节　辨　证　施　护

一、辨证护理

眩晕的护理应与治疗相配合，分析所病脏腑及气血阴阳，补其不足，损其有余，调其盛衰，使气血调和，阴阳平衡脏腑功能得以恢复正常，注意生活起居，饮食及情志心理调护，定能促进患者的康复。如今中医的传统疗法在此领域发挥着越来越大的作用，因此中医辨证施护也成为提高护理质量的重要环节。

（一）一般护理

保持室内安静，病房舒适，空气新鲜，环境整洁。保证患者有充足的睡眠，必要时可使用镇静剂或安眠药。情绪激动或思虑忧伤都可诱发或加重眩晕。医护人员要了解患者情绪，尽量避免外界刺激，尤其对肝阳上亢的患者，更要防止因情绪激动而使眩晕反复发作。嘱患者多食蔬菜水果，保持大便通畅。加强巡视，严密观察患者的体温、脉搏、心率、血压和神志变化。病情变化应及时报告医生。

（二）分型施护

1. 肝阳上亢证

施护原则：平肝潜阳，清热息风。

（1）汤剂宜温服，药后静卧休息1h，闭目养神，使药到全身。

（2）保持心情愉快，避免外界不良因素的刺激。

（3）生活方面：病室应凉润通风，光线柔和，整洁安静，避免噪声刺激。

（4）针刺风池、太冲、合谷或肝俞、肾俞、三阴交两组穴位，可交替使用，针刺时应让患者闭目，治疗后睁眼效果尤佳；取穴风池、合谷、太冲、行间，每日每穴按揉3～5min；耳穴压豆，取神门、交感、内耳、心、肝、肾等穴，嘱患者每日按压数次，以个人能够耐受为度，两耳交替进行，3～5天更换1次。

2. 痰湿中阻证

施护原则：化痰祛湿，健脾和胃。

（1）起居有节，注意保暖。

（2）生活方面：痰湿较重的患者应居住在宽敞明亮、通风、干燥、温度适宜的房间，病情好转后加强体育锻炼，如练气功、打太极拳、慢跑等。

（3）保持良好心境，避免情志不畅，气滞痰阻，加重病情。

（4）可配合针刺中脘、丰隆、内关、风池，以祛痰。也可每日每穴按揉3～5min；耳穴压豆，取肺、脾、肾、皮质下、神门等穴。

3. 瘀血阻窍证

施护原则：活血祛瘀。

（1）中药汤剂温服，注意情绪调节，避免情绪激动而诱发眩晕。

（2）卧床休息，枕头不宜太高，以15～25cm为宜；转动头部时动作轻柔缓慢。

（3）生活方面：保持病室安静，避免强光及噪声刺激。

（4）针灸百会、风池、内关、三阴交、血海、膈俞等穴；手法按揉三阴交、血海、合谷、曲池等穴；耳穴压豆，取缘中（脑点）、枕、内耳、额、神门、交感、肝、心、肾等穴。

4. 气血亏虚证

施护原则：补养气血，调理脾胃。

（1）汤剂热服，药后静养。

（2）注意日光照晒，保持室内温度。

（3）生活方面：眩晕缓解后可循序渐进进行一些体育活动，以增强体质。同时注意休息，避免过度劳累，根据季节变化增减衣物，以防邪气入侵，加重病情。

（4）针灸肾俞、肝俞、三阴交、足三里、脐俞等穴；手法按揉任脉、足阳明、太阴经穴，如关元、气海、足三里、三阴交等穴；耳穴压豆，取神门、交感、胃、脾、肾等穴。

5. 肾精不足证

施护原则：补肾滋阴壮阳。

（1）汤剂阳虚者宜热服，阴虚者温服，服药后静卧休息，使药效达周身。

（2）生活方面：生活有规律，脑力劳动者注意避免过度用脑，保证充足睡眠，注重保暖。

（3）劳逸结合，节制房事，以免肾之阴阳俱损。

（4）配合针灸气海、命门、肾俞、三阴交、足三里等穴以补肾摄纳；手法按揉肾俞、肝俞、三阴交、百会等穴；耳穴压豆，取肝、肾、神门、内耳、交感、子宫、内分泌等穴。

二、辨证施膳

（1）肝阳上亢证：饮食宜清淡，可食滋阴潜阳之品如甲鱼汤、面汤、银耳汤、黄瓜、淡香菇等，忌辛辣、烟酒、动风胀气之品。如葱、蒜、韭菜、辣椒等。多进水果、蔬菜，可用麦冬、菊花煎水服，莲子心泡水代茶饮或天麻的头煮汤喝等。如果患者血压高，饮食宜低盐，不宜过饱，给予降压、降脂、防止血管硬化的食物，如山楂、木耳、香菇、紫菜、芹菜等。

（2）痰湿中阻证：饮食宜清淡素食，宜以健脾利水、化湿祛痰为主，忌食甜黏、生冷、肥腻饮食，以免碍脾助湿。可多食冬瓜、山药、荷叶、玉米须、赤小豆、薏苡仁、竹笋等清热利湿之物。肥胖者应适当控制饮食，忌食肥甘厚味，如糖、荤腥生热之品，免助湿生痰。呕吐者宜先进清淡半流质，呕吐后及时漱口，保持口腔清洁。

（3）瘀血阻窍证：饮食宜进祛瘀活血之品，如桃仁、大枣、川芎煲鱼头汤等。

（4）气血亏虚证：饮食以滋补为主，可多进补益气养血健脾的食品，如蛋类、奶类、猪瘦肉、龙眼肉、猪血、大枣、党参、黄芪、山药、莲子、黑木耳、生姜、山楂等，多食用血肉有情之品，勿偏食，但也应避免饮食过量，忌食生冷。

（5）肾精不足证：饮食以滋补为主，宜进食营养丰富、易消化、有补益作用的食物，如黑芝麻、胡桃肉、山药、大枣、甲鱼、羊肝、筋类、猪腰补益肾精之品等，忌食生冷之品。偏阴虚者给予滋阴补肾的食物，如甲鱼、淡菜、银耳、鳗鱼、海参等，平时可用沙参或麦冬、枸杞子或杜仲等煎汤代茶服用。偏阳虚者给予温补类食物，如羊肉、甲鱼、猪肾、鸡肉等血肉有情之品。

第六节　循　证　研　究

一、毫火针项丛刺

毫火针项丛刺可能成为治疗后循环缺血实用、有效且安全的方法。毫火针源自于火针，是火针的一种，又具有毫针的特点。毫火针比传统火针细，可以像毫针一样深刺，材质更易烧透，进而可以更好地将火针的热量传入腧穴，具有比传统火针更为深入的内热效应，因此更加充分地挖掘了穴位的潜力。毫火针针体细，治疗后创面小，无疤痕，其具有针和灸的双重作用，是借助火热刺激，能够温阳散寒、疏通气血的刺灸方法。《素问·调经论》曰："血气者，喜温而恶寒，寒则泣不能流，温则消而去之。"现代医学研究也表明，火针治疗能降低患者的血管紧张度、减小微循环阻力，从而加速动脉血流速度，以达到改善患者脑部血液循环的作用。项丛刺疗法是在齐刺法的基础上，发展形成的一种多针刺法。《灵枢·大惑论》云"五脏六腑之精气……裹撷筋骨血气之精而与脉并为系，上属于脑，后出于项中"，阐明了五脏六腑精气循经络上灌于脑，亦向后行于项部。《灵枢·官针》曰："齐刺者，直入一，旁入二。"

项丛刺是根据腧穴的"近治作用"和"远治作用"，选取颈项部位的特定腧穴进行针刺的。项丛刺疗法所选取的穴位，多位于督脉、足太阳膀胱经和足少阳胆经的循行部位。《灵枢·经脉》曰："膀胱足太阳之脉，起于目内眦，上额交巅。……其直者，从巅入络脑，还出别下项。"《难经》曰："督脉者……上至风府，入属于脑。"项丛刺疗法取穴位置独特，妙用"齐刺"，其所选取的腧穴均直接或间接与脑有着极为密切的联系，其中风池为足少阳与阳维脉交会穴，有平肝息风，疏通经络，调和气血，除眩止晕的功效。《通玄指要赋》曰："头晕目眩，要觅于风池。"完骨是足少阳胆经与足太阳膀胱经的交会穴，天柱是足太阳膀胱经穴，风池、完骨、天柱三穴合用具有补益脑髓的作用，可有效改善椎基底动脉系统血流量，哑门属督脉穴，是督脉与阳维脉的交会穴，该穴可作为人体一身之阳气的汇聚点，取哑门可息风潜阳、通络止眩。因此，对这些腧穴进行针刺可以达到醒脑开窍、活血通络的作用，多穴共用，有调节头部经脉的作用，经络通畅，清阳上升，气血上荣，清窍得养，髓海充盈则眩晕自止。齐刺法刺激量大，经络传感范围广。项丛刺疗法巧用齐刺之法，在枕骨下缘排刺以增加刺激量及经络传感范围。从穴位解剖上不难看出，项丛刺所选的腧穴，大都分布于椎动脉、基底动脉在体表的投影区域内，其深层为脑干、网状上行激活系统、交感神经节等重要部位，通过对这些特定腧穴进行针刺，可以直接作用于椎动脉、基底动脉，直达病所，即"近治作用"，进而改善椎基底动脉的血管弹性，降低血流循环阻力，减轻颈部软组织的紧张状态，加快局部血液循环，改善椎基底动脉的血流速度，提高后循环的供血量。中医学认为后循环缺血的发生常与寒凝、痰瘀、肾虚等因素密切相关，在治疗上单用针刺温散之力偏弱，单用灸疗则通经之力不足，毫火针项丛刺不仅具有针刺疏通经脉、调和营卫气血之作用，同时其温热之力借助针体传导，直达病所，驱散经脉内风寒湿邪，疏通经络气血之闭滞，使邪气无所留止。二者并用，能产生最佳效果，提高疗效[1]。

二、针刺

针刺可以通过改善前庭神经核的供血，调控半胱氨酸天冬氨酸蛋白酶-3（Caspase-3）、B淋巴细胞瘤-2（Bcl-2）和B淋巴细胞因子相关X蛋白（Bax）的表达来抑制细胞凋亡，从而改善前庭功能，减轻眩晕症状。

眩晕病的病机为气血亏虚、痰瘀阻络、肝阳上亢、肝肾不足。针刺能益气活血、祛痰化瘀、填精补髓、疏通经络，故临床多用于眩晕病的治疗，选取穴位一般位于头部、耳周以及足少阳胆经远端。可选用百会、风池、率谷等穴进行干预，应用不同的针刺治疗方法进行刺激，配合穴位特性来调补经络虚实。在此基础上增加行针的捻转速度，延长留针时间则能加大穴位的刺激量、增强穴位兴奋性，极大地激发穴位所在经络的经气，使经络气血流转加速，提高疗效。前庭神经系统缺血可以促使中枢细胞凋亡。细胞凋亡又称程序性细胞死亡，是机体在基因控制下应对细胞损伤的有序主动死亡过程，对维持人体各个系统和组织的稳定性具有重要意义。中枢神经系统在缺血缺氧的刺激下，细胞内的线粒体膜产生去极化和电位下降，激活由Caspase家族等众多蛋白介导的"瀑布式"凋亡级联反应，引起细胞程序性凋亡，并最终导致细胞死亡。在这个过程当中 Caspase-3、Bcl-2、Bax 是重要的调控蛋白，Caspase-3蛋白的活化是凋亡过程开始的标志之一，并在程序中起最后的枢纽作用，Bcl-2蛋白和Bax蛋白分别起到抑制和促进凋亡的作用，在缺血等损伤的刺激下细胞内Bcl-2/Bax的比值产生变化。Bax的高表达抑制Bcl-2的表达，并激活Caspase家族蛋白，导致凋亡的加速发生；缺血状态改善后Bcl-2、Bax的表达则会向着抑制凋亡的方向发展。电针可以显著调节Caspase-3、Bcl-2、Bax的表达，且在抑制细胞凋亡的过程中作用明显。侯志涛等的研究表明电针可抑制海马区细胞凋亡，改善学习记忆能力；王卓昱等的研究表明电针能下调缺血大鼠大脑皮质区Caspase-3蛋白的表达，抑制细胞凋亡，发挥对缺血区神经元细胞的保护作用[2]。

三、后循环缺血的临床研究

除前文所述治疗方法外，其他治疗措施可参考国内外相关的治疗指南[3]。

对于后循环孤立性的眩晕患者，除了对症治疗外，前庭康复训练亦备受关注。其实质是"平衡三联"功能的再整合，利用本体感觉、视觉信息替代缺失或减少的前庭信号输入、促进代偿，提高前庭、视觉和本体感觉对平衡的调控能力，增加姿势的稳定性，减轻或解除患者的眩晕、失衡症状。前庭康复训练是国际常用的前庭康复训练方法。

（1）前庭眼反射训练。嘱患者一手持卡片固定于面前15～20cm处，向左右两侧反复做转头动作，眼球固定注视卡片。该法有助于诱导中枢神经系统适应前庭功能缺失或改变状态。

（2）习服性训练。将患者持续暴露于诱发眩晕的环境之中，通过反复运动刺激，降低前庭应激反应，直到患者对运动刺激无反应。

（3）其他包括视觉体验、固视、静态或动态姿势训练。前庭康复训练必须在急性发作期恶心、呕吐症状结束后立即开始。前庭康复训练必须每天2次，持续数分钟，一旦患者能耐受就可以经常进行。有研究表明，药物或微创手术治疗，辅以前庭功能训练，可显著改善患者走路不稳感。

应参考国内外相关的防治指南控制各种血管性危险因素。鉴于栓塞多见，应积极开展病因检查。诊断明确者应进行抗栓治疗。单用或联合使用抗血小板制剂有重要的预防作用。应探索血管成形支架术的疗效。

应积极开展后循环缺血尤其是医师的继续再教育，更新观念和知识，不再使用"椎基底动脉供血不足"的概念。应加强宣教，正确掌握后循环缺血的早期表现，实现早发现、早诊断。应正确认识后循环缺血的危险因素，建立科学的预防观。

（吴海科　朱强　郭雪宜）

● 参考文献

［1］ 刘峻，周鸿飞，金鑫．毫火针项丛刺治疗后循环缺血的临床观察［J］．中华中医药学刊，2017，35（9）：2385-2387．

［2］ 董永书，行书丽，周红艳，等．快捻久留针刺法对后循环缺血眩晕大鼠前庭神经核细胞凋亡及相关蛋白表达的影响［J］．中国针灸，2020，40（2）：179-184．

［3］ 李雪，黄石娇，岳文华，等．后循环缺血性眩晕机制研究及中西医治疗研究进展［J］．辽宁中医药大学学报，2022，24（3）：60-63．

第二章 缺血性中风（脑梗死）

第一节 概　　述

中风，又称卒中，是以半身不遂、肌肤不仁、口舌歪斜、言语不利，甚则突然昏仆、不省人事为主要表现的病证。因其发病骤然，变化迅速，有"风性善行而数变"的特点，故名中风。中风发病率高、致残率高、病死率高，严重危害着中老年人的健康。西医学中的脑出血和脑梗死（缺血性脑卒中）属该病范畴，本章主要论述脑梗死。

第二节 病　因　病　机

一、中医对中风病因病机的认识

中风的发生主要因内伤积损、情志过极、饮食不节、体态肥盛、劳欲过度等，主要病机概而论之，有风、火（热）、痰、瘀、虚五端，其在一定条件下可相互影响、相互转化，引起虚气留滞，或肝阳暴张，或痰热内生，或气虚痰湿，从而引起内风旋动，气血逆乱，横窜经脉，直冲犯脑，导致血瘀脑脉或血溢脉外，发为中风（前者可称为缺血性中风，后者可称为出血性中风）。该病的病变部位在脑，涉及心、肝、脾、肾等多个脏腑。该病的病机演变常见于本虚标实之间。急性期以风、火（热）、痰、瘀为主，常见风痰上扰、风火相扇、痰瘀互阻、气血逆乱等标实之象。恢复期及后遗症期则以虚中夹实为主，多见气虚血瘀、阴虚阳亢，或血少脉涩、阳气衰微等本虚之证。通常情况下，若病情由实转虚，则为病情趋于稳定；若病情由虚转实，常见外感或复中之证，则提示病情波动或加重。

此外，中风后可因气郁痰阻而出现情绪低落、寡言少语等郁证之象，也可因元神受损而并发智能缺损或神呆不慧、言辞颠倒等中风神呆表现，还可因风阳内动而出现发作性抽搐、双目上视等痫证表现。凡此种种，都是中风的并病或变证，可参考郁证、痴呆、痫证等章节。

二、现代医学对脑梗死致病因素的认识

现代医学根据目前广泛使用的TOAST（trial of ORG 10172 in acute stroke treatment）分型将脑梗死按病因的不同分为五型：大动脉粥样硬化型、心源性栓塞型、小动脉闭塞型、其他明确病因型和不明原因型。其中大动脉粥样硬化性脑梗死是脑梗死中最常见的类型，该病是在脑动脉粥样硬化引起的血管壁病变的基础上，发生血栓形成、动脉到动脉栓塞、载体动脉病变堵塞、穿支动脉或

动脉远端低灌注等，造成局部脑组织因血液供应中断而发生缺血、缺氧性坏死，引起相应的神经系统症状和体征。如果引起脑栓塞的栓子来自于心脏，则称为心源性脑栓塞（cardiogenic cerebral embolism）。小动脉闭塞（small artery occlusion）性脑梗死主要是指大脑半球或脑干深部的小穿支动脉在高血压等各种疾病的基础上，血管壁发生病变，导致管腔闭塞，形成小的梗死灶。常见的发病部位有壳核、尾状核、内囊、丘脑及脑桥等。

第三节　诊断与鉴别诊断

一、诊断

（一）临床表现

（1）一般急性起病，发展迅速，具有"风性善行而数变"的特点，发病前多有情志失调、饮食不节或劳累等诱因。

（2）以猝然昏仆、不省人事、半身不遂、口舌歪斜为主证，病轻者可无昏仆而仅见口舌歪斜及半身不遂等症状和体征，并持续24h以上。

（3）发病前常有先兆症状，如眩晕、头痛、耳鸣，或一过性言语不利或肢体麻木、视物昏花，每日内发作数次，或几日内多次发作。

（4）多发于年龄在40岁以上者。

头颅MRI或CT扫描发现责任病灶，有助于该病的诊断。该病根据病灶性质可分为缺血性中风和出血性中风；根据病情程度，可分为中经络（符合中风诊断标准但无神志异常）和中脏腑（符合中风诊断标准但有神志异常）；根据病程时间，可分为急性期（发病后2周以内，中脏腑可至发病后1个月）、恢复期（发病后2周到6个月）和后遗症期（发病后6个月以上）。

（二）辅助检查

（1）血液化验及心电图检查。血液化验包括血常规、凝血功能、血糖、血脂。肾功能及血电解质等。这些检查有利于发现脑梗死的危险因素。

（2）头颅CT。对于急性卒中患者，头颅CT平扫是最常用的检查，它对于发病早期脑梗死脑出血的识别很重要。在脑梗死的超早期阶段（发病3h内），CT可以发现一些轻微的改变大脑中动脉高密度征；皮质边缘（尤其是岛叶）以及豆状核区灰白质分界不清楚、脑沟消失等改变的出现提示梗死灶较大，预后较差，选择溶栓治疗应慎重。发病后2周左右，脑梗死病灶处因水肿减轻和吞噬细胞浸润可与周围正常脑组织等密度，CT上难以分辨称为模糊效应。CT对急性期的小梗死灶不敏感，特别是脑干和小脑的小梗死灶更难检出。灌注CT可帮助识别缺血半暗带，但其在指导急性脑梗死治疗方面的作用尚未肯定。

（3）MRI。脑梗死发病数小时后，即可显示T1低信号，T2高信号的病变区域。与CT相比，MRI可以发现脑干、小脑梗死及小灶梗死。功能性MRI，如弥散加权成像（DWI）和灌注加权成像

（PWI），可以在发病后的数分钟内检测到缺血性改变，DWI与PWI显示的病变范围相同区域，为不可逆性损伤部位，DWI与PWI的不一致区，为缺血性半暗带。功能性MRI为超早期溶栓治疗提供了科学依据。DWI可以早期显示缺血组织的大小、部位，甚至可显示皮质下、脑干和小脑的小梗死灶。早期梗死的诊断敏感性达到88%～100%，特异性达到95%～100%。PWI是静脉注射顺磁性造影剂后显示脑组织相对血流动力学改变的成像。灌注加权改变的区域较弥散加权改变范围大，目前认为弥散-灌注不匹配区域为半暗带。MRI的最大缺陷是诊断急性脑出血不如CT灵敏，需应用梯度回波技术（GRE）和平面回波敏感加权技术观察急性脑实质出血。标准的MRI序列（T1、T2和质子相）对发病几个小时内的脑梗死不敏感。

（4）经颅多普勒（TCD）及颈动脉超声检查。通过TCD可发现颅内大动脉狭窄、闭塞，评估侧支循环的情况，进行微栓子监测，在血管造影前评估脑血液循环状况。TCD应用于溶栓治疗监测，对预后判断有参考意义。通过颈动脉超声对颈部动脉和椎-基底动脉的颅外段进行检查，可显示动脉硬化斑块、血管狭窄及闭塞。

（5）血管造影数字减影。血管造影（DSA）、CT血管造影（CTA）和磁共振动脉成像（MRA）可以显示脑部大动脉的狭窄、闭塞和其他血管病变，如血管炎、纤维肌性发育不良、颈动脉或椎动脉夹层及烟雾病等。作为无创性检查，MRA的应用非常广泛，但其对于小血管显影不清，尚不能替代DSA及CTA。

（三）诊断要点

1. 中医学

（1）以半身不遂、口舌歪斜、舌强言謇、偏身麻木，甚则神志恍惚、迷蒙、神昏、昏愦为主证。

（2）发病急骤，有渐进发展过程，发病前多有头晕头痛、肢体乏力麻木等先兆。

（3）患者常有年老体衰、劳倦内伤、嗜好烟酒、嗜食膏粱厚味等特点，每因恼怒、劳累、酗酒、气候骤变等诱发，年龄多在40岁以上。

（4）辨证。见表5-2-3-1、表5-2-3-2。

表5-2-3-1　辨中经络与中脏腑

项目	中经络	中脏腑
症状特征	半身不遂，肌肤不仁，口舌歪斜	
神志表现	不伴神志昏蒙或神志恍惚	伴有神志昏蒙或神志恍惚
病变部位	病位较浅	病位较深
病情程度	病情较轻	病情较重

表5-2-3-2　辨闭证与脱证

项目	闭证	脱证
病性	邪闭于内，多为实证	阳脱于外，多为虚证
症状、舌、脉	神志昏蒙，牙关紧闭，肢体强痉 阳证：兼面赤身热，口臭气粗，燥扰不宁，舌红苔黄腻，脉弦滑数 阴闭：兼面白唇暗，四肢不温，静卧不烦，痰涎壅盛，舌淡苔腻，脉沉滑或缓	昏愦不语，目合口张，肢体松懈，手撒遗尿，鼻鼾息微，汗多肢冷，舌痿，脉微欲绝

中风急性期中脏腑者有顺势和逆势。若中经络渐进加重，出现神志障碍，进而发展为中脏腑，属病势逆转，预后较差；起病即中脏腑，或突然神昏、四肢抽搐不已，或背腹骤然灼热或四肢发凉，甚至手足厥逆，或见戴阳及呕血，均属逆象，病情危重，预后不良。若神志转清，病情由中脏腑向中经络转化，病势为顺，预后多好。

2. 现代医学

过去对脑梗死（缺血性脑卒中）与短暂性脑缺血发作（TIA）的鉴别主要依赖症状、体征持续时间，TIA一般在短时间内很快完全恢复，而脑梗死症状多为持续性。近年来影像技术的发展促进了对脑卒中认识精确性的提高，对二者诊断的时间概念有所更新。根据国际疾病分类（第11版）（ICD-11）对缺血性脑卒中的定义，有神经影像学显示责任缺血病灶时，无论症状/体征持续时间长短都可诊断缺血性脑卒中，但在无法得到影像学责任病灶证据时，仍以症状/体征持续超过24h为时间界限诊断缺血性脑卒中。应注意多数TIA患者症状持续时间为0.5～1h。

（1）诊断标准：①急性起病；②局灶神经功能缺损（一侧面部或肢体无力或麻木，语言障碍等），少数为全面神经功能缺损；③影像学出现责任病灶或症状/体征持续24h以上；④排除非血管性病因；⑤脑CT/MRI排除脑出血。

（2）诊断流程：急性缺血性脑卒中诊断流程应包括如下五个步骤。

第一步，判断是否为脑卒中，排除非血管性疾病。

第二步，判断是否为缺血性脑卒中，进行脑CT/MRI检查排除出血性脑卒中。

第三步，判断卒中严重程度，采用神经功能评价量表评估神经功能缺损程度。

第四步，判断能否进行溶栓治疗，能否进行血管内机械取栓治疗，核对适应证和禁忌证。

第五步，结合病史、实验室、脑病变和血管病变等资料进行病因分型（多采用TOAST分型）。

（3）推荐意见：①按上述诊断流程处理疑似脑卒中患者（Ⅰ级推荐，C级证据）。②对疑似脑卒中患者应行头颅平扫CT或MRI（T1/T2/DWI）检查（Ⅰ级推荐，C级证据）。③应进行必要的血液学、凝血功能和生化检查（Ⅰ级推荐，C级证据），尽量缩短检查所需时间（Ⅰ级证据）。④应行心电图检查（Ⅰ级推荐，C级证据），有条件时应持续心电监测（Ⅱ级推荐，C级证据）。⑤运用神经功能缺损评分量表评估病情程度（Ⅱ级推荐，C级证据）。⑥在不影响溶栓或取栓的情况下，应行血管病变检查（Ⅱ级推荐，C级证据）；必要时根据起病时间及临床特征行多模影像评估，以决定是否进行血管内取栓（Ⅱ级推荐，A级证据）。

二、鉴别诊断

1. 中医鉴别诊断

（1）与痫病相鉴别：痫病为一发作性疾病，亦有猝然昏仆，不省人事之证候，但伴四肢抽搐，口吐涎沫，目睛上视，口中发出异样怪叫声，醒后如常人，无半身不遂、口舌歪斜、言语不利等症，有反复发作史，每次发作症状相似，发病以青少年居多。

（2）与厥证相鉴别：厥证昏迷、不省人事的时间一般较短，多伴见面色苍白，四肢厥冷，一般移时苏醒，醒后无半身不遂、口舌歪斜、失语等后遗症。

（3）与痉病相鉴别：以四肢抽搐、项背强急，甚至角弓反张为特征，或见昏迷，但无口舌歪斜，半身不遂、言语不利等症。

（4）与口僻相鉴别：口僻俗称吊线风。口僻以口眼㖞斜、口角流涎、言语不清为主证，常伴外感表证或耳背疼痛，多由正气不足，风邪入中经络，气血痹阻所致，并无半身不遂、口舌歪斜之症。

（5）与痿病相鉴别：痿病有肢体瘫痪，活动无力，中风后半身不遂日久不能恢复者，亦可见肌肉瘦削，筋脉弛缓，两者区别在于痿病起病缓慢，以双下肢瘫痪或四肢瘫痪，或肌肉萎缩，或见筋惕肉瞤；而中风肢体瘫痪多起病急骤，多以偏瘫为主，痿病起病时多无神昏，中风常有不同程度的神昏。

2. 西医鉴别诊断

（1）脑出血多于活动或情绪激动时起病，患者多有原发性高血压史，病情进展快，多见头痛、恶心、呕吐，常出现意识障碍、偏瘫和其他神经系统局灶性症状，头颅CT或MRI有助于明确诊断。

（2）蛛网膜下腔出血各年龄组均可见，以青壮年多见，多在动态时起病，病情进展急骤，头痛剧烈，多伴有恶心、呕吐，多无局灶性神经功能缺损的症状和体征，头颅CT、头颅MRI及脑脊液检查有助于明确诊断。

（3）硬膜下血肿或硬膜外血肿多有头部外伤史，病情进行性加重，出现急性脑部受压的症状，如意识障碍，头痛、恶心、呕吐等颅高压症状，瞳孔改变及偏瘫等。某些硬膜下血肿，外伤史不明确，发病较慢，老年人头痛不重，应注意鉴别。头部CT检查在颅骨内板的下方，可发现局限性梭形或新月形高密度区，骨窗可见颅骨骨折线。

（4）颅内占位性病变颅内肿瘤（特别是瘤卒中时）或脑脓肿也可急性发作，引起局灶性神经功能缺损，类似于脑梗死。脑脓肿可有身体其他部位感染或全身性感染的病史。头部CT、MRI检查有助于明确诊断。

第四节　治疗概况

中风急性期，当急则治其标，以祛邪为主，常用平肝息风、化痰通腑、活血通络等治法。如为中脏腑者，当以醒神开窍为主，闭证宜清热开窍或化痰开窍，脱证则回阳固脱；如内闭外脱并存，则醒神开窍与扶正固本兼用。中风恢复期和后遗症期，多为虚实兼夹，当扶正祛邪，标本兼顾，常平肝息风、化痰祛瘀与滋养肝肾、益气养血并用。

一、中医辨证论治

（一）辨证选择口服中药汤剂

中风急性期治疗重在祛邪，佐以扶正，实行"三早"治疗方案：早期活血化瘀治疗、早期心理干预、早期综合康复治疗。

1. 中脏腑

（1）痰热闭阻神明证。

主证：神昏，半身不遂，口舌歪斜，舌强言謇或不语，偏身麻木，烦躁失眠，头晕耳鸣，手足心热，舌质红绛或暗红，苔少或无苔，脉细弦或细弦数。

治法：清热化痰，开窍醒神。

代表方剂：羚羊角汤加减送服安宫牛黄丸。

基本处方：羚羊角粉（冲服）、珍珠母（先煎）、钩藤、竹茹、天竺黄、石菖蒲、远志、牡丹皮。痰多者加竹沥、胆南星、全瓜蒌。躁扰不宁者加黄芩、栀子。

（2）痰浊蒙闭清窍证。

主证：神识恍惚、迷蒙，半身不遂，肢体松懈软瘫，四肢不温，面白唇暗，痰涎壅盛，舌质暗淡，舌苔白腻，脉沉滑或沉缓。

治法：温阳化痰，醒神开窍。

代表方剂：涤痰汤加减送服麝香救心丹。

基本处方：法半夏、陈皮、茯苓、枳实、竹茹、石菖蒲、远志。寒象明显者加桂枝，肢体抽动者加钩藤、天麻平肝息风。

（3）元神败脱、神明散乱证。

主证：神昏或昏愦，肢体瘫软，手撒肢冷，自汗出，甚则周身湿冷，二便自遗。舌痿，舌质紫暗，苔白腻，脉沉缓或细微。

治法：益气回阳固脱。

代表方剂：参附汤加减。

基本处方：人参、附子。汗出不止者加山茱萸、黄芪、龙骨、牡蛎，或者使用参附龙牡救逆汤敛汗固脱。

2. 中经络

（1）肝阳暴亢、风火上扰证。

主证：半身不遂，偏身麻木，舌强言謇或不语，口舌歪斜，眩晕头痛，面红耳赤，心烦易怒，舌质红或红绛，舌苔薄黄，脉弦有力。

治法：清热平肝，息风通络。

代表方剂：息风通络汤加减。

基本处方：天麻、钩藤、菊花、生石决明（先煎）、川牛膝、桃仁、红花、丹参、水蛭粉、夏枯草。眩晕者加珍珠母（先煎）以平肝潜阳，舌质红绛者加羚羊角粉、牡丹皮、赤芍凉血息风，大便秘结、舌苔黄厚腻者加生大黄、胆南星、全瓜蒌通腑泄热。

（2）风痰瘀血、闭阻脉络证。

主证：半身不遂，口舌歪斜，舌强言謇或不语，偏身麻木，头晕目眩，舌质暗淡，舌苔薄白或白腻，脉弦滑。

治法：化痰息风，活血通络。

代表方剂：化痰通络汤加减。

基本处方：丹参、桃仁、制地龙、土鳖虫、水蛭粉、郁金、姜半夏、胆南星、瓜蒌、石菖蒲。舌质紫暗或有瘀斑者加红花、赤芍，舌苔黄腻、烦躁不安者加黄芩、栀子，头痛、眩晕者加菊花、钩藤平肝息风，舌苔白腻、脘腹痞满者加石菖蒲、白豆蔻以芳香化浊。

（3）痰热腑实、风痰上扰证。

主证：半身不遂，口舌歪斜，舌强言謇或不语，偏身麻木，腹胀便秘，头晕目眩，咯痰或痰多，舌质暗红或暗淡，舌苔黄腻，脉弦滑。

治法：化痰通腑泄热。

代表方剂：星蒌承气汤加减。

基本处方：生大黄、芒硝（冲服）、全瓜蒌、胆南星、丹参、天竺黄。热象明显者加黄芩、栀子；年老体弱、弱津亏者去芒硝，加生地黄、麦冬、玄参；药后腑气不通者改用大柴胡汤调畅气机。

3. 恢复期

中风恢复期的治疗应标本兼顾、扶正祛邪，以补气活血、滋阴息风为主。

（1）气虚血瘀证。

主证：半身不遂，口舌歪斜，言语謇涩或不语，偏身麻木，面色淡白，气短乏力，口流涎，自汗出，心悸，便溏，手足肿胀，舌质暗淡，舌苔薄白或白腻，脉沉细或细缓。

治法：补气、活血、通络。

代表方剂：补阳还五汤加减。

基本处方：生黄芪、红花、桃仁、川芎、当归、赤芍、地龙。气虚明显者重用黄芪，言语不利者加石菖蒲、远志、郁金化痰利窍，肢体麻木者加木瓜、伸筋草，肢体瘫软无力者加续断、桑寄生、杜仲、牛膝。

（2）阴虚风动证。

主证：半身不遂，口舌歪斜，舌强言謇或不语，偏身麻木，烦躁失眠，头晕耳鸣，手足心热，舌质红绛或暗红，苔少或无苔，脉细弦或细弦数。

治法：滋阴息风。

代表方剂：镇肝息风汤加减。

基本处方：川牛膝、天麻、钩藤、生龙骨（先煎）、生牡蛎（先煎）、白芍、玄参、麦冬、菊花。夹痰热者加天竺黄、胆南星，心烦失眠者加莲子心、酸枣仁、夜交藤、珍珠母清心除烦安神，舌质紫暗者加赤芍、水蛭等活血化瘀。

4. 常见变证的治疗

中风急性期重症患者出现高热、呃逆、腑气不通、呕血、便血时须及时救治。

（1）高热不退者：予紫雪散口服或鼻饲，每次1.5～3.0g，每日2次，或者使用物理降温，如使用PC-A型降温毯控温，降温快而平稳，可降低患者危险事件的发生率。

（2）呃逆频繁、腑气不通者：予大黄胶囊（佛山市中医院院内制剂）2粒，每日2次，口服，或者予大承气汤煎服，或者使用针灸、穴位注射。

（3）腑气不通、大便秘结者：急用大黄胶囊2粒，每日2～3次，口服，或者急煎星蒌承气汤或大承气汤煎服，每日1剂，分2次口服或鼻饲。

（4）呕血、便血者：予云南白药0.5～1.0g，或加用大黄粉3g或者大黄胶囊2粒，每日2～3次，冲服或鼻饲。重型脑血管病早期主要是并发应激性溃疡引起呕血、便血，治宜清热泻火，凉血通腑，采用三黄泻心汤加减收效显著。

（二）辨证选择口服中成药

根据病情证候选择不同中成药。

中脏腑：痰热闭阻神明证应用中风醒神散（佛山市中医院院内制剂），痰蒙清窍证应用麝香救心丹（佛山市中医院院内制剂）。

中经络：肝阳暴亢、风火上扰证应用平肝化浊合剂（佛山市中医院院内制剂）、息风通络颗粒或活络祛风颗粒，风痰瘀血、闭阻脉络证应用华佗再造丸或三七化瘀口服液（佛山市中医院院内制剂），痰热腑实、风痰上扰证应用大黄胶囊或山楂消脂胶囊。

恢复期：气虚血瘀证应用通阳活血颗粒（佛山市中医院院内制剂）或生脉培元饮，阴虚风动证应用体能口服液或生脉培元饮。

（三）辨证选择静脉滴注中药注射液

1. 中脏腑

（1）痰热闭阻神明证：①醒脑静注射液20mL+0.9%氯化钠注射液（NS）250mL静脉滴注，每日1次；②苦碟子注射液40mL+0.9%NS 250mL静脉滴注，每日1次。

（2）痰浊蒙闭清窍证：①灯盏细辛注射液40mL（或血栓通粉针450mg）+0.9%NS 250mL静脉滴注，每日1次；②醒脑静注射液20mL+0.9%NS 250mL静脉滴注，每日1次。

（3）元神败脱、神明散乱证：参附注射液20～60mL+5%葡萄糖（GS）或0.9%NS 250mL静脉滴注，每日1次。

2. 中经络

（1）肝阳暴亢、风火上扰证：①灯盏细辛注射液40mL（或苦碟子注射液15mL或血栓通粉针450mg）+0.9%NS 250mL静脉滴注，每日1次；②醒脑静注射液20mL+0.9%NS 250mL静脉滴注，每日1次。

（2）风痰瘀血、闭阻脉络证：①灯盏细辛注射液40mL（或苦碟子注射液40mL或血栓通粉针450mg）+0.9%NS 250mL静脉滴注，每日1次；②参麦注射液40mL（或参芪扶正注射液250mL）+0.9%NS 250mL静脉滴注，每日1次。

（3）痰热腑实、风痰上扰证：①灯盏细辛注射液40mL（或苦碟子注射液40mL或血栓通粉针450mg）+0.9%NS 250mL静脉滴注，每日1次；②醒脑静注射液20mL+0.9%NS 250mL静脉滴注，每日1次。

3. 恢复期

（1）气虚血瘀证：①灯盏细辛注射液40mL（或苦碟子注射液15mL或血栓通粉针300mg）+0.9%NS 250mL静脉滴注，每日1次；②参麦注射液40mL（或参芪扶正注射液250mL）+0.9%NS 250mL静脉滴注，每日1次。

（2）阴虚风动证：①苦碟子注射液40mL+0.9%NS 250mL静脉滴注，每日1次；②参麦注射液40mL+0.9%NS 250mL静脉滴注，每日1次。

二、中医特色治疗

（一）专科中药制剂

1. 通阳活血颗粒（加味补阳还五汤）

处方：黄芪、当归尾、红花、桃仁等。

功能主治：益气活血，除痰通络。

适用范围：气虚痰瘀证，中风之半身不遂、口眼㖞斜等。

用量用法：开水冲服，每次1袋，每日3次；或遵医嘱。

禁忌：中风急性期，病情尚未稳定者忌用，孕妇者忌用。

2. 三七化瘀口服液（复方三七口服液）

处方：三七等。

功能主治：活血化瘀，消肿止痛，舒络通经，强身健体。

适用范围：阴虚风动证，特别是舌强言謇或不语、偏手足心热、舌质红绛或暗红者。

用量用法：口服，每次20mL，每日2～3次；或遵医嘱。

禁忌：脾胃虚弱而致呕吐泄泻、腹胀便溏、咳嗽痰多者慎用。

（二）针灸疗法

针灸是中医学治病的重要手段，其疗效独特，操作方便，不良反应少，在我国一直广泛用于缺血性脑卒中的治疗。中医学认为缺血性中风的病机为阴阳失调，气血逆乱，脑脉痹阻。在治疗上要严格遵循"调和气血，疏通经脉"的原则，采用针灸疗法对该疾病进行治疗具有独特的优势。

1. 应用时机

一般在中风患者病情相对稳定后可给予针灸治疗。

2. 治疗原则

按照中医理论，基本原则是循经取穴，即以脏腑经络理论为指导，根据病机和证候选择合理的穴位配伍和适宜的手法进行治疗。

3. 针灸疗法

（1）中脏腑：重在平肝息风，醒脑开窍，启闭固脱。主要取督脉、手厥阴经穴和十二井穴。

主穴：内关、水沟、三阴交。

配穴：闭证配十二井穴、合谷、太冲，脱证配关元、神阙、气海等，兼证再随证配穴治疗。

（2）中经络和恢复期：重在调神导气，通经活络。以督脉、手足阳明经穴为主。

主穴：主要取瘫痪侧阳明经穴。上肢取肩髃（手阳明、阳跷交会穴）、曲池（合穴）、手三里、合谷（原穴），下肢取髀关、伏兔、梁丘（郄穴）、足三里（胃经的合穴、胃的下合穴）、丰隆（络穴）、解溪（经穴）。

（3）操作：直刺1～1.2寸，接电针治疗仪，频率为20Hz，波型为连续波，强度以患者所能耐受的程度为限，每天1次，每次30min，每周6次，连续2周为1个疗程。

根据病情需要和临床症状，可选用以下治疗设备：多功能艾灸仪、数码经络导平治疗仪、针刺手法治疗仪、特定电磁波治疗仪等。

4. 推拿疗法

依据辨证论治原则，根据肢体功能缺损程度和状态进行中医按摩循经治疗，可使用不同手法以增加全关节活动度、缓解疼痛、抑制痉挛和被动运动等。避免对痉挛组肌肉群的强刺激。按摩手法常用揉法、捏法，亦可配合其他手法如弹拨法、叩击法、擦法等。

俯卧位：可取天宗、膈俞、肝俞、承扶、委中、承山、昆仑等穴位，沿着两侧膀胱经实施手法治疗。

侧卧位：取环跳、风市、膝眼、阳陵泉等穴位，沿着患侧足少阳胆经实施手法治疗。

坐位：对头部及上肢实施手法治疗。

仰卧位：取髀关、伏兔、膝眼、足三里、三阴交、解溪等穴位，沿着患侧下肢足阳明胃经实施手法治疗。

（四）中医药外治法

中风常见肩-手综合征、偏瘫痉挛状态、瘫痪侧手、足部的肿胀，以辨证论治为原则，选择中药硬膏热敷贴疗法、中药泡洗，以活血通络的中药为主加减局部熏洗患肢，可选用智能型中药熏蒸汽自控治疗仪配合治疗。

1. 煎膏外敷治疗肿痛

（1）玉龙散（佛山市中医院院内制剂）。

组成：干姜、肉桂等。

功能主治：温经散寒，活血止痛；用于治疗寒邪着络引起的肿物。

用法用量：分为药粉和贴剂两种剂型，外用，敷于患处，每天1～2次；或遵医嘱。

（2）金黄散（佛山市中医院院内制剂）。

组成：天花粉、红花、大黄等。

功能主治：清热凉血，化瘀止痛；用于治疗疮疡红肿热痛一类的肿物。

用法用量：分为药粉和贴剂两种剂型，外用，敷于患处，每天1～2次；或遵医嘱。

（3）白药膏（佛山市中医院院内制剂）。

组成：煅石膏等。

功能主治：凉血活血，祛瘀止痛。用于积瘀发热，红肿热痛者。

用法用量：外用，取本品适量加热使熔，涂布于敷药纸上，外敷患处；或遵医嘱。

2. 中药泡洗疗法治疗肢体麻木、疼痛

（1）1号方（寒痹方，佛山市中医院院内制剂）。

组成：桂枝、草乌、乳香等（温经洗剂）。

功能主治：补肝肾，强筋骨，温经散寒，活血止痛；主治局部寒痹。

用法用量：每日或隔日1次，每袋用1 000mL开水溶解后熏洗患处；或遵医嘱。

（2）2号方（热痹方，佛山市中医院院内制剂）。

组成：黄连、栀子等（伤科黄水）。

功能主治：抗炎消肿，活血化瘀，祛腐生新；主治局部热痛或麻木遇热觉舒者。

用法用量：外用，每日或隔日1次，纱布浸泡黄水后外敷患处；或遵医嘱。

注意事项：泡洗或熏洗过程中防止烫伤患者，因很多偏侧麻木、肿痛的患者感觉迟钝，所以在

患者泡洗或熏洗过程中要有护士在旁指导。泡洗或熏洗过程中注意观察患者生命体征和局部皮肤颜色、疼痛、麻木感的情况。

（五）其他疗法

根据病情可选择有明确疗效的治疗方法，予以个体化治疗，如：中医药在脑卒中围手术期的应用，头针法在半身不遂患者早期的应用，穴位注射法在中风患者中的应用，拔罐法在偏身麻木中的应用等。

三、中西医结合治疗

中西医结合治疗原则是中西医相互补充，取二者之长，提高临床疗效。西医治疗与中医辨证论治相结合是中西医结合治疗脑梗死的有效途径，临床上在西医治疗的基础上，可以根据不同的辨证结果个体化、选择性应用各类方药（活血化瘀方药、化痰通络方药、镇肝息风方药、清热化痰开窍方药、滋补肝肾方药、益气活血方药、益气固脱方药等）联合治疗（可参考2017年中国中西医结合学会神经科专业委员会制定的《中国脑梗死中西医结合诊治指南（2017）》）。

西医治疗脑梗死的措施主要有一般处理、药物治疗、介入治疗和外科手术等，针对缺血性脑卒中的病因、发病机制、病理进行最佳个体化治疗，并对出现的并发症及合并症等进行及时预防与处理，早期康复治疗等。以下主要介绍缺血性脑卒中特异性治疗，包括改善脑血循环（静脉溶栓、血管内治疗、抗血小板、抗凝、降纤、扩容等方法）、他汀类药物的应用及神经保护等（具体参考2018年中华医学会神经病学分会脑血管病学组制定的《中国急性缺血性脑卒中诊治指南2018》）。

（一）改善脑血循环

静脉溶栓是目前最主要的恢复血流措施，药物包括重组组织型纤溶酶原激活剂（rt-PA）、尿激酶和替奈普酶。rt-PA和尿激酶是我国目前主要使用的溶栓药，现认为有效挽救半暗带组织时间窗为4.5h内或6h内。具体见表5-2-4-1。表5-2-4-2主要介绍了其他改善脑血循环的方法。

表5-2-4-1　静脉溶栓

项目	适应证	禁忌证	相对禁忌证
3h内 rt-PA	1. 有缺血性脑卒中导致的神经功能缺损症状 2. 症状出现<3h 3. 年龄≥18岁 4. 患者或家属签署知情同意书	1. 颅内出血或既往颅内出血史或颅内肿瘤、巨大颅内动脉瘤 2. 近3个月有严重头颅外伤或卒中史或颅内/椎管内手术 3. 近2周内有大型外科手术 4. 近3周内有胃肠或泌尿系统出血 5. 活动性内脏出血或主动脉弓夹层或急性出血倾向，包括血小板计数低于$100×10^9/L$，或其他情况 6. 近1周内有在不易压迫止血部位的动脉穿刺 7. 血压升高：收缩压≥180mmHg，或舒张压≥100mmHg；或者血糖<2.8mmol/L，或>22.22mmol/L 8. 24h内接受过低分子肝素治疗 9. 口服抗凝药且INR>1.7或PT>15s或者48h内使用凝血酶抑制剂或Xa因子抑制剂，或各种实验室检查异常（如APTT、INR、血小板计数、ECT、TT或Xa因子活性测定等） 10. 头部CT或MRI提示大面积脑梗死（梗死面积>1/3大脑中动脉供血区）	轻型非致残性卒中、症状迅速改善的卒中、惊厥发作后出现的神经功能损害（与此次卒中发生相关）、颅外段颈部动脉夹层、近2周内有严重外伤（未伤及头颅）、近3个月内有心肌梗死病史、孕产妇、痴呆、既往疾病遗留较重神经功能残疾、未破裂且未经治疗的动静脉畸形、颅内小动脉瘤（<10mm）、少量脑内微量出血灶（1~10个）

项目	适应证	禁忌证	相对禁忌证
3～4.5h rt-PA	症状持续3～4.5h，其余同3h内	同3h内rt-PA	在3h内的基础上补充：使用抗凝药物，INR≤1.7，PT≤15s及严重卒中（NIHSS评分>25分）
6h内尿激酶	症状出现<6h、年龄18～80岁、意识清醒或嗜睡、脑CT无明显早期脑梗死低密度改变，其余同3h内	同3h内rt-PA	无
监护及处理	1. 患者收入重症监护病房或卒中单元进行监护 2. 定期进行血压和神经功能检查，静脉溶栓治疗中及结束后2h内，每15min进行1次血压测量和神经功能评估；然后每30min 1次，持续6h；以后每小时1次直至治疗后24h 3. 如出现严重头痛、高血压、恶心或呕吐，或神经症状体征恶化，应立即停用溶栓药物并进行脑CT检查 4. 如收缩压≥180mmHg或舒张压≥100mmHg，应增加血压监测次数，并给予降压药物		
推荐意见	1. 对缺血性脑卒中发病3h内（Ⅰ级推荐，A级证据）和3～4.5h（Ⅰ级推荐，B级证据）的患者，应按照适应证、禁忌证和相对禁忌证严格筛选患者，尽快静脉给予rt-PA溶栓治疗。使用方法：rt-PA 0.9mg/kg（最大剂量为90mg）静脉滴注，其中10%在最初1min内静脉推注，其余持续滴注1h，用药期间及用药24h内应严密监护患者（Ⅰ级推荐，A级证据） 2. 发病在6h内，可根据适应证和禁忌证标准严格选择患者给予尿激酶静脉溶栓。使用方法：尿激酶100万～150万IU，溶于生理盐水100～200mL，持续静脉滴注30min，用药期间应严密监护患者（Ⅱ级推荐，B级证据） 3. 小剂量阿替普酶静脉溶栓（0.6mg/kg）出血风险低于标准剂量，可以减少病死率，但并不降低残疾率，可结合患者病情严重程度、出血风险等因素个体化确定决策（Ⅱ级推荐，A级证据） 4. 对发病时间未明或超过静脉溶栓时间窗的急性缺血性脑卒中患者，如果符合血管内取栓治疗适应证，应尽快启动血管内取栓治疗；如果不能实施血管内取栓治疗，可结合多模影像学评估是否进行静脉溶栓治疗（Ⅱ级推荐，B级证据） 5. 静脉团注替奈普酶（0.4mg/kg）治疗轻型卒中的安全性及有效性与阿替普酶相似，但不优于阿替普酶。对于轻度神经功能缺损且不伴有颅内大血管闭塞的患者，可以考虑应用替奈普酶（Ⅱ级推荐，B级证据） 6. 不推荐在临床试验以外使用其他溶栓药物（Ⅰ级推荐，C级证据） 7. 静脉溶栓治疗是实现血管再通的重要方法（Ⅰ级推荐，A级证据），静脉溶栓应尽快进行，尽可能减少时间延误，在DNT（door-to-needle time，指患者从就诊到开始溶栓的时间）60min的时间内，尽可能缩短时间 8. 静脉溶栓治疗过程中，医师应充分准备应对紧急的不良反应，包括出血并发症和可能引起气道梗阻的血管源性水肿（Ⅰ级推荐，B级证据） 9. 患者在接受静脉溶栓治疗后尚需抗血小板或抗凝治疗，应推识到溶栓24h后开始（Ⅰ级推荐，B级证据），如果患者接受了血管内取栓治疗，应评估获益与风险后决定是否使用（Ⅱ级推荐，B级证据）		

注：相对禁忌证需谨慎考虑和权衡溶栓的风险与获益（即虽然存在一项或多项相对禁忌证，但并非绝对不能溶栓）；INR，国际标准化比率；PT，凝血酶原时间。

表5-2-4-2　其他改善脑血循环的方法

	血管内介入治疗	抗血小板	抗凝	其他
推荐意见	1．遵循静脉阿替普酶溶栓优先原则，静脉溶栓是血管再通的首选方法（Ⅰ级推荐，A级证据）。如果该患者符合静脉溶栓和血管内机械取栓指征，应该先接受阿替普酶静脉溶栓治疗（Ⅰ级推荐，A级证据） 2．对存在静脉溶栓禁忌的部分患者使用机械取栓是合理的（Ⅱ级推荐，C级证据） 3．缩短发病到接受血管内治疗的时间，有利于显著改善预后，在治疗时间窗内应尽早实现血管再通，不应等待观察其他治疗的疗效而延误机械取栓（Ⅰ级推荐，B级证据） 4．推荐结合发病时间、病变血管部位、病情严重程度综合评估后决定患者是否接受血管内机械取栓治疗（Ⅰ级推荐，A级证据） 5．对发病后不同时间窗内的患者［发病后6h内可以完成股动脉穿刺者（Ⅰ级推荐，A级证据）、距最后正常时间6～16h（Ⅰ级推荐，A级证据）及距最后正常时间16～24h者（Ⅱ级推荐，B级证据）］，经严格临床及影像学评估后，可进行血管内机械取栓治疗（参见《中国急性缺血性脑卒中早期血管内介入诊疗指南2018》） 6．发病6h内由大脑中动脉闭塞导致的严重卒中且不适合静脉溶栓或未能接受血管内机械取栓的患者，经过严格选择后可在有条件的医院进行动脉溶栓（Ⅰ级推荐，B级证据） 7．由后循环大动脉闭塞导致的严重卒中且不适合静脉溶栓或未能接受血管内机械取栓的患者，经过严格选择后可在有条件的单位进行动脉溶栓，虽目前有在发病24h内使用的经验，但也应尽早进行避免时间延误（Ⅲ级推荐，C级证据） 8．对于静脉溶栓或机械取栓未能实现血管再通的大动脉闭塞患者，进行补救性动脉溶栓（发病6h内）可能是合理的（Ⅱ级推荐，B级证据） 9．紧急颈动脉支架和血管成形术的获益尚未证实，应限于临床试验的环境下使用（Ⅲ级推荐，C级证据）	1．对于不符合静脉溶栓或血管内取栓适应证且无禁忌证的缺血性脑卒中患者应在发病后尽早给予口服阿司匹林150～300mg/d治疗（Ⅰ级推荐，A级证据）。急性期后可改为预防剂量（50～300mg/d） 2．溶栓治疗者，阿司匹林等抗血小板药物应在溶栓24h后开始使用（Ⅰ级推荐，B级证据），如果患者存在其他特殊情况（如合并疾病），在评估获益大于风险后可以考虑在阿替普酶静脉溶栓24h内使用抗血小板药物（Ⅲ级推荐，C级证据） 3．对不能耐受阿司匹林者，可考虑选用氯吡格雷等抗血小板治疗（Ⅱ级推荐，C级证据） 4．对于未接受静脉溶栓治疗的轻型卒中患者（NIHSS评分≤3分），在发病24h内应尽早启动双重抗血小板治疗（阿司匹林和氯吡格雷）并维持21d，有益于降低发病90d内的卒中复发风险，但应密切观察出血风险（Ⅰ级推荐，A级证据） 5．血管内机械取栓后24h内使用抗血小板药物替罗非班的疗效与安全性有待进一步研究，可结合患者情况个体化评估后决策（是否联合静脉溶栓治疗等）（Ⅲ级推荐，C级证据） 6．临床研究未证实替格瑞洛治疗轻型卒中优于阿司匹林，不推荐替格瑞洛代替阿司匹林用于轻型卒中的急性期治疗。替格瑞洛的安全性与阿司匹林相似，可考虑作为有使用阿司匹林禁忌证的替代药物（Ⅲ级推荐，B级证据）	1．对大多数急性缺血性脑卒中患者，不推荐无选择地早期进行抗凝治疗（Ⅰ级推荐，A级证据） 2．对少数特殊急性缺血性脑卒中患者（如放置心脏机械瓣膜）是否进行抗凝治疗，需综合评估（如病灶大小、血压控制、肝肾功能等），如出血风险较小，致残性脑栓塞风险高，可在充分沟通后谨慎选择使用（Ⅲ级推荐，C级证据） 3．特殊情况下溶栓后还需抗凝治疗患者，应在24h后使用抗凝剂（Ⅰ级推荐，B级证据） 4．对存在同侧颈内动脉严重狭窄的缺血性脑卒中患者，使用抗凝治疗的疗效尚待进一步研究证实（Ⅲ级推荐，B级证据） 5．凝血酶抑制剂治疗急性缺血性脑卒中的有效性尚待更多研究证实。目前这些药物只在临床研究环境中或根据具体情况个体化使用（Ⅲ级推荐，B级证据）	1．降纤制剂包括降纤酶、巴曲酶、其他降纤制剂，如蚓激酶、蕲蛇酶等。对不适合溶栓并经过严格筛选的脑梗死患者，特别是高纤维蛋白原血症者可选用降纤治疗（Ⅱ级推荐，B级证据） 2．扩容：①对大多数缺血性脑卒中患者，不推荐扩容治疗（Ⅱ级推荐，B级证据）；②对于低血压或脑血流低灌注所致的急性脑梗死如分水岭梗死可考虑扩容治疗，但应注意可能加重脑水肿、心力衰竭等并发症，对有严重脑水肿及心力衰竭的患者不推荐使用扩容治疗（Ⅱ级推荐，C级证据） 3．扩张血管：对大多数缺血性脑卒中患者，不推荐扩血管治疗（Ⅱ级推荐，B级证据） 4．其他改善脑血循环药物，如丁基苯酞、人尿激肽原酶。在临床工作中，依据随机对照试验研究结果，个体化应用丁基苯酞、人尿激肽原酶（Ⅱ级推荐，B级证据）

（二）他汀类药物的推荐意见

（1）急性缺血性脑卒中发病前服用他汀类药物的患者，可继续使用他汀类药物治疗（Ⅱ级推荐，B级证据）。

（2）在急性期根据患者年龄、性别、卒中亚型、伴随疾病及耐受性等临床特征，确定他汀治疗的种类及强度（Ⅱ级推荐，C级证据）。

（三）神经保护药物的推荐意见

神经保护药物包括依达拉奉、胞二磷胆碱、吡拉西坦等。

（1）神经保护剂的疗效与安全性尚需开展更多高质量临床试验进一步证实（Ⅰ级推荐，B级证据）。

（2）上述一些有随机对照试验的药物在临床实践中可根据具体情况个体化使用（Ⅱ级推荐，B级证据）。

四、难点分析

1. 现状分析

中风是危害中老年人生命与健康的常见病，中医药在脑梗死的治疗上具有一定优势，主要体现在降低病死率、减轻病残率、提高患者生活质量等方面，具体如下。

（1）因受发病时间窗的限制、出血并发症的影响，有条件接受溶栓治疗的患者只占少数，但大部分脑梗死患者可以接受中医药治疗。国内活血化瘀的中成药针剂广泛运用于脑梗死患者，临床疗效显著。

（2）在脑梗死不同阶段介入中成药治疗，充分发挥了中西药治疗相互取长补短的作用，达到优势互补。坚持中医倡导的整体理念，强调辨证论治，采用综合救治措施，从整体上提高脑梗死的疗效、降低病死率和复发率。

（3）中医药特色的康复技术与方法是中医药治疗的一大特色，将简便有效的中医药传统康复与现代康复相结合，优化康复方案，整体提高康复疗效。

2. 中医难点分析

脑梗死属于中医"中风"病的范畴，目前，对于脑梗死的治疗，单纯的中医或西医治疗均有局限性。中医药治疗在使脑梗死灶迅速再通，以减轻缺氧缺血对脑组织的损害方面显得力不从心，主要问题如下。

（1）脑梗死急性期目前多遵循西医脑卒中诊治指南，虽然多项研究表明中医药在治疗脑梗死上具有一定的优势。国内活血化瘀的中成药广泛运用于脑梗死患者，临床表明有一定的疗效，但是缺乏一定的中医药的循证医学证据及规范化的临床观察评价指标。

（2）对于脑梗死并发症，如脑水肿、感染、癫痫等，目前中医药的治疗的研究并不多，这是中医药临床应用的一块短板。

（3）脑梗死的预防方面缺乏具有循证医学证据的中医药防治中风的研究成果，目前多遵循西医脑卒中的诊治指南，使用阿司匹林、氯吡格雷等抗血小板药物进行一级预防和二级预防。

（4）卒中康复理念下注重早期康复，针对脑梗死造成的偏瘫、言语障碍、吞咽障碍，采用单一的中药治疗难以达到理想效果，而采用康复训练与中药、针灸结合的方法，可以明显提高疗效。

五、医案验方

患者张某某，男，72岁，退休干部，佛山高明区人。

主诉：右侧半身麻痹半年多，伴头晕，耳鸣，口干，睡眠不好，无头痛、呕吐，胃纳可，二便通畅，舌质暗红，苔白，脉细。

中医诊断：中风，证属肝风内动。

西医诊断：脑梗死。

患者半年前突发右侧半身麻痹，伴肢体乏力，当时曾在当地治疗，诊断为脑梗死，予抗血小板、改善循环等治疗，右侧肢体乏力好转，但仍觉右半身麻痹，遂入院治疗。有长期吸烟史，否认高血压、糖尿病史。

初诊（2014年12月18日）：患者右侧半身麻痹，伴头晕，耳鸣，口干，睡眠不好，无头痛、呕吐，胃纳可，二便通畅，舌质暗红，苔白，脉细。查体：血压120/80mmHg，脉搏70次/min，神志清，对答合理，表情自然，查体合作，双肺呼吸音清，未闻及干湿啰音，心率70次/min，律整。腹平软，无压痛及反跳痛，肋下肝脾未及，肠鸣音存。双下肢无浮肿。神经系统体查：颅神经无异常，四肢肌张力、肌力正常，右侧半身针刺觉减退，右侧巴氏征阳性。

望其神志清，神志自然，面色略红，舌暗红，苔白，闻其语声响亮，诊其脉细。

治以平肝息风，佐以滋肾。方药用天麻钩藤饮加减：天麻、钩藤、石决明（先煎）、栀子、黄芩、川牛膝、杜仲、神曲、桑寄生、何首乌藤、茯苓、磁石（先煎）（以水400mL煎取200mL，分早晚两次服），7剂。

二诊（2014年12月25日）：药后患者觉头晕耳鸣减轻，右半身麻痹如前，口干，胃纳一般，二便正常，舌暗，苔白，脉细。治以平肝息风、佐以滋肾为法，继用上方，30剂。

三诊（2015年2月10日）：患者右半身麻痹减轻，已无头晕头痛，口干，失眠，多梦，舌暗红，苔白，脉细。治疗上仍以平肝息风，佐以滋肾为法，方药如下：天麻、钩藤、石决明（先煎）、栀子、黄芩、川牛膝、杜仲、生地黄、淡竹叶、何首乌藤、灯心草、磁石（先煎）（以水400mL煎取200mL，分早晚两次服），30剂。

按语：患者年老体弱，积损正衰，肝肾受损，肝肾阴亏，水不涵木，灼津为痰，痰热动风，瘀阻经络，故见肢体麻痹；风阳上扰，清窍不利，故头晕，耳鸣；肝火伤津，故口干；舌质暗红，苔白，脉细是肝肾虚夹瘀之故。《黄帝内经》云："虚邪偏客于身半，其入深，内居营卫，营卫稍衰，则真气去，邪气独留，发为偏枯。"故本案以平肝息风，佐以滋肾，方药用天麻钩藤饮加减而获效。

第五节　辨　证　施　护

一、辨证护理

护理是提高临床治愈率、减少合并症、降低病残率和死亡率的重要环节。常规护理的内容包括一般护理、情志护理、饮食护理、局部护理、二便护理、并发症护理等，除了做好常规护理外，辨证施护也是不可缺少的一部分。

（1）肝阳上亢型：中医护理以滋阴潜阳，平肝息风为调护原则。病室保持凉爽、整洁、安静舒适，避免噪声。对于入睡困难、烦躁不安者，应诱导其入睡，消除患者不安情绪，避免情绪刺激，必要时遵医嘱给予镇静安眠药。

（2）痰瘀阻络型：中医护理以滋阴潜阳、镇肝息风为调护原则。病室控制室温，室温不宜过高，衣被不宜过厚，但避免冷风直吹。需及时记录患者病情变化，若出现嗜睡、朦胧，说明病情向中脏腑转化，需及时报告医生，调整治疗方案。

（3）气滞血瘀型：中医护理以理气活血、育阴息风、活络舒体为调护原则。需注重情志护理方面，及时做好语言诱导，消除抑郁、躁怒等不良情绪，使患者能配合治疗。

（4）气虚血瘀型：中医护理以益气养血、化痰通络为调护原则。病室宜温暖避风，尤其冬季要防汗多感冒，汗多者需及时擦干汗并更换衣服。如果患者气虚血瘀，手足肿胀、肤色紫暗，可用温水浸泡以消肿化瘀。患者病情平稳后，可主动或在护士和家属协助下被动做屈伸运动，以舒通筋络，消除肿胀。

（5）元神败脱型：四肢厥冷者，宜保暖，增加衣被或适当予热水袋。二便失禁者，应及时更换污染衣被，加强皮肤护理，防止压疮的发生。

二、辨证施膳

辨证施膳疗法是建立在中医理论基础上对患者病情进行辨证分型，然后根据患者证型提供相应的食物。证型不同，辨证施膳处方不同，膳食宣教内容不同，给予患者个体化、针对性的饮食指导，利于患者的治疗和康复。中医学素有"食治胜于药治，药补不如食补"之说，及时地干预饮食对预防中风发病和中风后的康复有积极作用。

（一）总体原则

（1）每天饮食种类应多样化，使能量和营养的摄入趋于合理；采用包括全谷、杂豆、薯类、水果、蔬菜和奶制品，以及总脂肪和饱和脂肪含量较低的均衡食谱。

（2）建议降低钠摄入量并增加钾摄入量，有益于降低血压，从而降低脑卒中风险。推荐的食盐摄入量不超过6g/d。

（3）强调增加水果、蔬菜和各种各样奶制品的摄入，减少饱和脂肪酸和反式脂肪酸的摄入；每天总脂肪摄入量应小于总热量的30%，反式脂肪酸摄入量不超过2g；摄入新鲜蔬菜400～500g、水果200～400g；适量鱼、禽、蛋和猪瘦肉，平均摄入总量120～200g；各种奶制品相当于液态奶300g；烹调植物油少于25g；控制添加糖（或称游离糖，即食物中添加的单体糖，如冰糖、白砂糖等）的摄入，每天少于50g，最好少于25g。

（二）辨证施膳细则

1. 中脏腑

（1）痰热闭阻神明证：饮食以清热、化痰、润燥为主，如萝卜、黑豆、冬瓜、丝瓜、菠菜、芹菜、梨、山楂等。忌食羊肉、鸡肉、牛肉、虾蟹、韭菜、辣椒、大蒜等肥甘辛辣刺激之品，禁烟酒。

（2）痰蒙清窍证：饮食以开窍醒神为主，宜食偏温性、清利化湿食物，如南瓜粥、菠菜、芹菜、油菜、黄瓜、山楂等。忌食生冷、甜食、肥甘厚味等助湿生痰之品。

（3）元神败脱、神明散乱证：该时期患者病情不稳定，以挽救患者性命为主。昏迷或有吞咽障碍患者，予鼻饲易消化、有营养的中药膳食，如藕粉、山药粥等，亦可用独参汤回阳固脱。

2. 中经络

（1）肝阳暴亢、风火上扰证：饮食宜清淡甘凉。青色入肝经，故可选用一些青色的食物，如绿豆、芹菜、菠菜、冬瓜、黄瓜等。药膳选用莲子汤、绿豆汤、菊花粥、银耳莲子粥、芹菜粥、珍珠母粥。忌食羊肉、鸡肉、韭菜、葱、大蒜等辛香走窜之品，戒烟酒。

（2）风痰瘀血、闭阻脉络证：饮食以祛风、化痰、通络为主，如黑大豆、藕、香菇、桃、梨等，忌食羊肉、牛肉、鸡肉等肥甘厚味之品。

（3）痰热腑实、风痰上扰证：饮食以清热、化痰、润燥为主，如萝卜、绿豆、冬瓜、丝瓜、梨等，忌食羊肉、鸡肉、牛肉、虾蟹、韭菜、辣椒、大蒜等性温燥烈之品。

3. 恢复期

（1）气虚血瘀证：饮食宜进益气健脾、通络之品，如人参、黄芪、三七粉、丹参、山楂、木耳、木瓜、香菇等益气活血之品。药膳选用山药薏苡仁粥、黄芪粥、莲子粥、赤小豆粥等。

（2）阴虚风动证：饮食以养阴清热、滋补肝肾为主，如牡蛎、鲍鱼、绿豆、山药、百合、莲子、冬瓜、墨鱼、黑木耳、银耳汤、甲鱼汤等。药膳选用百合莲子薏苡仁粥、百合地黄汤、甲鱼汤、银耳汤等。忌食羊肉、辣椒、韭菜、葱、蒜等性温燥烈之品。

第六节　循证研究

一、基础研究

（1）中药可能通过调节肠道菌群参与缺血性中风治疗。中枢神经系统（central nervous systems，CNS）与肠道神经系统（enteric nervous system，ENS）系由同一组织分化而来，提示人体内应该会存在肠道与大脑的联系通道。细菌-肠-脑轴（microbiota-gut-brain axis，MGBA）是近年来提出的新概念，指的是由肠道菌群、肠道本身以及参与连接作用的多种神经系统三部分组成的一条大脑与胃肠道及存在于其中的相关菌群相互作用的双向调节轴。一项动物实验研究表明常用中药药对黄芩-黄连可缓解糖尿病大鼠的肠黏膜损伤，这一缓解作用主要体现在对肠道菌群的调节上，如使脂多糖（LPS）等内毒素的释放量减少，该药物组合还可以作用于 TLR4/TRIF信号通路来减少炎性因子的释放，抑制肠道的炎症从而缓解缺血性脑卒中（IS）风险因素糖尿病的症状。另外也有报道称针灸可通过调节肠道菌群的免疫反应来治疗IS。但是中药针对肠道菌群直接干预IS治疗作用机制目前尚未见报道。中药在以肠道菌群入手进行IS的治疗上可能会表现出相当的优势，尤其对于引起中风风险的代谢性疾病的治疗，其作用机制可能是通过重塑肠道微环境、减弱细菌菌群易位、增加益生菌这三方面来减少脑血管的损伤[1]。

（2）同型半胱氨酸（Hcy）与中医证型之间可能存在相关性，有可能成为评价中医疗效的客观指标。近些年来，Hcy水平对脑卒中诊断与预后的价值越来越受到国内外学术界的广泛关注。研究表明，Hcy是脑血管疾病独立的危险因素，高浓度Hcy代谢可通过改变神经递质的含量、损伤神经细胞DNA、调节凋亡相关蛋白表达等多种机制介导脑功能的损伤。吴旋等[2]认为，不同面积的脑梗死Hcy水平差异有统计学意义，Hcy有助于预测气虚血瘀型脑卒中患者的危重程度。值得注意的是，Hcy与中风病情轻重的正相关性对于探索Hcy特异性中风证型意义不大，因为无论哪个证型在一定条件下都可以出现病情加重。

中风证素是以中风的病机为基础确定的，目前主要包括风、火热、痰证、血瘀、气虚、阴虚阳亢6种。中风证素与Hcy之间也存在一定关联，张玲端和李伟峰的研究结果显示，中风始发状态的证素以风、火热、痰证为主，中风急性期3～4周的证素以风、痰、血瘀证为主，中风后遗症期的证素以血瘀、阴虚阳亢、气虚证为主，这三组证素Hcy水平均显著高于同阶段的非高发证素。Hcy作为脑血管病发生、发展的独立危险因素，通过激发自由基损伤、活化炎症因子、促进细胞凋亡等途径参与了脑损伤机制，其与中医证型之间可能存在某种相关性，并有可能成为评价中医疗效的客观指标[3]。

二、临床研究

（一）中医研究

1. 辨证论治研究

辨证论治时，首先根据病情的轻重进行病类诊断。病类诊断分为中经络和中脏腑，中经络是指中风而无神志昏蒙者，中脏腑是指中风而有神志昏蒙者。然后进行辨证诊断。此外，临床上常常出现一些兼夹证，如腹胀、便干、便秘之腑实证，呕吐、呃逆之气逆证等。急性期病情轻、中型者，多见于中经络，辨证可为风痰阻络证、风火上扰证等；病情重者多见于中脏腑，辨证可为痰湿蒙神证、痰热内闭证，甚至出现元气败脱证等。恢复期多见气虚血瘀证、阴虚风动证等，恢复后期及后遗症期多见肝肾亏虚证等[1]。

2. 专病专方研究

（1）丹参类制剂。丹参类注射液中主要含有水溶性的丹参酸、丹参素和脂溶性的丹参酮等有效成分。注射用丹参多酚酸是采用现代工艺提取的丹参水溶性产物，具有改善微循环、抗氧化应激、抗血小板等多种药理作用。

（2）红花类制剂。研究显示红花黄色素能抑制血小板的聚集和活化，对抗血栓的形成，扩张脑血管，改善脑供血，可使患者血液中红细胞变形能力及红细胞聚集能力等血液流变学指标得到明显改善，能显著增加凝血酶原时间（APTT），降低纤维蛋白原（FIB），抑制炎症反应，改善脑梗死患者的神经功能和血管内皮功能，提高脑梗死急性期的微循环有效灌注。

（3）银杏叶类制剂。银杏叶制剂有清除机体内过多的自由基、抗血小板凝集、改善脑循环等作用。临床随机对照研究显示，银杏叶黄酮联合奥扎格雷钠治疗急性脑梗死，能够降低神经功能缺损评分，提高治疗有效率。

（4）三七类制剂。从中药三七中提取的有效活性成分为三七总皂苷，其有改善脑血流、抑制血小板聚集、保护脑细胞等作用。三七通舒胶囊是从中药三七中提取其活性成分三七三醇皂苷制成的。现代药理证实其有降低血液黏滞度、抗血小板聚集、改善微循环等作用。

（5）水蛭类制剂。疏血通注射液是由水蛭、地龙两味动物类中药制成的中药制剂，具有活血化瘀，通经活络的功效。现代药理证实疏血通注射液的有效成分主要为水蛭素和蚓激酶等，具有抗凝、促进纤溶系统、抗血小板聚集、改善侧支循环、抗炎、脑保护等作用。

3. 中医外治法研究

（1）针灸治疗。经穴处方的基本原则是循经取穴，即以脏腑经络理论为指导，根据病机和证候，在其所属或相关的经脉上选取腧穴配伍成方。

（2）推拿治疗。对于中经络半身不遂者，可采用推拿治疗。手法包括按法、揉法、擦法、搓法、拿法、捻法、摇法、一指禅推法、抹法、扫散法等。

（3）熏洗疗法。恢复期或后遗症期，瘫痪侧手、足肿胀，按之无凹陷，故实胀而非肿。可予复元通络液局部熏洗患肢。可取川乌、草乌、当归、川芎、红花、桑枝等，用水煎汤熏洗或泡洗肿胀的肢体20min。

（二）现代医学基础研究

1. 缺血半暗带相关研究进展

缺血半暗带自发现至今已40余年，它的发现对缺血性脑卒中的治疗意义非凡，至今仍是缺血性脑卒中治疗的主战场。目前认为缺血半暗带的缺血带从外向内依次是良性缺血区、缺血半暗带区、梗死核心区。良性缺血区是功能可自行恢复的区域，即使缺乏再灌注，也不会发生脑梗死。缺血半暗带区需要积极有效的治疗，恢复灌注才能避免进展为不可逆梗死区。研究发现，冬眠哺乳动物可以耐受类似于缺血性脑卒中时的低脑血流量，为细胞干预治疗急性缺血性脑卒中提供了进一步证据。由于再灌注治疗对急性缺血性脑卒中的影响有限，细胞途径在过去30年得到了广泛的探索，不幸的是，任何针对缺血半暗带的细胞途径治疗方法均告失败。

在缺血半暗带引起人们广泛关注的几十年里，对梗死核心的认识在慢慢改变。

传统认为，缺血性脑卒中时梗死核心的细胞是完全坏死的。但许多研究表明梗死核心不是被动地随着时间的推移而死亡，而是在积极地生存和恢复。神经影像学显示缺血半暗带内或周围存在良性缺血区，这些区域虽然灌注不足，但功能正常，无论血流是否恢复都能正常存活。

在持续动脉闭塞的情况下，尽管DWI/PWI显示急性皮质梗死，但实际上并无新的缺血性病变发生。事实上，一些血流量减少的组织，特别是由大动脉闭塞或狭窄引起血流量减少的组织，可能会长时间保持功能障碍，而不会发展为梗死核心。

在小鼠永久性大脑中动脉闭塞模型中，在核心区域观察到神经元和血管细胞的长期存活、再生活动以及新生成的神经元细胞，人们推测血管生成对于包括神经发生和轴突生长在内的大脑恢复和修复过程至关重要。

缺血性脑卒中再灌注治疗窗口的不断延长，以及卒中症状发作后24h后迟发性再通的病例报道增多，提示在缺血性脑卒中的慢性期迟发性再通可能对某些患者有效。

如果血流最终通过再灌注干预恢复，神经功能障碍的缺血组织可能会恢复。延迟再灌注也可能改善神经新生和血管生成所需的神经血管生态。需要进一步的研究来确定梗死核心、缺血和缺血半暗带动力学在缺血性脑卒中延迟再灌注干预结果中的作用[5]。

2. 缺血性脑卒中相关免疫炎症研究进展

（1）缺血性脑卒中免疫病理基础。缺血性脑卒中发生后由于血流灌注不足，脑组织代谢需要的氧气、葡萄糖匮乏，能量产生不足，导致一些毒性代谢产物在局部堆积，如兴奋性毒性产物、酸性代谢产物、氧化应激产物和炎症介质等，从而引起广泛的神经元死亡；死亡的神经元通过释放损伤相关分子模式（DAMPs），如ATP、高迁移率组蛋白B（HMGBI）、缺氧诱导因子1α（HIF-1α）、S100B等，诱发固有免疫炎症反应；小胶质细胞上的模式识别受体（PRR）的激活，可促进炎性细胞因子如白介素1β（IL-1β）、肿瘤坏死因子α（TNF-α）的产生，同时星形胶质细胞及血管内皮细胞可通过释放IL-17、颗粒酶、活性氧以及穿孔素等共同营造脑内炎症环境；氧化应激反应产生的基质金属蛋白酶（MMP）可使血脑屏障内皮细胞间紧密连接蛋白表达减低，星形胶质细胞上水通道蛋白4（AQP4）的表达增加加重了脑水肿，细胞内骨架蛋白的改变同样可改变细胞外周间隙。上述机制均可增加血脑屏障的渗透性，使其完整性受到破坏。正常状态下，血脑屏障在调控溶质、细胞运输、维持脑微环境稳态和神经元正常活性方面具有重要作用，既往研究认为中枢神经系统血脑屏障的存在以及淋巴系统的缺乏，使大脑成为"免疫赦免"的器官，尽管有研究指出脑膜内同样存在淋巴系统，但其在中枢神经系统免疫反应中的作用有待进一步研究；因此，血脑屏障的破坏可能是缺血性脑损伤免疫紊乱的病理基础。相关研究指出，卒中后血脑屏障的破坏有两个时相，第一个时相在卒中后2～3h，通过MMP-2介导血管源性水肿，第二个时相是卒中后24～48h，通过MMP-3和MMP-9、环氧合酶-2、内皮细胞间紧密连接蛋白重新分布和白细胞渗透介导炎症反应，缺血性脑卒中的发生使血脑屏障遭到了破坏，同时破坏的血脑屏障又诱发和加重了的神经功能的缺损[6]。

（2）免疫炎症介质的变化。缺血性脑卒中发生后黏附分子表达增加，包括细胞间黏附分子1（ICAM-1）、血管细胞黏附分子1（VCAM-1）、整合素以及E-选择素等，这些黏附分子的增加促使外周免疫细胞进一步渗入脑组织，增加神经系统炎症，介导二次损伤。正常情况下，脑内MMP-9的水平很低，缺血性脑卒中发生后脑血管内皮细胞以及渗入的中性粒细胞可分泌MMP-9，介导血脑屏障的破坏，相关研究表明血浆MMP水平可预测卒中患者的预后，在脑卒中恢复期，一些中性粒细胞分泌的MMP-9可促进血管的生成，修复血脑屏障破损，TNF和IL-1β由脑内固有小胶质细胞、循环渗入的单核巨噬细胞分泌，是强有力的促炎细胞因子，其在缺血性脑卒中患者的外周血和脑脊液中表达增高，介导脑梗死后炎症反应和卒中进展；1L-6既往认为是由神经元分泌的，也有研究认为小胶质细胞也可分泌1L-6，其可通过上调神经元腺苷受体发挥神经保护作用，也可通过破坏血脑屏障加重脑水肿。1L-10在脑卒中后的病理生理过程中，通过抑制炎性细胞因子的合成、抗细胞凋亡等机制发挥抗炎、神经保护作用。补体系统在先天性免疫反应中发挥重要作用，中枢神经系统星形胶质细胞、小胶质细胞和神经元也可合成补体；在缺血性脑卒中模型脑组织和临床患者血液中发现有补体成分的激活，敲除甘露糖结合凝集素（MBL）（补体激活的凝集素途径的识别分子）基因的小鼠与野生型相比其脑梗死体积、中性粒细胞浸润、神经功能缺损均减轻；MBL低表达基因型的脑卒中患者补体成分C3、C4和C反应蛋白水平较低，有更好的90d预后，相关研究表明静脉应用组织纤溶酶原激活物（IPA）能够上调补体级联瀑布的激活，介导缺血性脑卒中溶栓后出血转化和脑水肿[6]。

（3）卒中后免疫抑制反应。急性缺血性脑卒中发生后约有30%的患者合并有感染，主要是尿路感染和肺部感染；可能是由于中枢神经系统和周围免疫器官之间的长距离反馈通路的激活，机体为了降低免疫炎症反应对缺血脑组织的再次损伤，而抑制外周免疫功能，即卒中后免疫抑制（stroke-induced immunodepression，SID）反应，卒中后免疫抑制反应是机体的一种自我保护，主要表现为外周单核细胞、淋巴细胞减少及功能失调，脾脏、淋巴结等免疫器官萎缩；对外周的免疫抑制反应虽然减轻了脑组织的再次损伤，但同时也增加了患者的感染率，而感染又可恶化患者的预后，增加住院天数及死亡率，预防性应用抗生素并不能减少患者的预后和死亡率，但可减少尿路感染的发生率，对肺炎作用不明显。相关研究指出，缺血性脑卒中后中枢神经系统通过交感、副交感神经系统及下丘脑垂体-肾上腺轴（HPA）等神经内分泌通路发挥对外周免疫功能的影响；急性脑卒中发生后激活上述通路，释放去甲肾上腺素、乙酰胆碱及糖皮质激素，使淋巴细胞、自然杀伤细胞（NKT）数量减少，细胞免疫功能减低，脾脏萎缩，Jian等指出NK细胞在脑和外周表现出不同的时间和转录特性，在外周通过激活儿茶酚胺和HPA调节细胞因子信号抑制因子3（SOCS3）的表达，促使脾脏萎缩、NK细胞数量减少，而在脑内则通过胆碱能神经分布介导转录因子RUNX3的表达来抑制NK细胞的反应[6]。

（三）现代医学研究

在近20年间，抗血小板治疗取得了飞速发展，但从单药阿司匹林抗血小板治疗到双联抗血小板的突破，经历了艰难而又令人兴奋的探索历程。缺血性脑卒中抗血小板临床试验经历了单药抗血小板、前双联抗血小板、双联抗血小板三个阶段，主要包括8项临床试验：CAST/IST（1997），MATCH（2004），PRoFESS（2008），SPS3（2012），CHANCE（2013），SOCRATES（2016），POINT（2018），THALES（2020）。这些研究树立了缺血性脑卒中抗血小板治疗研究历程中的8个里程碑。

CHANCE研究团队基于临床和数据分析结果，提出抗血小板治疗新方法，即在发病后24h时间窗内，启动阿司匹林与氯吡格雷双通道联合抗血小板药物治疗，发挥抗血小板和抗炎双效应，短程应用21d。CHANCE新方法使高危非致残性缺血性脑卒中（HR-NICE）患者90d复发风险相对下降32%，且未增加出血风险。CHANCE研究首次突破"双抗"治疗禁区，意味着缺血性脑卒中和TIA急性期治疗全面跨进双联抗血小板的时代。美国AHA/ASA 2019年急性缺血性脑卒中早期管理指南推荐对急性轻型缺血性脑卒中给予CHANCE方案治疗（Ⅰ级推荐，A-R级证据）[7]。

THALES研究是一项以临床事件为主要终点的全球多中心三期试验。该研究旨在比较替格瑞洛联合阿司匹林双联抗血小板治疗与阿司匹林单药治疗用于非重症急性缺血性脑卒中（NIHSS评分≤5分）或高危短暂性脑缺血发作患者（TIA，ABCD 2评分≥6分或合并同侧颅内外动脉狭窄）的疗效和安全性。研究结果显示，双抗组能够显著性降低30d的主要终点事件（HR 0.83，95%CI：

0.71～0.96）。在安全性终点（GUSTO 定义的严重出血）方面，双抗组提示有更高的出血风险（HR 3.99，95%CI：1.74～9.14）。该研究结果提示比起接受单抗治疗的患者，接受双抗治疗的急性缺血性脑卒中或TIA患者，30d的联合终点（卒中或死亡率）较低。在安全性方面，替格瑞洛发生严重出血事件的风险较高，但风险没有超过获益。因此我们有充分的理由在轻型缺血性脑卒中或高危 TIA（HR-NICE人群）中使用这种治疗方案[8]。

CHANCE-2研究是全球脑血管病领域第一个基于药物基因组进行干预的临床试验，旨在探索CYP2C19LoF患者使用替格瑞洛替代氯吡格雷的双抗治疗是否有更好的临床结局。研究结果表明对于轻型缺血性脑卒中和短暂性脑缺血发作且携带CYP2C19失活等位基因的患者，替格瑞洛联合阿司匹林预防卒中复发的疗效优于氯吡格雷联合阿司匹林，前者比后者90d内卒中复发率降低23%。约60%的亚洲人携带上述失活位点，因此该结果对于亚洲人群卒中的二级预防具有重要价值[9]。

（吴海科　黄婷婷　朱强）

● **参考文献**

[1] 戴玉豪，刘黎明，刘陈，等.肠道菌群与缺血性脑中风相关性研究进展[J].中国中药杂志，2021，46（22）：5773-5780.

[2] 吴旋，陈云欢，林恒山，等.心脑血管危险因素与气虚血瘀证脑卒中患者脑梗死面积及其认知功能障碍的关联性分析[J].中国医学创新，2016，13（8）：5-8.

[3] 付英德，汪振宇.中风证型与同型半胱氨酸相关性研究的分析与思考[J].中华中医药学刊，2017，35（5）：1208-1210.

[4] 中国中西医结合学会神经科专业委员会.中国脑梗死中西医结合诊治指南（2017）[J].中国中西医结合杂志，2018，38（2）：136-144.

[5] YANG S H, LIU R. Four Decades of Ischemic penumbra and its implication for ischemic stroke[J]. Transl Stroke Res, 2021, 12（6）：937-945.

[6] JIAN Z H, LIU R, ZHU X Q, et al. The involvement and therapy target of immune cells after ischemic stroke[J]. Front Immunol, 2019, 10: 2167.

[7] WANG Y J, WANG Y L, ZHAO X Q, et al. Clopidogrel with aspirin in acute minor stroke or transient ischemic attack[J]. N Engl J Med, 2013, 369（1）：11-19.

[8] JOHNSTON S C, AMARENCO P, DENISON H, et al. Ticagrelor and aspirin or aspirin alone in acute ischemic stroke or TIA[J]. N Engl J Med, 2020, 383（3）：207-217.

[9] WANG Y J, MENG X, WANG A X, et al. Ticagrelor versus clopidogrel in CYP2C19 loss-of-function carriers with stroke or TIA[J]. N Engl J Med, 2021, 385（27）：2520-2530.

第三章 偏 头 痛

第一节 概 述

偏头痛（migraine）是临床常见的原发性头痛，其特征是呈发作性，多为偏侧发作，呈中重度、搏动样头痛，一般持续4~72h，可伴有恶心、呕吐，声、光刺激或日常活动均可加重头痛，处于安静环境、休息可缓解头痛。偏头痛是一种常见的慢性神经血管性疾病，患病率为5%~10%。本病归属于中医学"头痛"范畴。古籍中又有头风、首风、脑风等称谓。

第二节 病 因 病 机

一、中医学对头痛病因病机的认识

头痛病位在头，多因六淫外邪上犯清空或情志不畅、劳倦体虚、饮食不节、跌仆损伤等，导致肝阳上扰、痰瘀痹阻脑络，或精气亏虚、经脉失养，从而导致头痛的发生。头痛可分为外感头痛和内伤头痛两大类。外感头痛多属实，为外邪上扰清空，阻遏清阳，壅滞经络；内伤头痛有实有虚，虚实在一定条件下可以相互转化，多责之于肝、脾、肾三脏。

二、现代医学对偏头痛致病因素的认识

偏头痛的病因尚不明确，可能与家族遗传、大脑神经细胞的兴奋性紊乱、内分泌和代谢因素、环境因素、某些食物和药物诱发、强光、过劳、应激以及应激后的放松、睡眠过多或过少、禁食、紧张、情绪不稳等相关。本病的发病机制尚不十分清楚，目前主要有4种学说，包括血管学说、神经学说、三叉神经血管学说、视网膜-丘脑-皮质机制学说。

第三节 诊断与鉴别诊断

一、诊断

（一）临床表现

偏头痛多起病于儿童期和青春期，至中青年期达到发病高峰，女性多见，男女患者比例为 1 : 3～1 : 2，常有遗传背景。国际头痛协会偏头痛分型见表5-3-3-1。

表5-3-3-1 国际头痛协会偏头痛分型

分型	名称
1	无先兆偏头痛（migraine without aura）
2	有先兆偏头痛（migraine with aura）
2.1	典型先兆偏头痛（migraine with typical aura）
2.1.1	典型先兆伴头痛（typical aura with headache）
2.1.2	典型先兆不伴头痛（typical aura without headache）
2.2	脑干先兆偏头痛（migraine with brainstem aura）
2.3	偏瘫性偏头痛（hemiplegic migraine）
2.3.1	家族性偏瘫性偏头痛（familial hemiplegic migraine）
2.3.2	散发性偏瘫性偏头痛（sporadic hemiplegic migraine）
2.4	视网膜性偏头痛（retinal migraine）
3	慢性偏头痛（chronic migraine）
4	偏头痛并发症（complications of migraine）
4.1	偏头痛持续状态（status migrainosus）
4.2	无梗死的持续先兆（persistent aura without infarction）
4.3	偏头痛性脑梗死（migraine infarction）
4.4	偏头痛先兆诱发的痫性发作（migraine aura-triggered seizure）
5	很可能的偏头痛（probable migraine）
5.1	很可能的无先兆偏头痛（probable migraine without aura）
5.2	很可能的有先兆偏头痛（probable migraine with aura）
6	可能与偏头痛相关的发作性综合征（episodic syndromes that may be associated with migraine）
6.1	复发性胃肠功能紊乱（recurrent gastrointestinal disturbance）
6.1.1	周期性呕吐综合征（cyclical vomiting syndrome）
6.1.2	腹型偏头痛（abdominal migraine）
6.2	良性发作性眩晕（benign paroxysmal vertigo）
6.3	良性发作性斜颈（benign paroxysmal torticollis）

1. 偏头痛主要类型的临床表现

（1）无先兆偏头痛：是最常见的偏头痛类型，约占偏头痛患者的80%。临床表现为反复发作的一侧或双侧额颞部疼痛，呈搏动性，疼痛持续时伴颈肌收缩可使症状复杂化。常伴有恶心、呕吐、畏光、畏声、出汗、全身不适、头皮触痛等症状。本型发作频率高，可严重影响患者工作和生活，常需要频繁应用止痛药治疗，易合并出现新的头痛类型——药物过度使用性头痛（medication overuse headache，MOH）。本型偏头痛常与月经有明显的关系。

（2）有先兆偏头痛：约占偏头痛患者的10%。发作前数小时至数日可有倦怠、注意力不集中和打哈欠等前驱症状。在头痛发生之前或头痛发生时，常以可逆的局灶性神经系统症状为先兆，表现为视觉、感觉、言语和运动的缺损或刺激症状。最常见的是视觉先兆，如视物模糊，视野中有暗点、闪光、亮点、亮线，或视物变形；其次为感觉先兆，言语和运动先兆少见。先兆症状一般在5～20min逐渐形成，持续时间不超过60min，不同先兆可以接连出现。头痛与先兆同时发生或在先兆后60min内发生，表现为一侧或双侧额颞部或眶后搏动性头痛，常伴有恶心、呕吐、畏光、畏声、面色苍白、出汗、多尿、易激惹、气味恐怖及疲劳感等症状。活动可使头痛加重，睡眠后头痛可缓解。头痛可持续4～72h，消退后常有疲劳、倦怠、烦躁、无力和食欲差等症状，1～2天后常可好转。

（3）典型先兆偏头痛：为最常见的先兆偏头痛类型，先兆表现为完全可逆的视觉、感觉或言语症状，无肢体无力表现。与先兆同时发生或在先兆后60min内出现符合偏头痛特征的头痛，即为典型先兆伴头痛；当先兆后60min内不出现头痛，则称为典型先兆不伴头痛。

（4）脑干先兆偏头痛：既往也称基底型偏头痛，先兆症状明显源自脑干，临床可见构音障碍、眩晕、耳鸣、听力减退、复视、双眼鼻侧及颞侧视野同时出现视觉症状、共济失调、意识障碍、双侧同时出现感觉异常，但无运动无力症状。是与先兆同时发生或在先兆后60min内出现符合偏头痛特征的头痛，常伴恶心、呕吐。

（5）偏瘫性偏头痛：临床少见。先兆除必须有运动无力症状外，还应包括视觉、感觉和言语3种先兆之一，先兆症状可持续5min至24h，症状完全可逆，是与先兆同时发生或在先兆后60min内出现符合偏头痛特征的头痛。如在偏瘫性偏头痛患者的一级或二级亲属中，至少有一人具有包括运动无力在内的偏头痛先兆，则为家族性偏瘫性偏头痛；若无，则称为散发性偏瘫性偏头痛。

（6）视网膜性偏头痛：为反复发生的完全可逆的单眼视觉障碍，包括视野闪烁、有暗点或失明，并伴偏头痛发作，在发作间期眼科检查正常。与基底型偏头痛视觉先兆症状常累及双眼不同，视网膜性偏头痛视觉先兆症状仅局限于单眼，且缺乏起源于脑干或大脑半球的神经缺失或刺激症状。

（7）慢性偏头痛：每月头痛发作超过15天，持续3个月或3个月以上，且每月至少有8天的头痛具有偏头痛性头痛特点，并排除药物过量引起的头痛，可考虑为慢性偏头痛。

2. 偏头痛的并发症

（1）偏头痛持续状态：偏头痛发作持续时间≥72h，而且疼痛程度较严重，但其间可有因睡眠或应用药物获得的短暂缓解期。

（2）无梗死的持续先兆：指有先兆偏头痛患者在一次发作中出现一种先兆或多种先兆症状且持续1周以上，多为双侧性；本次发作其他症状与以往发作类似；需神经影像学排除脑梗死病灶。

（3）偏头痛性脑梗死：极少数情况下在偏头痛先兆症状后出现颅内相应供血区域的缺血性脑

梗死，此先兆症状常持续60min以上，而且缺血性脑梗死病灶为神经影像学所证实，称为偏头痛性脑梗死。

（4）偏头痛先兆诱发的痫性发作：极少数情况下偏头痛先兆症状可触发痫性发作，且痫性发作发生在先兆症状出现时或在先兆症状出现后1h以内。

（5）常为偏头痛前驱的儿童周期性综合征可视为偏头痛等位症，如临床可见周期性呕吐的儿童周期性呕吐综合征，反复发作的腹部疼痛伴恶心、呕吐的腹型偏头痛，儿童期良性发作性眩晕，等等。上述疾病发作时不伴有头痛，但随着时间的推移患者均可发生偏头痛。

（二）诊断要点

1. 中医诊断要点

（1）以头部疼痛为主证，一侧或双侧，或全头部疼痛，呈跳痛、灼痛、胀痛、重痛、刺痛等，痛甚者伴恶心、呕吐。

（2）外感头痛多急性发作，且伴外感表证；内伤头痛多反复发作，病史较长。

（3）可因七情不调、劳累、生产、月经周期等因素诱发或加重。

2. 西医诊断要点

根据偏头痛发作类型、家族史和神经系统检查，通常可作出临床诊断。脑部CT、CTA、MRI、MRA检查可以排除脑血管疾病、颅内动脉瘤和占位性病变等颅内器质性疾病。

1）无先兆偏头痛诊断标准

（1）符合（2）～（4）特征的至少5次发作。

（2）头痛持续4～72h（未经治疗或治疗无效）。

（3）至少有下列中的2项头痛特征：①单侧性；②搏动性；③中或重度头痛；④日常活动（如步行或上楼梯）会加重头痛，或头痛时会主动避免此类活动。

（4）头痛过程中至少伴有下列1项：①恶心和/或呕吐；②畏光和畏声。

（5）不能归因于其他疾病。

2）有先兆偏头痛诊断标准

（1）符合（2）～（4）特征的至少2次发作。

（2）至少出现以下1种完全可逆的先兆症状：①视觉症状，包括阳性表现（如视野有闪光、亮点或亮线）和/或阴性表现（如视野缺损）；②感觉异常，包括阳性表现（如针刺感）和/或阴性表现（如麻木）；③言语和/或语言功能障碍；④运动症状；⑤脑干症状；⑥视网膜症状。

（3）至少满足以下2项：①至少1个先兆症状逐渐发展时间≥5min和/或至少2个先兆症状连续出现；②每个先兆症状持续5～60min；③至少1个先兆症状是单侧的；④头痛伴随先兆发生，或发生在先兆之后，间隔时间少于60min。

（4）不能归因于其他疾病，且排除短暂性脑缺血发作。

3）慢性偏头痛诊断标准

（1）每月头痛（紧张型头痛性或偏头痛性）≥15天，持续3个月以上，且符合标准（2）和（3）。

（2）患者至少有5次发作符合无先兆偏头痛诊断标准的（2）～（4）和/或有先兆偏头痛诊断标准的（2）和（3）。

（3）头痛持续3个月以上，每月发作≥8天且符合下列任1项：①符合无先兆偏头痛诊断标准的（3）和（4）；②符合有先兆偏头痛诊断标准的（2）和（3）。

（4）不能归因于其他疾病。

二、鉴别诊断

（1）丛集性头痛（cluster headache）。本病是较少见的一侧眼眶周围发作性的剧烈疼痛，持续15min至3h，发作频率从隔天1次到每日8次。本病具有反复密集发作的特点，但始终为单侧头痛，并常伴有同侧结膜充血、流泪、流涕、前额和面部出汗及霍纳征等。

（2）紧张型头痛（tension-type headache，TTH）。本病是双侧枕部或全头部紧缩性或压迫性头痛，常为持续性，很少伴有恶心、呕吐，部分病例也可表现为阵发性、搏动性头痛。多见于青年、中年女性，情绪障碍或心理因素可加重头痛症状。

（3）症状性偏头痛（symptomatic migraine）。包括源于头颈部血管性病变的头痛，如缺血性脑血管疾病、脑出血、未破裂的囊状动脉瘤和动静脉畸形；源于非血管性颅内疾病的头痛，如颅内肿瘤；源于颅内感染的头痛，如脑脓肿、脑膜炎等。这些继发性头痛在临床上也可表现为类似偏头痛性质的头痛，可伴有恶心、呕吐，但无典型偏头痛发作过程，大部分病例有局灶性神经功能缺失或刺激症状，颅脑影像学检查可显示病灶。源于内环境紊乱的头痛，如高血压危象、高血压脑病、子痫或先兆子痫等，可表现为双侧搏动性头痛，头痛在发生时间上与血压升高密切相关，部分病例神经影像学检查可出现可逆性脑白质损害表现。

（4）药物过度使用性头痛。本病属于继发性头痛，头痛的发生与药物过度使用有关，可为类偏头痛样或同时具有偏头痛和紧张型头痛性质的混合性头痛，头痛在药物停止使用后2个月内缓解或回到原来的头痛模式。预防性治疗措施对药物过度使用性头痛无效。

第四节　治　疗　概　况

一、中医辨证论治

（一）辨证选择口服中药汤剂

1. 外感头痛

（1）风寒头痛。

主证：头痛连及项背，痛势较剧烈，常伴有拘急收紧感，或伴恶风畏寒，遇风尤剧，口不渴。苔薄白，脉浮紧。

治法：疏风散寒止痛。

代表方剂：川芎茶调散加减。

基本处方：川芎、荆芥、细辛、白芷、防风、羌活、薄荷、清茶等。

（2）风热头痛。

主证：头痛而胀，甚则头胀如裂，发热或恶风，面红耳赤，口渴喜饮。舌尖红，苔薄黄，脉浮数。

治法：疏风清热和络。

代表方剂：芎芷石膏汤加减。

基本处方：川芎、白芷、石膏、藁本、羌活、菊花等。

（3）风湿头痛。

主证：头痛如裹，肢体困重，胸闷，纳呆，大便溏薄，小便不利。苔白腻，脉濡滑。

治法：祛风胜湿通窍。

代表方剂：羌活胜湿汤加减。

基本处方：羌活、独活、藁本、防风、蔓荆子、川芎等。

2. 内伤头痛

（1）肝阳头痛。

主证：头昏胀痛，或抽掣而痛，两侧为重，头晕目眩，心烦易怒，夜寐不宁，口苦胁痛，面红耳赤。舌红，苔黄，脉弦数。

治法：平肝潜阳，息风止痛。

代表方剂：天麻钩藤饮加减。

基本处方：天麻、钩藤、生石决明、栀子、黄芩、桑寄生、杜仲、牛膝、益母草、茯神、夜交藤等。

（2）痰浊头痛。

主证：头痛昏蒙，胸脘满闷，纳呆呕恶，倦怠无力。舌淡，苔白腻，脉滑或弦滑。

治法：健脾燥湿，化痰降逆。

代表方剂：半夏白术天麻汤加减。

基本处方：法半夏、生姜、陈皮、茯苓、白术、天麻等。

（3）气血亏虚头痛。

主证：头痛绵绵，两目畏光，午后更甚，神疲乏力，面色白，心悸少寐。舌淡，苔薄，脉弱。

治法：益气养血，活络止痛。

代表方剂：八珍汤加减。

基本处方：党参、熟地黄、茯苓、白术、当归、白芍、炙甘草、川芎、生姜、大枣等。

（4）肾虚头痛。

主证：头痛且空，眩晕耳鸣，腰膝酸软，神疲乏力，滑精，带下。舌淡，苔滑，脉沉细无力。

治法：养阴补肾，填精生髓。

代表方剂：大补元煎加减。

基本处方：熟地黄、山药、枸杞子、山茱萸、人参、当归、炙甘草、杜仲等。

（5）瘀血头痛。

主证：头痛经久不愈，痛处固定不移，痛如锥刺，日轻夜重，或有头部外伤史。舌紫黯，或有瘀斑、瘀点，苔薄白，脉细或细涩。

治法：活血化瘀，通窍止痛。

代表方剂：通窍活血汤加减。

基本处方：麝香、桃仁、红花、川芎、赤芍、生姜、葱白等。

3. 辨病用药

在辨证论治的基础上，可以加用2~3味具有明确止头痛作用的中草药，如全蝎、蜈蚣、地龙等。

4. 随症加减

烦热口渴加天花粉、石斛等，胸闷脘痞加厚朴、苍术、泽兰等，恶心加法半夏、生姜、赭石等，目赤肿痛加夏枯草、龙胆等，头晕目涩加枸杞子、山茱萸、女贞子等，肢体麻痹、震颤加牡蛎、龙骨、珍珠母、龟甲等，便秘加黄芩、竹茹、胆南星等，胸闷呕恶加枳壳、赭石等。

（二）六经辨证治疗偏头痛

《伤寒论》首次将头痛按六经分型。《伤寒论》中对头痛的描述主要分布于六经辨证章节，其中太阳病篇出现得最多。太阴经头痛和少阴经头痛虽然在《伤寒论》中未明确提及，但依方测证，亦可对比出此二经辨证治疗头痛的规律。

1. 太阳经头痛

头项为太阳经所过之处，故太阳经头痛多以头项强痛为主。太阳一脉起于目内眦，上额，从巅汇入脑部，后出于下项，抵达腰部，太阳经行身之后，范围从头到足。太阳主诸阳之气，头为诸阳之会，风寒袭表、正邪相争、经气不利则引起头痛。

（1）太阳经表头痛：《伤寒论》中论太阳病时就提及"太阳之为病，脉浮，头项强痛而恶寒"，引出头痛这一概念，认为头痛为外邪犯表，卫气不宜所致。《伤寒论》以六经经络为基础，将太阳经表头痛分为中风和伤寒，《伤寒论》第13条和第35条提及太阳经表头痛以桂枝汤或麻黄汤为主要的治疗方。

（2）太阳经头痛辨证：太阳蓄水证——《伤寒论》提及水气内停、膀胱气化失常引起的太阳经气不利可致头痛。对此，可以用以洁净府为主旨的桂枝去桂加茯苓白术汤治之。外有表证、内停水湿之头痛可用化气行水法治疗，方选五苓散，外疏内利有良效。太阳蓄血证——《伤寒论》论述太阳蓄血证时并未提及头痛，但有"太阳病不解，热结膀胱，其人如狂"之说。邪热瘀血上行惊扰心神，造成心神狂乱，可导致头痛。

2. 阳明经头痛

足阳明胃经之脉，起于鼻，于发际循环，至额颅，下至足。阳明经多血多气，邪入阳明经则燥化，病变多以热证、实证为主。邪热内郁，闭阻阳明之脉则引起头痛。阳明经头痛部位多在前额，伴周身发热。

（1）阳明经表头痛：《伤寒论》中对由内因引起的头痛十分重视，虽然未提及阳明经表头痛，但指出症见头痛身热，不恶寒而恶热者，方选白虎汤。

（2）阳明腑实头痛：《伤寒论》第56条指出"伤寒，不大便六七日，头痛有热者，与承气汤"，此头痛是浊热上攻清明之腑所致头痛。

3. 少阳经头痛

少阳之脉起于目锐眦，上至头角，下至耳后，于人身之侧循行。少阳为三阳之中枢部分，少阳不利则肝火内郁，直至头角，上扰清空引起头痛，并且常伴有寒热交替、胸闷、脉弦。

（1）少阳本经头痛：《伤寒论》提及病邪进退与少阳枢机有关，少阳作为三阳之枢，如不利则会引起胆火淤积，上行至头引起以额角为主的两侧头痛。少阳本经头痛属胆气郁热证，《伤寒论》第256条说："伤寒，脉弦细，头痛发热者，属少阳。"治疗多采用和解法，和解祛邪，清泄少阳，方选柴胡汤，利枢机，则头痛休。

（2）少阳兼太阳头痛：少阳易兼太阳成为太阳少阳合病，可以用柴胡桂枝汤治之。仲景云"伤寒六七日，发热，微恶寒，肢节烦疼，微呕，心下支结，外证未去者，柴胡桂枝汤主之"。柴胡桂枝汤主治少阳枢机不利及太阳外邪不解，本方对不同年龄、不同性别的少阳兼太阳头痛均有效。

4. 厥阴经头痛

厥阴为三阴之尽，足厥阴起于足，上行挟胃属肝络胆，与督脉会于巅顶，肝胆受寒、浊阴上逆可引起头痛。仲景多以能起到温散寒邪、降逆止呕作用的吴茱萸汤为主要治疗方。吴茱萸一味能够通过温振肝阳起到辛开苦降之功效。现代也有学者用吴茱萸汤治疗顽固性寒性头痛，取得良好的疗效。《伤寒论》亦云"手足厥寒，脉细欲绝者，当归四逆汤主之"，若外邪循足厥阴经上犯巅顶致血脉空虚，亦可导致头痛，治疗可选当归四逆汤，方可温经散寒，养血通脉，对厥阴经寒头痛有很好的疗效。

5. 少阴经头痛

虽然少阴经头痛在《伤寒论》中未被明确提及，但其中第92条提到"邪在太阳，则发热头痛，乘虚传入少阴，故化反沉"。少阴经头痛分为少阴寒化头痛和少阴热化头痛。少阴寒化头痛主要是因阳气虚衰，阴寒内盛致头痛难已，脉微而欲绝，精神萎靡，四肢厥冷，《伤寒论》第301条云"少阴病，始得之，反发热，脉沉者，麻黄细辛附子汤主之"。少阴热化头痛是热邪伤阴，阴虚火旺所致，《伤寒论》第303条指出："少阴病，得之二三日以上，心中烦，不得卧，黄连阿胶汤主之。"

6. 太阴经头痛

《伤寒论》中并无太阴经头痛的明确记载。《伤寒明理论》中载"太阴少阴二经之脉，皆上至颈胸中而还，不上循头，则无头痛之证"，认为太阴经与少阴经并未走行至头部，因此不会有头痛之证。而《兰室秘藏·头痛门》则认为太阴经头痛实际上是脾失健运、痰浊阻滞引起清窍不利所致。《兰室秘藏·头痛门》首次提出了痰厥头痛之名，为后人以痰论治头痛打下了良好的基础。《伤寒论》第383条云："病发热，头痛，身疼，恶寒，吐利者，此属何病？答曰：此名霍乱。"而《伤寒论》第386条云："霍乱，头痛，发热，身疼痛，热多欲饮水者，五苓散主之；寒多不用水者，理中丸主之。"此条提出了太阴经头痛证治之方。

《伤寒论》六经辨证治疗头痛的治法包括汗法、下法、温法。汗法治则为解肌和营、散寒解表，以桂枝汤、麻黄汤为主方；下法治则为攻下实热、泻水逐饮，以承气汤、十枣汤为主方；温法治则为温中祛寒、温中散寒、回阳救逆，以理中汤、吴茱萸汤、四逆汤为主方。

《伤寒论》中明确提及的治疗头痛的方剂包括汤剂、丸剂、散剂。其中汤剂包括桂枝汤、麻黄汤、桂枝去桂加茯苓白术汤、白虎汤、承气汤、柴胡汤、柴胡桂枝汤、吴茱萸汤、四逆汤、麻黄细辛附子汤、黄连阿胶汤、理中汤、十枣汤。

《伤寒论》六经辨证的基础是六经病的辨证，其中包含了丰富的临床辨证法则和内容，完整地叙述了疾病发展的过程和一般规律。六经病按照不同的性质可以分为两大类，包括三阳病和三阴病。三阳病为阳证、实证，正气抗邪有力而预后较好；三阴病则为阴证、虚证，正气抗邪无力而预后较差。仲景总结了每种经病的概念、基本性质及其特定表现，提出了相应的治疗大法和代表方剂，但是，临床上会出现不同的病邪属性和兼夹证，而每个患者的体质不同，又会出现病的不同表现。因此，仲景又对每种经病的多个病证进行分析论述，并提出了相应的治疗方剂。

二、中医特色治疗

（一）针灸疗法

在偏头痛急性期，以辨经论治为主，兼顾辨证论治，强刺激穴位诱导得气效应，以达到通经活络、行气止痛的目的，迅速获得镇痛效果（表5-3-4-1）。急性期针灸方法包括毫针刺法、电针、火针、放血等具有较强刺激的操作方法。在偏头痛恢复期，以辨证论治为主，兼顾辨经论治，以达到缓则治其本的目的，多采用毫针刺法、温针灸、耳穴压丸等操作方式。

1. 偏头痛急性发作期

（1）毫针刺法：毫针刺法是偏头痛急性期应用最为广泛的针灸方法，穴位选择基于辨经论治，兼顾辨证论治。①推荐主穴：阿是穴、百会、丝竹空、率谷、太阳、风池。根据经络辨证，随证配穴。此外，根据辨证配穴，肝阳上亢型加太冲、侠溪；痰浊上扰型加丰隆、阴陵泉；肝气郁结型加太冲、血海；气血亏虚型加足三里、三阴交。②推荐疗程及操作方法：主穴、辨经配穴采用平补平泻法，辨证配穴则根据证型的不同选择相应的补泻方法。针刺得气后，留针30min，每10～15min行针1次，诱导得气。每日治疗1次，连续治疗5～10次；头痛发作频繁者可每日治疗2次。③若患者头痛剧烈，可配合电针疗法，增强镇痛疗效，在针刺得气后，选择主穴中的1～2组穴位连接电针，选择2/100Hz疏密波，刺激强度以患者耐受为度。

（2）其他疗法：①艾灸疗法。主要适用于寒湿型偏头痛。推荐穴位：阿是穴、太阳、率谷、风池、外关、百会、大椎、双侧足三里、三阴交。对上述穴位施以雀啄或回旋灸，每穴灸3～5min，灸至皮肤红晕潮热，或有温热传导感为度。②头针疗法。推荐部位：顶中线、额前线、额后线。采用1.5寸毫针平刺，尖部达帽状腱膜下，得气后行平补平泻法，每次留针30min。③刺血疗法。主要适用于痰浊型或痰瘀型偏头痛。推荐穴位：阿是穴、百会、太阳、风池、耳尖。穴位消毒后用三棱针点刺，每穴放血8～10滴（0.5～1mL），然后用消毒干棉球加压止血；或用刺络拔罐法选取患侧太阳穴及周边血管充盈的静脉处，常规消毒后用三棱针快速点刺，出血后用火罐进行吸拔，出血量以2～3mL为宜。④火针疗法。主要适用于瘀血型、肝阳上亢型偏头痛，选取阿是穴、率谷、风池。常规消毒后，选用0.5mm×35mm的细火针烧红后迅速点刺穴位，头部阿是穴、率谷平刺进针0.3～0.5cm，风池直刺进针0.1～0.2cm，随即迅速出针，用碘伏棉球按压片刻，嘱患者24h内火针针孔不沾水。⑤耳针疗法。推荐耳穴：神门、皮质下、交感、脑点、敏感点。局部常规消毒后进针1～3mm，深度以穿入软骨但不透过对侧皮肤为度，中等量刺激，留针30min。

2. 偏头痛恢复期

（1）毫针刺法：①主穴取百会、风池、率谷、太阳、外关、阳陵泉。辨证论治同急性发作期。根据辨证，肝阳上亢型加列缺、太溪、行间，痰浊型加列缺、丰隆、内关，瘀血型加膈俞、血海、三阴交，气血不足型加足三里、气海、三阴交。②操作方法同急性发作期，隔日治疗1次，每周3次。10次为1个疗程，每个疗程间休息5～10天，共治疗4个疗程。③若患者头痛剧烈，可配合电针刺激，增强镇痛疗效。针刺得气后，于风池、率谷、太阳处各接一组电针，频率为2/100Hz，以

284

患者耐受为度，留针30min。

（2）其他疗法：①温针灸。主要适用于寒凝血瘀型偏头痛。推荐穴位：丘墟、三阴交、关元、气海、足三里、合谷。针刺得气后，于针柄处捻裹2cm长艾条，点燃加灸，每穴每次2壮。推荐隔日治疗1次，10次为1个疗程，每隔1个疗程休息2天，共治疗4个疗程。②耳穴压豆。推荐耳穴：脑、额、神门、交感、皮质下。局部消毒后，将王不留行贴压在其穴区，以食指、拇指进行按压，手法由轻到重，直至局部出现发热、酸、胀、痛等感觉，自行按压3～5次/天，每穴按压3～5min，两耳交替进行。4周为1个疗程，共治疗1～2个疗程。

表5-3-4-1　毫针刺法治疗偏头痛的辨经取穴

证型	症状	主穴	配穴
少阳经头痛	一侧或两侧头痛，可伴口苦，叹气，汗出，面色少华，耳部、咽喉、面颊不适，胸胁部疼痛，侧面躯体不适等	阿是穴、百会、丝竹空、率谷、太阳、风池	阳陵泉、外关
阳明经头痛	一侧或者两侧头痛，以前额为主，可伴恶心、呕吐、胃肠不适等	阿是穴、百会、丝竹空、率谷、太阳、风池	头维、内庭、合谷
太阳经头痛	一侧或者两侧头痛，以后头部、项部为主，可伴目痛、见风流泪、鼻塞多涕、项背部本经循行部位疼痛等	阿是穴、百会、丝竹空、率谷、太阳、风池	天柱、昆仑、后溪
厥阴经头痛	一侧或者两侧头痛，以头顶为主，可伴心慌胸闷、情志异常、手心热等	阿是穴、百会、丝竹空、率谷、太阳、风池	百会、太冲、内关

（二）专科中药膏方

中医认为偏头痛多为肝肾亏虚、肝阳上亢、脾虚生湿、痰浊上扰、气血不足、瘀阻脑络所致，膏方用药多从补肾、健脾、益气着手，配以平肝、化痰、活血之品。

（1）阴虚阳亢型。症见头痛头晕，面红目赤，腰膝酸软，记忆力减退，口干耳鸣，大便秘结，舌红，苔少，脉弦细。一般调补原则为滋补肝肾，平肝潜阳。常用药物有生地黄、熟地黄、杜仲、怀牛膝、枸杞子、山茱萸、天麻、钩藤、石决明、桑寄生、益母草、龟甲胶等。

（2）脾虚痰扰型。症见头痛头重，恶心呕吐，头目不清，胸脘痞闷，食少纳呆，气短懒言，便溏易泻，舌质淡白，舌体胖，苔白滑或腻，脉滑或濡。一般调补原则为健脾助运，化痰降浊。常用药物有党参、黄芪、茯苓、白术、陈皮、半夏、天麻、胆南星、枳壳、白芷、细辛、大枣、甘草、阿胶等。

（3）气虚血瘀型。症见头痛如刺，日久不愈，面色晦暗，心悸不宁，气短之力，舌暗淡，苔薄，脉细弦。一般调补原则为益气活血，通络止痛。常用药物有党参、黄芪、白术、当归、茯苓、桃仁、红花、赤芍、川芎、枳壳、地龙、阿胶等。

（三）中医药外治法

（1）揉太阳穴：常揉太阳穴不仅能够加快局部血液循环、健脑提神、消除疲劳，而且对治疗偏头痛有一定疗效。具体方法是每天清晨醒后和晚上临睡前，用双手中指按太阳穴转圈揉动，先顺揉7～8圈，再逆揉7～8圈，这样连续反复做几次。

（2）中药塞鼻：取川芎、白芷、炙远志各15g焙干，再加冰片7g，共研成细末，用纱布包少许药末塞入鼻孔，右侧头痛塞左侧，左侧头痛塞右侧，一般塞后15min左右便可止痛。

（3）热水浸手：偏头痛发作时，可将双手浸没于一盆热水中，水温以手入水后能忍受为宜，坚持浸泡半小时左右，便可使手部血管扩张，脑部血液相应减少，从而使偏头痛逐渐减轻。

（4）饮浓薄荷茶：取干薄荷叶15g放入茶杯内，用沸水冲泡5min后服用，早晚各服一次，对治疗偏头痛也有一定作用。

（四）其他疗法

1. 调整生活方式

急性发作期应消除诱因，放松和休息。间歇期应管理诱因，改变生活方式，避免偏头痛复发。

偏头痛的诱因包括睡眠不规律或睡眠不足、饥饿或饱食、压力过大、咖啡因摄入过度、缺乏锻炼、天气变化等。女性患者在经期容易发作头痛，还应避免经期劳累和压力过大。

大多数患者难以自我有效地调整生活方式，需要医生的指导。系统的生活方式指导包括以下四个步骤：第一步，让患者学习和掌握哪些不良生活方式会影响偏头痛的发生和转归。第二步，让患者充分了解自己的生活方式，分析其生活方式在哪些地方需要改变。第三步，记录偏头痛日记能有效帮助患者评估自己的生活方式对偏头痛发作的影响，筛查导致自身偏头痛发作的特定诱发因素。详细的偏头痛日记需要记录数月。第四步，指导患者改变既往生活方式，并记录偏头痛日记，观察调整生活方式对偏头痛发作频率的影响。需要几个月详细的偏头痛日记记录来确定哪些触发因素对患者很重要，患者要充分了解自己的个体化诱因，尽量消除和避免诱因。进行规律的有氧耐力运动。

2. 神经调节技术

神经调节技术在治疗几种原发性头痛方面变得越来越重要。虽然该技术最初只针对难治性病例，但现在被越来越多地用于早期治疗阶段和非难治性情况。这种转变的主要原因之一是，与大多数药物治疗方法相比，神经调节技术的耐受性更好。大多数证据都基于开放性研究。在对照研究中使用的假刺激装置仍然存在问题，因为它们既不能产生刺激过程中能感知到的感觉异常，也不能诱导一定程度的刺激。侵入性技术需要手术干预，所有潜在的并发症均有可能出现。总之，这些技术拓展了现有的治疗方法，但在考虑应用这些技术进行治疗之前，需要彻底评估患者的适应证。目前常用的神经调节技术主要有无创迷走神经刺激、经皮眶上神经刺激、经皮枕神经刺激、单脉冲经颅磁刺激、重复经颅磁刺激、枕大神经阻滞等。

3. 行为疗法

对于任何有严重偏头痛的患者，都应该鼓励他们考虑某种形式的行为疗法。

（1）放松训练（relaxation training，RT）。放松训练最早由Jacobson提出，通过放松肌肉的整体紧张度，来降低交感神经的紧张度（如心率减慢、血压降低、调节呼吸等），以达到生理上的放松和精神平静。RT可减少皮质对压力反应的影响，引导个人维持或调节自身对生理功能的控制，提高自我控制能力或自我效能感。训练时选择安静的场所，排空大小便，舒适地躺着或坐着。将注意力集中于自己身体的感受，摒弃杂念，进行自然有节律的缓慢的腹式深呼吸。可以采用渐进性放松训练（progressive relaxation training），让参与者依次收缩和放松各种肌肉，通过体验紧张的感觉来学会找到放松的感觉。在临床实践中，可穿插进行自生训练（autogenic training）和引导性想象（guided imagery），以增强效果。

（2）认知行为疗法（cognitive behavioral therapy，CBT）。CBT旨在通过纠正与头痛相关的认知偏差，改变不良应对行为，消除负面情绪，提高患者对头痛的自我管理能力，从而减少头痛的发作，减轻疼痛程度，提高生活质量。

CBT治疗师可向患者介绍偏头痛相关的心身医学知识、应激源和触发因素在偏头痛发作中的作用，了解患者的心理状态和不良应对的行为方式，介绍认知理论中的概念，通过CBT技术帮助患者识别并矫正负面核心信念，学会监控错误的自动思维，重建新的合理的思维方式，鼓励患者主动寻求社会支持，增强患者应对压力的能力以减少各种应激源和触发因素的影响，教会患者放松技巧，建立规律的作息，平衡工作与生活，让患者学会应对偏头痛发作带来的恐惧等负面情绪，正确使用急性发作期的镇痛药物，避免药物滥用。

（3）生物反馈治疗（biofeedback therapy）。生物反馈是偏头痛最常见的一种行为管理方法，用于偏头痛的预防治疗。在生物反馈治疗中，表面传感器检测到生理信息（心电图、皮肤温度、肌电图、颞动脉的血容量脉冲、脑电图、心律变异性等），然后将其转换为模拟信号，以易于理解的形式（听觉为音调，视觉为线或柱状图、字符等）实时反馈给患者。治疗过程中，需由接受过生物反馈专业培训的保健人员与患者密切配合，帮助患者理解和学习。关于生物反馈治疗偏头痛的荟萃分析显示，生物反馈能显著降低偏头痛的发作频率，减少头痛持续时间，减轻头痛强度。

三、中西医结合治疗

偏头痛的治疗目的是减轻或终止头痛发作，缓解伴发症状，预防头痛复发。治疗包括非药物治疗和药物治疗两个方面。非药物治疗主要是加强宣教，帮助患者确立科学、正确的防治观念和目标，保持健康的生活方式，寻找并避免各种偏头痛诱因。药物治疗主要分为发作期治疗和预防性治疗。

（一）发作期治疗

临床治疗偏头痛通常应在症状起始时立即服药。治疗药物包括非特异性止痛药如非甾体抗炎药（nonsteroidal anti-inflammatory drug，NSAID）和阿片类药物，以及特异性止痛药如麦角类制剂和曲普坦类药物（表5-3-4-2）。药物选择应根据头痛程度、伴随症状、既往用药情况等综合考虑，可采用阶梯法分层选药，进行个体化治疗。

表5-3-4-2　偏头痛特异性治疗药物

药物	用法用量	日最大剂量	半衰期/h
麦角类制剂			
麦角胺	1～2mg PO/SL/PR	6mg PO/SL/PR	2.0
双氢麦角胺	1～2mg IM，1～3mg PO	4mg IM，9mg PO	2.5

药物	用法用量	日最大剂量	半衰期/h
曲普坦类药物			
舒马曲普坦	6mg SC，25～100mg PO	12mg SC，300mg PO	2.0
那拉曲普坦	2.5mg PO	5mg PO	5.0～6.3
利扎曲普坦	5～10mg PO	30mg PO	2.0
佐米曲普坦	2.5～5mg PO	10mg PO	3.0
阿莫曲普坦	6.25～12.5mg PO	25mg PO	3.5

注：PO，口服；SL，舌下含服；PR，经直肠给药；IM，肌内注射；SC，皮下注射。

（1）轻中度头痛：一般单用NSAID如阿司匹林（aspirin）、萘普生（naproxen）、布洛芬（ibuprofen）、双氯芬酸（diclofenac）等有效，如无效再用偏头痛特异性治疗药物。阿片类制剂如哌替啶对偏头痛急性发作亦有效，因其具有成瘾性，不推荐常规应用，但对于有麦角类制剂或曲普坦类药物应用禁忌的病例，如合并有心脏病、周围血管病或妊娠期偏头痛，则可给予哌替啶治疗以终止偏头痛急性发作。

（2）中重度头痛：严重发作可直接选用偏头痛特异性治疗药物以尽快改善症状，对于虽有严重头痛但以往发作对NSAID反应良好者，仍可选用NSAID。麦角类制剂为5-HT1受体非选择性激动剂，半衰期长，头痛的复发率低，适用于偏头痛发作持续时间长的患者；曲普坦类药物为5-HT1B/1D受体选择性激动剂。复方制剂如麦角胺咖啡因合剂可治疗某些中重度的偏头痛发作。近年来发展起来的CCRP受体拮抗剂有望成为终止偏头痛急性发作的安全有效的特异性药物。

（3）伴随症状：伴有恶心、呕吐者有必要合用止吐剂（如甲氧氯普胺10mg肌内注射），伴有严重呕吐者可给予小剂量奋乃静、氯丙嗪，伴有烦躁者可给予苯二氮䓬类药物以促使患者镇静和入睡。

（二）预防性治疗

偏头痛预防性治疗适应证有：

（1）频繁发作，尤其是每周发作1次以上，严重影响患者的日常生活和工作。

（2）急性发作期治疗无效，或因副作用和禁忌证无法进行急性发作期治疗者。

（3）可能导致永久性神经功能缺损的特殊变异型偏头痛，如偏瘫性偏头痛、基底型偏头痛或偏头痛性脑梗死等。

药物治疗应从小剂量单药开始，缓慢加量至合适剂量，同时注意副作用。

偏头痛发作频率降低50%以上可认为预防性治疗有效。有效的预防性治疗需要持续约6个月，之后可缓慢减量或停药。临床用于偏头痛预防性治疗的常用药物见表5-3-4-3。

表5-3-4-3 偏头痛预防性治疗常用药物

药物	用法用量	不良反应	注意事项
β肾上腺素能受体阻滞剂			
普萘洛尔	10～60mg/次，2次/d	抑郁、低血压、不能耐受活动、阳痿等	应从小剂量开始，缓慢增加剂量，以心率不低于60次/min为限；哮喘、房室传导阻滞、心力衰竭患者禁忌
美托洛尔	100～200mg/次，1次/d		
钙离子拮抗剂			
氟桂利嗪	5～10mg/次，1次/睡前	疲劳感、体重增加、抑郁、锥体外系症状	
维拉帕米	160～320mg/d	便秘、下肢水肿、房室传导阻滞	从小剂量开始用药
抗癫痫药			
丙戊酸	400～600mg/次，2次/d	嗜睡、体重增加、脱发、震颤、肝功能损害	
托吡酯	25～200mg/d	意识模糊、感觉异常、认知障碍、体重减轻、肾结石	
加巴喷丁	900～1800mg/d	疲劳感、头昏	
抗抑郁药			
阿米替林	25～75mg/d，睡前服	嗜睡	
5-HT受体拮抗剂			
苯噻啶	0.5～3mg/d	嗜睡、体重增加	

（三）A型肉毒毒素治疗

A型肉毒毒素（BTX-A）被广泛地应用于肌张力障碍疾病，临床发现BTX-A局部注射对头痛等慢性疼痛有显著的治疗作用。多项研究表明BTX-A治疗偏头痛疗效显著，不良反应小，药效持续时间长，多次注射不影响疗效，可作为治疗偏头痛的一种新药，应用前景较大，值得进一步研究和推广。

（四）中药联合西药治疗

1. 决明芍药汤联合盐酸氟桂利嗪胶囊

本病属中医偏头风，多因肝经风火、脉络瘀阻所致，治疗以平肝息风、泻火通络为法。历代医家所论，以肝阳上亢、瘀血阻滞为多，另有痰浊上蒙之论，故治疗以平肝活血化瘀为要。决明芍药汤具有滋镇潜阳、理气活血、祛风解痉止痛的功用。现代药理研究表明，本方可调节血小板聚集和分泌功能，维持血管内皮细胞的完整性，起镇痛、延缓复发的作用。盐酸氟桂利嗪能通过血脑屏障，具有对抗血管收缩、保护脑缺氧、抗组织胺等作用。

2. 川芎茶调散联合尼莫地平片

川芎茶调散最早见于《太平惠民和剂局方》，是治疗风寒头痛的名方，具有疏风散表、通络止痛的功用。方中川芎行血中之气，祛血中之风，长于治少阳、厥阴头痛；羌活善治太阳头痛；白芷善治阳明头痛；细辛善治少阴头痛；薄荷能清利头目；茶叶既可上清头目，又能制约风药的温燥与升散。诸药配伍可使头目、经脉通利，通则不痛。现代药理研究表明，本方能提高血小板中cAMP含量，对血栓烷A（TXA）的活性和生物合成有抑制作用，可有效地拮抗由TXA引起的动脉痉挛，而且能抑制血小板及血管平滑肌细胞，调整血管舒缩功能。尼莫地平能竞争性抑制钙离子的跨膜内流，有助于恢复红细胞的变形能力，可降低血液黏滞度，增加脑流量，并通过阻止钙转运来减少或阻断由各种病理因子（包括TXA）诱导的细胞外大量钙离子进入细胞内引起的血小板释放反应，抑制血小板聚集，稳定血小板及血管平滑肌细胞功能，从而防止因持续收缩所致的血管痉挛。

3. 血府逐瘀汤联合英明格片

本病属于中医头风范畴。多由情志失调、脏腑功能紊乱、气血郁滞所致。清代医家王清任《医林改错·头痛》中说"头痛，忽犯忽好，百方不效，用此方（血府逐瘀汤）一剂而愈"，为后世活血化瘀治疗头痛之起源。治疗尤重活血，取"治风先治血，血行风自灭"之意。现代药理研究表明，英明格片主要有抑制血小板聚集、改善心功能、抗心律失常、改善血液流变性及微循环、抗缺氧、镇痛、抗感染、降血脂及增强免疫功能等作用。英明格片（成分为舒马普坦）是5-HT受体激动剂，可选择性激动血管5-HT受体和脑5-HT1D受体，通过与麦角胺类似的血管作用机制迅速解除偏头痛。

四、难点分析

目前偏头痛的病因尚未完全明了，偏头痛的治疗目的是减轻或终止头痛发作，缓解伴发症状，预防头痛复发。

偏头痛发作期的治疗：临床上患者头痛症状剧烈，严重影响患者生活及工作，急性疼痛的控制是偏头痛治疗的难题之一，也是研究的热点。急性发作时间为半天到一天，能否在发作时间内及时到医院接受针灸治疗是急性期偏头痛发作临床应用及进行临床研究的实际问题。

偏头痛的复发问题：偏头痛目前无法治愈，经治疗缓解后，也会反复发作，复发率居高不下，患者易丧失治疗信心。由于原发性头痛的发病机制复杂，受多种因素（内分泌、情绪、环境、饮食等）的影响，如何减少患者复发，节约社会治疗成本，也是治疗偏头痛的难点之一。

五、医案验方

患者杨某某，女，37岁，工人，江西景德镇人。

主诉：头痛反复发作10多年，加重1个月，月经期间多发，呈昏痛，怕风吹，背寒，恶心，无呕吐、眩晕，胃纳正常，便溏，舌淡红，苔薄白，脉细。

中医诊断：头痛，证属肾阳虚。

西医诊断：偏头痛。

患者10多年前开始出现头痛、全头痛，月经期间多发，呈昏痛，怕风吹，背寒，恶心，无呕吐、眩晕，曾在当地医院治疗，症状好转。近1个月上述症状加重，服用止痛药不能缓解，现来就诊。化验血常规无异常，外院头颅CT检查未见异常。平素体健，否认高血压、糖尿病等病史。

初诊（2015年2月17日）：患者头昏痛，怕风吹，背寒，恶心，无呕吐、眩晕，胃纳正常，便溏，舌淡红，苔薄白，脉细。查体：体温36.5℃，脉搏80次/min，呼吸20次/min，血压100/70mmHg，神志清，对答合理，表情自然，查体合作，心肺听诊无特殊。腹平软，无压痛及反跳痛，肋下肝脾未及，肠鸣音存。双下肢无浮肿。神经系统体查无阳性体征。

望其神志清，精神好，面色苍白，舌淡红，苔薄白，闻其语声低怯，诊其脉细。

"阳不足者温之以气"，治疗以温阳散寒、祛风止痛为法，方用麻黄细辛附子汤合玉屏风散加减：黄芪、防风、白术、细辛、制附子（先煎）、桂枝、炙甘草、白芍、川芎、麻黄、淫羊藿（以水400mL煎取200mL，分早晚两次服），5剂。

二诊（2015年2月22日）：患者服药后头痛明显好转，背寒减轻，胃纳正常，二便通畅，舌淡红，苔白，脉细。患者症状好转，药已对证，治疗继续以温阳散寒、祛风止痛为法，方药如下：黄芪、防风、白术、细辛、制川乌（先煎）、桂枝、炙甘草、白芍、川芎、泡麻黄、陈皮、茯苓、大枣（以水400mL煎取200mL，分早晚两次服），7剂。

按语：头为诸阳之会，高巅之上，唯风可到，故头痛多与风邪相关。患者禀赋不足，肾阳亏虚，至月经期则血海空虚，脑失所养，故头痛发作；肾阳虚失其温煦之功能，故怕风吹、背寒；脾土不暖，运化失司，清阳不升，湿阴上逆，故恶心、便溏；舌淡红、苔薄白、脉细是肾阳虚之象。"阳不足者温之以气"，故本案以温阳散寒、祛风止痛为法，用麻黄细辛附子汤合玉屏风散加减而获良效。

第五节 辨 证 施 护

大多数偏头痛患者的预后良好。偏头痛症状可随年龄的增长而逐渐缓解，部分患者至60～70岁时偏头痛便不再发作。

外感头痛多因外邪侵袭所致，故平时当适寒温，慎起居，参加体育锻炼以增强体质，戒烟戒酒。此外，尚可选择合适的头部保健按摩法，以疏通经脉，调畅气血，防止头痛发作。患者应注意休息，保持环境安静，光线不宜过强。肝阳上亢者，忌肥甘厚腻，以免生热动风，加重病情；痰浊所致者，饮食宜清淡，以免助湿生痰。若头痛进行性加重，或伴视力障碍，或伴口舌歪斜、一侧肢体不遂者，病情凶险，预后不良。

一、辨证护理

（1）病房环境。应创造安静、舒适的病房环境，温湿度适宜，避免强光、强烈气味等刺激。各项诊疗、护理尽量集中进行，以便缓解患者紧张易激的情绪，保证睡眠充足。

（2）起居调护。外邪侵袭所致者，当顺应四时变化，寒温适宜，起居定时，参加体育锻炼，以增强体质，抵御外邪侵袭；内伤所致者，宜情绪舒畅，避免精神刺激，注意休息。

（3）情志调护。忧郁恼怒，情志不遂，肝失条达，气郁阳亢，或肝郁化火，阳亢火生，上扰清窍，均可诱发"偏头风"，故做好情志护理至关重要。要积极帮助患者解决问题，鼓励患者将焦虑告诉医护人员，协助患者认识其焦虑以便进行行为调整，使患者消除精神紧张，减轻心理压力，保持心情舒畅。指导患者放松身心，分散对疼痛的注意力，如放舒缓的音乐，和患者拉家常等，使患者明白焦虑会使病情加重，应该积极地加以控制，必要时遵医嘱使用抗焦虑药。

（4）服药护理。要向患者告知药物的作用、用法和注意事项。观察药物的不良反应，避免长期使用镇痛药物。

（5）辅助护理治疗。

一般头痛：可按摩太阳，推印堂，拿风池，点按合谷，以疏通筋脉，调畅气血。

针灸疗法：瘀血证可选刺阿是穴、血海、三阴交等穴。痰浊证可选刺头维、丰隆、阴陵泉等穴。肝阳证可选刺太冲、太溪等穴。气血虚证可选刺心俞、脾俞、胃俞、足三里等穴。

艾灸疗法：选头部压痛点及风池、率谷、至阳、肝俞、阳陵泉等穴施灸，距局部皮肤1.5～3cm，灸至循经感传消失为度，每天1～2次。

二、辨证施膳

偏头痛患者饮食应清淡，多食蔬菜、水果，禁食诱发头风的食物、饮品及富含酪氨酸或硝酸盐的食品，如高脂食物、红酒、巧克力、奶酪、熏鱼等。肝阳上亢者，禁食肥甘厚腻、辛辣发物，以免生热动风，加重病情。痰浊所致者，饮食宜清淡，勿进肥甘之品，以免助湿生痰。精血亏虚者，应加强饮食调理，多食动物脊髓、牛乳、蜂乳等血肉有情之品。

1. 肝阳上亢证

调护原则：平肝潜阳，息风止痛。

调护方法：发作时卧床休息，保持病房安静，控制情绪，保证充足睡眠。平素宜多食芹菜、芥菜、玉米须、茄子等平肝潜阳之品。

2. 痰浊内阻证

调护原则：燥湿化痰，降逆止痛。

调护方法：发作时卧床休息，防止坠床等不良事件，保持病房安静。平素宜多食大枣、生姜、竹笋、芥菜等化痰降逆之品。

3. 瘀血阻络证

调护原则：活血化瘀，行气止痛。

调护方法：发作时卧床休息，保持病房安静，避免强光、强烈气味刺激。宜多食山楂、鸡血、银杏叶、油菜等活血化瘀之品。

4. 气血两虚证

调护原则：补气养血，缓急止痛。

调护方法：保证充足睡眠，充分休息，适量活动，避免过劳。慎起居，防风寒。宜多食猪脊髓、牛肉、大枣、龙眼肉、枸杞子、当归、黄芪等补益气血之品。

5. 肝肾亏虚证

调护原则：滋养肝肾，育阴潜阳。

调护方法：保证睡眠充足，避免声、光、异味的刺激，避免七情过激。宜多食黑豆、芝麻、葡萄、枸杞子、乌骨鸡、鸽肉等滋补肝肾之品。

第六节　循　证　研　究

一、基础研究

（一）中医基础研究

（1）针刺可以通过影响脑结构、脑代谢以及脑功能起到治疗效果。针刺治疗偏头痛历史悠久，安全有效，最新的西医临床指南也推荐用针刺预防治疗偏头痛[1]。静息态功能磁共振研究发现，在偏头痛发作间期，针刺经穴与针刺非经非穴相比，眶额叶皮层、双侧延脑头端腹内侧、三叉神经复合体、双侧吻侧中脑、前扣带回、脑岛、丘脑、辅助运动区、颞上回、舌回、小脑、脑干、中央前回、眶额上回、眶额下回、腹外侧核、腹后内侧核、顶下小叶等脑区出现脑功能信号的升高，楔前叶、额中回、后扣带皮层、角形脑回、顶叶小叶、颞下回、中央后回、左侧枕中皮层、腹后外侧核、海马等脑区出现脑功能信号的降低，中脑导水管周围灰质腹外侧区与中扣带皮层、前扣带回、左侧内侧前额叶、额顶网络等的功能连接度增强[2]，右侧楔前叶与左侧额中回的功能连接度减弱。与针刺治疗前相比，颞叶与左前扣带皮层、双侧内侧额上回、右侧楔前叶、默认模式网络、额顶网络的功能连接度增强，左侧额前上回与左侧楔前叶的功能连接度减弱。还有两位国外学者采用经颅多普勒超声的方法，研究了针刺后脑血管的反应，认为针刺可能对自主神经刺激引起的脑血管反应障碍有积极影响，但对休息时的脑血管紧张作用无影响。针刺内关与针刺太冲对脑血流量也有影响，针刺内关可引起大脑中动脉的血管舒张，而针刺太冲则可引起快速而明显的血管收缩。针刺后，大脑疼痛矩阵、默认模式网络、小脑及额顶网络发生了脑信号的改变。研究表明，针刺风池、外关、阳陵泉可调节中枢疼痛调制系统，减少外周及中枢系统炎性物质释放，抑制神经源性炎症，发挥镇痛作用[3]。电针具有生物电刺激作用，可加强局部针感，增强针刺疗效；还可将电刺激沿神经纤维传入中枢，通过调节中枢及外周神经递质，抑制炎性介质释放，发挥镇痛作用[4]。针刺风池、外关、阳陵泉可降低偏头痛模型大鼠脑干IL-6、TNF-α及三叉神经脊束核CGRP mRNA表达，通过调节神经递质释放，抑制疼痛信号向中枢传导，同时减少炎症因子分泌，减轻神经源性炎症，缓解偏头痛[5]。

（2）川芎、天麻、三七等在临床上治疗偏头痛有良好的效果，实验研究已证实其起效机制。偏头痛的发病机制复杂，目前尚未完全阐明，5-HT是偏头痛发生的最有说服力的指标。偏头痛患者的脑内5-HT水平降低，许多抗偏头痛药物与5-HT及其受体相互作用从而发挥治疗作用。川芎挥发油能显著升高硝酸甘油型偏头痛大鼠血浆中5-HT水平，进一步采用 IHC染色法和Western blot技术研究川芎挥发油对偏头痛大鼠PAG区内5-HT1B受体表达的影响，发现川芎挥发油高剂量和中剂量（135mg/kg和90mg/kg）均可明显升高PAG区域内5-HT1B受体阳性细胞平均光密度和增加5-HT1B蛋白表达，表明川芎挥发油可能作用于PAG区域内神经细胞，增加5-HT能神经元活性，从而起到缓解、治疗偏头痛的作用，对揭示川芎"上行头目"治疗偏头痛的科学内涵具有重要意义和价值。川芎素有"头痛要药"之美誉，自古以来在各种头痛疾病防治中发挥着重要作用，从汉代至清朝末期，在治疗头风、偏头风、脑风、首风的内服方剂中川芎出现频率最高，约达59.7%；而近30年，在中医治疗偏头痛的中药复方中川芎使用频率为诸药之冠，高达86.9%。川芎-天麻是经典的防治偏头痛的中药复方之一[6-7]，其中含有川芎嗪、阿魏酸、洋川芎内酯I、洋川芎内酯H、天麻素、天麻苷元等有效成分，对与偏头痛相关的各类活性物质（如CGRP、NO、5-HT、NF-κB等）具有明显的调节作用，且各成分之间协同作用，相互促进，防治偏头痛[8]。三七总皂苷（TSPN）是三七的有效成分，对神经功能具有保护作用[9]。神经调节蛋白（NRG）/表皮生长因子受体（EGFR）信号通路作为脑神经元中的信号转导通路，对神经元具有保护作用[10]。TSPN在神经保护方面的研究显示，其可缓解神经元损伤，在麻醉药七氟醚致神经元损害时，TSPN可促进细胞增殖、抑制细胞凋亡，进而缓解七氟醚导致的神经细胞凋亡、学习和记忆障碍，实现对机体的保护。TSPN治疗可使偏头痛大鼠耳红、爬笼、挠头、咬尾、往返运动症状均有所减轻，耳红出现时间延后、耳红消退时间提前，提示TSPN能够缓解偏头痛造成的不适症状。苏木精-伊红染色（HE染色）检测显示，偏头痛大鼠脑组织有明显的神经元坏死、空泡现象；经TSPN治疗后，脑组织神经元损伤现象得到一定缓解，提示TSPN可能以缓解神经元损伤的方式实现对偏头痛大鼠的保护[11]。

（二）现代医学基础研究

三叉神经血管系统被认为是偏头痛的解剖学和生理学基础，伤害性信息的传递从这里开始，并产生偏头痛感觉。引起偏头痛发作的机制尚不明确，一些证据支持损伤机制在血管周围三叉神经传入纤维水平的外周起源，另一些证据则提示损伤机制更有可能起源于中枢神经系统内，涉及脑干和间脑的神经元功能障碍。目前已通过偏头痛的临床模型发现了与偏头痛发生相关的信号分子。这些分子是强效血管扩张物质，广泛分布于三叉神经血管系统，包括降血钙素基因相关肽（CGRP）、垂体腺苷酸环化酶激活肽38（PACAP-38）和一氧化氮（NO）。研究者根据这些发现提出了假设，离子通道（主要是钾离子通道）对伤害性信息传递的调节可能是偏头痛发生的最后共同通路。偏头痛的临床模型也推动了针对CGRP或其受体的药物研发。三种小受体拮抗剂已在偏头痛的初始治疗中显示出益处，此外四种针对CGRP或其受体的单克隆抗体已在偏头痛预防方面显示出效果，针对PACAP-38或Ⅰ型垂体腺苷酸环化酶激活多肽受体（PAC1）的药物也被开发用于预防偏头痛。

二、临床研究

（一）中医研究

1. 辨证论治研究

有学者认为偏头痛常见证候包括：①外感中以风寒、风热、寒邪多见，或因其诱发，或因其加重，寒邪多客犯厥阴经脉。②内伤中与肝相关的证候，最多的是肝阳上亢，其次是肝火、肝胆风火，再次是肝郁气滞；内风多兼夹他邪为患，如痰、火、瘀等；瘀血证中瘀血阻络证最多，痰证中以痰浊中阻、上蒙清窍居多，并可见痰瘀互结证。③内伤虚证中，气、血亏虚最多见。虚证中肝肾阴虚多见，阳虚少见。从证候分布看，肝脏见证居多，外感风邪及内伤风火为重要的致病因素。

《素问·至真要大论》曰："厥阴司天，其化以风。"肝病易于动风化火，可见肝气、肝风、肝火、肝阳病变，以此变生痰饮瘀血，这些都与气机失调相关。又厥阴肝经"连目系，上出额，与督脉会于巅；其支者，从目系下颊里，环唇内……"，故头面部的疼痛与肝关系最为密切。偏头痛发病以肝为中心，气机失调为始动因素。清代陈士铎在《辨证录》中说："此病得之郁气不宣，又加风邪袭之于少阳之经……"肝失疏泄是偏头痛的发病基础，气机失常是始动因素，气血逆乱、络脉失和为病机关键[12]。

2. 专病专方研究

治疗偏头痛的经典名方包括但不限于川芎茶调散、川芎定痛饮、散偏汤、血府逐瘀汤、通窍活血汤等[13]。

（1）川芎茶调散。出自《太平惠民和剂局方》。

组成：川芎、荆芥、白芷、羌活、炙甘草、细辛、防风、薄荷叶（后下）。

功用：疏风止痛。

主治：外感风邪头痛。症见偏正头痛，或巅顶作痛，头痛连及项背，常有拘急收紧感，或伴有恶风畏寒，遇风尤剧，目眩鼻塞，口不渴，舌苔薄白，脉浮。

随证加减：头痛、恶寒明显者，酌加麻黄、桂枝、制川乌等温经散寒；头痛久治不愈者，可加全蝎、僵蚕、红花等搜风活血止痛；头肩肌肉紧张甚者，加柴胡、葛根；久病或头痛缓解期伴面色苍白、神疲乏力者，加党参、黄芪、当归。

（2）川芎定痛饮。源于王永炎院士经验方。

组成：川芎、钩藤、菊花、白蒺藜、生薏苡仁、白豆蔻、半夏、赤芍、川牛膝。

功用：平肝息风，化痰活络。

主治：偏头痛属肝阳挟痰浊瘀血上扰清窍者。症见偏头痛剧烈，或重痛，或跳痛，头晕，恶心呕吐，烦躁失眠，舌质黯淡，或有瘀斑，苔白腻，脉细弦或弦滑。

随证加减：兼头晕目眩者，可加生石决明、珍珠母、生牡蛎；跳痛重、舌质紫而瘀斑多者，当加水蛭、鬼箭羽、桃仁；伴呕恶重者，可加藿香、佩兰等；目赤、口苦、溲黄者，可加龙胆草、夏枯草等；头晕腿软、目干涩、耳鸣、心烦者，可加生地黄、玄参、知母等。

（3）散偏汤。出自清陈士铎《辨证录》。

组成：川芎、白芍、白芷、白芥子、柴胡、制香附、郁李仁、生甘草。

功用：疏肝解郁，活血止痛。

主治：偏头痛属气滞血瘀型者。其痛时轻时重，遇顺境则痛轻，遇逆境则痛重，若遇拂抑之事，更加风寒之天，则大痛而不能出户。可伴有恶心呕吐、头晕目胀、心烦易怒、胃纳不振等症状，舌边尖可见瘀点或瘀斑，脉象多弦。

随证加减：脉弦数、舌红、苔黄者，加栀子、黄芩、生石膏；伴精神抑郁者，加合欢皮、郁金；伴头晕者，加天麻、蔓荆子、菊花。

（4）血府逐瘀汤。出自清王清任《医林改错》。

组成：桃仁、红花、当归、生地黄、牛膝、川芎、桔梗、赤芍、枳壳、甘草、柴胡。

功用：活血化瘀，行气止痛。

主治：胸中血瘀证。头痛，日久不愈，痛如针刺而有定处，或伴有胸痛，呃逆日久不止，饮水即呛，干呕，或内热瞀闷，或心悸怔忡，失眠多梦，急躁易怒，入暮潮热，唇暗或两目暗黑，舌质暗红，或舌有瘀斑、瘀点，脉涩或弦紧。

随证加减：头痛甚或久痛者，加全蝎、蜈蚣、地龙、僵蚕、细辛等；气机郁滞较重者，加川楝子、香附、青皮等以疏肝理气止痛。

（5）通窍活血汤。出自《医林改错》。

组成：赤芍、川芎、桃仁、红花、老葱、鲜姜、大枣、黄酒。

功用：活血通窍。

主治：瘀阻头面的头痛头昏，眼疼白珠红，或伴有耳聋、脱发，面色青紫，潮热等。

随证加减：头痛甚或久痛者，加全蝎、蜈蚣、地龙、僵蚕、细辛等。

3. 中成药研究

（1）正天丸。

主治：外感风邪、瘀血阻络、血虚失养、肝阳上亢引起的偏头痛。

用法用量：正天丸为饭后服用，每次6g，每日2～3次，15天为1个疗程。正天胶囊为1次2粒，每日3次。

注意事项：用药期间注意监测血压；孕妇慎用；宜饭后服用；有心脏病史者，用药期间注意监测心律情况。

（2）头痛宁胶囊。

功用：息风涤痰，逐瘀止痛。

主治：偏头痛属痰瘀阻络证者，症见痛势甚剧，或攻冲作痛，或痛如锥刺，或连及目齿，伴目眩畏光，胸闷脘胀，恶心呕吐，急躁易怒，反复发作。

用法用量：口服，每次3粒，每日3次。

（3）通天口服液。

组成：川芎、赤芍、天麻、羌活、白芷、细辛、菊花、薄荷、防风、茶叶、甘草。

功用：活血化瘀，祛风止痛。

主治：瘀血阻滞、风邪上扰所致的偏头痛，症见头部胀痛或刺痛，痛有定处，反复发作，头晕目眩，或恶心呕吐，恶风。

用法用量：口服，第1日即刻、1h后、2h后、4h后各服10mL，以后每6h服10mL。第2、3日每次服10mL，每日3次。

注意事项：出血性脑血管病、阴虚阳亢患者和孕妇禁服。

（4）养血清脑颗粒（丸）。

组成：当归、川芎、白芍、熟地黄、钩藤、鸡血藤、夏枯草、决明子、珍珠母、延胡索、细辛。

功用：养血平肝，活血通络。

主治：血虚肝旺所致头痛，眩晕眼花，心烦易怒，失眠多梦。

用法用量：每次1袋，每日3次。

注意事项：本品有平缓的降压作用，低血压者慎用；孕妇忌服。

4. 中医外治法研究

急性发作期取穴以少阳经穴为主，配合经络辨证取穴。

穴方一：主穴包括阿是穴、丝竹空、率谷、太阳、风池、合谷、太冲、足临泣；配穴包括阳陵泉、外关。

穴方二：主穴包括对侧顶颞后斜线下2/5，双侧顶旁2线；配穴包括额颞部痛配同侧率谷，头顶痛配同侧风池。

结合脏腑辨证：有肝阳上亢型表现如头痛而胀、心烦易怒、目赤、口苦、脉弦或弦数者，加额厌透悬颅、列缺、太溪、行间；有痰浊型表现如头痛如裹、胸脘满闷、呕恶痰涎、舌胖大、舌苔白腻、脉弦数者，加颔厌透悬颅、列缺、丰隆、内关；有瘀血型表现者加膈俞、血海、足三里、三阴交；有肾虚表现或气血不足表现者，加足三里、气海、三阴交、太溪、肾俞。上述腧穴中，局部腧穴取患侧、远端腧穴取双侧。

刺法（补/泻）：缓解期以补法为主。

疗程：每次留针30min，头针可留至1h，治疗频率为隔日1次，10次为1个疗程。

缓解期取穴在急性发作期取穴基础上结合脏腑、津液气血辨证。

（二）现代医学研究

临床实践中的一般原则是，用于缓解或消除偏头痛的药物应在头痛发作的早期（即头痛仍轻微时）使用。应用最广泛的偏头痛初始治疗药物是非甾体抗炎药（NSAID），其中疗效证据最充分的是阿司匹林、布洛芬和双氯芬酸。曲普坦类药物是二线药物，对于口服一种曲普坦类药物无效的患者，服用其他该类药物有可能充分缓解疼痛。如果患者口服一种曲普坦类药物后，3次偏头痛发作均未治疗成功，建议换另一种该类药物。如果口服曲普坦类药物可一定程度缓解疼痛，但效果不充分，临床医师可能会建议联用口服曲普坦类药物和速效NSAID（例如舒马普坦+萘普生钠）。根据治疗后2h内疼痛消除的患者比例，皮下给药的舒马普坦是最有效的药物疗法，但由于其费用较高，且不如口服曲普坦类药物普遍，因此其使用受到限制，皮下给药的舒马普坦可在口服曲普坦类药物未能充分缓解疼痛的情况下使用。临床医师应认识到药物过量导致头痛的风险，这一情况指的是每月至少有15天头痛的患者因经常过量服用偏头痛治疗药物所导致的每日头痛或头痛频率增加。在这种情况下，停用过量药物并开始预防性治疗是必要措施。

对于治疗急性偏头痛的小分子CGRP受体拮抗剂吉泮（gepant）类药物和5-羟色胺1F型（5-HT1F）受体激动剂地坦（ditan）类药物，应持谨慎的态度。美国食品药品监督管理局已批准的用于治疗急性偏头痛的口服吉泮类药物和地坦类药物有乌布吉泮（ubrogepant）、瑞美吉泮（rimegepant）和拉米地坦（lasmiditan）。目前，吉泮类药物和地坦类药物费用仍较高且使用并不普遍，这些因素可能限制了其应用，只能用于NSAID和曲普坦类药物治疗无效、有无法接受的副作用或有曲普坦类药物禁忌证的患者。服用拉米地坦后可伴发驾驶能力下降和驾驶能力无法评估的情况。治疗偏头痛的有关共识和指南反对在偏头痛的治疗中使用阿片类药物和巴比妥类药物，原因是这两类药物有较大的副作用且有药物依赖的风险。

偏头痛是一种反复发作的疾病，长期管理可能需要采取预防性治疗措施。预防性治疗的目的是减少偏头痛发作频率、持续时间或减轻严重程度，而不是治愈偏头痛。临床医师应将这一点告知患者，从而共同制订比较现实的治疗目标。关于应在患者偏头痛病程的哪一时间点启动预防性治疗，各国的建议各不相同，但对于每月至少2天有偏头痛发作，并且接受治疗后生活仍受到影响的患者，一般建议接受预防性治疗。对于慢性偏头痛，托吡酯和A型肉毒毒素的疗效已得到循证医学证实。近期，各种基于新机制的预防性治疗被研发。这些治疗包括针对CGRP或其受体的四种注射用单克隆抗体（eptinezumab、erenumab、fremanezumab和galcanezumab），随机试验已证实这些单抗在发作性和慢性偏头痛的预防性治疗中有效。这些药物起效迅速，不良事件很少，最常见的不良事件是红斑和疼痛等注射部位反应。erenumab、fremanezumab和galcanezumab对使用其他类别预防性药物无效的患者也有效。这些药物尚未与前文中价格更低、应用更为普遍的常用口服预防性药物进行比较。临床经验提示，使用口服预防性药物治疗2～3个月后、使用针对CGRP或其受体的单克隆抗体治疗3～6个月后以及使用A型肉毒毒素治疗6～9个月后，可评估疗效及换成其他药物。

（吴海科　朱强　郭雪宜）

● 参考文献

[1] 谢卫平，倪文璐，倪进军.基于证候和体质研究偏头痛中医病机和分期治疗思路探索[J].辽宁中医杂志，2016，43（9）：1855-1857.

[2] 裴培，陈怀珍，王艳昕，等.电针对偏头痛大鼠中脑导水管周围灰质5-羟色胺7受体和血浆降钙素基因相关肽表达的影响[J].针刺研究，2017，42（6）：510-513，556.

[3] 张慧，何胜东，潘晓燕，等.电针对偏头痛大鼠血清炎症因子表达的影响[J].湖南中医杂志，2018，34（7）：170-171.

[4] 陈云.不同电针输出波形对瑞芬太尼麻醉诱发痛觉过敏的作用及机制[D].天津：天津医科大学，2019.

[5] 张亚兰，宋伯骐，贺煜竣，等.针刺对偏头痛大鼠脑干IL-6、TNF-α及三叉神经脊束核CGRP水平的影响[J].中国中医药信息杂志，2022，29（1）：59-64.

[6] 常露露，曾贵荣，刘顶鼎.川芎-天麻药对防治偏头痛的研究进展[J].中国现代应用药学，2021，38（10）：1245-1250.

[7] 张天浩，黄露，戴鸥，等.基于5-HT$_{1B}$受体的川芎挥发油抗偏头痛研究[J].中华中医药学刊，2022，40（3）：1-8.

[8] 刘燕，李春胜，赵永烈.基于聚类分析的中医药治疗偏头痛用药规律探讨[J].中国中医急症，2019，28（7）：1147-1151.

[9] 李祥欣，张保朝，刘义锋，等.基于NRG/ErbB通路探讨三七总皂苷对偏头痛大鼠的作用机制[J].中国病理生理杂志，2021，37（10）：1794-1800.

[10] TANG B，TANG W J，DAI Z W，et al. Panax notoginseng saponins suppress oxygen-glucose deprivation/reoxygenation-induced pyroptosis of SH-SY5Y cells[J]. Chin J Pathophysiol，2020，36（7）：1178-1184.

[11] YANG X，YANG S，HONG C，et al. Panax notoginseng saponins attenuates sevoflurane-induced nerve cell injury by modulating AKT signaling pathway[J]. Mol Med Rep，2017，16（5）：7829-7834.

[12] 路玉良，丁元庆.偏头痛的中医证候、病机与治疗现状分析[J].河南中医，2010，30（1）：101-103.

[13] 徐榛敏，贾敏，梁晓，等.偏头痛中医临床实践指南（征求意见稿）[J].中国中药杂志，2020，45（21）：5057-5067.

第四章 颤 证

第一节 概 述

颤证，是指以头部或肢体摇动颤抖、不能自制为主要临床表现的一种病证。轻者表现为头摇动或手足微颤，重者可见头部振摇，肢体颤动不止，甚则肢节拘急，失去生活自理能力。本病又称振掉、颤振、震颤。西医学中的某些锥体外系疾病所致的不随意运动，如帕金森病、舞蹈病、手足徐动症、特发性震颤、甲状腺功能亢进等，均属颤证范畴，本章主要介绍帕金森病（Parkinson disease，PD）。

第二节 病 因 病 机

一、中医学对颤证病因病机的认识

颤证的病位在筋脉，与肝、肾、脾等脏关系密切。它的主要病因有年老体虚、情志过极、饮食不节、劳逸失当等，基本病机为肝风内动、筋脉失养。肝主身之筋膜，为风木之脏，肝风内动，或痰热动风，或瘀血夹风，或虚风内动，或肾精气血亏虚，进而导致筋脉不能任持自主，随风而动，牵动肢体及头颈颤抖摇动，发为颤证。颤证日久可导致气血不足，络脉瘀阻，表现为肢体僵硬，动作迟滞乏力，甚至活动困难，肢体痿废。

二、现代医学对帕金森病致病因素的认识

帕金森病的确切病因至今未明。遗传因素、环境因素、年龄因素、氧化应激等均可能参与帕金森多巴胺能神经元的变性死亡过程。其突出的病理改变是中脑黑质多巴胺能神经元的变性死亡、纹状体DA含量显著减少以及黑质残存神经元胞质内出现嗜酸性包涵体，即路易小体。

第三节　诊断与鉴别诊断

一、诊断

（一）临床表现

本病表现为头部及肢体摇动、颤抖，不能自制，甚者颤动不止，四肢强急。常伴动作笨拙、活动减少、多汗流涎、言语缓慢不清、烦躁不寐、神志呆滞等症状。

原发性帕金森病好发于50~70岁，以60~70岁为最多。男多于女。少数患者有家族史。隐匿性起病。病情呈缓慢进行性加重。常由一个肢体或一侧肢体开始，逐渐波及四肢和躯干，呈全身对称性损害症状。运动徐缓、震颤和肌强直构成本病的三大主要症状。

典型的累及全身的帕金森病患者面部无表情、眨眼极少；站立时呈特殊姿势（头部前倾、躯干俯屈、上臂内收、肘关节屈曲、腕关节伸直、手指内收、拇指对掌、指间关节伸直、髋及膝关节均略弯曲）；双手有较明显的静止性震颤；语音变低、咬音不准、发音呈爆破性，故构音不清；行走时起步困难，迈开步后往往以急促小步前进，两上肢无摆动，不能及时停步或转弯，故称慌张步态。各种日常生活动作十分缓慢。

震颤：多自一侧手部先开始，然后发展到同侧下肢，最后累及对侧上下肢。口周、下颌、头部一般最后累及。上肢震颤比下肢严重。早期震颤出现于肢体处于静止状态时，称为静止性震颤，在少部分患者中可见。表现为约4次/s的拇指和食指的搓丸样动作。做随意动作时震颤减轻或停止，睡眠时完全停止。情绪激动时震颤加重。晚期患者在做随意动作时也有震颤（动作性震颤）合并发生。

肌强直：肢体或头颈部关节做被动运动时，促动肌和拮抗肌均有肌张力增高，感觉到均匀性的阻力，称为铅管样强直。如均匀阻力出现断续的停顿，呈齿轮转动状，则为齿轮样强直。站立的典型特殊姿势是由肌强直造成的。

运动徐缓和姿势反射丧失：表现为日常生活中动作十分缓慢，如起坐、翻身、解系带子或扣子、穿脱衣服、洗漱等。严重时要人帮助完成。书写困难，所写字迹不正，越写越小，称为写字过小症。而面肌运动减少可出现面部表情活动少，眨眼少，双目凝视，呈"面具脸"。咽、喉、舌等活动较少和活动障碍可造成流涎，构音含糊而低沉，严重时有吞咽困难。行走时双上肢摆动减少或消失。由于躯干僵硬加上姿势反射丧失，患者站立时稍微推撞其两肩或躯干易导致其前倾或后仰而跌倒。患者想在行走中转弯时，需采取连续小步使躯干和头部一起转向。

（二）辅助检查

常规脑脊液检查一般均正常。脑脊液中多巴胺的代谢产物高香草酸（homovanillic acid，HVA）含量降低。尿液中多巴胺及其代谢产物HVA含量亦降低。

基底节多巴胺能神经元功能影像：^{99m}Tc标记的TRODAT-1 SPECT或^{18}F标记的FP-CIT PET中可显示基底节多巴胺转运蛋白，能早期诊断出偏侧帕金森病。

因一氧化碳中毒后迟发性脑病引发的帕金森综合征，颅脑MRI可提示脑室旁白质脱髓鞘性变化。对于颅内肿瘤、血肿和中毒引起的帕金森综合征患者，有关实验室检查及颅脑MRI或CT检查可做出诊断。

（三）诊断要点

本病多发生于中老年人，一般隐匿起病，逐渐加重，不能自行缓解。部分患者发病与情志有关，或继发于脑部病变。

根据本病有震颤、肌强直及运动徐缓三大症状，一般诊断不难。在中老年患者中，凡具备下列3个重要条件时应考虑本病的可能：①逐渐出现进行性加重的活动和动作缓慢，持久活动后动作更慢、幅度更小；②颈和/或肢肌张力增高；③4～6Hz静止性震颤和/或姿势不稳。

确诊本病时，必须在上述条件中再附加3个或3个以上的下列条件：①偏侧肢体起病；②一侧肢体受累后，较长时间才扩散到另一侧肢体，病情呈明显不对称性；③良好的左旋多巴试验反应；④左旋多巴制剂的良好疗效可持续5年以上；⑤病程中体征呈现十分缓慢的进行性加重，但病程至少9年；⑥PET/CT、SPECT检查显示黑质–纹状体区多巴胺能神经元受累依据。

二、鉴别诊断

（一）中医鉴别诊断

与瘛疭相鉴别：瘛疭即抽搐，多见于急性热病或某些慢性疾病急性发作，抽搐多呈持续性，有时伴短暂性间歇，手足屈伸牵引，张弛交替。部分患者可有发热、两目上视、神昏等症状。颤证是一种慢性疾病过程，以头颈、手足不自主颤动、振摇为主要症状，手足颤抖动作幅度小，频率较快，而无肢体抽搐牵引和发热、神昏等症状。

（二）西医鉴别诊断

与帕金森叠加综合征相鉴别：帕金森叠加综合征多用多系统萎缩来表述。本病在帕金森病的临床表现基础上可再出现小脑征（共济失调、爆发性语言等临床症状）、眼球垂直凝视障碍、直立性低血压等自主神经系统损害、痴呆、上运动和下运动神经元损害体征等表现。故可做出诊断。

与其他原因引起的震颤相鉴别：如原发性震颤常发病于40岁以后，有家族史，常为动作性震颤而无肌张力增高，饮酒试验后震颤可减轻。酒精中毒、焦虑症及甲亢性震颤皆有明确病因，根据病史不难诊断。对于颅内肿瘤、血肿和中毒引起的帕金森综合征，根据相关病史和实验室、影像学检查可做出鉴别。

第四节 治疗概况

一、中医辨证论治

（一）辨证选择口服中药汤剂

1. 风阳内动证

主证：肢体颤动粗大，程度较重，不能自制，头晕耳鸣，面赤烦躁，易激动，心情紧张时颤动加重，伴有肢体麻木，口苦而干，语言迟缓不清，流涎，尿赤，大便干，舌质红，苔黄，脉弦滑数。

治法：镇肝息风，舒筋止颤。

代表方剂：天麻钩藤饮合镇肝息风汤加减。

基本处方：天麻、钩藤、石决明、赭石、生龙骨、生牡蛎、生地黄、白芍、玄参、龟甲、天冬、怀牛膝、杜仲、桑寄生、川楝子、黄芩、栀子、夜交藤、茯神等。

2. 痰热风动证

主证：头摇不止，肢麻震颤，重则手不能持物，头晕目眩，胸脘痞闷，口苦口黏，甚则口吐痰涎，舌体胖大，有齿痕，舌质红，舌苔黄腻，脉弦滑数。

治法：清热化痰，平肝息风。

代表方剂：导痰汤合羚角钩藤汤加减。

基本处方：半夏、胆南星、竹茹、川贝母、黄芩、羚羊角、桑叶、钩藤、菊花、生地黄、白芍、甘草、橘红、茯苓、枳实等。

3. 气血亏虚证

主证：头摇肢颤，面色㿠白，表情淡漠，神疲乏力，动则气短，心悸健忘，眩晕，纳呆，舌体胖大，舌质淡红，舌苔薄白滑，脉沉濡无力或沉细弱。

治法：益气养血，濡养筋脉。

代表方剂：人参养荣汤。

基本处方：熟地黄、当归、白芍、人参、白术、黄芪、茯苓、炙甘草、肉桂、五味子、远志、陈皮、天麻、钩藤、珍珠母等。

4. 髓海不足证

主证：头摇肢颤，持物不稳，腰膝酸软，失眠心烦，头晕，耳鸣，善忘，或神呆痴傻，舌质红，舌苔薄白，或舌体红绛无苔，脉象细数。

治法：填精补髓，育阴息风。

代表方剂：龟鹿二仙膏合大定风珠加减。

基本处方：鹿角、龟甲、鳖甲、鸡子黄、阿胶、熟地黄、生地黄、枸杞子、人参、生牡蛎、钩藤、白芍、麦冬、麻仁等。

5. 阳气虚衰证

主证：头摇肢颤，筋脉拘挛，畏寒肢冷，四肢麻木，心悸懒言，动则气短，自汗，小便清长或自遗，大便溏，舌质淡，舌苔薄白，脉沉迟无力。

治法：补肾助阳，温煦筋脉。

代表方剂：地黄饮子。

基本处方：附子、肉桂、巴戟天、山茱萸、熟地黄、党参、白术、茯苓、生姜、白芍、甘草等。

6. 辨病用药

在辨证论治的基础上，可以加用3～4味具有以下作用的中草药：①缓解震颤加僵蚕、全蝎、枳壳、天麻等；②缓解僵直加珍珠母、羚羊角、生石决明、牡蛎等；③缓解肢体麻木加木瓜、地龙、丝瓜络、竹沥、白芍、甘草等；④缓解血瘀加鸡血藤、丹参、桃仁、红花等。

7. 随证加减

表情呆滞加石菖蒲、远志、胡桃肉等，心烦加龙胆草、夏枯草等，眩晕、耳鸣、烦躁加知母、黄柏、牡丹皮等，失眠加琥珀、磁石、炒枣仁、柏子仁、丹参、远志、茯神等，易怒加天竺黄、牡丹皮、郁金等，痰多加竹沥、天竺黄、皂角刺、白芥子等，胸闷脘痞加瓜蒌皮、厚朴、苍术等，神疲乏力加黄芪、黄精等，大便稀溏加干姜、肉豆蔻等，小便失禁加益智仁、桑螵蛸等。

（二）辨证选择口服中成药

根据病情证候选择应用四物合剂（调经养血）、天麻钩藤颗粒（平肝息风，清热安神）、血府逐瘀胶囊（活血祛瘀，行气止痛）等。

（三）辨证选择静脉滴注中药注射液

根据病情证候选择应用银杏内酯注射液（活血化瘀，通经活络）、舒血宁注射液（活血化瘀）、葛根素注射液（活血化瘀）等。

二、中医特色治疗

（一）针灸疗法

（1）基本穴位：舞蹈震颤控制区、四神聪、百会、风池、本神、曲池、太冲、合谷等。

（2）根据体质，辨证选穴。肝肾不足，选用肝俞、肾俞、阳陵泉；气血亏虚，选用气海、足三里；血瘀阻痹，选用曲池、合谷、太冲；痰浊交阻，选用中脘、丰隆；精气亏乏、阴血不足，选用背俞穴或夹脊穴。

（3）针对兼证，临床变通。震颤较甚者加用人椎、少海、后溪，僵直较甚者加用大包与期门，汗多者选用肺俞、脾俞，皮脂溢出者选用内庭、曲池，胃脘腹部胀满者选用梁门、中脘、气海，便秘者选用天枢、气海，口干舌麻者选用承浆、廉泉、复溜。

（二）中医药外治法

根据病情选择推拿、刮痧、艾灸、中药敷贴等外治法。

1. 推拿疗法

对于缓解早期出现的震颤、僵直效果较好。推拿的重点是扩大患者的伸展肌肉范围，牵引缩短、僵直的肌肉。动作轻柔和缓，要对颈、腰、四肢各关节及肌肉进行全面推拿按摩，至少两天一次，尽量保持关节的活动幅度。

2. 刮痧疗法

适用于帕金森病有运动功能障碍或身体疼痛者。通过辨病、辨证、辨经选择经络、腧穴。一般3～5天为1个疗程，可连续治疗2～3个疗程。

3. 艾灸疗法

主要取穴为气海、关元。适用于帕金森病伴排尿障碍者，以艾箱灸气海、关元穴，每次30min，一般5天为1个疗程，可连续治疗2～3个疗程。

4. 中药敷贴疗法

适用于帕金森病伴便秘者。用姜汁调大黄粉敷贴神阙，每次4～6h，一般5天为1个疗程，可连续治疗2～3个疗程。

（三）其他疗法

可根据病情和患者及其家属意愿，予以个体化康复训练，具体如下。

放松锻炼：放松和深呼吸锻炼有助于减轻帕金森病患者的心理紧张症状，减轻其在公共场所行动不便、动作缓慢及肢体震颤等症状。

关节运动范围训练：力求每个关节的活动都到位，但要注意避免过度牵拉而出现疼痛。

平衡训练：加强姿势反射、平衡、运动转移和旋转运动的训练。双足分开站立，向前后左右移动重心，跨步运动并保持平衡；躯干和骨盆左右旋转，并使上肢随之进行大幅度的摆动；重复投扔和拣回物体；运动变换训练，包括床上翻身，上下床，从坐到站、从床到椅的转换等。

步态训练：关键在于抬高脚尖和跨大步幅。患者两眼平视前方，身体站直，两上肢的协调摆动和下肢起步合拍，跨步要尽量慢而大，两脚分开，两上肢在行走时做前后摆动，同时还要进行转弯和跨越障碍物训练。转弯时要有较大的弧度，避免一只脚与另一只脚交叉。

三、中西医结合治疗

本病应在中医药理论指导下，根据肝风内动、筋脉失养的基本病机来立方遣药。要根据局部与整体相结合的观点，把辨证论治与辨病治疗结合起来。同时，帕金森病的病理性质为本虚标实。本虚包括气血阴阳亏虚，以阴津精血亏虚为主；标实常见风、火、痰、瘀等病理因素。虚实之间常相互影响，相互转化。在临床治疗中，需将治标与治本结合起来，并考虑不同患者的体质和病症特点，或以中医药为主，或以西医为主，配合针灸、推拿、刮痧、康复训练及手术治疗等，相互取长补短、优势互补，以提高临床疗效，减少并发症，提升患者的生活质量，延缓疾病症状的发展。

（一）中西药结合治疗

目前有多种中药、中药复方能治疗或预防帕金森病。作用机制包括抗氧化、提高神经递质含量、进行免疫调节、保护黑质细胞、增强西药疗效、减少副作用等，从而延缓疾病进展。例如，天麻钩藤颗粒与多巴丝肼片合用治疗帕金森病，能修复多巴胺能神经元损伤，作用机制可能与直接抑制15-脂氧合酶-1和脂质过氧化有关。

（二）针药结合治疗

针灸是一类独特而传统的治疗手段，安全性高，耐受性好。针刺或电针刺激特定穴位可以缓解帕金森病患者的一些运动症状，如平衡、步态速度、步幅和震颤等，并显著改善帕金森病患者的精神障碍、睡眠问题和胃肠道问题等非运动症状。抑郁症是帕金森病患者主诉最多的非运动症状之一，针灸是安全有效的抗抑郁非药物干预手段，可提高抗抑郁药物氟西汀的疗效，减轻抑郁症状。同时，疼痛是与帕金森病相关的症状，针灸与治疗帕金森病的药物合用可以明显缓解疼痛。

（三）推拿与药物结合治疗

推拿是一种补充替代医学形式。按摩治疗可以调节肌肉紧张度和活跃度，有效缓解长期帕金森病患者的静息性和体位性震颤。颜面部综合手法治疗和腹部关元掌颤法辅助左旋多巴类药物治疗可有效改善患者的睡眠质量和情绪状况。帕金森病患者便秘是自主神经功能紊乱导致的，影响患者的生活质量，并有诱发并发症的危险。腹部穴位按摩7天，配合高纤维饮食及足量饮水等，可明显改善患者便秘情况。其操作简单、疗效确定，适合临床推广使用。

四、难点分析

（1）帕金森病具有极其复杂的发病机制，其病因可能是多因素的，尚无有效的治疗方法可以阻止该病的发展，目前临床仍以替代疗法为主，但随着服药时间延长，疗效降低、药物不良反应等问题不断暴露出来。如何有效治疗该病仍是目前医学研究的难点、热点。

（2）帕金森病除伴随运动症状外，多数患者伴随的非运动症状也存在明显差异，可能会出现感觉障碍、精神障碍、自主神经功能障碍等非运动症状，不同的非运动症状会加重患者运动功能损伤，降低患者生活质量及威胁患者的生命安全。

（3）帕金森病患者血压异常的发生与诸多因素相关，包括衰老及其并发因素、与帕金森病相关的自主神经功能紊乱以及含左旋多巴在内的帕金森病治疗药物，且血压异常严重限制了临床上抗帕金森病药物的使用。

五、医案验方

患者徐某某，女，73岁，农民，广东佛山人。

主诉：行动迟缓4年多，全身不自主活动2个月。长期服用抗震颤麻痹药，现出现口、下颌、舌头、颈肩部、四肢、躯干不自主活动，胃纳一般，睡眠正常，大便干结，小便正常，舌红，苔少有津，脉沉细。

中医诊断：颤证，证属肝肾亏虚证。

西医诊断：帕金森病异动症。

患者于4年多前无明确诱因逐渐出现行动迟缓、笨拙，面部表情减少，走路时小步前冲，呈慌张步态，双手静止性震颤，呈搓丸样动作，下颌、嘴唇及舌头等也偶有震颤。一直在当地西医院治疗，诊断为帕金森病，予口服多巴丝肼片。2个月前出现口、下颌、舌头、颈肩部、四肢、躯干不自主活动，调整抗震颤麻痹西药，症状无改善。

初诊（2014年4月10日）：患者行动迟缓，双手静止性震颤，口、下颌、舌头、颈肩部、四肢、躯干不自主活动，胃纳一般，睡眠正常，无口干口苦，无头痛头晕，大便干结，小便正常。体格检查：血压105/53mmHg，神志清，形体偏瘦，表情呆板，面色苍白，双肺呼吸音清，未闻及干湿啰音，心率92次/min，律整，未闻及病理性杂音，腹平软，全腹无压痛及反跳痛，肋下肝脾未触及，肠鸣音正常，双下肢无浮肿。专科情况：神志清，语声低怯，表情呆板，颅神经无异常，四肢肌张力增高，肌力5级，动作缓慢，双侧针刺觉对称，双侧腱反射对称减弱，双侧巴氏征阴性，霍夫曼征阴性。

望其神志清，形体偏瘦，动作缓慢，呈慌张步态，表情呆板，面色不华，舌红，苔少有津。闻其语声低怯，诊其脉沉细。治以滋补肝肾、镇潜息风，药用二甲复脉汤加减：桑椹、白芍、天麻、全蝎、菊花、麦冬、牡蛎、醋鳖甲、钩藤、生地黄、砂仁（后下）（以水400mL煎取200mL，分早晚两次服），3剂。

二诊（2014年4月14日）：患者药后口、下颌、舌头、颈肩部、四肢、躯干不自主活动明显减少，仍行动迟缓，双手静止性震颤，头昏，眼花，胃纳一般，睡眠正常，大便质软成形，小便正常，舌红，苔少有津，脉沉细。药效已显，治疗继续以滋补肝肾、镇潜息风为法，稍佐养肝明目之品，方药如下：桑椹、白芍、天麻、全蝎、麦冬、牡蛎、醋鳖甲、钩藤、生地黄、砂仁（后下）、枸杞子、蕤仁肉（以水400mL煎取200mL，分早晚两次服），7剂。

三诊（2014年4月21日）：患者口、下颌、舌头、颈肩部、四肢、躯干不自主活动基本消失，仍行动迟缓，双手静止性震颤，无头晕，胃纳一般，睡眠正常，大便质软成形，小便正常，舌红，苔少有津，脉沉细。患者不自主活动已止，继续服上方（以水400mL煎取200mL，分早晚两次服），7剂。另外予金匮肾气丸6g/次，早、晚各1次。

按语：帕金森病为慢性神经退行性病变，以本虚为主，本虚为致病之根，虚在肝、脾、肾三脏，风属致病之标，久病之后出现口、下颌、舌头、颈肩部、四肢、躯干不自主活动，虚风内动症状加重。患者年老体弱，五脏之气渐衰，肾精衰少，化生不足，髓海失充，筋脉失荣，虚风内动，肢体失控，故见肢体震颤，动作缓慢；肝肾亏虚，虚风内动，故见口、下颌、舌头、颈肩部、四肢、躯干不自主活动；肝肾耗损，阴津不足，肠道失润，故大便干结；舌红，苔少有津，脉沉细是肝肾亏虚之象。治疗以滋补肝肾、镇潜息风为法，药用二甲复脉汤加减而获效。

第五节　辨　证　施　护

一、辨证护理

预防颤证应起居有节，保持心情舒畅，劳逸适度，节制房事，饮食宜清淡而富有营养，忌暴饮暴食及嗜食肥甘厚味，戒除烟酒等不良嗜好。此外，避免中毒、中风、颅脑损伤对预防颤证的发生有重要意义。

颤证患者平日应注意肢体功能锻炼，适当参加力所能及的体育活动，如打太极拳，练习八段锦及内养功等。并加强对语言、进食、行走等各种日常生活能力的训练。颤证同时伴有明显行动不便的患者应防止摔倒，穿着防滑鞋或防滑袜等。对卧床的患者应注意帮助其翻身，经常进行肢体按摩，以防发生褥疮。

心理护理：给患者提供舒适良好的生活环境，积极聆听患者的烦恼，关心患者的心理健康，使患者情绪松弛；给予适当的鼓励、劝告和指导，使患者积极面对疾病，主动配合治疗。

二、辨证施膳

对于颤证患者，应鼓励进食低蛋白、高热量食物，控制蛋白质摄入，每日控制在0.8g/kg，因为高蛋白饮食可降低左旋多巴的疗效。摄入蛋白应以优质蛋白为主，如蛋、鱼、虾、豆制品等，且应避免与左旋多巴类药物同时服用，要间隔40min左右。食物应细软易消化，方便咀嚼和吞咽，吃足量的新鲜蔬菜、水果，多饮水，多食含酪氨酸的食物，如瓜子、杏仁、芝麻等，适当控制脂肪的摄入。

对存在吞咽功能障碍的患者，应注意在进食、饮水时尽量使患者保持坐位，使患者集中注意力，如手颤剧烈应协助患者进食。让患者每吃一口，吞咽2～3次。鼓励少量多餐，定期监测体重变化。在饮食中增加纤维质和液体的摄取，预防便秘。

对于辨证以痰饮、热证为主的早期患者，主食应以米饭为主，肉食以猪肉和兔肉为主，可适当食用一些海产品等高蛋白、精蛋白食物，多食用油菜、菠菜、芹菜、黄瓜、竹笋、茄子、茯苓、薏苡仁、山药等性凉、健脾化痰、息风活血的食物，水果可食用梨、香蕉、桑椹等。

中期患者以气血两虚、肝肾不足多见，主食可以米、面为主，适当辅以粗粮，助脾胃运化，强后天之本，以益气血；肉食可食用牛肉、鸡肉等，仍可辅以海产肉类，以益气养血，补益肝肾；菜蔬可食用木耳、山药等，以健脾益气；水果可参照早期患者食用，以润肠，保持大便通畅。

后期患者，多年久病，阴阳两虚，因年老体衰，脏腑气机失调，病理变化复杂，故应慎用耗伤气血阴阳之品，饮食上应结合早期患者和中期患者的食物食用，以中期患者的食物为主，限制动物脂肪摄入，以植物油代替，每天可饮用一杯牛奶，保证蛋白质摄入，可在食物中加入蚕豆，用于补充少量的天然左旋多巴。可食用填精补髓之品，如阿胶、人参等。

第六节 循证研究

一、基础研究

（一）中医基础研究

（1）补肾组方治疗PD可能通过调控维生素D轴发挥作用，维生素D轴可能是补肾治疗PD的潜在靶点。中医认为，PD与肾虚密切相关，补肾是中医防治PD的治疗大法。补肾中药可能通过抑制炎症因子、减弱氧化应激和保护神经细胞等途径对PD患者发挥神经保护作用。补肾中药可能通过对维生素D轴的调节防治PD。肾藏精的功能与维生素D轴的功能存在较大的相似性和关联性，维生素D可以从现代科学角度揭示中医学肾藏精的作用。因此，维生素D轴可能是治疗PD的一个潜在靶点，可将补充维生素D作为防治PD的一类辅助手段，但其在临床应用时的具体剂量、摄入途径、副作用等均有待进一步的观察评估[1]。

（2）PD患者肠道具有多种肠道菌群寄生，其对中医药选择治疗具有潜在指导价值。PD的典型病理特征为α-突触核蛋白（α-synuclein，α-syn）于黑质及其周围神经结构处的沉积，但近年来的研究显示PD患者肠道病理检测中同样可发现α-syn的沉积，现在研究者提出PD与肠道菌群的失调密切相关。Braak等首次在PD患者胃肠道中发现α-syn，研究者们先后通过临床及动物实验发现，α-syn可通过胃肠道传递至大脑，提出PD的发病可能始于肠道，并且与肠道菌群的失调关系密切。有研究表明，PD的震颤、抑郁与拟杆菌门及厚壁菌门的构成相关，清热类中药可通过调节拟杆菌门细菌数量进一步改善其症状[2]。

（二）现代医学基础研究

α-突触核蛋白是路易小体的主要蛋白质成分，不仅在突变携带者的大脑中，而且在常见的散发性疾病中也是病理特征[3]。事实上，全基因组关联研究表明，α-突触核蛋白基因的遗传变异代表了不同人群中最一致的帕金森病遗传风险因素。病理性氨基酸替换导致的蛋白质结构异常，或由基因剂量效应导致的生理性α-突触核蛋白过度表达，可导致寡聚、纤维化和聚集，以及随后的神经退行性变。聚集的α-突触核蛋白（以Lewy小体或Lewy神经轴突的形式）干扰基于微管的亚细胞运输机制，从而导致突触功能障碍和其他对神经元稳态的破坏。除了α-突触核蛋白基因调控区的功能性遗传变异和α-突触核蛋白聚集的二倍或三倍重复外，其他因素也可能参与这一过程。一个经过充分验证的影响α-突触核蛋白聚集的危险因素是溶酶体酶β-葡糖苷酶。编码这种酶的基因中的纯合子突变会导致高切病（一种溶酶体储存障碍），而杂合子突变会导致PD风险增加5倍，并导致酶功能丧失，从而导致葡萄糖脑苷脂的积累。这反过来通过稳定寡聚中间产物和干扰溶酶体清除来影响α-突触核蛋白的聚集。考虑到α-突触核蛋白聚集是PD的主要病理生理特征，Braak等提出并完善了"上升扩散"假说。该假说认为PD可能起源于嗅球、迷走神经运动核或严格的外周部位。一种观点是，PD发病机制可能始于胃肠道，并在细胞间传播，从肠神经系统一直传播到脑干、中脑和中枢神经系统（CNS）的其他部分，最终导致疾病分期。然而，这种疾病的上升传播是否与α-突触核蛋白或其他因素有关，仍有待观察。2009年，Braak等重新审视并强化了"双重打击"理论，该理论提出未知的神经营养病原体（可能是病毒）可以通过鼻子和/或肠道进入大脑。另一种观点是错误折叠的α-突触核蛋白以类似朊病毒的方式传播。在野生型小鼠中，已证明在纹状体内接种合成α-突触核蛋白可导致解剖上相互连接的脑区PD样Lewy病理的细胞间传播。Desplats等证明了α-突触核蛋白在培养的神经元细胞之间的传播，以及α-突触核蛋白在小鼠移植干细胞中的传播。除了细胞培养和小鼠大脑模型之外，还有越来越多的证据支持α-突触核蛋白是疾病上升传播的关键因素这一观点。首先，如上所述，获得外源性α-突触核蛋白原纤维会触发PD样路易小体和路易神经突的形成。其次，越来越多的证据表明，毒性α-突触核蛋白低聚物的细胞间传递发生在实验模型和患者中。第三，研究表明，中脑起源的健康移植胚胎神经元在被植入帕金森病患者的大脑后可迅速获得路易体样内含物。最后，Pan Montojo等通过给小鼠灌胃杀虫剂鱼藤酮，模拟了α-突触核蛋白积累上升传播的环境，切除这些小鼠的自主神经可以阻止PD特异性病理学的传播。

分子和细胞器降解途径的功能障碍是帕金森病的进一步标志，越来越多的证据表明泛素-蛋白酶体系统与自噬之间存在功能性相互作用[4]。虽然这两种降解系统都参与了错误折叠蛋白质的清除，但有一种特殊形式的自噬，也称为线粒体吞噬，可以从细胞中去除有缺陷的线粒体。该清除过程由PINK1和Parkin控制。在PD中，这些清除系统的功能障碍促进了α-突触核蛋白和缺陷线粒体的积累。对PD中溶酶体功能障碍的进一步了解来自对溶酶体酶β-葡糖苷酶（如上所述）的研究，以及对名为ATP13A2的跨膜溶酶体P5型ATP酶的研究。在细胞培养模型中，这种PD相关蛋白的功能丧失与溶酶体酸化功能受损、溶酶体酶的蛋白水解过程减少、溶酶体底物降解减少以及溶酶体介导的自噬体清除减少有关。除了这些发现，Dehay等还表明，散发性PD患者的SN-DA神经元显示ATP13A2水平降低。

神经元的主要功能，即与相邻神经元的通信，需要突触活动，而突触功能的实现则需要严格控制细胞内的过程，如神经递质包装、能量平衡和钙缓冲。SN-DA神经元的形态非常复杂，纹状体中每个神经元约有15万个突触前终末。突触的大量和广泛分布，以及随之而来的对能量和Ca^{2+}缓冲资源的高局部需求，很可能与SN-DA神经元对线粒体功能障碍和轴突运输缺陷的鲁棒性降低有关。此外，蛋白质降解和转换的局部功能障碍可能会影响突触功能。在细胞培养中，α-突触核蛋白在释放神经递质之前与突触前小泡结合，然后迅速被重新分配到细胞质中。研究表明，适度的过度表达足以显著抑制神经递质的释放。最有可能的是，α-突触核蛋白和突触功能之间的这种功能关系归因于α-突触核蛋白结合膜、突触蛋白和肌动蛋白丝的能力，并引起膜动力学的变化[5-9]。

暴露毒素与PD风险增加有关。环境毒素可能导致帕金森病的原理证明是，观察到在合成麻醉药品哌替啶过程中产生的副产物，即1-甲基-4-苯基-1,2,3,6-四氢吡啶（MPTP），导致不可逆的帕金森病，具有帕金森病的所有临床特征。由于MPTP是线粒体电子传递链复合物I的抑制剂，该观察有助于确定线粒体在PD发病机制中的关键作用。后来，人们认识到各种杀虫剂，如百草枯和鱼藤酮，以及某些溶剂，如三氯乙烯和四氯乙烯，也会导致线粒体功能障碍。帕金森病还与生活在农村环境、园艺、农业和职业性接触农药有关。环境因素在帕金森病发病机制中的确切作用尚不清楚。然而，环境和遗传因素都与细胞表型相关，这可以被认为是PD的细胞标志[9-12]。

二、临床研究

（一）中医研究

1. 辨证论治研究

一般认为帕金森病分三期，早期有帕金森病的临床表现，但是日常生活可以自理，治疗以滋阴养血或滋阴养血息风为主，可以单纯进行中医药治疗。到了中期以后，日常生活需要帮助，大多需要中西医结合治疗，考虑到久病入络、阴损及阳，中医要补养气血，活血息风。晚期生活完全不能自理，可中西医结合治疗，阴阳双补，息风活血。帕金森病按运动症状主要分为两个类型：震颤型和僵直少动型。震颤型患者多数为肝肾精血亏虚，肝风内动，治宜补益肝肾精血，平肝息风；僵直少动型患者多为肝肾精血亏虚，筋失濡养，治宜补益肝肾，养血柔筋[13]。两种类型一般都要结合生津解肌中药。

1）基本证候的辨证论治

（1）阴血亏虚，筋失濡养证。

治法：滋阴养血，濡养筋脉。

推荐方药：连梅四物汤加减（Ⅰb级，强推荐）。

随症加减：兼头昏头痛者，加天麻、钩藤以平肝息风；兼腰膝酸软者，加桑寄生、杜仲以补肝肾、强筋骨。

（2）阴血亏虚，肝风内动证。

治法：滋阴养血，息风止颤。

推荐方药：滋阴息风汤加减（Ⅰb级，强推荐）。

随症加减：若虚热甚，症见五心烦热，舌嫩红，脉细数，可加黄柏、知母以清热降火；兼便秘者，可加大黄、虎杖以泻下通便。

（3）少阳气郁，痰火内扰证。

治法：疏少阳，清痰火，镇肝风。

推荐方药：柴胡加龙骨牡蛎汤加减（Ⅰb级，强推荐）。

随症加减：兼痰火不寐者，可加酸枣仁、竹茹；兼麻木身痛者，可加红花、秦艽以通络止痛；兼痰浊、言语不利者，可加石菖蒲、远志以豁痰开窍。

（4）中气亏虚，肝风内动证。

治法：补中益气，助肝息风。

推荐方药：补中益气汤加减（Ⅴ级，弱推荐）。

随症加减：兼大便不通者，可加酒大黄、火麻仁，枳壳改为枳实以理气通便；若小便不畅，则肉桂加量以助膀胱气化；若眠差则加酸枣仁以助眠。

（5）阴损及阳，阴阳两虚证。

治法：滋阴助阳，息风止颤。

推荐方药：地黄饮子加减（Ⅰa级，强推荐）。

随症加减：若兼尿失禁，可加桑螵蛸、益智仁以温固下元；若兼气虚、阳虚便秘，宜加大肉苁蓉的量以温阳通便。

2）非运动症状的辨证论治

帕金森病抑郁或淡漠的治疗建议：帕金森病抑郁按中医"郁病"论治，以疏肝理气为总则（Ⅰb级，强推荐）。在基本证候治疗方案基础上加用疏肝理气药，如柴胡、香附、玫瑰花等。辨证使用中成药，如逍遥丸、越鞠丸、舒肝丸等。以抑郁为主要表现者，建议用验方柴甘解忧汤（四逆散、甘麦大枣汤、开心散合方）加减（Ⅰb级，强推荐）。

帕金森病认知障碍的治疗建议：以髓海不足、痰瘀阻滞为基本病机。在基本证候治疗方案基础上辨证加用补益脑髓、化瘀除痰药，如龟甲胶、鹿角胶、远志、石菖蒲、丹参、川芎等。临床辨证以地黄饮子、大补元煎、孔圣枕中丹、通窍活血汤加减为常用治疗方剂（Ⅳ级，弱推荐）。

帕金森病便秘的治疗建议：在基本证候治疗方案基础上加用通便药，如酒大黄、枳实，腹胀者加厚朴，便干时加火麻仁，大便燥结严重时加用芒硝粉冲服，亦可加用中成药麻仁软胶囊、通腑醒神胶囊、麻仁滋脾丸等（Ⅰb级，强推荐）。便秘严重时急则治标，气虚、阳虚便秘用黄芪汤或济川煎加减（Ⅰb级，强推荐），阴虚便秘用增液汤或增液承气汤加减（Ⅰb级，强推荐），痰热腑实便秘用星蒌承气汤加减，甚者加用番泻叶3～5g，沸水泡后服（Ⅴ级，弱推荐）。

帕金森病失眠的治疗建议：以心血不足或邪气扰心为基本病机。可在基本证候治疗方案基础上加用酸枣仁、龙齿、茯神等。临床辨证以酸枣仁汤、归脾汤、黄连温胆汤、血府逐瘀汤加减为常用治疗方剂（Ⅰb级，强推荐）。

帕金森病日间嗜睡或睡眠发作的治疗建议：以阳气不足或阳气不振为基本病机。在基本证候治疗方案基础上加用黄芪、炮天雄、麻黄等。以补中益气汤合麻黄附子甘草汤为基本治疗方剂。严重者可给予参芪扶正注射液或参附注射液治疗（Ⅴ级，弱推荐）。

帕金森病低血压或体位性低血压的治疗建议：以补气、补阳、升阳为基本原则。在基本证候治疗方案基础上加用黄芪、人参、炮天雄等。以保元汤、升陷汤、举元煎、补中益气汤加减为常用方剂（Ⅰb级，强推荐）。辨证使用中成药，可选用生脉饮、参麦注射液、参芪扶正注射液。

帕金森病流涎的治疗建议：帕金森病流涎按中医"痰饮病"论治，以温药和之为总则。在基本证候治疗方案基础上加用温阳化饮药，如干姜、肉桂、茯苓、白术等。以甘草干姜汤、理中汤、小青龙汤、苓桂术甘汤加减为主（Ⅳ级，弱推荐）。

帕金森病不安腿的治疗建议：以养肝血、柔肝筋为基本原则。在基本证候治疗方案基础上加用白芍、葛根、木瓜等。以芍药甘草汤、专科验方葛瓜芍草汤合四物汤为常用基本方（Ⅳ级，弱推荐）。

帕金森病疲乏的治疗建议：以补益阳气、升发阳气与振奋阳气为基本治疗原则。在基本证候治疗方案基础上加用黄芪、人参、炮天雄、麻黄等。以补中益气汤加减为基本方剂。辨证使用中成药参芪扶正注射液、参附注射液等（Ⅳ级，弱推荐）。

帕金森病身痛的治疗建议：以不通则痛、不荣则痛为基本病机。在基本证候治疗方案基础上加用延胡索、威灵仙、制川乌等。下半身或下肢痛者给予当归四逆汤或独活寄生汤加减，上半身或上肢痛者，给予葛根汤或桂枝加葛根汤加减。痛甚者可辨证给予乌头汤或乌头桂枝汤加减（Ⅰb级，强推荐）。

帕金森病排尿障碍（癃闭或失禁）的治疗建议：排除其他疾病导致的排尿障碍，以膀胱气化不利为基本病机。急则治其标，排尿困难者可以先导尿救急。在基本证候治疗方案基础上辨证加用制附片、肉桂以助膀胱气化，轻者可用淫羊藿、杜仲。尿失禁或小便控制不良多为肾阳虚证，以金匮肾气丸或右归丸为基本方加减。癃证或闭证多为湿热壅滞或夹瘀血，以龙胆泻肝汤加滋肾通关丸为基本方加减，可加川牛膝、血余炭或琥珀粉2g冲服（Ⅴ级，弱推荐）。

2. 中成药研究

（1）松龄血脉康胶囊（Ⅴ级，弱推荐）。

功效：平肝潜阳、养血柔筋。

主治：颤证属阴血亏虚，筋失濡养者。

适应证：拘痉少动，肌张力增高为主者。

使用方法：每次3粒（每粒0.5g），每日3次，口服。

（2）全天麻胶囊（Ⅴ级，弱推荐）。

功效：平肝息风、镇颤止痉。

主治：颤证属阴血亏虚，肝风内动者。

适应证：震颤为主者。

使用方法：每次2～6粒（每粒0.5g），每日3次，口服。

（3）补中益气丸（Ⅴ级，弱推荐）。

功效：补气养血。

主治：颤证属中气亏虚，肝风内动者。

适应证：帕金森病疲乏肢软者。

使用方法：水丸每次8～10丸（每8丸相当于原生药3g），大蜜丸每次1丸（每丸重9g），每日2次或3次，口服。

（4）桂附地黄丸（Ⅴ级，弱推荐）。

功效：补肾壮阳。

主治：颤证属阴损及阳，阴阳两虚者。

适应证：帕金森病中晚期阴阳两虚，病情较重者。

使用方法：水丸每次8丸（每8丸相当于原生药3g），大蜜丸每次1丸（每丸重9g），每日2次或3次，口服。

3. 中医外治法研究

（1）刮痧疗法（Ⅴ级，弱推荐）。

适应证：帕金森病有运动功能障碍或身体疼痛者。

方法：辨病、辨证、辨经选择经络、腧穴。

疗程：3～5天为1个疗程，可连续治疗2个或3个疗程。

（2）针刺疗法（Ⅰa级，强推荐）。

适应证：帕金森病有运动功能障碍者。

方法：主穴取百会、风池（双）、曲池（双）、合谷（双）、太冲（双）、舞蹈震颤控制区（双）。配穴结合证候和经络辨证选取。

针刺方法：用平补平泻法或根据病情施用补法，可结合灸法。

疗程：5天为1个疗程，可连续治疗2个或3个疗程。

（3）艾箱灸气海、关元穴（Ⅰb级，强推荐）。

适应证：帕金森病伴排尿障碍者。

方法：艾箱灸气海、关元穴，每次30min。

疗程：5天为1个疗程，可连续治疗2个或3个疗程。

（4）大黄粉敷贴神阙穴（Ⅰb级，强推荐）。

适应证：帕金森病伴便秘者。

方法：姜汁调大黄粉敷贴神阙穴，每次4～6h。

疗程：5天为1个疗程，可连续治疗2～3个疗程。

（二）现代医学研究

1. 药物治疗研究

目前临床上治疗PD的常规药物主要有复方左旋多巴、多巴胺受体激动剂、单胺氧化酶B型抑制剂、儿茶酚-O-甲基转移酶抑制剂、抗胆碱能药及金刚烷胺等。除PD常规药物外，一些用于治疗其他系统疾病的药物也在PD的治疗中取得了意想不到的效果。研究发现，β-肾上腺素能受体激动剂可通过调节α-synuclein转录介导降低其水平，从而降低PD风险；BCR-ABL酪氨酸激酶抑制剂尼洛替尼，可通过抑制Parkin活性，进而增强自噬活性，减少α-synuclein聚集物的积累，且研究证实该药可改善PD运动功能障碍及认知功能障碍症状，耐受性好且安全性高；服用α-肾上腺素能拮抗剂特拉唑嗪的人患PD的风险相对降低[14]；熊去氧胆酸可以恢复携带Parkin和LRRK2突变基因患者的细胞线粒体功能，从而减缓PD的发展；氨溴索可促进葡糖苷酶的重新折叠，增加其在人类细胞和转基因小鼠中的活性，降低α-synuclein水平[15]。

2. 免疫治疗研究

研究证实，运用免疫技术抗α-synuclein对PD动物模型具有神经保护作用，并被应用于临床试验。一种靶向聚合α-synuclein C端的人源化单克隆抗体被证明可以减少血清中约97%的α-synuclein，可用于PD的治疗。此外，BIIB054抗体能减少α-synuclein N端部分的病理增殖，并可改善PD模型中注射α-synuclein所形成的小鼠运动表型，该抗体在人体中也被发现具有良好的耐受性。单胺氧化酶B型抑制剂沙芬酰胺可通过调节谷氨酸的传递改善PD患者的帕金森病评价量表（UPDRS）评分及非运动症状[16]。

3. 神经营养因子治疗研究

神经修复治疗以试图恢复疾病过程中受到影响的细胞功能为重点，涉及胶质源性神经营养因子（GDNF）及神经秩蛋白（Neurturin）两种神经营养因子的体内基因转移[16]。研究显示，通过向鼓膜内灌注GDNF可显著改善PD患者的UPDRS评分，并且在病理和影像学上观察到其能够促进黑质纹状体通路的恢复。Neurturin是一种GDNF类似物，研究发现其对PD的治疗效果与GDNF相似，但该治疗方法仍处于初步探索阶段，开发适合患者的新型神经营养因子类似物需要更多临床研究的支持[16-20]。

4. 基因治疗研究

近年来，含有AADC基因的腺相关病毒（AAV）疗法逐渐被用于PD的治疗。ProSavin是一种以慢病毒载体为基础的基因疗法，研究发现，运用ProSavin治疗PD，能够在12个月后有效改善PD患者的UPDRS评分，减轻左旋多巴剂量依赖，且治疗耐受性良好。近年来，干细胞移植被逐渐运用于PD的治疗，但目前仍处于临床探索阶段，在一项诱导多能干细胞（iPSC）的多巴胺能祖细胞的临床试验中，7名患者将接受双侧同种异体iPSC来源的细胞移植，预计在未来2～3年，将会出现大量使用胚胎干细胞（ESC）衍生的神经元和同种异体或自体iPSC衍生的神经元的其他大型临床研究[17-19]。

5. 干细胞移植治疗研究

细胞治疗作为治疗PD的一个新方向，主要是将各种DA能细胞移植入纹状体中。由于干细胞具有自我更新能力和多向分化潜能，可分化为多巴胺能神经元，并且能在损伤组织内进行神经再生与修复，为PD干预带来了曙光[20-24]。针对PD进行移植治疗的细胞有异体来源的胚胎腹侧中脑组织及患者自身体细胞诱导而来的干细胞或神经前体细胞或成熟的多巴胺能神经元。干细胞疗法为不可逆的神经系统退行性疾病提供大量细胞来源，使帕金森病治疗研究更具意义。间充质干细胞（mesenchymal stem cell，MSC）具有较强的增殖及分化能力，不易成瘤，免疫原性低，是干细胞治疗理想的首选细胞之一[21]。

6. 手术治疗研究

脑深部电刺激疗法（DBS）因其相对无创、安全性高和可调控性的优点而作为临床手术治疗PD的优先选择。DBS用于治疗多巴胺依赖性运动症状非常有益，DBS涉及外科植入电极刺激皮质下结构，包括丘脑下核和苍白球。与药物治疗相比，DBS对一些晚期PD患者的运动症状和波动方面有显著改善作用，但对除震颤外的多巴胺抵抗症状反应较差。新的研究发现，DBS对早期PD患者也有益，不仅能改善震颤评分，并且可减少新生震颤的发生发展。然而，DBS也存在一些弊端，除了手术并发症，DBS可能会导致认知和神经精神方面的不良反应及语言功能障碍。一些新的DBS方法，包括针对不同区域的自适应DBS和改进的术中成像技术，有望提供更好的临床适用性和减少不良反应的影响，另外一些非侵入性DBS技术包括使用外部设备将电场传递到深层结构，可以避免外科手术及其相关风险[24]。

7. "磁波刀"治疗研究

磁共振引导超声聚焦系统（MRI guided focused ultrasound，MRgFUS），俗称"磁波刀"，为治疗特发性震颤的新手段。美国食品药品监督管理局（FDA）于2016年批准其应用于单侧丘脑毁损术治疗药物难治性特发性震颤，2018年批准其应用于治疗以震颤为主的帕金森病。其治疗原理即患者佩戴磁共振兼容的立体定向头架和超声换能器头盔，在磁共振不间断扫描监测下，引导头盔内阵列式超声换能器发射超声，并聚焦于脑内治疗靶点。利用超声聚焦能量的热效应，实现靶点的生物毁损，达到治疗目的。患者无须全麻，全过程保持清醒，可以与医生交流治疗感受，医生也可以即时观察疗效。该系统具有无须开颅、不用麻醉、术后感染出血风险极低（几乎为零）、无须置入硬件、无电离辐射、术后即刻见效的优点。MRgFUS的出现为特发性震颤带来新的治疗方法[25-28]。

8. 其他治疗研究

康复与运动疗法是PD治疗不可或缺的一部分，可帮助改善患者症状甚至延缓病程进展。研究发现，在疾病前期通过规律的多学科强化康复可延缓运动功能衰退的进程、延迟增加药物治疗的需要，可能具有神经保护作用[28-30]。一项前瞻性随机双盲研究对PD患者每月注射蜂毒或等量生理盐水，结果提示更高的给药频率、更高剂量的蜂毒可能是治疗PD的一种新方法。当然，除了要重视改善PD患者的运动症状外，给予有效的心理疏导和抗焦虑、抑郁等药物治疗，也能够在一定程度上提高整体疗效。此外，科学的护理也是提高患者生活质量不可或缺的一部分，科学的护理往往能够有效控制病情、改善临床症状，而将人工智能及移动技术应用于PD的管理，在医患沟通、康复训练等方面具有较好的发展前景[31-32]。

（吴海科　黄强　朱强）

● 参考文献

[1] 管连城，高洁，李文，等. 调控维生素D可能是中医补肾治疗帕金森病的潜在靶点[J]. 中医杂志，2018，59
（8）：663-666.

[2] 周梦玲，李婷，倪敬年，等. 帕金森病肠道菌群与中医证候的相关性研究[J]. 中华中医药杂志，2019，34
（5）：2274-2278.

[3] ANTONY P M, DIEDERICH N J, KRÜGER R, et al. The hallmarks of Parkinson's disease[J]. FEBS J,
2013, 280（23）：5981-5993.

[4] MITTAL S, BJØRNEVIK K, IM D S, et al. β2-Adrenoreceptor is a regulator of the α-synuclein gene driving risk
of Parkinson's disease[J]. Science, 2017, 357（6354）：891-898.

[5] PAGAN F L, HEBRON M L, WILMARTH B, et al. Pharmacokinetics and pharmacodynamics of a singledose
Nilotinib in individuals with Parkinson's disease[J]. Pharmacol Res Perspect, 2019, 7（2）：e00470.

[6] PAGAN F, HEBRON M, VALADEZ E H, et al. Nilotinib effects in Parkinson's disease and dementia with Lewy
bodies[J]. J Parkinsons Dis, 2016, 6（3）：503-517.

[7] CAI R, ZHANG Y, SIMMERING J E, et al. Enhancing glycolysis attenuates Parkinson's disease progression in
models and clinical databases[J]. J Clin Invest, 2019, 129（10）：4539-4549.

[8] MORTIBOYS H, FURMS TON R, BRONSTAD G, et al. UDCA exerts beneficial effect on mitochondrial
dysfunction in *LRRK2^{G2019S}* carriers and in vivo[J]. Neurology, 2015, 85（10）：846-852.

[9] ABDELKADER N F, SAFAR M M, SALEM H A. Ursodeoxycholic acid ameliorates apoptotic cascade in the
rotenone model of Parkinson's disease：modulation of mitochondrial perturbations[J]. Mol Neurobiol, 2016, 53
（2）：810-817.

[10] MIGDALSKA-RICHARDS A, DALY L, BEZARD E, et al. Ambroxol effects in glucocerebrosidase and
α-synuclein transgenic mice[J]. Ann Neurol, 2016, 80（5）：766-775.

[11] FIELDS C R, BENGOA-VERGNIORY N, WADE MARTINS R. Targeting alpha-synuclein as a therapy for
Parkinson's disease[J]. Front Mol Neurosci, 2019, 12：299.

[12] SCHENK D B, KOLLER M, NESS D K, et al. First-inhuman assessment of PRX002, an anti-α-synuclein
monoclonal antibody, in healthy volunteers[J]. Mov Disord, 2017, 32（2）：211-218.

[13] 雒晓东，李哲，朱美玲，等. 帕金森病（颤拘病）中医临床诊疗专家共识[J]. 中医杂志，2021，62（23）：
2109-2116.

[14] JANKOVIC J, TAN E K. Parkinson's disease：etiopathogenesis and treatment[J]. J Neurol Neurosurg
Psychiatry, 2020, 91（8）：795-808.

[15] 中华医学会神经病学分会帕金森病及运动障碍学组，中国医师协会神经内科医师分会帕金森病及运动障碍学
组. 中国帕金森病治疗指南（第四版）[J]. 中华神经科杂志，2020，53（12）：973-986.

[16] BARKER R A, BJÖRKLUND A, GASH D M, et al. GDNF and Parkinson's disease：where next? A summary
from a recent workshop[J]. J Parkinsons Dis, 2020, 10（3）：875-891.

[17] KIRKEBY A, BARKER R A. Parkinson disease and growth factors—is GDNF good enough？[J]. Nat Rev
Neurol, 2019, 15（6）：312-314.

[18] WARREN OLANOW C, BARTUS R T, BAUMANN T L, et al. Gene delivery of neurturin to putamen and
substantia nigra in Parkinson disease：a double-blind, randomized, controlled trial[J]. Ann Neurol, 2015, 78
（2）：248-257.

[19] PALFI P S, GURRUCHAGA J M, RALPH G S, et al. Long-term safety and tolerability of ProSavin, a lentiviral
vector-based gene therapy for Parkinson's disease：a dose escalation, open-label, phase 1/2 trial[J]. Lancet,
2014, 383（9923）：1138-1146.

[20] CYRANOSKI D. Trials of embryonic stem cells to launch in China[J]. Nature, 2017, 546（7656）：15-16.

[21] STOKER T B, BARKER R A. Recent developments in the treatment of Parkinson's disease[J]. F1000Res,
2020, 9：862.

[22] GRABLI D, KARACHI C, FOLGOAS E, et al. Gait disorders in Parkinsonian monkeys with pedunculopontine

nucleus lesions：a tale of two systems[J]．J Neurosci, 2013, 33（29）：11986-11993．

[23] HACKER M L, DELONG M R, TURCHAN M, et al．Effects of deep brain stimulation on rest tremor progression in early stage Parkinson disease[J]．Neurology, 2018, 91（5）：e463-e471．

[24] HICKEY P, STACY M．Deep brain stimulation：a paradigm shifting approach to treat Parkinson's disease[J]．Front Neurosci, 2016, 10：173．

[25] GROSSMAN N, BONO D, DEDIC N, et al．Noninvasive deep brain stimulation via temporally interfering electric fields[J]．Cell, 2017, 169（6）：1029-1041．

[26] LI F Z, HARMER P, FITZGERALD K, et al．Tai chi and postural stability in patients with Parkinson's disease[J]．N Engl J Med, 2012, 366（6）：511-519．

[27] ZIGMOND M J, SMEYNE R J．Exercise：is it a neuroprotective and if so, how does it work？[J]．Parkinsonism RelatDisord, 2014, 20（Suppl 1）：S123-S127．

[28] FRAZZITTA G, MAESTRI R, BERTOTTI G, et al．Intensive rehabilitation treatment in early Parkinson's disease：a randomized pilot study with a 2-year followup[J]．Neurorehabil Neural Repair, 2015, 29（2）：123-131．

[29] HARTMANN A, MUELLNER J, MEIER N, et al．Correction：bee venom for the treatment of Parkinson disease—a randomized controlled clinical trial[J]．PLoS One, 2016, 11（9）：e0162937．

[30] 雷霆, 蒋伟, 王俊文．干细胞移植在帕金森病发病机制研究和治疗中的前景[J]．中华实验外科杂志, 2020, 37（9）：1594-1596．

[31] 邵凤霞, 徐希明．帕金森病的分子机制及细胞移植治疗进展[J]．中国药学杂志, 2020, 55（18）：1487-1491．

[32] 宗睿, 潘隆盛．经颅磁共振引导超声聚焦的研究进展[J]．中华神经外科杂志, 2021, 37（12）：1289-1292．

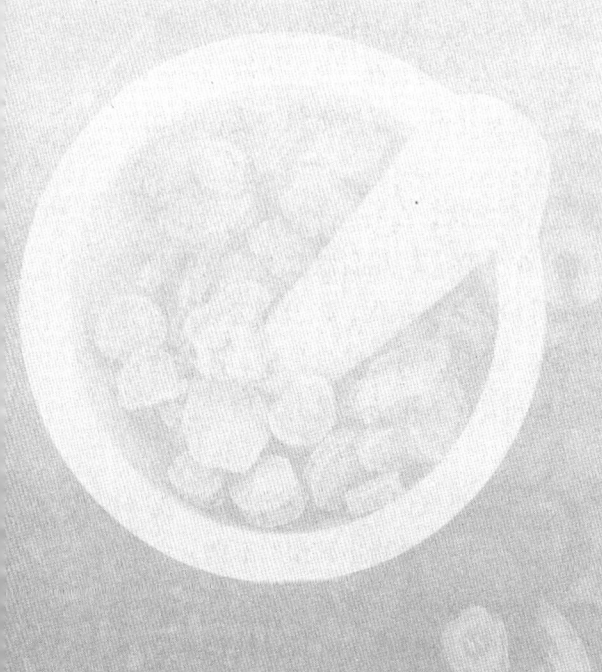

第六篇　肿　瘤　病　篇

第一章 肺　癌

第一节 概　述

　　肺癌又称原发性支气管肺癌，为源于支气管黏膜和细支气管肺泡的恶性肿瘤。国家癌症中心2019年发布的数据显示，肺癌是我国发病率和死亡率最高的恶性肿瘤，严重危害人民的生命健康，带来沉重的社会负担和家庭经济负担。

　　中医古籍中无肺癌之病名，根据本病咳嗽、咯血、胸痛、短气及肺部出现有形之块等临床表现，肺癌可归属于中医学咳嗽、咯血、胸痛、肺痈、肺痿、虚劳、痰饮等范畴。古医籍中又有肺积、息贲、肺壅等称谓。

　　祖国医学早在春秋战国时期就对类似肺癌症状的咳嗽、咯血、气急做了描述，《素问·咳论》曰："肺咳之状，咳而喘息有音，甚则唾血，……而面浮气逆。"《素问·玉机真脏论》曰："大骨枯槁，大肉陷下，胸中气满，喘息不便，内痛引肩项，身热，脱肉破䐃，真脏见，十日之内死。"此描述极似肺癌晚期咳嗽、胸痛、发热诸症危重及恶病质状态。《难经》提出了与肺癌相似的中医病名息贲，并明确了它的病位和症状，《难经·五十六难》谓："肺之积，名曰息贲，在右胁下，覆大如杯，久不已，令人洒淅寒热，喘咳，发肺壅。"

　　汉张仲景描述的肺痿症状、病机似今之肺癌，其治法方药对肺癌的治疗具有指导意义。《金匮要略·肺痿肺痈咳嗽上气病脉证治》云："肺痿吐涎沫而不咳者，其人不渴，必遗尿，小便数……此为肺中冷，必眩，多涎唾，甘草干姜汤温之。……火逆上气，咽喉不利，止逆下气，麦门冬汤主之。"

　　宋代的《济生方》对息贲的临床表现有了更详细的描述："息贲之状，在右胁下，大如覆杯，喘息奔溢，是为肺积，诊其脉浮而毛，其色白，其病气逆背痛，少气喜忘，用目瞑肤寒，皮中时痛，或如虱缘，或如针刺。"并提出用息贲汤治疗肺积，用定喘丹治疗久咳喘促，以及用经效阿胶丸治疗劳嗽咯血。明代《普济方》中则载有治疗息贲及咳嗽喘促、腹胁胀满、咳嗽见血、胸膈壅闷、呕吐痰涎、面黄体瘦等肺癌常见症状的方药。金元时期李东垣治疗肺积的息贲丸，所治之症"喘息气逆，背痛少气"类似肺癌症状。

　　明张景岳《景岳全书·虚损》云："劳嗽，声哑，声不能出，或喘息气促者，此肺脏败也，必死。"此描述与晚期肺癌纵隔转移压迫喉返神经而致声嘶等临床表现相似，并指出其预后不良。

　　清沈金鳌所著《杂病源流犀烛》对肺癌的病因病机和治疗都有详细的记载，书中云："邪积胸中，阻塞气道，气不得通，为痰，……为血，皆邪正相搏，邪既胜，正不得制之，遂结成形而有块。""息贲，肺积病也，……皆由肺气虚，痰热壅结，宜调息丸、息贲丸，当以降气清热，开痰散结为主。"

肺癌是中医学和现代医学共同的疾病名称，现代医学按病理学分类，将肺癌分为腺癌、鳞状细胞癌、小细胞癌、大细胞癌等。根据肿瘤部位的不同，临床上常将肺癌分为中央型肺癌、周围型肺癌和弥漫性肺癌。

第二节　病 因 病 机

一、中医学对肺癌病因病机的认识

中医认为肺癌的发生与正气虚损和邪毒入侵关系较密切。

（一）正气内虚

正气内虚、脏腑阴阳失调是罹患本病的主要基础，《活法机要》云"壮人无积，虚人则有之"，《医宗必读》谓"积之成也，正气不足，而后邪气踞之"。肺主气司呼吸，主宣发肃降，通调水道。若正气内虚或禀受父母先天不足，则肺气亏虚，宣降失常，邪毒乘虚而入，肺气贲郁，脉络阻塞，痰瘀互结而成肺积；或七情内伤，气逆气滞，而气为血帅，气机升降紊乱，终致肺脏血行瘀滞，局部结而成块；或饮食所伤，《素问·痹论》曰"饮食自倍，肠胃乃伤"，脾为生痰之源，脾虚则水谷精微不能升化输布，致湿聚生痰，肺为贮痰之器，痰浊留于水之上源，阻滞肺络，痰瘀为患，结于胸中，肿块逐渐形成。

（二）邪毒内侵

肺为气之主，通于喉，开窍于鼻，直接与外环境相通，如山岚瘴气、工业废气、矿尘、石棉和放射性物质等邪毒袭肺，则肺之宣降失司，肺气郁滞不行，气滞则血瘀，毒瘀结聚，或长期感受烟毒，"烟为辛热之魁"，燥热最易伤肺灼阴，"火邪刑金"，炼液为痰，痰热瘀毒日久而成癌瘤。

综上所述，肺癌是在机体气血阴阳等物质匮乏的基础上，或因禀赋、或因六淫、或因饮食、或因邪毒，留滞于肺，导致肺脏功能失调，肺气积郁，宣降失司，气机不利，血行受阻，津液失于输布，津聚为痰，痰凝气滞，瘀阻络脉，于是痰热瘀毒胶结，日久形成肺部积块，发为本病。因此，肺癌是因虚而得之病，因虚致实，是一种全身属虚、局部属实的疾病。肺癌的虚以气虚、阴虚、气阴两虚为多见，实则不外乎痰热、血瘀、毒聚之病理变化。

二、现代医学对肺癌致病因素的认识

虽然肺癌病因和发病机制尚未明确，但通常认为与下列因素有关：吸烟、职业致癌因子、空气污染、电离辐射、饮食与营养、其他诱发因素、遗传和基因改变。

第三节 诊断与鉴别诊断

一、诊断

（一）临床表现

肺癌的临床表现复杂多样，与其生长部位、肿瘤大小、病理类型、有无转移和并发症有关。

早期周围型肺癌没有特殊表现。常见刺激性咳嗽，血痰，有些肿瘤阻塞了较大的支气管，患者可出现胸闷、哮鸣、气促、发热和胸痛等症状。晚期肺癌压迫、侵犯邻近器官可出现相应的症状：

（1）侵犯膈神经，可引起同侧膈肌麻痹。

（2）压迫或侵犯喉返神经，可导致声音嘶哑。

（3）压迫上腔静脉可出现上腔静脉综合征（SVCS），引起面部、颈部、上肢和上胸部静脉怒张，皮下组织水肿，上肢静脉压升高。

（4）肺尖部肺癌又称肺上沟瘤（Pancoast瘤），易压迫颈交感神经，引起同侧眼睑下垂、瞳孔缩小、眼球内陷，同侧额部与胸壁少汗或无汗，称为霍纳综合征。

（5）癌肿侵入纵隔，压迫食管，可引起吞咽困难。

（6）侵犯胸膜，可引起胸膜腔积液，往往为血性；大量积液，可引起气促；有时癌肿侵犯胸膜及胸壁，可引起持续性剧烈胸痛。

（7）出现头痛、恶心、眩晕或视物不清等神经系统症状和体征，应当考虑脑转移的可能。

（8）持续固定部位的骨痛、血浆碱性磷酸酶或血钙升高，应当考虑骨转移的可能。

（9）右上腹痛，肝肿大，碱性磷酸酶、谷草转氨酶、乳酸脱氢酶或胆红素升高，应当考虑肝转移的可能。

（10）肺癌远处转移时，可有锁骨上窝或其他部位浅表淋巴结肿大，或者皮下触及结节。

（11）肺癌血行转移后，按侵入器官的不同可产生不同的症状。

（12）少数肺癌病例，由于癌肿产生内分泌物质，临床上呈现非转移性的全身症状，如骨关节病综合征（杵状指、骨关节痛、骨膜增生等）、库欣综合征、重症肌无力、男性乳腺增大、多发性肌肉神经痛等，这些症状在切除癌肿后可能消失。

（二）辅助检查

1. 实验室检查

实验室检查一般包括血、尿、粪便常规，肝肾功能，凝血功能等。

2. 血清学肿瘤标志物检查

血清学肿瘤标志物检查常用的原发性肺癌标志物有癌胚抗原（CEA）、神经元特异性烯醇化酶（NSE）、细胞角蛋白19片段抗原21-1（CYFRA21-1）、胃泌素释放肽前体（Pro-GRP）及鳞状上皮细胞癌抗原（SCC）等。以上肿瘤标志物联合使用，可提高检查的敏感度和特异度。具体见表6-1-3-1。

表6-1-3-1　原发性肺癌相关的肿瘤标志物

检测项目	生物半衰期	样本稳定性	注意事项
CEA	2～3d	2～8℃可保存7d，-20℃可保存6个月	—
NSE	1d	2～8℃可保存24h，-20℃可保存3个月，只可冻融1次	溶血影响检测结果，静脉采血尽量一次成功，避免在同一部位反复穿刺
CYFRA21-1	1d	2～8℃可保存4周，-20℃可保存6个月，只可冻融1次	建议样本在检测前使用回旋混匀器混匀（时间≤5min）
Pro-GRP	19～28d	2～8℃可保存72h，-20℃可保存12周，样本可冷冻2次	—
SCC	20min	2～8℃可保存7d	汗液、唾液污染可使检测结果升高

3. 影像学检查

（1）X线检查：胸片是肺癌治疗前后基本的影像学检查方法，通常包括胸部正、侧位片。

（2）CT检查：胸部CT能够显示许多在胸片上难以发现的影像信息，可以有效地检出早期周围型肺癌，进一步验证病变所在的部位和累及范围，也可鉴别其良、恶性，是目前肺癌诊断、分期、疗效评价及治疗后随诊中最重要和最常用的影像手段。对于高危人群的肺癌筛查，推荐采用胸部低剂量CT扫描。对于肺内≤2cm的孤立性结节，应常规进行薄层重建和多平面重建；对于初诊不能明确诊断的结节，视结节大小、密度不同，给予CT随诊间隔；随诊中应关注结节大小、密度变化，尤其是部分实性结节中的实性成分增多和非实性结节中出现实性成分。

（3）MRI检查：胸部MRI检查可选择性地用于判定胸壁或纵隔是否受侵，显示肺上沟瘤与臂丛神经及血管的关系，区分肺门肿块与肺不张、阻塞性肺炎的界限。对于禁忌注射碘造影剂的患者，MRI是观察纵隔、肺门大血管受侵情况及淋巴结肿大情况的首选检查方法。MRI对鉴别放疗后纤维化与肿瘤复发亦有一定价值。MRI特别适用于判定脑、脊髓有无转移，脑增强MRI应作为肺癌术前常规分期检查。MRI对骨髓腔转移的敏感度和特异度均很高，可根据临床需求选用。

（4）超声检查：主要用于发现腹部实性重要器官以及腹腔、腹膜后淋巴结有无转移，也用于双侧锁骨上窝淋巴结的检查；对于邻近胸壁的肺内病变或胸壁病变，可鉴别其囊、实性以及进行超声引导下的穿刺活检；超声还常用于胸腔积液及心包积液抽取定位。

（5）骨扫描检查：骨扫描检查是用于判断肺癌骨转移的常规检查。当骨扫描检查提示骨可疑转移时，对可疑部位进行MRI、CT或PET/CT等检查。

（6）PET/CT：PET/CT反映肿瘤的代谢等生物学情况，评价肺癌分期的准确性明显优于CT和MRI等常规的影像学检查方法。

4. 病理诊断检查

（1）痰细胞学检查：痰细胞学检查是肺癌普查和诊断的一种简便有效的方法。起床后用清水漱口，从肺深部咳出的新鲜痰液或经支气管镜冲洗吸出的支气管内分泌物均可作为检查标本。多次痰细胞学检查可提高阳性率。中央型肺癌痰细胞学检查的阳性率可达70%～90%，周围型肺癌痰细胞学检查的阳性率则仅约50%左右，因此痰细胞学检查阴性者不能排除肺癌的可能。

（2）支气管镜检查：支气管镜检查是诊断肺癌的一个重要措施。通过支气管镜可直接窥察支气管内膜及管腔的病理变化情况。

（3）纵隔镜检查：主要用于判明中央型肺癌侵犯纵隔的范围。通过穿刺吸引或切取淋巴结供病理切片检查。纵隔淋巴结阳性，特别是对侧纵隔淋巴结已有转移或未分化肺癌是肺切除术的禁忌证。

（4）经皮穿刺肺活组织检查：靠近胸壁的肿块或浸润性病变疑似周围型肺癌或弥漫性细支气管肺泡癌者，如应用其他诊断方法未能明确病变性质，患者的身体状况又不适宜做剖胸探查术时，可采用经皮穿刺肺组织活检。一般在CT引导下进行，靠近胸膜者可以在彩超引导下进行。

（5）转移病灶活组织检查：晚期肺癌病例已有锁骨上、颈部、腋下等处表浅淋巴结转移或出现皮下转移结节者，可切取转移病灶组织做病理切片检查或穿刺抽取组织做涂片检查，以明确诊断。

（6）纵隔切开术：纵隔镜检查难以窥察位于主动脉弓水平下方左侧前纵隔的病变情况。少数中央型肺癌病例为了避免不必要的剖胸术产生的不良后果，可考虑施行对身体创伤较小的纵隔切开术。

（7）剖胸探查术：肺部肿块经多种方法检查和短期试探性治疗仍未能明确病变的性质，肺癌的可能性又不能排除时，如患者全身情况许可，应行剖胸探查术。

（三）诊断要点

1. 临床诊断

符合下列各项之一者，可以确立临床诊断：①CT见肺部有孤立性结节或肿块阴影，其边缘呈脑回状、分叶状和细毛刺状，并在短期内（2~3个月）逐渐增大者，尤其是经过短期积极药物治疗后可排除结核或其他炎性病变者；②节段性肺炎在短期内（一般为2~3个月）发展为肺不张，或肺叶不张在短期内发展为全肺不张者，或在其相应部位的肺根部出现肿块，特别是生长性肿块者；③上述肺部病灶伴远处转移，邻近器官有受侵或受压迫症状表现，如邻近骨破坏、肺门和/或纵隔淋巴结明显增大、短期内发展的上腔静脉压迫综合征、同侧喉返神经麻痹（排除结核和主动脉病变后），以及颈部交感神经节（排除手术创伤后）、臂丛神经、膈神经受侵犯症状等。

2. 确立诊断

肺癌的诊断多依据临床表现、影像学检查、血清学检查以及病理学检查进行综合判断，其中病理学检查结果是诊断肺癌的金标准。

（1）组织学诊断。肺癌可分为非小细胞肺癌（NSCLC）和小细胞肺癌（SCLC），其中非小细胞肺癌在组织学上包括鳞癌、腺癌、腺鳞癌、大细胞癌等，具体组织学分型应依据2015年WHO肺癌组织学分类。

（2）分子诊断。

单基因检测：对肿瘤组织进行EGFR基因突变、ALK和ROS1融合基因检测。有条件者可行MET扩增、MET14号外显子跳跃突变、HER-2突变、RET融合基因、NTRK融合、BRAF突变等检测。

二代测序技术（NGS）：NGS通过高通量检测方法可一次性进行多个基因检测，发现更多的可靶向的驱动基因，从而满足临床诊疗需要。

液体活检ctDNA检测：样本包括外周血浆、恶性浆膜腔积液、脑脊液等，适用于肿瘤组织标本无法获取者。

PD-L1表达检测：即采用免疫组化法检测组织标本的PD-L1表达情况。

3. 分期诊断

（1）小细胞肺癌。对于接受非手术治疗的患者采用美国退伍军人肺癌协会的局限期和广泛期分期方法，对于接受外科手术的局限期SCLC患者采用国际肺癌研究协会2009年第七版分期标准。

局限期定义为病变局限于一侧胸腔、纵隔、前斜角肌及锁骨上淋巴结，但不能有明显的上腔静脉压迫、声带麻痹和胸腔积液。

如果癌症扩散到另一侧肺，或者扩散到对侧胸部的淋巴结或远处器官，或者有恶性胸腔积液包绕肺，则叫作广泛期。

（2）非小细胞肺癌的美国癌症联合委员会（AJCC）肺癌TNM分期（2017年第八版）见表6-1-3-2、表6-1-3-3。

表6-1-3-2　非小细胞肺癌的美国癌症联合委员会（AJCC）肺癌TNM分期

TNM分期	表现
T分期	
TX	未发现原发肿瘤，或者通过痰细胞学检查或支气管灌洗发现癌细胞，但影像学及支气管镜检查无法发现
T0	无原发肿瘤的证据
Tis	原位癌
T1	肿瘤最大径≤3cm，周围包绕肺组织及脏胸膜，支气管镜见肿瘤侵及叶支气管，未侵及主支气管
T1a	肿瘤最大径≤1cm
T1b	1cm＜肿瘤最大径≤2cm
T1c	2cm＜肿瘤最大径≤3cm
T2	3cm＜肿瘤最大径≤5cm；侵犯主支气管（不常见的表浅扩散型肿瘤，不论体积大小，侵犯限于支气管壁时，虽可能侵犯主支气管，仍为T1），但未侵及隆突；侵及脏胸膜；有阻塞性肺炎或者部分肺不张。符合以上任何一个条件即归为T2
T2a	3cm＜肿瘤最大径≤4cm
T2b	4cm＜肿瘤最大径≤5cm
T3	5cm＜肿瘤最大径≤7cm；直接侵犯以下任何一个器官，包括胸壁（包含肺上沟瘤）、膈神经、心包；全肺肺不张肺炎；同一肺叶出现孤立性癌结节。符合以上任何一个条件即归为T3
T4	肿瘤最大径＞7cm；无论大小，侵及以下任何一个器官，包括纵隔、心脏、大血管、隆突、喉返神经、主气管、食管、椎体、膈肌；同侧不同肺叶内存在孤立癌结节
N分期	
NX	区域淋巴结无法评估
N0	无区域淋巴结转移
N1	同侧支气管周围和/或同侧肺门淋巴结以及肺内淋巴结有转移，包括直接侵犯而累及的
N2	同侧纵隔内和/或隆突下淋巴结转移
N3	对侧纵隔、对侧肺门、同侧或对侧前斜角肌及锁骨上淋巴结转移
M分期	
MX	远处转移不能被判定
M0	没有远处转移
M1	远处转移
M1a	局限于胸腔内，包括胸膜播散（恶性胸腔积液、心包积液或胸膜结节）以及对侧肺叶出现癌结节（许多肺癌胸腔积液是由肿瘤引起的，少数患者胸腔积液多次细胞学检查为阴性，既不是血性也不是渗液，如果各种因素和临床判断认为渗液和肿瘤无关，那么不应该把胸腔积液纳入分期因素）
M1b	远处器官单发转移灶
M1c	多个或单个器官多处转移

表6-1-3-3　AJCC肺癌临床分期

—	N0	N1	N2	N3	M1a	M1b	M1c
T1a	ⅠA1	ⅡB	ⅢA	ⅢB	ⅣA	ⅣA	ⅣB
T1b	ⅠA2	ⅡB	ⅢA	ⅢB	ⅣA	ⅣA	ⅣB
T1c	ⅠA3	ⅡB	ⅢA	ⅢB	ⅣA	ⅣA	ⅣB
T2a	ⅠB	ⅡB	ⅢA	ⅢB	ⅣA	ⅣA	ⅣB
T2b	ⅡA	ⅡB	ⅢA	ⅢB	ⅣA	ⅣA	ⅣB
T3	ⅡB	ⅢA	ⅢB	ⅢC	ⅣA	ⅣA	ⅣB
T4	ⅢA	ⅢA	ⅢB	ⅢC	ⅣA	ⅣA	ⅣB

二、鉴别诊断

（一）中医鉴别诊断

本病应与中医肺痨、肺痈相鉴别。

（1）与中医肺痨相鉴别：肺癌和肺痨均有咳嗽、咯痰、胸痛、发热、消瘦等症状，但肺痨好发于40岁以下，胸部X线检查可发现结核病灶，痰菌培养有助于两者的鉴别。

（2）与肺痈相鉴别：肺痈和肺癌二者病位同在肺，但肺痈是急性发病，表现为高热、痰多，夹有腥臭脓血；肺癌发病较缓，热势不高，咯痰不臭或痰中带血。肺癌患者以咳嗽特别是干咳为主，或痰中带血，舌质瘀暗，脉滑弦，结合病史、病势、症状及相关检查不难鉴别。

（二）西医鉴别诊断

由于肺癌症状较为复杂，极易与其他病症混淆，因此确诊前认真做好鉴别诊断有着非常重要的意义，可避免延误病情。肺癌常需与以下疾病相鉴别。

1. 肺结核

（1）结核球应与周围型肺癌相鉴别。结核球多见于年轻患者，多无症状，发展缓慢，多位于上叶尖段、后段和下叶背段，病灶边界清楚，可有包膜，内部密度高，可不均匀，有时含有钙化点，周围有纤维结节灶或浸润性病灶。痰脱落细胞学检查或细菌学检查可资鉴别。

（2）肺门淋巴结核应与中央型肺癌和肺门淋巴结转移者相鉴别。肺门淋巴结核多见于儿童、青年，多有发热等结核中毒症状，结核菌素试验常呈强阳性。抗结核治疗有效。

（3）粟粒性肺结核应与弥漫性细支气管肺泡癌相鉴别。后者多见于年龄较大患者，无发热等全身中毒症状，但呼吸道症状明显；X线检查见病灶呈分布不均匀、密度较高的结节，中下肺较密集。痰脱落细胞学检查为阳性。

2. 肺炎

（1）支气管肺炎：由肺癌引起的阻塞性肺炎易被误诊为支气管肺炎。支气管肺炎发病较急，先有寒战、高热等毒血症状，然后出现呼吸道症状，经抗感染治疗有效，病灶消失。癌性阻塞性肺炎炎症吸收较缓慢，或炎症吸收后出现块状阴影，且多有中央型肺癌表现，电子支气管镜检查、细胞学检查等有助于鉴别。

（2）肺脓肿：肺癌中央坏死液化形成空洞时，X线表现易与肺脓肿混淆。肺脓肿起病急，在急性期有明显中毒症状，常有突发寒战、高热、咳嗽、咳大量脓臭痰症状，血常规提示白细胞、中性粒细胞升高，X线提示空洞壁较薄，内壁光滑，常有液平面，周围有炎症浸润，胸膜有炎性变。

3. 肺部其他肿瘤

（1）肺部良性肿瘤：主要有错构瘤，还有纤维瘤、血管瘤、软骨瘤、畸胎瘤等，多发生在40岁以下人群中，多无明显症状，肿瘤生长缓慢，病程较长。

（2）支气管腺瘤：发病年龄轻，女性多见，临床表现同肺癌相似，有刺激性咳嗽、反复咯血，X线表现可有阻塞性肺炎或肺不张，CT片可见管腔内软组织影，支气管镜检查可发现表面光滑的肿瘤。

4. 纵隔肿瘤

纵隔肿瘤有淋巴瘤、胸腺良恶性肿瘤、畸胎瘤、胸骨后甲状腺肿及一些软组织肿瘤等，均应与肺门附近的肺癌相鉴别。

5. 结核性渗出性胸膜炎

应与恶性胸腔积液相鉴别。胸腔积液的细胞学检查和肿瘤标志物检测有助于鉴别胸腔积液的良恶性。

6. 肺结节病

一般是全身疾病的肺部表现，身体其他处如皮肤、关节周围出现结节状凸起和红斑，多处浅表淋巴结肿大，累及肝、胆、骨、眼睛时有相应表现。发病年龄轻，病期长，无肺癌症状，反复发作并有自愈可能。

第四节 治疗概况

一、中医辨证论治

（一）辨证选择口服中药汤剂

1. 气虚痰湿证

主证：咳嗽痰多，胸闷纳呆，神疲乏力，或气短乏力，气促胸闷，甚者喘脱，面色㿠白，大便溏薄，舌质淡胖，舌苔腻，脉濡缓或濡滑。

治法：益气除痰，扶正消积。

代表方剂：益气除痰方（佛山市中医院协定方）、四君子汤合二陈汤加减。

基本处方：党参、茯苓、薏苡仁、生半夏、浙贝母、山慈菇、壁虎、鱼腥草、仙鹤草、天冬、陈皮、白术、白花蛇舌草等。

2. 肺郁痰瘀证

主证：咳嗽咳痰，或痰中带血，气促，胸胁胀满或刺痛，大便干结，舌质紫暗、有瘀斑，舌苔薄白，脉弦或涩。

治法：化痰祛瘀，扶正消积。

代表方剂：益气除痰方、温胆汤合血府逐瘀汤加减。

基本处方：党参、茯苓、薏苡仁、生半夏、浙贝母、山慈菇、壁虎、鱼腥草、仙鹤草、天冬、桃仁、枳壳、川芎、桔梗、牡丹皮、延胡索、姜黄等。

3. 阴虚痰热证

主证：咳嗽无痰或少痰，痰黄难咯，痰中带血，胸闷气促，心烦失眠，口干，便秘，发热，舌质红，舌苔花剥，或光绛无苔，脉细数。

治法：清热化痰，扶正消积。

代表方剂：肺积方（佛山市中医院协定方）、百合固金汤加减。

基本处方：浙贝母、天冬、北沙参、麦冬、天花粉、百合、薏苡仁、桔梗、全瓜蒌、黄芩等。

4. 气阴两虚证

主证：咳嗽少痰，咳声低微，咳血痰，气促，神疲乏力，面色㿠白，自汗恶风，或盗汗，口干，不喜多饮，舌质红，苔薄或光滑无苔，脉细弱。

治法：益气养阴，扶正消积。

代表方剂：肺积方、生脉散合扶正解毒汤加减。

基本处方：浙贝母、天冬、北沙参、石上柏、预知子、薏苡仁、鱼腥草、玄参、麦冬、五味子、黄芪、太子参等。

5. 辨病用药

在辨证论治的基础上，可以加用2～3味具有明确抗癌作用的中草药，如天冬、壁虎、全蝎、蜈蚣、僵蚕、地龙、白花蛇舌草、白英、半枝莲、半边莲、鱼腥草、金荞麦、龙葵等。

6. 随症加减

咳嗽加杏仁、桔梗、贝母、紫菀、甘草等。咳血加仙鹤草、茜草、白茅根、大小蓟、藕节炭等。胸痛加延胡索、威灵仙、白芍、白屈菜、白芷、徐长卿等。胸腔积液加葶苈子、茯苓、猪苓、龙葵、车前草、椒目等。发热加银柴胡、牡丹皮、地骨皮、青蒿、知母等。

（二）辨证选择口服中成药

根据病情证候选择应用化癥回生口服液（温阳祛瘀，阴虚痰热、气阴两虚患者慎用）、扶正解毒颗粒（益气养阴解毒）、华蟾素片（解毒消肿止痛）、平消胶囊（活血化瘀，散结消肿，解毒止痛）、小金片（散结消肿，化瘀止痛）、西黄胶囊（解毒散结，消肿止痛）、金水宝胶囊（补益肺肾）、百令胶囊（补益肺肾）等。

（三）辨证选择静脉滴注中药注射液

根据病情证候选择应用榄香烯注射液（活血消癥散结）、康莱特注射液（益气养阴、健脾祛湿）、艾迪注射液（益气扶正抗癌）、复方苦参注射液（清热祛湿）、鸦胆子油乳注射液（解毒散结）、华蟾素注射液（性凉、解毒消肿止痛）、康艾注射液（益气扶正）等。

二、中医特色治疗

（一）专科中药膏方

1. 回元生血膏（佛山市中医院院内协定方）

组成：红参、黄芪、熟地黄、山药、山茱萸、泽泻、茯苓、牛膝、杜仲、菟丝子、阿胶、刺五加等。

功能主治：健脾补肾，益气养血。

适用范围：证候属于脾肾亏虚、气血虚弱的患者，特别是放化疗后出现骨髓抑制者，白细胞下降、贫血、血小板低者。

用量用法：每次30g，每日3次。疗程半个月。

禁忌：证候以痰浊中阻、湿热内蕴等实证为主的患者慎用本方。

2. 健胃消积膏（佛山市中医院院内协定方）

组成：人参、茯苓、白术、姜半夏、陈皮、木香、砂仁、炒山楂等。

功能主治：健脾祛湿，和胃消食。

适用范围：证候属于脾胃虚弱、纳呆的患者，特别是化疗后出现纳呆、疲倦乏力者。

用量用法：每次30g，每日3次。疗程半个月。

禁忌：有热证或阴虚阳旺而致心悸、自汗、失眠、健忘者，慎用本方。

（二）针灸疗法

1. 朔望灸法治疗恶性肿瘤

《素问·八正神明论》曰："月始生，则血气始精，卫气始行；月郭满，则血气实，肌肉坚；月郭空，则肌肉减，经络虚，卫气去，形独居。是以因天时而调血气也。"当中涉及月相变化，即从月空（月初之朔）、月始生（上旬之上弦）、月满（月中之望）、月始虚（下旬之下弦），到月底之晦，后重回月初之朔的往复变化，而人体气血经络也随之出现盈虚变化：朔月，气血空虚，机体正气减弱，至上弦月，气血渐盛，而月满之时，气血充实，正气充盛，肌肉坚实；从下弦月至晦月，人体气血渐衰，肌肉力量减弱，经络空虚，卫气亦衰减。

佛山市中医院肿瘤中心学术带头人田华琴教授提出朔望灸法，该法是将《黄帝内经》中的朔望理论与灸法相结合，对恶性肿瘤患者施灸的一种疗法，具有舒筋通络、调理气血、扶正补虚、祛邪散结的作用，可以改善患者生活质量，对于预防肺癌术后复发、转移具有重要意义。

（1）选穴。

基本穴位：曲泉、肝俞、足三里。

春季（农历二月份到四月份）：每月初一选曲泉、肝俞、足三里、脾俞，每月十五选曲泉、肝俞、足三里、行间。

夏季（农历五月份到七月份）：每月初一选曲泉、肝俞、足三里、脾俞、大椎，每月十五选曲泉、肝俞、足三里、行间。

秋季（农历八月份到十月份）：每月初一选曲泉、肝俞、足三里、肺俞、心俞，每月十五选曲泉、肝俞、足三里、行间。

冬季（农历十一月份到次年一月份）：每月初一选曲泉、肝俞、足三里、心俞、肾俞，每月十五选曲泉、肝俞、足三里、行间。

（2）敷贴材料。采用天灸的特定药物或代温灸膏等外用中成药进行敷贴。

2. 磁珠压耳穴疗法

（1）对于化疗前的患者或有恶心、呕吐症状者，磁珠压耳穴胃、三焦、神门、交感、内分泌，化疗前30min执行。

（2）对于失眠患者，磁珠压耳穴心、脾、神门、交感、皮质下。

（3）对于口服止痛药或便秘的患者，磁珠压耳穴直肠、大肠、角窝中、皮质下、脾。

3. 针刺疗法治疗气虚、咳嗽咳痰

（1）选穴：百会、百劳、肺俞、膻中、天突、定喘、太渊。

（2）操作方法：患者取俯卧位，以上各穴均以25mm的长毫针斜刺进针，针入30～38mm。以上穴位针刺得气后，留针30min。

（3）电针刺激参数：采用脉冲电、疏密波，频率为2/100Hz，电流为5mA，强度以患者耐受为度，通电30min后出针。

（4）疗程：每天1次，每周5次，2周为1个疗程。

4. 热敏灸技术（多功能艾灸仪灸治常见肿瘤并发症）

针对治疗恶心呕吐、骨髓抑制和腰痛等常见病症的穴位进行热敏灸，可以起到一定的效果，目前主要针对专科常见病症进行治疗。

注意事项：灸治要遵循先上后下、先阳后阴的顺序，如果上下前后都要取穴，应先灸阳经后灸阴经，先灸上部再灸下部，也就是先背部后胸腹，先头身后四肢，依次进行。

施灸种类包括温灸、温针灸、隔物灸（隔姜、盐、附子、蒜、葱等）、发疱灸、化脓灸、药灸等6种。

灸治时间视病情分为30min、60min、90min、120min。初灸时必须掌握刺激量，一般原则是灸治时间由短到长，从30min开始逐渐加长时间。

温灸、温针灸的温度控制在45℃左右，隔物灸可视隔物的具体干湿度来调整温度，以被灸穴位呈潮红状为佳。凡灸上部，必须在下部配灸穴，以引热下行，通常以灸太冲穴为佳。以下为常见肿瘤并发症的灸治及选穴参考。

（1）恶心呕吐。

取穴：膻中、上脘、中脘、内关、膈俞（双）、足三里（双）。

灸法：日灸1次，每次30min，7～10次为1个疗程。

（2）便秘。

取穴：腹结（双）、天枢（双）、支沟（双）、大肠俞（双）、足三里（双）。

灸法：日灸1次，每次30min，7～10次为1个疗程。

（3）腰背痛。

取穴：肝俞（双）、肾俞（双）、次髎（双）、委中（双）、承山（双）、阿是穴。

灸法：日灸1次，每次30～45min，7～10次为1个疗程。

（4）贫血。

取穴：膈俞（双）、脾俞（双）、中脘、足三里（双）、悬钟（双）。

灸法：日灸1次，每次30~45min，10~14次为1个疗程。

（5）白细胞减少症。

取穴：大椎、膈俞（双）、脾俞（双）、足三里（双）、关元。

灸法：日灸1次，每次30~45min，7~10次为1个疗程。

5. 耳穴穴位注射治疗癌痛

（1）取穴：主穴选癌症所侵犯的主要脏器对应的穴位，如肝癌的主穴为肝，肺癌的主穴为肺。副穴可任选交感、神门、耳中、皮质下、三焦等2~3个穴位。特殊穴位（常见肿瘤在耳郭上的病理反应区）包括耳郭皮肤脱屑、变形、变色、充血部位，如肝癌患者的耳肝区多有梅花样凹陷，贲门癌在耳轮脚消失处有高低不平的玉米状突起等，如能观察到即选1~2穴。

（2）操作方法：以1mL无菌注射器配5号无菌针头吸取药液，对耳郭皮肤进行常规消毒，左手固定耳郭并把待注射局部皮肤绷紧，右手持注射器，细心将针头刺入耳穴的软骨与皮肤之间，将针芯回抽一下，若无回血，则可缓慢地推注药液，按组织松弛情况，每穴约注入药物 0.1~0.3mL，使局部呈丘疹或黄豆大隆起，耳郭可产生痛、胀、红、热等反应。注射完毕后，针眼处可能稍有渗血或药物外溢，应以消毒干棉枝轻轻压迫，不宜重压和按摩，让药液自然吸收。

（3）疗程：每次治疗取2~3个穴位，可适当增加，左右耳交替注射，每天注射1次，7~14天为1个疗程。

（三）中医药外治法

可根据病情选择中药硬膏热敷贴、中药泡洗、中药熏药治疗等外治法。

1. 煎膏外敷治疗癌痛

（1）癌理通膏（徐长卿、毛麝香等）（佛山市中医院协定制剂）。

功能主治：化痰散结，清热解毒，活血止痛，攻毒抗癌。

用法用量：外用，敷于癌痛患处，每次1贴，每天2次，10天为1个疗程；或遵医嘱。

（2）玉龙散（干姜、肉桂等）（佛山市中医院协定制剂）。

功能主治：温经散寒，活血止痛；用于寒邪阻络引起的肿物。

用法用量：分为药粉和贴剂两种剂型，外用，敷于患处，每天1~2次；或遵医嘱。

（3）金黄散（佛山市中医院协定制剂）。

功能主治：清热凉血，化瘀止痛；用于疮疡红肿热痛一类的肿物。

用法用量：分为药粉和贴剂两种剂型，外用，敷于患处，每天1~2次；或遵医嘱。

2. 中药泡洗疗法治疗肢体麻木、疼痛

（1）1号方（寒痹方，佛山市中医院院内制剂）。

组成：桂枝、草乌、乳香等（温经洗剂）。

功能主治：补肝肾，强筋骨，温经散寒，活血止痛；主治局部寒痹。

用法用量：每日或隔日1次，用2000~3000mL开水溶解后泡洗患处。

（2）2号方（热痹方，佛山市中医院院内制剂）。

组成：黄连、栀子等（伤科黄水）。

功能主治：抗炎消肿，活血化瘀，祛腐生新；主治局部热痛或麻木遇热觉舒者。

用法用量：每日或隔日1次，用2000～3000mL温开水溶解后浸洗患处，或用纱布浸泡黄水后外敷患处。

（3）3号方（着痹方，佛山市中医院院内制剂）。

组成：透骨草、威灵仙、苏木等（舒筋洗外用颗粒）。

功能主治：舒筋活络，散瘀消肿；主治局部疼痛麻木、重坠不适或浮肿者。

用法用量：每日或隔日1次，用2000～3000mL温开水溶解后浸洗患处。水肿明显者加硫酸镁10mL（注意血压变化）。

（4）治疗口服EGFR-TKI、ALK-TKI等分子靶向药物后出现皮疹之方。

组成：马齿苋、薏苡仁、蒲公英、板蓝根、紫草、大青叶、川芎等。

功能主治：清热凉血解毒，活血通络止痛；主治分子靶向药物引起的皮疹或手指、脚趾脱皮、甲沟炎等。

用法用量：上方煎取200mL，外洗，每隔4h洗1次，连用10天为1个疗程。

适应证：使用分子靶向药物后出现的皮疹、皮肤瘙痒不适等。

注意事项：泡洗过程中要防止烫伤患者，因很多化疗后产生周围神经病变的患者感觉迟钝，所以在患者泡洗过程中要有护士在旁指导。泡洗后应及时擦干双足皮肤，以防受凉。浸泡过程中要注意观察患者生命体征和足部皮肤颜色及疼痛、麻木感的情况。

（四）其他疗法

可根据病情和患者及其家属意愿，予以个体化治疗，如支气管动脉灌注疗法等；也可根据病情酌情选用适当的诊疗设备以提高疗效，如射频消融治疗仪、内生场深部热疗机、热灌注治疗机等。

三、中西医结合治疗

本病应在中医药理论指导下，分清邪正虚实，予以立方遣药。要根据局部与整体相结合的观点，把辨证论治与辨病治疗结合起来，把扶正治疗与抗癌治疗结合起来。并考虑不同患者的体质和病症特点，或以中医药为主，或以中医药为辅，配合手术、放疗、化疗和生物治疗等。

肺癌的发生发展是正邪交争消长的过程，扶正祛邪应贯彻始终，临床上更多时候把手术、化疗、放疗、靶向治疗等现代医疗技术，作为一种祛邪手段，取其精华，为我所用，结合中医药综合治疗，取长补短，优势互补，以扶正祛邪、以偏纠偏为大法，最大限度地改善患者脏腑阴阳失衡状态，达到阴平阳秘的状态。

（一）中医结合手术治疗

早中期肺癌患者拟行手术治疗，围手术期，以补肺健脾、扶正消积为主，促进术后康复；针对术后无须行辅助治疗或已完成辅助治疗的早期肺癌患者，治疗当扶正祛邪兼顾；术后稳定期，治以健脾化痰、软坚散结，提高机体免疫功能，以期降低复发风险。针对术后稳定期患者，建议中医治疗周期在3年以上。

（二）中医结合化疗治疗

化疗在肺癌综合治疗中一直发挥着基石作用，以铂类药物为基础的双药化疗方案是最常用方案，化疗期间常出现脾胃不和、痰湿中阻、气血亏虚、脾肾不足等证，中医药配合化疗可起到减毒增效作用。灵活运用和胃降逆、益气养血、温补脾肾等法，可以缓解毒副反应，提高治疗耐受性。

（三）中医结合放疗治疗

放疗属"火毒"之邪，易灼伤肺脏，伤及气阴，或肺气郁滞，痰火搏结，导致肺热叶焦，阴虚痰热或气阴两虚，久则伤及肾阴。中医治疗以补清结合为关键，"补"为益气养阴、滋养肺肾，"清"为清热解毒、宣肺化痰。充分发挥中医药放疗增敏，降低不良反应的作用。

（四）中医结合靶向治疗

分子靶向治疗是驱动基因阳性晚期非小细胞肺癌的一线治疗手段，明显延长了患者的生存时间，同时患者也会出现靶向药物相关性皮疹、腹泻、口腔黏膜炎等并发症，多见肺经郁热、脾虚湿阻、气阴不足等证，可根据辨证灵活选择中药内服外用，以清肺化痰、理气解郁、健脾化湿、益气养阴、凉血祛风等法，减轻相关毒副作用，提高患者生活质量。

（五）中医药维持治疗

针对放化疗后病情稳定的带瘤患者，中医药可作为维持治疗手段，治疗当扶正祛邪兼顾，治法以补益脾肺、健脾化痰、解毒散结为主，以延缓疾病进展，提高患者生存质量，每3个月复查评价1次，长期维持中医药治疗。

（六）肺癌癌前病变治疗

肺癌癌前病变包括原位癌、非典型增生、磨玻璃样结节等，邪气侵袭，患者正气尚足，治疗以祛邪为主，治法以宣肺化痰、解毒散结为主，可在一定程度上阻断癌前病变，但仍需要定期复查、随访，必要时行手术治疗。

中医药治疗可贯穿于肺癌形成、发展及治疗全过程，在不同阶段有不同的治疗策略，临床需根据病情辨证论治。

四、难点分析

（一）现状分析

近年来对肺癌中医药治疗的不断探索，取得了一定进展，尤其在缓解症状、改善生存质量、延长生存期及中医药减毒增效方面取得了肯定疗效。但仍存在以下不足。

（1）患者康复意识急切，每每要求医务人员使用能够更快、更好促进康复的一切诊疗手段。单纯使用中医药的疗效有待进一步提高。

（2）当肺癌出现严重并发症时，如上腔静脉阻塞综合征、大咯血、脑转移危及生命等，病情危重，需要采取中西医结合的方法治疗。

（3）临床上中医治疗缺乏客观化疗效指标，各地的研究报道分别采用了不同的证型、治法、方药，虽取得了不同程度的临床疗效，但缺乏可比性，重复性研究较多，研究结果的科学性、可信度也大打折扣。

（二）中医难点分析

1. 恶性胸腔积液

恶性胸腔积液是恶性肿瘤患者常见的并发症之一，患者一旦出现胸膜转移、恶性胸腔积液，就表明其已处于病程晚期，一般已失去手术机会，这在肺癌患者中最常见。随着病情进展，患者常出现气促、呼吸困难加重、活动受限，严重时危及生命，治疗上予以胸腔积液引流可以改善气促症状，但病情易反复，是难点所在。

根据中医理论，胸腔积液属于"悬饮"范畴，在辨证论治内服汤剂的基础上，使用中成药制剂（榄香烯、香菇多糖等）进行胸腔热灌注治疗（灌注药物后予以局部内生场深部热疗）可取得非常满意的效果。佛山市中医院肿瘤中心于2007年引进了国内先进的内生场深部热疗机，开展了中药热灌注治疗，并取得良效。

2. 肺癌骨转移疼痛

晚期肺癌骨转移总体发生率可达30%以上，最常见的症状是疼痛，癌痛严重影响患者生活质量。癌痛三阶梯治疗的规范实施，特别是阿片类药物的使用，大大减轻了患者疼痛，但常出现由阿片类药物引起的便秘、恶心呕吐和食欲减退等副作用。而难治性癌痛患者疼痛控制不佳的情况，也是临床难点所在。

佛山市中医院肿瘤中心在进行癌痛规范处理的同时，充分发挥中医药的特色和优势，综合运用多种手段，在癌痛治疗上取得了非常满意的效果。

（1）特色制剂：癌理通膏（每贴75g或150g）。每天外敷痛处1～2次。

（2）皮下持续镇痛泵的使用。

（3）颊针疗法镇痛及减轻阿片类药物毒性。

（4）局部内生场深部热疗局部镇痛。

五、医案验方

患者陈某，女，76岁，江西南昌人。患者于2017年3月因"咳嗽咳痰伴胸闷1月"，行CT检查提示右下肺中央型肺癌，遂于2017年3月31日至当地医院行右肺癌根治术，术后病理为中分化腺癌，分期为pT1N0M0 ⅠA期，分子监测示EGFR19外显子缺失突变。2017年10月患者出现背痛，行SPECT检查提示第7颈椎，第2、第9胸椎，右肩胛骨，右侧耻骨转移。2017年10月12日患者开始口服吉非替尼行靶向治疗。

初诊（2017年11月23日）：患者症见精神疲倦，双下肢乏力，头晕，背痛，胸闷，无咳嗽咳痰，无气促咯血，无皮疹，无消瘦，纳眠可，小便调，大便溏，每日1～2次，舌暗红，苔白偏腻，脉滑。

西医诊断：右肺腺癌术后复发多发骨转移 rT0N0M1 Ⅳ期。

中医诊断：肺癌（肺郁痰瘀型）。

治法：宣肺解郁，益气化痰，祛瘀消积。

处方：益气除痰方加减。药用党参、生半夏（先煎）、山慈菇、壁虎、浙贝母、仙鹤草、茯苓、威灵仙、葛根、龙葵、杜仲、炙甘草。

二诊（2017年12月21日）：患者胸背痛减轻，无咳嗽咳痰，少许腹胀，腹泻，口干，纳眠可，尿急尿频，全身皮肤瘙痒，舌红，苔黄，脉细略数。现服用吉非替尼行靶向治疗。

处方：葛根、百部、威灵仙、浙贝母、石上柏、红豆杉、五指毛桃、女贞子、杜仲、党参、黄柏、炙甘草。

患者每3个月复诊1次，以上方为主加减服用，配合服用清金得生片、小金丸以滋阴润肺、解毒散结。定期复查，病情稳定。

2020年3月初患者开始头晕不适，脑MRI提示脑多发转移，病情进展，考虑吉非替尼耐药，再次进行分子监测提示EGFR T790M突变，遂予以奥希替尼行靶向治疗。

2020年3月17日刻诊见：患者精神疲倦，时有头晕，上腹部灼热感，纳一般，眠差，盗汗，尿黄，每晚小便1～2次，大便烂，每日2次。舌红，苔黄，脉细。辨证为阴虚痰热、上扰清窍。

处方：蛇莓、钩藤、浙贝母、葶苈子、石上柏、红豆杉、女贞子、酸枣仁、炒白术、党参、黄连、炙甘草。

服用14剂后患者精神好转，口干缓解，偶有头晕，皮疹瘙痒明显好转，大便偏烂，每日1～2次。继续服原方30剂。

现仍每3个月复诊1次，定期复查，病情稳定，一直行中医药及靶向治疗。

按语：本病例系肺癌术后复发多发骨转移，一线使用吉非替尼行靶向治疗，总体中位无进展生存时间（PFS）为10.2个月。病情进展出现脑转移后，二线使用奥希替尼行靶向治疗，中位无进展生存时间为10.1个月。患者病情稳定，总体生存时间已超过56个月，生存质量优良，这有赖于中医药配合靶向药物综合治疗。

辨证论治是中医临床诊疗的基本原则，其核心思想就是注重全面、准确地掌握患者资料，精准诊疗，国医大师周岱翰提出"辨人、辨病、辨证、辨症" 4个层次，深化辨证论治内涵。周师倡导，辨证需与辨病相结合，证（症）由病所派生，辨病先于辨证，对立法处方有提纲挈领的作用。中医学以时间为本位，辨病是主线，辨证是节点，以病串证，病证结合。周师重视精准辨证，抓主证，兼次证，方证对应，有是证用是方，临床处方君臣佐使分明，谨守病机，加减有度，善用经方，配合时方，常味不过十二，处方有道，效如桴鼓。临床主证不是一成不变的，辨证论治是个动态、变化的过程，不能守方到底，周师强调随证治之，汤药、成药有机结合，汤药辨证论治配合成药辨病施治。该患者服用吉非替尼、奥希替尼靶向药物，出现口干、皮疹瘙痒、腹泻等阴虚痰热之征象，中药处方以滋阴润肺、清热解毒为大法，以口服汤药配合中成药清金得生片、小金丸以滋阴润肺、解毒散结，不良反应减轻，生存时间延长，生活质量得到提高，达到了减毒增效的目的。

第五节 辨证施护

一、辨证护理

1. 气虚痰湿证

（1）嘱患者注意休息，减少活动；避免用力大便，起床行走动作应缓慢。

（2）痰多难咳者，给予氧气雾化。

2. 肺郁痰瘀证

（1）痰黏难咯者，鼓励患者尽量将痰咯出，采取适当体位，并予以化痰消炎药物雾化吸入。

（2）适当叩击后背，以利呼吸道通畅。

3. 阴虚痰热证

（1）定时测体温，咯血时嘱患者卧床休息，勿紧张，并密切观察血的颜色、性质、量等。

（2）观察咳嗽的发作时间，以及痰的颜色、性质、量、气味及伴发症状，并详细记录。

（3）采用针刺疗法，可取肺俞、列缺、内关等穴位，以减轻咳嗽症状。

4. 气阴两虚证

（1）保持室内温度适宜，衣被不可太暖，以免汗出过多耗伤津液。

（2）注意做好口腔护理。

（3）胸闷气喘者可取半卧位。

二、辨证施膳

合理的饮食对保证肺癌患者坚持各种治疗和身体正常功能的恢复至关重要。肺癌患者应饮食有节，不宜暴饮暴食，少食肥甘厚味、辛辣霉腐、腌制或熏制的食品。平时的饮食应以清淡而富含营养的食物为主，多食用含有维生素、胡萝卜素、纤维素或富含微量元素的食物，如白萝卜、胡萝卜、花菜、大蒜、丝瓜、海带、绿叶蔬菜、豆类制品、淡水鱼等。

（一）气虚痰湿证

生姜橘红饮

材料：生姜、饴糖各60g，橘红15g。

做法：生姜、橘红加水3碗，煎煮至半碗，加饴糖，分次慢慢饮用，每日2～3次，当茶饮。

功效：燥湿化痰。生姜具有温肺散寒、化痰止呕的功效，饴糖具有补中益气、润肺止咳的功效，橘红具有理气健脾、燥湿化痰的功效。适用于肺癌患者中咳嗽痰多属痰湿者。

（二）肺郁痰瘀证

1. 海底椰螺肉汤

材料：海底椰100g，鲜螺肉、猪瘦肉各150g，大枣4颗，姜片5g。

做法：将鲜螺肉、猪瘦肉分别切片，放入沸水中煮2min，取出待用。海底椰洗净切开，大枣去核。把所有材料放入煲内，注入适量清水，用中慢火煲2h，调味便成。

功效：海底椰有很好的润喉、降燥的功效，能止咳化痰，适用于肺癌患者。

2. 三七炖鸡汤

材料：三七15g，香菇10g，鸡肉250g，大枣5颗，生姜3片，葱白5根，精盐少许。

做法：将三七切成薄片；香菇用温水泡发，切成细条；鸡肉洗净后切块；大枣洗净去核。将全部材料放入炖盅中，加水适量，隔水炖约1h即可食用。

功效：活血化瘀，行气止痛。三七又名田七，有止血、散瘀、消肿、定痛的功效。鸡肉有补中益气、填精添髓的功效。香菇有益气补饥、治风破血、化痰理气等功效。大枣具有滋阴补阳、补血的功效。

（三）阴虚痰热证

1. 川贝母雪梨水

材料：川贝母5g，雪梨1个。

做法：梨上半部切成盖，掏去梨核，加入川贝母，盖上盖。隔水蒸熟，食梨，每日1～2个。

功效：养阴润肺止咳。川贝母具有清热化痰、润肺止咳的功效，雪梨具有生津润燥、清热化痰的功效。适用于肺癌患者中阴虚干咳等症状者。

2. 银耳白肺汤

材料：银耳30g，猪肺250g，清汤1500mL，葱、姜、精盐适量。

做法：银耳洗净，用开水泡片刻。猪肺以清水冲净肺叶中的血液，放入沸水中稍焯，将猪肺捞起放入凉水内，剔掉气管筋络，撕去老皮，切成蚕豆瓣大小的块，和银耳一起放入砂锅内，倒入清水，放入葱、姜、精盐，用大火烧开后改用小火煮烂。每周1～2次，佐餐食用。

功效：养阴润肺。猪肺具有止咳补肺的功效，银耳具有补脾开胃、滋阴润肺的功效。适用于肺癌患者中有阴虚干咳等症状者。

（四）气阴两虚证

1. 雪梨双杏汤

材料：雪梨2～3个，南杏15g，北杏10g，蜜枣3枚，猪肺250g。

做法：雪梨去芯切块，南杏、北杏去皮尖，蜜枣洗净。猪肺冲洗干净，焯水、切块。将上述材料一起放入锅中，加适量清水，大火煮沸，转小火煲1h，以盐调味，即可食用。

功效：润肺清热，止咳化痰。雪梨具有养阴生津的功效，杏仁具有生津止渴、止泻的功效，猪肺具有止咳补肺的功效。适用于肺阴亏虚型的肺癌患者，症见干咳、咳声短促、痰少白黏，或痰中夹血，或声音嘶哑。

2. 西洋参炖乌鸡

材料：西洋参10g，乌鸡1000g，冬笋150g，葱、生姜适量。

做法：将乌鸡洗净剁块，用开水烫去血沫。西洋参用温水泡软，切片，葱、生姜洗净拍松，冬笋切片。取炖盅，下入乌鸡块、葱、生姜、西洋参、冬笋、水，加盖炖约2h，取出加精盐调味即可。

功效：滋阴益气，补血强身。西洋参具有补养肺阴、养胃生津的功效，乌鸡具有补血养血的功效。适用于肺癌等多种癌症患者手术后出现气阴两虚、体质虚弱、阴血不足等症状者。

第六节　循 证 研 究

一、基础研究

（一）中医基础研究

中药复方可通过多途径、多层次、多靶点改善肺癌多药耐药，并有高效、低毒优势。具体途径包括：通过抑制相关酶，从而抑制相关信号转导通路的激活；启动凋亡调控基因，诱导细胞凋亡。张恩欣等[1]的研究结果显示，益气除痰方可明显抑制Akt及FoxO3a磷酸化水平，增强促凋亡蛋白Bim表达，抑制Akt/FoxO信号通路，进而激活内源性凋亡通路。此外，中药单体中的活性成分也可以影响信号通路转运[2]，如抑制PI3K/Akt/mTOR信号通路，进而启动细胞自噬，从而诱导肿瘤细胞自噬死亡。在肿瘤微环境中，肿瘤细胞或基质细胞可以分泌多种细胞因子，如白细胞介素-10、肿瘤生长因子β、VEFG等，这些细胞因子可以直接抑制T细胞功能，促进肿瘤免疫耐受形成，为肿瘤细胞的存活、迁移提供保障，这种免疫系统功能低下的微环境，相当于中医所说的以"正气虚损"为主的环境。相关研究证实，扶正培本类中药可以通过逆转肿瘤微环境免疫抑制、抑制细胞外基质降解、抑制炎性微环境等途径干预肿瘤微环境，达到抗肿瘤的目的[3-4]。

（二）现代医学基础研究

1. 肺癌基因组学研究进展

非小细胞肺癌患者的基因突变包括致癌基因的激活突变和抑癌基因的失活突变[5-6]。常见的突变致癌基因有KRAS基因、EGFR基因、BRAF基因、PIK3CA基因、MET基因等。抑癌基因失活突变往往发生在TP53基因、LKB1基因、KEAP基因、NF1基因、RB1基因、CDKN2A基因等基因中。此外，一些具有染色质修饰功能的基因，包括SETD2基因、ARID1A基因、SWI/SNF相关基质关联肌动蛋白依赖染色质调控因子亚家族基因以及RBM10基因和U2AF1基因等，也经常会发生突变。SCLC患者较常见的突变基因为RB1基因和TP53基因。超过90%的SCLC临床样本中存在这两个基因共同失活。研究还发现，RNA调控基因5'–3'核糖核酸外切酶（5'–3'exoribonuclease 1，XRN1）基因，编码G蛋白偶联受体通路分子的基因G蛋白信号转导调节因子7（regulator of G protein signaling 7，RGS7）和甲酰肽受体1（formyl peptide receptor 1，FPR1），以及中心体调控基因纺锤体微管组装因子（assembly factor for spindle microtubules，ASPM）基因和ALMS1中心体和基底相关蛋白（ALMS1 centrosome and basal body associated protein，ALMS1）基因也可能在SCLC的发生、发展过程中发挥作用。

2. 肺癌蛋白质组学研究进展

随着蛋白质组学技术的发展，许多蛋白质分子已被建议作为肺癌的分子标志物，其中一些蛋白及其相关的信号通路是已知的肺癌恶性进展的关键驱动因素。因此，寻找灵敏度高、特异度好的生物标志物已成为现阶段肺癌研究的首要任务。其中，NSCLC诊断的潜在分子标志物包括：亲环素A、巨噬细胞移动抑制因子、多聚免疫球蛋白受体、14-3-3η、胸腺素β4、泛素、酰基辅酶A结合蛋白、半胱氨酸蛋白酶抑制剂A、细胞色素C。SCLC诊断的潜在分子标志物包括Coactosin样蛋白1、肌动蛋白γ1（actin gamma 1，ACTG1）、α-微管蛋白、层粘连蛋白B、泛素缀合酶E2、碳酸酐酶1、β-微管蛋白、热激蛋白73（heat shock protein 73，HSP73）、热激蛋白90（heat shock protein 90，HSP90）、762核纤层蛋白B、增殖细胞核抗原、钙结合蛋白（S100A6）[7-8]。

3. 肺癌免疫微环境研究进展

肿瘤免疫微环境主要由浸润到肿瘤内的免疫细胞及其分泌的因子组成，包括T细胞、B细胞、自然杀伤（natural killer，NK）细胞等。肺癌微环境中的免疫细胞既可以通过清除或杀伤肿瘤细胞来抑制肿瘤发生、发展，也可以通过抑制机体的免疫功能来促进肿瘤恶性进展。肿瘤浸润CD8[+]T淋巴细胞可以通过直接杀伤作用来抑制肿瘤的恶性发展，而调节性T细胞（regulatory T cell，Treg）则通过抑制机体的免疫反应来促进肿瘤的恶性进展。成熟B细胞的存在往往与肺腺癌患者的良好预后相关。进一步研究发现，肿瘤浸润B细胞在NSCLC中可以发挥抗原呈递的作用，将肿瘤特异性抗原呈递给CD4[+]T细胞。肺癌浸润的激活型B细胞（CD19[+]、CD20[+]、CD69[+]、CD27[+]、CD21[+]）可以促进效应T细胞的功能，而耗竭型B细胞（CD19[-]、CD20[-]、CD69[-]、CD27[-]、CD21[-]）则抑制T细胞的功能[9]。NK细胞是人体抵抗癌细胞和病毒感染的第一道防线，可非特异性地直接杀伤肿瘤细胞。因此，解除NK细胞的免疫抑制或激活NK细胞成为针对NK细胞的主要治疗策略。

二、临床研究

（一）中医研究

1. 辨证论治研究

有关肺癌病机的认识，如正气不足、邪毒内存和痰、虚、瘀、毒等均适用于所有恶性肿瘤[10]。周岱翰国医大师、林丽珠教授等首先提出肺癌的核心病机是痰、虚，将益气除痰作为肺癌的核心治法，其主持的国家"十一五"科技支撑计划项目"老年非小细胞肺癌中医药综合治疗方案"研究显示，以益气除痰法为主的中医药治疗可使Ⅲ、Ⅳ期老年NSCLC患者的中位生存期达到12个月[11]。林丽珠教授认为在不同治疗阶段，中西医结合治疗可促进康复、抗复发转移、减毒增效、改善症状、提高生存质量[12]。

2. 专病专方研究

刘嘉湘国医大师根据"养正积自除"的理论，以扶正治癌为法，针对肺癌气阴两虚证居多的情况，研制了以益气养阴为主的中药制剂——益肺抗瘤饮[13]，该方由黄芪、北沙参、天冬、女贞子、石上柏、重楼等组成。该方治疗非小细胞肺癌127例的结果显示：在肿块缓解率、中位生存期、治疗后症状改善、健康状况评分和免疫指标改善等方面，益肺抗瘤饮组均优于化疗组。

朴炳奎教授认为扶正培本治则应贯穿肺癌治疗始终，同时应根据虚、毒、瘀、痰之轻重缓急以及兼夹情况，灵活用药[14]。在扶正方面，朴教授根据肺癌多以气阴亏虚为特点创立了益肺清化膏。李道睿等[15]观察了益肺清化膏辅助治疗非小细胞肺癌术后患者的临床疗效及安全性，发现该方辅助治疗非小细胞肺癌术后患者疗效确切，可明显改善患者生存质量及临床症状，调节患者免疫功能，无严重不良反应。

3. 中成药研究

抗癌中成药在改善肿瘤生存微环境和杀伤肿瘤细胞过程中起到了协同作用。研究证实鸦胆子油乳注射液联合化疗能提高机体免疫功能，同时能延缓肿瘤进展[16]。相关研究结果显示艾迪注射液联合化疗可显著提高中晚期非小细胞肺癌的疗效，改善患者生存质量[17]。研究证实榄香烯注射液联合化疗可提高晚期NSCLC患者免疫功能[18]。

4. 中医外治法研究

常用的中医药外治法主要有针灸、耳穴疗法及皮肤外洗剂等，在肺癌综合治疗方面发挥着重要作用。癌性疼痛是肺癌中晚期患者最主要的症状之一，极大地增加了患者的身心痛苦，影响其生存质量。相关研究[19]证实针灸治疗晚期肺癌癌性疼痛的临床疗效可观，同时结合三阶梯常规止痛治疗能减少止痛药的用量或降阶梯使用止痛药物，减轻止痛药带来的不良反应。化疗是治疗肺癌的主要手段，但在化疗过程中会出现呕吐、恶心、食欲不振等消化道症状，严重影响化疗的正常进行。临床上常用耳穴压豆防治化疗后恶心、呕吐等消化道反应，取得良好疗效[20]。此外，对于驱动基因阳性的肺癌患者，皮疹是其进行靶向治疗后最主要的不良反应，严重影响了患者的生活质量。林丽珠[21]以荆防四物汤加减，配合皮肤外洗方治疗 EGFR-TKIs相关皮疹，能够显著改善患者的主观症状，并且减少皮疹尤其是脓包样皮疹的发生。

5. 民族医学研究

藏医认为肿瘤是由"培根、赤巴、血、隆"与"黄水"凝聚，引起血中秽浊瘀结而得之。藏医所言"砻病"类似于现代的恶性肿瘤，首见于《月王药诊》，随后在《四部医典》和《八支精要》中有了更为完整翔实的记载[22]。此外，现代蒙药药理学认为具有破痞解毒功效的蒙药有一定的抗肿瘤作用。研究发现蒙药荜茇中的有效成分胡椒碱衍生物胡椒酸钾可以通过作用于MCF-7细胞周期的G1期，激活抑癌基因p53，促进细胞周期依赖性激酶抑制因子p27的表达，抑制 G1/S期转接过程中关键复合物cyclinE/CDK2的活性及CDK2的表达，抑制S期、M期关键复合物的表达，从而最终影响细胞周期进程[23]。

（二）现代医学研究

1. 外科治疗研究

手术治疗适用于临床分期为Ⅰ期、Ⅱ期和可完全切除的ⅢA期非小细胞肺癌。其远期生存率与肺癌病变程度、邻近浸润组织及转移淋巴结是否完全切除等关系密切。手术方法有肺叶切除、一侧全肺切除、袖式肺叶切除、气管隆凸再造、气管-动脉成形术等。随着器械外科技术的进步和小切口下手术操作技巧的提高，肺癌微创外科技术成为胸外科发展的趋势和方向。主要包括视频辅助胸腔镜手术（VATS）[24]、机器人辅助胸腔镜手术（RATS）和保护胸壁肌肉的小切口开胸手术（MSMT）。

2. 放射治疗研究

对于早期NSCLC患者，手术切除仍然是首选的治疗方式。然而，因高龄、心肺功能不全、有其他严重合并症而不能耐受手术及拒绝手术的Ⅰ期肺癌患者，立体定向放射治疗已经成为标准的治疗手段。对于因肿瘤处于局部晚期或存在远处转移而失去手术机会的患者，可选择同步或序贯放化疗，该疗法可改善患者生存质量，尤其适用于非小细胞肺癌寡转移患者。相关研究显示，NSCLC寡转移患者中接受全身化疗而未发生疾病进展者，对残存的病灶进行积极的局部放疗，能使患者获得生存获益[25]。近几年来，对于不可手术的NSCLC的研究进展主要体现在放疗与免疫治疗或靶向治疗的联用方面。多项研究显示，放疗联合免疫治疗或靶向治疗有良好的抗肿瘤活性，且毒副反应可耐受，但脑部转移灶数目、放疗照射剂量及分割模式的不同，均对疗效产生影响，可靠的证据尚需更多前瞻性的临床研究[26]。

3. 药物治疗研究

（1）靶向治疗。临床上最常见的非小细胞肺癌致癌基因为EGFR突变基因。绝大部分肺癌患者在一代、二代EGFR-TKI治疗后会出现耐药，并产生继发性耐药突变T790M。多药联合是近年EGFR突变肺癌的临床研究方向，联合模式包括联合化疗、抗血管生成和放疗（寡转移）等。

在NSCLC患者中，间变性淋巴瘤激酶（anaplastic lymphoma kinase，ALK）的基因重排占4%～7%。目前，经批准可在临床使用的ALK抑制剂包括第1代的克唑替尼，第2代的塞瑞替尼、阿来替尼、布加替尼和恩沙替尼，以及第3代的劳拉替尼。ROS1属于胰岛素受体家族的一种单体型受体酪氨酸激酶（receptor tyrosine kinase，RTK），ALK和ROS1在激酶结构域有49%的氨基酸序列同源，在ATP结合位点上有77%的氨基酸序列同源，研究者尝试将ALK抑制剂应用于ROS1重排患者身上，结果表明，除了阿来替尼外，所有的ALK抑制剂均能有效地抑制ROS1融合NSCLC[27]。MET扩增分为原发扩增和继发扩增，MET原发扩增在肺腺癌中的发生率为1%～5%，MET继发扩增主要见于EGFR-TKI靶向治疗后继发耐药后，发生率为15%～20%。主要治疗方案是联合EGFR-TKI和MET-TKI治疗，目前已获批的药有克唑替尼、赛沃替尼、特泊替尼和卡马替尼，其他药物尚处于临床研究阶段。KRAS基因是老牌驱动突变，缺乏相应靶向治疗药物，但在2021年美国临床肿瘤学会（ASCO）更新了Ⅱ期CodeBreak100的研究结果，该研究结果显示，索托雷塞不仅提高了KRAS G12C突变患者的客观缓解率（ORR）、PFS、总生存期（OS），同时也展示出良好的安全性和耐受性[28]。

（2）化学治疗。化疗在无明确驱动基因的非小细胞肺癌治疗中仍起着不可替代的作用。含铂双药治疗是驱动基因阴性肺癌的标准治疗方案。ECOG1594研究是第一项比较三代化疗药物联合铂类化疗药物一线治疗NSCLC疗效的临床研究，研究结果显示吉西他滨、紫杉醇、多西他赛联合铂类化疗药物治疗NSCLC疗效相近，但在鳞癌亚组中，GP方案的PFS和OS最长，奠定了吉西他滨作为肺鳞癌一线治疗标准化疗药物的地位。一项Ⅲ期临床试验结果显示，在肺腺癌组中培美曲塞+顺铂的OS大于吉西他滨+顺铂，在肺鳞癌组中结果相反。

（3）免疫治疗。近年来，以免疫检查点抑制剂PD-1/PD-L1为靶点的免疫治疗，成为晚期肺癌一、二线及后线的治疗策略。免疫治疗联合化疗、靶向治疗提高了免疫治疗的有效率，同时扩大了免疫治疗的人群。KEYNOTE-407研究结果显示，与单纯化疗相比，帕博丽珠单抗联合紫杉醇或白蛋白紫杉醇或卡铂方案可显著提高患者的PFS和OS[29]。RATIONALE 307这项Ⅲ期临床研究显示，替雷利珠单抗联合紫杉醇或白蛋白紫杉醇显著延长了患者的PFS。此外，ORIENT-12研究证实PD-1抑制剂信迪利单抗联合吉西他滨和铂类化疗药物能够显著改善一线鳞状NSCLC的无进展生存期。双药免疫是肺癌免疫治疗的另外一个方向，CheckMate-227研究是探索免疫单药治疗、含铂化疗以及双药免疫联合治疗作为晚期NSCLC一线治疗方案的疗效和安全性的分析研究。结果显示，纳武利尤单抗联合伊匹单抗治疗的相关不良事件发生率略低于化疗，这给患者提供了去化疗、少化疗的治疗选择，未来也可能成为晚期肺鳞癌的一线治疗方案[30]。

如何进一步提高免疫治疗疗效，探索有效的疗效预测标志物，选择合适人群并制定合理免疫治疗策略是需解决的关键问题。PD-L1是目前NCCN指南推荐的等级最高的肺癌免疫治疗生物标志物，但单用PD-L1表达水平作为标志物可能不足以筛选出免疫治疗的最佳获益人群。作为一种更广谱的免疫治疗，肿瘤突变负荷成为预测免疫治疗疗效的潜在标志物。Yarchoan等[31]研究显示，在接受PD-1或PD-L1抑制剂治疗的27个肿瘤患者中，各癌种ORR均与肿瘤突变负荷（TMB）水平正相关。

4. 其他治疗研究

抗体药物偶联物（ADC）是一种新的工程化抗癌药物，其由靶向肿瘤相关抗原或肿瘤特异性抗原的单克隆抗体通过共价连接的方式与细胞毒性药物偶联组成。实现较传统化疗药物更好的肿瘤靶向性和组织选择性。目前用于NSCLC治疗的ADC主要靶点有HER2、Trop-2、c-MET、EGFR、PD-1等。

T细胞的基因工程化都特异性针对肿瘤抗原，主要的处理策略有转导嵌合抗原受体或转导特异性T细胞受体，以此进行T细胞改造，并在体外扩增改造后再将T细胞输回患者体内。目前治疗NSCLC的基因工程化免疫细胞技术试验开发中用到的靶点有EGFR/EGFR V、间皮素、PD-L1、ROR1等。目前有Ⅰ期临床试验证明了EGFR特异性CAR-T细胞治疗在NSCLC治疗中的安全性及可行性。

（田华琴　王斌　张景涛）

● 参考文献

[1] 张恩欣，周岱翰，侯超．益气除痰方通过抑制Akt信号通路诱导顺铂耐药肺癌细胞凋亡的作用及分子机制研究［J］．中药新药与临床药理，2016，27（3）：365-371．

[2] 赵若琳．桔梗皂苷-D对NSCLC细胞H460和A549的作用及其机制研究［D］．南京：南京中医药大学，2015．

[3] 徐静，王宇立，张素芳，等．扶正祛邪方干预早期肺腺癌术后复发转移［J］．中医学报，2021，36（4）：875-880．

[4] 王蔚，王旭，余苏云，等．人参皂苷Rg3调节免疫检查点PD-L1抑制肺癌Lewis细胞增殖的作用及机制研究［J］．中草药，2019，50（1）：166-171．

[5] GOVINDAN R，DING L，GRIFFITH M，et al．Genomic landscape of non-small cell lung cancer in smokers and never-smokers［J］．Cell，2012，150（6）：1121-1134．

[6] Cancer Genome Atlas Research Network．Comprehensive genomic characterization of squamous cell lung cancers［J］．Nature，2012，489（7417）：519-525．

[7] JEONG H C，KIM G I，CHO S H，et al．Proteomic analysis of human small cell lung cancer tissues：up-regulation of coactosin-like protein-1［J］．J Proteome Res，2011，10（1）：269-276．

[8] OKUZAWA K，FRANZÉN B，LINDHOLM J，et al．Characterization of gene expression in clinical lung cancer materials by two-dimensional polyacrylamide gel electrophoresis［J］．Electrophoresis，1994，15（3-4）：382-390．

[9] LEE H S，PARK J W，CHERTOV O，et al．Matrix-assisted laser desorption/ionization mass spectrometry reveals decreased calcyclin expression in small cell lung cancer［J］．Pathol Int，2012，62（1）：28-35．

[10] 徐剑焜，陈汉锐，林丽珠．林丽珠教授中西医结合治疗肺癌临床经验［J］．辽宁中医药大学学报，2019，21（11）：192-195．

[11] 周岱翰，林丽珠，周宜强，等．益气除痰法延长非小细胞肺癌中位生存期的作用［J］．中医杂志，2005，46（8）：600-602．

[12] 林丽珠，王思愚，黄学武．肺癌中西医结合诊疗专家共识［J］．中医肿瘤学杂志，2021，3（6）：1-17．

[13] 刘嘉湘，施志明，李和根，等．益肺抗瘤饮治疗271例非小细胞肺癌研究[J]．医学研究通讯，2003，32（3）：23-24．

[14] 郑红刚，花宝金，朴炳奎．朴炳奎辨证治疗肺癌的学术思想[J]．北京中医，2007，26（5）：273-275．

[15] 李道睿，花宝金，张培彤，等．益肺清化膏辅助治疗非小细胞肺癌术后患者多中心随机对照临床研究[J]．中医杂志，2016，57（5）：396-400．

[16] 曾勇，王赤华，徐立军，等．鸦胆子油联合吉西他滨和顺铂治疗晚期非小细胞肺癌的临床观察[J]．中国药房，2017，28（14）：1945-1948．

[17] 赵华叶，李国辉，戚姝娅，等．艾迪注射液联合紫杉醇和顺铂治疗中晚期非小细胞肺癌疗效和安全性的Meta分析[J]．中国药房，2016，27（9）：1210-1213．

[18] 雷俊华，刘韵，曾江正，等．榄香烯注射液联合化疗对晚期非小细胞肺癌患者免疫功能及疗效的影响[J]．临床肿瘤学杂志，2018，23（2）：160-163．

[19] 郑凯，宋杰，高玉，等．针刺缓解肺癌中重度癌性疼痛临床观察[J]．辽宁中医药大学学报，2015，17（1）：19-21．

[20] 刘丽花，陈壮忠．耳穴压豆防治肺癌化疗后消化道不良反应的疗效观察[J]．现代中西医结合杂志，2011，20（36）：4651-4652．

[21] 林丽珠．中医药在EGFR-TKIs相关不良反应管理中的应用[J]．中国中西医结合杂志，2019，39（2）：144-147．

[22] 王雪雁，杨柱，龙奉玺，等．民族医药防治肿瘤研究进展[J]．中医杂志，2018，59（2）：166-168．

[23] 王芳，王辛宇，杨敏．蒙古族药抗肿瘤作用机制的研究进展[J]．中国实验方剂学杂志，2021，27（7）：244-250．

[24] 支修益，何建行，李辉，等．原发性肺癌外科手术临床路径（2013年版）[J]．中国肺癌杂志，2013，16（9）：441-444．

[25] IYENGAR P，WARDAK Z，GERBER D E，et al．Consolidative radiotherapy for limited metastatic non-small-cell lung cancer：a phase 2 randomized clinical trial[J]．JAMA Oncol，2018，4（1）：e173501．

[26] JABBOUR S K，LEE K H，FROST N，et al．Pembrolizumab plus concurrent chemoradiation therapy in patients with unresectable，locally advanced，stage Ⅲ non-small cell lung cancer：the phase 2 KEYNOTE-799 nonrandomized trial[J]．JAMA Oncol，2021，7（9）：1351-1359．

[27] SHAW A T，RIELY G J，BANG Y J，et al．Crizotinib in ROS1-rearranged advanced non-small-cell lung cancer（NSCLC）：updated results，including overall survival，from PROFILE 1001[J]．Ann Oncol，2019，30（7）：1121-1126．

[28] SKOULIDIS F，LI B T，DY G K，et al．Sotorasib for lung cancers with KRAS p．G12C mutation[J]．N Engl J Med，2021，384（25）：2371-2381．

[29] PAZ-ARES L，VICENTE D，TAFRESHI A，et al．A randomized，placebo-controlled trial of pembrolizumab plus chemotherapy in patients with metastatic squamous NSCLC：protocol-specified final analysis of KEYNOTE-407[J]．J Thorac Oncol，2020，15（10）：1657-1669．

[30] HELLMANN M D，PAZ-ARES L，BERNABE-CARO R，et al．Nivolumab plus ipilimumab in advanced non-small-cell lung cancer[J]．N Engl J Med，2019，381（21）：2020-2031．

[31] YARCHOAN M，HOPKINS A，JAFFEE E M．Tumor mutational burden and response rate to PD-1 inhibition[J]．N Engl J Med，2017，377（25）：2500-2501．

第二章 乳 腺 癌

第一节 概 述

乳腺癌已成为全球妇女首发恶性肿瘤，2020年全球癌症最新统计数据显示，女性乳腺癌已经超越肺癌，成为全球发病率最高的癌症[1]，其发病率在中国亦呈逐年增高态势。以整体观和辨证论治为核心思想的传统中医药与现代医学乳腺癌精准医疗结合的分型、分阶段治疗可以发挥中西医各自优势，扬长避短，在乳腺癌防治中发挥了重要作用[2]。

祖国医学中没有乳腺癌这个病名，但有关乳石痈、乳岩的记载与乳腺癌极其相似，如隋朝巢元方在《诸病源候论》中提到乳石痈："石痈者……其肿结确实，至牢有根，核皮相亲，不甚热，微痛……坚如石。"又言"肿结皮强如牛领之皮"，描述的是乳房的橘皮样变。乳腺癌在传统中医中还有乳癌、乳发等称谓。

第二节 病 因 病 机

一、中医学对乳腺癌病因病机的认识

（一）中医病因

感受邪毒是乳腺癌的外因，情志不畅、饮食不节、冲任失调是乳腺癌发病的内因。外邪是致病条件，内因是致病的决定因素。乳腺癌的病位在乳房，病变与肝、脾、肾及冲任二脉的关系密切，其中与肝的关系最为密切。毒、气、痰、瘀为主要的病理因素。

（1）外感邪毒。《诸病源候论》曰："足阳明之脉有下于乳者，其经虚，为风寒气客之，则血涩结……无大热，但结核如石。"说明外感邪毒乘虚而入致病为乳腺癌的外因。

（2）情志抑郁。乳房乃足厥阴肝经循行之处，肝喜条达而恶抑郁，情志抑郁则气机郁结，进而导致气滞血瘀。肝气不疏，肝木克脾土，致脾失健运，津液运行失常，积而为痰。瘀血与凝痰结而为核，久而化为乳房内结块，遂成乳癌。《外科正宗》云："忧郁伤肝，思虑伤脾，积想在心，所愿不得志者，致经络痞涩，聚结成核……名曰乳岩。"此为乳腺癌重要病因。

（3）饮食不节：饮食不节，损伤脾气，脾失健运则痰湿内生。《医宗必读》曰："脾土虚湿，清者难升，浊者难降，留中滞膈，瘀而成痰。"气滞痰凝，经络痞涩，凝结于乳中，遂成乳

腺癌。

（4）正气不足，冲任失调。冲为血海，任主胞胎，冲任之脉隶于肝肾。冲任失调，肝肾受损，月经不调，血行不畅，经络阻塞，气滞血瘀，阻于乳络，久则聚痰酿毒，凝结于乳中而成癌。

（二）中医病机

乳腺癌病机主要为虚实夹杂，以虚为本，以实为标；全身属虚，局部属实。虚证主要表现为气虚血弱，肝肾亏虚，冲任失调，主要涉及脏腑有肝、脾、肾；实证为气滞、血瘀、痰凝、毒聚等互结。早期病机以实证表现为主，实多虚少，多为气滞血瘀、热毒蕴结；后期病机以虚证表现为主，虚多实少，多为气血亏虚、脾肾阳虚、肝肾阴虚、冲任失调。

（1）肝郁脾虚：情志抑郁，肝失调达，则气机郁结，进而导致气滞血瘀，忧思伤脾，或肝气不疏，横克脾土，致脾失健运，脾气亏虚，津液运行失常，发为痰凝，瘀血与凝痰结而为核，久而化为乳房内结块，遂成乳癌。

（2）热毒蕴结：外感邪毒，乘虚而入，使脏气不平，郁久化火酿毒，加之郁怒伤肝，思虑伤脾，肝气伤则郁结化火，脾气伤则健运失而化痰湿，郁火痰湿，阻碍气机，气血瘀滞，经络滞涩，结块于乳房而致乳癌。

（3）痰瘀互结：《灵枢·百病始生》云"温气不行，凝血蕴裹而不散，津液涩渗，著而不去，而积皆成矣"。可见，肝气郁结，脾虚失健，可致痰湿内停，气血运行不畅，气滞血瘀，日久痰瘀互结成积，此种情况病情深重，多见于疾病晚期，出现于癌毒流窜他处之时。

（4）冲任失调：女子以冲任为本，冲任受盛肝肾精血。若机体正气不足，七情内伤，导致气血紊乱，冲任失调，痰阻脉络，血停为瘀，久之脏腑功能衰退，肝肾亏虚，加以痰毒瘀结，日久成积则发为乳癌。

（5）气血亏虚：久病，加之先天不足，耗伤正气，气血亏虚，气虚则运血无力，血液瘀滞；气虚则津液输布异常，痰湿内生。痰瘀互结于乳房，久蕴生毒，则恶变成癌。癌瘤进一步损伤正气，耗伤阳气，加重气血亏虚，甚至出现阳气虚衰。

二、现代医学对乳腺癌致病因素的认识

（一）西医病因

乳腺癌的病因尚不明确，但资料表明与下列因素较为密切。

（1）内分泌因素：生殖相关乳腺癌危险因素与体内性激素水平有着本质的联系。在各种内分泌因素中，最重要的是雌激素、孕激素。

（2）家族史及基因的易感性：乳腺癌家族史是指一级亲属中有乳腺癌患者，一级亲属是指父母、子女、同胞，其基因相似度为50%。乳腺癌患者的一级家属患乳腺癌的风险增加5～6倍。40岁绝经前患双侧乳腺癌者，其一级亲属患乳腺癌的风险增加9～10倍。乳腺癌的遗传与两个基因有关，其中20%～30%的乳腺癌由BRCA1基因突变引起，10%～20%的乳腺癌由BRCA2基因突变引起，当个体携带这两个基因之一的突变时，乳腺癌的发病风险会相对较高，而且个体可以通过遗传将基因突变传给下一代，导致下一代患乳腺癌的风险增加。

（3）营养饮食：高脂肪、高热量饮食可以改变内分泌环境，加强或延长雌激素对乳腺上皮细胞的刺激，可增加乳腺癌的风险。

（4）年龄、生育与哺乳：乳腺癌的发生与初潮年龄、绝经年龄、初产年龄等密切相关。初潮年龄≤17岁者患乳腺癌的风险为初潮年龄＞17岁者的2.2倍，绝经年龄＞55岁者患乳腺癌的风险比绝经年龄＜45岁者亦有增加，初产年龄在35岁以后者患乳腺癌的风险高于无婚育史者。

（5）药物：化疗药物在治疗肿瘤的同时，其本身也有致癌作用。其中烷化剂可诱导多种实体瘤包括乳腺癌的发生。另外，口服避孕药中含有与乳腺癌相关的性激素成分，因此增加了乳腺癌的发生风险。有些保健品、护肤品、化妆品中含有致癌成分，在使用时也需特别谨慎。

（6）不健康的生活方式：多坐少动、缺乏锻炼、接触阳光少、工作压力大、单身或丁克家庭都与乳腺癌的发生有关。

（7）精神抑郁或过度紧张：性格内向、精神长期抑郁、生活不幸福是导致癌症的重要因素。

（二）发病机制的认识

乳腺癌的发病机制有多种，包括遗传因素、基因突变、机体免疫功能下降、神经功能异常等，近年来，分子生物学的研究显示，乳腺癌的发病机制最主要的是基因突变[3]。

第三节　诊断与鉴别诊断

一、诊断

（一）临床表现

原发性乳腺癌的首发症状是乳房肿块，而钼靶影像检查的普及，使很多乳腺癌在其有临床症状之前即被发现。乳腺疾病的临床表现多种多样，比如乳头、乳晕、乳腺皮肤、乳腺导管和实质、区域淋巴结的改变及相应的全身症状，现叙述如下。

1. 乳腺肿块

乳腺肿块是乳腺癌最常见的症状，约90%的患者是因该症状前来就诊的。若乳腺出现肿块，应从以下几个方面加以了解。

（1）部位：以乳头为中心，做一十字交叉，可将乳腺分为内上、外上、内下、外下及中央（乳晕部）5个区。而乳腺癌以外上多见，其次是内上，内下、外下较少见。

（2）数目：乳腺癌以单侧乳腺的单发肿块为多见，单侧多发肿块及原发双侧乳腺癌在临床上并不多见。

（3）大小：早期乳腺癌的肿块一般较小，有时不易与小叶增生或一些良性病变相区分。但即使很小的肿块有时也会累及乳房悬韧带（Cooper韧带），从而引起局部皮肤的凹陷或乳头回缩等症状，较易早期发现。随着乳腺自我检查的普及和普查工作的开展，临床上早期乳腺癌有所增多。

（4）形态和边界：乳腺癌绝大多数呈浸润性生长，边界欠清。有的可呈扁平状，表面不光滑，有结节感。但需注意的是，肿块越小，上述症状越不明显，而且少数特殊类型的乳腺癌可因浸润较轻，呈膨胀性生长，表现为光滑、活动、边界清楚，与良性肿瘤不易区别。

（5）硬度：乳腺癌肿块质地较硬，但富于细胞的髓样癌可稍软，个别也可呈囊性，如囊性乳头状癌。少数肿块周围有较多脂肪组织包裹，触诊时有柔韧感。

（6）活动度：肿块较小时，活动度较大，但这种活动是肿块与其周围组织一起活动，纤维腺瘤活动度不同。若肿瘤侵犯胸大肌筋膜，则活动度减弱；若肿瘤进一步累及胸大肌，则活动度消失。让乳腺癌患者双手叉腰、挺胸，使胸肌收缩，可见两侧乳腺明显不对称。晚期乳腺癌可侵及胸壁，则完全固定，肿瘤周围淋巴结受侵，皮肤水肿可以呈橘皮状，称"橘皮征"，肿瘤周围皮下出现的结节称"卫星结节"。

2. 乳头溢液

乳头溢液可以是浆液样、水样或乳汁样的，也可以是澄清的、黄色的或绿色的，还可以是血性液性混合样或单纯血水样的。尽管血性溢液常表示存在新生物，但通常是良性的导管内乳头状瘤，也可能是乳腺导管内乳头状癌，所以乳头溢液需要进一步检查。

3. 乳腺肿瘤的皮肤改变

（1）皮肤粘连：由于乳腺位于浅筋膜的浅深两层之间，借助于乳腺间垂直行走的Cooper韧带和纤维组织的包围，形成一个半球形的器官，一旦肿瘤侵犯Cooper韧带，使之缩短，就会牵拉皮肤，使皮肤下陷，故称"酒窝征"。

（2）局部发红、温度升高：常见于急性或亚急性乳腺炎，也可见于乳腺癌，典型的是炎性乳腺癌。其恶性程度高，发展快，皮肤淋巴管充满了癌栓，皮肤呈炎性改变，同时伴有水肿。

（3）乳腺癌皮肤水肿：由乳腺皮下的淋巴管为癌细胞所阻塞或位于乳腺中央区的肿瘤浸润使乳腺浅淋巴液回流受阻所致。乳腺皮下淋巴管中淋巴液的积聚，使皮肤变厚，毛囊开口扩大、深陷，显示出典型的橘皮样变，为晚期乳腺癌的临床表现。

（4）浅静脉曲张：恶性肿瘤的生长和代谢较快，其皮下浅表血管，特别是静脉常可怒张，如乳腺巨纤维腺瘤、乳腺叶状囊肉瘤和乳腺癌等都可见乳腺皮肤浅静脉怒张。

4. 乳头和乳晕异常

（1）乳头回缩凹陷：当乳腺癌病灶侵犯到乳头或乳晕下区时，乳腺的纤维组织和导管系统可因肿瘤侵犯而缩短、牵拉乳头，使乳头偏斜（指向肿瘤方向），乳头扁平、回缩、凹陷，甚至完全缩入乳晕下，看不见乳头。有时因乳房内纤维组织的挛缩，整个乳房抬高，两侧乳房不在同一水平线上。乳腺癌引起的乳头回缩很少能拉出恢复原状。

（2）乳头糜烂：这是乳腺湿疹样癌的典型临床表现，但早期仅见乳头上皮增厚、变红，随着病程的进展，乳头表面变得十分粗糙，逐渐出现糜烂，有时有浆液性或血性渗出，有时渗出减少，结有干痂或脱屑，貌似愈合，但干痂脱落后又可见糜烂面。当整个乳头受累后，肿瘤会逐渐侵犯乳晕，甚至超出乳晕范围，形成大片糜烂，整个乳头可被肿瘤侵蚀而消失。

5. 乳房疼痛

良性乳腺肿瘤和早期乳腺癌通常是无痛的，一般只有在伴有炎症时才会出现疼痛和压痛。至于晚期乳腺癌的疼痛常是肿瘤直接侵犯神经之故，临床多见乳房包块，乳头溢血、溢液，乳房皮肤见酒窝征、橘皮征等，乳房部结块质地坚硬，高低不平，病久肿块溃烂，脓血污秽恶臭，疼痛日增，后期病灶可转移。

（二）辅助检查

1. 实验室检查

（1）糖类抗原CA153。CA153是目前公认的较为特异的乳腺癌肿瘤标志物，在乳腺癌中过度表达，与病理类型无关，与临床分期、肿瘤大小、腋窝淋巴结状况及雌类受体相关。

（2）癌胚抗原CEA。早中期乳腺癌患者中有20%～30%血CEA含量升高，而晚期及转移性癌患者中则有50%～70%出现CEA升高。

（3）糖类抗原CA125。乳腺癌患者中CA125阳性率为31.8%，提示CA125也可作为乳腺癌的一个标志物。

（4）糖类抗原CA199。与乳腺癌具有相关性，其在乳腺癌中的阳性率明显高于乳腺良性疾病。

（5）降钙素。乳腺癌患者中38%～100%有降钙素的上升。

（6）铁蛋白（SF）。检测血清铁蛋白水平对乳腺癌的诊断、预后观察、临床分期有重要价值。

2. 影像学检查

（1）X线检查。常见的X线表现有肿块、钙化、结构扭曲，还有非对称性管状结构、乳腺内淋巴结、球形不对称、局灶性不对称等特殊征象及皮肤凹陷、乳头凹陷、皮肤增厚、小梁增粗等合并征象。

（2）超声显像学检查。乳腺癌的超声声像图特征为边界清或不清，外形不规则或呈立方体状，边缘成角或呈蟹足状，肿瘤无包膜，但周边有时可见厚薄不匀的高回声晕，内部多呈低回声，后方回声可有衰减。肿块多有微钙化，呈针尖样或粗颗粒样，弥漫或成堆分布。肿瘤可与皮肤或胸肌分界不清，出现皮肤或皮下脂肪水肿增厚，胸肌的连续性中断改变。彩色多普勒表现为肿瘤内部及边缘多见丰富的粗大血流，典型的为由外穿入病灶，呈分支状。频谱显示多为高阻血流，即阻力指数（RI）＞0.70，腋窝、锁骨上淋巴结转移时可探及肿大淋巴结。

（3）MRI检查。

形态学：病灶多表现为形态不规则，与周围正常组织分界不清，可见周边长毛刺伸入正常组织。部分肿块与乳头之间有较长且较粗的条索影，提示肿瘤沿着导管途径向乳头方向浸润，甚至累及乳头、皮肤或深部胸壁结构，出现周围组织受浸润的征象，如牵拉、皮肤增厚、乳头凹陷等。这些征象均提示高度恶性。

病灶信号：乳腺肿瘤在T1WI上多呈等信号或稍低信号，在T2WI上信号特征较复杂。大多数恶性病变在T2WI上呈高信号。因同时伴有液化、坏死、囊变或纤维化而致信号混杂不均。良性病变在T2WI上多呈等或高的均匀信号。

动态增强：恶性肿瘤增强后病灶边缘于早期即出现显著强化，呈不规则环状或周边强化，且信号不均匀，甚至可见索条样强化影伸入病灶或与皮肤及胸肌筋膜粘连。

（4）CT检查。乳腺癌在CT上的直接征象为肿块阴影，一般呈圆形、卵圆形。肿块密度等于或高于腺体密度，边缘一般呈毛刺状，参差不齐，有细小钙化。增强扫描CT值成倍增加为其特征性表现。间接征象有血管增粗、增多，出现宽窄不一的透亮带，皮肤增厚、收缩，乳后间隙消失，乳头内陷，腋下可见肿大淋巴结等。

3. 乳管内视镜

其临床应用价值在于：①对有乳头溢液但无可触及的乳房肿块的患者进行明确诊断；②进一步明确手术活检部位和范围，提高手术准确性，缩小手术范围；③为乳腺癌手术治疗的范围提供依据。

4. 细胞学及组织学检查

（1）常用的细胞学检查方法。

细针穿刺：一般使用22Ga及以上的细针头刺入肿块吸取细胞做细胞病理学检查，可直接穿刺，也可在影像学定位下穿刺。

乳头液体涂片：主要指乳头溢液，即从乳头输乳管开口自然溢出的或按压乳房挤出的液体。此外，可利用负压装置从乳头吸出乳腺导管内的液体或收集纤维乳管内视镜灌洗液做涂片检查。

乳头、乳晕和乳房皮肤刮片：晚期乳腺癌累及皮肤可形成溃疡、皮肤湿疹等。从乳头、乳晕或乳房皮肤表面的溃疡处刮取标本，均匀涂布于载玻片上，可用于诊断乳头佩吉特病。

（2）常用的组织学检查方法。

空心针穿刺活检：乳腺原发灶或腋窝转移淋巴结的空心针活检一般建议在彩超引导下进行。空心针穿刺在获得组织标本时造成的损伤较小，皮肤瘢痕仅约2mm，对乳房外形基本无影响，术后并发症少，术后恢复迅速且费用低廉。但是，空心针活检获得的组织标本量比较少，有时会给病理科医师的诊断带来困难，而对于体积比较小的病灶有时难免会遗漏。

真空辅助微创活检：真空辅助微创活检通常都在乳腺X线定位引导或超声引导下完成，最近还出现了专门在MRI引导下进行活检的装置。

手术活检：手术活检得到的组织学标本可获得最可靠的病理组织学诊断。

（三）诊断要点

（1）乳腺癌大多见于45～60岁的女性，尤以未婚或婚后未曾生育者为多见。

（2）初期：乳房内有一肿块，多见于外上方，质地坚硬，表面高低不平，逐渐长大。

（3）中期：经年累月，始觉有不同程度的疼痛。肿块形如堆栗或覆碗，与周围组织粘连，皮核相亲，推之不动，皮肤呈橘皮样改变，乳头内缩或抬高。若皮色紫褐，上布血丝，则即将溃烂。

（4）后期：溃后岩肿愈坚，疮口边缘不齐。有的中间凹陷很深，形如岩穴；有的高突，状如翻花，常流臭秽血水。或见患侧上肢肿胀。

（5）可在患侧腋下、缺盆上下凹处触到质地坚硬的肿块，或转移至内脏或骨骼。可出现发热、神疲、心烦不寐、形体消瘦等症状。

（四）分期与分型

（1）美国癌症联合委员会（AJCC）2021年乳腺癌TNM分期见表6-2-3-1。

表6-2-3-1　美国癌症联合委员会（AJCC）2021年乳腺癌TNM分期

分期	表现
	原发肿瘤T分期
TX	原发肿瘤无法评估
T0	无原发肿瘤的证据
Tis	原位癌
Tis（DCIS）	导管原位癌
Tis（Paget）	乳头佩吉特病，与下层乳腺实质中的浸润性癌和/或导管原位癌无关（与佩吉特病有关的乳腺实质内的癌应根据实质内肿瘤的大小和特征进行分类，但仍应注意存在佩吉特病）
T1	肿瘤最大直径≤20mm
T1mi	肿瘤最大直径≤1mm
T1a	1mm＜肿瘤最大直径≤5mm（任何＞1.0mm的测量值都应取整数）
T1b	5mm＜肿瘤最大直径≤10mm
T1c	10mm＜肿瘤最大直径≤20mm
T2	20mm＜肿瘤最大直径≤50mm
T3	肿瘤最大直径＞50mm
T4	无论肿瘤大小，直接扩散至胸壁（a）和/或皮肤（b），单纯真皮侵袭不归为T4，如下所述
T4a	扩散至胸壁，但仅有胸肌粘连/侵犯而无胸壁结构侵犯不归为T4
T4b	乳房皮肤溃疡和/或同侧乳房皮肤有卫星结节和/或皮肤水肿（包括橘皮征），但不符合炎性乳腺癌标准
T4c	T4a与T4b并存
T4d	炎性乳腺癌
	区域淋巴结（N）
	临床（cN）
cNX	区域淋巴结无法评估（例如既往已切除）
cN0	无区域淋巴结转移（通过影像学检查或临床体检）
cN1	转移至同侧Ⅰ、Ⅱ级腋窝淋巴结，可活动
cN1mi	微转移（约200个细胞，大于0.2mm，但无一超过2.0mm）
cN2	同侧Ⅰ、Ⅱ级腋窝淋巴结转移，临床表现为固定或相互融合；或缺乏同侧腋窝淋巴结转移的临床证据，但临床上发现*同侧内乳淋巴结转移
cN2a	同侧Ⅰ、Ⅱ级腋窝淋巴结转移，互相固定（融合）或与其他结构固定
cN2b	仅临床上发现*同侧内乳淋巴结转移，而无腋窝淋巴结转移的临床证据

分期	表现
cN3	同侧锁骨下（Ⅲ级腋窝）淋巴结转移，伴或不伴Ⅰ、Ⅱ级腋窝淋巴结转移；或临床上发现*同侧内乳淋巴结转移，伴Ⅰ、Ⅱ级腋窝淋巴结转移；或同侧锁骨上淋巴结转移，伴或不伴腋窝或内乳淋巴结转移
cN3a	同侧锁骨下淋巴结转移
cN3b	同侧内乳淋巴结和腋窝淋巴结转移
cN3c	同侧锁骨上淋巴结转移
病理分期（pN）	
pNX	区域淋巴结无法评估（如未切除行病理学检查，或既往已切除）
pN0	未发现区域淋巴结转移或仅发现孤立肿瘤细胞（ITC）
pN0（i+）	区域淋巴结中仅发现ITC（恶性细胞簇不超过0.2mm）
pN0（mol+）	逆转录聚合酶链反应（RT-PCR）分子学检测呈阳性，未发现ITC
pN1	微转移；或1～3个腋窝淋巴结转移；和/或通过前哨淋巴结活检发现内乳淋巴结有微转移或大转移，但临床无发现
pN1mi	微转移（约200个细胞，大于0.2mm，但无一超过2.0mm）
pN1a	1～3个腋窝淋巴结转移（至少1个转移灶大于2.0mm）
pN1b	同侧内乳前哨淋巴结转移，不包括ITC
pN1c	pN1a和pN1b并存
pN2	4～9个腋窝淋巴结转移；或影像学检查发现同侧内乳淋巴结转移，但无同侧腋窝淋巴结转移
pN2a	4～9个腋窝淋巴结转移（至少1个转移灶大于2.0mm）
pN2b	临床发现内乳淋巴结转移，不论是否经镜检证实；病理学检查无腋窝淋巴结转移
pN3	≥10个腋窝淋巴结转移；或同侧锁骨下（Ⅲ级腋窝）淋巴结转移；或影像学检查发现同侧内乳淋巴结转移，同时有1个或多个Ⅰ、Ⅱ级腋窝淋巴结阳性；或3个以上腋窝淋巴结转移，前哨淋巴结活检发现同侧内乳淋巴结转移或大转移；或同侧锁骨上淋巴结转移
pN3a	≥10个腋窝淋巴结转移（至少1个转移灶大于2.0mm），或同侧锁骨下淋巴结转移（Ⅲ级腋窝淋巴结转移）
pN3b	pN1a或pN2a且存在pN2b（影像学检查显示内乳淋巴结阳性），或pN2a且存在pN1b
pN3c	同侧锁骨上淋巴结转移
远处转移（M）	
M0	无远处转移的临床或放射影像学证据
cM0（i+）	患者无转移的症状或体征，无远处转移的临床或放射影像学证据，但通过显微镜检查或分子检测技术，在患者的血液、骨髓或其他非区域性淋巴结组织中发现不大于0.2mm的肿瘤细胞或沉积
cM1	通过临床和放射影像学方法发现远处转移
pM1	远处器官存在任何经组织学证实的转移，或在非区域性淋巴结中转移大于0.2mm

注：*临床上发现的定义为影像学检查（淋巴结闪烁扫描除外）、临床体检或肉眼可见的病理异常。

（2）临床分期。

0期：Tis，N0，M0。

ⅠA期：T1，N0，M0。

ⅠB期：T0，N1mi，M0；T1，N1mi，M0。

ⅡA期：T0，N1，M0；T1，N1，M0；T2，N0，M0。

ⅡB期：T2，N1，M0；T3，N0，M0。

ⅢA期：T0，N2，M0；T1，N2，M0；T2，N2，M0；T3，N1，M0；T3，N2，M0。

ⅢB期：T4，N0，M0；T4，N1，M0；T4，N2，M0。

ⅢC期：任何T，N3，M0。

Ⅳ期：任何T，任何N，M1。

其中，T1包括T1mi，M0包括M0（i+）。如果无疾病进展的证据，未接受过术前化疗，术后影像学检查（在诊断后4个月内进行）发现存在远处转移，分期可以更改。

（3）基因分子分型见表6-2-3-2。

表6-2-3-2　基因分子分型

分型	指标			
	HER-2	ER	PR	Ki-67
HER-2阳性（HR阴性）	+	−	−	任何
HER-2阳性（HR阳性）	+	+	任何	任何
三阴型	−	−	−	任何
Luminal A型	−	+	阳性且高表达（≥20%）	低表达（＜14%）
Luminal B型（HER-2阴性）	−	+	低表达（＜20%）或阴性	高表达（≥14%）

二、鉴别诊断

（一）中医鉴别诊断

本病当与乳癖、乳痈、乳核相鉴别。

（1）与乳癖相鉴别：二者病位相同，均表现为乳房局部肿块，但乳癖常同时或相继在两侧乳房内发生大小不一的肿块，其形态不规则，或圆或扁，质韧，或分散于整个乳房，或局限在乳房的一处，与皮肤无粘连，推之移动。肿块质韧，经前疼痛明显，除乳房局部肿块外，体表无其他明显痰核、瘰疬等。而乳腺癌肿块质硬，与皮肤粘连，推之不移，按之无痛，腋下、颈项部多有痰核、瘰疬等，进展迅速，预后较差。

（2）与乳痈相鉴别：两者虽病位相同，但乳痈起病较急，初起红赤疼痛，身微寒热；已成红肿发热，疼痛有时；已溃脓黄而稠，肿消疼痛渐止，四边作痒；溃后脓水自止，肿痛自消，新肉易生。而乳腺癌初起一乳通肿，无痛不红；已成不热不红，坚硬如石；已溃无脓，正头腐烂，肿势愈高，痛势愈盛；溃后血肉紫黑，痛苦连心。

（3）与乳核相鉴别：二者均有乳房局部肿块，但乳核多见于青年妇女，肿块表面光滑，边缘清楚，质地坚韧，活动度好，常发生于单侧乳房，一般无胀痛感觉。而乳腺癌肿块质硬，与皮肤粘连，推之不移，按之无痛，腋下、颈项部多有痰核、瘰疬等，进展迅速，预后较差。

（二）西医鉴别诊断

（1）乳腺良性增生病：多见于30～50岁女性，青春期及绝经后少见。其主要临床表现为乳房疼痛，分为显著性周期性乳房疼痛和非周期性乳房疼痛。乳腺良性增生病根据病理形态不同可分为单纯性小叶增生、囊性小叶增生、腺性小叶增生。

（2）乳腺导管内乳头状瘤：乳腺导管内乳头状瘤是发生于乳腺导管内上皮的良性肿瘤。自发性乳头溢液是其最常见和最主要的临床症状，乳头溢液的诊断和鉴别诊断对于诊断乳腺导管内乳头状瘤具有重要意义。

（3）分叶状肿瘤：临床上较少见，在所有乳腺肿瘤中，其发病率不到1%。在拉丁美洲白种人和亚洲人群中发病率较高，发病年龄为35～55岁，主要临床表现为良性乳房肿块迅速生长，有些患者也可表现为长时间存在的乳腺病变的体积急剧增大。

（4）恶性淋巴瘤：好发于50～60岁女性，常为单发，偶尔可双侧同时发生，临床表现与乳腺癌相似，可出现无痛性肿块，肿块可活动，边界清楚，质软，生长迅速，肿块多位于外上象限或乳腺中央部，大小为1～20cm不等，与皮肤及胸肌多无粘连，无乳头凹陷或溢液，无乳房皮肤橘皮样改变，可伴有腋下淋巴结肿大，肿块上方皮肤可呈青紫色改变。病理活检可明确诊断。

（5）浆细胞性乳腺炎：本病为乳腺组织的化学性非细菌性炎性病变，炎性细胞以浆细胞为主。本病是由哺乳障碍、乳房外伤、乳房炎症、内分泌失调及乳房退行性变等各种原因引起乳腺导管阻塞，导致乳管内脂性物质溢出管外，进入管周组织而造成的无菌性炎症。临床上60%的患者有急性乳房炎症病史，表现为乳房红肿热痛、腋窝淋巴结肿大，部分患者症状自行缓解后又出现乳房的红肿热痛，肿块较大时皮肤可呈橘皮样水肿。40%的患者一开始即表现为慢性炎症，多为单发乳腺肿块，肿块多位于乳晕深部，质实，边界不清，无包膜；由于病变在乳晕旁，故可引起乳腺导管缩短和壁管纤维化，导致皮肤粘连和乳头凹陷。

第四节 治疗概况

一、中医辨证论治

乳腺癌为一种全身属虚、局部属实的疾病。正气虚衰即气血、阴阳亏虚，同时有气郁、痰浊、瘀血、热毒等邪盛，从而导致因虚至实、因实而虚、虚实夹杂的病理过程。乳腺癌早期主要以气滞、血瘀、痰凝为主，兼见气血亏虚，至晚期则以正气亏损为主，常见冲任失调、肝肾阴虚、气血亏虚，兼见痰毒瘀阻。早期治疗以祛邪为主，兼扶正气，以祛邪来扶正。晚期治疗以扶正为主，祛邪为辅。

（一）辨病基本方治疗

根据乳腺癌多肝郁气滞、脾虚、痰凝、癌毒难除的病因病机，治当疏肝健脾，化痰散结，软坚消积，基本方为乳积方（佛山市中医院协定方），药用柴胡、山慈菇、党参、浙贝母、海藻、瓜蒌皮、预知子、白芍等。

（二）辨证选择口服中药汤剂

1. 辨证用药

（1）肝郁脾虚证。

主证：乳房肿块胀痛，心烦易怒或精神忧郁，胸闷胁胀，失眠健忘，阵阵叹息，乳房结块，胃纳欠佳，口苦咽干，舌质淡，舌苔白或白腻，脉细弦或沉弦。

治法：疏肝健脾，扶正消积。

推荐方药：乳积方（佛山市中医院协定方）加减。药用柴胡、山慈菇、党参、浙贝母、海藻、预知子、瓜蒌皮、白芍、王不留行、蜂房等。

（2）痰瘀互结证。

主证：乳房结块，局部有刺痛感，胃纳欠佳，口黏腻，呕吐痰涎，舌淡暗，有瘀点，舌底络脉曲张，舌白腻，脉沉细或涩或濡。

治法：化痰祛瘀，扶正消积。

推荐方药：乳积方合二陈汤、桃仁四物汤加减。药用柴胡、山慈菇、黄药子、浙贝母、预知子、瓜蒌皮、白芍、王不留行、制陈皮、党参、薏苡仁、水半夏、桃仁、苍术、当归尾、赤芍等。

（3）热毒蕴结证。

主证：乳房迅速增大，伴有发热，间有红肿，甚者破溃呈翻花样，血水外渗，或疮面恶臭，溃难收口，口干舌燥，大便秘结，小便黄赤，消瘦乏力，舌质红绛，舌苔黄腻或厚，脉弦数。

治法：清热解毒，扶正消积。

推荐方药：乳积方、五味消毒饮加减。药用柴胡、山慈菇、浙贝母、海藻、预知子、金银花、野菊花、蒲公英、紫花地丁、紫草、漏芦、夏枯草等。

（4）冲任失调证。

主证：乳房肿块质硬固定，腰膝酸软，五心烦热，头晕目眩，月经失调，面色晦暗，耳鸣健忘，形体消瘦，舌质红绛，舌苔少，脉细数或细弦。

治法：调理冲任，扶正消积。

推荐方药：六味地黄汤合乳积方加减。药用熟地黄、枸杞子、山茱萸、山药、茯苓、牡丹皮、夏枯草、重楼、王不留行、蜂房、柴胡、山慈菇、预知子等。

（5）气血亏虚证。

主证：乳房肿块推之不移，或布满结节，神疲乏力，少气懒言，心悸气短，面白无华，失眠盗汗，月经延期、量少色淡或闭经，唇舌色淡，舌苔薄白，脉细弱无力。

治法：益气养血，扶正消积。

推荐方药：乳积方、八珍汤加减。药用黄芪、党参、当归、白术、熟地黄、茯苓、王不留行、柴胡、山慈菇、预知子、夏枯草等。

2. 随症加减

自汗明显加浮小麦、糯稻根，患侧上臂肿胀加络石藤、桑枝、路路通，便秘加制大黄、火麻仁，眠差加夜交藤、炒酸枣仁，呕吐加砂仁、姜半夏，白细胞减少及贫血加阿胶、紫河车，血小板减少加茜草、大枣、鹿角胶、红皮花生衣，免疫功能低下加淫羊藿，解毒抗癌加半枝莲、浙贝母、蜂房、山慈菇、木鳖子、夏枯草、龙葵等（根据病情可选择数味药物）。

3. 辨病用药

（1）辨病用药是指在辨证论治的基础上，适当选用一些有抗乳腺癌作用的药物，如半枝莲、浙贝母、蜂房、山慈菇、夏枯草、龙葵、红豆杉等。

（2）有效单方验方：①鲜天冬30～60g，水煎服，每日1剂；或剥皮后生吃，用适量黄酒送服。②霹雳果30～60g，水煎服，每日1剂。③生蟹壳焙干后研末，吞服或黄酒送服，每日6g。④蜈蚣1～2条，焙干研细，和鸡蛋2枚同炒食。⑤山慈菇15g、雄黄6g、露蜂房15g，先分别研末，再和匀共研，每次服1.5g，每日2次。⑥壁虎2条，浸香油内，2个月后，用鸡毛蘸油涂患处。

二、中医特色治疗

（一）中医外治法

1. 中药外敷疗法

参见肺癌章节。

2. 中药熏洗疗法

针对乳腺癌术后腋下淋巴结转移导致的上肢水肿和化疗导致的周围神经毒性引起的四肢麻木或四肢浮肿等表现，可予以舒筋洗外用颗粒（透骨草、威灵仙、苏木、钩藤等）加温水浸泡、熏洗。每天1～2次，7～10天为1个疗程。

3. 中药泡洗疗法治疗肢体麻木、疼痛

参见肺癌章节。

4. 针灸疗法

根据病情及临床实际可选择应用体针、头针、电针、耳针、腕踝针、眼针、灸法、穴位埋线和拔罐等方法。

（1）针灸治疗肿瘤合并焦虑抑郁状态。

适应证：肿瘤合并焦虑抑郁状态。

取穴：百会、百劳、肺俞、膻中、天突、定喘、太渊等。

操作方法：百会平刺0.5～0.8寸，百劳直刺1寸，肺俞斜刺0.5～0.8寸，膻中斜刺0.3～0.5寸，天突先直刺0.2～0.3寸，然后将针尖向下，紧靠胸骨柄后方刺入1～1.5寸，定喘直刺0.5～0.8寸，太渊直刺0.3～0.5寸。捻转至患者产生酸麻胀感为度。留针30min。

疗程：每周5次，共观察6周。根据辨证论治，可随证加减适当穴位，心肾不交加照海、肾俞，肝郁脾虚加足三里、三阴交。

（2）针刺治疗恶心呕吐。

适应证：恶心呕吐。

取穴：双侧足三里、内关、中脘及太冲，呕吐特别严重者，加经外奇穴止吐穴（掌面腕横纹正中下0.5寸）。

操作方法：患者取仰卧位，穴位常规消毒后，用25～40mm毫针，快速刺入皮下，足三里针刺1.5～2.0cm，内关针刺0.5cm，中脘针刺1.0cm，太冲平刺1.0cm，至得气后，双侧内关穴同时施快速轻提轻插手法10～15次，在反复提插过程中，嘱患者深呼吸2～3次；足三里、中脘、太冲穴施以平补平泻手法；止吐穴针尖刺向中指端（针体呈15°～30°），大幅度捻转强刺激。留针30～60min，每隔10min行针1次。

疗程：每天治疗1～2次，5天为1个疗程。

（3）隔姜灸治疗白细胞减少症。

适应证：白细胞减少症。

取穴：大椎、脾俞、膈俞、胃俞、肾俞等。

操作方法：在施灸腧穴部位涂少量凡士林，取鲜姜一片（当中刺数孔），置于应灸腧穴部位，其上置艾炷，点燃，施灸3～5壮。以局部皮肤红晕而不起疱为度，防止艾灰脱落烫伤患者。灸毕用镊子取出艾炷，姜片放于弯盘中，清洁局部皮肤。

（4）穴位敷贴疗法。

取穴：中府（双侧）、膻中、中脘、孔最（双侧）等。

操作方法：将上述穴位常规消毒以后，进行穴位敷贴，敷贴4h。

疗程：每天1次，每周5次，3周为1个疗程。

（5）磁珠压耳穴治疗失眠、呕吐和便秘。患者化疗前或有恶心、呕吐症状时，磁珠压耳穴胃、三焦、神门、交感、内分泌，化疗前30min执行；患者有失眠症状或睡眠一般时，磁珠压耳穴心、脾、神门、交感、皮质下；对于口服止痛药或便秘的患者，磁珠压耳穴直肠、大肠、角窝中、皮质下、脾。

（6）热敏灸技术（多功能艾灸仪灸治常见肿瘤并发症）。

参见肺癌章节。

（7）中药热罨包治疗。

功效与作用：散寒止痛、降逆止呕、温中燥湿、止泻。

适应证：由寒证、虚证引起的脘腹疼痛（胀痛），或因化疗引起的恶心呕吐、呃逆吞酸、腹泻等症状。

（8）中医脐疗治疗便秘（肿瘤三方）。

功效与作用：泻热通肠、凉血解毒、逐瘀通经，加以穴位按摩可调理胃肠功能、健脾和胃、增强体质。

适应证：服药物不良反应（如服用格拉司琼、阿片类止痛药物等）引起的便秘。

（9）督脉灸。

功效与作用：温阳散寒、壮骨透肌、破瘀散结、通痹止痛。

适应证：①不寐，即失眠，其辨证为心脾两虚、心胆气虚、肝气郁结者。②癌因性疲乏。

（二）专科特色疗法——朔望灸

参见肺癌章节。

（三）常用中成药

1. 扶正解毒颗粒（佛山市中医院院内制剂）

组成：熟地黄、黄芪、菟丝子等。

功能主治：益气养阴，清热解毒。用于气阴不足的积证，如肺癌、肝癌等，症见疲乏无力，口干舌燥，五心烦热，失眠多梦，胸闷气短，腰膝酸软，自汗盗汗。

用法用量：口服，每日3次，每次1包。

2. 西黄丸（《外科全生集》）

组成：体外培育牛黄、麝香、乳香（醋制）、没药（醋制）。

功能主治：清热解毒，和营消肿。用于痈疽肿毒，瘰疬，流注，各种癌症，如乳腺癌、宫颈癌、膀胱癌、肝癌、肺癌、食管癌、胃癌、甲状腺癌、淋巴癌、直肠癌、白血病等。

用法用量：口服，每次3g，每日2次。

注意事项：孕妇忌服。

3. 小金丸（《外科症治全生集》）

组成：人工麝香、木鳖子（去壳、去油）、制草乌、枫香脂、乳香（制）、没药（制）、五灵脂（醋炒）、当归（酒炒）、地龙、香墨。

功能主治：散结消肿，化瘀止痛。用于痰凝气滞所致的瘰疬、瘿瘤、乳岩、乳癖，症见肌肤或肌肤下有一处或数处肿块，推之能动，或骨及骨关节肿大，皮色不变，肿硬作痛。

用法用量：口服，每次1.2～3g，每日2次，小儿酌减。

注意事项：孕妇禁用，过敏体质者慎用。

4. 其他

根据病情可选择静脉用药，如榄香烯注射液（活血消癥散结）、参芪扶正注射液（益气扶正）、生脉注射液（益气养阴）、参附注射液（益气回阳）、康艾注射液（益气扶正）、艾迪注射液（益气扶正抗癌）、复方苦参注射液（清热祛湿）、鸦胆子油乳注射液（解毒散结）、华蟾素注射液（性凉，解毒消肿止痛）等中药注射液。

（四）专科中药膏方

参见肺癌章节。

（五）其他疗法

可根据病情和患者及其家属的意愿，予以个体化治疗，如个体化化疗等，也可根据病情酌情选用适当的诊疗设备以提高疗效，如气压式血液循环驱动仪、内生场深部热疗机等。

三、中西医结合治疗

（一）综合治疗原则

乳腺癌是一种全身疾病，极易发生血行和淋巴转移，治疗强调整体与局部兼顾。中西医结合治疗总的原则是在中医药理论的指导下，兼顾祛邪与扶正。善于借助现代医学的手术、放疗、化疗、内分泌治疗、靶向治疗等祛邪手段，而扶正手段主要包括中医药的益气生血、滋阴温阳疗法和现代医学的免疫调节治疗。Ⅰ～Ⅱ期患者，正气尚存，治疗上以手术等攻邪为主；Ⅲ期患者，正邪交争，兼顾扶正与攻邪；Ⅳ期患者，正气不足，以扶正为先，兼顾攻邪。

1. 原位癌和Ⅰ期

（1）原位癌：局部肿瘤以实邪为主，正气尚足，治疗以保留乳房手术的祛邪手段为主，高危患者可行单纯全乳腺切除术。

（2）Ⅰ期：可根据情况行改良根治术或较保守的切除术。一般患者术后不一定需要辅助化疗、放疗。高危人群可做术后辅助化疗，术后酌情结合内分泌治疗及中医药扶正治疗。

2. Ⅱ期

患者正气仍旺盛，可辨证予以行气化瘀、化痰散结、清热解毒等攻邪处理。现代医学仍以乳腺癌根治切除术攻邪为主，对于有2个以上淋巴结阳性的患者可辅助放疗，对于雌激素受体（ER）阳性的患者予三苯氧胺口服5年，绝经1年以上者可用芳香化酶抑制剂（AI）类药物。

3. Ⅲ期

患者体内正邪交争，治宜攻邪兼顾扶正。中医药以扶正为主，配合现代医学攻邪。患者可行乳腺癌根治切除术，新辅助化疗后手术治疗，术后辅助化疗、放疗、免疫治疗、内分泌治疗及中医药治疗。Ⅲ期常需先行新辅助化疗、放疗，再重新评估，行乳腺癌根治术，术后配合放疗、化疗、中医药治疗。

4. Ⅳ期

患者正气不足，邪气嚣张，治疗上以扶正为主、祛邪为辅。Ⅳ期以化疗和内分泌治疗为主，可结合病情行新辅助化疗、放疗，行乳腺癌根治术、姑息性局部切除术，辅助内分泌、中医药扶正祛邪治疗。转移病灶及局部复发病灶可行姑息性放疗，同时辅助中医药治疗。

（二）中西医的结合疗法

以整体观和辨证论治为核心思想的传统中医药与现代医学乳腺癌精准医疗结合的分型、分阶段治疗可以扬长避短，优势互补，在乳腺癌的防治中发挥重要作用。尤其是在急病期辅助治疗，急病期主要指新诊断乳腺癌后，以手术、化疗、放疗等治疗为主的阶段，此阶段中医药治疗的目的在于扶助正气，减轻不良反应。

1. 围手术期相关不良反应管理

乳腺癌根治术创面较大，术后极易出现多种并发症。常见的并发症有上肢淋巴水肿、皮瓣坏死、术后感染等。

（1）乳腺癌术后上肢淋巴水肿：约20%的乳腺癌患者术后会发生上肢淋巴水肿[4]。淋巴水肿的保守治疗包括患者自我防护教育、皮肤护理、运动康复以及物理治疗，主要采用手法引流，使用弹力套、短拉伸弹力绷带、长延展弹力绷带及机械压力治疗等。手术治疗主要采用以淋巴静脉吻合术为代表的显微淋巴回流重建手术，将淋巴直接引流入静脉系统，从而绕过阻塞的淋巴管[5]。

病机：乳腺癌术后脉络损伤，气血两虚，瘀血内停。气虚致水液不能气化而停滞，气虚则血行不畅，脉络瘀阻加重，血行不利则为水，溢于肌肤而发为水肿。所以乳腺癌术后患侧上肢淋巴水肿的主要病机为水瘀互结。

治法：益气活血，利水消肿。

方药：四妙勇安汤加减（《验方新编》）[6]。

组成：金银花，玄参，当归，黄芪，泽兰，泽泻，甘草。

辨证加减：气虚明显者黄芪可用至60g（舌苔厚腻者慎用），上肢肿胀难耐者加桃仁、红花、车前子，疼痛灼热者加连翘、蒲公英、牡丹皮。

针刺和灸法可通过刺激腧穴达到活血化瘀、疏通经络的目的，在治疗乳腺癌术后患侧上肢淋巴水肿方面也有较好的疗效[7]。另外，配合中药苏木、伸筋草、赤芍、川芎、大黄、丝瓜络、苍术、金银花、连翘、黄柏、鸡血藤、苦参煎汤熏洗热敷，亦可取得较好的临床疗效[8]。

（2）皮瓣坏死。

病机：乳腺癌术后气血不足，脉络损伤，瘀血内停，阻遏气机，局部失于濡养。皮瓣坏死后"筋骨肌肉不相荣，经脉败漏"，使血脉阻塞，加重血瘀，形成恶性循环。

治法：补气生血，去腐生肌。

方药：八珍汤加减（《正体类要》）[9]。

组成：人参，白术，白茯苓，当归，川芎，白芍，熟地黄，甘草。

中医外治法在乳腺癌术后皮瓣坏死方面的效果令人满意。创面脓腐未净时，先用红油膏或九一丹祛腐，待脓腐已净，再用生肌膏或白玉膏，创面应一直保持滋润。此外，用祛腐生肌散治疗乳腺癌患者术后切口皮瓣坏死也有良好的疗效[10]。

（3）术后感染。

病机：乳腺癌术后感染可由六淫邪毒或正气虚弱引起。六淫皆可化火，感染表现为热毒、火毒的证候。正气内伤，不足以抗邪，而致感染发生，其中情志内伤、饮食不节、劳伤过度等皆为致病原因。故中医主要以清热解毒和扶正祛邪为法治疗术后感染，将热毒从外透解，兼扶正祛邪，以达到祛邪不伤正、表里兼治之效。

治法：清热解毒，扶正祛邪。

方药：黄连解毒汤（《外台秘要》）[11]。

组成：黄连，黄芩，黄柏，栀子。

辨证加减：便秘加大黄、厚朴等，发热加人工牛黄、柴胡等。

2. 乳腺癌化疗相关不良反应管理

乳腺癌化疗最常见的不良反应包括骨髓抑制、疲乏、恶心呕吐、周围神经损伤、心脏毒性、肝损伤、肾脏毒性、化疗药物外渗、疼痛、脱发等。严重者会导致化疗药物减量、中断甚至停止。越来越多的证据表明，中医药治疗能减轻某些化疗相关不良反应，可依据中医辨证论治的原则确定治疗方法，依据证型选择理法方药，具体治疗推荐如下[12]。

（1）饮食停滞。

主证：呕吐酸腐量多，嗳气厌食，脘腹胀满，得食则甚，吐后反快。

次证：大便秘结或溏泄，气味臭秽。

舌脉：舌苔厚腻，脉滑实有力。

治法：消食化滞，和胃降逆。

方药：保和丸加减（《丹溪心法》）。

组成：山楂，神曲，半夏，茯苓，陈皮，连翘，莱菔子。

辨证加减：口苦、口臭、大便秘结加藿香、大黄、黄连，肝功能异常酌加柴胡、茵陈、五味子、田基黄、鸡骨草。

（2）气血两虚。

主证：心悸气短，头晕目眩，失眠健忘，乏力，纳呆食少。

次证：面色无华，汗出肢冷，胸闷，四肢麻木，骨髓抑制。

舌脉：舌淡红，脉细弱。

治法：益气补血，健脾养心。

方药：归脾汤加减（《济生方》）。

组成：白术，黄芪，党参，陈皮，熟地黄，川芎，酸枣仁，木香，大枣，生姜。

辨证加减：兼阳虚汗出肢冷者，加炮附子、鹿角胶、煅牡蛎；兼自汗盗汗、胸闷心烦者，加麦冬、五味子、丹参；肝功能异常者，酌加茵陈、五味子、田基黄、鸡骨草；四肢麻木者，加鸡血藤、桑枝、桂枝。

（3）脾肾亏虚。

主证：饮食稍多即欲呕吐，时发时止，食入难化，胸脘痞闷，不思饮食，四肢不温，脱发。

次证：面色㿠白，倦怠乏力，脘腹痛，腹胀腹鸣，纳呆恶食，腰膝酸软，水肿，肢体麻木等。

舌脉：舌淡胖，舌边有齿印，脉微或沉细。

治法：温阳祛寒，益气健脾。

方药：附子理中汤加减（《阎氏小儿方论》）。

组成：附子，党参，白术，干姜，甘草。

辨证加减：呕吐甚者加砂仁、半夏，大便溏泄者加山药、莲子肉、炒扁豆，大便干、阳虚便秘者加肉苁蓉、益智仁、菟丝子，小便频数、夜间尤甚者加枸杞子、桑椹、乌药、益智仁，四肢麻木者加鸡血藤、桑枝、桂枝或辅以针灸治疗。

（4）气虚血瘀。

主证：乏力，心悸不安，胸闷不舒，胸部刺痛，四肢麻木。

次证：头痛，干呕呃逆，入暮潮热。

舌脉：舌质紫暗或有瘀斑，脉涩或结代。

治法：补气健脾，活血祛瘀。

方药：四君子汤（《太平惠民和剂局方》）合血府逐瘀汤（《医林改错》）加减。

组成：黄芪，党参，白术，茯苓，桃仁，红花，赤芍，枳壳，柴胡，川芎，桔梗，牛膝，延胡索。

辨证加减：兼血虚者加枸杞子、熟地黄，兼阴虚者加麦冬、女贞子，兼阳虚者加炮附子、桂枝，兼痰浊者加瓜蒌、薤白、半夏，胸痛甚者加三七、没药。

（5）肝肾阴虚。

主证：头晕耳鸣，口干目干，视力下降，急躁易怒，肢体麻木，两足痿软。

次证：乏力，胁部隐痛，颧红，脱发，失眠。

舌脉：舌红少苔，脉细数。

治法：滋阴，疏肝，益肾。

方药：一贯煎（《柳州医话》）合左归饮（《景岳全书》）加减。

组成：生地黄，沙参，枸杞子，麦冬，龟甲胶，菟丝子。

辨证加减：若心烦不寐加酸枣仁、五味子、炒栀子、合欢皮，神疲乏力明显者加太子参，阴虚火旺明显者加知母、黄柏、地骨皮，脱发加桑椹、桑叶、墨旱莲、黑芝麻，口舌生疮加黄柏、砂仁、生石膏。

3. 乳腺癌放疗相关不良反应管理

放疗是乳腺癌术后治疗的重要手段，最常见的放疗相关不良反应为放射性皮肤损伤和放射性肺损伤。

（1）放射性皮肤损伤。

常用外用中药[13]：冰片、黄柏、紫草、黄连、大黄、黄芩、麻油、甘草、虎杖、金银花、白芷、当归，配伍止血生肌止痛的血竭、三七，补血活血通络的地龙、当归，理气燥湿化痰的苍术、陈皮、厚朴，养阴清热的天花粉、枸杞子。

方药：沙参麦冬汤（《温病条辨》）合仙方活命饮（《校注妇人良方》）加减。

功效：解毒养阴，凉补气血。

组成：地黄、玄参、牡丹皮、麦冬、沙参、天花粉、金银花、半枝莲、蒲公英、白花蛇舌草、芦根、没药、皂角刺、威灵仙。

（2）放射性肺损伤证治见表6-2-4-1。

表6-2-4-1　放射性肺损伤证治

分期	分型	症见	舌脉	治法	方药
急性期	热毒犯肺	咳嗽，痰黏或黄，气短，便秘，咽痛，口渴。或见咯血，胸痛，发热	舌质红，苔黄或黄腻，脉滑数	清热化痰活血	千金苇茎汤（《备急千金要方》）[14]或麻杏甘石汤（《伤寒论》）加减[12]。药用苇茎、桃仁、薏苡仁、冬瓜仁，或炙麻黄、生石膏、杏仁、甘草。热甚加黄芩、鱼腥草、败酱草，胸痛加延胡索、三七末，气短脉虚加党参或西洋参，气促脉实加赭石、龙骨、牡蛎，咳血加白及、三七、仙鹤草，喘咳加杏仁、枇杷叶、紫菀、款冬花
	痰热郁肺	发热，咳嗽痰多，痰黏厚或稠黄，胸痛。或见口干欲饮，气急或气喘，咳痰带血	舌红，苔薄黄或黄腻，脉滑数	清热解毒，清肺化痰	清金化痰汤（《杂病广要》）加减[12]。药用黄芩、栀子、桔梗、麦冬、贝母、橘红、茯苓、桑白皮、知母、瓜蒌子、甘草
	肺阴亏虚	干咳少痰，咽干口燥，潮热盗汗，神疲乏力，气急气短。或见咳嗽无力，胸闷，胸隐痛，咳血，纳差	舌红少苔，脉细数或沉细	养阴清肺	肺积方（佛山市中医院协定方）。药用天冬、浙贝母、鱼腥草、薏苡仁、预知子、石上柏、北沙参。咳嗽吐黄痰者，加败酱草、胆南星；痰中夹血者，加茜草、花蕊石；低热者，加地骨皮、鳖甲；胸闷气急反复发作、X线胸片提示肺叶间有积液或包裹性胸腔积液者，加赤茯苓、桑白皮、麻黄；腹胀纳差者，加枳壳、鸡内金、焦三仙

（续表）

分期	分型	症见	舌脉	治法	方药
纤维化形成期	气虚血瘀	面色晦暗或口唇发暗，干咳少痰，胸闷、胸痛，甚至动则气促，呼吸困难，倦怠无力。或见气短自汗，咯血丝痰	舌暗、有瘀点或瘀斑，苔薄，脉细涩	益气活血化瘀	生脉散（《内外伤辨惑论》）合桃红四物汤（《医宗金鉴》）加减[15]。药用生黄芪、赤芍、当归、川芎、地龙、桃仁、红花，或党参、麦冬、五味子、桃仁、红花、熟地黄、白芍、当归、川芎
	血瘀气滞	面色晦暗或口唇发暗，干咳少痰，胸闷、胸痛。或见心悸怔忡，失眠，潮热	舌暗、有瘀点或瘀斑，苔薄，脉细涩	理气活血	血府逐瘀汤（《医林改错》）加减[16]。药用生地黄、桃仁、红花、炙甘草、枳壳、赤芍、柴胡、川芎、桔梗、牛膝
	肺肾两虚	咳嗽无力，咯痰不爽，气短喘促，动则尤甚	舌淡苔白，脉沉细	补益肺肾，扶正固本	选生脉散、补肺汤（《永类钤方》）加减者重在治肺，选左归丸、右归丸（《景岳全书》）者重在治肾。药用党参、麦冬、五味子、熟地黄、黄芪、款冬花、桑白皮等重在治肺，药用熟地黄、山药、枸杞子、山茱萸、川牛膝、菟丝子、鹿角胶、龟甲胶、附子、肉桂、杜仲、当归等重在治肾

4. 内分泌治疗相关骨关节症状

内分泌治疗（尤其是AI类药物）有增加乳腺癌患者骨丢失和骨质疏松的风险，可诱发一系列骨关节症状，包括骨关节疼痛、僵硬、肌痛等。中医内治法应重在调理肝肾，常用中成药为金天格胶囊[17-18]，其主要成分为人造虎骨粉，具有益肾壮骨、缓解关节疼痛的作用。

根据患者的临床表现，其辨证分型和治疗主要包括2种：

（1）肝郁证：治疗以疏肝理气为主，可选用舒肝健骨方[19]，其组成包括柴胡、牡丹皮、茯苓、续断、生牡蛎等。

（2）肾虚证：治疗以补肾健骨为主，可选用益肾健骨汤[20]，其组成包括熟地黄、山茱萸、菟丝子、牛膝、香附、当归、茯苓、白芍、川芎、延胡索、透骨草、络石藤。中医外治可针刺外关、合谷、足临泣、阳陵泉、丰隆等穴。

四、难点分析

（一）现状分析

乳腺癌是严重威胁妇女健康的恶性肿瘤，其发病率近年呈上升趋势。其中，北美、北欧地区的发病率最高，我国的发病率也不断增高。乳腺癌根治术后放化疗及内分泌治疗是乳腺癌的主要治疗方法，术后为防止肿瘤转移或复发常予以辅助性放疗、化疗及生物治疗等综合治疗，由于手术损伤和药物的毒性，患者的生存质量及行为状态较差。中医药在改善乳腺癌手术、放化疗后的生活质量，提高免疫功能，防治复发转移及延长生存期等方面有其独特的优势。

（二）中医难点分析

1. 乳腺癌术后上肢水肿

上肢水肿是乳腺癌术后最常见的并发症，对其发生率的报道数据相差较大，为10%～70%。其处理方式如下。

（1）为预防患侧上肢水肿及功能的恢复不良，应早期进行功能锻炼，垫高手臂的位置，患侧上肢应避免提举重物、注射、测血压及抽血，如出现水肿，可行向心性按摩及治疗。

（2）乳腺癌术后上肢水肿一旦出现，临床上大部分病例通过积极处理可缓解症状，佛山市中医院肿瘤中心在做好上述措施的同时，不仅予口服中药、针刺和灸法治疗，还运用佛山市中医院院内制剂伤科黄水外敷局部、行肢体正负压治疗（每天1～2次，7～10天可取得疗效）或内服行气活血利水中药，减轻了患者痛苦，改善了其生活质量。

2. 中医药防治乳腺癌术后复发转移

乳腺癌根治术后为防止转移或复发常予以辅助性放疗、化疗及生物治疗等综合治疗。对于激素受体阳性的患者常规予以内分泌治疗，可降低复发率。而对于激素受体阴性或三阴性乳腺癌（TNBC）的患者，辅助性放化疗后常予以随访观察。这部分患者在术后2～3年和9～10年有两个复发高峰，研究发现，经验方乳积方可以更好地降低患者复发率，延长其无病生存期及总生存期。

3. 乳腺癌放疗后皮肤破溃

放疗是乳腺癌综合治疗的重要方法之一，在控制局部病灶、防治局部复发转移方面发挥了重要作用。但临床上一部分患者放疗后会出现放射性皮炎，严重影响其生活质量，轻则局部皮肤红肿热痛不适，重则皮肤破溃、化脓，经久不愈。

中医病因病机：中医认为放射线乃热毒之邪，易耗气伤阴，致使气阴两虚，局部皮肤受热毒所伤，热毒内聚，气血运行不畅，热、毒、瘀互结，故见局部皮肤红肿热痛，重则腐肉内生，局部破溃、化脓。

根据以上病因病机，运用伤科黄水、伤科黄油纱、优锁纱、金黄散、生肌玉红膏等外敷局部取得良效。对于急性期局部肿胀明显、无破溃患者，予以外敷伤科黄水，待肿胀减轻后，可改为金黄散外敷，以清热凉血、化瘀止痛；对于皮肤破溃、化脓患者，外敷伤科黄油纱或优锁纱以达到清热解毒、化脓祛腐作用，后期可外敷生肌玉红膏以达到活血生肌作用。

在加强局部处理、去除局部热毒之邪的同时，予患者口服扶正解毒颗粒可达到益气养阴、扶正解毒之良效。

五、医案验方

患者何某，女，73岁。

主诉：确诊右乳腺癌1年余，其间身体多处疼痛，神疲乏力，少气懒言，夜间潮热，面色无华，口干，胃纳正常，便溏，舌红，少苔，脉细弱。

中医诊断：乳岩，证属气阴两虚。

西医诊断：右乳腺癌术后并骨、肝、腹腔转移（T2N0M1 Ⅳ期）。

患者于2015年5月8日行"右侧乳腺癌腋窝前哨淋巴结探查术+前哨淋巴结活检术+乳房单纯切除术"，术后病理示肿块大小约2cm×2cm×1.3cm，见终末导管小叶单位膨胀性生长，管腔内细胞形态单一，倾向实性乳头状癌；前哨淋巴结未见癌转移（0/6）。免疫组化：ER（100%+），PR（100%+），CerbB-2（1+），P53（-），ki-67（5%+）。术后行阿那曲唑内分泌治疗至2016年3月行PET/CT示右侧股骨上段骨转移，内分泌治疗改用托瑞米芬，同时联合护骨治疗。2016年6月行MRI检查提示肝、腹腔转移，改用氟维司群联合诺雷得治疗。后因副作用，自行停药。

初诊（2016年6月23日）：患者右肩部、左膝盖、脊柱疼痛，肝区胀痛，神疲乏力，少气懒言，夜间潮热，术口麻痹，腰背部疼痛不适，面色无华，口干，胃纳可，夜寐欠佳，小便调，腹泻。舌红，少苔，脉细弱。

查体：神志清，对答合理，查体合作，右乳缺如，右胸部可见一长约8cm的陈旧性手术瘢痕，左乳外观正常，未触及包块。心肺体查无特殊。腹平软，无压痛及反跳痛，肋下肝脾未及，肠鸣音存。脊柱、四肢正常，生理反射存在，病理反射未引出。

望其神志清，神疲乏力，面色无华，舌红，少苔，闻其少气懒言，诊其脉细弱。其病机为久病加之禀赋不足，邪气耗伤正气，气虚则推动功能减弱，导致神疲乏力、少气懒言、脉弱；气虚不生津液，阴虚则内热，故舌红、夜间潮热；津液不足以上蒸于口舌则口干、少苔，不足以充盈于血脉则脉细；气虚进一步损伤阳气，脾土不暖，运化失司，清阳不升，气血生化无源，故面色无华、便溏；舌红，少苔，脉细弱是气阴两虚之象。治以益气养阴、扶正消积为法，方药用乳积方加减：黄芪、北柴胡、党参、白芍、山慈菇、太子参、石上柏、麦冬、生地黄、玄参、盐女贞子、麦芽、鸡内金、红豆杉、蜂房、山海螺。

遂予中药汤剂联合卡培他滨低剂量口服，配合中成药榄香烯治疗。此后一直规律定期于门诊就诊。

复诊（2017年5月23日）：患者神志清，精神尚可。偶有头晕，无头痛，乏力体倦，无恶心呕吐，无腹胀腹痛，纳可，睡眠较前改善，二便正常。舌红，少苔，脉弱。患者症状明显改善，药已对证，治疗继续以益气养阴、扶正消积为法，方药如下：黄芪、北柴胡、党参、白芍、山慈菇、太子参、石上柏、麦冬、生地黄、玄参、盐女贞子、壁虎、王不留行、麦芽、陈皮、柏子仁、蜂房、石斛、龟甲（先煎）。外加榄香烯联合卡培他滨口服。

患者2017年4月的胸腹部增强CT检查结果与之前相仿，2017年6月复查肿瘤八项正常，提示病情稳定。

按语：乳腺癌多由脏腑气血亏虚、情志不遂或感受邪毒引起。《外科正宗》指出："忧郁伤肝，思虑伤脾，积想在心，所愿不得志者，致经络痞涩，聚结成核……名曰乳岩。"《张氏医通》认为："乳岩……此属脾肺郁结，气血亏损，最为难治。"因此痰、瘀、毒、虚为本病的病因病机，初则癌毒结聚、耗气伤血，终则阴阳亏损、脏气衰败。本例患者属晚期乳腺癌，病程日久，局部癌毒炽盛又兼全身真阴耗伤，故症见神疲乏力、少气懒言、夜间潮热、舌红苔少、脉细弱。治宜扶正与消积并重，辨病与辨证相结合。中药予乳积方合生脉散加减化裁，并配合小剂量化疗药物以助攻邪消积。本例患者体现了在中医药治疗思想的指导下，灵活地将中西医有机结合，最终收获满意的治疗效果，使患者获得长期生存和良好的生活质量。

第五节　辨　证　施　护

一、辨证护理

1. 肝郁脾虚证

（1）找出七情症结所在，恰当疏解患者情志，避免各种不良刺激。

（2）保持环境整洁舒适，病房温度略低，光线柔和或偏暗，营造轻松和谐的病房气氛，可让患者听音乐、读书看报，以增进好心情。嘱患者学会控制情绪，防怒防躁，保持开朗的心情。

（3）对气滞患者，可指导其练习呼吸功，以疏通气道，调养气血。

（4）可运用艾灸法疏通经络，调畅气机。

2. 痰瘀互结证

（1）局部刺痛时可给予癌理通膏敷贴止痛，或遵医嘱使用止痛药物。

（2）使用专科漱口一方漱口，以保持口腔清洁，增进食欲，防止口腔溃疡。

（3）安慰患者，保持环境舒适和情志开朗。

（4）可以针刺止痛、化痰，如取足三里、丰隆、阳陵泉、三阴交等穴位，宜缓慢进针，切忌提插，留针30min。

3. 热毒蕴结证

（1）乳腺伤口潮红未破者，可用黄水纱外敷以消肿止痛。乳腺伤口有破溃出血者，根据伤口情况辨证使用玉红纱、黄油纱外敷，以清热解毒、消肿止痛、祛腐生肌。

（2）换药时注意保护患者隐私，操作时动作要轻柔，注意保护乳头，保持皮肤的清洁干燥，及时清理分泌物，更换衣物。

（3）可用针灸的泻法排毒，可针刺肩井、膺窗、乳根、膻中、上脘、大椎、心俞、脾俞、肺俞、膈俞、肩贞、少泽、三阴交、消块（两手下垂，位于腋前缝的尖端）等穴。

4. 冲任失调证

（1）病室应经常通风换气以消除秽臭之气。嘱患者卧床休息，减少活动以保障安全。

（2）对于酸痛的关节，可用伤科黄水外敷止痛。

（3）采用艾灸以温通止痛，助阳祛寒。

（4）经期要及时更换卫生巾和衣裤，保持会阴清洁，防感染。经量多时报告医生，遵医嘱使用药物。记录好患者的月经量、色、气味，以观察病情的变化。

（5）采用针灸的方法止血扶正，如针刺肩井、膺窗、乳根、膻中、上脘、大椎、心俞、脾俞、肺俞、膈俞、肩贞、少泽、三阴交、消块等穴。

（6）腹胀便秘时可用大承气汤不保留灌肠，或遵医嘱使用药物，不宜用泻下过猛的药物。

5. 气血亏虚证

（1）起床应动作缓慢，下床要有人扶伴，头晕者应绝对卧床休息，以防跌倒损伤。把生活用品放在患者触手可及的地方。定时监测血压，观察出血量，以掌握病情变化。

（2）注意监测患者体温变化，体温过高者，及时报告医生，并采用物理降温。体温稍高者，嘱其多喝水，及时更换汗湿的衣服，避免着凉。必要时遵医嘱使用药物如柴胡注射液降温。高热不退者，可采用耳穴放血法以退热。

（3）呕吐者应停止进食，待呕吐完漱口后方能进食。

二、辨证施膳

（一）肝郁脾虚证

金针木耳田鸡汤

材料：金针菜30g，木耳15g，田鸡约250g。

做法：金针菜清洗干净，与木耳用清水浸泡，田鸡洗净去皮及内脏，将以上材料一起加水炖熟，加姜丝少许，油盐调味，饮汤或佐膳。

功效：散结通乳，疏肝养阴。金针菜具有利湿热、宽胸膈的功效，木耳有凉血消疮的功效，田鸡具有解毒消肿、滋阴补虚的功效。

适应证：适用于乳腺癌患者，症见烦闷眠差、胸胁肿痛。

（二）痰瘀互结证

1. 三七炖鸡汤

材料：三七15g，香菇10g，鸡肉250g，大枣5颗，生姜3片，葱白5根，料酒、精盐少许。

做法：三七切成薄片；香菇用温水发开，切成细条；鸡肉洗净后切块；大枣洗净去核。将全部材料放入炖盅中，加水适量，隔水炖约1h即可食用。

功效：活血化瘀，行气止痛。三七有止血、散瘀、消肿、定痛的功效，鸡肉有补中益气、填精添髓的功效，香菇有养气补血、治风破血、化痰理气等功效，大枣具有滋阴补阳、补血的功效。

2. 海菜蚝豉兔肉煲

材料：海菜干品15g，蚝豉干30g，兔肉250g。

做法：海菜用清水浸泡洗净，兔肉切块。将蚝豉干、兔肉加适量清水煮2h，再放入海菜煮30min，加盐调味服食。

功效：滋阴润燥，消肿散结。海菜具有清热化痰、消肿散结的功效，蚝豉具有滋阴养血的功效，兔肉具有补中益气、凉血解毒的功效。

适应证：适用于乳腺癌患者，症见烦热疼痛、口干痰多。

（三）热毒蕴结证

蒲公英猪瘦肉汤

材料：蒲公英15g，当归10g，王不留行15g，猪瘦肉250g，蜜枣5枚，生姜15g。

做法：猪瘦肉切片，焯水，取出待用。将其他用料洗净，生姜拍烂。然后将处理过的全部用料放入锅内，加入适量清水，用小火慢煮2.5～3h。调味后即可食用。

功效：活血化瘀，补血养气，解毒消肿。当归具有补血活血、调经止痛、润肠通便的功效，王不留行具有活血通经、消肿止痛、催生下乳的功效。

适应证：适用于血虚血瘀型乳腺癌患者，症见乳房内有坚硬肿块，按之甚痛，乳头流出血性液体，舌暗淡，脉弦细涩。

（四）冲任失调证

1. 枸杞茉莉炖乌鸡

材料：枸杞子50g，茉莉花干品10g，乌鸡1只（约500g）。

做法：枸杞子洗净，乌鸡宰杀后去毛及肠等，将枸杞子连同乌鸡放入锅内，加水炖熟烂，起锅前10min放入茉莉花干品、姜丝少许，加盐调味，饮汤或佐膳。

功效：补血理气，滋养肝肾。枸杞子具有补血益精、滋养肝肾的功效，茉莉花具有理气开郁、辟秽和中的功效，乌鸡具有补虚劳、养肝肾的功效。

适应证：适用于乳腺癌患者，症见消瘦虚衰、烦闷疼痛。

2. 冬菇海参汤

材料：冬菇30g，海参40g，猪瘦肉150g。

做法：冬菇、海参用温水泡发，洗净。猪瘦肉切块，焯水。上述材料一起放入锅内，加适量清水，煮熟，调味即可。每天分两次服，连服5～7天。

功效：健脾滋肾，补益气血。冬菇具有利肝益胃的功效，海参具有延缓衰老、提高免疫力的功效，猪瘦肉具有滋阴润燥补血的功效。

适应证：适用于乳腺癌患者内分泌治疗期间，症见头昏耳鸣、腰膝酸软、五心烦热、自汗。

（五）气血亏虚证

1. 莲子薏苡仁炖牡蛎肉

材料：莲子50g（去心），薏苡仁50g，干牡蛎肉100g，猪瘦肉150g。

做法：先将莲子、薏苡仁洗干净，浸泡30min，后连同干牡蛎肉、猪瘦肉一起放入锅内，加水适量，炖50min，加少许姜丝、油、盐，即可食用。

功效：健脾益气，消肿散结。莲子具有益肾固精、补脾止泻、养心安神的功效，薏苡仁具有补肺益脾、清热除痹的功效，牡蛎肉具有滋阴养血的功效，猪瘦肉具有滋阴润燥补血的功效。

适应证：适用于气血虚弱型乳腺癌患者，症见乳房肿块已久、乳头下陷、形体消瘦、心慌气短、神倦乏力、面色苍白、腰酸腿软、头晕目眩。

2. 太子参鸡汤

材料：太子参15g，鸡肉250g。

做法：将太子参、鸡肉洗净，一起放入锅中，大火煮沸后用小火炖煮至鸡肉熟烂，加入调料再煮沸即可。

功效：益气健脾，补精添髓。太子参具有益气健脾、生津润肺的功效，鸡肉具有温中补脾、益气养血、补肾益精的功效。

适应证：适用于乳腺癌患者手术后，症见身体虚弱、气血不足。

第六节 循 证 研 究

一、基础研究

（一）中医基础研究

乳腺癌是中国乃至世界女性发病率最高的恶性肿瘤，也是导致女性因癌症死亡的主要疾病，此外，近年来中国女性乳腺癌的发病率和死亡率都呈上升趋势[21]。除了可以增强乳腺癌患者的免疫力外，中医药抗肿瘤治疗的作用还体现在提高药物的疗效并减少药物的毒副作用上。既往大量的研究证明了患者体内信号通路的异常与乳腺癌的发生和发展密切相关，乳腺癌的发生和发展与多个信号通路的异常相关[22]，因此中医药可以通过调控信号通路而在肿瘤治疗中起到增效与减毒的作用。在提高功效方面，刘晓菲等[23]的研究结果提示阳和化岩汤能通过抑制PI3K/Akt交互调控通路来抑制微淋巴管生成，抑制血管生成调控通路及VEGFC表达，从而起到抗肿瘤的作用。此外，王博等[24]的研究显示疏肝化癥方可以通过抑制肿瘤组织中VEGF和Ang-2蛋白表达从而起到对乳腺癌瘤体生长的抑制作用。在减轻副作用方面，刘林涛等[25]的研究证实滋水清肝饮可以通过调节5-HT1AR、5-HT2AR等单胺类神经递质来缓解乳腺癌内分泌治疗后的绝经期综合征。

（二）现代医学基础研究

1. 乳腺癌基因组学研究进展

乳腺癌的基因检测对乳腺癌患者的预后、病情、指导用药有着重要的意义。近年来，随着基因检测手段的不断发展，大规模的二代基因测序（NGS）推动了人们对肿瘤基因组图谱的了解[26]。NGS在精确肿瘤学时代的肿瘤诊断与治疗方法中起着至关重要的作用。分子分型和基于病理诊断的分类法为乳腺癌治疗提供了基础理论依据，而基因检测则为乳腺癌的治疗提供了更多潜在的治疗靶点[27-28]。目前获得批准的靶向治疗包括针对HER-2过表达的多种制剂[27-28]、针对BRCA1/2突变的晚期乳腺癌所研制的PARP抑制剂[29]、针对PIK3CA突变的乳腺癌的PI3K抑制剂[30]。

2. 乳腺癌的代谢研究进展

与正常组织相比，肿瘤组织的代谢更加旺盛，乳腺癌的代谢和正常的乳腺组织有许多的不同。既往的研究证明，GLUT1在三阴性乳腺癌，尤其是基底样乳腺癌中的过表达最为明显[31]。己糖激酶（HK）是糖酵解过程中的第一个限速酶，其中HK2过表达被认为与肿瘤组织密切相关，研究发现在利用小鼠构建HER-2阳性乳腺癌模型时，敲除HK2可明显抑制乳腺癌细胞的恶性表型[32]。前激肽释放酶（PK）是糖酵解过程中的第三个限速酶，其中的PKM2亚型不仅在糖酵解过程中发挥了重要作用，在肿瘤生成过程中还起着共激动剂和蛋白激酶的作用[33]。

3. 乳腺癌免疫微环境研究进展

乳腺癌的肿瘤微环境也为肿瘤的发展提供了物质基础。Makela等[34]的研究已经发现乳腺癌微环境中肿瘤相关巨噬细胞（TAM）的数量与疾病的恶性程度以及预后相关。Verma等[35]的研究证明乳腺癌中NK细胞的浸润可以提高新辅助化疗的病理学完全缓解（pCR）率并改善乳腺癌的预后。此外，吴娟等[36]的研究提示癌症相关成纤维细胞（CAFs）也是肿瘤微环境的重要组成部分，CAFs可诱导乳腺癌细胞中的上皮间充质转化（EMT）和肿瘤干细胞表型，与肿瘤的侵袭和转移密切相关。

二、临床研究

（一）中医研究

1. 辨证论治研究

肿瘤的病因病机较普通的疾病更加复杂，每位医家对其的认识也不尽相同。田华琴教授将乳腺癌的病因归纳如下：痰、虚、瘀（郁）、毒等多种致病因素相互作用，其中肝、脾、肾三脏功能失调是致病之关键，痰、瘀、毒是主要致病物质，故以恢复三脏之平衡，清热解毒祛瘀为基本治则[37]。田教授结合经络、脏腑、气血辨证将本病辨为肝气郁结、痰热内结、冲任失调、气血亏虚等五个证型[38]。"乳积方加减对激素受体阴性乳腺癌术后复发转移的影响"[39]研究结果提示，乳积方辨证加减对于激素受体阴性乳腺癌术后2年内的患者具有一定的改善无病生存期的作用，对于预防激素受体阴性浸润性导管癌尤其是三阴性乳腺癌术后2年内的复发转移具有一定的应用价值[39]。田教授认为，以乳积方为代表的中医药治疗为乳腺癌患者提供了一种新的选择，中医药强化治疗与观察期中医药维持治疗最大的不同在于更加强调攻邪消积的力度，在中药汤剂方面，需使用虫类药、红豆杉等药物以增强抗癌抑瘤的作用，同时此阶段患者多见虚候，可酌加党参、黄芪、狗脊、杜仲等益气健脾、补益肝肾之品。中成药槐耳颗粒、榄香烯口服乳、化癥回生口服液等均可辨证加减使用，除了口服药物外，静脉滴注榄香烯注射液可用于腔内灌注治疗恶性胸腹水，联合深部热疗可以加强疗效。对于骨转移疼痛、癌痛明显者可予癌理通膏外敷止痛。总而言之，中西医结合治疗乳腺癌不仅仅是简单的中医加西医，而是通过中医的辨证思维，在不同的治疗时期，将中医疗法与现代医学疗法有机地融合在一起，从而真正地提高患者的生存质量[40]。

2. 专病专方研究

侯俊明等学者认为，乳腺癌的主要病机为情志不调、肝失疏泄。研究结果提示在DA（多西他赛+多柔比星）方案化疗的基础上，联合中医疏肝解郁方柴胡疏肝散加减治疗乳腺癌相较于单独使用DA方案，不仅能提高临床疗效、改善生活质量，而且在减轻胃肠道反应及骨髓抑制等毒副反应方面亦有较好效果[41]。

朱为康等的研究证明，补肾疏肝中药与芳香化酶抑制剂联合治疗绝经后激素受体阳性乳腺癌可以显著改善患者的临床症状，调节患者身体各项指标与激素水平，减少药物不良反应[42]。

3. 中成药研究

除了中药汤剂以外，抗癌中成药在目前肿瘤的中西医治疗中得到了越来越广泛的使用，不同的中成药有着不同的效果。对于Ⅰ～Ⅲ期的乳腺癌患者，参一胶囊联合化疗改善ORR的效果显著，金龙胶囊联合化疗改善疾病控制率（DCR）的效果最明显。对于Ⅲ～Ⅳ期的乳腺癌患者，槐耳颗粒联合化疗改善ORR的效果最明显，平消胶囊和参一胶囊联合化疗在改善DCR方面有较好的效果。西黄丸在改善患者的生活质量方面效果更明显，参一胶囊和槐耳颗粒有助于降低乳腺癌患者白细胞减少的发生率。贞芪扶正颗粒在降低乳腺癌患者消化道反应发生率方面更有优势[43]。

4. 中医外治法研究

常见的中医外治法包括中药外敷、中药熏洗、中药热熨、针刺、艾灸、刺络拔罐、推拿等。金明子等[44]认为，乳腺癌相关淋巴水肿（BCRL）病位较为表浅，口服煎剂往往难以直达病所，导致疗效不佳，而中医外治法的疗效可以迅速直达病灶，祛除水邪，往往可以取得较好的效果。陈闯等[45]对80例BCRL患者进行了随机对照研究，治疗组在对照组常规治疗配合局部功能锻炼的基础上加用通脉消肿散外敷，每次15min，每天2次，早晚各1次，15天为1个疗程。结果显示患者主观症状明显改善率治疗组为87.50%，高于对照组的60.00%。吴玢等[46]将80例BCRL患者随机分为两组，每组40例。研究组在对照组进行患肢常规功能锻炼的基础上给予穴位推拿治疗，选取肩井、中府、云门、肩髃、曲池、合谷、曲泽和内关穴按揉，每天2次，治疗20天后，有效率研究组（90.00%）高于对照组（72.50%），研究组患肢水肿程度与对照组比较明显减轻。

5. 民族医学研究

郑好芳[47]发现壮医穴位敷贴联合红外线照射神阙穴对肿瘤化疗患者出现的恶心呕吐等副作用有着良好的治疗效果，有利于提高患者的治疗积极性以及生活质量。苗医中的"龟病"（包块）与肿瘤十分相近，病中公龟类疾病病势凶猛，可由慢经快速转为快经、热经，大伤惠气，机体逐渐消瘦，晚期可产生剧痛，多属现代医学恶性肿瘤范畴[48]。苗医外治法尤为丰富，如蛤蟆拔毒法，将活体癞蛤蟆剖开，去除内脏后敷于患处，以达到吸拔毒素的作用。蛤蟆又名蟾蜍，蛤蟆本身具有攻毒、活血行气之功，其精血在干涸过程中可拔除患者体内的毒素，在攻毒、拔毒的同时还具有活血行气止痛之效。现有研究表明，蟾蜍全身皆可入药，具有抑制癌细胞增殖，诱导癌细胞凋亡、增强免疫力等作用[49]。

（二）现代医学研究

1. 发病机制研究

赵翠翠等[50]研究发现年轻乳腺癌的发病机制可能涉及BRCA1、BRCA2等乳腺癌易感基因突变，TP53等抑癌基因突变，罕见的基因组拷贝数变异，MMR异常，干细胞相关基因表达增加，电离辐射，以及经典促癌通路的激活，如PI3K/AKT/mTOR、Wnt/β-catenin通路和孕激素诱导的RANKL/RANK系统等。

2. 外科治疗研究

Vohra等[51]于2018年发表的一项回顾性研究显示，手术组与非手术组的平均生存时间分别是34个月与18个月，原发性病灶的切除可以有效地延长患者总生存期。

3. 放射治疗研究

放射治疗是恶性肿瘤的主要治疗方法之一，采用X射线或γ射线照射肿瘤病灶，可通过电离辐射作用损伤肿瘤细胞DNA，进而引起肿瘤细胞坏死或凋亡[52]。冯丽等[53]于2021年发表了全身化疗联合调强放射治疗对复发性晚期三阴性乳腺癌的疗效分析的回顾性研究，研究结果提示全身化疗联合调强放射治疗可提高晚期TNBC的疗效，改善患者的免疫功能，延长其OS及PFS，且不增加毒副反应。

4. 药物治疗研究

（1）靶向治疗。靶向治疗主要适用于HER-2阳性的乳腺癌患者，乳腺癌的治疗主要包括新辅助治疗、术后辅助治疗和晚期解救治疗等。

新辅助治疗：Von Minckwitz等[54]的研究表明，无论接受何种治疗，整体结果都显示恩美曲妥珠单抗（trastuzumab emtansine，T-DM1）相比于单独使用曲妥珠单抗，能够给新辅助治疗没能达到pCR的患者带来更大的获益，并能够有效降低浸润性乳腺癌复发或导致死亡的风险。

辅助治疗：APHINITY研究[55]结果提示，相比于曲妥珠单抗单靶联合化疗而言，曲妥珠单抗+帕妥珠单抗双靶治疗联合化疗更能为HER-2阳性的早期乳腺癌患者带来长期的生存获益，降低疾病复发风险，并且6年获益较3年数据更加显著。

解救治疗：对于已经出现复发转移的HER-2阳性晚期乳腺癌患者来说，如果以前未使用过曲妥珠单抗或仍符合继续使用条件的，应积极建议患者接受曲妥珠单抗等靶向治疗。对于曲妥珠单抗及紫杉类药物治疗失败而出现转移的患者，PHOEBE的研究[56]结果表明，吡咯替尼加卡培他滨显著改善了患者的无进展生存期，且其毒性更加可控。

（2）化学治疗。

新辅助治疗：以紫杉类和蒽环类药物为基础的新辅助治疗方案已经成为TNBC的标准治疗方案。广东省人民医院开展了NeoCART研究[57]，研究结果提示，多西他赛+卡铂（DCb）较表柔比星+环磷酰胺序贯多西他赛（EC-D）作为新辅助化疗治疗早期三阴性乳腺癌（TNBC）患者能获得更高的pCR率。

辅助治疗：AC-T（蒽环类药物联合环磷酰胺治疗后序贯紫杉类化疗药）方案是TNBC患者术后辅助治疗的标准化疗方案。SYSUCC-001研究[58]结果证明，早期三阴性乳腺癌患者在进行标准化疗后，继续应用低剂量卡培他滨维持治疗1年，能够有效提高三阴性乳腺癌患者的5年无病生存率。

解救治疗：CBCSG006研究[59]结果显示，GP方案组的患者的无进展生存期（PFS）及客观缓解率（ORR）较GT方案组有着明显的改善，本次研究确立了GP方案在晚期转移性TNBC一线治疗中的地位。

（3）内分泌治疗。

新辅助治疗：coopERA BC研究[60]结果表明，与阿那曲唑+哌柏西利组相比，giredestrant+哌柏西利组在Ki-67指数平均下降率、细胞周期完全停止率和相关不良事件上的表现均更优。该研究结果也为细胞周期蛋白依赖性激酶4/6（CDK4/6）抑制剂联合内分泌治疗应用于激素受体阳性乳腺癌新辅助内分泌治疗提供了新的依据。

辅助治疗：Gruppo Italiano Mammella（GIM）研究[61]结果证明了存在乳腺癌复发风险的患者接受2~3年他莫昔芬治疗后序贯5年来曲唑治疗是一种可选择的标准治疗方式。

解救治疗：MONARCH 2研究[62]结果证明了对HR+/HER2-的晚期乳腺癌患者，在氟维司群治疗中联合阿贝西利能够显著改善患者的PFS和ORR，同时安全性也较高，为内分泌治疗失败的晚期乳腺癌患者提供了更多选择。

（4）免疫治疗。IMpassion130研究[63]结果显示，在PD-L1阳性人群中，阿替利珠单抗+白蛋白紫杉醇组患者的中位OS时间长达25.4个月，较安慰剂+白蛋白紫杉醇组患者中位OS时间延长了7.5个月。KEYNOTE-355研究[64]结果显示，对于PD-L1阳性的晚期TNBC患者，帕博利珠单抗联合化疗与安慰剂联合化疗相比，可显著提高PFS达4.1个月（9.7个月 vs 5.6个月），降低了35.0%的复发风险。

（陈学彰　林旋　朱志霞）

● 参考文献

[1] 曹毛毛，陈万青．GLOBOCAN 2020全球癌症统计数据解读[J]．中国医学前沿杂志（电子版），2021，13（3）：63-69．

[2] 曾玉珠．乳腺癌分子分型与中医分期辨证相关性研究[D]．南京：南京中医药大学，2017．

[3] 张士福，张彬．乳腺癌发病机制的相关因素分析[J]．中国妇幼保健，2010，25（18）：2605-2607．

[4] DISIPIO T, RYE S, NEWMAN B, et al. Incidence of unilateral arm lymphoedema after breast cancer: a systematic review and meta-analysis[J]. Lancet Oncol, 2013, 14（6）：500-515.

[5] GILLESPIE T C, SAYEGH H E, BRUNELLE C L, et al. Breast cancer-related lymphedema: risk factors, precautionary measures, and treatments[J]. Gland Surg, 2018, 7（4）：379-403.

[6] 黄箫娜，吴政龙．四妙勇安汤加味治疗乳腺癌术后上肢水肿30例[J]．河南中医，2014，34（12）：2398-2399．

[7] 曾玉丹．中药外洗与艾灸疗法在乳腺癌术后上肢淋巴水肿治疗中疗效观察[J]．辽宁中医药大学学报，2014，16（12）：183-185．

[8] 李晶洁，邢铁艳．防己黄芪汤加减治疗乳腺癌术后患肢水肿的疗效观察[J]．陕西中医，2016，37（7）：806-807．

[9] 吴越，吴永强，郑红斌．八珍汤加减方防治乳腺癌术后创面不愈临床研究[J]．上海中医药杂志，2014，48（4）：36-38．

[10] 蔡炳勤，郭智涛，黄学阳．生肌膏对乳癌根治术后皮瓣坏死溃疡的疗效观察[J]．中医外治杂志，1997，6（5）：10．

[11] 李冀，李想，高彦宇，等．清热解毒药对肿瘤治疗及其信号通路调节作用的研究进展[J]．中国实验方剂学杂志，2019，25（24）：188-195．

[12] 周仲英．中医内科学[M]．3版．北京：中国中医药出版社，2017．

[13] 关靓，郑佳彬，李冰雪，等．放射性皮肤损伤的药物治疗现状[J]．中华中医药杂志，2020，35（7）：3550-3552．

[14] 丁雪委，史华，程斌．千金苇茎汤内服治疗放射性肺炎临床疗效观察[J]．中华中医药学刊，2015，33（6）：1307-1309．

[15] 高三成．中医分型辨治放射性肺炎[J]．光明中医，2008，23（4）：522-523．

[16] 刘春秋，李国欢，王志武，等．血府逐瘀汤加减预防放射性肺纤维化的临床研究[J]．现代中西医结合杂志，2016，25（21）：2349-2351．

[17] 崔飞飞，李怡帆，卢雯平．金天格胶囊治疗乳腺癌患者芳香化酶抑制剂相关的肌肉关节症状的研究[J]．世界中医药，2015，10（11）：1726-1728．

[18] LI Y F, ZHANG Z H, CUI F, et al. Traditional Chinese medicine bionic tiger bone powder for the treatment of AI-associated musculoskeletal symptoms[J]. Evid Based Complement Alternat Med, 2017, 2017（12）：Article ID 2478565.

[19] 李元青，孙红，薛冬，等．舒肝健骨方防治芳香化酶抑制剂内分泌治疗相关骨丢失的临床研究[J]．中国中西医结合杂志，2014，34（9）：1064-1068．

[20] 白建云．益肾健骨汤治疗乳腺癌继发骨质疏松症45例[J]．河南中医，2017，37（5）：856-858．

[21] 张雪，董晓平，管雅喆，等．女性乳腺癌流行病学趋势及危险因素研究进展[J]．肿瘤防治研究，2021，48（1）：87-92．

[22] 王鹏波，代云云，董涵，等．中医药干预乳腺癌治疗的研究进展[J]．中国实验方剂学杂志，2021，27（7）：235-243．

[23] 刘晓菲，李静蔚，孙庆颖，等．阳和化岩汤对HER-2高表达型裸鼠荷瘤模型微淋巴管生成及PI3K/Akt交互调控通路的影响[J]．中医杂志，2019，60（1）：51-56．

[24] 王博，杨焱，费瑞，等．疏肝化癥方对小鼠皮下移植性三阴性乳腺癌生长的抑制作用及其机制[J]．吉林大学学报（医学版），2021，47（2）：299-306．

[25] 刘林涛，胡灿红，霍介格，等．滋水清肝饮对内分泌治疗后的乳腺癌移植小鼠脑内单胺类神经递质的作用[J]．四川中医，2017，35（12）：34-38．

[26] 金颖，刘振宇，高品，等．乳腺癌相关基础研究最新动态及发展方向[J]．中国实用外科杂志，2021，41

（1）：80-84.

[27] 江泽飞，李健斌，李峰.乳腺癌治疗决策：经验到循证 精准到智能[J].中国实用外科杂志，2018，38
（11）：1222-1226.

[28] 江泽飞，许凤锐.乳腺癌精准治疗：20年探索历程[J].中国实用外科杂志，2020，40（1）：83-88.

[29] SWAIN S M, BASELGA J, KIM S B, et al. Pertuzumab, trastuzumab, and docetaxel in HER2-positive
metastatic breast cancer[J]. N Engl J Med, 2015, 372（8）：724-734.

[30] ANDRÉ F, CIRUELOS E, RUBOVSZKY G, et al. Alpelisib for PIK3CA-mutated, hormone receptor-positive
advanced breast cancer[J]. N Engl J Med, 2019, 380（20）：1929-1940.

[31] CHOI J, JUNG W H, KOO J S, et al. Metabolism-related proteins are differentially expressed according to the
molecular subtype of invasive breast cancer defined by surrogate immunohistochemistry[J]. Pathobiology, 2013,
80（1）：41-52.

[32] PATRA K C, WANG Q, BHASKAR P T, et al. Hexokinase 2 is required for tumor initiation and maintenance and
its systemic deletion is therapeutic in mouse models of cancer[J]. Cancer Cell, 2013, 24（2）：213-228.

[33] DONG G C, MAO Q X, XIA W J, et al. PKM2 and cancer: the function of PKM2 beyond glycolysis[J]. Oncol
Lett, 2016, 11（3）：1980-1986.

[34] MAKELA A V, FOSTER P J. Imaging macrophage distribution and density in mammary tumors and lung metastases
using fluorine-19 MRI cell tracking[J]. Magn Reson Med, 2018, 80（3）：1138-1147.

[35] VERMA C, KAEWKANGSADAN V, EREMIN J M, et al. Natural killer（NK）cell profiles in blood and
tumour in women with large and locally advanced breast cancer（LLABC）and their contribution to a pathological
complete response（PCR）in the tumour following neoadjuvant chemotherapy（NAC）：differential restoration of
blood profiles by NAC and surgery[J]. J Transl Med, 2015, 13：180.

[36] 吴娟，孙圣荣，袁静萍.肿瘤微环境与乳腺癌[J].中国组织化学与细胞化学杂志，2018，27（1）：82-86.

[37] 王艳杰.田华琴教授治疗乳腺癌术后患者经验介绍[J].广州中医药大学学报，2011，28（2）：198-200.

[38] 田华琴，陈学彰，李宏良，等.常见恶性肿瘤综合治疗学[M].北京：人民卫生出版社，2017：342-346.

[39] 田华琴，王艳杰，王斌，等.乳积方加减对激素受体阴性乳腺癌术后复发转移的影响[J].中国中西医结合杂
志，2017，37（2）：169-173.

[40] 陈学彰，陈锡康，王斌，等.田华琴中西医结合治疗乳腺癌临床经验[J].中医肿瘤学杂志，2019，1（5）：
63-67.

[41] 侯俊明，江静.疏肝解郁法联合化疗治疗乳腺癌临床疗效分析[J].西部中医药，2014，27（9）：1-3.

[42] 朱为康，陈旻，李雁，等.补肾疏肝联合芳香化酶抑制剂治疗绝经后激素受体阳性乳腺癌[J].世界中医药，
2020，15（20）：3113-3116，3120.

[43] 来保勇，吕灵艳，赵静，等.10种口服中成药联合化疗治疗乳腺癌的网状Meta分析[J].中草药，2021，52
（21）：6609-6624.

[44] 金明子，王丽祯，沈雪勇.中医外治法治疗乳腺癌相关上肢淋巴水肿的研究进展[J].中国中医急症，2017，
26（3）：464-466.

[45] 陈闯，刘俊波，黎汉忠，等.通脉消肿散外敷治疗乳腺癌患侧上肢肿胀40例临床观察[J].湖南中医杂志，
2013，29（6）：44-46.

[46] 吴玢，郭智涛.穴位推拿对乳腺癌术后患肢功能康复的临床疗效观察[J].中国医药指南，2013，11（31）：
206-207.

[47] 郑好芳.壮医穴位敷贴联合红外线照射神阙穴对肿瘤化疗患者恶心呕吐的疗效观察[J].世界最新医学信息文
摘（连续型电子期刊），2020，20（23）：100-101.

[48] 王福磊，刘访，冷羽.浅谈苗族医药对癌症的认识[C]//贵州省中西医结合学会.贵州省中西医结合学会肛肠
学会第五届学术交流会暨新技术新进展学习班论文汇编.贵州省中西医结合学会，2012：123-124.

[49] 和燕，施京红，陈蓉，等.蟾蜍对肿瘤的治疗作用浅谈[J].世界最新医学信息文摘，2016，16（7）：
35-36.

[50] 赵翠翠，刘红.年轻乳腺癌的分子生物学发病机制[J].肿瘤防治研究，2020，47（3）：213-217.

[51] VOHRA N A, BRINKLEY J, KACHARE S, et al. Primary tumor resection in metastatic breast cancer: a
propensity-matched analysis, 1988-2011 SEER data base[J]. Breast J, 2018, 24（4）：549-554.

[52] JIANG D, ZHANG X, LIU J, et al. Triple negative breast cancer and immunoglobulin A nephropathy: a case
report and literature review[J]. Oncol Lett, 2018, 15（1）：979-983.

[53] 冯丽, 于红, 戴经纬, 等. 全身化疗联合调强放射治疗对复发性晚期三阴性乳腺癌的疗效分析[J]. 肿瘤药学, 2021, 11 (6): 732-736.

[54] VON MINCKWITZ G, HUANG C S, MANO M S, et al. Trastuzumab emtansine for residual invasive HER2-positive breast cancer[J]. New England Journal of Medicine, 2018, 380 (7): 617-628.

[55] PICCART M, PROCTER M, FUMAGALLI D, et al. Adjuvant pertuzumab and trastuzumab in early HER2-positive breast cancer in the APHINITY trial: 6 years' follow-up[J]. Journal of Clinical Oncology, 2021, 39 (13): 1448.

[56] XU B H, YAN M, MA F, et al. Pyrotinib plus capecitabine versus lapatinib plus capecitabine for the treatment of HER2-positive metastatic breast cancer (PHOEBE): a multicentre, open-label, randomised, controlled, phase 3 trial[J]. Lancet Oncol, 2021, 22 (3): 351-360.

[57] ZHANG L L, WU Z Y, LI J, et al. Neoadjuvant docetaxel plus carboplatin versus epirubicin plus cyclophosphamide followed by docetaxel in triple-negative, early-stage breast cancer (NeoCART): results from a multicenter, randomized controlled, open-label phase II trial[J]. Int J Cancer, 2021, 150 (4): 654-662.

[58] WANG X, WANG S S, HUANG H, et al. Effect of capecitabine maintenance therapy using lower dosage and higher frequency vs observation on disease-free survival among patients with early-stage triple-negative breast cancer who had received standard treatment the SYSUCC-001 randomized clinical trial[J]. Jama-Journal of the American Medical Association, 2021, 325 (1): 50-58.

[59] HU X C, ZHANG J, XU B H, et al. Cisplatin plus gemcitabine versus paclitaxel plus gemcitabine as first-line therapy for metastatic triple-negative breast cancer (CBCSG006): a randomised, open-label, multicentre, phase 3 trial[J]. The Lancet Oncology, 2015, 16 (4): 436-446.

[60] HURVITZ S A, PARK Y H, BARDIA A, et al. Neoadjuvant giredestrant (GDC-9545) +palbociclib (palbo) vs anastrozole (A) plus palbo in post-menopausal women with oestrogen receptor-positive, HER2-negative, untreated early breast cancer (ER+/HER2-eBC): interim analysis of the randomised, open-label, phase II coopERA BC study[J]. Annals of Oncology, 2021, 32: 1285-1286.

[61] DEL MASTRO L, MANSUTTI M, BISAGNI G, et al. 1180 Extended therapy with letrozole as adjuvant treatment of postmenopausal patients with early-stage breast cancer: a randomised, phase III trial of the Gruppo Italiano Mammella[J]. Anna Oncol, 2021, 32 (Supplement 5): 407-408.

[62] NEVEN P, JOHNSTON S R D, TOI M, et al. MONARCH 2: subgroup analysis of patients receiving abemaciclib plus fulvestrant as first-line and second-line therapy for HR+, HER2- advanced breast cancer[J]. Clin Cancer Res, 2021, 27 (21): 5801-5809.

[63] SCHMID P, RUGO H S, ADAMS S, et al. Atezolizumab plus nab-paclitaxel as first-line treatment for unresectable, locally advanced or metastatic triple-negative breast cancer (IMpassion130): updated efficacy results from a randomised, double-blind, placebo-controlled, phase 3 trial[J]. Lancet Oncol, 2020, 21 (1): 44-59.

[64] CORTES J, CESCON D W, RUGO H S, et al. Pembrolizumab plus chemotherapy versus placebo plus chemotherapy for previously untreated locally recurrent inoperable or metastatic triple-negative breast cancer (KEYNOTE-355): a randomised, placebo-controlled, double-blind, phase 3 clinical trial[J]. Lancet, 2020, 396 (10265): 1817-1828.

第三章 肝 癌

第一节 概 述

肝癌是指原发于肝细胞和/或肝内胆管上皮细胞的恶性肿瘤，又称原发性肝癌（primary liver cancer）。本病起病隐匿，进展迅速，疗效差，死亡率高。据国际癌症研究中心（IARC）估计，2020年全球肝癌发病人数为90.6万，其中我国肝癌发病人数为41.0万，死亡人数为39.1万，在肿瘤相关死亡中位居第三[1]。

中医学认为原发性肝癌病因病机总属正气亏虚，气滞、血瘀、湿热、痰浊等凝结所成，病位在肝，与脾、肾密切相关。归属于中医臌胀、黄疸、肝积、癥瘕等范畴。现中医病名统一为肝癌。

第二节 病 因 病 机

一、中医学对肝癌病因病机的认识

中医学文献中虽无原发性肝癌这一病名，但类似的记载描述丰富，如《灵枢·水胀》谓："腹胀身皆大，大与肤胀等也，色苍黄，腹筋起，此其候也。"中医学认为肝癌病位在肝，病机是正气亏虚，肝郁气滞，湿、热、毒蕴积于肝胆脾胃所致，病变与肝胆脾胃功能失调有关。常见肝火内盛的阳亢征象，如《西溪书屋夜话录》中云："肝火燔灼，游行于三焦，一身上下内外皆能为病，难以枚举，如目红颧赤，痉厥狂躁，淋秘疮疡，善饮烦渴，呕吐不寝，上下血溢皆是。"

二、现代医学对肝癌致病因素的认识

目前研究认为肝癌的致病因素主要有乙型肝炎和丙型肝炎病毒感染、肝硬化、黄曲霉毒素、饮用水污染、寄生虫感染及酒精等化学物质[2-7]。

第三节　诊断与鉴别诊断

一、诊断

（一）临床表现

原发性肝癌早期起病隐匿，缺乏典型症状。临床上将经甲胎蛋白（AFP）检测和/或B超检查发现而缺乏临床症状和体征的早期小肝癌称为亚临床肝癌或Ⅰ期肝癌。中晚期肝癌常见的症状和体征如下。

1. 主要症状

肝区疼痛、乏力、纳差及消瘦是肝癌较为典型的临床症状[8]。

（1）肝区疼痛：是肝癌最为常见的症状，多为持续性胀痛或钝痛，为迅速增长的肿瘤细胞使肝包膜牵拉所致。当出现剧烈而突发性疼痛或伴有腹膜刺激征时，应警惕癌结节破裂出血的可能。

（2）消化不良：为首发症状时，常易被忽视。

（3）乏力、消瘦、全身衰竭：晚期患者可呈恶病质。

（4）发热：一般为低热，多为持续性午后低热，除感染因素外，主要原因是癌热，其与肿瘤代谢旺盛、肿瘤坏死产物吸收有关。

（5）转移灶症状：①肿瘤转移之处可出现相应的症状，如转移至肺可出现咳嗽咯血；②胸膜转移可出现胸痛和血性胸腔积液；③癌栓栓塞肺动脉或其分支可引起肺梗死，出现突发性严重胸痛和呼吸困难；④癌栓阻塞下腔静脉可出现下肢严重浮肿甚至血压下降；⑤癌栓栓塞肝静脉可导致巴德-基亚里综合征；⑥骨转移可出现局部疼痛乃至病理性骨折；⑦脊柱转移可出现局部疼痛甚至截瘫；⑧脑转移可出现相应的临床症状和体征甚至形成脑疝。

（6）伴癌综合征：是指癌肿本身代谢异常或癌组织对机体产生的各种影响引起内分泌或代谢紊乱而导致的临床症候群。常见的有：①自发性低血糖症，10%～30%的患者可出现，严重者可导致昏迷、休克甚至死亡。②红细胞增多症，2%～10%的患者可出现，与循环系统中促红细胞生成素增多有关。③罕见的还有高血钙、高血脂、类癌综合征、性早熟和促性腺激素分泌综合征、皮肤卟啉症和异常纤维蛋白原血症等。

2. 主要体征

（1）进行性肝肿大：是最常见的具有特征性的体征。肝脏质地坚硬，表面凹凸不平，可触及结节或巨块，边缘不整齐，常有不同程度的压痛。有时可闻及肝区血管杂音或肝区摩擦音。

（2）肝硬化：多见于合并肝硬化和门脉高压的患者，可有脾肿大、腹水甚至侧支循环建立。

（3）黄疸：为晚期肝癌患者的常见体征。

（二）辅助检查

1. 实验室检查

AFP是诊断肝癌特异性最强的标志物和主要指标。

（1）诊断标准：①AFP＞500μg/L，持续4周。②AFP浓度由低逐渐升高不降。③AFP在200μg/L以上的中等水平上持续8周。需注意除外妊娠、生殖腺胚胎瘤、少数转移性肿瘤（如胃癌）、肝炎、肝硬化。

（2）AFP在慢性肝病中的变化。20%～45%的慢性肝病中AFP呈低浓度阳性，一般波动在25～200μg/L，一般谷丙转氨酶（GPT）与病情呈同步关系；如AFP呈低浓度阳性持续时间超过2个月，而GPT正常，应警惕亚临床肝癌的存在。

（3）AFP异质体。原发性肝癌、继发性肝癌、生殖腺胚胎瘤和良性肝病等均可合成AFP，但是合成的AFP在糖链上的结构有所差异，在糖基化过程中与植物凝集素如扁豆凝集素（LCA）和刀豆凝集素（ConA）反应时呈现出不同的亲和性，从而可分出不同的异质体。应用亲和层析和电泳技术可将AFP分为LCA结合型（AFP-R-L）和LCA非结合型（AFP-N-L）。临床意义一是可作为良恶性肝病的鉴别指标之一，肝癌患者的AFP-R-L明显高于良性肝病患者；二是对小肝癌有一定的诊断价值，因为AFP异质体对肝癌的诊断不受AFP的浓度、肿瘤的大小和病期早晚的影响。

（4）AFP单克隆抗体。较现有的AFP异种多克隆抗体更敏感，特异性更强；近年来已用此开展了大量的动物实验研究（如核素扫描和导向治疗），目前正逐步向临床过渡。

2. 血清酶学检查

目前尚无任何血清酶学检查可代替AFP的检测。在诊断困难时可选用2～3项指标联合检测，以提高肝癌的检出率。目前比较成熟的、可与AFP互补的有GGT-2、ALP-1。

3. 影像学检查

（1）B超检查：B超为本病的首选检查方法，尤其适用于普查的筛选，可显示直径＞2cm的肿瘤并对其进行定位，结合AFP检查更具有诊断价值。现彩色多普勒血流成像还可提供病灶血流情况，有助于良恶性病变的鉴别。

（2）CT检查：增强CT扫描，有助于良恶性病变的鉴别。如结合肝动脉造影可发现直径＜1.0cm的肿瘤，是目前诊断小肝癌或微小肝癌的最佳方法。

（3）MRI检查：能清楚显示癌内结构特征，对显示子瘤和癌栓有价值。

（4）DSA血管造影（数字减影血管造影）。

4. 病理学及细胞学检查

肝癌病理诊断的标本主要来自：①细针穿刺活检组织；②腹腔镜及术中活检组织；③腹水及腹腔冲洗液；④血液。

（三）诊断要点

（1）有原发性肝病，比如有慢性肝炎或者肝硬化的病史。

（2）AFP升高，特别是甲胎蛋白进行性升高，AFP＞400μg/L，除外活动性肝病或者生殖系统肿瘤。

（3）最重要的是影像学检查发现肝内占位，并且肝内占位有血流信号，边缘不规则。至少有两种影像学检查，比如彩超、增强MRI、增强CT、肝动脉造影等，有两个支持肝癌的诊断，基本可以诊断为肝癌。

（4）不典型的做肝脏结节穿刺，在显微镜下发现癌细胞。

二、鉴别诊断

（一）中医鉴别诊断

肝癌一病在祖国医学中与肝积相类似，隋代巢元方在《诸病源候论》中记载："诊得肝积，脉弦而细，两胁下痛，邪走心下，足胫寒，胁痛引小腹……身无膏泽，喜转筋，爪甲枯黑。"与积聚证候相似。本病当与痞满、水肿相鉴别。

与痞满相鉴别：二者均可出现脘腹部痞塞不行、胀满不舒症状，但痞满无论病之轻重，均触之无形，按之柔软，压之无痛，系自觉症状，如《伤寒论》所言"但满而不痛者，此为痞"。另外痞满多位于心下胃脘处。而肝癌与积聚相似，除了腹部胀满外，多是触之有形，压之痛楚，且日久可出现黄疸、臌胀等症，更有甚者腹部胀满膨大，状如蛙腹，至死不消。

与水肿相鉴别：二者都会有四肢、躯体的浮肿。肝癌多在晚期出现，以腹部胀大为主，可有四肢浮肿，多兼有面色青晦，面颈部有血痣赤缕，胁下癥积坚硬，腹皮青筋显露。而水肿的浮肿多从眼睑开始，继而延及头面和肢体，或者从下肢开始，而后遍及全身，多伴有面色苍白、倦怠。

（二）西医鉴别诊断

肝硬化：病程发展缓慢，肿大的肝脏仍保持正常的轮廓。B超检查、核素扫描及血清AFP测定均有助于鉴别。当肝硬化呈结节状，或肝脏因萎缩，在放射性核素肝扫描图上表现为放射性稀疏区时，不易鉴别。应密切观察，动态观察血清AFP。

继发性肝癌：病程发展相对较缓慢，主要鉴别方法是寻找肝脏以外有无胃肠道、泌尿生殖系统、呼吸系统、乳腺等处的原发灶。

肝脓肿：一般都有化脓性感染或阿米巴肠病病史和寒战发热等临床表现。肿大肝脏表面无结节，但多有压痛。B超检查显示肝区内有液性暗区。

肝包虫病：右上腹或上腹部有表面光滑的肿块，患者一般无明显的自觉症状。包虫皮内试验阳性可资鉴别。

肝外肿瘤：腹膜后的软组织肿瘤，来自肾、肾上腺、胰腺、结肠等处的肿瘤也可在上腹部呈现肿块。超声以及CT（电子计算机X线断层扫描）检查有助于区别肿块的部位和性质。

肝良性占位病变：肝血管瘤、多囊肝、肝腺瘤等可应用CT、核素扫描、MRI和超声检查帮助诊断。

第四节 治疗概况

一、中医辨证论治

（一）辨证选择口服中药汤剂

1. 肝郁脾虚证

主证：上腹肿块胀闷不适，消瘦乏力，倦怠短气，腹胀纳少，进食后胀甚，口干不喜饮，大便溏数，小便黄短，甚则出现腹水、黄疸、下肢浮肿，舌质胖，舌苔白，脉弦细。

治法：疏肝健脾，扶正消积。

代表方剂：肝积方（佛山市中医院院内协定方）合柴胡疏肝散加减。

基本处方：党参、白术、土茯苓、白花蛇舌草、半枝莲、薏苡仁、莪术、土鳖虫、水蛭、牡蛎、预知子、柴胡等。

2. 肝胆湿热证

主证：头重身困，身目黄染，心烦易怒，发热口渴，口干而苦，胸脘痞闷，胁肋胀痛灼热，腹部胀满，胁下痞块，纳呆呕恶，小便短少黄赤，大便秘结或不爽，舌质红，舌苔黄腻，脉弦数或弦滑。

治法：清热利湿，扶正消积。

代表方剂：肝积方、茵陈蒿汤合龙胆泻肝汤加减。

基本处方：柴胡、土茯苓、白花蛇舌草、半枝莲、薏苡仁、莪术、土鳖虫、水蛭、茵陈、栀子、大黄、龙胆草、柴胡等。

3. 气滞血瘀证

主证：上腹肿块坚硬，胀顶疼痛拒按，或胸胁疼痛拒按，或胸胁炽痛不适，烦热，口干唇燥，大便干结，小便黄或短赤，甚则肌肤甲错，舌质红或暗红，舌苔白厚，脉弦数或弦滑有力。

治法：活血化瘀，扶正消积。

代表方剂：肝积方合血府逐瘀汤加减。

基本处方：党参、白术、土茯苓、薏苡仁、莪术、土鳖虫、水蛭、牡蛎、桃仁、川红花、当归、生地黄等。

4. 肝肾阴虚证

主证：臌胀肢肿，蛙腹青筋，四肢柴瘦，短气喘促，唇红口干，纳呆畏食，烦躁不眠，溺短便数，甚或循衣摸床，上下血溢，舌质红绛，舌光无苔，脉细数无力，或脉如雀啄。

治法：补益肝肾，扶正消积。

代表方剂：扶正解毒汤（佛山市中医院院内协定方）、一贯煎合六味地黄丸加减。

基本处方：麦冬、生地黄、玄参、女贞子、黄芪、石上柏、白花蛇舌草、川楝子、枸杞子、山茱萸、茯苓、山药等。

5. 肝热血瘀证

主证：上腹肿块质硬如石，疼痛拒按，或胸胁疼痛拒按，或胸胁掣痛不适。烦热，口干唇燥，大便干结，尿黄或短赤，甚则肌肤甲错。舌质红或暗红，时有齿印，舌苔白厚，脉弦数或弦滑有力。

治法：清热祛瘀，扶正消积。

代表方剂：扶正解毒汤、血府逐瘀汤加减。

基本处方：麦冬、生地黄、玄参、女贞子、黄芪、石上柏、白花蛇舌草、桃仁、川红花、当归、生地黄、川芎等。

6. 辨病用药

在辨证论治的基础上，可以加用2～4味具有明确抗癌作用的中草药，如半枝莲、蜈蚣、预知子、重楼、山慈菇、白花蛇舌草、龙葵、肿节风、冬凌草等。

7. 随症加减

纳差加神曲、炒谷芽、炒麦芽、焦山楂等，呕恶加藿香、佩兰、佛手、紫苏梗、生姜、半夏、陈皮等，黄疸加茵陈、栀子、金钱草、田基黄等，腹水加茯苓皮、车前子、大腹皮等，疼痛加生蒲黄、五灵脂、延胡索等，出血加三七、花蕊石、藕节、血余炭、仙鹤草、茜草、地榆炭等。

（二）辨证选择口服中成药

可根据病情选择应用西黄丸（清热解毒消肿）、金克槐耳颗粒（扶正固本、活血消肿）、肝复乐（疏肝健脾、化瘀散结）、金龙胶囊（活血化瘀散结）、小金丸（化痰祛瘀散结）、化癥回生口服液（温阳祛瘀，阴虚痰热、气阴两虚患者慎用）、扶正解毒颗粒（益气养阴解毒）、金水宝胶囊（补益肺肾）、百令胶囊（补益肺肾）等。

（三）辨证选择静脉滴注中药注射液

可根据病情选择应用榄香烯注射液（活血消癥散结）、康莱特注射液（益气养阴、健脾祛湿）、艾迪注射液（益气扶正抗癌）、复方苦参注射液（清热祛湿）、鸦胆子油乳注射液（解毒散结）、华蟾素注射液（性凉，解毒消肿止痛）、康艾注射液（益气扶正）、亚砷酸注射液（抗癌）等。

二、中医特色治疗

（一）中药联合介入治疗

肝癌是消化系统的第三大肿瘤，发现时患者往往已失去了手术机会。经导管肝动脉栓塞化疗（transcatheter arterial chemoembolization，TACE）是一种国内外广泛采用且疗效肯定的治疗方法。对部分中晚期原发性肝癌病例应用康莱特注射液或榄香烯注射液+TACE术联合治疗有良好的效果。

操作方法：采用经皮穿刺技术经股动脉穿刺插管，先行腹腔动脉和肠系膜上动脉造影，了解肝肿瘤位置、数目、大小及血供情况。然后选用微导管超选择插管至肝叶或肝段动脉分支，再注入超液化碘油（3～6mL）和康莱特注射液或榄香烯注射液制成的混悬液，最后予超液化碘油和明胶海绵条栓塞，直至肿瘤供血动脉血流阻断。

1. 肝癌介入治疗的适应证

（1）ⅡB期、ⅢA期和ⅢB期，肝功能分级（Child-Pugh分级）为A级或B级，ECOG评分为0～2。

（2）可以手术切除，但由于其他原因（如高龄、严重肝硬化等）不能或不愿接受手术的ⅠB期和ⅡA期肝癌。

（3）多发结节型肝癌。

（4）门静脉主干未完全阻塞，或虽完全阻塞但肝动脉与门静脉间代偿性侧支血管形成。

（5）肝肿瘤破裂出血或肝动脉-门静脉分流造成门静脉高压出血。

（6）控制局部疼痛、出血以及栓堵动静脉瘘。

（7）肝癌切除术后，DSA检查可以早期发现残癌或复发灶，并给予介入治疗。

2. 介入术后需注意的五大并发症

（1）穿刺部位出血。术后需绝对卧床24h，穿刺侧下肢制动，禁止弯曲，穿刺部位压迫至少6h。

（2）腹痛。腹痛是由于肝癌的供血动脉被栓塞剂栓住导致肝癌缺血、坏死。术中以及术后3～5天较明显，1周后有所缓解。

（3）发热。为介入治疗后常见症状，多是肿瘤被栓塞后缺血、坏死引起的自身反应性发热，多出现在中午，持续4～6h后，温度降低。患者应多喝水，饮食宜清淡，以易消化食物为主。

（4）恶心、呕吐。多是化疗药物的副反应，注意呕吐物的性质、量、颜色和呕吐的次数，饮食宜清淡，以易消化食物为主，如不能耐受，及时告知医生。

（5）肝功能损害。多为短暂的肝功能损害，多次介入治疗后程度有所加重，注意休息、饮食，给予营养支持，注意监测肝炎病毒的复制指数并定期复查肝功能。

（二）专科中药膏方

参见肺癌章节。

（三）针灸治疗

根据病情及临床实际可选择应用体针、头针、电针、耳针、腕踝针、眼针、灸法、穴位埋线、穴位敷贴、耳穴压豆和拔罐等方法。针灸治疗的取穴以肝俞、足三里为主穴，配以阳陵泉、期门、章门、三阴交等；穴位敷贴以章门、期门、肝俞、内关、公孙为主穴，疼痛者配外关、足三里、阳陵泉，有腹水者配气海、三阴交、阴陵泉等。

1. 耳穴穴位注射治疗癌痛

参见肺癌章节。

2. 穴位敷贴疗法治疗肝区胀满、隐痛

取穴：中都（双侧）、日月（双侧）、期门（双侧）、太冲（双侧）。

操作：对上述穴位常规消毒以后进行敷贴，敷贴4h，每天1次，每周5次，3周为1个疗程。

3. 磁珠压耳穴治疗失眠、呕吐和便秘

参见乳腺癌章节。

4. 朔望灸法治疗恶性肿瘤

参见肺癌章节。

5. 热敏灸技术（多功能艾灸仪灸治常见肿瘤并发症）

参见肺癌章节。

6. 中药热罨包治疗

功效：散寒止痛、降逆止呕、温中燥湿、止泻。

适应证：由寒证、虚证引起的脘腹疼痛（胀痛），或因化疗引起的恶心呕吐、呃逆吞酸、腹泻等症状。

7. 中医脐疗治疗便秘

参见乳腺癌章节。

8. 督脉灸

参见乳腺癌章节。

（四）中医药外治法

可根据病情选择中药硬膏热敷贴、中药泡洗、中药熏药治疗等外治法。

1. 煎膏外敷治疗癌痛

参见肺癌章节。

2. 中药泡洗疗法治疗肢体麻木、疼痛

（1）1号方（寒痹方，佛山市中医院院内制剂）。参见肺癌章节。

（2）2号方（热痹方，佛山市中医院院内制剂）。参见肺癌章节。

（3）3号方（着痹方，佛山市中医院院内制剂）。参见肺癌章节。

（4）四肢浮肿方。

组成：五加皮、补骨脂、杜仲、肉桂、菟丝子等。

功能主治：温阳补肾，利水消肿。

用法用量：上方加水1000mL，煎成200mL，沐手足用。

适应证：脾肾阳虚之胸腹水、四肢浮肿。

注意事项：泡洗过程中要防止烫伤，在患者泡洗过程中要有护士在旁指导。泡洗后应及时擦干双足皮肤，以防受凉。泡洗过程中注意观察患者生命体征和足部皮肤颜色及疼痛、麻木感的情况。

（五）其他疗法

可根据病情酌情选用适当的诊疗方法以提高疗效，如射频消融治疗、深部热疗、免疫系统治疗等。

三、中西医结合治疗

肝癌在临床上往往表现为全身属虚、局部属实、虚实夹杂的证候。虚者多见脾胃气虚或气血两虚，实者多见气滞血瘀、热毒蕴结、湿热黄疸之征。临证时抓住其主要病机，分清标本虚实，在病证辨治，中西医结合临床医学体系指导下，采取病证结合临床诊疗模式，灵活运用益气健脾、清热利湿、清热解毒、祛瘀散结等治则，采取辨病与辨证相结合的原则，根据不同的病理类型、西医治疗背景及临床表现，予以不同的中医药治疗。在不同治疗阶段，中医药分别发挥增强体质、促进康复、协同增效、减轻不良反应、巩固疗效等作用。

（一）中医结合手术治疗

肝癌手术创伤严重，会损害机体的抗癌能力，而中医药配合手术治疗可以提高患者的手术耐受能力，加速术后康复，明显提高术后巩固治疗效果，提高生存率。

术前治疗：可用益气健脾、通腑止血之剂以提高患者的手术耐受能力，同时清洁肠胃，如当归六黄汤（黄芪、当归、地黄、黄柏、大黄、生薏苡仁、仙鹤草）。

术后治疗：《脾胃论》指出，外科尤以调理脾胃为要。术后早期机体受到严重创伤，当调理脾胃，益气生津，方用生脉散加减：人参、当归、麦冬、五味子、制大黄、枳壳、薏苡仁、仙鹤草，或静脉注射由生脉饮制成的参麦注射液或生脉注射液。

术后巩固治疗：在肿瘤直径>3cm，尤其是>5cm时，肝癌往往易于复发、转移。其原因是虽然局部肿块已切除，但病因尚未除去，癌肿发生和转移的条件仍存在。应予攻补兼施之剂，以健脾理气为主，辅以清毒、软坚化痰，方用四君子汤加减：党参、白术、茯苓、预知子、红藤、菝葜、岩柏、生牡蛎、蜈蚣、地龙、炙鳖甲等，或结合临床辨证诊治，或选用人参鳖甲丸、大黄䗪虫丸，或静脉注射华蟾素注射液。使用中药可提高生存率。

（二）消融治疗

物理消融是通过加热、冷冻或不可逆的电穿孔技术毁损肿瘤病灶的治疗方法，以热消融为主。影像引导技术包括超声、CT和MRI，治疗途径包括影像引导下经皮、腹腔镜和开腹3种，其中经皮消融创伤最小，应该首选。

（三）经动脉化疗栓塞治疗

经导管动脉栓塞（TAE）/经导管动脉栓塞化疗（TACE）是目前肝癌非手术治疗中最常用方法之一。

1. 适应证

（1）对于巴塞罗那肝癌临床分期中的A期、B期、C期（肝段肝叶门静脉癌栓，Child-Pugh分级为A/B级，PS评分为0～2）肝癌，可行TAE/TACE序贯消融或手术切除。

（2）对于多发肝内转移（肿瘤病灶个数≥5）、肝肿瘤破裂出血或肝动脉-门静脉分流造成门静脉高压、消化道出血者可行TAE/TACE。

（3）对于门静脉癌栓累及主干，且侧支血管形成，Child-Pugh分级为A级，可应用TAE/TACE联合门静脉癌栓适形放疗。

（4）肿瘤占全肝体积≥70%，若Child-Pugh分级为A/B级，可分次行TAE/TACE减瘤、减症、降期治疗。

2. 禁忌证

（1）肝功能Child-Pugh分级为C级。

（2）无法纠正的凝血功能严重障碍。

（3）门静脉主干完全被癌栓占据，且无侧支血管形成。

（4）合并活动性肝炎或严重感染者。

（5）恶病质或多器官功能衰竭者。

（6）肿瘤占全肝体积≥70%且Child-Pugh分级为C级。

（四）中医结合放射治疗

放射治疗属攻法，放射线属热毒，易损伤脾胃，耗气伤阴，放疗期间宜以健脾益气、清热解毒为主，而放疗后则宜健脾理气、软坚散结，二者均以补为主。中药可以增强放疗疗效，减轻放疗所致胃肠道、造血系统毒性和免疫抑制等毒副反应。健脾益气可选用四君子汤或六君子汤，清热解毒可选用蒲公英、败酱草、半枝莲、半边莲等，软坚散结可选用地龙、鳖甲、生牡蛎等，对放疗引起的转氨酶增高或黄疸者可用茵陈、栀子、金钱草、田基黄。

（五）中医结合全身性治疗

全身性治疗，主要指抗肿瘤治疗，包括分子靶向药物治疗、免疫治疗、化学治疗等；另外还包括针对肝癌基础疾病的治疗，如抗病毒治疗、保肝利胆和对症支持治疗等。现代药理学研究表明，部分中药能够抑制肿瘤细胞生长及杀灭肿瘤细胞，还具有增强体质、促进康复、协同增效、减轻不良反应、巩固疗效等作用，近年来中成药应用于肿瘤的辅助治疗，取得了较好的疗效。

四、难点分析

（一）现状分析

全球肝癌疾病负担总体仍较为严重，且呈现显著的地区和性别差异。东亚地区肝癌发病率最高，中南亚地区肝癌发病率最低。男性肝癌发病率显著高于女性，东亚地区男性肝癌发病率最高，而北非地区女性肝癌发病率最高[9]。另外，目前相关研究证实乙型肝炎病毒（HBV）感染是导致肝癌的最重要的危险因素，而丙型肝炎病毒、黄曲霉毒素、饮酒、代谢性因素如肥胖和糖尿病等也有可能是促使肝癌发生的危险因素。不同地区由于肝癌危险因素的分布、筛查实施现状以及治疗等情况存在差异，导致各地区肝癌疾病负担不同，因而可采取针对性的防控措施以降低肝癌危害[10]。肝癌治疗领域的特点是多学科参与、多种治疗方法共存，常见治疗方法包括肝切除术、肝移植术、消融治疗、TACE、放射治疗、系统抗肿瘤治疗等多种手段。运用中国医药学方药、现代中药制剂以及中医药特色诊疗技术，在肝癌的围手术期、术后辅助治疗期、随访康复期、姑息期等不同时期，配合西医治疗可起到控制症状、保驾护航、预防复发转移及延长生存期的作用。

（二）中医难点分析

1. 肝性脑病

肝性脑病是终末期肝病患者的主要死亡原因之一，肝性脑病的发生亦增加了疾病的严重程度，预后较差[11]。

在中医药治疗方面，肝性脑病患者常表现为嗜睡、昏睡、躁狂等意识障碍，病机多考虑为邪闭心包、神机失用，治以化痰开窍、凉血清心等法，吴鞠通于《温病条辨》中云"邪入心包、舌蹇肢厥者，牛黄丸主之，紫雪丹亦主之""神昏谵语者，清宫汤主之，牛黄丸、紫雪丹、局方至宝丹亦主之"，故常可选用紫雪丹、安宫牛黄丸、清开灵注射液等[12]。

2. 肝癌破裂出血

肝癌破裂出血具有发病急、病情重及病死率高的特点，是原发性肝癌最严重的并发症之一[13-14]。

处理：绝对卧床休息，补液、输血扩容，应用止血药物，尽快行手术治疗。

3. 肝肾综合征

肝肾综合征是严重肝病引起的一种功能性肾功能衰竭，又称功能性肾衰竭，是各种晚期肝硬化患者的常见并发症[15]。

肝肾综合征的症状主要有腹胀大、脉络暴露、颜面及四肢水肿、恶心呕吐等，可将其归属于臌胀、水肿、关格等范畴[16]。病机考虑为肝、脾、肾三脏俱损，水液内停，气血郁而不行则成瘀，痰瘀互结，发为本病，治疗常以复方丹参注射液、川芎嗪注射液、大黄等药物灌肠。

五、医案验方

患者陶某，女，65岁，广东佛山人。

患者于2015年2月行常规体检，CT提示肝左叶类圆形小结节状低密度灶，考虑为原发性结节型小肝癌（中国分期ⅠA期）。既往有乙型肝炎、乙型肝炎肝硬化病史，规律服用恩替卡韦。高血压病史2年，规律服用降压药，平素血压稳定。

初诊（2015年12月10日）：患者间有腹痛，纳食欠佳，睡眠正常，小便调，大便溏。舌淡，苔白腻，脉弦滑。

中医诊断：肝癌（肝郁脾虚证）。

西医诊断：①原发性肝癌（中国分期ⅠA期）；②慢性乙型病毒性肝炎；③乙型肝炎肝硬化；④高血压3级（极高危组）。

治法：疏肝健脾，扶正消积。

处方：肝积方加减，药用薏苡仁、白术、北柴胡、白芍、土鳖虫、烫水蛭、白花蛇舌草、半枝莲、党参、土茯苓、醋莪术、牡蛎（先煎）、石斛、天冬、枸杞子、桑寄生、稻芽、鸡内金。

二诊（2015年12月21日）：患者仍间有腹痛，纳食改善，睡眠正常，小便调，大便溏。

处方：肝积方加减，药用薏苡仁、白术、北柴胡、白芍、土鳖虫、烫水蛭、白花蛇舌草、半枝莲、党参、土茯苓、醋莪术、牡蛎（先煎）、石斛、天冬、枸杞子、桑寄生、稻芽、鸡内金。

此后患者每半个月复诊1次，以上方为主加减服用。

患者于2016年1月13日入院治疗，2016年1月16日CT示：①肝左叶类圆形小结节状低密度灶，与2015年2月6日的CT片对照见病灶较前稍增大，考虑为原发性结节型小肝癌。②腰3/4及腰4/5椎间盘切除内固定减压椎间植骨融合术后改变。2016年1月20日行肝左叶结节射频消融治疗，2016年3月6日行肝动脉栓塞术，过程顺利，术后恢复好，出院。

出院后患者定期复查，病情相对稳定。中药以肝积方加减治疗，配合中成药康艾注射液以扶正抗癌。

2016年11月26日复查肝脏CT示原肝左叶原发性结节型肝癌综合治疗术后，与2016年7月18日的CT片对照：①原肝左叶原发性结节型肝癌病灶未见明显变化；②肝右下叶原发性结节型肝癌复发新病灶。患者于2016年12月1日在DSA室行肝动脉中药灌注术+栓塞术，于2016年12月8日在微创治疗室行肝肿物穿刺活检+肝癌射频消融术，过程顺利。2016年12月9日病理示：肝细胞增生，部分有一定异型性，倾向肝细胞癌可能。2016年12月14日免疫组化报告示：符合肝细胞性肝癌，中-高分化，癌组织P63少量（＋）、HBcAg（－）、Arg-1弱（＋）、Gpc-3部分弱（＋）、Hepat（＋）、HBsAg（－）、CD34（－）、内皮（＋），显示血管化明显。中医药治疗守肝积方加减，配合榄香烯注射液、康艾注射液等中成药。

2017年6月9日患者查中上腹CT，与2017年2月7日CT片对照：①原肝左叶原发性结节型肝癌病灶较前略缩小；②肝右下叶原发性结节型肝癌复查碘油聚积较前减少，病灶较前稍增大，强化较前明显，提示病变进展。患者于2017年7月6日行肝癌射频消融术，于2017年7月27日在DSA室行肝动脉中药灌注术+栓塞术，术中灌注榄香烯注射液，透视下注入超液化碘油，过程顺利，中医予中成药康艾注射液扶正抗癌。

后续定期复查均未见复发转移征象，每半个月于门诊复诊1次，均以肝积方加减辨证论治。

2018年4月25日复诊时，患者神志清，精神可，无腹胀腹痛，无恶心呕吐，纳眠正常，二便调。舌红，苔薄白，脉弦。患者腹痛、纳差、大便溏等症状均好转，暗红舌转变为红舌，考虑气滞血瘀之证已改善，后续治疗中其纳眠及二便等一般情况均良好，亦无明显特殊不适，继续守肝积方加减治疗。

现患者仍每半个月复诊1次，定期复查，病情稳定，一直维持中医药治疗。

按语：本例患者属中期肝癌，肝癌病本在肝，与脾、肾密切相关。初诊时患者诉腹痛、纳差、大便溏等不适，肝藏血，主疏泄，肝气不疏，不能推动血行则见面色黧黑、舌暗红等症；肝郁气滞，不通则痛，故见腹痛；肝气横逆犯胃，脾胃受损，运化失职，则见纳食欠佳、大便溏。治疗以疏肝健脾、扶正消积为法，以肝积方加减辨证论治。方中加石斛、天冬、枸杞子、桑寄生养阴益肾以滋肝阴而治疗病本，加稻芽、鸡内金健脾消食以助运化而治疗病标。全方肝、脾、肾同调，以期标本同治之功。服药10剂后复诊，患者纳食较前改善，考虑治疗有效，但考虑本病病程日久，伤及本脏，拟继续以肝积方加减以消积抗癌，以枸杞子、桑寄生等调补肝、脾、肾之虚损，虚实同调，标本兼治，嘱患者续服前方。此后长期规律于门诊复诊，以肝积方加减辨证论治。由初诊（2015年12月10日）至今，患者坚持服用肝积方加减治疗，依从性好，病情一旦复发，积极配合消融及介入治疗，同时定期予抗肿瘤中成药静脉滴注治疗。经中西医结合治疗后，目前病情稳定，未见进展征象，生活质量较前改善。

第五节　辨证施护

一、辨证护理

1. 肝郁脾虚证

（1）患者休息时要少打扰，避免人多嘈杂，戒恼怒，戒烟酒，保持良好的身心状态。

（2）练气功、八段锦、太极拳，以静心怡神。

2. 肝胆湿热证

（1）病室夏季宜凉爽清静，室温可稍偏低；冬季宜保暖，空气新鲜，环境安静。

（2）保持口腔清洁，可用地骨皮、金银花、甘草煎水含漱，根据口腔溃疡分度使用专科漱口一方及漱口二方漱口，预防口腔并发症。

（3）保持心情舒畅，加强皮肤护理，保持床单干净、平整，出汗多时勤擦洗、勤更衣。

（4）大便燥结时，可选用润肠通便药物及中药灌肠，如使用开塞露或口服蜂蜜水与麻油等。

（5）腹胀者，可艾灸神阙、中脘等穴，或用芒硝外敷神阙穴。

3. 气滞血瘀证

（1）保持环境安静，安慰患者，使其能与医护人员配合，以利于止痛措施的顺利进行。

（2）可以行针刺止痛，取足三里、阳陵泉、三阴交等穴位，缓慢进针，切忌提插，留针30min。

4. 肝肾阴虚证

（1）保持口腔清洁，可用金银花甘草水、淡盐水等漱口，防止口臭及感染。

（2）腹胀厉害时，可用中药封包外敷、脐部涂松节油或进行肛管排气，以减轻痛苦。

（3）出血、咯血者，可针刺鱼际、尺泽等穴；若吐血不止，可针刺合谷、足三里、涌泉穴，并加服三七粉、云南白药等。

5. 肝热血瘀证

（1）保持病室清爽、安静、通风，避免噪声及不必要的人员走动。

（2）肝区疼痛患者取舒适体位，避免体位突然改变。指导患者放松，如采用缓慢呼吸、全身肌肉放松、听舒缓音乐等方式。遵医嘱使用活血通络中药外敷，如癌理通、金黄散、玉龙散等。

（3）对于便秘者，正确使用缓泻剂，或取蜜糖和麻油各半茶匙同时服用，每天3次。遵医嘱给予脐疗，加以手指点穴，取穴中脘、双侧天枢、双侧支沟、双侧足三里、双侧上巨虚。

（4）饮食宜清淡，可服清凉饮品，如病情允许可多饮水，少量多餐。可进食清肝热之品，如藕粉、梨汁、藕汁等。

二、辨证施膳

《金匮要略》云："所食之味，有与病相宜，有与身为害，若得宜则益体，害则成疾。"中医认为肝癌的病因主要为肝气郁热、湿热伤脾、肝肾阴虚。中医饮食调理原则为清肝泻火、健脾祛湿、滋养肝肾。

（一）肝郁脾虚证

金针木耳田鸡汤

材料：金针菜30g，木耳15g，田鸡约250g。

做法：金针菜清洗干净，与木耳用清水浸泡，田鸡洗净去皮及内脏，将以上材料一起加水炖熟，加姜丝少许，油盐调味，饮汤或佐膳。

功效：疏肝健脾养阴。金针菜具有利湿热、宽胸膈的功效，木耳有凉血消疮的功效，田鸡具有解毒消肿、滋阴补虚的功效。

适应证：适用于肝癌患者。

（二）气滞血瘀证

橘叶紫苏梗茶

材料：橘叶20g（干品6～12g），紫苏梗10g，红糖15g。

做法：将以上材料放入保温杯中，倒入开水，加盖泡15min。代茶饮用。

功效：疏肝理气祛瘀。橘叶具有散瘀止燥的功效，紫苏梗具有理气宽中止痛的功效，红糖具有健脾益气、健胃补血的功效。

（三）湿热蕴结证

赤小豆鲫鱼汤

材料：赤小豆约90g，鲫鱼1条（300～400g）。

做法：赤小豆洗净、浸泡半小时左右。鲫鱼洗净、去内脏，置锅里加生油稍煎片刻，然后与赤小豆一起放入瓦煲里加清水煮。

功效：健脾祛湿，利水排脓。赤小豆具有消除水肿、解毒排脓、降压降脂、通肠润便的功效，鲫鱼具有健脾、补虚的功效。

适应证：晚期肝癌伴体虚纳呆、大便稀溏、疼痛不适者。

（四）肝肾阴虚证

百合土茯苓煲乌龟

材料：鲜百合30g，鲜土茯苓250g，绵茵陈50g，乌龟1只（500～1000g）。

做法：鲜百合、绵茵陈洗净，鲜土茯苓切块，乌龟宰后去内脏斩件，将以上各物置于锅中，加清水适量，小火煮60min，和盐调味，分次食用。

功效：清肝祛湿，养阴清热。百合具有养阴润肺、清心安神之功，常用于阴虚久咳、痰中带血、失眠多梦、精神恍惚等症。土茯苓具有解毒、除湿、利关节的功效。绵茵陈具有清热毒、退黄疸的功效。乌龟能滋阴补血、止血。

适应证：肝癌，属阴虚型，症见腹大胀满、烦躁不安者。

（五）肝热血瘀证

麦冬粳米粥

材料：麦冬10g，粳米50g，丹参4g，生地黄5g，陈皮5g。

做法：上述材料洗净，将适量的水倒入瓦煲中，煮开后放入以上材料，小火熬成粥后煲1h左右，下盐调味。

功效：清热祛瘀，扶正消积。粳米具有益气养阴的功效，麦冬具有滋阴生津、清心除烦的功效，丹参可清心除烦，生地黄具有凉血止血、清热生津的功效。

第六节　循　证　研　究

一、基础研究

（一）中医基础研究

中医药治疗肝癌具有多靶点、多途径的优势，且能有效减少药物不良反应[17]。研究发现现代医学的治疗手段联合中医药治疗能通过影响肿瘤发生发展的多条关键通路促进肝癌细胞凋亡、调节机体免疫[18-19]，从而发挥提高抗肿瘤疗效、预防复发、改善患者生存质量的作用，直至延长患者生存期、改善预后。

1. 清热解毒为主的中医药治疗原发性肝癌

研究表明，原发性肝癌的治疗最常选用清热解毒药物，如白花蛇舌草、苦参等[20]。孙超等[21]发现中药白花蛇舌草的有效成分2-羟基-3-甲基蒽醌（HMA）对肝癌HepG-2细胞具有体外抑制及诱导凋亡作用，其机制可能与抑制IL-6/STAT3信号通路有关。杨静波等[22]的研究表明苦参碱和氧化苦参碱均可增加SMMC-7721肝癌细胞的增殖抑制率和凋亡率，且与药物作用时间、浓度呈正比，但苦参碱对SMMC-7721肝癌细胞的增殖抑制、促凋亡作用显著高于氧化苦参碱。

2. 补虚扶正为主的中医药治疗原发性肝癌

肝癌病位在肝，与脾、肾密切相关。正气不足是肝癌发病的内在因素，治疗上常用白芍、当归、熟地黄、阿胶等补养肝血，用黄芪、党参、白术、山药等健脾益气，用地黄、槲寄生、杜仲等补肾填精[23]。徐放等[24]的研究发现黄芪多糖可抑制肝癌细胞SMMC-7721的侵袭和转移，其机制可能与黄芪多糖下调JAK-STAT信号通路有关。张弛等[25]研究了白芍-柴胡药对治疗肝细胞癌的有效活性化合物及其对靶点的作用机制，发现白芍-柴胡药对的活性靶点主要通过代谢通路、Ras信号通路、PI3K-Akt信号通路调控肝癌细胞过程及其代谢来发挥治疗作用。易华等[26]研究发现八味地黄丸增强自杀基因旁杀伤效应的机制与缝隙连接有关，可能是通过增加CBRH7919细胞Cx32在细胞膜上的定位，提高Cx32 mRNA及蛋白水平的表达，从而增强细胞缝隙连接通信功能，达到增效作用。

3. 活血化瘀为主的中医药治疗原发性肝癌

我国的肝癌患者大多在肝硬化的基础上发病，病程较长，"久病必瘀"，常见气滞血瘀证，治以郁金、莪术、丹参、赤芍、水蛭等活血化瘀药物。臧文华等[27]的研究表明黄芪、莪术配伍可能是通过下调MMP-2、bFGF的表达来对新生血管的生成产生抑制作用。洪莹晖等[28]的研究提示沉默促癌基因Yap1联合丹参酮ⅡA能够促进肝癌细胞Huh-7的凋亡，并抑制其迁移、侵袭。李圣豪等[29]发现丹参水溶性组分SABP能抑制H22细胞肝癌原位移植瘤的生长，促进肝癌微环境中PD-L1、TGF-β、IL-1β和IL-10抑制性免疫分子的表达。

（二）现代医学基础研究

1. 肝癌基因组研究进展

原发性肝癌患者的基因突变包括原癌基因的激活、抑癌基因的失活。常见的原癌基因有ras基因、c-myc基因、HBV X基因。抑癌基因失活常发生于P53基因、P21基因、P16基因、Rb基因、PTEN 基因[30]。此外，Wnt信号通路、Hedgehog信号转导通路、Notch信号通路等的异常活化可能会促进肝癌的发生[31-34]。肝细胞生长因子[35]（hepatocyte growth factor，HGF）、表皮生长因子[36]（epidermal growth factor，EGF）、血管内皮生长因子[37]（vascular endothelial growth factor，VEGF）、转化生长因子[38]（transforming growth factor，TGF）、胰岛素样生长因子[39]（insulin -like growth factor，IGF）、碱性成纤维细胞生长因子[40]（basic fibroblast growth factor，bFGF）等的调控能力失衡或失去作用，亦可能产生肿瘤。

2. 肝癌免疫微环境

肝脏具有一定的特殊性，由于其经常暴露于肠源性抗原中进而形成了免疫耐受的微环境，故被称为免疫豁免器官。在我国，肝癌多发生在慢性乙型肝炎（简称乙肝）等基础上，在患者数十年的肝炎病程中，各种炎性细胞相互作用，形成了更为复杂的微环境，导致肝癌微环境常伴随慢性炎症[41]。肝癌的微环境主要由肿瘤相关巨噬细胞[42]（tumor-associated macrophage，TAM）、肿瘤相关中性粒细胞[43]（tumor-associated neutrophil，TAN）、骨髓源性抑制细胞[44]（myeloid-derived suppressor cell，MDSC）、肿瘤相关成纤维细胞[45]（cancer-associated fibroblast，CAF）、肿瘤浸润淋巴细胞[46]（tumor-infiltrating lymphocyte，TIL）和树突状细胞[47]（dendritic cell，DC）等细胞组分，以及细胞外基质[48]（extracellular matrix，ECM）等非细胞组分组成。与其他肿瘤相比，肝癌的免疫微环境表现为更强的免疫抑制作用，几乎所有细胞亚群和众多调控机制都有助于肝癌的进展[41]。例如库普弗细胞是肝脏内的巨噬细胞，其通过产生抗炎分子转化生长因子β（TGF-β）、IL-10和前列腺素E_2（PGE_2），在抑制性微环境的形成过程中发挥重要作用[41]。在病毒性肝炎介导肝癌的发生过程中，病毒感染可以通过驱动肝脏慢性炎症、分泌多种抑制性因子促进肝癌的发展和免疫逃逸。此外，乙肝患者肝内调节性T细胞（regulatory T cell，Treg）的浸润频率与病毒载量相关，这表明慢性病毒性肝炎患者肝脏中Treg的积累可能会阻止$CD8^+$T细胞对病毒的清除[49]。肝癌显著的免疫抑制微环境对有效的肝癌免疫治疗将是一个巨大的挑战。

二、临床研究

（一）中医临床研究

中医药有助于减少抗肿瘤治疗的毒性，改善癌症患者相关症状和生活质量，并可能延长其生存期，一些中医药手段已被列入中国临床肿瘤学会（CSCO）《原发性肝癌诊疗指南（2020年版）》的Ⅰ级推荐。

1. 辨证论治研究

现行原发性肝癌的中医辨证方法众多，证型分类不规范，中医症状、体征以及四诊信息等缺乏标准化，为了更客观、更准确地反映疾病的特征，提高中医临床辨证论治的准确性，已有学者对此开展了一些研究。

在辨证分型方面，丁亮等[50]基于深度神经网络建立了原发性肝癌证型诊断分类的预测模型，并用其验证诊断分类预测结果的准确度，发现湿热蕴结证、肝肾阴虚证、肝郁脾虚证、脾虚湿困证、肝气郁结证、气滞血瘀证、痰瘀互结证、正虚瘀结证等证型的准确率和符合率均较高。

在选方用药方面，郭垠梅等[51]研究发现中医治疗原发性肝癌以扶正健脾为组方首选，配伍疏肝、清热、化瘀、软坚散结等药物，其中使用频次较高的药物有白术、茯苓、柴胡、白花蛇舌草、黄芪、甘草、鸡内金、半枝莲、莪术、预知子、党参、麦芽等。宋亚刚等[52]认为益气健脾、清热解毒、活血化瘀是中医治疗原发性肝癌的基本法则，茯苓、黄芪、柴胡、白芍、党参等为高频用药。

在具体的临床运用中，吕文良治疗原发性肝癌以养肝健脾、调气和血、解毒化瘀、扶正祛邪为主，核心处方为黄芪、防风、黄连、黄芩、焦山楂、焦六神曲、焦麦芽、法半夏、茯苓、陈皮、姜厚朴、白芍、白花蛇舌草、半枝莲、熊胆粉、芒硝[53]。林洪生提出"固本清源"理论，强调在肿瘤治疗过程中要贯彻扶正培本原则，重视固护脾肾，在化疗或介入治疗期间，考虑人体气血精津损伤，治疗以益气养血、健脾扶正为主，消瘀散结为辅，常选用当归补血汤、十全大补汤等加减；当化疗结束后，在扶正的同时增强祛邪力量，常用浙贝母、山慈菇、露蜂房等消积散结，用白英、金荞麦、土茯苓等清热解毒，用牡丹皮、赤芍、预知子等活血散瘀[54]。

2. 专病专方研究

李梦阁等[55]认为多因相合、癌毒内生是肝癌的致病关键，临证以扶正解毒消癥为治法，创立了治疗肝癌的经验方——肝积康方，并根据病情的变化进行加减，注意扶正、解毒、消癥三法的有机结合，灵活应用健脾益气、解毒化湿、祛瘀散结的治疗方法，以攻补兼施使邪去而正安。柔肝化纤解毒方是在全国名老中医林沛湘的壮肝逐瘀煎及广西名中医王振常治疗原发性肝癌有效验方的基础上组方而成的，含黄芪、薏苡仁、白花蛇舌草、半枝莲、黄精、枸杞子等药物，全方补养肝肾、解毒消积，用以治疗原发性肝癌患者经导管动脉栓塞化疗（TACE）术后综合征，发现其可显著降低TACE术后中医证候积分及TACE术后综合征症状严重程度和持续时间，降低血清AFP、ALT、AST、TBIL，提高KPS评分，改善患者生活质量[56]。

3. 中成药研究

目前治疗原发性肝癌常运用槐耳颗粒、消癌平注射液、榄香烯注射液、华蟾素片、金龙胶囊、肝复乐胶囊等中成药。

（1）槐耳颗粒是槐耳提取物的水制品。研究表明，槐耳颗粒可以通过刺激细胞因子释放等作用调节机体免疫力，还能通过诱导细胞周期阻滞产生抗肿瘤反应，并且抑制肿瘤血管生成[57]。在一项全国多中心随机Ⅳ期研究中，纳入1044例肝癌术后患者，治疗组服用槐耳颗粒辅助治疗（最长达96周）。对比安慰剂组，槐耳颗粒组的无复发生存期（RFS）延长了7周（75.5周 vs 68.5周），96周的RFS率为62.39%（槐耳颗粒组）vs 49.05%（安慰剂组），OS率为95.19%（槐耳颗粒组）vs

91.46%（安慰剂组），槐耳颗粒组的肝外复发率降低了5.01%（8.6% vs 13.61%）。槐耳颗粒组患者的不良反应（AEs）均为轻中度，且两组并无差异。这项临床大数据证实槐耳颗粒可显著延长RFS并降低肝外复发率。基于这一证据，CSCO《原发性肝癌诊疗指南（2020年版）》推荐槐耳颗粒用于肝细胞癌手术切除后的辅助治疗（推荐等级Ⅰ），填补了肝癌术后辅助治疗无药可用的空白。不管患者开始服药时是否存在乙肝感染、肝硬化、腹水等情况，槐耳颗粒的效果都相当稳定。

（2）消癌平注射液是天然植物乌骨藤的提取物，内含多糖、生物碱、皂苷等多种有效成分，具有抗癌、消炎、平喘的作用。消癌平注射液联合化疗治疗46例中晚期原发性肝癌患者[58]，相对于单纯化疗组，治疗组总有效率为30.43%（CR+PR），对照组为13.95%，二者无显著性差异（$P>0.05$）。中位生存期治疗组为18个月，对照组为8个月。甲胎蛋白（AFP）治疗组转为正常值或好转的患者比对照组多。结果表明消癌平注射液具有抗癌作用，经联合应用可提高疗效，其毒性较低，值得临床推广应用。

（3）榄香烯为传统中药温郁金（莪术）的有效成分之一，具有非常显著的抗肝癌作用。榄香烯可诱导肝癌细胞凋亡、阻断肝癌细胞周期及抑制肝癌细胞的增殖和侵袭转移，还可抑制肝癌细胞血管生成并调节免疫功能。榄香烯注射液是国家批准的二类抗肿瘤新药，临床已被广泛应用于肝癌的治疗。荟萃分析[59]结果显示，榄香烯注射液联合TACE治疗肝细胞癌（HCC）的近期有效率和缓解率均明显高于单纯治疗组。联合治疗组在有效率、疾病控制率及 12个月、24个月的生存率方面均有提高，差异有统计学意义，且在不良反应发生率方面，联合治疗组能降低腹痛发生率。

（4）华蟾素片中含有蟾酥成分，不仅对癌细胞有抑制作用，而且可有效地缓解和抑制疼痛，在刺激患者自身免疫功能方面也有不错的作用。蟾酥是用于止痛镇痛的常用药材，不少癌性疼痛治疗药物是以其为主要成分的。

一项荟萃分析[60]共纳入19项研究、1481例肝癌患者，结果显示华蟾素联合TACE治疗原发性肝癌，可以提高近期疗效（包括PR、OOR、DCR）和远期疗效（1～3年生存率）。另外，华蟾素可显著改善患者的生活质量，并减少部分不良反应（血小板下降及骨髓控制）。华蟾素联合肝动脉化疗优于单纯TACE治疗。

（5）金龙胶囊由动物药（如壁虎、金钱白花蛇）组成，可用于肝癌各个时期，具有破瘀散结、解郁通络作用，可以减少肿瘤血管生成，防治复发转移，提高免疫力，缓解疼痛、乏力及消化道症状。

一项分析金龙胶囊联合TACE与单独TACE对中晚期肝癌患者的有效性、安全性的研究[61]共纳入多篇平行随机对照试验，结果发现金龙胶囊联合TACE改善了患者的生存质量和肝功能，减少了患者的消化道反应及白细胞下降率。

（6）肝复乐胶囊的主要成分为党参、黄芪、土鳖虫、鳖甲等药物，这些中药具有解毒清热、健脾理气、软坚化瘀等作用，能够提高免疫系统活性，抑制病毒复制，改善患者临床症状。

研究[62]发现，晚期HCC患者在TACE基础上，联用肝复乐胶囊治疗，治疗组和对照组的GGT、ALT、AFP均优于治疗前，其中治疗组GGT、ALT、AFP的改善显著优于对照组（差异有统计学意义）。治疗组、对照组治疗总有效率分别为73.53%、50.00%，控制率分别为94.12%、67.65%。在本次研究中，治疗组的GGT、ALT、AFP、有效率、控制率显著优于对照组，提示肝复乐胶囊与TACE联合治疗晚期HCC具有较高的临床应用价值。

除了以上重点推荐的中成药外，临床上还有其他肝癌常用中成药，但各药有所侧重，还是要辨证用药，才能发挥出其最大的作用。

4. 中医外治法研究

《原发性肝癌诊疗指南（2022年版）》[8]建议，根据病情及临床实际可以选择应用体针、头针、电针、耳针、腕踝针、眼针、灸法、穴位埋线、穴位敷贴、耳穴压豆和拔罐等治疗方法；其他治疗根据病情酌情使用活血化瘀、清热解毒等中药、中成药，进行外敷治疗、中药泡洗、中药熏洗等。

（二）现代医学临床研究

对于肝癌，提倡多学科综合治疗，包括手术、肝动脉栓塞化疗（TACE）、局部消融、系统药物治疗、放疗等。

1. 局部治疗

（1）手术切除/局部消融治疗。手术切除和局部消融治疗是各大指南推荐的早期肝癌的标准治疗手段。多项随机对照试验已经证实对于初治的小肝癌而言，手术切除和局部消融治疗的长期效果相当[63]。大肝癌患者常常面临着手术切除后预估残余肝脏体积不足的情况，限制了手术的实施。对于此类患者，联合肝脏离断和门静脉结扎的二步肝切除术（associating liverpartition and portal vein ligation for staged hepatectomy，ALPPS）是一种可供选择的手术方案，但由于肝癌患者常常合并肝硬化，因此对于ALPPS的应用仍需谨慎，需严格把握适应证[64]。

（2）放射治疗。在目前的临床实践中，放疗可作为不适宜手术切除和射频消融治疗的小肝癌患者的一种备选的治疗方案，认为对不同病期的肝细胞肝癌都有效。肝内肿瘤的立体定向放疗（SBRT）主要针对小的肝细胞肝癌（小肝癌）。但相关研究表明，立体定向体部放疗是肝癌患者肝移植前等待肝源期间的一种安全有效的衔接治疗，能够在肝移植前缩小或控制肿瘤，提高生存获益，应受到更多重视[65]。亦有研究表明，对局限于肝内的不能切除的肝细胞肝癌病灶，如果TACE后碘油沉积不佳，结合外放疗可以提高疗效。另外，对于肝细胞肝癌肝外转移（部位包括淋巴结、肺、骨、肾上腺、脑等）的患者，外放疗可作为肝外转移灶的优势治疗手段。

2. 系统治疗

（1）靶向治疗。自2007年索拉非尼经大型随机对照试验（RCT）研究证实可延长肝癌患者OS以来，靶向治疗肝癌获得了突破性的进展。在2020年的ASCO大会上，我国研究人员就两项国产原研靶向药物多纳非尼、阿帕替尼的Ⅲ期全国多中心RCT研究阳性结果进行了口头报告。中国临床肿瘤学会已经将多纳非尼和阿帕替尼分别纳入肝癌的一线、二线治疗选择。然而，单纯靶向治疗对肝癌的有效率仍不够理想，且无明确的疗效预测指标，需进一步探索其优势人群，并通过联合其他治疗方法和药物以提升疗效。

（2）免疫治疗。免疫检测点抑制剂（immune checkpoint inhibitor，ICI）在肿瘤界不断刷新其应用领域。Check Mate040和KEYNOTE224两个Ⅱ期研究分别奠定了纳武利尤单抗（O药）和帕博利珠单抗（K药）在肝癌治疗中的地位，而针对这两个药物进一步的Ⅲ期临床试验也相继展开。阿替利珠单抗（atezolizumab）联合贝伐珠单抗（bevacizumab）随后也成为治疗肝癌成功的治疗方案。此外，近年来的研究逐步将免疫治疗贯穿于肝癌综合治疗的整个过程，即运用于术前新辅助治疗、根治术后的辅助治疗，以及联合介入、消融、放疗等传统局部治疗，可取得较好疗效。

肝癌治疗的迅速进步给临床医生和研究者带来了新的机遇和挑战，而不同学科间的沟通及综合治疗尤为关键。在循证医学基础上，合理运用各种治疗手段，根据患者的病情变化及时调整治疗方案，积极对各种治疗的不良反应进行管理，以期帮助肝癌患者延长生存时间，同时获得更高的生活质量。

（陈务民　梁贵文　杨耀林）

● 参考文献

[1] SUNG H, FERLAY J, SIEGEL R L, et al. Global cancer statistics 2020：GLOBOCAN estimates of incidence and mortality worldwide for 36 cancers in 185 countries[J]. CA Cancer J Clin, 2021, 71（3）：209-249.

[2] 中华医学会肝病学分会. 原发性肝癌二级预防共识（2021年版）[J]. 临床肝胆病杂志, 2021, 37（3）：532-542.

[3] WANG M J, WANG Y T, FENG X S, et al. Contribution of hepatitis B virus and hepatitis C virus to liver cancer in China north areas：experience of the Chinese National Cancer Center[J]. Int J Infect Dis, 2017, 65：15-21.

[4] 杨健, 谢炎, 田大治, 等. 肝移植术后乙型肝炎病毒再激活的分子机制研究进展[J]. 器官移植, 2020, 11（2）：298-303.

[5] 徐小元, 丁惠国, 李文刚, 等. 肝硬化诊治指南[J]. 临床肝胆病杂志, 2019, 35（11）：2408-2425.

[6] 丁惠国, 屠红, 曲春枫, 等. 原发性肝癌的分层筛查与监测指南（2020版）[J]. 临床肝胆病杂志, 2021, 37（2）：286-295.

[7] 任建松, 乔友林. 原发性肝癌危险因素与预防研究进展[J]. 中国肿瘤, 2008, 17（4）：293-296.

[8] 中华人民共和国国家卫生健康委员会医政医管局. 原发性肝癌诊疗指南（2022年版）[J]. 中国实用外科杂志, 2022, 42（3）：241-273.

[9] LLOVET J M, KELLEY R K, VILLANUEVA A, et al. Hepatocellular carcinoma[J]. Nat Rev Dis Primers, 2021, 7（1）：6.

[10] YANG W S, ZENG X F, LIU Z N, et al. Diet and liver cancer risk：a narrative review of epidemiological evidence[J]. Br J Nutr, 2020, 124（3）：330-340.

[11] 王丰姣, 柳明江, 吴瑞红, 等. 肝性脑病患者短期预后的相关危险因素分析[J]. 临床肝胆病杂志, 2017, 33（4）：711-714.

[12] 吴塘. 温病条辨[M]. 北京：人民卫生出版社, 2012：26.

[13] 郑惊雷, 王在国, 游志坚, 等. 肝癌破裂出血临床特点和诊治分析[J]. 中华肿瘤防治杂志, 2015, 22（5）：363-367.

[14] AOKI T, KOKUDO N, MATSUYAMA Y, et al. Prognostic impact of spontaneous tumor rupture in patients with hepatocellular carcinoma：an analysis of 1160 cases from a nationwide survey[J]. Ann Surg, 2014, 259（3）：532-542.

[15] 曾胜, 林斌. 肝肾综合征的中医辨治探讨[J]. 中国中医急症, 2009, 18（6）：927-928.

[16] 张声生, 王宪波, 江宇泳. 肝硬化腹水中医诊疗专家共识意见（2017）[J]. 中华中医药杂志, 2017, 32（7）：3065-3068.

[17] 郭婧瑶, 吴建春, 方志红, 等. 中医药调控肿瘤相关巨噬细胞的研究进展[J]. 中华中医药学刊, 2021, 39（3）：156-160.

[18] CHENG C S, CHEN J, TAN H Y, et al. Scutellaria baicalensis and cancer treatment：recent progress and perspectives in biomedical and clinical studies[J]. Am J Chin Med, 2018, 46（1）：25-54.

[19] DE OLIVEIRA M R, NABAVI S F, HABTEMARIAM S, et al. The effects of baicalein and baicalin on mitochondrial function and dynamics：a review[J]. Pharmacol Res, 2015, 100：296-308.

[20] 赵文霞, 陈欣菊. 原发性肝癌中医药诊疗原则及方案构建[J]. 临床肝胆病杂志, 2021, 37（9）：2005-2008.

[21] 孙超, 吴铭杰, 江泽群, 等. 白花蛇舌草有效成分2-羟基-3-甲基蒽醌通过IL-6/STAT3信号通路诱导肝癌细胞凋亡作用机制[J]. 中华中医药杂志, 2018, 33（12）：5346-5350.

[22] 杨静波, 李宏杰. 苦参碱和氧化苦参碱对肝癌细胞增殖和凋亡的影响[J]. 中国临床药理学杂志, 2018, 34（9）：1067-1069.

[23] 李秀惠, 袁慧鑫. 从病因病机入手提高中医药治疗原发性肝癌的疗效[J]. 临床肝胆病杂志, 2021, 37

（9）：2001-2004.

[24] 徐放，安铁洙，朴善花，等 . 黄芪多糖通过Janus激酶/信号转导与转录激活子信号通路对肝癌细胞SMMC-7721侵袭和转移的影响[J] . 中国临床药理学杂志，2020，36（11）：1499-1502.

[25] 张弛，杨良俊，李菁，等 . 基于网络药理学的白芍-柴胡药对治疗肝细胞癌作用机制探析[J] . 中华中医药学刊，2020，38（2）：175-179，286.

[26] 易华，苏俊芳，李雪，等 . 基于Cx32探讨六味地黄丸增效自杀基因抗肝癌的缝隙连接机制[J] . 中国实验方剂学杂志，2019，25（1）：76-81.

[27] 臧文华，胡久略，唐德才，等 . 黄芪、莪术联合顺铂对人肝癌裸鼠CD147、iNOS表达的影响[J] . 时珍国医国药，2020，31（4）：785-788.

[28] 洪莹晖，叶明亮，罗杰，等 . 沉默促癌基因Yap1联合丹参酮ⅡA对肝癌细胞Huh-7的影响[J] . 临床肝胆病杂志，2021，37（2）：348-353.

[29] 李圣豪，郝立园，国英琳，等 . 丹参水溶性组分SABP对小鼠肝癌免疫微环境的影响[J] . 肿瘤防治研究，2021，48（7）：694-698.

[30] 王阁，张志敏 . 肝癌发生机制的探索以及分子靶向治疗的契机与挑战[J] . 世界华人消化杂志，2013，21（19）：1791-1796.

[31] 王声善，林宇宁，吕贝贝，等 . 肝癌细胞上皮-间质转化及其信号通路研究进展[J] . 中华中医药学刊，2020，38（7）：173-180.

[32] TAKEBE N, HARRIS P J, WARREN R Q, et al. Targeting cancer stem cells by inhibiting Wnt, Notch, and Hedgehog pathways[J]. Nat Rev Clin Oncol, 2011, 8（2）：97-106.

[33] SKODA A M, SIMOVIC D, KARIN V, et al. The role of the Hedgehog signaling pathway in cancer：a comprehensive review[J]. Bosn J Basic Med Sci, 2018, 18（1）：8-20.

[34] ZEYADA M S, ABDEL-RAHMAN N, EL-KAREF A, et al. Niclosamide-loaded polymeric micelles ameliorate hepatocellular carcinoma in vivo through targeting Wnt and Notch pathways[J]. Life Sci, 2020, 261：118458.

[35] AFFO S, NAIR A, BRUNDU F, et al. Promotion of cholangiocarcinoma growth by diverse cancer-associated fibroblast subpopulations[J]. Cancer Cell, 2021, 39（6）：866-882.

[36] SANGUEDOLCE F, RUSSO D, MANCINI V, et al. Human epidermal growth factor receptor 2 in non-muscle invasive bladder cancer：issues in assessment methods and its role as prognostic/predictive marker and putative therapeutic target：a comprehensive review[J]. Urol Int, 2019, 102（3）：249-261.

[37] HISADA Y, MACKMAN N. Tissue factor and cancer：regulation, tumor growth, and metastasis[J]. Semin Thromb Hemost, 2019, 45（4）：385-395.

[38] HAQUE S, MORRIS J C. Transforming growth factor-β：atherapeutic target for cancer[J]. Hum Vaccin Immunother, 2017, 13（8）：1741-1750.

[39] ADAMEK A, KASPRZAK A. Insulin-like growth factor（IGF）system in liver diseases[J]. Int J Mol Sci, 2018, 19（5）：1308.

[40] DENG H, KAN A, LYU N, et al. Dual vascular endothelial growth factor receptor and fibroblast growth factor receptor inhibition elicits antitumor immunity and enhances programmed cell death-1 checkpoint blockade in hepatocellular carcinoma[J]. Liver Cancer, 2020, 9（3）：338-357.

[41] 邹添添，覃伟，朱迎，等 . 肝癌免疫微环境与免疫治疗：研究进展与发展趋势[J] . 中国普通外科杂志，2020，29（7）：785-797.

[42] TOKUDA K, MORINE Y, MIYAZAKI K, et al. The interaction between cancer associated fibroblasts and tumor associated macrophages via the osteopontin pathway in the tumor microenvironment of hepatocellular carcinoma[J]. Oncotarget, 2021, 12（4）：333-343.

[43] OURA K, MORISHITA A, TANI J, et al. Tumor immune microenvironment and immunosuppressive therapy in hepatocellular carcinoma：a review[J]. Int J Mol Sci, 2021, 22（11）：5801.

[44] DE CICCO P, ERCOLANO G, IANARO A. The new era of cancer immunotherapy：targeting myeloid-derived suppressor cells to overcome immune evasion[J]. Front Immunol, 2020, 11：1680.

[45] BAGLIERI J, BRENNER D A, KISSELEVA T. The role of fibrosis and liver-associated fibroblasts in the pathogenesis of hepatocellular carcinoma[J]. Int J Mol Sci, 2019, 20（7）：1723.

[46] EL-REBEY H S, ABDOU A G, SULTAN M M, et al. The profile and role of tumor-infiltrating lymphocytes in hepatocellular carcinoma：an immunohistochemical study[J]. Appl Immunohistochem Mol Morphol, 2021, 29

（3）：188-200.

[47] LURJE I, HAMMERICH L, TACKE F. Dendritic cell and T cell crosstalk in liver fibrogenesis and hepatocarcinogenesis: implications for prevention and therapy of liver cancer[J]. Int J Mol Sci, 2020, 21 （19）：7378.

[48] PAOLILLO M, SCHINELLI S. Extracellular matrix alterations in metastatic processes[J]. Int J Mol Sci, 2019, 20（19）：4947.

[49] 王素媛，侯晋. 肝脏炎癌转化调控机制的研究进展[J]. 中国肿瘤生物治疗杂志，2020，27（1）：1-8.

[50] 丁亮，章新友，刘莉萍，等. 基于深度神经网络的原发性肝癌证型诊断分类预测模型[J]. 世界科学技术–中医药现代化，2020，22（12）：4185-4192.

[51] 郭垠梅，吴泳蓉，张振，等. 基于文献挖掘探讨原发性肝癌用药规律[J]. 世界科学技术–中医药现代化，2021，23（4）：1165-1170.

[52] 宋亚刚，白明，崔琳琳，等. 基于数据发掘探寻肝癌中医临床用药的宏观规律[J]. 中国实验方剂学杂志，2021，27（13）：146-152.

[53] 赵鑫，崔永佳，王瑞鹏，等. 基于数据挖掘的吕文良治疗原发性肝癌用药规律研究[J]. 中国中医药信息杂志，2021，28（5）：37-41.

[54] 毛启远，周慧灵，关靓，等. 林洪生"固本清源"理论治疗原发性肝癌经验思想[J]. 中华中医药杂志，2020，35（8）：3950-3953.

[55] 李梦阁，党志博，党中勤. 扶正解毒消癥法在原发性肝癌治疗中的运用[J]. 中医杂志，2022，63（2）：180-183.

[56] 吴姗姗，王振常，吕艳杭，等. 柔肝化纤解毒方治疗原发性肝癌TACE术后综合征的临床疗效观察[J]. 中华中医药杂志，2021，36（5）：3038-3041.

[57] CHEN Q, SHU C, LAURENCE A D, et al. Effect of Huaier granule on recurrence after curative resection of HCC: a multicentre, randomised clinical trial[J]. Gut, 2018, 67（11）：2006-2016.

[58] 陈乃杰，吴丹红，赖义勤，等. 消癌平联合化疗治疗中晚期肝癌的临床分析[J]. 光明中医，2009，24（6）：1111-1112.

[59] 管超，孙婷婷，陈明，等. 榄香烯注射液联合TACE治疗原发性肝癌的疗效与安全性的Meta分析[J]. 现代肿瘤医学，2016，24（23）：3760-3765.

[60] 田怀平，高蕙敏，杨萍，等. 华蟾素联合肝动脉化疗栓塞治疗原发性肝癌的疗效与安全性Meta分析[J]. 世界中医药，2016，11（10）：2151-2155.

[61] 马文华，李娜，邹长鹏，等. 金龙胶囊联合TACE治疗肝癌随机对照试验的系统评价[J]. 世界科学技术–中医药现代化，2016，18（4）：692-698.

[62] 刘冬梅. 肝复乐胶囊联合肝动脉栓塞化疗治疗晚期肝癌的疗效观察[J]. 临床医药文献电子杂志，2016，3（2）：235-236.

[63] 傅毅振，徐立. 肝细胞癌综合治疗进展[J]. 临床肝胆病杂志，2020，36（10）：2179-2183.

[64] 彭远飞，王征，周俭. 联合肝脏分隔和门静脉结扎二步肝切除术治疗传统不可切除肝癌之进展[J]. 中华消化外科杂志，2021，20（2）：155-162.

[65] 汪根树. 利用综合治疗措施进一步提高肝癌肝移植疗效[J]. 器官移植，2021，12（3）：249-256.

第四章 肠 癌

第一节 概 述

　　肠癌在临床上一般指大肠癌。大肠癌是源于大肠腺上皮的恶性肿瘤，又称结直肠癌。国家癌症中心2020年发布的数据显示，结直肠癌是我国发病率第二高和死亡率第五高的恶性肿瘤，严重危害人民的生命健康，带来沉重的社会负担和经济负担。

　　中医学无"大肠癌"这一名称，从其发病及临床特征来看，应属中医学的肠积、积聚、癥瘕、肠覃、肠风、脏毒、下痢、锁肛痔等范畴。《灵枢·水胀》载："肠覃何如？岐伯曰：寒气客于肠外，与卫气相搏，……瘜肉乃生。其始生也，大如鸡卵，稍以益大，至其成，如怀子之状，久者离岁，按之则坚，推之则移……"该段描述颇似结肠癌腹内结块的表现。《诸病源候论·积聚癥瘕候》记述："癥者，由寒温失节，致脏腑之气虚弱，而食饮不消，聚结在内，染渐生长块段，盘劳不移动者，是癥也。言其形状，可征验也。"有助于了解大肠癌的病因、症状和体征。明代《外科正宗·脏毒》载："蕴毒结于脏腑，火热流注肛门，结而为肿，其患痛连小腹，肛门坠重，二便乖违，或泻或秘，肛门内蚀，串烂经络，污水流通大孔，无奈饮食不餐，作渴之甚，凡此未得见其生。"类似于大肠癌的病因、主要症状，并明确指出预后不良。清代《外科大成·沦痔漏》载："锁肛痔，肛门内外如竹节锁紧，形如海蜇，里急后重，便粪细而带扁，时流臭水，此无治法。"上述症状的描述与直肠癌基本相符。针对本病的治疗，《素问·六元正纪大论》提出了"大积大聚，其可犯也，衰其大半而止，过者死"的内科治疗原则，《后汉书》中有华佗"刳破腹背，抽割积聚"进行外科手术的记载。这种治疗本病的方法，迄今仍有重要的指导意义。中医药治疗本病所采用的方药散见于中医治疗积聚、癥瘕、痢疾、脏毒等病证中，如《素问病机气宜保命集》的芍药汤、《济生方》的香棱丸、《疡医大全》的化痞丸、《医林改错》的少腹逐瘀汤等。

　　现代医学按组织学分类将大肠癌分为管状腺癌、乳头状腺癌、黏液腺癌、印戒细胞癌、未分化癌等，其中以管状腺癌最多见，可参照本章辨证论治。

第二节 病 因 病 机

一、中医学对肠癌病因病机的认识

　　《灵枢·肠胃》篇中记载，人体肠道分为小肠、回肠及广肠。回肠上接阑门（回盲结肠口）、下接广肠，广肠下端为魄门（肛门），其经脉络肺，统摄于脾，它的生理功能是接受小肠下注的浊物，主津液的进一步吸收，司糟粕传送，并将之排出体外。大肠癌的发生以正气虚损为内因，邪毒入侵为外因，两者相互影响。正气虚损，易招致邪毒入侵，更伤正气，且正气既虚，无力抗邪，致邪气留恋，气、瘀、毒留滞大肠，壅蓄不散，大肠传导失司，日久则积生于内，发为大肠癌。

（1）外感湿热。久居湿地，外感湿邪，导致水湿困脾，脾失健运，则内外之水湿日久不去，可引发本病。

（2）饮食不节。恣食膏粱厚味、酒酪之品，或过食生冷，或暴饮暴食，均可损伤脾胃，滋生水湿，水湿不去化热而下迫大肠，与肠中之糟粕交阻搏击，或日久成毒，损伤肠络，可演化为本病。

（3）情志所伤。所愿不遂，肝气郁结，肝木太过克伐脾土，脾失健运，水湿内生，郁而化热，湿热合邪，下迫大肠，可诱生本病。

（4）正气亏虚。先天不足或年高体虚之人，脾虚肾亏。肾为先天之本，脾为后天之本，两者与水湿的运化也有密切的关系，两脏虚损，导致水湿内停，日久也可导致本病的发生。

综上所述，本病病位在肠，但与脾、胃、肝、肾的关系尤为密切。其病性早期以湿热、瘀毒邪实为主，晚期则多为正虚邪实，正虚又以脾肾（气）阳虚、气血两虚、肝肾阴虚多见。外感湿热或脾胃损伤导致水湿内生，郁久化热，是本病发病的重要原因，湿热久羁，留连肠道，阻滞气机，热渐成毒，热伤脉络，致使气滞、湿热、毒聚、血瘀在肠道结积成块是本病的主要病机。

二、现代医学对肠癌致病因素的认识

虽然肠癌的病因和发病机制尚未明确，但通常认为与下列因素有关。

（1）生活方式。如吸烟、饮酒、少运动、肥胖、长期精神紧张等不良生活方式。

（2）环境因素。如放射污染等。

（3）饮食结构。如高脂肪、少纤维素饮食，缺乏维生素的饮食。

（4）遗传因素。如遗传性非息肉病性大肠癌、家族性腺瘤性息肉病。

（5）化学致癌物质。如亚硝胺以及其化学衍生物、油炸食品中的甲基芳香胺。

（6）消化道疾病。如溃疡性结肠炎、克罗恩病、直肠息肉等。

（7）寄生虫。如血吸虫病。

第三节　诊断与鉴别诊断

一、诊断

（一）临床表现

大肠癌早期无症状，或症状不明显，仅感不适、消化不良、大便潜血等。随着癌肿的发展，症状逐渐出现，表现为大便习惯改变、腹痛、便血、腹部包块、肠梗阻等，伴或不伴贫血、发热和消瘦等全身症状。肿瘤转移、浸润可引起受累器官的改变。大肠癌因其发病部位不同而表现出不同的临床症状及体征。

（1）右半结肠癌。右半结肠的主要临床症状为食欲不振、恶心、呕吐、贫血、疲劳、腹痛。右半结肠癌导致缺铁性贫血，表现为疲劳、乏力、气短等症状。右半结肠肠腔宽大，故肿瘤生长至一定体积才会出现腹部症状，这也是肿瘤确诊时分期较晚的主要原因之一。

（2）左半结肠癌。左半结肠肠腔较右半结肠肠腔窄，左半结肠癌更容易引起完全或部分性肠梗阻。肠阻塞导致大便习惯改变，出现便秘、便血、腹泻、腹痛、腹部痉挛、腹胀等症状。大便带有新鲜血液表明肿瘤位于左半结肠末端或直肠。确诊时的分期常早于右半结肠癌。

（3）直肠癌。直肠癌的主要临床症状为便血、排便习惯改变及肠梗阻。癌肿部位较低、粪块较硬者，易受粪块摩擦而出血，出血多为鲜红色或暗红色，不与成形粪便混合，或附于粪柱表面，易被误诊为痔出血。病灶刺激和肿块溃疡的继发性感染，不断引起排便反射，易被误诊为肠炎或菌痢。癌肿环状生长者，可导致肠腔缩窄，早期表现为粪柱变形、变细，晚期表现为不完全性肠梗阻。

（4）肿瘤浸润及转移症。大肠癌最常见的浸润形式是局部侵犯，肿瘤侵及周围组织或器官，造成相应的临床症状。肛门失禁、下腹及腰骶部持续疼痛是直肠癌侵及骶神经丛所致。肿瘤细胞种植转移到腹盆腔，形成相应的症状和体征，直肠指检可在膀胱直肠窝或子宫直肠窝内扪及块状物。肿瘤在腹盆腔内广泛种植转移，可形成腹腔积液。大肠癌的远处转移主要有两种方式：淋巴转移和血行转移。肿瘤细胞通过淋巴管转移至淋巴结，也可通过血行转移至肝脏、肺部、骨等部位。

（二）辅助检查

1. 实验室检查

（1）实验室一般检测：大便常规+便潜血等化验检查。

（2）血清学肿瘤标志物检测：进行血液肿瘤标记物癌胚抗原（CEA）、糖类抗原（CA19-9）检测。肿瘤标志物在辅助诊断、疗效检测、随访观察中起到一定作用。

2. 影像学检查

（1）结肠镜检查：结肠镜检查比钡剂灌肠X射线检查更准确，尤其是结肠小息肉，可通过结肠镜摘除并行病理学确诊。良性息肉摘除可预防其转变为结直肠癌，癌性息肉有助于明确诊断和治疗。

（2）CT检查：在大肠癌的诊断方面，CT在显示肠腔内的病变及癌肿肠外浸润与相邻脏器、组织的关系，以及腹腔内淋巴结转移等方面具有明显优势，对结直肠癌的分期具有较高的诊断价值。根据CT检查结果可以进行术前分期，为选择合适的手术方式及判断预后提供参考。

（3）MRI检查：和CT相似，MRI可以显示大肠癌的位置、大小、是否侵犯周围组织器官和是否伴有远处转移。

（4）超声检查：直肠腔内超声检查对诊断直肠癌有一定的价值，直肠腔内超声检查是指在直视下将超声探头经肛门插入直肠腔内进行的检查，该项检查可以准确地探查病变的高度、范围和浸润的深度，以及病变与肛门括约肌和周围结构之间的关系。

（5）骨扫描检查：用于判断肠癌骨转移的常规检查。当骨扫描检查提示骨可疑转移时，对可疑部位进行MRI、CT或PET/CT等检查验证。

（6）PET/CT：PET/CT反映肿瘤的代谢等生物学情况，评价肠癌分期的准确性明显优于CT和MRI等常规的影像学检查方法。

（7）结肠气钡双重造影：能清楚地显示病变区肠腔内黏膜皱襞的改变，以及病变区狭窄程度、范围、边缘轮廓等。

3. 病理诊断检查

活体组织检查对大肠癌，尤其是早期癌和息肉癌变的确诊以及对病变进行鉴别诊断有决定性意义，可明确肿瘤的性质、组织学类型及恶性程度，判断预后和指导临床治疗。脱落细胞学检查准确性高，取材烦琐，不易获得满意的标本，临床应用少。

（三）诊断要点

肠癌的诊断多依据临床表现、影像学检查、病理学检查、细胞学检查以及血清学检查进行综合判断，其中病理学、细胞学检查结果是诊断肠癌的金标准。

1. 组织学诊断

对病理诊断的描述主要包括：标本的类型，肿瘤大小、数目、部位，切缘距离，淋巴结数目、大小和分组，以及病变的性质和类型、肿瘤/非肿瘤、良恶性、组织学类型、组织学分级、浸润深度、错配修复蛋白的表达、有无脉管神经侵犯等。

2. 分子诊断

（1）单基因检测。对肿瘤组织进行RAS和BRAF基因突变检测、HER2状态和NTRK基因融合检测、微卫星不稳定性（MSI）检测对免疫治疗有一定的指导意义。

（2）二代测序技术（NGS）。临床上经常通过穿刺获得小标本，二代测序技术通过高通量检测方法一次性进行多个基因检测，发现更多的可靶向的驱动基因，满足临床诊疗需要。使用NGS检测RAS和BRAF基因突变时，建议以5%为突变丰度的截断值。

（3）液体活检ctDNA检测。包括检测外周血浆、恶性浆膜腔积液、脑脊液等，适合于肿瘤组织标本无法获取者。

（4）PD-L1表达检测。指采用免疫组化法检测组织标本的PD-L1表达情况。

（5）分期诊断。中国临床肿瘤学会（CSCO）结直肠癌诊疗指南肠癌TNM分期（2021年版）见表6-4-3-1、表6-4-3-2。

表6-4-3-1　中国临床肿瘤学会（CSCO）结直肠癌诊疗指南肠癌TNM分期（2021年版）

TNM分期	表现
T分期	
TX	原发肿瘤无法评价
T0	无原发肿瘤的证据
Tis	原位癌，黏膜内癌（肿瘤侵犯黏膜固有层但未突破黏膜肌层）
T1	肿瘤侵犯黏膜下层（肿瘤突破黏膜肌层但未累及固有肌层）

（续表）

TNM分期	表现
T2	肿瘤侵犯固有肌层
T3	肿瘤穿透固有肌层到达结直肠旁组织
T4a	肿瘤穿透脏层腹膜（包括肉眼可见的肿瘤部位肠穿孔，以及肿瘤透过炎症区域持续浸润到达脏层腹膜表面）
T4b	肿瘤直接侵犯或附着于邻近器官或结构
N分期	
NX	区域淋巴结无法评估
N0	无区域淋巴结转移
N1	有1～3枚区域淋巴结转移（淋巴结中的肿瘤直径≥0.2mm），或无区域淋巴结转移，但存在任意数目的肿瘤结节
N1a	有1枚区域淋巴结转移
N1b	有2～3枚区域淋巴结转移
N1c	无区域淋巴结转移，但浆膜下、肠系膜内或无腹膜覆盖的结肠/直肠周围组织内有肿瘤结节
N2	有4枚及以上区域淋巴结转移
N2a	有4～6枚区域淋巴结转移
N2b	有≥7枚区域淋巴结转移
M分期	
MX	远处转移无法评价
M0	影像学检查无远处转移，即远隔部位和器官无转移肿瘤存在的证据（该分类不应该由病理医师来判定）
M1	存在一个或多个远隔部位、器官或腹膜的转移
M1a	远处转移局限于单个远隔部位或器官，无腹膜转移
M1b	远处转移分布于两个及以上的远隔部位或器官，无腹膜转移
M1c	腹膜转移，伴或不伴其他部位或器官转移

表6-4-3-2　TNMI临床分期

T分期	N分期	M分期	临床分期
Tis	N0	M0	0
T1-2	N0	M0	Ⅰ
T3	N0	M0	ⅡA
T4a	N0	M0	ⅡB

T分期	N分期	M分期	临床分期
T4b	N0	M0	ⅡC
T1-2	N1/N1c	M0	ⅢA
T1	N2a	M0	ⅢA
T3-4a	N1/N1c	M0	ⅢB
T2-3	N2a	M0	ⅢB
T1-2	N2b	M0	ⅢB
T4a	N2a	M0	ⅢC
T3-4a	N2b	M0	ⅢC
T4b	N1-2	M0	ⅢC
任何T	任何N	M1a	ⅣA
任何T	任何N	M1b	ⅣB
任何T	任何N	M1c	ⅣC

二、鉴别诊断

（一）中医鉴别诊断

1. 痢疾、泄泻

本病应与痢疾、泄泻相鉴别。痢疾、泄泻两者多发于夏秋季节，病位在胃肠，皆由外感时邪、内伤饮食而发病，症状都有大便增多，然而两病在病位、病机和临床表现等方面都有区别。病位病机方面，痢疾病位在肠，病机重点是肠中有滞，即湿热、寒湿、疫毒、饮食壅滞肠中，妨碍传导，凝滞气血，脂膜血络受损；而泄泻病位在脾，病机重点是脾失运化，湿浊内生，清浊不分，混杂而下。大肠癌的发生以正气虚损为内因，邪毒入侵为外因，两者相互影响，正气虚损，易招致邪毒入侵，更伤正气，且正气既虚，无力抗邪，致邪气留恋，气、瘀、毒留滞大肠，壅蓄不散，大肠传导失司，日久则积生于内，发为大肠癌。临床表现方面，痢疾大便次数多而粪便少，痢下赤白脓血，泄泻泻下为稀薄粪便，颜色黄或白，无赤白脓血；痢疾下痢不爽，里急后重，泄泻泻下爽利，甚至滑脱不禁；痢疾必有腹痛，伴里急后重，腹痛呈持续性，时轻时重，便后痛减但不停止，而泄泻之腹痛或有或无，多伴有肠鸣腹胀，呈阵发性，泻后痛减。大肠癌临床以慢性起病为主，症状持续时间长，早期无症状，或症状不明显，仅感不适、消化不良、大便潜血等。随着癌肿的发展，症状逐渐出现，表现为大便习惯改变、腹痛、便血、腹部包块、腹泻与便秘交替出现直至停止排便排气等，伴或不伴贫血、发热和消瘦等全身症状。

2. 痔病

直肠癌与痔病在临床中均可见无痛性便血、肛门肿物等症状。痔病男女老幼皆可患，其中青壮年占大多数，主要临床表现有便血、痔核脱出、肛门不适感。便血的血液与大便不相混，多在排便时滴血或射血。出血呈间歇性，每因饮酒、过劳、便秘或腹泻而便血复发和加重。出血严重时可引起贫血。痔病多因脏腑本虚，静脉壁薄弱，兼因久坐，负重远行，或长期便秘，或泻痢日久，或临厕久蹲努责，或饮食不节，过食辛辣肥甘之品，导致脏腑功能失调，风燥湿热下迫，气血瘀滞不行，阻于魄门，结而不散，筋脉横解而生痔。或因气血亏虚，摄纳无力，气虚下陷，则痔核脱出。直肠癌多见于中年以上人群，经常在粪便中夹有脓血、黏液，便次增多，大便变形，肛门指检时触及菜花状肿块或凹凸不平的溃疡，质地坚硬，推之不移。肛门指检结合肠镜可协助鉴别诊断。

（二）西医鉴别诊断

1. 痢疾

痢疾与结直肠癌在腹痛、泄泻、里急后重、排脓血便等临床症状上有相似点，要注意区别。痢疾是以腹痛腹泻，里急后重，排赤白脓血便为主要临床表现的具有传染性的外感疾病。一般发病较急，常以发热伴呕吐开始，继则以腹痛腹泻、里急后重、排赤白脓血便为突出的临床特征，其腹痛多呈阵发性，常可在腹泻后减轻，腹泻次数可达每日10～20次，粪便呈胶冻状、脓血状。而大肠癌起病较为隐匿，早期症状多较轻或不明显，中晚期伴见明显的全身症状如神疲倦怠、消瘦等。腹痛常为持续性隐痛，常见腹泻，但每日次数不多，泄泻与便秘交替出现是其特点。此外，实验室检查对明确诊断具有重要价值，如血常规检查、大便细菌培养、大便隐血试验、直肠指诊、全结肠镜检查等。

2. 痔疾

痔疾也常见大便带血、肛门坠胀或异物感的临床表现，应注意区别。痔疾属外科疾病，起病缓，病程长，一般不伴有全身症状，其大便下血特点为便时或便后出血，常伴有肛门坠胀或异物感，多因劳累、过食辛辣等而诱发或加重。直肠指诊、直肠镜检查等实验室检查有助于明确诊断。

3. 结肠良性肿瘤

从病史、症状、影像学检查及病理诊断可加以鉴别。结肠良性肿瘤病程长，症状轻，X线见局部充盈缺损，形态规则，表面光滑，边缘锐利，肠腔不狭窄，结肠袋完整。病理诊断是鉴别结肠良性肿瘤与结直肠癌的金标准。

4. 其他

结肠炎性疾患：指结核、血吸虫卵肉芽肿、溃疡性结肠炎等肠道炎症性病变，其病史各有特点，大便镜检可有特殊发现，X线检查可见受累肠管较长。肠镜检查及病理组织学检查也不同，可进一步确诊。

结肠痉挛：X线检查可见小段肠腔狭窄，有可复性。

阑尾脓肿：有阑尾炎病史，腹部可扪及包块，但X线示包块位于盲肠外。

第四节 治疗概况

一、中医辨证论治

（一）辨证选择口服中药汤剂

1. 脾虚痰湿证

主证：腹胀痛，神疲乏力，食少面黄，血便或黏液血便，或有肛门坠胀，舌胖，苔白腻或薄黄，脉缓或滑数。

治法：健脾祛湿，扶正消积。

代表方剂：参苓白术散、槐花散加减。

基本处方：薏苡仁，砂仁，桔梗，白扁豆，茯苓，党参，炙甘草，白术，山药，枳壳，佩兰，白头翁，败酱草，槐花，地榆。

加减：腹痛剧烈加广木香（后下），腹胀明显加大腹皮、莱菔子，便血量多加仙鹤草，纳呆加山楂、鸡内金。

2. 湿热瘀毒证

主证：腹胀腹痛，痛有定处，拒按，便下脓血，便溏不爽，里急后重，纳呆，口干口苦，舌红或见瘀点、瘀斑，苔黄浊，脉弦数或滑数。

治法：清热祛湿，扶正消积。

代表方剂：槐花散、三仁汤、葛根芩连汤加减。

基本处方：白豆蔻，薏苡仁，通草，滑石，半夏，竹叶，葛根，黄连，桃仁，三七，枳实，槐花，水蛭，败酱草，炙甘草，荆芥炭。

加减：小腹胀、里急后重明显加厚朴、广木香，呕恶加陈皮、姜制竹茹，腹痛剧烈加土鳖虫、三七末。

3. 气血两亏证

主证：体瘦腹满，面色苍白，肌肤甲错，食少，神疲乏力，头昏心悸，舌质淡，苔薄白，脉细弱。

治法：清热祛湿，扶正消积。

代表方剂：八珍汤或归脾汤加减。

基本处方：当归，川芎，熟地黄，白芍，党参，白术，茯苓，炙甘草，黄精，黄芪，败酱草。

4. 脾肾阳虚证

主证：形寒肢冷，倦怠乏力，纳差腹胀，大便溏泄或排黏液便，腰膝酸软，面色无华，舌质淡胖，有齿痕，苔薄白，脉沉细。

治法：温补脾肾，扶正消积。

代表方剂：四神丸或附子理中汤加减。

基本处方：党参，白术，茯苓，生薏苡仁，肉豆蔻，五味子，补骨脂，吴茱萸，焦山楂，白花蛇舌草。

加减：形寒肢冷明显加附子、干姜。

5. 肝肾阴虚证

主证：头晕耳鸣，口苦咽干，五心烦热，夜间盗汗，腰酸背痛，失眠多梦，阳痿遗精，大便不爽，时有脓血，腹部疼痛，舌红或红绛，苔少或无，脉弦细。

治法：补益肝肾，扶正消积。

代表方剂：知柏地黄汤加减。

基本处方：五爪龙，熟地黄，山茱萸，山药，女贞子，墨旱莲，黄柏，知母，泽泻，土茯苓，半边莲，白花蛇舌草，山慈菇。

6. 辨病用药

在辨证论治的基础上，可以加用具有明确抗癌作用的中草药，如白花蛇舌草、半枝莲、半边莲、漏芦、藤梨根、红藤、蛇六谷、苦参、红豆杉、马齿苋、败酱草、白英、龙葵、土茯苓等。

7. 随症加减

恶心加姜半夏、广陈皮、黄连、紫苏等，乏力加女贞子、墨旱莲、生黄芪、当归、补骨脂、菟丝子、大枣等，腹泻加党参、干姜、黄芩、黄连、半夏、大枣、甘草等，便秘加大黄（后下）、枳实、厚朴、麻子仁、瓜蒌子、肉苁蓉、莱菔子等，腹胀加薏苡仁、陈皮、鸡内金、炒麦芽、神曲、砂仁、白扁豆等。

（二）辨证选择口服中成药

可根据病情选择应用扶正解毒颗粒（益气养阴解毒，佛山市中医院院内制剂）、金龙胶囊（解毒祛瘀散结）、槐耳颗粒（扶正固本、活血消肿）、化癥回生口服液（温阳祛瘀，阴虚痰热、气阴两虚患者慎用）、金水宝胶囊（补益肺肾）、百令胶囊（补益肺肾）等。

（三）辨证选择静脉滴注中药注射液

可根据病情选择应用榄香烯注射液（活血消癥散结）、参芪扶正注射液（益气扶正）、生脉注射液（益气养阴）、参附注射液（益气回阳）、康艾注射液（益气扶正）、艾迪注射液（益气扶正抗癌）、复方苦参注射液（清热祛湿）、鸦胆子油乳注射液（解毒散结）、华蟾素注射液（性凉，解毒消肿止痛）等。

二、中医特色治疗

（一）专科中药膏方

参见肺癌章节。

（二）中医外治法

1. 朔望灸法治疗恶性肿瘤

参见肺癌章节。

2. 磁珠压耳穴疗法

参见乳腺癌章节。

3. 针刺疗法

可根据病情及临床实际选择应用体针、头针、电针、耳针、腕踝针、眼针、灸法、穴位埋线和拔罐等方法。

（1）结直肠癌肠梗阻的治疗。

取穴：足三里、天枢、下巨虚、中脘、支沟。

方法：平补平泻，留针30min，每天1次，连续针刺3天。

（2）骨髓抑制治疗。

取穴：主穴取足三里、三阴交、血海、膈俞，配穴取太冲、太溪。

方法：行多补少泻手法，每天或隔天针刺1次，6次为1个疗程，一般治疗1～3个疗程。

（3）耳穴按压治疗化疗后胃肠道反应。

取穴：恶心呕吐取胃、贲门、幽门、三焦、大肠、交感，食欲不振取胃、脾、饥点、交感，呃逆取膈、胃、神门、三焦、脾。

方法：每次取3～4穴，用胶布将王不留行贴于穴上，每日按摩3～4次，每贴保留1～2日。

（4）耳穴穴位注射治疗癌痛。

参见肺癌章节。

4. 热敏灸技术（多功能艾灸仪灸治常见肿瘤并发症）

参见肺癌章节。

5. 煎膏外敷治疗癌痛

参见肺癌章节。

6. 中药泡洗疗法治疗肢体麻木、疼痛

参见肺癌章节。

7. 肛滴法

适应证：消化道完全性或不完全性梗阻，消化道恶性肿瘤伴腹胀，患者无法耐受口服中药。

禁忌证：门静脉癌栓、严重痔疮、痔静脉曲张、消化道出血等。

推荐用药：生大黄、枳实、当归、天龙、柴胡、黄芪、槟榔、黄柏。

方法：中药保留灌肠技术标准为取胃、十二指肠引流管1根，经消毒后备用。疗程为1个月。取250mL洁净输液瓶1只，中药浓煎至150mL后，晾至40℃放入输液瓶中备用。取输液皮条将输液瓶与胃、十二指肠引流管连接后，以石蜡油润滑待插入管端，令患者侧卧取胸膝位，将该管自肛门口缓慢插入至少30cm，以输液控制阀控制滴速为60滴/min，以输液方式缓慢将中药滴入，并尽可能使中药在肠中保留时间延长（大于2h）。

8. 中药保留灌肠疗法

适应证：直肠癌放疗后局部炎症、疼痛、肿胀、便秘。

（1）佛山市中医院院内制剂：清通灌肠液。

组成：大黄、白花蛇舌草、苦参等。

方法：每次200mL，从肛门插入输液管20～30cm，注药后保留1～2h，每天1次。

（2）组成：生大黄、黄柏、山栀子、蒲公英、金银花、红花、苦参。

方法：将上方药物加水800mL，煎至200mL。从肛门插入导尿管20～30cm，注药后保留1～2h。每天1次，30天为1个疗程。局部红肿热痛者可用上方适量加水给予坐盆。腹痛、排脓血便或便血甚者，易栀子为栀子炭，加罂粟壳15g、五倍子15g以收敛止血。高热、腹水者加白花蛇舌草30g、徐长卿30g、芒硝15g。

（四）其他疗法

可根据病情和患者及其家属意愿，予以个体化治疗，如肿瘤动脉灌注疗法等，也可根据病情酌情选用适当的诊疗设备以提高疗效，如射频消融治疗仪、内生场深部热疗机、热灌注治疗机等。

三、中西医结合治疗

结直肠癌目前的治疗手段以手术治疗、放化疗、分子靶向治疗、免疫治疗及综合治疗为主。中医药治疗在防治癌前病变，减轻放化疗的不良反应，延缓复发、转移，缓解症状，提高患者生活质量及延长生存期方面均有一定的优势。肠癌的证候是动态变化的，各种治疗手段都会对证型产生影响，中医需要针对这些变化进行治法的相应调整。在肿瘤的不同时期，其正邪的主要矛盾也是不一样的，例如一些中晚期大肠癌患者，病程迁延日久，往往虚实夹杂、正虚邪盛，可采用"攻补互寓"之法，补消同施、标本兼顾。总之，中医在和西医配合治疗的时候，总是需要起到调和全局的作用，以维持人体的阴阳平衡，达到"阴平阳秘"的理想状态。

（一）中医结合手术治疗

结直肠癌患者在接受手术治疗后，其消化系统的结构及功能会发生改变，导致其出现胃肠道自主神经功能紊乱、胃肠道蠕动减慢或消失、胃肠道内积气与积液等现象。这不仅可延长其术后排气及排便的时间，还可引发疼痛、腹胀、肠梗阻等术后并发症。对围手术期的结直肠癌患者进行中西医结合治疗，如服用有通腑健脾、益气活血、疏调肠胃功效的中药汤剂，进行穴位按摩等可促进其胃肠功能的恢复，降低其术后并发症的发生率，促进其术后恢复。

（二）中医结合化疗

化疗是肠癌综合治疗中重要的治疗手段之一，其最常见的不良反应为周围神经毒性、胃肠道反应等，中医药辅助治疗可起到减毒增效的作用，其中较为经典的治疗方剂包括黄芪桂枝五物汤、当归四逆汤、黄芩汤、半夏泻心汤、陈夏六君子汤等，在临床中疗效可靠。已有大量的基础研究开始挖掘其背后的作用机制。

（三）中医结合放疗

放射性肠炎是肠癌患者经放射治疗后常见的并发症，严重影响患者的生存质量，临床需在辨证论治的基础上，依据疾病的不同阶段分而治之，应本着"实则泻之，虚则补之"的基本原则。除内服中药以外，中药灌肠目前被认为是治疗放射性肠炎的有效方案，治疗后不仅能够改善患者临床症状，还能显著提高患者生存质量。此外，针灸、中药热熨、耳穴压豆等疗法同样发挥了一定的疗效。采用中医药治疗放射性肠炎可明显提高临床疗效，有利于缓解患者腹痛、腹泻、便血等不适症状。肠道菌群移植也是潜在的解决方法之一，移植健康人的粪便可促进肠黏膜的修复，而肠道菌群移植的概念与古代金汁的使用有不谋而合之处，不失为中药现代化的一个例子。

（四）中医结合靶向治疗

靶向治疗是肠癌的治疗手段之一，明显延长了患者的生存时间，同时患者也会出现靶向药物相关性高血压、出血、蛋白尿、血栓等并发症，而且几乎无可避免地出现耐药的情况。探索中医药对靶向治疗等的增敏、逆转耐药极为必要。已有研究证实中药单体可通过影响ATP结合盒转运蛋白的表达、调节相关酶系统的活性、促进细胞凋亡、诱导细胞自噬等途径逆转大肠癌耐药。这表明中药除了减毒之外，还可发挥增效作用。

（五）中医药维持治疗

针对放化疗后疾病稳定的带瘤患者，中医药可作为维持治疗手段，治疗时扶正祛邪兼顾，治法以健脾化痰、消积散结为主，以延缓疾病进展，提高患者生存质量，宜每3个月复查评价1次，长期维持中医药治疗。

（六）癌前病变的治疗

常见的与肠癌发生密切相关的癌前病变包括结直肠腺瘤、腺瘤性息肉病，以及与炎症性肠病相关的异型增生等，中药治疗对此有一定的优势。有研究已证实一些中药单体及复方可以通过调控大肠癌核转录因子通路、抑制大肠癌细胞增殖、促进大肠癌细胞凋亡等途径减缓癌前病变。某些具有抗炎特性的草药可用于大肠癌进展的早期阶段，减轻大肠的炎症症状，从而减少恶变的发生。

（七）手足综合征的治疗

手足综合征（hand-foot syndrome，HFS）是化疗引起的一类常见并发症，也称为掌足红痛综合征，临床多表现为手足麻木、麻刺感、感觉迟钝或异常，以及皮肤肿胀或有红斑、脱屑、硬结样水疱、溃疡伴疼痛，患者生活质量受到不同程度的影响，部分患者因症状严重而被迫终止治疗。根据不良反应的程度不同，HFS临床分为3级：1级，手足有轻度红斑、水肿或脱皮，感觉迟钝或异常，无痛性，不影响日常生活；2级，手足疼痛性肿胀和/或有红斑，影响日常生活；3级，湿性皮肤脱屑、水疱、溃疡伴疼痛，无法进行日常生活。

卡培他滨是治疗肠癌的一种常用化疗药，当患者在化疗中出现HFS时，首先应告知患者平时要做好局部护理，避免机械压力，穿宽松、合适的衣物，注意防寒防冻，避免接触冷水。西医目前对HFS的治疗仅为对化疗药物进行减量，或延长化疗间隔甚至停药；同时外用润肤、冷敷、激素治疗，如局部使用尿素乳膏外涂、康复新液湿敷，预防性口服塞来昔布、地塞米松等，但塞来昔布存在心血管和胃肠道风险，因此临床使用需要评估患者的心脏功能及胃肠道功能。有学者提出口服维生素B_6或甲钴胺来营养神经，可以控制HFS的麻木、疼痛感，然而部分患者治疗后极易复发。在中医方面，有学者认为本病与痹病的论述相符合，患者化疗日久，气血亏虚，血行不畅，导致脉络瘀阻，"不通则痛"。有研究报道益气通痹中药和四物汤联用，或用阳和汤加减方浸泡治疗，均可使因卡培他滨发生HFS的肠癌患者KPS评分升高、NRS评分降低，并可减轻疼痛、改善患者体力状况，且不良率低，患者可以耐受，疗效确切。目前，将中药方及中药外敷等特色疗法与西药口服、外涂相结合治疗肠癌患者HFS成效显著，在越来越多的医院中得到运用。佛山市中医院肿瘤中心的舒筋洗外用颗粒、温经洗剂、伤科黄水在临床中辨证使用治疗HFS也取得了不俗的疗效。

四、难点分析

（一）现状分析

近年来，对肠癌中医药治疗的不断探索取得了一定进展，尤其是在缓解症状、改善生存质量、延长生存期及减毒增效方面取得了肯定疗效，但仍存在以下一些不足。

（1）中医药辨证论治体系的构建缺乏统一。全国各大医院均以各自的经验传承进行辨证分型、处方用药，缺少大型高质量临床研究，研究方剂多而分散，且存在大部分样本量较少、缺乏双盲对照、质量控制不佳等问题，临床试验质量不高，缺少创新与突破。此外，中医药讲究传承，且流派众多，各有所长。这也导致证型分散、分型标准及名称不统一、缺乏统一的认识，为临床诊疗及研究带来困难。未来需要制定肠癌共识性的辨证分型标准，在此基础上开展证候的生物学基础研究。规范开展中药防治肠癌的临床试验，注重开展多中心、大样本随机对照或队列研究。制订与肠癌相关的一些临床诊疗指南或专家共识，更好地为临床提供指导。

（2）辨证论治的客观化、科学化仍有欠缺。对中医证候的生物学基础和标志物的研究不多，需要从微观的角度解释中医辨证论治的科学性，继而将之运用于临床。辨证论治是在主观中力求客观的一种手段，既往的望闻问切是一把"钥匙"，选对了"钥匙"，才能解开疾病的"锁"。但望闻问切同样有时代的局限性，未来将会以更客观的角度去剖析望闻问切的机制，甚至以分子水平、基因水平的精准辨证为我们解开新时代的"锁"。

（3）对中医临床疗效的评价，结局指标仍多局限于患者的主观感受或某些症状，而不是客观评价的指标。

（4）在临床中医药治疗结直肠癌增效减毒以及中药和西药相互作用方面，对中药单体的研究较为深入，而复方中药的机制复杂，尚无最优解可全面解释复方中药治疗肠癌的机制。需引入系统生物学的方法，如多组学技术等，进一步深入开展中医药治疗肠癌机制的研究，以阐明中医药治疗大肠癌的分子机制，如此才能更好地发挥中医药治疗大肠癌的优势。

（二）中医难点分析

1. 肠梗阻

8%～29%的肠癌患者在初诊的时候就有急性肠梗阻。传统的治疗方式仍然以急诊手术为主，然而获益与风险并存。手术治疗的好处在于能有效解除肠梗阻，同时兼顾肿瘤的处理。但劣势也很明显，术后的高死亡率和高并发症率，让很多外科医生望而却步。目前除了手术治疗外还有支架植入的方法可以解决肠梗阻。除了外科干预方法外，内科保守治疗，尤其是中医药治疗能否解决肿瘤导致的肠梗阻呢？对于肿瘤压迫引起的机械性肠梗阻，往往需要解除肿瘤压迫才可消除，因此如果缩瘤效果较好的放化疗方案联合中医药治疗可以在短期内缩小肿瘤的话，就有可能缓解肠梗阻的症状，但需要在治疗过程中密切观察患者的病情，必要时可外科介入解决梗阻。而对于疾病治疗导致的动力性肠梗阻和功能性肠梗阻，中医有多种外治法、内治法可以配合起到理气运脾、促进肠道蠕动、解除梗阻的作用，具有一定的适用性。

2. 肠癌骨转移疼痛

骨转移最常见的症状是疼痛，癌痛严重影响患者生活质量，癌痛三阶梯治疗规范的实施，特别是阿片类药物的使用，大大减轻了患者疼痛，但阿片类药物有引起便秘、恶心呕吐和食欲减退等副作用。难治性癌痛患者疼痛控制不佳是临床难点所在。

佛山市中医院肿瘤中心在进行癌痛规范处理的同时，充分发挥中医药的特色和优势，综合运用多种手段，在癌痛治疗上取得了令人满意的效果。

（1）特色制剂：癌理通止痛膏。每天外敷痛处1～2次，具有较好的疗效和安全性。

（2）使用皮下持续镇痛泵。

（3）耳穴注射、颊针疗法可镇痛及减轻阿片类药物毒性。

（4）局部内生场深部热疗可局部镇痛。

五、医案验方

患者何某，女，51岁，广东佛山人。

患者于2016年8月24日在气管内插管全麻下行腹腔镜探查、盲肠癌根治（右半结肠切除）术。术后病理示（右半结肠）中分化腺癌，溃疡浸润型，癌灶大小4.8cm×3cm×1cm，浸润肠壁全层达外周纤维脂肪组织，两端切缘、阑尾均未受累，大网膜未受累，脉管内见癌栓，未见明确神经束受累，淋巴结见癌转移（5/21），淋巴结旁并见癌结节1枚。于2016年9月22日开始行术后辅助化疗，方案为mFOLFOX6。

初诊（2016年12月31日）：患者神清，精神可，无恶寒发热，无恶心呕吐，无心悸、胸闷、腰痛、尿频、尿急、尿痛等，睡眠一般，二便正常，胃纳可，近期体重无明显变化，舌暗红，舌面可见瘀斑，苔白，脉沉细。

西医诊断：①盲肠中分化溃疡浸润型腺癌术后（ⅢC期，T4aN2aM0）；②右侧髂窝腹膜后肿物、腰大肌外侧肿物、左侧肾上腺肿物、右肺结节，转移瘤待排。

中医诊断：肠癌（脾虚痰湿夹瘀证）。

治法：健脾化痰，祛瘀通络。

处方：陈夏六君子汤加减，药用炙甘草、茯苓、姜水半夏、党参、化橘红、白术、薏苡仁、砂仁（后下）、干姜、北柴胡、白芍、当归、醋三棱、醋莪术。

患者每21天返院行1次术后辅助化疗，以上方为主加减服用，配合艾迪注射液抑瘤扶正，至2017年4月共完成12个周期的mFOLFOX6方案化疗。

2017年5月6日返院复查CT示：①盲肠癌综合治疗术后改变，局部未见明显复发残留征象。②右侧髂窝腹膜后、腰大肌外侧肿物，考虑转移瘤可能性大。③胆囊结石，胆囊底部结节状软组织密度影，性质待定。④左侧肾上腺结节，考虑转移瘤的可能性大。⑤右肺小结节，不除外转移瘤可能性。上述改变与2017年2月20日佛山市中医院CT检查结果相仿。2017年5月15日腹部B超示：腹膜后右侧髂窝与腰大肌外侧之间实性结节，性质待定，建议行其他影像学检查。

症见：神清，精神可，无恶寒发热，无恶心呕吐，无心悸、胸闷、腰痛、尿频、尿急、尿痛等，睡眠一般，二便正常，胃纳可，舌淡暗，苔白腻，脉细。辨证为脾虚痰湿夹瘀证。

处方：炙甘草、白术、茯苓、麦芽、山药、桔梗、砂仁、炒白扁豆、党参、醋三棱、醋莪术、壁虎。

患者于2017年5月开始行卡培他滨小剂量维持化疗，2017年7月11日CT示：右侧髂窝腹膜后、腰大肌外侧肿物较前略增大，考虑转移瘤可能性大，余大致同前。遂于2017年7月19日行右肺转移瘤及右侧腹腔转移瘤射频消融术。中医以健脾化痰、祛瘀通络为法辨证论治，以陈夏六君子汤加减联合艾迪注射液治疗。于2017年10月18日在气管内插管全麻下行右侧髂窝腹膜后恶性肿瘤切除术，术后病理示：符合转移性中分化腺癌，侵及周围横纹肌组织，神经束可见癌侵犯。

二诊（2017年12月12日）：患者神清，精神可，无恶寒发热，无恶心呕吐，无心悸、胸闷、腰痛、尿频、尿急、尿痛等，睡眠一般，二便正常，胃纳可，舌淡暗，苔白腻，脉细。辨证为脾虚痰湿夹瘀证。

处方：炙甘草、茯苓、姜水半夏、党参、化橘红、白术、醋三棱、醋莪术、藤梨根、壁虎、土鳖虫、白花蛇舌草、稻芽、鸡内金、半枝莲、燀桃仁。

患者继续行卡培他滨维持化疗，并联合中药榄香烯化瘀抑瘤。其间复查病情稳定，至2018年3月14日患者因手足综合征停用卡培他滨，改服替吉奥化疗，并联合深部热疗，中医以健脾化痰、祛瘀通络为法辨证论治，以陈夏六君子汤加减联合榄香烯注射液治疗。

2018年6月25日复查，肺内转移瘤较前进展，2018年7月5日行肺转移瘤射频消融术。

三诊（2018年10月19日）：患者神清，精神可，无恶寒发热，无恶心呕吐，无心悸、胸闷、腰痛、尿频、尿急、尿痛等，睡眠一般，二便正常，胃纳可，舌淡暗，舌边有瘀斑，苔滑，脉弦。辨证为脾虚痰湿夹瘀证。

处方：炙甘草、川牛膝、桔梗、北柴胡、酒川芎、枳壳、赤芍、红花、燀桃仁、生地黄、当归。

患者于2018年10月23日到2019年5月22日予替吉奥维持化疗+恩度抗血管生成治疗+深部热疗7个疗程，中医以活血化瘀、散结通络为法，以陈夏六君子汤加减联合榄香烯注射液化瘀抑瘤，其间复查病情稳定。

2019年7月5日复查，肺内转移瘤较前增大。2019年8月8日再行左肺转移瘤射频消融术，术后予卡培他滨/替吉奥交替维持化疗，联合中药华蟾素攻毒抗癌、榄香烯口服乳化瘀抑瘤，方拟陈夏六君子汤加减。其间复查病情稳定。2022年5月复查全腹增强CT示：①盲肠癌术后。②左侧肾上腺小结节影，与前相似。③肝S1斑点状钙化灶，胆囊多发小结石，十二指肠水平段术后银夹，均与前相似。④附见右肺下叶外基底段及左肺上叶舌段慢性炎症。盆腔增强MRI未见明确肿瘤复发征象。无痛肠镜示：结合病史考虑右半结肠切除、结肠回肠吻合术后。

四诊（2022年5月9日）：口苦减轻，咽中有痰，左眼视物稍模糊，有飞蚊症，左侧耳鸣稍减，右上肢酸痛，偶有腰膝酸痛。舌暗红，苔白，舌下脉络瘀阻，脉弦。辨证为脾虚痰湿夹瘀证。

处方：太子参、化橘红、白芍、茯苓、炙甘草、土鳖虫、僵蚕、全蝎、五指毛桃、桔梗、白术、桃仁、红花、川芎、藤梨根、柴胡。

化癥回生口服液10mL，每天3次；替吉奥40mg，每天2次。

现患者仍每月复诊1次，定期复查，病情稳定，生活质量佳，体力评分保持在0～1分，一直行中医药治疗及口服化疗。

按语：本例患者在结束术后辅助治疗后不久则出现远处转移，在出现远处转移后，患者拒绝再行静脉化疗，于是为其制定了全身的低剂量口服化疗+中医药强化治疗+局部治疗的治疗方案。患者多次对远处转移的病灶进行了有效的局部处理，再配合低剂量的口服化疗药物维持治疗及中医药的加强治疗。结合患者的舌脉象，考虑其证型以脾虚痰湿夹瘀证为主，治疗上以陈夏六君子汤加藤梨根、僵蚕、全蝎等攻毒散结药物，配合华蟾素、榄香烯等抗肿瘤中成药针剂治疗，在门诊随诊期间也坚持口服榄香烯口服乳、化癥回生口服液等化瘀类中成药。本病例较典型地体现了癌症治疗中整体与局部的关系，对局部主要病灶的外科干预配合有效的全身治疗是成功的关键。同时，本病例又很好地体现了中西医有机互补的思想，化疗药物长于抑瘤但对人体伤害较大，中医药则长于减毒增效，于是在中西医的有机配合下，患者从复发到现在已生存了4年余，大大超过晚期肠癌中位生存期，关键是患者还保有良好的生活质量，体现了中医带瘤生存的特色。

第五节　辨　证　施　护

一、辨证护理

1. 脾虚痰湿证

（1）注意观察大便及便血的色、质、量、次数，如果长期便血、贫血的患者，又突然大量便血，应及时汇报医师给予止血处理。

（2）观察肛门坠痛情况，疼痛甚者，给予止痛处理，如针刺合谷、长强、三阴交、足三里、阿是穴等。

（3）保持局部清洁、干燥，减少不必要的刺激，如搔、抓。

2. 湿热瘀毒证

此证候有热象，故服药时水药宜稍凉再服，服药时间宜在午后，因午后气机下降，能使药达病所，灌肠则宜予睡前保留灌肠，量为50～100mL，温度应与体温接近，pH值应略偏碱性。

3. 气血两亏证

（1）患者体虚，宜适当活动，如散步、打太极拳、练气功等。需注意休息，避免劳累。

（2）气血虚者，水药宜温偏热服，忌凉饮，宜早晨服药。

4. 脾肾阳虚证

观察排便次数、量、性质及有无里急后重感，有无诱发因素。

5. 肝肾阴虚证

注意情志护理，加强心理疏导，使患者树立起生活及治病的信心。

二、辨证施膳

药食同源，是中医食疗的基础。在日常生活中，合理地运用药膳可以让治疗渗透于生活之中，同时让患者及其家属一起参与到抗癌的过程中来，调动患者及其家属的积极性，具有十分重要的意义。药膳的运用也是以中医理论为指导原则的，下面根据一些常见症状为读者提供一些可行的食疗方。

（一）脾虚痰湿证

赤小豆鲫鱼汤

材料：赤小豆约90g，鲫鱼1条（300～400g）。

做法：赤小豆洗净、浸泡半小时左右。鲫鱼洗净、去内脏，置锅里加生油稍煎片刻，然后与赤小豆一起放入瓦煲里加清水同煮。

功效：健脾祛湿，利水排脓。赤小豆具有消除水肿、解毒排脓、降压降脂、通肠润便的功效，鲫鱼具有健脾、补虚的功效。

适应证：肠癌痰湿内蕴，下痢脓血，羸弱肢肿。

（二）湿热瘀毒证

马齿苋粥

材料：鲜马齿苋100g，大米50g，冰糖少量。

做法：将鲜马齿苋洗净切细，大米洗净，加入适量清水煮成粥温服，亦可加入少量冰糖调味。

功效：清热解毒，健脾涩肠。马齿苋具有清热解毒、消痈利尿的功效，大米具有健脾益气、和胃止泻的功效。

适应证：肠癌频频下痢脓血，口渴不思饮食。

（三）气血两亏证

1. 黄芪莲杞粥

材料：黄芪30g，莲子20g，枸杞子20g，大米150～300g。

做法：将黄芪、莲子、枸杞子加适量水煎煮取汁，入大米煮成粥食之。

功效：健脾补气，养血。黄芪具有补气益气、托毒排脓的功效，莲子具有补脾止泻、养心安神的功效，枸杞子具有益精明目、滋阴补肾的功效，大米具有滋阴补肾、健脾暖肝的功效。

适应证：术后气血虚弱，夜眠不佳，心悸多汗。

2. 双参猪髓汤

材料：党参30g，海参（湿品）约150g，猪脊骨连髓带肉400g。

做法：党参切片，海参洗净浸泡，猪脊骨连髓带肉斩细，将全部食材一起加入锅中，加水适量，文火煮3h，加盐调味，饮汤或佐膳。

功效：健脾益气，滋阴补血。党参具有补中益气、健脾益肺的功效，海参具有补肾益精、养血润燥、滋阴健阳的功效，猪髓具有养血补虚的功效。

适应证：肠癌晚期气血亏虚，表现为神疲乏力、面色白、活动后气促、头晕目眩。

（四）脾肾阳虚证

荔山莲子粥

材料：干荔枝核15枚，山药15g，莲子肉15g，大米150g，生姜3片。

做法：上述材料洗净，并将山药切碎，与大米一起加入1000mL清水中，小火慢煮成粥时加入姜汁即成。

功效：温肾健脾，固肠止泻。干荔枝核具有理气散寒止痛的功效，山药具有健脾化湿的功效，莲子肉具有滋养补虚、补脾止泻的功效，大米具有理气健脾的功效。

（五）肝肾阴虚证

贞杞猪肝汤

材料：女贞子15g，枸杞子10g，猪肝250g，葱、姜少许。

做法：女贞子、枸杞子洗净，加水煎煮30min。猪肝洗净，过水，切成薄片，与葱、姜、女贞子、枸杞子煮15～30min即可。可佐餐食用。

功效：养肝补肾，滋阴补虚。女贞子具有滋补肝肾的功效，枸杞子具有延衰抗老的功效，猪肝具有补肝明目、养血的功效。

适应证：肝肾不足之大肠癌。

第六节　循　证　研　究

一、基础研究

（一）中医基础研究

中医学认为机体失调、正气不足、外邪客体是诱发大肠癌的重要原因，"正气内存，邪不可干"，故大肠癌的治疗应扶助正气，祛除病邪。中药以补虚类扶正，以清热解毒、活血化瘀类祛邪或可治疗大肠癌，这些中药可通过调节多种信号通路，影响肿瘤细胞的分化、增殖、凋亡、转移和肿瘤血管生成等多个生物过程来预防、治疗结直肠癌。

1. 抑制癌细胞增殖

白花败酱草具有清热解毒、消痈排脓、活血行瘀的功效，研究发现白花败酱草对人结肠癌SW480细胞进行干预后，可抑制Notch信号通路效应分子Notch1基因及靶基因发状分裂相关增强子Hes-1的表达，使Notch1、Hes-1信使核糖核酸（mRNA）表达降低，起到抑制结直肠癌细胞的作用。

2. 诱导癌细胞凋亡

白花蛇舌草具有免疫调节、抗肿瘤、镇痛解毒等功效，其提取物可减弱细胞中YAP1、肿瘤坏死因子（TNF-α）蛋白的表达，抑制HCT-8细胞增殖，从而达到通过抑制Hippo/YAP信号通路，促进HCT-8细胞凋亡，治疗结直肠癌的目的。丹参具有很好的活血化瘀、抗菌消炎、抗肿瘤等功效，S白蛋白是丹参的主要活性成分之一，S白蛋白可通过引起HCT116细胞G0/G1周期阻滞，抑制细胞增殖并促进其凋亡，该作用机制可能与刺激细胞内ROS生成有关。

3. 逆转多药耐药

黄连素（berberine，Ber）是从黄连、黄柏、三颗针等植物中提取而来的，具有清热解毒、抗病原微生物、抑菌的功效，不同浓度的Ber（5μg/mL、10μg/mL、20μg/mL）联合奥沙利铂

（OXA）干预结肠癌细胞THC-8307/OXA后，MDR-1mRNA和P-gp蛋白的表达均显著下调，PI3K、p-Akt蛋白表达水平和p-Akt/Akt值显著降低，且Ber浓度越高下降越显著，表明Ber可有效抑制结肠癌细胞中PI3K/Akt信号通路，进而逆转THC-8307/OXA细胞对OXA的耐药性。

4. 抗肿瘤血管生成

姜黄具有促进血液循环、祛瘀止痛的作用，通过建立裸鼠皮下移植结肠癌模型，评估姜黄挥发油（OCR）在结肠癌中的综合效应及其在肿瘤血管正常化中的作用，结果显示在体外共培养体系中，OCR可抑制人结肠癌细胞（HCT116）和人脐静脉内皮细胞（HUVEC）的增殖，抑制血管内皮生长因子-α（VEGF-α）mRNA和蛋白的表达；体内研究表明，OCR可抑制结肠癌肿瘤生长，减少肿瘤血管生成，增加肿瘤血管中的血管内皮钙黏蛋白（VE-Ca）和周细胞覆盖率，改善肿瘤血管结构，使肿瘤血管正常化。

5. 调节肿瘤微环境

雷公藤甲素是从中药雷公藤中提取的，具有多种药理作用，包括抗肿瘤、抗炎、抗菌、抗纤维化和抗风湿。在结肠癌免疫微环境中，雷公藤内酯醇治疗通过下调肿瘤源性CXCL12的表达，并通过核因子κB和细胞外信号调节蛋白激酶1和2生物轴来重塑免疫微环境，从而减少肿瘤相关巨噬细胞的浸润。

（二）现代医学基础研究

1. 信号通路

2019年发表在*CANCER CELL INT*上的一篇文章首次证明人大肠癌相关成纤维细胞（CC-CAFs）对大肠癌转移过程中的黏附有影响，并证实了其对大肠癌细胞迁移的影响：CC-CAFs可通过HGF/MET/Akt信号通路上调CD44，从而促进大肠癌的转移[1]。

核因子κB（NF-κB）与核因子E2相关因子2（Nrf2）信号通路作为调控结肠癌细胞凋亡的重要途径，主要是通过调控该通路下游使肿瘤细胞免于凋亡的基因及凋亡相关蛋白的活性，从而对抗致凋亡作用。在人结肠癌HCT116细胞中，NF-κB、Nrf2信号通路常为异常活化状态，而NF-κB、Nrf2信号通路抑制剂则有促进人结肠癌细胞凋亡的效应，两药联合应用时具有协同效应，这证实了NF-κB、Nrf2信号通路在人结肠癌HCT116细胞中的协同调控作用，为结直肠癌防治药物的研发提供了新的依据和方案[2]。

2. 转录因子

转录因子的异常表达可以特异性地沉默或上调某些关键基因的表达水平，从而促进或抑制大肠肿瘤的发生发展[3]。

与大肠癌发生相关的转录因子有叉头盒因子（forkhead box factor，FOX）、干扰素调节因子（interferon regulator factor，IRF）、ETS（E-twenty six）、锌指蛋白（zinc finger protein，ZNF）和激活蛋白（activator protein，AP）五大家族。

3. 蛋白

结肠癌组织中尼克酰胺腺嘌呤二核苷酸磷酸氧化酶1（NOX1）mRNA水平明显高于正常结肠组织，NOX1mRNA水平及蛋白阳性表达率明显高于癌旁组织，高表达患者5年生存率明显低于低表达患者，且与淋巴结转移、TNM分期等临床病理特征及预后密切相关[4]。

WAS-like蛋白（WASL）在肿瘤进程中发挥了重要的作用，是一个抑癌基因。研究发现，减少

WASL能够改善肠癌患者的预后，延长其生存期。WASL在肠癌组织和肠癌细胞中mRNA和蛋白均为低表达，与肠癌的不良预后有关，WASL的表达影响肠癌细胞HCT116和SW-480的干性，过表达能够抑制肠癌细胞的干性，发挥抑癌作用[5]。

4. 血管内皮生长因子

血管内皮生长因子（VEGF）是一种具有多种生物活性功能的糖蛋白，VEGF包括VEGF-A、VEGF-B及VEGF-C等，其可与血管内皮细胞上其相应受体VEGFR1、VEGFR2及VEGFR3等进行特异性结合，引起受体二聚化、胞内激酶活化，催化底物蛋白磷酸化，最终启动细胞内信号转导，产生生物学效应，刺激内皮细胞增殖、迁移，增加血管通透性，促进肿瘤血管新生。

HIF-1是由HIF-1α和HIF-1β亚基组成的一种异二聚体转录复合物，在缺氧条件下HIF-1α稳定化，HIF-1α易位至细胞核并与HIF-1β结合形成活性HIF-1复合物，激活调节细胞存活的VEGF等各种基因的转录，通过上调VEGF的表达，促进肿瘤血管生成及转移[6]。

5. 免疫机制

免疫检查点抑制剂（immune checkpoint inhibitor，ICI）是肿瘤免疫治疗的主要研究方向，其中最具代表性的是PD-1抑制剂帕博利珠单抗（pembrolizumab）和纳武利尤单抗（nivolumab），PD-L1抑制剂阿特珠单抗（atezolizumab）、阿维单抗（avelumab）和度伐利尤单抗（durvalumab），CTLA-4抑制剂伊匹单抗（ipilimumab）。肿瘤细胞表面可以表达PD-L1和PD-L2，并借此与效应性T细胞上的PD-1受体结合从而抑制T细胞对癌细胞的免疫杀伤效应，并上调PD-L1的表达，从而侵袭并抑制机体的免疫系统。ICI通过解除肿瘤细胞对免疫系统的抑制，重新开启人体自身免疫系统来对抗癌症。并且ICI治疗不影响促血管生成因子的表达，能够促进具有抗肿瘤免疫反应和抑制血管形成双重功能的因子的表达，如IFN-γ和CXCL9。粒细胞-巨噬细胞集落刺激因子（granulocyte-macrophage colony-stimulating factor，GM-CSF）可促进抗原呈递细胞（antigen presenting cell，APC）的产生，从而诱导机体产生免疫反应；同时发现其作为一种免疫佐剂可有效辅助提升治疗效果，体现出其在临床治疗中的重要应用前景[7]。

通过转移性结直肠癌转录组学数据差异表达分析和KEGG信号通路富集分析，筛选出转移相关免疫通路的173个免疫差异表达基因（DEGs），其中VEGF信号通路，PD-1/PD-L1表达与PD-1检查点通路，Th1、Th2和Th17细胞分化通路，NF-κB信号通路，IL-17信号通路，趋化因子信号通路等存在激活和富集；鸟嘌呤核苷酸结合蛋白GNAI1、趋化因子CXCL6、凝血因子Ⅱ受体F2R、黑素细胞刺激激素受体蛋白MC1R是其中的关键节点，GNAI1是连接多个蛋白作用网络的枢纽节点，CD8+T细胞以及活化的NK细胞、单核细胞、树突状细胞表达较高，说明肝转移性结直肠癌的肿瘤微环境与原发肿瘤相比发生了较大的变化，其中GNAI1、CXCL6、F2R、MC1R等免疫微环境的关键因子可能在转移过程中起重要作用。

6. 肠道菌群

肠道菌群通过调节肠道细胞生长分化、紧密连接蛋白表达、黏膜通透性从而保护肠道上皮屏障的完整性，可起到促进人体对摄入营养物质的消化与吸收、抵御病原菌侵袭等作用，但在饮食改变与感染、应激等刺激下，肠道菌群种类、代谢特征等会产生改变，出现肠道菌群失调，主要表现为粪便内厌氧菌、需氧菌比值降低（双歧杆菌/大肠杆菌比值一般<1），导致肠道细菌易位与内毒素侵入，加剧机体炎症反应，可导致肠癌的发生。张肖丽等[8]研究发现，结肠癌患者粪便标本中的大肠杆菌数量增加，双歧杆菌数量、双歧杆菌/大肠杆菌比值降低，患者血清miR-375表达降低，

miR-21、miR-10a表达增高，且表达与临床病理参数、肠道菌群失调有关，测定其表达可为结肠癌临床诊治提供一定参考。

二、临床研究

（一）中医研究

1. 辨证论治研究

肠癌发生的原因是患者禀赋不足，以及平素饮食不节，劳累过度，内伤七情，致正气虚损，外感六淫邪气，久病失治，内外之邪相交，引起气、血、瘀、毒阻滞大肠，大肠传导失司，日久引起瘀血阻络，积生于内，发为本病。主要治则是扶正祛邪，更强调"整体观念"和"带瘤生存"，其治疗目标不仅是杀灭癌细胞，缩小瘤体，还包括提高患者的生活质量，延长患者的生存期。

周岱翰教授运用"四诊""八纲""八法"进行辨证论治，将肠癌分为瘀毒内结型、大肠湿热型、脾肾亏虚型、气血两虚型，针对大肠癌的病理特点和生物学特性，采用具有抗癌作用的单味中药或中成药进行辨病治疗，常选用苦参、败酱草、地榆、槐花、白英、薏苡仁或中成药小金丸、西黄丸、华蟾素片、平消胶囊等。林丽珠教授以辨证论治为核心，辨证与辨病相结合，将肠癌证型分为痰湿内停、瘀毒内结、脾肾阳虚、肝肾阴虚和气血两亏。常用的药物包括半枝莲、土鳖虫、斑蝥、肿节风、薏苡仁、苦参、白花蛇舌草等。

2021年中国一项5834例随机对照试验表明：不同类型和不同分期癌症患者所采用的多种不同的中医药治疗方式，既可作为姑息治疗的单一疗法，也可与传统的癌症预防和治疗药物相结合，此外长期中药治疗，不仅对大肠癌患者的生存期有积极的影响，而且有助于降低大肠癌的复发和转移风险，可灵活应用于大肠癌治疗的全过程。

2. 专病专方研究

加味扶正抑瘤汤：陈志强教授认为肠癌术后化疗患者多为气阴两虚之体，蔡炳勤教授认为肠癌术后，常见脾失运化、气滞湿阻之证，久则化痰成瘀。故两位教授主张肠癌患者术后应持续性扶正、间断性祛邪，共同拟定加味扶正抑瘤汤，由生黄芪、西洋参、龟甲、全蝎、白花蛇舌草、王不留行、白术、茯苓、生甘草、牡丹皮、槲寄生组成。一项加味扶正抑瘤汤联合XELOX方案辅助化疗治疗结肠癌随机对照研究得出结论，加味扶正抑瘤汤可减轻Ⅱ期高危、Ⅲ期肠癌术后化疗引起的腹泻、呕吐、手足综合征及疼痛等不适，提高化疗完成率，提高近期和远期生活质量，增加无疾病生存率。

半夏泻心汤：李凯教授认为治疗结肠癌应当对患者的脾胃气机升降进行调整，以通为补，重建患者气血阴阳平衡，恢复正常的气血津液运转，从而扶正祛邪。可用半夏泻心汤加减对肠癌患者辨证论治。陈善明等在半夏泻心汤加减联合mFOLFOX6治疗结肠癌的临床观察中发现，半夏泻心汤可降低化疗引起的不良反应，改善外周神经毒性，增加外周血中T淋巴细胞亚群（CD3$^+$、CD4$^+$）比例，改善免疫功能，增强患者对化疗的耐受性，减少或预防复发。

3. 中成药研究

中成药治疗肿瘤的机制具有多靶点、多途径的特点，可以改善患者临床证候和生活质量，改善免疫功能，与化疗等现代治疗方法联用可达到增效减毒的作用，延长患者生存时间，并可抑制肿瘤转移。

康莱特注射液是一种双相光谱抗肿瘤药物，是可以经静脉直接输注的脂肪乳剂，主要成分为从薏苡仁中提取的天然活性抗癌物质，可有效发挥薏苡仁的益气养阴、扶正祛邪作用。对90例晚期大肠癌患者进行分组治疗后发现，与单纯化疗组相比，联合用药组肿瘤控制率、KPS评分更高，患者的毒副反应总发生率低，肿瘤控制效果较好，治疗安全性明显，更能改善患者的生活质量，有利于改善患者的临床预后。

华蟾素是临床上应用较广的抗肿瘤中药制剂，为干蟾皮的提取物，具有清热解毒、利水消肿及软坚散结的作用。华蟾素的主要活性成分包括蟾毒内酯类、吲哚生物碱类、多肽、胆固醇等，具有抗肿瘤、强心升压、镇痛等作用，抗肿瘤作用机制主要包括抑制肿瘤细胞的生长繁殖、诱导肿瘤细胞凋亡、逆转多药耐药性、抑制肿瘤血管生成、增强机体免疫力、抗炎等。华蟾素联合放化疗治疗大肠癌，可明显提高疗效，延长患者生存期，提高生存质量，提高机体免疫功能，降低放化疗毒副作用[9]。

片仔癀（PZH）是由蛇胆、麝香、牛黄、三七等多种中药材组成的一种中成药，具有清热解毒、消肿止痛、凉血化瘀的功效，在抗肿瘤治疗中可以消减化疗药物的不良反应，减缓肿瘤的发生发展，减轻治疗中出现的药物耐药性和调节患者免疫情况等，提高肿瘤的治疗效果[10]。一项随机双盲安慰剂对照研究发现，片仔癀能减少患者肿瘤标志物CA199，有效改善转移性结直肠癌患者的疾病复发进展，提高PFS，且不增加不良事件（AE）。

4. 中医外治法研究

中药灌肠在肠癌的临床治疗中应用非常广泛，将中医辨证论治理论与特色的肠道给药方式相结合，能够避开肝脏的首过效应，直达病所，实现精准治疗，提高药物利用度，避免不良反应。高艳楠治疗腹腔镜结肠癌术后肠麻痹患者，对照组予以胃肠减压、静脉营养、抑酶、抗生素以及质子泵抑制剂等常规治疗，试验组结合中药保留灌肠，结果显示试验组患者的首次排便、排气时间以及肠鸣音恢复时间均明显短于常规治疗组，提示中药保留灌肠可有效促进患者胃肠功能的恢复。

肠癌患者使用奥沙利铂等细胞毒性药物治疗后极易发生感觉、运动神经受损等周围神经病变，被称为化疗所致的周围神经病变（chemotherapy-induced peripheral neuropathy，CIPN），具体临床表现为四肢远端或末端的感觉异常，或伴有麻木、疼痛、迟钝等，呈典型的"手套-袜套样"分布。中医外治法治疗大肠癌CIPN当以活血化瘀为主、通经活络为辅，兼虚者补气、补血，湿困者祛湿缓拘挛，寒凝者散寒除痹，通过药物熏洗、药物敷贴等外治法，提高局部药物浓度，使药物直达病所，在改善CIPN上有显著疗效[11]。

（二）现代医学研究

1. 新辅助治疗研究

新辅助放化疗最主要的适应证就是局部进展期直肠癌（locally advanced rectal cancer，LARC）。LARC通常是指临床分期为Ⅱ、Ⅲ期的中低位直肠癌，通过新辅助治疗达到肿瘤降期的目的，提高LARC患者的R0切除率和保肛率。我国的大型Ⅲ期研究FOWARC显示，改良的FOLFOX6联合或不联合放疗对比5-氟尿嘧啶联合放疗新辅助治疗局部进展期直肠癌，单纯新辅助化疗治疗局部进展期直肠癌同样可以达到与当前标准放化疗相似的局部复发和长期的生存，显著提高肿瘤退缩率和pCR率，同时使患者有更好的生活质量。RAPIDO研究和PRODIGE研究分别对比了短程放疗联合新辅助化疗和单纯同步放化疗、长程放化疗联合新辅助化疗和单纯同步放化疗的效果，数据显示，无论是RAPIDO研究还是PRODIGE研究，TNT组的pCR率均提高了1倍左右，3年疾病相关治疗失败率或3年无病生存率也有明显改善。

2. 外科治疗研究

当患者的肿瘤浸润范围太大或已转移，不能通过手术进行根治性切除，或患者具有严重心肺疾病，不能耐受较大手术治疗时，可进行姑息性手术，即切除大部分肿瘤的原发病灶和/或转移灶[12]，但肉眼仍可见残留部分肿瘤组织。虽然是姑息性手术，但Anwar等[13]的研究表明，Ⅳ期结直肠癌患者进行原发病灶的切除仍可能有生存益处；Yang等[14]的研究表明对于Ⅳ期结肠癌患者，腹腔镜手术的姑息性结肠切除术与开放性结肠切除术相比，具有更好的围手术期结果，生存依赖于对全身化疗的反应。

3. 放射治疗研究

据文献报道，在临床研究中对直肠癌患者行术前放疗能够在一定程度上缩小肿瘤的体积，控制肿瘤的浸润程度，从而降低临床分期，这不仅能够使手术得到较好的治疗效果，还能增加部分不能进行手术切除肿瘤患者的切除机会，提高患者中位生存时间和生存质量[13]。一项关于对进展期结肠癌在手术治疗过程中实施术中放疗的临床辅助效果和作用的回顾性临床研究发现，术中对癌床组织进行放射治疗，能够进一步破坏癌细胞的生存环境，杀死潜在或微小癌细胞，遏制其存活增殖，从而有效降低术后的复发率，保证临床效果。

4. 药物治疗研究

（1）化学治疗。Ⅰ期（T1-2N0M0）患者，不推荐辅助治疗。Ⅱ期结肠癌患者，应当确认有无以下高危因素：组织学分化差（Ⅲ级或Ⅳ级）、T4、血管淋巴管浸润、术前肠梗阻/肠穿孔、标本检出淋巴结不足（少于12枚）、神经侵犯、切缘阳性或无法判定。Ⅱ期结肠癌，无高危因素者，建议随访观察，或者使用单药氟尿嘧啶类药物化疗；有高危因素者，建议辅助化疗，化疗方案推荐选用5-Fu/LV、卡培他滨、CapeOx、FOLFOX或5-Fu/LV/奥沙利铂方案[14]。如肿瘤组织学检查为错配修复缺陷（mismatch repair defect，dMMR）或有微卫星不稳定性（MSI），不推荐氟尿嘧啶类药物的单药辅助化疗。TOSCA研究提示，高危Ⅱ期结肠癌疗效与化疗方案选择相关，选择XELOX化疗方案时，3个月的疗程非劣效于6个月，而选择FOLFOX化疗方案时，3个月的疗程劣效于6个月，因此，对于高危Ⅱ期结肠癌，可推荐3个月XELOX或者6个月FOLFOX化疗方案[15]。

6个月术后辅助治疗方案（XELOX或者FOLFOX）是Ⅲ期结肠癌的标准方案[16]。2020年ASCO公布的IDEA研究的5年研究结果显示，对于低危Ⅲ期患者来说，使用XELOX或者FOLFOX化疗方案，3个月与6个月的疗程相比，OS差异均在可接受范围内；对于高危Ⅲ期患者，使用FOLFOX化疗方案，3个月疗程的OS受损率是2.8%，而使用XELOX化疗方案，3个月疗程的OS受损率则是1.0%。因此，对于Ⅲ期中的低位组（占58.7%），可行3个月XELOX化疗方案，而对于高危组（占41.3%），如果患者能够承受1.0%受损的总生存期，仍可选择3个月XELOX化疗方案，对于不愿承受OS受损的患者，可行6个月XELOX或者FOLFOX化疗方案[17]。

（2）靶向治疗。NO16966是一项随机、双盲（对于贝伐珠单抗）的Ⅲ期临床试验，目的是探讨贝伐珠单抗联合口服卡培他滨和静脉注射奥沙利铂（XELOX）或者FOLFOX-4的治疗效果，2个周期后，联合组的治疗有效率和疾病控制率分别为47.5%和85.0%，略高于化疗组的32.14%和71.43%，提示贝伐珠单抗靶向治疗联合化疗的疗效较为显著，对结肠癌病情的控制力度较明显[18]。在一项贝伐珠单抗靶向治疗联合FOLFOX化疗方案对结肠癌患者免疫功能及毒副反应的影响的研究中发现，靶向联合化疗可改善结肠癌患者免疫功能，提高VEGF水平，促进疾病转归，减少毒副反应[19-21]。

（3）免疫治疗。ICI免疫疗法正处在"MSI时代"，因为微卫星不稳定性（MSI）或错配修复基因状态（MMR）是目前最佳的疗效预测指标，错配修复缺陷（dMMR）的患者，可以100%从该治疗方法中获益，而错配修复功能完整（pMMR）的患者，同样有27%能够从中获益。基于MSI状态，可以根据免疫治疗的疗效将结直肠癌患者分为两个群体："优势人群"——MSI-H/dMMR型肠癌（简称MSI-H型肠癌），"无效人群"——MSS/pMMR型肠癌（简称MSS型肠癌）。

2019年CSCO指南对不适合强烈治疗的、具有MSI-H/dMMR的mCRC一线治疗患者，和所有MSI-H/dMMR二线及以上治疗患者，增加免疫检查点抑制剂作为II类推荐。对于MSI-H型肠癌，免疫治疗不论是单药PD-1抑制剂还是联合CTLA-4抑制剂的联合免疫疗法，均取得了良好的效果，CheckMate-142是PD-1单抗联合CTLA-4单抗双免疫疗法治疗肠癌的大型研究，119例标准治疗失败的MSI-H/dMMR型mCRC患者接受双免疫疗法，联合治疗疗效优于单药治疗（ORR达55%，中位PFS尚未达到，9个月PFS率为76%，中位OS尚未达到），但毒性也相对增加（3/4级治疗相关毒性从20%增加到32%，严重不良事件发生率也从12%增加到20%）[22]。

对于MSS型肠癌，除非是临床研究，目前不推荐常规使用免疫治疗，因其不符合其他瘤种中MSI-H型肿瘤接受免疫治疗一旦有效OS就延长较多的普遍规律。另外ORR太低、PFS无延长这些指标也不支持免疫治疗有效这一观点。

GOLFIG是一种生物化学免疫治疗方案，它将吉西他滨+FOLFOX多聚化疗与低剂量重组白细胞介素-2（rIL-2）和粒细胞-巨噬细胞集落刺激因子（GM-CSF）相结合，在一项多机构回顾性分析中，通过比较GOLFIG-2与标准FOLFOX-4对mCRC患者生存的影响以及对mCRC患者平均PFS和OS的影响，证实GOLFIG-2的PFS显著优于FOLFOX-4，且一线的生存期有延长的趋势。24%的病例记录了免疫相关毒副反应（irAEs），且其与较长的生存期相关，这表明GOLFIG是对mCRC患者有价值的治疗方案。

（陈学彰　梁贵文　陈锡康）

● 参考文献

[1] 史孟华，张相安，张双喜，等．中医药治疗大肠癌相关信号通路的研究进展[J]．中国实验方剂学杂志，2022，28（8）：272-282．

[2] 罗欢，邹攀，魏行云，等．核因子-κB抑制剂联合核因子E2相关因子2抑制剂对人结肠癌HCT116细胞凋亡的作用机制研究[J]．中国临床药理学杂志，2022，38（2）：123-126，141．

[3] PLANO D，ALCOLEA V，SANMARTIN C，et al．Methods of selecting com-bination therapy for colorectal cancer patients：a patent evaluation of US20160025730A1[J]．Expert Opin Ther Pat，2017，27（5）：527-538．

[4] 陈东，李燕，吴强．NOX1在结肠癌中的表达及临床意义[J]．中国中西医结合消化杂志，2022，30（2）：138-142．

[5] 李宏丹，杨成．WAS-like蛋白在肠癌组织中低表达并抑制人结肠癌细胞的干性[J]．解剖学报，2022，53（1）：50-59．

[6] 张金华，田园，杨晓萍．肿瘤血管新生与中医药抗肿瘤血管新生的研究进展[J]．新医学，2022，53（1）：18-21．

[7] 孙熠民，张大昕．GM-CSF在大肠癌治疗中的应用进展[J]．现代肿瘤医学，2022，30（2）：340-344．

[8] 张肖丽，张月晓，李萍，等．结肠癌患者血清miRNA表达意义及与肠道菌群失调关联性[J]．中国微生态学杂

志，2022，34（1）：46-51.

[9] 陈进宝，吴文韬，邱艳艳，等. 华蟾素治疗大肠癌临床研究进展[J]. 河北中医，2019，41（9）：1426-1431.

[10] 朱叶静，郝云良，关妘，等. 片仔癀抗肿瘤作用的研究进展[J]. 医药论坛杂志，2020，41（7）：165-170.

[11] 孙焱，李丹，曹雯，等. 奥沙利铂相关周围神经病变的中医药外治进展[J]. 世界科学技术-中医药现代化，2019，21（7）：1488-1494.

[12] 龙飞，胡桂，马敏，等. 2021. V1版NCCN临床实践指南：结肠癌/直肠癌更新解读（外科部分）[J]. 临床外科杂志，2021，29（5）：401-404.

[13] ANWAR S，PETER M B，DENT J，et al. Palliative excisional surgery for primary colorectal cancer in patients with incurable metastatic disease. Is there a survival benefit? A systematic review[J]. Colorectal Dis，2012，14（8）：920-930.

[14] YANG T X，BILLAH B，MORRIS D L，et al. Palliative resection of the pri-marytumour in patients with stage Ⅳ colorectal cancer：systematic review and meta-analysis of the early outcome after laparoscopic and open colectomy[J]. Colorectal Dis，2013，15（8）：e407-e419.

[15] 韦金磊，张森. 结直肠癌的临床治疗进展[J]. 中国临床新医学，2018，11（2）：202-208.

[16] GREALLY M，LLSON D H. Duration of adjuvant chemotherapy in colon cancer：current standards and new updates[J]. Curr Colorectal Cancer Rep，2019，15（4）：122-129.

[17] 侯丁丁，赵力. Ⅱ～Ⅲ期结肠癌术后辅助化疗方案[J]. 医学信息，2021，34（18）：6-9.

[18] RANA N，CHAKRAVARTHY A B，KACHNIC L A. Neoadjuvant treatment for locally advanced rectal cancer：new concepts in clinical trial design[J]. Curr Treat Options Oncol，2017，18（2）：13.

[19] 苏爱江，孙永琨，毛爱琴. 贝伐珠单抗联合化疗对晚期结直肠癌的疗效及免疫功能的影响[J]. 现代消化及介入诊疗，2018，23（2）：195-197.

[20] 赵伶伶. 贝伐单抗靶向联合FOLFOX化疗方案对结肠癌患者免疫功能及毒副反应的影响[J]. 当代医学，2022，28（4）：155-157.

[21] PETRELLI F，LABIANCA R，ZANIBONI A，et al. Assessment of duration and effects of 3 vs 6 months of adjuvant chemotherapy in high-risk stage Ⅱ colorectal cancer：a subgroup analysis of the TOSCA randomized clinical trial[J]. JAMA Oncol，2020，6（4）：547-551.

[22] OVERMAN M J，LONARDI S，WONG K Y M，et al. Durable clinical benefit with nivolumab plus ipilimumab in DNA mismatch repair-deficient/microsatellite instability-high metastatic colorectal cancer，2018[J]. J Clin Oncol，2018，36（8）：773-779.

第五章　多发性骨髓瘤

第一节　概　　述

多发性骨髓瘤（multiple myeloma，MM）是一种克隆浆细胞异常增殖的恶性疾病。主要表现为骨髓瘤细胞增生、浸润和破坏骨组织及髓外其他组织。临床上以骨质破坏、病理性骨折、贫血、高钙血症、肾功能损害等相关症状为主，此外还可因骨髓瘤细胞产生大量异常免疫球蛋白（M蛋白）而出现感染、高黏滞综合征、淀粉样变性等[1]。我国多发性骨髓瘤发病率约为1/10万，低于西方国家（约为4/10万）。发病年龄大多在50～60岁，40岁以下者较少见，男女之比为3∶2。本病约占血液系统恶性肿瘤的10%，随着我国人口老龄化速度加快，其发病率有逐年升高趋势[2-3]。历代记载的中医病名有骨蚀、骨痹、骨瘤、虚劳、血证等，2009年国家中医药管理局全国中医血液病重点专科协作组将其命名为"骨髓瘤"。

祖国医学并无多发性骨髓瘤这个病名，但早在春秋战国时期就有对多发性骨髓瘤症状的描述。《灵枢·刺节真邪》曰："虚邪之入于身也深，寒与热相搏，久留而内着，寒胜其热，则骨痛肉枯；热胜其寒，则烂肉腐肌为脓，内伤骨，内伤骨为骨蚀。"《素问·痿论》曰："肾气热，则腰脊不举，骨枯而髓减，发为骨痿。"其意为若人正气亏虚，则邪气入内，邪气传入身体，深入肾脏，进而内陷伤骨，便症见骨骼受侵而致的骨蚀。多发性骨髓瘤以骨蚀、骨痹、骨痿等中医病名出现，其特点是邪气入内，导致骨髓空虚，骨骼受损，严重者甚至不能行走活动。因此，多发性骨髓瘤的诊治研究对医生和患者都十分必要。

第二节　病 因 病 机

一、中医学对多发性骨髓瘤病因病机的认识

中医认为此病主要由于先天禀赋不足、后天失养或久病体虚，肾之精气亏虚，督脉虚损，风寒湿毒之邪或风湿热毒之邪侵袭机体，导致气血运行不畅，痰瘀内生，痰瘀邪毒相互搏结，痹阻经络，经脉筋骨失于濡养而发为此病。本病病机关键是肾虚火郁，痰瘀互结，乃本虚标实证。其病因病机大抵有肝肾亏虚，骨枯髓少；气血亏虚，气滞血瘀；脾虚痰湿，痰瘀痹阻；邪毒内侵，热毒内伏；脾肾阳虚，浊阴内盛于五端。

综上所述，多发性骨髓瘤是在机体气血阴阳等物质匮乏的基础上，或因禀赋，或因六淫，或因

饮食，或因邪毒留滞于肾，肝肾同源，阴虚火郁，兼之脾肾阳虚，痰浊内生，郁火发热，损伤经络致瘀，痰瘀互结，乃本虚标实之证。又肾主骨，阴阳失衡日久，最终形成骨蚀，发为本病。因此，多发性骨髓瘤是因虚而得病，因虚致实，是一种全身属虚、局部属实的疾病。多发性骨髓瘤的虚以气虚、阴虚、气血两虚为多见，实则以痰湿、血瘀、火毒等病理变化为多见。

二、现代医学对多发性骨髓瘤致病因素的认识

多发性骨髓瘤的病因至今尚未完全明确。临床观察、流行病学调查和动物实验提示，电离辐射、化学物质、慢性炎症、抗原刺激、遗传因素、环境因素、病毒感染、基因突变可能与MM的发病有关。

多发性骨髓瘤在遭受原子弹爆炸影响的人群和在职业性接受或治疗性接受放射线人群中的发病率显著高于正常人群，而且接受射线剂量愈高，发病率也愈高，提示电离辐射可诱发本病，其潜伏期较长，有时长达15年以上。

据报告，长期接触某些化学物质，如石棉、砷、杀虫剂、石油化学产品、塑料及橡胶等可能诱发本病，但此类报告大多比较零散，尚缺乏足够令人信服的证据[4]。但最近有报道称，环境中的芳烃类致癌物质如二噁英，能上调多个靶向p53的miRNA来抑制p53抑癌基因，从而致病。

动物实验（向小鼠腹腔内注射矿物油或包埋塑料）证明慢性炎症刺激可诱发腹腔浆细胞瘤。但一项基于医院的病例对照研究评估了慢性或频繁感染或过敏性和自身免疫性疾病，例如肾盂肾炎、尿路感染（UTI）、前列腺炎、类风湿性关节炎（RA）和其他胶原血管疾病、过敏、支气管炎、肺结核、胆囊炎、憩室炎、骨髓炎等，在发展为MM的个体中，并无更高的发病率。这些发现表明，单独的免疫刺激条件可能并不是MM的唯一致病因素[5]。

MM在某些种族（如北美黑种人）中的发病率高于其他种族，居住在同一地区的不同种族的发病率也不同。某些家族的发病率显著高于正常人群，可能与家族中常见MM风险等位基因的富集有关[6]。这些均提示MM的发病可能与遗传因素有关[7]。

病毒与MM发病有关已在多种动物实验中得到证实，早先有报告指出EB病毒与人MM发病有关，而EB病毒在淋巴增殖相关性疾病的发病机制中有十分重要的作用，能赋予肿瘤细胞一定的生长优势，使其成为优势细胞群，呈现转化特征。也有报道认为感染人类疱疹病毒8型的树突状基质细胞可能通过病毒干扰素调节因子的表达为骨髓瘤骨髓基质细胞提供生长和抗凋亡优势[8]。但病毒是否与MM发病有关，尚待进一步研究。

MM并非先天性疾病，基因突变可能是导致MM发生的因素，但并非所有的基因突变均能引起恶性肿瘤。在大量的MM患者中可以发现一些常见的染色体异常或基因突变，可能在疾病发展过程中，基因突变的累积是最终引发多发性骨髓瘤的原因。

第三节 诊断与鉴别诊断

一、诊断

（一）临床表现

MM常见的症状包括骨髓瘤相关器官功能损伤的表现，即"CRAB"症状：血钙增高（calcium elevation）、肾功能损害（renal insufficiency）、贫血（anemia）、骨病（bone disease），以及继发淀粉样变性等相关表现。

（二）辅助检查

1. 检测项目

多发性骨髓瘤的检测项目见表6-5-3-1。

表6-5-3-1　多发性骨髓瘤的检测项目

项目		具体内容
基本检查项目	血液检查	血常规、肝肾功能（包括白蛋白、乳酸脱氢酶、尿酸）、电解质（包括钙离子）、凝血功能、血清蛋白电泳（包括M蛋白含量）、免疫固定电泳（必要时加做IgD）、β2微球蛋白、C反应蛋白、外周血涂片（浆细胞百分数）、血清免疫球蛋白定量（包括轻链）
	尿液检查	尿常规、蛋白电泳、尿免疫固定电泳、24h尿轻链
	骨髓检查	骨髓细胞学涂片分类、骨髓活检+免疫组化（骨髓免疫组化建议应包括针对以下分子的抗体：CD19、CD20、CD38、CD56、CD138、κ轻链、λ轻链）
	影像学检查	全身X线平片（包括头颅、骨盆、股骨、肱骨、胸椎、腰椎、颈椎）
	其他检查	胸部CT、心电图、腹部B超
对诊断或预后分层有价值的项目	血液检查	血清游离轻链；心功能不全及怀疑合并心脏淀粉样变性或者轻链沉积病患者，检测心肌酶谱、肌钙蛋白、B型钠尿肽或N末端B型利钠肽原
	尿液检查	24h尿蛋白（多发性骨髓瘤肾病及怀疑淀粉样变性者）
	骨髓检查	流式细胞术（建议抗体标记采用4种以上颜色，应包括针对以下分子的抗体：CD19、CD38、CD45、CD56、CD20、CD138、κ轻链、λ轻链；有条件的单位加做针对CD27、CD28、CD81、CD117、CD200等的抗体，建议临床研究时开展）；荧光原位杂交（建议CD138磁珠分选骨髓瘤细胞或行胞浆免疫球蛋白轻链染色以区别浆细胞），检测位点建议包括：IgH重排、17p缺失（p53缺失）、13q14缺失、1q21扩增；若荧光原位杂交检测IgH重排阳性，则进一步检测（t 4；14）、（t 11；14）、（t 14；16）、（t 14；20）等
	影像学检查	局部或全身低剂量CT，或全身或局部MRI（包括颈椎、胸椎、腰骶椎、头颅）、PET-CT
	其他检查	怀疑淀粉样变性者，需行腹壁皮下脂肪、骨髓或受累器官活检，并行刚果红染色。怀疑心功能不全及怀疑合并心脏淀粉样变性者，需行超声心动图检查

2. 病理诊断检查

（1）活检病理。多发性骨髓瘤最常见的病理特征为侵犯骨骼，病变骨的骨小梁破坏，骨髓腔内为灰白色瘤组织所充塞。骨皮质变薄或被腐蚀破坏，骨质变得软而脆，可用刀切开。瘤组织切面呈灰白色胶样，若有出血则呈暗红色。瘤组织可穿透骨皮质，浸润骨膜及周围组织。

在显微镜下瘤细胞呈弥漫分布，间质量少，由纤细的纤维组织及薄壁血管组成。小部分肿瘤可有丰富的网状纤维。瘤细胞是不同分化程度的浆细胞，分化好者酷似正常的成熟浆细胞，分化差者类似组织细胞，胞体较大，外形不规则，胞质蓝染，核旁空晕不明显，胞核大且核染色质细致，含1~2个核仁。可见双核或多核瘤细胞。

骨髓外浸润多见于肝、脾、淋巴结及其他单核吞噬细胞系统，也见于肾、肺、心、甲状腺、睾丸、卵巢、消化道、子宫、肾上腺及皮下组织。部分病例（8%~15%）的瘤组织及脏器有淀粉样物质沉着，即免疫球蛋白轻链沉着，用刚果红染色，在普通光学显微镜下和旋光显微镜下分别呈现特殊绿色和二色性。用免疫荧光法可鉴定其为轻链。在此种淀粉样物质沉着周围有异物巨核细胞反应。常见受累器官为舌、肌肉、消化道、肾、心肌、血管、关节囊及皮肤等。

（2）骨髓涂片。骨髓瘤细胞的出现，是多发性骨髓瘤的主要特征。骨髓瘤细胞数量不等，一般占核细胞的5%以上，多者可达80%以上。

（三）诊断要点

1. 临床诊断

临床上发现患者出现贫血、骨痛、肾功能不全、高钙血症等症状，同时伴有M蛋白浓度异常升高，影像学检查提示多发性骨质疏松或骨质破坏，需高度警惕多发性骨髓瘤的可能，而多发性骨髓瘤的诊断需要骨髓穿刺及骨髓活检等明确。

2. 诊断标准

根据《中国多发性骨髓瘤诊治指南（2022年修订）》[9]，综合参考美国国立综合癌症网络（NCCN）及国际骨髓瘤工作组（IMWG）的指南，意义未明单克隆免疫球蛋白血症（monoclonal gammopathy of undetermined significance，MGUS）、冒烟型多发性骨髓瘤（smoldering multiple myeloma，SMM）和活动性多发性骨髓瘤（active multiple myeloma，aMM）的诊断标准见表6-5-3-2。

表6-5-3-2　MGUS、SMM和aMM诊断标准

诊断	标准
MGUS	血清M蛋白<30g/L 或24h尿轻链<0.5g或骨髓单克隆浆细胞比例<10%，且无SLiM CRAB
SMM	血清M蛋白≥30g/L或24h尿轻链≥0.5g或骨髓单克隆浆细胞比例≥10%和/或组织活检证明为浆细胞瘤，且无SLiM CRAB
aMM[a]	骨髓单克隆浆细胞比例≥10%[b]和/或组织活检证明为浆细胞瘤[c]，且有SLiM CRAB特征之一[d]

注：

a：由于克隆性浆细胞合成及分泌免疫球蛋白能力的差异，有1%~2%的骨髓瘤患者M蛋白鉴定阴性，骨髓浆细胞≥10%，诊断为"不分泌型MM"，但M蛋白鉴定仍是判断浆细胞克隆性的重要方法，也是评估疗效的重要手段，应在"基本检查项目"中常规进行。

b：浆细胞单克隆性可通过流式细胞术、免疫组化及免疫荧光的方法鉴定其κ/λ轻链的限制性表达。判断浆细胞比例应采用骨髓涂片和活检方法而非通过流式细胞术计数。由于骨髓瘤浆细胞具有灶性分布的特点，若骨髓涂片的浆细胞比例低于10%，不仅需要多部位穿刺，而且骨髓活检病理切片通常可发现更高比例的浆细胞。在多部

位穿刺骨髓中克隆性浆细胞<10%的患者，要关注一种特殊类型的骨髓瘤——巨灶型骨髓瘤（macrofocal multiple myeloma），其是指单处或多处骨破坏病灶，单发病灶常伴周围软组织或淋巴结累及。

c：组织活检证明为浆细胞瘤是指骨相关或者髓外组织病灶的病理结果。

d：骨骼、肾脏等终末器官损害也偶有发生，若证实这些脏器的损害是由单克隆浆细胞所致，可进一步支持诊断和分类。

CRAB：C，校正血清钙>2.75mmol/L［校正血清钙（mmol/L）＝血清总钙（mmol/L）-0.025×血清白蛋白浓度（g/L）+1.0（mmol/L），或校正血清钙（mg/dL）＝血清总钙（mg/dL）-血清白蛋白浓度（g/L）+4.0（mg/dL）］；R，肾功能损害（肌酐清除率<40mL/min或血清肌酐>177μmol/L）；A，贫血（血红蛋白低于正常下限20g/L或<100g/L）；B，溶骨性破坏，影像学检查（X线片、CT、MRI或PET/CT）显示1处或多处溶骨性病变。

SLiM：S，骨髓单克隆浆细胞比例≥60%；Li，受累/非受累血清游离轻链比≥100（受累轻链数值至少≥100mg/L）；M，MRI检测有超过1处5mm以上的局灶性骨质破坏。

3. 分期分型

依照M蛋白类型可将多发性骨髓瘤分为IgG型、IgA型、IgD型、IgM型、IgE型、轻链型、双克隆型及不分泌型，进一步可根据M蛋白的轻链型分为κ型和λ型。详见表6-5-3-3、表6-5-3-4。

表6-5-3-3　Durie-Salmon分期系统

分期	分期标准
Ⅰ期	满足以下所有条件： （1）血红蛋白>100g/L （2）血清钙≤2.65mmol/L（11.5mg/dL） （3）骨骼X线片：骨骼结构正常或孤立性骨浆细胞瘤 （4）血清或尿骨髓瘤蛋白产生率低：①IgG<50g/L；②IgA<30g/L；③本周蛋白<4g/24h
Ⅱ期	不符合Ⅰ期和Ⅲ期的所有患者
Ⅲ期	满足以下1个或多个条件： （1）血红蛋白<85g/L （2）血清钙>2.65mmol/L（11.5mg/dL） （3）骨骼检查中溶骨病变大于3处 （4）血清或尿骨髓瘤蛋白产生率高：①IgG>70g/L；②IgA>50g/L；③本周蛋白>12g/24h
亚型	
A亚型	肾功能正常［肌酐清除率>40mL/min或血清肌酐水平<177μmol/L（2.0mg/dL）］
B亚型	肾功能不全［肌酐清除率≤40mL/min或血清肌酐水平≥177μmol/L（2.0mg/dL）］

表6-5-3-4　国际分期系统（ISS）及修订的国际分期系统（R-ISS）

分期	ISS的标准	R-ISS的标准
Ⅰ期	β2-MG<3.5mg/L和白蛋白≥35g/L	ISS Ⅰ期和非细胞遗传学高危患者，同时LDH为正常水平
Ⅱ期	不符合Ⅰ期和Ⅲ期的所有患者	不符合R-ISS Ⅰ期和Ⅲ期的所有患者
Ⅲ期	β2-MG≥5.5mg/L	ISS Ⅲ期同时细胞遗传学高危[a]患者或者LDH高于正常水平

注：β2-MG为β2微球蛋白，LDH为乳酸脱氢酶。a：细胞遗传学高危是指间期荧光原位杂交检出del（17p）、（t4；14）、（t14；16）。

中医优势病种精准诊疗学

4．中医疗效标准

可将多发性骨髓瘤各个并发症要素进行分级，如骨痛的分级如下。

1级：轻度疼痛。

2级：中度疼痛，影响工具性日常生活活动。

3级：重度疼痛，影响自理性日常生活活动。

分级下降至少1级评定为有效，分级无下降评定为无效。

5．西医疗效标准[10]

根据《中国多发性骨髓瘤诊治指南（2022年修订）》，疗效评价包括以下内容：严格意义的完全缓解（sCR）、完全缓解（CR）、非常好的部分缓解（VGPR）、部分缓解（PR）、微小缓解（MR）（仅用于难治/复发MM的评价）、疾病稳定（SD）、疾病进展（PD）。

二、鉴别诊断

（一）中医鉴别诊断

（1）骨蚀：是因感受寒、热、湿、毒等外邪，蕴结于里，损伤筋骨，日久邪毒内陷骨髓，导致骨骼失养，出现肢体疼痛、活动不利及骨折等症状，影像学检查以骨骼出现虫蚀样改变为特征，初期多以实证为主，发展到后期可表现为虚证及虚实夹杂。

（2）骨痛：骨痛以骨节疼痛为主要特征，是多种肢体经络疾病的一个症状；而骨蚀是一个独立的疾病，骨痛可为骨蚀的临床表现。

（3）虚劳：是由多种原因导致的以脏腑功能衰退、气血阴阳亏损、日久不复为主要病机，以五脏虚损为主要表现的多种慢性虚弱证候的总称。骨蚀和骨痛发展到严重阶段，气血亏虚，迁延不愈，可转为虚劳。

（二）西医鉴别诊断

由于多发性骨髓瘤症状较为复杂，极易与其他病症混淆，是容易被误诊的疾病之一。因此确诊病症前认真做好诊断有着非常重要的意义，避免延误病情。多发性骨髓瘤常需与其他疾病认真鉴别，常见的有以下几种。

（1）其他浆细胞增多性疾病。骨髓中反应性浆细胞增多可见于传染性单核细胞增多症、急性风湿热、类风湿、系统性红斑狼疮、慢性肾炎、肝硬化、骨髓转移瘤、淋巴瘤及慢性炎症等，相对性浆细胞增多可见于再生障碍性贫血、粒细胞缺乏症、严重感染等，但其浆细胞大多不超过10%，且多为成熟浆细胞。反应性浆细胞的免疫表型为CD38+、CD56-，与骨髓瘤细胞CD38+、CD56+不同，IgH基因克隆性重排呈阴性且不伴有M蛋白。

（2）其他M蛋白血症。M蛋白血症应与意义未明的单克隆免疫球蛋白血症相鉴别，该症无骨骼病变，骨髓中浆细胞增多不明显，单克隆免疫球蛋白一般少于10g/L，且历数年而无变化，β2微球蛋白水平正常。此外，还需与单克隆免疫球蛋白相关肾损害（monoclonal gammopathy of renal significance，MGRS）等相鉴别，其中MGRS是由单克隆免疫球蛋白或其片段导致的肾脏损害，其血液学改变更接近MGUS，但出现肾功能损害，需要肾脏活检证明是M蛋白或其片段通过直接或间接作用所致。本病还应与其他产生M蛋白的疾病相鉴别，如华氏巨球蛋白血症、浆母细胞性淋巴瘤、慢性淋巴细胞白血病/小淋巴细胞淋巴瘤、重链病、AL型淀粉样变性、孤立性浆细胞瘤（骨或骨外）、POMES综合征和反应性单克隆免疫球蛋白等，后者偶见于慢性肝炎、胶原病等。

（3）其他引起骨痛及骨质破坏性疾病。骨髓转移瘤、老年性骨质疏松、肾小管性酸中毒、甲状旁腺功能亢进、颈椎病亦可见骨痛、骨质破坏。除骨髓转移瘤外，均无M蛋白，无浆细胞增多；且甲状旁腺功能亢进者的血清碱性磷酸酶显著增多（多发性骨髓瘤患者可见正常），骨髓中成骨细胞及破骨细胞增多。另外，骨结核亦可见骨质破坏的病理性骨折，但部位单一，可见有其他部位结核，抗痨治疗有效，无浆细胞增多及高球蛋白血症。

第四节 治疗概况

一、中医辨证论治

（一）辨证选择口服中药汤剂

1. 肝肾亏虚型

主证：腰膝酸痛，骨痛不止，肢体屈伸不利，或有骨蒸潮热，伴眩晕耳鸣、颧红、盗汗，五心烦热，咽干口燥，或见形体消瘦，男子遗精，女子月经不调甚则经闭，舌质暗红，舌体瘦，或有瘀斑瘀点，苔少，脉细数或弦细。

治法：滋补肝肾，壮骨填髓。

代表方剂：知柏地黄汤加味。

基本处方：生地黄、熟地黄、山茱萸、山药、牡丹皮、茯苓、知母、黄柏、龟甲、川牛膝、木瓜、续断、桑寄生、鸡血藤。

辨证加减：可加怀牛膝、紫河车、千年健等以增强补益肝肾、壮骨填髓之力；瘀血较显著者，可合桃红四物汤以养阴清热化瘀；虚热较甚者，可加青蒿、鳖甲，或合清骨散以清虚火、滋肾水；骨痛较甚者，可加乳香、没药、土鳖虫、全蝎、蜈蚣等搜风通络止痛之品。

2. 气血两亏型

主证：骨痛绵绵不止，痛处固定，遇劳则甚，伴面色苍白，眩晕疲乏，心悸气短，动则尤甚，懒言声低，唇甲淡暗，舌淡胖而暗，或有瘀斑，苔薄白，脉沉细涩。

治法：补益气血，填精壮骨。

代表方剂：八珍汤合左归饮加减。

基本处方：党参、炙黄芪、茯苓、炒白术、当归、川芎、熟地黄、白芍、鹿角片、炙龟甲（先煎）、山药、山茱萸、枸杞子、炙甘草。

辨证加减：可酌加紫河车、菟丝子、补骨脂、枸杞子、桑椹、鸡血藤等补肾填精壮骨之品，以提高疗效；出血较明显者，可改用归脾汤加减以益气摄血；气阴两虚较明显者，可用生脉散合八珍汤；气虚血瘀较甚者，可合用补阳还五汤。

3. 痰瘀痹阻型

主证：腰背、胸胁、头部、四肢剧痛，痛处固定，拒按，或有肿块，伴面色苍黄而晦暗，脘腹胀满，纳差，唇舌淡暗，苔厚腻，脉沉弦细涩。

治法：理气化痰，活血祛瘀。

代表方剂：二陈汤合活络效灵丹加减。

基本处方：陈皮、姜半夏、茯苓、当归、丹参、乳香、没药、壁虎、桃仁、红花、肉桂、甘草。

辨证加减：可选加土鳖虫、莪术、姜黄、三七、山慈菇、全蝎、蜈蚣等以增强祛瘀化痰散结之力；血虚寒凝，痛处不红不肿，不热，舌淡暗脉细者，可用阳和汤温阳补血，散寒通滞；痰核（淋巴结肿大）较多，舌苔厚腻者，可加浙贝母、山慈菇、猫爪草、白芥子、重楼等以化痰散结。

4. 热毒内伏型

主证：骨痛剧烈，壮热发斑，鼻衄，齿衄，息高气粗，烦躁便秘，或咳嗽痰黄，甚则神昏谵语，口舌糜烂，小便短赤，舌红绛，苔黄厚腻或少苔，脉大。

治法：气血两清，益气养阴。

代表方剂：清营汤合竹叶石膏汤加减。

基本处方：水牛角、生地黄、丹参、玄参、麦冬、金银花、连翘、竹叶、黄连、石膏、粳米、甘草。

辨证加减：热甚者，加白花蛇舌草、半枝莲；骨痛剧烈难忍者，可加羚羊角、乳香、没药以凉血化瘀止痛；出血较多者，可加三七、白茅根、侧柏叶、茜草以凉血活血止血；高热不退，神昏谵语，喉间痰鸣者，可加服安宫牛黄丸或紫雪丹；便秘者，加大黄、川朴、枳实以通腑泄热；咳嗽痰黄者，可加北杏仁、前胡、浙贝母以化痰清热；口舌糜烂者，可加石斛、枇杷叶。

5. 脾肾阳衰型

主证：腰背酸痛，膝软肢肿，伴面色㿠白或黧黑，疲乏倦卧，畏寒肢冷，纳呆便溏，尿少或清长，恶心欲吐，舌淡暗而胖嫩，苔白滑，脉沉细。

治法：健脾温肾，化浊降逆。

代表方剂：温脾汤合济生肾气丸加减。

基本处方：干姜、熟附子（久煎）、肉桂、人参、熟地黄、山茱萸、山药、泽泻、茯苓、车前子（包煎）、川牛膝、制大黄、法半夏、甘草。

辨证加减：恶心呕吐较甚，腹胀纳呆，舌苔厚腻或水滑者，可合小半夏汤加砂仁以化浊降逆；疼痛较剧者，可选加独活、桑寄生、鸡血藤、续断以补益肝肾，壮骨通痹。

6. 脾虚痰湿型

主证：腰背、胸胁、头部、四肢疼痛，痛处固定，拒按，伴神疲乏力，面色少华，纳差，大便溏薄，舌质淡，舌体虚胖或有齿印，苔厚腻，脉濡缓或濡滑。

治法：健脾化痰，行气祛湿。

代表方剂：六君子汤加味。

基本处方：姜半夏、陈皮、茯苓、党参、白术、薏苡仁、砂仁（后下）、甘草。

辨证加减：恶心呕吐较甚者，可合小半夏汤加砂仁、赭石、旋覆花以化浊降逆；腹胀纳呆较重者，加谷麦芽、神曲、鸡内金；泄泻者，可予参苓白术散加火炭母以健脾渗湿止泻。

以上各型常相互兼夹，临证应观其脉证，随证加减施治。

（二）辨证选择口服中成药

根据病情选择应用小金丸、西黄丸、化癥回生口服液等。

1. 小金丸

功能主治：散结消肿，化瘀止痛。用于痰凝气滞所致的瘰疬、瘿瘤、乳岩、乳癖，症见肌肤或肌肤下肿块一处或数处，推之能动，或骨及骨关节肿大，皮色不变，肿硬作痛。

用法用量：打碎后口服。每次1.2～3g，每日2次，小儿酌减。

2. 西黄丸

功能主治：清热解毒，消肿散结。用于热毒壅结所致痈疽疔毒、瘰疬、流注、癌肿等。

用法用量：口服。每次1瓶（3g），每日2次。

3. 化癥回生口服液

功能主治：消癥化瘀。

用法用量：口服。每次10mL（1支），每天2次，45天为1个疗程。

（三）辨证选择静脉滴注中药注射液

可根据病情选择应用华蟾素注射液、艾迪注射液、榄香烯乳注射液等。

1. 华蟾素注射液

功能主治：解毒，消肿，止痛。用于中、晚期肿瘤，慢性乙型肝炎等症。

用法用量：肌内注射，每次2～4mL（2/5～4/5支），每日2次；静脉滴注，每次10～20mL（2～4支），每日1次，用5%的葡萄糖注射液500mL稀释后缓缓滴注，用药7天，休息1～2天，4周为1个疗程，或遵医嘱。

2. 艾迪注射液

功能主治：清热解毒，消瘀散结。用于原发性肝癌、肺癌、直肠癌、恶性淋巴瘤、妇科恶性肿瘤等。

用法用量：静脉滴注，成人每次50～100mL，加入0.9%氯化钠注射液或5%～10%葡萄糖注射液400～450mL中，每日1次；与放化疗合用时，疗程与放化疗同步；手术前后使用本品10天为1个疗程；介入治疗使用本品10天为1个疗程；单独使用15天为1个周期，间隔3天，2个周期为1个疗程；晚期恶病质患者，连用30天为1个疗程，或视病情而定。

3. 榄香烯乳注射液

功能主治：本品合并放化疗常规方案对肺癌、肝癌、食道癌、鼻咽癌、脑癌、骨转移癌等恶性肿瘤有增强疗效、减轻放化疗毒副反应的作用。并可用于介入、腔内化疗及癌性胸腹水的治疗。

用法用量：静脉滴注，每次4～6支，每日1次，2～3周为1个疗程。用于恶性胸腹水，一般2～4支/m²，抽胸腹水后，胸腔内或腹腔内注射，每周1～2次，或遵医嘱。

二、中医特色治疗

（一）专科中药膏方

参见肺癌章节。

（二）针灸疗法

1. 朔望灸法

参见肺癌章节。

2. 针刺疗法

根据病情及临床实际可选择应用体针、头针、电针、耳针、腕踝针、眼针、灸法、穴位埋线和拔罐等方法。

建议参考以下方案：选取肾俞、气海、足三里、三阴交、阳陵泉、委中、内关为基本穴，针刺或艾灸，用补法或平补平泻法。头痛加百会、头维，腰骶痛加八髎、志室，胁肋痛加章门、期门，痰瘀痹阻加丰隆、血海，肝肾亏虚加太溪、肝俞，脾肾阳衰加脾俞、关元，气血亏虚加血海、胃俞，热毒内伏加太冲、十宣。

3. 热敏灸技术（多功能艾灸仪灸治常见肿瘤并发症）

参见肺癌章节。

4. 穴位敷贴疗法治疗便秘（脐疗）

取穴：中府（双侧）、膻中、中脘、孔最（双侧）。

操作：对上述穴位常规消毒以后进行敷贴，敷贴4h，每天1次，每周5次，3周为1个疗程。

（三）中医药外治法

根据病情选择中药硬膏热敷贴、中药泡洗、中药热罨包及中药汤剂灌肠治疗等外治法。

1. 煎膏外敷治疗癌痛

参见肺癌章节。

2. 中药泡洗疗法治疗周围神经病变

参见肺癌章节。

3. 中药热罨包疗法治疗周围神经病变

组成：干姜、肉桂等（玉龙散）。

功能主治：温经散寒，活血止痛。

用法用量：将适量药粉加热并装配在热罨包中，敷于四肢末梢，每天1次，或遵医嘱。

4. 灌肠治疗肾功能不全或肠梗阻

对于合并关格（慢性肾衰尿毒症）或肠梗阻患者，可予生大黄30g、槐花30g、崩大碗30g、桂枝10g，加水500mL，煎成250～300mL，待温（约37℃），患者仰卧或右侧位，肛管涂以石蜡油后插入肛门约20cm，达结肠，以灌肠器高位滴入或注射器缓缓推入。

（四）其他疗法

可根据病情和患者及其家属意愿，予以个体化治疗，也可根据病情酌情选用适当的诊疗设备以提高疗效，如内生场深部热疗机、热灌注治疗机等。

三、中西医结合治疗

中医治疗可以根据不同病情，结合辨证，权衡标本缓急，分清邪正虚实予以立方遣药。视表里、寒热、虚实、阴阳选用滋补肝肾、理气通络、活血祛瘀、利湿化痰、清热解毒、补益气血、温补脾肾等法，灵活施治。

中医药亦可配合化疗贯穿治疗过程始终，起到减毒增效的作用，甚至在造血干细胞移植中亦可应用。化疗前注意扶正培本，为化疗创造条件；化疗中予祛瘀解毒，可促进化疗药到达骨髓病变部位，增加化疗敏感性，有助于排出化疗药物及骨髓瘤代谢分解产物，或予疏肝和胃健脾，以减轻化疗所致胃肠道反应等；化疗间歇期，以扶正为主、祛邪为辅，可加速粒细胞恢复，降低化疗后感染发生率；维持治疗阶段积极配合中医药治疗，可不断打击、消灭残存的骨髓瘤细胞，此阶段中医药以解毒祛瘀为主、益气养阴补肾为辅。

多发性骨髓瘤的发生发展是肾虚毒瘀的变化过程，正邪相争，治疗上应将扶正祛邪贯彻始终。临床上采用靶向治疗、化疗和放疗等现代医疗技术攻其邪，再合用中医药中的补益之药固其本，中西合璧，取长补短，优势互补，扶正祛邪，以偏纠偏为大法，最终达到平衡状态。

（一）诱导治疗

MM如有CRAB或SLiM表现，需要启动治疗。如年龄≤65岁，体能状况好，或虽年龄＞65岁但全身体能状态评分良好的患者，经有效的诱导治疗后应将自体干细胞移植（autologous stem cell transplantation，ASCT）作为首选。拟行ASCT的患者，在选择诱导治疗方案时，需避免选择对造血干细胞有毒性的药物，含来那度胺的疗程数应≤4个疗程，尽可能避免使用烷化剂，以免随后的干细胞动员采集失败和/或造血重建延迟。目前诱导多以蛋白酶体抑制剂联合免疫调节剂及地塞米松的3药联合方案为主，3药联合方案优于2药联合方案，加入达雷妥尤单抗（daratumumab）或可提高诱导治疗疗效，在多发性骨髓瘤综合治疗中一直发挥着基石作用，其中的诱导方案包括以下两种。

1. 适合移植患者的诱导治疗可选下述方案

（1）硼替佐米/地塞米松（BD）。

（2）来那度胺/地塞米松（RD）。

（3）来那度胺/硼替佐米/地塞米松（RVD）。

（4）硼替佐米/阿霉素/地塞米松（PAD）。

（5）硼替佐米/环磷酰胺/地塞米松（BCD）。

（6）硼替佐米/沙利度胺/地塞米松（BTD）。

（7）沙利度胺/阿霉素/地塞米松（TAD）。

（8）沙利度胺/环磷酰胺/地塞米松（TCD）。

（9）来那度胺/环磷酰胺/地塞米松（RCD）。

2. 不适合移植患者的初始诱导治疗，除以上方案外尚可选用以下方案

（1）美法仑/醋酸泼尼松/硼替佐米（VMP）。

（2）美法仑/醋酸泼尼松/沙利度胺（MPT）。

（3）美法仑/醋酸泼尼松/来那度胺（MPR）。

但采用化疗等手段治疗多发性骨髓瘤，往往会出现不同的症状，主要表现为药物的毒副反应。如采用蛋白酶体抑制剂后出现神经毒性、便秘、腹泻等症状，结合中医药辨证论治，内服外用，配合化疗可起到减毒增效的作用。

（二）维持治疗

维持治疗可选择来那度胺、硼替佐米、伊沙佐米、沙利度胺等，对于有高危因素的患者，主张用含蛋白酶体抑制剂的方案进行维持治疗2年或以上。对于高危患者，建议两药联用，不可单独使用沙利度胺。

（三）中医结合自体干细胞移植治疗

诱导后主张早期序贯ASCT，对中高危的MM患者，早期序贯ASCT更为重要。ASCT前需进行干细胞的动员，动员方案可用大剂量环磷酰胺联合粒细胞集落刺激因子或CXCR4的拮抗剂，每次ASCT所需CD34$^+$细胞数建议≥2×10^6/kg，建议采集可行2次移植的细胞数供双次或挽救性第2次移植所需。预处理常用方案为美法仑140～200mg/m^2。对于高危的MM患者，可考虑在第1次移植后的6个月内行第2次移植。移植后是否需巩固治疗尚存争议，建议在ASCT后进行再分层，对于高危患者可予以巩固治疗，巩固治疗一般采用先前有效的方案，2～4个疗程，随后进入维持治疗。对于不行巩固治疗的患者，良好造血重建后需进行维持治疗。对于年轻的具有高危预后因素且有合适供者的患者，可考虑异基因造血干细胞移植。

（四）中医药维持治疗

多发性骨髓瘤患者采用标准的现代医学治疗，往往会获得一个不错的生存期，但有部分患者因长期使用化疗药物等出现严重的不良反应，部分患者因不能耐受而停药。使用中医药合并维持治疗，可大大缓解患者的不良反应，治疗上采用扶正与祛邪兼顾的原则，以补益为主，健脾益气，补益肝肾，兼祛痰、祛瘀、通络等，在延缓疾病进展的同时，提高患者生存质量。

四、难点分析

（一）现状分析

近年来MM的治疗进展迅速，沙利度胺、来那度胺、泊马度胺、硼替佐米、卡非佐米、伊沙佐米、达雷妥尤单抗、CAR-T、自体干细胞移植等的应用取得了令人鼓舞的成绩。但就目前而言，MM仍然是无法治愈的恶性疾病，中西医结合治疗是一个长期治疗的良好策略。在中西医结合治疗的不断探索中，我们取得了一定进展，尤其是在缓解症状、改善生存质量、延长生存期及中医药减毒增效方面取得了肯定疗效，但仍存在一些不足。

（1）患者在治疗期间出现不同的合并症，尤其是化疗后的毒副反应，如神经毒性、心脏毒性、免疫功能低下等，虽予以中医药治疗后取得部分缓解，但仍不能百分百消除，所以中医药的疗效有待进一步提高。

（2）多发性骨髓瘤往往合并严重并发症，如重症感染，此时病情危重，需要扩大中西医结合治疗在危急重症中的应用。

（3）临床上中医治疗缺乏客观化疗效指标，各地的研究报道提示中西医结合具有一定的临床疗效，但缺乏可比性、重复性等。

（二）中医难点分析

1. 多发性骨髓瘤相关周围神经病变

化学药物治疗相关周围神经病变（chemotherapy-induced peripheral neuropathy，CIPN）的发病率为12.1%～90.0%，且有逐年上升趋势，硼替佐米治疗相关周围神经病变（bortezomib-induced peripheral neuropathy，BIPN）的发病率为40%～60%，沙利度胺治疗相关周围神经病变（thalidomide-induced peripheral neuropathy，TIPN）的发病率从25%～75%不等。临床上可予以维生素B$_{12}$、谷氨酸盐、抗癫痫药、修复神经等，但效果欠佳。在现代医学治疗的基础上，采用中药泡洗、中药热罨包等中医治疗手段，可使患者得到一定的缓解，改善患者的依从性。

2. 多发性骨髓瘤骨转移疼痛

佛山市中医院肿瘤中心在规范处理癌痛的同时，充分发挥中医药的特色和优势，综合运用多种手段治疗癌痛，取得了令人满意的效果。

（1）特色制剂：癌理通止痛膏，外敷痛处，每天1～2次。

（2）使用皮下持续镇痛泵。

（3）使用颊针疗法镇痛及减轻阿片类药物毒性。

（4）采用局部内生场深部热疗镇痛。

五、医案验方

患者黄某，女，70岁，退休工人，因"反复腰痛4年余"就诊。

患者于2018年1月无明显诱因下反复出现腰腿部疼痛，腰椎平扫示各腰椎体骨髓信号不均，不除外骨髓病变。骨髓涂片：浆细胞占19%；骨髓流式细胞学检查：8.3%单克隆浆细胞，κ轻链限制表达；骨髓活检：浆细胞性骨髓瘤。尿轻链：κ 4850mg/L，λ 6.48mg/L；血红蛋白77g/L；FSIH，1q21/p53/13q14/IgH重排阴性。诊断为多发性骨髓瘤。曾予BCD（硼替佐米+环磷酰胺+地塞米松）化疗9个周期，疗效评价VGPR，硼替佐米维持至疾病进展。2020年9月改用BTD（硼替佐米+沙利度胺+地塞米松）方案化疗9个周期，疗效评价VGPR，使用硼替佐米联合沙利度胺维持至疾病进展。2021年3月改用IRD（伊沙佐米+来那度胺+地塞米松）方案化疗2个周期。

初诊（2021年7月5日）：患者全身疼痛症状明显，复查骨髓涂片：浆细胞占14.5%，κ轻链4575mg/L，λ轻链16.8mg/L。考虑病情进展，改用PMD（泊马度胺+美法仑+地塞米松）方案化疗。刻诊症见：患者神志清，精神疲倦，轻微头晕，乏力，全身多发骨痛，以右上肢为主，活动受限，行走欠利，口苦，无咳嗽咳痰，无发热恶寒，无头晕头痛，无胸闷恶心，纳眠一般，二便正常。舌淡红，苔白腻，脉滑。NRS评分：5～7分。

西医诊断：多发性骨髓瘤（κ型，DS：ⅢA，ISS-呼吸Ⅰ期）；癌性疼痛。

中医诊断：骨蚀（脾虚痰湿夹瘀证）。

治法：健脾益气，化痰除湿，兼以理气止痛，补肾壮骨。

处方：陈夏六君子汤加减，华蟾素片抗癌止痛。

拟方：化橘红、党参、白术、姜半夏、茯苓、炙甘草、牛膝、盐杜仲、合欢皮、延胡索、郁金、北柴胡、白芍。水煎服，每日1剂。

二诊（2021年11月3日）：患者精神改善，乏力好转，疼痛明显减轻，但右上肢活动仍受限，活动不便，食欲差，大便难解。舌淡红，苔白腻，脉滑。NRS评分：2～4分。κ轻链17.7mg/L，λ轻链5.2mg/L。西医予PMD（泊马度胺+美法仑+地塞米松）方案化疗1个周期。

中医诊断：骨蚀（脾虚痰湿证）。

治法：健脾益气，化痰除湿，兼以消食导滞。

处方：陈夏六君子汤加减，华蟾素片抗癌止痛。

拟方：化橘红、党参、白术、姜半夏、茯苓、炙甘草、青蒿、醋鳖甲、丹参、三七、郁金、壁虎、猫爪草、六神曲、山楂、黄芪、厚朴、火麻仁。水煎服，每日1剂。

三诊（2022年4月29日）：患者神清，精神可，腰部疼痛，行走欠利，轻微头痛，无咳嗽咳痰，无发热恶寒，无头晕头痛，无胸闷恶心，食欲改善，夜眠尚可，大小便正常。舌淡红，苔白稍腻，脉滑。NRS评分：1～2分。κ轻链42mg/L，λ轻链10.8mg/L。西医采用PD方案（泊马度胺+地塞米松）维持治疗。

中医诊断：骨蚀（脾虚痰湿证）。

处方：陈夏六君子汤加减，华蟾素片抗癌止痛。

拟方：化橘红、党参、白术、姜水半夏、茯苓、炙甘草、青蒿、醋鳖甲、丹参、三七、郁金、姜黄、壁虎、土鳖虫、猫爪草。水煎服，每日1剂。

后患者病情稳定，诉疼痛减轻，活动好转，继续予以中医药治疗及靶向治疗。

按语：历代医家对多发性骨髓瘤的认识均提到"虚"，如正气亏虚、肾虚、髓虚，中医强调以人为本，扶正抑瘤，以扶正增强机体免疫力来对抗癌细胞。中医药的长期协同治疗具有增效减毒作用，可稳定病情，改善临床症状，提高生存质量，延长生存期。该患者年龄大，曾多次复发及化疗，不适合造血干细胞移植等治疗措施。初诊时患者再次复发，伴有明显骨痛。治疗上采用中西医结合方法治疗。西医治疗采用PMD方案。中医方面采用辨病辨证论治。《灵枢·刺节真邪》曰："虚邪之中人也，洒淅动形，起毫毛而发腠理。……虚邪之入于身也深，寒与热相搏，久留而内着，寒胜其热，则骨痛肉枯……内伤骨为骨蚀。"缘患者久病体虚，复感湿邪，湿毒侵袭人体，留着不去，深窜入里，致气血凝滞，经脉受阻，瘀毒内停，痰凝交阻于骨，故见骨蚀。舌淡红，苔白腻，脉滑均为脾虚痰湿之象。又不通则痛，是故在健脾益气、化痰祛湿的基础上，加用行气活血祛瘀的药物。同时采用中成药华蟾素片抗癌止痛，取得满意的效果。二诊时，患者食欲减退，考虑化疗药物对脾胃功能的损害，痰湿阻滞中焦，故二诊时加用开胃消食导滞药物，患者食欲改善，精气神进一步恢复。三诊时，患者症状减轻，一般情况相对稳定，予加强散结祛瘀抗癌的药物。患者属于复发多发性骨髓瘤，预后不良。通过化疗联合中医药抗肿瘤治疗，患者生存超52个月，现病情相对稳定，生活质量尚可，可见中医药在临床应用上的优势。

第五节　辨证施护

一、辨证施护

1. 肝肾亏虚证

（1）注意保暖，防止感冒。

（2）遵医嘱湿敷双柏散于骨痛处，减轻患者的疼痛不适。

（3）予肢体屈伸不利者必要的生活护理，可予中药泡洗1号方（寒痹方）治疗周围神经病变，改善患者的周围神经病变。

（4）可针灸肾俞、气海、足三里、太溪、肝俞等穴位以通络止痛。

2. 气血两亏证

（1）密切观察患者有无眩晕、面色苍白、心悸气短等贫血表现，告知患者防跌倒注意事项。

（2）若患者倦怠乏力、少气懒言，应指导患者注意休息，可适当散步，散步可使体内阳气得以升发，气血运动得以增强。

（3）轻度贫血者，无须太多限制，但要注意休息，避免过度疲劳；中度贫血者，增加卧床休息时间，在病情允许的情况下，应鼓励患者生活自理，活动量应以不加重症状为度；重度贫血者，应卧床休息，限制探视，避免打扰。

3. 痰瘀痹阻证

（1）指导患者用陈皮泡水喝以理气化痰。

（2）遵医嘱予癌理通膏外敷疼痛处以减轻患者的疼痛。

（3）遵医嘱予中药热罨包联合穴位敷贴以消痞降逆，改善患者的纳差。

4. 热毒内伏证

（1）严密观察患者的病情变化，密切关注患者的体温变化，若发生感染，遵医嘱对症用药处理。

（2）遵医嘱予止痛对症处理，告知患者按时服药的重要性，可予癌理通膏外敷疼痛处以缓解疼痛。

（3）观察患者咳嗽的发作时间，以及咯痰的色、质、量、气味及伴发症状，详细记录。痰黏难咯者，鼓励其尽量将痰咯出，采取适当体位，并予化痰消炎药物雾化吸入，以利呼吸道通畅。

（4）注意做好口腔护理，可予漱口一方及淡盐水漱口以预防口腔感染。

5. 脾肾阳衰证

（1）保持病房温、湿度适宜，嘱患者注意休息及保暖。

（2）观察患者腰痛的程度和时间，遵医嘱予止痛药对症处理，可予癌理通膏外敷疼痛处，予摩腰膏外贴双侧肾俞、八髎等穴位以减轻患者疼痛。

（3）评估患者肢体水肿程度，平卧时抬高患肢，使其与心脏保持同一水平；患肢不宜进行静脉输液及测血压，指导患者做患肢握拳活动。遵医嘱使用气压式血液循环驱动仪治疗或予中药湿敷，如伤科黄水纱湿敷。

（4）遵医嘱予中药热罨包联合穴位敷贴以降逆止呕，必要时予止呕对症处理。

6. 脾虚痰湿证

（1）密切观察患者是否腹胀及其大便次数、量、性质等，保持肛周皮肤清洁，以中脘或神阙为中心灸点，取双侧足三里、双侧内关、双侧悬钟等穴位进行艾灸。

（2）遵医嘱予止痛对症处理，告知患者服用止痛药的注意事项，予癌理通膏外敷疼痛处。

（3）神疲乏力者要做好防跌倒的健康宣教。

（4）遵医嘱予中药热罨包联合穴位敷贴以消痞降逆，予健胃消积膏服用以改善患者的纳差。

二、辨证施膳

（一）肝肾亏虚证

枸杞叶爆炒腰花

材料：猪腰1个，枸杞叶50g，何首乌淀粉15g。

做法：切腰花，挂何首乌淀粉，与枸杞叶一起爆炒，口味以咸鲜为主，分2次食用。

功效：滋养肝肾。猪腰具有补益肾气的作用，枸杞叶具有护肝补肾之功效。

（二）气血两亏证

当归苁蓉炖猪蹄

材料：肉苁蓉、当归、何首乌、炒黑芝麻各30g，猪蹄2只。

做法：猪蹄洗净切块，肉苁蓉、当归、何首乌、炒黑芝麻洗净备用，上述材料加1500mL清水煲3h，加盐调味，饮汤食肉。

功效：益气补血。何首乌、黑芝麻具有补益精血的功效，猪蹄具有补血的功效，肉苁蓉具有补肾阳、益精血的功效，当归具有补血和补气的功效。

（三）痰瘀痹阻证

茯苓当归粥

材料：茯苓20g，当归5g，陈皮6g，山药50g。

做法：将上述材料洗净，并将山药切碎，加水适量，小火煮烂后，分早晚两次服食。

功效：理气化痰，活血祛瘀。茯苓可健脾化痰，当归具有活血止痛的功效，陈皮可理气健脾、燥湿化痰，山药可补益脾胃。

（四）热毒内伏证

麦冬粳米粥

材料：麦冬10g，粳米50g，丹参4g，生地黄5g，陈皮5g。

做法：上述材料洗净，把适量的水倒入瓦煲，煮开后放入以上材料，小火熬成粥后煲1h左右，下盐调味。

功效：气血两清，益气养阴。麦冬具有滋阴生津、清心除烦的功效，粳米具有益气养阴的功效，丹参可清心除烦，生地黄具有凉血止血、清热生津的功效。

（五）脾肾阳衰证

荔山莲子粥

材料：干荔枝核15枚，山药15g，莲子肉15g，大米150g，黑豆50g，生姜3片。

做法：上述材料洗净，并将山药切碎，与大米一起加入1 000mL清水中，小火慢煮成粥时加入姜汁即成。

功效：温肾健脾，化浊降逆。干荔枝核具有理气散寒止痛的功效，山药具有健脾化湿的功效，莲子肉具有滋养补虚、补脾止泻的功效，大米具有理气健脾的功效，黑豆可补肾固气。

（六）脾虚痰湿证

赤小豆鲫鱼汤

材料：赤小豆约90g，鲫鱼1条（300～400g），生姜15g，陈皮5g。

做法：赤小豆洗净、浸泡半小时左右，鲫鱼洗净、去内脏，置锅里加生油稍煎片刻，然后一起放入瓦煲里加清水同煮。

功效：健脾化痰，行气祛湿。赤小豆具有健脾利水的功效，鲫鱼具有健脾、补虚的功效，陈皮可理气健脾、燥湿化痰。

第六节　循证研究

一、基础研究

（一）中医基础研究

1. 病因病机

张镜人[11]指出多发性骨髓瘤的病因包括内外两方面，外因责之于外邪夹瘀痰阻络，内因归于肝肾气阴亏虚。内伤亏虚为本，外邪乘袭为标，久之邪郁化热，热毒炽盛，灼烁阴血，本虚标实，虚实夹杂，病情复杂，迁延难愈，预后较差。梁冰[12]认为多发性骨髓瘤的主要病机可概括为脾肾两虚，外邪夹痰瘀蚀骨。在诸多致病因素中，梁老尤为强调正气亏虚、脾肾不足这一主要内因。方坚[13]认为本病多因先天不足或后天失养，肾气虚损，外邪乘虚而入侵机体，气血运行不畅，瘀毒搏结，痹阻经络，骨节经脉失于濡养而发病，且日久瘀毒搏结常易化热。庄步玺等[14]提出肾虚血瘀制衡失调–瘀毒肆虐的基本病机，其中肾虚血瘀是MM的前期阶段，肾虚血瘀状态下的制衡失调是MM发生的关键环节，肾虚无度、瘀毒肆虐是MM的必然结局。沈一平指出，七情内伤及外感六淫均可导致多发性骨髓瘤的发生发展，然其发病的根本与患者自身的脏腑机能密切相关，病变脏腑以脾肾受累为主，该病以正虚为源，邪毒入侵为因[15]。白玉盛等[16]认为，MM 的主要致病因素不外乎毒、虚、瘀，毒邪侵袭机体，导致正气亏虚，正气亏虚导致瘀血。三个病理因素并非各自独立，而是相互胶着，互为因果。根据本病感染、贫血、骨痛三大临床表现，分析其病位在肺、脾、肾三脏。感染是由于外邪侵袭，肺主卫气无力抗邪所致。脾为后天之本，气血生化之源，脾气亏损影响水谷精微向血转化，导致贫血发生。肾主骨生髓，骨为肾之外候，肾虚损是骨病的基础，骨病是肾虚损的外候，从而发生骨痛、肾损害。

综上所述，MM的病机关键在于虚、瘀、痰、热，病位主要在于肺、脾、肾。黄智莉等[17]通过对MM患者应用数据挖掘的聚类分析方法将其分为脾肾两虚、脾肾阳虚、脾肾阴虚、水湿内蕴、痰毒瘀阻等证型。其中以脾肾两虚（32.03%）和痰毒瘀阻（34.00%）两个基本证型最多见。

2. 中药成分单体研究

有研究发现雷公藤有良好的抑制MM细胞增殖、诱导其凋亡的作用。其主要机制在于抑制STAT3和NF-κB信号通路活性[18-19]。白皮杉醇通过抑制Wnt/β-catenin、PI3K/Akt-mTOR、NF-κB以及IL-6/STAT3通路，将肿瘤细胞阻滞在S期，并增加MM细胞对化疗药物的敏感性，抑制肿瘤的侵袭和转移能力[20-21]。苦参碱抑制MM细胞中p-NF-κB p65B、p-IκBa蛋白的表达，上调凋亡关键蛋白Caspase3的作用靶点Lamin-B[22]。在MM小鼠模型中，淫羊藿素通过抑制IL-6/JAK2/STAT3信号来抑制肿瘤生长并降低血清IL-6和IgE水平，且没有产生诸如体重减轻等不良反应。此外，淫羊藿素可通过改善骨髓造血微环境，促进骨髓造血干细胞的增殖和分化，抑制其凋亡，刺激G-CSF和TPO的表达来改善骨髓抑制[23]。汉黄芩素抑制低氧诱导因子1α（HIF-1α）的分解，通过激活HIF-1α-VHL，促进HIF-1α分解，抑制MM细胞诱导的血管生成和肿瘤进展[24]。虎杖苷通过mTOR/p70s6k通路，抑制mTOR和p70s6k的磷酸化，抑制MM细胞增殖，诱导细胞凋亡和自噬[25]。去甲斑蝥素可下调Hes-1、CyclinD1表达，通过活化的Notch信号抑制细胞增殖，诱导MM细胞凋亡[26]。

（二）现代医学基础研究

1. 多发性骨髓瘤伴染色体异常（超二倍体）

超二倍体往往会发生奇数号染色体三体，主要包括+3（3号染色体三体）、+5、+7、+9、+11、+15、+19、+21等。MM具有很强的异质性，整体而言，超二倍体患者预后较非超二倍体好[27]。

2. 多发性骨髓瘤伴染色体异常（非超二倍体）

非超二倍体中最常见的是-8、-13、-14、-16、-17、-22。非超二倍体往往伴有免疫球蛋白重链（IgH）基因与其他染色体之间的易位，14号染色体异常是MM最常见的结构异常，绝大多数是由伙伴染色体与14号染色体交互易位造成的[28]，8号染色体上的c-Myc癌基因[29]易位到14q32，形成特殊的标记染色体14q+，即IgH所在位点，其断裂点在IgH的S区，发生在VDJ重排之后，c-Myc癌基因处于IgH启动子或增强子的控制之下，表达失控。

二、临床研究

（一）中医研究

1. 辨证辨病论治研究

梁冰认为脾肾两虚、外邪夹痰瘀蚀骨为多发性骨髓瘤的主要病机，强调正气亏虚、脾肾不足这一主要内因，以"调、补、消"三法而治。分别为调畅气机、补益脾肾、消积解毒，其学生统计，梁老常用中药287种，主要为活血化瘀止痛药、清热祛湿药、益气健脾药、益肾填精药，常用黄芪、红景天、党参、三七、西洋参、莪术、黄芩、猫爪草、夏枯草、巴戟天等，以益气健脾药最为常用，活血化瘀止痛药次之，组方多以益肾活血汤为主方辨证加减。张镜人教授认为，多发性骨髓瘤的病因病机是正邪相争的病理过程，以肝肾气阴亏虚为本，外邪夹瘀痰阻络为标，治疗上宜扶正与祛邪并重，虚证以益气养阴、补益肝肾为主，实证以清热散瘀、凉血止血为主，目的就是要通过扶正与祛邪的手段，使机体恢复阴阳平衡的状态。其将多发性骨髓瘤的辨证归纳为以下三型：①瘀热阻络型，药用丹参、赤芍、桃仁、牡丹皮、徐长卿、桑枝、地龙、刘寄奴等通络活血、清热降火之品；②肝肾气阴亏虚型，药用孩儿参、白术、白芍、石斛、麦冬、续断肉、补骨脂、狗脊、牛膝等益气养阴、补益肝肾之品；③热毒炽盛型，药用金银花、连翘、生地黄、白英、白花蛇舌草、蛇舌果、土大黄等清营泻热、凉血止血之品。

研究发现活血逐瘀方联合化疗治疗多发性骨髓瘤，患者的M蛋白和β2微球蛋白的水平明显降低，同时腰膝酸软、畏寒肢冷、脉络瘀血、皮下瘀斑、肢体麻木、神疲乏力等证候评分及NRS评分均显著降低，提示联合方案可以降低多发性骨髓瘤患者M蛋白含量并明显改善患者生活质量。

中医治疗包括辨证论治和辨病论治，《多发性骨髓瘤中西医结合诊疗专家共识（2019）》[30]的制定首次以辨病论治为主，将治疗内容分为骨病、肾病、贫血、感染、化疗致消化道不良反应、周围神经病变六部分。

（1）骨病：以全身骨痛、溶骨性病变及骨折为主要表现。多为瘀血阻滞，不通则痛。治法：活血化瘀，通经止痛。主方：身痛逐瘀汤加减。

（2）肾病：以尿少、尿中多泡沫、水肿为主要表现。多由肾阳虚衰、水湿内停所致。治法：温补肾阳，化气行水。主方：金匮肾气丸加减。

（3）贫血：以面白无华、眩晕耳鸣、倦怠乏力、心慌胸闷为主要表现。多以气血不足为主。治法：温补气血。主方：十全大补汤加减。

（4）感染：多见反复高热、口渴，可累及全身各个部位，受累部位一般红肿热痛，也可出现肿痛不红。一般为热毒蕴结所致。治法：清热泻火、凉血解毒。主方：清瘟败毒饮加减。

（5）化疗致消化道不良反应：化疗后患者常出现恶心呕吐、食欲不振。由胃气上逆所致。治法：理气和胃、降逆止呕。主方：小半夏汤或温胆汤加减。

（6）周围神经病变：以手足麻木、冷痛为主要表现。多由正气不足、邪滞经络、经络不通所致。治法：补气活血通络。主方：黄芪桂枝五物汤或补阳还五汤加减。

2. 中成药研究

刘应彬等[31]将126例多发性骨髓瘤患者随机分为两组，对照组采用PCD方案治疗，观察组采用艾迪注射液联合PCD方案治疗。治疗4个周期后，观察组客观缓解率高于对照组，且不良反应发生率较对照组低。提示艾迪注射液联合PCD方案可提高MM的短期及长期疗效，减轻毒副作用。艾迪注射液由斑蝥、人参、黄芪、刺五加等制备而成。艾迪注射液中的有效成分很多，其中去甲斑蝥素可通过诱导肿瘤细胞的细胞分裂周期蛋白-6降解而发挥抑制肿瘤细胞DNA复制及增殖的作用。而黄芪多糖和人参皂苷则作用于网状内皮细胞，可增强细胞吞噬功能。

有细胞试验发现，康艾注射液可抑制多发性骨髓瘤细胞增殖，并促进其凋亡，这可能是通过下调Bcl-2、上调Bax蛋白表达水平实现的。康艾注射液由黄芪、人参、苦参素等组成，基于网络药理学分析康艾注射液抗肿瘤作用机制，发现COX1、COX2、HSP90、TP53、AKT1、JUN等靶点，康艾注射液中的黄酮类化合物、人参皂苷、苦参碱等有效组分通过抑制肿瘤细胞增殖、促进其凋亡、调节肿瘤血管生成和免疫反应等生物过程影响肿瘤微环境，从而发挥抗肿瘤作用，体现了多成分、多靶点、多通路的特点[32]。

另一个细胞实验发现，复方苦参注射液能够抑制MM细胞增殖，并且诱导其凋亡。进一步研究发现其具有抑制MM中的CD138⁻细胞及MM干细胞特性，为治愈多发性骨髓瘤提供了一个方向，可作为传统抗肿瘤治疗的补充[33]。

但中成药因为成方固定，不能随证加减，因此需要严格把握适应证，通过更多的临床试验去证实其临床疗效。因中成药的毒副作用更少，更易于让患者接受，更易于推广使用，因此值得进一步发掘及研究。

3. 中医外治法研究

（1）针灸疗法可提高多发性骨髓瘤患者免疫功能。有研究表明，艾灸关元、足三里、三阴交可以调节人体免疫功能[34]，这对于多发性骨髓瘤患者免疫功能的恢复具有重要意义。关元穴位于下腹部，脐下3寸，为小肠募穴，足三阴、任脉之会，临床有培肾固本、调理冲任、补益精血等功效。自古就有"灸关元以治病养生""针必取三里，灸必加关元"之说[35-36]。现代研究证明，艾灸关元穴可以提高免疫球蛋白含量及补体蛋白含量，使其恢复正常水平，也可提高外周血白细胞数，促进淋巴细胞增殖，增强NK细胞的活性，以及调节外周血T淋巴细胞CD3、CD4、CD8的含量[37]。《灵枢》中提到"邪在脾胃，则病肌肉痛，阳气有余，阴气不足，则热中善饥；阳气不足，阴气有余，则寒中肠鸣腹痛；阴阳俱有余，若俱不足，则有寒有热。皆调于三里"。足三里是多气多血之足阳明胃经的合穴，气血"百川归海"之穴，为历代医家所推崇，常用于慢性虚损病症、消化系统疾病，刺激足三里穴不仅可以缓解各种消化道症状，同时可以通过调动脾胃的运化功能，使气血生化有源，提高机体的免疫力。现代医学研究表明刺激足三里穴对人体免疫有调节作用，具体表现为提高人体CD3⁺、CD4⁺、IgG、IgA水平[38]。三阴交为足三阴经的交会穴，肝、脾、肾三脏相关的疾病均可选用三阴交穴进行治疗，《针灸大成·足太阴经穴主治考证穴法》中云："三阴交：主脾胃虚弱。"《针灸大成·心脾胃门》曰："脾病溏泄：三阴交。"因此脾虚患者可选用三阴交进行治疗。现代医学研究也指出，艾灸三阴交可调高化疗所致的白细胞减少[34]。

（2）中药熏洗治疗多发性骨髓瘤相关性周围神经病变。目前针对多发性骨髓瘤相关性周围神经病变的治疗，西医主要采用对症支持治疗、营养神经、抗癫痫药物等，如甲钴胺、维生素B₁₂、止痛药等。中医认为多发性骨髓瘤相关性周围神经病变多是由于肝肾阴虚，阴虚内热，灼伤阴津，脉络受损，血运不畅，继而瘀阻疼痛；或久病气虚，无力行血，脉络不通，络脉失养。是谓不通则痛，不荣则痛。因此，对多发性骨髓瘤相关性周围神经病变患者进行中药熏洗治疗宜选用活血化瘀、温经通脉之方药。郭玲等[39]研究发现采用中药熏洗法联合营养神经药物治疗多发性骨髓瘤相关性周围神经病变后，患者在临床症状、体征和神经传导速度上均有不同程度的好转，总有效率达96%。

中医外治法避免了药物代谢对患者肝肾功能的损伤，不仅操作简单，而且没有痛苦、副作用小，值得在多发性骨髓瘤相关性周围神经病变患者的临床治疗中应用与推广。

（二）现代医学研究

1. 发病机制研究

MM本质上是浆细胞的恶性增殖，以单克隆抗体的异常扩增为特征[40]。多发性骨髓瘤一直被认为发生在生发中心，那里是关键的驱动事件启动区。IgH重排过程中因基因突变出现的癌前克隆浆细胞，逃脱了免疫细胞的监视，并迁移至骨髓继续扩张，形成临床上意义未明的单克隆免疫球蛋白血症（MGUS），或冒烟型多发性骨髓瘤（SMM）[41]。在诊断为多发性骨髓瘤的前几十年至前几年，几乎所有的患者均可以检测到这种情况。而从癌前病变发展为多发性骨髓瘤的风险为每年1%～10%。MM的发展轨迹可以被理解为一个渐进的过程，其中驱动因素事件随着时间的推移而累积，从而赋予这些亚克隆细胞竞争优势，逐步形成基因组景观和临床分型[42-43]。

通过FISH、二代测序方法，鉴定了IgH基因和关键致癌基因的易位，发现包括CCND1、CCND2、CCND3、MMSET、MAF、MAFB和MAFA等在内的过度表达。这些结构情况存在于癌症发展的所有阶段，并且被认为是起始事件。

溶骨性病变是多发性骨髓瘤的一大特征。骨髓微环境对于骨髓瘤细胞的生长与生存至关重要。骨髓瘤细胞通过黏附分子与骨髓基质细胞结合之后，能诱导基质细胞分泌破骨细胞活化因子，如IL-1、IL-6、TNF-β，这些因子能促进基质细胞和破骨细胞分泌TRANCE（TNF家族新成员），从而诱导原始破骨细胞分化成熟[44]。

2. 造血干细胞移植研究

20世纪80年代，自体干细胞移植（ASCT）开始应用于多发性骨髓瘤的治疗，于90年代成为多发性骨髓瘤诱导化疗后的一线治疗方案。化疗虽然能够清除患者体内的肿瘤细胞，但也会对正常细胞产生巨大的负面影响，而且存在肿瘤细胞清除不彻底的情况。而自体干细胞移植，将取出的干细胞回输患者体内，可以刺激造血干细胞的增殖与分化，重塑骨髓微环境，从而使患者体内受损的细胞恢复原本的功能[45]。

在过去的几十年里，多发性骨髓瘤患者的治疗发生了变化，中位生存期提高到了8～10年。适合自体移植的新诊断多发性骨髓瘤患者采用自体移植仍然获得最新指南的推荐。这部分患者的治疗包括4个阶段：移植前、诱导、移植、移植后巩固和维持。部分回顾性研究表明[46]，多发性骨髓瘤在诱导化疗后使用ASCT治疗可明显提高患者的治疗反应率，患者的CR率也由接受ASCT前的23.2%提高到78.6%，说明自体干细胞移植可进一步提高患者缓解率、缓解质量及缓解深度[47]。

3. 药物治疗研究

目前，最初被归类为符合移植条件的患者和被认为不符合移植条件的患者的一线治疗有所不同。符合移植条件的患者接受基于原发性蛋白酶体抑制剂（PI）的诱导，该诱导与免疫调节剂和CD38定向单克隆抗体相结合，然后进行大剂量美法仑治疗和自体干细胞移植，随后用来那度胺维持治疗。被认为不符合移植条件的患者优先接受前期治疗，即采用CD38靶向单克隆抗体联合免疫调节剂来那度胺或来那度胺-PI组合的诱导治疗，然后进行来那度胺维持治疗[48-49]。

虽然MM目前被认为是无法治愈的，但是，在过去20年中，治疗手段的重大进步已使初始治疗拥有了空前的反应率以及存活率。诱导方案已经从基于烷基化剂的疗法发展到由免疫调节药物和蛋白酶体抑制剂组成的疗法。硼替佐米/来那度胺/地塞米松（VRD）的组合已成为适合移植（TE）和不适合移植（TI）患者人群的标准方案。最近的努力集中在将单克隆抗体疗法特别是抗CD38单克隆抗体纳入新诊断的环境中[50-51]。在TI患者人群中，将达雷妥尤单抗/来那度胺/地塞米松的组合视为另一种标准疗法。

（1）靶向治疗。

蛋白酶体抑制剂：蛋白酶体抑制剂是近20年来治疗初诊多发性骨髓瘤和复发或难治性骨髓瘤的

一种主要药物，代表药物有硼替佐米、伊沙佐米和卡非佐米，并已在多发性骨髓瘤和其他血液恶性肿瘤中进行了应用研究。2003年美国食品药品监督管理局批准了第一类PI-硼替佐米上市。骨髓瘤细胞依赖于蛋白酶体高效产生促进细胞存活和增殖的免疫球蛋白产物，和/或抑制细胞死亡。泛素蛋白酶体途径（ubiquitin proteasome pathway，UPP）是真核细胞细胞核和细胞质中蛋白质分解代谢的重要机制，在MM细胞中，产生并分泌大量的单克隆蛋白。通过抑制蛋白酶体功能，错误折叠或未折叠的蛋白质在内质网（ER）中积累，这被称为内质网应激。内质网应激能够激活促增殖和抗增殖信号，破坏细胞周期调控，激活凋亡途径，最终导致细胞死亡[52-55]。

CD38单抗：肿瘤分子靶向治疗具有特异抗肿瘤作用，并且毒性也相对较小，开创了治疗新领域，其中CD38抗原是Ⅱ型跨细胞膜糖蛋白，在骨髓瘤细胞表面呈高表达，因此，CD38成为治疗多发性骨髓瘤的重要靶点之一。达雷妥尤单抗是一种CD38单克隆抗体，是一种人IgG1κ单克隆抗体，具有广谱杀伤活性，可以通过补体依赖的细胞毒作用、抗体依赖性细胞介导的细胞毒作用以及多种免疫相关机制诱导肿瘤细胞凋亡，达到治疗多发性骨髓瘤的目的[56]。在新诊断和难治性多发性骨髓瘤患者中，已在多种适应证中证明了其作为单一疗法和联合疗法的疗效[57]。

（2）化学治疗。多发性骨髓瘤（MM）是第二常见的血液系统恶性肿瘤。在19世纪80年代，使用烷化剂、蒽环类和类固醇的诱导治疗以及大剂量化疗继以自体干细胞移植是MM的主要治疗方法[58]。由于引入了更有效的药物，如蛋白酶体抑制剂、免疫调节药物、单克隆抗体等，新的治疗可以显著改善预后，但新的药物联合化疗仍有一定优势，也是目前主流指南推荐的一线治疗方案，如《中国多发性骨髓瘤诊治指南（2022年修订）》中的硼替佐米+环磷酰胺+地塞米松、硼替佐米+阿霉素+地塞米松等方案。对于复发的骨髓瘤患者，或者是对硼替佐米、来那度胺耐药的患者，最新版指南则建议可考虑使用含达雷妥尤单抗的3～4种药联合化疗，以尽可能获得最大程度的缓解。

（3）调节剂。作为浆细胞的恶性肿瘤，MM与免疫系统有着内在的联系。包括浆细胞分泌Ig、产生M蛋白、抑制正常免疫球蛋白、上调Treg细胞及影响树突细胞功能等。异常的免疫功能涉及宿主抗骨髓瘤免疫的抑制，这是支持骨髓瘤细胞存活的重要机制。使用免疫调节药物破坏这些作用可能有助于防止骨髓瘤细胞逃避宿主免疫。免疫系统在多发性骨髓瘤病程中的关键作用使得该系统的调节成为治疗该疾病的关键靶点。免疫调节疗法的引入药物，首先是沙利度胺，后来是来那度胺和泊马度胺，标志着疾病认知的改变和治疗结果的显著进步。免疫调节药物通过对MM细胞的直接作用和微环境中的间接作用发挥作用。特别地，它们通过促凋亡和抗增殖作用直接起作用，并间接通过抗血管生成特性、黏附分子表达的减少和细胞因子信号转导起作用[59-68]。

4. 其他治疗研究

（1）CAR-T。尽管生存结果有所改善，但MM仍然是一种无法治愈的疾病。B细胞成熟抗原（B cell maturation antigen，BCMA）在浆细胞中高水平选择性表达，且MM患者血清中可见BCMA升高[69]。因此，BCMA可作为患者的预后和监测工具。靶向BCMA的嵌合抗原受体（CAR-T）细胞疗法代表了治疗复发/难治性MM（R/R）的新策略[70]。BCMA属于肿瘤坏死因子受体超家族的成员，正常情况下表达于浆细胞、成熟B细胞表面，抗BCMA-CAR-T细胞的杀伤作用仅限于表达BCMA的骨髓瘤细胞及患者来源的MM细胞，因而是MM免疫治疗的理想靶点。钟梦君等[71]使用BCMA特异性配体APRIL作为抗原结合区构建BCMA-CAR，并通过小鼠模型验证BCMA-CAR修饰的T细胞（BCMA-CAR-T）对骨髓瘤细胞的影响，研究表明BCMA-CAR-T细胞可以显著延长小鼠的存活期。Yan等[72]对21名接受了CAR-T细胞输注的患者进行安全性和活性分析的评估，结果显示21名患者中有20名（95%）有总体反应，其中9名（43%）有严格的完全缓解，3名（14%）完全缓解，5名（24%）有非常好的部分缓解，3名（14%）部分缓解。因此作者认为在复发或难治性MM患者中，联合输注人源化抗CD19和抗BCMA-CAR-T细胞是可行的[73]。

（2）放疗。放射治疗骨转移的机制在于其直接的抗肿瘤效应和抑制骨转移相关的破骨细胞活性。多发性骨髓瘤本身不需要放疗，但当骨髓瘤后期出现骨质破坏、骨痛、病理性骨折或髓外病变等情况时，除了行外科手术治疗外，低剂量的放射治疗（10～30Gy）也可以作为姑息治疗，用于缓解药物不能控制的骨痛，也可用于预防即将发生的病理性骨折或脊髓压迫，或作为针对髓外病变的减瘤策略。以受累部位的局部放疗为主，以减轻放疗对干细胞采集和化疗的影响。

（李宏良　黄泳立　陈银崧）

● 参考文献

[1] DURIE B G, SALMON S E. A clinical staging system for multiple myeloma. Correlation of measured myeloma cell mass with presenting clinical features, response to treatment, and survival[J]. Cancer, 1975, 36（3）: 842-854.

[2] LIU W P, LIU J M, SONG Y Q, et al. Mortality of lymphoma and myeloma in China, 2004-2017: an observational study[J/OL]. J Hematol Oncol, 2019, 12（22）[2020-03-03]. https://ssrn.com/abstract=3294761.

[3] WANG S F, XU L, FENG J N, et al. Prevalence and incidence of multiple myeloma in urban area in China: a national population-based analysis[J]. Front Oncol, 2019, 9: 1513.

[4] AKSOY M, ERDEM S, DINÇOL G, et al. Clinical observations showing the role of some factors in the etiology of multiple myeloma. A study in 7 patients[J]. Acta Haematol, 1984, 71（2）: 116-120.

[5] COHEN H J, BERNSTEIN R J, GRUFFERMAN S. Role of immune stimulation in the etiology of multiple myeloma: a case control study[J]. Am J Hematol, 1987, 24（2）: 119-126.

[6] HIRSCH W, SCHWARZ G. Multiple myeloma in siblings（contribution to the diagnosis, clinical aspects and etiology of plasmocytoma）[J]. Med Klin, 1959, 54: 1624-1626.

[7] HALVARSSON B M, WIHLBORG A K, ALI M, et al. Direct evidence for a polygenic etiology in familial multiple myeloma[J]. Blood Adv, 2017, 1（10）: 619-623.

[8] BERENSON J R. Etiology of multiple myeloma: what's new[J]. Semin Oncol, 1999, 26（5 Suppl 13）: 2-9.

[9] 中国医师协会血液科医师分会, 中华医学会血液学分会. 中国多发性骨髓瘤诊治指南（2022年修订）[J]. 中华内科杂志, 2022, 61（5）: 480-487.

[10] KUMAR S, PAIVA B, ANDERSON K C, et al. International Myeloma Working Group consensus criteria for response and minimal residual disease assessment in multiple myeloma[J]. Lancet Oncol, 2016, 17（8）: e328-e346.

[11] 郭飘婷, 吴晴, 王松坡. 张镜人教授治疗多发性骨髓瘤的经验[J]. 世界中医药, 2015, 10（10）: 1549-1551, 1554.

[12] 范腾, 周红, 梁冰. 梁冰老师从调补消三法论治多发性骨髓瘤[J]. 时珍国医国药, 2017, 28（6）: 1469-1471.

[13] 方坚. 多发性骨髓瘤中医诊治思路探讨[J]. 广州中医药大学学报, 2013, 30（4）: 581-582, 599.

[14] 庄步玺, 梁昊, 卢芳国, 等. 多发性骨髓瘤中医病机分析及证治思路[J]. 湖南中医药大学学报, 2016, 36（8）: 14-16.

[15] 马丽, 沈一平, 周郁鸿. 沈一平主任治疗多发性骨髓瘤的临床经验[J]. 黑龙江中医药, 2014, 43（4）: 32-33.

[16] 白玉盛, 刘伟, 吴玉霞, 等. 多发性骨髓瘤临床特征的中医辨治策略探讨[J]. 中医药导报, 2017, 23（1）: 40-42.

[17] 黄智莉, 陈志雄, 于天启, 等. 多发性骨髓瘤中医证型聚类分析研究[J]. 新中医, 2011, 43（10）:

78-80.

[18] KIM J H, PARK B. Triptolide blocks the STAT3 signaling pathway through induction of protein tyrosine phosphatase SHP-1 in multiple myeloma cells[J]. Int J Mol Med, 2017, 40（5）: 1566-1572.

[19] ZENG R, ZENG L L, CHEN Y, et al. Triptolide-induced apoptosis by inactivating nuclear factor-kappa B apoptotic pathway in multiple myeloma in vitro[J]. J Huazhong Univ Sci Technolog Med Sci, 2011, 31（4）: 446-451.

[20] SCHMEEL F C, SCHMEEL L C, KIM Y, et al. Piceatannol exhibits selective toxicity to multiple myeloma cells and influences the Wnt/beta-catenin pathway[J]. Hematol Oncol, 2014, 32（4）: 197-204.

[21] HSIEH T C, LIN C Y, LIN H Y, et al. AKT/mTOR as novel targets of polyphenol piceatannol possibly contributing to inhibition of proliferation of cultured prostate cancer cells[J]. ISRN Urol, 2012, 2012（2）: Article ID272697.

[22] 吴迪炯, 徐瑾玉, 周郁鸿, 等. 苦参碱对多发性骨髓瘤细胞凋亡及泛素蛋白酶体通路的影响[J]. 中医杂志, 2016, 57（10）: 874-878.

[23] 赵含笑. 淫羊藿素在多发性骨髓瘤细胞凋亡中对Wnt/β-catenin通路的影响[D]. 广州: 广州中医药大学, 2019.

[24] FU R, CHEN Y, WANG X P, et al. Wogonin inhibits multiple myeloma-stimulated angiogenesis via c-Myc/VHL/HIF-1α signaling axis[J]. Oncotarget, 2016, 7（5）: 5715-5727.

[25] YANG B J, ZHAO S X. Polydatin regulates proliferation, apoptosis and autophagy in multiple myeloma cells through mTOR/p70s6k pathway[J]. Onco Targets Ther, 2017, 10: 935-944.

[26] 郭贺贺, 孙志强, 刘艳娟, 等. 去甲斑蝥素对骨髓瘤U266细胞Notch信号通路表达的影响[J]. 山东大学学报（医学版）, 2017, 55（3）: 32-37.

[27] 马柯娃, 孙超, 李建勇, 等. 多发性骨髓瘤预后因素的研究进展[J]. 中国实验血液学杂志, 2021, 29（4）: 1346-1350.

[28] 张旻, 孙春艳. t（11; 14）易位的多发性骨髓瘤的研究新进展[J]. 中国肿瘤临床, 2021, 48（22）: 1173-1176.

[29] 杨宁, 钟华. C-Myc在多发性骨髓瘤中的研究进展[J]. 肿瘤, 2021, 41（2）: 131-138.

[30] 中国医药教育协会血液学专业委员会, 中国中西医结合学会血液学专业委员会骨髓瘤专家委员会. 多发性骨髓瘤中西医结合诊疗专家共识（2019）[J]. 中华医学杂志, 2019, 99（28）: 2169-2175.

[31] 刘应彬, 朱熙君, 陶钟. 艾迪注射液联合PCD方案治疗多发性骨髓瘤的应用价值[J]. 安徽医学, 2019, 40（10）: 1118-1121.

[32] 王栋范, 李慧. 康艾注射液对多发性骨髓瘤细胞增殖的抑制作用及机制[J]. 中国药物经济学, 2021, 16（12）: 81-83, 87.

[33] 金娜, 袁超. 复方苦参注射液对多发性骨髓瘤干细胞特性的抑制作用[J]. 世界临床药物, 2021, 42（10）: 908-911.

[34] 邓宏, 龙顺钦, 吴万垠, 等. 艾灸防治化疗致白细胞减少症46例疗效观察[J]. 新中医, 2007, 39（6）: 90-91.

[35] 唐省三. "针必取三里, 灸必加关元"浅见[J]. 山东中医杂志, 2002, 22（4）: 245-246.

[36] 成泽东, 赵奕, 陈以国. 温和灸"关元"穴对慢性疲劳大鼠免疫球蛋白的影响[J]. 中华中医药学刊, 2013, 31（2）: 339-341.

[37] 郑雪峰, 聂焱, 王志强. 艾灸关元穴对化疗后低白细胞模型大鼠外周血象影响的实验研究[J]. 湖北中医杂志, 2009, 31（5）: 5-6.

[38] 丁凯凯. 艾灸足三里对恶性肿瘤晚期患者免疫功能及生存质量的研究[J]. 医学理论与实践, 2018, 31（5）: 684-685.

[39] 郭玲, 李倩, 曹灿, 等. 中药熏洗法治疗多发性骨髓瘤周围神经病变临床研究[J]. 中医药临床杂志, 2021, 33（3）: 536-539.

[40] KANOH T. Multiple myeloma: etiology, epidemiology, tumor biology and pathophysiology[J]. Nihon Rinsho, 1995, 53（3）: 543-551.

[41] CHATTOPADHYAY S, THOMSEN H, WEINHOLD N, et al. Eight novel loci implicate shared genetic etiology in multiple myeloma, AL amyloidosis, and monoclonal gammopathy of unknown significance[J]. Leukemia, 2020, 34（4）: 1187-1191.

[42] 王轶，安刚，邱录贵. 多发性骨髓瘤克隆演变研究进展[J]. 中华血液学杂志，2021，42（7）：611-615.

[43] HATTORI Y. Lymphoid malignancies：progress in diagnosis and treatment. Topics：I. Pathogenesis and pathophysiology—recent findings；3. Etiology and pathogenesis of plasma cell dyscrasia including multiple myeloma[J]. Nihon Naika Gakkai Zasshi，2011，100（7）：1773-1780.

[44] 朱晶晶，王建勋. 多发性骨髓瘤与骨髓微环境关系的研究进展[J]. 实用癌症杂志，2021，36（3）：516-518.

[45] 李诗文，刘卓刚. 自体造血干细胞移植后血液重建影响因素研究进展[J]. 现代肿瘤医学，2021，29（2）：358-361.

[46] 王超雨，夏冰，宁乔杨，等. 56例多发性骨髓瘤行患者自体造血干细胞移植治疗的临床疗效分析[J]. 中国实验血液学杂志，2018，26（5）：1396-1402.

[47] 吴倩，傅琤琤，朱霞明. 自体造血干细胞移植治疗多发性骨髓瘤的临床疗效及安全性[J]. 中国老年学杂志，2017，37（20）：5065-5067.

[48] KESIREDDY M，HOLSTEIN S A. The era of lenalidomide maintenance therapy in multiple myeloma：settings for achieving best outcomes[J]. Expert Rev Clin Pharmacol，2022，15（1-6）：19-31.

[49] JONES J R，PAWLYN C，JACKSON G H. Safety of lenalidomide for maintenance treatment of patients with multiple myeloma following autologous stem cell transplantation[J]. Expert Opin Drug Saf，2021，20（10）：1137-1145.

[50] 余云艳，鄢玲利，刘白南. 抗CD38单克隆抗体治疗多发性骨髓瘤的作用机制及研究进展[J]. 中国免疫学杂志，2021，37（18）：2300-2306.

[51] 高飞丹，封蔚莹，傅佳萍. 达雷妥尤单抗治疗多发性骨髓瘤的研究进展[J]. 中国肿瘤生物治疗杂志，2021，28（6）：643-646.

[52] BAHLIS N J，DIMOPOULOS M A，WHITE D J，et al. Daratumumab plus lenalidomide and dexamethasone in relapsed/refractory multiple myeloma：extended follow-up of POLLUX，a randomized，open-label，phase 3 study[J]. Leukemia，2020，34（7）：1875-1884.

[53] GROEN K，VAN DE DONK N，STEGE C，et al. Carfilzomib for relapsed and refractory multiple myeloma[J]. Cancer Manag Res，2019，11：2663-2675.

[54] ADAMS J. The proteasome：a suitable antineoplastic target[J]. Nat Rev Cancer，2004，4（5）：349-360.

[55] NIEWERTH D，JANSEN G，ASSARAF Y G，et al. Molecular basis of resistance to proteasome inhibitors in hematological malignancies[J]. Drug Resist Updat，2015，18：18-35.

[56] 杨君义，接贵涛. 靶向CD38的治疗多发性骨髓瘤新药：达拉木单抗[J]. 中国新药与临床杂志，2018，37（11）：616-618.

[57] VOORHEES P M，KAUFMAN J L，LAUBACH J，et al. Daratumumab，lenalidomide，bortezomib，and dexamethasone for transplant-eligible newly diagnosed multiple myeloma：the GRIFFIN trial[J]. Blood，2020，136（8）：936-945.

[58] HIDESHIMA T，ANDERSON K C. Molecular mechanisms of novel therapeutic approaches for multiple myeloma[J]. Nat Rev Cancer，2002，2（12）：927-937.

[59] MITSIADES N，MITSIADES C S，POULAKI V，et al. Apoptotic signaling induced by immunomodulatory thalidomide analogs in human multiple myeloma cells：therapeutic implications[J]. Blood，2002，99（12）：4525-4530.

[60] RICHARDSON P G，SCHLOSSMAN R L，WELLER E，et al. Immunomodulatory drug CC-5013 overcomes drug resistance and is well tolerated in patients with relapsed multiple myeloma[J]. Blood，2002，100（9）：3063-3067.

[61] CORRAL L G，HASLETT P A，MULLER G W，et al. Differential cytokine modulation and T cell activation by two distinct classes of thalidomide analogues that are potent inhibitors of TNF-alpha[J]. J Immunol，1999，163（1）：380-386.

[62] DREDGE K，HORSFALL R，ROBINSON S P，et al. Orally administered lenalidomide（CC-5013）is anti-angiogenic in vivo and inhibits endothelial cell migration and Akt phosphorylation in vitro[J]. Microvasc Res，2005，69（1-2）：56-63.

[63] LI S，PAL R，MONAGHAN S A，et al. IMiD immunomodulatory compounds block C/EBP{beta} translation through eIF4E down-regulation resulting in inhibition of MM[J]. Blood，2011，117（19）：5157-5165.

中医优势病种精准诊疗学

［64］ LOPEZ-GIRONA A，MENDY D，GAIDAROVA S，et al．B309 lenalidomide inhibits the multiple myeloma cell-survival factor IRF4/MUM1［J］．Clinical Lymphoma and Myeloma，2009，9（suppl 1）：S122．

［65］ JAKUBIKOVA J，ADAMIA S，KOST-ALIMOVA M，et al．Lenalidomide targets clonogenic side populations in multiple myeloma：pathophysiologic and clinical implications［J］．Blood，2011，117：4409-4419．

［66］ LAROCCA A，MONTEFUSCO V，BRINGHEN S，et al．Pomalidomide，cyclophosphamide，and prednisone for relapsed/refractory multiple myeloma：a multicenter phase 1/2 open-label study［J］．Blood，2013，122（16）：2799-2806．

［67］ STREETLY M J，GYERTSON K，DANIEL Y，et al．Alternate day pomalidomide retains anti-myeloma effect with reduced adverse events and evidence of in vivo immunomodulation［J］．Br J Haematol，2008，141（1）：41-51．

［68］ LACY M Q，ALLRED J B，GERTZ M A，et al．Pomalidomide plus low-dose dexamethasone in myeloma refractory to both bortezomib and lenalidomide：comparison of 2 dosing strategies in dual-refractory disease［J］．Blood，2011，118（11）：2970-2975．

［69］ SANCHEZ E，SMITH E J，YASHAR M A，et al．The role of B-cell maturation antigen in the biology and management of，and as a potential therapeutic target in，multiple myeloma［J］．Targeted Oncology，2018，13（1）：39-47．

［70］ CARPENTER R O，EVBUOMWAN M O，PITTALUGA S，et al．B-cell maturation antigen is a promising target for adoptive T-cell therapy of multiple myeloma［J］．Clinical Cancer Research，2013，19（8）：2048-2060．

［71］ 钟梦君，徐颖茜，邢海燕，等．靶向BCMA的嵌合抗原受体T细胞抗多发性骨髓瘤作用研究［J］．中华血液学杂志，2019，40（10）：804-811．

［72］ YAN Z L，CAO J，CHENG H，et al．A combination of humanised anti-CD19 and anti-BCMA CAR T cells in patients with relapsed or refractory multiple myeloma：a single-arm，phase 2 trial［J］．Lancet Haematol，2019，6（10）：e521-e529．

［73］ 栾春燕，菅子莹，程韬，等．B细胞成熟抗原（BCMA）靶向免疫治疗多发性骨髓瘤的研究进展［J］．中国实验血液学杂志，2019，27（5）：1701-1705．

第七篇　肝　病　篇

第一章 肝癖（非酒精性脂肪性肝病）

第一节 概　　述

非酒精性脂肪性肝病（NAFLD）是一种与胰岛素抵抗和遗传易感密切相关的代谢应激性肝损伤，包括非酒精性单纯性脂肪肝、非酒精性脂肪性肝炎（NASH）及其相关肝硬化[1]。本病是临床常见病和多发病，其发病率及检出率逐年增加，据报道，普通成人NAFLD患病率达20%～33%[2]。NAFLD不仅可以导致肝脏受损，还与代谢综合征（metabolic syndrome，MS）、2型糖尿病（type 2 diabetes mellitus，T2DM）、动脉硬化性心血管疾病以及结直肠肿瘤等的高发密切相关[3-4]。

中医学多从症状、病因病机等方面命名，将其归属于胁痛、痞满、肝胀、肝痞、肝癖、肝着、积聚、痰证、痰浊、湿阻、瘀证、肥气、积证等范畴。"十一五"国家中医药管理局中医肝病重点专科协作组将NAFLD的中医病名确定为"肝癖"。近年来中医对脂肪肝的认识与治疗不断深入，临床与基础研究取得了一定的成绩，特别是在治疗上展示出独特的优势。

第二节 病 因 病 机

一、中医学对肝癖病因病机的认识

肝癖的病因多端，但基本可以认为是饮食不节，嗜食肥甘，脾失健运，肝失疏泄，湿热蕴积脾胃，痰浊内生，气滞血瘀，最终导致气滞、痰湿、湿热、瘀血内结，积于胁下而发病，病位在肝脾，与肾有关。与痰浊、湿热、瘀血、气滞等病理因素有关，其中尤以痰瘀最为关键。其病机可概括为：肝失疏泄，肝血瘀滞；脾失健运，痰浊内生；肾气失化，痰瘀留滞[5-8]。

二、现代医学对非酒精性脂肪性肝病致病因素的认识

非酒精性脂肪性肝病是遗传-环境-代谢应激相关因素所致的以肝细胞脂肪变性为主的临床病理综合征，各种因素错综复杂，并与心脑血管疾病和糖尿病等疾病的发病密切相关，并相互作用。

（1）膳食因素。除高热量食物摄入过多容易导致肝内脂肪蓄积外，膳食结构失调也会导致脂肪肝。膳食结构失调中并非只有热量过剩才能导致脂肪肝，许多营养不良性疾病也可形成脂肪肝。

（2）内分泌和代谢性因素。脂肪肝的危险因素包括血脂紊乱、2型糖尿病等代谢综合征等代谢性因素，也与多囊卵巢综合征、甲状腺功能减退、垂体功能减退和性腺功能减退等密切相关。

（3）化学因素。常见的引起脂肪肝的毒物有四氯化碳、苯类、四氯乙烷、砷、铅、汞等。除毒物外，引起脂肪肝和脂肪性肝炎的药物种类庞杂，包括四环素类抗生素、糖皮质激素、大环内酯类药物、抗结核药物、抗真菌药物和部分抗肿瘤药物等。

（4）病原体微生物因素。病毒感染引起肝脏脂肪变性在丙型肝炎病毒感染中最为典型。在急性病毒性肝炎恢复期，如果过量摄入热量，容易诱发脂肪肝。另外，肠道微生态的改变对脂肪肝的形成和发展也有重要的作用。

（5）生活、工作与运动因素。交通出行的便捷与生活节奏的紧张，促使人群体力活动大幅减少，成为脂肪肝的重要危险因素。生活行为以及饮食习惯的改变也会导致脂肪肝的产生。

（6）遗传因素。遗传性疾病可引起肝脏损害和肝脏脂肪变性，主要是通过基因突变或染色体畸变直接致病，如肝豆状核变性、半乳糖血症、糖原累积病、果糖不耐症等。

第三节　诊断与鉴别诊断

一、诊断

（一）临床表现

肝癖（非酒精性脂肪性肝病）是以右胁痞满、胀痛甚或右胁下有肿块为主要表现的肝病类疾患，可伴肥胖、糖尿病、高血压、高脂血症、高尿酸血症等代谢综合征。

（二）辅助检查

（1）身高、体重、腰围。

（2）肝功能、血脂检查、乙肝两对半、丙型肝炎病毒RNA（HCV RNA）、甲功三项、自身免疫性肝病抗体谱、凝血功能、AFP定量、糖化血红蛋白、铜蓝蛋白，必要时完善皮质醇测定、胰岛素及C肽释放试验等。

（3）肝脏硬度值及脂肪定量扫描、肝胆脾胰彩超、CT、MRI。

（4）肝组织学检查。

（三）诊断要点

超重/肥胖、2型糖尿病或多项代谢紊乱个体的脂肪肝被定义为代谢相关脂肪性肝病（NAFLD）。中华医学会肝病学分会脂肪肝和酒精性肝病学组修订的《非酒精性脂肪性肝病诊疗指南》规定了NAFLD的临床诊断标准，明确NAFLD诊断需符合以下4项：①无饮酒史或饮酒折合乙醇量男性<140g/周，女性<70g/周；②除外病毒性肝炎、药物性肝病、全胃肠外营养、肝豆状核变性、自身免疫性肝病等可导致脂肪肝的特定疾病；③肝活检组织学改变符合脂肪性肝病的病理学诊断标准；

④参考FibroScan脂肪定量CAP＞260dB/m。鉴于肝组织学诊断难以获得，NAFLD可定义为：①肝脏影像学的表现符合弥漫性脂肪肝的诊断标准且无其他原因可供解释；②有代谢综合征相关组分的患者出现不明原因的血清丙氨酸氨基转移酶（ALT）和/或门冬氨酸氨基转移酶（AST）、谷氨酰转肽酶（GGT）持续增高半年以上，减肥和改善胰岛素抵抗后，异常酶谱和影像学脂肪肝改善甚至恢复正常者可明确NAFLD的诊断[9-10]。

二、鉴别诊断

（一）中医鉴别诊断

（1）与痞满相鉴别。痞满是脾胃功能失调、升降失司、胃气壅塞导致的以脘腹胀闷不舒为主证的病症，以自觉胀满、触之无形、按之柔软、压之无痛为临床特点。肝癖因肝气郁结，痰浊内蕴，气机不畅，脾胃运化功能失司可致腹胀，两者病位不同，可鉴别。

（2）与胸痛相鉴别。肝癖以一侧或两侧胁肋部胀痛或窜痛为主，伴有口苦、目眩等症。而胸痛是以胸部胀痛为主，可涉及胁肋部，伴有胸闷不舒、心悸少寐。

（3）与胃脘痛相鉴别。胃脘痛病位在胃脘，兼有嗳气频作、吞酸嘈杂等胃失和降的症状，而肝癖病位在胁肋部，伴口苦等少阳证的表现。

（二）西医鉴别诊断

（1）与酒精性肝病相鉴别。酒精性肝病可有肥胖及脂肪肝的相关表现，有长期饮酒史，一般超过5年，折合乙醇量男性≥40g/d，女性≥20g/d；或2周内有大量饮酒史，折合乙醇量＞80g/d。

（2）与病毒性肝炎相鉴别。病毒性肝炎是肝生化检查异常的常见原因，肝脂肪变性在基因3型HCV感染患者中常见，相应病毒检测可助诊断。但对于慢性HBV及非基因3型HCV感染的脂肪肝患者，如无过量饮酒史，则通常属于NAFLD而非病毒性脂肪肝，必要时可完善肝活检进行鉴别。

（3）与肝豆状核变性及自身免疫性肝病等相鉴别。相关铜蓝蛋白、自身抗体、免疫球蛋白等检测，结合病史进行鉴别。

（4）与药物性肝损伤相鉴别。类固醇、布洛芬、甲氨蝶呤、非甾体抗炎药及化疗药都可导致大泡性脂肪变性，四环素、丙戊酸、核苷及核苷类似物等可导致小泡性脂肪变性，胺碘酮、硝苯地平、他莫昔芬等可能引起NASH。中药（包括中药饮片及中成药）及保健品导致的肝损伤不可忽视。RUCAM因果关系评估量表有助于药物性肝损伤的诊断。

（5）与全胃肠外营养、炎性肠病、甲状腺功能减退症、库欣综合征、β-脂蛋白缺乏症以及一些与IR相关的综合征（脂肪萎缩性糖尿病、Mauriac综合征）等可导致脂肪肝的特殊情况相鉴别。

第四节 治 疗 概 况

一、中医辨证论治

1. 脾虚痰湿证

主证：胁肋胀痛，重着不舒，胸脘痞闷，头身困重，神疲乏力，食欲不振，口黏不渴，便溏不爽，舌质淡胖，舌苔白腻，脉弦滑。

治法：健脾益气，化痰除湿。

推荐方药：六君子汤合苓桂术甘汤加味，药用党参、茯苓、白术、酥半夏、陈皮、桂枝、泽泻、炙甘草、神曲。

中成药：山楂精降脂胶囊。

2. 湿热瘀结证

主证：胁肋疼痛如锥，纳呆恶心，口干口苦，厌食油腻，大便黏滞，小便黄赤，舌质深红，舌下脉络瘀曲，舌苔黄白相兼而腻，脉弦滑略数。

治法：清热化痰，活血通络。

推荐方药：黄连温胆汤合桂枝茯苓丸加减，药用茯苓、炙甘草、酥半夏、陈皮、枳实、竹茹、黄连、桂枝、桃仁、赤芍、牡丹皮。

中成药：脂必泰胶囊、当飞利肝宁胶囊。

3. 阴虚湿蕴证

主证：胁肋隐痛不休、部位固定难移，口干咽燥，心中烦热，两目干涩，头晕目眩，舌质紫暗、有瘀斑瘀点，舌苔薄腻，脉弦细数。

治法：祛湿，化浊，养阴。

推荐方药：金水六君煎加味，药用茯苓、酥半夏、陈皮、熟地黄、当归、炙甘草、神曲、山楂。

中成药：水飞蓟宾胶囊。

4. 阳虚痰湿证

主证：胁肋隐痛，面色晦暗，困倦嗜睡，畏寒多汗，口淡，大便稀溏，小便清长，舌淡嫩，苔薄白，脉沉迟无力。

治法：温阳化痰除湿。

推荐方药：附子理中汤合二陈汤加减，药用附子（先煎）、党参、茯苓、白术、陈皮、干姜、炙甘草、神曲、肉桂、紫苏子。

中成药：桂附理中丸、金匮肾气丸[11-12]。

二、中医特色治疗

（一）中药结肠水疗灌肠疗法

痰热瘀结者（灌肠5方）：药用桃仁、玄明粉等，水煎100mL保留灌肠。

脾虚痰湿、阳虚痰湿者（灌肠6方）：药用莱菔子、小茴香等，水煎100mL保留灌肠。

（二）饮食疗法

饮食疗法是非酒精性脂肪性肝病患者非药物疗法的重要组成部分，可与中医辨证论治同步进行。少食多餐，每餐不宜过饱，少吃宵夜；饮食配餐合理搭配，绿色粗纤维类食品可多，油腻、动物内脏、海产品类食物宜少；尽量回避含糖饮品，多饮白开水。

（三）中医外治法[13]

1. 针刺疗法

针刺治疗脂肪肝应遵循"实则泻之，虚则补之""热者清之，寒者温之"的治疗原则。针刺治疗主要选穴关元、足三里、合谷、太冲、内关，主要涉及任脉、胃经、大肠经、肝经、心包经，联合针刺对患者的症状、酶学指标、血脂方面的改善较单纯药物治疗更为显著[14]。

2. 刺络放血

主要选丰隆穴。临床研究提示该疗法对降低肝郁脾虚、痰瘀互结型脂肪肝患者的TG有优势。大鼠模型研究提示刺络放血法可降低高脂血症大鼠血清中IL-6、IL-18和TNF-α的含量，可显著减轻非酒精性脂肪性肝病大鼠模型的肝损伤，其机制可能与降低血清中瘦素水平、上调脂联素水平有关[15]。

3. 电针

主要选丰隆穴。大鼠模型研究提示电针可以通过减少IκB-α蛋白解离，抑制NF-κB的活化；能下调p-PERK、p-IRE1α蛋白和TNF-α、IL-6 mRNA的表达水平，调节脂质代谢，改善内质网应激与炎症反应状态，且电针丰隆效果更优[16]。

4. 耳穴疗法

朱震亨在《丹溪心法》中提出"盖十二经脉，上络于耳""耳者，宗脉之所附"。相对于单纯药物治疗，联合耳穴贴压组对ALT、AST、γ-GT、TG、TC及胰岛素抵抗指数的改善更大，更加有助于促使氧化应激反应趋向平稳状态，降低炎症因子水平[17]。

5. 穴位注射

穴位注射是以中医经络理论为基础，将现代注射液和传统针刺结合的一种新型疗法。选穴足三里，使用药物有硫普罗宁注射液、丹参注射液、维生素B$_1$等。

6. 穴位埋线

主要选中脘、天枢、脾俞、肝俞、肾俞等穴，有研究提示背俞穴穴位埋线可通过降低血清瘦素水平，并改善胰岛素抵抗，增加肝细胞对胰岛素的敏感性，从而调节血脂代谢，起到治疗NAFLD患者的作用[18]。

7. 敷贴疗法

主要选神阙、肝经穴位等。

8. 拔罐治疗

拔罐疗法对腹型肥胖患者的治疗有优势，主要选取神阙、天枢、大横、中脘、气海、关元等腹部穴位。另有刺络拔罐法，疗效亦佳，但临床上需要排除病毒性肝炎等血液传染病患者，需要提前了解患者对刺络拔罐的心理接受程度，还需要采取严格的消毒措施避免医院感染，可行性不如普通拔罐。

9. 其他外治法

包括艾灸、中药离子导入、推拿、应用肝病治疗仪等，或多种外治法联合使用。

三、中西医结合治疗

（一）运动疗法

适用于体重超重的非酒精性脂肪性肝病患者和营养过剩性非酒精性脂肪性肝炎患者。非酒精性脂肪性肝炎患者的运动疗法是其综合治疗的重要方面，根据患者的年龄、性别、病情、生活方式和习惯，以全身耐力为基础，制定个体化的运动处方[12]。

（1）运动种类：低强度、长时间有氧运动为主，如慢跑、快走（115～125步/min）。

（2）运动强度：运动时脉搏应维持在（170-年龄）次/min，最多不超过（200-年龄）次/min，或运动后疲劳感于10～20min内消失为宜。

（3）运动持续时间：每次20～60min。

（4）运动实施时间：下午或晚上。

（5）运动实施频率：每周3～5次。

（二）药物治疗

1. 西药

（1）他汀类药物：即3-羟基-3-甲基戊二酰辅酶A（HMG-CoA）还原酶抑制药，不仅能强效地降低总胆固醇（TC）和低密度脂蛋白（LDL），而且能在一定程度上降低TG，还能升高高密度脂蛋白（HDL），所以他汀类药物也被称为较全面的调脂药。

（2）熊去氧胆酸：能够抑制肝脏胆固醇的合成，促进胆固醇从胆囊向肠道排泄，减少肝脏脂肪，并可降低肝脏和血中三酰甘油的浓度。

2. 中成药

（1）脂必泰胶囊：组成为山楂、泽泻、白术、红曲。可消痰化瘀、健脾和胃，主治痰瘀互结、气血不利。

（2）山楂消脂胶囊：可能通过调节PPAR-γ信号通路，上调ADPN的表达，下调LEP的表达，从而改善代谢综合征大鼠的糖脂代谢和胰岛素抵抗。

四、难点分析

1. 诊断难点

非酒精性脂肪性肝病，尤其是NASH的诊断，目前仍然是以肝脏组织学检查为金标准。但肝活检的有创性、重复性差等局限，阻碍了其在临床诊断及治疗后评估中的应用。目前在临床中应用较为广泛的FibroScan等无创诊断技术，受患者体型、肝功能、进食状态影响，其准确性较难获得临床广泛认可。基于核磁共振技术衍生的质子磁共振波谱（magnetic resonance spectroscopy，MRS）分析，因设备难以普及和花费高昂，难以在临床上推广应用。因此，脂肪肝临床诊断的确立，应结合病因分析，并依赖于多体系指标的综合应用。

2. 治疗难点

（1）目前国内外均无疗效确切、证据充分的治疗NAFLD的公认药物。目前临床更多地把调整患者膳食结构、增加运动量作为NAFLD的基础治疗，辅助配合具有调脂、减重、护肝、抗氧化、改善代谢、减轻IR等作用的临床药物，以达到治疗NAFLD的目的。上述措施虽然在短期内具有改善肝脏脂肪沉积、减轻肝脏炎症的效果，但其远期疗效及其病情复发情况均有待进一步验证。

（2）2017年中华中医药学会制定的《非酒精性脂肪性肝病中医诊疗专家共识意见》[11]虽然推荐了胃苓汤、逍遥散、三仁汤合茵陈五苓散、膈下逐瘀汤合二陈汤等中药复方制剂，以及血脂康胶囊（片）、逍遥丸（颗粒）、绞股蓝总苷片、水飞蓟宾胶囊、复方益肝灵片等中成药制剂用以治疗NAFLD，但上述药物普遍缺乏高质量的临床应用证据，限制了其在临床大范围的推广，且上述药物临床作用机制均有待深入研究。

（3）NAFLD成因繁多，诸多致病因素相互交织，除遗传易感背景外，既有膳食结构失调，也有运动量减少，更混杂了社会心理等复杂因素。此种情况是NAFLD高复发率的基础，给临床治疗提出了巨大挑战。

五、医案验方

患者吴某某，女，55岁，因"腹胀1周"于2019年1月2日就诊。肝功能示ALT 94.8U/L。血脂常规：TC 6.04mmol/L。常规生化：UA 415.8μmol/L。免疫球蛋白三项、乙肝两对半定性未见异常。血常规、凝血六项、消化肿瘤二项、甲功三项、自身免疫性肝病抗体谱无明显异常。肝胆胰片脾门静脉系统彩超：轻度均匀性脂肪肝。FibroScan：CAP 315dB/m。入院症见：神清，精神可，腹胀，间有心悸，无腹痛，无乏力，无恶心呕吐，无厌油，无恶寒发热，无胸闷胸痛，无气促，纳可，眠差、易醒、多梦，夜尿3～4次，二便正常。舌淡，苔薄白，脉细。近2年体重增加6kg，入院体重56.3kg。既往有原发性高血压史。

西医诊断：①非酒精性脂肪性肝炎；②原发性高血压。

中医诊断：肝癖（脾虚痰湿证）。

西药：多烯磷脂酰胆碱10mL静脉滴注，每日1次；水飞蓟宾胶囊口服，每次2粒，每日3次。

中医分析：由于饮食不节等因素，患者脾胃受损，运化失职，湿浊内生，水湿聚久而生痰浊，遂成脾虚痰湿之证。《黄帝内经》云"诸湿肿满，皆属于脾""惟脾土虚湿，清者难升，浊者难降，留中滞膈，淤而成痰，故治痰先补脾，脾复健运之常，而痰自化矣"，因此在非酒精性脂肪性肝病临床论治中以健脾化湿祛痰为主。治疗脾虚痰湿证要以健脾化湿祛痰为原则，"脾为生痰之源""治痰先治脾"，脾虚运化无力，或清气不升，浊阴独留而为痰浊，对于肝癖之脾虚痰湿证，中医以健脾益气、化痰除湿为法。

中医治疗：

理疗：予中药封包外敷肝区，同时选择双侧太冲、期门、章门行穴位敷贴以加强疏通经络之效；"大力神"肝病治疗仪可改善肝脏微循环，增加肝脏血流量，进而改善腹胀等症状。

中药：二陈汤合苓桂术甘汤加减，药用炙甘草、陈皮、茯苓、姜半夏、桂枝、白术、山药、薤白、白芍、益智仁、炒酸枣仁。

方中姜半夏辛温性燥，善燥湿化痰，且能降逆和胃；陈皮理气燥湿祛痰；痰由湿生，湿自脾来，故以茯苓健脾渗湿，以白术加强茯苓健脾渗湿之功；桂枝温阳化气，活血通络；山药健脾益精；白术健脾燥湿，助脾运化使脾阳健旺，水湿自除；炙甘草调和诸药。全方燥湿理气祛已生之痰，健脾渗湿杜生痰之源，共奏燥湿化痰、理气和中之功。患者为中年女性，时有心悸，睡眠欠佳，考虑患者心、脾、肾亏虚，湿浊困阻上焦，心肾不交，相火不归，加用益智仁温脾暖肾缩尿，炒酸枣仁养心补肝，宁心安神，薤白通阳散结，行气导滞，白芍养血柔肝敛阴。以补益心肾，引相火下行。

结肠水疗+中药灌肠：水疗6方（紫苏子、山楂、白芥子等）。

结肠水疗通过结肠途径可清除食物残渣及代谢毒素，又能吸收对机体有用的物质，并利用结肠黏膜的半透膜特性通过弥散、对流与超滤原理，清除体内毒素，平衡离子及酸碱。水疗6方全方以行气化痰、通阳消积为法。

2019年1月9日查房，患者神清，精神可，无腹胀，间有心悸，无腹痛，无乏力，无恶心呕吐，无厌油，无恶寒发热，无胸闷胸痛，无气促，纳可，眠差较前减轻，易醒改善，多梦减轻，夜尿2～3次，二便正常。FibroScan：E 7.1kPa，CAP 273dB/m。体重减轻至53.4kg，予出院。出院后长期坚持中西医结合治疗。

2019年3月25日复诊，患者FibroScan：LSM 5.3kPa，CAP 198dB/m。体重51kg。

第五节 辨 证 施 护

一、辨证护理

（1）脾虚痰湿证：①保持病区环境安静幽雅。②嘱患者保持充足睡眠和休息，不宜操劳，怡养精神，情绪乐观，精神愉快，避免劳倦。

（2）湿热瘀结证：①保持病区环境安静幽雅，安居偏温病室，经常通风换气，保持空气新鲜。②嘱患者保持情绪乐观，精神愉快，消除急躁情绪，坚定治疗信心。精神愉快、肝气畅达则湿浊易化。

（3）阴虚湿蕴证：①保持病区环境安静幽雅，室内应经常通风，保持空气清新。②嘱患者保持情绪乐观，精神愉快，消除急躁情绪，坚定治疗信心。精神愉快、肝气畅达则湿蕴易化。

（4）阳虚痰湿证：①保持病区环境安静幽雅，患者安居偏温病室，经常通风换气，保持空气新鲜。②嘱患者保持情绪乐观，精神愉快，消除急躁情绪，坚定治疗信心。精神愉快、气机畅达则血瘀易化。

二、辨证施膳

1. 脾虚痰湿证

（1）饮食宜清淡，易消化，富含维生素，可多进食瓜蒌、丝瓜、菠菜、茄子等疏肝解郁、行气止痛之品，以及柑橘、佛手、薏苡仁、萝卜、山药、白扁豆等理气健脾食物。

（2）忌辛辣、刺激、肥甘厚味之品。

（3）平素可饮用玫瑰花茶以怡情疏肝。

2. 湿热瘀结证

（1）可进食豆制品、猪瘦肉、鱼、虾、脱脂牛奶等高蛋白食物。

（2）忌洋葱、蒜、姜、辣椒、胡椒和酒类等辛辣和刺激性食物。

（3）少食甜食、糖类。

（4）少进肉汤、鸡汤、鱼汤等含氮浸出物高的食品。

3. 阴虚湿蕴证

（1）少食肥甘厚味之品，可进芹菜、绿豆、冬瓜、薏苡仁等清热利湿之物。

（2）忌洋葱、蒜、姜、辣椒、胡椒和酒类等辛辣和刺激性食物。

（3）少食甜食、糖类。

4. 阳虚痰湿证

（1）饮食宜清淡，易消化，富含维生素，可多食蔬菜、水果、猪瘦肉等清淡有营养的食物，进食桂枝、肉桂等养阳之物，以及陈皮、茯苓等化湿之品。

（2）忌海鲜、冷饮、冷食等寒性食物。

（3）少食甜食、糖类及肉汤、鸡汤、鱼汤等含氮浸出物高的食品。

（4）可用干姜、桂枝、当归、肉桂、人参泡茶饮用。

第六节　循证研究

一、基础研究

（一）中医基础研究

近年来中医药复方或单体在非酒精性脂肪性肝病的基础研究上取得了一定的进展。祛瘀化浊方在降低大鼠谷草转氨酶、谷丙转氨酶、甘油三酯、血清总胆固醇，调节胰岛素抵抗方面明显优于模型组、多烯磷脂酰组，使大鼠肝脏糖代谢水平增强，脂质的沉积减少[19]。另一项研究发现，补肾降浊饮降低TC、TG、AST、ALT、TNF-α等效果明显优于对照组，并可减弱胰岛素信号转导，促进糖代谢，减少脂肪在肝脏中的沉积[20]。降脂瘦身汤可下调NF-κB蛋白表达，阻止肝脏细胞脂肪变性，改善血清中Glu、FFA、TG、TC、INS的含量[21]。绞股蓝总皂苷通过调节肠道菌群和短链脂肪酸代谢来改善高脂饮食诱导的大鼠非酒精性脂肪性肝病[22]。邱邦东等[23]发现鳖甲煎丸能够改善NAFLD模型大鼠肠道菌群紊乱情况，明显降低肠道通透性，显著减轻肝细胞损伤。龚杰等[24]观察发现，经泽泻提取物治疗后，非酒精性脂肪性肝病大鼠血清中AST、ALT、TG、LDL的水平呈剂量依赖性下降，并低于模型组，差异有统计学意义（P<0.05）。王萌等[25]通过实验研究了参苓白术散对非酒精性脂肪性肝病模型大鼠血脂、瘦素和胰岛素抵抗的影响，研究提示参苓白术散可明显降低大鼠血清转氨酶、血脂、瘦素、胰岛素、血糖和胰岛素抵抗指数，其机制可能与调节瘦素、改善胰岛素抵抗有关。

（二）现代医学基础研究

非酒精性脂肪性肝病与胰岛素抵抗和遗传易感密切相关，不仅可进展为肝纤维化、肝硬化和肝癌，还与代谢综合征（MS）、2型糖尿病（T2DM）、动脉硬化性心脑血管疾病以及结直肠肿瘤等的高发密切相关[26]。研究表明，肌肉衰减综合征与瘦人和肥胖症患者脂肪肝的发生都独立相关[9]。我国汉族居民NAFLD的遗传易感基因与国外报道基本相似，PNPLA3I148M和TM6SF2E167变异与NAFLD及其严重程度相关，这类患者IR的特征不明显[27]。高尿酸血症、红细胞增多症、甲状腺功能减退、垂体功能减退、睡眠呼吸暂停综合征、多囊卵巢综合征也是NAFLD发生发展的独立危险因素[28-31]。

NAFLD的病因尚未完全明确，但与IR、脂质过氧化密切相关。研究表明，机体在NAFLD状态下，游离脂肪酸发生过氧化，产生大量氧自由基，促进氧应激和脂质过氧化，同时促使肿瘤坏死因子-α、细胞色素P4502E1等炎性介质释放，炎性状态激活JNK信号通道，介导IR[32]。脂肪肝小鼠模型中发现内质网应激（endoplasmic reticulum stress，ERS）在NAFLD中起重要作用[33-34]。固醇调节元件结合蛋白（sterol regulatory element binding protein，SREBP）是内质网上的膜连接蛋白，其调控脂肪细胞的分化和脂肪的异位积累，是一个重要的调节因子，参与调控脂肪酸、甘油三酯合成，从而使得肝脏脂质增加，肝脏脂肪变性[35]。另外，磷脂酶D1（PLD1）的过表达可促进脂质滴的形成，而使用siRNA抑制PLD1的表达则可抑制脂质滴的形成[36]。双歧杆菌可以通过影响胆汁酸循环及抑制肝脏脂肪合成酶的活性来降低血脂，将碳水化合物酵解成短链脂肪酸，促进L细胞生成及GLP-1分泌等[37]。乳杆菌可产乳酸盐，增加粪便丁酸含量，并增强肠上皮细胞对丁酸的摄取，促进GLP-1分泌[38]。有研究表明，在高脂饮食诱导的肠道菌群紊乱中观察到厚壁菌门的相对丰度增加，拟杆菌门的相对丰度减少[39]。研究认为厚壁菌门与拟杆菌门的比值增加会使机体获取能量的能力增强[40]。并且许多研究人员发现降低厚壁菌门与拟杆菌门的比值在改善NAFLD方面起着重要作用[41-42]，因此调节肠道菌群在非酒精性脂肪性肝病的发生、发展、治疗中有着重要意义。

二、临床研究

（一）中医研究

1. 辨证论证研究

目前NAFLD西医治疗尚无特效方案。近年来，中西医结合治疗NAFLD取得了较大进展，祖国医学认为NAFLD的发病主要由湿、瘀、痰所致，其病位在肝，与肾、脾关系密切，认为主要是因为肝失疏泄，痰浊内生，瘀血阻滞，致使肝郁化热，最终导致痰湿瘀热互结，痹阻肝脏脉络而形成非酒精性脂肪性肝病[43]。研究认为，中医药治疗NAFLD的机制可能是：①改善胰岛素抵抗；②调节脂质代谢；③抗脂质过氧化；④调节细胞因子；⑤调控脂质代谢相关因子；⑥调控线粒体功能；⑦调节脂质代谢动态平衡；⑧调节肠道菌群等[44]。2017年中华中医药学会脾胃病分会形成的《非酒精性脂肪性肝病中医诊疗专家共识意见》将本病分为湿浊内停证、肝郁脾虚证、湿热蕴结证、痰瘀互结证、脾肾两虚证。朱丽雯[45]将非酒精性脂肪性肝病证型分为肝郁脾虚型、脾虚湿阻型、肝肾阴虚型、肝气郁滞型，并指出轻度脂肪肝多见肝郁脾虚型，而中重度脂肪肝多见肝肾阴虚型。

2. 专病专方研究

健脾清脂方[46]能够改善NAFLD肝郁脾虚证患者临床症状与体征，改善IR和脂代谢紊乱，其机制可能是通过下调脂多糖、D-乳酸、DAO、Claudin-4水平，上调Claudin-1水平，增强肠道黏膜屏障功能，改善肝脏脂质沉积，从而改善肝功能。朱跃等[47]采用疏肝健脾降浊汤（郁金、丹参、绞股蓝、茯苓、炒白术、泽泻、决明子、山楂、白芥子、水飞蓟、甘草）治疗非酒精性脂肪性肝病患者，该方具有疏肝健脾、化痰利湿降浊之效，结果显示，观察组患者的ALT、AST、GGT及TBil等肝功能指标水平均降低。杨丽萍[48]分别用自拟消脂方（荷叶、白术、茯苓、郁金、竹叶、赤芍、泽兰）和血脂康胶囊治疗湿热型非酒精性脂肪肝各53例，总有效率为96.23%。梁得稳等[49]在中满分消丸治疗非酒精性脂肪性肝病可行性分析中认为，中满分消丸作为中药复方，方中集六君、二陈、半夏泻心等多方于一方，合疏肝、健脾、理气、燥湿化痰法于一体，组方严谨，配伍合理，方中多种药物及配伍关系对非酒精性脂肪性肝病的病因病机及病理因素具有较高的针对性。

3. 中成药研究

当飞利肝宁胶囊是具有清热利湿、化湿利胆作用的中成药。采用当飞利肝宁胶囊联合二甲双胍治疗NAFLD的临床研究表明，120例患者中经过治疗症状明显改善者达109例，且治疗前后检查提示血脂、肝功能与超声指标均有明显改善，疗效显著[50]。化滞柔肝颗粒能够清热利湿、柔肝祛滞，且方药配伍可利湿不伤阴、活血不伤正，不失为治疗NAFLD的有效药物。多烯康胶丸联合化滞柔肝颗粒的治疗组有效率达93%，远高于单独应用多烯康胶丸治疗的对照组的57%，血脂及肝功能好转程度大于对照组[51]。强肝胶囊是扶正祛邪的一种中成药，具有健脾益气、疏肝活血、清热除湿的功效，可以改善患者的ALT、TG、TC、肝/脾CT比值[52]。益肝灵软胶囊是含水飞蓟素的保肝药，对肝细胞代谢、解毒和合成起到重要作用，可有效改善NAFLD患者的肝功能、血脂代谢情况，减轻脂肪肝的程度[53]。脂必泰胶囊源于经典名方泽泻汤，方中红曲活血化瘀、健脾消食，该方还含有多种他汀同系物，降脂作用突出[54]。脂必泰胶囊联合多烯磷脂酰胆碱胶囊可调整肠道菌群紊乱和异常血脂，减轻炎性反应，增强肠道屏障，对NAFLD有良好的治疗作用[55]。

4. 中医外治法研究

中医外治法中，针刺治疗、耳穴治疗、穴位注射、穴位埋线、敷贴疗法、拔罐疗法用于 NAFLD 的临床研究已多有报道[13]。多项研究表明，针灸可以通过调节固醇调节元件结合蛋白 （SREBP）水平[56]、调节 PPAR-α 改善肝脏脂质代谢[57]，也可以通过下调 NF-κB 的表达，改善 IL-8、IL-6、TNF-α 等炎性细胞因子水平，调节瘦素及脂联素[58]，改善胰岛素抵抗等作用治疗非酒精性脂肪性肝病[59]。

5. 民族医学研究

藏药达堆方初始载于著名藏医药学家米彭·朗杰嘉措所著的《集药利乐库》中[60]，是藏医治疗脂肪肝的经典方剂，全方具有保肝健胃、行气活血、排毒护肝的功效。研究表明[61]，达堆卡擦丸能显著降低 ALT、AST、γ-GT、ALP 等肝功能相关指标，提示达堆卡擦丸对肝细胞的保护效应明显，或与其改善肝内微循环和代谢相关。藏药七味铁屑胶囊是根据传统藏医药防治理论而研制的藏药复方制剂，具有行气活血、平肝清热止痛作用，研究表明七味铁屑胶囊能改善患者症状、降低血脂、改善肝功能[62]。蒙医以"祛巴达干热"及对症治疗为原则，并结合患者病情进行辨证治疗，彻底改善了肝纤维化及形态学改变，提高了临床总疗效[63]。

（二）现代医学研究

NAFLD 发病机制不明确，通常认为是由遗传因素和环境因素等多种因素共同作用所致[64]。研究指出，基因多态性与 NAFLD 遗传易感性有关[65]。国外文献报道，PNPLA3 rs738409 基因多态性与 NAFLD 患病有关[66-67]。对多个种族人群的进一步研究证实了 PNPLA3 rs738409 I148M 对 NAFLD 遗传易感性的影响[68-69]。Schwimmer 等[70]通过对有和无 NAFLD 的肥胖症儿童粪便样品的细菌基因进行测序，评估其组成和功能，结果表明，NAFLD 及其严重程度与细菌丰富程度有关，NAFLD 患儿的粪便菌群 α-多样性低于对照组患儿的粪便菌群，其中 NASH 患儿的粪便菌群 α-多样性最低。Philips 等[71]通过鼻胃管途径对 NAFLD 患者进行粪便菌群移植治疗，治疗后 1 年患者生存率明显提高。同时，研究还发现患者进行粪便菌群移植治疗 6 个月至 1 年以后，其肠道菌群的结构发生了非常明显的变化。国内研究发现，女性绝经后 NAFLD 的患病风险增加、进展程度加重，雌激素水平低下是 NAFLD 与女性绝经相关的首要因素，其次绝经后女性易发生的 IR 和腹型肥胖增加了 NAFLD 的发生风险[72]。多项研究表明，高脂血症是 NAFLD 的危险因素，患有高脂血症的患者合并 NAFLD 的概率远高于正常人群[73-74]。高脂血症患者血液中 TG、TC 及 LDL-C 水平升高，HDL-C 降低，FFA 增多。另一些研究发现，固有免疫的激活与 NAFLD 的发生、发展密切相关[75]。NAFLD 患者的血清免疫球蛋白（IgG、IgM 和 IgA）高于正常水平，且 IgG 和 IgA 伴随着 NAFLD 程度的加重呈逐步递增趋势[76]。陈立新等[77]发现小剂量奥贝胆酸可能通过不完全激活 FXR 和抑制 FATP5 发挥治疗 NAFLD 的作用，有望被 FDA 批准用于 NAFLD 的治疗。在减肥药物方面，奥利司他可通过抑制脂肪酶减少人体对饮食中脂肪的吸收，西布曲明可以降低食欲，这两种药物都曾被用作减肥药而间接治疗脂肪肝，由于西布曲明副作用明显，现已被禁止生产和使用[78]。二甲双胍可以通过促进外周胰岛素与胰岛素受体的结合，有效改善胰岛素抵抗，从而减少肝脏脂肪的蓄积。噻唑烷二酮类药物是过氧化物酶体增殖物激活受体γ的合成配体，有很强的胰岛素增敏作用，这些药物都被用于 NAFLD 的治疗。

（蒋开平　张磊　谢悠青）

● 参考文献

[1] MASARONE M，FEDERICO A，ABENAVOLI L，et al．Non alcoholic fatty liver：epidemiology and natural history[J]．Reviews on Recent Clinical Trials，2014，9（3）：126-133．

[2] WANG F S，FAN J G，ZHANG Z，et al．The global burden of liver disease：the major impact of China[J]．Hepatology，2014，60（6）：2099-2108．

[3] FAN J G，KIM S U，WONG V W．New trends on obesity and NAFLD in Asia[J]．J Hepatol，2017，67（4）：862-873．

[4] WANG M M，WANG G S，SHEN F，et al．Hepatic steatosis is highly prevalent in hepatitis B patients and negatively associated with virological factors[J]．Dig Dis Sci，2014，59（10）：2571-2579．

[5] 李军祥，陈润花，苏冬梅，等．中医药治疗非酒精性脂肪性肝病研究述评[J]．世界华人消化杂志，2010，18（14）：1443-1451．

[6] 张声生，王垂杰，沈洪．特色专科实用手册·消化病[M]．北京：中国中医药出版社，2008：214-221．

[7] 季光，郑培永．中医药治疗脂肪肝的研究述评[J]．中医药学刊，2004，22（1）：87-88，102，105．

[8] 李玉红，张伯礼，徐宗佩，等．脂肪肝中医药辨治系统评价[J]．辽宁中医杂志，2002，29（11）：657-659．

[9] 中华医学会肝病学分会脂肪肝和酒精性肝病学组，中国医师协会脂肪性肝病专家委员会．非酒精性脂肪性肝病防治指南（2018年更新版）[J]．临床肝胆病杂志，2018，34（5）：947-957．

[10] 中华中医药学会脾胃病分会．非酒精性脂肪性肝病中医诊疗指南（基层医生版）[J]．中西医结合肝病杂志，2019，29（2）：附Ⅲ-附Ⅵ．

[11] 中华中医药学会脾胃病分会．非酒精性脂肪性肝病中医诊疗专家共识意见（2017）[J]．临床肝胆病杂志，2017，33（12）：2270-2274．

[12] 国家中医药管理局华南区中医肝病诊疗中心联盟．肝癖（非酒精性脂肪性肝炎）诊疗方案[J]．中国肝脏病杂志（电子版），2021，13（1）：1-9．

[13] 王宣，郑超，张景豪，等．中医外治法治疗非酒精性脂肪性肝病临床研究进展[J]．中西医结合肝病杂志，2020，30（4）：383-384，附Ⅰ．

[14] 孟胜喜．针刺治疗非酒精性脂肪性肝炎疗效观察[J]．中国针灸，2009，29（8）：616-618．

[15] 魏丹蕾，赵慧玲，曾蕊，等．刺络泻血法对非酒精性脂肪肝病相关炎性因子IL-6、IL-18、TNF-α的影响[J]．中华中医药杂志，2018，33（4）：1631-1633．

[16] 余敏，唐成林，冯启廷，等．电针丰隆穴对非酒精性脂肪肝病大鼠肝脏p-PERK、p-IRE1α及炎性因子的影响[J]．中国中医基础医学杂志，2018，24（5）：651-655．

[17] 孔杜娟，周小娟，刘鹏飞，等．耳穴贴压联合阿托伐他汀治疗非酒精性脂肪肝40例临床观察[J]．河北中医，2016，38（4）：534-537．

[18] 周晓玲，谢胜，侯秋科．背俞穴穴位埋线对非酒精性脂肪肝血清瘦素水平及胰岛素抵抗指数的影响[J]．辽宁中医药大学学报，2012，14（2）：58-59．

[19] 黄鸿娜，黄晶晶，毛德文，等．祛瘀化浊方对非酒精性脂肪性肝病模型大鼠脂代谢及肝功能的影响[J]．现代中西医结合杂志，2018，27（4）：351-353，426．

[20] 吕宝伟，冯春青，孙建光．补肾降浊饮对非酒精性脂肪性肝病大鼠胰岛素抵抗的影响[J]．中国实验方剂学杂志，2018，24（12）：107-113．

[21] 董文娟，杨立宏，张文佳．降脂瘦身汤对非酒精性脂肪性肝病大鼠脂代谢及核转录因子-κB蛋白表达影响的实验研究[J]．陕西中医，2021，42（8）：1016-1019．

[22] 钟方为，李庚喜，曾立．基于肠道菌群和短链脂肪酸代谢探讨绞股蓝总皂苷改善大鼠非酒精性脂肪性肝病的实验研究[J]．中国中药杂志，2022（9）：2500-2508．

[23] 邱邦东，臧月，王生，等．鳖甲煎丸改善肠道菌群失调治疗大鼠非酒精性脂肪肝的机制探讨[J]．中国实验方剂学杂志，2017，23（4）：145-151．

[24] 龚杰，丁岩，干仲元，等．泽泻提取物对大鼠非酒精性脂肪肝的治疗作用[J]．中国比较医学杂志，2018，28（7）：68-76．

[25] 王萌，张会存，刘欣，等．参苓白术散对非酒精性脂肪性肝病模型大鼠瘦素及胰岛素抵抗的影响[J]．中国中

医药信息杂志，2018，25（10）：35-39.

[26] 孙超，范建高. 中外非酒精性脂肪性肝病诊疗指南解读[J]. 中国实用内科杂志，2019，39（3）：235-238.

[27] ZHANG R N, ZHENG R D, MI Y Q, et al. APOC3 rs2070666 is associated with the hepatic steatosis independently of PNPLA3 rs738409 in Chinese Han patients with nonalcoholic fatty liver diseases[J]. Digestive Diseases & Sciences, 2016, 61（8）：2284-2293.

[28] XU L, MA H, MIAO M, et al. Impact of subclinical hypothyroidism on the development of non-alcoholic fatty liver disease: a prospective case-control study[J]. Journal of Hepatology, 2012, 57（5）：1153-1154.

[29] XU C F, YU C H, XU L, et al. High serum uric acid increases the risk for nonalcoholic fatty liver disease: a prospective observational study[J]. PLoS One, 2010, 5（7）：e11578.

[30] MA H, XU C F, XU L, et al. Independent association of HbA1c and nonalcoholic fatty liver disease in an elderly Chinese population[J]. BMC Gastroenterol, 2013, 13（1）：3.

[31] XU C, WAN X Y, XU L, et al. Xanthine oxidase in non-alcoholic fatty liver disease and hyperuricemia: one stone hits two birds[J]. J Hepatol, 2015, 62（6）：1412-1419.

[32] 王慧敏，都健. JNK信号转导通路与2型糖尿病[J]. 国际内科学杂志，2009，36（3）：128-131.

[33] LEBEAUPIN C, VALLÉE D, HAZARI Y, et al. Endoplasmic reticulum stress signal ling and the pathogenesis of non-alcoholic fatty liver disease[J]. J Hepatol, 2018, 69（4）：927-947.

[34] JA H K, HYO J L, WON K, et al. Endoplasmic reticulum stress in hepatic stellate cells promotes liver fibrosis via PERK mediated degradation of HNRNPA1 and up-regulation of SMAD2[J]. Gastroenterology, 2016, 150（1）：181-193.

[35] 侯洪涛，裘艳梅，张建，等. GLP-1下调非酒精性脂肪肝病大鼠SOCS-3和SREBP-1c的表达[J]. 中国病理生理杂志，2016，32（7）：1312-1316.

[36] 杨丹，孙波，崔振宇，等. 磷脂酶D1促进非酒精性脂肪性肝病体外模型的脂肪生成[J]. 同济大学学报（医学版），2020，41（6）：709-716.

[37] LI T, YANG J J, ZHANG H X, et al. Bifidobacterium from breastfed infant faeces prevent high-fat-diet-induced glucose tolerance impairment, mediated by the modulation of glucose intake and the incretin hormone secretion axis[J]. J Sci Food Agric, 2020, 100（8）：3308-3318.

[38] KUMAR A, ALREFAI W A, BORTHAKUR A, et al. Lactobacillus acidophilus counteracts enteropathogenic E. coli-induced inhibition of butyrate uptake in intestinal epithelial cells[J]. Am J Physiol Gastrointest Liver Physiol, 2015, 309（7）：G602-G607.

[39] LU X J, LIU J X, ZHANG N S, et al. Ripened puerh tea extract protects mice from obesity by modulating gut microbiota composition[J]. J Agric Food Chem, 2019, 67（25）：6978-6994.

[40] CHENG M, ZHANG X, ZHU J Y, et al. A metagenomics approach to the intestinal microbiome structure and function in high fat die tinduced obesity mice fed with oolong tea polyphenols[J]. Food Funct, 2018, 9（2）：1079.

[41] 刘巧红，赵瑜，胡义扬. 调节肠道菌群治疗非酒精性脂肪性肝病的研究进展[J]. 世界中医药，2020，15（7）：1075.

[42] 周方，欧阳建，黄建安，等. 茶多酚对肠道微生物的调节作用研究进展[J]. 茶叶科学，2019，39（6）：619-630.

[43] 刘晓燕，高卉. 非酒精性脂肪性肝病的研究进展[J]. 湖北科技学院学报（医学版），2019，33（4）：364-368.

[44] 侯艺鑫，王宪波，杨玉英，等. 中医药防治非酒精性脂肪性肝病的作用机制[J]. 临床肝胆病杂志，2016，32（4）：785-789.

[45] 朱丽雯. 体检人群脂肪肝中医证型特点及相关因素分析[J]. 中外女性健康研究，2018（13）：117，129.

[46] 吴颖，王峰，金玺. 健脾清脂方治疗非酒精性脂肪性肝病肝郁脾虚证临床疗效及机制研究[J]. 中国中医药信息杂志，2020，27（12）：26-31.

[47] 朱跃，徐建初. 疏肝健脾降浊汤治疗脾虚湿盛、痰瘀阻络型非酒精性脂肪性肝病54例[J]. 浙江中医杂志，2019，54（9）：650.

[48] 杨丽萍. 自拟消脂方加减与血脂康胶囊治疗湿热型非酒精性脂肪肝的效果比较[J]. 河南医学研究，2020，29

（4）：693-695.

[49] 梁得稳，李亚楠，高望．中满分消丸治疗非酒精性脂肪肝可行性分析[J]．亚太传统医药，2020，16（3）：209-210.

[50] 林继红．当飞利肝宁胶囊联合二甲双胍治疗非酒精性脂肪性肝病的临床效果观察[J]．临床合理用药杂志，2015（17）：14-15.

[51] 郭遂成，孙杰．化滞柔肝颗粒联合多烯康胶丸和弹性酶肠片治疗非酒精性脂肪肝疗效观察[J]．现代中西医结合杂志，2013，22（31）：3472-3473.

[52] 刘子永，吕俊旭．强肝胶囊治疗非酒精性脂肪肝疗效观察[J]．现代中西医结合杂志，2014，23（6）：600-601.

[53] 王爱东．益肝灵软胶囊治疗非酒精性脂肪性肝病30例[J]．河南中医，2015，35（4）：756-758.

[54] CICER0 A F G，FOGACCI F，BANACH M．Red yeast rice for hypercholesterolemia[J]．Methodist Debakey Cardiovasc J，2019，15（3）：192-199.

[55] 潘哲，张文富，吕建林，等．脂必泰胶囊治疗非酒精性脂肪肝临床研究[J]．中华中医药学刊，2020，11（38）：78-80.

[56] 余敏，李钢，唐成林，等．电针"丰隆"穴对非酒精性脂肪肝大鼠肝组织固醇调节元件结合蛋白-1c的影响[J]．针刺研究，2017，42（4）：308-314.

[57] 杨茜雯，王岩，杨英．穴位埋线对非酒精性脂肪性肝病模型大鼠脂质代谢及AdipoR2-PPARα-CPT1a信号通路mRNA表达水平的影响[J]．中国兽医学报，2018，38（10）：1989-1993.

[58] 曾蕊，魏丹蕾，张博，等．刺络泻血对非酒精性脂肪性肝病模型大鼠瘦素及脂联素的影响[J]．世界中医药，2018，13（4）：949-953

[59] 钟培玲，刘林华，贺劲松．针灸治疗非酒精性脂肪性肝病的研究进展[J]．广州中医药大学学报，2022，39（3）：727-734.

[60] 西藏拉萨市藏医院研究所．藏成药介绍[M]．拉萨：西藏人民出版社，1979.

[61] 白央，拉巴．藏药达堆卡擦丸治疗脂肪肝的临床研究[J]．智慧健康，2021，7（17）：147-149.

[62] 德吉，白玛，索朗，等．藏药七味铁屑胶囊治疗脂肪肝的临床研究[J]．中国民族医药杂志，2011，17（7）：3-6.

[63] 罗小军．蒙医治疗非酒精性脂肪肝疗效分析[J]．中国民族医药杂志，2018，24（1）：1-2.

[64] PIERANTONELLI I，SVEGLIATI-BARONI G．Nonalcoholic fatty liver disease：basic pathogenetic mechanisms in the progression from NAFLD to NASH[J]．Transplantation，2019，103（1）：1-13.

[65] TANG S，ZHANG J，MEI T T，et al．Association of PNPLA3 rs738409 G/C gene polymorphism with nonalcoholic fatty liver disease in children：a meta-analysis[J]．BMC Med Genet，2020，21（1）：163-172.

[66] TIKHOMIROVA A S，KISLYAKOV V A，BAYKOVA I E，et al．Clinical-morphological parallels of the PNPLA3 gene polymorphism in patients with nonalcoholic fatty liver disease[J]．Ter Arkh，2018，90（2）：85-88.

[67] DAI G R，LIU P F，LI X M，et al．Association between PNPLA3 rs738409 polymorphism and nonalcoholic fatty liver disease（NAFLD）susceptibility and severity：a meta-analysis[J]．Medicine（Baltimore），2019，98（7）：14324-14332.

[68] WALKER R W，BELBIN G M，SOROKIN E P，et al．A common variant in PNPLA3 is associated with age at diagnosis of NAFLD in patients from a multi-ethnic biobank[J]．J Hepatol，2020，72（6）：1070-1081.

[69] LIU W Y，ZHENG K I，PAN X Y，et al．Effect of PNPLA3 polymorphism on diagnostic performance of various noninvasive markers for diagnosing and staging nonalcoholic fatty liver disease[J]．J Gastroenterol Hepatol，2020，35（6）：1057-1064.

[70] SCHWIMMER J B，JOHNSON J S，ANGELES J E，et al．Microbiome signatures associated with steatohepatitis and moderate to severe fibrosis in children with nonalcoholic fatty liver disease[J]．Gastroenterology，2019，157（4）：1109-1122.

[71] PHILIPS C A，PANDE A，SHASTHRY S M，et al．Healthy donor fecal microbiota transplantation in steroid-ineligible severe alcoholic hepatitis：a pilot study[J]．Clin Gastroenterol Hepatol，2017，15（4）：600-602.

[72] 张青，郭君红，周俪姗，等．女性绝经后非酒精性脂肪性肝病的研究进展[J]．中华肝脏病杂志，2020，28（7）：629-632.

[73] 林敬楠，苏东星，肖晨，等．非酒精性脂肪肝的危险因素logistic分析及临床意义[J]．世界最新医学信息文摘，2019，19（105）：35-36．

[74] 梁炬峰，齐韵然，姚玉环，等．非酒精性脂肪性肝病人群知晓率及发病危险因素研究[J]．河北医科大学学报，2018，39（2）：210-214．

[75] 娄经风，鄢光宇，黄志军，等．固有免疫与非酒精性脂肪肝的研究进展[J]．中南大学学报（医学版），2020，45（12）：1464-1468．

[76] 符仲标，陈琼，王勇，等．免疫球蛋白水平与非酒精性脂肪肝的相关性研究[J]．中国中西医结合消化杂志，2021，29（12）：891-893．

[77] 陈立新，林创珍，郁冰清，等．奥贝胆酸治疗非酒精性脂肪肝的疗效和机制——胆汁酸药物的利和弊[J]．中国临床新医学，2021，14（8）：756-761．

[78] 李冬娟，钟继昌，谢少康，等．非酒精性脂肪肝病的发病机制及药物治疗研究进展[J]．名医，2020（10）：71-72．

第二章　肝着（慢性乙型肝炎）

第一节　概　　述

慢性乙型肝炎（chronic hepatitis B，CHB）是指由HBV持续感染6个月以上引起的慢性肝脏炎症性疾病[1]。中医学将其归属于胁痛、痞满、肝着、积证等范畴。"十一五"国家中医药管理局中医肝病重点专科协作组将慢性乙型肝炎的中医病名确定为"肝着"。肝着，又称肝著，临床症状有乏力、纳差、腹胀、尿黄、便溏等，部分患者无明显不适症状。

第二节　病　因　病　机

一、中医学对肝着病因病机的认识

中医学认为肝着由湿热疫毒之邪内侵所致，当人体正气不足无力抗邪时发病，常因外感、情志、饮食、劳倦而诱发。其病机特点是湿热疫毒隐伏血分，引发湿热内结证；湿阻气机则肝失疏泄、肝郁伤脾或湿热伤脾，可导致肝郁脾虚证；湿热疫毒郁久伤阴，可导致肝肾阴虚证；久病阴损及阳，或素体脾肾亏虚感受湿热疫毒，可导致脾肾阳虚证；久病致瘀、久病入络，即可导致瘀血阻络证。本病的病位主要在肝，常多涉及脾、肾两脏及胆、胃、三焦等腑。病性属本虚标实，虚实夹杂。由于本病的病因、病机、病位、病性复杂多变，病情交错难愈，故应辨明"湿、热、瘀、毒之邪实与肝、脾、肾之正虚"两者之间的关系[2-3]。

二、现代医学对慢性乙型肝炎致病因素的认识

慢性HBV感染的发病机制较为复杂，迄今尚未完全阐明。HBV不直接杀伤肝细胞，病毒引起的免疫应答是导致肝细胞损伤及炎症坏死的主要机制，而炎症坏死持续存在或反复出现是慢性HBV感染者进展为肝硬化甚至HCC的重要因素[1]。

第三节　诊断与鉴别诊断

一、诊断

（一）临床表现

临床常见肝区胀满、疼痛不适，不欲饮食，疲倦乏力，皮肤巩膜黄染，尿黄，大便烂等症状，部分患者可见肝掌和/或蜘蛛痣，肋下可触及脾脏，双下肢浮肿。

（二）辅助检查

检查项目包括乙肝两对半、HBVDNA，HCV RNA、肝功八项、凝血六项、血常规、AFP定量、甲功三项、自身免疫性肝病抗体谱，必要时可完善HBV基因分型、肝纤四项，有条件时可完善HBc抗体定量、HBVRNA定量、维生素K或拮抗剂–Ⅱ诱导蛋白，以及肝脏硬度值及脂肪定量扫描、肝胆脾胰彩超、CT、MRI、肝活组织检查。

（三）诊断要点

诊断要点主要包括HBV感染病程超过6个月，症状持续和肝功能异常，有胁痛或不适、纳差、乏力、腹胀、口干、目黄、尿黄、便溏等证候，甚则可见颈胸部赤丝、红缕及朱砂掌、胁下痞块或下肢浮肿。

有乙型肝炎或HBsAg阳性史超过6个月，且HBsAg和/或HBVDNA仍为阳性者，可诊断为慢性HBV感染。慢性乙型肝炎可分为：①HBeAg阳性慢性乙型肝炎，血清HBsAg、HBVDNA和HBeAg阳性，抗–HBe阴性，血清ALT持续或反复升高，或肝组织学检查有肝炎病变。②HBeAg阴性慢性乙型肝炎，血清HBsAg、HBVDNA阳性，HBeAg持续阴性，抗–HBe阳性或阴性，血清ALT持续或反复升高，或肝组织学检查有肝炎病变。③隐匿性慢性乙型肝炎，血清HBsAg阴性，但血清和/或肝组织中HBVDNA阳性，并有CHB的临床表现。

二、鉴别诊断

（一）中医鉴别诊断

（1）与虚劳相鉴别：虚劳是由多种原因导致的以脏腑功能衰退、气血阴阳虚耗为主要病机的疾病，亦有全身乏力、形体消瘦等症状，以一系列精气亏虚症状为特征，而肝着病位在肝，以肝脏的症状为突出表现。

（2）与痞满相鉴别：痞满是由于脾胃功能失调，升降失司，胃气壅塞，出现以脘腹胀闷不舒为主证的病症。以自觉胀满，触之无形，按之柔软，压之无痛为临床特点。肝着是由肝气郁结，气机不畅，脾胃运化功能失司而致腹胀，两者病位不同，可鉴别。

（3）与萎黄相鉴别：萎黄之病因与饥饱劳倦、食滞虫积或病后失血有关；其病机为脾胃虚弱，气血不足，肌肤失养；其主证为肌肤萎黄不泽，目睛及小便不黄，常伴头昏倦怠、心悸少寐、纳少便溏等症状。肝着身目黄染发病与感受外邪、饮食劳倦或病后有关；其病机为湿滞脾胃，肝胆失疏，胆汁外溢；其主证为身黄，目黄，小便黄。

（二）西医鉴别诊断

（1）乙型肝炎携带者：HBeAg阴性，HBVDNA低于检测下限，1年内连续随访3次以上，每次至少间隔3个月，ALT均在正常范围。肝组织学检查显示：组织学活动指数（HAI）评分＜4分或根据其他的半定量计分系统判定病变轻微。

（2）慢性丙型病毒性肝炎：肝功能异常，HCV RNA阳性，HBsAg及HBVDNA阴性。

（3）酒精性肝炎：肝功能异常，既往有嗜酒史，HBsAg阴性，HBVDNA阴性。

（4）自身免疫性肝炎：肝功能异常，HBsAg阴性，HBVDNA阴性，ALP升高，ANA、球蛋白、IgG、γ球蛋白升高，或AMA-M2异常。

（5）非酒精性脂肪性肝炎：肝功能异常，HBsAg阴性，HBVDNA阴性，影像学提示脂肪肝。

（6）药物性肝炎：肝功能异常，HBsAg阴性，HBVDNA阴性，有明确肝损害药物使用史，或有近期服用药物史，时间线符合，排除其他原因导致的肝功能异常。

第四节　治疗概况

一、中医辨证论治

证候诊断参照中华中医药学会肝胆病分会发布的《病毒性肝炎中医辨证标准》2018年版[3]。

（一）湿热内结证

主证：纳差食少，口干口苦，困重乏力，小便黄赤，大便溏或黏滞不爽，或伴胁肋不适、恶心干呕，或伴身目发黄，舌红，苔黄腻，脉弦数或弦滑数。

治法：清热利湿。

推荐方药：茵陈柴平汤加减，药用茵陈、栀子、苍术、厚朴、陈皮、泽泻、虎杖、甘草、柴胡、黄芩、半夏。

中成药：叶下珠片、苦参素片、当飞利肝宁片等。

（二）肝郁脾虚证

主证：胁肋胀痛，情志抑郁，身倦乏力，纳呆食少，脘痞，腹胀，便溏，舌质淡，有齿痕，苔白，脉弦细。

治法：疏肝健脾。

推荐方药：逍遥散加减，药用柴胡、白术、白芍、当归、茯苓、炙甘草、枳壳、大枣、薄荷。

中成药：逍遥丸等。

（三）瘀血阻络证

主证：胁肋刺痛，面色晦暗，口干，但欲漱水不欲咽，或胁下痞块，赤缕红丝，舌质紫暗或有瘀斑瘀点，脉沉涩。

治法：活血化瘀，通络止痛。

推荐方药：桃红四物汤合旋覆花汤加减，药用桃仁、白芍、当归、川芎、红花、熟地黄、茜草、旋覆花（包煎）。

中成药：安络化纤丸、扶正化瘀胶囊。

（四）肝肾阴虚证

主证：胁肋隐痛，腰膝酸软，两目干涩，口燥咽干，失眠多梦，或头晕耳鸣，五心烦热，舌红，少苔或无苔，脉细数。

治法：滋养肝肾。

推荐方药：滋水清肝饮加减，药用当归、山茱萸、熟地黄、山药、牡丹皮、茯苓、泽泻、酸枣仁、白芍、栀子、柴胡。

中成药：肝喜乐胶囊、水飞蓟宾胶囊、肾肝宁胶囊、肝得治胶囊等。

（五）脾肾阳虚证

主证：畏寒喜暖，面色无华，少腹、腰膝冷痛，食少脘痞，腹胀便溏，或伴下肢浮肿，舌质暗淡，有齿痕，苔白滑，脉沉细无力。

治法：温补脾肾。

推荐方药：理中汤合金匮肾气丸加减，药用制附子（先煎）、党参、白术、干姜、炙甘草、菟丝子、淫羊藿、熟地黄、山药、山茱萸、肉桂。

备注：根据慢性乙型肝炎湿热疫毒常贯穿疾病发生发展过程始终、病程缠绵、久病多瘀及各证型相互兼夹的病因病机特点，在对慢性乙型肝炎进行中医辨证分型治疗时，组方用药须进一步蕴含中医肝病特色内容。

（1）除湿热内结证外，其他各中医证型在上述相应常用方药基础上，根据患者的体质状态，从下列清热解毒利湿类药物中择选加用2～3味：金银花、连翘、虎杖、板蓝根、白花蛇舌草、贯众、半枝莲、重楼、土茯苓、蒲公英。

（2）除瘀血阻络证外，其他各中医证型在上述相应常用方药基础上，根据患者的体质状态，从下列活血化瘀类药物中择选加用2～3味：生山楂、赤芍、桃仁、红花、姜黄、川芎。

（3）各证型相互兼夹者，各证型主方联合加减。

二、中医特色治疗

可选用中药穴位注射（选取曲池、足三里等穴位）、穴位敷贴（选取章门、期门、中脘、天枢、足三里、太冲、阴陵泉等穴位）、中药封包治疗（胃复散热敷双侧胁肋、脐腹）、生物信息红外线肝病治疗仪治疗（选取右上腹胁肋处）、耳穴压豆治疗（选取肝、脾、胃、三焦、皮质下、腹胀区、角窝中等穴位点）[4-6]。

三、中西医结合治疗

（一）根据西医适应证选择用药

（1）抑制病毒：可选用叶下珠制剂、苦参素制剂等中药制剂。研究表明，上述中药制剂具有一定的抑制病毒复制的作用[7-9]。

（2）抗肝脏炎症：①五味子制剂[10]（联苯双酯、双环醇、五灵丸等），主要成分为五味子乙素、丙素等，能够可逆性地抑制肝细胞内的转氨酶活性，修复肝组织，增强肝细胞的解毒功能。②甘草酸制剂[11]，对肝脏类固醇代谢酶有较强的亲和力，能阻碍皮质醇与醛固酮的灭活，具有皮质激素样效应，起到抗炎、抗过敏及保护肝细胞膜等作用。甘草酸制剂治疗慢性乙型肝炎，肝功能复常率约为70%～90%。③垂盆草制剂[12]，用于治疗慢性乙型肝炎，1个月疗程ALT复常率为40%，3个月疗程达到90%。以上中成药均有抗肝细胞损伤、减轻肝细胞变性坏死、促进肝细胞再生的功效。

（3）调控免疫：可选用多糖类药物，如冬虫夏草多糖、黄芪多糖、灵芝多糖、香菇多糖、牛膝多糖、猪苓多糖等，其均具有一定的免疫调控作用。

（二）根据中医证候选择中成药[2]

（1）湿热内结证：叶下珠制剂、苦参素制剂、乙肝清热解毒制剂适用于肝胆湿热型慢性乙型肝炎，具有一定的抑制乙肝病毒复制的作用。垂盆草颗粒适用于肝胆湿热型慢性乙型肝炎，具有较好的保肝降酶作用。当飞利肝宁胶囊、肝炎灵注射液、鸡骨草胶囊、八宝丹胶囊、双虎清肝颗粒适用于肝胆湿热型慢性乙型肝炎，具有较好的保肝降酶退黄作用。熊胆胶囊适用于肝胆湿热型慢性乙型肝炎，具有较好的退黄作用。

（2）肝郁脾虚证：肝苏颗粒适用于肝郁脾虚型慢性乙型肝炎，具有较好的保肝降酶作用。九味肝泰胶囊适用于肝郁脾虚型慢性乙型肝炎，具有较好的抗肝纤维化作用。强肝胶囊适用于肝郁脾虚、肝胆湿热、瘀血阻络证相兼出现的慢性乙型肝炎，具有较好的抗乙肝病毒和肝纤维化作用。逍遥丸适用于肝郁脾虚型慢性乙型肝炎，具有较好的抗乙肝病毒和肝纤维化作用。

（3）肝肾阴虚证：六味地黄丸、杞菊地黄丸适用于肝肾阴虚型慢性乙型肝炎，具有较好的抗乙肝病毒和肝纤维化作用。

（4）瘀血阻络证：复方鳖甲软肝片、大黄䗪虫丸、安络化纤丸适用于瘀血阻络型慢性乙型肝炎及其肝硬化，具有较好的抗肝纤维化作用。扶正化瘀胶囊适用于瘀血阻络型乙型肝炎肝纤维化患者，症见胁下痞块，胁肋疼痛者，有较好的抗肝纤维化作用。鳖甲煎丸对气滞血瘀型慢性乙型肝炎及其肝硬化的胁肋胀痛或刺痛效果较好，有较好的抗肝纤维化作用。

（5）脾肾阳虚证：金匮肾气丸适用于脾肾阳虚型慢性乙型肝炎，有较好的抗HBV作用。

中药联合西药治疗是我国慢性乙型肝炎治疗的主要形式，优势互补，可提高临床疗效。中西药联用系统规范的临床研究开展不够，需进一步完善研究设计、实施、结果表达的规范性。

四、难点分析

（1）针对HBeAg阳性慢性乙型肝炎，中医辨证论治时应适当呵护免疫清除期，必要时用"先中后西"序贯疗法进行抗HBV治疗，为抗病毒西药制剂发挥最佳效应搭建平台。

（2）在中医汤药或中成药辨证论治慢性乙型肝炎过程中，可能会出现ALT较治疗前升高的特殊现象，与干扰素、核苷类似物等抗病毒药物治疗HBeAg阳性慢性乙型肝炎患者时，ALT水平较高者往往能获得较好治疗应答效果的理念有相通之处，机体可能处于免疫激活期或免疫清除期，有时则预示着会出现血清HBVDNA载量下降或阴转甚至出现HBeAg血清学转换的较好治疗应答效果。之后，ALT则会随着病毒的清除或病毒复制的抑制而较快恢复正常，即所谓"不降酶而酶自降"，此时宜适当呵护免疫清除期，并甄别药物性肝损伤，宜权衡利弊，规避风险，随机应变。

（3）在中医辨证论治慢性乙型肝炎过程中，若出现ALT较治疗前升高而又不能达到HBeAg阴转或血清学转换的患者，可按照《慢性乙型肝炎防治指南（2019年版）》，选择使用干扰素或核苷类似物等抗病毒西药制剂，为抗病毒西药制剂发挥最佳效应搭建平台而谋求较好的切入点，进一步提高这类药物治疗的成功率。

（4）针对HBeAg阴性慢性乙型肝炎，中医辨证论治疗效不佳，或患者因抗病毒西药制剂无确定疗程及耐药、停药复发、副作用而拒用西医疗法时，可根据该类患者"湿热留恋、阳虚失运、血脉瘀阻"的总体病机，采用温阳活血解毒法治疗，基本协定处方：温阳活血解毒汤。基本用药：制附子（先煎）、党参、白术、干姜、炙甘草、菟丝子、升麻、丹参、白花蛇舌草、郁金、叶下珠。

（5）鉴于慢性乙型肝炎病变过程中可能出现肝功能失代偿、肝硬化、原发性肝细胞癌等不良预后的风险，若肝活检病理组织学检查结果超过G2S2，则必须在中医辨证论治方案的基础上联合运用西药抗病毒疗法以控制疾病进展。

（6）慢性乙型肝炎湿热蕴结证，若总胆红素（T-BIL）≥50μmol/L，则按肝瘟（急黄病）辨证论治。经常规措施治疗后，黄疸下降不明显甚或加深，且有肝衰竭进展趋势者，可内服防风通圣散进行早期干预，并配合中药结肠水疗灌肠，水疗方：①湿热蕴结（灌肠1方）：厚朴、玄明粉等，水煎100mL保留灌肠。②水热瘀结（灌肠2方）：桃仁、椒目等，水煎100mL保留灌肠。慢性乙型肝炎出现慢加急性肝衰竭者，不适用该诊疗方案，可按肝瘟进行相应的辨证治疗，同时积极配合西医综合治疗方案，提高抢救成功率。

五、医案验方

患者夏某，男，23岁，因"反复乏力10余年，加重1周"于2011年5月15日入院。症见：患者神清，精神可，乏力，善叹息，胸胁偶感不适，纳眠可，大小便正常。乙肝两对半提示大三阳，HBVDNA 1.82×10^7。肝功能示ALT 126U/L，AST 89U/L，GGT 84U/L。凝血五项：纤维蛋白原1.39g/L。住院生化：尿酸525.5μmol/L，ALT 96.2U/L，AST 57.2U/L，血常规正常。腹部彩超：肝脏不大，肝实质轻度不均质声像。肝内钙化灶。胆道系统未见结石。脾脏、胰腺未见局灶性病变。肝组织病理报告：G3S3。

西医诊断：慢性乙型病毒性肝炎。

中医诊断：肝着（肝郁脾虚证）。

西药：替比夫定片600mg，每日1次；还原型谷胱甘肽片0.4g，每日3次。

中医分析：《金匮要略》中云"见肝之病，知肝传脾，当先实脾"，故治肝之病勿忘实脾。治疗肝郁脾虚证应以疏肝健脾为原则，肝气郁结，疏泄失常，脾胃气机升降失调，运化无权，气血生化乏源，肝脾同病，故治疗上宜肝脾同治，"损其肝者缓其中"，宜用甘味之药。

中药：小柴胡汤，药用柴胡、黄芩、姜半夏、党参、生姜、大枣、炙甘草。方中柴胡苦平，入肝胆经，透泄少阳之邪，并能疏泄气机之郁滞。黄芩苦寒，清泄少阳半里之热。柴胡之升散，得黄芩之降泄，两者配伍，是和解少阳的基本结构。胆气犯胃，胃失和降，佐以半夏、生姜和胃降逆；邪从太阳传入少阳，党参、大枣益气健脾，一者取其扶正以祛邪，一者取其益气以御邪内传，俾正气旺盛，则邪无内向之机；炙甘草助党参、大枣扶正，且能调和诸药，为使药。诸药合用，以使枢机得利，疏肝健脾，调和胃气，则诸症自除。

西药：替比夫定片600mg，口服，每日1次。

中药/中成药：叶下珠片5#，口服，每日3次；肝喜乐片4#，口服，每日3次。

门诊规律复诊，一直口服西药及中成药。

2011年8月22日复诊肝功能正常。HBVDNA＜500copies/mL。乙肝两对半：E抗原血清学转换。

2012年5月3日复诊FibroScan：LSM 4.7KPa，CK 557U/L。肝功能正常。常规离子正常。

2012年8月20日复诊FibroScan：LSM 4.3KPa。凝血五项：Fbg C 1.48g/L，APTT 38.4s。住院生化：TP 62.5g/L，血尿素氮 2.67mmol/L，CK 263.9U/L，APOA1 1.81g/L，P 1.40mmol/L，HDL-C 1.50mmol/L，HBVDNA＜500copies/mL。肝活检：肝小叶结构基本正常，肝细胞水样变性及小灶脂肪变性，部分细胞核代偿性增大，可见核内包涵体，肝细胞小灶状点状坏死，汇管区少量炎细胞浸润，纤维组织无明显增生。免疫组化：HBsAg（＋）。特染：Masson显示纤维组织增生不明显。病变符合病毒性肝炎，乙型，慢性，轻度，G1/S0，肝轻度脂肪变性。

第五节　辨　证　施　护

一、辨证护理

（1）湿热内结证：①保持病室整洁、安静，室温宜偏低。②嘱患者保持情绪乐观，精神愉快，消除急躁情绪，坚定治疗信心。精神愉快、肝气畅达则湿浊易化。

（2）肝郁脾虚证：①保持病区环境安静幽雅，经常通风换气，保持空气新鲜。②做好情志调护，减轻患者思想负担，嘱患者遇事勿急躁，听轻音乐、散步以调节情志。精神愉快、气机畅达则脾运有序。

（3）瘀血阻络证：①保持病室环境安静，通风良好，温度、湿度适中。②嘱患者保证充足睡眠，不宜操劳，怡养精神，情绪乐观，避免劳倦。

（4）肝肾阴虚证：①保持病区环境安静幽雅，患者病室温度不宜过高，经常通风换气，保持空气新鲜。②嘱患者保持情绪乐观，精神愉快，消除急躁情绪，坚定治疗信心。

（5）脾肾阳虚证：①安置患者于向阳温暖的病室，保持安静幽雅，避免噪声，经常通风换气，保持空气新鲜，病室温度、湿度适中。②嘱患者适当运动，多晒太阳，保持心情愉悦。

二、辨证施膳

（1）湿热内结证：①饮食宜清淡、易消化、富含维生素。②可多食荸荠、藕汁、西瓜汁、绿豆汤、冬瓜汤等清热祛湿类食物。③忌油腻、腥发、辛辣等助湿燥热之品。④喝薏苡仁粥。

（2）肝郁脾虚证：①平素可饮用玫瑰花茶、茉莉花茶以怡情疏肝。②山药、薏苡仁、大枣、花旗参等滋补品，可适当配备，但量不宜多。③服用逍遥丸。

（3）瘀血阻络证：①日常调理可适量服用三七末、益母草膏等活血化瘀类保健品。②可适当食用姜、葱、蒜等辛香之物，以活络散滞。

（4）肝肾阴虚证：①饮食宜清淡、易消化、富含维生素，可多食蔬菜、水果等清淡有营养的食物，进食猪瘦肉、紫河车、鳖甲等养阴之物及佛手、瓜蒌、丝瓜、菠菜、茄子等疏肝不伤阴之品。②忌洋葱、蒜、姜、辣椒、胡椒和酒类等辛辣和刺激性耗阴之品。③少进鸡汤、鱼汤等含氮浸出物高的滋腻食品。④可用枸杞子、麦冬、甘草泡茶。

（5）脾肾阳虚证：①宜进软食，以及薏苡仁、山药、白扁豆、萝卜等健脾理气食物，适当服用黄芪粥、党参粥、核桃粥、羊肉汤等健脾温中之品。②少食甜食。③忌生冷、油腻、煎炸、硬固及刺激性食品。

第六节　循　证　研　究

一、基础研究

（一）中医基础研究

1. 基于T细胞功能耗竭与脾肾关系论治慢性HBV感染免疫耐受的治疗策略

慢性HBV感染免疫耐受的患者，一般无明显临床症状，虽无症状可辨，但是HBV病毒感染确实存在，此时应辨病与辨证相结合。患者T细胞功能耗竭、免疫功能低下或紊乱，属中医的正气不足，当以扶正祛邪为要，病情稳定的无症状者应先安未受邪之地。HBV为嗜肝病毒，病位在肝，故当治肝实脾，即祛邪的同时固护脾胃，而益气健脾方药可以提高机体的免疫能力，使"耗损"的T细胞及DC的功能恢复[13]。脾居中焦，主升清，为水液代谢之源，若脾失运化，水湿内生，湿浊停滞，出现"清气在下，则生飧泄；浊气在上，则生䐜胀"的腹胀、泄泻等消化道症状时，则可运用健脾祛湿法进行相应干预，故实脾还应包括健脾祛湿。慢性HBV感染免疫耐受患者虽以扶正祛邪为基本治疗大法，但是也应重视患者在疾病困扰等压力下的心理状态，适当予疏肝解郁治肝可以改善患者的生活质量和提高临床治疗依从性[14]。

2. 乙癸同源，肝肾同治

肝肾为母子之脏，肾藏精，肝藏血，精血互生，肝肾同源。现代研究认为，"肝肾同源"与神经-内分泌-免疫网络密切相关[15]，并且可以通过补肾的方法，达到神经-内分泌-免疫网络的稳态，实现机体免疫功能的改善，这也为肝肾同治恢复T细胞功能提供了有力的理论依据[16]。HBV病毒属中医学湿热疫毒之邪，有伤阴耗液之虞；免疫耐受期多持续时间长，"久病入肾"，故慢性HBV感染免疫耐受患者易出现肝肾阴虚。《医宗必读》曰："东方之木，无虚不可补，补肾即所以补肝。"故治疗可采用滋水涵木法，肝肾同治不仅可以强化T细胞增殖反应，提高机体免疫力，且对HBeAg和HBVDNA转阴均有作用[17-19]。滋水涵木法选方可用六味地黄丸、一贯煎、滋水清肝饮等，用药可选用王旭高《西溪书屋夜话录》中柔肝、养肝、补肝、补母等法中均提到的菟丝子、生地黄、山茱萸等，有研究显示山茱萸可以恢复辐射损伤后小鼠的免疫功能，调节T细胞亚群失衡状态[20]。

3. 治病求本，脾肾兼顾

《景岳全书》曰："非精血无以立形体之基，非水谷无以成形体之壮。"脾之健运，化生精微，须借肾阳之温煦，故有"脾阳根于肾阳"之说，肾中精气亦有赖于水谷精微之充养，方可不断充盈与成熟。因此，脾肾在功能上相互资助，相互促进。在病理上，亦常互为因果，如肾阳不足，不能温煦脾阳，则可见脾阳虚之证；若脾阳久虚，进而可损及肾阳，而成脾肾阳虚之证。现代中医认为，脾肾功能与机体的免疫功能最为密切，可以通过补益脾肾的方法提高机体的免疫力。关于补益脾肾，唐代医家孙思邈提出"补肾不若补脾"，强调脾为后天之本，补脾胃更胜于补肾；南宋医家严用和则强调"补脾不如补肾"，认为"肾气若壮，丹田火经上蒸脾土，脾土温和，中焦自治"。脾肾均为人体之本，独重一方都有失偏颇，但可根据患者的具体情况侧重使用。研究证实，补肾健脾方能够显著降低HBeAg阳性慢性肝炎患者外周血CD4$^+$T、CD8$^+$T细胞的PD-1表达水平[21]，降低免疫耐受期患者的HBVDNA，并促进慢性HBV感染患者T细胞功能的恢复[22]。

（二）现代医学基础研究

乙型肝炎病毒[23]（hepatitis B virus，HBV）是一种小型包膜DNA病毒，属于嗜肝DNA病毒科，是有包膜的DNA病毒，基因组长约3.2kb，为部分双链环状DNA。其基因组编码HBsAg、HBcAg、HBeAg、病毒聚合酶和HBx蛋白。HBV的抵抗力较强，但65℃环境下10h、煮沸10min或高压蒸气均可灭活HBV。环氧乙烷、戊二醛、过氧乙酸和碘伏对HBV也有较好的灭活效果。HBV具有种属特异性，只有人类和黑猩猩易感。

HBV以肝细胞膜上的钠离子-牛磺胆酸协同转运蛋白（sodium taurocholate cotransporting polypeptide，NTCP）作为受体进入肝细胞[24]。侵入肝细胞后，部分双链环状HBVDNA在细胞核内以负链DNA为模板，延长正链以修补正链中的裂隙区，形成共价闭合环状DNA（covalently closed circular DNA，cccDNA）。cccDNA半寿（衰）期较长，难以从体内彻底清除，对慢性HBV感染起重要作用。HBV可以整合入宿主基因。HBV以cccDNA为模板，转录成几种不同长度的mRNA。其中，3.5kb大小的前基因组RNA（pregenome RNA，pgRNA）可释放入外周血，血清HBV RNA水平可反映肝组织内cccDNA的活性，并可能与患者病毒学应答和预后有关[25-33]。HBV至少有9个基因型（A型至I型）。

二、临床研究

（一）中医研究

1. 辨证论治研究

中医学认为慢性乙型肝炎由湿热疫毒之邪内侵所致，当人体正气不足无力抗邪时发病，常因外感、情志、饮食、劳倦而诱发。病性属本虚标实，虚实夹杂。由于本病的病因、病机、病位、病性复杂多变，病情交错难愈，故应辨明"湿、热、瘀、毒之邪实与肝、脾、肾之正虚"两者之间的关系。慢性乙型肝炎可以迁延数年甚或数十年，治疗时应注意以人为本，正确处理扶正与祛邪的关系，重点调整阴阳气血、脏腑功能平衡[2-3]。

2. 专病专方研究

（1）小柴胡汤[34-35]：小柴胡汤是《伤寒杂病论》中的经方，可以扶正祛邪，类似于现代医学中的免疫调节作用。

（2）逍遥散：逍遥散出自《太平惠民和剂局方》，有疏肝健脾理气之功，被前人誉为"肝病第一良方"。现代医学已证明此方具有保护肝脏、提升机体免疫力、延缓肝纤维化的作用[36]。

3. 中成药研究

（1）垂盆草颗粒：垂盆草可利胆退黄、清热解毒，现代研究表明[12]，垂盆草具有降酶保肝作用。

（2）苦参素片（胶囊）：苦参素主要成分为氧化苦参碱，是一种从植物中药苦豆子或苦参根中提取出来的生物碱，在临床上被证实具有清热解毒、退黄降酶、改善肝细胞炎症、调控免疫、升高白细胞和抑制HBV复制的作用[8-9]。

（3）当飞利肝宁片（胶囊）：当飞利肝宁胶囊由水飞蓟、当药组成。功能主治为清利湿热、益肝退黄，可用于湿热郁蒸所致的黄疸、急慢性肝炎[37]。

（4）安络化纤丸：安络化纤丸由地黄、三七、水蛭、僵蚕、地龙、白术、郁金、牛黄、瓦楞子、牡丹皮、大黄、生麦芽、鸡内金、水牛角浓缩粉组成。功能主治为健脾养肝、凉血活血、软坚散结，用于慢性乙型肝炎，乙型肝炎后早、中期肝硬化，表现为肝脾两虚、瘀热互结证候者[38-41]。

4. 中医外治法研究

（1）穴位敷贴疗法：穴位敷贴疗法是以中医学理论为基础，经络学说为依据，将中药材研成细末，调成糊状，或将中药汤剂熬成膏，贴于相应穴位，通过药物对腧穴的刺激和经络的传导作用，使药物透过皮肤进而治疗疾病的方法。临床研究表明穴位敷贴疗法联合抗病毒治疗，可以改善患者肝功能、缓解患者情绪、促进HBVDNA转阴等[42-44]。

（2）耳穴压豆疗法：耳穴压豆是指用王不留行或菜籽等贴压及刺激耳郭上的穴位，通过经络传导，达到通经活络、调畅气血及防治疾病目的的一种治疗方法。临床研究表明耳穴压豆可以改善患者肝功能，缓解患者情绪、临床症状等[45-47]。

（3）针灸疗法：针灸通过针刺某些特定经穴能增强人体细胞免疫功能，而CHB的发生也与人体免疫功能密切相关。临床研究表明针灸可以改善患者肝功能，缓解患者情绪、临床症状等[48-49]。

（4）中药灌肠疗法：中药灌肠是指将中草药浓缩制成液体，直接灌入或滴入直肠，起到全身或局部作用的给药方式。中药灌肠剂的高渗状态可吸附毒素，发挥透析样作用，保持大便通畅，抑制肠内毒素的产生和吸收，降低血氨，有利于恢复肝功能及改善胃肠功能。临床研究表明，针对慢性乙型肝炎肝衰竭患者，采用中药灌肠疗法后，在黄疸及肝功能改善方面均取得较好的疗效。中药保留灌肠，一方面可以避免肝脏首关效应及胃肠系统被破坏，另一方面，因肠道独特的生理结构，灌肠剂更易被直肠吸收，生物利用度较高[50-52]。

5. 民族医学研究

藏医将乙型肝炎归为"赤巴"范畴，称之为"青乃丹吾"，在治疗时西医一般采用药物进行抗病毒治疗，而藏医则认为清热解毒、活血化瘀、养阴、调肝脾是治疗的关键。研究显示藏医泻下疗法能够有效抑制肝性脑病，并且能够加强利胆，降低黄疸的发生率，对于乙型肝炎抗病毒治疗效果尤为显著[53-57]。

蒙医认为乙型肝炎属于"肝热病"范畴，该病主要由三根（赫依、希拉、巴达干）相对平衡失调而希拉偏盛客于肝，与血相搏并兼夹黏邪所致。临床研究显示蒙医采用蒙药能提高HBeAb转换率及HBsAg转阴率，同时能改善患者临床症状[58-61]。

（二）现代医学研究

1. 聚乙二醇干扰素-α（PEG-IFN）

α-干扰素属于细胞因子，可起到免疫调节、抗肿瘤、抗病毒、抑制组织细胞分裂等多种作用。在慢性乙肝的治疗中，该药可促进机体产生抗病毒蛋白，并降解mRNA，从而阻断病毒蛋白的合成，达到抑制HBV复制的目的[62-63]。

PEG-IFN每周一次皮下注射，持续48周，在病毒载量显著降低和转氨酶水平正常化方面，20%～30%的患者对治疗产生持续反应。

2. 核苷（酸）类似物

恩替卡韦（ETV）、替诺福韦酯（TDF）、富马酸丙酚替诺福韦已被批准用于治疗慢性HBV感染[64-68]。抗病毒药物进入人体后可磷酸化，形成三磷酸脱氧鸟嘌呤核苷类似物，从而竞争性抑制HBV逆转录酶，使得DNA合成终止，进而阻断病毒复制，减轻对患者肝功能的损伤。

上述三种抗病毒药物都具有良好的耐受性。在绝大多数患者中，它们会导致HBV病毒载量被抑制到无法检测的水平和转氨酶正常化。TDF比ETV更常见的副作用主要是肾功能缓慢进行性恶化和骨密度缓慢进行性降低。

（蒋开平　莫小艾　黄凯舟）

● 参考文献

[1] 王贵强，土福生，庄辉，等. 慢性乙型肝炎防治指南（2019年版）[J]. 中国病毒病杂志，2020，10（1）：1-25.

[2] 中华中医药学会肝胆病专业委员会，中国民族医药学会肝病专业委员会. 慢性乙型肝炎中医诊疗指南（2018年版）[J]. 临床肝胆病杂志，2018，34（12）：2520-2525.

[3] 中华中医药学会肝胆病分会. 病毒性肝炎中医辨证标准[J]. 临床肝胆病杂志，2017，33（10）：1839-1846.

[4] 郑晓婷，梁惠卿，刘垚昱，等．中医外治法治疗慢性乙型肝炎的研究进展[J]．中医外治杂志，2021，30（1）：80-82.

[5] 郑清兴，徐伟，陆云飞，等．中医外治联合恩替卡韦治疗慢性乙型肝炎50例临床研究[J]．江苏中医药，2018，50（6）：34-36.

[6] 李腾飞，蒋明芹．中医药治疗慢性乙型肝炎研究进展[J]．中国中医药现代远程教育，2021，19（21）：206-208.

[7] 蒋菁蓉，张天洪，钟森．叶下珠治疗慢性乙型肝炎研究概况[J]．实用中医内科杂志，2013，27（4）：151-154.

[8] 黄成志．恩替卡韦分散片和苦参素联合治疗乙肝对HBVDNA的转阴率及效果的影响[J]．泰山医学院学报，2018，39（4）：400-402.

[9] 叶丹，王凤玲．恩替卡韦联合苦参素治疗HBeAg阳性慢性乙肝患者的近期疗效研究[J]．中国现代医生，2015，53（17）：92-95.

[10] 段华健，武正华，余史丹，等．双环醇、联苯双酯、五味子丙素的UHPLC-ESI-Q-TOF-MS分析及其应用[J]．中国药房，2021，32（14）：1692-1697.

[11] 夏芸．甘草类制剂和叶下珠属治疗慢性乙型肝炎的系统研究[D]．北京：北京中医药大学，2011.

[12] 史陈波，叶万君．垂盆草颗粒联合恩替卡韦治疗慢性乙型肝炎40例疗效观察[J]．浙江中医杂志，2015，50（4）：266.

[13] 廉亚男，徐立华，谭善忠，等．基于正虚病机的益气健脾法治疗对HBV-ACLF患者外周血T淋巴细胞的影响[J]．中国中医急症，2015，24（12）：2106-2108.

[14] 胡洪涛，蒋开平，李建鸿，等．从SCL-90量表积分变化观察逍遥温胆汤对慢性HBV感染免疫耐受患者的作用[J]．中西医结合肝病杂志，2011，21（5）：264-266.

[15] 李忻，文玉敏，严美花，等．浅谈肝肾同源理论的科学内涵[J]．中华中医药杂志，2015（11）：3853-3855.

[16] 刘玉明，李珂娴，沈先荣．中医药对神经-内分泌-免疫网络的调节作用[J]．解放军预防医学杂志，2017，35（1）：76-78.

[17] 徐雪芹．滋水涵木法治疗慢性乙型肝炎临床疗效的系统评价研究[J]．中医临床研究，2015，7（16）：87-88.

[18] 聂红明，梅昭荷，高月求，等．补肾颗粒对慢性乙型肝炎患者CD4$^+$T淋巴细胞整体免疫调控网络的影响[J]．上海中医药大学学报，2016，30（2）：14-18.

[19] 郑晓丹，郭钰琪，张洪海，等．辐射损伤后T细胞亚群的免疫重建特点及中药山茱萸的调节作用[J]．中国免疫学杂志，2015，31（6）：76-77.

[20] 周振华，孙学华，李曼，等．补肾健脾方对ALT轻度升高的HBeAg阳性慢性乙型肝炎患者程序性死亡受体1/程序性死亡配体1表达的影响[J]．临床肝胆病杂志，2015，31（1）：58-62.

[21] 唐开斌，夏仁兴．补肾解毒方与健脾解毒方对慢性乙肝患者不同阶段的T淋巴细胞功能影响的研究[J]．世界中医药，2015，10（8）：1190-1193.

[22] SEKIBA K, OTSUKA M, OHNO M, et al. Hepatitis B virus pathogenesis: fresh insights into hepatitis B virus RNA[J]. World J Gastroenterol, 2018, 24: 2261-2268.

[23] WIELAND S, THIMME R, PURCELL R H, et al. Genomic analysis of the host response to hepatitis B virus infection[J]. Proc Natl Acad Sci USA, 2004, 101: 6659-6674.

[24] YAN H, ZHONG G C, XU G W, et al. Sodium taurocholate cotransporting polypeptide is a functional receptor for human hepatitis B and D virus[J]. Elife, 2012, 1: 1-28.

[25] HUANG H C, CHEN C C, CHANG W C, et al. Entry of hepatitis B virus into immortalized human primary hepatocytes by clathrin-dependent endocytosis[J]. J Virol, 2012, 86: 9443-9453.

[26] KLUMPP K, CRÉPIN T. Capsid proteins of enveloped viruses as antiviral drug targets[J]. Curr OpinVirol, 2014, 5: 63-71.

[27] BECK J, NASSAL M. Hepatitis B virus replication[J]. World J Gastroenterol, 2007, 13: 48-64.

[28] MCNAUGHTON A L, D'ARIENZO V, ANSARI M A, et al. Insights from deep sequencing of the HBV genome-unique tiny and misunderstood[J]. Gastroenterology, 2019, 156（2）：384-399.

[29] ZHANG Z, ZHANG J Y, WANG L F, et al. Immunopathogenesis and prognostic immune markers of chronic hepatitis B virus infetction[J]. J Gastroenterol Hepatol, 2012, 27（2）：223-230.

[30] DANDRI M, LOCARNINI S. New insight in the pathobiology of hepatitis B virus infection[J]. Gut, 2012, 61（Suppl 1）: i6-i17.

[31] ISOGAWA M, TANAKA Y. Immunobiology of hepatitis B virus infection[J]. Hepatol Res, 2015, 45（2）: 179-189.

[32] BERTOLETTI A, FERRARI C. Innate and adaptive immune responses in chronic hepatitis B virus infections: towards restoration of immune control of viral infection[J]. Gut, 2012, 61（12）: 1754-1764.

[33] CORNBERG M, WONG V W, LOCARNINI S, et al. The role of quantitative hepatitis B surface antigen revisited[J]. J Hepatol, 2017, 66（2）: 398-411.

[34] 房爱芹. 小柴胡汤加减对慢性乙型肝炎肝功能异常的疗效观察[J]. 内蒙古中医药, 2017, 36（14）: 48.

[35] 胡冬青, 魏艳丽. 加味小柴胡汤治疗慢性乙型肝炎及其组方机制的研究[J]. 内蒙古中医药, 2017, 36（20）: 65-66.

[36] 田凌云, 张承军, 王英. 逍遥散治疗慢性乙肝38例疗效观察[J]. 中医药信息, 2013, 30（1）: 92-93.

[37] 张国栋, 郇娟, 朱英斌, 等. 当飞利肝宁胶囊联合干扰素对慢性乙型肝炎肝纤维化血清SII、NLR、PLR、MLR水平的影响[J]. 中华中医药学刊, 2022, 40（4）: 183-186.

[38] 丁淑萍, 吴百灵. 安络化纤丸联合恩替卡韦治疗慢性乙型病毒性肝炎肝纤维化有效性与安全性的系统评价[J]. 中医临床研究, 2021, 13（31）: 124-130.

[39] 赵协山, 伍春瑢, 王春峰, 等. 替诺福韦联合安络化纤丸治疗HBeAg阴性慢性乙型肝炎患者疗效及其血清肝纤维化指标的变化研究[J]. 实用肝脏病杂志, 2019, 22（5）: 644-647.

[40] 苗亮, 杨婉娜, 董晓琴, 等. 安络化纤丸联合恩替卡韦治疗可显著提高慢性乙型肝炎病毒感染者肝纤维化的改善率[J]. 中华肝脏病杂志, 2019（7）: 521-526.

[41] 刘慧平, 李亮, 王嘉仪, 等. 实时二维剪切波弹性成像评价安络化纤丸治疗慢性乙型肝炎肝纤维化的临床意义[J]. 中西医结合肝病杂志, 2017, 27（6）: 371-373, 389.

[42] 黄清华, 蒋开平, 崔海珺, 等. 穴位贴压对肝气郁结型慢性乙型肝炎患者心理状态的影响[J]. 贵州中医药大学学报, 2021, 43（5）: 58-62.

[43] 张晓艳. 用中药穴位敷贴疗法辅助治疗黄疸型慢性乙型肝炎的效果评价[J]. 当代医药论丛, 2018, 16（22）: 173-175.

[44] 李夏元. 用中药穴位敷贴法治疗肝病的临床疗效观察[J]. 当代医药论丛, 2014（4）: 140-141.

[45] 张蓉, 周志燕, 黄芳, 等. 耳穴埋籽联合穴位按摩治疗慢性乙型肝炎不寐临床观察[J]. 中国中医药现代远程教育, 2021, 19（18）: 131-133.

[46] 齐雪阳, 张勤生. 耳穴压豆辅助治疗对慢性乙型肝炎肝硬化腹胀症状及生活质量的影响[J]. 中国老年学杂志, 2017, 37（12）: 2982-2984.

[47] 石文, 王云秀, 黄景春, 等. 耳穴压丸改善轻度慢性乙肝患者抑郁情绪及降低转氨酶临床观察[J]. 新中医, 2015, 47（4）: 235-237.

[48] 栗书元. 温针灸治疗慢性乙型肝炎50例疗效观察[J]. 山西中医学院学报, 2009, 10（6）: 33-34.

[49] 黄晓菁, 李永堂. 针刺治疗慢性乙型肝炎恢复期50例观察[J]. 实用中医药杂志, 2005, 21（3）: 159.

[50] 曾岳祥, 谭兰香, 马新文, 等. 结肠灌洗透析联合中药灌肠治疗乙型肝炎相关慢加急性肝衰竭40例[J]. 湖南中医杂志, 2021, 37（1）: 41-43.

[51] 罗海燕, 沈震, 范恒, 等. 中药保留灌肠联合人工肝治疗慢加急性肝衰竭的临床疗效观察[J]. 时珍国医国药, 2020, 31（4）: 907-909.

[52] 陈逸云, 巩安宁, 周峰峰, 等. 凉血祛瘀方灌肠治疗慢加急性肝衰竭的临床观察[J]. 上海中医药杂志, 2020, 54（S1）: 35-37.

[53] 傲见多杰. 藏医泻下疗法治疗96例黄疸型肝炎的疗效观察[J]. 中国民族医药杂志, 2017, 23（2）: 16-17.

[54] 周毛吉, 卡着杰, 多杰拉旦. 藏医泻下疗法治疗黄疸型肝炎效果分析[J]. 中西医结合心血管病电子杂志, 2017, 5（17）: 11.

[55] 杨忠辉. 藏医泻下疗法治疗黄疸型肝炎的效果[J]. 健康大视野, 2018, 12（5）: 88-89.

[56] 项杰. 藏医泻下疗法治疗黄疸型肝炎的疗效观察[J]. 临床医药文献电子杂志, 2017, 4（69）: 13616.

[57] 更藏东智, 卡毛才让. 藏医泻下疗法治疗乙型肝炎抗病毒的临床疗效研究[J]. 中国民族医药杂志, 2016, 20（1）: 9.

[58] 关丽炜. 慢性乙型肝炎的蒙医治疗概述[J]. 中国民族医药杂志, 2010, 10（10）: 66-67.

[59] 武跟小. 蒙西医结合治疗乙型肝炎26例[J]. 中国民族民间医药, 2005, 74（3）: 144.

[60] 白万福，巴图德力根，赵百岁，等．蒙成药为主综合治疗慢性乙型肝炎临床观察[J]．中成药，2005，27
（6）：12-13．

[61] 萨尔娜，阿拉腾图稚．蒙药额力根Ⅱ号治疗慢性乙型肝炎临床研究[J]．中国民族医药杂志，2010，8（8）：
11-14．

[62] 马兴梅．胸腺肽联合重组人干扰素α-2b治疗慢性乙型肝炎疗效及对外周血T淋巴细胞亚群水平的影响[J]．河
北医药，2018，40（23）：3525-3529，3534．

[63] 刘永萍，顾慧华，徐晶，等．聚乙二醇干扰素α-2a治疗慢性乙型肝炎患者外周血IL-32的表达水平及意义
[J]．中华实验和临床病毒学杂志，2019，33（1）：79-82．

[64] CHANG T T, GISH R G, DE MAN R, et al. A comparison of entecavir and lamivudine for HBeAg-positive
chronic hepatitis B[J]. N Engl J Med, 2006, 354（10）: 1001-1010.

[65] CHANG T T, LIAW Y F, WU S S, et al. Long-term entecavir therapy results in the reversal of fibrosis /cirrhosis
and continued histological improvement in patients with chronic hepatitis B[J]. Hepatology, 2010, 52（3）:
886-893.

[66] HOU J L, GAO Z L, XIE Q, et al. Tenofovir disoproxil fumarate vs adefovir dipivoxil in Chinese patients with
chronic hepatitis B after 48 weeks: a randomized controlled trial[J]. J Viral Hepat, 2015, 22（2）: 85-93.

[67] MARCELLIN P, GANE E, BUTI M, et al. Regression of cirrhosis during treatment with tenofovir disoproxil
fumarate for chronic hepatitis B: a 5-year open-label follow-up study[J]. Lancet, 2013, 381（9865）: 468-
475.

[68] CHAN H L, FUNG S, SETO W K, et al. Tenofovir alafenamide versus tenofovir disoproxil fumarate for the
treatment of HBeAg-positive chronic hepatitis B virus infection: a randomised, double-blind, phase 3, non-
inferiority trial[J]. Lancet Gastroenterol Hepatol, 2016, 1（3）: 185-195.

第三章 肝积（肝硬化代偿期）

第一节 概　　述

肝硬化[1]是各种慢性肝病进展至以肝脏弥漫性纤维化、假小叶形成、肝内外血管增殖为特征的病理阶段，代偿期无明显临床症状，失代偿期以门静脉高压和肝功能严重损伤为特征，患者常因并发腹水、消化道出血、脓毒症、肝性脑病、肝肾综合征和癌变等导致多脏器功能衰竭而死亡。我国肝硬化的病因以病毒性肝炎为主，乙肝是最主要原因。

中医无肝硬化之病名，由于肝硬化在疾病的不同阶段，其临床主要症状及发病特点表现不一，变化多端，故历来医家多将其归于中医学胁痛、肝积、黄疸、肝叶硬等病范畴。近来多数医家认为，肝硬化以胁下积块为特征，辨病属中医积聚、癥积范畴，统一以"肝积"作为肝硬化代偿期的中医病名。近年来，许多医家[2-5]对肝积的诊治进行了深入的探索，基础与临床研究取得了一定的成绩，特别是在治疗上展示出中医独特的优势。

第二节 病 因 病 机

一、中医学对肝积病因病机的认识

中医学对于疾病的发生、发展、诊治及预后，极其重视正邪关系。本病的病因，一方面是自身正气不足，另一方面是外邪的侵袭。具体来说，多由情志不遂，酒食不节，劳欲过度，外邪感染，留而不去，以及他病日久不愈，致使肝失疏泄，脾失健运，肾失封藏，气化不能，故气滞、水停、湿浊、痰饮、瘀血互结，积于胁下而发病。其病位主要在肝脾，与肾密切相关。病机主要是肝、脾、肾功能失调。初起时主要在肝脾，表现为情志不遂，气机不利，肝郁乘脾，脾失健运，水湿内停，气滞血瘀。肝、脾、肾在生理上密切相关，肝脾病变日久必然累及肾，同时，导致气滞、水停、湿浊、痰饮、瘀血互结。本病机特点为本虚标实，以脏腑阴阳气血亏虚为本，以湿痰瘀毒诸邪为标，临床表现常虚实错杂，疾病迁延难愈。

二、现代医学对肝硬化代偿期致病因素的认识

引起肝硬化的常见病因很多，国内以乙型病毒性肝炎最为常见。在国外，特别是在北美、西

欧，则以酒精中毒最为多见。

具体来说，主要包括：HBV和HCV感染，酒精性肝病，非酒精性脂肪性肝病，自身免疫性肝病，遗传、代谢性疾病，药物或化学毒物等，寄生虫感染，循环障碍，不明原因。

第三节　诊断与鉴别诊断

一、诊断

（一）临床表现

肝积以胁肋胀痛等不适为主要症状，伴纳差、腹胀、口干、乏力、便溏等证候，部分患者可见胁下积块，面色晦暗，胸部赤丝、红缕及朱砂掌[1, 5-6]。

（二）辅助检查

检查项目包括乙肝两对半、HBVDNA、HCV RNA、肝功八项、凝血六项、血常规、AFP定量、甲功三项、自身免疫性肝病抗体谱、铜蓝蛋白、血清铁蛋白、粪便分析，必要时可完善肝纤四项，维生素K、尿卟啉、α1-抗胰蛋白酶检测，遗传性肝病基因检测，以及肝脏硬度值扫描，肝胆脾胰、门静脉系统及腹腔彩超，CT，MRI，胃镜，肠镜，吲哚菁绿排泄试验，肝活组织检查，肝静脉压力梯度（HVPG）测定[1]。

（三）诊断要点 [1, 6]

（1）肝积是由于体虚复感外邪、情志饮食所伤以及他病日久不愈等原因引起正气亏虚，脏腑失和，气滞、血瘀、痰浊蕴结腹内而导致的，以腹内尤其是胁下结块，或胀或痛为主要临床特征的一类病证。

（2）肝硬化的诊断需综合考虑病因、病史、临床表现、并发症、治疗过程、检验、影像学及组织学等检查。临床可分为代偿期、失代偿期、再代偿期及肝硬化逆转。

肝硬化代偿期的诊断依据[1]（符合下列条件之一）：①组织学检查符合肝硬化诊断。②内镜显示食管胃底静脉曲张或消化道异位静脉曲张，除外非肝硬化性门静脉高压。③B超、LSM或CT等影像学检查提示肝硬化或门静脉高压特征，如脾大，门静脉≥1.3cm，LSM测定符合不同病因的肝硬化诊断界值。④无内镜或组织学、影像学检查者，以下检查指标异常提示存在肝硬化（需符合4条中的2条）：PLT<100×10⁹/L，且无其他原因可以解释；血清白蛋白<35g/L，排除营养不良或肾脏疾病等其他原因；INR>1.3或PT延长（停用溶栓或抗凝药7天以上）；成人AST/PLT比率指数（APRI）评分>2。

二、鉴别诊断

（一）中医鉴别诊断

肝积主要症状为胁肋胀痛等不适，伴纳差、腹胀、口干、乏力、便溏等，可与以下疾病相鉴别。

（1）聚证：聚证以腹中气聚、攻窜胀痛、时作时止为临床特征。其发作时病变部位有气聚胀满的现象，但一般扪不到包块，缓解时则气聚胀满的现象消失。肝积发作之时，以实证的表现为主，反复发作，常出现倦怠乏力、纳差、便溏等脾胃虚弱的证候。两者包块特点不同，可鉴别。

（2）痞满：痞满是以胸脘痞塞、满闷不舒、按之柔软、压之不痛、视之无胀大之形为主要临床特征的一种脾胃病证。主要病位在脾胃。而肝积尽管有腹胀、纳差表现，主要病位在肝，病位不同，结合患者病史、相关影像学检查可相鉴别。

（3）臌胀：臌胀系指肝病日久，肝脾肾功能失调，气滞、血瘀、水停于腹中所导致的以腹胀大如鼓、皮色苍黄、脉络暴露为主要临床表现的一种病证。肝积日久则易生臌胀，两者可认为是同一疾病的两个不同阶段，但肝积体查并没有明显腹部膨隆，叩诊无移动性浊音。

（二）西医鉴别诊断

（1）肝硬化失代偿期[1]：肝硬化患者一旦出现腹水、食管胃底曲张静脉破裂出血或肝性脑病等严重并发症，即可诊断为肝硬化失代偿期，其肝功能多属于Child-Pugh B级或C级。两者主要依靠病史、症状及相关检验、影像学检查相鉴别。

（2）原发性肝癌[7]：原发性肝癌及肝硬化代偿期都可以出现胁肋下或剑突下触及包块，但是肝硬化代偿期主要以脾大为主，包块主要在左胁下，一般质韧无压痛，部分脾脏大者可在脐上触及。原发性肝癌主要由于肝内肿瘤生长导致肝脏增大，可在右胁下及剑突下触及包块，一般质硬，有压痛。也可根据影像学及血清学指标鉴别诊断。

第四节　治　疗　概　况

一、中医辨证论治

（一）湿热瘀阻证

主证：身目黄染，黄色鲜明，伴恶心或呕吐，口干苦或口臭，胁肋灼痛，脘闷，或纳呆，或腹胀，小便黄赤，大便秘结或黏滞不畅，舌暗，苔黄腻，脉弦涩或弦滑或滑数。

治法：清热利湿，祛瘀通络。

推荐方药：茵陈蒿汤加减，药用茵陈蒿（后下）、栀子、大黄（后下）、甘草、桃仁、赤芍、牡丹皮。

中成药：护肝退黄颗粒。

（二）气滞血瘀证

主证：胁肋胀痛或刺痛，痛处不移，朱砂掌，或蜘蛛痣（色暗），或毛细血管扩张，胁下积块，胁肋久痛，面色晦暗，舌质紫暗，或有瘀斑瘀点，脉涩。

治法：行气活血，祛瘀通络。

推荐方药：膈下逐瘀汤加减，药用五灵脂、牡丹皮、川芎、当归、赤芍、延胡索、甘草、香附、红花、枳壳、桃仁、鳖甲、乌药。

中成药：安络化纤丸、肝复乐胶囊。

（三）肝郁脾虚证

主证：胁肋胀痛或窜痛，急躁易怒，喜太息，或咽部有异物感，纳差或食后胃脘胀满，腹胀嗳气，便溏，女子乳房胀痛或结块，舌质淡红，苔薄白或薄黄，脉弦。

治法：疏肝健脾，理气活血。

推荐方药：柴胡疏肝散合四君子汤加减，药用柴胡、白芍、白术、茯苓、炙甘草、陈皮、党参、枳实、香附、丹参、泽兰。

（四）肝肾阴虚证

主证：胁肋隐痛，劳累加重，口干咽燥，眼干涩，五心烦热，耳鸣、耳聋，腰痛或腰酸腿软，大便干结，小便短赤，舌红少苔，脉细或细数。

治法：滋补肝肾，养阴活血。

推荐方药：一贯煎加减，药用北沙参、麦冬、当归、生地黄、枸杞子、川楝子、桃仁、赤芍、佛手、鳖甲。

中成药：复方木鸡颗粒、水飞蓟素胶囊、肝喜乐胶囊、肾肝宁胶囊。

（五）气虚血瘀证

主证：久病体虚，神倦乏力，胁肋隐痛或剧痛，食欲不振，面色萎黄或黧黑，舌质淡紫，脉沉细或弦细。

治法：补益气血，活血化瘀。

推荐方药：补阳还五汤加减，药用炙黄芪、桃仁、当归尾、赤芍、红花、鳖甲、王不留行。

中成药：扶正化瘀片。

（六）脾肾阳虚证

主证：五更泻，腰痛或腰酸腿软，男子阳痿、早泄，女子白带清稀，耳鸣、耳聋，形寒肢冷，小便清长，夜尿频数，舌质淡胖，苔润，脉沉细或迟。

治法：温补脾肾。

推荐方药：金匮肾气丸加味，药用熟地黄、山药、山茱萸、牡丹皮、茯苓、泽泻、制附子、肉桂、淫羊藿、巴戟天、丹参。

中成药：朝阳胶囊。

二、中医特色治疗

（1）穴位敷贴：中药外敷治疗肝硬化常选用任脉、足厥阴肝经、足阳明胃经上的穴位，如神阙、期门、章门、日月、足三里等。为了提高药物的吸收率，常常使用挥发油、亚油酸、油酸、溶剂类、月桂氮卓酮类、有机酸及其酯类、吡咯酮类衍生物、表面活性剂等透皮促进剂。

（2）中药灌肠：张仲景《伤寒论》中就有用猪胆汁灌肠治疗便秘的记载。中药灌肠是将中药煎剂或掺入散剂，自肛门灌入，保留在直肠、结肠内，通过肠壁吸收药物来治疗疾病的一种方法。其可由不同的药物组成，发挥荡涤肠中污浊、清热解毒、软坚散结、活血化瘀等不同功效，方法简便，吸收迅速，作用较快，还可避免某些药物对胃肠道的不良刺激。用于肝硬化肠源性内毒素血症、肝性脑病尤其适合。

（3）针刺：主要选穴为足三里，研究显示该穴位可以调节消化系统，提高细胞免疫功能，减轻肝细胞损伤，保护肝细胞，同时降低 HA、PCⅢ含量，减轻肝纤维化程度，阻断肝纤维化发展至肝硬化的进程。还有研究提示针刺足三里可以提高肝炎后肝硬化患者血清睾酮（T）含量，降低雌二醇（E_2）含量及E_2/T比值，提示针刺能改善肝硬化患者血清性激素的紊乱。

（4）电针：有研究发现电针能够显著降低血清PCⅢ、LN、HA和CⅣ等肝纤维化指标，能有效减小肝组织胶原沉积面积，阻止肝纤维化进程。主要选足三里、中脘、内关、关元、百会等穴。

（5）穴位注射：主要选足三里穴，药物可选丹参、华蟾素、苦参素等。穴位注射能从针刺、经络、药物三方面起作用，从而充分发挥甚至放大疗效。

（6）脐部敷贴：脐，穴名神阙。脐和诸经百脉相通，为经络之总枢、经气之总汇。现代医学研究发现脐有表皮角质层最薄、屏障功能差、渗透性强等特点，并有大量腹壁动静脉分支及丰富的静脉网，药物分子较易通过脐部皮肤的角质层，为透皮给药以及缓释长效的理想给药部位。

（7）中药（封包）外敷：中药外敷疗法以经络学说及脏腑辨证为理论基础，药物直接作用于体表皮肤，经经络、气血及黏膜吸收传导，直达病所，见效快，可避免药物对胃肠道的刺激，具有用药安全、疗效显著、操作简单等特点。主要外敷肝区。

（8）耳穴按压：临床上常用王不留行进行耳穴按压，王不留行具有活血通络、调节肝肾的功效。临床上可根据患者的症状选取肝、脾、胃、三焦、皮质下等耳穴。

（9）其他：主要有生物信息红外线肝病治疗仪治疗（右上腹胁肋处）。

肝硬化代偿期（肝积）合并脾功能亢进的患者，基于"肾生髓、髓成肝"理论，采用填精补髓法补肝之体，选方用药重视阿胶、龟甲胶、鹿角胶、紫河车等血肉有情之品或人参养荣膏等膏方[8-10]。

三、中西医结合治疗

（一）病因治疗

抗乙肝病毒用富马酸丙酚替诺福韦、富马酸替诺福韦二吡呋酯、恩替卡韦等，杀虫用吡喹酮、阿苯达唑，免疫治疗用糖皮质激素、硫唑嘌呤等，利胆用熊去氧胆酸，肝豆状核变性用青霉胺，血色病用放血疗法，同时进行戒酒、控制体重及其他病因治疗[1, 5-6]。

（二）中成药抗肝纤维化[11]

截至目前，尚无明确可用于临床的抗肝纤维化化学或生物药物，而中医药在该领域有明确的优势，已有多种注册适应证为肝纤维化的中成药上市，也有较多文献报道能用于治疗肝纤维化的中成药以及经验方，遵从病证结合原则，可根据相应中医证候病机选择应用[12-13]。

治疗肝纤维化的常用药物如下。

（1）扶正化瘀胶囊（片）[12]：由丹参、虫草菌粉、绞股蓝、桃仁、松花粉、五味子（制）等组成。

功能：益精养肝，活血祛瘀。

适应证：乙型肝炎肝纤维化属肝肾不足、瘀血阻络证候者，症见胁下痞块，胁肋疼痛，面色晦暗，或见赤缕红丝，腰膝酸软，疲倦乏力，头晕目涩，舌质暗红或有瘀斑，苔薄或微黄，脉弦细。

（2）复方鳖甲软肝片：由鳖甲（制）、莪术、赤芍、当归、三七、党参、黄芪、紫河车、冬虫夏草、板蓝根、连翘等组成。

功能：软坚散结，化瘀解毒，益气养血。

适应证：慢性肝炎肝纤维化及早期肝硬化属瘀血阻络、气阴亏虚、热毒未尽证候者，症见胁肋隐痛或胁下痞块，面色晦暗，脘腹胀满，纳差，便溏，神疲乏力，口干且苦，赤缕红丝等。

（3）安络化纤丸[13]：由地黄、三七、水蛭、僵蚕、地龙、白术、郁金、牛黄、瓦楞子、牡丹皮、大黄、生麦芽、鸡内金、水牛角浓缩粉等组成。

功能：健脾养肝，凉血活血，软坚散结。

适应证：慢性乙型肝炎，乙型肝炎后早、中期肝硬化，表现为肝脾两虚、瘀热互结证候者，症见胁肋疼痛，脘腹胀满，神疲乏力，口干咽燥，纳食减少，便溏不爽，小便黄等。

（4）文献报道的抗肝纤维化方药。

大黄䗪虫丸：出自《金匮要略》。功能为活血破瘀，通经消癥。原为治疗五劳虚极，瘀血内结而设。用于瘀血内停，腹部肿块，肌肤甲错，目眶黯黑，潮热羸瘦，经闭不行。孕妇禁用，过敏者停服。临床观察发现其有一定的改善肝纤维化作用。

鳖甲煎丸：出自《金匮要略》。功能为消癥化积。原用于治疗疟母（疟疾所致的脾脏肿大），症见疟疾日久不愈，胁下痞硬肿块，近代也用于肝脾肿大属血瘀气滞者。对于慢性乙型肝炎肝纤维化、早期肝硬化、肝硬化门静脉高压等均有治疗效果。

小柴胡汤：出自《伤寒论》。功能为解表散热，疏肝和胃。用于寒热往来，胸胁苦满，心烦喜呕，口苦咽干。原方主治少阳病，可用于慢性肝炎与慢性胆囊炎，为国家基本药物。文献报道，该方对实验性肝纤维化及乙肝后肝纤维化均有治疗作用。

（三）中药治疗

中医辨证治疗肝纤维化的基本证候病机为虚损生积、正虚血瘀，"血瘀为积之体、虚损为积之根"。正虚主要表现为气阴两虚，血瘀则主要表现为瘀血阻络。其基本证型为气阴虚损、瘀血阻络。但在肝纤维化病变的不同阶段，依患者感受病邪的不同或体质差异，可辨为不同的证候类型，常见的有肝胆湿热、肝郁脾虚、肝肾阴虚等。在辨证治疗时，应病证结合，基本治法与辨证论治结合，灵活运用。基本治法为益气养阴、活血化瘀。益气药可选用黄芪、白术、炙甘草等，养阴药可选用生地黄、沙参、麦冬、白芍等，活血化瘀药可选用丹参、桃仁、当归、赤芍、川芎等。在基本治法基础上，需要根据不同证型联合不同的药物进行辨证论治[11]。

四、难点分析

1. 诊断难点

肝硬化代偿期患者通常没有什么特异性症状，而且很多情况下，没有任何不适，因此，往往不能及时发现、早期诊断。我们知道，肝硬化代偿期的早期诊断，高度依赖相关的生化、影像学、组织学检查，这些都离不开临床医生良好的沟通能力和患者较好的依从性。同时，代偿期肝硬化，特别是ⅠA期肝硬化，单纯依靠临床、实验室有时很难诊断，往往需要肝组织活检才能确诊。在缺乏病理结果的情况下，代偿期肝硬化的临床诊断需通过肝脏功能（白蛋白、PTA）、血常规（血小板、血细胞）、LSM检测、影像学检查、内镜检查综合判断，需重视代偿期肝硬化及门静脉高压的早期诊断与预防。

2. 治疗难点

肝硬化诊断明确后，应尽早开始综合治疗。重视病因治疗，必要时抗炎、抗肝纤维化，积极防治并发症。

（1）病因治疗：病因治疗是肝硬化治疗的关键。目前我国最主要的病因是病毒性肝炎，其中慢性乙型病毒性肝炎是最主要的病因，而针对乙型肝炎病毒的抗病毒治疗，只是抑制病毒复制，不能彻底杀死和消灭病毒，具有疗程长、易出现耐药突变、停药反跳、病情反复等缺陷。对于占5%～10%的隐源性肝硬化，无法做到病因治疗。

（2）抗肝纤维化治疗：目前现代医学缺乏疗效确切、证据充分及安全性高的抗肝纤维化药物，主要以中成药及中医辨证用药治疗为主。对于大多数西医从业人员来说，因无法做到辨证论治，疗效往往欠佳，还可因不合理使用中成药而导致药物性肝炎等不良反应。

3. 预防肝硬化进展难点

大多数肝硬化只有一个病因，也有多个病因同时作用的情况，如HBV、HCV重叠感染，乙型肝炎或丙型肝炎患者长期大量饮酒等。此外，在主要病因的基础上，一些协同因素可以促进肝硬化的发展，如肥胖、胰岛素抵抗、某些药物等。炎症、饮酒、肥胖及代谢综合征是肝硬化持续进展的常见因素。因此，针对多个病因的治疗及消除肝硬化持续进展的协同因素极其重要，这也是短期内达到治疗和预防目标的难点。

五、医案验方

患者冯某某，男，43岁，发现HBsAg阳性20余年，一直未系统诊治，2019年因"右胁隐痛1个月余"被诊断为乙型肝炎肝硬化代偿期。2019年8月13日检测HBVDNA为5.88×10^5IU/mL。肝功能正常。HBVM：HBsAg＞250.00IU/mL，HBeAg 23.62COI，anti-HBc 0.01COI，LSM 12.6kPa，CAP 280db/M。彩超示肝实质增粗，考虑肝硬化可能；胆囊多发结石。

西医诊断：①乙型肝炎肝硬化代偿期；②慢性乙型病毒性肝炎；③胆囊结石；④非酒精性脂肪性肝病。

中医诊断：肝积（湿热瘀阻证）。

西医治疗：恩替卡韦，口服，每次0.5mg，每日1次。

中医分析：中医认为，肝积是因多种原因导致肝络瘀滞不通，肝体失却柔润，疏泄失职。湿热羁留，致肝失疏泄，脾失健运，水湿运化无权，湿浊胶固，其性黏滞，易阻碍气机。气为血之帅，气滞则血行无度，滞碍于脏腑经络，化为瘀血，而致湿热瘀阻。中医以清热利湿，祛瘀通络为法。

中成药：安络化纤丸，口服，每次1袋，每日2次。

中药：柴胡温胆汤加减，药用茯苓、虎杖、陈皮、枳实、郁金、丹参、竹茹、姜半夏、炙甘草、当归、白芍、柴胡、白术、石菖蒲。方中柴胡味薄气清，专疏肝胆之郁，白芍养血敛肝，姜半夏和胃降逆，陈皮行气化痰，白术、茯苓健脾利湿，竹茹清热化痰，虎杖清热利湿，当归补血活血，丹参活血化瘀，枳实行气消积，郁金活血止痛、行气解郁，石菖蒲除湿化痰，炙甘草补中、调和诸药。

2020年5月复诊肝功能未见异常，HBVDNA（－），肝胆胰脾彩超示肝实质增粗。继续采用中西医结合方案治疗。

2022年1月FibroScan：LSM 8kPa，CAP 290db/M。男性肿瘤筛查：癌胚抗原（定量）（CEA）5.25μg/L，甲胎蛋白（定量）（AFP）17.35ng/mL。住院生化：甘胆酸（CG）2.80μg/mL，甘油三酯（TG）2.17mmol/L，高密度脂蛋白胆固醇（HDL-C）0.70mmol/L，载脂蛋白A1（APOA1）0.89g/L，二氧化碳结合力（CO_2CP）20.30mmol/L。乙肝两对半：HBsAg 1023.38IU/mL，anti-HBc 10.18S/CO。中上腹部CT示：①胆囊多发结石；②肝左、右叶肝管线状轻微扩张，考虑为胆管炎或肝吸虫病，请结合临床；③肝内多发小囊肿，双肾多发囊肿。

患者长期复诊，肝脏硬度值较初诊断时下降，肝硬化未出现进展。

第五节　辨 证 施 护

一、辨证护理

（1）湿热瘀阻证：①室温宜偏低，病室宜整洁、安静。②平日要加强道德修养和意志锻炼，保持积极乐观的心态和良好的情绪。③起居有节，作息规律，早睡早起，避免熬夜，可进行适当的体育运动，以消耗体内多余的热量，排出多余水分，达到清热除湿的目的。

（2）气滞血瘀证：①保持积极乐观的心态和良好的情绪。②可听节奏明快的轻音乐，如《花好月圆》《喜洋洋》《鲜花调》《雨打芭蕉》《满庭芳》等。

（3）肝郁脾虚证：①嘱患者遇事勿急躁，保持心情舒畅，避免忧愁思虑，饮食宜清淡，少食多餐。②嘱患者适当参加轻便工作或活动，如散步、打太极拳、练习八段锦等，促进消化，条达情志，但须劳逸结合，适可而止。③平时可长按肝经的太冲至行间，以疏通经络，调理肝郁脾虚症状。

（4）肝肾阴虚证：①保持病区环境安静，患者病室温度不宜过高，应经常通风换气，保持空气新鲜。②嘱患者保持情绪乐观，精神愉快，消除急躁情绪，坚定治疗信心。

（5）气虚血瘀证：①患者可进行适当的运动，如各种瑜伽、太极拳、八段锦等，劳逸结合。②嘱患者保持情绪乐观，精神愉快，消除急躁情绪，坚定治疗信心。

（6）脾肾阳虚证：安置患者于向阳温暖病室中，环境宜安静幽雅，避免噪声，应经常通风换气，保持空气新鲜，病室温度、湿度适中。

二、辨证施膳

（1）湿热瘀阻证：①饮食宜清淡、易消化、富含维生素。②可多食荸荠、藕汁、西瓜汁、绿豆汤、冬瓜汤等清热祛湿类食物。③忌油腻、腥发、辛辣等助湿燥热之品。④喝薏苡仁粥。

（2）气滞血瘀证：饮食宜稀软，宜食理气活血化瘀的食品，如金橘、柚子、橙子、白扁豆、萝卜、山楂等。

（3）肝郁脾虚证：①平素可饮用玫瑰花茶、茉莉花茶以怡情疏肝。②山药、薏苡仁、大枣、花旗参等滋补品，可适当配备，但量不宜多。③遵医嘱服用逍遥丸。

（4）肝肾阴虚证：①饮食宜清淡、易消化、富含维生素，可多食蔬菜、水果等清淡有营养的食物，进食猪瘦肉、紫河车、鳖甲等养阴之物及佛手、瓜蒌、丝瓜、菠菜、茄子等疏肝不伤阴之品。②忌洋葱、蒜、姜、辣椒、胡椒和酒类等辛辣和刺激性耗阴之品。③可用枸杞子、麦冬、甘草泡茶。

（5）气虚血瘀证：①宜食温补脾肾的食品，如韭菜、胡桃、山药、羊肉、牛肉、鸡肉等。②可进行气活血之品，如萝卜、橘子、山楂、桃仁等。

（6）脾肾阳虚证：①给予软食，宜进薏苡仁、山药、白扁豆、萝卜等健脾理气食物，适当服用黄芪粥、党参粥、核桃粥、羊肉汤等健脾温中之品。②少食甜食。③忌生冷、油腻、煎炸、硬固及刺激性食品。

第六节　循　证　研　究

一、基础研究

（一）中医基础研究

寇永锋等[14]研究发现香砂六君子汤和胃苓汤联合能降低肝硬化大鼠血浆内毒素水平，延缓肝硬化进展。银艳桃等[15]研究显示肝宁方可改善肝硬化大鼠的微循环障碍，降低血流动力学水平，重塑血管微循环，对肝硬化所致的门静脉高压能起到一定的治疗作用。段文彪等[16]研究显示鳖甲煎丸能显著改善肝硬化模型大鼠的肝功能和糖脂代谢紊乱。窦芊等[17]研究发现小檗碱可抑制肝硬化大鼠的炎性反应，促进肝脏胶原降解，降低肝纤维化程度，保护肝功能。

（二）现代医学基础研究

谢丽平等[18]的研究显示，在肝组织内注射大鼠成熟间充质干细胞（mMSC）、快速自我更新细胞（RSC）的肝硬化大鼠，其血清谷丙转氨酶（GPT）、总胆红素（TBiL）水平降低，肝纤维化及肝细胞变性程度减轻。近几年有关肠道菌群的研究越来越多，有研究显示微生态制剂可以增加肠道内的有益菌，减少有害菌，恢复大鼠肠道的微生态平衡，同时可以降脂及改善肝功能[19]。

二、临床研究

（一）中医研究

1. 辨证论治研究

（1）裘沛然认为肝硬化的基本病机是正虚邪恋，分为湿热内阻、肝脾血瘀、肝郁脾虚、脾虚湿盛、肝肾阴虚以及脾肾阳虚6个证型。湿热内阻予以清热利湿、通腑泄下，可选用当归六黄汤合茵陈蒿汤或者中满分消丸加减；肝脾血瘀予以活血祛瘀、通络软坚，选用大黄䗪虫丸加减；肝郁脾虚予以疏肝健脾、行气活血，选用柴胡疏肝散加减；脾虚湿盛予以健脾益气、利湿行水，应用胃苓汤加减；肝肾阴虚予以滋养肝肾、养阴活血，选用一贯煎加减；脾肾阳虚当温补脾肾、行气活血，选用附子理中汤合真武汤加减[20]。

（2）关幼波认为慢性乙型肝炎肝硬化的病机是湿热余邪稽留，肝脾肾三脏不足，痰瘀凝结，气血不行，阻滞肝络，久结成痞块。治疗当以调畅气机、化痰消瘀为法，用芍药、木瓜、生黄芪、党参等辛、酸、甘药物。痰瘀同治当活血化痰，可在活血药的基础上加用生牡蛎、王不留行、鳖甲等以养阴柔肝、软坚散结[21]。

（3）刘平对肝硬化提出了"虚损生积"的理论[22]，正虚血瘀是其病机，其中正虚为本，血瘀为标，因精气亏损，邪毒稽留，脉络瘀阻，虚实夹杂渐至肝络受损而渐成癥积。徐列明则对肝硬化的"正虚血瘀"病机进行了详细阐释[23]。

（4）周仲瑛认为肝硬化的病位主要在肝、脾、肾，涉及胆、胃，基本病机为湿热瘀毒郁结、肝脾肾亏虚，治疗肝硬化以扶正祛邪为总则，以清化湿热瘀毒为基本治法。应用犀角地黄汤为主方，随证加减[24]。

2. 专病专方专药研究

（1）中药单味及其提取物。吴丹等[25]对肝积中医用药的文献进行统计分析，结果显示使用频率最高的前三味中药为鳖甲、丹参、黄芪。三者均能通过促进肝星状细胞凋亡、抗氧化、抑制炎症反应等途径发挥抗肝纤维化的作用。

此外，柴胡、茯苓、白术、赤芍、当归、桃仁等中药及其提取物在改善肝脏炎症、抗脂质过氧化、抗肝纤维化方面有一定作用，也被广泛应用于肝炎肝硬化的治疗中[26-31]。

（2）中药复方。赵壮志等[32]的研究显示膈下逐瘀汤加减联合核苷类药物可有效降低胆红素指标、改善肝功能以及降低肝纤维化指标，并且效果优于单用核苷类药物。

颜幸杰等[33]通过对比柴胡桂枝汤加减联合恩替卡韦分散片治疗与单用恩替卡韦分散片治疗的效果发现，联合柴胡桂枝汤加减治疗的代偿期乙肝肝硬化患者肝功能和血清肝纤维化的指标得到显著改善。

蔡翠珠等[34]对益气化浊解胀汤的研究显示，该复方明显延缓了肝纤维化的进程。

（3）中成药研究[35-38]。中成药在肝硬化治疗中起重要作用，目前应用于肝硬化的中成药也非常多，研究显示扶正化瘀胶囊、安络化纤丸、和络舒肝片、复方鳖甲软肝片等中成药可改善患者的肝脏炎症及肝纤维化，提高患者的整体生存质量。

（4）中医外治法研究[39-42]。中医外治法主要包括针灸、穴位注射、穴位敷贴、穴位埋线、中药灌肠等。多项临床研究显示，经过中医外治法治疗后，患者的肝纤维化标志物较对照组降低，差异有统计学意义。

（二）现代医学研究

肝硬化的早期综合治疗非常重要，尤其是对病因的治疗，祛除病因是肝纤维化的首要治疗方法，同时应积极防治并发症。

1. 病因治疗

2019年版的《慢性乙型肝炎防治指南》[6]指出，抗病毒治疗一线用药为恩替卡韦、富马酸替诺福韦二吡呋酯、富马酸丙酚替诺福韦、聚乙二醇干扰素。

该指南将慢性丙肝治疗药物分为泛基因型、特殊基因型、包含干扰素型三大类。其中针对1-6型的泛基因型药物包括索磷布韦/维帕他韦、格卡瑞韦/哌仑他韦[43]。

酒精肝患者应戒酒。其他病因导致的肝硬化患者也应查明病因后进行针对性治疗[44]。

2. 抗肝纤维化治疗

在抗肝纤维化治疗中，目前临床研究中尚无明显的抗肝纤维化的有效验证，目前报道的药物中己酮可可碱、吡格列酮等可减轻脂肪性肝纤维化，但临床未广泛应用[1]。

综上，中医中药在抗肝纤维化中起到重要作用，在病因治疗的基础上加上中医中药抗肝纤维化是目前肝硬化治疗的重要治疗方案。

（蒋开平　胡洪涛　江群芳）

● 参考文献

[1] 中华医学会肝病学分会．肝硬化诊治指南[J]．中华肝脏病杂志，2019，27（11）：20．

[2] 张露，范志芳，刘殿武，等．1990—2016年中国乙型肝炎引起的肝硬化及其他慢性肝病疾病负担变化趋势分析[J]．中华流行病学杂志，2020，41（2）：173-177．

[3] CAINES A，SELIM R，SALGIA R．The changing global epidemiology of hepatocellular carcinoma[J]．Clin Liver Dis，2020，24（4）：535-547．

[4] 向武侠，陈兰玲．中医对于"肝硬化"病名诊断的研究[J]．中医药导报，2015，21（19）：10-12．

[5] 李军祥，陈誩，姚树坤．肝纤维化中西医结合诊疗共识意见（2017年）[J]．中国中西医结合消化杂志，2017，25（12）：895-900．

[6] 中华医学会感染病学分会，中华医学会肝病学分会．慢性乙型肝炎防治指南（2019年版）[J]．中国病毒病杂志，2020，10（1）：1-25．

[7] 国家卫生健康委办公厅．原发性肝癌诊疗指南（2022年版）[J]．中华外科杂志，2022，60（4）：273-309．

[8] 施维群，杨育林，陆增生，等．肝硬化常见并发症的中医外治法研究进展[J]．临床肝胆病杂志，2014，30（4）：303-306．

[9] 李川，吕文良，陈兰羽，等．针刺治疗肝硬化及其并发症研究进展[J]．辽宁中医药大学学报，2012，14（8）：269-271．

[10] 齐雪阳，张勤生．耳穴压豆辅助治疗对慢性乙型肝炎肝硬化腹胀症状及生活质量的影响[J]．中国老年学杂志，2017，37（12）：2982-2984.

[11] 徐列明，刘平，沈锡中，等．肝纤维化中西医结合诊疗指南（2019年版）[J]．中国中西医结合杂志，2019，39（11）：1286-1295.

[12] 顾宏图，桂红莲，徐列明，等．扶正化瘀片联合恩替卡韦治疗慢性乙型肝炎肝纤维化的效果观察[J]．临床肝胆病杂志，2021，37（2）：309-313.

[13] 聂红明，王灵台．安络化纤丸抗肝纤维化的研究进展[J]．中西医结合肝病杂志，2016，26（3）：185-187.

[14] 寇永锋，门九章，郝瑞春．"香胃联合方组"对肝硬化大鼠血浆内毒素水平的影响[J]．中国临床研究，2019，6（32）：730-734.

[15] 银艳桃，王建超，文彬，等．肝宁方对肝硬化大鼠微循环及血流动力变化的研究[J]．山西中医，2021，37（8）：54-57.

[16] 段文彪，吴伟斌，张贵锋，等．鳖甲煎丸对肝硬化模型大鼠糖脂代谢紊乱和肝纤维化的影响[J]．解剖学研究，2020，42（4）：298-302.

[17] 窦芊，李赢，王园园，等．小檗碱对肝硬化大鼠肝功能的保护及炎症抑制作用[J]．广州中医药大学学报，2021，38（12）：2708-2715.

[18] 谢丽平，林涛发，郭子宽，等．大鼠骨髓mMSC和RS细胞肝组织内注射对肝硬化大鼠肝功能及肝脏病变的改善作用观察[J]．山东医药，2021，61（6）：40-44.

[19] 陈鉴．微生态制剂对肝硬化门脉高压大鼠肠道四种微生物的影响[J]．浙江实用医学，2018，23（3）：162-163，169.

[20] 王庆其，李孝刚，邹纯朴，等．国医大师裘沛然肝硬化诊疗方案[J]．南京中医药大学学报，2017，33（3）：217-220.

[21] 门秋爽，李晓玲，孙凤霞．关幼波"痰瘀学说"在慢性乙型肝炎肝硬化治疗中的运用[J]．北京中医药，2021，40（7）：719-720.

[22] 慕永平，刘成海，张华，等．肝硬化"虚损生积"论：刘平教授学术思想浅析[J]．上海中医药大学学报，2013，27（2）：1-4.

[23] 徐列明．肝纤维化或肝硬化"正虚血瘀"中医病机的临床观察和研究[J]．世界科学技术–中医药现代化，2016，18（9）：1465-1470.

[24] 相安．基于336例病案资料研究国医大师周仲瑛病机辨治肝硬化临床经验[D]．南京：南京中医药大学，2019.

[25] 吴丹，张广业．近10年代偿期乙肝肝硬化中医用药分析[J]．中国民族民间医药，2018，27（17）：6-10.

[26] 姜宏伟．单味鳖甲治疗肝炎肝硬化30例[J]．临床医学，2007，27（6）：93-94.

[27] 张晔，吕金朋，孙佳明，等．鳖甲抗肝纤维化研究进展[J]．吉林中医药，2018，38（6）：673-675.

[28] 武向鹏，崔薇．丹参多酚酸盐对肝硬化门静脉高压抑制作用的研究[J]．天津中医药，2018，35（12）：947-950.

[29] 郭剑，袁丽侠，刘利平，等．丹参多酚酸盐治疗肝硬化的临床效果[J]．临床医学研究与实践，2019，4（14）：28-29，32.

[30] 刘俞彤，吕文良．黄芪治疗肝纤维化有效性Meta分析[J]．环球中医药，2019，12（8）：1294-1298.

[31] 罗茂权，黄菊芳，黎敏航，等．中药治疗肝纤维化的用药规律研究[J]．广西医学，2021，43（1）：52-56.

[32] 赵壮志，刘旭东，吕萍，等．膈下逐瘀汤加减联合核苷类药物治疗乙型肝炎肝硬化疗效及安全性的Meta分析[J]．中华中医药学刊，2019，37（3）：643-649.

[33] 颜幸杰，李柳梅，陈玉娟，等．柴胡桂枝汤化裁治疗代偿期乙肝肝硬化临床观察[J]．广西中医药大学学报，2017，20（4）：18-20.

[34] 蔡翠珠，黄少君，曾露慧，等．益气化浊解胀汤治疗乙肝肝硬化的临床疗效及对谷草转氨酶–血小板比值指数的影响[J]．中华中医药学刊，2020，38（8）：229-232.

[35] 陈鹏兰，黄古叶，崔亚运，等．扶正化瘀胶囊联合恩替卡韦治疗乙型肝炎肝硬化的Meta分析[J]．中西医结合肝病杂志，2021，31（1）：63-69.

[36] 张莹雪，孙凤霞，李晓玲，等．安络化纤丸联合恩替卡韦治疗乙型肝炎肝硬化的系统评价[J]．中国医院用药评价与分析，2022，22（1）：70-76，82.

[37] 狄书杰，夏茜．和络舒肝片联合恩替卡韦对活动性代偿期乙肝肝硬化患者的临床疗效[J]．中成药，2020，42（6）：1486-1489.

［38］苏志波.复方鳖甲软肝片与恩替卡韦治疗乙肝后肝硬化的效果分析［J］.临床研究，2018，26（2）：170-172.

［39］陈姣姣，陈晓蓉，徐庆年，等.肝病红外治疗仪联合针灸对肝郁脾虚型肝硬化患者的临床疗效观察［J］.世界中医药，2017，12（5）：1138-1140，1143.

［40］刘树莺.穴位注射对慢性乙肝病毒携带者血清标志物的影响［J］.中国针灸，1996，16（3）：7-8.

［41］陈永康，宋业宏.针灸足三里对HbsAg携带者免疫功能影响的研究［J］.中国针灸，1993，13（2）：33-35.

［42］王威，董宝强，于红.针刺足三里穴对肝纤维化大鼠模型的影响［J］.中国中医药信息杂志，2005，12（11）：23-24.

［43］中华医学会肝病学分会，中华医学会感染病学分会.丙型肝炎防治指南（2019年版）［J］.实用肝脏病杂志，2020，23（1）：S33-S52.

［44］中华医学会肝病学分会脂肪肝和酒精性肝病学组，中国医师协会脂肪性肝病专家委员会.酒精性肝病防治指南（2018年更新版）［J］.实用肝脏病杂志，2018，21（2）：170-176.

第八篇　脾胃病篇

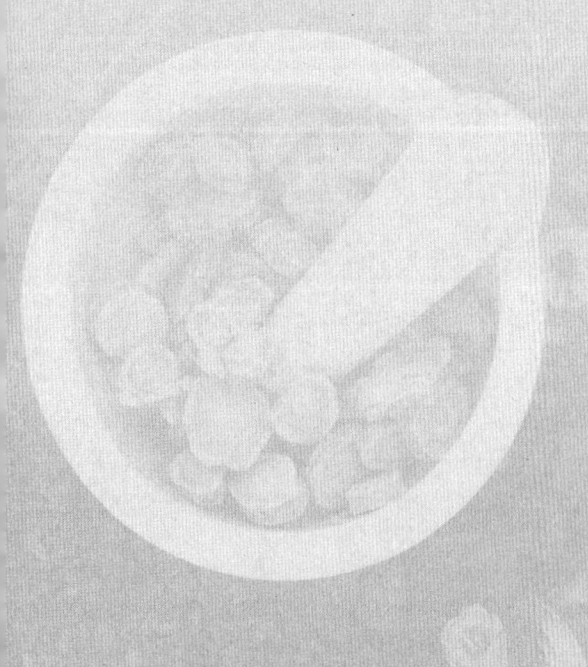

第一章　胃食管反流病

第一节　概　　述

胃食管反流病（gastroesophageal reflux disease，GERD）是指胃内容物反流入食管引起症状和/或并发症的一种疾病，在临床上较为常见。GERD的患病率在不同地区差异较大，在西方国家发病率较高，在亚太地区包括我国在内有逐步上升趋势。GERD的危险因素包括吸烟、肥胖、年龄、饮酒、NSAID药物使用、社会因素、心身疾病和遗传因素等。

胃食管反流病为现代医学病名，在古代中医文献中并未见相应的名称。根据本病的主要临床症状，如烧心、泛酸、胸骨后灼痛、咽喉不适、口苦、嗳气、反胃等，可将其归属为吐酸、吞酸、嘈杂、梅核气等范畴。GERD病位在食管，病性以热证居多，40%左右的患者没有吐酸症状，大多非糜烂性胃食管反流病患者仅有烧心、咽喉不适、胸前区不适等症状。此外，除胃酸反流外，胃食管反流病的发病与多种因素有关，因此以"食管瘅"作为胃食管反流病的中医病名，可更好地反映本病的病位、病因病机与主证。

第二节　病　因　病　机

一、中医学对胃食管反流病病因病机的认识

GERD的发病与感受外邪、寒热客胃，情志不遂、思虑太过，饮食不节，胆邪犯胃及禀赋不足、脾胃虚弱等因素相关。GERD基本病机为胃失和降、胃气上逆、气机升降失常。肝胆失于疏泄、脾失健运、胃失和降、肺失宣肃、胃气上逆、上犯食管，形成本病的一系列临床症状。禀赋不足、脾胃虚弱为GERD的发病基础，土虚木乘或木郁土壅，致木气恣横无制，肝木乘克脾土，胆木逆克胃土，导致肝胃、肝脾或胆胃不和；气郁日久，化火生酸，肝胆邪热犯及脾胃，脾气当升不升，胃气当降不降，肝不随脾升，胆不随胃降，以致胃气挟火热上逆；肝火上炎侮肺，克伐肺金，消灼津液，肺失肃降而咳逆上气，气机不利，痰气郁阻胸膈；病程日久，气病及血，则因虚致瘀或气滞血瘀。

本病病理因素分虚实两端，实为痰、热、湿、郁、气、瘀，虚者则责之于脾。张景岳在《景岳全书·吞酸》中指出"其在上中二脘者，则无非脾胃虚寒，不能运化之病，治此者非温不可。其在下脘偶出者，则寒热俱有"，主张"治吞酸吐酸，当辨虚实之微甚，年力之盛衰。实者可治其标，

虚者必治其本"。故本病病机特点：一为逆，二为热，三为郁。

二、现代医学对胃食管反流病致病因素的认识

GERD的发病与多种因素有关，其中包括胃食管交界处功能与结构障碍，食管清除功能障碍和上皮防御功能减弱，肥胖和饮食等生活相关因素削弱食管抗反流功能，以及食管敏感性增高等。免疫因素所致的食管黏膜损伤和食管功能改变也可能与GERD的发病有关。

第三节　诊断与鉴别诊断

一、诊断

（一）临床表现

1. 症状

GERD的临床表现可分为典型症状、非典型症状和食管外症状。典型症状有胸骨后烧灼感和反流。非典型症状包括胸痛、上腹烧灼感、上腹痛、上腹胀、嗳气等。食管外症状包括口腔、咽喉、肺及其他部位（如脑、心）的一些症状。

（1）胸骨后烧灼感。又称烧心，可放射至颈部及咽喉部，症状多在进食后出现，半卧位、躯体前屈或剧烈运动可诱发，饮水或服用抗酸药物后可缓解，而过热、过酸食物则可使之加重。烧灼感的严重程度不一定与病变的轻重一致。严重食管炎尤其在瘢痕形成者可无或仅有轻微烧灼感。

（2）反流。指胃内容物不自觉地向咽部或口腔方向反向流动的感觉，通常伴有酸味或苦味，多于餐后、躯体前屈或卧床时发生。

（3）胸痛。胃食管反流可引起类似于缺血性胸痛的表现，可能与烧心或反流症状同时出现，也可能单独出现。

（4）食管外症状。近年来的研究已表明GERD与咽部异物感、吞咽困难、吞咽痛、慢性咳嗽、咽喉炎、鼻窦炎、哮喘、反复发作性肺炎及肺间质纤维化、夜间睡眠呼吸暂停及中耳炎等有关。婴儿食管下括约肌（LES）尚未发育，易发生GERD并引起呼吸系统疾病甚至营养、发育不良。目前对GERD的研究已从胃肠专业扩大到呼吸、心血管、耳鼻喉科及儿科等多领域。

2. 体征

胃食管反流病一般无明显体征，有的病例仅于压胸骨时感胸骨后隐痛，或剑突下轻度压痛。

（二）辅助检查

1. X线检查

传统的食管钡剂造影将胃食管影像学和动力学结合起来，可显示有无黏膜病变、狭窄、裂孔疝等，并显示有无钡剂的胃食管反流，因而对诊断有互补作用，但敏感性较低，不作为GERD常规检

查，一般用于食管裂孔疝的检查。在进行抗反流手术的患者中应用食管钡剂造影检查，可明确是否存在食管裂孔疝及其大小和位置。对于存在胸痛、吞咽困难等不典型反流症状的患者，为判断是否存在胃食管结合部流出道梗阻，也可行食管钡剂造影检查。

2. 内镜检查

胃镜是目前评估食管黏膜病变最为客观的检查手段，且应用广泛，检查成本低。鉴于我国是胃癌、食管癌高发国家，所有具有反流症状的患者初诊时均应先行内镜检查，特别是症状发生频繁、程度严重、伴有报警症状（吞咽困难、消瘦、呕吐、呕血、贫血）或有肿瘤家族史的患者。早期进行胃镜检查有利于肿瘤的筛查和疾病状态的评估。上消化道内镜检查发现的糜烂性食管炎（erosive esophagitis，EE）以及巴雷特食管是GERD的特征性并发症。内镜检查可以对EE的严重程度进行分级。目前应用最广泛的分级方法是洛杉矶分级，分为A～D四级，分级标准如下。

A级：局限于一条黏膜皱襞上，黏膜破损长度≤5mm；

B级：局限于一条黏膜皱襞上，至少有一条黏膜破损长度＞5mm，但两条黏膜破损间无相互融合；

C级：两条或两条以上的黏膜破损存在相互融合现象，但非全周性；

D级：融合为全周性的黏膜破损。

放大内镜联合电子染色内镜有利于观察GERD患者胃食管交界处的细微结构，并筛查早期食管癌。临床上尚有一些新的内镜图像增强技术如智能分光比色技术等可提高微小病变的检出率，但其灵敏性和特异性有限。

3. 高分辨率食管测压（HRM）

根据HRM的导管和测压原理，可将HRM分为21～36通道的水灌注HRM和高达33～36通道的固态HRM。此后又发展出了3DHRM技术。HRM可反映食管的动力状态，包括食管体部的动力障碍和胃食管交界处的形态特点。GERD患者常见的动力障碍表现为无效食管动力和片段蠕动，胃食管交界处的形态可反映LES与膈肌之间的关系，对诊断食管裂孔疝有较高的灵敏性。HRM可了解GERD常见的发病机制，包括瞬间LES松弛、胃食管交界处低压和食管清除功能下降等。另外，HRM还可帮助食管pH电极定位、术前评估食管功能和预测手术，以及预测抗反流治疗的疗效和是否需长期维持治疗。因此，食管测压能帮助评估食管功能，尤其是对GERD治疗困难者。GERD行食管测压的主要阳性表现包括：①LES压力下降，一过性食管下括约肌松弛（TLESR）发生频繁，合并裂孔疝；②食管体部动力障碍。

4. 食管反流监测

食管反流监测可检测食管腔内有无胃内容物反流，为胃食管反流提供客观的诊断依据。具有典型的反流症状但内镜检查正常、症状不典型、药物治疗无效或拟行抗反流手术的患者需进行食管反流监测。食管反流监测包括单纯pH监测和食管阻抗pH监测，可采用导管式监测或胶囊式监测。导管式监测时间一般为24h，无线胶囊pH监测时间最长达96h。

（1）单纯pH监测，即将一微探头经鼻插入食管LES上方5cm处，记录24h内所有反流活动。适用于未使用质子泵抑制剂（PPI）治疗的GERD患者，以协助GERD的诊断和指导治疗。24h食管pH监测能详细显示酸反流、昼夜酸反流规律、酸反流与症状的关联以及患者对治疗的反应，使治疗个体化，推荐在内镜检查和PPI试验后仍不能确定反流时应用。检测指标包括：①酸暴露时间百分比（acid exposure time，AET），即24h内食管pH值＜4的时间百分比，通常AET＞4.2%被认为存在病理性反流；②酸暴露频率，即pH＜4的次数；③酸暴露的持续时间，即反流持续时间≥5min的次数和最长反流持续时间。根据pH监测的有关参数由计算机测算酸反流积分。无线pH监测技术（Brava胶囊）可以分析48～96h的食管pH变化，提高患者检测时的舒适度及依从性，有助于更好地了解酸反流与临床症状之间的相关性。

（2）食管阻抗pH监测不仅能检测酸反流，也能检测非酸反流，还能区分反流内容物性质（液体、气体或混合反流），可提高GERD的诊断率。适用于正在使用PPI治疗的GERD患者，以评估患者症状难以控制的原因。检测指标包括：①反流后吞咽诱导蠕动波指数（post-reflux swallow-induced peristaltic wave index，PSPWI），可反映患者的食管收缩储备情况，辅助GERD诊断并有效鉴别反流性食管炎、非糜烂性反流病（non-erosive reflux disease，NERD）、功能性烧心患者和健康人；②夜间基线阻抗（mean nocturnal baseline impedance，MNBI），反映食管炎症情况。

5. 食管黏膜阻抗

食管黏膜阻抗是近年来研发的用于GERD诊断的新技术。通过检测食管黏膜瞬间阻抗值，反映食管黏膜屏障功能，进而判断是否存在长期慢性反流。目前采用球囊导管，阻抗检测通道位于球囊两侧，可更好地贴合食管，准确检测黏膜阻抗值，并形成黏膜阻抗地形图，较直观地对GERD进行诊断。

6. 唾液胃蛋白酶检测

胃蛋白酶是一种蛋白水解酶，经胃液中盐酸激活后具有消化蛋白质的能力，可对黏膜造成损伤。因唾液胃蛋白酶与咽喉及近端食管的黏膜损害关系密切，且此检测操作简便，对表现为食管外反流症状的GERD患者的诊断有较高的临床意义，因此有作为GERD检测方法的价值。作为新型检测方法，学界对采用唾液胃蛋白酶检测诊断GERD的标准尚未达成共识，目前仍处于基础研究阶段。

（三）诊断要点

1. 病史和临床症状

GERD是胃内容物反流至食管内导致一系列症状及并发症发生的疾病，烧心和反流是GERD最常见且最具特征的临床症状。完整而准确的病史采集是GERD诊断的基础。在采集病史时可使用GERD的诊断问卷，包括反流性疾病问卷量表（RDQ）和胃食管反流病问卷量表（GerdQ）。然而，GERD的症状并不具有很强的特异性，可能与其他疾病的症状重叠或混淆，例如反刍、贲门失弛缓症、嗜酸细胞性食管炎（EoE）、反流超敏反应、功能性疾病、心脏或肺部疾病和食管旁疝。因此很难仅依靠症状确诊GERD。

2. 诊断标准

GERD的诊断缺乏金标准，需要基于症状表现、食管黏膜内镜评估、反流监测和对治疗干预的反应进行综合评估。GERD的客观定义是在内窥镜检查中发现的特征性黏膜损伤和/或反流监测研究中显示的异常食管酸暴露。食管反流监测可提供胃酸反流的证据，是诊断GERD较为客观的检查。具有典型反流症状但内镜检查正常、药物治疗无效或具有不典型症状的患者需行食管反流监测。

3. 诊断依据

对于有典型症状且无合并报警症状的患者，可行质子泵抑制剂（PPI）诊断性治疗：每日服用标准剂量PPI两次，疗程1～2周。服药后若症状明显改善则为PPI试验阳性，支持GERD的诊断；若症状改善不明显则为PPI试验阴性，不支持该诊断。对于PPI治疗无效或具有报警症状（吞咽困难、吞咽痛、出血、体重减轻或贫血）的患者应行进一步检查。若内镜检查发现食管下段有明显黏膜破损及病理支持的炎症表现，则EE诊断明确。NERD主要依赖症状进行诊断，患者以反流、烧心为主诉时，如能排除可能引起烧心症状的其他疾病，且内镜检查未见食管黏膜破损及其他器质性疾病，可作出NERD的诊断。根据24h食管pH测定结果，NERD可分为下列3个亚型：①食管有异常酸暴露；②食管测酸在正常范围，但超过50%的烧心症状发作与生理性酸反流相关，推测食管对酸敏感；③烧心症状与酸反流无关，这被认为是功能性烧心，主要与内脏敏感性增高有关。

二、鉴别诊断

（一）中医鉴别诊断

1. 吐酸与嘈杂

吐酸与嘈杂均属胃病，均为胃食管反流病的中医病证，且既可单独出现，也可同时出现。两者在病因和病机上有许多相同之处，但临床表现不一。吐酸是口吐酸水或泛酸，胃中不适；嘈杂是指胃中空虚，似饥非饥，似痛非痛，胸膈懊恼，莫可名状，或得食而暂止，或食已而复嘈杂。

2. 胃痛与心痛

胃痛的病变在胃脘，而心痛的病变在胸中。胃痛以钝痛、隐痛常见，亦有疼痛剧烈如针刺者，但一般不如心痛剧烈；心痛的疼痛表现为绞痛如割，痛彻胸背。胃痛常伴有脘腹胀满，嗳气，吞酸，嘈杂，恶心呕吐，纳呆等脾胃病症状；心痛常伴有心悸，胸憋闷，气短，患者常有濒死的感觉。胃痛一般预后较好；心痛一般病情较重，特别是"真心痛"。

（二）西医鉴别诊断

1. 胸痛与心绞痛

胃食管反流病引起的胸痛也称食管源性胸痛，需与卧位性心绞痛或变异性心绞痛相鉴别。以下几点可资鉴别：①典型心绞痛为中下段胸骨后及心前区疼痛，而食管源性胸痛为中下段胸骨后及剑突下疼痛。②前者多为压榨性痛、闷痛，后者多为灼痛。③去除诱因、休息、含服硝酸甘油后心绞痛可迅速缓解；食管源性胸痛则休息无效，服用碱性药物、PPI药物或站立时疼痛可缓解。④心电图有无与胸痛发作同步出现的S-T段及T波缺血性改变、心肌酶谱检测有利于心肌梗死的排除。⑤食管X线钡剂造影、内镜、食管下端24h pH值、食管阻抗pH监测和/或胆汁反流监测、LES压力测定等，可证实胃食管反流病存在与否。

2. 吞咽困难与食管癌、贲门失弛缓症

胃食管反流病早期会引起食管痉挛，可出现一过性吞咽困难；晚期则因食管壁结缔组织增生致管腔狭窄，需与其他原因导致的吞咽困难相鉴别。①食管癌常表现为固体—软食—液体的渐进性吞咽困难，进展速度较快，常伴明显体质量下降。食管X线钡剂造影示食管不规则狭窄及管壁僵硬感。内镜及活检对鉴别食管癌与巴雷特食管、食管炎有重要价值。②贲门失弛缓症除有因食管痉挛或食管扩张诱发的胸痛外，吞咽困难也为其常见症状。

3. 食管外症状与呼吸系统症状、喉部症状

胃食管反流病应与部分反复发作性哮喘、咳嗽、夜间睡眠呼吸暂停、间歇性声音嘶哑、咽部异物感、发音困难、喉痛等相鉴别。对难以解释的慢性咳嗽、反复发作性支气管哮喘等，经长期抗炎、解痉等治疗效果不佳的患者，经夜间抬高床头、改善饮食习惯及PPI抗反流治疗2周，症状可以减轻或消失的应疑有胃食管反流病可能，胸片、喉镜、钡剂造影、内镜、24h食管pH值、食管阻抗pH监测等可鉴别。

第四节 治 疗 概 况

一、中医辨证论治

（一）辨证选择口服中药汤剂

1. 肝胃不和证

主证：反酸，胸胁胀满，嗳气，腹胀。

次证：纳差，情绪不畅则加重，恶心欲吐，胸闷喜太息。舌质淡红，苔白或薄白，脉弦。

治法：疏肝理气，和胃降逆。

推荐方药：柴胡疏肝散（《景岳全书》）加减，药用柴胡、白芍、陈皮、枳实、香附、川芎、海螵蛸、浙贝母等。

2. 肝胃郁热证

主证：反酸，胸骨后灼痛，嘈杂。

次证：心烦易怒，两胁胀满，口干口苦，大便秘结。舌质红，苔黄，脉弦滑。

治法：清肝泻火，和胃降逆。

推荐方药：左金丸（《丹溪心法》）合大柴胡汤（《伤寒论》）加减，药用黄连、吴茱萸、柴胡、黄芩、半夏、白芍、枳实、浙贝母、煅瓦楞子、大黄等。

3. 中虚气逆证

主证：反酸，泛吐清涎，嗳气，胃脘隐痛。

次证：食少纳差，胃脘痞满，神疲乏力，大便稀溏。舌质淡红，苔薄白或白腻，脉沉细或细弱。

治法：和胃降逆，健脾益气。

推荐方药：六君子汤（《医学正传》）合旋覆代赭汤（《伤寒论》）加减，药用党参、茯苓、炒白术、半夏、陈皮、生姜、旋覆花、赭石等。

4. 气郁痰阻证

主证：咽喉不适如有痰梗，情志不畅则加重，胸膺不适，烧心，反酸。

次证：嗳气或反流，声音嘶哑，胃脘胀满，精神抑郁。舌质淡红，苔腻或白厚，脉弦滑。

治法：化痰祛湿，和胃降逆。

推荐方药：温胆汤（《三因极一病证方论》）合半夏厚朴汤（《金匮要略》）加减，药用陈皮、法半夏、茯苓、生姜、竹茹、炒枳实、厚朴、紫苏梗、旋覆花等。

5. 气滞血瘀证

主证：反酸日久，胸骨后刺痛或疼痛部位固定，吞咽困难。

次证：嗳气，胸胁胀满，呕血，便血，情绪不畅则加重。舌质暗或有瘀斑，苔白，脉弦细或弦涩。

治法：疏肝理气，活血化瘀。

推荐方药：血府逐瘀汤（《医林改错》）加减，药用柴胡、赤芍、枳壳、桔梗、牛膝、当归、川芎、桃仁、红花、地黄、旋覆花、郁金、煅瓦楞子等。

6. 寒热错杂证

主证：胸骨后或胃脘部烧灼不适，反酸或泛吐清水，胃脘隐痛，喜温喜按。

次证：食欲不振，神疲乏力，肠鸣便溏，手足不温。舌质红，苔白，脉虚弱。

治法：辛开苦降，和胃降气。

推荐方药：半夏泻心汤（《伤寒论》）加减，药用法半夏、黄连、黄芩、干姜、煅瓦楞子、陈皮、茯苓、吴茱萸、白术、海螵蛸、浙贝母等。

以上证型的确定需具备主证2项和次证1~2项，并参考舌脉象。

（二）辨证选择口服中成药

（1）舒肝和胃丸：由香附（醋制）、白芍、佛手、木香、郁金、白术（炒）、陈皮、柴胡、广藿香、炙甘草、莱菔子、槟榔（炒焦）、乌药组成，可疏肝解郁、和胃止痛，适用于肝胃不和引起的胃脘胀痛、胸胁满闷、呕吐、吞酸、腹胀、便秘。

（2）乌贝散：由海螵蛸、浙贝母、陈皮油组成，有制酸止痛之功，适用于肝胃不和所致的胃脘疼痛、泛吐酸水、嘈杂似饥。

（3）气滞胃痛颗粒：由柴胡、延胡索（炙）、枳壳、香附（炙）、白芍、甘草（炙）组成，具疏肝理气、和胃止痛之功，适用于肝气犯胃证（肝郁气滞）。

（4）达立通颗粒：由柴胡、枳实、木香、陈皮、清半夏、蒲公英、山楂（炒焦）、焦槟榔组成，具清热解郁、和胃降逆、通利消滞之功，适用于肝胃郁热证。

（5）胃逆康胶囊：由柴胡（醋）、白芍、枳实、黄连、川楝子、半夏（制）、陈皮、吴茱萸、莪术、瓦楞子（煅）、蒲公英、甘草组成，具有疏肝泄热、和胃降逆、制酸止痛之效，适用于肝胃郁热证。

（6）左金丸类：由黄连、吴茱萸组成，具泻火、疏肝、和胃、止痛之功，适用于肝胃郁热证。

（7）开胸顺气丸：由槟榔、牵牛子、陈皮、木香、三棱、莪术、牙皂、厚朴组成，具消积化滞、行气止痛之功，适用于气郁食滞所致的胸胁胀满、胃脘疼痛、嗳气呕恶、食少纳呆。

（8）越鞠丸类：由香附（醋制）、川芎、栀子（炒）、苍术（炒）、六神曲（炒）组成，具疏肝解郁、理气宽中、消痞之功，适用于气郁痰阻证。

（9）荆花胃康胶丸：由土荆芥、水团花组成，饭前口服，具理气散寒、清热化瘀之功，适用于寒热错杂证。

二、中医特色治疗

针刺疗法、推拿疗法、穴位敷贴疗法、穴位注射疗法、穴位按压法、热敏灸疗法、穴位埋线疗法等对GERD的治疗有一定效果，其临床疗效确切性及长期有效性有待进一步验证。

（1）针刺疗法：采用电针治疗，取膻中、天突、中脘、期门、足三里、内关、太冲等穴。患者仰卧，局部常规消毒，取28～30号毫针，天突先直刺0.2寸，然后将针尖转向下方，紧靠胸骨后方，刺入1寸，膻中、期门平刺0.5寸，中脘直刺1寸，足三里直刺1.5寸，内关、太冲直刺1寸，以上穴位得气后，通电针治疗，采用连续波，根据患者的耐受程度，调整电流强度，逐渐增大，以所刺穴位颤动为度，每次治疗时间30min，每日1次，14次为1个疗程。或取双侧足三里、上巨虚、下巨虚、阳陵泉、委中、委阳等穴，针刺部位常规消毒后，采用0.35mm×40mm毫针进行针刺，针刺手法选用迎随补泻法，即针刺足三里、上巨虚、下巨虚时针尖向下斜刺35mm，由徐到疾，捻转速度约为150转/min，高频捻转1～2min；针刺阳陵泉时针尖向上斜刺30mm，由徐到疾，捻转速度约为120转/min，高频捻转2～3min；针刺委中时针尖向上逆膀胱经脉走向斜刺35mm；针刺委阳时针尖顺膀胱经脉走向斜刺35mm。以针下沉紧、患者自觉酸胀得气为度，留针30min，每日1次，共治疗4周。

（2）推拿疗法：部位选上腹部、神阙穴及周围、背部夹脊穴。患者取仰卧位，两手自然放在身体两旁，医者立于患者左侧，用摩法或揉法，按顺时针方向在上腹部、神阙穴及周围反复操作20～30次，腹部手法要深透有力，以患者自感腹部出现灼热为度。再令患者取坐位，医者站于患者背后，用双手捏、拿、提脊柱两侧的夹脊穴，从下至上反复操作20～30次，以皮肤潮红为度。

（3）穴位敷贴疗法：以生大黄、干姜、丁香、乌药、木香、肉桂、姜半夏、冰片组方，按照一定比例配成中药贴剂，敷贴于脐部，每次取5g，每日用药1次。或以八角茴香、两面针、穿破石、丁香、吴茱萸、肉桂、香附、沙姜组方，把上述药物粉碎后，过筛，加入鲜姜汁调和成膏状，敷贴于脾俞、胃俞、膈俞、三焦俞、天枢、足三里、气海等穴处，每日换药1次，4周为1个疗程。

（4）穴位注射疗法：半夏泻心汤加味口服，同时给予维生素B_6注射液每穴50mg，双侧足三里穴注射，隔日1次，连续治疗4周。

（5）穴位按压法：耳穴按压治疗，以75%的乙醇对耳郭进行皮肤消毒，按耳穴定位标准，取神门、皮质下、小肠、大肠、胃等耳穴，定位后用拇指、食指进行按压治疗，每个穴位1～2min，每天3次，共治疗10天。取患者双侧缺盆、气舍、水突、气户、公孙、肝俞、足三里、脾俞、胃俞、委中、太溪、期门、行间、太冲等穴位，以及气海、膻中、中脘等穴位，先后进行揉法、点按法操作，每次操作30min，每日2次，上午、下午各1次，连续治疗8周为1个疗程。

（6）热敏灸疗法：探测足阳明胃经穴位，以及中脘、天枢两水平线间区域。手持点燃的艾条，在距离选定部位3cm的高度实施温和灸，当患者感到热感从皮肤表面向深层穿透或扩散、传热等时，即为腧穴热敏化现象，该探测点即为热敏点。然后分别在热敏点上施行温和灸，直至透热、扩热，甚至感传现象消失为一次施灸剂量。施灸时间一般以热敏点的透热、扩热或传热现象消失为标准，时间5～55min，每日1次，连续治疗14天为1个疗程。

（7）穴位埋线疗法：将00号医用羊肠线剪成若干长约1cm的线段，浸泡在75%的酒精内备用。在无菌条件下，将羊肠线从针尖入口处穿入一次性注射器针头，将0.33mm×40mm长针灸针从注射针的针尾插入。准确定位双侧脾俞、胃俞、肝俞、胆俞、足三里穴，常规消毒局部皮肤，将注射针刺入穴位所需深度，出现针感后轻推针灸针，同时退出注射针，将羊肠线埋入穴位内，局部以无菌干棉球按压片刻即可，每周1次，连续6周。

三、中西医结合治疗

（一）中西医结合诊治要点

1. 重视饮食、情绪、行为方式的调整

饮食方面，注意戒烟限酒，避免睡前进食，避免摄入浓茶、咖啡、巧克力、薄荷、留兰香、过甜过咸高脂食物等；情绪方面，注意避免长时间处于抑郁、焦躁等不良情绪状态中；行为方式方面，注意保持健康体重、抬高床头。

2. 针对不同类型GERD和合并症进行治疗

在应用PPI及中药辨证论治的基础上，针对RE治疗，可考虑重点针对食管黏膜损伤选用中药以促进创面愈合；针对巴雷特食管治疗，可考虑结合活检病理结果，选用对异型增生有治疗效果的中药；针对NERD治疗，重点选用对内脏高敏感的中药进行治疗；针对食管狭窄，除扩张治疗之外，可考虑运用活血化瘀散结中药进行治疗。

3. 难治性胃食管反流病的治疗

减肥对症状缓解有一定的疗效。PPI是主要治疗药物，增加PPI剂量、更换PPI种类可提高部分患者疗效，采用藻酸盐、对夜间酸突破患者应用H_2受体拮抗剂也可使部分患者受益。研究表明，腹腔镜下胃底折叠术可有效改善酸及弱酸反流，术后有较高的症状缓解率，但尚无高质量的对照试验评价抗反流手术的治疗效果，选择时需慎重。对非酸反流者不建议手术治疗。巴氯芬可通过减少TLESR而改善GERD症状，但因其耐受性差而临床应用受限。中西医结合治疗有利于改善难治性胃食管反流病的症状与患者的生活质量等。

（二）现代医学治疗

治疗目的：①愈合食管炎症，消除症状；②防治并发症；③提高生活质量，预防复发。治疗包括调整生活方式、内科药物治疗、GERD的内镜下治疗和GERD的手术治疗。

1. 调整生活方式

调整体位是减少反流的有效方法，如餐后保持直立，避免过度负重，不穿紧身衣，抬高床头等。肥胖者应减肥。睡前3h勿进食以减少夜间的胃酸分泌。饮食宜少量、高蛋白、低脂肪和高纤维素，戒烟，限制咖啡因、酒精、巧克力及酸辣食品。许多药物能降低LES的压力，如黄体酮、茶碱、PGE_1、PGE_2、PGA_2、抗胆碱药、β受体兴奋剂、α受体阻断药、多巴胺、地西泮和钙通道阻滞剂等，在应用时应加以注意。

2. 内科药物治疗

药物治疗的目的在于加强抗反流屏障功能，提高食管清除能力，改善胃排空与幽门括约肌功能，以防止胃、十二指肠内容物反流，保护食管黏膜。

（1）抑酸剂：包括质子泵抑制剂（PPI）、钾离子竞争性酸阻滞剂（P-CAB）和H_2受体拮抗

剂（H$_2$RA）。PPI和P-CAB能持久抑制基础及刺激后胃酸分泌，是治疗GERD的首选药物。PPI和P-CAB常规或双倍剂量治疗4～8周后，多数患者症状完全缓解，EE得到愈合。但由于患者LES张力未能得到根本改善，故停药后易复发。若停药后仍有复发，建议按需维持治疗：在PPI中任选一种或选择P-CAB，当有症状时及时用药。为防止夜间酸突破的发生，对部分须严格控制胃酸分泌的患者，可以在使用PPI或P-CAB的基础上，临睡前加用H$_2$受体拮抗剂1次，二者有协同作用。此外，洛杉矶分级LA-C/D，合并裂孔疝的GERD患者需要使用加倍剂量的PPI。

（2）制酸剂和黏膜保护剂：制酸剂应用已久，如氢氧化铝、碳酸钙、铝碳酸镁等。铝碳酸镁对黏膜也有保护作用，同时能可逆性吸附胆酸等碱性物质，使黏膜免受损伤，尤其适用于非酸反流相关的GERD患者。黏膜保护剂种类繁多，能在受损黏膜表面形成保护膜以隔绝有害物质的侵蚀，有利于受损黏膜的愈合。

（3）促动力药：如多潘立酮、莫沙必利、伊托必利等。多潘立酮为选择性多巴胺受体拮抗剂，对食管和胃平滑肌有显著促动力作用；莫沙必利是5-羟色胺受体4（5-HT4）激动剂，对全胃肠平滑肌均有促动力作用；伊托必利具有独特的双重作用机制，既可阻断多巴胺D2受体，也可抑制乙酰胆碱酯酶活性，同时还能提高LES的张力，对心脏无不良影响。

（4）联合用药：抑酸剂与促动力药物的联合应用是目前治疗GERD最常用的方法，与单用PPI或P-CAB相比，联用促动力药物通过抑制反流和改善食管廓清及胃排空能力起到协同作用。

（5）个体化用药：可根据临床分级进行个体化用药。轻度可单独选用PPI、P-CAB、促动力药或H$_2$RA，中度宜选用PPI或P-CAB或H$_2$RA和促动力药联用，重度宜加大PPI或P-CAB口服剂量。对久治不愈或反复发作伴有明显焦虑或抑郁者，应加用抗抑郁或抗焦虑治疗药物（如5-羟色胺再摄取抑制剂或5-羟色胺及去甲肾上腺素再摄取抑制剂）。

3. GERD的内镜下治疗

内镜手术适应证包括：①中、重度反流性食管炎，经内科治疗无效；②经久不愈的食溃疡及出血；③合并食管裂孔疝；④年轻人需长期大量药物治疗；⑤反复发作的食管狭窄；⑥反复并发肺炎等。2000年4月，美国FDA批准Stretta和EndoCinch两种内镜手术治疗GERD；前者是对LES区实施热凝固，后者是对贲门做缝合折叠，二者都可使GERD患者对药物治疗的依赖性降低，但长期安全性及有效性仍有待随访。对于并发食管狭窄的患者，应当首选扩张治疗。

巴雷特食管（BE）见于10%～15%的GERD患者。内镜检查时如发现上皮微呈红色，自胃延伸至食管腔，即可疑为此症。当受累食管长度>3cm时，称为长段BE，<3cm时为短段BE。BE一般预后良好，但考虑到BE患者发生食管腺癌的风险比一般人群高30倍以上，故应定期内镜随访。BE的内镜下治疗包括氩离子激光凝固术、消融术、内镜下黏膜剥离术等。

4. GERD的手术治疗

主要适应证：①年龄较轻，手术条件好的患者，可作为药物维持疗法的另一选项；②控制反流及其诱发的吸入性肺炎。药物治疗失败不是手术治疗的指征，这往往表明症状不是反流引起的，而与内脏敏感性增高或焦虑、抑郁有关。手术治疗的首选方法是腹腔镜下Nissen胃底折叠术。手术成功率为85%～90%，死亡率约为0.2%，再发率为2%～8%。术后并发症可有咽下困难和气胀综合征（不能嗳气呕吐）。但是手术不能使症状根本治愈（50%以上的患者仍需再次接受药物治疗），也不能预防食管癌的发生。对无法停药且手术条件好的患者，手术治疗比终生服药更为可取，控制反流症状效果比药物疗法好。

5. 难治性GERD的诊疗

双倍剂量的PPI治疗8周后烧心和/或反流等症状无明显改善者称为难治性GERD。首先需检查患者的依从性，优化PPI使用或更换P-CAB。难治性GERD患者需进行食管阻抗pH监测及内镜检查等评估。若反流监测提示存在症状相关酸反流，可增加PPI剂量和/或换一种PPI或更换P-CAB，或在权衡利弊后行抗反流手术治疗。GERD伴食管外症状的患者药物治疗失败时需进一步评估，寻找相关原因。

四、难点分析

胃食管反流病是近年才被人们认识的病症，较多患者无明显的器质性病变，仅有部分患者出现食管黏膜损伤，因此在诊断方面需要通过多种手段综合判断，以提高准确度。另外，在明确诊断后，治疗上仍存在不少难点。

其一，本病具有易复发性。本病经规范的治疗后可暂治愈，但由于引起胃食管反流的基本因素仍存在，故易复发。如何防治本病的复发，成为本病的最大难点。防止复发的对策在于从根本上恢复食管和胃的动力，达到治病求本。中医药在这方面具有优势。西医学目前已观察到强力抑酸对胃排空及胆囊动力有抑制作用，而对顽固的重度胃食管反流病患者长期予以质子泵抑制剂则对胃动力及胃内细菌增生有影响。因此目前最理想的治疗是通过中医学的辨证论治来改善胃食管的动力。本病的中医学病因病机关键是气机升降失调，胃气上逆。故适当选择疏肝解郁、健脾化痰、和胃降逆等治法，可逐渐改善LES的动力，达到根治的目的。

其二，治疗中不能见炎消炎，一味使用清热之品，应强调辨证论治；紧抓脾虚肝郁气滞、脾胃不和的病机关键，着重调理脾胃、疏肝解郁，注意调摄患者情志。在抑制胃内容物反流时，可用旋覆花、赭石，并配姜竹茹、清半夏等；解除胸骨后疼痛，在于抑制胃酸，可重用煅瓦楞子、海螵蛸、白及等；胸膈不畅，可用威灵仙、鹅管石畅膈。

五、医案验方

患者钱某某，男，43岁。2022年2月17日初诊：泛吐酸水有十年，每逢秋冬天凉时发作，发作时呕吐酸苦水，时胃脘隐痛，近来症状愈发严重，自觉两胁胀满，嗳腐气秽，心烦易怒，精神疲惫，寐差梦多。舌质红，苔薄黄，脉细弦。

辨证：肝胃失和，郁火内生，上逆吐酸。

治法：清肝和胃，理气降逆。

方药：黄连，吴茱萸，竹茹，蒲公英，陈皮，海螵蛸，延胡索，佛手，旋覆花，浙贝母，赭石。

2月24日二诊：患者服上药7剂，泛酸明显好转，胃脘仍隐痛，纳稍呆，大便干，舌红如前，宗原意出入。拟方：竹茹，蒲公英，青皮，延胡索，佛手，旋覆花，陈皮，浙贝母，厚朴，赭石，紫苏梗。

3月3日三诊：药后已无泛酸，胃脘隐痛及两胁胀满症状止，舌质淡红，苔薄白，二便调，纳稍呆，以柴芍六君子汤善后。

按语：《黄帝内经》云"诸逆冲上，皆属于火，……诸呕吐酸，暴注下迫，皆属于热"，患者泛吐酸水十年，乃肝郁化火，胃失和降。在治疗上，始以左金丸清肝泻火，竹茹、蒲公英、陈皮清胃热以降逆气，海螵蛸制酸，延胡索利气止痛，佛手疏肝健脾，旋覆花、浙贝母、赭石治痰浊中阻，胃气上逆。二诊吐酸止，次加紫苏梗平气，脘腹胀痛得除，终以疏肝气，调脾胃，用柴芍六君子汤收功。

第五节　辨 证 施 护

一、辨证护理

本病与生活方式和情志变化等关系密切，且容易复发，但一般预后较好。预防本病，需要重视饮食、情绪、行为方式的调整，避免七情内伤，保持心情舒畅，愉快乐观，劳逸结合，加强体育锻炼。同时避免暴饮暴食，忌烟酒和浓茶等，慎用对食管黏膜有刺激性的药物，如茶碱类、抗胆碱能药物等。

（1）调情志：胃食管反流病患者往往存在一定程度的情志失调、肝气郁结，所以保持心情舒畅尤为重要，注意避免长时间处于抑郁、焦躁等不良情绪状态。宜疏导患者，鼓励患者树立积极乐观的心态，辅以适当的体育锻炼、户外活动和文娱活动，及时调节好心情，以利疾病早日康复。

（2）用药指导：避免服用可降低食管下端括约肌张力的药物，如溴丙胺太林、颠茄、阿托品、氨茶碱、烟酸、盐酸维拉帕米、硝苯地平、地西泮等。

（3）起居调摄：①由于反流易发生在夜间，睡眠时应抬高床头（15～20cm）。②睡前不进食，晚餐与入睡的间隔时间不得少于3h，以减少夜间食物刺激泌酸。③每餐后应处于直立位或餐后散步，借助重力促进食物排空，避免剧烈运动。

二、辨证施膳

对于肥胖的患者，要控制饮食，平衡营养，尽快减轻体重，减少高脂肪食物的摄入，因高脂肪食物可促进小肠黏膜释放胆囊收缩素，从而减小食管下端括约肌张力，使胃内容物易反流。忌食咖啡、巧克力、薄荷等食物，因其也可以减低食管下端括约肌张力。禁烟、酒。长期大量摄入酒精，可引起酒精性食管炎，吸烟也可能降低食管下端括约肌张力。避免进食过冷、过热及甜酸辛辣等刺激性食物，以防疼痛症状加重，导致病情反复。避免短时间内快速食入大量液体食物。

结合食疗，对吞咽困难、口干、大便秘结者，给予少量蜂蜜水、橄榄油或麻油，既能保护食管黏膜又可润肠。频服梨汁、藕汁可防止口干咽痛、吞咽疼痛。

具体食疗方案：

（1）鲜藕、鲜白茅根各120g，煮汁频服，可用于本病出血者。

（2）五汁安中饮：韭菜汁1份，牛乳0.6份，生姜汁1份，梨汁3份，藕汁3份。混匀后煮沸，然后温服，每次20mL，每日3次。适用于食管炎有梗阻感者。

（3）薤白30g，薏苡仁60g，煮烂熟透，频服。用于食管炎初起。

（4）猪肚1个，蒲公英100g，生地黄100g，麦冬100g，加水煮烂熟，再加作料，单吃猪肚，饮汤。

（5）服药时，据证处方，汤剂浓煎，头煎与二煎各煎100mL左右，合并，加入藕粉或山药2匙，文火调匀，煮熟呈薄糊状。可使药物在食管稍稍停留，对食管起到直接作用。若证有瘀滞，可调入三七粉，每次1～2g。

第六节 循证研究

一、基础研究

随着我国经济水平的上升以及居民饮食模式的改变，我国GERD发病率和复发率呈逐年上升的趋势[1]。目前，西医治疗GERD主要采用制酸剂（PPI和P-CAB），辅以促胃肠动力药、生活方式干预或手术等[2]，但疗程长且易复发，疗效较为局限，患者经济负担较重[3-4]。中医药治疗本病有独到之处，立足于"三因制宜"的治疗原则，标本共治，辨证论治，效果显著[5]。

（一）中医病因病机

在2009年制定的《胃食管反流病中医诊疗共识意见》中，建议将"食管瘅"定为胃食管反流病的中医病名[6]。隋巢元方的《诸病源候论·呕哕诸病》曰："噫醋者，由上焦有停痰，脾胃有宿冷，故不能消谷。谷不消则胀满而气逆，所以好噫而吞酸，气息醋臭。"中医学认为该病病位在食管和胃，与肝胆脾肺有紧密联系，虚实夹杂，本为脾胃虚弱，标为气郁、痰凝、食滞、湿热。归于热者，多因肝胆郁而化热；归于寒者，既可因寒邪内侵，亦可为脾胃虚寒所致；嗳腐吞酸者，多为饮食内伤损及脾胃之故；痰瘀湿热、虚实错杂者，多因久病迁延，以致缠绵难愈。故该病基本病机以肝胆疏泄失司、脾胃升降不调为主，最终导致胃气上逆、酸水上泛食管。国医大师徐景藩说："反流一症，当属胃气上逆。"[7] 故GERD基本病机是肝气犯胃、胃失和降、胃气上逆，从而出现反酸的症状。另外，刘菊等[8]收集分析GERD患者脾胃虚弱评分及GERD问卷评分（GerdQ），结果表明两者呈显著正相关，脾胃虚弱程度越高，临床表现越严重，GerdQ评分越高，所以也有专家认为脾胃虚弱是GERD的基本病机。

（二）现代医学基础研究

近年来，关于GERD的临床研究发现该病具有家族聚集现象，同卵双胞胎同时患该病的概率显著高于异卵双胞胎，这提示除了一些外部的致病因素外，该病与遗传因素也有着密切的关系。此外，部分机制研究围绕肠激素和炎症介导因子展开[9]。P物质（SP）和降钙素基因相关肽（CGRP）是参与痛觉信息一级传递的重要神经递质，P物质能直接或间接通过促进谷氨酸等的释放参与痛觉的传递，引起相应神经支配区血管扩张、通透性增加、血浆蛋白外渗等神经源性炎症反应。CGRP作为辣椒素敏感感觉神经的重要肽类递质可使疼痛阈值降低，内脏高敏感性增高，从而产生烧心等症状[10]。

刘春芳等[11]在反流性食管炎大鼠模型中发现食管病变黏膜组织中 IL-23/IL-17炎症轴过度激活。反流性食管炎患者血清中IL-4、IL-17、IL-23、IFN-γ的含量高于健康人群，且反流性食管炎病情越严重，上述炎症因子含量越高，说明反流性食管炎患者存在全身炎症反应。李吉彦等[12]以益气除痞汤治疗酸性反流性食管炎大鼠，发现提高血清中MTL和GAS的含量可以增加食管下括约肌压力，起到治疗酸性反流性食管炎模型大鼠的作用。程艳梅等[13]予疏肝和胃方联合PPI治疗NERD大鼠，2周后结果证明疏肝和胃方能显著降低SP、CGRP的表达，显著抑制NERD大鼠外周敏感性，显示降低食道外周敏感性可能是治疗 NERD的途径之一。谢胜等[14]发现GERD大鼠任督二脉穴位皮温较正常大鼠低，提示背俞指针疗法可通过改善任督二脉经气来治疗GERD。邱新萍等[15]予降逆清热化浊方治疗NERD模型大鼠，结果提示降逆清热化浊方通过抑制CGRP的表达，抑制食管高敏感性，从而对NERD起到治疗作用。李少海等[16]的研究结果表明舒肝和胃颗粒通过降低食管下括约肌 NO和NOS含量，提高血清GAS、MTL水平，进而抑制食管下括约肌及食管远端平滑肌松弛，增加LES压力，防止酸反流。以上研究表明，中医药治疗GERD的机制可能与增加食管下括约肌压力，降低血清中 SP、CGRP、IL-4、IL-17、IL-23、IFN-γ水平，降低食管下括约肌NO和NOS含量，提高血清 GAS、MTL水平有关。

二、临床研究

（一）中医研究

1. 辨证论治研究

《胃食管反流病中医诊疗专家共识意见》2017年版将胃食管反流病分为6个证型：①肝胃郁热型，选用柴胡疏肝散合左金丸以疏肝泄热，和胃降逆；②胆热犯胃型，选用小柴胡汤合温胆汤以清化胆热，降气和胃；③气郁痰阻型，选用半夏厚朴汤以开郁化痰，降气和胃；④瘀血阻络型，选用血府逐瘀汤以活血化瘀，行气止痛；⑤中虚气逆型，选用旋覆代赭汤合六君子汤以疏肝理气，健脾和胃；⑥脾胃湿热型，选用黄连汤以清化湿热，健脾和胃。其中肝胃郁热型最为常见[17]。

王秀娟[18]认为造成脾胃虚弱的主要病理因素为"痰饮"，辨证多以寒饮、热痰为纲，脾胃主运化水谷，若脾胃虚弱，运化失司，则水谷反积于胃府变为痰饮，治宜扶正祛邪，采取健脾胃、和气机、顾护阳气的方法，治疗上多采用六君子汤为基础方，随证加减化裁，以益气化痰，和胃降逆，五脏六腑气机升降有序，出入调和，则中焦清阳自升，浊阴自降。

朱莹[19]提出胃食管反流病湿热证三期分治的理论，根据叶天士所说的"湿热非苦辛寒不解"，疾病早期和中期均采用辛开苦降的治疗原则，早期使用开结散痞汤以清利湿热；中期使用小陷胸汤合当归芍药散以调和肝脾，养血柔肝而不碍脾胃，淡渗利湿而不伤阴血；后期以健运脾胃为主，选用香砂六君子汤治疗以促进脾胃功能恢复。

黄适[20]善于应用六经辨证治疗GERD，认为六经辨证能清晰阐述疾病的发展规律并高度概括疾病的纲领，将GERD分为以下证型：①阳明少阳合病；②阳明太阴合病；③厥阴病；④少阴太阴合病。分别选用大柴胡汤、半夏泻心汤、柴胡桂枝干姜汤、真武汤为主方治疗，用六经辨证治疗GERD拓展了新的治疗思路。

目前对GERD仍没有统一的分型，各医家对该病的分型有所不同，但是不外乎虚实两类，虚以脾胃虚弱、中虚气逆为主，实以郁滞、湿热、痰浊、血瘀为主。随着现代社会人们精神压力的增大、生活习惯和饮食结构的改变，肝郁和脾虚成为本病主要的病机。

2. 专病专方研究

（1）经方。经方是一定历史条件下中医药发展的沉淀，治疗GERD的经方有半夏泻心汤、旋覆代赭汤、小陷胸汤、小柴胡汤等，金笛等[21]以龙胆泻肝汤合小陷胸汤治疗胆热犯胃型GERD，丁宗富等[22]以旋覆代赭汤合逍遥散治疗肝郁脾虚型GERD，何慧等[23]以半夏泻心汤加减治疗以肝胃郁热证为主要证型的患者，结果表明中药组与西药组虽均有一定的疗效，但是中药组有效率较西药组高。郭震浪等[24]经荟萃分析发现半夏泻心汤治疗效果较西医常规治疗效果显著。

（2）时方。时方为后世医家所创造，同样为实践经验的总结，效果也是可信赖的，三子养亲汤加味、化肝煎、加味左金丸在治疗GERD方面效果显著。芦鑫[25]研究了使用三子养亲汤加味治疗非糜烂性胃食管反流病（NERD）的效果后认为，三子养亲汤可通过加强胃排空能力和食管清除能力而达到治疗GERD的目的。曹静等[26]应用化肝煎联合兰索拉唑治疗难治性胃食管反流病。徐婷婷[27]使用加味左金丸治疗属肝胃郁热证的难治性GERD患者。

（3）验方。验方是指现代医家临床经验证明确有疗效的现成的药方。刘凤斌认为脾虚气逆贯穿本病始终，自创开郁降逆方治疗该病[28]。朱凌云认为GERD根本病机在于脾虚和气逆两端，提出从肺脾论治GERD并研创了和中健脾方，选用枇杷叶和桔梗，再加白术健脾益气[29]。黄俊城等[30]使用平冲降逆汤治疗GERD患者，结果表明中药组疗效优于西药组，中医症状积分、不良反应发生率均显著低于西药组，这表明平冲降逆汤可以有效缓解患者的各种临床症状和体征且不良反应较少。

3. 中西医结合治疗研究

中西医结合治疗GERD的相关研究较多，中药、西药联合应用的疗效优于单一治疗方案，中西医结合治疗能够有效缓解临床症状、减少不良反应、降低长期复发率、显著降低患者PPI的使用量，从而减少PPI副作用的发生。近期一些研究表明，在使用PPI治疗的基础上，根据中医病机辨证而联合应用如三及散、泻火降逆汤、香夏朴苓降逆汤、辛开苦降和中汤等中药方剂，可有效提高治疗GERD的有效率，且对难治性GERD患者同样有效[31-34]。

4. 中医外治法研究

除了内服方剂外，治疗GERD患者还可以使用针刺等多种外治手段。如使用针刺督脉背段T3～T12棘突下穴位及T4、T8、T12棘突下凹陷处的非穴位可明显减轻GERD导致的胸痛[35]，在西药治疗的基础上联用针刺+整脊、火针等7种中医外治法可显著提高治疗有效率，并且降低复发率[36-39]，而在中医外治的基础上辨证施以中药方剂，可进一步提高治疗效果[40-43]。

（二）现代医学研究

1. 发病机制研究

现代医学认为，GERD的发病机制主要为胃酸反流至食管，导致食管黏膜酸暴露，并最终导致黏膜损伤，且胃酸反流所导致的症状严重程度随着RE严重程度的增加而增加。其中短暂的LES松弛、腹压升高和LES压力过低都是酸反流发生导致GERD的机制[44-45]。

尽管食管黏膜酸性损伤是GERD的特征性表现，但随着多通道管腔内阻抗pH监测的发展，检测和区分酸和非酸反流的胃食管反流症状的灵敏度也不断提高，发现非酸反流造成的胃食管反流症状也是GERD的发病原因之一，但NERD的发病机制不一定与RE相同[46]。基于是否存在食管超敏反应和酸暴露，将有烧心症状的疾病（如GERD）分为四类：糜烂性食管炎、NERD、反流超敏反应和功能性烧心。其中，在具体的临床实践中，NERD主要包括：①由异常食管酸暴露引起的真正NERD，类似于RE；②反流超敏反应，无异常食管酸暴露，但食管敏感性增加并出现仅由少量的酸反流或非酸反流刺激引起的胃食管反流症状；③与胃食管反流无关的功能性烧心[47]。

2. 内科治疗研究

GERD有多种治疗方式，包括药物治疗、内镜治疗以及外科治疗。大量研究证据表明PPI在缓解GERD症状、愈合糜烂性食管炎方面的疗效优于组织胺H_2受体阻滞剂，是缓解GERD症状和维持治疗的首选药物。P-CAB通过竞争性阻断H-K-ATP酶中钾离子的活性，抑制胃酸分泌。多项临床研究显示P-CAB在食管炎黏膜愈合率和反流症状的缓解方面不劣于PPI[48-51]。单剂量PPI或P-CAB治疗无效可改用双倍剂量，一种无效可尝试换用另一种。PPI双倍剂量治疗可使24h内胃内pH值>4的时间持续15.6~20.4h，更高剂量的效果与双倍剂量相似[52]。P-CAB或PPI的疗程为4~8周。一项荟萃分析共纳入了15 316例患者，比较不同PPI治疗RE的效果，结果显示无论使用何种PPI，治疗8周的食管炎黏膜愈合率（77.5%~94.1%）高于治疗4周（47.5%~81.7%）[53-55]。

3. 内镜及外科治疗研究

GERD的内镜治疗包括内镜下射频消融术、经口无切口胃底折叠术（transoral incisionless fundoplication，TIF）、抗反流黏膜切除术（anti-reflux mucosectomy，ARMS）。关于内镜下射频消融术的临床研究最多，且近20年的临床应用显示其长期疗效较好[56]。其他内镜下治疗获得了短期疗效，安全性较高，但相关的高质量研究报道不多[57]。国内外RCT显示射频治疗在短期内能改善GERD患者的各项临床观察指标，包括食管酸暴露时间明显降低、烧心症状显著改善[58-62]。2项研究证实经ARMS治疗后，AET降低，胃食管阀瓣分级评分降低，LES压力和完整松弛压力均增加[63-64]。而进行TIF治疗的GERD患者烧心评分、反流评分、反流症状指数等均降低，65%的患者可停用PPI，25%的患者PPI剂量可减半[65-66]。

（陈锦锋　韩宇斌　吴挺丰）

● 参考文献

[1] 张玲，邹多武. 胃食管反流病的流行病学及危险因素[J]. 临床荟萃，2017，32（1）：1-4.

[2] 陈健海，仲婕. 胃食管反流病治疗进展[J]. 中国内镜杂志，2015，21（10）：1090-1094.

[3] FOCK K M, TALLEY N, GOH K L, et al. Asia-Pacific consensus on the management of gastro-oesophageal reflux disease: an update focusing on refractory reflux disease and Barrett's oesophagus[J]. Gut, 2016, 65（9）: 1402-1415.

[4] SUZUKI H, MATSUZAKI J, MASAOKA T, et al. Greater loss of productivity among Japanese workers with gastro-esophageal reflux disease（GERD）symptoms that persist vs resolve on medical therapy[J]. Neurogastroenterol Motil, 2014, 26（6）: 764-771.

[5] 杨碧华. 刘凤斌教授辨治脾胃病的学术思想和临床经验探讨[D]. 广州：广州中医药大学，2019.

[6] 刘赓，申婕，张声生. 胃食管反流病中医诊疗现状与展望[J]. 北京中医药，2013，32（6）：424-427.

[7] 张声生，李乾构，朱生樑，等. 胃食管反流病中医诊疗共识意见（2009，深圳）[J]. 中医杂志，2010，51（9）：844-847.

[8] 刘菊，苗嘉茵，李姿，等. 胃食管反流病患者脾胃虚弱评分与GerdQ的相关性研究[J]. 中国中西医结合消化杂志，2019，27（6）：411-414.

[9] 姜礼双，陈健海，崔亚，等．胃食管反流病发病机制及相关遗传基因研究进展[J]．国际医药卫生导报，2018，24（13）：1904–1909．

[10] 张秀莲．食管黏膜SP、CGRP参与非糜烂性胃食管反流病发生的敏感化机制研究[C]//中华中医药学会脾胃病分会．中华中医药学会脾胃病分会第二十五届全国脾胃病学术交流会论文汇编．北京：中华中医药学会脾胃病分会，中华中医药学会，2013：3．

[11] 刘春芳，曹会杰，程艳梅，等．丁香降气方对反流性食管炎大鼠IL-23/IL-17炎症轴的影响[J]．上海中医药杂志，2016，50（2）：69–73．

[12] 李吉彦，陈大朋，滕娆，等．益气除痞汤对酸性反流性食管炎模型大鼠血清胃动素以及胃泌素的影响[J]．中华中医药学刊，2017，35（7）：1907–1909．

[13] 程艳梅，张秀莲，王高峰，等．疏肝和胃方对非糜烂性胃食管反流病模型大鼠外周神经递质的影响[C]//中华中医药学会脾胃病分会．中华中医药学会脾胃病分会第二十四次全国脾胃病学术交流会论文汇编．北京：中华中医药学会脾胃病分会，中华中医药学会，2012：3．

[14] 谢胜，梁梦月，刘园园，等．背俞指针疗法对胃食管反流大鼠任督二脉穴位皮温的影响[J]．中华中医药学刊，2018，36（11）：2567–2571．

[15] 邱新萍，陈瑞琳，周滔，等．降逆清热化浊方对非糜烂性胃食管反流病大鼠模型食管组织降钙素基因相关肽的影响[J]．世界中药，2019，14（3）：615–618．

[16] 李少海．舒肝和胃颗粒对胃食管反流病胃肠动力障碍和酸反流的治疗作用[D]．兰州：兰州大学，2013．

[17] 张声生，朱生樑，王宏伟，等．胃食管反流病中医诊疗专家共识意见（2017）[J]．中国中西医结合消化杂志，2017，25（5）：321–326．

[18] 许亚培．王秀娟治疗脾胃病验案3则[J]．河南中医，2014，34（2）：223–224．

[19] 杨文豪，朱莹．朱莹治疗胃食管反流病经验[J]．湖南中医杂志，2018，34（2）：22–23．

[20] 黄文封，黄适，韦日莲，等．黄适运用六经辨证治疗胃食管反流病临床经验[J]．辽宁中医杂志，2019，46（8）：1610–1612．

[21] 金笛，桂壮．中药治疗胆热犯胃型胃食管反流病疗效观察[J]．医学综述，2015，21（12）：2296–2297．

[22] 丁宗富．旋复代赭汤合逍遥散加减辨治肝郁脾虚型胃食管反流病临床疗效观察[J]．四川中医，2016，34（6）：69–71．

[23] 何慧，韩旭丰．半夏泻心汤治疗非糜烂性反流病肝胃郁热证临床观察[J]．浙江中医杂志，2016，51（1）：27–28．

[24] 郭震浪，苏振宁，王正飞，等．半夏泻心汤加减治疗反流性食管炎疗效的Meta分析[J]．中国实验方剂学杂志，2015，21（24）：219–224．

[25] 芦鑫．三子养亲汤加味治疗非糜烂性胃食管反流病的临床疗效分析[J]．当代医学，2018，24（20）：150–151．

[26] 曹静，查安生．化肝煎治疗难治性胃食管反流病临床观察[J]．安徽中医药大学学报，2020，39（2）：25–27．

[27] 徐婷婷．加味左金丸治疗肝胃郁热型难治性胃食管反流病的临床疗效观察[D]．南京：南京中医药大学，2017．

[28] 侯政昆，李吉平，陈卓群．刘凤斌教授治疗胃食管反流病的病例系列挖掘分析和经验总结[J]．中国中药杂志，2018，43（6）：1261–1267．

[29] 杨芸峰，肖姣，秦嫣，等．和中健脾方治疗胃食管反流的随机、双盲、双模拟临床研究[J]．上海中医药杂志，2018，52（3）：39–42．

[30] 黄俊城，罗勇兵，马天宾，等．平冲降逆汤对胃食管反流病患者临床症状积分水平的影响[J]．中医临床研究，2020，12（7）：98–100．

[31] 郑伟伟，王嘉嘉，何瑶．三及散联合雷贝拉唑治疗难治性反流性食管炎的临床疗效及对复发率的影响分析[J]．中国现代医生，2018，56（9）：31–34．

[32] 牛晓玲，孙志广，颜翠红，等．泻火降逆汤对胃食管反流患者胃肠激素的影响及临床观察[J]．西部中医药，2018，31（2）：82–84．

[33] 杨微微，刘春叶，周志斌．自拟香夏朴苓降逆汤联合西药治疗反流性食管炎疗效分析[J]．中国中医药科技，2018，25（1）：135–136．

[34] 苏琴．辛开苦降和中汤联合西药治疗胃食管反流病52例[J]．河南中医，2018，38（7）：1050–1055．

[35] 李昕，白兴华，张陪，等．针刺督脉背段T3～T12棘突下治疗胃食管反流性胸痛临床研究[J]．针灸临床杂

志, 2020, 36 (4): 9-14.

[36] 齐建华, 刘静, 周晓玲, 等. 升阳益胃针法治疗胃食管反流病临床观察[J]. 上海针灸杂志, 2020, 39 (4): 396-400.

[37] 黎丽群, 谢胜, 陈明冰, 等. 7种中医外治法治疗胃食管反流病临床疗效的网状Meta分析[J]. 重庆医学, 2019, 48 (24): 4206-4211, 4218.

[38] 李艳红, 黄志成. 半夏泻心汤加味方配合针灸治疗胃食管反流病寒热错杂型的疗效及对中医证候、生活质量的影响[J]. 现代中西医结合杂志, 2018, 27 (4): 421-423.

[39] 黄天生, 郭召平, 罗瑞萍, 等. 旋金降逆汤联合电针足三里治疗反流性食管炎 (肝胃郁热证) 临床研究[J]. 辽宁中医杂志, 2019, 46 (11): 2331-2334.

[40] 郭慧, 杨欢, 李永凯. 半夏泻心汤加味配合针灸治疗胃食管反流病 (寒热错杂型) 的临床疗效[J]. 内蒙古中医药, 2019, 38 (9): 140-141.

[41] 李永红, 张万龙, 汪芗, 等. 火针治疗胃食管反流病临床观察[J]. 世界中西医结合杂志, 2015, 10 (11): 1600-1602.

[42] 谢胜, 韦金秀, 周晓玲, 等. 背俞指针疗法对胃食管反流病患者任督二脉穴位皮温与酸反流的影响及其相关性[J]. 中国中西医结合消化杂志, 2014, 7 (3): 135-138.

[43] 徐训贞. 脐针配合特定电磁波治疗非糜烂性胃食管反流病伴焦虑临床研究[J]. 新中医, 2019, 51 (8): 244-246.

[44] IWAKIRI K, KAWAMI N, SANO H, et al. Mechanisms of excessive esophageal acid exposure in patients with reflux esophagitis[J]. Dig Dis Sci, 2009, 54 (8): 1686-1692.

[45] PATRICK L. Gastroesophageal reflux disease (GERD): a review of conventional and alternative treatments[J]. Altern Med Rev, 2011, 16 (2): 116-133.

[46] SAVARINO E, ZENTILIN P, TUTUIAN R, et al. The role of nonacid reflux in NERD: lessons learned from impedance-pH monitoring in 150 patients off therapy[J]. Am J Gastroenterol, 2008, 103 (11): 2685-2693.

[47] AZIZ Q, FASS R, GYAWALI C P, et al. Functional esophageal disorders[J]. Gastroenterology, 2016, 150: 1368-1379.

[48] XIAO Y L, ZHANG S T, DAI N, et al. Phase III, randomised, double-blind, multicentre study to evaluate the efficacy and safety of vonoprazan compared with lansoprazole in Asian patients with erosive oesophagitis[J]. Gut, 2020, 69 (2): 224-230.

[49] CREMONINI F, ZIOGAS D C, CHANG H Y, et al. Meta-analysis: the effects of placebo treatment on gastro-esophageal reflux disease[J]. Aliment Pharmacol Ther, 2010, 32 (1): 29-42.

[50] SHIBLI F, KITAYAMA Y, FASS R. Novel therapies for gastroesophageal reflux disease: beyond proton pump inhibitors[J]. Curr Gastroenterol Rep, 2020, 22 (4): 16.

[51] 许国铭, 方裕强, 程能能, 等. 质子泵抑制剂 (奥美拉唑) 试验在胃食管反流病中的诊断价值[J]. 中华消化杂志, 2002, 22 (1): 7-10.

[52] GRAHAM D Y, TANSEL A. Interchangeable use of proton pump inhibitors based on relative potency[J]. Clin Gastroenterol Hepatol, 2018, 16 (6): 800-808, e7.

[53] GRALNEK I M, DULAI G S, FENNERTY B, et al. Esomeprazole versus other proton pump inhibitors in erosive esophagitis: a meta-analysis of randomized clinical trials[J]. Clin Gastroenterol Hepatol, 2006, 4 (12): 1452-1458.

[54] HSU P I, LU C L, WU D C, et al. Eight weeks of esomeprazole therapy reduces symptom relapse, compared with 4 weeks, in patients with Los Angeles grade A or B erosive esophagitis[J]. Clin Gastroenterol Heptol, 2015, 13 (5): 859-866, e1.

[55] ASHIDA K, SAKURAI Y, NISHIMURA A, et al. Randomised clinical trial: a dose-ranging study of vonoprazan, a novel potassium-competitive acid blocker, vs. lansoprazole for the treatment of erosive oesophagitis[J]. Aliment Pharmacol Ther, 2015, 42 (6): 685-695.

[56] IWAKIRI K, KINOSHITA Y, HABU Y, et al. Evidence-based clinical practice guidelines for gastroesophageal reflux disease 2015[J]. J Gastroenterol, 2016, 51 (8): 751-767.

[57] ROUPHAEL C, PADIVAL R, SANAKA M R, et al. Endoscopic treatments of GERD[J]. Curr Treat Options Gastroenterol, 2018, 16 (1): 58-71.

[58] CORLEY D A, KATZ P, WO J M, et al. Improvement of gastroesophageal reflux symptoms after radiofrequency

energy: a randomized, sham-controlled trial[J]. Gastroenterology, 2003, 125（3）: 668-676.

[59] MA L F, LI T, LIU G C, et al. Stretta radiofrequency treatment vs toupet fundoplication for gastroesophageal reflux disease: a comparative study[J]. BMC Gastroenterol, 2020, 20（1）: 162.

[60] FASS R, CAHN F, SCOTTI D J, et al. Systematic review and meta-analysis of controlled and prospective cohort efficacy studies of endoscopic radiofrequency for treatment of gastroesophageal reflux disease[J]. Surg Endosc, 2017, 31（12）: 4865-4882.

[61] NOAR M, SQUIRES P, NOAR E, et al. Long-term maintenance effect of radiofrequency energy delivery for refractory GERD: a decade later[J]. Surg Endosc, 2014, 28（8）: 2323-2333.

[62] DUGHERA L, ROTONDANO G, DE CENTO M, et al. Durability of stretta radiofrequency treatment for GERD: results of an 8-year follow-up[J]. Gastroenterol Respract, 2014, 2014（Pt.1）: Article ID531907.

[63] INOUE H, ITO H, IKEDA H, et al. Anti-reflux mucosectomy for gastroesophageal reflux disease in the absence of hiatus hernia: apilot study[J]. Ann Gastroenterol, 2014, 27（4）: 346-351.

[64] YOO I K, KO W J, KIM H S, et al. Anti-reflux mucosectomy using a cap-assisted endoscopic mucosal resection method for refractory gastroesophageal disease: a prospective feasibility study[J]. Surg Endosc, 2020, 34（3）: 1124-1131.

[65] TESTONI P A, TESTONI S, MAZZOLENI G, et al. Transoral incisionless fundoplication with an ultrasonic surgical endostapler for the treatment of gastroesophageal reflux disease: 12-month outcomes[J]. Endoscopy, 2020, 52（6）: 469-473.

[66] HUANG X Q, CHEN S Y, ZHAO H T, et al. Efficacy of transoral incisionless fundoplication（TIF）for the treatment of GERD: a systematic review with meta-analysis[J]. Surg Endosc, 2017, 31（3）: 1032-1044.

第八篇 脾胃病篇

第二章　功能性消化不良

第一节　概　　述

功能性消化不良（functional dyspepsia，FD）是指具有慢性消化不良症状如上腹部疼痛、上腹部烧灼感、餐后饱胀和早饱感、上腹部胀气、恶心、呕吐及嗳气等，但其临床表现不能用器质性、系统性或代谢性疾病等来解释的疾病[1]。FD是临床常见病和多发病，其发病率较高，且呈逐年增高的趋势，病情反复，严重影响患者的身体健康和生活质量，造成医疗资源的极大负担。

中医古籍中无功能性消化不良之病名，根据相关诊断标准对FD亚型的划分，可将上腹痛综合征定义为中医的"胃痛（胃脘痛）"，餐后饱胀不适综合征定义为中医的"胃痞"或"痞满"[2]。

"胃脘痛"之名最早记载于《黄帝内经》，如《灵枢·邪气脏腑病形》中指出："胃病者，腹䐜胀，胃脘当心而痛。"并首先提出胃痛的发生与肝、脾有关，如《素问·六元正纪大论》说："木郁之发，民病胃脘当心而痛。"春秋战国时期就对类似FD症状中的胃痞做了描述，如《素问·至真要大论》云："太阴之复，湿变乃举，体重中满，食饮不化。"

唐宋以前的文献多称胃脘痛为心痛，与属于心经本身病变的心痛相混。如《伤寒论·辨太阳病脉证并治》说："伤寒六七日，结胸热实，脉沉而紧，心下痛，按之石硬者，大陷胸汤主之。"这里的心下痛实是胃脘痛。痞满病名首见于《伤寒论》，张仲景在《伤寒论》中明确指出："满而不痛者，此为痞。"而且还说："若心下满而硬痛者，此为结胸也，大陷胸汤主之。但满而不痛者，此为痞，柴胡不中与之，宜半夏泻心汤。"将痞满与结胸作了鉴别，并创诸泻心汤治疗，一直为后世医家所效法。

隋巢元方的《诸病源候论·诸痞候》则结合病位、病机对病名要领作出定义："诸痞者，荣卫不和，阴阳隔绝，脏腑痞塞而不宣通，故谓之痞……其病之候，但腹内气结胀满，闭塞不通。"

又如唐代《外台秘要·心痛方》说："足阳明为胃之经，气虚逆乘心而痛，其状腹胀归于心而痛甚，谓之胃心痛也。"这里说的胃心痛也是指胃脘痛。宋代之后医家对胃痛与心痛混谈提出质疑，如《三因极一病证方论·九痛叙论》曰："夫心痛者，在《方论》则曰九痛，《内经》则曰举痛，一曰卒痛，种种不同，以其痛在中脘，故总而言之曰心痛，其实非心痛也。"

金元时期，《兰室秘藏》首立"胃脘痛"一门，将胃脘痛的证候、病因病机和治法明确区分于心痛，使胃脘痛成为独立的病证。金李东垣在《脾胃论》中亦云："脾胃久虚之人，胃中寒则生胀满，或脏寒生满病。"

明清时期医家进一步澄清了心痛与胃脘痛相互混淆之论，提出了胃脘痛的治疗大法，丰富了胃脘痛的内容，如《证治准绳·心痛胃脘痛》曰："或问丹溪言心痛即胃脘痛然乎？曰：心与胃各一脏，其病形不同，因胃脘痛处在心下，故有当心而痛之名，岂胃脘痛即心痛者哉？"《医学真传·心腹痛》还指出了要通过辨证去理解和运用"通则不痛"之法，书中说："夫通者不痛，理也。但通之之法，各有不同。调气以和血，调血以和气，通也；下逆者使之上行，中结者使之旁达，亦通也；虚者助之使通，寒者温之使通，无非通之之法也。"为后世辨治胃痛奠定了基础。明代《普济方》中对脾胃虚寒而致腹部痞满有这样的认识："夫虚劳之人，气弱血虚，荣卫不足，复为寒邪所乘，食饮入胃……胃胀不通，故心腹痞满也。"清叶天士《临证指南医案》中提到"凡醒胃必先制肝"。以上均说明情志失调亦影响着痞满的发生和发展。

第二节　病　因　病　机

一、中医学对功能性消化不良病因病机的认识

FD多为感受外邪、饮食不节、情志失调、劳倦过度、先天禀赋不足等多种因素，致脾虚气滞、胃失和降而发为本病，本病病位在胃，与肝脾关系密切。

（一）外感六淫侵袭

《素问·风论》指出："久风入中，则为肠风、飧泄。"《素问·至真要大论》中载："岐伯曰：岁厥阴在泉，风淫所胜……两胁里急，饮食不下，膈咽不通，食则呕，腹胀善噫……"《素问·举痛论》曰："寒气客于肠胃，厥逆上出，故痛而呕也；热气留于小肠，肠中痛，瘅热焦渴，则坚干不得出，故痛而闭不通矣。"张仲景在《伤寒论》中提到"脉浮而紧，而复下之，紧反入里，则作痞"，认为此病与外邪相关。

（二）饮食不节

《素问·痹论》曰："饮食自倍，肠胃乃伤。"认为暴饮暴食损伤脾胃，饮食停滞致使胃气失和，不通则痛。《素问·生气通天论》中指出"高粱之变，足生大丁"，说明过食肥甘厚味，往往会阻碍气机，壅滞脾胃。清代医家林佩琴在《类证治裁·痞满》中指出痞满与饮食失调相关："饮食寒凉，伤胃致痞者，温中化滞。"暴饮暴食，恣食生冷辛热，或偏嗜肥甘厚味，损伤脾土，食谷停滞，胃脘不化，胃气升降失常，发为痞满。

（三）情志失调

肝主疏泄，胃主受纳、腐熟水谷，肝、胃二者生理上功能互助，木能疏土，肝气的疏泄升发有利于胃气的和降下行，胃气下行又有助于肝气的疏发布散，肝气条达，有助于胃的受纳腐熟，胃土化源，则肝有所藏，正所谓"木之性主于疏泄，食气入胃，全赖肝木之气以疏泄之，而水谷乃化"（《血证论》）。《临证指南医案》中提到"凡醒胃必先制肝"之说。张介宾在《景岳全书·痞满》中说："怒气暴伤，肝气未平而痞。"认为暴怒则肝气逆，横犯脾土，导致胃气阻滞而成痞满。

（四）脾胃虚弱

《素问·脏气法时论》指出："脾病者……虚则腹满，肠鸣飧泄，食不化。"《脾胃论》中记载："脾胃之虚，怠惰嗜卧……食无味，大便不调，小便频数，不嗜食，食不消。"李杲在《兰室秘藏·中满腹胀》中提出"脾湿有余，腹满食不化""或多食寒凉，及脾胃久虚之人，胃中寒则胀满，或脏寒生满病"，认为痰湿、饮食皆可使脾胃失健，脾胃久虚不能运化水湿则阻于胃脘，升降失司而成痞满。朱震亨亦有"脾气虚弱，不能运化精微而为痞者"的说法。

总之，多种因素共同参与FD的发病过程。本病初起以寒凝、食积、气滞、痰湿等为主，尚属实证；邪气久羁，耗伤正气，则由实转虚，或虚实并见。病情日久，郁而化热，亦可表现为寒热互见。久病入络则变生瘀阻。脾虚气滞、胃失和降为FD的基本病机，贯穿于疾病的始终。病理表现多为本虚标实，虚实夹杂，以脾虚为本，气滞、血瘀、食积、痰湿等邪实为标。

二、现代医学对功能性消化不良致病因素的认识

FD的发病机制尚未完全阐明，可能与脑-肠轴、肠道菌群、胃肠动力、内脏高敏感性、胃肠激素、胃酸、免疫调节、精神心理社会因素、饮食习惯及生活方式等多方面调控异常有关。

（一）脑-肠轴

肠神经系统（ENS）及脑神经系统与FD的发生密切相关。脑神经系统整合、翻译上传的感觉信息，产生内脏疼痛，影响自主神经和副交感神经的传出，与ENS共同控制、协调消化道功能。脑-肠轴可双向传入，将大脑的情绪及认知中枢与外周胃肠道功能联系起来。

（二）肠道菌群

FD患者与健康者的肠道菌群存在差异，一方面，菌群失调能够引起胃肠道动力障碍以及黏膜屏障受损，进而影响FD的发生和发展；另一方面，菌群失调能够通过影响脑-肠轴而导致FD的发生。肠道菌群异常可引发多种胃肠道症状，其机制可能是通过脑-肠-菌群轴影响机体的神经-体液-免疫网络，突出表现为对中枢神经系统和胃肠道功能的调节[3]。

（三）胃肠动力

胃肠动力障碍是目前公认的FD发病的重要因素，主要有进食后胃底与胃体的容受性产生舒张障碍，胃窦动力不足与减弱，胃排空缓慢和消化期间胃窦、幽门和十二指肠出现移行性复合运动异常。

（四）内脏高敏感性

消化道的内脏感觉过敏是指胃肠道对生理性刺激反应出不适感，对伤害性刺激呈现出强烈的反应。例如，对温度感觉过敏、对酸的感觉阈值降低、近端胃对机械性扩张的阈值降低等。内脏高敏感性的机制尚不清楚，多数学者认为其可能与瞬态电压感受器阳离子通道（TRPV1）和中枢高敏感性等有关。

（五）胃肠激素

胃肠激素直接参与调控胃肠道的运动、感觉、分泌，且同时参与调控情绪，它能够连接和调控脑-肠轴交互作用的各个环节，主要通过体液途径调节胃肠道的运动。目前发现的胃肠激素有40余种，存在于消化系统和中枢神经系统中，调节着胃肠运动的功能。胃肠激素作为肽能神经递质，通过本身直接与相应受体结合发挥效应，并且能调节其他神经递质的释放和传递；此外，胃肠激素通过迷走神经介导，在中枢和外周水平上对胃运动和胃排空进行精细调节。

（六）胃酸

与健康人相比，FD患者对酸的清除能力下降，十二指肠pH值更低，酸暴露时间更长，十二指肠酸化可导致近端胃松弛、对扩张的敏感度增加并抑制胃容受性舒张功能，从而导致消化不良症状的产生。

（七）免疫调节

在人体免疫防御系统中，胃肠道黏膜完整性及其完善的分泌和运动功能、胃肠道黏膜相关淋巴组织和位于胃肠道的炎症免疫细胞、胃肠道分泌型免疫球蛋白和一些细胞因子，发挥着局部免疫防御和监视作用，在人体自身免疫耐受和免疫调节中有不可或缺的作用。

（八）精神心理社会因素

近年来，越来越多的学者开始关注精神心理社会因素在FD的发病中所起的重要作用。精神心理社会因素是致病因素，同时FD患者病情长期反复发作亦可造成精神心理障碍。目前认为各种环境应激因子作用于大脑的应激反应系统，通过脑-肠轴的双向调节作用于胃肠道靶器官，使胃肠道运动、感觉、分泌和免疫功能发生变化，两者相互作用、相互影响而表现为功能性胃肠病。

（九）饮食习惯及生活方式

某些特定饮食习惯、生活方式可能与FD症状的发生或加重相关。研究发现碳酸饮料、牛奶、洋葱等可能与腹胀症状相关，而咖啡、巧克力、辣椒等食物的摄入可能与胃灼热症状有关。研究显示，跳餐、加餐、偏爱甜食和产气食物等不健康的饮食习惯是难治性FD的危险因素。与健康人相比，FD患者有运动少、睡眠不足、进食不规律和压力大等特点。

遗传及Hp感染与FD的关系仍存在争议。

总之，多种因素参与FD发病过程，但仍未完全阐明其发病机制。

第三节　诊断与鉴别诊断

一、诊断

（一）临床表现

FD表现为慢性消化不良，多缓慢起病，病程持续或反复。主要症状：①餐后饱胀不适。餐后食物较长时间存留于胃中，出现胃胀而不适的感觉。②早饱感。进食较平素量少的食物后即感觉胃饱胀不适，以致不能完成正常进餐。③上腹痛。上腹部有主观疼痛和不适的感觉，主要位于上腹中央剑突下1～2cm至脐上方。④上腹烧灼感。上腹部有灼热不适的主观感觉。⑤上腹胀气、过度嗳气、恶心。FD症状常以1个为主，部分可2个或2个以上症状重叠出现，亦可与胃食管反流病（GERD）或肠易激综合征（irritable bowel syndrome，IBS）的症状同时出现。部分患者的发病及反复与饮食、精神心理因素有关，该病无明显体征[4]。

（二）辅助检查

（1）生化检查：诊断FD需首先排除器质性疾病引起的相关症状。可行血常规、尿常规、便常规、血糖、血脂、肝肾功能、甲状腺功能等检查，排除代谢性或系统性疾病，必要时测定相应的肿瘤标志物。在寄生虫感染流行区域，建议行相应的病原学检测。

（2）Hp检查：可行13C或14C呼气试验检测，以明确Hp是否有感染情况。Hp胃炎伴消化不良症状患者根除Hp后消化不良可分为3类：①症状得到长期（＞6个月）缓解；②症状无改善；③症状短时间改善后又复发。目前认为第1类患者属于Hp相关消化不良，这部分患者的Hp胃炎可以解释其消化不良症状，属于器质性消化不良；后两类患者虽然有Hp感染，但根除后症状无改善或仅有短时间改善（后者不排除根除方案中质子泵抑制剂的作用），因此，仍可视为FD。需指出的是，我国《第五次全国幽门螺杆菌感染处理共识报告》指出Hp胃炎可在部分患者中伴有消化不良症状，在做出可靠的FD诊断前，必须排除Hp相关消化不良。

（3）胃镜检查：鉴于亚洲地区上消化道肿瘤发生率高，建议在初诊的患者中及时进行胃镜检查。

（4）影像学检查：可行腹部超声、CT或MRI检查，排除器质性疾病。

（5）胃感觉运动功能检测：对于症状严重或常规治疗效果不明显的FD患者，可行胃排空或胃容受性试验，已有多项药物研究采用胃恒压器试验，评估药物治疗对胃容受性舒张功能的改善作用，但目前我国普及率较低，不推荐其作为临床常规检查项目。

（6）心理评估：FD患者常伴焦虑、抑郁，可应用焦虑、抑郁自评量表或他评量表进行测定。

（三）诊断要点[4]

FD诊断缺乏金标准，主要根据主要症状及其持续时间、出现频率，在排除器质性疾病等的基础上确立诊断。

在诊断FD前首先应注意是否有报警征象，包括：①年龄>40岁的初发病者；②消瘦、贫血、频繁呕吐、呕血或黑便、吞咽困难、腹部包块、黄疸；③消化不良症状进行性加重及有肿瘤家族史等。对有报警征象者应进行全面检查以排除器质性、系统性或代谢性疾病。

1. FD诊断标准（罗马Ⅳ）

FD诊断标准应具有以下1项或多项症状：①餐后饱胀不适；②早饱感；③上腹痛；④上腹烧灼感。且无可解释症状的器质性疾病（包括胃镜检查）证据。诊断前症状至少出现6个月，近3个月符合以上标准。FD分为餐后不适综合征（postprandial distress syndrome，PDS）及上腹疼痛综合征（epigastric pain syndrome，EPS）2个亚型，且可以重叠出现。

2. FD分型诊断标准

（1）PDS。必须具有以下1或2项症状：餐后饱胀不适（影响日常生活），早饱（不能完成进食餐量）。常规检查（包括影像学、生化及内镜）未发现器质性、系统性或代谢性疾病，诊断前至少有6个月病程，近3个月存在症状，每周至少3天。支持诊断条件：①可伴有上腹痛或上腹烧灼感；②上腹胀气、过度嗳气、恶心；③呕吐考虑其他疾病；④烧心不是消化不良症状，但可共存；⑤排气或排便后缓解通常不考虑为消化不良；⑥GERD和IBS等也可引起消化不良症状，其可能和PDS是共存关系。

（2）EPS。必须具有以下1或2项症状：上腹痛（影响日常生活），上腹烧灼感（影响日常生活）。常规检查（包括影像学、生化及内镜）未发现器质性、系统性或代谢性疾病，诊断前至少有6个月的病程，近3个月存在症状，每周至少1天。支持诊断条件：①疼痛可由进餐诱发或缓解，或在空腹时发生；②可发生餐后上腹胀，嗳气，恶心；③呕吐考虑其他疾病；④烧心不是消化不良的症状，但可共存；⑤疼痛不符合胆道疾病的标准；⑥排气或排便后缓解通常不考虑为消化不良；⑦GERD和IBS等也可引起 消化不良症状，其可能和EPS是共存关系。

（四）中医辨证

辨证要点：本病多与感受外邪、饮食不节、情志失调、劳倦或久病、先天禀赋不足有关。其病位在胃，与肝脾关系密切。本病基本病机为脾虚气滞，胃失和降，病理特点多表现为本虚标实，虚实夹杂，以脾虚为本，气滞、食积、痰湿、血瘀等邪实为标。

二、鉴别诊断

（一）中医鉴别诊断

（1）胃痛与真心痛相鉴别：真心痛是心经病变所引起的心痛证。多见于老年人，为当胸而痛，其多刺痛，动辄加重，痛引肩背，常伴心悸气短、汗出肢冷，正如《灵枢·厥论》曰："真心痛，手足青至节，心痛甚，旦发夕死，夕发旦死。"其在病变部位、疼痛程度与特征、伴有症状及预后等方面，与胃痛有明显区别。

（2）胃痛与胁痛相鉴别：胁痛以胁部疼痛为主证，可伴发热恶寒，或目黄肤黄，或胸闷太息，极少伴嘈杂泛酸、嗳气吐腐。肝气犯胃的胃痛有时亦可攻痛连胁，但仍以胃脘部疼痛为主证。两者具有明显的区别。

（3）胃痛与腹痛相鉴别：腹痛以胃脘部以下，耻骨毛际以上整个位置疼痛为主证。胃痛以上腹胃脘部近心窝处疼痛为主证，两者仅就疼痛部位来说，是有区别的。但胃处腹中，与肠相连，因而胃痛可以影响及腹，而腹痛亦可牵连于胃，这就要根据疼痛的主要部位和如何起病来加以辨别。

（4）痞满与胃痛相鉴别：两者病位同在胃脘部，且常相兼出现。然胃痛以疼痛为主，痞满以满闷不适为患，可累及胸膈；胃痛病势多急，压之可痛，而痞满起病较缓，压无痛感，两者差别显著。

（5）痞满与臌胀相鉴别：两者均为自觉腹部胀满的病证，但臌胀以腹部胀大如鼓、皮色苍黄、脉络显露为主证，痞满则以自觉满闷不适、外无胀形为特征；臌胀发于大腹，痞满则发于胃脘；臌胀按之腹皮绷急，痞满却按之柔软。如《证治汇补》曰："痞与胀满不同，胀满则内胀而外亦有形，痞满则内觉满塞而外无形迹。"

（6）痞满与胸痹相鉴别：胸痹是胸中痞塞不通，而致胸膺内外疼痛之证，以胸闷、胸痛、短气为主证，偶兼脘腹不舒。如《金匮要略·胸痹心痛短气病脉证治》云："胸痹之病，喘息咳唾，胸背痛，短气。"而痞满则以脘腹满闷不舒为主证，多兼饮食纳运无力之症，偶有胸膈不适，并无胸痛等表现。

（7）痞满与结胸相鉴别：两者病位皆在脘部，然结胸以心下至小腹硬满而痛、拒按为特征；痞满则病在心下胃脘，以满而不痛、手可按压、触之无形为特点。

此外，肝、胆、脾、胰病变所引起的上腹胃脘部疼痛及满闷不适还应结合辨病予以排除。

（二）西医鉴别诊断

（1）与慢性胃炎相鉴别：二者均可出现上腹部饱胀不适、疼痛，早饱等症状，但慢性胃炎是一个病理概念，胃镜和胃黏膜病理检查可发现胃黏膜充血、水肿、糜烂或萎缩性改变；显微镜下可见慢性炎症改变或/和固有腺体减少等。

（2）与消化性溃疡相鉴别：二者均可出现上腹部疼痛，但钡餐及胃镜检查可见明显胃和/或十二指肠的溃疡病灶。

（3）与胃癌相鉴别：二者均可出现上腹部疼痛、胀满等消化不良症状，但胃癌患者胃镜检查可见隆起、溃疡或弥漫性的癌肿病灶，病理检查可见癌细胞的浸润。

本病也需与以产生上消化道症状为突出表现的其他系统疾病相鉴别，如冠心病、糖尿病、慢性肾功能不全、充血性心力衰竭、甲状腺功能亢进症及硬皮病等，以及与某些药物引起的上消化道症状相鉴别，包括NSAID类和某些抗生素等。虽然胃灼热与上腹烧灼感有区别，但常常难以辨别，若症状并不能可靠地识别食管疾病（主要为GERD）和消化不良（如PDS、EPS）之间存在的重叠，应暂诊断为GERD，如在给予足量的试验性抑酸治疗后消化不良症状不能缓解，则胃灼热症状的存在不能排除FD。FD也可与IBS并存。

第四节 治疗概况

一、中医辨证论治

（一）辨证选择口服中药汤剂

1. 脾虚气滞证

主证：胃脘痞闷或胀痛，食少纳呆，面色萎黄，嗳气，疲乏无力，大便稀溏，舌质淡，苔薄白，脉细弦。

治法：健脾和胃，理气消胀。

代表方剂：香砂六君子汤（《古今名医方论》）加减。

基本处方：人参、白术、茯苓、半夏、陈皮、木香、砂仁、炙甘草。

2. 肝胃不和证

主证：胃脘胀满或疼痛，两胁胀满，每因情志不畅而发作或加重，心烦，嗳气频作，善太息，口干口苦，烧心泛酸，急躁易怒，舌质淡红，苔薄白，脉弦或弦细。

治法：理气解郁，和胃降逆。

代表方剂：柴胡疏肝散（《医学统旨》）加减。

基本处方：陈皮、柴胡、川芎、香附、枳壳、芍药、甘草、紫苏梗、半夏。

3. 脾胃湿热证

主证：脘腹痞满或疼痛，口干或口苦口黏，纳呆，恶心或呕吐，头身困重，大便不爽而滞，小便短黄，舌质红，苔黄厚腻，脉滑。

治法：清热化湿，理气和中。

代表方剂：连朴饮（《霍乱论》）加减。

基本处方：制厚朴、黄连、石菖蒲、制半夏、淡豆豉、焦栀子、芦根、茵陈、薏苡仁。

4. 脾胃虚寒证

主证：胃脘隐痛或痞满，喜温喜按，泛吐清水，食少纳呆，神疲倦怠，手足不温，便溏，舌质淡，苔白，脉细弱。

治法：健脾和胃，温中散寒。

代表方剂：理中丸（《伤寒论》）或黄芪建中汤（《金匮要略》）加减。

基本处方：人参、干姜、白术、炙甘草、黄芪、桂枝、白芍、生姜、大枣等。

5. 寒热错杂证

主证：胃脘痞满或疼痛，遇冷加重，嘈杂，口干或口苦，纳呆，恶心或呕吐，肠鸣，便溏，舌质淡，苔黄，脉弦细或弦滑。

治法：辛开苦降，和胃开痞。

代表方剂：半夏泻心汤（《伤寒论》）加减。

基本处方：半夏、黄芩、干姜、人参、炙甘草、黄连、大枣等。

6. 辨病用药

功能性消化不良病位在胃，与肝、脾关系密切。由于辨病论治的病机在证候表现上多相兼夹，临床治疗时可选择相应单一证候的主方组成合方，进行化裁。如病机表现为肝胃不和、脾虚气滞，可用肝胃不和证的主方柴胡疏肝散与脾虚气滞证的主方香砂六君子汤合方化裁。

7. 随症加减

胃痛加延胡索、乌药、白芍等。恶心、嗳气加半夏、旋覆花、赭石等。胸痛加瓜蒌、枳壳、丹参等。腹胀、便秘加枳实、大腹皮、厚朴、大黄、麻子仁等。纳差加神曲、炒谷芽、炒麦芽、山楂、莱菔子等。嘈杂反酸加黄连、吴茱萸、海螵蛸、浙贝母、煅瓦楞子等。腹泻加附子、肉桂、焦白术、茯苓、山药等。口舌生疮加连翘、栀子等。

（二）辨证选择口服中成药

根据病情证候选择应用枳术宽中胶囊（丸）（健脾和胃，理气消痞）、达立通颗粒（清热解郁，和胃降逆，通利消滞）、气滞胃痛颗粒（疏肝理气，和胃止痛）、胃苏颗粒（理气消胀，和胃止痛）、四磨汤口服液（顺气降逆，消积止痛）、健胃消食口服液（健胃消食）、荜铃胃痛颗粒（行气活血，和胃止痛）、越鞠丸（理气解郁，宽中除满）、三九胃泰颗粒（清热燥湿，行气活血，柔肝止痛）、枫蓼肠胃康颗粒（清热除湿化滞）、胃肠安丸（芳香化浊，理气止痛，健胃导滞）、理中丸（温中散寒，健胃）、香砂六君丸（浓缩丸）（益气健脾和胃）、温胃舒胶囊（温中养胃，行气止痛）、虚寒胃痛颗粒（益气健脾，温胃止痛）、荆花胃康胶丸（理气散寒，清热化瘀）、参苓白术颗粒（健脾益气）等。

（三）辨证选择静脉滴注中药注射液

根据病情证候可选择应用参芪扶正注射液（健脾益气）、康艾注射液（益气扶正）等。

二、中医特色治疗

（一）专科中药膏方

1. 健脾养胃膏（佛山市中医院协定方）

处方：党参、黄芪、薏苡仁、神曲、白术、山药、鸡内金、茯苓、炙甘草等。

功能主治：益气健脾，渗湿和中。

适用范围：脾胃虚弱，术后、病后体虚未复的患者。

用量用法：30g/次，口服，每日3次，半个月为1个疗程。

禁忌：热证及湿热、阴虚体质者不宜用。新近患有感冒、咳嗽之人，宜暂时停服。已明确怀孕后不建议继续服用膏方。急性病和有感染者、慢性病急性发作者暂停服用。

2. 健胃消积膏（佛山市中医院协定方）

处方：人参、茯苓、白术、炙甘草、砂仁、炒山楂、炒六神曲、炒谷芽等。

功能主治：健脾祛湿，和胃消食。

适用范围：脾胃虚弱、纳呆的患者。

用量用法：30g/次，口服，每日3次，半个月为1个疗程。

禁忌：有热证或因阴虚阳旺而致心悸、自汗、失眠、健忘诸症者，慎用本方。

（二）针灸疗法

1. 针刺疗法

实证：以足厥阴肝经、足阳明胃经穴位为主，以毫针刺，采用泻法。常取足三里、天枢、中脘、内关、期门、阳陵泉、太冲等穴。

虚证：以背俞穴及任脉、足太阴脾经、足阳明胃经穴位为主，以毫针刺，采用补法。常取脾俞、胃俞、中脘、内关、足三里、气海、关元等穴。

穴位选择：主穴选中脘、天枢、足三里、内关等。肝气犯胃者，加期门、太冲；肝气郁结者，加膻中、章门；饮食停滞者，加下脘、梁门；湿热内停者，加内庭、阴陵泉；气滞血瘀者，加膈俞；脾胃气虚者，加脾俞、胃俞；脾胃虚寒者，加气海、关元。

2. 耳穴疗法

取脾、胃、肝、交感、大肠、小肠等耳穴，按压10min，2次/天，7天为1个疗程。

3. 灸法

取中脘、神阙、天枢，患者仰卧，在穴位处各放厚约0.6cm的生姜1片，并在生姜片的中心处用针穿刺数孔，上置艾炷并点燃，直到局部皮肤潮红为止。1次/天，10天为1个疗程。

4. 腹部推拿

顺时针摩腹，揉腹，点按中脘、天枢、章门、足三里，搓摩胁肋，推揉胃脘，点按气海、关元，振腹，每次共25min，隔日1次，3次/周，连续治疗4周。

5. 穴位敷贴

用溶剂随证调制不同中药，贴于神阙、中脘、天枢等穴。

6. 中药热熨法

将食盐、吴茱萸、麦麸等炒热，装入布袋中，热熨痛处。

三、中西医结合治疗

FD作为一种反复发作的功能性胃病，起病多缓慢，病程较长，呈持续性或反复发作，现代医学多从制酸药、促动力药、助消化药及根除Hp药物等方面进行治疗，其特点是起效快、作用明显，但长期或大量使用上述药物，部分可以引起头痛、周身不适，甚至出现白细胞减少、血清转氨酶增高等不良反应，并且停药易复发。中医药治疗FD的疗效虽不如西药迅捷，但疗效稳定，不良反应小，复发率较低，因此在治疗FD的过程中，应根据病情和病程，充分把握本病的类型及发病特点，发挥中西医各自的优势，进行优势互补。

（一）中医结合抑酸治疗

质子泵抑制剂（PPI）或H_2受体拮抗剂（H_2RA）可作为FD尤其是EPS患者的首选经验性治疗药物。以上腹烧灼感、上腹痛为主要症状的EPS，西药首选PPI、H_2RA等抑酸剂；中药可予左金丸合旋覆代赭汤泻肝清热、和胃降逆，予半夏泻心汤合旋覆代赭汤辛开苦降、和胃降逆。

（二）中医结合促胃肠动力治疗

部分FD患者存在胃排空延迟，促胃肠动力药可作为FD特别是PDS的首选经验性治疗药物。以早饱感、餐后上腹部饱胀不适为主要症状的PDS，西药首选促胃肠动力药，如莫沙必利、伊托必利、多潘立酮等以快速消除症状，中药可给予香苏散、柴胡疏肝散理气消胀或香砂六君子汤健脾理气消胀。

（三）中医结合胃底舒张治疗

阿考替胺是一种新的化合物，具有松弛胃底、促胃动力的作用，对PDS有效。其他具有潜在松弛胃底作用的药物包括5-HT1A受体激动剂坦度螺酮（可改善上腹痛及不适症状）和丁螺环酮，可显著降低消化不良症状的严重程度并可改善餐后饱胀、早饱等症状。但该类药物的疗效尚需在我国进行进一步临床验证。中药可予香苏散、柴胡疏肝散理气消胀或香砂六君子汤健脾理气消胀。

（四）中医结合消化酶治疗

消化酶可作为FD的辅助治疗药物。中药可予保和丸以健脾和胃、消食导滞。

（五）中医结合精神心理治疗

精神心理治疗对伴有焦虑、抑郁的FD患者有效。氟西汀对伴有抑郁的FD患者疗效明显优于不伴抑郁的FD患者。对伴有抑郁、焦虑等心理因素的FD患者，可采用心理及三环类药物如阿米替林及5-HT/去甲肾上腺素再摄取抑制剂治疗。宜从小剂量开始，并注意药物的不良反应。FD伴轻、中度抑郁、焦虑症状，可选用黛力新（氟哌噻吨美利曲辛片），严重者现多用选择性5-HT再摄取抑制剂（SSRI），如氟西汀、帕罗西汀、西酞普兰、舍曲林及氟伏沙明。中药可予柴胡加龙骨牡蛎汤、加味逍遥散、柴胡疏肝散等方药加减以疏肝解郁、镇心安神。

此外，还可以采用中医结合根除Hp的治疗方法。

四、难点分析

FD的高发病率及低治愈率与大环境下的社会压力及个体饮食有密切关系。而西医对于FD机制的研究到目前为止也尚无明确结论，导致了西药无法对"病"治疗，只能对"症"用药，因此患者在疾病初期服药可能有所缓解，但饮食稍不当或病程较长则治疗效果欠佳，疾病反复不愈，影响患者的日常生活及工作。因此患者需要通过长期反复用药来改善症状，这不仅增加了肝肾损伤的风险，还加重了经济负担，严重影响患者日常生活，降低生活质量。中医药治疗FD在减轻症状，降低复发率及提高生活质量方面具有一定的优势。在临床中FD变证繁多，在胃气壅滞的基础上，或兼夹血瘀、食积、湿阻等继发性病理产物，或虚实错杂并见。虚为发病之根本，郁为致病之关键，瘀、滞为重要影响因素。具体到每一病例中，往往合用数法，如脾胃气虚、复蕴湿热，治疗以健脾芳化法与清热化湿法相结合，本虚标实者多先标后本，标本兼顾。

五、医案验方

患者李某，男，26岁。2021年3月25日初诊。

主诉：上腹胀满伴嗳气半年，餐后明显，早饱，兼中上腹烧灼感，纳欠佳，大便稀溏，每日2～3次，舌淡，苔白腻，脉弦细。

辅助检查：胃镜、肝胆胰脾彩超均未见异常。

中医诊断：胃痞（脾虚气滞证）。

西医诊断：功能性消化不良。

处方：党参、茯苓、乌药、陈皮、防风、白术各15g，木香12g，砂仁、炙甘草各6g，姜半夏9g，五指毛桃30g，煅瓦楞子30g。7剂。

复诊时患者胃纳改善，大便次数较前减少，守方2周，餐后上腹胀满基本消失，大便成形。后续嘱患者服用香砂六君丸及佛山市中医院的健脾养胃膏调理，半年后随诊，痞满症状皆消，偶有饮食不慎致大便稀溏，余无特殊。

按语：该患者胃镜及腹部彩超未见异常，临床诊断为功能性消化不良，予以香砂六君子汤加减治疗，方中党参、白术、茯苓、木香、陈皮、半夏、砂仁、炙甘草取香砂六君子汤之意，健脾益气和胃，理气止痛；加乌药理气止痛，加五指毛桃健脾益气，加煅瓦楞子制酸和胃，加少量防风以达升散之效。诸药合用，共成健脾和胃、理气除痞之效。治疗后患者症状好转，后予香砂六君丸及佛山市中医院健脾养胃膏调理，共奏健脾养胃之功。

第五节　辨证施护

一、辨证护理

（1）脾虚气滞证：每日听轻松欢快的乐曲；注意保暖；每日运动30min，以微出汗、不感劳累为度；艾灸足三里、气海穴30min，隔日1次；汤药宜热服，服后进热粥、热饮以助药力。

（2）肝胃不和证：患者多内向忧郁，要多与其沟通，避免强烈的精神刺激，鼓励听欢快的音乐，看励志方面的书，还可看些喜剧、滑稽剧；鼓励患者多参加体育锻炼和外出旅游；按摩内关穴及太冲穴5min，每日1次。

（3）脾胃湿热证：保持口腔卫生，不暴饮暴食，忌辛辣、油炸、烟酒；可做高强度、大运动量的锻炼，运动时应避开暑热环境；按摩阴陵泉穴，每天按揉5min。

（4）脾胃虚寒证：保证充足的休息时间，居室向阳，汤药宜热服，服后进热粥、热饮以助药力。注意腰部及下肢保暖，勿受寒，上腹部可置热水袋；多晒太阳；劳逸结合，加强身体锻炼；艾灸中脘、神阙30min，隔日1次。

（5）寒热错杂证：注意腹部保暖，可用热水袋，也可艾灸足三里。适当运动，加强锻炼，以增强机体抵抗能力。忌烟酒，忌食生冷、辛辣之物。

二、辨证施膳

（1）脾虚气滞证：饮食宜温热、易消化、营养丰富，少食多餐，可多食温中健脾益气之品，如山药、茯苓、炒白扁豆等，忌生冷、寒凉及肥甘厚腻、煎炸之品。

陈皮茯苓粥：将茯苓和陈皮各20g放入1L清水中煎至500mL左右取汁，然后将100g大米淘洗干净后与药汁同煮，成粥后服用，每天1剂，1剂分2次服用。

参米粥：党参25g，洗净切碎；大米50g，洗净，在铁锅内炒至黄色。然后将二者与清水1L一起放入砂锅内，煮至350mL左右，分次食用。

（2）肝胃不和证：少食多餐，多食用具有疏肝理气作用的食物和饮品，如荞麦、橘皮、薄荷、菊花、芹菜、蓬蒿、萝卜、橙子、柚子、柑橘、佛手、陈皮等。忌食南瓜、山芋、土豆等壅阻气机的食物。忌油腻生冷、坚硬不易消化和辛辣刺激的食物。

佛手汤：佛手12g，猪瘦肉（或去皮鸡肉）50g，切件。煮汤饮用，注意不宜久煎。

金橘猪肚汤：金橘根30g，洗净切碎。鲜猪肚1个，洗净切碎。二者同时放入砂锅内，加清水1L煲汤，煲至350mL左右，调味，饮汤食猪肚。

（3）脾胃湿热证：忌辛辣等热性食物，推荐食用清淡、易消化及清热祛湿的食物，如金银花、菊花、芦根、桑叶、竹叶、荷叶、苦瓜、冬瓜、丝瓜、芥菜、莲藕、鸭肉等。

竹叶薏苡仁粥：将30g薏苡仁、30g淡竹叶加水1L后煎至500mL左右，滤出药渣后加入60g粳米，煮黏稠后便可饮用。服用期间避免食用膏粱厚味类食物。

（4）脾胃虚寒证：饮食上可多吃些具有温中健脾作用的食物，如粳米、锅巴、山药、砂仁、白扁豆等，可食羊肉、狗肉助阳之品，忌生冷瓜果及寒凉食物，如苦瓜、西瓜等。

大枣山药炖猪肚汤：取猪肚1个、大枣20g、山药300g，另外切少许葱白，在砂锅内放水1L左右，将猪肚、大枣和山药洗干净入锅，武火煮沸后，将浮沫撇出，改用文火煮烂，最后加入葱白，每天食用1次。

生姜羊肉粥：新鲜瘦羊肉250g，切成薄小块。大米100g，洗净。生姜15g，去皮，切丝。羊肉加清水放入砂锅内煮烂，放入大米，以中火煮成粥，待煮好时放入姜丝再煮片刻，即可分次食用。

（5）寒热错杂证：忌食辛辣甜黏、厚腻等生热助湿之品，多吃清淡而富有营养之物以及新鲜蔬菜、水果。湿热较重者，配以薏苡仁、佩兰、粳米煮粥服食或者服用荷叶粥。

豆蔻薏苡仁粥：薏苡仁20g，豆蔻20g，用1L清水煎至500mL左右取汁，然后将100g大米淘洗干净后与药汁同煮，成粥后服用，每天1剂，1剂分2次服用。

第六节 循证研究

一、基础研究

（一）中医基础研究

1. FD发病可责之于肝脾协同作用失调[5]

"怒伤肝""思伤脾"，情志与肝脾直接相关，探讨该病与情志的关系应主要从此两脏着眼。叶天士在《临证指南医案》中明确指出："肝为起病之源，胃为传病之所。"肝为将军之官，与情志关系极为密切。如暴怒不解，或多思多虑，易致肝气不畅，失于疏泄。若日久不解则肝木克土，脾失健运，即表现为饮食受纳、和降失调，故而情志失调引发功能性消化不良应主要责之于肝。

脾主运化水液与水谷精微，喜燥恶湿，如运化失司则痰饮水湿内停，困遏脾气，致脾阳不振，胃脘胀满。《兰室秘藏》中论"中满腹胀"时提及"脾湿有余，腹满食不化""饮食劳倦，损伤脾胃，始受热中，末传寒中，皆由脾胃之气虚弱，不能运化精微而致水谷聚而不散，而成胀满"。脾与情志也有较为密切的关系，一方面因肝脾密切相关，易受情志波及；另一方面脾在志为思，思则气结，如思虑过度则气机结滞，可引起中焦壅滞，易出现胃脘痞胀、不思饮食等症状。这也是焦虑、忧郁等情志与功能性消化不良关系密切的主要原因。

在病理状态下，肝气郁滞会致脾失健运，多见纳呆、腹胀等；脾失健运亦可影响肝疏泄气机，导致木壅土郁。肝脾这种协同作用的失调在功能性消化不良发病与转归过程中往往同时出现，故而情志与该病的关系可责之于肝脾两脏。

2. 从心肝辨治功能性消化不良[6]

当前医学界普遍认为，精神障碍与FD有较高的共病率。Van Oudenhove等[7]通过临床调查表明，存在内脏感觉运动障碍的FD患者，其不适及疼痛水平与焦虑水平呈显著正相关。精神心理变化可通过大脑边缘系统和下丘脑影响自主神经功能，通过内分泌系统、免疫系统、酶系统和神经递质的中介作用引起胃肠功能紊乱，并影响内脏感觉发出的感知，即所谓的脑-肠轴[8]。Fischler等[9]对FD患者心理因素与症状学的分析证明，FD是心理病理学和病理心理学相关的多方面的统一状态。对脑肠肽的研究可以反映神经系统对胃肠道的干预及胃肠道自身的调控，进而说明心理因素在脾胃调控环节的病理生理基础，从而反映治心、调肝在FD治疗中所占据的举足轻重的地位。

"心胃相关"理论与现代医学中神经内分泌系统和精神心理对胃肠道的调控不谋而合，与脑肠互动理论具有一致性[10]。

现代研究表明：心血管疾病和消化系统疾病之间存在神经反射、物质代谢两个方面的关联和影响[11]。当出现胃痛等FD症状时，胃肠蠕动减慢，同时，机体副交感神经功能亢进，交感神经功能低下，出现易疲倦、抑郁、冷漠等情绪表现；另外，FD迁延日久，出现长期的焦虑、抑郁等精神心理障碍时，此类情绪应激可刺激大脑，大脑通过自主神经系统的神经反射和物质代谢来使得机体适应应激状态，处于此种状态下，胃肠运动、胃肠激素都会出现异常，从而导致FD缠绵难愈，反复出现。

（二）现代医学基础研究

1. FD与基因组学

很多研究探讨了FD与特定基因型之间的关系，这些基因型可能与胃肠动力、敏感性或免疫反应有关。研究表明，炎症基因多态性 CD14. G蛋白β3亚基（G protein β3 subunit, GNB3）、巨噬细胞迁移抑制因子、瞬时受体电位阳离子通道亚家族V成员1与FD亚型上腹痛综合征相关[12]。在印度人群中，白细胞介素（interleukin, IL）-17F（rs2397084）和IL-10（rs1800871）的单核苷酸多态性和FD的发生也与炎症有关，在237例FD患者中，IL-17F及IL-10突变者较健康人群更为常见[13]。一项研究发现，GNB3 825CC基因型与餐后不适综合征存在密切联系，且与健康对照者相比，FD患者的胃排空功能更易受损；此外，与其他GNB3 825基因型相比，GNB3 825CC基因型也与饥饿感显著相关[14]。

2. FD蛋白质组学研究进展

（1）核组蛋白2（NUCB2）/Nesfatin-1。Nesfatin-1是一种由82个氨基酸残基构成的来源于核组蛋白2的摄食抑制因子，NUCB2 mRNA在脑干、室旁核及视上核等不同脑区产生，Nesfatin-1主要由胃肠黏膜细胞及胰岛β细胞等内分泌细胞分泌，广泛分布于中枢神经系统及外周组织，参与多种生理功能的调节，包括胃肠功能、糖脂代谢、产热、焦虑及抑郁、心血管及生殖系统的功能等。NUCB2/Nesfatin-1不仅是中枢神经系统摄食调节的直接介质，也是胃肠道功能的调节剂，对胃动力及胃肠道分泌发挥抑制作用[15]。目前国内外关于NUCB2/Nesfatin-1在FD治疗方面的研究较少。Jing等[16]建立焦虑样FD大鼠模型，发现在下丘脑、血浆及胃组织中Nesfatin-1的表达水平都升高，为其可以诱导焦虑样行为提供了证据。Nesfatin-1具有独特的功能特性，参与调节摄食抑制、应激反应及胃肠功能，并且与焦虑及抑郁等精神心理疾病相关，提示Nesfatin-1与FD的发生密切相关，但目前对于Nesfatin-1功能及作用途径尚不完全明确，且相关研究尚少，仍需进一步研究。

（2）NPS/NPS受体1（neuropeptide S receptor 1, NPSR1）。NPS是一种由20个氨基酸构成的神经肽类物质，是NPSR1的内源性配体。在胃肠道中，NPSR1分布于上皮细胞、肠内分泌细胞、白细胞及平滑肌细胞等，提示其在消化系统中发挥广泛作用。研究表明[17]，NPS/NPSR1可抑制胃肠动力，增加黏膜通透性。此外，NPS可以使部分参与胃肠动力调节的脑肠肽的mRNA水平升高，提示NPSR1除致炎作用外，还可影响胃肠动力及感觉，如结肠转运和疼痛。

3. FD分子作用研究

胃肠道Cajal间质细胞（ICC）是胃肠道运动的起搏细胞，ICC的数量以及形态结构的异常直接影响胃肠道动力；而c-kit基因正是胃肠道ICC的特异性标志物，其与SCF结合后，迅速磷酸化以激活下游一系列信号分子，调节ICC发育、存活与增殖，同时在维持ICC表型和生理功能方面有非常重要的作用。因此，从SCF/c-kit信号通路开展对功能性胃肠运动障碍性疾病的研究已成为一个崭新的方向[18]。有研究结果显示[19]：与正常组比较，肝郁FD模型大鼠的胃肠动力明显减弱，胃窦及小肠黏膜组织中c-kit、SCF阳性表达细胞光密度值降低，c-kit、SCF蛋白与mRNA表达水平均下降（$P<0.05$），说明肝郁可能通过影响SCF/c-kit信号通路相关蛋白的表达而影响胃肠运动。

二、临床研究

（一）中医研究

1. 辨证论治研究

（1）从胃论治，以通为要，以降为和。董建华院士认为，胃的生理特点在于"降"字，胃的病理特点在于"滞"字，胃的治疗集中在"通"字[20]。FD病位在胃腑，与肝脾密切相关，临证辨治首先要从胃论治，以通为要，胃宜降则和，通降胃气应贯穿FD治疗的始终。和胃通降，升降气机，是治疗的核心。田德禄教授根据当代病机特点创立"清降论"，临证时在通降胃气的同时，善用清热导滞祛湿法，尤重清降胃气[21]。正如叶天士在《临证指南医案·脾胃》中所云："故先生必用降胃之法，所谓胃宜降则和者，非用辛开苦降，亦非苦寒下夺，以损胃气，不过甘平，或甘凉濡润，以养胃阴，则津液来复，使之通降而已矣。"

（2）从肝论治，以调为顺，气血通调。大量研究表明，精神心理因素是FD发生的重要原因，情志致病可能成为FD内脏高敏感性的始动因素，正如叶天士所云"肝为起病之源，胃为传病之所"，情志失调是从肝论治的病理基础。丁霞教授认为，情志失调是FD发病与复发的主要病因，从肝论治，调肝理气，疏肝、柔肝、清肝并用，佐宁心调神之品[22]。

（3）从脾论治，以升为健，权衡虚实。脾虚是FD发生的基础，脾虚为本，脾虚气滞证为基本病机，并贯穿于疾病始终，是从脾论治的病理基础。《冯氏锦囊秘录》曰："脾胃虚则百病生，调理中州，其首务也。"脾主升清，喜燥恶湿，宜升则健，临证时健脾益气法宜贯穿治疗始终。

2. 专病专方研究

现代药理学研究认为[23]，半夏泻心汤可调节胃肠平滑肌的幅度和频率，调节偏亢或偏抑状态下的肠道，有效改善胃肠道的功能，促其恢复。而旋覆代赭汤加减有明显的促进胃肠道动力作用[24]。此外，四逆散可有效修复FD大鼠的十二指肠黏膜屏障，改善十二指肠微炎性反应状态，从而改善FD大鼠的不适症状[25]。

当代医家不再拘泥于用原有的经方或时方治疗FD的模式，而是注重药物性能及FD病理特点，自拟专方治疗，极大地丰富了传统医学对FD的治疗。王国莲[26]使用自拟消痞方（党参、白术、干姜、桂枝、半夏、石菖蒲、远志、黄连、炒麦芽、吴茱萸、桔梗、枳壳、麦冬、炙甘草）治疗功能性消化不良患者86例，对照组给予多潘立酮片口服，经过1个月治疗后治疗组总有效率为95.3%，显著高于对照组的76.7%（$P<0.05$）。肖政华等[27]以小鼠为模型研究自创胃康3号（柴胡、党参、白芍、佛手、延胡索、川楝子、丹参、炒白术、茯苓、木香、陈皮、甘草）对FD的作用机制，最终发现胃康3号可以减少FD小鼠胃窦、十二指肠及脑组织中NT、CGRP受体的表达，以此来影响脑-肠轴，从而达到改善胃肠功能的目的。

3. 中成药研究

详见《中成药治疗功能性消化不良临床应用指南（2021年）》[28]。

4. 中医外治法研究

中医外治法尤其是针灸在治疗FD中发挥着重要的作用，临床上使用方便，配合药物治疗可取得良好效果，患者可接受性强。针灸治疗能扶脾胃之虚，祛外感之寒邪，又可调和肝脾，切中病机。针刺治疗主要选胃之募穴中脘和胃之背俞穴胃俞，二者一阴一阳，相互协调，足三里为足阳明胃经的合穴，又为胃之下合穴。《黄帝内经》有言："治府者，治其合。"

5. 民族医学研究

藏医火灸疗法具有理想的开胃消食、改善肿胀等作用。《四部医典》中记载，出现功能性消化不良的主要原因是患者的胃火功能衰弱，导致体液出现紊乱，或者体质营养现象出现紊乱。藏医火灸疗法通过温热穴位，能够扶助胃火、止痛等，从而改善临床症状，达到治疗目的[29]。

此外，也有文献指出[30]，蒙医治疗消化不良疾病效果良好。

（二）现代医学研究

1. 发病机制研究

（1）功能性消化不良患者胃促生长素（ghrelin）水平下降与FD近端胃功能有一定的相关性。Ghrelin是一种重要的胃肠激素，是目前唯一的生长激素释放激素受体的内源性配体。Ghrelin可以通过自分泌、旁分泌和内分泌的方式联系胃肠道和中枢神经系统，调节消化系统的功能。生长激素释放肽与受体结合后作用于迷走神经，通过迷走神经传出纤维在胃肠道产生作用，从而加快胃肠的蠕动、排空。有研究显示，FD患者血浆ghrelin水平较健康对照组显著下降，存在胃排空时间的延长[31]。研究发现[32]，血浆ghrelin水平与胃感知阈值（V1）、胃不适阈值（V2）呈正相关，提示血浆ghrelin水平在一定程度上反映了近端胃功能。

（2）促生长激素释放素水平失调与胃肠道症状及FD的发病存在紧密联系。李伟冬等[33]利用PCR-RFLP法检测促生长激素释放素基因Leu72Met位点多态性，结果发现Leu72Met基因型分为A型纯合基因型（AA）、C型纯合基因型（CC）及杂合基因型（AC）3种，在全部体质量减轻型功能性消化不良（functional dyspepsia with weight loss，FD-WL）患者中，携带促生长激素释放素Leu72Met AA+AC基因型者血清促生长激素释放素水平低于CC基因型组。徐陈等[34]的临床研究发现，伴精神症状的FD患者血清促生长激素释放素水平显著低于健康对照组，且与焦虑/抑郁状态呈负相关。齐玲芝等[35]通过病例对照研究发现，重度FD患者血浆促生长激素释放素水平较低、中度患者更低，且患者血浆促生长激素释放素水平与上腹痛、反酸的严重程度及发病频率呈负相关，与早饱、上腹饱胀的程度和发病频率呈正相关。研究认为[36]，PDS的发病机制可能与胃肠运动障碍有关，由于血浆促生长激素释放素水平降低，抑制胃肠运动，从而引起上述表现，提示促生长激素释放素在FD，特别是PDS患者中发挥了重要作用，增加血浆促生长激素释放素水平可有效缓解FD患者的消化不良症状。EPS组血浆促生长激素释放素水平与对照组的差异无统计学意义，考虑EPS可能与内脏高敏感性有关，与胃肠运动异常关系不密切。

（3）脑-肠轴功能紊乱被认为是FD发病的核心机制。脑-肠轴是胃肠道与大脑相互作用的双向调节轴。已有多个研究通过使用大脑成像技术对FD患者的部分大脑区域的功能连通性和不同的脑结构进行测量，发现这些区域灰质体积和白质微结构发生了变化[37]。自主神经系统（autonomic nervous system，ANS）可分为交感和副交感神经两条途径，有研究发现大约1/2的FD患者交感神经系统活动增强，而约1/3的FD患者副交感神经系统趋于抑制，这种异常的神经活动模式在上消化道会导致胃动力和胃酸分泌下降，在下消化道则会引发肠道蠕动减弱、上腹部不适、食欲不振和便秘等[38]。肠神经系统（enteric nervous system，ENS）是由胃肠道壁（包括胰和胆囊）内的神经元、神经递质和蛋白质及其支持细胞所组成的网状结构系统，研究发现FD患者黏膜下神经丛功能受损，其机制可能是嗜酸性粒细胞和肥大细胞募集并脱颗粒，促进细胞因子的释放，进而对神经功能产生影响[39]。

（4）十二指肠屏障功能受损与微炎症。FD患者十二指肠出现微炎症（肥大细胞和嗜酸性粒细胞浸润）和屏障功能障碍，提示FD的发病机制可能与之相关。有研究证实了FD患者存在屏障功能受损，表现为十二指肠上皮细胞间连接蛋白，如紧密连接蛋白（ZO-1和Occludin）、黏附连接蛋白（β-catenin和E-cadherin）和桥粒黏蛋白2（desmoglein-2）的表达降低及细胞旁通透性增加[40]。这些发现与早期对活检样本的研究一致，活检样本显示，随着免疫细胞浸润，经皮阻力降低，屏障通透性增加，且细胞间连接蛋白的表达水平、通透性增加的程度和低度十二指肠炎症的严重程度密切相关[41]。

同样，十二指肠嗜酸性粒细胞增多与FD的发生风险呈正相关，在PDS亚型中这种关联尤其明显，与健康对照组比较，FD患者的十二指肠嗜酸性粒细胞数量明显增加[42]。Fan等[43]提出的一种新的有关FD的疾病模型表明，在具有遗传倾向的人群中，食物中的过敏原或急性感染或抗菌治疗可以诱导胃肠道屏障破坏和抗原呈递，从而导致Th2细胞活化，Th2细胞诱导的趋化因子-3参与募集嗜酸性粒细胞。在这种炎症环境中，过量的嗜酸性粒细胞脱颗粒，可导致黏膜下神经纤维损伤并引起不适和疼痛。以上研究表明，以十二指肠为中心的屏障完整性受损以及微炎症在FD的发病机制中起着重要作用。

2. 药物治疗研究

（1）抑酸。胃酸分泌异常是FD发病的重要环节，可表现为胃酸相关症状，如空腹时上腹部不适或疼痛等，抑酸是治疗FD的常用手段。质子泵抑制剂（PPI）不仅可以抑制胃酸分泌，还可以减少FD患者十二指肠嗜酸性粒细胞、肥大细胞的浸润。

（2）促动力。一般PDS患者常选择使用促胃肠动力药物。这种药物依照作用机制可分为3大类：多巴胺受体拮抗剂、5-羟色胺（5-HT）受体激动剂、胃动素受体激动剂。多巴胺受体拮抗剂有甲氧氯普胺、多潘立酮等。5-HT受体激动剂主要通过兴奋肠肌间神经丛的节前和节后神经元的5-HT4受体，增强食管下段括约肌压力，加强食管蠕动，胃肠道蠕动、收缩和近段结肠的排空功能。与其相关的药物有西沙必利、莫沙必利等。胃动素受体激动剂可直接激动离体平滑肌的胃动素受体而使平滑肌收缩。红霉素作为一种有效的胃动素受体激动剂，具有促进胃动力的作用[44]，不过由于使用红霉素后会出现恶心、呕吐等不良反应，因此红霉素通常不是临床治疗FD的首要用药，仅仅用于对其他促动力药治疗无效的患者。

（3）精神或心理治疗。许多临床指南建议当一线药物不能缓解FD症状时，可选用三环类抗抑郁药（如阿米替林）和选择性5-羟色胺再摄取抑制剂（如氟西汀、帕罗西汀）。研究发现，阿米替林可减缓结肠运输时间，使胃不敏感，可治疗FD[45]。对药物治疗无效且伴有明显精神或心理障碍的FD患者，应进行精神心理干预。

（4）联合用药治疗。除上述药物外，抗酸剂及胃黏膜保护剂，如铝碳酸镁、硫糖铝混悬凝胶、铋剂及替普瑞酮等均可减轻FD症状；如果肠道菌群改变、消化酶分泌减少，应用微生态制剂和消化酶可有效改善腹痛、腹胀症状。研究发现[46]，应用多潘立酮联合莫沙必利治疗老年FD，可以显著改善患者血浆瘦素及促肾上腺皮质激素释放激素水平、改善胃动力、促进胃排空，还可提高患者血清胃泌素-17及胃蛋白酶原的水平，保护胃黏膜，改善患者胃肠道功能紊乱。

（5）其他治疗研究。使用益生菌或抗生素调节肠道菌群被认为是治疗FD的一种潜在方法，目前尚不成熟。

（陈锦锋　黄胜林　李志雄）

● 参考文献

[1] 中华医学会消化病学分会胃肠动力学组，中华医学会消化病学分会胃肠功能性疾病协作组. 中国功能性消化不良专家共识意见（2015年，上海）[J]. 中华消化杂志，2016，36（4）：217-229.

[2] 中华中医药学会脾胃病分会. 功能性消化不良中医诊疗专家共识意见（2017）[J]. 中华中医药杂志，2017，32（6）：2595-2598.

[3] 何旭霞，李景南. 肠道菌群对脑-肠轴和功能性消化不良的影响[J]. 胃肠病学，2018，23（10）：622-625.

[4] 中国中西医结合学会消化系统疾病专业委员会. 功能性消化不良中西医结合诊疗共识意见（2017年）[J]. 中国中西医结合消化杂志，2017，25（12）：889-894.

[5] 段智璇，翟立武，谢有良，等. 从肝脾探析功能性消化不良与情志的关系[J]. 中国中医基础医学杂志，2021，27（2）：212-214.

[6] 陈程，王伟松，刘建和. 从心肝辨治功能性消化不良应用探讨[J]. 中医药临床杂志，2021，33（4）：673-676.

[7] VAN OUDENHOVE L，VANDENBERGHE J，GEERAERTS B，et al. Relationship between anxiety and gastric sensorimotor function in functional dyspepsia[J]. Psychosomatic Medicine，2007，69（5）：455-463.

[8] 李岩，王学清，张宁，等. 功能性消化不良患者抑郁及焦虑状况分析[J]. 中华消化杂志，2005，25（7）：428-429.

[9] FISCHLER B，TACK J，DE GUCHT V，et al. Heterogeneity of symptom pattern，psychosocial factors，and pathophysiological mechanisms in severe functional dyspepsia[J]. Gastroenterology，2003，124（4）：903-910.

[10] 展立芬，邢博文，覃思敏，等. 基于藏象学说的心、肝、胃同治在功能性消化不良中的运用探讨[J]. 时珍国医国药，2021，32（11）：2726-2729.

[11] 张雪峰，苏和，张晶. 基于中医心胃同治理论治疗胃心综合征心得[J]. 光明中医，2020，35（11）：1724-1725.

[12] TRIANTAFYLLOU K，KOURIKOU A，GAZOULI M，et al. Functional dyspepsia susceptibility is related to CD 14，GNB 3，MIF，and TRPV1 gene polymorphisms in the Greek population[J]. Neurogastroenterology and Motility，2017，29（1）：e12913.

[13] SINGH R，GHOSHAL U C，KUMAR S，et al. Genetic variants of immune-related genes IL17F and IL10 are associated with functional dyspepsia：a case-control study[J]. Indian Journal of Gastroenterology，2017，36（5）：343-352.

[14] SHIMPUKU M，FUTAGAMI S，KAWAGOE T，et al. G-protein β3 subunit 825CC genotype is associated with postprandial distress syndrome with impaired gastric emptying and with the feeling of hunger in Japanese[J]. Neurogastroenterology and Motility，2011，23（12）：1073-1080.

[15] XU L，WANG H B，GONG Y L，et al. Nesfatin-1 regulates the lateral hypothalamic area melanin-concentrating hormone-responsive gastric distension-sensitive neurons and gastric function via arcuate nucleus innervation[J]. Metabolism，2017，67：14-25.

[16] JING F C，ZHANG J，FENG C，et al. Potential rat model of anxiety-like gastric hypersensitivity induced by sequential stress[J]. World Journal of Gastroenterology，2017，23（42）：7594-7608.

[17] WAN SAUDI W S，HALIM M A，RUDHOLM-FELDREICH T，et al. Neuropeptide S inhibits gastrointestinal motility and increases mucosal permeability through nitric oxide[J]. American Journal of Physiology-Gastrointestinal and Liver Physiology，2015，309（8）：G625-G634.

[18] 田姣，王宝西，江逊. 胃肠道Cajal间质细胞与干细胞因子/c-kit信号系统的研究进展[J]. 临床儿科杂志，2013，31（4）：385-388.

[19] 姜巍，周剑杰，程寒，等. 基于干细胞因子（SCF）/c-kit信号通路探讨和胃理气方治疗功能性消化不良胃肠运动功能障碍的作用机制[J]. 广州中医药大学学报，2021，38（4）：766-773.

[20] 王长洪. 著名中医学家董建华教授学术经验系列之一：功能性消化不良的论治经验[J]. 辽宁中医杂志，1999，26（7）：289-290.

[21] 李志红，田德禄. 运用田德禄教授"清降"理论治疗功能性消化不良的经验[J]. 北京中医药大学学报（中医临床版），2013，20（2）：45-46.

中医优势病种精准诊疗学

［22］王龙华，苏泽琦，朱辰辰，等．丁霞教授从肝论治功能性消化不良经验［J］．中华中医药杂志，2015，30（1）：127-129．

［23］王辉．加味半夏泻心汤治疗老年功能性消化不良的临床效果及对患者临床症状的影响［J］．中国医学创新，2018，15（35）：141-144．

［24］徐燕芳．旋覆代赭汤对功能性消化不良大鼠血清中脑肠肽的影响［D］．杭州：浙江中医药大学，2017．

［25］朱春洋，赵鲁卿，赵静怡，等．四逆散对FD大鼠十二指肠杯状细胞及MUC2的影响［J］．世界中医药，2020，15（11）：1575-1578．

［26］王国莲．自拟消痞汤治疗功能性消化不良临床观察［J］．光明中医，2018，33（24）：3668-3670．

［27］肖政华，谭芊任，崔峻松．胃康3号对功能性消化不良小鼠胃窦、十二指肠及脑组织NT、CGRP受体表达的影响［J］．山东医药，2019，59（10）：46-49．

［28］《中成药治疗优势病种临床应用指南》标准化项目组．中成药治疗功能性消化不良临床应用指南（2021年）［J］．中国中西医结合杂志，2022，42（1）：5-12．

［29］白玛康珠．藏医火灸疗法治疗消化不良的疗效观察［J］．世界最新医学信息文摘，2019，19（3）：198．

［30］乌云塔娜．蒙医治疗消化不良临床疗效观察［J］．全科口腔医学杂志（电子版），2019，6（11）：112．

［31］邢春红，闫佩云．莫沙必利联合穴位注射对功能性消化不良患者近端胃舒张和胃排空功能的影响［J］．国际医药卫生导报，2017，23（22）：3565-3568．

［32］蔡芳芳，曾庆新，邱锋，等．Ghrelin与功能性消化不良患者近端胃功能的相关研究［J］．中外医学研究，2021，19（5）：19-21．

［33］李伟冬，江舒曼，贾林．胃促生长素基因Leu72Met位点多态性与体质量减轻型功能性消化不良的相关性研究［J］．中华临床医师杂志（电子版），2016，10（21）：3150-3154．

［34］徐陈，汤海涛，王修中，等．有精神症状的功能性消化不良患者血浆obestatin、ghrelin水平的变化及其与精神症状的相关性［J］．临床消化病杂志，2016，28（3）：160-162．

［35］齐玲芝，宋香谆，李楠．功能性消化不良与血浆生长素释放肽浓度的相关性研究［J］．吉林医学，2015，36（18）：4144-4145．

［36］杨垚，王玉珍．促生长激素释放素在功能性消化不良中的研究进展［J］．消化肿瘤杂志（电子版），2021，13（1）：21-24．

［37］KANO M，DUPONT P，AZIZ Q，et al．Understanding neurogastroenterology from neuroimaging perspective：a comprehensive review of functional and structural brain imaging in functional gastrointestinal disorders［J］．Journal of Neurogastroenterology and Motility，2018，24（4）：512-527．

［38］TOMINAGA K，FUJIKAWA Y，TSUMOTO C，et al．Disorder of autonomic nervous system and its vulnerability to external stimulation in functional dyspepsia［J］．Journal of Clinical Biochemistry and Nutrition，2016，58（2）：161-165．

［39］FAN K，TALLEY N J．Functional dyspepsia and duodenal eosinophilia：a new model［J］．Journal of Digestive Diseases，2017，18（12）：667-677．

［40］TAKI M，OSHIMA T，LI M，et al．Duodenal low-grade inflammation and expression of tight junction proteins in functional dyspepsia［J］．Neurogastroenterology and Motility，2019，31（10）：e13576．

［41］VANHEEL H，VICARIO M，VANUYTSEL T，et al．Impaired duodenal mucosal integrity and low-grade inflammation in functional dyspepsia［J］．Gut，2014，63（2）：262-271．

［42］SARKAR M A M，AKHTER S，KHAN M R，et al．Association of duodenal eosinophilia with Helicobacter pylori-negative functional dyspepsia［J］．Arab Journal of Gastroenterology，2020，21（1）：19-23．

［43］FAN K，TALLEY N J．Functional dyspepsia and duodenal eosinophilia：a new model［J］．Journal of Digestive Diseases，2017，18（12）：667-677．

［44］KAWAMURA T，MATSUURA B，MIYAKE T，et al．Effects of motilin receptor agonists and ghrelin in human motilin receptor transgenic mice［J］．International Journal of Molecular Sciences，2019，20（7）：1521．

［45］吴美玲，罗旭飞，马光晔，等．阿米替林治疗功能性消化不良的meta分析［J］．中国现代应用药学，2020，37（2）：221-229．

［46］黄宜贵，余方流．多潘立酮片联合莫沙必利对老年功能性消化不良患者胃动力及血清PG和G-17水平的影响［J］．医学综述，2019，25（15）：3101-3105．

第三章　慢　性　胃　炎

第一节　概　　述

慢性胃炎是指不同病因引起的胃黏膜的慢性炎症或萎缩性病变，分为非萎缩性胃炎和萎缩性胃炎两类。按照病变部位分为胃窦胃炎、胃体胃炎和全胃炎。少部分是特殊类型胃炎，如化学性胃炎、淋巴细胞性胃炎、肉芽肿性胃炎、嗜酸性粒细胞性胃炎、胶原性胃炎、放射性胃炎、感染性（细菌、病毒、霉菌和寄生虫）胃炎和肥厚性胃炎（梅内特里耶病）。

中医古籍中无慢性胃炎病名，根据本病的临床表现，如上腹饱胀、灼痛、胀痛等，慢性胃炎可归属于中医学痞满、胃脘痛等范畴。

第二节　病　因　病　机

一、中医学对慢性胃炎病因病机的认识

中医学认为，本病病位在胃，与肝脾关系密切，胃与脾互为表里，胃主受纳，腐熟水谷，以和降为顺，脾主饮食精微的运化传输，以上升为常。二者同为后天之本，仓廪之官，在生理上相互配合，在病机上亦相互影响。如劳倦内伤，饥饱无常，每多脾胃同病。肝属木，为刚脏，喜调达，主疏泄。肝气横逆，木旺乘土，或中土壅滞，木郁不达，或肝火亢炽，灼伤胃阴，或肝血瘀阻，胃失滋荣，均可致病，故胃病亦多关乎肝。慢性胃炎的中医病因多与感受邪气、饮食、情志因素、脾胃虚弱等有关。慢性胃炎基本病机为胃气郁滞，胃失和降，不通则痛，或肝脾胃功能失调，中焦气机不利，脾胃升降失职。慢性胃炎病理性质有虚实两端，而演变各异。实证与虚证、寒证与热证、气滞与血瘀可相互影响、相互转化，日久不愈，变证丛生。病变初起以湿热阻滞、气郁不畅为主，久则脾胃气阴受损，或脾气虚弱，或胃阴损伤，进一步发展可因气不行血，或阴不荣络致胃络血瘀，可见吐血、黑便，亦可产生积聚等变证。

二、现代医学对慢性胃炎致病因素的认识

现代医学对慢性胃炎的病因和发病机制尚未明确，但通常认为与下列因素有关。

（1）生物因素。幽门螺杆菌（Hp）感染是慢性胃炎的主要病因，90%以上的慢性胃炎有Hp感

染。其致病机制与以下因素有关：①Hp产生多种酶如尿素酶及其代谢产物，如氨、过氧化氢酶、蛋白溶解酶、磷脂酶A等，对黏膜有破坏作用；②Hp分泌的细胞毒素（cytotoxin），如含有细胞毒素相关基因（*CagA*）和空泡细胞毒素基因（*VacA*）的菌株，可导致胃黏膜细胞的空泡变性及坏死；③Hp抗体可造成自身免疫损伤。Hp感染后几乎均可引起组织学胃炎。长期感染后，部分患者可有胃黏膜萎缩和化生。

（2）免疫因素。免疫因素是部分慢性胃炎的病因，以胃体胃炎表现为主，患者血清中能检测到壁细胞抗体（parietal cell antibody，PCA），伴有恶性贫血者还能检出内因子抗体（intrinsic factor antibody，IFA）。壁细胞抗原和PCA形成的免疫复合体在补体参与下，破坏壁细胞。IFA与内因子结合后可阻断维生素B_{12}与内因子的结合与吸收，导致恶性贫血。

（3）物理因素。如长期饮浓茶、烈酒、咖啡或食用过热、过冷、过于粗糙的食物，可导致胃黏膜的反复损伤。

（4）化学因素。长期服用非甾体抗炎药如阿司匹林、吲哚美辛等可抑制胃黏膜前列腺素的合成，破坏黏膜屏障；烟草中的尼古丁不仅可影响胃黏膜的血液循环，还可导致幽门括约肌功能紊乱，造成胆汁反流；各种原因的胆汁反流均可破坏黏膜屏障，造成胃黏膜慢性炎症改变。

（5）其他因素。胃黏膜营养因子（如胃泌素、表皮生长因子等）缺乏，或胃黏膜感觉神经末梢对这些因子不敏感，可引起胃黏膜萎缩。心力衰竭、肝硬化合并门静脉高压、营养不良都可引起慢性胃炎。糖尿病、甲状腺病、慢性肾上腺皮质功能减退和干燥综合征同时伴有萎缩性胃炎者亦较多见。

第三节　诊断与鉴别诊断

一、诊断

（一）临床表现

1. 症状

慢性胃炎缺乏特异性症状，大多数患者常无症状或有程度不等的消化不良症状，如上腹不适、上腹隐痛、餐后饱胀、食欲减退、反酸、恶心等，严重萎缩性胃炎患者可伴有消瘦、贫血、舌炎、腹泻等。部分患者可伴有焦虑、抑郁等精神症状。

2. 体征

患者多无明显体征，有时可有上腹部轻压痛或按之不适感。

（二）辅助检查

1. 内镜和胃黏膜组织学检查

内镜及胃黏膜组织学检查是诊断慢性胃炎的主要方法。慢性胃炎分为非萎缩性胃炎和萎缩性胃炎两大类型，根据病变部位的不同可分为胃窦胃炎、胃体胃炎和全胃炎。若同时存在平坦糜烂、隆起糜烂、出血、粗大皱襞或胆汁反流等征象，则诊断为非萎缩性胃炎或萎缩性胃炎伴糜烂、胆汁反流等。胃镜检查时常规活检送病理组织学及幽门螺杆菌检测有助于慢性胃炎的病因诊断，以及对是否存在萎缩、肠化生及其程度的判定。

2. 幽门螺杆菌检测

包括有创检查和无创检查，有创检查主要是通过胃镜检查获得胃黏膜标本的相关检查，包括快速尿素酶实验、病理Hp检查（HE或Warthin-Starry或Giemsa染色）、组织细菌培养、组织PCR技术。无创检查包括血清抗体检测、^{13}C或^{14}C尿素呼气试验、粪便幽门螺杆菌抗原检测等方法。

3. 血清学检测

胃体为主的慢性胃炎或萎缩性胃炎患者中血清胃泌素水平常升高，主要是因为胃酸缺乏，不能抑制G细胞分泌，若病变严重，不但胃酸和胃蛋白酶原分泌减少，内因子分泌也会减少，进而影响维生素B_{12}的吸收。慢性胃窦胃炎者血清胃泌素下降，下降程度随G细胞破坏程度而定，自身免疫相关的慢性胃炎血清中可出现壁细胞抗体（阳性率75%以上）、内因子抗体或胃泌素抗体。

4. X线钡餐检查

用气钡双重造影显示胃黏膜的细微结构时，萎缩性胃炎可出现胃黏膜皱襞相对平坦、减少的征象。胃窦胃炎X线征表现为胃窦黏膜呈钝锯齿状及胃窦部痉挛，或幽门前段持续性向心性狭窄、黏膜粗乱等。疣状胃炎X线钡餐特征改变为胃窦部有结节状粗大皱襞，某些皱襞结节的中央有钡斑。X线钡餐检查诊断慢性胃炎常常不准确也不全面，但在排除某些恶性病灶如浸润性胃癌（皮革胃）、评估胃肠动力等方面，是胃镜无法取代的。

（三）诊断要点

1. 诊断思路

（1）明确有无慢性胃炎。对怀疑有慢性胃炎的患者，临床依据上腹胃脘部饱胀或疼痛、嘈杂、反酸、嗳气等不适症状，并结合胃镜及胃黏膜活组织病理学检查以及Hp感染的检测可明确本病的诊断。

（2）有无合并萎缩性胃炎。慢性萎缩性胃炎内镜下可见黏膜红白相间、以白为主，黏膜皱襞变平甚至消失，黏膜血管显露，黏膜呈颗粒状或结节样。病理学检测呈现胃黏膜萎缩，伴不同程度的肠上皮化生、上皮内瘤变等病理改变。

（3）有无特殊类型胃炎。在排除萎缩性胃炎的基础上，需进一步排除包括感染性胃炎、化学性胃炎（病）、肥厚性胃炎、嗜酸细胞性胃炎、淋巴细胞性胃炎、非感染性肉芽肿性胃炎、放射性胃炎、充血性胃炎等特殊类型胃炎；若怀疑为自身免疫性胃炎则应检测相关的壁细胞抗体、内因子抗体，以及血清维生素B_{12}、血清胃泌素等。

（4）明确慢性胃炎病因。结合患者病史及症状，必要时联合Hp检测、胃镜及胃黏膜活组织病理学检查以明确慢性胃炎的致病因素。

（5）明确是否与其他消化系统疾病并存。临床上部分慢性胃炎患者可能同时存在其他消化系统疾病，如慢性胃炎合并反流性食管炎、功能性消化不良、慢性胆囊炎、胆石症、慢性胰腺炎等。在有报警症状时，应检测相关的肿瘤标志物，定期复查胃镜；对于合并中重度焦虑、抑郁的患者，应注意诊断和进行专科治疗。

2. 诊断标准

1）中医诊断标准[1-3]

主要症状：不同程度和性质的胃脘部疼痛。

次要症状：可兼有胃脘部胀满、胀闷、嗳气、吐酸、纳呆、腹胀等。

2）西医诊断标准[4-5]

慢性胃炎常见上腹部疼痛、腹胀、早饱、食欲减低、饮食减少，或伴有烧心、泛酸等。症状缺乏特异性，确诊依赖于胃镜及内镜下病理学检查。

（1）内镜诊断。

非萎缩性胃炎：内镜下可见红斑（点状、条状、片状）、黏膜粗糙不平、出血点或出血斑、黏膜水肿或渗出。

萎缩性胃炎：内镜下可见黏膜红白相间、以白为主，黏膜皱襞变平甚至消失，黏膜血管显露，黏膜呈颗粒状或结节样。如伴有胆汁反流、糜烂、黏膜内出血等，描述为萎缩性胃炎或浅表性胃炎伴胆汁反流、糜烂、黏膜内出血等。

（2）病理诊断。

活检取材：活检取材块数和部位由内镜医师根据需要决定，一般为2～5块。如取5块，则胃窦2块取自距幽门2～3cm处的大弯和小弯，胃体2块取自距贲门8cm处的大弯（约胃体大弯中部）和距胃角近侧4cm处的小弯，胃角1块。标本应足够大，达到黏膜肌层，对可能或肯定存在的病灶应另取标本。不同部位的标本须分开装瓶，并向病理科提供取材部位、内镜所见和简要病史。

组织学分级标准：有5种组织学变化要分级（Hp、活动性、慢性炎性反应、萎缩、肠化生），分成无、轻度、中度和重度4级（0、+、++、+++）。分级方法采用下述标准，与新悉尼系统的直观模拟评分法并用，病理学检查应报告每块活检标本的组织学变化。

A. Hp。观察胃黏膜黏液层、表面上皮、小凹上皮和腺管上皮表面的Hp。无：特殊染色片上未见Hp；轻度：偶见或有少数Hp分布于小于全长1/3的标本上；中度：Hp分布超过标本全长1/3而未达2/3或连续性、薄而稀疏地存在于上皮表面；重度：Hp成堆存在，基本分布于标本全长。肠化生黏膜表面通常无Hp定植，宜在非肠化生处寻找。对炎性反应明显而HE染色切片未发现Hp者，应行特殊染色仔细寻找，推荐采用较简便的Giemsa染色，也可按各病理室惯用的染色方法，有条件的单位可行免疫组化检测。

B. 活动性。慢性炎性反应背景上有中性粒细胞浸润。轻度：黏膜固有层有少数中性粒细胞浸润；中度：中性粒细胞较多存在于黏膜层，可见于表面上皮细胞、小凹上皮细胞或腺管上皮细胞内；重度：中性粒细胞较密集，或除中度所见外还可见小凹脓肿。

C. 慢性炎性反应。根据黏膜层慢性炎性反应细胞的密集程度和浸润深度分级，两可时以前者为主。正常：单个核细胞每高倍视野不超过5个，如数量略超过正常而内镜下无明显异常，病理可诊断为基本正常；轻度：慢性炎性细胞较少并局限于黏膜浅层，不超过黏膜层的1/3；中度：慢性炎性细胞较密集，不超过黏膜层的2/3；重度：慢性炎性细胞密集，占据黏膜全层。计算密度时应避开淋巴滤泡及其周围的小淋巴细胞区。

D. 萎缩。萎缩是指胃固有腺体的减少，分为两种情况：①化生性萎缩：胃固有腺体被肠化生或假幽门腺化生的腺体替代；②非化生性萎缩：胃固有腺体被纤维或纤维肌性组织替代，或炎性细胞浸润引起固有腺体数量减少。萎缩程度以胃固有腺体各减少1/3来计算。轻度：固有腺体数减少不超过原有腺体的1/3；中度：固有腺体数减少介于原有腺体的1/3～2/3；重度：固有腺体数减少超过2/3，仅残留少数腺体，甚至完全消失。局限于胃小凹区域的肠化生不算萎缩。黏膜层出现淋巴滤泡不算萎缩，应通过观察其周围区域的腺体情况来决定。一切原因引起黏膜损伤的病理过程均可造成腺体数量减少，如在溃疡边缘处取的活检，则不一定就是萎缩性胃炎。

标本过浅未达黏膜肌层者，可参考黏膜层腺体大小、密度以及间质反应情况来推断是否萎缩，同时加上取材过浅的注释，提醒临床仅供参考。

E. 肠化生。肠化生区占腺体和表面上皮总面积1/3以下为轻度，1/3～2/3为中度，2/3以上为重度。AB-PAS染色对不明显肠化生的诊断很有帮助。用AB-PAS和HID-AB黏液染色区分肠化生亚型、预测胃癌发生危险性的价值仍有争议。

F. 其他组织学特征。出现不需要分级的组织学变化时需注明。不需要分级的组织学变化分为非特异性和特异性两类，前者包括淋巴滤泡、小凹上皮增生、胰腺化生和假幽门腺化生等，后者包括肉芽肿、集簇性嗜酸性粒细胞浸润、明显上皮内淋巴细胞浸润和特异性病原体等。假幽门腺化生是泌酸腺萎缩的指标，判断时应核实取材部位，胃角部活检见黏液分泌腺者不能诊断为假幽门腺化生，只有出现肠化生，才是诊断萎缩的标志。

有异型增生（上皮内瘤变）时应注明。异型增生分为轻度、中度和重度（或低级别和高级别上皮内瘤变）。

G. 新悉尼系统的直观模拟评分法（visual analogue scale，VAS）见图8-3-3-1。

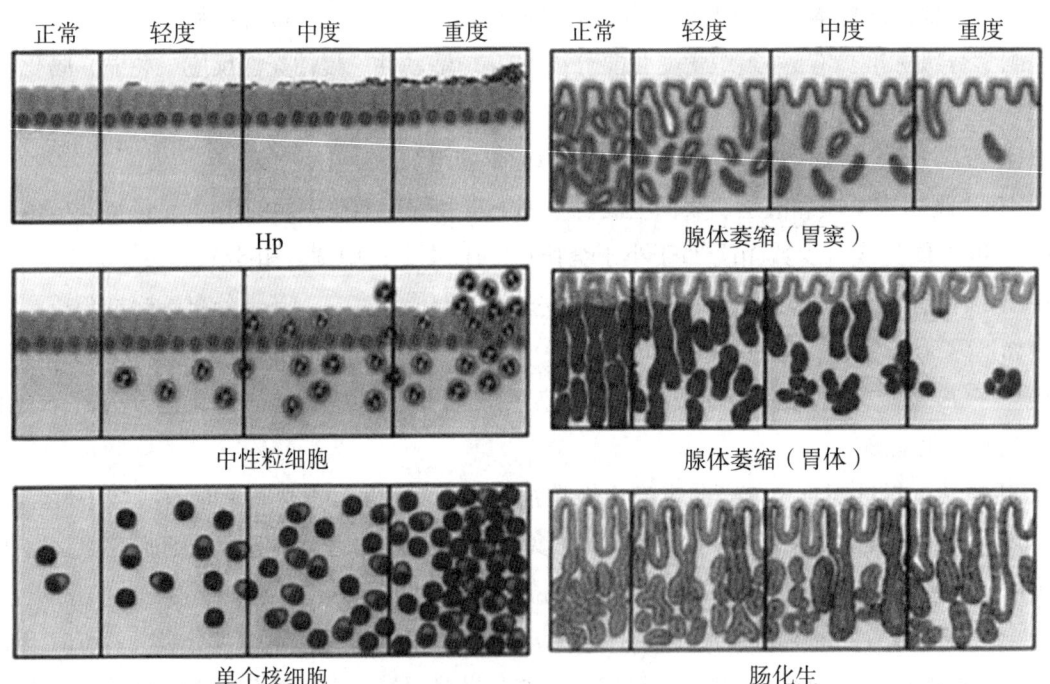

图8-3-3-1 直观模拟评分法

慢性胃炎活检显示有固有腺体的萎缩，即可诊断为萎缩性胃炎，不必考虑活检标本的萎缩块数与程度，临床医师可结合病理结果和内镜所见，做出病变范围与程度的判断。

二、鉴别诊断

（一）中医鉴别诊断

胃脘痛常表现为胃脘疼痛，伴嗳气、反酸、上腹痞闷等不适，病位在胃脘部，病机为胃失和降，治疗重在调和胃气，需要与真心痛、腹痛、胁痛、痞满等疾病相鉴别。

（1）与真心痛相鉴别：真心痛多发生于老年人，其痛在胸膺部或左前胸，其位置相对较高，疼痛性质多为刺痛、绞痛，有时剧痛，且痛引肩背及手少阴循行部位，呈压榨性痛，痛势较急，常伴有心悸、气促、短气、汗出、脉结代等心脏病症状；通过心电图及心肌酶谱的变化，可以协助鉴别。胃痛部位在上腹胃脘部，其位置相对较低，疼痛性质多为胀痛、隐痛，痛势一般不剧烈，其痛与饮食关系密切，常伴有吞酸、嗳气、恶心、呕吐等胃肠病症状。

（2）与腹痛相鉴别：腹痛的部位以胃脘以下、耻骨毛际以上为主，常伴腹胀、腹泻、矢气、大便干结或便秘等症状。胃痛在上腹胃脘部，常伴脘闷、嗳气、泛酸等胃失和降、胃气上逆之证。

（3）与胁痛相鉴别：胃脘痛部位在上腹中部胃脘处，兼有恶心、嗳气、吞酸、嘈杂等胃失和降的症状；而胁痛部位在上腹两侧胁肋部，常伴恶心、口苦等肝胆病症状。

（4）与痞满相鉴别：胃脘痛与痞满病位同在胃脘部，且常相兼出现。然胃痛以疼痛为主，胃痞以满闷不适为患，可累及胸膈；胃痛病势多急，胃脘部可有压痛，而胃痞起病较缓，压之无痛感，两者差别显著。

（二）西医鉴别诊断

慢性胃炎患者可出现上腹部不适、疼痛、反酸、腹胀等消化不良症状，需要与消化性溃疡、胃癌、慢性胆囊炎、胆结石以及肝、胰腺疾病相鉴别。

（1）与消化性溃疡相鉴别：两者均有慢性上腹痛，但消化性溃疡以上腹部规律性、周期性疼痛为主，而慢性胃炎的疼痛很少有规律性，并以消化不良为主，鉴别需依靠X线钡餐透视及胃镜检查。二者可同时出现。

（2）与胃癌相鉴别：慢性胃炎表现出的食欲不振、上腹不适、贫血等与胃癌相似，需要特别注意鉴别，绝大多数患者行胃镜检查及活检可鉴别。

（3）与慢性胆道疾病相鉴别：慢性胆囊炎、胆石症也常伴有慢性右上腹痛、食欲差、腹胀、嗳气等不适，易误诊为慢性胃炎。但该疾病胃肠检查无异常发现，B超、CT及MRI等影像学检查有助于鉴别诊断。

（4）与其他疾病相鉴别：如肝炎、肝癌及胰腺疾病亦可出现食欲不振、消化不良等症状而延误诊治，需借助详细的体格检查、病史及辅助检查以防止误诊。

第四节 治 疗 概 况

一、中医辨证论治

（一）辨证选择口服中药汤剂[1-3]

1. 肝胃气滞证

主证：胃脘胀满或胀痛，胁肋胀痛。症状可因情绪因素诱发或加重，嗳气频作，胸闷不舒，舌苔薄白，脉弦。

治法：疏肝理气。

推荐方药：柴胡疏肝散加减，药用柴胡、香附、枳壳、白芍、陈皮、佛手、百合、乌药、甘草。

2. 肝胃郁热证

主证：胃脘饥嘈不适或灼痛，心烦易怒，嘈杂反酸，口干口苦，大便干燥，舌质红，苔黄，脉弦或弦数。

治法：疏肝清热。

推荐方药：化肝煎合左金丸加减，药用柴胡、赤芍、青皮、陈皮、龙胆草、黄连、吴茱萸、乌贼骨、浙贝母、牡丹皮、栀子、甘草。

3. 脾胃湿热证

主证：脘腹痞满，食少纳呆，口干口苦，身重困倦，小便短黄，恶心欲呕，舌质红，苔黄厚或腻，脉滑或数。

治法：清热化湿。

推荐方药：黄连温胆汤加减，药用黄连、半夏、陈皮、茯苓、枳实、竹茹、黄芩、滑石、大腹皮、白豆蔻。

4. 脾胃气虚证

主证：胃脘胀满或胃痛隐隐，餐后明显，饮食不慎后易发作或加重，纳呆，疲倦乏力，少气懒言，四肢不温，大便溏薄，舌淡或边有齿印，苔薄白，脉沉弱。

治法：健脾益气。

推荐方药：香砂六君子汤加减，药用党参、炒白术、茯苓、陈皮、木香、法半夏、炙甘草。

5. 脾胃虚寒证

主证：胃痛隐隐，绵绵不休，喜温喜按，劳累或受凉后发作或加重，泛吐清水，神疲纳呆，四肢倦怠，手足不温，大便溏薄，舌淡，苔白，脉虚弱。

治法：温中健脾。

推荐方药：黄芪健中汤合理中汤加减，药用黄芪、桂枝、干姜、白术、法半夏、陈皮、党参、茯苓、炙甘草。

6. 胃阴不足证

主证：胃脘灼热疼痛，胃中嘈杂，似饥而不欲食，口干舌燥，大便干结，舌红少津或有裂纹，苔少或无，脉细或数。

治法：养阴益胃。

推荐方药：沙参麦冬汤加减，药用北沙参、麦冬、生地黄、玉竹、百合、乌药、佛手、生甘草。

7. 胃络瘀阻证

主证：胃脘痞满或痛有定处，胃痛拒按，黑便，面色暗滞，舌质暗红或有瘀点、瘀斑，脉弦涩。

治法：活血通络。

推荐方药：丹参饮合失笑散加减，药用丹参、砂仁、生蒲黄、莪术、五灵脂、三七粉（冲服）、延胡索、川芎、当归等。

此外，上述证候可单独出现，也可相兼出现，临床应在辨别单一证候的基础上辨别复合证候。同时，随着时间的推移，证候可出现动态变化。

（二）辨证选择口服中成药

（1）香砂六君丸：由党参、白术、茯苓、制半夏、陈皮、木香、砂仁、炙甘草组成；能益气健脾，理气宽中；适用于脾虚气滞证之嗳气纳呆、脘腹胀满、大便溏泄者。10g/次，2次/日。

（2）香砂理中丸：由党参、干姜（炮）、木香、白术（炒）、砂仁、甘草（蜜炙）组成；能健脾和胃，温中行气；适用于脾胃虚寒、气滞腹痛、反胃泄泻者。10g/次，2～3次/日。

（3）胃乃安胶囊：由黄芪、三七、红参、珍珠层粉、人工牛黄组成；能补气健脾，活血止痛；适用于脾胃气虚、瘀血阻滞所致胃脘隐痛或刺痛、纳呆食少。4粒/次，3次/日。

（4）温胃舒胶囊：由党参、附子（制）、黄芪（炙）、肉桂、山药、肉苁蓉（制）、白术（炒）、山楂（炒）、乌梅、砂仁、陈皮、补骨脂组成；能温胃止痛；适用于胃脘冷痛，饮食生冷，受寒痛甚者。3粒/次，3次/日。

（5）气滞胃痛颗粒：由柴胡、延胡索（炙）、枳壳、香附（炙）、白芍、甘草（炙）组成；能疏肝和胃；适用于肝胃不和、气滞之胃脘胀痛。5g/次，3次/日。

（6）荜铃胃痛颗粒：由荜澄茄、川楝子、延胡索、黄连、吴茱萸、香橼、佛手、香附、酒大黄、海螵蛸、瓦楞子组成；能行气活血，和胃止痛；适用于气滞血瘀所致的胃脘痛以及慢性胃炎。5g/次，3次/日。

（7）三九胃泰颗粒：由三叉苦、九里香、两面针、木香、黄芩、茯苓、地黄、白芍组成；能清热燥湿，行气活血，柔肝止痛；适用于湿热内蕴、气滞血瘀所致脘腹隐痛、饱胀泛酸、恶心呕吐、嘈杂纳减。2.5g/次，2～3次/日。

（8）胃苏颗粒：由陈皮、佛手、香附、香橼、枳壳、紫苏梗、槟榔、鸡内金组成；具有理气消胀，和胃止痛之功；适用于肝胃气滞所致胃脘胀痛，窜及两胁，郁怒则甚，胸闷食少，排便不畅，得嗳气或矢气则舒。15g/次，3次/日。

（9）荆花胃康胶丸：由土荆芥、水团花组成；能理气散寒，清热化瘀；适用于寒热错杂、气滞血瘀所致之胃脘胀闷、疼痛、嗳气、反酸、嘈杂、口苦。2粒/次，3次/日。

（10）达立通颗粒：由柴胡、枳实、木香、陈皮、法半夏、蒲公英、焦山楂、焦槟榔、鸡矢藤、党参、延胡索、神曲组成；能清热解郁，和胃降逆，通利消滞；用于肝胃郁热所致胃脘胀满、嗳气纳差、胃中灼热、嘈杂泛酸、脘腹疼痛、口干口苦。6g/次，3次/日。

（11）枳术宽中胶囊：由白术（炒）、枳实、柴胡、山楂组成；能健脾和胃，理气消痞；适用于胃痞（脾虚气滞）所致呕吐、反胃、纳呆、泛酸等。3粒/次，3次/日。

二、中医特色治疗

（一）针刺疗法

（1）体针：取中脘、内关、胃俞、足三里，以1.5寸毫针刺入。穴位加减：脾胃虚弱者加脾俞、公孙补脾益胃，用补法；脾胃虚寒者加神阙、气海温中散寒，用补法；肝胃不和者加肝俞、太冲、行间疏肝和胃，用泻法；胃阴不足者加太溪、三阴交滋阴养胃，用补法。每日或隔日1次，10次为1个疗程，每个疗程间隔3～5日。

（2）指针：取中脘、至阳、足三里等穴，以双手拇指或中指点压、按揉，力度以患者能耐受并感觉舒适为度。同时令患者行缓慢腹式呼吸。连续按揉3～5min即可止痛。

（3）耳针：取神门、胃、交感、十二指肠、肝、脾等耳穴，每次选用3～5穴，毫针浅刺，留针30min，亦可用王不留行贴压。

（二）穴位疗法

（1）穴位敷贴：根据寒热虚实辨证结果，选用不同药物施灸敷贴。

药物：寒证、虚证选用天灸膏（佛山市中医院院内制剂），热证、实证选用白药膏（佛山市中医院院内制剂）。

基本选穴：足三里、中脘、胃俞、脾俞。

辨证配穴：肝胃不和者加肝俞、太冲、期门，中焦郁热者加天枢、丰隆，脾胃虚弱者加内关、梁丘、气海，胃阴不足者加三阴交、阴陵泉，气滞血瘀者加太冲、曲池、合谷。

操作方法：用调配好的中药膏制作成直径约0.5cm的药饼，用胶布固定于所选穴位上，贴药后留置8h。每次选基本配穴2个，辨证配穴2～4个，每天1次，10天为1个疗程。一般治疗1～2个疗程。敷药后局部皮肤若出现红疹、瘙痒、起水疱等过敏现象，应暂停使用。

（2）穴位注射：选取中脘、足三里、肝俞、胃俞、脾俞。每次选2个穴，诸穴可交替使用。用黄芪注射液或丹参注射液、当归注射液、生脉注射液、维生素B_1注射液、维生素B_{12}注射液，每穴注入药液0.5～1.0mL，每日或隔日1次；适用于脾气虚胃痛。

（3）穴位埋线：选取中脘、足三里、肝俞、胃俞、脾俞、至阳（常有压痛点），行常规穴位埋线，每次埋线1～3穴为宜，在同一穴位做多次治疗时应偏离前次治疗部位。每2～4周埋线1次，3～5次为1个疗程；适用于肝胃不和与脾气虚胃痛。

（三）灸法

1. 灸法穴位选择

（1）灸神阙穴：先用细盐将肚脐填平，取厚0.2～0.3cm的姜片，以粗针刺数个小孔后置于盐上，然后取清艾绒撮捏成圆锥状花生米大小，置于姜片上点燃，燃尽后可易炷再灸；每日灸5～7壮，连续20～30日。

（2）灸足三里穴：取清艾绒捏制成花生米大小的艾炷置于足三里处，皮肤上可擦少许凡士林或蒜汁以便粘住艾炷，后点燃，可连灸7～10壮；灸完后由于灼伤可形成灸疮。也可用艾熏灼足三里穴，每天20～30壮，连灸10～15日为1个疗程。

（3）艾条灸法：适用于脾胃虚寒、脾气虚或中老年人胃脘隐痛、食欲不振者，可用艾条温和灸中脘、梁门、足三里穴。具体方法为取艾条点燃后直接对准穴位，距离以患者耐受为度；灸10～15min使皮肤出现红晕而不烫伤，每2～3天1次，症状减轻后可适当减少施灸次数；若患者腹中冷痛加灸神阙、公孙穴。

2. 灸治注意事项

（1）灸治顺序：遵循先上后下、先阳后阴的灸治顺序，如果上下前后都要取穴，应先灸阳经后灸阴经，先灸上部再灸下部，也就是先背部后胸腹，先头身后四肢，依次进行。

（2）施灸时间视病情分为30min、60min、90min、120min。初灸时必须掌握刺激量，一般原则是灸治时间由短到长，从30min开始逐渐加长时间。

（3）凡灸上部以后，必须在下部配灸穴，以引热下行，通常以灸太冲穴为佳。

（四）中药外治法

1. 中药外敷

敷贴疗法（中药胃贴）：适用于脾胃气虚证及脾胃虚寒证。

方法：中药胃贴以上脘为中心点贴于上腹部，留置12h，每天1次，10天为1个疗程，一般使用1～2个疗程。贴药后局部皮肤若出现红疹、瘙痒、起水疱等过敏现象，应暂停使用。

2. 中药封包

熥络宝治疗：适用于脾胃虚弱、脾胃虚寒、胃阴不足、肝胃气滞、胃络瘀阻等证。

方法：选用胃腹型中药治疗包，将熥络宝治疗仪放置于患者腹部与背部，持续30min。每天2次，10天为1个疗程，一般使用1～2个疗程。

3. 中药超声导入

适用于脾胃虚弱、脾胃虚寒等证。

方法：将已制备好的中药药饼贴于双侧天枢穴，再用超声波离子导入治疗仪治疗，持续半小时。每天1次，10天为1个疗程，一般使用1～2个疗程。

4. 中药硬膏热敷贴疗法

（1）玉龙散（佛山市中医院院内制剂）。

组成：干姜、肉桂等。

功能主治：温经散寒，活血止痛；用于脾胃虚寒型、脾胃气虚型胃痛。

用法用量：分为药粉和贴剂两种剂型，外用，敷于患处，每天1～2次；或遵医嘱。

（2）金黄散（佛山市中医院院内制剂）。

组成：天花粉、红花、大黄等。

功能主治：清热凉血，化瘀止痛；用于脾胃湿热型胃脘痛。

用法用量：分为药粉和贴剂两种剂型，外用，敷于患处，每天1～2次；或遵医嘱。

（五）其他疗法

可根据病情和患者及其家属意愿，予以个体化治疗，如内镜下电切、电凝等治疗，也可根据病情酌情选用适当的内镜下治疗以提高疗效，如合并隆起糜烂，可配合内镜下局部黏膜APC治疗等。

三、中西医结合治疗

（一）中医结合胃镜治疗

西医认为慢性胃炎是由不同原因引起的胃黏膜炎症，其主要病变为胃黏膜充血、水肿，可伴局限性糜烂或黏膜见出血点等病理改变；鉴于此，可选择性采用具有清热消炎、去腐生肌、保护胃黏膜和止血等作用的中药，如黄芩、栀子、连翘、黄芪、茯苓、白芍、白及、延胡索、木香、砂仁、败酱草、鱼腥草、甘草等治疗，或采用黄芪建中汤、香砂六君子汤、理中汤等方加减治疗。

（二）辨证为主，结合西医治疗

慢性胃炎主要表现为胃脘疼痛（灼痛、胀痛、隐痛或空腹痛）以及早饱、嘈杂、反酸、嗳气等症状，不仅可按中医辨证论治给予中药治疗，亦可按中医"证"的本质给予西药治疗：如郁怒伤肝或肝郁化火之本质主要与肝疏泄情志功能障碍相关，可给予心理疏导或酌情应用抗抑郁药（甲氯苯酰胺、帕罗西汀等）治疗；痞满气滞之本质乃脾胃运化功能失调，可给予促胃肠动力药或胃肠运动调节剂（枸橼酸莫沙必利、依托必利等）治疗；脾胃湿热的本质主要表现为胃黏膜炎症活动，充血、水肿、糜烂明显，或伴Hp感染，可参考选择给予抑酸剂（雷尼替丁、奥美拉唑等）、胃黏膜保护剂（枸橼酸铋钾、铝碳酸镁、瑞巴派特等）、根除Hp四联疗法（铋剂+PPI+两种抗生素）进行治疗。

（三）病证合参，中西医结合治疗

对每个患者进行具体辨证与辨病，实行病证合参个体化治疗。一般来说，脾胃湿热证常表现为胃黏膜明显充血、水肿、糜烂及Hp感染，清热除湿、理气和中与抑酸、抗菌相结合疗法较为合理；肝胃不和证常有抑郁易怒等情绪变化及胃肠运动功能失调等改变，可考虑给予疏肝和胃、理气止痛与心理疏导抗抑郁、调节胃肠动力相结合疗法；寒热错杂证常寒热象并见，治疗上宜温清并用，以温补辛开健脾运胃，以苦降清泄开解郁热，同时予以促胃肠动力药；脾气虚证常见脾失健运兼气虚等症状，可考虑给予健脾益气，和胃除痞与护膜生肌相结合治疗；脾胃虚寒证表现为胃黏膜红斑或粗糙不平，黏液稀薄或胃酸偏低，可考虑给予温中健脾，和胃止痛与护膜生肌、促进胃酸分泌相结合的疗法。当然，以上所述仅是临床的一般规律，具体临床中尚需根据中医理论具体辨证，同时结合病史、症状以及内镜与病理结果进行辨病，以形成贴切于临床的病证合参个体化中西医结合疗法。

附：慢性胃炎的西医治疗[4-5]

慢性胃炎的治疗应尽可能针对病因，遵循个体化原则。治疗的目的是去除病因、缓解症状和改善胃黏膜炎性反应。

（1）合并Hp阳性的慢性胃炎，无论有无症状和并发症，均应行Hp根除治疗，除非有抗衡因素存在。Hp胃炎治疗采用我国第五次Hp感染处理共识推荐的铋剂四联Hp根除方案，即质子泵抑制剂（PPI）+铋剂+两种抗菌药物，疗程为10天或14天。Hp根除治疗后所有患者均应常规行Hp复查，评估根除治疗的效果；最佳的非侵入性评估方法是尿素呼气试验（$^{13}C/^{14}C$）；评估应在治疗完成至少4周后进行。

（2）伴胆汁反流的慢性胃炎可应用促胃肠动力药和/或有结合胆酸作用的胃黏膜保护剂，如铝碳酸镁片。

（3）对于服用引起胃黏膜损伤的药物如NSAID（包括阿司匹林）后出现慢性胃炎症状者，建议加强抑酸和胃黏膜保护治疗；对原发病进行充分评估，必要时停用损伤胃黏膜的药物。

（4）有胃黏膜糜烂和/或以上腹痛和上腹烧灼感等症状为主者，可根据病情或症状严重程度选用胃黏膜保护剂、抗酸剂、H_2RA或PPI。

（5）有消化不良症状且伴明显精神心理因素的慢性胃炎患者可用抗抑郁药或抗焦虑药，如三环类抗抑郁药（TCA）或选择性5-羟色胺再摄取抑制剂（SSRI）等。

四、难点分析

（一）现状分析

（1）胃脘痛（慢性胃炎）病程缠绵，症状缺乏特异性且变化多端。很多时候患者的临床表现不典型而致中医证候诊断容易出现偏差。这时须密切、仔细观察病情，收集中医四诊信息进行中医证候判断，有时须通过中医治疗的效果来反推中医证型。

（2）胃脘痛（慢性胃炎）既是常见病，又是难治病。目前西医治疗效果差强人意，中医中药在这方面却取得了相当满意的治疗效果。但在长期疗效及预防复发等方面，仍需进行总结与探索。在治疗Hp感染、肠上皮化生、胃黏膜萎缩及非典型增生等方面仍需不断研究和摸索。

（二）中医难点分析

（1）症状持续存在，依从性差。慢性胃炎是一种慢性病，病程长，多数患者伴有顽固性嘈杂、反酸、疼痛等症状，需要长期治疗方可治愈。患者在短期的治疗中，发现自身症状并未得到有效缓解，往往对治疗方案表示怀疑或者转而寻求其他治疗方案，并未能长期坚持下去，从而影响治疗效果，病情逐渐加重。

（2）胃黏膜形态改变。随着年龄的增长，身体器官功能逐渐退化，胃腺体逐步退化和萎缩，黏膜微循环、黏膜上皮及病理形态发生改变，治疗过程较长，病情逐渐恶化，如肠上皮化生加重或异型增生为上皮内瘤变，甚至癌变。

（3）Hp反复感染。慢性胃炎的发生主要与胃内攻击因子与防御修复因子的失衡有关。Hp感染是主要的攻击因子。感染Hp可以产生肠上皮化生或异型增生，为上皮内瘤变等癌前病变。长期饮酒、嗜食辛辣、过食刺激性食物等不良生活习惯，都会造成Hp反复感染，影响治疗效果。

（4）胆汁反流难以控制。胆汁被分泌到小肠后，本该顺着小肠往肠道下游流，参与脂肪的消化和吸收。若胆汁反流入胃中，则称为胆汁反流。胆汁损伤胃黏膜屏障，使胃酸分泌增加，黏膜修复功能减弱，可诱发慢性萎缩性胃炎。患者高龄、吸烟、胃动力减弱、幽门松弛等原因均可引起胆汁反流，严重者难以控制，从而影响治疗效果，甚至癌变。

（5）抑郁状态影响。情志失调既是本病的发病诱因，也是本病的加重因素。凡过于忧思、精神忧郁、恼怒伤肝等情志因素，均可损伤脾胃，导致运化无权，升降失司，气血不畅，或气滞郁热，损伤胃阴，或气滞血瘀，胃络痹阻，从而导致慢性胃炎病变。慢性胃炎患者焦虑、抑郁、烦躁等心理又使症状加重，病程延长。

五、医案验方

患者吴某，男，60岁，因"间断胃痛1年余"于2022年2月10日就诊。既往有慢性萎缩性胃炎合并轻度肠上皮化生病史。否认外院治疗史。症见胃脘部针刺样痛，胃胀，反酸，烧心，眠差，舌暗，苔薄白，脉弦涩。

中医诊断：胃痛（气滞血瘀证）。

西医诊断：慢性萎缩性胃炎伴肠上皮化生。

治法：活血化瘀，行气止痛。方以失笑散合乌药汤加减，药用生蒲黄10g、五灵脂10g、乌药10g、百合20g、厚朴10g、苍术20g、三棱6g、莪术6g。7剂，水煎服，每日1剂，早晚分服。

2022年2月17日二诊：上腹仍有针刺痛，胃胀，反酸。继续方以失笑散加减，药用生蒲黄10g、五灵脂10g、乌药10g、麦冬15g、莱菔子15g、三棱5g、莪术5g、炒白术15g、煅瓦楞子15g、柴胡10g。7剂，煎服法同前。随访未见复发。

按语：该患者诊断明确，符合中医久病入络、久痛入络的观点，慢性萎缩性胃炎胃痛的产生多为肝血不和，伤及胃络所致。久病痰浊、瘀血等有形病理产物滞留于胃络，导致络脉不通，不通则痛，治以活血理气、通络止痛，方以失笑散活血化瘀，并乌药汤理气通络止痛，方中的柴胡、莱菔子、乌药等可疏肝理气，气行则血行，改善胃黏膜缺血缺氧状态，逆转肠上皮化生。方中的生蒲黄、五灵脂、莪术、三棱等能改善微循环，增加血流量，改善缺血缺氧状态，有利于炎症的吸收、萎缩腺体的恢复。

第五节 辨证施护

一、辨证护理

（1）肝胃郁热证：保持口腔卫生，不暴饮暴食，忌辛辣、油炸食物及烟酒；多参加体育锻炼和外出旅游，运动时应避开暑热环境；每日听轻松欢快的乐曲，保持心情舒畅。

（2）肝胃气滞证：保持充足的休息时间；多沟通，避免强烈的精神刺激，听欢快的音乐，看励志方面的书，还可看些喜剧、滑稽剧；多参加体育锻炼和外出旅游；按摩内关、太冲穴5min，每日1次。

（3）脾胃气虚证：保证充足的休息时间；汤药宜热服，服后进热粥、热饮以助药力；注意保暖；每日运动30min，以微出汗、不感劳累为度；艾灸足三里、气海穴30min，隔日1次。

（4）脾胃湿热证：保持口腔卫生，不暴饮暴食，忌辛辣、油炸食物及烟酒；可做大强度、大运动量的锻炼，运动时要避开暑热环境；按揉阴陵泉穴，每天5min。

（5）脾胃虚寒证：保证充足的休息时间，居室向阳；汤药宜热服，服后进热粥、热饮以助药力；注意腰部及下肢保暖，勿受寒，上腹部可置热水袋；多晒太阳；劳逸结合，加强身体锻炼；艾灸中脘、神阙穴30min，隔日1次。

（6）胃阴不足证：保证充足的休息时间；保持口腔卫生，忌辛辣、油炸食物及烟酒，可适当进食滋阴养胃的食物如山药等；适当运动，加强锻炼，以增强机体抵抗力。

（7）胃络瘀阻证：保证充足的休息时间；保持口腔卫生，忌辛辣、油炸食物及烟酒；适当运动，加强锻炼，以增强机体抵抗力。

二、辨证施膳

慢性胃炎（胃脘痛）在临床上主要表现为慢性上腹部疼痛、消化不良等症状，具有病程长、缠绵难愈的特点，如果能够在药物治疗的同时，采用食疗药膳调整，既可达到治疗的目的，又可加强患者的营养，增强机体的抗病能力。下列药膳可作参考[6]。

1. 猪肚姜桂汤

配方：猪肚150g，生姜15g，肉桂15g。

制作：将猪肚洗净，放于碗内或陶瓷器皿内，加生姜、肉桂，放少许盐及水，隔水炖，猪肚熟后，分2次饮汤食肚。

功效：猪肚补益脾胃，生姜、肉桂温中散寒。三味同用可温中健脾养胃，用于治疗脾胃虚寒的胃脘痛、吐清水等症。

2. 胡萝卜山药内金汤

配方：胡萝卜250g，山药20～30g，鸡内金10～15g。

制作：将胡萝卜洗净，切块，与山药、鸡内金同煮，30min后加入少许红糖，服汤。

功效：胡萝卜、山药益气健脾，鸡内金开胃消食，均可健脾胃助消化。用于治疗脾胃虚弱所致的纳少、消化不良等症。

3. 洋参灵芝香菇散

配方：西洋参30g，灵芝30g，香菇30g，石斛30g，白木耳30g，山药30g。

制作：将上药焙干，共研细末，每服2～3g，每天2次，温开水送服。

功效：西洋参益气养阴；灵芝健脾益胃，增强体质；香菇益气和血；石斛、白木耳养阴益胃；山药益气健脾。诸味同用益气滋阴，补益脾胃和血，用于治疗表现为胃脘痛、食欲不振的胃阴虚型萎缩性胃炎。

4. 童参石斛滋胃汤

配方：童参（太子参）15～20g，石斛12～15g，玉竹12g，山药12g，乌梅3枚，大枣6枚。

制作：上六味共水煎，分2次服之。

功效：童参、石斛、玉竹滋养气阴，润胃和中；山药益气健脾；乌梅、大枣养胃阴。几味合奏，滋阴健胃，用于治疗胃阴不足所致的胃脏疼痛。

5. 糯米百合莲子粥

配方：糯米100g，百合25～50g，莲子20～25g。

制作：上几味共煮粥食用，每天1次，连服7～15天。

功效：糯米补脾胃，且能缓痛；百合滋阴清热；莲子健脾胃。几味同用养胃缓痛，用于治疗脾胃俱虚的胃脘痛。

6. 党参粟米粥

配方：党参20～30g，小米100g。

制作：将党参压碎，小米炒熟。两味共加水1000mL煮，煎至水剩一半时，可代茶饮之。

功效：党参、小米两味同补益脾胃，用于治疗脾胃虚弱、食欲不振的胃痛；亦可用于脾气虚型萎缩性胃炎、胃及十二指肠溃疡的辅助治疗。

7. 蜜饯萝卜汤

配方：鲜白萝卜500g，蜂蜜150g。

制作：取鲜白萝卜洗净，切成丁，放入沸水内煮熟后捞出，将水弄干，晾晒半日，再放入锅内，加蜂蜜，以小火煮沸，调匀即可。

功效：白萝卜宽中下气，消积滞；蜂蜜补中缓急。用于治疗食后饱胀、胃脘疼痛、反胃和呕吐等症。

第六节　循证研究

一、基础研究

（一）中医基础研究

1. 以扶助正气为主的中医药调控炎症微环境、修复黏膜形态研究

刘宇旻[7]的研究结果显示中医健脾益气法除能够增加CAG大鼠血清GAS、SS含量外，亦能够提高血清PGE$_2$含量，进而增强胃黏膜的防御功能。朱景菇等[8]的研究表明，柴芍六君汤可以改善CAG肝郁脾虚证萎缩胃黏膜，其机制可能与抑制NF-κB/STAT1异常激活，下调胃黏膜组织NF-κBmRNA和STAT1蛋白过表达有关。向阳[9]通过研究发现连朴饮加减方可通过下调血清炎症细胞因子IL-1β、IL-6、IL-17、TNF-α的表达量与抑制胃组织中STAT3mRNA、JAK2mRNA表达以及p-JAK2、p-STAT3水平，改善炎症微环境，修复胃黏膜形态；并通过下调EGFR、VEGF以及HIF-1amRNA的表达量，抑制血管新生，进而对慢性萎缩性胃炎发挥治疗作用。

2. 以清热化湿、化瘀解毒为主的中医药调控炎症微环境、改善胃黏膜结构研究

王彦刚等[10-11]的研究表明化浊解毒方可通过下调胃黏膜组织中TAZ蛋白和基因表达水平，上调LATS2、MST1蛋白和基因的表达水平而起作用，能显著改善胃黏膜病理情况。刘凯歌等[12]通过研究发现调气活血养阴方可能通过改善壁细胞超微结构、促进线粒体的能量代谢、调节壁细胞的分泌状态、增强壁细胞的泌酸功能而起到延缓或阻断CAG进展的作用。魏晓茹等[13]的研究表明解毒化瘀健脾方可诱导慢性萎缩性胃炎伴异型增生胃黏膜细胞PTEN、E-cad基因的蛋白表达量上升，从而实现对慢性萎缩性胃炎伴异型增生的治疗，逆转胃癌前病变。

（二）现代医学基础研究

1. Hp感染相关性研究

Hp具有多种毒力因子，包括CagA、VacA、脂多糖、一氧化氮、鞭毛等。其中CagA、VacA在CAG的发生及进展中起到关键作用。CagA与生长因子受体结合蛋白2（growth factor receptor-bound protein2，Grb2）相互作用，并激活Ras/MEK/ERK信号通路，使Hp获得能够分散在GC细胞系AGS细胞中的表型[14]。此外，CagA通过多种信号通路调控人胃上皮细胞的细胞黏附、极性、增殖、运动、受体内吞和细胞骨架重排等一系列基本过程[15]。Hp诱发炎症和降低胃酸水平，Hp通过毒力因子对这些炎症相关因子及信号通路产生一定影响，促进胃黏膜炎症形成，诱导慢性萎缩性胃炎[16]。VacA可促进上皮细胞膜中孔的形成，允许阴离子和尿素流出，而由Hp脲酶催化的尿素水解可以防止胃酸过多[17-18]。

2. 氧化-抗氧化系统失衡

目前一致的观点是Hp感染诱发了机体氧化-抗氧化系统的失衡，这可能是导致胃黏膜进一步病变的原因。机体组织中的氧自由基含量在某种程度上也能被某些代谢产物含量变化所反映[19]。正常情况下，机体内氧化-抗氧化系统处于动态平衡状态，当受到Hp等因素影响时，炎性因子及中性粒细胞被激活，产生一系列相应的机体反应，氧自由基生成过量可氧化损伤胃黏膜上皮细胞，诱导细胞凋亡及病变。氧化损伤可导致胃黏膜的上皮细胞DNA变异，有学者研究[20]发现血府逐瘀胶囊能降低机体EGF的生成量，纠正患者氧化-抗氧化系统的失衡，并能减轻Hp阳性慢性萎缩性胃炎患者的病理表现，其机制可能与纠正了氧化-抗氧化系统失衡有关。

3. 信号通路调节细胞增殖凋亡

各类信号通路均参与慢性胃炎的发生发展，研究发现[21]慢性萎缩性胃炎患者STATs通路相关多种蛋白表达均异常，通过影响胃黏膜的生长、分化、增生、恶变以及凋亡等，诱发黏膜萎缩及肿瘤发生。目前已知有多种细胞因子和生长因子是通过活化JAK/STAT通路进行信号转导的[16]。同时也有研究发现[22]，在非萎缩性胃炎、慢性萎缩性胃炎伴肠上皮化生、不典型增生和癌旁胃黏膜及胃癌中JAK1、p-STAT3的阳性表达率呈逐步升高趋势，认为阻断JAK/STAT信号转导途径可能成为治疗肿瘤的一个新途径。另有研究表明[23-25]多种中药能通过抑制NF-κB的细胞凋亡途径，从而减少胃黏膜上皮细胞病变。研究发现[26]慢性萎缩性胃炎和胃癌中Hedgehog通路的表达下降可能反映了胃体内分化过程的改变，并导致胃黏膜萎缩。相关研究发现抑制Akt信号通路可促进慢性萎缩性胃炎细胞凋亡，反之，激活该通路可抑制慢性萎缩性胃炎细胞凋亡[27-29]。如安胃汤可能提高PTEN基因及蛋白的表达，降低PI3K、PDKI、Akt基因及蛋白的表达，抑制慢性萎缩性大鼠胃黏膜细胞PI3K/Akt信号转导通路，降低XIAP基因及蛋白的表达，促进胃黏膜细胞凋亡[30]。多项研究[31-32]

表明慢性萎缩性胃炎伴肠上皮化生、不典型增生及胃癌中ERK的阳性表达率呈逐步升高趋势，中药可阻断ERK/MAPK信号转导途径从而发挥抗慢性萎缩性胃炎的作用。

4. 脑肠肽的研究

脑肠肽中的胃泌素（GAS）、生长抑素（SS）、胃动素（MTL）等与慢性萎缩性胃炎的发生发展息息相关。在调节胃肠运动、消化液分泌、胃黏膜保护及激素释放等方面发挥着重要的作用[33]，其中GAS对胃黏膜具有营养和保护作用，SS对胃肠道有广泛的抑制作用[34]，两者共同构成GAS-SS-胃酸分泌轴，维持胃肠道的正常生理功能。三七皂苷[34]R1（NGR1）是三七的主要活性单体，能够以剂量依赖性方式增加CAG大鼠血清GAS、SS水平，使GAS-SS-胃酸分泌轴功能得以恢复。

二、临床研究

（一）中医研究

1. 辨证论治研究

吴皓萌等[35]运用通降理论诊治慢性胃炎，主要为辨证时需重点辨脏腑以明病位，辨虚实以察病证性质，辨寒热以察胃腑状态，辨气血以审病位深浅；治疗时既要根据患者临床表现，结合脾与胃生理与病理上的差异，有侧重地进行脾胃分治，又要鉴别纳运失调、升降失序和润燥不济等"脾胃同病"的病理状态，选择脾胃合治。高雅等[36]提出临床运用"五辨"思维探讨慢性胃炎"无证可辨"的问题，"五辨"即辨症、辨证、辨病、辨人、辨机五种思维，辨症有利于对慢性胃炎主要证型进行辨识，辨证有利于明确慢性胃炎动态性质，辨病有利于掌握慢性胃炎发展规律，辨人有利于推断慢性胃炎发展趋势，辨机有利于明确慢性胃炎内在机制。于勇等[37]发现基于"毒瘀交阻"理论的化瘀解毒法能改善慢性萎缩性胃炎患者的临床症状及部分胃镜表现。

2. 中成药研究

娄华[38]认为金胃泰胶囊联合PPI三联疗法治疗Hp相关性慢性胃炎疗效确切，Hp根除率高，不良反应少。石琼宜等[39]研究发现Hp合并慢性胃炎患者口服荆花胃康胶丸联合泮托拉唑钠肠溶胶囊能提升治疗效果，减少不良反应，促使临床症状消失。朱斌等[40]研究证实养胃颗粒能够抑制慢性胃炎胃部疼痛，对脾胃虚寒型慢性胃炎具有良好的治疗效果。刘俊杰[41]研究表明气滞胃痛颗粒联合铝碳酸镁咀嚼片治疗慢性胃炎的疗效确切，可减轻患者的临床症状，调节胃肠激素的分泌，降低炎症因子水平。郭振科等[42]研究发现安胃疡胶囊联合胃苏颗粒可改善慢性胃炎患者炎性因子水平。

3. 中医外治法研究

（1）中药热罨包治疗。苏四霞[43]认为中药热罨包联合中医情志干预应用于脾虚胃寒证慢性胃炎患者，可改善患者负性情绪，提高患者依从性，促进疼痛缓解。

（2）针刺治疗。路志术等[44]研究表明浮针配合再灌注活动治疗慢性胃炎安全有效，首次治疗后的效果对判断预期疗效具有重要意义。郭卫中等[45]通过荟萃分析证实针药结合治疗慢性萎缩性胃炎相对于单纯的针灸、西药、中药等治疗疗效更好。

（3）艾灸疗法。艾灸疗法能温经散寒、回阳固脱，临床最常用于治疗慢性虚寒性疾病，且疗效显著。李月等[46]研究表明子午流注灸法可改善脾胃气虚型慢性胃炎伴失眠患者的睡眠质量及焦虑、抑郁情况。曹雯等[47]研究表明隔姜灸可在药物治疗基础上进一步提高慢性萎缩性胃炎的临床疗效，改善中医症状。

（4）穴位敷贴疗法。穴位敷贴疗法对虚寒性胃炎或脾胃气虚型慢性胃炎临床疗效显著。赵楠等[48]研究表明化浊解毒方联合穴位敷贴疗法治疗浊毒内蕴型慢性萎缩性胃炎可以迅速缓解患者的临床症状，一定程度上延缓或逆转胃镜及病理表现。王莹[49]研究认为黄芪建中汤联合中药穴位敷贴疗法治疗脾胃虚寒型慢性胃炎的不良反应发生率、病症复发率均低于对照组，患者生活质量评分、治疗总有效率及幽门螺杆菌转阴率均显著高于对照组，差异有统计学意义。

4. 民族医学研究

（1）蒙医医药。蒙医认为慢性胃炎主要发病原因是体内"三根""七素"平衡失调，巴达干、赫依偏盛侵入胃，引起长时间的胃内清浊生化不利，从而影响胃功能，属蒙医"胃衰病"范畴。孙布日等[50]运用蒙医药治疗慢性胃炎，可显著改善症状体征，复发率低。黄鹿[51]认为柴胡牡蛎汤联合蒙药四味光明盐汤散治疗慢性胃炎，可改善慢性胃炎临床症状及减轻炎症反应。

（2）壮医医药。陈佳伟[52]以益胃汤联合壮医药线点灸治疗慢性胃炎患者，结果表明观察组总有效率明显高于对照组，观察组1个月清除率、2个月根治率及3个月远期根治率均高于对照组。覃祥耀等[53]采用壮医药线点灸联合平衡针治疗60例慢性浅表性胃炎患者，结果表明治疗组总有效率明显高于对照组，而胃脘疼痛评分、腹胀评分、中医证候评分均明显低于对照组。

（3）瑶医医药。瑶医药罐疗法[54]是基于"三元和谐""盈亏平衡""诸病入脉"理论基础总结而来的一种治疗方法。瑶医认为胃痛、痞满为人体"三元"（天、人、地）失和，人体的脏腑气血盈亏不平，背部的阳脉腧穴调控失司，脾胃气机"枢纽"升降失常，背部经脉与脏腑连接瘀堵不通所导致。治疗上遵循"非风不足以调滋，非打不足以去暴""祛因为要""风亏打盈"的原则。刘小梅等[54]运用瑶医药罐联合四联疗法治疗幽门螺杆菌相关性胃炎（脾胃湿热型），结果表明瑶医药罐联合四联疗法治疗脾胃湿热型幽门螺杆菌相关性胃炎的幽门螺杆菌清除率、复发率及总有效率均高于对照组。

（4）苗医医药。苗医学中未见慢性胃炎相关记载，根据其腹痛、恶心、呕吐、呃逆等临床症状，可归属于"蒙布兜（胃痛）""俗象（反胃）""艾洛哦（呕吐）""搜苟（打嗝）"等范畴。病位属苗医三隶学说中"肚架"范畴。游绍伟等[55]运用苗医药理论治疗慢性萎缩性胃炎癌前病变可改善甚至逆转胃黏膜萎缩、肠上皮化生及低级别上皮内瘤变。治疗上当以健脾化瘀解毒为基本处方基础，健胃法、补体法、赶毒法等多种方法联合运用，调节 *Bax*、*Bcl-2* 基因的表达。

（二）现代医学研究

1. 发病机制研究

（1）氧化-抗氧化系统失衡。超氧化物歧化酶（SOD）、谷胱甘肽过氧化物酶（GSH-Px）是清除体内自由基最重要的酶类，发挥了对抗氧化损伤的关键作用[56]，且在胃壁细胞内活性很高[57]。丙二醛（MDA）是脂质过氧化的产物，能够反映机体氧化应激反应的程度[58]，是衡量脂质过氧化物损伤效应的特征性指标。研究表明[59]，中药能够增加慢性萎缩性胃炎大鼠胃黏膜、血清中SOD含量，同时降低胃黏膜、血清中MDA含量，提高组织抗氧化能力。也有研究表明，NGR1能够增强慢性萎缩性胃炎大鼠黏膜中GSH表达，进而增加GSH/GSSG比率，清除氧自由基[34]。

（2）信号通路调节细胞增殖与凋亡。正常情况下，胃黏膜上皮细胞的增殖和凋亡处于动态平衡状态，保持上皮细胞数量的相对恒定，进而保持胃黏膜的稳定性[60]。慢性萎缩性胃炎患者中，常存在抗凋亡基因Bcl-2过表达和促凋亡基因Bax低表达的现象，被认为是一种胃癌发生的早期事件[61]。JAK2/STAT3作为Bcl-2和Bcl-xl上游的信号通路，也是参与调控细胞增殖与凋亡的重要信号通路。Wnt/β-catenin信号通路参与多种效应分子异常表达的调控，与胃癌细胞的无限增殖相关[62]。GSK3β、β-catenin及Cyclin/D1作为Wnt/β-catenin信号通路上下游的重要调节因子，亦参与胃黏膜组织细胞的分化、更新等[63]。随着对中医药治疗慢性萎缩性胃炎机制的深入研究，发现益胃煎[64]、胃萎清[22]、健脾益气方[65]、化浊解毒方[10, 66]、胃祺饮[67]等多种中草药制剂在调节细胞方面发挥着重要作用。

（3）炎症因子水平与机体免疫功能。在慢性萎缩性胃炎的发生和演变过程中，均有大量炎症细胞因子的参与，其中促炎细胞因子如白介素-1β（IL-1β）、白介素-6（IL-6）和肿瘤坏死因子-α（TNF-α）等常用于胃黏膜损伤严重程度的评估[68]，而抗炎细胞因子如白介素-10（IL-10）能够抑制TNF-α、IL-6等促炎细胞因子的分泌[69]，缓解其对胃肠道的炎症损伤，发挥对胃肠道的保护效应。细胞免疫[70]对慢性萎缩性胃炎的发生、发展与转归具有重要影响，机体细胞免疫功能的高低影响着慢性萎缩性胃炎治疗的疗效、复发与预后等。国医大师路志正的经验方慢痞消治疗慢性萎缩性胃炎的机制可能是降低慢性萎缩性胃炎大鼠IL-1β、IL-6的表达，改善胃内炎症状态[71]。香砂六君子汤能够通过下调NF-κBp65基因和蛋白的表达，进而抑制慢性萎缩性胃炎大鼠血清中TNF-α、IL-1β、IL-8和IL-12的合成分泌，减轻由此产生的炎性级联放大反应，发挥保护胃黏膜的作用[72]。

（4）胃黏膜微循环与壁细胞超微结构。动物和慢性萎缩性胃炎患者胃黏膜中均存在血管生成和微循环障碍[73]，胃黏膜损伤时能够引起低氧诱导因子-1α（HIF-1α）和血管内皮生长因子（VEGF）表达上升。HIF-1α作为低氧感知分子，在低氧信号通路中起关键的调控作用[74]。壁细胞是胃内分泌胃酸最重要的腺体，而细胞内线粒体的功能、数量和分泌小管的状态与胃酸分泌功能密切相关[12]。由于胃的泌酸功能受到壁细胞超微结构的直接影响，壁细胞结构、功能紊乱均可导致胃内酸性环境失衡，导致胃炎加重[75]。刘凯歌等[12]运用调气活血养阴方干预CAG大鼠后，发现大鼠壁细胞线粒体数目增多、结构发生改善，分泌小管泌酸功能得以恢复，并进而促进了壁细胞的能量代谢，增强了壁细胞的泌酸功能。

2. 药物治疗研究

目前对慢性胃炎或萎缩性胃炎的治疗主要以对症治疗为主，所用药物包括胃黏膜保护剂、促动力类药物及助消化类药物。元小芳等[76]研究表明奥美拉唑联合克拉霉素治疗慢性胃炎可提高临床疗效，改善NHP评分以及TNF-α、IL-6水平。倪文等[77]的研究表明叶酸可提高血清PGⅠ、PGR、G-17、T-AOC和GSH-Px水平，降低PGⅡ、MDA水平，能够改善Hp阴性慢性萎缩性胃炎患者临床症状，提高胃蛋白酶原活性，缓解应激状态。钟清海[78]研究发现莫沙比利与瑞巴派特联合治疗慢性萎缩性胃炎的效果优于单一用药。罗颖婷等[79]的研究表明枯草杆菌二联活菌肠溶胶囊联合替普瑞酮胶囊治疗慢性胃炎能提高临床疗效、降低炎症因子水平以及不良反应发生率。

（陈锦铎　邓健敏　姚红）

● 参考文献

[1] 张声生，李乾构，唐旭东，等．慢性萎缩性胃炎中医诊疗共识意见[J]．中医杂志，2010，51（8）：749-753．

[2] 张声生，李乾构，黄穗平，等．慢性浅表性胃炎中医诊疗共识意见（2009，深圳）[J]．中国中西医结合消化杂志，2010，18（3）：207-209．

[3] 郑筱萸．中药新药临床研究指导原则[M]．北京：中国医药科技出版社，2002．

[4] 房静远，刘文忠，李兆申，等．中国慢性胃炎共识意见（2012年，上海）[J]．中华消化杂志，2013，33（1）：5-16．

[5] 中华医学会消化病学分会．中国慢性胃炎共识意见（2017年，上海）[J]．中华消化杂志，2017，37（11）：721-738．

[6] 李玉梅，齐敏．慢性胃炎的食疗药膳[J]．中药材，1997（2）：108．

[7] 刘宇旻．健脾益气方对β-catenin、GSK3β表达的影响及对CAG大鼠成模抑制作用的研究[D]．南京：南京中医药大学，2017．

[8] 朱景茹，黄婉仪，杨宗保，等．柴芍六君汤对慢性萎缩性胃炎肝郁脾虚证模型大鼠胃黏膜组织NF-κB、c-Myc、STAT1表达的影响[J]．中医杂志，2021，62（11）：984-989．

[9] 向阳．连朴饮加减方阻断慢性胃炎"炎癌转化"经验传承与作用机制研究[D]．武汉：湖北中医药大学，2021．

[10] 王彦刚，郝新宇，于仁杰，等．化浊解毒方对慢性萎缩性胃炎大鼠Hippo/TAZ信号通路及相关蛋白TAZ、LATS2、MST1的影响[J]．中药药理与临床，2019，35（3）：105-110．

[11] 王彦刚，郝新宇．化浊解毒方对慢性萎缩性胃炎大鼠Hippo信号通路的影响及相关性研究[C]//中国中西医结合学会．第三十一届全国中西医结合消化系统疾病学术会议论文集．北京：中国中西医结合学会，2019：171-173．

[12] 刘凯歌，苏泽琦，于春月，等．调气活血养阴方对慢性萎缩性胃炎大鼠壁细胞超微结构的影响[J]．北京中医药大学学报，2019，42（4）：289-295．

[13] 魏晓茹，李志钢，纪勇，等．解毒化瘀健脾方对慢性萎缩性胃炎伴异型增生大鼠PTEN、E-cad表达的影响[J]．上海中医药杂志，2017，51（3）：80-83．

[14] OHANIAN M，ASHIZAWA A T，GARCIA-MANERO G，et al．Liposomal Grb2 antisense oligodeoxynucleotide（BP1001）in patients with refractory or relapsed haematological malignancies：a single-centre，open-label，dose-escalation，phase 1/1b trial[J]．Lancet Haematology，2018，5（4）：e136-e146．

[15] OU Y J，PAN X H，LIN H，et al．GKN2 increases apoptosis，reduces the proliferation and invasion ability of gastric cancer cells through down-regulating the JAK/STAT signaling pathway[J]．American Journal of Translational Research，2017，9（2）：803-811．

[16] 王坤，马林，汪花，等．穴位埋线对慢性萎缩性胃炎大鼠JAK2-STAT3信号转导通路相关因子表达的影响[J]．针刺研究，2018，43（11）：682-686．

[17] TOMBOLA F，MORBIATO L，DEL GIUDICE G，et al．The Helicobacter pylori VacA toxin is a urea permease that promotes urea diffusion across epithelia[J]．Journal of Clinical Investigation，2001，108（6）：929-937．

[18] SCOTT D R，WEEKS D，HONG C，et al．The role of internal urease in acid resistance of Helicobacter pylori[J]．Gastroenterology，1998，114（1）：58-70．

[19] 姜小艳，李京伟，张竞超，等．萎缩性胃炎致病机制研究概况及中医药实验研究进展[J]．中国中西医结合消化杂志，2018，26（12）：1049-1052．

[20] 何智超，尹丕发，林楠．血府逐瘀胶囊对幽门螺杆菌阳性慢性萎缩性胃炎患者氧化-抗氧化系统及血清表皮生长因子的影响[J]．现代中西医结合杂志，2017，26（15）：1617-1620．

[21] 从禹．基于IL-11/JAK2研究胃康宁干预慢性萎缩性胃炎模型大鼠疗效及效应机制[D]．北京：中国中医科学院，2020．

[22] 李海文．胃萎清治疗慢性萎缩性胃炎的临床疗效及作用机制研究[D]．广州：广州中医药大学，2017．

[23] 林玲．胃复春防治慢性萎缩性胃炎的效应机制[D]．济南：山东中医药大学，2019．

[24] 王佳慧．理中丸对脾胃虚寒型慢性萎缩性胃炎大鼠NF-κB信号通路的影响[D]．南宁：广西中医药大学，2019．

[25] 蔡甜甜.胃痞消对MNNG诱导的胃癌前病变大鼠胃黏膜损伤的保护作用研究[D].广州:广州中医药大学，2018.

[26] 蔺莉.幽门螺杆菌慢性感染与MNNG协同诱导胃黏膜上皮恶性转化的细胞分子机制研究[D].兰州:兰州大学，2020.

[27] 韦丽双，韦维，韦德锋，等.中医药对慢性萎缩性胃炎信号通路的调控作用[J].吉林中医药，2019，39（8）：1112-1116.

[28] 郑雪.隔药饼灸对慢性萎缩性胃炎大鼠PTEN/PI3K/Akt信号通路的作用机制研究[D].上海:上海中医药大学，2019.

[29] 程若东.基于网络药理学的"固本通络汤"治疗慢性萎缩性胃炎的作用机制研究[D].北京:中国中医科学院，2019.

[30] 韦维，林寿宁，汪波，等.安胃汤对慢性萎缩性胃炎大鼠PI3K/Akt信号传导通路的影响[J].辽宁中医杂志，2018，45（5）：1088-1091，1122.

[31] 王强，张晓鹏，周语平，等.香砂六君子汤对萎缩性胃炎大鼠IL-6、IL-17及ERK1/2基因蛋白表达的影响[J].西部中医药，2020，33（7）：16-19.

[32] 杨榕.健脾化瘀解毒方对慢性萎缩性胃炎大鼠胃黏膜CyclinD1及p-ERK1/2蛋白表达的影响[D].成都:成都中医药大学，2019.

[33] 崔莉红.胃肠激素对结肠运动的调节作用[J].医学综述，2008，14（3）：380-382.

[34] 罗超.益气活血法治疗CAG的临床疗效观察及主药三七提取物NGR1对CAG大鼠的影响[D].南京:南京中医药大学，2019.

[35] 吴皓萌，王凤云，张佳琪，等.运用通降理论诊治慢性胃炎的思路与方法[J].中医杂志，2021，62（6）：485-487，504.

[36] 高雅，陈杭，李星慧，等.运用"五辨"思维探讨慢性胃炎"无症可辨"问题[J].福建中医药，2020，51（6）：42-45.

[37] 于勇，杨燕燕，王捷虹，等.基于毒瘀交阻理论治疗慢性萎缩性胃炎临床观察[J].西部中医药，2021，34（5）：116-119.

[38] 娄华，乔虹.金胃泰胶囊联合PPI三联疗法治疗Hp相关性慢性胃炎的疗效[J].实用临床医学，2021，22（4）：16-17.

[39] 石琼宜.荆花胃康胶丸联合泮托拉唑钠肠溶胶囊治疗Hp合并慢性胃炎的临床疗效[J].辽宁医学杂志，2021，35（3）：91-94.

[40] 朱斌，钱洋洋，杨洁，等.养胃颗粒治疗脾胃虚寒型慢性胃炎的临床疗效观察[J].西北国防医学杂志，2021，42（5）：360-365.

[41] 刘俊杰.气滞胃痛颗粒联合铝碳酸镁治疗慢性胃炎的临床研究[J].现代药物与临床，2020，35（7）：1412-1416.

[42] 郭振科，刘宇虎，钟灿新.安胃疡胶囊联合胃苏颗粒对慢性胃炎患者炎性因子水平的影响[J].中国医药科学，2020，10（14）：75-78.

[43] 苏四霞.中药热罨包联合中医情志干预在脾虚胃寒证慢性胃炎中的应用效果[J].实用临床医学，2021，22（4）：65-67，71.

[44] 路志术，李桂凤，王文涛，等.基于患肌理论运用浮针配合再灌注活动治疗慢性胃炎41例回顾性分析[J].中医临床研究，2021，13（2）：47-51.

[45] 郭卫中，李彩君，王坤，等.针药结合治疗慢性萎缩性胃炎Meta分析[J].中医学报，2019，34（8）：1797-1804.

[46] 李月，王芳，王黎平，等.子午流注灸法对脾胃气虚型慢性胃炎伴失眠患者的治疗效果[J].长治医学院学报，2021，35（6）：452-456.

[47] 曹雯，张靖娟，林晨辉，等.隔姜灸治疗慢性萎缩性胃炎的临床研究[J].上海针灸杂志，2021，40（8）：950-953.

[48] 赵楠，陆玉婷，李佃贵，等.化浊解毒方联合穴位贴敷治疗慢性萎缩性胃炎的临床研究[J].中国中西医结合消化杂志，2021，29（9）：599-604.

[49] 王莹.黄芪建中汤联合中药穴位贴敷疗法治疗脾胃虚寒型慢性胃炎的临床研究[J].黑龙江中医药，2021，50（4）：92-93.

[50] 孙布日.慢性浅表性胃炎采用蒙医药治疗的临床效果评价[J].中国医药指南，2022，20（10）：116-119.

[51] 黄鹿. 柴胡牡蛎汤联合蒙药四味光明盐汤散治疗慢性胃炎的临床观察[J]. 中国民族医药杂志, 2021, 27 (6): 2-4.

[52] 陈佳伟. 益胃汤合壮医药线点灸治疗慢性萎缩性胃炎的临床效果观察[J]. 临床合理用药杂志, 2019, 12 (5): 74-75.

[53] 覃祥耀, 谭贵定, 覃敏华, 等. 壮医药线点灸联合平衡针治疗慢性胃炎的疗效观察[J]. 中医药导报, 2018, 24 (14): 78-79, 86.

[54] 刘小梅, 李海强. 瑶医药罐联合四联疗法治疗幽门螺杆菌相关性胃炎 (脾胃湿热型) 疗效观察[J]. 亚太传统医药, 2017, 13 (19): 12-14.

[55] 游绍伟, 易旭, 赵琦, 等. 基于苗医整病理论探讨Bcl-2、Bax在慢性萎缩性胃炎癌前病变中的作用[J]. 光明中医, 2021, 36 (8): 1191-1193.

[56] 柳鹏瑶, 颜春鲁, 刘永琦, 等. 敦煌医方四时常服方对镉染毒大鼠肝脏指数、SOD、MDA和血清ALT的影响[J]. 毒理学杂志, 2017, 31 (6): 460-463.

[57] 邓艳华, 董明国. 健胃消胀片对慢性萎缩性胃炎模型大鼠血清SOD活性、MDA水平的影响[J]. 重庆医学, 2021 (S01): 21-24.

[58] 朱剑峰. 化肝煎加减联合叶酸对Hp阳性慢性萎缩性胃炎患者胃蛋白酶原、白介素族及MDA水平影响研究[J]. 中华中医药学刊, 2017, 35 (6): 1580-1582.

[59] 王守安, 陈丽芳, 钟美群, 等. 中药合剂对慢性萎缩性胃炎模型大鼠的影响[J]. 长治医学院学报, 2017, 31 (3): 171-174.

[60] 赵唯含, 毛堂友, 杨美娟, 等. 黄芪、三七及其配伍对慢性萎缩性胃炎大鼠胃黏膜细胞凋亡及增殖的影响[J]. 中国中西医结合消化杂志, 2017, 25 (5): 376-380.

[61] GUO B, ZHAI D, CABEZAS E, et al. Humanin peptide suppresses apoptosis by interfering with Bax activation[J]. Nature, 2003, 423 (6938): 456-461.

[62] 贾永森, 江春花, 韩炳生, 等. 通芪方对胃癌MGC803细胞周期和Wnt/β-catenin信号通路的影响[J]. 中华中医药学刊, 2016, 34 (5): 1126-1129.

[63] 陈婉珍, 严展鹏, 刘宇旻, 等. 胃癌前病变大鼠胃组织GSK-3β、β-catenin及Cyclin D1的表达及意义[J]. 辽宁中医杂志, 2018, 45 (6): 1278-1281, 1343.

[64] 王鑫, 郭秀兰, 康晓庆, 等. 益胃煎剂对萎缩性胃炎小鼠Bcl-2、Bax蛋白表达的影响[J]. 中外医学研究, 2019, 17 (13): 166-168.

[65] 严展鹏, 徐婷婷, 安振涛, 等. 健脾益气方对慢性萎缩性胃炎大鼠胃组织PI3K-Akt信号通路的影响[J]. 中华中医药杂志, 2019, 34 (10): 4800-4804.

[66] 田雪娇, 王彦刚, 郝新宇, 等. 化浊解毒方对慢性萎缩性胃炎大鼠Hippo/YAP信号通路的影响[C] // 中国中西医结合学会. 第三十届全国中西医结合消化系统疾病学术会议论文集. 北京: 中国中西医结合学会, 2018: 245-246.

[67] YIN J, YI J Y, YANG C, et al. Weiqi decoction attenuated chronic atrophic gastritis with precancerous lesion through regulating microcirculation disturbance and HIF-1α signaling pathway[J]. Evidence-Based Complementary and Alternative Medicine, 2019, 2019: Article ID2651037.

[68] JACEK M, ANNA H B, RENATA G, et al. Innate immunity components and cytokines in gastric mucosa in children with Helicobacter pylori infection[J]. Mediators of Inflammation, 2015, 2015: Article ID176726.

[69] 黄莺, 李声宏, 李建中, 等. 肾炎康复片联合西药治疗慢性肾小球肾炎对血清NF-κB、TNF-α、IL-6、IL-10及VEGF的影响[J]. 中药材, 2019, 42 (10): 2436-2439.

[70] 杨静波, 赵长普, 张娟. 乌梅丸对慢性萎缩性胃炎患者血清炎症指标、免疫功能的影响[J]. 中国实验方剂学杂志, 2018, 24 (1): 158-162.

[71] 于春月, 李依聪, 苏泽琦, 等. 慢癌消对慢性萎缩性胃炎大鼠血清炎症指标IL-1β、IL-6和TNF-α表达水平的影响[J]. 中华中医药杂志, 2019, 34 (5): 1979-1983.

[72] 白敏, 成映霞, 段永强, 等. 香砂六君子汤对慢性萎缩性胃炎大鼠胃黏膜相关因子水平的影响[J]. 中国中医药信息杂志, 2020, 27 (11): 52-57.

[73] SHI X Y, ZHAO F Z, DAI X, et al. Effect of jianpiyiwei capsule on gastric precancerous lesions in rats[J]. World Journal of Gastroenterology, 2002, 8 (4): 608-612.

[74] 王绍辉, 马四补, 颜昱, 等. 苏铁总黄酮对Lewis肺癌模型小鼠VEGF、bFGF、HIF-1α、NF-κB表达的影响[J]. 中国免疫学杂志, 2017, 33 (7): 1029-1034.

[75] 刘婷，苏泽琦，刘福生，等．调气活血法治疗大鼠慢性萎缩性胃炎的疗效观察及其影响胃酸分泌的机制[J]．中华中医药杂志，2016，31（10）：4176-4179．

[76] 元小芳，罗岸平，张新秀．奥美拉唑联合克拉霉素治疗慢性胃炎患者疗效观察[J]．海峡药学，2021，33（1）：125-126．

[77] 倪文，王奇胜．叶酸对Hp阴性的慢性萎缩性胃炎患者疗效及氧化应激指标的影响[J]．湖北职业技术学院学报，2019，22（3）：109-112．

[78] 钟清海．莫沙比利药物与瑞巴派特药物治疗慢性萎缩性胃炎的效果和安全性分析[J]．家有孕宝，2021，3（3）：193．

[79] 罗颖婷，黄家敏．枯草杆菌二联活菌肠溶胶囊联合替普瑞酮胶囊治疗慢性胃炎的临床效果以及对炎症因子的影响[J]．北方药学，2020，17（6）：87-88．

第四章　腹泻型肠易激综合征（泄泻）

第一节　概　　述

肠易激综合征（irritable bowel syndrome，IBS）是一种以反复出现的腹痛、腹胀或腹部不适为主要症状，与排便相关或伴随排便习惯如排便频率和/或粪便性状改变的功能性肠病。该病缺乏可解释这些症状的形态学改变和生化检查的异常。根据排便习惯改变的主要表现，罗马Ⅳ诊断标准将IBS分为腹泻型（IBS-D）、便秘型（IBS-C）、混合型（IBS-M）和不定型（IBS-U）4种亚型，其中以IBS-D最为常见。IBS-D对患者的生活质量和社会交往均产生了明显的负面影响，直接或间接地消耗了大量的医疗资源，是消化科医师重点关注的疾病。

根据IBS-D的主要临床表现，可将其归属于中医"泄泻"范畴。

第二节　病　因　病　机

一、中医学对泄泻病因病机的认识

中医学认为本病病因主要有先天禀赋不足和/或后天失养、情志失调、感受外邪、饮食不节，其中情志失调尤为受到重视。

IBS-D发病的3个主要环节：脾胃虚弱和/或肝失疏泄是IBS-D发病的重要环节，肝郁脾虚是导致IBS-D发生的重要病机，脾肾阳虚、虚实夹杂是导致疾病迁延难愈的关键因素。诸多原因导致脾失健运，运化失司，形成水湿、湿热、痰瘀、食积等病理产物，阻滞气机，导致肠道功能紊乱。肝失疏泄，横逆犯脾，脾气不升则泄泻；腑气通降不利则腹痛、腹胀；病久则脾肾阳虚，虚实夹杂。

此病初期，多为肝气郁结，失于疏泄，肝气横逆乘脾；继则脾失健运，湿从中生；脾虚日久而致脾阳不足，继则肾阳受累。所以此病以湿为中心，以肝气郁结贯穿始终，以气机失调为标，而脾肾阳虚为本。在整个发病过程中，肝失疏泄，脾失健运，脾阳及肾阳失于温煦，最终导致IBS-D的病机由实转虚，虚实夹杂。

总之，本病病位在肠，主要涉及肝、脾（胃）、肾等脏腑，与肺、心亦有一定的关系，以肝郁脾虚、大肠传导失司为主要病机。

二、现代医学对腹泻型肠易激综合征致病因素的认识

IBS-D是多因素影响的疾病。有复杂的病理生理机制，包括遗传、环境和心理社会等因素。触发和加重IBS-D的因素包括感染、食物不耐受、慢性应激、憩室病和外科手术。发病机制主要包括脑-肠轴调节异常、胃肠动力异常、内脏高敏感性、肠道通透性异常、免疫功能紊乱、肠道菌群改变、社会心理因素。

第三节　诊断与鉴别诊断

一、诊断

（一）临床表现

1. 症状

IBS-D起病通常缓慢、隐匿，常反复发作，有缓解期；病程至少6个月，可长达数年至数十年，全身健康状况不受影响。其胃肠道症状如下。

（1）腹痛。与排便相关，大多伴有排便异常并于排便后缓解或改善，部分患者易在进食后出现；发生于腹部任何部位，局限性或弥漫性，性质程度各异，但不会进行性加重，极少有睡眠中痛醒者。

（2）腹泻。大便一般每日3～5次，少数可达10余次。粪量正常（<200g/d），禁食72h后应消失，夜间不出现，通常仅在晨起时发生，约1/3患者可因进食诱发。大便多呈稀糊状，也可为成形软便或稀水样，可带有黏液，但无脓血，排便不影响睡眠。

（3）其他。腹胀在白天加重，夜间睡眠后减轻。近半数患者有上腹部灼热、早饱、恶心、呕吐等上消化道症状，常伴非结肠源性症状和胃肠外症状，如慢性盆腔痛、慢性疲劳综合征、风湿样症状等。部分患者尚有不同程度的心理精神异常表现，如抑郁、焦虑、紧张、多疑、睡眠障碍或产生敌意等，精神、饮食等因素常可诱使症状复发或加重。

2. 体征

多无明显的阳性体征，部分患者可能有腹部轻压痛，但无反跳痛及肌紧张。部分患者肛门直肠指诊时存在肛门痉挛、直肠触痛，但肠黏膜光滑，指套无血迹。腹痛、腹泻时可闻及肠鸣音亢进。某些患者可有心动过速、血压高等征象。

（二）辅助检查

1. 结肠镜检查

对于有报警症状和体征的患者需要进行结肠镜检查排除器质性病变。对于40岁以下，有典型IBS-D症状以及无报警症状的患者不推荐常规结肠镜检查。腹部超声、腹部或盆腔CT、全消化道造

影有助于排除腹部器质性病变。

2. 实验室检查

初诊或不能排除器质性疾病者，需完善血、尿、粪三大常规和血生化检查，如白细胞升高，粪和尿检查发现红细胞，粪中含大量脂肪或发现寄生虫卵等均提示为器质性疾病。血沉增快亦提示器质性疾病。

C-反应蛋白和钙防卫蛋白有助于鉴别IBS-D与炎症性肠病（IBD）。伴有多饮、多食、多汗、消瘦者，可行甲状腺功能检查排除甲状腺疾病。对于经验性治疗无效的IBS-D患者，应行血清抗肌内膜抗体和谷氨酰胺转移酶抗体水平定性检测，以排除乳糜泻。粪便细菌、寄生虫及虫卵分析对IBS-D患者有一定意义。

此外，肌电图、胃肠传输时间、胃肠和肛管测压等功能性检查对于深入了解IBS-D的病理生理变化及肠道运动异常的类型有一定作用。

（三）诊断要点

1. 诊断标准

《2020年中国肠易激综合征专家共识意见》建议的我国IBS诊断标准如下：反复发作的腹痛、腹胀、腹部不适，具备以下任意2项或2项以上（①与排便相关；②伴有排便频率改变；③伴有粪便形状或外观改变），诊断前症状至少出现6个月，近3个月符合以上诊断标准。

2. IBS分型

根据患者的主要异常排便习惯，IBS可分为4个主要的亚型。

（1）IBS便秘型（IBS-C）：至少25%的排便为Bristol 1-2型，且Bristol 6-7型的排便小于25%。

（2）IBS腹泻型（IBS-D）：至少25%的排便为Bristol 6-7型，且Bristol 1-2型的排便小于25%。

（3）IBS混合型（IBS-M）：至少25%的排便为Bristol 1-2型，且至少25%的排便为Bristol 6-7型。

（4）IBS不定型（IBS-U）：患者满足IBS的诊断标准，但其排便习惯异常不符合以上三者中的任何一个。

亚型的分类须根据至少14天的患者报告，使用"25%原则"，根据存在排便异常时的主要异常排便习惯，结合Bristol分类表对粪便性状进行记录，从而判断属于哪一亚型。其中，主要异常排便习惯依据至少出现1次异常排便的天数确定；粪便性状异常包括Bristol 1-2型（硬便或块状便），或Bristol 6-7型（稀便或水样便）；粪便频次异常包括每天排便大于3次，或每周排便小于3次。

二、鉴别诊断

（一）中医鉴别诊断

（1）与痢疾相鉴别：痢疾以腹痛、里急后重、利下赤白脓血为主证，可与泄泻相鉴别。

（2）与霍乱相鉴别：霍乱是一种上吐下泻并作的病症，其发病特点是来势急骤、变化迅速、病情凶险，起病时先突然腹痛，继则吐泻交作，所吐之物多为未消化食物，所泻之物多为黄色粪水，或为米泔水样便，常伴恶寒发热，部分患者在吐泻之后，津液耗伤，迅速消瘦，或发生转筋，腹中挛痛；若吐泻剧烈，则见面色苍白，目眶凹陷，汗出肢冷等津竭阳亡危候，可与泄泻相鉴别。

（二）西医鉴别诊断

IBS-D应与肠道炎症性疾病相鉴别，如肠道感染（细菌、病毒、寄生虫、肠结核等）、IBD（包括溃疡性结肠炎和克罗恩病）、结肠癌、神经内分泌肿瘤、吸收不良（胰功能障碍、小肠疾患）等。

第四节　治 疗 概 况

一、中医辨证论治

（一）辨证选择口服中药汤剂

1. 脾胃湿热证

主证：腹中隐痛，泻下急迫或不爽，大便臭秽。

次证：脘闷不舒，口干不欲饮，或口苦，或口臭，肛门灼热。

舌脉：舌红，苔黄腻，脉濡数或滑数。

治法：清热利湿。

代表方剂：葛根黄芩黄连汤（《伤寒论》）。

基本处方：葛根、甘草、黄芩、黄连。

加减：苔厚者，加石菖蒲、藿香、豆蔻；口甜、苔厚腻者，加佩兰；腹胀者，加厚朴、陈皮；脘腹痛者，加枳壳、大腹皮。

2. 肝郁脾虚证

主证：腹痛即泻，泻后痛减；急躁易怒。

次证：两胁胀满，纳呆，身倦乏力。

舌脉：舌淡胖，也可有齿痕，苔薄白，脉弦细。

治法：抑肝扶脾。

代表方剂：痛泻要方（《丹溪心法》）。

基本处方：白术、白芍、防风、陈皮。

加减：腹痛甚者，加延胡索、香附；嗳气频繁者，加柿蒂、豆蔻；泻甚者，加党参、乌梅、木瓜；腹胀明显者，加槟榔、大腹皮；烦躁易怒者，加牡丹皮、栀子。

3. 脾虚湿盛证

主证：大便溏泄，腹痛隐隐。

次证：劳累或受凉后发作或加重，神疲倦怠，纳呆。

舌脉：舌淡，边可有齿痕，苔白腻，脉虚弱。

治法：健脾益气，化湿止泻。

代表方剂：参苓白术散（《太平惠民和剂局方》）。

基本处方：莲子肉、薏苡仁、砂仁、桔梗、白扁豆、茯苓、人参、甘草、白术、山药。

加减：舌苔白腻者，加厚朴、藿香；泻下稀便者，加苍术、泽泻；夜寐差者，加炒酸枣仁、夜交藤。

4. 脾肾阳虚证

主证：腹痛即泻，多在晨起时发作；腹部冷痛，得温痛减。

次证：腰膝酸软，不思饮食，形寒肢冷。

舌脉：舌淡胖，苔白滑，脉沉细。

治法：温补脾肾。

代表方剂：附子理中丸（《太平惠民和剂局方》）合四神丸（《内科摘要》）。

基本处方：附子、人参、干姜、甘草、白术、补骨脂、肉豆蔻、吴茱萸、五味子。

加减：忧郁寡欢者，加合欢花、玫瑰花；腹痛喜按、怯寒便溏者，加重干姜用量，另加肉桂。

5. 寒热错杂证

主证：大便时溏时泻；便前腹痛，得便减轻；腹胀或肠鸣。

次证：口苦或口臭，畏寒，受凉则发。

舌脉：舌淡，苔薄黄，脉弦细或弦滑。

治法：平调寒热，益气温中。

代表方剂：乌梅丸（《伤寒论》）。

基本处方：乌梅、细辛、干姜、黄连、附子、当归、黄柏、桂枝、人参、花椒。

加减：少腹冷痛者，去黄连，加小茴香、荔枝核；胃脘灼热或口苦者，去花椒、干姜、附子，加栀子、吴茱萸；大便黏腻不爽、里急后重者，加槟榔、厚朴、山楂炭。

（二）辨证选择口服中成药

可根据病情证候选择应用盐酸小檗碱片（脾胃湿热证）、复方谷氨酰胺胶囊（肝郁脾虚证、脾虚湿盛证、脾肾阳虚证、寒热错杂证）、补脾益肠丸（脾虚湿盛证）等。

二、中医特色治疗

（一）专科中药膏方

1. 健脾消积膏（佛山市中医院协定方）

处方：人参、茯苓、白术、炙甘草、姜半夏、陈皮、木香等。

功能主治：健脾祛湿，和胃消食。

适用范围：肝郁脾虚、脾虚湿盛证而有纳差、身倦乏力者。

用量用法：30g/次，口服，每日3次，半个月为1个疗程。

2. 健脾养胃膏（佛山市中医院协定方）

处方：党参、黄芪、山药、白术、茯苓、甘草、桂枝、防风等。

功能主治：健脾益气，抑肝止泻。

适用范围：肝郁脾虚、脾虚湿盛及脾肾阳虚证而有身倦乏力、纳差、畏寒者。

用量用法：30g/次，口服，每日3次，半个月为1个疗程。

（二）针灸疗法

临床治疗选穴上重视局部取穴，辅以循经取穴，整体辨证，顾护先后天，以天枢、足三里、三阴交、关元、大肠俞、脾俞、太冲、神阙为主。实证用泻法，虚证用补法。

脾虚湿盛，加脾俞、章门；脾肾阳虚，加肾俞、命门、关元，也可用灸法；脘痞纳呆，加公孙；肝郁，加肝俞、行间。

（三）中医药外治法

根据病情选择中药封包熥络宝治疗、穴位敷贴治疗、中药熏洗治疗、穴位按摩治疗、耳穴压豆治疗等外治法。

（1）中药封包熥络宝治疗：适用于肝郁脾虚证、脾虚湿盛证、脾肾阳虚证、寒热错杂证。

操作方法：选用胃腹型中药治疗包，将熥络宝治疗仪放置于患者腹部与背部，持续30min。每天2次，10天为1个疗程，一般治疗1～2个疗程。

（2）穴位敷贴治疗：适用于各种证型。

药物：寒证、虚证选用天灸膏（佛山市中医院院内制剂），热证、实证选用白药膏（佛山市中医院院内制剂）。

主穴：足三里、天枢、三阴交。

配穴：肝郁脾虚证加肝俞、行间、脾俞，脾虚湿盛证加脾俞、章门，脾肾阳虚证加肾俞、命门、关元，脾胃湿热证加阴陵泉，寒热错杂证加肾俞、命门、涌泉。

操作方法：用调配好的中药膏制作直径约0.5cm的药饼，用胶布固定于所选穴位上，贴药后留置8h。每次选主穴2个，配穴2～4个，每天1次，10天为1个疗程。一般治疗1～2个疗程。敷药后局部皮肤若出现红疹、瘙痒、起水疱等过敏现象，应暂停使用。

（3）中药熏洗治疗：可温经散寒止痛，适用于脾虚湿盛证、脾肾阳虚证、肝郁脾虚证。

药物：温经洗外用颗粒。

操作方法：取温经洗外用颗粒1包（10g），用1000mL开水溶解后熏洗双足，每天1～2次。

注意事项：①有伤口处不宜用；②不可口服；③孕妇慎用。

（4）穴位按摩治疗：可疏通经络，调动机体抗病能力。适用于各种证型。

操作方法：①患者仰卧，术者用摩法在腹部沿升结肠、横结肠、降结肠顺序推摩3min，并在腹部做环形摩法3min，按中脘、天枢、双侧足三里约3min。②患者俯卧位，按两侧脾俞、胃俞、大肠俞，用掌推法沿腰际两侧轻轻操作2min。

注意事项：①操作前要修剪指甲，以防损伤患者皮肤，操作时用力均匀、柔和、持久，禁止暴力。②进行腰腹部按摩时，嘱患者先排空膀胱。③安排合理体位，注意保暖。④操作过程中观察患者对手法的反应，若有不适，应及时调整手法或停止操作，以防发生意外。

（5）耳穴压豆治疗：可疏通经络，调节脏腑气血，促进机体阴阳平衡。适用于各种证型。

选穴：大肠、直肠、交感、三焦、脾、皮质下、肺、腹、内分泌等。

操作方法：定穴（一手持住患者耳郭后上方，另一手持探针由上而下在选区内寻找敏感点）、埋豆（一手固定患者耳郭，另一手用镊子将王不留行及胶布固定在耳穴部位）。

注意事项：指导患者自行按压，每次每穴1～2min，每4h按压1次，一般耳穴压贴留3～5天。力度轻柔，不要揉搓，以免搓破皮肤造成感染。

三、中西医结合治疗

（一）中医内治法联合西药

1. 中医辨证论治联合西药

李逢春等[1]研究发现，对腹泻型肠易激综合征患者采用中医结合匹维溴铵治疗，在胃肠道症状、生活质量等方面的总有效率为95.56%，而单纯服用匹维溴铵总有效率为53.33%。

2. 中医经典方药联合西药

张侠[2]认为腹泻型肠易激综合征主要病机为脾虚湿盛，采用参苓白术散（山药、炒白扁豆、薏苡仁、砂仁、炙甘草各5g，茯苓、党参、莲肉、炒白术、桔梗各10g）联合益生菌对比单纯益生菌治疗腹泻型肠易激综合征，联合组胃肠道症状改善明显，其机制可能与血浆生长抑素降低、神经肽Y升高有关。

3. 中成药联合西药

吴玉叶[3]应用气滞胃痛颗粒联合匹维溴铵治疗腹泻型肠易激综合征，在胃肠道症状的改善情况上有效率为87.21%，而单用匹维溴铵治疗有效率为61.82%。

4. 自拟方联合西药

王艳玲等[4]以自拟桂芍欢苓汤（桂枝9g，白芍18g，山药20g，茯苓15g，合欢皮20g，生姜10g，甘草6g，大枣12枚，饴糖20g）联合匹维溴铵治疗腹泻型肠易激综合征，对比匹维溴铵及益生菌治疗，前者疗效更为显著。

（二）中医外治法联合西药

1. 针刺疗法联合西药

张霞等[5]采用针刺配合益生菌治疗腹泻型肠易激综合征比给予模拟针加益生菌治疗的总有效率高。

2. 灸法联合西药

李湘力等[6]采用灸法联合匹维溴铵治疗脾肾阳虚型腹泻型肠易激综合征，对比纯西药治疗，在胃肠道症状的改善上更为突出。

3. 推拿联合西药

陈勇等[7]采用疏肝理气、调神解郁的推拿方法联合西药治疗肝郁脾虚型腹泻型肠易激综合征，较单纯西药组在临床症状及生活质量上改善明显。

4. 耳穴疗法联合西药

赖金枚等[8]应用耳穴贴压的方法联合西药治疗腹泻型肠易激综合征，临床症状的改善优于西药组。

5. 穴位敷贴疗法联合西药

匡小霞[9]采用穴位敷贴、针灸、益生菌三者联合对比单纯应用三者治疗腹泻型肠易激综合征，联合组疗效均较单纯应用某一方法为好。

6. 中药封包联合西药

朱庭倩等[10]采用中药包热熨配合匹维溴铵治疗脾肾阳虚型腹泻型肠易激综合征较单纯应用西药临床疗效好。

7. 中药联合西医心理干预

袁兵等[11]以葛根芩连汤联合西医心理干预（催眠、生物反馈疗法等）治疗腹泻型肠易激综合征，在进行中药治疗的同时重视心理治疗，较单纯中药治疗，症状缓解更显著。

四、难点分析

（一）现状分析

腹泻型肠易激综合征在世界范围内广泛存在，中医以其独特的优势在改善患者临床症状、调整患者心理精神因素、提高患者生活质量等方面获得较好的疗效，但仍存在以下一些不足。

（1）由于患者饮食不慎、情绪起居调控不当，有时因依从性不佳不能连续治疗，导致本病反复发作，症状时好时坏。

（2）对于情志因素所致者，治疗的效果不甚满意，往往需要精神心理方面的干预。

（3）中医辨证论治时多见证型兼杂，随着病情变化证型也会出现相应的改变，根据具体辨证，个体化治疗有时不能及时调整。

（二）中医难点分析

该病的治疗难点在于如何在改善单项症状如腹痛、腹胀、腹部不适、腹泻的同时达到长期症状的改善。许多患者除了肠道症状外，往往伴有精神症状。已证实腹泻型肠易激综合征患者较正常人及其他胃肠道器质性疾病患者存在更多的焦虑、抑郁、躯体化障碍。

五、医案验方

患者李某，反复腹痛、腹泻3年，脐周痛，进食后明显，痛欲大便，排溏便，大便后腹痛缓解，每日排3次大便，神疲乏力，精神抑郁，口干口淡，睡眠不佳，难入睡，易醒，胃纳不佳，舌淡，苔白腻，脉沉，辨证为肝郁脾虚证，予痛泻要方加炒白扁豆30g、山药30g，每天1剂，浓煎，饭后服用。连用2周后复诊，患者腹痛缓解，睡眠改善，每天排2次大便，仍溏，有少许腹胀，舌淡，苔白腻，脉沉，口淡、神疲乏力同前，辨证为脾虚湿盛证，予参苓白术散，每天1剂，浓煎，饭后服用。连续服用2周后再复诊症状基本消失。

按语：《医方考》说"泻责之脾，痛责之肝；肝责之实，脾责之虚，脾虚肝实，故令痛泻"，可见本病的特点是泻必腹痛，治宜补脾抑肝，祛湿止泻。方中白术苦甘而温，补脾燥湿以治土虚，为君药。白芍酸寒，柔肝缓急止痛，与白术相配，于土中泻木，为臣药。陈皮辛苦而温，理气燥湿，醒脾和胃，为佐药。配伍少量防风，具升散之性，与白术、白芍相伍，辛能散肝郁，香能舒脾气，且有燥湿以助止泻之功，又为脾经引经之药，故兼具佐使之用。四药相合，可以补脾胜湿而止泻，柔肝理气而止痛，使脾健肝柔，痛泻自止。该患者苔白腻，故加白扁豆、山药加强健脾之效，二诊时患者腹痛缓解，睡眠改善，仍大便溏，故予参苓白术散加强健脾祛湿之效。

第五节　辨证施护

一、辨证护理

情志调护：与患者充分交流，对本病的病因、发病机制及病情预后进行耐心解释，认真疏导。与患者共同分析与腹泻型肠易激综合征发病有关的心理机制，以避免紧张焦虑等不良情绪的影响，让患者认识到保持乐观开朗的情绪对疾病康复的重要性。患者悲伤郁怒、情志不畅时暂不宜进食。

睡眠护理：嘱患者劳逸结合，按时作息。对睡眠不佳者，睡前可给予中药或温水泡脚、头部穴位按摩等改善睡眠。

家庭支持：向患者及其家属提供相关的疾病康复知识，鼓励家属参与患者的治疗，并及时与医务人员沟通；鼓励家属陪同患者一起就诊、参加健康讲座；告知家属督促患者建立健康的生活方式，懂得适当放松心情，养成良好作息习惯。

二、辨证施膳

（1）规律饮食，饮食宜清淡、易消化、少油腻，避免冷食、辛辣刺激食物、生食。一日三餐定时定量，不过饥过饱，不暴饮暴食。

（2）避免纤维素含量丰富的食物，因其会促进肠道蠕动，进一步加重腹泻症状。

（3）已明确的可以引起症状的食物应该避免，例如含山梨醇的产品（低卡路里口香糖）、含高纤维或脂肪的食物和过量的咖啡因和酒精。乳糖不耐受被认为是诱发症状的原因之一；限制产气食物，如咖啡、碳酸饮料、酒精、豆类、甘蓝、苹果、葡萄、土豆以及红薯等的摄入。

（4）低短链碳水化合物饮食，即减少难吸收的短链碳水化合物如果糖、乳糖、多元醇、果聚糖、低聚半乳糖的摄入，有利于改善腹泻型肠易激综合征症状。

（5）脾胃湿热证者应减少煎炸烤的食物，减少辛辣食物，减少榴莲、菠萝、芒果等湿热水果；不暴饮暴食，饮食宜清淡，宜食用赤小豆或绿豆粥等。肝郁脾虚证者应多食抑肝扶脾之品，如佛手、萝卜、柑橘等，宜常食百合粥，还可用菊花、佛手、玫瑰花泡水代茶饮。脾虚湿盛证者饮食宜温热，宜多食温中健脾祛湿之品，如鸡蛋、牛奶、山药、薏苡仁等，减少油腻、寒凉食物。脾肾阳虚证者应减少生食、冷食等。

第六节 循 证 研 究

一、基础研究

（一）中医基础研究

1. 病证结合的动物模型

刘新明等[12]总结了四种病证结合的肠易激综合征动物模型，分别为肝郁脾虚证、脾肾阳虚证、脾胃湿热证、肝郁气滞证。

2. 病因病机论与治疗大法

（1）湿邪致病。毛心勇等[13]基于"湿邪致病"来认识腹泻型肠易激综合征，认为多湿环境和多湿体质易导致腹泻型肠易激综合征的产生。腹泻型肠易激综合征相关的炎症反应、肠道菌群的改变与湿邪相关。湿邪阻滞、气机不畅是导致腹泻型肠易激综合征患者情绪改变的重要原因。从湿论治是腹泻型肠易激综合征治疗的切入点，以祛湿、健脾、温肾为治疗原则，提出了"温肾健脾调枢法"。

（2）肝郁脾虚为核心病机。李中玉等[14]提出肝郁脾虚是腹泻型肠易激综合征的核心病机，情志失调是其发病的重要因素。在腹泻型肠易激综合征治疗方面，强调从调理肝脾角度疏通气机，恢复肠道功能，并结合虚实寒热病性及情志因素来指导选方用药。

（3）调枢通胃理论。王亚杰等[15]以调枢通胃理论为指导，探析脏腑之枢脾胃、开阖之枢少阳、神明之枢心脑与腹泻型肠易激综合征的关系，并提出健脾化湿、和解少阳、安神益脑的治疗原则，认为在治疗腹泻型肠易激综合征时，应重视调枢通胃理论的运用。

（4）"魄门亦为五脏使"理论。《黄帝内经》有"魄门亦为五脏使"的观点[16]，梁超教授受该理论的启发，认为五脏病变均可引起泄泻。其在临床实践中，着眼于整体，抓主要矛盾，建立了以五脏为中心的综合辨证思维体系。他认为湿邪是引起泄泻病的最重要因素，强调"顾护脾胃"的重要性，并认为泄泻病机复杂，表现为虚实错杂，采用双向调节方法以兼顾虚实。

（5）"胃强脾弱"理论。刘元培等[17]从"胃强脾弱"理论论治，认为造成肠易激综合征的病因繁多，"脾常不足"为其根本原因，同时伴随各种原因造成胃热偏盛，最终造成脾胃不和，故以和法调和脾胃当为其主要治疗目的，辛开苦降为主要治法，在补益脾胃的同时清泻胃热，进而调理全身脏腑气机，达到治愈目的。

（6）"脾为之使"理论[18]。《黄帝内经》有"脾为之使"理论，可以中医脾的功能与肠道菌群的关系为基点，探讨健脾调控肠道菌群论治肠易激综合征。

（7）"血三脏"理论[19]。黄绍刚教授在名中医周福生教授"三脏一体"及"心胃相关"理论的启发下，结合肝脾辨证体系，首次提出将"血三脏"理论运用于腹泻型肠易激综合征的论治，主张心、肝、脾三脏同治。

（8）小肠腑理论[20]。小肠腑的功能主要有受盛与分清别浊，冯文林提出从小肠腑功能进行论治。

（9）浊毒理论[21-22]。杨倩教授认为肠易激综合征的发生与情志不疏或饮食不节密切相关，肝郁脾虚为病之本，浊毒内蕴为病之标，其发病部位在大肠，涉及脾胃、肝胆、肺肾等多个脏腑，治宜疏肝健脾、化浊解毒，临证采用疏肝理脾化浊方加减治疗。李佃贵教授认为肠易激综合征发病多属肝郁脾虚，后期累及肾，导致脾肾阳虚，波及血分可见气滞血瘀，日久则见浊毒内蕴等证，治疗上除一般对症治疗外，中医方面还应强调疏肝健脾与化浊解毒相结合，标本兼治。

（10）"一气周流"理论[23]。黄元御在《四圣心源》一书中提出"一气周流"理论，基于"一气周流"理论，临床可从调节人体中气的升降沉浮、恢复气机周流通畅的角度，运用补益脾胃、疏肝行气、温肾助阳等方法对肠易激综合征进行治疗及用药。

（二）现代医学基础研究

1. 基于炎症反应调控腹泻型肠易激综合征的信号通路

（1）Toll样受体4/核因子κB信号通路。Toll样受体4（toll-like receptor 4，TLR4）/核因子κB（nuclear factor κB，NF-κB）信号通路在炎症反应的调节中起重要作用。TLR4/NF-κB信号通路可以刺激其下游炎性细胞因子如白细胞介素（interleukin，IL）-1β、肿瘤坏死因子-α（tumor necrosis factor-α，TNF-α）等的释放，导致腹泻型肠易激综合征患者肠道炎症反应增加。

（2）磷脂酰肌醇3-激酶/蛋白激酶B信号通路。磷脂酰肌醇3-激酶/蛋白激酶B（PI3K/Akt）信号通路被认为是一种激活促炎因子的代偿机制。有研究表明，给予PI3K/Akt拮抗剂可降低大鼠肝损害细胞的炎性细胞因子水平；亦有研究通过靶向性抑制PI3K/Akt信号通路的激活，来减轻大鼠脑微血管内皮细胞损伤的炎症反应。

（3）转化生长因子-β信号通路。转化生长因子-β（TGF-β）信号通路在抗炎中具有不可或缺的作用。有研究发现，腹泻型肠易激综合征患者血清促炎细胞因子增加时，抗炎细胞因子也随之增加，且IL-6、IL-13与TGF-β水平呈正相关，提示TGF-β信号通路在腹泻型肠易激综合征的病变过程中发挥了抗炎作用。

（4）干细胞因子/酪氨酸激酶受体信号通路。干细胞因子/酪氨酸激酶受体（SCF/c-kit）信号通路能增强肥大细胞与单核细胞的活化，进而使大量低位肠道被浸润。最近有研究显示，腹泻型肠易激综合征的发病与SCF/c-kit信号通路有关，抑制SCF/c-kit信号通路能够减缓肥大细胞增生，从而缓解腹泻型肠易激综合征的肠道低度炎症。

2. 基于内脏高敏感性调控腹泻型肠易激综合征的信号通路

（1）Janus激酶/信号转导子和转录激活子信号通路。内脏高敏感性是目前公认的肠易激综合征主要的病理生理机制之一。有研究显示，内脏高敏感性的发生常有Janus激酶（Janus kinase，JAK）/信号转导子和转录激活子（signal transducer and activator of transcription，STAT）信号通路的激活。近年来，国内外研究皆证实JAK/STAT信号通路对腹泻型肠易激综合征内脏高敏感性有潜在调节作用。

（2）神经生长因子/瞬时受体电位香草酸亚型1（TRPV1）信号通路。近年来研究发现，神经生长因子（nerve growth factor，NGF）与内脏高敏感性有关。有研究发现，NGF/TRPV1信号通路在腹泻型肠易激综合征患者的内脏高敏感性中发挥了重要作用，NGF可以通过一系列反应降低TRPV1开放阈值，从而参与调控腹泻型肠易激综合征患者的内脏高敏感性。

（3）脑源性神经营养因子/酪氨酸激酶受体B信号通路。脑源性神经营养因子（brain-derived

neurotrophic factor，BDNF）是引起神经性疼痛过敏的细胞因子，能够调控痛觉和内脏敏感性；酪氨酸激酶受体B（tyrosine kinase receptor B，TrkB）是一种与BDNF优先结合的高亲和力受体。研究发现高BDNF水平可能参与了腹泻型肠易激综合征的发病机制，提高了内脏的敏感性。

3. 基于肠黏膜屏障功能调控腹泻型肠易激综合征的信号通路

肠黏膜屏障功能受损与腹泻型肠易激综合征的发生密切相关。肠道干细胞分化成杯状细胞受Notch信号通路调控，Notch信号通路的异常表达可促进转录因子Hes-1的表达，同时抑制ATOH1的表达，从而抑制肠上皮细胞分化成杯状细胞，削弱肠黏膜屏障功能，而且Notch受体及其配体相互作用影响紧密连接蛋白的形成，紧密连接蛋白Claudin-1表达上调可诱导Notch信号转导，进而抑制杯状细胞分化，从而影响肠黏膜屏障功能。

4. 其他信号通路对腹泻型肠易激综合征发病的影响

除上述提及的信号通路外，p38丝裂原活化蛋白激酶（MAPK）信号通路也可影响炎症反应，p38MAPK的抑制剂可以减少炎症因子如TNF-α、IL-1β、IL-6等的释放。MAPK的另一个家族成员细胞外信号调节激酶（extracellular signal-regulated kinase，ERK）则被证明在内脏敏感性中被激活。研究发现，在肠易激综合征的内脏超敏反应中，结肠N-甲基-D冬氨酸受体激活后的下游信号途径即是ERK信号通路。肠黏膜上皮细胞是肠黏膜屏障的重要组成部分，肠隐窝干细胞则是肠黏膜上皮细胞的前体细胞，而肠隐窝干细胞的分化过程主要由Wnt信号通路调控。有研究表明，Wnt信号通路参与肠隐窝干细胞活化，有利于肠黏膜损伤的修复，推测Wnt信号通路可能与腹泻型肠易激综合征肠黏膜屏障功能有关[24]。

二、临床研究

（一）中医研究

1. 辨证论治研究

（1）六经辨证。陈璇等[25]提出可运用六经辨证治疗腹泻型肠易激综合征，三阳经辨证多以太阳阳明合病、太阳少阳合病或少阳病及阳明经证为多见，临床多以葛根汤、柴胡桂枝干姜汤、小柴胡汤、葛根芩连汤等加减治疗。三阴经辨证中太阴、少阴、厥阴病均常见，临床多用理中汤、四逆散、乌梅丸或泻心汤类方。

（2）病因辨证。

情志[26]：从中医传统理论来说，情志因素导致的本病可以从心论治。生理上心与小肠互相为用，心阳之温煦，心血之濡养，有助于小肠化物泌别清浊，吸收水谷精微和水液，而小肠所吸收的营养物质又可化血以养心。病理上，两者相互影响，当心为七情所伤，心阳不能温煦小肠，小肠泌别清浊功能失常，清浊不分，水液归于糟粕，导致水谷混杂，而出现泄泻。此外，肠道虚寒，化物失职，水谷精微不生，日久影响心神，出现失眠等症状。还有学者在此基础上进一步研究，提出心胃相关理论，并以此为指导应用于临床，取得良好疗效。

肝主疏泄，调畅全身气机，调畅情志，协调脾胃升降，并疏利胆汁，输于肠道，促进脾胃对饮食物的消化、吸收和转输。情志怫郁、忧思恼怒常导致肝气郁结，横逆乘脾，脾不升清，胃不降浊，运化失常，而出现腹痛、泄泻。

湿邪：毛心勇等[13]基于"湿邪致病"来认识肠易激综合征，认为多湿环境和多湿体质易导致腹泻型肠易激综合征的产生。腹泻型肠易激综合征相关的炎症反应、肠道菌群的改变与湿邪相关。湿邪阻滞、气机不畅是导致腹泻型肠易激综合征患者情绪改变的重要原因。

脏腑辨证[27]：①从肝论治。肝郁脾虚是导致腹泻型肠易激综合征发生、发展的重要因素，这是因为肝与肠相通，生理上密切相关，病理上互相影响。肝五行属木，主疏泄，性喜条达。肠五行属金，主肃降收敛。肝与肠互相协助，而使生理功能正常运行。肝郁则出现腹痛、腹胀，肝横则出现腹泻。②从脾论治。脾虚湿盛是导致腹泻型肠易激综合征的常见因素。脾虚之人懒言少动，神疲乏力，升清无力，运化不足，纳少不消。治疗上应化湿健脾，升清降浊。切不可轻用补涩之药，以免闭门留寇，又不可服分利之品太过，以防劫其阴液。③从肾论治[28]。脾肾阳虚型腹泻型肠易激综合征是素体虚弱，感受寒邪，兼夹久病、久泻耗损脾肾阳气，脾阳久虚不能充养肾阳而引起的大肠功能失调。治疗多以益气补脾、收敛固涩、温阳止泻为原则。

2. 专病专方研究

王栩芮等[29]研究发现，用痛泻要方缓解肝郁脾虚型腹泻型肠易激综合征，与用匹维溴铵治疗对比，4周后前者腹痛腹泻应答率高于后者。前者治疗后TCM-PES、IBS-QOL评分高于后者，IBS-SSS积分低于后者。前者中医证候疗效有效率高于后者；前者治疗后SAS、SDS评分低于后者；前者治疗后血浆IL-10高于后者，IL-12低于后者。

俞赟丰等[30]系统评价了参苓白术散加减对比常规西药治疗肠易激综合征的有效性和安全性，以便为临床用药提供循证依据。对VIP、WANFANG、CNKI、PubMed、Embase、The Cochrane Library、Web of Science数据库中公开发表的关于参苓白术散加减治疗肠易激综合征的随机对照试验的荟萃分析结果显示，与常规西药相比，参苓白术散加减能够有效提高肠易激综合征的临床治愈率。

3. 中成药研究

（1）参苓白术颗粒（丸）：健脾、益气，用于体倦乏力，食少便溏。林晓玲等[31]运用参苓白术颗粒联合西药治疗腹泻型肠易激综合征，发现该方法能够通过调节腹泻型肠易激综合征患者胆囊收缩素、酪神经肽、P物质水平而提高整体治疗效果。

（2）补中益气颗粒（丸）：补中益气、升阳举陷，用于脾胃虚弱、中气下陷所致的泄泻。丁文等[32]利用补中益气丸治疗腹泻型肠易激综合征脾胃虚弱证疗效较好。

（3）附子理中丸：温中健脾，用于脾胃虚寒所致的脘腹冷痛、呕吐泄泻、手足不温。孟莉[33]用附子理中丸联合益生菌治疗腹泻型肠易激综合征临床疗效佳。

（4）补脾益肠丸：补中益气、健脾和胃、涩肠止泻，用于脾虚泄泻。杨会等[34]利用补脾益肠丸联合奥替溴铵片治疗肠易激综合征具有较好的治疗效果，能缓解临床症状，降低血清炎性因子和生化指标水平。

（5）人参健脾丸：健脾益气、和胃止泻，用于脾胃虚弱所致的腹痛便溏、不思饮食、体弱倦怠。洪丽芬[35]采用健脾升阳汤加减联合人参健脾丸治疗腹泻型肠易激综合征患者疗效显著，能有效改善腹胀、腹泻、腹痛症状。

（6）参倍固肠胶囊：固肠止泻、健脾温肾，用于脾肾阳虚所致的慢性腹泻、腹痛、肢体倦怠、神疲懒言、形寒肢寒、食少、腰膝酸软。左云领等[36]研究发现参倍固肠胶囊联合奥替溴铵治疗腹泻型肠易激综合征能安全有效地缓解患者症状，改善患者生活质量，降低内脏敏感性，减轻机体炎症反应，正性调节体内脑肠肽分泌，整体疗效确切。

（7）固本益肠片：健脾温肾、涩肠止泻，用于脾虚或脾肾阳虚所致的慢性泄泻。李锦伟等[37]利用固本益肠片联合复方谷氨酰胺和曲美布汀治疗肠易激综合征效果显著，可明显改善患者临床症状及生活质量。

（8）枫蓼肠胃康颗粒：清热除湿化滞，用于伤食泄泻及湿热泄泻。孙亚峰等[38]利用枫蓼肠胃康颗粒联合阿尔维林胶囊治疗腹泻型肠易激综合征效果明显。

（9）痛泻宁颗粒：柔肝缓急、疏肝行气、理脾运湿，用于肝气犯脾所致的腹痛、腹泻、腹胀、腹部不适等症。陆敏等[39]联合应用痛泻宁颗粒与米曲菌胰酶片治疗腹泻型肠易激综合征（肝气乘脾证），有效改善了患者的临床症状，疗效良好。

（10）固肠止泻丸：调和肝脾、涩肠止痛，用于肝脾不和所致的泻痢腹痛。史海龙等[40]基于网络药理学并辅以生物学验证探讨固肠止泻丸治疗炎症后肠易激综合征内脏痛觉敏感的分子机制，发现固肠止泻丸的药效分子可能主要通过调节5-HT信号通路发挥药效，并主要作用于6个核心靶标。

4. 中医外治法研究

主要采用针灸疗法。

（1）临床选穴原则[41]。①以近部取穴为主。腹泻型肠易激综合征以腹痛、腹胀或腹部不适为主要表现，因此首先着眼于局部穴位。一项研究归纳了近12年来针灸治疗肠易激综合征的方法及其取穴规律，发现在针灸治疗肠易激综合征的所有选穴中，腹部穴位最为多见，10个穴位中占4个（天枢、中脘、关元、气海），其中最常用的是天枢。②辅以循经远取。人体腹部至少有9条经脉及其分支行经，关系最为密切的是任脉、胃经、脾经。郑桂芝等[42]通过数据挖掘技术对2000—2016年所发表的针灸治疗肠易激综合征的选穴规律进行分析，发现腹泻型肠易激综合征选穴以足阳明胃经和任脉的腧穴为主，常用中脘、天枢、足三里，经络腧穴配伍以足阳明胃经、任脉、足太阴脾经为最常见的经脉组合，足三里、天枢、太冲为最常见的腧穴配伍。

（2）灸法选择。

温和灸：温和灸可通过艾叶燃烧所产生的热量激发人体经气，起到疏通经络、调和气血的作用。现代研究表明，温和灸产生的温热刺激，可扩张毛细血管，加速血液和淋巴循环，改善胃肠功能，促进食物消化和吸收。

隔物灸：通过在艾炷与皮肤之间衬垫某一药物而施灸。此法兼具艾灸与药物的作用，且热力温和，患者易于接受。隔物灸法根据衬垫药物的不同，可分为数十种。

热敏灸：采用点燃的艾条悬灸热敏腧穴，可激发透热、扩热、传热等灸感和经气传导，使气至病所，并施以饱和的消敏灸量，从而提高艾灸疗效。

瘢痕灸：将陈年艾绒揉搓成小艾炷，再把艾炷粘在穴位上施灸。由于施灸后局部穴位出现化脓、结痂、焦痂脱落现象，经过一段时间会形成瘢痕，因此称为瘢痕灸。

温针灸：是将针刺与艾灸相结合的临床治疗方法，在针刺得气之后，将一段1～2cm的艾条固定在针柄上，利用针刺对穴位的刺激作用和艾灸的温通之力，共行祛寒行气、活血通脉之功效。

特殊灸法：①雷火灸，又名雷火神针，是一种以艾绒配伍不同的中药粉末制成药艾条，施灸于穴位上的明火悬灸疗法。②长蛇灸，沿脊柱铺敷药物而施灸的方法，因其形如长蛇故得此名。③铺灸，属传统中医艾灸疗法，将艾绒广泛铺敷在督脉以及足太阳膀胱经第一、二侧线或腹部任脉和足阳明胃经的腧穴，具有艾灸量大、施术面积广、时间长、热力足等特点，且对慢性虚损性疾病有独到的治疗优势，近年来被广泛应用于肠易激综合征的治疗。④点灸，为周楣声教授创立的新型艾灸疗法，是以点燃的点灸笔对准穴位如雀啄之势一触即起，每穴点5～6次，以所点皮肤潮红为度。

（二）现代医学研究

1. 发病机制研究

（1）脑-肠轴。是由中枢神经系统和肌间神经丛之间的联系构成的，通过这个途径，情绪可以影响肠道运动、黏膜分泌和屏障功能，反之亦然，胃肠道的刺激也可以影响心理功能。

（2）肠黏膜通透性增加以及对躯体和内脏刺激的超敏反应。

（3）5-羟色胺（5-HT）的通路失调。与健康者相比，腹泻型肠易激综合征患者的血浆5-HT水平升高，提示5-HT4受体激动剂或5-HT3受体拮抗剂可作为肠易激综合征药物治疗的促动力剂靶点，通过减缓肠道运输缓解肠易激综合征。

（4）肠道微生物群。研究证明肠道微生物群可能参与屏障功能改变和黏膜炎性反应，多项研究分析发现肠易激综合征患者肠道微生物群的组成差异很大，并且这种差异可能是由患者的饮食和所处的地理区域决定的。

（5）其他。参与肠易激综合征发病的环境因素包括社会心理因素、胃肠道感染、抗生素使用、饮食和食物耐受等。受胃肠道功能紊乱困扰时的心理状态会加剧肠易激综合征的临床症状，腹痛和排便习惯的改变会加剧焦虑和抑郁的症状。约有10%的肠易激综合征患者既往有胃肠道感染史，在胃肠炎患者中有3%～36%出现了持续的肠易激综合征症状。尽管肠易激综合征患者中食物过敏很少见，但食物不耐受较常见，碳水化合物吸收不良会导致肠道发酵，从而引发肠道过敏患者的肠易激综合征症状。

2. 治疗研究

（1）非药物治疗。良好的生活方式干预是治疗肠易激综合征患者最重要和有效的非药物治疗方法，具体包括调整饮食结构、进行适当的体育锻炼和保持心理健康。

减少饮食可能会缓解肠易激综合征的症状，但不进餐被证明会使病情恶化。脂肪摄入已被证明会加重肠易激综合征患者的腹泻，而碳水化合物摄入量的增加与肠易激综合征症状的恶化相关，如果聚糖、半乳聚糖、乳糖、果糖、山梨糖醇、木糖醇和甘露糖醇等可在肠道中发酵，从而增加疼痛和肠胃胀气，而低短链碳水化合物（FODMAP）如糖、二糖、单糖、多元醇的摄入可以缓解肠易激综合征症状。肠易激综合征患者在摄入乳糖或麸质后症状可能会恶化。最近一项针对腹泻型肠易激综合征患者的前瞻性随机对照试验结果表明，严格的低脂肪饮食（LFD）与传统饮食干预均可使肠易激综合征症状和患者生活质量评分得到改善，并且这种改善在LFD组中更为明显，因此，目前建议将LFD作为改善肠易激综合征症状的二线饮食干预。

补充和替代医学也可以在肠易激综合征的非药物治疗中发挥作用，不过目前的数据也存在争论，考虑到社会心理因素对肠易激综合征临床表现的影响，放松训练、催眠疗法和认知行为疗法可能对肠易激综合征患者有益。

（2）药物治疗。国内干预肠易激综合征更常用的是针对症状采用个体化治疗原则，对于症状显著的患者，或许需针对肠易激综合征的主要症状采取联合药物疗法。

利福昔明：一种不可吸收的利福霉素，有证据表明利福昔明干预2周后可显著改善肠易激综合征的整体症状、改变粪便形态（稀便或水样便）。利福昔明具有良好的耐受性，其不良事件发生情况与安慰剂相当，此外，该药物被证明在治疗肠易激综合征复发症状中也安全有效。

洛哌丁胺：μ-阿片受体的外周激动剂，常用于腹泻型肠易激综合征的一线治疗。洛哌丁胺通过抑制肠道蠕动和减少粪便量达到止泻的目的，既可用于慢性腹泻，也可用于间歇性发作的腹泻。洛哌丁胺在降低排便频率和改善大便稠度方面效果良好，但缺点在于不能改善肠易激综合征的整体症状，甚至会使症状加重。此外，由于该药存在导致严重便秘的风险，因此对于同时有便秘和腹泻症状的患者应谨慎使用。

伊卢多啉：一种混合的μ-阿片类激动剂和δ-阿片类拮抗剂，其药理学机制与洛哌丁胺类似，通过作用于μ受体来减缓肠道蠕动，并且δ受体的拮抗作用可以减轻内脏疼痛。但是便秘和恶心是伊卢多啉的主要不良反应，患有胰腺炎、胆管阻塞、肛门括约肌功能障碍或有酗酒史的患者应禁用。

胆汁酸螯合剂：包括消胆胺、考来替泊和考来维仑等，是胆汁酸吸收不良、排便频率异常的腹泻型肠易激综合征患者的良好治疗选择。胆汁酸螯合剂存在干扰其他药物吸收和引起便秘的风险，需要适当调整剂量，可从小剂量开始，逐渐增加。

5-HT受体拮抗剂：如阿洛司琼、昂丹司琼和雷莫司琼，最初是为了治疗化疗引起的恶心而研制的，但其也被证明可以减少结肠转运时间。其中阿洛司琼被证明可有效缓解腹泻型肠易激综合征患者的疼痛、降低大便频率和改善粪便形状以及提高患者生活质量评分，但可能的不良反应有缺血性结肠炎和便秘。因此，5-HT受体拮抗剂仅适用于特定患者，同时注意从小剂量开始治疗。

解痉药：治疗腹痛一般选择解痉药，其可通过抗胆碱能机制（双环胺）或钙通道阻滞（奥替溴铵、美贝维林）降低胃肠道收缩力。曲美布汀是μ、k和δ阿片受体的外周激动剂，可调节胃肠道肽如胃动素、血管活性肠肽、胃泌素和胰高血糖素的释放，加速胃排空并调节肠道收缩力。

抗抑郁药：抗抑郁药也是缓解慢性腹痛的良好选择。作用机制为增强内源性内啡肽的释放，通过去甲肾上腺素的拮抗作用促进下行抑制性疼痛通路的激活，并调节血清素的神经调节作用。有少量研究证明由于对自主神经系统、迷走神经背核和肠神经系统具有调节作用，苯二氮䓬类药物也可以在肠易激综合征的治疗中发挥作用，尤其在缓解内脏疼痛方面。在肠易激综合征患者中，右旋非索泮被证明可以改善大便稠度，减少排便次数，并且对腹胀、排便或医院焦虑和抑郁量表评分没有影响，不过，右旋非索泮和其他苯二氮䓬类药物的疗效需要进一步研究评估。

益生菌：肠道菌群与肠易激综合征肠道菌群在肠易激综合征中的潜在功能和作用越来越受到学者们的重视，其中益生菌和益生元受到的关注较多。益生菌和益生元正被广泛用于治疗肠易激综合征患者，而粪便微生物群移植（FMT）作为一种新兴的治疗方法，也正在被加快研究。研究涉及的益生元种类较广泛，症状评估的标准也不同，这限制了根据研究结果得出一般性的结论，需要进一步研究。FMT被证明是一种有效的新的治疗方法，目前已被应用于治疗耐药性的顽固梭菌感染。总体来说，FMT在肠易激综合征的随机对照试验中的治疗效果并不优于安慰剂，其有效性和安全性需要进一步验证。

（陈锦锋　陈锴　佘玲）

● **参考文献**

[1]　李逢春，钟振裕，吴东南. 中西医结合治疗腹泻型肠易激综合征效果分析[J]. 深圳中西医结合杂志，2017，27（1）：29-30.

[2]　张侠. 中西医结合对腹泻型肠易激综合征患者血浆生长抑素以及神经肽Y水平的影响[J]. 云南中医中药杂

志，2017，38（3）：44-45.

[3] 吴玉叶.气滞胃痛颗粒联合匹维溴铵治疗腹泻型肠易激综合征的临床效果分析[J].北方药学，2018，15（2）：120，119.

[4] 王艳玲，苏晓兰，闫思萌，等.桂芍欢苓汤联合匹维溴铵治疗腹泻型肠易激综合征临床观察[J].世界中西医结合杂志，2017，12（1）：105-108.

[5] 张霞，蒋欢欢，赵汉清，等.双歧杆菌四联活菌胶囊联合针灸治疗肠易激综合征的疗效观察[J].河北医药，2017，39（12）：1857-1859.

[6] 李湘力，蔡敬宙，薛丹，等.精灸联合匹维溴铵治疗脾肾阳虚证腹泻型肠易激综合征的临床疗效[J].世界中医药，2017，12（9）：2179-2182.

[7] 陈勇，任成华，吴作琳，等."疏肝理气，调神解郁"推拿法联合西药治疗腹泻型肠易激综合征疗效观察[J].亚太传统医药，2018，14（7）：163-165.

[8] 赖金枚，陈朝元，何顺勇.耳穴贴压联合西药治疗腹泻型肠易激综合征的疗效观察[J].中国老年保健医学，2017，15（4）：49-50，53.

[9] 匡小霞.双歧杆菌胶囊、穴位敷贴、针灸联用治疗肠易激综合征的临床疗效分析[J].内蒙古中医药，2018，37（8）：65-67.

[10] 朱庭倩，刘兰花.中药包热熨法联合得舒特治疗脾肾阳虚型肠易激综合征41例[J].中国中医药现代远程教育，2017，15（4）：127-128.

[11] 袁兵，刘红书，张永.葛根芩连汤联合心理干预治疗腹泻型肠易激综合征43例[J].中国中医药现代远程教育，2016，14（23）：84-85.

[12] 刘新明，刘斯文，刘书芹，等.病证结合的肠易激综合征动物模型研究进展[J].吉林中医药，2022，42（1）：116-119.

[13] 毛心勇，倪文超，国嵩，等.基于"湿邪致病"认识腹泻型肠易激综合征[J].吉林中医药，2022，42（1）：12-16.

[14] 李中玉，陈婷，王阳，等.经方辨治腹泻型肠易激综合征的理论与方法研究[J].中国中西医结合杂志，2022，42（1）：107-111.

[15] 王亚杰，从禹，杨洋，等.基于调枢通胃理论探讨腹泻型肠易激综合征的病机与治则[J].环球中医药，2020，13（9）：1634-1636.

[16] 徐志鹏，梁超.梁超教授基于"魄门亦为五脏使"理论辨治腹泻型肠易激综合征经验[J].四川中医，2020，38（6）：27-30.

[17] 刘元培，陈贵海，姜梅，等.基于"胃强脾弱"理论探讨肠易激综合征[J].环球中医药，2020，13（3）：405-408.

[18] 冯文林，伍海涛.《黄帝内经》"脾为之使"理论指导下健脾法论治肠易激综合征的机制[J].西部中医药，2019，32（12）：33-35.

[19] 张洁，郑欢，吴皓萌，等.黄绍刚教授基于"血三脏"理论辨治腹泻型肠易激综合征经验总结[J].河北中医，2019，41（4）：493-495.

[20] 冯文林，伍海涛.从中医小肠腑理论谈小肠在肠易激综合征发病中的作用[J].时珍国医国药，2019，30（3）：661-662.

[21] 梁亚飞，申玉行，白亚楠，等.杨倩基于浊毒理论治疗肠易激综合征经验[J].河南中医，2018，38（11）：1662-1665.

[22] 谷诺诺，王凯星，杨倩，等.李佃贵教授基于浊毒理论治疗肠易激综合征经验[J].四川中医，2017，35（6）：3-5.

[23] 谭志康，陈星玥，王亚飞，等.基于"一气周流"理论谈肠易激综合征的诊治[J].江苏中医药，2018，50（8）：12-14.

[24] 白婷婷，杨欣，孙宏文.信号通路调控腹泻型肠易激综合征的研究进展[J].广西医学，2021，43（12）：1505-1508.

[25] 陈璇，于晓雯，史亚祥.六经辨证在腹泻型肠易激综合征中的应用[J].现代中医临床，2022（2）：69-71.

[26] 陈宏宇，杨倩，杜朋丽，等.肠易激综合征从情志论治的研究进展[J].现代中西医结合杂志，2017，26（14）：1594-1596.

[27] 赵蓓蓓，李京尧，卫静静，等.刘启泉从肝脾不和论治腹泻型肠易激综合征经验[J].辽宁中医杂志，2020，47（10）：29-31.

[28] 邹济源，谭海诚，武琛，等. 肠易激综合征的影响因素分析及补脾固涩法治疗其脾肾阳虚证腹泻型的疗效观察[J]. 世界中西医结合杂志，2022，17（1）：192-195.

[29] 王栩芮，李明玥，周沁，等. 痛泄要方缓解肝郁脾虚证腹泻型肠易激综合征患者内脏高敏的临床疗效[J]. 中国实验方剂学杂志，2022，28（9）：97-102.

[30] 俞赟丰，张紫怡，唐佩，等. 参苓白术散加减治疗肠易激综合征的Meta分析和试验序贯分析[J]. 中医药通报，2021，20（6）：53-59.

[31] 林晓玲，欧柱雄. 参苓白术颗粒联合西药治疗腹泻型肠易激综合征51例临床观察[J]. 中国民族民间医药，2019，28（12）：111-113.

[32] 丁文，黄小英，宣云岗. 补中益气丸治疗腹泻型肠易激综合征脾胃虚弱证疗效及对血浆NLRP3炎症小体的影响[J]. 浙江中西医结合杂志，2018，28（6）：469-471.

[33] 孟莉，郭新春. 附子理中丸联合益生菌治疗腹泻型肠易激综合征45例[J]. 现代中医药，2019，39（1）：70-72.

[34] 杨会，乔昭君，刘艳利，等. 补脾益肠丸联合奥替溴铵治疗肠易激综合征的临床研究[J]. 现代药物与临床，2019，34（10）：3127-3131.

[35] 洪丽芬. 健脾升阳汤加减联合人参健脾丸治疗41例腹泻型肠易激综合征患者的临床研究[J]. 基层医学论坛，2018，22（16）：2278-2279.

[36] 左云领，周西华，袁东辉，等. 参倍固肠胶囊联合奥替溴铵治疗腹泻型肠易激综合征的临床研究[J]. 现代药物与临床，2021，36（6）：1165-1170.

[37] 李锦伟，丁志钦，金立，等. 固本益肠片联合复方谷氨酰胺和曲美布汀治疗肠易激综合征的临床研究[J]. 现代药物与临床，2017，32（1）：63-66.

[38] 孙亚峰，朱素华，常超，等. 枫蓼肠胃康颗粒联合阿尔维林治疗腹泻型肠易激综合征的临床研究[J]. 现代药物与临床，2020，35（10）：1994-1997.

[39] 陆敏，杨友丽，苏静，等. 痛泻宁颗粒联合米曲菌胰酶片治疗腹泻型肠易激综合征效果研究[J]. 医药论坛杂志，2021，42（20）：29-31.

[40] 史海龙，冯雪松，马晓军，等. 基于网络药理学并辅以生物学验证探讨固肠止泻丸治疗炎症后肠易激综合征内脏痛敏的分子机制[J]. 中药新药与临床药理，2019，30（3）：327-338.

[41] 李奕宏，胡江杉，吴松，等. 灸法治疗腹泻型肠易激综合征临床研究进展[J]. 湖北中医药大学学报，2022，24（1）：126-129.

[42] 郑桂芝，李晗，周次利，等. 基于数据挖掘技术分析腹泻型和便秘型肠易激惹综合征针灸使用规律[J]. 世界中医药，2017，12（3）：684-688，693.

第九篇 心 病 篇

引 言

中医优势病种建设历来重视并坚持"中西并重，能中不西"原则，强化中医药在临床上的应用，不断学习心脏病诊疗新知识、新技术，与祖国传统医学紧密结合，优势互补，利用先进的心血管疾病诊疗设备、技术及抢救设施，在中医优势病种诊疗上效果显著。

中医优势病种以心悸、胸痹心痛、心衰病为主。在优势病种的建设过程中，以中医整体观、辨证论治为核心指导思想。关于心衰的病机，专科紧扣"虚、瘀、水"三大要素，提出了气血水相关的病机理论，心气、心阳亏虚是病理基础，血瘀是中心病理环节，痰浊和水饮是主要病理产物，并确立了心衰基本证型及其相应的治法方药。在公认的冠心病"本虚标实"病机理论基础上，结合现代介入诊疗技术，专科优势病种在发作期、缓解期辨证施治，结合中医适宜技术，效果显著。针对心悸（各种心律失常），专科侧重于"五脏相关"基础理论，基于气血阴阳亏损的病机，确立了相应的治则治法，结合射频导管消融技术，取得显著效果。

专科以传统理论为基础，结合长期临床实践，不断总结、归纳和创新中医优势病种的病机理论，为专科优势病种的建设奠定了坚实的基础。通过不断优化完善优势病种，使其具有指导性好、操作性强、实施简便、易于掌握等优点。该专科不断汲取现代医学新技术，研制出具有专科特色的中药制剂10余种，如山楂消脂胶囊、三七片、三七化瘀口服液、复元饮、益气舒心丸等，运用中医、中西医结合方法防治各种心血管疾病，具有显著的疗效。在中医辨证论治指导下，为患者提供药物治疗、饮食、运动康复等综合治疗方案，并开展穴位敷贴、中频、针灸、浴足等中医特色疗法。通过中西医结合治疗，改善患者的临床症状，提高临床疗效，减少副作用，为患者提供集中医、西医、预防、保健于一体的专科优势病种医疗服务。

第一章 心　悸

第一节 概　述

心悸是指患者自觉心慌不安，不能自主，心率加快或减慢，心搏过重或者搏动频率不一，呈阵发性或者持续性，且常伴胸闷、乏力等症状，病情较轻者为惊悸，病情较重者为怔忡。

心悸相当于西医学中各种原因引起的心律失常及心功能不全等，症状以心悸为主者。

第二节 病 因 病 机

一、中医学对心悸病因病机的认识

心悸的发生多因体质虚弱、饮食劳倦、七情所伤、感受外邪及药食不当等，致气血阴阳亏损、心神失养，或痰、饮、火、瘀阻滞心脉，扰乱心神。

（一）中医学对心悸病因分析

1. 体虚劳倦

禀赋不足，素体虚弱；或久病伤正，耗损心之气阴；或劳倦太过伤脾，生化之源不足，致气血阴阳亏损，脏腑功能失调，心神失养，发为心悸。如《丹溪心法·惊悸怔忡》所言："人之所主者心，心之所养者血，心血一虚，神气不守，此惊悸之所肇端也。"

2. 七情所伤

平素心虚胆怯，突遇惊恐，忤犯心神，心神动摇，不能自主而发心悸。《济生方·惊悸论治》云："惊悸者，心虚胆怯之所致也。"长期忧思不解，心气郁结，阴血暗耗，不能养心而心悸；或化火生痰，痰火扰心，心神失宁而心悸。此外，大怒伤肝，大恐伤肾，怒则气逆，恐则精却，阴虚于下，火逆于上，动撼心神亦可发为惊悸。

3. 感受外邪

风、寒、湿三气杂至，合而为痹。痹证日久，复感外邪，内舍于心，痹阻心脉，心血运行受阻，发为心悸。或风寒湿热之邪，由血脉内侵于心，耗伤心气心阴，亦可引起心悸。温病、疫毒均可灼伤营阴，心失所养，或邪毒内扰心神，如春温、风温、暑温、白喉、梅毒等病，往往伴见心悸。

4. 药食不当

嗜食醇酒厚味、煎炸炙煿，蕴热化火生痰，痰火上扰心神则为悸，正如清代吴澄《不居集·怔忡惊悸健忘善怒善恐不眠》云："心者，身之主，神之舍也。心血不足，多为痰火扰动。"或因药物过量或毒性较剧，耗伤心气，损伤心阴，引起心悸。中药如附子、乌头、雄黄、蟾酥、麻黄等，西药如锑剂、洋地黄、奎尼丁、阿托品、肾上腺素等过量或使用不当，或补液过快、过多等。

（二）中医学对心悸病机分析

心悸病位在心，与肝、脾、肾、肺等脏腑关系密切，病机不外乎气血阴阳亏虚，心失所养，或邪扰心神，心神不宁。如心之气血不足，心失滋养，搏动紊乱；或心阳虚衰，血脉瘀滞，心神失养；或肾阴不足，不能上制心火，水火失济，心肾不交；或肾阳亏虚，心阳失于温煦，阴寒凝滞心脉；或肝失疏泄，气滞血瘀，心气失畅；或脾胃虚弱，气血乏源，宗气不行，血脉凝滞；或脾失健运，痰湿内生，扰动心神；或热毒犯肺，肺失宣肃，内舍于心，血运失常；或肺气亏虚，不能助心以治节，血脉运行不畅，均可引发心悸。

心悸的病理性质主要有虚、实两方面。虚者为气、血、阴、阳亏损，心失滋养，而致心悸；实者多由痰火扰心，水饮上凌或心血瘀阻，气血运行不畅所致。虚实之间可以相互夹杂或转化。实证日久，病邪伤正，可分别兼见气、血、阴、阳之亏损，而虚证也可因虚致实，兼见实证表现。临床上阴虚者常兼火盛或痰热；阳虚者易夹水饮、痰湿；气血不足者，易兼气血瘀滞。心悸初起以心气虚为常见，可表现为心气不足、心血不足、心脾两虚、心虚胆怯、气阴两虚等证。病久阳虚者则表现为心阳不振、脾肾阳虚，甚或水饮凌心之证；阴虚血亏者多表现为肝肾阴虚、心肾不交等证。若阴损及阳，或阳损及阴，可出现阴阳俱损之候。若病情恶化，心阳暴脱，可出现厥脱等危候。

二、现代医学对心悸致病因素的认识

本病相当于西医的心律失常和心功能不全，出现心悸症状为主者，分为遗传性和后天获得性。正常情况下，心脏以一定范围的频率发生有规律的搏动，这种搏动的冲动起源于窦房结，以一定的顺序和速率传导至心房和心室，协调心脏各部位同步收缩，形成一次心搏，周而复始，为正常节律。心律失常是指心脏冲动的频率、节律、起源部位、传导速率或激动次序的异常，其可见于生理情况，更多见于病理性状态，包括心脏本身疾病和非心脏疾病。

第三节　诊断与鉴别诊断

一、诊断

（一）临床表现

心悸基本证候特点：发作性心慌不安，心跳剧烈，不能自主，或一过性、阵发性，或持续时间较长，或一日数次发作，或数日一次发作。常兼见胸闷气短，神疲乏力，头晕喘促，不能平卧，甚至出现晕厥。其脉象表现或数或迟，或乍疏乍数，并以结脉、代脉、促脉、涩脉为常见。

心悸失治、误治，可以出现变证：

（1）若心悸兼见浮肿尿少，形寒肢冷，坐卧不安，动则气喘，脉疾数微，此为心悸重证心肾阳虚、水饮凌心的特点。用现代医学解释为肾动脉供血不足的表现，心律失常可引起肾动脉血流量降低，临床表现有少尿、蛋白尿、氮质血症等。

（2）若心悸突发，喘促，不得卧，咯吐泡沫痰，或为粉红色痰涎，或夜间阵发咳嗽，尿少肢肿，脉数细微，此为心悸危证水饮凌心射肺之特点。用现代医学解释为心功能不全的表现，主要为咳嗽、呼吸困难、倦怠、乏力、水肿等。

（3）若心悸突见面色苍白，大汗淋漓，四肢厥冷，喘促欲脱，神志淡漠，此为心阳欲脱之危证。用现代医学解释为冠状动脉供血不足的表现，心律失常可引起冠状动脉血流量降低，主要表现为心绞痛、气短、周围血管衰竭、急性心力衰竭、急性心肌梗死等。

（4）若心悸脉象散乱，极疾或极迟，面色苍白，口唇发绀，突发意识丧失，肢体抽搐，短暂即恢复正常而无后遗症，或一厥不醒，此为心悸危证晕厥之特点。用现代医学解释为脑动脉供血不足的表现，心律失常可引起脑血流量降低，主要表现为头晕，乏力，视物模糊，暂时性全盲，甚至于失语、瘫痪、抽搐、昏迷等一过性或永久性的脑损害等。

（5）若心悸兼见面色不华，脘腹胀满，得嗳气或矢气则舒，呕恶，纳呆，便血等，此为心悸心脾两虚的特点。用现代医学解释为肠系膜动脉供血不足的表现，心律失常可引起胃肠道动脉血流量降低，临床表现有腹胀、腹痛、腹泻，甚至发生出血、溃疡或麻痹等。

（二）辅助检查

辅助检查包括心电图检查、长时间心电图记录、运动试验、食管内心电生理检查、心腔内电生理检查、三维心脏电生理标测及导航系统、基因检测等。

（三）诊断要点

1. 病史采集

心律失常的诊断应从详尽采集病史开始，让患者客观描述发生症状时的感受。病史通常能提供对诊断有用的线索。病史询问包括：①发作诱因和频度，起止方式，发作时症状和体征；②既往是否有类似心律失常发作史，以及家族成员中是否有类似发作史；③是否有已知心脏疾病病史；④是否有引起心脏病变的全身性疾病，如甲亢；⑤是否有服药史，尤其是抗心律失常药物、洋地黄和影响电解质的药物；⑥是否有植入人工心脏起搏器史等。

2. 体格检查

听诊心音了解心室搏动的快慢和规则与否，结合颈静脉搏动所反映的心房活动情况，有助于作出心律失常的初步鉴别诊断。除检查心率与节律外，某些心脏体征有助于心律失常的诊断。例如，完全性房室传导阻滞或房室分离时心律规则，因PR间期不同，第一心音强度亦随之变化。若心房收缩与房室瓣关闭同时发生，颈静脉可见巨大α波（cannon wave）。左束支传导阻滞可伴随第二心音反常分裂。

3. 诊断依据

（1）自觉心中悸动不安，心搏异常，或快速，或缓慢，或跳动过重，或忽跳忽止，呈阵发性或持续不解，神情紧张，心慌不安，不能自主，可见数、促、结、代、涩、缓、沉、迟等脉象。

（2）伴有胸闷不舒、易激动、心烦寐差、颤抖乏力、头晕等症。中老年患者，可伴有心胸疼痛，甚则喘促，汗出肢冷，或见晕厥。

（3）发病常与情志刺激如惊恐、紧张及劳倦、饮酒、饱食、服用特殊药物等有关。

（4）心电图、血压、X线胸部摄片等检查有助于明确诊断。

二、鉴别诊断

（一）中医鉴别诊断

1. 惊悸与怔忡

心悸可分为惊悸与怔忡。惊悸发病，多与情绪有关，可由骤遇惊恐，忧思恼怒，悲哀过极或过度紧张而诱发，多为阵发性，病来虽速，病情较轻，实证居多，可自行缓解，不发时如常人。怔忡多由久病体虚、心脏受损所致，无精神刺激等因素亦可发生，常持续心悸，心中惕惕，不能自控，活动后加重，多属虚证，或虚中夹实。病来虽渐，病情较重，不发时亦可兼见脏腑虚损症状。惊悸日久不愈，亦可形成怔忡。

2. 奔豚

奔豚发作之时，亦觉心胸躁动不安，乃冲气上逆，发自少腹。《难经·五十六难》云"发于小腹，上至心下，若豚状，或上或下无时"，称之为肾积。

3. 卑慄

卑慄之胸中不适由于痞塞，其病因在于心血不足；而心悸则缘于心跳，有时坐卧不安，并不避人。卑慄是一种以神志异常为主的病症，一般无促、结、代、疾、迟等脉象出现。

4. 心下悸、心下痞

心下指胃脘，心下悸指胃脘惕惕然跳动；心下痞指胃脘满闷不适，按之柔软不痛。鉴别要点在于心下悸与心下痞病位皆在胃，而心悸病位在心。

（二）西医鉴别诊断

1. 室上性心动过速与窦性心动过速的鉴别

室上性心动过速多在160次/min以上，而窦性心动过速较少超过160次/min。室上性心动过速多突然发作与终止，绝大多数心律规则；而窦性心动过速皆为逐渐起止，且在短期内频率常波动。用兴奋迷走神经的方法，室上性心动过速可突然终止或无影响，而窦性心动过速则逐渐减慢。

2. 阵发性房性心动过速与阵发性房室交界性心动过速的鉴别

①房室交界性心动过速时P波在QRS波群之前，房性心动过速PR间期大于0.12s。若逆行P波出现在QRS波群之前，且PR间期小于0.12s者；或逆行P波出现在紧靠QRS波群者，为房性心动过速。②根据心动过速发作停止后或发作之前的过早搏动的种类来鉴别，因为心动过速与过早搏动多为同一类型。③对于那些心率极快而T波与P波重叠无法分辨者，只要QRS波群为室上性，统称为阵发性

室上性心动过速。

3. 阵发性室性心动过速与伴有室内差异性传导的阵发性室上性心动过速的鉴别

①阵发性室上性心动过速常见于无器质性心脏病的人，多有反复发作的既往史；而阵发室性心动过速多见于严重器质性心脏病患者及洋地黄、奎尼丁中毒等患者。②阵发性室上性心动过速时心律整齐；而阵发性室性心动过速时心律可有轻度不齐。③阵发性室上性心动过速伴有室内差异性传导，其QRS波群多呈右束支传导阻滞图形；如QRS波群呈左束支传导阻滞图形或V1的QRS波群呈qR、RS型或QR型者则多为阵发性室性心动过速。④如偶尔发生心室夺获或室性融合波，则利于阵发性室性心动过速的诊断。

4. 心房颤动时，室性期前收缩与室内差异性传导的鉴别

①室内差异性传导的QRS波群多呈右束支传导阻滞形态。②凡前一个R-R间隔增长或后一个R-R间隔缩短至一定程度，出现QRS波群畸形者，多为室内差异性传导；而室性期前收缩的后面可有一较长间歇。③既往心电图发现以前窦性心律时的室性早搏和现在的畸形QRS波群形态相似，则当前的QRS波群也可能是室性期前收缩。④心室率较慢的心房颤动中，若出现提前过早的畸形QRS波群，多为室性期前收缩。⑤若畸形的QRS波群与前面基本心律的QRS波群皆保持相等的间隔时，则室性期前收缩的可能性大；若畸形QRS波群本身的R-R间隔相等或呈倍数关系，提示为室性并行心律。

第四节 治疗概况

一、中医辨证论治

（一）辨证选择口服中药汤剂

1. 心虚胆怯证

主证：心悸不宁，善惊易恐，坐卧不安，少寐多梦而易惊醒，食少纳呆，恶闻声响，舌苔薄白，脉细略数或细弦。

治法：镇惊定志，养心安神。

代表方剂：安神定志丸。

基本处方：龙齿、朱砂、茯苓、茯神、石菖蒲、远志、人参、琥珀、磁石等。

加减：心气虚损明显，以人参（单煎）10g易党参，加黄芪30g以加强益气之功；兼心阳不振者，加桂枝9g、附子（先煎）9g以温通心阳；兼心血不足者，加阿胶珠12g、制何首乌9g、龙眼肉12g以滋养心血；兼心气郁结、心情烦闷、精神抑郁者，加柴胡12g、郁金12g、合欢皮15g、绿萼梅12g以疏肝解郁。

2. 心脾两虚证

主证：心悸气短，头晕目眩，少寐多梦，健忘，面色无华，神疲乏力，纳呆食少，腹胀便溏，舌淡红，脉细弱。

治法：补血养心，益气安神。

代表方剂：归脾汤。

基本处方：当归、龙眼肉、黄芪、人参、白术、炙甘草、茯神、远志、酸枣仁、木香等。

加减：若兼阳虚者，加附子（先煎）9g、煅龙骨（先煎）30g、煅牡蛎（先煎）30g；若阴虚者，重用麦冬12g，加生地黄12g、阿胶珠12g、北沙参12g、玉竹12g、石斛12g以养阴；纳呆腹胀者，加陈皮15g、谷芽15g、麦芽15g、神曲15g、山楂15g、鸡内金15g、枳壳9g以行气消食；失眠多梦者，加合欢皮30g、夜交藤30g、五味子30g、柏子仁30g、莲子心9g以养心安神。

3. 阴虚火旺证

主证：心悸易惊，心烦失眠，五心烦热，口干，盗汗，思虑劳心则症状加重，伴有耳鸣，腰酸，头晕目眩，舌红少津，苔薄黄或少苔，脉细数。

治法：滋阴清火，养心安神。

代表方剂：黄连阿胶汤加减。

基本处方：黄连、黄芩、阿胶、芍药、鸡子黄、酸枣仁、珍珠母、生牡蛎、龟板、熟地黄、知母、黄柏、丹参、赤芍、牡丹皮等。

加减：肾阴亏虚，虚火妄动，遗精腰酸者，加龟甲（先煎）30g、熟地黄12g、知母12g、黄柏10g，或加服知柏地黄丸以滋阴降火；若口燥咽干，口舌生疮者，酌加石斛12g、莲子心9g以增强养阴清心之效；汗多者，加浮小麦15g、麻黄根12g以养心敛汗；脉弱者，加黄芪30g以补气生脉。

4. 心阳不振证

主证：心悸不安，胸闷气短，动则尤甚，面色苍白，形寒肢冷，舌淡苔白，脉虚弱或沉细无力。

治法：温补心阳，安神定悸。

代表方剂：桂枝甘草龙骨牡蛎汤。

基本处方：桂枝、炙甘草、生龙齿、生牡蛎、党参、黄芪。

加减：形寒肢冷者，党参改用人参单煎10g，重用黄芪30g，附子（先煎）9g，加肉桂3g以温阳散寒；大汗出者，重用人参（单煎）12g、黄芪30g，改煅龙骨（先煎）30g、煅牡蛎（先煎）30g，加山茱萸12g以益气敛汗，或用独参汤煎服；兼水饮内停者，加葶苈子（包煎）12g、五加皮9g、车前子（包煎）12g、泽泻15g以利水化饮；夹瘀血者，加丹参15g、赤芍12g、川芎6g、桃仁9g、红花9g以活血化瘀；兼阴伤者，加麦冬12g、枸杞子15g、玉竹12g、五味子15g以养阴。

5. 水饮凌心证

主证：心悸，胸闷痞满，渴不欲饮，下肢浮肿，形寒肢冷，伴有眩晕，恶心呕吐，流涎，小便短少，舌淡苔滑或沉细而滑。

治法：振奋心阳，化气利水。

代表方剂：苓桂术甘汤加减。

基本处方：茯苓、桂枝、炙甘草、白术、半夏、陈皮、生姜皮、泽泻、猪苓、防己、大腹皮、车前子、杏仁、桔梗、葶苈子、五加皮、当归、川芎、丹参、附子等。

加减：气虚者，加黄芪30g、人参（单煎）10g以补气；水肿较甚者，加猪苓15g、车前子（包煎）12g、泽泻15g以利水消肿；若腹中胀满者，加莱菔子15g、厚朴12g、麦芽15g以消滞行气；若肾阳不振者，酌加附子（先煎）9g、肉桂3g以补火祛寒，温阳行水。

6. 心血瘀阻证

主证：心悸，胸闷不适，心痛时作，痛如针刺，唇甲青紫，舌质紫暗或有瘀斑，脉涩或结或代。

治法：活血化瘀，理气通络。

代表方剂：桃仁红花煎加减。

基本处方：桃仁、红花、丹参、赤芍、川芎、生地黄、当归、沉香、檀香、降香、乳香、没药、五灵脂、蒲黄、三七、青皮、黄芪、党参、附子等。

加减：气滞血瘀者，加柴胡12g以升降气机；络脉痹阻，胸部窒闷者，加沉香（后下）3g、檀香6g、降香6g；夹痰浊，胸满闷痛，舌苔浊腻，加瓜蒌12g、薤白9g、法半夏9g、陈皮12g以通阳化痰；胸痛甚者，加乳香12g、没药12g、五灵脂（包煎）12g、蒲黄（包煎）9g、三七粉（冲服）3g，以祛瘀止痛。

7. 痰火扰心证

主证：心悸时发时止，受惊易作，胸闷烦躁，失眠多梦，口干苦，大便秘结，小便短赤，舌红苔黄腻，脉弦滑。

治法：清热化痰，宁心安神。

代表方剂：黄连温胆汤加减。

基本处方：半夏、竹茹、枳实、陈皮、茯苓、甘草、生姜、大枣、黄连、栀子、黄芩、全瓜蒌等。

加减：痰蕴化热，大便秘结者，加栀子12g、大黄（后下）6g以通腑泄热；心悸重者，加珍珠母（先煎）30g、石决明（先煎）30g、磁石（先煎）30g以重镇安神；眩晕者，加白芍12g、代赭石（先煎）30g、黄芩12g以清热平肝；嘈杂似饥者，加黄连（姜汁炒）6g以清热和胃。

（二）辨证选择口服中成药

根据病情证候选择应用心可舒片、益心舒片、宁心宝胶囊、稳心颗粒、参松养心胶囊、舒心颗粒、冠心丹参片、心脉通片、复脉定颗粒等。

（三）辨证选择静脉滴注中药注射液

根据病情证候选择应用参附注射液、丹参注射液、参麦注射液、血塞通注射液、丹红注射液、葛根素注射液、红花黄色素氯化钠注射液、灯盏花素注射液、舒血宁注射液、丹红注射液等。

二、中医特色治疗

（一）按时取穴针灸疗法

心悸的治疗应分虚实，虚证治以补气、养血、滋阴、温阳；实证需祛痰、化饮、清火、行瘀。

1. 早晨起床后心悸

早晨起床后突发心中悸动不安，面色㿠白，胸闷气短，舌淡苔白，脉弱，多为肺气虚弱。早晨寅时过后，气血已流过肺经，肺经宗气空虚无以鼓动心血，故常在寅时过后发病。以针刺太渊、大陵、足三里。"虚则补其母"，肺经虚弱当补肺气行心血，太渊为肺经原穴，亦是输穴、八脉交会穴，五行属土，肺属金，土生金，故可补太渊补肺益气，强健心脉；大陵为心包经之腧穴也属土，可养心安神，和营通络；晨起后胃经正盛，补益足三里可提高针刺经络敏感性，提高疗效，且足三里可补益后天，养血益气。

2. 午饭后发为心悸

午饭后发为心悸，兼有大汗淋漓，头晕乏力，面唇青紫，舌质有瘀斑，脉涩，多为气血运行不畅。心主血脉，心气推动营气和津液"奉心化赤"，调控心搏与血液运行，濡养脏腑腠理。午饭后血液流注脾胃以助消化，心体灌注不足，气血运行受阻，发为心悸。针刺神门、内关、小海为补法。"实则泻其子"，神门五行属土，心经属火，火生土，泻神门以活血通络，清心安神；《针灸甲乙经》曰："心澹澹而善惊恐，心悲，内关主之"，内关具有养心气、调心脉的功效，擅长治疗心脏血脉诸疾，二穴合用可行气活血，安神定悸。小肠和心互为表里，午后小肠经当旺，小海为小肠经合穴，可加快奉赤化血的过程，促使血液充盈。

3. 睡眠前心悸

睡眠前发为心悸，兼有头晕耳鸣，耳轮发黑，腰酸乏力，舌淡红，苔薄白，脉微弱而数，多为肾气虚。肾经从肺出，络心，注胸中。睡眠前肾经气血正虚，故容易发为心悸。针刺复溜、太溪、肾俞、心俞、神庭以补法。复溜为肾经经穴，五行属金，"虚则补其母"，针刺复溜可补肾利水强心。太溪为肾输穴，亦为原穴，"五脏有疾当取十二原"，太溪可补肾气，滋养肾阴。肾俞、心俞为肾经背俞穴，能通调心肾，君臣相安。神庭为督脉元神之庭，可镇惊安神，5穴合用可安神定悸，交通心肾，补益肾气。

（二）辨证论治针刺法

1. 心虚胆怯证

主穴：心俞、巨阙、间使、神门、胆俞。

配穴：善惊者加大陵；自汗、气短甚者加足三里、复溜。

操作方法

主穴：常规消毒后，选用直径为0.30～0.35mm的毫针，斜刺心俞0.6±0.2寸，直刺（或向下斜刺）巨阙0.5～0.6寸，直刺间使0.8±0.2寸，直刺神门0.3～0.4寸，斜刺胆俞0.6±0.2寸。

配穴：常规消毒后，直刺大陵0.4±0.1寸，直刺足三里1.0±0.4寸，直刺复溜0.9±0.1寸。

每日治疗1次，每次治疗留针20～30min，留针期间行针2～3次。主穴均用捻转补法，捻转幅度为2～3圈，捻转频率为每秒2～4个往复，每次行针5～10s。其他配穴针用补法。

2. 心脾两虚证

主穴：心俞、巨阙、膈俞、脾俞、足三里。

配穴：腹胀、便溏者加上巨虚、天枢。

操作方法

主穴：常规消毒后，选用直径为0.30～0.35mm的毫针，斜刺心俞0.6±0.2寸，直刺巨阙0.5～0.6寸（向下斜刺），斜刺膈俞0.6±0.2寸，斜刺脾俞0.6±0.2寸，直刺足三里1.0±0.4寸。

配穴：常规消毒后，直刺上巨虚0.8±0.4寸，直刺天枢1.0±0.2寸。

每日治疗1次，每次治疗留针20～30min，留针期间行针2～3次。主穴均用捻转补法，捻转幅度为2～3圈，捻转频率为每秒2～4个往复，每次行针5～10s。其他配穴针用补法。

3. 阴虚火旺证

主穴：肾俞、太溪、阴郄、神门。

配穴：手足心热者加劳宫、涌泉。

操作方法

主穴：常规消毒后，选用直径为0.30～0.35mm的毫针，直刺肾俞0.9±0.1寸，直刺太溪0.6±0.2寸，直刺阴郄0.4±0.1寸，直刺神门0.3～0.4寸。

配穴：常规消毒后，直刺劳宫0.4±0.1寸，直刺涌泉0.6±0.2寸。

每日治疗1次，每次治疗留针20～30min，留针期间行针2～3次。主穴均用捻转平补平泻法，捻转幅度为2～3圈，捻转频率为每秒2～4个往复，每次行针5～10s。其他配穴针用平补平泻法。

4. 心阳不振证

主穴：心俞、厥阴俞、内关、神门、关元。

配穴：腹胀、便溏者加公孙、天枢。

操作方法

主穴：常规消毒后，选用直径为0.30～0.35mm的毫针，斜刺心俞0.6±0.2寸，斜刺厥阴俞0.6±0.2寸，直刺内关0.8±0.2寸，直刺神门0.3～0.4寸，直刺关元0.8±0.2寸。

配穴：常规消毒后，直刺公孙0.6±0.2寸，直刺天枢1.0±0.2寸。

每日治疗1次，每次治疗留针20～30min，留针期间行针2～3次。主穴均用捻转补法，捻转幅度为2～3圈，捻转频率为每秒2～4个往复，每次行针5～10s。其他配穴针用补法，针后加灸。

5. 水饮凌心证

主穴：关元、肾俞、内关、神门、阴陵泉。

配穴：伴胸闷气喘甚而不能平卧者，加刺膻中。

操作方法

主穴：常规消毒后，选用直径为0.30～0.35mm的毫针，直刺关元0.8±0.2寸，直刺肾俞0.9±0.1寸，直刺内关0.8±0.2寸，直刺神门0.3～0.4寸，直刺阴陵泉0.6±0.2寸。

配穴：常规消毒后，直刺（或平刺）膻中0.4±0.1寸。

每日治疗1次，每次治疗留针20～30min，留针期间行针2～3次。主穴均用捻转平补平泻法，捻转幅度为2～3圈，捻转频率为每秒2～4个往复，每次行针5～10s。其他配穴针用平补平泻法。

6. 心血瘀阻证

主穴：内关、膻中、心俞、气海、膈俞、血海。

配穴：失眠健忘者加神门；气短自汗者加复溜。

操作方法

主穴：常规消毒后，选用直径为0.30～0.35mm的毫针，直刺内关0.8±0.2寸，直刺膻中0.4±0.1寸（或平刺），斜刺心俞0.6±0.2寸，直刺气海1.0±0.2寸，斜刺膈俞0.6±0.2寸，直刺血海0.9±0.1寸。

配穴：常规消毒后，直刺神门0.3～0.4寸，直刺复溜0.9±0.1寸。

每日治疗1次，每次治疗留针20～30min，留针期间行针2～3次。主穴均用捻转平补平泻法，捻转幅度为2～3圈，捻转频率为每秒2～4个往复，每次行针5～10s。其他配穴针用平补平泻法，气海加灸。

7. 痰火扰心证

主穴：百会、四神聪、印堂、人中、合谷、太冲、三阴交、丰隆、曲池。

配穴：便秘者加支沟。

操作方法

主穴：常规消毒后，使用直径为0.28mm的毫针，由前神聪经百会穴平刺至后神聪，合谷穴、太冲穴针尖朝向大指（趾）末端斜刺0.6±0.2寸，平刺印堂0.6±0.2寸，斜刺人中0.4±0.1寸，直刺三阴交2.0±0.5寸，直刺丰隆1.2±0.2寸，直刺曲池1.5±0.5寸。

配穴：直刺支沟0.8±0.2寸。

每日治疗1次，每次治疗留针20～30min，留针期间行针2～3次。神聪、百会穴用补法，合谷穴、太冲穴用泻法，其余主穴均用捻转平补平泻法，捻转幅度为2～3圈，捻转频率为每秒2～4个往复，每次行针5～10s。其他配穴针用平补平泻法，加灸。

（三）热敏灸法

取穴：心俞、内关、神门。

先行2min回旋灸以温通局部气血，再行1min雀啄灸以加强敏化，循经2min往返灸以激发经气，最后行温和灸以发动感传，开通经络；腧穴发生热敏化的标准为出现以下灸感反应之一即可，如远离施灸部位或施灸部位产生痛麻胀酸等非热感、深部热但表面不热、远部热但局部不热、传热、扩热及透热等；于每个热敏化穴上均依次实施艾条悬灸，一次施灸剂量以感传、透热及扩热等现象消失为准。

每日1次。每次治疗以15天为1个疗程，连续治疗3个疗程。

（四）耳穴压豆法

主穴为交感、神门、心；心虚胆怯加胆；心阳虚弱加肾上腺、皮质下；阴虚火旺、痰火扰心加枕、小肠；心血瘀阻加肝；水气凌心加肾。棉签消毒所选穴位及周围皮肤，晾干后将王不留行籽贴于胶布中间，用镊子置于所选穴位之上，用指腹按压，询问患者有无得气感，以患者有疼痛或胀痛感且能忍受为度。

两耳交替，留籽3天换1次，观察埋籽皮肤有无破损，3天为1个疗程，疗程期间可休息1～2天以促进耳郭穴位的敏感性。

（五）中药膏方

1. 化瘀止痛膏（佛山市中医院协定方）

燀桃仁105g、红花105g、熟地黄140g、赤芍105g、三七105g、丹参105g、当归70g、醋延胡索105g、木香70g、麸炒枳壳105g、白柴胡70g、玄参105g、蒺藜70g、牛大力140g、川牛膝70g、生甘草70g。

功能主治：行气活血，化瘀止痛。

适应范围：证候属于气滞血瘀的患者。

用量用法：30g/次，口服，每日3次。

规格：复合膜包装，30g/袋。

禁忌：证候属于气血亏虚、元气不足等虚证为主的患者。

2．人参养荣膏（佛山市中医院协定方）

白芍140g、当归49g、陈皮49g、黄芪49g、红参70g、肉桂49g、麸炒白术49g、炙甘草49g、制远志28g、熟地黄42g、茯苓42g、五味子42g、鹿角胶35g、大枣35g、阿胶21g、山茱萸70g。

功能主治：益气养血，安神定悸。

适应范围：证候属于气血虚弱的患者。

用量用法：30g/次，口服，每日3次。

规格：复合膜包装，30g/袋。

禁忌：证候属于气滞血瘀、痰浊闭阻等实证为主的患者。

三、中西医结合治疗

（一）中医结合手术治疗

在中医辨证论治的基础上还可以联合射频导管消融（radiofrequency catheter ablation，RFCA）和心脏起搏治疗。

射频导管消融是通过导管头端电极释放射频电流，在导管头端与局部心肌心内膜间转化为热能，使特定的局部心肌组织变性、坏死，以达到改变该部位心肌自律性和传导性的效果，从而达到治疗心律失常的目的。射频能量（radiofrequency energy）是一种低电压高频（30kHz～1.5MHz）的电能，转化为热能后局部可达到46～90℃。操作过程不需全身麻醉。

心脏起搏治疗通过发放一定形式的电脉冲刺激心脏，使之激动和收缩，即模拟正常心脏的冲动形成和传导，以治疗由某些心律失常所致的心脏功能障碍。心脏起搏器技术是心律失常介入治疗的重要方法之一。起搏治疗的主要目的就是通过不同的起搏方式纠正心率和心律的异常，或左、右心室的协同收缩，提高患者的生存质量，减少病死率。

（二）中医药联合西药治疗

以《心律失常紧急处理专家共识》为基础，阐述了中西医结合处理急诊心律失常的策略。

1．窦性心动过速

专家共识：认为病因治疗是根本措施，不主张在病因治疗前强行降低心率；如心肌缺血时可以使用β受体阻滞剂，既可以减慢心率，又能治疗原发疾病。

中西医结合策略：患者无器质性心脏疾病时，可采用纯中医治疗，如针刺内关、心俞等；耳穴选择心、交感、神门；也可辨证中药治疗。如患者有器质性心脏疾病，则采取中西医结合治疗，西医先处理可能危及生命的基础疾病，中医治疗窦性心动过速。

2．室上性心动过速

专家共识：首先采取迷走刺激；如未终止，首选维拉帕米或普罗帕酮，也可用腺苷，其他药物包括地尔硫䓬与β受体阻滞剂；如上述药物有禁忌则使用洋地黄与胺碘酮。食道调搏可终止室上性心动过速。

中西医结合策略：无血流动力学障碍可选择纯中医治疗，如针刺人迎、内关、心俞、厥阴俞、神门等，也可用耳针的内分泌、心、交感、神门、枕等穴位。上述方法无效或有血流动力学异常者，则采用中西医结合治疗，可静脉滴注中成药参附注射液（阳虚）、生脉注射液（阴虚）。

3. 房性心动过速

专家共识：纠正病因和诱因。如无血流动力学异常可观察。持续房性心动过速可选择药物治疗，终止的药物可选择普罗帕酮和胺碘酮；如不能终止，则选择减慢心室率的药物如洋地黄、β受体阻滞剂和非二氢吡啶类钙拮抗剂，药物疗效不确切。射频消融可根治。

中西医结合策略：无血流动力学异常，有心悸症状时，可采用针刺双侧内关穴位，血压偏低时可用参附注射液静注。

4. 房颤和房扑

专家共识：血流动力学稳定的急性房颤治疗策略：首先评价血栓栓塞的风险，决定开始抗凝的时间，以及是否需要长期抗凝治疗；其次根据心室率、症状和有无器质性心脏病，决定是否需要控制心室率；最后，决定是否复律、复律的时间、复律的方式，以及复律后如何预防房颤复发。将抗凝作为首选。复律则首选电复律。控制心室率可选择的药物看是否有心衰，无心衰时使用β受体阻滞剂和非二氢吡啶类钙拮抗剂；有心衰或低血压时使用洋地黄与胺碘酮；如为以急性冠状动脉综合征（ACS）为基础病的房颤，选择β受体阻滞剂和胺碘酮。

中西医结合策略：以中西医结合治疗为主。预防房颤患者的血栓形成，中药暂无循证医学肯定的药物。根据临床经验，丹参等活血化瘀中药可减少血栓的形成。房颤合并快速心律失常可选择穴位针刺内关、神门、膻中、静脉滴注生脉注射液，口服稳心颗粒与参松养心胶囊。房颤合并缓慢心律失常，心室率<50次/min，可静脉滴注参附注射液、口服心宝丸等。

5. 室性期前收缩

专家共识：诊治基础疾病，纠正包括低血钾在内的诱因；合并器质性心脏病患者使用β受体阻滞剂、血管紧张素转换酶抑制剂（ACEI），不推荐使用其他抗心律失常药物；不伴器质性心脏病患者也不推荐常规使用抗心律失常药物。莫雷西嗪、美西律、普罗帕酮可消除症状，不推荐使用胺碘酮。

中西医结合策略：单纯的室性期前收缩可纯中医治疗。循证证据表明，参松养心胶囊和稳心颗粒均可有效减少早搏，且不增加副作用。其他中成药还有宁心宝、心可宁等。中医辨证治疗效果也不错。

6. 宽QRS波心动过速

专家共识：有血流动力学障碍时，予以同步电复律。有室性心动过速证据时，按室性心动过速处理。

中西医结合策略：需要中西医结合处理。现代医学方法稳定血流动力学障碍，针刺、中成药及辨证治疗改善症状。

7. 非持续性室性心动过速

专家共识：无器质性心脏病者，一般不予处理，有症状者予以β受体阻滞剂。需要对无器质性心脏病者的非持续性室性心动过速如尖端扭转型室性心动过速进行离子通道疾病的评估。有器质性心脏病者需要治疗病因和诱因，β受体阻滞剂可改善症状与预后。

中西医结合策略：需要中西医结合处理。现代医学方法处理血流动力学异常，辨证使用中医综合手段以改善症状。

8. 持续性单形性室速

专家共识：根据是否有器质性心脏病，处理方式有所不同。有器质性心脏病者需要治疗基础疾病，解除诱因；有血流动力学问题者需首先稳定血流动力学（药物或电复律）；药物推荐胺碘酮，利多卡因在胺碘酮无效时方可选择。不间断持续性室速治疗复杂，可合用胺碘酮与β受体阻滞剂，胺碘酮的剂量要大。无器质性心脏病的单形性室速若持续时间长或有血流动力学障碍时则宜电复律；右室流出道室速者可使用药物维拉帕米、普罗帕酮、β受体阻滞剂和利多卡因；左室流出道室速者选择维拉帕米和普罗帕酮。射频消融有可能根治。

中西医结合策略：首先运用现代医学方法治疗，必要时可用稳心颗粒，其对布鲁格达氏综合征（Brugada syndrome）引发的室性心律失常可能有效。

9. 加速室性自主心律

专家共识：血流动力学大多稳定，一般不需特殊处理。有血流动力学问题时按室速处理。

中西医结合策略：中成药制剂心可舒胶囊、通脉养心丸具有一定的治疗效果。

10. 多形性室速

专家共识：有血流动力学障碍的多形性室速按心室颤动处理。血流动力学稳定者需要鉴别是否有QT间期延长。获得性QT间期延长的尖端扭转型室速首先停用一切可导致QT间期延长的药物并纠正相关因素；补钾补镁并可临时起搏，起搏心率在70～90次/min以上；异丙肾上腺素或阿托品可在临时起搏前使用以提高心室率；不推荐使用其他抗心律失常药物。先天性QT间期延长伴尖端扭转型室速者首选β受体阻滞剂，维持静息心率50～60次/min；美西律和利多卡因可能有效；心律恢复后需要评估是否植入ICD。QT间期正常的多形性室速需纠正病因与诱因；血流动力学无严重障碍者一般不需静脉用药，可观察或口服β受体阻滞剂；如频繁发作可静脉使用β受体阻滞剂、胺碘酮、利多卡因等。某些特殊类型的多形性室速的总体原则是要评估血流动力学状态，根据情况可采用电复律或静脉使用抗心律失常药物，评估是否需要植入ICD以进行猝死的一级预防。

中西医结合策略：中西医结合处理，先以现代医学的措施稳定血流动力学，中药宁心汤或中成药制剂心宝丸具有一定的治疗效果。

11. 心室颤动或无脉性室性心动过速

专家共识：按心肺复苏的指南处理。

中西医结合策略：按现代心肺复苏术处理的同时，加用针刺人中、内关、神门等，大剂量的参附注射液等可能有助于提高抢救成功率。

12. 室速/心室颤动风暴

专家共识：纠正病因与诱因；电复律稳定血流动力学；药物包括胺碘酮、β受体阻滞剂，胺碘酮无效或不适应时可用利多卡因；抗焦虑、镇静，甚至冬眠疗法；循环支持及ICD均可考虑。

中西医结合策略：针刺神门、百会、内关等有助于安神定志，降低交感神经的兴奋性；中药辨证治疗可能有助于平衡阴阳，稳定内环境。

13. 缓慢性心律失常

专家共识：积极寻找并治疗可逆性病因；心室率在50次/min以上一般不予特殊处理，观察病情变化；症状性心动过缓时可使用阿托品和异丙肾上腺素等药物；药物不能缓解者应予起搏治疗。

中西医结合策略：心室率在40次/min以上可使用纯中医学方法治疗，包括针刺或穴位敷贴百会、心俞、内关，灸关元、足三里等；中成药可使用心宝丸、参松养心胶囊；中医辨证治疗一般以温补心肾阳气为主。心室率不足40次/min需要中西医结合治疗。

程明静的研究将80例急性心肌梗死并发心律失常患者随机分成研究组和对照组，每组40例。两组患者急性期12h内均保证绝对卧床休息，并采用抗休克、吸氧、镇静等常规治疗。对照组采用单纯西药治疗，使用氯吡格雷、阿司匹林肠溶片、低分子肝素、阿托伐他汀、ACEI、β受体抑制剂等进行抗栓、抗凝、稳定病情的治疗，并实时监测心率、血压、呼吸、心律等生理指标。频发性室性早搏可给予利多卡因治疗，频发性房性期前收缩则给予酒石酸美托洛尔片治疗，心律失常反复可用胺碘酮。

研究组在对照组基础上依据中医辨证增加中药治疗。心痛有寒证口服冠心苏合丸（1丸/次，1～2次/天）；心痛有瘀证口服复方丹参滴丸（10丸/次，3次/天）和通心络胶囊（2～4粒/次，3次/天），静脉滴注丹红注射液（20～40mL/天）和疏血通注射液（6mL/天）；心阳不振证静脉注射参麦注射液（10～60mL/天）；气阴两虚证口服稳心颗粒（9g/次，3次/天）和参松养心胶囊（4粒/次，3次/天）。疗程1个月。研究组频发性室性期前收缩、频发性房性期前收缩和频发性合并期前收缩三类心律失常的治疗情况均明显优于对照组，两组的治疗总有效率分别为97.5%（39/40）和77.5%（31/40），组间差异具有统计学意义（$P<0.05$）。

此研究的结果显示，中西医结合在心肌梗死合并心律失常方面具有一定的协同作用，其疗效更为显著，有利于患者的预后及生活质量的恢复。综上所述，中西医结合对急性心肌梗死并发心律失常的临床疗效优于单纯西药，值得在临床上推广使用。

（三）中西医结合救治严重心律失常

1. 药物治疗

严重心律失常强调宜中西药有机配合。应正确选用相应的抗心律失常西药，发挥其作用迅速、疗效确切的优势。

（1）若发生无脉性室速/心室颤动须立即进行心肺复苏，尽早行电除颤，首次单相波除颤能量为360J，双相波除颤能量为200J。经1～2次除颤无效的室速/心室颤动，可静脉注射胺碘酮300mg，效果不明显可追加150mg，总量<每天2g。

（2）胺碘酮还适用于血流动力学稳定的室速、多形性室速，特别适用于伴有心功能受损的室性心律失常。负荷量150mg，10min静脉注射。无法取得胺碘酮时，可选用利多卡因或β受体阻滞剂（如阿替洛尔、美托洛尔）静脉注射。

（3）尖端扭转型室速须将1～2g硫酸镁用50～100mL液体稀释后静脉滴注，继而维持0.5～1g/h。

（4）缓慢性心律失常至血流动力学紊乱时须予以临时心脏起搏。或予以阿托品1～2mg加入250～500mL液体中静脉滴注，可重复使用，最大剂量3mg。或用异丙肾上腺素1～4μg/min静脉滴注。

2. 非药物治疗

心脏起搏器多用于治疗缓慢性心律失常；同步直流电复律适用于心房扑动、心房颤动、室性心动过速和室上性心动过速，治疗心室扑动或心室颤动时则用非同步直流电除颤。ICD不仅可在出现缓慢性心律失常时维持心脏活动，还能鉴别室上性心动过速与室性心动过速，避免ICD误判而进行不必要的电击，对心脏骤停和（或）持续发作室性心动过速的二级预防疗效以及长期生存率明显优于抗心律失常药，是不可逆病因所致心脏骤停患者的首选治疗。

3. 针灸急救处理

针刺或电针：取内关、心俞、通里、间使、膻中、少府、足三里、三阴交等穴。耳针：取心、神门、皮质下、胸区、交感，每日2～3穴，留针20min。灸法：雀啄灸内关、心俞。

四、难点分析

（一）中医难点分析

1. 从临床证候诊治方面

（1）心悸有正虚为主、邪实为主、虚实夹杂、本虚标实者；有阳热证、阴寒证；有气虚、血虚、阴虚、痰浊、水饮、瘀血之异。但病机关键是"瘀阻"与"亏虚"。因此，辨证时要分清瘀阻的虚实因素及病邪种类，亏虚的种类和涉及的脏腑。

（2）心悸相当于西医的心律失常，其中以早搏、房颤、房扑、阵发性心动过速多见，少数可见缓慢性心律失常。恶性心律失常需要西医治疗为主，中医治疗为辅。在治疗心悸时应掌握治疗时机。

（3）中医外治法如穴位敷贴、针灸治疗选穴的规范化。

（4）在恶性心律失常的治疗过程中，往往西药的运用影响了中药和中医特色治疗的效果观察。

（5）中医药在患者恶性心律失常出现血流动力学不稳定时的处理措施有限，目前主要依靠电复律治疗，而电复律治疗存在并发症多且严重的问题，部分患者不能耐受多次电复律治疗。

（6）对心律失常缺乏统一的辨证分型标准，对疗效判定缺乏严谨性、科学性。

（7）国内的临床研究普遍缺乏前瞻性、大样本的观察，药物的研究大多停留在药理实验，从心肌细胞离子通道水平研究药效的报道尚少，且药理实验也未与新药开发及临床应用紧密结合。

（8）对药物的具体作用部位不十分明确，有待将中医临床症状与现代医学的电生理检查等方法有机结合来制定统一的疗效指标。

（9）中医对快速及缓慢性心律失常的顽症、急症、危症尚显力所不及。

2. 中医临床疗效评价方面

疗效评定标准参考原卫生部制定的《中药新药临床研究指导原则》：

显效：临床症状消失，心电图观察或动态心电图恢复窦性心律；

有效：症状大部分消失，心电图观察或动态心电图有所改善，心律失常次数较前减少50%以上，持续时间较前缩短50%以上，或频发转多发，或多发转偶发；

无效：症状和心电图示波观察或动态心电图无变化或加重。

根据此中医优势病种中关于心悸的辨证论治，来治疗心律失常中的室性期前收缩，临床观察表明，2021年来共收治心悸（心律失常）患者218例，疗效情况如下：显效为92%，有效为3%，无效为4%，加重为1%，总有效率为95%。

3. 中医心悸诊治发展思路与措施

应拓展思路，以中医理论为基础，从祖国医学的整体观念出发，完整系统地阐述此类疾病的病因病机和辨证论治标准；制定既有西医学客观指标，又有中医学客观指标的中医证候诊断标准和临床疗效判定标准。按照随机、对照、双盲法的基本原则设计研究，提高结论的可靠性；注意对有效方药进行较大规模的多中心试验，长时期随访，并注意观察中药应用后可能发生的不良反应及严重心脏事件的发生，以便筛选出高效、低毒、重复性高、针对性强的中药。中医药治疗虽以辨证论治为主，但应注意改进剂型，并将中药有效成分制成针剂、片剂、滴丸、控释片、口服液、气雾剂等广泛应用于临床，以便于患者服用和救治心律失常的急症、重症。

（二）现代医学难点分析

1. 从心律失常发生机制上分析

随着对心律失常发生的认识，以及基础和临床研究的不断深入，单纯用电生理机制解释和指导治疗心律失常遇到了许多困惑：心房颤动、消融术式与疗效、某些抗心律失常药物治疗增加总死亡、某些非抗心律失常药降低心律失常的发生等。正常的人亦有腔静脉、肺静脉电位而为什么不发生房颤预激综合征，为什么会在一定的年龄时发生等。

2. 从心律失常临床用药上分析

抗心律失常药物多经肝脏代谢，肾脏排泄，多数具有肝肾毒性。根据不同的研究，不同类型抗心律失常药物所致不良反应的主要表现亦有不同。

I_b 类抗心律失常药物，如利多卡因、美西律以神经系统不良反应多见。

I_c 类抗心律失常药物，如心律平的不良反应主要表现为胃肠道症状、味觉异常、眩晕、头痛，因其具有β受体阻滞作用，还可引起支气管痉挛等；莫雷西嗪系吩噻嗪类药物衍生物，除有 I_c 类药物作用特点外还具有抗胆碱作用，可引起口干、尿潴留、青光眼等。

Ⅱ类抗心律失常药物，如美托洛尔的不良反应与其β受体阻滞作用有关，哮喘、慢性阻塞性肺疾病患者应慎用。

Ⅲ类抗心律失常药物，如索他洛尔可出现乏力、头晕、呼吸困难、胸痛、心悸、衰弱、恶心呕吐等不良反应，多与其自身的β受体阻滞作用有关。

另外，胺碘酮是目前应用最广泛的一个抗心律失常药物，由于胺碘酮的药理学特征复杂，作用多样，故可引起多种不良反应，临床报告可见诱发甲减或甲亢、引起肺纤维化、肝脏损害等心外不良反应，静脉应用时还可导致低血压、心动过缓、静脉炎等。由于半衰期长，胺碘酮潜在的器官毒性比半衰期短的药物更严重，也更难处理，大多数不良反应经过减量或停药可以逆转，只要严密随访观察即可，而重要脏器的毒性反应可能是严重的，甚至是致命的。

3. 从心律失常介入手术的副作用上分析

射频导管消融术是经血管和心脏的介入治疗，并发症出现紧急且会危及患者生命安全，值得临床重视。其并发症有：

（1）急性心包填塞。由于RFCA治疗快速心律失常是将消融电极置于心腔内，通过释放高频电流使特定的局部心肌细胞脱水、变性、凝固性坏死，从而破坏某些快速性心律失常起源点或传导通路的介入性技术。行RFCA的所有快速性心律失常患者在放电过程中可能导致心脏破裂或穿孔，术中或术后短期内出现心包积液，甚至心包填塞。

（2）心房食管瘘。主要见于房颤患者行肺静脉隔离消融中。由于此处心房厚度为（2.2±0.9）mm，与食管仅隔一层厚约（0.9±0.2）mm脂肪垫。左房消融后患者出现心内膜炎的症状或体征，新近消融患者出现发热不适、呕血、白细胞增多、吞咽困难和神经系统症状时要高度怀疑心房食管瘘。

（3）气胸。部分RFCA须穿刺锁骨下静脉，在穿刺过程中极有可能刺破肺尖，出现气胸，甚至可能误伤锁骨下动脉，出现血气胸。老年人、锁骨下静脉血管畸形患者、伴有肺气肿患者是出现气胸的高危人群。少量气胸患者可能无任何不适，大量气胸患者可能出现逐渐加重或急剧的呼吸困难、胸痛等，部分患者早期出现频繁咳嗽。

（4）血栓栓塞。RFCA须穿刺股动脉或股静脉，术后患者需制动下肢，并加压包扎穿刺点处，有可能发生动脉或静脉血栓。在解除制动患者活动时，血栓可发生脱落，严重者出现肺栓塞。栓塞范围小的患者，症状轻，恢复快；大血栓导致的肺栓塞则能导致猝死。

（5）房室传导阻滞。房室传导阻滞可见于房室结折返性心动过速患者进行房室结改良、间隔部位旁道、游离壁部位的旁道、间隔部位房速、室速（消融部位邻近房室束）、导管机械损伤房室结或房室束、原有束支阻滞和因消融或机械损伤导致另一束支阻滞等心动过速的消融。

（6）血管迷走反射。介入手术完毕后拔鞘管时因局部疼痛刺激与颈部压迫可有高迷走神经反射现象，称之为"拔管综合征"。患者可表现为心跳减慢、血压降低、胸闷等症状，严重时可危及生命，应与心包填塞鉴别。

（7）肺静脉狭窄。肺静脉狭窄是房颤患者在RFCA中可能出现的严重并发症。RFCA所致肺静脉狭窄的机制尚不清楚，但目前公认与肺静脉狭窄发生相关的因素为高功率消融或在肺静脉深部放电。

（8）穿刺处损伤。介入医生对解剖位置不熟悉、穿刺不顺利及多次反复穿刺可能造成血管损伤，如动静脉瘘。术毕拔出导管后压迫不当，止血不彻底或术后过早活动穿刺侧下肢也可能导致穿刺处出血、形成血肿或假性动脉瘤等。

此外，对一些左主动脉干有病变的患者行跨主动脉操作放置电极时可能损伤左冠状动脉主干。部分左室流出道室速消融时可能会误入左冠状动脉进行消融，需同时行冠脉造影确定左主干开口以预防左主干损伤。国外研究报道称，存在射频消融过程中出现空气栓塞的罕见病例。

五、医案验方

张某某，男，51岁，2022年2月3日初诊。

主诉：反复心悸胸闷30年，再发加重1天。

初诊：患者30年前出现心悸胸闷，突发突止，可自行缓解，未予重视，未系统治疗，症状反复发作，5年前于南海区第二人民医院行射频消融术，心悸较前缓解，但仍间有发作，不规律诊治。现患者1天前再发心悸胸闷症状并加重，伴有头晕，遂来诊。考虑复杂性心律失常。现时有心悸胸闷，面色苍白，无气促，无咳嗽咯痰，无腹痛腹泻，胃纳差，睡眠欠佳，小便调，大便偏烂，精神疲倦，面容苍白、虚浮，情绪紧张焦虑。舌紫暗，苔白腻滑，脉沉细无力、短绌，血压：107/67mmHg，神志清，心浊音界不大，心率77次/min，律欠齐，心音减弱，各瓣膜区未闻及病理性杂音。胸片示：①双肺纹理稍增粗，请结合临床；②心影增大，建议进一步检查；主动脉硬化。

新型冠状病毒核酸检测阴性。入院时心电图提示：室上性心动过速。24小时动态心电图示：窦性心律，偶发房性期前收缩，阵发性室上性心动过速、室性心动过速、房颤。

中医诊断：心悸（心阳不振）。

西医诊断：特指多种心律失常。

治法：温补心阳，安神定悸。

处方：真武汤合桂枝甘草龙骨牡蛎汤加减。

茯苓30g、白芍10g、白术15g、黑顺片15g（先煎）、干姜10g、桂枝10g、炙甘草10g、龙骨30g（先煎）、牡蛎30g（先煎）、大枣10g、红参片20g。3剂，水煎服。

外治法：穴位敷贴，予活血膏外敷双神门、双内关、膻中；磁珠压耳穴，选用心、交感穴。

二诊：2月4日。患者服药后心悸胸闷缓解，面色较前红润，无气促，无咳嗽咯痰，无腹痛腹泻，胃纳改善，睡眠好转，小便调，大便未解，精神好转，紧张焦虑情绪稍平复。床边监护下未再频发心律失常。舌质转红，苔白，脉沉细。

三诊：2月5日。患者神志清，精神好转，紧张焦虑情绪缓解，未诉明显心悸胸闷，床边监护示：窦性心律。无气促，无咳嗽咯痰，无腹痛腹泻，胃纳一般，睡眠欠佳，二便调。舌质红，苔薄白，脉沉。体查：血压86/45mmHg，胸廓对称无畸形、无局部膨隆或凹陷，无压痛。呼吸平稳，节律规则。双侧呼吸对称。双肺叩诊清音。双肺呼吸音清，未闻及干湿啰音。心前区无隆起，心前区无震颤，无心包摩擦感。心浊音界不大，脉搏可触及。

四诊：2月7日。患者精神好，紧张焦虑情绪基本缓解，无心悸胸闷，无气促，无咳嗽咯痰，无腹痛腹泻，胃纳一般，睡眠可，二便调。血压：129/85mmHg。神志清，面色红润，心浊音界不大，心率77次/min，律齐，心音正常，各瓣膜区未闻及病理性杂音。舌红，苔薄白，脉沉。

治法：温补心阳，安神定悸，佐燥湿行气法。

处方：真武汤合桂枝甘草龙骨牡蛎汤加减。

茯苓30g、白芍10g、白术15g、黑顺片15g（先煎）、干姜10g、桂枝10g、炙甘草10g、龙骨30g（先煎）、牡蛎30g（先煎）、大枣10g、红参片20g、陈皮15g、厚朴15g、佩兰10g（后下）。3剂，水煎服。

五诊：患者于3月5日在外院再次行射频消融术，射频消融术前未再发作心悸胸闷。

按语：心悸是指患者自觉心慌不安，不能自主，心率加快或减慢，心搏过重或者搏动频率不一，呈阵发性或者持续性，且常伴胸闷、乏力等症状，病情较轻者为惊悸，病情较重者为怔忡，对日常生活及生命安全形成威胁。

本例患者属于典型心悸病范畴，属于复杂性心律失常，发作时生命体征不稳，病久阳虚者则表现为心阳不振、脾肾阳虚，甚或水饮凌心之证；阴虚血亏者多表现为肝肾阴虚、心肾不交等证。若阴损及阳，或阳损及阴，可出现阴阳俱损之候。若病情恶化，心阳暴脱，可出现厥脱等危候。患者心悸日久，体质虚弱，阳气不振，我们处方予桂枝甘草龙骨牡蛎汤加减，结合中医特色疗法，效果显著。

第五节　辨　证　施　护

一、辨证护理

1. 心虚胆怯证

病房的环境应保持干净整洁，空气清新，温度适宜。禁止喧哗、嘈杂，护理人员进行各种操作时要柔声细语，轻手轻脚，使患者对环境有安全感，避免喜怒忧思悲恐惊等七情刺激，要善于做患者的思想工作，使之配合治疗，以利于康复。护理人员操作宜轻宜稳，避免触动卧床的患者而引起患者情绪波动，加重病情。

2. 心脾两虚证

要注意休息，适量运动，避免过度劳累，注意劳逸结合，保持心情愉悦；有严重心悸症状者要绝对卧床休息并保持室内安静，待患者病情好转后再逐渐起床适量活动。

3. 阴虚火旺证

以"秋冬养阴"的原则调养，阴虚者，畏热喜凉，冬寒易过，夏热难受，夏季室温应凉爽适宜。居住环境宜安静，选择坐南朝北的居室，尽量不使用空调取暖，必须使用时，室温不要太高，以免诱发疾病。控制暴躁情绪，多与人聊天，劳逸结合，有张有弛，保持睡眠稳定，起居有常，动静结合，适应四时变化。

4. 心阳不振证

病室选择向阳面，温暖干燥，冬季温度控制在22～24℃，夏季温度控制在26～28℃，使患者有温热感，或微有汗出。给患者增加衣被，尽量不要开窗通风，防止风寒外袭。保持大便通畅，避免用力排便而加重病情或诱发其他病症。

5. 水饮凌心证

患者需绝对卧床休息，宜少活动。病室舒适安静，患者需保持充足的睡眠。做好尿量记录，饮水或补液量等需根据尿量的多少而定，补液应缓慢。水肿患者必要时给利尿剂，但必须注意药效和副作用。需按时翻身，多变动体位，避免局部受压过久产生褥疮。严重水肿者若喉间有痰要及时吸出，避免痰涎阻塞气道而窒息。注意寒温变化，防止再感外邪。

6. 心血瘀阻证

建议患者卧床休息，避免嘈杂，保持情绪稳定。密切观察患者症状，如出现心前区疼痛加重、面色苍白伴喘息、脉结代的症状应及时报告医生，松开衣服的纽扣并予以平卧位，以保持呼吸通畅，及时监测血压心率，积极配合医生抢救。

7. 痰火扰心证

建议少食膏粱厚味，宜服用低脂、易消化、清淡、高营养的食物，不饮浓茶或咖啡，保持大便通畅。严重心悸而出现水肿者，饮食宜低盐或无盐，控制饮水量。

二、辨证施膳

1. 心虚胆怯证

饮食要清淡和避免刺激，需戒除烟酒、浓茶。体贴安慰患者，多做思想疏导工作，药膳用酸枣仁加红糖煎水代茶频饮或酸枣仁粥，每日1次，有养血安神作用。

2. 心脾两虚证

宜食山药、莲子、禽类、蛋类、鱼类、赤豆、大枣、动物心脏、杞子粥、黄芪粥等养血补益心脾类食物。药膳用党参琥珀炖猪心，以党参5g、琥珀粉5g、猪心1个加水炖熟调味食用，隔日1次。

3. 阴虚火旺证

饮食以清淡养阴、富有营养为原则，可饮用清凉饮料如乌梅汁、绿豆汤等，龟、鳖清炖食用有滋阴潜阳功能。药膳用百合冰糖水，取百合15g，加冰糖适量，水煎服用，每日1次。

4. 心阳不振证

平时根据个人口味可选海参、羊肉、核桃仁、八宝莲子粥、干姜粥、生姜肉桂羊肉汤、生姜葱白煎水热饮。药膳用桂枝桂圆汤，以桂枝6g、桂圆15g水煎服用，每日1次。

5. 水饮凌心证

浮肿严重者给予低盐饮食，控制入水量，以防伤肾阳，加重病情。宜食豆制品、淡水鱼、生姜粥、茯苓粉，适当进食大蒜、生姜、川椒。药膳选用鲤鱼赤小豆汤，取鲤鱼一条（约500g），仅用其肉与赤小豆250g同煮，饮汤食鱼及豆，一日分2次服，连服5～7天。

6. 心血瘀阻证

心悸胸痛发作时可服三七粉1.5g、琥珀粉1.5g。饮食宜清淡，少量多餐，不宜过饱，忌食动物脂肪及内脏、蟹子黄、蛋黄，康复后每天可饮红花酒20mL，可食瘦肉、鱼类、淡菜。药膳选用万年青饮，取新鲜万年青25～50g、大枣10枚，水煎代茶饮，每日1次。

7. 痰火扰心证

饮食忌食膏粱厚味、辛辣、油腻、刺激、烧烤、甜腻和难消化的食物，可以用山药、薏米、茯苓煮瘦肉食用，并多食用萝卜排骨汤，可食甘蓝菜、花椰菜和西瓜、山楂、苹果、葡萄等富含矿物质的水果。

第六节　循　证　研　究

一、基础研究

心悸在中国传统医学中既是病证名，也是临床常见症状。在内、外、妇、儿等各科及心理疾病的患者主诉中均可见到"心悸"相关症状的存在。对人们的日常生活及生命安全形成威胁，故受到越来越多医疗研究人员的关注。西药治疗虽然能够有效缓解患者心脏搏动不适等症状，但无法从根本上解决患者因心悸产生的痛苦，越来越多患者希望通过中药的方式解决心悸的问题[1]。中医药在治疗心悸相关病症方面有着独特的认识，且在中西医结合的大背景下，现代中医在继承传统医学经验方法的同时，也吸收了大量现代医学对于心悸病证的研究成果，从而形成了对"心悸"病证的现代中医诊疗思路。主要体现在以下几方面：

（一）心悸的病因病机研究

心悸的发病原因可以概括为体虚劳倦、七情所伤、感受外邪、药食不当、他病失养等[2]。基于现代中西医结合医学研究，有学者认为"心悸"多由心血管疾病、非心系疾病及自主神经功能紊乱引起[3]。其发病机制主要为本虚、标实两个方面，但以虚证为主，虚者不外乎气血阴阳亏损，而实者则多为痰饮瘀血、心火炽盛，且大部分患者虚实掺杂，正虚、邪实、火热、水饮痰饮以及瘀血等均可导致心悸；这是由于各种病因均能够引起患者气血阴阳不足或者失调，或者感受外邪、病理产物阻于局部等，从而极容易引起患者心失所养，心脉不顺，终致心悸[4]。心悸的发生与心、肝、脾、肺、肾、胆及胃等脏腑相关（表9-1-6-1）。

表9-1-6-1　心悸的传统医学与现代医学病因分类

传统医学病因	现代医学病因	常见疾病
感受外邪、心脉受损	心血管疾病	心肌炎、心肌病、心包炎、心律失常、高血压、低血压、冠心病等
七情所伤、劳倦过度	神经功能紊乱	神经衰弱、更年期综合征、惊恐或过度兴奋、剧烈运动后
体虚 他病失养 药食不当	其他非心血管疾病	贫血、低血糖、大量失血 胸腔积液、气胸、肺炎、肺不张、腹水、肠梗阻、肠胀气、甲状腺病 药源及饮食源性心悸

（二）心悸诊断方面的研究

现代中医在中西医结合的背景下对于心悸的诊断有了更进一步的认知和阐释。在诊断方面，有学者指出"中医脉象中能体现房颤的节律不整和快速心室率是促脉和涩脉"。其所列病案中患者心率120次/min，脉象为迟涩兼结代，体现了心率与脉率不完全一致的特点[5]。现代脉诊仪的应用为心悸的脉诊客观化提供了佐证。如魏红等学者应用TL-MZ-XM-II型三探头中医脉诊系统从辨证的角度研究心悸的脉象特点，发现"心阳不振证组的脉证诊断符合率为75%，以弱脉或沉迟无力脉（脉率较慢，每分钟<60次）为主，左寸明显，其他余部亦可有改变⋯⋯瘀阻心脉证组的脉证诊断符合率为75%，以涩脉、结脉、代脉为主"。在病证结合的大环境下，现代中医诊疗心悸病时突破了传统的范畴。如何立人就提出中医"心悸"应当"包括有心悸症状同时有心律失常体征者，或是虽然有心律失常体征但无心悸症状者，以及有心悸症状但无心律失常体征者"。现代医学手段的加入使得中医诊疗心悸不再局限于患者的主诉。

（三）心悸辨证方面的研究

目前，心悸病的辨证论治大致可分为两类，即传统的以中医辨病为前提的辨证论治和以现代西医辨病为前提的辨证论治。前者保持了传统的据病言证的诊疗思路，多以个人经验为主；后者则在现代医学辨病的基础上再行辨证论治，是目前临床研究的重要形式。现代医学辨病与中医辨证相结合现象不仅是中西医结合的结果，更是中医疗效客观化评价的需要，在目前以至于将来的一段时间里都会持续存在。

二、临床研究

（一）心悸治疗方面的研究

1. 心悸病症结合治疗方面的研究

（1）心脏神经症。

心脏神经症是以心血管系统功能失调为主要表现的神经症。临床以心悸、心前区疼痛、气短等为主诉，并兼见失眠、多梦易醒、头痛、头晕、神疲乏力等症，多见于中、青年及女性更年期。陈维卓认为心脏神经症多为"心肾不交"，故从肾论治，方选左归丸。潘晓羽等[6]认为心脏神经症多以"肝郁气滞、脾气虚弱、心血亏虚"为病理基础，血瘀痰浊是其病理产物。治疗当以疏肝解郁为主。兼血虚者宜疏肝健脾养血，以逍遥散加减；兼血瘀者宜疏肝健脾、化瘀通络，以逍遥散合桃红四物汤加减；兼痰浊者宜疏肝健脾祛痰，宜逍遥散合二陈汤加减。

（2）快速性心律失常。

快速性心律失常中适宜中医治疗的有窦性心动过速、房颤等。对于房颤，阵发性房颤可用中药整体调节，祛除病因；对永久性房颤、持续性房颤，中医药虽难以转律，但可改善症状，提高患者生活质量。李炳茂教授在诊治快速性心律失常时认为该病"证属阴血亏虚、心失所养"[7]。陈可冀则"多从虚、瘀、痰、火论治"，临证时以"辨证基础上结合辨病用药，重视宁心安神"，其自创新补心丹作为治疗病毒性心肌炎、甲状腺功能亢进、高血压病等见证属心悸"气阴两虚、阴虚内热"者的通用法。白瑞娜等[8]从风性善行而数变的特性，探讨了快速性心律失常风证病机，认为风为百病之长，风性善行而数变，因此外风、内风皆可导致快速性心律失常的相关病证。临床应用时若心律失常时发时止，节律不一，考虑为痰热生风，扰动心神者，可加黄连以清热祛风、延胡索以活血祛风、苦参以解毒祛风。对于肝风内动者，可加用羌活、钩藤、甘松、防风。王显等则从更细微处的"络风"内动论治快速性心律失常，指出"络风内动是阵发性房颤的核心病机"。

（3）缓慢性心律失常。

缓慢性心律失常是指在静息、清醒状态下心室率小于60次/min的心律失常。对于缓慢性心律失常，现代中医的辨证分型尚不统一，但多认为本病阳虚居多，治疗以辨病与辨证相结合为纲，多以温阳益气之法为基础，如李炳茂认为缓慢性心律失常多见于"心阳不振、气血运行无力、心失所养"。故治宜"温补心阳、祛痰湿、通心络"，自拟"救心汤"治疗。马春等[9]则将缓慢性心律失常辨为心阳虚损、心脾两虚、心肾阳虚、气阴两虚、气虚血瘀、痰浊阻滞6型。张聪等[10]基于关联规则分析了1990—2013年的相关文献，研究发现：缓慢性心律失常的常见症状是心悸、胸闷、头晕。缓慢性心律失常多为寒证、虚证、瘀证，治疗以温阳、补益、活血为主。对于缓慢性心律失常心悸症状采用的药物有"附子、黄芪、桂枝、丹参"，其中附子是治疗缓慢性心律失常中单味药使用频率最高的药物。王志栋等则从络脉的结构特点，以及络脉以血为主、气血运行缓慢的生理特点，分析络脉的病理特点为易滞易瘀，易入难出，从而得出"络病"为缓慢性心律失常的病机关键，并以此病机提出治缓慢性心律失常当应用入络、通络之药。而梁君昭提出治疗缓慢性心律失常当"脏络同治，瘀浊并祛"。即以"扶正通络，祛瘀化浊"为治疗大法。两相比较，前者重视祛络中之邪，后者则虚实并重。李鲤则强调心与脾胃在生理与病理上的联系，主张从心、脾（胃）论治心律失常。对于缓慢性心律失常主要治以培土益母法，方用保和丸合生脉散加丹参、川芎、淫羊藿、巴戟天、仙茅等。

（4）基于脏腑理论研究治疗。

顾祥凤参照胆虚寒论，在治疗心悸中取得了较好的治疗效果。刘伟爽等针对心悸的中医治疗，提出从肝肾论治心悸，分别为疏肝理气定悸法之柴胡疏肝散加减治疗，清肝泻火定悸法之龙胆泻肝汤加减治疗以及养肝滋阴定悸法之杞菊地黄汤加减治疗，并总结了宝贵的治疗经验。另外，孙世华[11]采用炙甘草汤加减对30例心悸患者进行治疗，总有效率高达90.0%。曹云艳等通过对比研究发现，定心汤能显著改善冠心病心悸患者的心悸症状，总有效率高达90.0%，明显高于常规西药治疗，且安全性较高。还有归脾汤、桂枝甘草龙骨牡蛎汤、黄连温胆汤、血府逐瘀汤加减等均能够用于心悸的治疗。

2. 治疗心悸方药的临床研究

目前对于心悸病证的临床研究主要集中于经方、时方、经验方、中成药及单药治疗等五方面。

（1）经方治疗心悸的临床研究。

"经方"是指汉以前的方书中所收录的方子，目前临床应用较多的主要是仲景方。从近十年来的文献来看，临床治疗心悸病证应用较多的主要是炙甘草汤、麻黄细辛附子汤。其他亦可见桂枝甘草汤、柴胡加龙骨牡蛎汤、桂枝龙骨牡蛎汤、小陷胸汤、苓桂术甘汤、乌梅丸、真武汤、柴胡桂枝汤、栀子豉汤等。在此仅述炙甘草汤和麻黄细辛附子汤。炙甘草汤对于室性期前收缩、房性期前收缩、缓慢性心律失常等心律失常效佳。炙甘草汤，又名复脉汤，载于《伤寒论·辨太阳病脉证并治下》。金海浩[12]在对比了古今炙甘草汤的应用后得出"古今应用在主要症状方面均为心悸、脉结代，但古今应用上有所不同，古代是侧重阴虚内热，以外感温热病为主；现代则是重在气阴两虚，辨证以心悸病、胸痹为主。事实上现代应用炙甘草汤要更加广泛，凡是虚损病证的心悸均可应用该方"。如杨亚琴研究表明"炙甘草汤加减针对恶性肿瘤患者放化疗后产生的心阳虚、心阴虚、心阴阳两虚的虚劳性心悸有较好的疗效，同时保证了放化疗的顺利进行"。麻黄细辛附子汤出自《伤寒论》，治少阴里虚兼太阳表实证。近年来该方被广泛应用于心系疾病的治疗，主要用于治疗心阳不足证。在心悸病证中，该方被用于治疗缓慢性心律失常，例如房室传导阻滞导致的心律失常、病态窦房结综合征导致的缓慢性心律失常。

（2）时方治疗心悸的临床研究。

"时方"通常指晋唐以后出现的方剂。现代临床应用治疗心悸使用较多的有温胆汤、黄连温胆汤、补阳还五汤、升陷汤、逍遥散、归脾汤等。朱中骥以温胆汤治疗冠心病、心房纤颤效佳。李想等应用温胆汤治疗室性期前收缩，其临床疗效亦优于对照组稳心颗粒组。陈延滨以黄连温胆汤治疗心悸多属痰热扰心之证，但亦有学者以为缓慢性心律失常尽管多属于中医的阴证、虚证，但痰浊、瘀血阻滞心脉亦是其常见病机，而见虚实夹杂之证，应用该方治疗复杂性缓慢性心律失常效亦可。逍遥散出自《太平惠民和剂局方》，具有疏肝解郁、养血健脾之功，主治肝郁脾虚之证。杨素婷认为心悸的发生与心、肝两脏密切相关，故以逍遥散加减治疗心悸，以心律平为对照组。研究结果显示逍遥散治疗组疗效优于对照组。李晓芳和龙友红则分别以该方治疗围绝经期心悸和心脏神经症。其疗效亦分别优于西药对照组。升陷汤出自《医学衷中参西录》，具有益气升陷之功，主治大气下陷之证。今人栗锦迁以其治疗心悸兼有气短、胸闷、气息难以接续的气陷证。

（3）经验方治疗心悸的临床研究。

自拟经验方往往是现代学者根据自身的临床体会和对病证的认识而自创的验方。往往在辨证上有着自己的独特见解，但在方药的化裁上还是取材于古方。刘刚以生脉散为底方，加柴胡、丹参、川牛膝行气化瘀，加地黄、阿胶、麻子仁与炙甘草合用，以甘寒濡润、育阴养血，桂枝、生姜、清酒并施辛甘温煦、通阳开痹，黄芪、大枣兼补心脾。林跃东等认为治疗缓慢性心律失常多应用补气、养血、滋阴、温阳、化饮、行瘀诸法。故自拟扶正祛邪方，以桂枝甘草汤、瓜蒌薤白半夏汤、生脉饮、当归补血汤、丹参饮、血府逐瘀汤为底方，再加补肾温和之品化裁而成。钟丽华自拟通痹宁心汤联合胺碘酮治疗冠心病频发室性期前收缩66例。遵循中医"血足瘀自消，气流血自旺"之法，拟定了通痹宁心汤。方中红花、川芎、丹参活血以行血之气，以达到五脏安和，血脉条畅；党参、黄芪补气以祛瘀。

（4）心悸中成药治疗。

中成药在中医临床治疗中的应用较为广泛。杨苓等在美托洛尔的基础上联合参松养心胶囊治疗心悸，治疗效果显著优于美托洛尔单独使用，更明显地降低了患者24h早搏次数，降低了不良反应发生率。李平等人采用稳心颗粒治疗21例冠心病患者，结果显示稳心颗粒的总有效率为95.2%，可有效降低患者血脂并缓解患者胸闷、心悸等症状。亢文生等通过对照研究的方式，以服用美托洛尔等常规西药治疗为对照，研究安神定志丸对心脏神经症患者的治疗作用，结果显示，经安神定志丸治疗后的35例患者总有效率为91.43%，患者恢复显著。

（5）心悸单药治疗。

现代药理学研究表示，葛根含酮类和苷类，能较好地扩张患者冠状动脉，减慢心率，减少心肌耗氧量，降低交感神经兴奋性，并减低外周血管阻力，起到β受体拮抗剂的功效；而丹参能够改善冠脉循环，明显扩张冠状动脉，增加冠脉血流量，明显改善缺氧动物的氧分压和血氧饱和度；苦参则具有非特异性的奎尼丁样作用，即通过影响心肌细胞膜钾钠离子传递系统，延长不应期，降低心肌应激性，从而抑制异位起搏点，发挥抗心律失常作用；另外，黄连素治疗室性期前收缩是与消除折返、增强细胞内钾离子外流、促进钙离子内流、增强乙酰胆碱和抗肾上腺素的作用有关；瓜蒌皮提取液经离子交换所得物质，具有扩张豚鼠离体心脏冠状动脉、增加冠脉血流量的作用。

（二）针对中药（主要是经方、汤剂、成药等）现代药理机制方面的研究

中医药治疗心悸效果显著，具体作用机制近代研究较多。比如炙甘草汤是治疗心悸主要方剂，郑旭颖等[13]的实验证实，炙甘草汤能减少心肌缺血再灌注损伤（MIRI）导致的室性心律失常发生，机制在于抑制细胞自噬和调控PI3K/Akt/mTOR信号通路。这在一定程度说明了炙甘草汤在影响心房电生理机制时存在着某个最佳药物浓度，在超过该浓度后其对心房肌离子通道的抑制效果可能因动物不能完全有效吸收的原因而未发生继续增强，这可能与本研究给药时2.25g/mL组总有效给药剂量是由人与大鼠体表面积换算出的等效剂量有关，也侧面证实了炙甘草汤原方组方时的药物总剂量的合理性和安全性。

成药治疗心悸机制方面的研究，如李宁等研究发现，参松养心颗粒可通过改变动作电位时程，抑制心肌多种离子通道，起到抗心律失常作用。参松养心颗粒能够在药物浓度为0.5%、膜电位60mV时阻断I_{to}50.6%，膜电位50mV时I_K尾电流密度降低（30.77±1.11）%（$n=5$，$P<0.05$)，并抑制I_K的时间依赖激活特性，在测试电位-100mV时抑制I_K133.10%；还可以通过降低I_{Na}峰电流，明显抑制I_{Ca}药物浓度，升高I_{Na}及I_{Ca}I-V线，不改变阈电位及翻转电位。Burashnikov A等研究发现稳

心颗粒可延长动作电位时程/心肌细胞有效不应期/校正QT间期（APD/ERP/QTc），抑制触发活动（抑制晚钠电流），缩短跨室壁复极离散度（TDR），显著缩短波顶点至T波终点（Tp-eT）间期或Tp-e/QT间期比值。

　　总而言之，中药治疗心悸具有独特的优势，但同样有个别问题仍有待解决：①目前临床上成熟的重要剂型比较单调且数量较少，尚不能较好地满足临床需求，且缺乏速效、急救类品种；②尽管目前临床上对复方制剂、单味药抗心悸药理方面的研究较多，但由于研究深度较浅、疗效评判标准不统一、客观性指标较少等原因，文献的可信度不高，尚有待以更标准、更客观的方式进行深入研究；③临床上缺乏规模性大、前瞻性强、多中心的随机双盲法研究。由此，在未来心悸治疗的研究中，应继续发挥中医药治疗心悸的调整调治、双向调节的宝贵优势，在研究中不断筛选出对心悸治疗针对性更强、治疗效果更佳的中药药物，为心悸患者的治疗效果及治疗安全提供更大的保障。

（赵华云　王文会　彭毅）

● 参考文献

[1] 聂文婷，刘鹏，张世君，等. 孙秀英老中医治疗心悸病验案举隅[J]. 山西中医学院学报，2016，17（2）：49-50.

[2] 蒋文波，金玉，陈昊，等. 龙家俊治疗心律失常经验[J]. 中华中医药杂志，2017，32（4）：1593-1595.

[3] 李剑颖，吴大真. 心悸的临床诊断与辨证施治[J]. 中医临床研究，2011，3（8）：95-97.

[4] 于彦，付星，赵军. 论中医对心脏神经症心理因素的认识[J]. 中国中医基础医学杂志，2017，23（8）：1056-1057.

[5] 宋耀鸿. 李果烈辨治心悸经验撷要[J]. 中国中医药信息杂志，2015，22（5）：99-101.

[6] 潘晓羽，李文杰. 从肝脾失调论治心脏神经官能症[J]. 实用中医内科杂志，2015，29（3）：56-57.

[7] 肖红，黄银平，任双杰，等. 李炳茂教授运用阴阳理论治疗心律失常经验[J]. 中国中医急症，2014，23（6）：1084，1116.

[8] 白瑞娜，李立志. 风证病机及其在快速性心律失常治疗中的应用举隅[J]. 中西医结合心脑血管病杂志，2014，12（7）：779-782.

[9] 马春，杨丽华，杨戈. 缓慢型心律失常的治疗体会[J]. 吉林中医药，2006，26（3）：15.

[10] 张聪，侯平. 中医药治疗缓慢性心律失常症药关系研究[J]. 中医杂志，2016，57（14）：1247-1250.

[11] 孙世华. 炙甘草汤加减治疗心悸30例[J]. 光明中医，2016，31（4）：514-515.

[12] 金海浩. 炙甘草汤古今运用比较[J]. 天津中医药，2010，27（3）：223-225.

[13] 郑旭颖，麻春杰，陈永真，等. 基于PI3K/Akt/mTOR信号通路探讨炙甘草汤抗大鼠MIRI致室速和室颤的作用机制[J]. 中国实验方剂学杂志，2020，26（17）：1-8.

第二章 胸痹心痛

第一节 概　述

胸痹心痛是以胸部闷痛，甚则胸痛彻背，喘息不得卧为主症的疾病。轻者仅感胸闷如窒，呼吸欠畅，心前区、胸膺、背部、肩胛间区隐痛或绞痛，历时数分钟至十余分钟，呈反复发作性，经休息或服药后迅速缓解；严重者胸痛彻背，背痛彻胸，持续不能缓解。

西医学中慢性冠状动脉疾病（chronic coronary artery disease，CCAD），也称慢性心肌缺血综合征（chronic myocardial ischemia syndrome，CMIS），包括稳定型心绞痛（stable angina pectoris，SAP）、缺血性心肌病和隐匿性冠心病等可参照本节辨证论治。

第二节 病　因　病　机

一、中医学对胸痹心痛病因病机的认识

胸痹心痛的发生多与年老体虚、饮食不节、情志失调、劳逸失调和寒邪内侵等因素有关。主要病机是心脉痹阻。

（一）中医学对胸痹心痛病因分析

1. 年老体虚

中老年人，肾气自半，精血渐衰。如肾阳虚衰，不能鼓舞五脏之阳，可致心气不足或心阳不振，血脉失于温运，或阴寒痰饮乘于阳位，痹阻心脉，发为胸痹心痛；若肾阴亏虚，不能濡养五脏之阴，心脉失于濡养，拘急而痛。

2. 饮食不节

恣食肥甘厚味，或嗜烟酒，以致脾胃受伤，运化失健，聚湿生痰，上犯心胸清旷之区，胸阳不展，气机不畅，心脉痹阻，而成胸痹心痛。如痰浊留恋日久，痰阻血瘀，亦成本病。

3. 情志失调

忧思伤脾，脾运失健，痰浊内生；郁怒伤肝，肝郁气滞，甚则气郁化火。痰阻气滞，胸阳不运，心脉痹阻，或致心脉挛急而痛。如《杂病源流犀烛·心病源流》曰："总之七情之由作心痛，七情失调可致气血耗逆，心脉失畅，痹阻不通而发心痛。"

4. 劳逸失调

过逸伤气，或劳倦伤脾，运化失职，气血生化乏源，无以濡养心脉，拘急而痛。或积劳伤阳，心肾阳微，鼓动无力，阴寒内侵，血行涩滞，而发胸痹心痛。

5. 寒邪内侵

寒邪侵袭，胸阳被遏，气滞血凝，发为本病。《诸病源候论·心痛病诸候》曰："心痛者，风冷邪气乘于心也。"素体胸阳不足，阴寒之邪乘虚侵袭，亦成胸痹心痛。如《医门法律·中寒门》言："胸痹心痛，然总因阳虚，故阴得乘之。"《类证治裁·胸痹》亦认为："胸痹，胸中阳微不运，久则阴乘阳位，而为痹结也。"

（二）中医学对胸痹心痛病机分析

胸痹心痛的病位在心，涉及肝、脾、肾等脏，主要病机为心脉痹阻。心主血脉，心之阳气虚，血液失于推动，血行瘀滞；肝气郁结，郁久化火，灼伤津液则炼液成痰，气滞痰浊痹阻心脉；脾虚失其健运，聚湿生痰，气血生化乏源；肾虚藏精失常，或肾阴亏损失于濡养，或肾阳虚衰失于温煦，均可引致心脉痹阻而发胸痹心痛。病理性质为本虚标实，常表现为虚实夹杂。本虚有气虚、阴伤、阳衰，并可表现为气阴两虚、阴阳两虚，甚至阳衰阴竭、虚阳外脱；标实为瘀血、寒凝、痰浊、气滞，又可相互为病，如气滞血瘀、寒凝血瘀、痰瘀交阻等。一般胸痹心痛发作期以标实为主，多为痰瘀互结，缓解期以气血阴阳亏虚为主，心气虚最为多见。

病理转化可见因实致虚或因虚致实。痰瘀踞于心胸，胸阳痹阻，病延日久，每可耗气伤阳；阴寒凝结，气失温煦，伤及阳气，瘀阻脉络；血行滞涩，留瘀日久，心气痹阻，遏抑心阳，均可转为心气不足或阴阳并损，此属因实致虚。心气不足，鼓动不力，易为风寒邪气所伤；心肾阴虚，津不化气，水亏火炎，炼液为痰；心阳虚衰，阴阳并损，阳虚生寒，寒痰凝络，此为因虚致实。

胸痹心痛多在中老年以后发生，但发病有年轻化的趋势。青壮年发病多实。临证又有缓作与急发之异。其发展多由标及本，由轻转重，也可死于顷刻之间。如治疗及时得当，可获较长时间稳定缓解，如反复发作，则病情较为顽固。若失治、误治或调理失宜，病情进一步发展，可见胸部猝然大痛，出现真心痛证候，甚则可"旦发夕死，夕发旦死"。

二、现代医学对胸痹心痛致病因素的认识

胸痹心痛相当于西医的缺血性心脏病（ischemic heart disease，IHD）心绞痛，是指冠状动脉发生粥样硬化（见图9-2-2-1）引起管腔狭窄或闭塞，导致心肌缺血缺氧或坏死而引起的心脏病，简称冠心病（coronary heart disease，CHD），也称缺血性心脏病。胸痹心痛重症即真心痛相当于西医学的缺血性心脏病心肌梗死。西医学其他疾病以膻中及左胸部发作性憋闷疼痛为主症时也可参照本节辨证论治。

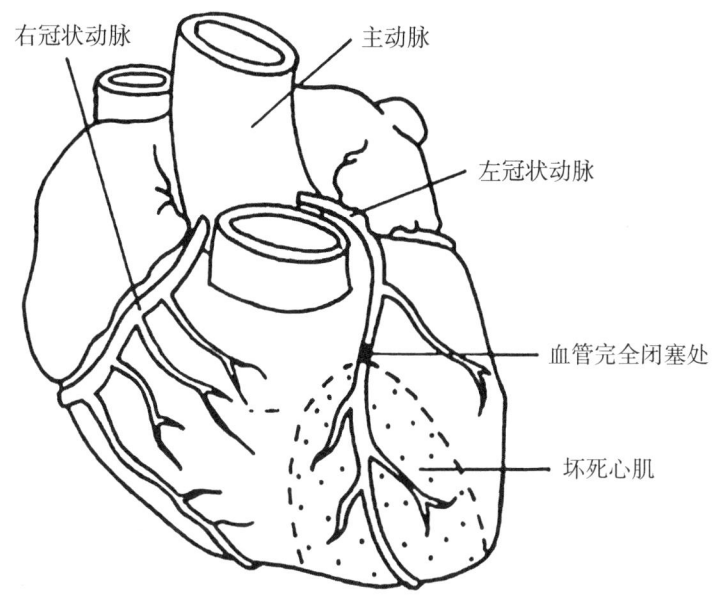

图9-2-2-1 冠状动脉及冠脉阻塞图

冠心病是动脉粥样硬化导致器官病变的最常见类型，严重危害人类健康。本病多发于40岁以上成人，男性发病早于女性，经济发达国家发病率较高；近年来发病呈年轻化趋势，已成为威胁人类健康的主要疾病之一。

（一）冠心病心绞痛分型

由于病理解剖和病理生理变化的不同，冠心病有不同的临床表型。1979年世界卫生组织曾将之分为五型：①隐匿型或无症状性冠心病；②心绞痛；③心肌梗死；④缺血性心肌病；⑤猝死。

近年趋向于根据发病特点和治疗原则不同分为两大类：①慢性冠脉疾病，也称慢性心肌缺血综合征；②急性冠状动脉综合征。前者包括稳定型心绞痛、缺血性心肌病和隐匿性冠心病等；后者包括不稳定型心绞痛（unstable angina pectoris，UAP）、非ST段抬高心肌梗死（non-ST-segment elevation myocardial infarction，NSTEMI）和ST段抬高心肌梗死（ST-segment elevation myocardial infarction，STEMI）、冠心病猝死。

（二）冠心病发病机制

当冠脉的供血与心肌的需血之间发生矛盾，冠脉血流量不能满足心肌代谢的需要，就可引起心肌缺血缺氧。暂时的缺血缺氧引起心绞痛，而持续严重的心肌缺血可引起心肌坏死即为心肌梗死。

心肌能量的产生需要大量的氧气供应，心肌细胞摄取血液氧含量达到65%～75%，明显高于身体其他组织。因此心肌平时对血液中氧的摄取已接近于最大量，氧需再增加时已难从血液中更多地摄取氧，只能依靠增加冠状动脉的血流量来提供。在正常情况下，冠状动脉循环有很大的储备，通过神经和体液的调节，其血流量可随身体的生理情况而有显著的变化，使冠状动脉的供血和心肌的需血两者保持着动态的平衡；在剧烈体力活动时，冠状动脉适当地扩张，血流量可增加到休息时的6～7倍。

决定心肌耗氧量的主要因素包括心率、心肌收缩力和心室壁张力，临床上常以"心率×收缩压"估算心肌耗氧量。由于冠状动脉血流灌注主要发生在舒张期，心率增加时导致的舒张期缩短及各种原因导致的舒张压降低显著影响冠状动脉灌注。冠状动脉固定狭窄或微血管阻力增加也可导致冠状动脉血流量减少，当冠状动脉管腔存在显著的固定狭窄（>50%～75%），安静时尚能代偿，而运动、心动过速、情绪激动使心肌需氧量增加时，可导致短暂的心肌供氧和需氧间的不平衡，这是引起大多数慢性稳定型心绞痛发作的机制。另一些情况下，由于不稳定型粥样硬化斑块发生破裂糜烂或出血，继发血小板聚集或血栓形成导致管腔狭窄程度急剧加重，或冠状动脉发生痉挛，均可使心肌氧供应减少，这是引起ACS的主要原因。另外，即使冠状动脉血流灌注正常，严重贫血时心肌氧供也可显著降低。许多情况下，心肌缺血甚至坏死是需氧量增加和供氧量减少两者共同作用的结果。

心肌缺血后，氧化代谢受抑，致使高能磷酸化合物储备降低，细胞功能随之发生改变。产生疼痛感觉的直接因素可能是在缺血缺氧的情况下，心肌内积聚过多的代谢产物，如乳酸、丙酮酸、磷酸等酸性物质或类似激肽的多肽类物质，刺激心脏内自主神经的内传入纤维末梢，经1～5胸交感神经节和相应的脊髓段，传至大脑，产生疼痛感觉。这种痛觉反映在与自主神经进入水平相同脊髓段的脊神经所分布的区域，即胸骨后及两臂的前内侧与小指，尤其是在左侧。

第三节 诊断与鉴别诊断

一、诊断

（一）临床表现

诱因。常由体力劳动或情绪激动（如愤怒、焦急、过度兴奋等）所诱发，饱食、寒冷、吸烟、心动过速、休克等亦可诱发。疼痛多发生于劳力或激动时，而不是在劳累之后。典型的稳定型心绞痛常在相似的条件下重复发生。

部位。主要在胸骨体之后，可波及心前区，手掌大小范围，也可横贯前胸，界限不清。常放射至左肩、左臂内侧达无名指和小指，或至颈、咽或下颌部。

性质。胸痛常为压迫、发闷或紧缩性，也可有烧灼感，但不像针刺或刀扎样锐性痛，偶伴濒死感。有些患者仅觉胸闷不适而非胸痛。发作时患者往往被迫停止正在进行的活动，直至症状缓解。

持续时间。心绞痛一般持续数分钟至十余分钟，多为3～5min，一般不超过半小时。

缓解方式。一般在停止原来诱发症状的活动后即可缓解；舌下含用硝酸甘油等硝酸酯类药物也能在几分钟内缓解。

体征。平时一般无异常体征。心绞痛发作时常见心率增快、血压升高、表情焦虑、皮肤冷或出汗，有时出现第四或第三心音奔马律。可有暂时性心尖部收缩期杂音，是乳头肌缺血以致功能失调引起二尖瓣关闭不全所致。

（二）辅助检查

1. 一般检查

血糖、血脂检查可了解冠心病危险因素；胸痛明显者需查血清心肌损伤标志物，包括心肌肌钙蛋白I或T、肌酸激酶（CK）及同工酶（CK-MB），以与ACS相鉴别；查血常规注意有无贫血；必要时需检查甲状腺功能。

2. 心电图检查

心电图检查包括静息时心电图、心绞痛发作时心电图、心电图负荷试验、心电图连续动态监测等。

（三）诊断要点

（1）本病多见于中老年人，既往有高血压、糖尿病、大动脉硬化或者冠心病家族史等，常因操劳过度、抑郁恼怒、饮食不节、吸烟酗酒、气候突变、感受寒冷而诱发。

（2）发作部位常见于膻中或胸膺部，甚则放射至左肩背、左上臂内侧等部位，呈反复发作性或持续不解，常伴有心悸、气短、自汗，甚则喘息不得卧。

（3）一般胸闷胸痛数分钟至十几分钟可缓解。严重者可见疼痛剧烈，持续不解，汗出肢冷，面色苍白，唇甲青紫，心悸，或脉律失常、心衰、厥脱等危候，多属真心痛，可发生猝死。

（4）查心电图、动态心电图、心电图运动试验等可辅助诊断。根据病情可作心肌酶谱测定、心电图动态观察。

（5）必要时行冠脉CT、心脏ECT、冠状动脉造影术等检查有助于明确诊断。

加拿大心血管病学会（CCS）把心绞痛严重程度分为四级。分级标准见表9-2-3-1。

表9-2-3-1　心绞痛严重程度分级标准

分级	分级标准
I级	一般体力活动（如步行和登楼）不受限，仅在强、快或持续用力时发生心绞痛
II级	一般体力活动轻度受限。快步、饭后、寒冷或刮风中，精神应激或醒后数小时内发作心绞痛。下平地步行200m以上或登楼一层以上可发生心绞痛
III级	一般体力活动明显受限，一般情况下平地步行200m内或登楼一层可引起心绞痛
IV级	轻微活动或休息时即可发生心绞痛

二、鉴别诊断

（一）中医鉴别诊断

1. 胃脘痛

胸痹心痛之不典型者，疼痛可在心下胃脘部，极易与胃脘痛混淆。但胸痹心痛多为发作性闷痛，虽与饱餐有关，常在休息、服药后得以缓解。胃脘痛以胀痛为主，胃脘局部有压痛，持续时间较长，可表现为饥饿痛或饱餐后痛，常伴泛酸、嘈杂嗳气、呃逆等胃部症状。真心痛有时亦表现为持续性胃脘部疼痛，应予警惕。

2. 悬饮

胸痹心痛多为胸闷痛，并可向左肩或左臂内侧等部位放射，常因受寒饱餐、情绪激动、劳累而突然发作，历时短暂，休息或用药后得以缓解。悬饮为胸胁胀痛，持续不解，患侧肋间饱满，多伴有咳唾引痛，转侧、呼吸时疼痛加重，并有咳嗽、咯痰、发热等肺系证候。

3. 真心痛

真心痛之胸痛剧烈，甚则疼痛持续不解，休息或服用药物后不能缓解，常伴有汗出肢冷、面白唇紫、手足青至节、脉微欲绝或结代等危重症状。胸痹心痛之胸痛，疼痛较轻，持续时间短暂，休息或服用药物后可缓解。

（二）西医鉴别诊断

1. 其他疾病引起的心绞痛

其他疾病引起的心绞痛包括严重的主动脉瓣狭窄或关闭不全、风湿性冠脉炎、梅毒性主动脉炎引起冠脉口狭窄或闭塞、肥厚型心肌病、特纳综合征等，要根据其他临床表现来进行鉴别。其中特纳综合征多见于女性，心电图运动负荷试验常呈阳性，但冠脉造影无狭窄、无冠脉痉挛证据，预后良好，被认为是冠脉系统微循环功能不良所致。

2. 肋间神经痛和肋软骨炎

前者疼痛常累及1～2个肋间，但并不一定局限在胸前，为刺痛或灼痛，多为持续性而非发作性，咳嗽、用力呼吸和身体转动可使疼痛加剧，沿神经行径处有压痛，手臂上举活动时局部有牵拉疼痛；后者则在肋软骨处有压痛。

3. 心脏神经症

患者常诉胸痛，或为短暂（几秒钟）的刺痛或持续（几小时）的隐痛。患者常喜欢时不时地吸一大口气或作叹息性呼吸。胸痛部位多在左胸乳房下心尖部附近或经常变动。症状多于疲劳之后出现，而非疲劳当时。轻度体力活动反觉舒适，有时可耐受较重的体力活动而不发生胸痛或胸闷。含服硝酸甘油无效或在10多分钟后才见效。常伴有心悸、疲乏、头晕、失眠及其他神经症的症状。

第四节 治 疗 概 况

一、中医辨证论治

（一）辨证选择口服中药汤剂

1. 实证

（1）痰阻心脉证。

主证：胸闷。重而心痛轻，伴有身重困倦，脘痞纳呆，口黏恶心，咯吐痰涎，舌苔白腻或白滑，脉滑。

病机：饮食不节，恣食肥甘，或忧思伤脾，运化失司，聚湿成痰，痹阻胸阳。

治法：通阳泄浊，豁痰开结。

方药：瓜蒌薤白半夏汤加味。

具体处方：瓜蒌、薤白、法半夏、枳实、陈皮、石菖蒲、桂枝、干姜、细辛。

加减：若痰蕴化热，咳痰黏稠，色黄，大便干，苔黄腻，脉滑数者，加黄连10g、天竺黄12g、竹茹12g以清热化痰；因痰阻气机，气滞血瘀，胸部刺痛，舌紫暗者，加郁金12g、川芎12g、丹参15g以理气活血，化瘀通脉；痰扰清窍，眩晕，肢体麻木者，加天麻15g、竹茹12g以祛痰息风定眩。

（2）气滞心胸证。

主证：胸痛时作，痛无定处，时欲太息，情志抑郁可诱发或加重，或兼有脘腹胀闷，得嗳气或矢气则舒，苔薄或薄腻，脉弦。

病机：情志抑郁，或郁怒伤肝，肝郁气滞，心脉痹阻。

治法：疏肝理气，调畅心脉。

方药：柴胡疏肝散加减。

具体处方：柴胡、炒枳壳、香附、川芎、郁金、延胡索、炙甘草。

加减：气郁日久化热，心烦易怒，口干便秘，舌红苔黄，脉数者，加牡丹皮、栀子、夏枯草以疏肝清热；气滞日久，兼有血瘀，胸闷心痛甚者，加檀香、丹参、砂仁（后下）以活血化瘀止痛。

（3）心血瘀阻证。

主证：心胸疼痛，心痛如刺，痛处固定，入夜更甚，唇舌紫暗，舌有瘀斑，苔薄，脉涩或结代。

病机：血瘀内停，心脉痹阻。

治法：活血化瘀，通络止痛。

方药：血府逐瘀汤合失笑散加减。

具体处方：桃仁、红花、川芎、赤芍、当归、生地黄、牛膝、柴胡、枳壳、桔梗、甘草、蒲黄、五灵脂。

加减：兼气滞胁胀，喜叹息者，加香附、檀香以理气止痛；兼气虚，动则痛甚者，加黄芪、党参、白术以补中益气；瘀血甚，胸痛剧烈者，加乳香、没药、延胡索、降香、丹参以增强活血止痛作用。

（4）寒凝心脉证。

主证：心痛彻背，背痛彻心，感寒痛甚，形寒肢冷，面色苍白，苔薄白，脉沉紧。

病机：寒邪内侵，胸阳不振，心脉不畅。

治法：温经散寒，通阳止痛。

方药：瓜蒌薤白桂枝汤合当归四逆汤加减。

具体处方：瓜蒌、薤白、桂枝、当归、细辛、白芍、通草、丹参、郁金、甘草。

加减：畏寒肢冷者，加附子、干姜、巴戟天以温经散寒止痛；瘀血较重，胸部刺痛，舌质暗滞者，加川芎、延胡索、桃仁、红花以活血止痛；痰浊痹阻，咳吐痰涎者，加陈皮、杏仁以宣肺祛痰。

2. 虚证

（1）心气亏虚证。

主证：心胸隐痛，气短心悸，动则益甚，神疲懒言，舌质淡，苔薄白，脉细弱。

病机：心气不足，鼓动无力，心脉不畅。

治法：补益心气，畅脉止痛。

方药：保元汤加减。

具体处方：黄芪、党参、山药、炒白术、茯苓、炙甘草、生姜。

加减：唇舌紫暗者，加丹参、当归以活血通脉；心阴不足，口渴咽干，心烦失眠者，加炒酸枣仁、麦冬、玉竹、黄精以益气养阴；心火上扰，心悸心烦，失眠多梦，口舌生疮者，加黄连、焦栀子、菊花以清心宁神。

（2）心阴不足证。

主证：心胸隐痛，五心烦热，心悸怔忡，头晕耳鸣，口燥咽干。舌红少津，苔少或花剥，脉细数。

病机：心阴不足，心脉失养。

治法：滋阴养心，润脉止痛。

方药：生脉散合天王补心丹加减。

具体处方：太子参、麦冬、五味子、生地黄、玄参、天冬、丹参、当归、茯苓、柏子仁、炒酸枣仁、远志。

加减：肾阴虚，腰膝酸软者，加熟地黄、桑椹、女贞子以滋肾养阴清热；阴虚阳亢，风阳上扰，头晕目眩，肢体麻木者，加珍珠母、磁石、石决明以重镇潜阳息风；胸闷刺痛，痛有定处者，加五灵脂以活血通络止痛。

（3）心肾阳虚证。

主证：胸闷心痛，心悸怔忡，神倦怯寒，面色㿠白，四肢不温，舌质淡胖，苔薄白，脉沉细迟。

病机：心肾阳虚，失于温运，胸阳不振。

治法：补肾助阳，温通心脉。

方药：参附汤合桂枝甘草汤加减。

具体处方：党参、附子、桂枝、干姜、炒白术、炙甘草。

加减：心痛较剧者，加蜀椒、荜茇、细辛、赤石脂、乳香、没药以温阳散寒，理气活血；水肿，喘促心悸者，加茯苓、猪苓、益母草、泽泻以活血利水消肿；四肢厥冷者，宜用四逆汤加人参汤以温阳益气，回阳救逆。

（二）辨证选择口服中成药

根据病情证候选择应用心可舒片、益心舒片、宁心宝胶囊、稳心颗粒、参松养心胶囊、舒心颗粒、冠心丹参片、心脉通片、复脉定颗粒等。

（三）辨证选择静脉滴注中药注射液

根据病情证候选择应用参附注射液、丹参注射液、参麦注射液、血塞通注射液、丹红注射液、葛根素注射液、红花黄色素氯化钠注射液、灯盏花素注射液、舒血宁注射液等。

二、中医特色治疗

（一）专科中药协定处方及膏方

1. 舒心汤（佛山市中医院协定方）

党参、麦冬、酒女贞子、白芍、丹参、麸炒枳壳、三七、桃仁、佛手等。

功能主治：行气解郁，滋阴养血。

适应范围：证候属于气阴两虚兼血瘀的患者。

用量用法：每日1剂，水煎服，每日2次，分温后服。

禁忌：证候属于痰瘀交阻的患者慎用。

2. 化瘀止痛膏（佛山市中医院协定方）

桃仁、红花、熟地黄、赤芍、三七、丹参、当归、醋延胡索、木香等。

功能主治：活血化瘀，行气止痛。

适应范围：证候属于气滞血瘀的患者。

用量用法：30g/次，口服，每日3次。疗程半个月。

禁忌：兼有气虚或阴虚的患者慎用本方。

3. 本院制剂口服成药

山楂消脂胶囊（降脂、减肥、抗动脉硬化）：每次2～3粒，每天2～3次。

益气舒心丸：每次6g，每天1～2次。

参七汤：每次1袋，每天1次。

三七化瘀口服液：每次10～20mL，每天3次。

复方三七丸：每次4g，每天2～3次。

（二）针刺治疗

1. 主穴：内关、郄门、膻中、心俞、膈俞、厥阴俞

方中内关是手厥阴心包经络穴，又是八脉交会穴之一，通于阴维脉，对心脏有特异性的作用，可统治一切心胸疾患；郄门穴是手厥阴心包经的郄穴，郄穴本身具有急救的功能，郄门具有宁心、安神、理气、活血的功效。早在《针灸甲乙经》中有"心痛，衄哕呕血，惊恐畏人，神气不足，郄门主之"的记载。膻中为心包之募穴，又为气会，以疏调气机，宣通胸阳。上述主穴不论寒热虚实均可应用。心俞是心脏的背俞穴，脏病取俞，阴病治阳，有益气宁神、活血通络、强心止痛的作用；膈俞是血之会穴，有活血养血的作用；厥阴俞为心包之背俞穴，根据脏病多取背俞的原则，取之以调理心气、通络活血。

2. 穴位加减

气虚血瘀证：主穴加血海、巨阙、足三里。

气阴两虚兼血瘀证：主穴加阴郄、足三里、血海。

寒凝血瘀证：主穴加关元、血海、足三里。

气滞血瘀证：主穴加气海、血海、太冲。

痰瘀交阻证：主穴加足三里、血海、丰隆、中脘。

3. 针刺方法

当患者心绞痛发作时，嘱患者取仰卧位，充分暴露两侧前臂，取内关、郄门二穴常规消毒后毫针直刺各0.8寸，施以快速小幅度捻转补法1min，令针感向肘部放散，能达侧胸或前胸最佳，留针5min后再次重复前手法，留针20min，再次行上述手法1次，然后出针。膻中穴向下沿皮横刺0.8～1寸，施捻转的平补平泻手法1min，留针20min。

心俞、膈俞、厥阴俞三穴均向正中线斜刺1～1.5寸，施捻转补法1min，提插捻转有酸麻感窜至前胸，留针20min。上述主穴和配穴均每日1～2次，交替应用。

上述穴位为常规毫针刺法，其中足三里、阴郄、至阳、关元行补法；血海、巨阙、中脘用平补平泻手法；丰隆用泻法。

（三）穴位敷贴

1. 主穴主药

主穴：心俞、膻中、内关。

主要药物：丹参、红花、川芎、延胡索、冰片。

2. 穴位及药物加减

气虚血瘀证：主穴加血海、巨阙、足三里，主要药物加黄芪、红景天。

气阴两虚兼血瘀证：主穴加足三里、关元、血海、三阴交，主要药物加黄芪。

寒凝血瘀证：主穴加关元、血海、足三里，主要药物加肉桂、吴茱萸。

气滞血瘀证：主穴加气海、血海、太冲，主要药物加香附、郁金。

痰瘀交阻证：主穴加血海、巨阙、丰隆、中脘，主要药物加瓜蒌、半夏。

3. 敷贴调制

将药物研磨成细末后，以醋水、酒或鸡蛋清等，把药粉调和成糊状即成。糊剂可增强敷贴的黏着力，并能使药物缓慢释放药效，延长药物的效果。糊剂制作方便，但要求现制现用，搁置时间不可过长。

4. 用法

使用时取适量调制好的药物敷贴于穴位上，每天敷贴6小时，1天1次，10～15天为1个疗程。

（四）其他适宜疗法

根据患者体质及病情程度，因人而异地选择适宜疗法，如艾灸、功法训练、足浴等。

三、中西医结合治疗

（一）中西医结合药物治疗

药物治疗是冠心病治疗的基础，是心脏康复过程中最重要、最基础的干预方法。在心脏康复过程中应不断进行药物治疗必要性的宣教及随访督导。在稳定性冠心病患者中，应注重用药的规范化、个体化、合理性、安全性以及依从性。合理联用中西药具有协同增效、减少药物用量、减轻不良反应等益处。但中西药联用应建立在中西药各自的药理作用、理化性质、毒性反应以及中西药相互作用的药代动力学、药效学的基础上，并且中药需辨证使用才能增加疗效，应尽可能避免或减少联用带来的不良反应。

（二）中西医结合运动治疗

适当运动可改善心肺功能、改善血管内皮功能、延缓动脉粥样硬化发展进程、减少心肌重塑、降低血栓栓塞风险、改善心肌缺血、降低猝死风险。中医健身气功是将人体的形体活动、呼吸吐纳、心理调节相结合的传统运动方法。太极拳、八段锦、五禽戏等中医健身锻炼方法结合了传统导引、吐纳的方法，注重练身、练气、练意三者之间的紧密协调，动作平稳缓和，对提高心脏病患者的活动耐量、改善生活质量有着积极的作用。

（三）中西医结合饮食治疗

总热量和胆固醇摄入过多、蔬菜水果摄入不足等不平衡膳食会增加心血管疾病发生的风险。合理膳食是冠心病二级预防与治疗的重要组成部分，对冠心病患者进行营养干预有助于控制危险因素、降低死亡风险。冠心病患者对每日总能量、总脂肪、饱和脂肪、钠盐和其他营养素摄入水平及饮食习惯和行为方式都有特定要求。我国现存最早的中医医学论著《黄帝内经》提出："五谷为养，五果为助，五畜为益，五菜为充。"指不同性味的膳食不仅能提供能量，还有助于调整机体阴阳平衡。可根据患者证候、体质特征，制定个体化的饮食指导，有益于调和气血、平衡阴阳，从而达到防治疾病的目的。

四、难点分析

（一）难点解析

多年来冠心病的中医基础研究和临床研究有一定突破，临床防治能力有较大提高，但仍有较多临床难点尚待深入探索攻关。临床疗效是中医药生存和发展的基础，中医对冠心病心绞痛的治疗，无论是在心绞痛症状改善方面，还是心电图改善方面，都取得了一定的疗效。但中医辨证分型客观指标的实用性、可靠性还有待检验和验证。用传统的证候概念表达的科学内涵难以被现代社会普遍理解和接受，复杂中药临床药效评价还没有适合自身特点的评价方法、标准、规范及研究方法，缺乏多中心大样本的临床试验。

冠心病中医治疗的难点：

（1）冠心病患者体质虚弱，多脏腑病变，虚实并见，标本相兼，病机复杂，临床症状繁多，虚实寒热错杂，矛盾融于一体辨证困难多、调治难度大。文献中有的责之肾，有的责之脾，有的责之肝，有的重视血瘀，有的强调痰浊，有的研究偏虚证一面，有的研究偏实证一面，认识不一致、研究方向不集中，影响研究水平的提高和难点的攻克。

（2）由于缺乏具有循证医学证据的中医药防治冠心病研究成果，目前冠心病的临床治疗，特别是急重症的治疗多遵循西医学相关的指南，在此基础上服用相关的中成药的居多，但是对于这种治疗方案的效果缺乏科学的评价。

（3）某些证型采用单一中药治疗难以达到理想的效果，需要中西医综合治疗才能明显提高疗效。

（4）老年人体质虚弱，脾胃功能差，对药物疗效反应慢，易出现药物不良反应。

（5）中药多为天然植物，或动物，或矿物类，成分复杂，一些有效成分尚不十分清楚。受提取技术限制，中药制剂有效成分含量低，因此制约了中医药的发展和疗效提高。

核心问题是进一步发挥中医药优势，提高防治冠心病的能力，提高临床疗效，减少心绞痛反复发作，降低心脏终点事件的发生率，改善冠心病患者的生活质量。

（二）胸痹心痛临床疗效

根据本方案拟定的关于胸痹心痛的辨证论治方法，来治疗冠心病-心绞痛及急性冠脉综合征。2021年来，我科共收治胸痹心痛（冠心病心绞痛）患者565人次。疗效情况：中药饮片使用率94.1%，中成药（包括中药注射液）使用率100%，中医特色疗法使用率96.1%，辨证施治率100%。其中，辨证应用口服中药汤剂532例（94.1%），中药注射液453例（97.5%），中成药512例（90.6%），穴位敷贴498例（88.1%），艾灸治疗211例（37.3%）。

（三）应用情况分析

从以上数据可以看出，临床应用较好、接受度较高的为口服中成药及静脉滴注中药注射液，其次为耳穴治疗、外周穴位敷贴及艾灸，而口服中药汤剂应用较少。分析其原因，主要为：

（1）该病患者往往病情较重，无论医师或患者都倾向选择起效快、疗效好的静脉制剂，所以中药静脉制剂在住院患者中应用普遍。

（2）此类患者病情危重，以老年患者居多，食欲差，再加上基础治疗方案中西药种类繁多，中药汤剂药味繁杂、口味苦涩，服药后常引起患者恶心呕吐，故部分患者拒服中药汤剂。

（3）耳穴及外治法（外周穴位敷贴与艾灸）因操作简便、作用较持久，痛苦较小，也有着较高接受度和依从性；且护士接受培训即可操作，患者亦可随时自我治疗，故临床可操作性较强。

（四）疗效评价与分析

1. 总体评价

565例患者中，临床症状改善531例（93.9%），心电图指标改善342例（60.5%）。

2. 疗效分析

（1）改善症状：心绞痛发作时疼痛程度减轻的有519例。

（2）提高运动耐量：患者治疗后，可明显提高活动强度及增加运动时间。

（3）改善相关体征：可改善ST-T变化等指标，心电图改善342例（60.5%）。

（4）改善预后：较长期辨证使用中药，可预防复发，减少心血管事件的发生。

（五）发展思路与措施

（1）长期的临床实践证明冠心病的病机基础是肾虚，肾虚是冠心病的本虚所在。因此，防治冠心病最直接最有效的方法应是从益肾切入，调整脏腑阴阳气血失衡，调整机体代谢紊乱，增强整体免疫功能，稳定和改善心脏、血管的内环境，活血化瘀，清热解毒，治本防变，从而提高冠心病的临床疗效，提高对心血管疾病急危重症的防治能力。今后应加强对肾虚的临床及免疫学、细胞分子学、基因蛋白学的研究。对益肾方药进行临床筛选及作用机制的探讨。从多年临床经验及文献报道补肾气药当以黄芪首选，《本草求真》："黄芪，……为补气诸药之最。"《本经逢原》："黄芪，能补五脏诸虚…能通调血脉，流行经络，可无碍于壅滞者。"黄芪可补五脏周身之气，亦有行血化瘀解毒排脓之功，且黄芪气味温和，人人均可受之。再者人参与黄芪如何恰当配合，滋阴生津养血如何与补气合理配伍相互化生，如何用温阳升提法给补气增强支撑等亦是需要深入探讨的课题。

（2）随着中医、中西医结合对冠心病研究的深入发展，近十几年来冠心病已凸显气虚、血瘀、热毒三大病机及其之间的有机联系，益气化瘀，解毒治法已经显现出较好的疗效，又与西医有比较明确的结合点。因而，冠心病的前瞻性研究应着眼于益气扶正、活血化瘀、清热解毒及上述三种治法联合应用。

（3）冠心病热毒学说是急性冠脉综合征研究的新进展，规范热毒证诊断标准、筛选清热解毒有效药物，研究益气、化瘀、解毒三治法联合应用机制及药物配伍方法技巧。

（4）辨证施治与单味中药重点突破相结合。辨证施治是治疗冠心病的基本方法，从单味中药已知晓的有效成分，针对冠心病的病因、病机和临床的某一难点进行深入探索，有望在疗效上有新的突破，水蛭、冰片等就是具有很好开发应用前景的单味药物。

（5）从调补脾肾入手"治未病"。冠心病的发生与内分泌代谢紊乱有密切关系。因此，对易患人群，早期进行调补脾肾调理内分泌代谢紊乱，预防高血压高血脂糖尿病代谢综合征等冠心病危险因素和基础疾病，有望达到预防冠心病的发生发展与演变，减少心绞痛发作，稳定心脏动脉硬化斑块，降低心血管事件的发生频次的目的。

（6）加强中药制剂研究，提高有效成分，改进剂型，服用方便。

通过以上研究一定能进一步提高冠心病的疗效，将中医药防治冠心病提高到一个新阶段。

（六）本专科其他中医治疗方法应用情况

（1）对于胸痹心痛行血运重建的患者用参七汤，有预防支架内再狭窄的可能性，减少胸痹心痛的心血管事件，提高临床疗效。

（2）对胸痹心痛辨证属痰浊、血瘀引起的，在辨证的基础上加用山楂消脂胶囊，可起到稳定动脉粥样硬化斑块的作用，减少冠心病心绞痛的发生。

（3）对胸痹心痛辨证属阴虚、气虚、血瘀者，均加用益气舒心丸，可明显提高中医的临床疗效。

（4）所有患者均根据中医的经络理论，予以艾灸、穴位敷贴和耳穴。

（七）胸痹心痛诊疗方案的分析、总结及评价

此次诊疗方案的制定在参考冠心病诊疗指南的基础上，同时参考《中医内科常见病诊疗指南：西医疾病部分》中关于冠心病心绞痛中的中医辨证论治部分。根据科室实际情况，加入了具有本重点专科特色的中医外治法和本院制剂的使用。在2017年开始引入中医特色疗法及辨证调护的内容后，2020护理工作有了更好的诊疗规范。通过对2020年新的中医优势病种诊疗方案的分析和临床疗

效的评估，可以看出，胸痹心痛病在临床上常为本虚标实，而瘀血内阻是中心环节，无论是痰浊、寒凝，还是心肾阳虚，都不同程度地存在血瘀，因此，中药当在辨证论治的基础上加用活血化瘀药物疏通血脉，如此则临床效果更好。该诊疗方案分型明确，方药恰当，临床中应用较准确、方便，经过中医临床疗效的评定，疗效显著，可以在临床中进一步扩大应用。

（八）胸痹心痛诊疗方案的优化

加强中医药辨证施治与护理辨证施护结合，继续体现专科特色、中医特色和本院制剂的运用，继续采用多种中医药治疗手段，如开展中药穴位敷贴治疗、针灸治疗等，在治疗过程不断观察、总结资料，以便进一步临床推广应用。

五、医案验方

陈某，女，61岁。

主诉：反复胸闷痛半年余。

初诊：患者神志清，精神一般，时有胸闷，夜间入睡时有胸前压榨感，右侧胸壁偶觉针刺样疼痛，部位固定，稍气促，活动后加重，时觉喉间有痰，无恶寒发热，无头晕头痛，纳呆，眠差，自觉呼吸不畅而易醒，小便正常，大便硬结，舌淡红，苔黄腻，脉滑。

既往史：患者既往有子宫癌肉瘤并综合治疗病史10年。

辅助检查：冠状动脉造影示冠心病，三支病变（左前降支近段后完全闭塞，左回旋支近段可见局限性狭窄约50%，右冠状动脉多发中重度狭窄，近段最重狭窄约90%）。PCI术中见左前降支弥漫性病变，且血管细小，暂不予支架置入，择期复查造影，必要时行经皮冠状动脉介入治疗植入。

中医诊断：胸痹心痛（痰瘀交阻证）。

西医诊断：①冠状动脉粥样硬化性心脏病、三支病变；②子宫癌肉瘤复发并肺、淋巴结转移（FIGO分期Ⅳb期）。

治法：通阳豁痰，活血化瘀，行气止痛。

处方：瓜蒌薤白半夏汤加减。

姜半夏9g、陈皮10g、茯苓20g、炙甘草5g、瓜蒌30g、薤白15g、泽泻15g、厚朴15g、麸炒枳实15g、燀桃仁15g、丹参15g、红花10g、牡丹皮15g、黄连5g。7剂，水煎服。

二诊：4月7日。服药后胸闷、胸前压榨感较前减轻，仍有活动后气促，纳呆，睡眠较前改善，大便调，血压90/60mmHg。舌淡红，苔白稍腻，脉濡。上方去瓜蒌、薤白、厚朴、麸炒枳实等，加桂枝10g、赤芍15g、醋延胡索15g、黄芪30g。

处方：陈皮10g、姜半夏9g、茯苓30g、炙甘草5g、桂枝10g、牡丹皮10g、燀桃仁15g、赤芍15g、醋延胡索15g、黄芪30g。14剂，水煎服。

三诊：4月21日。精神较前好转，体力增加，偶有活动后气促，平素饮食及睡眠、二便正常。舌淡红，苔薄白，脉弦。

处方：陈皮10g、姜半夏9g、茯苓30g、炙甘草5g、桂枝10g、牡丹皮10g、燀桃仁15g、赤芍15g、醋延胡索15g、黄芪30g、醋香附10g。7剂，水煎服。

按语：患者胸闷痛，痛有定处，伴有气促，喉间有痰，纳呆，大便硬，苔黄腻，脉滑。此属痰瘀交阻之征象，痰瘀交结，阻滞气机，郁于胸中，故胸闷痛；痛有定处，气机不相顺接，故时有气促；痰湿困脾，脾气不运，故见纳呆；津液不行，则大便硬。治以通阳豁痰、活血化瘀、行气止痛为法，以瓜蒌薤白半夏汤为主方，加以活血化瘀之燀桃仁、红花、牡丹皮、丹参，佐以行气、健脾、清热除烦之物治之。7剂后患者胸闷痛较前减轻，仍有气促、纳呆、苔白稍腻、脉濡等脾虚痰湿之象，兼之既往子宫癌肉瘤并综合治疗10年病史，久病体虚，去瓜蒌、薤白、厚朴、麸炒枳实等辛燥之物，予二陈汤为主方，加大补元气之黄芪，补气需行气，兼以行气活血化瘀等药物。14剂后患者精神、体力好转，守前方辨证加减。

第五节　辨证施护

一、辨证护理

1. 胸痛胸闷时

（1）密切观察胸痛的部位、性质、持续时间、诱发因素及伴随症状，遵医嘱监测心率、心律、脉搏、血压等变化。出现异常或胸痛加剧、汗出肢冷时，立即汇报医生。

（2）发作时绝对卧床休息，必要时给予氧气。

（3）遵医嘱舌下含服麝香保心丸或速效救心丸，必要时舌下含服硝酸甘油，并观察疗效。

（4）遵医嘱穴位敷贴：选取心俞、膈俞、脾俞、肾俞等穴位。

（5）遵医嘱耳穴贴压（耳穴埋豆）：取心、神门、交感、内分泌、肾等穴位。

（6）遵医嘱中药泡洗：常选用当归、红花等活血化瘀药物。

（7）遵医嘱穴位按摩：取内关、神门、心俞等穴位。

（8）中药离子导入治疗：选择手少阴心经、手厥阴心包经、足太阳膀胱经的背俞穴等穴位。

（9）取穴隔姜灸，选取心俞、膈俞、膻中、气海等穴位，每日交替施灸，也可取穴选用艾条灸，取足三里、内关等穴位。

2. 心悸时

（1）遵医嘱监测心率、心律、血压、脉搏、呼吸频率及节律，面唇色泽及有无头晕、黑蒙等伴随症状。

（2）遵医嘱穴位敷贴：选取关元、气海、膻中、足三里、太溪、复溜等穴位。

（3）遵医嘱耳穴贴压（耳穴埋豆）：选取心、肺、肾、神门、皮质下等穴位，伴失眠者配伍交感、内分泌等穴位。

（4）遵医嘱穴位按摩：选取神门、心俞、肾俞、三阴交、内关等穴位，伴汗出者加合谷、复溜穴。

（5）遵医嘱中药泡洗：选用红花、当归、川芎、薄荷、艾叶等药物，伴失眠者配合按摩涌泉穴。

3. 便秘时

（1）腹部按摩：顺时针按摩，每次15～20min，每日2～3次。

（2）遵医嘱穴位敷贴：可用醋调大黄粉、吴茱萸粉或一捻金敷贴神阙穴。

（3）遵医嘱穴位按摩：虚寒性便秘，取穴天枢、上巨虚等穴位；实热性便秘取穴足三里、支沟、上髎、次髎等穴位。

（4）晨起饮温水一杯约200～300mL（消渴患者除外），15min内分次频饮。

（5）虚秘者服用苁蓉通便口服液；热秘者口服黄连上清丸或麻仁丸；热毒血瘀者遵医嘱用大黄煎剂200mL灌肠。

4. 日常生活护理

（1）按时服药：嘱患者按医嘱定时、定量服药，常备急救药物并介绍服用方法。按时回医院复查。

（2）情志调理：保持情绪稳定，避免不良刺激；鼓励患者表达内心感受，针对性给予心理支持；指导患者掌握自我排解不良情绪的方法，如音乐疗法、谈心释放法、转移法。注意调养生活起居以与四时相应，如冬季宜早睡晚起，夏季应晚睡早起，春秋要早睡早起，卧室空气流通，温湿度适宜。在气温变化和节气变换时要及时增减衣被，防止外邪内侵，外感常为本病复发的重要诱因。向患者及其家属宣传保持情志舒畅的重要性，强调"恬淡虚无""怡悦开怀"在康复中的意义，告诫患者避免仇怒、恐惧、激动。

（3）生活起居：环境安静，空气新鲜，温湿度适宜；避免劳累、饱餐、情绪激动、寒冷、便秘、感染等诱发因素，戒烟限酒；起居有常，发作时休息，缓解期适当锻炼，如快步走、打太极拳等，以不感疲劳为度。指导患者做适量的体力锻炼，如室外散步、打太极拳、练气功等，以活动后感觉轻松、无心慌气短等症状为度，切忌操之过急及操持重活，以防"劳复"。

（4）健康宣教：向家属介绍急救常识，如发现病情突变时不要惊慌，不要搬动患者，应让患者就地静卧，及时使用氧气袋及急救用药，并迅速联系救护车。

二、辨证施膳

1. 饮食应遵循八个原则

①不偏食：饮食的选择和搭配要完善，食谱应全面。②限制膏粱厚味、煎炸食物的摄入。③少食节食：应控制食量，尤其晚餐更宜节制。④控制食盐摄入量。⑤禁止吸烟。⑥适量饮酒。⑦提倡饮茶。⑧合理膳食：早餐要进，午餐稍丰，晚餐清淡。多食绿叶蔬菜、水果。

2. 辨证施膳

（1）寒凝血瘀者宜食温阳散寒、活血通络之品，如龙眼肉、羊肉、韭菜、荔枝、山楂、桃仁、薤白、干姜、大蒜等；少食苦瓜等生冷、寒凉之品。食疗方：薤白粥等。

（2）气滞血瘀者宜食行气活血之品，如山药、山楂、桃仁、木耳、白萝卜等；少食红薯、豆浆等壅阻气机之品。食疗方：陈皮桃仁粥等。

（3）气虚血瘀者宜食益气活血之品，如鸡肉、牛肉、山药、木耳、大枣、薏苡仁等。食疗方：海蜇煲猪蹄等。

（4）气阴两虚、心血瘀阻者宜食益气养阴、活血通络之品，如甲鱼、鸭肉、海参、木耳、香菇、山药、荸荠、甘蔗、百合、莲子、藕汁等。食疗方：山药粥、百合莲子羹等。

（5）痰阻血瘀者宜食通阳泄浊、活血化瘀之品，如海参、海蜇、薏苡仁、荸荠、冬瓜、海带、白萝卜、蘑菇、百合、扁豆、桃仁、柚子等。食疗方：薏苡仁桃仁粥等。

（6）热毒血瘀者宜食清热解毒、活血化瘀之品，如百合、芹菜、菊叶、苦瓜、绿豆、莲子心、黑木耳、荸荠、马齿苋等；忌食羊肉、荔枝、龙眼肉等温燥、动火之品。食疗方：绿豆汤、菊花决明子粥等。

3. 饮食指导

宜食益气养阴、活血通络之品，如甲鱼、鸭肉、海参、木耳、香菇、山药、荸荠、甘蔗、百合、莲子、藕汁等。食疗方：山药粥、百合莲子羹等。

第六节　循 证 研 究

一、基础研究

冠心病属于中医"胸痹心痛"范畴，是冠状动脉粥样硬化性心脏病的简称。冠心病有较高的发病率、复发率及死亡率，是威胁人类健康的头号杀手，近十年该病发病率在我国有明显升高的趋势。目前PCI已成为国内西医学治疗冠心病的常用手段，但此疗法有许多亟待解决的问题[1]。

中医学认为冠心病的发生发展是一个动态演变的过程，治疗既从整体出发，又着眼于局部症状，辨病与辨证相结合，有其独特的优势。

（一）中医学对胸痹心痛病名的溯源

古籍《山海经·西山经》曰："其草有萆荔，状如乌韭，而生于石上，赤缘木而生，食之已心痛。"最早出现"心痛"一词[2]。秦汉时期成书的《黄帝内经》称之为"心痛"，并有"厥心痛""真心痛"之分。其中"真心痛"的临床表现类似于西医学的冠心病心肌梗死。《灵枢·厥病》说："真心痛，手足清至节，心痛甚，旦发夕死，夕发旦死。"东汉张仲景在其著作《金匮要略》中设"胸痹心痛短气病脉证治"一门，同时提出胸痹与心痛，认为"心痛"当属"胸痹"的范畴，并提出"阳微阴弦"为胸痹病机之关键[3]。

（二）中医学对"胸痹心痛"的病因病机研究

张仲景以"阳微阴弦"四个字揭示了疾病的本质和发病的特点，现代医家在此基础上结合临床经验对冠心病的病因病机也提出了各自的观点。

1. 因虚致病

邓铁涛提出"气虚痰瘀"为冠心病基本病机，认为气虚为本，标实为痰与瘀，冠心病的一系列症状均由心气虚而致痰瘀痹阻心脉而引起[4]。毛德西认为心气亏虚乃是导致心阳不振、瘀血等病理现象的基础，在心气虚的基础上，可产生心脾气虚、心肾阳虚等其他虚证。

2. 因实致病

有学者认为津血同源，瘀生于血，痰浊瘀血二者息息相关。胸痹心痛的发生责之于津液运化失司，聚而为痰，血不循经，滞于脉中或留于脉外，致痰瘀阻滞于经脉，痰瘀交阻[5]。陈可冀等[6]提出冠心病当属血瘀证范畴，心血瘀阻，痹阻心脉，不通则痛，最终导致胸痹，临床常见病理因素有气滞、痰阻、阳虚、寒凝等。

3. 虚实夹杂

张学文提出"虚瘀痰毒"是冠心病重要的病因病机，认为该病为虚实夹杂之证[7]。曹玉山认为情志内伤、饮食失宜、劳逸失度、年迈体弱、外邪侵袭是冠心病常见发病原因，以上病因皆可导致病理产物痰浊、瘀血内停，交织为患，痰瘀又化为新的致病因素。焦树德等认为冠心病致病因素多样，虚实之间互为因果，临证时应权衡虚实施以诊治。

4. 他脏相关

（1）胸痹与肺相关。

《金匮要略·胸痹心痛短气病脉证治第九》中有诸多相关的论述。如"胸痹之病，喘息咳唾，胸背痛，短气"总结了胸痹病证的主要症状是咳嗽喘息、咳唾痰涎、胸背牵引而痛、气短等。此外，枳实薤白桂枝汤、人参汤证的"胸痹，心中痞气，气结在胸，胸满"和茯苓杏仁甘草汤、桔枳姜汤证的"胸痹，胸中气塞，短气"还提示胸痹有胸胁胀闷、呼吸不畅的临床表现。心主血脉，肺主治节，生理上密切相关，病理上相互影响。

（2）胸痹与肝相关。

心主血脉，在心气的推动下，血液正常运行，濡养周身。肝藏血，并且调节人体血量。《素问·五脏生成论》载："人卧血归于肝。"心与肝相互协调，使血液行于常道，疏泄有度。沈金鳌在《杂病源流犀烛·心痛源流》载："七情除喜之气能散于外，余皆足令心气郁结而为痛也。"情志不畅，肝气郁结，郁久化火，灼伤津液则炼液成痰，气滞痰浊瘀阻心脉，发为胸痹心痛。李录山用柴胡疏肝散加味治疗气滞心胸型胸痹，对比治疗前后临床症状和心电图变化，疗效显著。

（3）胸痹与脾相关。

五行生克制化，心属火，脾属土，火生土，心与脾为母子关系。脾为后天之本，主运化水谷，是气血生化之源。心主血脉，心血赖脾气传输的水谷精微而化生。脾主统血，血液在脉内循行，既靠心气的推动，又靠脾气的统摄。五脏藏神，心为主导。人身以气血为本，精神为用，和心脾两脏关系密切。此外，脾胃的经脉与心相关联，如《灵枢·经脉》载："脾足太阴之脉……其支者，复从胃，别上膈，注心中。"从病邪的性质来说，寒凝、气滞、血瘀、痰浊均可由脾胃亏虚所致，导致胸痹的发生。程坤抓住心脾二脏病理生理特点和药物性味归经特点，以清热燥湿法治疗老年痰热闭阻型胸痹，取得满意疗效。同时也指出用该方法治疗的过程中应注意燥湿之品太过易化燥伤阴，渗利失当反致伤津耗液。

（4）胸痹与肾相关。

心为君火，肾为相火，心肾上下交济，心阳冲盛，相火亦旺，君相安位。脏腑亏虚，其根本在于肾虚，肾为先天之本，水火之宅，内藏真阴，心血依赖肾之阴精而补充；肾又内寄元阳，为一身阳气之源，肾气隆盛，则心阳振奋。刘志明认为胸痹心痛为本虚标实之证，其发生首先责之正气虚弱。而五脏虚衰，又以肾阴匮乏为病之根。五脏之阳非此不能温，五脏之阴非此不能滋，其从肾论治胸痹使肾阴得以上济心火，肾阳得以温煦血脉，为胸痹的辨证治疗开拓了新的思路。

（三）胸痹心痛辨证分型的研究

1. 辨证分型

目前，冠心病的辨证分型方法和辨证思路多是临床报道和个人经验，尚缺乏系统的证候学观察和研究。研究者的分型方法虽有不同，但存在较多交叉之处，说明中医学对冠心病的认识有很多一致的地方。在临证时，往往几种证型夹杂致病，故不应拘泥于此，应注重思路与观念更新，掌握病机之主次。

2. 证型分布规律

陈贵珺等[8]对近5年来我国冠心病中医证型地域分布规律进行了研究，发现排前3位的中医证型依次是气虚血瘀证、心血瘀阻证、痰阻心脉证，其次为气阴两虚证、痰瘀互阻证、气滞血瘀证等，印证了胸痹本虚标实的核心病机，气虚为本虚之象，血瘀、痰浊为标实之候。毕颖斐等[9]通过统计分析冠心病的证候类型发现：以气虚血瘀、气虚痰瘀、气阴两虚血瘀、痰瘀互结最为多见。葛永彬等[10]通过对近28年国内公开发表的中医、中西医结合相关文献的检索，纳入研究病例7512例，临床证型分布显示：气虚血瘀比例最高，占32.65%；心血瘀阻占18.26%；本虚证型所占比例最少。

（四）现代医学研究基础

现代医学认为年龄、吸烟、总胆固醇、LDL-C、糖尿病、高血压是影响冠心病发病的主要危险因素，而随着研究的深入，一些非传统危险因素也先后被发现，如半乳糖凝集素-3（Gal-3）、胱抑素-C（Cys-C）、缺血修饰白蛋白等。

二、临床研究

（一）中医研究

1. 辨证论治研究

国医大师郭子光总结出治疗冠心病的基本方：黄芪、川芎、丹参、葛根、制首乌。临床辨证治疗则在此基础方上进行加减，分型如下：①气滞血瘀证，方用基本方加行气活血药如降香、郁金、川红花、赤芍、桃仁等。②痰浊郁阻证，方用基本方合瓜蒌薤白半夏汤化裁。③瘀血阻络证，方用基本方加血竭、水蛭、桃仁、生地黄等。④偏虚型患者，以基本方合生脉散化裁。若患者脉弱甚至偏缓，舌质偏淡，轻者用基本方加桂枝甘草汤治之；重者合麻黄细辛附子汤治之。

国医大师刘祖贻将冠心病分为6型：①心气亏虚脉络瘀滞证，方用自拟方芪丹护心饮（黄芪、生晒参、葛根、丹参、郁金、降香、水蛭、山楂）加减。②气虚络瘀阳亢风动证，方用天麻钩藤饮合芪丹护心饮加减。③气阴两虚脉络瘀滞证，方用生脉散合芪丹护心饮加减。④心气亏虚瘀水互结证，方用苓桂术甘汤合芪丹护心饮加减。⑤心气亏虚痰瘀阻络证，方用瓜蒌薤白半夏汤合芪丹护心饮加减。⑥阳气亏虚脉络瘀滞证，方用桂枝甘草汤合芪丹护心饮加减。

2. 专病专方研究

毛德西通过长期临床探索自拟五参顺脉方，认为在此方"补气养阴、活血化瘀"基本原则指导下，兼化浊、理气、止痛、定悸于一体，针对患者的不同证候加减运用，就不会有大的偏差。曹玉山教授以自拟通冠汤（黄芪、当归、太子参等）为基础方加减治疗冠心病，收效良好。该方通而不损其正气，补而不使其壅塞，通痹补虚，通补兼施调虚实。孙光荣自拟孙氏胸痹方（党参、生黄芪、紫丹参、全瓜蒌、薤白、川郁金、赤芍、法半夏、广陈皮、麦冬、云茯神、炒枣仁、五味子、生甘草），临床疗效显著。姚祖培强调双心概念，即指心血管与心理精神共病。

3. 中成药研究

在治疗冠心病方面，中成药有其独特的优势。中成药相比于常规西药副作用小，患者依从性好。

此外根据患者的中医证候分型来选择中成药种类，可以使患者能接受更具有针对性的治疗。栗彩红用复方丹参滴丸联合单硝酸异山梨酯治疗冠心病心绞痛的研究组在发作次数和发作时间上明显优于单纯采用单硝酸异山梨酯的对照组。谭昕等采用常规西药治疗基础上联合麝香保心丸治疗冠心病心绞痛的观察组，相比单纯采用常规西药的对照组，心绞痛发作频率、持续时间、心绞痛积分上都明显降低于对照组。在血脂方面，观察组患者TG、TC、LDL-C水平低于对照组。王延军用速效救心丸联合常规西药治疗冠心病心绞痛，相比于单纯服用西药治疗冠心病心绞痛，在临床疗效比较中，速效救心丸联合常规西药要优于单纯服用西药，速效救心丸联合西药组在心绞痛发作频次和持续时间上要明显少于单纯服用常规西药组。杨艳对冠心病心绞痛患者采用通心络胶囊联合阿托伐他汀及氯吡格雷的方法治疗3个月，与对照组应用阿托伐他汀联合氯吡格雷相比，观察组心绞痛持续时间明显较短、心绞痛发作次数明显减少（$P<0.05$）；心功能指标及血管内皮功能均明显优于对照组（$P<0.05$）。

4. 中医外治法研究

（1）针灸穴位疗法。已有研究表明，针灸对缺血性心脏病的干预作用值得肯定，尤其在缓解心绞痛症状方面疗效显著。张道香将80例阳虚体质冠心病的患者随机分为观察组和对照组各40例，观察组选内关（双）、膻中穴、心俞（双）、至阳4处穴位行艾条悬灸法治疗，对照组选相同穴位行普通针刺法治疗，结果两组总有效率对比差别无统计学意义，但悬灸法治疗阳虚体质冠心病具有安全、有效、经济等特点，总体效果优于普通针灸疗法，适合临床推广。王瑜等对老年冠心病心绞痛患者施以雷火灸治疗，结果发现雷火灸不仅可改善老年冠心病心绞痛患者的临床表现，还可提高患者的免疫功能。

（2）中医药物外治法。中医外治法以中医理论为基础，通过特定手段作用于人体相应体表，从而达到祛除疾病的目的。张露露等采用和化宣痹中药穴位敷贴联合常规西药治疗稳定型心绞痛，与应用常规西药对照组相比，观察组临床症状疗效、心电图疗效比较都明显较优，两者统计学上有明显差异（$P<0.05$）。

（二）现代医学研究

现代研究有靶向抗炎治疗、血脂分离术、冠状静脉窦缩窄装置、脊髓刺激术、心脏体外震波治疗等主要方向。

（赵华云　罗智敏　于远航）

● 参考文献

[1] 李巍，黄岚. PCI术后再狭窄的病理生理及其危险因素[J]. 中国动脉硬化杂志，2013，21（4）：375-380.
[2] 李柳骥. 冠心病心绞痛古今中医文献整理与研究[D]. 北京：北京中医药大学，2007.
[3] 刘艳骄，李茵. 冠心病痰浊证的病因学特点[J]. 新中医，1996，27（1）：6-8.
[4] 朱建辉. 运用邓铁涛气虚痰瘀理论治疗冠心病的体会[J]. 中国中医药现代远程教育，2011，9（19）：87.
[5] 陈一清，吴礼胜. 冠心病心绞痛辨证施治若干问题探讨[J]. 中国中医急症，2005，14（7）：654-656.
[6] 陈可冀，史载祥. 实用血瘀证学[M]. 北京：人民卫生出版社，1999：261.
[7] 高政涛，郑刚，王永刚，等. 国医大师张学文教授治疗胸痹的临床经验[J]. 中医药导报，2015，21（13）：6-8.
[8] 陈贵珺，王恒和. 近5年我国冠心病中医证型地域分布规律研究[J]. 辽宁中医杂志，2018，45（6）：1142-1146.
[9] 毕颖斐，王贤良，赵志强，等. 冠心病现代中医证候特征的临床流行病学调查[J]. 中医杂志，2017，58（23）：2013-2019.
[10] 葛永彬，毛静远. 7512例冠心病中医证型分布规律分析[J]. 山东中医杂志，2011，30（4）：227-229.

第三章 心 衰

第一节 概 述

心衰是以心悸、气喘、肢体水肿为主症的一种病证，为多种慢性心系疾病反复发展，迁延不愈的最终归宿。临床上，轻者可仅表现为气短、不耐劳累，重者可见喘息心悸，不能平卧，或伴咳吐痰涎，尿少肢肿，或口唇发绀，胁下痞块，颈脉显露，甚至出现端坐呼吸、喘悸不休、汗出肢冷等厥脱危象。西医学中的冠心病、病毒性心肌炎、肥厚型或扩张型心肌病、心脏瓣膜病、肺心病等导致的急、慢性心力衰竭均可参照本章进行辨证论治。

第二节 病 因 病 机

心衰的发生，多因久患心痹、真心痛或先天心脏疾患，日久不复，引起心气内虚，而因复感外邪、情志刺激或劳倦过度更伤心体，心之阳气亏虚，血行无力，瘀滞在心，血脉不通，内而气血郁阻，迫使血津外泄，抑制水津回流。

（一）中医学对心悸病因分析

1. 久病耗伤

心衰乃久患心系疾病渐积而成，疾病反复迁延必损及心之体用，或血脉瘀阻，心体失荣；或外邪留伏，中伤心体；或劳倦内伤，心气耗散，诸内外因均可致心之体用俱损，气阳亏虚，进而加重心血瘀阻、脏腑失养、水液内聚之证。

2. 感受外邪

心气内虚，复感六淫、疫毒之邪，乘虚内犯于心，如清代叶天士《温热论》云："温邪上受，首先犯肺，逆传心包。"《素问·痹论》云："风寒湿三气杂至，合而为痹。"痹证日久，可内舍于心。心衰常因外感诱发或加重，心气虚无以驱邪外出，日久则心体受损。心气愈虚不复，加之外邪首犯肺卫，肺主治节失司，则进一步加重心血瘀阻，而致脏腑失养，水津外泄。

3. 七情所伤

情志失调，七情内伤，致脏腑气机紊乱，血行受扰。暴怒伤肝，疏泄失职，心血为之逆乱；忧思气结伤脾，血行滞缓，化源不足，不能上资心阳，则心气内虚。七情皆通过其所对应之脏影响心之气血运行，致心脉痹阻，心体失养，水饮内生。

4. 劳倦内伤

劳力过度伤脾或房劳伤肾，气血生化乏源，心体失养，而致心气内虚。劳倦内伤是心衰加重的关键诱因，《素问·举痛论》云："劳则喘息汗出。外内皆越，故气耗矣。"已虚之体，骤然气耗，则虚者愈虚，运血无力，血脉瘀滞，水津外泄。

（二）中医学对心衰病机分析

心衰病位在心，其根本原因在于体虚，尤其与心脾肾阳虚有关，常由六淫外邪、劳倦内伤、情志失调诱发，其最根本病机为心气不足、心阳亏虚。

1. 心肺气虚

心肺气血之间是相辅相成、互相影响的。若咳嗽喘促日久，肺气受损，致心气不足，血脉不畅，可出现心悸、气短、唇青舌紫等症；或心气虚衰，血脉瘀阻，则肺失肃降，津液不布，聚湿为痰，痰湿阻肺则呼吸喘促、憋闷气短、咳吐泡沫痰涎或咯血。肺气不宣则下水不通，津液蓄积而为水饮，外溢肌肤，发为浮肿。甚者可出现元气虚脱、阴阳离决，可见冷汗淋漓、面色灰白、口唇紫暗、神昏脉微等危重证候。

2. 心肾阳虚

肾为诸阳之本，心之阳气亦赖肾阳资助，故无论心阳虚日久及肾，还是肾阳不足心失温养，终将表现为心肾阳虚、阴寒内生之证，如短气乏力、畏寒肢冷、心悸怔忡；肾阳亏虚，纳气失司则呼多吸少、气短难续；阳虚则水不化，可见夜尿较多，白天尿少浮肿，甚者水气上逆、凌心射肺则心悸、怔忡、咳喘倚息不得卧、吐泡沫样痰。

3. 气阴两虚

气虚日久必损及阴，或长期治疗过程中过用温燥、渗利等耗液伤阴药物，形成气阴两虚或阴阳并损的证候，可见心悸、气短乏力、倦怠懒言、口干舌燥、五心烦热、脉虚数等症状。

4. 血阻水停

心主血，心气不足则血不行而致瘀血产生；肺主宣发肃降、通调水道；脾主运化水谷，肾主水液司二便，三脏功能失常，则水液代谢紊乱，停积于内、泛溢于外而成水肿。在病理上，水血关系致密，血瘀则水停，水停则血阻。故活血常需利水，利水多须活血。

心衰临床表现多为本虚标实、虚实夹杂之证。本虚有气虚、气阴两虚及阳虚；标实主要为血瘀、痰浊、水饮。病变早期主要为心肺气虚、运血无力、瘀血内停；中期因气虚不复，瘀血日久，化赤生新不足，脏腑失荣而呈气阴两虚之证；后期气虚及阳，瘀血愈甚，迫津外泄，抑制水津回流而致水湿泛溢，瘀血贯穿始终。

因此，慢性心衰的病机可用"虚""瘀""水"三者概括，心气心阳亏虚是病理基础，血瘀是中心病理环节，痰浊和水饮是主要病理产物，整个病情是随着心之气阳亏虚的程度而从代偿逐步进展到失代偿阶段，失代偿的标志往往是血瘀、水饮的进行性加重。

第三节　诊断与鉴别诊断

一、诊断

（一）临床表现

中医临床表现：心衰以胸闷气喘、心悸、水肿为主症。早期表现为劳累后气短心悸，或夜间突发喘咳惊悸、端坐后缓解；随着病情发展心悸频发，动则喘甚，或端坐呼吸，不能平卧，水肿以下肢为甚，甚则全身水肿，常伴乏力、腹胀等。多有心悸、胸痹、真心痛、心痹、心痛等病史。

西医临床表现：各种心脏病有各自的临床表现。心力衰竭的临床表现主要描述体循环、肺循环淤血和心排血量降低引起的症状和体征。

1. 左心衰竭

主要表现为肺循环淤血和心排血量降低所致的临床综合征。

1）呼吸困难

呼吸困难是左心衰竭的主要症状，由于肺循环淤血，肺顺应性降低，患者表现为不同程度的呼吸困难。

（1）劳力性呼吸困难。呼吸困难发生在重体力活动时，休息后可自行缓解。不同程度运动量引发的呼吸困难，预示心力衰竭的程度不同。

（2）夜间阵发性呼吸困难。阵发性呼吸困难发生在夜间，患者突然憋醒，感到窒息和恐惧，并迅速坐起，需要30min或更长时间方能缓解。

（3）端坐呼吸。平卧几分钟后出现呼吸困难，需要坐位才能好转。

（4）急性肺水肿。气喘伴哮鸣，是呼吸困难最严重状态，是急性心力衰竭的表现。

2）咳嗽、咳痰和咯血

咳嗽是较早发生的症状，是肺淤血时气道受刺激的反应，常发生在夜间，坐位或立位时咳嗽缓解。咳痰通常为白色泡沫样、痰带血丝、或粉红色泡沫样痰。

3）体力下降、乏力和虚弱

左心室排血量降低不能满足外周组织器官灌注，引起乏力，老年人还可出现意识模糊、记忆力减退、焦虑、失眠等精神症状。

4）泌尿系统症状

夜尿增多，见于左心衰竭早期血流再分布。尿量减少、少尿或血肌酐升高，见于严重心力衰竭时心排血量下降，肾血流减少，甚至发生肾前性肾功能不全。

5）体征

左心力衰竭程度的变化可表现出相应的体征。

（1）肺部体征。肺部湿啰音是左心力衰竭的主要体征。劳力性呼吸困难时可闻及肺底少许湿啰音，夜间阵发性呼吸困难时两肺较多湿啰音、可伴哮鸣音及干啰音，急性肺水肿时两肺满布湿啰音、常伴哮鸣音。间质性肺水肿时，呼吸音减低，肺部可无干、湿啰音。约1/4左心力衰竭患者发生胸腔积液征。

（2）心脏体征。心尖搏动点左下移位，提示左心室扩大。心率加快、舒张早期奔马律（或病理性S_3心音）、P_2亢进，心功能改善后P_2变弱，见于急性心肌损害，如急性重症心肌炎、急性心肌梗死、急性心力衰竭发作时。心尖部可闻及收缩期杂音，见于左心室扩大引起相对性二尖瓣关闭不全、瓣膜或腱索断裂引起二尖瓣关闭不全。交替脉见于左室射血分数增加引起的心力衰竭，如高血压、主动脉瓣狭窄、冠心病。

（3）一般体征。严重呼吸困难患者可出现口唇发绀、黄疸、颧部潮红、脉压减小、动脉收缩压下降、脉率加快。外周血管收缩表现为四肢末梢苍白、发冷、指趾发绀、窦性心动过速、心律失常等交感神经活性增高的伴随征象。

2. 右心衰竭

1）主要表现为以体循环淤血为主的临床综合征

（1）消化系统症状。食欲缺乏、腹胀、恶心、呕吐、便秘、上腹痛等症状，由长期胃肠道淤血引起。右上腹饱胀、肝区疼痛，由肝淤血肿大，肝包膜被牵拉所致。长期肝淤血可导致心源性肝硬化。

（2）泌尿系统症状。白天少尿、夜间多尿见于肾脏淤血引起的肾功能减退，可出现少量蛋白尿、透明或颗粒管型、红细胞，血尿素氮升高。

（3）呼吸困难。单纯右心衰竭可表现为轻度气喘，主要由右心室扩大限制左室充盈，造成肺淤血所致。二尖瓣狭窄发生右心衰竭时，可出现轻度呼吸困难，因存在肺淤血。

2）体循环淤血的体征

（1）颈外静脉体征。肝颈静脉反流征是指轻度右心衰竭时，按压右上腹，使回心血量增加，出现颈外静脉充盈。颈外静脉充盈是右心衰竭最早征象，有助于与其他原因引起的肝大相区别。

（2）肝大和压痛。淤血性肝大和压痛常发生在皮下水肿之前，右心衰竭短时间内迅速加重，肝脏急剧增大，肝包膜被牵拉可出现压痛、黄疸、转氨酶升高等。

（3）水肿。水肿是右心衰竭的典型体征，发生于颈外静脉充盈和肝大之后。首先出现足、踝、胫骨前水肿，向上蔓延至全身，发展缓慢。早期白天站立后出现水肿，平卧休息后消失；晚期出现全身凹陷性水肿，长期卧床患者表现为腰骶部和下肢水肿。伴有血浆白蛋白过低时，出现颜面水肿，提示预后不良。

3）胸水和腹水

一般双侧胸水多见，常以右侧为甚，主要与体静脉和肺静脉压同时升高、胸膜毛细血管通透性增加有关。腹水见于病程晚期，与心源性肝硬化有关。

4）心脏体征

心率加快，胸骨左缘或剑突下可见明显搏动，提示右心室肥厚和右心室扩大。三尖瓣听诊区可闻及右心室舒张期奔马律、收缩期杂音，提示心肌损害、相对性三尖瓣关闭不全。右心衰竭多由左心衰竭引起，可见全心扩大征象。

5）其他

发绀多为外周性，严重持久的右心衰竭可有心包积液、脉压降低或奇脉等体征。

3. 全心衰竭

全心衰竭见于心脏病晚期，病情危重。同时具有左、右心衰竭的临床表现，由左心衰竭并发为右心衰竭患者，左心衰竭症状和体征有所减轻。心功能的评估一般根据美国纽约心脏病协会

（NYHA）心功能分级标准：

Ⅰ级，日常活动无心力衰竭症状；

Ⅱ级，日常活动出现心力衰竭症状（呼吸困难、乏力）；

Ⅲ级，低于日常活动出现心力衰竭症状；

Ⅳ级，在休息时出现心力衰竭症状。

NYHA心功能分级使用最广，与反映左室收缩功能的LVEF并非完全一致。

4. 心力衰竭的临床分类

临床分类是为了指导心力衰竭的评估和治疗。依据左室射血分数，心力衰竭可分为：

（1）收缩性心力衰竭。临床特点源于心排血量不足、收缩末期容积增大、射血分数降低和心脏扩大，即左室射血分数降低性心衰（HF-REF）。

（2）舒张性心力衰竭。因心室顺应性下降导致左室舒张末期压增高而发生心力衰竭，代表收缩功能的射血分数正常，临床描述为左室射血分数保留性心衰（HF-PEF）；收缩性心力衰竭和舒张性心力衰竭可以并存。舒张性心力衰竭的诊断：①有典型心衰的症状和体征；②LVEF正常或轻度降低（≥45%），左心室腔大小可以正常；③超声心动图有左室舒张功能异常的证据（左室松弛异常或舒张僵硬）；④超声心动图检查无心瓣膜病，并可排除心包疾病、肥厚型心肌病、限制型（浸润性）心肌病等。

（二）辅助检查

1. 一般常规检查

（1）血常规：血红蛋白降低，贫血为心力衰竭加重因素。白细胞增加、中性粒细胞增多提示感染诱因。

（2）尿常规和肾功能检查：少量蛋白尿、透明或颗粒管型、红细胞，血尿素氮和肌酐升高，有助于与肾脏疾病和肾病性水肿鉴别。心力衰竭合并肾功能不全时要注意洋地黄的合理使用。

（3）电解质和酸碱平衡检查：低钾、低钠血症和代谢性酸中毒是难治性心力衰竭的诱因，电解质要根据检查结果补充。

（4）肝功能检查：谷丙转氨酶（ALT）、谷氨酰胺转肽酶（γ-GT）和总胆红素轻度升高，有助于与非心源性水肿鉴别，低白蛋白血症也见于右心衰竭晚期。

（5）内分泌功能：心力衰竭晚期可见甲状腺功能减退、皮质醇降低，这是心力衰竭诱发加重和难治的原因。

2. 生物学标记物检查

（1）血浆脑钠肽（BNP）和氨基末端脑钠肽前体（NT-proBNP）测定：有助于心力衰竭诊断和预后判断。

（2）心肌损伤标记物：心肌肌钙蛋白（cTn）升高提示心肌损伤。

（3）细胞因子：肿瘤坏死因子-α（TNF-α）水平升高与心衰预后不良有关。

3. 超声心动图检查

心力衰竭诊断中最有价值的检查方法，简便、价廉、便于床旁检查及重复检查。

4. 心电图检查

提供既往心肌梗死（MI）、左室肥厚、广泛心肌损害及心律失常信息。有心律失常时应作24

小时动态心电图记录。

5. X线胸片检查

提供心脏增大、肺淤血、肺水肿及原有肺部疾病的信息。

6. 核素心室造影及核素心肌灌注显像检查

前者可准确测定左室容量、LVEF及室壁运动；后者可诊断心肌缺血和MI，对鉴别扩张型心肌病或缺血性心肌病有一定帮助。

7. 其他检查

冠状动脉造影适用于缺血性心肌病的病因诊断，心内膜心肌活检适用于心肌疾病的病因诊断，心导管检查不作为心力衰竭的常规检查。

8. 6分钟步行试验

用于评定慢性心力衰竭患者的运动耐力。要求患者在平直走廊里尽可能快走，测定6分钟步行距离。6分钟步行距离<150m为重度心衰，150～450m为中重度心衰，>450m为轻度心衰。

9. 液体潴留的判断

液体潴留对决定利尿剂治疗十分重要。心衰患者自行测量记录体重，如果在3日内体重突然增加2kg以上，应考虑隐性水肿。最可靠的容量超载体征是颈静脉怒张，肺部啰音只反映心力衰竭进展迅速而不能说明容量超载的程度。

心力衰竭的原因、常见的表现方式和辅助检查见表9-3-3-1。

表9-3-3-1　心力衰竭的原因、常见的表现方式和辅助检查

病因	临床表现举例	特定检查
冠状动脉疾病（CAD）	·心肌梗死 ·心绞痛等危症 ·心律失常	·有创冠状动脉造影 ·CT冠状动脉造影（CTA） ·负荷影像学检查［超声、核素、心脏磁共振（CMR）］
高血压	·射血分数保留的心衰 ·恶性高血压/急性肺水肿	·24小时动态血压 ·血浆甲氧基肾上腺素、肾动脉成像 ·肾素和醛固酮
瓣膜病	·原发性瓣膜病，如主动脉瓣狭窄 ·继发性瓣膜病，如功能性反流 ·先天性心脏瓣膜病	·超声（经食道/负荷超声）
心律失常	·房性快速性心律失常 ·室性心律失常	·动态心电图 ·电生理检查（若有指征）
心肌病（CMP）	·全部 ·扩张型心肌病 ·肥厚型心肌病 ·限制型心肌病 ·致心律失常型右心室心肌病 ·围产期心肌病 ·Takotsubo综合征 ·毒素：酒精、可卡因、铁、铜	·CMR，基因检测 ·左右心导管检查 ·CMR，血管造影 ·微量元素、毒理学、肝功能（LFT）、γ-谷氨酰转移酶（GGT）
先天性心脏病	·先天性矫正/修复的大动脉转位 ·分流病变 ·修复的法洛四联症 ·Ebstein畸形	·CMR

（续表）

病因	临床表现举例	特定检查
感染	· 病毒性心肌炎 · Chagas病 · 艾滋病 · 莱姆病	· CMR、心内膜心肌活检（EMB） · 血清学
药物引起	· 蒽环类 · 曲妥珠单抗 · 血管内皮生长因子（VEGF）抑制剂 · 免疫检查点抑制剂 · 蛋白酶抑制剂 · RAF+MEK抑制剂	—
浸润性疾病	· 淀粉样变 · 结节病 · 肿瘤	· 血清电泳和血清游离轻链、本周蛋白、骨扫描、CMR、PET/CT、EMB · 血清血管紧张素转化酶（ACE）、CMR、FDG-PET、胸部CT、EMB · CMR、EMB
贮积病	· 血色病 · 法布里病 · 糖原贮积病	· 铁检测、遗传学、CMR（T2*成像）、EMB · α-半乳糖苷酶A、遗传学检查、CMR（T1标测）
心内膜心肌病	· 放射治疗 · 心内膜心肌纤维化/嗜酸性粒细胞增多 · 类癌	· CMR · EMB · 24小时尿5-羟基吲哚乙酸（5-HIAA）
心包疾病	· 钙化 · 浸润性	· 胸部CT、CMR左右心导管检查
代谢性	· 内分泌疾病 · 营养性疾病（维生素B$_1$和硒缺乏） · 自身免疫性疾病	· 甲状腺功能（TFT）、血浆甲氧基肾上腺素、肾素和醛固酮、皮质醇 · 特定血浆营养素 · 抗核抗体（ANA）、抗核胞浆抗体（ANCA）、风湿病回顾
神经肌肉疾病	· Friedreich共济失调 · 肌营养不良症	· 神经传导检查、肌电图、遗传学检查 · 肌酸激酶（CK）、肌电图、遗传学检查

（三）诊断要点

1. 中医诊断要点

（1）有慢性心系疾患病史多年，反复发作，时轻时重，经久难愈。多见于中老年人。

（2）临床轻者可仅表现为气短和运动耐量下降，重者可见喘促、心悸、不能平卧，或伴咳痰，尿少肢肿，或口唇发绀，胁下痞块，颈脉显露，甚至出现端坐呼吸、喘悸不休、汗出肢冷等厥脱危象。

（3）常因外感、劳倦、情志等刺激诱发。

（4）超声心动图、血清B型尿钠肽（BNP）或其前体NT-proBNP浓度测定有助于心衰的明确诊断。

2. 西医诊断要点

根据心力衰竭的症状、体征以及静息时心脏结构和功能的客观证据来诊断慢性收缩性心力衰竭并不困难。临床诊断应包括心脏病病因、病理解剖、病理生理、心律及心功能分级等诊断。

以下标准中同时存在2个主项或1个主项加2个次项，即可诊断为心力衰竭。

（1）主要条件：①阵发性夜间呼吸困难或端坐呼吸；②颈静脉怒张；③肺部啰音；④心脏扩大；⑤急性肺水肿；⑥第三心音奔马律；⑦中心静脉压增高（>16cmH$_2$O）；⑧循环时间>25s；⑨肝颈静脉返流征阳性。

（2）次要条件：①踝部水肿；②夜间咳嗽活动后呼吸困难；③肝肿大；④胸腔积液；⑤肺活量降低到最大肺活量的1/3；⑥心动过速；⑦治疗后5天内体重减轻>4.5kg。

心力衰竭的诊断流程见图9-3-3-1。

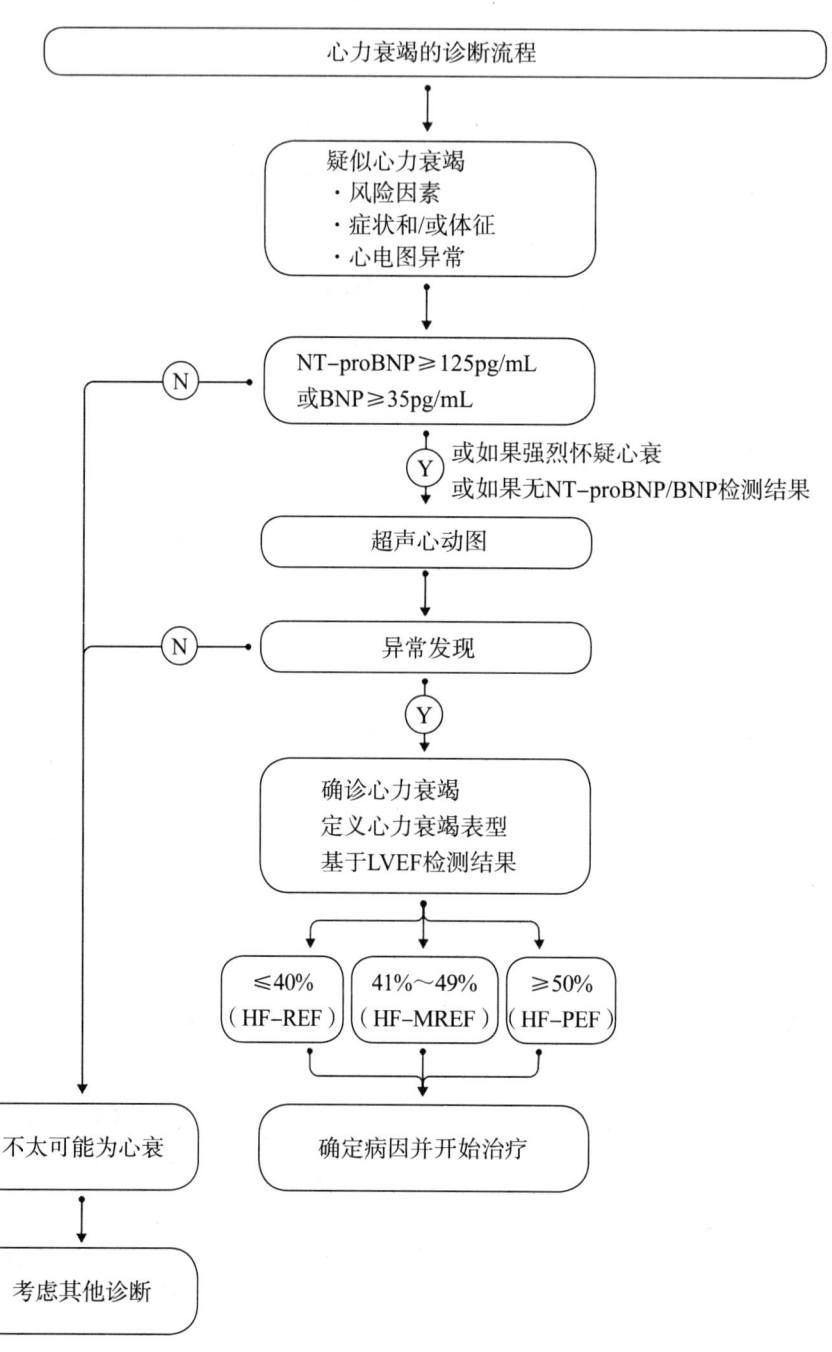

图9-3-3-1 心力衰竭的诊断流程

备注：LVEF＝左室射血分数；HF-REF＝射血分数降低的心力衰竭；HF-MREF＝射血分数轻度降低的心力衰竭；HF-PEF＝射血分数保留的心力衰竭。

二、鉴别诊断

（一）中医鉴别诊断

1. 喘证

心衰常见喘促短气之症，需与喘证鉴别。《素问·逆调论》云："若心气虚衰，可见喘息持续不已。"心衰患者一般存在心系基础病，发作时除喘促外，尚可伴见心悸、浮肿、尿少等水饮内停表现；而喘证多是由外感诱发或加重的急慢性呼吸系统疾病，实者起病急，多有表证，虚者常反复发作，遇劳尤甚，平素亦可见气怯声低、脉弱等肺肾气虚之证，多伴不同程度的呼吸功能受限。

2. 鼓胀、水肿

心衰后期出现阳虚水泛时可见浮肿、尿少，或胁下痞块坚硬，或颈脉显露等水饮内停、瘀血阻滞之证，易与鼓胀、水肿混淆。鼓胀是气、血、水结于腹中，以腹大、肢细、腹壁脉络显露为主，病在肝脾，晚期方伴肢体浮肿和尿少等症，类似《金匮要略》"五脏水"之"肝水"，其云："肝水者，其腹大，不能自转侧……小便续通。"水肿是因肺、脾、肾功能失调、全身气化功能障碍，而致水湿泛溢。五脏水之"肺水""脾水""肾水"可兼见，以身肿、腹大、小便难为主要见症，其肿多从眼睑或下肢开始，继及全身，皮肤光亮或按之如泥，病轻者无喘促、心悸表现，后期水凌心肺才并见"喘、悸"之症。病机上，心衰之肿是因心之气阳亏虚导致"先病血结而水随蓄"，水肿后期影响及心则多是"先病水肿而（心）血随败"所致。

（二）西医鉴别诊断

1. 左心衰的鉴别诊断

左心衰以呼吸困难为主要表现，应与肺部疾病引起的呼吸困难相鉴别。慢性阻塞性肺疾病发生呼吸困难时常有咳嗽咳痰症状，肺部湿啰音部位固定，可伴哮鸣音，咳痰后喘息减轻；急性心源性哮喘患者通常要端坐呼吸、咳粉红色泡沫痰、肺底部布满水泡音，既往有心脏病史也有助于鉴别。支气管哮喘以两肺哮鸣音为主、可有少许湿啰音；而心源性哮喘出现哮鸣音是由于严重心衰伴发的支气管痉挛，患者同时合并有出汗、面色青灰、濒死等征象，端坐位不能减轻呼吸困难症状。床边检测血浆脑钠肽显著升高有助于鉴别诊断。

2. 心衰的鉴别诊断

右心衰和/或全心衰引起外周水肿、肝大、腹水和胸腔积液应与急性心包炎或慢性缩窄性心包炎、肾源性水肿、门脉性肝硬化引起的水肿相鉴别。肾源性水肿和门脉性肝硬化并非静脉压升高，通常没有颈静脉怒张或肝颈静脉回流征的表现，既往病史和辅助检查有助于鉴别。急性心包炎或慢性缩窄性心包炎与右心衰竭外周水肿鉴别时，前者心影扩大呈烧瓶样，心界范围随体位变化，超声检查容易鉴别；后者心影通常不大，超声检查心包增厚、右心室不扩大有助于鉴别。甲状腺功能减退可伴有非凹陷性水肿，有水肿者在鉴别诊断时甲状腺功能检查也是必要。老年人单纯下肢水肿需要注意下肢深部静脉瓣疾病，平卧时没有颈静脉怒张，需要超声检查下肢静脉。

第四节 治疗概况

一、中医辨证论治

（一）辨证要点

辨轻重缓急。心衰是多种慢性心系疾患的终末阶段，临床需首辨病情的轻重缓急。轻者仅表现为气短、乏力，活动耐量下降，重者则可见喘息心悸、不能平卧、尿少肢肿、口唇发绀，甚至端坐呼吸、汗出肢冷等厥脱危象。病轻者可缓治其本；病重者需急治其标。

辨标本虚实。心衰的病位在心，属本虚标实之证，总以心气亏虚为本，瘀血、水饮为标，病理演变可从心、肺渐及脾、肾，并逐步损阴伤阳，但终以心虚为主。本虚需辨气、血、阴、阳及脏腑之异，标实需明瘀血的程度和饮邪的有无。气虚血瘀是本病的基本证候，随病情进展可渐次出现"瘀久成积"和"瘀血化水"的标实重症。

（二）治疗原则

心衰的总体治疗原则为补气温阳，活血利水，兼顾阴津。早期以心肺气虚为主，邪实不著，投之以保元汤补益心肺，助心行血，若偶见劳倦后肢肿，酌加防己黄芪汤化裁以补气利水，平素可常服芪参益气滴丸。中期因气虚不复，运血无力而致瘀，瘀血不去，阴血难生，成气阴两虚、瘀血内阻之证，常用生脉散酌加生地黄、黄精、玉竹、丹参、檀香、三七等益气养阴活血之品。后期气虚及阳，瘀血日甚，血津外泄，水湿泛溢。见喘促心悸、肢肿尿少、腹胀纳呆等症，投之以真武汤合葶苈大枣泻肺汤或己椒苈黄丸温阳化气利水，并酌加白豆蔻、砂仁、薏苡仁等运脾开胃，但要注意祛邪需中病即止，防止因过度利水造成阴伤和血瘀加重，亦可选用益母草、猪苓、泽兰、牛膝等活血利水之品，中成药可口服参附强心丸或芪苈强心胶囊；喘脱亡阳之时需立即回阳固脱，急投参附龙骨牡蛎汤加山茱萸、五味子等增强收敛固脱之力，必要时中西医结合治疗。

（三）辨证选择口服中药汤剂

1. 心肺气虚证

主证：神疲乏力，短气自汗，动则加剧，食少纳呆，咳嗽喘促，心悸怔忡，面色青灰。舌淡或青紫，苔薄白，脉沉弱或结代。

治法：补脾养心。

方药：保元汤，或补肺汤、养心汤。

保元汤：人参、肉桂、甘草、黄芪；补肺汤：人参、五味子、熟地黄、紫菀、桑白皮、黄芪；养心汤：人参、肉桂、五味子、当归、川芎、半夏、茯苓、远志、酸枣仁、柏子仁、黄芪、茯神、甘草。

临床运用时，心肺症状较轻者用保元汤；肺气不足，咳痰，喘促明显者用补肺汤；心气虚损者用养心汤。

2. 心肾阳虚证

主证：心悸气短，精神不振，畏寒肢冷，尿少浮肿，面色青紫，唇青舌黯。苔白，脉沉细，或弱或结代。

治法：温阳利水。

方药：真武汤合五苓散加减。

太子参、炮附子、白术、干姜、桂枝、泽泻、丹参、连皮茯苓。

气虚甚者去太子参，加生晒参6g；水肿重者加北五加皮15g。

3. 气阴两虚证

主证：心悸怔忡，头晕目眩，气短乏力，口干舌燥，失眠盗汗。舌红苔少，脉细数或结代。

治法：益气养阴。

方药：炙甘草汤合生脉散加减。

炙甘草、人参、麦冬、五味子、桂枝、白芍、阿胶（烊化）。

中成药：补益强心片或生脉胶囊。

静脉注射制剂：参麦/益气复脉注射液，合丹红注射液/红花黄色素注射液等。

4. 气虚血瘀证

主证：心悸怔忡，胸胁作痛，腹胀痞满，咳嗽气短，两颧暗红，口唇发绀，浮肿尿少。舌质紫黯或有瘀点、瘀斑，脉涩或弦或结代。

治法：益气行气，活血化瘀。

方药：冠心Ⅱ号方合血府逐瘀汤加减。

党参、川芎、桃仁、红花、柴胡、枳实、香附、郁金、黄芪、赤芍、益母草。

中成药：芪参益气滴丸，或通心络胶囊，或脑心通胶囊，或血府逐瘀胶囊等。

静脉注射制剂：参麦/益气复脉注射液，合丹红注射液/红花黄色素注射液等。

5. 痰饮阻肺证

主证：心悸气短，咳嗽气喘，不能平卧，咯出白痰或泡沫样痰，尿少浮肿，腹胀纳呆。苔白腻，脉弦滑。

治法：温肺化痰，泻肺逐饮。

方药：小青龙汤合葶苈大枣泻肺汤加减。

麻黄、杏仁、半夏、干姜、五味子、葶苈、桂枝、细辛、甘草。

6. 热痰壅肺证

主证：发热口渴，咳嗽喘促，不能平卧，痰多黏稠色黄或痰白黏稠难咳，心悸，发绀，尿黄量少，浮肿。舌红苔黄，脉滑数。

治法：清热化痰，宣肺行水。

方药：麻杏石甘汤合苇茎汤、越婢汤加减。

麻黄、杏仁、苇茎、桃仁、全瓜蒌、法半夏、石膏、薏苡仁、冬瓜仁。

7. 阳气虚脱证

主证：呼吸喘急，呼多吸少，尿少浮肿，烦躁不安，不得平卧，面色苍白或灰暗，张口抬肩，汗出如油，昏迷不醒，四肢厥逆或昏厥谵妄。舌质紫暗，苔少，脉微细欲绝或沉迟不续。

治法：回阳救逆。

方药：参附龙牡汤加减。

处方：红参、炮附子、生龙骨、生牡蛎、麦冬、五味子、山茱萸、干姜。

中成药：芪苈强心胶囊，或心宝丸，或参附强心丸，兼血瘀者可加血府逐瘀胶囊或脑心通胶囊等。

静脉注射制剂：参附注射液，合丹红注射液/红花黄色素注射液等。

总之，心力衰竭的基本病理改变是心、肺、脾、肾阳气不足，血脉流行无力。其早期多为心肺气虚，表现为气短乏力、心悸、动则喘促汗出；以后逐渐影响脾与肾，后期以心肾阳虚为主，并伴有不同程度痰、血、水的瘀滞，表现为心悸怔忡、畏寒肢冷、尿少水肿、喘息不得卧，唇青舌紫，脉沉涩或结代，这是心衰病理发展的主要过程。在此基础上，正气不足、卫外不固则易为外邪侵袭；或阳虚日久，阳损及阴致阴阳两虚或阴阳离决，是其发展中的变证。正确认识心力衰竭病理发展的客观规律和证候特点，对临床及时把握心力衰竭的病理变化及发展趋势，采取有效治疗措施，提高治疗效果有着重要意义。

（四）辨证选择口服中成药

根据病情证候选择应用心可舒片、芪苈强心胶囊、益心舒片、宁心宝胶囊、稳心颗粒、参松养心胶囊、舒心颗粒、冠心丹参片、心脉通片、复脉定颗粒。

（五）辨证选择静脉滴注中药注射液

根据病情证候选择应用参附注射液、参麦注射液等。

二、中医特色治疗

中医学将慢性心力衰竭归于"心悸""怔忡""胸痹""喘证""水肿""痰饮"等病的范畴，其病机主要是心气、心阳不足，脾肾阳虚、水湿泛溢，经脉不畅，血脉瘀阻，其治法多采用补益心气与心阳、温补脾肾、利水祛湿、活血通络等治法。但心衰的患者后期往往胃肠道瘀血，口服药物吸收困难，此时中医外治法及针灸尤为重要。外治法常与内治法结合运用，损伤外治法较多，常用的有敷药、擦洗、熏洗、热熨、拔火罐、推拿、点穴、气功。而针灸疗法是运用针刺艾灸或其他方法刺激人体的经络、腧穴来疏通经络气血，调节脏腑阴阳，起到防病治病作用的方法。

（一）针灸疗法

慢性心力衰竭的毫针治疗根据目前发表文章的选穴。

主穴：心俞、内关。

配穴：神门、通里、三阴交、期门、膻中、脾俞、肺俞、足三里、肾俞。

合并症：腹胀，加足三里、天枢、气海；水肿，加肾俞、脾俞、三焦俞、水分、三阴交、阴陵泉、复溜；喘咳，加肺俞、孔最、膻中、合谷。

穴位分析：心俞为背俞穴，与心相关，内关为手厥阴经络穴，别走少阳，针刺两穴能调理心气、脏腑之气机；神门为手少阳心经原穴，通里为手少阴经之络穴，三阴交为足三阴之会，针此三穴能达到清心宁神之效，并能滋养心阴；期门为足厥阴肝经穴，是肝之募穴，交会穴之一，足太阳、厥阴、阴维之会，针之能疏肝理气活血；膻中为心包募穴，主治咳嗽气喘、胸痛；又因心脏常出现脾肺肾等症状，针肾俞补肾纳气以壮真阳，针脾俞、足三里以健运脾胃，肺俞是肺经经气所输注之穴，针之能宽胸行气，故取诸穴为配穴，从而达到调整气血、脏腑的作用。

（二）外治法

1. 中药加粗盐外敷治疗慢性肺源性心脏病腹胀，疗效较好

方以吴茱萸健脾温胃、暖肝散寒；小茴香驱寒止痛、理气和胃；丁香温中降逆；川椒入脾除湿，利水消肿，温中止痛；青皮辛散温通，消积化滞；川朴宽中理气，化湿开郁；枳实入脾胃经，可破气除痞，化痰消积，兴奋胃肠功能。

整个方案重视理气和胃，温中散寒，健脾除湿，止咳平喘，利水消肿。结合肺源性心脏病心衰的发病特点，肺与脾在生理上密切相关，从五行相生相克关系上来论，脾属土，肺属金，脾为肺之母，所谓"饮食入胃，游溢精气，上输于脾，脾气散精，上归于肺"；故精华之气首先输送至肺，肺先受益，而后输布全身。从经脉而言，肺与脾同属太阴经络，有"同气相求，同声相应"之理，而此方通过外敷腹部，以其温中散寒，利水消肿之效达到肺脾同治之功。

2. 穴位注射治疗慢性心力衰竭，疗效较好

临床上联合应用黄芪注射液足三里穴位注射治疗慢性心力衰竭（CHF）有显著疗效，能明显改善心功能。黄芪注射液是临床上治疗以动则喘息气促、神疲乏力为主要症状的慢性心力衰竭的常用药，中医认为黄芪直入中土而行三焦，故能内补中气，能中行营气，能下行卫气，黄芪一源三派，浚三焦之根，利营卫之气，故凡营卫间阻滞，无不尽通。而足三里穴位注射能达到健运脾胃、补虚的效果，两者联合，更能使心力衰竭患者宗气充足，卫外固表。

3. 耳穴埋豆

取穴：心、皮质下、神门、内分泌、交感。水肿重者加肾、脾；胸闷加肺、胸。

操作：每次取3～5穴，中等刺激，每日1次，两耳交替，10日为1个疗程。

4. 穴位拔罐

取穴背部足太阳膀胱经，辨证取穴，具有调和阴阳、宣肺化痰、调和气血之功效，对合并痰浊较甚者效果更好。

5. 穴位敷贴（养心贴）

以黄芪、苏合香、冰片、丹参等制成贴膏，敷贴于心俞、膻中、气海、足三里等穴位。

6. 穴位按摩

取穴：肺俞、心俞、肾俞、膻中、气海、足三里。

手法：按摩、推拿、揉捏、颤打等法，根据医嘱选择适宜手法和刺激强度，需要较强刺激时，可用按摩棒进行按摩。手法运用正确，操作时压力频率摆动幅度均匀，动作灵活，时间符合要求。

7. 中药足浴疗法

操作方法：可用市售足浴理疗盆，加入足疗药，洗按足部，足反射区电动按摩，每日1次，每次30min。

药物组成：制附子、桂枝、红花、鸡血藤、芒硝。

足浴疗法是药物与物理相结合的治疗方法，足部的经穴对调节人体阴阳平衡、气血的运行有很好的作用，可减少末梢血管阻力，增加心搏出量，从而改善血运状态。

应用指导：水温宜在40~50℃；浸泡几分钟后，再逐渐加水至踝关节以上，水温保持在50~60℃。水温不宜过高，以免烫伤皮肤。渗出性皮肤病应禁用浸浴疗法。

8. 中药封包法

中药封包法是利用封包内的药物，通过红外线加热使药物经过皮肤或黏膜进入人体到达组织间隙，使药物直接作用于病变部位，达到治疗疾病目的的一种技术。

操作方法：将药包的粘扣与封包固定良好，中单垫于患处，再用封包固定患处，松紧度以能插入四指为宜，盖好衣被。设置治疗时间、治疗功能、治疗强度。调节强度时根据患者的耐受程度，并随时观察患者对治疗的反应。

注意事项：①皮肤破溃、脓肿处不得使用；②首次接受治疗，强度不宜过大，应根据患者的耐受程度逐步增加。

9. 中频药物透入疗法

中频药物透入疗法是利用中频电疗仪的导向按摩，使药物经过皮肤或黏膜进入人体达到组织间隙，使药物直接作用于病变部位，达到治疗目的的一种技术。

操作方法：将沾有药液的纱布敷在相应部位，放置电极板，纱布范围要略大于电极板的边框，以保证电疗电极与患部接触良好，固定电极板，松紧度以电极板紧贴皮肤为宜，将治疗仪接通电源。设置治疗时间、治疗功能、治疗强度。调节强度时应根据患者的耐受程度调节，并随时观察患者对治疗的反应。

注意事项：①严重心脏病患者、应用心脏起搏器者禁用；②妊娠、有出血倾向性疾病，或脓性炎症、湿疹结核者禁用；③对中频电刺激过敏者慎用。

三、中西医结合治疗

（一）现代中成药应用与心衰治疗分为三型

1. 气虚血瘀证

可选用黄芪注射液、丹参注射液、川芎嗪注射液、红花注射液、灯盏花注射液等，稀释后静脉滴注。可选用芪苈强心胶囊、血府逐瘀口服液等口服。

2. 气阴两虚证

可选用生脉注射液或参麦注射液稀释后静脉滴注。可选用滋心阴口服液、补肾强心片等口服。

3. 心肾阳虚证

可选用参附注射液，稀释后静脉滴注。亦可选用心宝丸口服。

（二）西医治疗

1. 收缩性心力衰竭的治疗

1）治疗策略

（1）积极治疗原发病，消除诱因和恶化因素，如感染、劳累、心律失常、高血压等。

（2）所有CHF患者，不管有无症状，均应终身服用ACEI。不能耐受的患者，可服用血管紧张素Ⅱ受体滞剂（ARB）类药。

（3）有症状的患者，均应服用利尿剂。

（4）洋地黄类制剂适用于CHF伴房颤或有症状的CHF患者。

（5）所有病情稳定的CHF患者，均应给予β受体阻滞剂。

（6）有学者建议应用他汀类药物以降低心血管疾病患者住院率。

2）一般治疗

（1）休息：休息是治疗充血性心力衰竭的重要辅助措施，可减少身体需要的血流量，增加肾脏血流量，有利于钠和水的排泄及水肿的消退，使循环血量减少，心脏负荷减轻，心率减慢，心功能得到改善。

（2）吸氧：对有缺氧表现或伴有肺炎、急性肺水肿、急性肺梗死及急性心肌梗死所致的心力衰竭患者，多有明显发绀，应给予氧气吸入治疗。对肺心病患者可采用低流量持续给氧法（1～2L/min），氧浓度以25%～30%为宜。

3）饮食

（1）进餐的种类及方法：心衰的治疗，尤其是在开始阶段，应进食易消化的清淡食品，以流质或半流质为宜，每日要少食多餐。对脚气性心脏病、贫血性心脏病、甲亢性心脏病、感染性心肌炎及营养不良的风心病等所致的心衰，其发病与营养缺乏有关，此类患者应给予高蛋白饮食，蛋白摄取量>1～1.5g/（kg·d）。

（2）低热量饮食：在治疗开始期，一般均应限制热量摄入，以减轻心脏的负荷。严重病例，住院最初几天，每日给1000cal（1000cal≈4184J）热量，病情改善后，每日热量可给1200～1500cal。

（3）限制钠盐的摄入量：限制钠的摄入是防止体内水潴留的关键，是治疗心衰的重要措施。

4）药物治疗

（1）常用利尿剂。①噻嗪类：主要有氢氯噻嗪（双氢克尿噻）。②袢利尿剂：主要有呋塞米（速尿）。③保钾利尿剂：主要有螺内酯（安体舒通）。

（2）血管扩张剂。主要有硝酸甘油、硝普钠、甲磺酸酚妥拉明等。

（3）正性肌力药物。①洋地黄类药物：地高辛、毛花苷C（西地兰）、毒毛花苷K。②非强心苷类正性肌力药：多巴胺、多巴酚丁胺、米力农等。

（4）神经激素拮抗剂。①血管紧张素转换酶抑制剂：常用的有卡托普利、马来酸依那普利、培哚普利等。②β受体阻滞剂：常用的是选择性β_1受体阻滞剂和非选择性β/α受体阻滞剂，有美托洛尔、比索洛尔、卡维地洛等。③醛固酮拮抗剂：常用的有螺内酯。④血管紧张素Ⅱ受体阻滞剂：治疗心力衰竭有效，但未证实相当或优于ACEI类制剂。

（5）其他新型药物。①血管紧张素脑啡肽酶抑制剂（ARNI）：沙库巴曲缬沙坦（诺欣妥）。②精氨酸加压素（AVP）受体阻断剂：代表有托伐普坦、考尼伐坦，能增加水的排出和血浆渗透压，扩张血管，改善左室功能和低钠血症。③钙增敏剂：代表有左西孟坦，短期使用能改善临床症状，长期使用还可防止心衰的进展。④内皮素（ET-1）受体拮抗剂：代表药有恩拉生坦、波生坦，短期内使用有益于血流动力学的改善，但长期结果未显示出对心衰有益。

总之，近十几年心衰的治疗学发生了重大变化，当前的治疗不仅旨在改善其症状，提高生活质量，更重要的是针对心肌重塑的机制，防止和延缓心肌重塑的发展，预防心衰的发生和延缓其进展。

2. 无症状性心力衰竭的治疗

早期诊断、及时干预比出现症状用药更容易逆转疾病病程，延缓心衰进展并提高生存质量。

治疗指南认为"无症状性心力衰竭"患者相当于NYHA心功能Ⅰ级患者，应用ACEI类药后，证明能从治疗中获益。

3. 舒张性心力衰竭的治疗

1）治疗策略

（1）积极治疗原发病，常见的有高血压、冠心病、糖尿病和肥厚型心肌病等。

（2）减少血容量、降低肺静脉压。

（3）增强左心室松弛度，改善舒张早期充盈。

（4）降低左心室壁厚度，增加左心室顺应性，改善左心舒张功能。

（5）强调早期治疗，阻止左室重构，改善远期的预后。

2）药物治疗

（1）利尿剂以减少回心血量。

（2）钙离子拮抗剂、ACEI以改善左室的松弛。

（3）ACEI、ARB、螺内酯以逆转左室肥厚。

（4）β受体阻滞剂和抗心律失常药以维持心房的收缩功能，控制过快的心率。

（5）单纯DHF禁用包括洋地黄在内的正性肌力药。

4. 心衰的器械治疗

体内植入式心脏除颤器（ICD）的使用，大量的试验已经证明了ICD对严重心衰患者的有效性和安全性。

5. 心脏再同步化治疗（CRT）

适用于LVEF低下的患者，研究发现加用CRT后可显著改善患者生活质量、心功能等级、6分钟步行试验结果等，心衰再住院率降低32%，全因病死率降低25%。

6. 机械辅助装置（LVAD）

用于治疗在等待心脏移植手术时的严重心衰患者。患者在接受LVAD后，部分心肌细胞恢复其收缩和舒张功能。

7. 外科治疗

（1）二尖瓣成形术或二尖瓣置换术：适用于心衰常伴有二尖瓣反流。经皮导管二尖瓣成形术目前处于可行性研究阶段，不久的将来或能成为临床心衰伴二尖瓣反流的有效治疗方法。

（2）左室重建（也称心室外科复原术）：适用于扩张型心肌病、缺血性心肌病或室壁瘤，通过切除无运动或矛盾运动的心肌节段，减少左室容积，改善左室整体功能。

（3）心脏移植：是目前公认的治疗晚期心衰最为有效的方法。最近，国际心肺移植协会对全世界范围心脏移植的统计结果显示，心脏移植患者的1年、3年、5年存活率分别为84.5%、78.0%、71.4%。50%患者存活率超过10年。

8. 细胞移植和基因治疗

（1）细胞移植：是将患者自体骨髓干细胞或骨骼肌细胞经冠状动脉注入、开胸手术注射到心外膜下，以使移植后的细胞在心脏局部分化为心肌细胞，最终达到替代和修复坏死的心肌细胞的目的，从而改善心功能。

（2）基因治疗：是应用基因工程和细胞生物学技术，用正常或野生型基因置换致病基因以纠正基因结构和功能异常的一种治疗和预防疾病的方法。

9. 心衰的预防

表现在积极治疗那些可以引起心肌损伤的潜在原因，如急性心肌梗死、高血压、纠正冠心病危险因素等。心肌功能一旦出现异常，首要的措施就是查明导致心室功能异常的原因，如缺血、毒性物质、药物、甲状腺疾病。

心力衰竭的治疗是多方面的，包括一般处理、药物治疗、器械（装置）和外科干预。它们并非对每一个心衰患者都合适，需个体化进行治疗。

四、难点分析

（一）中医治疗难点分析

近十年研究表明，中医学者对心衰防治做了不少有益的探索，发现不少方药、成药对改善心脏功能、缓解临床症状及提高患者生活质量起到一定的作用，丰富了治疗手段，显示出中医药治疗本病的潜力和优势，值得深入挖掘和推广。但目前的研究尚存一些问题：

（1）临床缺乏严格的随机双盲对照大样本研究，有待于运用循证医学的理念进行多中心研究。

（2）中医对心衰的诊断、病因病机、辨证分型、证型演变、药物治疗、疗效评价等均缺乏科学、客观、量化、统一的标准。

（3）实验研究的中药不是从临床有效中药复方中筛选，而大多是直接选用某味中药，复方的研究不够。

（4）实验研究样本量小、低水平重复。中医相关证的动物模型研究、证治相关研究、中药药代动力学研究、心室重塑等相关研究不够。

（5）中医外治法手段丰富，如外敷、针灸、推拿等，是中医治疗的一大特色，但用于本病的报道尚少见，有待进一步发掘。

（6）缺少取效迅速的抗心衰中药制剂。如何发挥中医"治未病"特色、防治无症状性心衰，成了亟待解决的问题。

（7）加强中医药对急危重症心衰的抢救研究。如加强中医药剂型改革、拓宽给药途径（包括内病外治药物透皮剂及透皮释控剂等），研究中西医结合治疗慢性心衰、中西医结合抢救急性心力衰竭的优势将是今后研究的方向。

（8）进行中药新药的开发。拓展抗心衰方药研究的新思路，在中医药辨证论治基础上，以中医理论为指导，采用中药有效成分提取物进行组方的研究，既不同于传统的中医药学研究，也不同于现代医药学新药研究的特点，但同时具有针对性强、作用明显的特点，体现出中药治病的物质基础是其中所含的活性成分。应在中医治疗心衰的经验基础上，对传统中药（含复方制剂）采用现代科学方法进行发掘、整理、提高，探索中药治疗心衰的作用物质基础及作用机制，为研究开发新药开辟一条新的途径。

（二）西医治疗难点分析

1. 新药物应用

随着对心衰认识的深入和药物试验不断取得结果，目前对于射血分数减低的心力衰竭治疗方面也有了较大的变化，如从过去的"金三角"到现在的"新四联"。但是由于对心衰指南学习不到位，知识更新慢及受医保等方面制约，部分基层医院医生对于沙库巴曲缬沙坦、达格列净等新型抗心衰治疗药物使用方面存在很大问题。上述新型药物在心衰指南中均是Ⅰ类推荐。

基层存在的问题一是缺乏药物，二是缺乏应用经验。不知道从ACEI或ARB切换到沙库巴曲缬沙坦之前，应停用36～48h；老年人、尚非稳定性心衰患者的起始剂量宜减半；应用过程中应监测血压、血钾和肾功能等。另外，还需理解这些新药均价格昂贵，应根据患者病情需要和长期应用可能，个体化地考虑。

2. 基础治疗药物使用率不高

这也是目前基层医院在心衰治疗过程中存在的最大问题。目前心衰患者疗效能够取得大的进展，主要得益于"金三角"药物的使用，而且上述药物临床使用时间长，医师的用药经验相对丰富，另外，随着医院医疗改革的深入发展，相关药品降价明显，价格已经不是阻碍心衰患者享受规范治疗的主要矛盾。但是由于基层医院对于心衰治疗认识不到位及缺少完善的随访机制，导致目前基层医院在心衰基础治疗上仍有较大问题。比如指南推荐的ACEI和β受体阻滞剂，除非有禁忌证，所有射血分数减低患者均应使用。但上述药在基层医院使用率远低于国内平均水平，达到目标剂量或最大耐受剂量患者比例很低。药物的剂量要求是有循证医学证据的，如ACEI中基层医院用得比较多的盐酸咪达普利片，多数心衰患者初始给以5mg治疗，后续就很少加量了，更不要说达到最大耐受剂量。相对其他ACEI类药物，盐酸咪达普利片是目前ACEI类药物中咳嗽发生率最低的药物，据报道ACEI类药物咳嗽发生率为10%～20%，其中卡托普利片咳嗽发生率最高达到20.92%，盐酸咪达普利片相关咳嗽发生率9.15%，低咳嗽率大大减少了患者因咳嗽而出现的频繁换药、停药导致的血压控制不稳定和心血管事件的发生。

因此，基层医院的医师一定要立足于基层，把手上能够使用的药物用好、用足，才能更好地服务基层，服务患者。同样，β受体阻滞剂比索洛尔、美托洛尔缓释片，实际使用剂量也是明显不足。

3. 不了解用法上的细节要求

指南要求尽早使用，从小剂量开始，逐渐递增剂量，直至达到目标剂量或最大耐受剂量。ACEI的起始剂量是目标剂量的1/4，每1～2周递增一次，在1～2个月可达目标剂量或最大耐受剂量；β受体阻滞剂的起始剂量为目标剂量的1/8，每2～4周滴定式地递增一次，持续用药2～3个月才逐渐产生生物学效应，3～6个月可达目标剂量或最大耐受剂量。需长期坚持用药。同时要加强用药监测如血压、心率和节律、血钾和肾功能，及时调整剂量和用法。

心衰指南强调以患者为中心的多学科管理，长期随访，实现治疗过程的全覆盖和优化。中国未来心衰的防治，基层医师的工作是重要因素之一，基层医师一方面要不断学习和运用指南，让指南中的规范治疗方案不断和基层医院的医疗条件相结合，使得患者能够享受到先进的治疗方案和理念，进一步改善预后。另一方面，基层医院医师还要充分利用自身条件，把我们现有的心衰药物合理运用，按照指南要求从小剂量开始，逐渐递增剂量，直至达到目标剂量或最大耐受剂量。

五、医案验方

温某，女，79岁。因"反复胸闷气促，伴双下肢水肿1月余"于2021年9月2日入院。

现病史：患者1月余前无明显诱因开始反复出现胸闷气促，静息时气促轻，活动或平卧时气促加重，夜间偶有阵发性呼吸困难，间有喘咳，无咯痰，伴双下肢水肿，偶有头晕，右上肢麻木，右下肢乏力，无胸痛心慌，无恶寒发热、恶心欲呕、嗳气反酸等。胃纳差，睡眠差，小便量少，大便干结难解。

既往史：既往"高血压病""糖尿病"病史多年，自诉规律服替米沙坦、格列齐特治疗，血压、血糖控制不详；既往"心脏病"病史（具体不详）；2007年因"脑梗死"住院治疗，现遗留右侧肢体症状。

查体：神清，精神一般。心浊音界呈全心增大状，心率90次/min，心律不齐，心音低钝，各瓣膜未闻及病理性杂音。呼吸稍促，节律规则。双侧呼吸对称，双侧触觉语颤对称、无增强、无减弱，无胸膜摩擦感，无皮下捻发感。双肺叩诊清音，双肺呼吸音清，未闻及干湿啰音，无异常支气管呼吸音，无胸膜摩擦音，听觉语颤双侧对称，无捻发音。双下肢轻度凹陷性浮肿。舌淡暗，边有齿痕，苔白厚腻，脉弦滑。

辅助检查：2021年9月1日我院门诊心脏彩超。①全心扩大，左室壁运动异常。②三尖瓣中度反流；主动脉瓣、二尖瓣轻度反流。③轻度肺动脉高压。④左室收缩功能减低（LVEF 31%）。⑤少量心包积液。心梗定量四项：肌红蛋白MYO 255μg/L；肌钙蛋白Ⅰ TNI＜0.1μg/L；肌酸激酶同工酶CK-MB 9.5ng/mL；B型钠尿肽前体NT-proBNP 10943.0 pg/mL。

西医诊断：①急性心力衰竭；②心脏扩大查因：缺血性心肌病？扩张型心肌病？③高血压病2级（极高危）；④2型糖尿病；⑤脑梗死后遗症。

中医诊断：心衰。心脾肾阳虚，饮凌心肺证。

治法：温阳化饮利水，泻肺降逆平喘。

处方：紫苏子15g、姜水半夏15g、化橘红10g、葶苈子5g、党参20g、当归5g、前胡10g、厚朴15g、肉桂1g、炙甘草5g。3剂，每日1剂，水煎服。

二诊：患者服药后，气促喘咳症状逐渐缓解，诉大便2日未解。双下肢浮肿较前减轻。舌淡暗，边有齿痕，苔白稍厚，脉弦滑。前方基础上加火麻仁10g、郁李仁10g以润肠通便、下气利水。3剂，每日1剂，水煎服。

三诊：患者服药后，已未见明显气促喘咳之症，大便已解，诉胃纳差，不思饮食。双下肢未见明显浮肿。舌淡暗，边有齿痕，苔白，脉濡。急则治其标，缓则治其本。现患者病情病机已变，应健脾运脾，方随法出，故治以健脾益气，培土生金，利水行瘀为法。

处方：木香10g（后下）、党参30g、白术15g、炙甘草10g、砂仁10g（后下）、茯苓30g、六神曲10g、炒麦芽10g、炒山楂15g、鸡内金10g。6剂，每日1剂，水煎服。

患者于2021年9月14日病情稳定出院。续前方7剂带药出院。

四诊：患者于2021年9月23日门诊复诊，症见四肢皮肤轻度水肿，诉仍胃纳差，不思饮食。舌淡，边有齿痕，苔白滑，脉濡。三诊前方基础上，加麦芽25g、稻芽25g、鸡内金20g以行气消食、健脾开胃，加紫苏叶10g以行气和胃，加五皮散（大腹皮15g、桑白皮30g、陈皮15g、茯苓皮30g、生姜皮15g）以利水消肿、理气健脾。7剂，每日1剂，水煎服。

五诊：患者于2021年10月19日门诊复诊，症见四肢皮肤水肿较前减轻，诉胃纳较前虽有改善，但仍不思饮食。舌淡，边有齿痕，苔白滑，脉濡。复查心脏彩超：①全心扩大，左室壁运动异常；②三尖瓣、主动脉瓣、二尖瓣轻度反流；③左室收缩功能减低（LVEF 35%）；④少量心包积液。四诊前方基础上，去木香。7剂，每日1剂，水煎服。

六诊：患者于2021年11月30日门诊复诊，未见四肢皮肤水肿，诉胃纳改善，偶有视物模糊，目赤昏花，无头晕耳鸣等症。舌淡胖，齿痕舌，舌边稍红，苔黄白相间，脉滑稍数。患者四肢皮肤水肿已消退，偶有视物不清，此乃脾虚而致气血化源匮乏，肝血不足，肾精不充，故视物模糊；脾虚而肝虚旺，肝火上攻头目，故目赤昏花，舌边稍红，苔黄白相间。五诊方基础上，去五皮散之桑白皮、茯苓皮、生姜皮，加木香10g以健脾消食，枸杞子10g以补益肝肾，菊花5g以清肝明目。7剂，每日1剂，水煎服。

七诊：患者于2022年1月6日门诊复诊，诉胃纳改善，视物模糊改善，无目赤昏花、头晕耳鸣等症。舌淡胖，齿痕舌，苔薄白，脉濡。六诊前方基础上，去菊花。7剂，每日1剂，水煎服。

患者于2022年2月28日复查心脏彩超：①右心室增大；②左室壁运动异常；③三尖瓣、主动脉瓣、二尖瓣轻度关闭不全；④左室收缩功能减低（LVEF 48%）；⑤少量心包积液。

该患者坚持门诊治疗，病情稳定。

按语：心衰为久患心系疾病，渐积而成。慢性心衰首推心气虚，心气虚为本，心气衰则肺气衰，宗气衰则心气微。本例患者表现为乏力，劳累后气促，为气虚，气虚致使水液潴留，停为痰饮，痰水互结，水饮射肺为喘促。脾为生痰之源，肺为贮痰之器，痰饮水湿异物而同源，均因脾虚不能运化水湿而致，故病情稳定后，应以健脾运脾为法以调脾胃。

第五节 辨 证 施 护

一、辨证护理

（一）日常护理

首先，心力衰竭的预防有两个重要的内容：①预防心衰发生及发展；②预防急性心衰发作。预防心衰的发生与发展重点在于原发病的治疗，如冠心病、瓣膜性心脏病、高血压等；另外，正确使用肾素-血管紧张素-醛固酮系统（RAAS）抑制剂、β受体阻滞剂等药物，有助于延缓心衰的进程。

其次，预防急性心衰发作的重点在于：

1. 防寒，防感冒

在气候骤变情况下或感冒流行季节，患者要减少外出，出门应戴口罩并适当增添衣服，患者还应少去人群密集之处。患者若发生呼吸道感染，则非常容易使病情急剧恶化。

2. 适量活动，避免过量

做一些力所能及的体力活动，但切忌参加较剧烈的活动，以免突然加重心力衰竭。

3. 饮食宜清淡少盐

饮食应少油腻，多蔬菜水果。对于已经出现心力衰竭的患者，一定要控制盐的摄入量，每日盐摄入量小于3g。盐摄入过多会加重体液潴留，加重水肿。

4. 修心养性，避免情绪大起大落

情绪大起大落易引起心跳加速，加重心脏负担，诱发急性心衰发作。

二、辨证施膳

（一）分型膳食

1. 阳虚水泛证

心气虚弱，阳气衰微是顽固性心力衰竭的主要原因。饮食应以易消化、温阳利水的食物为主，如海参、鸡肉、羊肉、牛奶、黑鱼、小豆、薏米、大枣、冬瓜、玉米须等，以温阳利水消肿，扶正祛邪。宜少量多餐，温热食用。

2. 气虚血瘀证

心主血脉，气为血帅，气行则血行，气虚则血瘀。治宜益气活血利水。饮食宜用益气活血化瘀之物，清淡少油，少量多餐，切忌过饱。可食用山药、大枣、银耳、百合、莲子、鱼类、瘦肉。下肢浮肿甚者，宜低钠饮食，一般要限制每天5g以下。调以药膳如丹参粥、山楂粥等，少量多餐，温热食用。

3. 气阴两虚证

心病久延耗伤心之气血阴阳，治宜益气养阴，活血通脉。饮食以清淡、低盐为主。宜进益气健脾养阴、活血通脉之品，如人参、麦冬、百合、山楂等。药膳粥如黄芪粥、生脉粥、莲子粥等。每日1剂，分2次于早晚温热食用。

4. 阳气虚脱证

此型乃心血管病的急重症，急救为主，调护为辅。应让患者取坐位，双腿下垂，以减少静脉回流。可根据医嘱静脉输入参附注射液或生脉注射液等。

（二）食疗养生

1. 炖参汤

红参10g、西洋参10g、陈皮3g，加水100mL，入炖盅炖1小时后，入瘦肉50g，续炖半小时。隔日或每周2~3次服用。适用于心气虚、心阳虚、气阴两虚的心衰患者。

2. 茯苓粥

茯苓粉15g、粳米100g。茯苓粉、粳米放入锅内，加水适量，用武火烧沸后，转用文火炖至米烂成粥。每日2次，作为早、晚餐食用。有助于利尿、健脾，减轻心衰患者的液体负荷。

3. 莱菔子粥

莱菔子15g、粳米100g。将莱菔子洗净，除去杂质，装入纱布袋内，扎紧袋口。纱布袋放入锅内，加清水适量，用中火熬成汁取出纱布袋不用。粳米、汤汁放入锅内，用武火烧沸后，转用文火煮至米烂成粥。每日2次，作为早、晚餐食用。功能行气消滞，适用于心衰脾胃虚弱、腹胀纳差

患者。

4. 人参茶

人参3g、炒酸枣仁15g、茯神9g、陈皮3g，开水沏茶饮或水煎成汤代茶饮。人参补益五脏，茯神安神养心，陈皮理气燥湿、化痰止咳、健脾和胃，心衰患者症见心悸气短、周身乏力者食之。

第六节　循证研究

一、基础研究

心衰是因心病日久，阳气虚衰，运行无力，或气滞血瘀，心脉不畅，血瘀水停，以喘息心悸，不能平卧，咳吐痰涎，水肿少尿为主要表现的脱病类疾病，与西医学中的心力衰竭大致相对应。目前心衰的循证医学研究主要从以下几方面来研究：

（一）中医心衰病因病机研究

1. 心阳亏虚是心衰的主要病机

五脏之心，位于胸中，两肺之间，膈膜之上，五行属火，为阳中之阳，以阳气为用，主血脉，心之阳气有推动心脏搏动，温通全身血脉，调控血液在脉管中运行，流注全身，营养和滋润作用。心藏神，心阳统帅全身脏腑、经络、形体、官窍的生理活动和主司精神、意识、思维、情志等心理活动的功能。心主神明，心阳能推动和鼓舞人的精神活动，使人精神振奋，神采奕奕，思维敏捷。由此可见，心阳亏虚是心衰的主要病机。

2. 心肾相关，血不利则为水

心属火，肾属水，肾中真阳上升，能温养心火；心火能制肾水泛滥而助真阳；肾水又能制心火益心阴。心主血脉，肾藏精，精血同源、相互滋生。少阴经包括手少阴心经和足少阴肾经两条经脉，两脏互相作用，互相制约，以维持正常的生理活动。少阴病常为心肾阳虚，阴寒内盛，表现为全身虚寒的证候为多，以"脉微细，但欲寐"为基本特征。以心肾相关为理论增加了心衰病的治则治法：交通心肾；温阳利水；补益精血；滋肾宁心；疏经通脉。心主血脉，肾主水，肾在调节体内水液平衡方面起极为重要的作用。《金匮要略·水气病脉证并治第十四》云："少阳脉卑，少阴脉细，男子则小便不利，妇人则经水不通。经为血，血不利则为水，名曰血分。"心阳亏虚，心主血脉功能减低，血不利则为水，水液停聚，影响肾的"开"和"阖"功能，导致血瘀水停，因此"血不利则为水"是治疗心衰病的重要理论依据。

3. "心衰"为病机，"心水"为病

"心衰"一词最早记录在晋代医家王叔和的《脉经·脾胃部第三》，"心衰"指的是心的功能降低，汉代医家张仲景首提"心水"病名，其《金匮要略·水气病脉证并治》中记载有"心水者，其身重而少气，不得卧，烦而躁，其人阴肿"。现代医学将心力衰竭定义为多种原因导致心脏结构和（或）功能的异常改变，使心室收缩和（或）舒张功能发生障碍，从而引起的一组复杂的临床综合征，主要表现为呼吸困难、疲乏及液体潴留（肺淤血、体循环淤血及外周水肿）等。由此可见心衰符合心室收缩和（或）舒张功能发生障碍的病机，心水更符合呼吸困难、疲乏及液体潴留的临床表现，有学者认为将心力衰竭归属到"心水病"范畴更为合理和准确。

4. 体虚劳弱，风邪侵袭

心衰患者，身体抵抗力较差，感染是心衰患者入院的重要诱因。风邪是"六淫"之首，"百病之长"，风邪能与寒、湿、痰、燥、热（火）等相合为病，心阳亏虚，正气不足以抵抗外邪，风邪侵袭，而诱发为病。心风之论首见于《素问·风论》，该书云"心风之状，多汗恶风，焦绝，善怒吓，赤色；病甚则言不可快，诊在口，其色赤"。无论外风和内风，邪风入心，皆可以导致心脏功能失常而发病，根据风邪的特点建立清热、养血、补气、潜阳、祛风的方法。

（二）现代医学基础研究

1. 收缩性心力衰竭

心脏做功维持机体血液循环，生理状态下受到神经介质和体液因子的调节。当心肌受到损害时，心肌会发生适应性的代偿，维持心脏做功，机体通过神经-体液-细胞因子的相互作用，使心脏代偿维持机体血液循环；由于神经-体液-细胞因子过度激活，使心室重构从适应性代偿到失代偿，最终发生心力衰竭。

1）心脏收缩障碍

心肌收缩力减低的发生机制包括收缩蛋白改变、调节蛋白异常、兴奋-收缩耦联障碍与钙运转失常。

（1）心肌收缩蛋白的改变。心力衰竭时，各种原因引起心肌细胞数量减少，收缩蛋白大量丧失，心肌收缩过程减弱，心输出量减少。心肌细胞数量减少主要因为心肌细胞坏死、凋亡和自噬，目前认为其主要机制与儿茶酚胺、血管紧张素Ⅱ、活性氧簇、炎症细胞因子等因素有关。心力衰竭时心肌收缩蛋白（如肌凝蛋白重链、肌纤蛋白）由正常成人型向胎型转化，导致ATP酶活性降低，心肌收缩功能受损。

（2）心肌调节蛋白异常。在机械应力增加的情况下，可以观察到心房和心室肌中肌钙蛋白亚型（T_2）表达增加，其表达水平与心力衰竭严重性相关，而正常心肌组织以肌钙蛋白T亚型（T_1）为主。

（3）兴奋-收缩耦联障碍与钙运转失常。钙在心肌收缩过程起到关键作用。心力衰竭时，①肌浆网摄取钙的量减少：细胞外Ca^{2+}内流可以激发肌浆网释放Ca^{2+}，由于衰竭心肌细胞 Ca^{2+}-ATP酶活性降低，肌浆网摄取和储存Ca^{2+}的量减少，影响心肌复极化，可能是心肌收缩性降低的重要原因；②肌浆网释放钙障碍：Ca^{2+}内流受阻或肌浆网摄取Ca^{2+}障碍时，都可以影响肌浆网释放Ca^{2+}，从而妨碍心肌收缩；③心肌细胞内cAMP生成减少：已经证实人体衰竭心肌腺苷酸环化酶活性降低，cAMP净生成降低约50%，引起钙内流和肌浆网摄取钙的量减少，导致兴奋-收缩耦联障碍。

2）心肌能量代谢障碍

心肌能量代谢过程大致分为三个阶段，能量产生、能量储存和运送、能量利用，任何一个环节发生障碍，均可以引起心力衰竭。

（1）心肌能量产生障碍。心肌能量几乎全部来自有氧氧化。当心肌缺血时，严重影响三羧酸循环和氧化磷酸化的正常进行，从而导致心肌能量产生障碍。心力衰竭时线粒体呼吸链功能明显降低，表现在线粒体的耗氧率和磷/氧比值减少，此时线粒体对Ca^{2+}的转运能力发生障碍，影响心肌舒缩和离子泵的运转，促使心力衰竭的发生发展。

（2）能量储存和转运障碍。心力衰竭时心肌中的ATP含量无明显减少，但磷酸肌酸（CP）含量却显著减少，并与心肌舒缩功能障碍呈正相关，一旦恢复CP的含量，心肌的舒缩功能也随之改善。可见心力衰竭早期心脏舒缩功能障碍不是由于ATP的产生和储存障碍，而是与ATP的转运和CP的形成障碍有关。

（3）能量利用障碍。心力衰竭时，心肌利用ATP化学能作机械功的过程出现障碍，即心肌能量利用发生障碍。随着心脏负荷过重而发生心肌肥大，肌凝蛋白头部ATP酶活性降低，致使ATP分解发生障碍，因而影响心肌舒缩功能。

2. 慢性心力衰竭的病理生理机制

当心肌收缩力减弱时，为了保证正常的心排血量，机体通过多种机制进行代偿以维持其泵功能。代偿能力有一定限度，长期维持时将出现失代偿，发生心力衰竭。

1）Frank-Starling机制

主要通过调节心脏前负荷维持正常心排血量。中度收缩性心力衰竭，通过Frank-Starling机制的调节，心肌舒张末期容量即前负荷增加，静息时心输出量和心室做功可以维持在正常水平。

2）心室重构

原发性心肌损害和心脏负荷过重使心脏功能受损，导致心室肥厚或心室扩大等代偿性变化，即心室重构，它包括心脏的几何形态、心肌细胞及其间质成分、心肌细胞的表型发生一系列改变的病理及病理生理现象。心室重构是心力衰竭发生发展的基本机制，具有三个主要特征：①伴有胚胎基因再表达的病理性心肌细胞肥大；②心肌细胞死亡；③心肌细胞外基质过度纤维化或降解增加。心室重构初期是对血流动力学等因素改变的适应性机制，目的是维持心输出量，在持久病理性情况下，这种心脏结构的改变最终导致失代偿性心力衰竭。影响心室重构的主要因素：①心肌机械张力；②交感神经系统；③肾素-血管紧张素系统；④醛固酮；⑤基质金属蛋白酶系统；⑥细胞因子；⑦内皮源性激素；⑧氧化应激。

3）神经-体液-细胞因子的病理生理机制

当心脏排血量不足，心腔内压力升高时，机体全面启动神经-体液-细胞因子机制进行代偿，三大系统之间发生相互作用，促使心肌重构渐进性进展。

（1）神经介质。①交感神经兴奋性增强。心力衰竭早期，通过颈动脉和主动脉压力感受器和化学感受器的调控引起交感神经兴奋性增强，大量肾上腺素（epinephrine，E）和去甲肾上腺素（norepinephrine，NE）释放入血中，维持心输出量。心力衰竭患者血中NE和E显著升高，但心肌组织中NE含量显著减少。血浆儿茶酚胺增高的范围与患者存活率的降低呈现强烈相关性，即心功能越差，血中儿茶酚胺含量越高。②副交感神经功能障碍：心力衰竭时，副交感神经对窦房结自律性的控制显著减低；在静息状态下，心力衰竭患者迷走神经张力降低，对动脉血压升高所致心率减慢的控制作用显著减弱。因此，心力衰竭时交感神经兴奋占主导，为应用β_1受体阻滞剂治疗心衰提供了理论依据。

（2）体液因子。①肾素-血管紧张素-醛固酮系统失衡：急性心衰，低心输出量引起低肾脏灌注，刺激肾小球旁体的β_1-受体，这是急性心力衰竭引起RAAS激活的主要机理。慢性心衰，严格限钠和利尿剂的使用引起低血钠，低钠激活致密斑感受器，使RAAS异常激活；ACE-Ang II-AT1受体轴异常活跃，ACE2-Ang（1-7）Mas受体轴削弱，RAAS系统失衡，引起水钠潴留、心肌重构，加重心肌损伤和心功能恶化，渐进性激活神经体液机制，形成恶性循环。②精氨酸加压素：精氨酸加压素（AVP，又称抗利尿激素）是一种脑垂体激素，具有血管收缩作用和抑制利尿作用。AVP有两种受体亚型即V_1和V_2受体，AVP与V_1受体结合导致血管收缩，与肾脏集合管V_2受体结合导致水通道蛋白增加，促进水回吸收，增加液体潴留。心力衰竭时心房牵张受体的敏感性下降，使AVP的释放不能受到相应的抑制，导致血浆AVP水平升高。心力衰竭早期AVP效应有一定的代偿作用；长期AVP增加将使心力衰竭进一步恶化。③利钠肽类：已经证实人类有三种利钠肽，心钠肽（ANP）主要储存于右心房、脑钠肽（BNP）主要储存于心室肌、C-利钠肽（CNP）主要存在于血管系统。压力负荷增加和牵拉机制激活引起利钠肽的分泌，生理作用是扩张血管、增加排钠、对抗肾上腺素、RAAS的水钠潴留效应。心力衰竭时循环中脑钠肽水平升高，其增高程度与心力衰竭的严重程度呈正相关，可以作为评定心力衰竭进程和预后的指标。④内皮素：内皮素（ET）是由循环系统内皮细胞释放的强力血管收缩肽。至少发现两种ET受体亚型，ET-A和ET-B。心力衰竭时，血浆ET水平升高，直接与肺动脉压力升高相关。急性心肌梗死时，血浆ET水平与泵功能的Killip分级平行。临床应用ET受体拮抗剂可以改善心力衰竭患者的血流动力学效应。

（3）细胞因子。急性心肌损伤后，机体免疫系统被激活，表现为Th亚群（Th_1/Th_2、$Th_{17}/Treg$）功能失衡，通过产生大量细胞因子介导心室重构；细胞因子还可以由局部组织细胞产生。近年我们发现缺血心肌细胞自分泌TNF-α，以自分泌、旁分泌方式作用于靶细胞介导心肌细胞凋亡。慢性心力衰竭患者循环中促炎细胞因子水平增高，包括TNF-α、IL-1β、IL-17和IL-6等，抗类细胞因子如IL-10水平降低，TGF-β水平增加，细胞因子水平改变与心力衰竭发生发展相关。在左室肥厚发展过程中，$TGF-β_1$促进左室肥厚发展，$TGF-β_3$抑制左室肥厚。心源性恶病质时TNF-α水平显著增高。

（4）心力衰竭时神经-体液-细胞因子的相互作用。

TGF-β与血管紧张素Ⅱ（AngⅡ）在心脏重构中的作用：心脏受超压力负荷刺激，产生AngⅡ，增加了$TGF-β_1$在心肌细胞表达，一方面导致$c\text{-}fos$、$c\text{-}jun$等原癌基因表达，致心脏收缩蛋白胚胎型β-肌球蛋白重链、心房肽表达；另一方面通过与膜受体结合、激活细胞生长信号传递的第二信使如蛋白激酶C、有丝分裂蛋白激酶，诱导RNA和蛋白质合成，而致心肌肥厚。

TNF-α和AngⅡ在心力衰竭中的作用：在心脏限制性过度表达TNF-α的转基因小鼠模型中，心肌RAAS被选择性激活，小鼠心脏向心性肥厚和心肌纤维化，提示持续的TNF-α信号刺激可以引起RAAS选择性激活，激活的RAAS可以诱导心肌肥厚。病理生理状态下AngⅡ的浓度足够通过NF-κB途径激活成年心脏中TNF-α mRNA和蛋白的合成。AngⅡ和TNF-α可以通过共同信号途径-丝裂原活化蛋白激酶激活心肌细胞内ERK、JNK和p38，诱导氧化应激，引起心肌细胞肥大和凋亡。

交感神经系统和细胞因子在心力衰竭中的作用：慢性心衰过程中，交感神经系统慢性激活，通过儿茶酚胺与β肾上腺素能受体作用，诱导心肌细胞因子（TNF-α、IL-1β和IL-6）表达，用β受体阻滞剂治疗能改善T细胞亚群功能失衡，逆转交感神经引起的自然杀伤细胞、抑制性T细胞、细胞毒性细胞的变化以及丝裂原增殖和IL-2表达，从而使左心室功能改善。

总之，心力衰竭时机体神经-体液-细胞因子的激活及其相互作用，导致心室重构，使心力衰竭不断进展，发生心脏恶病质。

3. 舒张性心力衰竭

1）心肌舒张的分子基础

当肌浆中的Ca^{2+}浓度从10^{-5}mol/L降至10^{-7}mol/L时，Ca^{2+}与肌钙蛋白解离，使肌钙蛋白-原肌凝蛋白的构型恢复原位，肌纤蛋白向肌节外滑行，肌节延长；ATP的充分供应是心肌舒张的基础。当任何原因使心肌肌浆中的Ca^{2+}不能及时转移或使ATP供应障碍时，均可导致心脏的舒张异常和充盈受限，从而发生心力衰竭。

2）心肌舒张异常的机制

（1）肌浆网对钙的摄取发生障碍。当心肌缺血时，cAMP缺乏、钙调素不足或酸中毒，由于钙泵活性降低，或由于能量供应不足都可以因Ca^{2+}的转运障碍，使肌浆中的Ca^{2+}不能迅速移去，造成心脏早期舒张异常。

（2）心室舒张顺应性降低和充盈障碍。心室顺应性是指单位压力变化下所能引起的容积改变（dv/dp），顺应性的倒数称为心室僵硬度，即在单位容积变化下所能引起的压力改变（dp/dv）。心肌僵硬度的进行性增加是代偿性舒张功能不全向舒张性心力衰竭发展的重要因素。肌联蛋白的含量及其亚型N2B表达的增加和间质胶原重构，分别从心肌细胞本身和细胞间结构的改变两方面影响心肌僵硬度。Ⅰ型胶原和Ⅲ型胶原是细胞外基质的主要结构蛋白，成纤维细胞表达Ⅰ型胶原和Ⅲ型胶原。舒张性心力衰竭时存在以巨噬细胞为主的类症因子激活，巨噬细胞分泌基质金属蛋白酶（MMPs）降解基质胶原蛋白，继发的纤维增生修复促进间质胶原重构，心肌僵硬度增加，舒张功能发生障碍。

4. 心肌肥厚

心肌肥厚是心脏对后负荷增加的主要代偿机制。肥大心肌细胞数量不增多，而以心肌纤维增多为主。心肌肥厚引起的早期变化是线粒体增加，为心肌提供能量；到后期，线粒体增大增多的幅度落后于心肌纤维的增多，心肌从整体上显得能源不足，进而逐渐发展为心肌细胞死亡。心肌肥厚使心室顺应性降低，心室舒张受限，导致心室舒张末期压力升高，引起舒张性心力衰竭。肥厚型心肌病、主动脉狭窄、高血压以及可逆心肌缺血均存在心肌舒张功能异常，其机制是心脏舒张功能的损害和心室舒张末期压力-容积曲线左移，继而导致的心室充盈障碍。

二、临床研究

（一）中医研究

1. 辨证论治研究

（1）辨证分型与心功能的关系。冼绍祥等[1]对CHF60例患者进行研究发现，肾阳虚患者心功能差于非肾阳虚患者的心功能，具有非常显著性差异。提示肾阳虚证是CHF发展的更为严重的证型。梁东辉认为心功能Ⅱ、Ⅲ、Ⅳ级分别为心气不足型、心肾阳虚型、脾肾阳虚型；心功能Ⅲ、Ⅳ级均为多脏腑病变，心功能Ⅳ级几乎均是阳气虚脱和阴阳两虚型，体现了中西医对CHF病情演变过程认识的一致性。

（2）辨证分型与血液流变学关系。韩明向等测定阳虚型心衰患者血液循环呈高黏、高凝状态，并观察到患者的全血比黏度、体外血栓形成的长度和重量等均比健康对照组明显增加。焦全林等[2]把心衰分为四型，认为血液流变值增高的程度是：肺心病＞高心病＞风心病，心肾阳虚型＞气虚血瘀型＞阳虚水泛型＞心气阴虚型，前三者的全血比黏度、血浆比黏度、血细胞比容均高于健康者，与心气阴虚型相比有显著性差异。说明气虚与血瘀有内在的联系，为益气活血法治疗心衰提供了理论依据。

（3）辨证分型与体内激素水平关系。沈建[3]观察了45例心衰心气虚证和心阳虚证的去甲肾上腺素和肾上腺素的水平，并与健康人进行对照分析。结果发现心衰心气虚证与健康人比较，NE和E无明显差异；心阳虚证患者NE和E水平较健康人和心气虚证患者显著上升。蒋梅先观察到在CHF发展过程中，心病组心衰患者血浆心房钠尿肽（ANP）增高，而RAS指标无显著变化；心肾同病组心衰患者除ANP增高外，尚有RAS显著激活的证据，这对用中医辨证的方法观察心衰的不同发展阶段有指导意义。

（4）辨证分型与血管活性肽水平关系。曹雪滨等报道心衰中正虚诸证血管活性肽特点：患者ANP、RA、Ang Ⅱ、ALD、ET、CGRP浓度均较对照组显著增高，并且大致呈单纯气虚＜气阳两虚、气阴两虚＜阳气虚脱趋势。在标实证中各证型心衰患者ANP、RA、Ang Ⅱ、ALD、ET、CGRP浓度均较对照组显著增高，呈单纯血瘀＜血瘀兼水停、血瘀兼痰浊的趋势，血瘀兼水停、血瘀兼痰浊证组增高最为明显。冼绍祥等[4]对CHF患者进行研究发现，肾阳虚组的血管紧张素Ⅱ、脑钠素明显高于非肾阳虚组，有显著性差异。说明肾阳虚证是CHF发展的更为严重的证型，其神经内分泌细胞因子系统激活更为严重。

（5）辨证分型与免疫功能关系。韩丽华等[5]通过对免疫指标检测，探讨CHF阳虚证与免疫功能的关系，结果显示：心衰阳虚和气阴虚患者的免疫功能呈紊乱状态，表现为细胞免疫低下，T细胞亚群失衡，T_4/T_3比值升高，补体C3水平升高。韩丽华认为免疫功能低下及T_4/T_3失衡是心衰阳虚证的免疫学基础。

（6）辨证分型与左室重量指数（LVMI）的关系。目前已认识到导致心衰发生发展的基本机制是心肌重塑。冼绍祥等对CHF患者进行研究发现，肾阳虚患者LVMI明显大于非肾阳虚患者，有显著性差异，提示LVMI与肾阳虚证心衰发生发展密切相关，可作为判别肾阳虚证心衰的一个客观指标。

（7）辨证分型与炎症因子的关系。冼绍祥等对CHF患者进行研究发现，肾阳虚组血清肿瘤坏死因子-α（TNF-α）和白介素6（IL-6）水平明显高于非肾阳虚组，有显著性差异。据此推测，随着心功能的恶化，TNF-α在逐步升高，TNF-α、IL-6与心衰发生发展密切相关，可作为判别CHF是否发展到肾阳虚证的一个客观参考指标。

2. 基于心力衰竭现代医学治疗机制的中医临床研究

（1）强心。近年来的研究发现，附子有巨大的强心作用，其强心成分主要为去甲乌药碱，有肾上腺素β受体兴奋效应，能增强心肌收缩力，增加心射血量。人参水浸膏亦有类似强心苷的作用。四逆汤药理作用能增加兔冠脉血流量，正性肌力作用较异丙肾上腺素强。冼绍祥等[6]研究发现毛冬青甲素能显著提高心脏每搏血量和心脏指数，有较好的强心作用，并探讨益气、温阳、活血、利水4种治法治疗心衰的作用机制，4类功效药物的配伍规律。结果：温阳、利水、活血、益气法不同配伍均具有增强心肌收缩力的作用，乳头肌试验的方差分析显示各因素和结果相关性的强弱依次为温阳、利水、活血、益气。

（2）减轻心脏前后负荷。裴良怀等认为，以真武汤为主的方药，除了具有强心作用外，同时还能扩张动静脉，减轻心脏前后负荷，降低主动脉阻力。参附注射液也有显著改善动脉血流量的作用，能对抗垂体后叶素引起的急性心肌缺血所致的心衰。

（3）扩张冠脉血流，改善心肌代谢。药理研究证实葛根素具有扩张冠状动脉，增加冠状动脉血流量，降低心肌耗氧量，改善心肌收缩功能，增加心衰患者的每搏输出量（SV），心脏每分钟泵出的血液量（CO）、EF等作用。山楂叶、花提取物的药理作用有增强心肌收缩力、增加冠脉流量、对局部缺血心脏有保护作用，还具有外周血管扩张作用。

（4）改善血流动力学指标。冼绍祥等通过增加腹主动脉压力负荷而建立心功能不全的兔模型，用不同剂量的养心康治疗，以心宝作为药物对照，结果：大剂量养心康能明显降低心衰模型的心率、收缩压、左室舒张末压（LVEDP）、心室等容收缩期中室内压上升的最大速率（+dp/dt max）及心室等容舒张期中室内压下降的最大速率（–dp/dt max），且呈剂量依赖性，与心宝对照组相比具有显著性差异。李南夷进行了养心液（由人参、麦冬、三七等药的水煎醇沉剂）对戊巴比妥钠心衰犬血流动力学的影响研究，结果表明：养心液具有改善心衰犬心肌舒缩功能、增强心肌收缩力、抗心衰的作用。

（5）改善心肌代谢，调节环核苷酸水平。黄衍寿等研究发现保心康能明显降低心肌肥大型心衰大鼠血管平滑肌环磷酸腺苷和环磷酸鸟苷含量，改善病理状态下大鼠心、肝脏形态结构，对实验性心肌肥大型心衰有较好的防治作用。

（6）延缓心肌细胞的凋亡。罗承锋等研究表明保心康具有预防压力超负荷心衰模型大鼠左心室肥厚的作用，可上调左心室心肌细胞*Bcl-2*的表达，下调*Bax*的表达，从而抑制心肌细胞的凋亡。

（7）调节神经内分泌。黄衍寿等探讨心肌肥大型心力衰竭大鼠血浆内皮素（ET）和降钙素基因相关肽（CGRP）水平的变化及养心康的作用机制。结果证实ET、CGRP是参与心力衰竭发病的重要体液因素，而养心康的作用机制与纠正失衡的ET/CGRD比值有关。冼绍祥在建立肾阳虚型心衰病证结合动物模型研究中发现心衰肾阳虚证血清三碘甲腺原氨酸（T_3）、血清甲状腺素（T_4）、血清促甲状腺激素（FSH）和雄激素（T）升高，雌二醇（E_2）降低，这将为进一步研究中医药防治慢性心衰中作用机制提供良好的实验基础。

（8）水通道蛋白-2。水通道蛋白-2（AQP-2）表达水平在心衰发生发展中有重要作用。冼绍祥等应用RT-PCR技术观察大鼠肾虚心衰模型的AQP-2表达。结果发现：肾阳虚型心衰病证结合动物模型肾脏髓质AQP-2水平明显上升，提示AQP-2可能是慢性心衰由非肾阳虚证向肾阳虚证发展的重要物质基础，可为进一步研究中医药在防治慢性心衰中的作用提供理论依据。

3. 针对现代心衰发病机理的专病专方药理研究

（1）调节神经、内分泌水平。张虎等研究发现，黄芪注射液可降低CHF患者Ang II水平，抑制心肌细胞变性，且无明显的不良反应。胡昌盛等研究发现，参附注射液、生脉注射液均可降低CHF患者血清中Ang II含量，又可抑制RAAS过度激活，增加水钠代谢，减轻心脏负荷，改善心功能，延缓心力衰竭进展。

（2）抑制心肌细胞纤维化，改善心室重构。郭桂英等使用生脉注射液治疗CHF时，发现治疗组患者左室射血分数、左室内径缩短率、室壁增厚率、每搏输出量、室间隔运动幅度明显改善，表明其可改善心室顺应性，改善心室重构。武强研究发现，在常规西医治疗充血性心力衰竭基础上，加用舒血宁注射液治疗后，患者左室舒张末期内径、左室收缩末期容积等左室重构指标均显著降低，表明舒血宁注射液在改善CHF患者心室重构方面有着较为积极的促进作用。

（3）改善心肌细胞代谢。轩静静等研究发现参麦注射液治疗CHF恶性心脏事件发生率明显低于常规西药组，其中人参皂苷可保护线粒体，促进ATP合成，改善心肌细胞代谢，使Ca^{2+}内流增加，从而增强心肌收缩力。裴强等研究发现参附注射液治疗CHF时，可促进细胞对葡萄糖的利用，抑制心肌细胞Na^+-K^+-ATP酶活性，提高细胞内Ca^{2+}浓度，增加心肌收缩力。

（4）改善血管内皮细胞功能。陈刚研究发现，丹参多酚酸盐与常规西药治疗CHF相比，治疗组IL-6、hs-CRP、TNF-α等炎症因子水平显著低于对照组，提示丹参多酚酸盐可抑制炎症反应，减轻心肌损伤，改善患者内皮功能。朱华源等[7]研究发现利用血塞通注射液治疗心力衰竭时，治疗组患者血小板、红细胞压积、全血黏度等均显著低于对照组，表明其可促进心脏血液循环，改善心肌细胞缺血状态，改善心功能。

4. 中成药研究

国家中医药管理局医政司胸痹急症协作组广东分组多年研究养心康（人参、麦冬、毛冬青、益母草等）与保心康（人参、黄芪、附子、葶苈子等），该胸痹急症协作组对236例气阴虚型CHF患者进行随机安慰剂对照研究，在相同治疗基础上，观察组加用养心康，对照组加服安慰剂，均连用2周。结果显示观察组临床总有效率、心功能、血液流变学指标及心电图改善优于对照组。用保心康治疗气阳虚型心衰的研究也得到类似结果。

5. 古方研究

苏启刚等[8]采用生脉散加味配合常规西药治疗68例CHF并与西药组作对照。结果治疗组显效39例，有效25例；对照组70例，显效35例，有效23例，两组疗效比较有显著差异。

6. 外治法研究

近年来，有学者用中医外治方法对心衰治疗进行了有益的尝试，并取得了一定疗效。白凤新等将120例心衰患者随机分为治疗组和对照组，在常规治疗基础上，治疗组用复方丹参气雾剂和肝素超声雾化吸入，10日为1个疗程，结果治疗组疗效优于对照组。李秀芬等用丹苓液保留灌肠治疗心衰46例，结果观察组疗效优于对照组。北京中医医院报道用中药强心栓治疗心衰45例，肛门纳入，每日2～3次，每次1粒，2周为1个疗程，结果取得了一定的临床疗效。有学者还采用针灸方法治疗心衰，李金波报道，将60例无症状心力衰竭患者随机分为针刺组30例、西药组30例，分别于治疗前后检测左室射血分数、短轴缩短率，并测定血浆脑钠素水平。针刺组取穴内关、膻中、心俞等穴，治疗后发现针刺组疗效与西药组相当。

7. 名老中医治疗心衰经验

（1）益气温阳、活血利水贯穿始终，兼顾痰浊、阴虚。心阳亏虚，推动无力，气化失司，血瘀水停是心衰主要病机，史大卓基于"虚""瘀""水"，提出益气温阳治其虚、活血利水治其实。曹洪欣以心气亏虚、心阳不振为本，痰瘀互阻、水饮内停为标，治疗上以益气温阳、活血利水为主要治法，兼顾痰瘀同治，同时还要兼顾养阴、安神等因素。吴颖昕认为血瘀水停是其病机关键，气阴两虚是根本原因，并创制经验方益气养阴强心汤，取得了较好的临床疗效，卢尚岭治疗慢性心衰强调补虚扶正与祛邪泄浊兼顾，以益气温阳、活血通脉、利水泄浊为治疗原则。

（2）病在心，与五脏相关。周亚滨认为心衰病位在心，与肺、脾、肾等脏器密切相关；邓铁涛辨治心衰病以五脏相关，重在调脾护心；吴焕林从脾胃论治慢性心力衰竭，认为病位在心，与脾胃密切相关；丁邦晗教授从肺脾论治心力衰竭，认为病位在心，与肺脾密切相关；雷忠义治疗心衰病善从肾治心。

（3）三因制宜，灵活处方。疾病的发生、发展与转归受多方面因素的影响，在治疗上须依据疾病与气候、地理、患者三者之间的关系，制定相适宜的治疗方法，才能取得预期的治疗效果。心衰患者病情反复，其病机不会一成不变，张伯礼将心衰分稳定期、急性加重期、缓解期三个阶段，稳定期扶正为本，急性加重期急则治其标，缓解期扶正祛邪。翁维良临证时强调双心同调、气血同治、瘀郁双解，注重三因制宜，随证化裁，灵活处方用药。陈伯钧结合岭南地区特点，认为气滞血瘀贯穿始终，痰湿水停是其重要病理产物。

（4）邓铁涛在多年的临床实践中，总结出了"心衰从脾论治"的学术观点。邓铁涛认为，心衰的病位虽在心，但"五脏皆致心衰，非独心也"。在心衰的病理演变中，脾与心的关系最为密切。心脾功能失调是心衰之病理产物"痰"与"瘀"产生的重要因素。在治疗上根据五脏相关、痰瘀相关的学术理论，提出标本兼治，以益气化浊行瘀为法，常用温胆汤灵活加减。根据广东地处岭南潮湿之地，易损脾胃正气的特点，邓铁涛常在温胆汤中加用益气健脾之品。如：黄芪、五指毛桃、党参、山药等。

（5）陈可冀参照传统中医思辨特点，以"虚""瘀""水"统领CHF中医病机，病证结合，将其分为3型。以传统古方为基础，结合中药现代药理学研究成果进行辨证施治，取得理想疗效。气虚血瘀，用保元汤加丹参、川芎、赤芍等辨证治疗；中阳亏虚，水饮内停，用苓桂术甘汤加味辨证治疗；肾阳虚衰，水饮泛滥，用真武汤化裁辨证治疗。

（6）颜德馨认为气血失衡是众多心血管病的基本病机，而心水病，当属本虚标实之证，心阳虚弱为本，血瘀、痰浊、水邪为标。根据其基本病机，或从气治，或从血治，或气血同治，随证而施，多能取效。在用药上重视温阳与活血这两个环节。温阳每佐益气，常以附子配以黄芪以益气升阳，利水消肿，或辅以人参、苍白术大补元气，健脾和中，则可取事半功倍之效。利水必须活血，临床常用当归芍药散、桂枝茯苓丸等治疗，并重投琥珀、泽兰、益母草等活血利水之品，则可收相得益彰之功。

（7）任继学认为心衰为五脏受邪终入气血而上犯于心所致。既可发于本脏，又可病源于肺、肝、肾、脾、胃等脏器。在临证时须详审是阳损，还是阴损，或是阴阳俱衰。然后别其病位，定其病性，辨识气血、经络、营卫等。具体证型有：阳衰气脱型、阳虚气弱血滞型、阴阳俱虚型、营卫受邪型、阴竭阳绝危型。阳衰气脱型，法宜回阳固脱，化瘀利水为主，方用急救回阳汤加减；阳虚气弱血滞型，法宜益气化瘀，温阳通络为主，方用新定桂苓汤加减；阴阳俱虚型，法宜补阳养阴，活络安神为主，方用炙甘草汤加减；营卫受邪型，法宜桂枝去芍药加附子汤化裁；阴竭阳绝危型，法宜补阴敛阳，益气固脱，方用阴阳两救汤治之，病情转急为安者，可用生脉散调之。

（二）西药治疗心衰的最新药物研究

在治疗心衰药物上，相继出现沙库巴曲缬沙坦、SGLT-2抑制剂等新药物。沙库巴曲缬沙坦为近二十年来心衰领域的重大突破，具有双重调节作用，抑制神经内分泌激活和心室重构，改善心衰患者的症状、预后和生活质量。一项研究提示：沙库巴曲缬沙坦可逆转心室重构、提高左室射血分数，有效持续改善心衰患者的生活质量。SGLT-2抑制剂是一种新型降糖药，却被发现对心衰患者有益，一项针对心力衰竭和射血分数降低患者的研究中，达格列净显著降低心血管死亡或心衰恶化26%的风险，降低心血管死亡风险18%，降低全因死亡风险17%。

（赵华云　贺青军　黄嘉文）

● **参考文献**

[1]　冼绍祥，杨忠奇，汪朝晖，等.益气活血利水法治疗慢性心力衰竭的应用研究[Z].广州中医药大学，2012.
[2]　焦全林，关继华.当代中医各家治疗心力衰竭的临床经验概要[J].湖南中医杂志，2014，30（7）：177-180.
[3]　沈建.促生长激素释放激素激动剂抑制血管钙化的研究[D].杭州：浙江大学，2017.
[4]　冼绍祥，欧明.慢性充血性心力衰竭肾阳虚证与血管紧张素Ⅱ、脑钠素的关系研究[J].浙江中医杂志，2007，42（1）：26-27.
[5]　韩丽华，牛晓亚，王振涛，等.充血性心力衰竭阳虚证微观辨证的初步研究[J].河南中医药学刊，1996，11（2）：25-27.
[6]　冼绍祥，丁有钦，邱卓巍，等.毛冬青甲素对心衰模型兔心功能的影响[J].广州中医学院学报，1992，9（1）：35-40.
[7]　朱华源，张宇璞，罗晓虹，等.血塞通注射液辅助治疗冠心病心力衰竭的可行性分析[J].华夏医学，2017，30（6）：35-37.
[8]　苏启刚，蒋希勇.生脉散加味治疗充血性心力衰竭68例疗效观察[J].吉林中医药，2004，24（9）：14.

第十篇 肺 病 篇

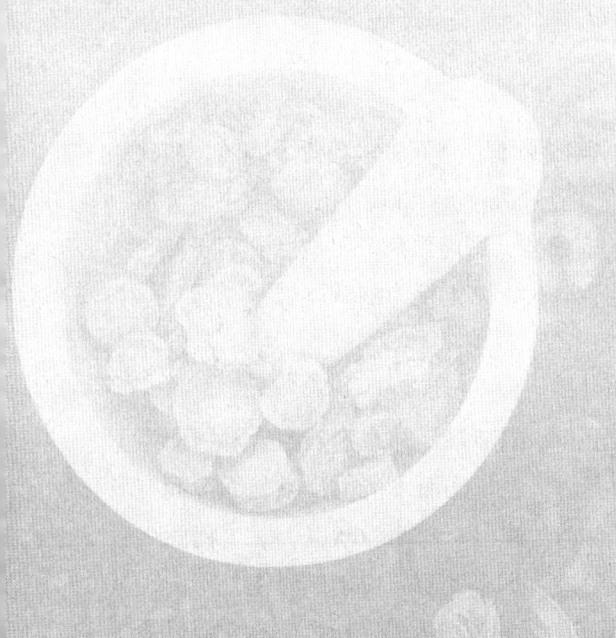

第一章 支气管扩张症

第一节 概　　述

支气管扩张症即支气管扩张（简称支扩），是由各种病因引起的反复发生的化脓性感染，导致中小支气管反复损伤和（或）阻塞，致使支气管壁结构破坏，引起支气管异常和持久性扩张，临床表现为慢性咳嗽、大量咳痰和（或）间断咯血、伴或不伴气促和呼吸衰竭等轻重不等的症状。

中医古籍中无支扩之病名，根据本病的临床表现咳嗽、咳痰、间断咯血和气促等，多归属于"咳嗽"，部分医家也认同"咯血""肺痈""肺络张""肺痿"病名。

第二节 病 因 病 机

一、中医学对支气管扩张症病因病机的认识

中医认为支扩的发病与正气不足和外感内伤关系密切。

（一）正气不足

《黄帝内经》曰"正气存内、邪不可干""邪之所凑、其气必虚""五脏六腑皆令人咳，非独肺也"。正气内虚，脏腑功能失调，是本病发生发展的根本，且五脏中尤以肺、脾、肾为主。《临证指南医案》云："肺为娇脏，不耐邪侵，凡六淫之气，一有所着，即能致病。"故肺开窍于鼻，外合皮毛，且其位最高，肺气一伤，百病蜂起。肺气亏虚，宣降失常，则发为咳嗽。

（二）外感内伤

《素问·咳论篇》曰："其寒饮食入胃，从肺脉上至于肺，则肺寒，肺寒则外内合邪因而客之，则为肺咳。"《保命集·咳嗽论》曰："咳谓无痰而有声，肺气伤而不清也；嗽是无声而有痰，脾湿动而为痰也；咳嗽谓有痰而有声，盖因伤于肺气，动于脾湿，咳而为嗽也。"《河间六书·咳嗽论》谓"寒、暑、燥、湿、风、火六气，皆令人咳嗽"即是此意。由于四时主气不同，人体所感受的致病外邪亦有区别。风为六淫之首，其他外邪多随风邪侵袭人体，所以咳嗽常以风为先导，或挟寒，或挟热，或挟燥，其中尤以风邪挟寒者居多。

二、现代医学对支气管扩张症致病因素的认识

支扩的病因多种多样，部分支扩无法明确病因，称之为"特发性支扩"，目前支扩的主要病因有以下几点：

（一）既往下呼吸道感染

既往下呼吸道感染，尤其是婴幼儿和儿童时期下呼吸道感染是支扩最常见的病因，如麻疹、百日咳、肺结核、肺炎（包括细菌、病毒和支原体），部分患者会在感染后出现支扩症状。细菌、真菌、分枝杆菌及病毒的感染均会诱发支扩[1-5]。此外，铜绿假单胞菌的感染或定植与支扩病情发生发展的关系尤为密切[6-7]。

（二）免疫功能缺陷

免疫缺陷分为原发性和继发性，常见的原发性免疫缺陷有低免疫球蛋白血症。有研究显示，IgG2亚型比例下降和接种流感嗜血杆菌/肺炎链球菌疫苗后无法产生特异性IgG抗体的患者占主要部分[8]。常见的继发性免疫缺陷有长期服用免疫抑制药物、人类免疫缺陷病毒（human immunodeficiency virus，HIV）感染、器官移植后等。研究显示，免疫缺陷已成为支扩发生发展的第三大原因，因此对支扩患者进行免疫缺陷筛查可能影响治疗方案和预后，具有重要意义。

（三）遗传因素

先天性疾病，如α1-抗胰蛋白酶严重缺乏、纤毛功能缺陷［如原发性纤毛运动不良症（primary ciliary dyskinesia，PCD）］、囊性纤维化（cystic fibrosis，CF）、巨气管支气管症、软骨缺陷等也会导致支扩。因此，对于支扩患者应全面、详细地采集病史，尽可能多获取患者信息。

（四）气道阻塞和反复误吸

气道阻塞包括外源性压迫、异物、恶性肿瘤、黏液阻塞、肺叶切除后其余肺叶聚合弯曲。毒性物质吸入如氨气、氯气和二氧化氮等使气道直接受损，改变其结构和功能。吞咽困难或胃食管反流可导致反复误吸，也可能导致支扩。因此，对于支扩患者均应注意询问有无气道阻塞和误吸史。

（五）其他

变应性支气管肺曲霉病（allergic bronchopulmonary aspergillosis，ABPA）、慢性阻塞性肺疾病、哮喘、非结核分枝杆菌（non-tuberculous mycobacteria，NTM）、弥漫性泛细支气管炎（diffuse panbronchiolitis，DPB）也可以导致支扩。

类风湿性关节炎（rheumatoid arthritis，RA）被认为是支扩的可能病因之一。其他结缔组织疾病患者，如原发性干燥综合征、系统性红斑狼疮、抗中性粒细胞胞质抗体（anti-neutrophil cytoplasmic antibodies，ANCA）相关性血管炎、强直性脊柱炎等患者中均有不同比例的支扩发生。支扩与炎性肠病（inflammatory bowel disease，IBD）也具有相关性，此类疾病的患者出现慢性咳嗽、咳痰症状时，应该注意排查是否有支扩的可能[9]。

第三节 诊断与鉴别诊断

一、诊断

（一）临床表现

早期支扩患者多无明显症状，其症状多在呼吸道感染后出现，随时间推移逐渐加重。大多数支扩患者表现为慢性咳嗽、咳痰、反复咯血。部分支扩患者会出现不同程度的咯血，一些患者以咯血为唯一表现，称为"干性支气管扩张症"。

重症支扩患者由于支气管周围肺组织化脓性炎症和广泛的肺组织纤维化，可合并阻塞性肺气肿。极重症支扩患者可导致心脏负担加重或右心衰竭，出现腹水、颈静脉怒张等。

支扩患者常见病变部位固定的湿啰音，有时可闻及干啰音。病情严重时可因慢性缺氧、肺源性心脏病和右心衰竭而出现杵状指及右心衰竭体征。

（二）辅助检查

1. 实验室检查

（1）肺功能检查。早期肺功能无明显异常。随病情进展可出现肺功能损害，可表现为阻塞性通气功能障碍。支气管扩张发展至广泛性肺组织纤维化时，可出现弥散功能障碍。

（2）炎症标志物。合并急性感染时，可出现炎症标志物异常。细菌感染时可有白细胞计数、中性粒细胞分类及C反应蛋白升高；病毒感染时，淋巴细胞分类升高。

（3）微生物学检查。常规留取合格的痰标本送检涂片染色及痰细菌培养，痰细菌培养和药敏试验可指导抗菌药物的使用，特殊情况下可留取肺泡灌洗液行病原微生物宏基因组二代测序（metagenomics next generation sequencing，mNGS）检测指导临床。宏基因组测序是指对标本中的全部生物基因组进行NGS分析。mNGS原理是不依赖于传统的微生物培养，直接对临床样本中的核酸进行高通量测序，然后与数据库进行比对分析，根据比对到的序列信息来判断样本包含的病原微生物种类，能够快速、客观地检测临床样本中的较多病原微生物（包括病毒、细菌、真菌、寄生虫），且无须特异性扩增。mNGS在结核杆菌、病毒、厌氧菌和真菌方面及罕见病原体诊断更有优势[10-14]。

（4）血清免疫球蛋白IgG、IgA、IgM水平。用于对免疫缺陷的诊断进行初筛。当患者免疫球蛋白升高时，应行血清蛋白电泳进一步区分多克隆还是单克隆，排除血液系统恶性肿瘤。

（5）血气分析。可判断患者是否合并低氧血症或高碳酸血症。

2. 影像学检查

（1）胸部X线检查。支气管扩张早期常无特殊。病情进展后胸片可表现为一侧或双侧下肺叶肺纹理明显粗乱增多，边缘模糊，出现"轨道征"。严重病例肺纹理可呈蜂窝状。囊性支气管扩张时，特征性改变为卷发样阴影，表现为多个圆形薄壁透亮区。

（2）胸部高分辨率CT（HRCT）检查。HRCT是诊断支扩的金标准，主要表现直接征象包括：

①支气管内径/伴行肺动脉直径＞1；②从中心到外周，支气管未逐渐变细；③距外周胸膜1cm 或接近纵隔胸膜范围内可见支气管影。间接征象包括：①支气管壁增厚；②黏液嵌塞；③呼气相CT发现"马赛克"征或"气体陷闭"。此外还可见到支气管呈柱状或囊状改变、气管壁增厚（支气管内径＜80%外径）、树芽征等。当CT扫描层面与支气管平行时，扩张的支气管呈"双轨征"或"串珠"状改变；当CT扫描层面与支气管垂直时，扩张的支气管呈环形或厚壁环形透亮影，与伴行动脉形成"印戒征"；当多个囊状扩张的支气管彼此相邻时，则表现为"蜂窝"或"卷发"状改变。

（三）诊断要点

1. 临床诊断

（1）典型症状：反复咳脓痰和（或）咯血，病变部位湿啰音。

（2）具有特征性影像学表现。

（3）排除其他心肺疾病。

2. 分期诊断

目前根据《2019-BTS成人支扩指南》，支扩分为急性加重期及稳定期。急性加重期定义为：咳嗽、痰量变化、脓性痰、呼吸困难或者运动耐受度、乏力或不适、咯血，这6项症状中的3项及以上出现恶化，时间超过48h。

二、鉴别诊断

1. 肺结核

常有低热、盗汗、乏力、消瘦等结核毒性症状，X线胸片较容易发现肺部异常阴影以及确定病变部位，痰结核菌检查阳性对肺结核具有确诊意义，病变广泛、有空洞者阳性率较高。且痰涂片抗酸杆菌阳性需要排除非结核分枝杆菌的可能。

2. 弥漫性泛细支气管炎

有慢性咳嗽、咳痰、活动时呼吸困难及慢性鼻窦炎。DPB与支扩的临床表现相似，但DPB的早期影像学表现为小叶中心结节影，晚期可出现继发支扩，周围气道较近端支扩更明显，而普通的支扩则缺乏两肺广泛小叶中心结节影的表现。大环内酯类抗生素治疗有效。

3. 肺脓肿

起病急，有高热、咳嗽、大量浓臭痰。大多数肺脓肿的诊断由胸部影像学检查确定。胸部X线检查可见局部浓密炎症阴影，典型者X线显示肺实质圆形空腔伴内气液平。

第四节　治　疗　概　况

一、中医辨证论治

（一）证候分型

急性加重期

1. 痰热郁肺证

主证：咳嗽，咳大量脓样黄白色稠痰，其气味或腥臭；咯血或痰中带血，口干、口渴，可伴发热恶寒、胸痛、大便结、尿黄，舌质红、苔黄腻、脉滑数或浮数。

治法：清热肃肺，化痰止咳。

代表方剂：清金化痰汤。

方中用黄芩、知母、山栀子、桑白皮清泄肺热；茯苓、贝母、瓜蒌、桔梗、陈皮、甘草化痰止咳；麦冬养阴润肺以宁咳。若痰热郁蒸，痰黄如脓或有热腥味，加鱼腥草、金荞麦根、象贝母、冬瓜仁等清化痰热；胸满咳逆、痰涌、便秘者，加葶苈子、风化硝泻肺通腑化痰；痰热伤津、咳痰不爽者，加北沙参、麦冬、天花粉养阴生津。

2. 肝火犯肺证

主证：咳嗽、咯黄色脓痰、咯血，烦躁易怒，胸胁疼痛，口干，口苦，舌质红，舌苔薄黄干，脉弦数。

治法：清肝泻火，化痰止咳。

代表方剂：黛蛤散合黄芩泻白散。

方中青黛、海蛤壳清肝化痰；黄芩、桑白皮、地骨皮清泻肺热；粳米、甘草和中养胃，泻肺而不伤津。二方相合，使气火下降，肺气得以清肃，咳逆自平。火旺者加山栀子、牡丹皮清肝泻火；胸闷气逆者加葶苈子、瓜蒌、枳壳利气降逆；咳引胁痛者，加郁金、丝瓜络理气和络；痰黏难咯，加海浮石、贝母、冬瓜仁清热豁痰；火热伤津，咽燥口干，咳嗽日久不减，酌加北沙参、百合、麦冬、天花粉、诃子养阴生津敛肺。

3. 痰浊阻肺证

主证：反复长期咳嗽、咯大量脓痰、痰色虽黄白黏稠，但易咯出，尤以早晚或变换体位后咯痰更多；气促、气紧，痰咯出后可以减轻，舌质红、苔白厚腻、脉滑。

治法：燥湿化痰，理气止咳。

代表方剂：二陈汤合三子养亲汤。

二陈汤以半夏、茯苓燥湿化痰；陈皮、甘草理气和中。三子养亲汤以白芥子温肺利气、快膈消痰；苏子降气行痰，使气降则痰不逆，莱菔子消食导滞，使气行则痰行。两方合用，则燥湿化痰，理气止咳。临床应用时，尚可加桔梗、杏仁、枳壳以宣降肺气；胸闷脘痞者，可加苍术、厚朴健脾燥湿化痰；若寒痰较重，痰黏白如泡沫，怯寒背冷，加干姜、细辛以温肺化痰；脾虚证候明显者，加党参、白术以健脾益气；兼有表寒者，加紫苏、荆芥、防风解表散寒。症情平稳后可服六君子汤加减以资调理。

4. 气阴亏虚证

主证：呛咳少痰，痰中带血，气短神倦，自汗，口燥咽干，或有潮热，手足心热，脉细数无力。

治法：滋阴润肺，化痰止咳。

代表方剂：沙参麦冬汤。

方中用沙参、麦冬、玉竹、天花粉滋阴润肺以止咳；桑叶轻清宣透，以散燥热；甘草、扁豆补土生金。若久热久咳，可用桑白皮易桑叶，加地骨皮以泻肺清热；咳剧者加川贝母、杏仁、百部润肺止咳；若肺气不敛，咳而气促，加五味子、诃子以敛肺气；咳吐黄痰，加海蛤粉、知母、瓜蒌、竹茹、黄芩清热化痰；若痰中带血，加山栀子、牡丹皮、白茅根、白及、藕节清热凉血止血；低热，潮热骨蒸，酌加功劳叶、银柴胡、青蒿、白薇等以清虚热；盗汗，加糯稻根须、浮小麦等以敛汗。

稳定期

1. 气不摄血证

主证：痰中带血或咳吐纯血。面色无华，神疲乏力，头晕目眩，耳鸣心悸，或肢冷畏寒。舌质淡，脉虚细或芤。

治法：益气摄血。

代表方剂：归脾汤。

本方由四君子汤和当归补血汤加味而成。方中以四君子汤补气健脾；当归、黄芪益气生血；酸枣仁、远志、龙眼肉补心益脾，安神定志；木香理气醒脾，使之补而不滞。全方具有补养气血、益气摄血的作用。可加仙鹤草、茜草等加强其止血功效。

2. 肺脾两虚证

主证：咳嗽，咳白黏痰，容易自汗、感冒、体倦乏力、腹胀纳少、大便偏软，舌质淡，苔薄腻，脉沉弱。

治法：益气健脾，祛痰止咳。

代表方剂：陈夏六君子汤。

处方：人参、黄芪、茯苓、白术、半夏、橘红、薏苡仁、僵蚕、鱼腥草、紫河车、菟丝子、五味子、甘草等。

人参、黄芪，同为君药，以补脾益肺；茯苓、白术健脾化痰祛湿；半夏、橘红燥湿化痰止咳；薏苡仁上清肺热而化痰，下利膀胱可渗；僵蚕化痰散结；鱼腥草止咳清肺热；紫河车、菟丝子补肾纳气、止咳平喘；五味子收敛肺气；甘草调和诸药。

（二）辨证选择口服中成药

根据病情证候选择应用中成药。痰热郁肺可选择川贝枇杷液、急支糖浆、雪梨膏。肝火犯肺可选择龙胆泻肝丸。痰浊阻肺可选择橘红痰咳液、二陈丸、橘贝半夏颗粒。气阴亏虚可选择养阴清肺丸、百合固金丸。气不摄血可选择八珍益母丸、归脾丸。肺脾两虚可选择玉屏风散、补中益气丸、参苓白术散、六君子丸等中成药进行治疗。

（三）辨证选择静脉滴注中药注射液

根据病情证候选择应用热毒宁注射液（清热、疏风、解毒）、痰热清注射液（清热、化痰、解毒）、喜炎平注射液（清热解毒、止咳止痢）。

二、中医特色治疗

（一）专科中药制剂

1. 六味止咳颗粒

主要成分：麻黄、苦杏仁、百部、黄芩等。

功能主治：止咳平喘。用于支气管扩张引起的干咳、少痰、胸闷、气促之症。

用法用量：开水冲服。一次1袋，一日3次；或遵医嘱。

2. 痰消颗粒

主要成分：苦杏仁、浙贝母、桔梗等。

功能主治：化痰止咳。用于各种原因引起的咳嗽、痰多难咯、胸闷之症。

用法用量：开水冲服。一次1袋，一日3次；或遵医嘱。

（二）中医外治法

1. 穴位敷贴法

以酒大黄制成敷贴膏进行穴位敷贴治疗。中药酒大黄具有泻下攻积、清热、凉血解毒、祛瘀通经、燥湿和中、调气导滞等功效。酒大黄膏穴位敷贴治疗上清上焦血分热毒、下攻积热宿便、脘腹胀满、便秘，适用于支气管扩张症伴有便秘者。

2. 自血疗法

自血疗法又称自血经络注射疗法。该法是运用中医经络学说，将患者自身的静脉血注入指定穴位，通过针刺结合药物与血液的持续刺激作用和腧穴本身的作用以达到治疗疾病、提高人体免疫力的一种中医特色疗法。适用于稳定期支气管扩张症患者。

三、中西医结合治疗

支气管扩张症是呼吸系统难治疾病之一，对症治疗是现代医学治疗支气管扩张症的主要手段，对支气管扩张症急性加重期效果显著，但单纯的对症治疗支气管扩张症稳定期无法满足临床治疗支气管扩张症的需要。中西医结合治疗本病可以将西医对症治疗与中医辨证论治特色协同发挥、优势互补，进而实现治疗层次的多样化，减少药物不良反应的发生，从而提高临床疗效。

（一）中西医结合治疗调节机体免疫功能

免疫缺陷可导致支气管扩张症的发生，免疫缺陷亦是支气管扩张症患者反复和持续感染的重要原因。较多研究表明，中医药扶正固本治疗能提高支扩患者免疫功能。中医药配合现代医学的胸腺肽、脾氨肽冻干粉、泛福舒、匹多莫德等免疫增强剂，可获得更佳的临床效果。

（二）现代医学的祛痰治疗与中医"治痰思想"相结合

气道黏液高分泌是支扩的重要病理生理特征，气道黏膜慢性炎症导致黏液呈高分泌状态，排痰能力也随之下降，同时黏液黏稠度明显增加，导致黏液长期蓄积在气道中，细菌大量繁殖，出现反复咳嗽、咯脓痰症状。目前，临床上使用的黏液活性药种类繁多，根据其清除黏液的作用机制主要分为以下四类：①祛痰药（expectorants），主要通过促进咳嗽使痰液排出；②黏液调节剂（mucoregulators），主要通过调节黏液分泌或影响DNA-黏蛋白交联形成使痰液易于咳出；③黏液溶解剂（mucolytics），主要通过降低痰液的黏度使痰液易于咳出；④黏液促动剂（mucokinetics），主要通过促进纤毛运动使痰液咳出。上述各机制并不完全独立，一种药物可以通过数种机制影响呼吸道内痰液的清除。使用西医祛痰药物效果不佳的患者，可采用中医治痰药物，或是西药联合中药同时治疗达到祛痰的目的。中医学治痰有着丰富的理论基础。中医学认为，痰之病理产物的产生是机体津液代谢障碍所致，津液的正常运行与肺主宣肃、脾主运化、肾主蒸腾气化及三焦的通调有关。中医理论认为"脾为生痰之源，肺为贮痰之器""见痰休治痰，善治者，治其生痰之源，则不消痰而痰自消""善治痰者，不治痰而治气，气顺则一身之津液亦随气而顺矣"，治痰可以通过健运脾胃以绝生痰之源，燥湿行气以调节全身的气机，使气行而痰自消。临床多采用清肺化痰、健脾益气及调补肾水等方法。

（三）西医治疗

1. 抗菌治疗

支气管扩张症急性期应及早应用抗菌药物。治疗前应留取痰标本明确病原学诊断。支气管扩张症急性加重一般是由定植菌群引起，60%~80%的稳定期支气管扩张症患者存在潜在致病菌的定植，最常分离出的细菌为流感嗜血杆菌和铜绿假单胞菌。其他革兰阳性菌如肺炎链球菌和金黄色葡萄球菌也可定植患者的下呼吸道。部分支气管扩张症患者频繁应用抗菌药物，易造成细菌对抗菌药物耐药，且支气管扩张症患者气道细菌定植部位易形成生物被膜，阻止药物渗透。

2. 病原体清除治疗

铜绿假单胞菌与支扩的严重度及预后密切相关，欧洲支扩指南及英国支扩指南均提及铜绿假单胞菌的清除治疗。国外指南建议针对新分离铜绿假单胞菌、且有临床恶化的支扩患者进行铜绿假单胞菌清除治疗，建议行病原体清除治疗，推荐应用环丙沙星（500mg，每天2次，口服2周）的治疗；二线治疗选用氨基糖苷类联合具有抗假单胞活性的β-内酰胺类药物静脉给药2周的治疗，继以3个月的吸入妥布霉素或多黏菌素等抗菌药物（国内这些吸入剂型尚未上市）治疗，非首次分离铜绿假单胞菌的患者，不主张其接受病原体清除治疗。

3. 祛痰治疗

根据不同作用机制祛痰药物分为：黏液溶解剂（乙酰半胱氨酸、桉柠蒎肠溶胶囊）、黏液促动剂（氨溴索）、黏液调节剂（如福多司坦等）。

4. 其他治疗

（1）支气管舒张剂。合并气流阻塞的患者应进行支气管舒张试验，评价气道对$β_2$-受体激动剂或抗胆碱能药物的反应性，以指导治疗。已有临床证据提示，如果支扩同时存在慢阻肺或哮喘，支扩的存在不影响这些疾病的规范化治疗方案制定[16-17]。

（2）抗感染治疗。支扩患者的气道炎症以中性粒细胞为主。吸入糖皮质激素可减少支扩患者的痰量，但激素的使用与患者局部、全身不良事件（特别是肺炎）相关。因此，目前不推荐支扩患者常规吸入或口服激素，除非有其他并发症时（慢阻肺、哮喘、ABPA等），合并支扩不影响针对同时存在的其他慢性气道疾病的规范化治疗选择[18-19]。

（3）咯血的处理。支扩咯血常由气道炎症反应加剧和（或）血管畸形引起，如果咯血量在24h内少于10mL，可使用适当的口服抗菌药物及止血药物治疗。一次咯血量超过100mL或24h咯血量超过500mL为大咯血。大咯血时药物治疗首选垂体后叶素，垂体后叶素止血效果较好，但容易引起或加重内脏缺血，因此冠心病、心力衰竭、孕妇及高血压患者慎用。在垂体后叶素禁忌或无效时，可使用酚妥拉明。如果大咯血反复发作，建议首选支气管动脉栓塞治疗[20-22]。

（四）现代医学对咯血的处理与中医"治血理论"相结合

支扩反复大量咯血时极易引起窒息及失血性休克，严重危及患者生命。现代医学用药方面多采用垂体后叶素、血管扩张剂、阿托品、山莨菪碱及止血药等对症处理。中医学将支扩咯血归入"血证"的范畴，认为临床发病机制与热迫血出、瘀阻脉络致血不循常道及气虚失摄等相关。临床治疗多遵从清代唐容川《血证论》提出的止血、消瘀、宁血、补血的治血治则。国医大师朱良春认为，对于支扩患者急性咯血阶段，应该遵循"活血不破血，止血不留瘀"的经典思想，临床常用止血兼通络之品，如白及、三七、茜草等[23-25]。

四、难点分析

（一）反复的急性加重

支扩的急性加重表现为咳嗽频次及程度加重、脓性痰增多、出现咯血或咯血加重，严重者伴有呼吸困难及运动耐受度降低，乏力等不适症状。

（二）耐药定植菌的出现

支扩患者中铜绿假单胞菌感染比例较高，定植后不易清除，因反复使用抗生素，容易出现耐药。细菌定植不仅可引起气道分泌物增加，而且可损害气道纤毛上皮，导致气道分泌物排出受阻，加重气道和肺感染[26]。

（三）气道分泌物的排出障碍

持续性的支气管异常扩张、修复后的局部狭窄、纤毛损伤、肺阻塞性通气功能障碍等因素，导致支扩患者气道分泌物排出障碍。

（四）咯血

咯血是支扩的常见并发症，少量咯血可通过口服止血药物、抗感染治疗好转，大咯血容易引起窒息，危及患者生命，要及时救治。

（五）肺功能的持续下降及营养不良

支扩患者因支气管及肺组织的反复感染、损伤、修复，正常肺组织减少，肺通换气功能异常，出现肺功能的持续下降，严重者出现长期慢性呼吸衰竭。

五、医案验方

张某某，女，51岁，因"反复咳嗽咳痰20余年，加重伴咯血3天"入院。患者20余年前出现咳嗽咳痰，曾诊断为"双肺支气管扩张并咯血"。3天前出现咳血，量约10mL，色鲜红，血中无食物残渣，咳痰量多色白质稀，偶有腹胀、嗳气，自觉气短、乏力，纳眠欠佳，大小便正常。舌淡红苔白润，脉细弱。查体：呼吸平稳，节律规则，双侧呼吸对称，双肺叩诊清音，呼吸音减弱，双下肺可闻及少许湿啰音。辅助检查：2021年4月4日血常规，NEUT%79.90%、LYMH%15.00%。胸部CT示双侧肺支气管扩张并感染。

西医诊断：双侧支气管扩张并咯血。

中医诊断：咯血（肺脾两虚证）。

治疗：西医予常规抗感染、化痰、止血治疗。中医以健脾补肺、化痰止血为法治疗。

处方：人参10g、黄芪15g、茯苓20g、白术15g、半夏9g、橘红10g、薏苡仁20g、僵蚕10g、鱼腥草10g、仙鹤草30g、紫河车3g、菟丝子10g、五味子5g、甘草10g。7剂，每日1剂，水煎，温服。

二诊：患者诉服药1周后咳嗽、咳痰、咯血等均减轻，腹胀、嗳气稍减，但仍感气短、乏力。予停用西药，继续予上方服14剂，佐以自血疗法。具体操作：取双侧肺俞、脾俞、曲池、足三里、丰隆穴。常规消毒后，操作者抽出患者10mL静脉血，每次每个穴位分别注射1mL静脉血，每周1次，共3次。

三诊：患者无咳嗽、咳痰、咯血，活动后仍有轻微气短，无乏力、腹胀、嗳气，纳眠可。后电话随访，症状未见反复。

按语：四诊合参，患者以咳嗽、咳痰、咯血为主要症状，结合患者反复咳嗽咳痰20余年，咳白色稀痰，自觉气短、乏力，胃纳差，舌苔白润，脉细弱等特点，中医辨证为肺脾两虚证。如清代医家沈金鳌所言："盖肺不伤不咳，脾不伤不久咳。"脾气虚弱以致不能散布精微物质，日久肺必虚衰，故应培土生金，标本兼治。脾为中央之土以灌四傍，脾胃健运，则精微物质可上承于肺，肺恢复宣发肃降功能，则咳嗽、咳痰、咯血等症自愈。方中用人参、黄芪、白术、甘草健脾补肺。患者咳白色稀痰，量多，湿聚为痰，加茯苓、半夏、橘红、薏苡仁健脾祛湿。肺金肃降依赖于胃土右降，土湿胃逆，土湿必有水寒，紫河车、菟丝子、五味子补肾，同时又有收敛固涩之效。此外腹胀、嗳气皆是胃气上逆、气机失调所致。僵蚕、鱼腥草清热解毒，配伍仙鹤草补气止血以治其标。纵观全方，顾及肺脾肾三脏，标本兼治。同时自血疗法能够刺激人体非特异性免疫功能，降低机体敏感性，增强人体免疫功能，达到免疫平衡的治疗目的。

第五节　辨　证　施　护

一、辨证护理

（一）功能锻炼

物理治疗可促进呼吸道分泌物排出，提高通气的有效性，维持或改善运动耐力，缓解气短、胸痛症状。排痰——是有效清除气道分泌物是支气管扩张症患者长期治疗的重要环节。常用排痰技术如下：

（1）体位引流。采用适当的体位，依靠重力的作用促进某一肺叶或肺段中分泌物的引流。

（2）振动排痰。腕部屈曲，手呈碗形在胸部拍打，或使用机械振动器使聚积的分泌物易于咳出或引流，可与体位引流配合应用。

（3）有效咳嗽。指导患者尽可能采用坐位，先进行深而慢的腹式呼吸5～6次，然后深吸气至膈肌完全下降，屏气3～5s，继而缩唇，缓慢地经口将肺内气体呼出，再深吸一口气屏气3～5s，身体前倾，从胸腔进行2～3次短促有力的咳嗽，咳嗽时同时收缩腹肌，或用手按压上腹部，帮助痰液咳出。

（二）生活起居指导

（1）恢复期患者可适当做有氧运动，如慢跑、散步等。避免剧烈运动，尤其咯血患者。

（2）按摩保健穴位。经常按摩睛明、迎香、颊车、合谷、内关、足三里、肾俞、三阴交等。

（3）足底按摩。取肾、输尿管、膀胱、肺、喉、气管、肾上腺等反射区，每个反射区按摩3min，每日3次。

（4）叩齿保健。指导患者叩齿，每日早晚各1次，每次3min左右。叩齿时可用双手指有节律地搓双侧耳孔，提拉双耳廓直到发热为止。

（5）传统养生操。可选择五禽戏、太极拳或八段锦，每周进行3次以上，每次15min。

（三）情志调理

本病缠绵难愈，患者精神负担较重，常易出现焦虑、抑郁等情绪，医生、护士多与患者沟通，了解其心理状态，及时予以心理疏导，树立起与疾病长期作斗争的信心，积极配合治疗。

二、辨证施膳

饮食应给予高蛋白和热能。以奶类、蛋类、动物内脏、鱼、虾、瘦肉、豆制品等食物作为蛋白质的来源。维生素和无机盐对结核病康复促进作用很大。有反复咯血的患者，还应增加铁质供应，多吃绿叶蔬菜、水果和杂粮，可补充多种维生素和矿物质。同时忌辛辣、肥腻、过甜、过咸及煎炸之品。出血急性期饮食不宜过热，食物取平性为好，血止后再补益。临床可根据不同中医证型辨证施膳：

（1）肝火犯肺型患者，可食用梨、甘蔗、萝卜汁或藕汁等润肺之品。

（2）痰热壅肺型患者，多食清热化痰之品，如川贝杏仁瘦肉汤、鱼腥草猪肺汤，多吃橘子、梨等新鲜水果。

（3）气阴亏虚型患者，多食用富有营养的食物，禁止食用辛辣刺激的食物，可选滋阴润肺之品，如银耳百合汤等。

（4）气不摄血型患者，可食山药粥、红枣粥等益气补脾的食物，多食补气养血食物。

第六节　循　证　研　究

一、基础研究

（一）中医基础研究

1. 健脾扶正，重视患者的长期调理

支扩患者除咳嗽、咯痰及咯血等呼吸系统症状外，还常见消瘦、乏力、肌肉功能损害等，部分患者存在低体重，这与中医脾虚证相类似。我们曾对90例稳定期支扩患者的证候进行调查，发现中医辨证属肺脾两虚证者高达47%，因此，从"火与元气不两立"的理论出发，提出以补脾清肺法治疗支扩稳定期患者。

"火与元气不两立，一胜则一负"理论源于《脾胃论》，即脾胃亏虚，元气不足，脏腑失养，阴火乘虚而生，损及脏腑气血，故元气愈发亏虚，阴火更加亢盛。元气与阴火关系失衡，可能是导致支扩反复发作的重要病机。基于上述理论，我们从补脾、清肺两个方面治疗支扩，且重在提高人体正气，抵抗致病邪气。临床组方以党参、炙黄芪、炙甘草补脾益肺，以半夏、茯苓、金荞麦等化痰，少佐石膏、黄芩、黄连等清火；对有黄绿痰者，加入柴前连梅煎清肝理肺；痰黏难出者，合用千金苇茎汤加减。实验证明，该方法可改善支扩模型大鼠细支气管周围炎性浸润、血管周围炎性浸润及间质性肺炎，且对气管支气管组织具有整体调理作用[27]。

2. 润肺化痰，改善气道黏液高分泌状态

中医药对化痰有较好的效果。化痰有清肺化痰、燥湿化痰、软坚化痰、温肺化痰等诸多方法。千金苇茎汤是中医治疗肺痈的代表方剂，也是支扩治疗最为常用的清肺化痰方药[28]。现代药理研究发现，千金苇茎汤有与人参相似的"适应原"样作用，有抗疲劳、抗寒、增强机体应激适应能力的作用，还可增强网状内皮系统吞噬能力，有抗菌、抗病毒的作用。研究发现，麦门冬汤可以通过抑制黏蛋白分泌过多及降低气道表面液体流动性来提高气管黏膜纤毛转运速率。我们在临床实践中观察到，处于气道黏液高分泌状态的支扩患者，常有咯痰不爽、口燥咽干、咯痰无力等表现，以气阴两虚–痰热蕴肺型最为常见，将千金苇茎汤与麦门冬汤合用，具有润肺化痰、益气养阴的功效，用于支扩痰黏难咯，尤其对CT影像表现为黏液栓塞、树芽征者有良效。

3. 宣肺平喘，改善气流受限

中医学认为"肺为气之主，肾为气之根"，肺气不宣、肾不纳气，则表现为气短、动则加重，

在既往的研究中，多将支扩归于中医学 "肺痈"范畴，过多重视清热解毒排脓，而畏用温补方法。支扩患者久咳痰喘，在化痰基础上应注重宣肺气、纳肾气，临床上可根据肾阴或肾阳偏虚的不同，分别采用肾气丸、参蛤散、六味地黄丸、阳和汤、小青龙汤等治疗。

（二）现代医学基础研究

1. 支气管扩张症微生物组与培养

现有研究表明，支气管扩张症的微生物组是复杂的、高度个体化的，且包含多个细菌属，并初步证明与疾病的严重程度相关。低用力肺活量和囊性支气管扩张的存在被认为是患者定植相关的危险因素。用传统的培养方法检测支气管扩张症患者呼吸道样本，流感嗜血杆菌、铜绿假单胞菌、肺炎链球菌等是最常见的致病菌。根据疾病的严重程度不同，分离出的微生物也具有一定差异。研究发现，轻度支气管扩张症急性加重期分离出的主要细菌是副流感嗜血杆菌，而中度和重度患者则以铜绿假单胞菌为主[29]。

2. 微生物组对疾病严重程度的影响

多种细菌、病毒和环境因素都可能导致支气管扩张，因此，很难确定究竟是何种微生物在急性发作中起关键作用。目前的研究表明，细菌载量在肺部炎症及疾病转归中有重要作用。急性加重期微生物组的变化是错综复杂的，有的患者微生物组变化极小，而有的患者则显示出不同分类群的相对丰度发生了变化[30]。

二、临床研究

（一）中医研究

李建生、宋一玮、李国勤、何聪睿等研究[31]得出支气管扩张症的证型主要有痰热蕴肺证、痰湿阻肺证、肝火犯肺证、阴虚肺热证、络伤咯血证、气阴两虚证、肺脾气虚证[32]。如：刘洁静等运用清肺化痰汤合千金苇茎汤加减治疗痰热蕴肺证支气管扩张症[33]；马家驹等总结名老中医许公岩先生治痰湿经验，运用苍麻丸以小剂量治疗支气管扩张症稳定期痰湿阻肺证型[34]；陆旭之采用疏肝清肺汤治疗肝火犯肺证型支气管扩张症[35]；赵明哲等采用百合固金汤联合西药治疗阴虚肺热证型支气管扩张并发感染[36]，在减轻临床症状、改善气道炎症及稳定肺功能等方面与单一西医治疗相比均具有明显优势。

（二）现代医学研究

1. 调节炎症因子

支气管扩张症患者可出现大量炎症细胞浸润气道，释放IL-4、IL-6、IL-8、IL-10、TNF-α、IL-1β、LTB4等多种促炎性细胞因子，激活炎症细胞，导致气管黏膜上皮细胞受损，刺激气道扩张破坏，水肿变厚，病情持续进展。艾健等研究发现埋线联合健脾祛湿化瘀膏治疗支气管扩张症缓解期的效果明显优于沙美特罗替卡松配合红霉素（$P < 0.05$）。治疗机制与降低血清IL-13、IL-10、IL-4水平相关。故中医药可以抑制机体的促炎性细胞因子水平，进一步抑制炎症细胞的聚集和活化，减轻气道炎症和组织损伤[37]。

2. 抑制趋化因子

趋化因子巨噬细胞炎性蛋白-2（MIP-2），由巨噬细胞等多种细胞产生，广泛参与各种炎症反应及免疫应答，尤其长于趋化聚集中性粒细胞，从而导致气道炎症和组织破坏。桂坤等研究表明清解补肺汤可显著改善支气管扩张症患者临床症状，降低患者血清和支气管肺泡灌洗液（BALF）中MIP-2含量。中医药可通过协同抗生素抑制MIP-2的表达来发挥作用[38]。

3. 抑制气道基质破坏

降低弹性蛋白酶（NE）与支气管扩张症的严重程度、感染和急性发作风险等有着密切联系。汤军等研究发现，采用清金抗扩饮能显著降低支气管扩张症模型大鼠的血清NE水平，减轻肺组织的炎症及扩张[39]。

4. 抗氧化应激反应

研究表明，氧化应激是支气管扩张症发病机制的重要因素。中性粒细胞脱颗粒等原因产生的自由基（ROS）具有强氧化性，与人体脂质等发生过氧化后，可在体内攻击和破坏生物大分子，引起氧化应激反应，破坏机体的氧化和抗氧化的平衡，从而造成生物膜系统和生物结构的不可逆损伤。万铭通过动物实验发现中药能通过升高支气管扩张症模型SD大鼠SOD活力，降低MDA含量，调控大鼠氧自由基，抑制过氧化反应，保护支气管上皮细胞。孙锦贤等研究表明用桔芩汤干预支气管扩张症稳定期患者，能明显改善患者临床总有效率、肺功能，可能与降低血清MDA水平，升高血清SOD水平相关[40]。

（简小云　李家春）

● 参考文献

[1] QUINT J K, MILLETT E R, JOSHI M, et al. Changes in the incidence, prevalence and mortality of bronchiectasis in the UK from 2004 to 2013: a population-based cohort study[J]. Eur Respir J, 2016, 47（1）: 186-193.

[2] MONTEAGUDO M, RODRÍGUEZ-BLANCO T, BARRECHEGUREN M, et al. Prevalence and incidence of bronchiectasis in Catalonia, Spain: a population-based study[J]. Respir Med, 2016, 121: 26-31.

[3] WEYCKER D, HANSEN G L, SEIFER F D. Prevalence and incidence of noncystic fibrosis bronchiectasis among US adults in 2013[J]. Chron Respir Dis, 2017, 14（4）: 377-384.

[4] 周玉民, 王辰, 姚婉贞, 等. 我国7省市城区40岁及以上居民支气管扩张症的患病情况及危险因素调查[J]. 中华内科杂志, 2013, 52（5）: 379-382.

[5] CHEN Z G, LI Y Y, WANG Z N, et al. Aberrant epithelial remodeling with impairment of cilia architecture in non-cystic fibrosis bronchiectasis[J]. J Thorac Dis, 2018, 10（3）: 1753-1764.

[6] CHAI Y H, XU J F. How does pseudomonas aeruginosa affect the progression of bronchiectasis?[J]. Clin Microbiol Infect, 2020, 26（3）: 313-318.

[7] 徐金富, 柴燕华. 支气管扩张症患者下呼吸道分离出铜绿假单胞菌的临床意义和对策[J]. 中华结核和呼吸杂志, 2019, 42（7）: 506-509.

[8] 丁薇, 赵云峰, 陆海雯, 等. 合并类风湿关节炎对支气管扩张症的影响及相关因素研究[J]. 中华结核和呼吸杂志, 2017, 40（1）: 24-28.

[9] SOTO-CARDENAS M J, PEREZ-DE-LIS M, BOVE A, et al. Bronchiectasis in primary Sjögren's syndrome: prevalence and clinical significance[J]. Clin Exp Rheumatol, 2010, 28（5）: 647-653.

[10] 宏基因组分析和诊断技术在急危重症感染应用专家共识组. 宏基因组分析和诊断技术在急危重症感染应用的专家共识[J]. 中华急诊医学杂志, 2019, 28（2）: 151-155.

[11] 宏基因组学测序技术在中重症感染中的临床应用共识专家组, 中国研究型医院学会脓毒症与休克专业委员会, 中国微生物学会微生物毒素专业委员会, 等. 宏基因组学测序技术在中重症感染中的临床应用专家共识（第一版）[J]. 中华危重病急救医学, 2020, 32（05）: 531-536.

[12] 江苏省医学会检验学会, 江苏省临床检验中心. 宏基因组测序技术检测感染性病原体江苏专家共识（2020

版）[J]. 临床检验杂志，2020，38（9）：641-645.

[13] 《中华传染病杂志》编辑委员会. 中国宏基因组学第二代测序技术检测感染病原体的临床应用专家共识[J].
中华传染病杂志，2020，38（11）：681-689.

[14] QI Q, AILIYAER Y, LIU R, et al. Effect of N-acetylcysteine on exacerbations of bronchiectasis（BENE）: a randomized controlled trial[J]. Respir Res, 2019, 20（1）: 73.

[15] BILTON D, DAVISKAS E, ANDERSON S D, et al. Phase 3 randomized study of the efficacy and safety of inhaled dry powder mannitol for the symptomatic treatment of non-cystic fibrosis bronchiectasis[J]. Chest, 2013, 144（1）: 215-225.

[16] BILTON D, TINO G, BARKER A F, et al. Inhaled mannitol for non-cystic fibrosis bronchiectasis: a randomised, controlled trial[J]. Thorax, 2014, 69（12）: 1073-1079.

[17] FAN L C, LIN J L, YANG J W, et al. Macrolides protect against pseudomonas aeruginosa infection via inhibition of inflammasomes[J]. Am J Physiol Lung Cell Mol Physiol, 2017, 313（4）: L677-L686.

[18] FAN L C, XU J F. Advantages and drawbacks of long-term macrolide use in the treatment of non-cystic fibrosis bronchiectasis[J]. J Thorac Dis, 2014, 6（7）: 867-871.

[19] FAN L C, LU H W, WEI P, et al. Effects of long-term use of macrolides in patients with non-cystic fibrosis bronchiectasis: a meta-analysis of randomized controlled trials[J]. BMC Infect Dis, 2015, 15: 160.

[20] HILL A T, SULLIVAN A L, CHALMERS J D, et al. British Thoracic Society Guideline for bronchiectasis in adults[J]. Thorax, 2019, 74（Suppl 1）: 1-69.

[21] POLVERINO E, GOEMINNE P C, MCDONNELL M J, et al. European Respiratory Society Guidelines for the management of adult bronchiectasis[J]. Eur Respir J, 2017, 50（3）. DOI: 10.1183/13993003.00629-2017.

[22] 范莉超，徐金富. 大环内酯类药物维持治疗对支气管扩张症的应用价值[J]. 中华结核和呼吸杂志，2014，37（1）：48-50.

[23] 杨谦，张晓燕. 咳嗽病症如何选择中成药[J]. 中医临床研究，2019，11（14）：128-130.

[24] 陈晶晶，张念志，韩明向. 中西医结合治疗支气管扩张症的思路探讨[J]. 中华中医药杂志，2020，35（7）：3499-3502.

[25] 刘雪健，王佳贺. 支气管扩张症微生物感染的研究进展[J]. 中国医科大学学报，2022，51（3）：263-266.

[26] 徐波，张静，樊长征，等. 苗青自拟补中柴前连梅汤治疗支气管扩张症稳定期经验[J]. 中华中医药杂志，2017，32（1）：163-165.

[27] 陈金丽，梁爱武. 中医治疗支气管扩张症进展[J]. 山西中医，2021，37（6）：60-62.

[28] 成人支气管扩张症诊治专家共识编写组. 成人支气管扩张症诊治专家共识（2012版）[J]. 中华危重症医学杂志（电子版），2012，5（5）：315-328.

[29] 宋一玮. 支气管扩张症急性加重期中医证型与体质的相关性研究[D]. 北京：北京中医药大学，2019.

[30] 何聪睿，范伏元，刘旺华. 基于现代文献的支气管扩张症中医证型及证素分布规律研究[J]. 中医药导报，2020，26（7）：74-77.

[31] 刘子云，谢东，周刚. 千金苇茎汤加减方辅助治疗支气管扩张症效果及对中医临床症状、肺功能和炎性因子改善情况[J]. 解放军医药杂志，2020，32（10）：70-74.

[32] 马家驹，陈明，王玉光. 小剂量苍麻丸对支气管扩张症稳定期气道黏液高分泌状态的影响[J]. 中国临床医生杂志，2019，47（6）：742-745.

[33] 陆旭之. 疏肝清肺汤治疗肝火犯肺型支气管扩张症的临床观察[D]. 哈尔滨：黑龙江省中医药科学院，2018.

[34] 赵明哲，陆晓亚. 百合固金汤联合西药治疗门诊阴虚肺热型支气管扩张并发感染的临床研究[J]. 光明中医，2017，32（22）：3308-3310.

[35] 艾健，王淑英，姬晓辉，等. 基于网络药理学探讨健脾祛湿化痰膏对支气管扩张缓解期的作用机制[J]. 浙江中医药大学学报，2020，44（11）：1102-1112.

[36] 桂坤，董亚琼，龙启忠，等. 清解补肺汤辅助治疗支气管扩张对肺功能和BALF中MMP-9、MIP-2及TIMP-1的影响[J]. 中药材，2018，41（10）：2451-2453.

[37] 汤军，甄利波，钱华，等. 清金抗扩饮对支气管扩张模型大鼠的白细胞、中性粒细胞及其弹性蛋白酶作用探讨[J]. 国际中医中药杂志，2012，34（4）：317-320.

[38] 孙锦贤，余静珠，屠春林，等. 桔芩汤对痰热壅肺型支气管扩张患者的血清促炎因子、氧自由基及肺功能的影响[J]. 实用临床医药杂志，2020，24（7）：23-26.

第二章 支气管哮喘

第一节 概　　述

　　支气管哮喘（简称哮喘）是由多种细胞以及细胞组分参与的慢性气道炎症性疾病，临床表现为反复发作的喘息、气急，伴或不伴胸闷、咳嗽等症状，同时伴有气道高反应性和可变的气流受限，随着病程延长可导致气道结构改变，即气道重塑。哮喘属内科常见病，全球疾病负担研究显示2015年全球哮喘患者约3.58亿人。2019年，中国肺健康研究对10个省市20岁以上的人群进行调查，结果显示中国哮喘患者有4570万人，哮喘的患病率达4.2%。

　　支气管哮喘属中医"哮病"范畴。中医认为，哮病是由于宿痰伏肺，遇诱因引发，以致痰阻气道，肺失肃降，痰气搏击出现发作性痰鸣气喘疾患，该病具有反复发作、迅速缓解、难以根治的特点。

第二节 病　因　病　机

一、中医学对哮病病因病机的认识

　　哮病的发生为宿痰伏肺，常由外邪侵袭、饮食不当、情志刺激、体虚劳倦等诱因引发，以致痰壅气道，肺气宣降功能失常。

　　哮病的病理因素以痰为主，如朱丹溪说："哮喘专主于痰。"人体津液不归正化，凝聚成痰，伏藏于肺，成为发病的潜在"夙根"，由各种原因而诱发，尤以气候变化为主。发作时的基本病理变化为"宿痰"遇感引触，痰随气升，气因痰阻，相互搏结，壅塞气道，肺管狭窄，通畅不利，肺气宣降失常，而致痰鸣如吼，气息喘促。哮病属本虚标实，本虚为肺脾肾亏虚，标实为痰浊、血瘀，本虚与标实互为因果，相互影响，故本病难以速愈和根治。发作时以标实为主，表现为痰鸣气喘；缓解期以本虚为主，表现为短气、疲乏，常有轻度喘息。若哮病大发作，或发作呈持续状态，邪实与正虚错综并见，肺肾两虚而痰瘀壅盛，严重者肺不能调节心血的运行，命门之火不能上济于心，心阳受累，甚至发生"喘脱"危候。

二、现代医学对哮喘致病因素的认识

　　哮喘病因众多，发病机制十分复杂，目前比较认可的学说包括变态反应学说、气道炎症学说以

及神经-受体失衡学说等，虽然病因和发病机制尚未完全明确，但通常认为与宿主因素及环境因素有关。

（一）宿主因素

哮喘是多基因遗传性疾病，具有明显家族聚集倾向。配对研究中经典遗传学计算得出约60%是可以遗传的。哮喘发病与特应性体质有关，临床表现为气道高反应性，可合并有过敏性鼻炎、幼儿湿疹、荨麻疹、花粉症等过敏性疾病。

（二）环境因素

特应性体质的人暴露于环境中的变应原（如尘螨、花粉、某些食物、烟、动物皮毛、污染物等）导致气道慢性炎症。此外反复的呼吸道感染也可导致哮喘形成及发作。

（三）其他诱因

（1）精神因素。过度紧张、情绪激动等可诱发哮喘，可能与大脑皮质和迷走神经反射或过度换气有关。

（2）运动因素。部分患者在剧烈活动后哮喘发作，称为运动性哮喘，其机制可能为剧烈活动后，气道黏膜上皮的水分和热量丢失，渗透压暂时过高，诱发支气管平滑肌痉挛。

（3）气候因素。气温骤变可诱发哮喘，尤其在寒冷季节或秋冬气候转变时明显，因气温、湿度、气压改变刺激支气管平滑肌。

（4）污染因素。空气污染可致哮喘急性加重。

（5）月经、妊娠等生理因素。不少女性哮喘患者在月经前3～4天有哮喘加重的现象，可能与经前期黄体酮突然下降有关。妊娠对哮喘的作用可能与激素水平改变有关。

（6）药物因素。药物引起哮喘发作有特异性和非特异性反应两种，前者以生物制品过敏为主，后者与交感神经阻滞剂、副交感神经增强剂、环氧化酶抑制剂的使用有关，如普萘洛尔、新斯的明、阿司匹林等。

第三节 诊断与鉴别诊断

一、诊断

（一）典型哮喘

1. 临床表现

（1）反复发作性喘息、气促、伴或不伴胸闷或咳嗽，夜间及晨间多发，常与接触变应原、冷空气、物理或化学性刺激、运动等有关。

（2）发作时及部分未控制的慢性持续性哮喘，双肺可闻及散在或弥漫性哮鸣音，呼气相延长。

（3）上述症状和体征可自行缓解或经治疗后缓解。

2. 肺功能检测

（1）支气管舒张试验阳性。吸入支气管舒张剂后，FEV_1增加＞12%，且FEV_1绝对值增加＞200mL；或抗感染治疗4周后与基线值比较FEV_1增加＞12%，且FEV_1绝对值增加＞200mL（除外呼吸道感染）。

（2）支气管激发试验阳性。吸入激发剂为乙酰胆碱或组胺（部分医院选择高渗盐水），通常以吸入激发剂后FEV_1下降≥20%，判断结果为阳性，提示存在气道高反应性。

（3）呼气流量峰值（PEF）。平均每日昼夜变异率（至少连续7天每日PEF昼夜变异率之和/7）＞10%，或PEF周变异率{（2周内最高PEF值–最低PEF值）/［（2周内最高PEF值+最低PEF值）×1/2］×100%}＞50%。

符合上述症状和体征，同时具备上述肺功能检测中的任一条，并除外其他疾病所引起的喘息、气促、胸闷及咳嗽，可以诊断为哮喘。

（二）不典型哮喘

患者仅表现为反复咳嗽、胸闷或其他呼吸道症状，发作时无明显喘息、双肺未闻及哮鸣音，符合以下情况者，属不典型哮喘。

（1）咳嗽变异性哮喘（CVA）。咳嗽作为唯一或主要症状，无喘息、气促等典型哮喘的症状和体征，同时具备可变气流受限检查中的任何一条，除外其他疾病所引起的咳嗽，按哮喘治疗有效。

（2）胸闷变异性哮喘（CTVA）。胸闷作为唯一或主要症状，无喘息、气促等典型哮喘的症状和体征，同时具备可变气流受限检查中的任何一条，除外其他疾病所引起的胸闷，按哮喘治疗有效。

（3）隐匿性哮喘。无反复发作喘息、气促、胸闷或咳嗽的表现，但长期存在气道反应性增高者。随访发现有14%～58%的无症状气道反应性增高者可发展为有症状的哮喘。

（三）分期

根据临床表现，哮喘可分为急性发作期、慢性持续期和临床控制期。急性发作期是指喘息、气促、咳嗽、胸闷等症状突然发生，或原有症状加重，并以呼气流量降低为其特征，常因接触变应原、刺激物或呼吸道感染诱发。慢性持续期是指每周均不同频度和（或）不同程度地出现喘息、气促、胸闷、咳嗽等症状。临床控制期是指患者无喘息、气促、胸闷、咳嗽等症状4周以上，1年内无急性发作，肺功能正常。

二、鉴别诊断

（一）中医鉴别诊断

（1）哮病与喘证。哮病和喘证都有呼吸急促的表现，喘未必兼哮，而哮必兼喘。哮以声响言，以发作时喉中哮鸣有声为主要临床特征，病程反复发作；喘以气息言，以呼吸气促困难为主要特征，甚则张口抬肩，摇身撷肚。正如《医学心悟》曰："夫喘促喉间如水鸡声者谓之哮，气促而连续不能以息者谓之喘。"

（2）哮病与支饮。支饮亦可表现痰鸣气喘的症状，大多由于慢性咳嗽经久不愈，逐渐加重而成咳喘，病势时轻时重，发作与间歇的界限不清，以咳嗽和气喘为主，与哮病间歇发作，突然起病，迅速缓解，喉中哮鸣有声，轻度咳嗽或不咳有明显的差别。

（二）西医鉴别诊断

（1）心源性哮喘。心源性哮喘是急性左心衰引起的急性肺水肿，可出现严重的呼吸困难、端坐呼吸、发绀、哮鸣、咯粉红色泡沫痰等，通过病史和体征容易鉴别。心源性哮喘者常有高血压、冠心病等基础病，往往有心脏的阳性体征，如左心增大、心前区杂音、肺动脉第二心音亢进、心动过速、奔马律、两肺可闻及大中水泡音等。

（2）慢性阻塞性肺疾病。慢性阻塞性肺疾病多见于中老年人，多有长期吸烟史或有害气体或颗粒接触病史，有慢性咳嗽史，活动后喘息，病程进行性进展，可有典型肺气肿体征（桶状胸、肋间隙增宽、双肺呼吸音减弱等），肺功能检测提示不可逆性气流受限。哮喘多为儿童或青少年期起病，症状起伏大，常伴有过敏史、鼻炎和（或）湿疹等，部分患者有哮喘家族史，大多数哮喘患者的气流受限经治疗后可以完全缓解或有显著的可逆性，少部分患者可出现两种疾病重叠存在。

（3）嗜酸性肉芽肿性多血管炎（EGPA）。EGPA是一种可累及全身多个系统的、少见的自身免疫性疾病，主要表现为外周血及组织中嗜酸粒细胞增多、浸润及中小血管的坏死性肉芽肿性炎症，EGPA最早且最易累及呼吸道和肺，临床表现与哮喘极相似，且对激素治疗有效，临床极易漏诊。

第四节　治疗概况

一、中医辨证论治

（一）证候分型

急性发作期

1. 寒哮

主证：呼吸急促，喉中哮鸣有声，胸膈满闷如窒，咳不甚，痰少咳吐不爽，白色黏痰，口不渴，或渴喜热饮，舌苔白滑，脉弦紧或浮紧。

治法：温肺散寒，化痰平喘。

代表方剂：射干麻黄汤。

药用射干、麻黄宣肺平喘，豁痰利咽，干姜、细辛、半夏温肺化饮降逆，紫菀、款冬花、甘草化痰止咳，五味子收敛肺气，大枣和中。天冷或遇寒而发，形寒怕冷，或有恶寒、喷嚏、流涕等表寒证，可用小青龙汤，酌苦杏仁、厚朴、橘红以温肺化饮，降气祛痰；痰涌气逆，不得平卧加葶苈子泻肺降逆；咳逆上气，汗多加白芍以敛肺。

2. 热哮

主证：气粗息涌，喉中痰鸣如吼，胸高胁胀，张口抬肩，咳呛阵作，咯痰色黄或白，黏浊稠厚，排吐不利，烦闷不安，汗出，面赤，口苦，口渴喜饮，舌质红，苔黄腻，脉弦数或滑数。

治法：清热宣肺，化痰定喘。

代表方剂：定喘汤。

药用麻黄宣肺定喘，黄芩、桑白皮清热肃肺，杏仁、半夏、款冬花、苏子化痰降逆，白果敛肺气，甘草和中。肺气壅实，痰鸣息涌，不得平卧加葶苈子、地龙泻肺平喘；肺热壅盛，痰黄稠加胆南星、浙贝母、鱼腥草清热化痰；兼有大便秘结者可用瓜蒌仁、枳实通腑以利肺；久热盛伤阴，气急难续，痰少质黏，口咽干燥，舌红少苔，脉细数者加北沙参、知母、天花粉滋阴清热化痰；饮热内蕴，复感风邪，咳而气喘，目如脱状，脉浮大者，可选用越婢加半夏汤。

3. 痰哮

主证：喉中痰涎壅盛，声如拽锯，喘急胸满，但坐不得卧，痰多易出，面色青暗，舌苔厚浊或黄腻，脉滑。

治法：健脾化痰，降气平喘。

代表方剂：麻杏二三汤（验方）加味。

该方为三拗汤、二陈汤及三子养亲汤的合用方，方中麻黄宣肺定喘，杏仁、半夏、紫苏子化痰降逆，莱菔子、橘红、白芥子燥湿化痰止咳，茯苓、炙甘草健脾和中。若感受风邪，发作急骤者，加紫苏叶、防风以祛风化痰，僵蚕、蝉蜕祛风解痉；若痰壅喘急，不能平卧，加用葶苈子、大枣泻肺涤痰。

4. 虚哮

主证：气短息促，动则喘甚，发作频繁，甚则持续喘哮，口唇、爪甲青紫，咯痰无力，痰涎清稀或质黏起沫，面色苍白或颧红唇紫，口不渴或咽干口渴，形寒肢冷或烦热，舌质淡或偏红，或紫暗，脉沉细或细数。

治法：补肺纳肾，降气平喘。

代表方剂：平喘固本汤。

药用黄芪补益肺气，半夏、紫苏子、款冬花化痰降逆，陈皮燥湿化痰，地龙息风平喘，五味子补肾敛肺，胡桃肉纳气平喘。肾阳虚加附子、鹿角片、补骨脂；肺肾阴虚，配沙参、麦冬、生地黄、当归；痰气瘀阻，口唇青紫，加桃仁；气逆于上，动则气喘，加磁石。

缓解期

1. 肺脾气虚证

主证：气短声低，自汗，怕风，易感冒，倦怠无力，食少便溏，舌质淡、苔白，脉细弱。

治法：健脾益肺，培土生金。

代表方剂：六君子汤。

药用人参为君药，以补脾益肺，茯苓、白术健脾化痰祛湿，半夏、橘红燥湿化痰止咳，甘草调和诸药。表虚自汗，加黄芪、浮小麦、大枣；怕冷，畏风，易感冒，可加桂枝、白芍、附子；痰多者，加前胡、苦杏仁。

2. 肺肾两虚证

主证：短气息促，动则为甚，腰膝酸软，脑转耳鸣，不耐劳累；或畏寒肢冷，面色苍白，舌淡、苔白，质胖，脉沉细。或五心烦热，颧红，口干，舌质红、少苔，脉细数。

治法：补肺益肾。

代表方剂：金匮肾气丸或麦味地黄丸。

药用熟地黄、山茱萸滋肾阴、补肝血，山药培土以滋精血之源，桂枝、附子暖肾阳，茯苓、泽泻渗水于下，牡丹皮调活络脉之滞。阳虚明显者加补骨脂、淫羊藿、鹿角片；肾虚不能纳气者，加胡桃肉、冬虫夏草、紫石英；颧红，烦热，汗出黏手，舌红苔少，脉细数，阴虚明显者，去温补之品，配麦冬、当归、龟板胶或选用麦味地黄丸加减；对于年老肺肾阴虚或气血不足者，可选用金水六君煎。

喘脱危证

主证：哮病反复久发，喘息鼻扇，张口抬肩，气短息促，烦躁，昏蒙，面青，四肢厥冷，汗出如油，脉细数不清，或浮大无根，舌质青黯，苔腻或滑。

治法：补肺纳肾，扶正固脱。

代表方剂：回阳急救汤合生脉饮加减。

药用人参、附子、甘草益气回阳；山茱萸、五味子、麦冬固阴救脱；龙骨、牡蛎敛汗固脱；冬虫夏草、蛤蚧纳气归肾。阳虚甚，气息微弱，汗出肢冷，加肉桂、干姜回阳固脱；气息急促，心烦内热，汗出黏手，口干舌红，脉沉细数加生地黄、玉竹养阴救脱，人参改用西洋参。

（二）辨证选择口服中成药

（1）寒喘祖帕颗粒。功效：温肺化痰，降气平喘。适用于哮喘因外感诱发属寒哮证患者。

（2）苏黄止咳胶囊。功效：宣肺化痰，止咳平喘。适用于咳嗽变异性哮喘感寒而发者。

（3）玉屏风颗粒。功效：健脾益肺，补气固表。适用于肺脾气虚、卫表不固的支气管哮喘或伴过敏性鼻炎缓解期患者。

二、中医特色治疗

（一）专科中药膏方及中成药

1. 薯蓣膏（佛山市中医院协定方）

处方同《金匮要略》薯蓣丸。

功效：健脾益胃，双补气血，调和阴阳，疏风散邪。

适应范围：证属肺脾两虚、气血不足的患者，特别是支气管哮喘临床缓解期身倦乏力、动则气促的患者。

用量用法：30g/次，口服，每日3次，疗程2个月。

2. 健胃消积膏（佛山市中医院协定方）

处方：人参、茯苓、白术、姜半夏、陈皮、木香等。

功效：健脾祛湿，和胃消食。

适应范围：证属脾肺气虚患者，特别是支气管哮喘临床缓解期纳差、消瘦的患者。

用量用法：30g/次，口服，每日3次，疗程2个月。

3. 平喘胶囊（佛山市中医院院内制剂）

处方：白参、三七、蛤蚧等。

功效：补益肺肾，纳气平喘。

适应范围：证属肺肾亏虚的患者，特别是支气管哮喘临床缓解期胸闷、心慌、动则气促的患者。

用量用法：每次4粒，口服，每日3次。

（二）自血疗法

自血疗法，又称"自血经络注射疗法"。该法是运用中医经络学说，将患者自身的血液经穴位注射，通过针刺、血液的持续刺激及腧穴本身的作用，以达到防治疾病目的的一种中医特色疗法。该法能刺激人体的非特异性免疫功能，降低机体的敏感性，增强免疫功能，从而达到免疫平衡的治疗目的。

适应证：支气管哮喘及其他过敏性疾病如荨麻疹、过敏性鼻炎等。

（三）火龙灸

火龙灸是在传统艾灸的基础上加以改良的一种独特的大面积灸法，选督脉及膀胱经或任脉灸之，起到"温、通、调、补"的功效，热力持久深广，因其操作形似火龙而得名。

适应证：支气管哮喘属于寒哮或偏阳虚患者。

（四）天灸

天灸又称发疱疗法。天灸是借助药物对穴位的刺激，使局部皮肤发红充血，甚至起疱，以激发经络、调整气血以达到防治疾病的一种方法。

适应证：支气管哮喘、慢性阻塞性肺疾病等慢性呼吸系统疾病及体弱易感冒者。

三、中西医结合治疗

中医药对哮病的诊治已有数千年的历史，中医强调未病先防、既病防变，重视整体观念、辨证论治。中医治疗贯穿整个哮喘治疗全过程，急性期运用中医药内外合治，迅速控制症状，缓解期标本同治，提高患者生活质量，提高机体免疫功能，减少激素用量，减少哮喘发作风险。目前中西医结合治疗哮喘主要体现在以下几方面：

（一）祛风与抗过敏

哮喘的西医治疗方案有抗过敏处理，而五脏伏风是过敏性哮喘发病关键。中医的"风邪"致病理论与现代医学过敏因素引起的变态反应性发病机制有相关性，中医祛风药大部分具有抗过敏、抑制变态反应的作用，常用的祛风药有：麻黄、桂枝、防风、僵蚕、地龙、蝉蜕等。

（二）治气与降低气道高反应性

哮喘的急性发作，通常是由于嗜酸性粒细胞等细胞因子参与的气道炎症反应，临床表现为气道高反应性。哮喘的西医治疗以抗炎为主，通过减轻气道炎症、降低气道高反应性以控制疾病及预防病情反复。中医小青龙汤、射干麻黄汤、定喘汤、苏子降气汤等治疗哮喘的经典方以温肺化饮、降气化痰、温肾纳气为治法，中药苏子、厚朴、前胡等具有降气止咳功效，以达到改善患者咳嗽、气喘等临床症状的治疗目的。现代实验研究也显示苏子降气汤具有参与Th1、Th2细胞免疫调节、降低气道高反应性的作用。

（三）化痰通瘀与控制气道慢性炎症

哮喘的病理因素"痰""瘀"是脏腑功能失调的病理产物，同时也是疾病的致病因素。痰瘀互结阻塞气道，气道狭窄、痉挛，气机升降不利发为哮喘，因此在辨证论治中常涉及化痰祛瘀的方药，如川芎、丹参、半夏等。现代医学研究证实，多数化痰中药及复方都具有抑制炎性细胞黏附趋化、释放介质及拮抗炎性介质的作用。而活血化瘀药具有解除痉挛、扩张血管、减少支气管分泌物、促进炎症物质吸收、控制气道炎症作用。

（四）补虚与调节免疫

老年性哮喘和难治性哮喘患者常常在大剂量吸入糖皮质激素后仍无法控制症状，对于这类患者国外指南推荐使用生物靶向药物等免疫调节制剂。中医认为该类患者常常伴正气亏虚，治疗除降气平喘之外还应适当补虚纳气，临床常选用补肺及温肾纳气中药，如黄芪、人参、党参、白术、蛤蚧、五味子、淫羊藿、菟丝子、巴戟天、肉苁蓉等。现代实验研究也显示党参中含有的活性成分党参多糖具有增强巨噬细胞吞噬能力、免疫调节能力的作用。因此对具有肺肾气虚表现的哮喘患者，可配伍黄芪、党参等补虚药。

（五）西医治疗

1. 脱离过敏原

明确引起哮喘的过敏原或其他非特异刺激因素，采取环境控制措施，尽可能减少暴露，是防治哮喘最有效的方法。

2. 药物

治疗哮喘的药物可以分为控制药物和缓解药物，以及重度哮喘的附加治疗药物。控制药物：需要每天使用并长时间维持的药物，这些药物主要通过抗炎作用使哮喘维持临床控制，其中包括吸入性糖皮质激素（inhaled corticosteroids，ICS）、全身性激素、白三烯调节剂、长效β_2受体激动剂（LABA）、缓释茶碱、甲磺司特、色甘酸钠、过敏原特异性免疫治疗等。缓解药物：这些药物在有症状时按需使用，通过迅速解除支气管痉挛缓解哮喘症状，包括速效吸入和短效口服β_2受体激动剂、吸入性抗胆碱能药物、短效茶碱和全身性激素等。重度哮喘的附加治疗药物：生物靶向药物，如抗IgE单克隆抗体、抗IL-5单克隆抗体、抗IL-5受体单克隆抗体和抗IL-4受体单克隆抗体等，其他还有大环内酯类药物等。

（1）糖皮质激素。糖皮质激素是最有效的控制哮喘气道炎症的药物。慢性持续期哮喘主要通过吸入和口服途径给药，吸入为首选途径。

（2）β₂受体激动剂。此类药物较多，可分为短效、长效以及超长效β₂受体激动剂。长效制剂又可分为快速起效的LABA（如福莫特罗、茚达特罗、维兰特罗及奥达特罗等）和缓慢起效的LABA（如沙美特罗）。

（3）ICS+LABA复合制剂。ICS+LABA具有协同抗炎和平喘作用，可获得相当于或优于加倍剂量ICS的疗效，并可增加患者的依从性、减少大剂量ICS的不良反应，尤其适合于中至重度慢性持续期哮喘患者的长期治疗。

（4）白三烯受体拮抗剂（LTRA）。孟鲁司特钠片是ICS之外可单独应用的长期控制性药物之一，可作为轻度哮喘的替代治疗药物和中重度哮喘的联合用药，可减轻哮喘症状、改善肺功能、减少哮喘的恶化，但其抗炎作用不如ICS。

（5）茶碱。具有舒张支气管平滑肌及强心、利尿、兴奋呼吸中枢和呼吸肌等作用，低浓度茶碱具有一定的抗炎作用。对吸入ICS或ICS+LABA仍未控制病情的哮喘患者，可加用缓释茶碱维持治疗。

（6）抗胆碱能药物。吸入性抗胆碱能药物，如短效抗胆碱能药物（short-acting muscarinic antagonist，SAMA）异丙托溴铵和长效抗胆碱能药物（long-acting muscarinic antagonist，LAMA）噻托溴铵，具有一定的支气管舒张作用，但较β₂受体激动剂弱，起效也较慢。哮喘治疗方案中的第4级和第5级患者在吸入ICS+LABA治疗基础上可以联合使用吸入LAMA。

（7）甲磺司特。甲磺司特是一种选择性Th2细胞因子抑制剂，可抑制IL-4、IL-5的产生和IgE的合成，减少嗜酸性粒细胞浸润，减轻气道高反应性。

（8）生物靶向药物。已经上市的治疗哮喘的生物靶向药物包括抗IgE单克隆抗体、抗IL-5单克隆抗体、抗IL-5受体单克隆抗体和抗IL-4受体单克隆抗体，这些药物主要用于重度哮喘的治疗。

（9）过敏原特异性免疫疗法（allergen specific immune therapy，AIT）。通过皮下注射常见吸入过敏原（如尘螨、豚草等）提取液，可减轻哮喘症状和降低气道高反应性，适用于过敏原明确，且在严格的环境控制和药物治疗后仍控制不良的哮喘患者。

（10）其他治疗哮喘药物。第二代抗组胺药物（H₁受体拮抗剂）如氯雷他定、阿司咪唑、氮卓斯丁、特非那定，其他口服抗变态反应药物如曲尼司特、瑞吡司特等，抗组胺药物在哮喘治疗中作用较弱，主要用于伴有变应性鼻炎的哮喘患者。

3. 阶梯式治疗方案

哮喘治疗方案的选择既要有群体水平的考虑也要兼顾患者的个体因素，目前推荐的长期治疗方案分为5级，详见表10-2-4-1。

表10-2-4-1　哮喘患者长期（阶梯式）治疗方案

药物	1级	2级	3级	4级	5级
推荐选择控制药物	按需ICS加福莫特罗	低剂量ICS或按需ICS加福莫特罗	低剂量ICS加LABA	中剂量ICS加LABA	参考临床表型加抗IgE单克隆抗体，或加抗IL-5单克隆抗体，或加抗IL-5受体单克隆抗体，或加抗IL-4受体单克隆抗体

药物	1级	2级	3级	4级	5级
其他选择控制药物	按需使用SABA时即联合低剂量ICS	白三烯受体拮抗剂（LTRA）加低剂量茶碱	中剂量ICS或低剂量ICS加LTRA或加茶碱	高剂量ICS加LAMA或加LTRA或加茶碱	高剂量ICS+LABA加其他治疗，如加LAMA，或加茶碱或加低剂量口服激素（注意不良反应）
首选缓解药物	按需使用低剂量ICS加福莫特罗，处方维持和缓解治疗的患者按需使用低剂量ICS加福莫特罗				
其他可选缓解药物	按需使用SABA				

注：SABA为短效β_2受体激动剂。

四、难点分析

（1）通过治疗，大部分哮喘患者的症状能得到很好控制，但临床上约5%～10%的哮喘，在大剂量吸入糖皮质激素，甚至口服或者静脉使用激素治疗后仍不能获得较好控制，被称为激素依赖型哮喘或难治性哮喘。对于难治性哮喘，可发挥中医药在治疗哮喘方面的优势，在哮喘发作时尽早进行中医药治疗，快速缓解临床症状，同时可以减少全身激素用量及缩短住院时间。目前多个研究显示哮喘急性期运用中西医结合治疗的患者相比于单用西药治疗的患者，激素使用量更少，病情控制率更高。

（2）随着全球哮喘防治创议（GINA）的发布，哮喘患者的诊治逐渐趋于规范化，然而哮喘的发病率并没有呈现下降的趋势。近年来，国外的荟萃分析证实，长期的空气污染与哮喘的患病率明显呈正相关。而严重的空气污染，使哮喘患病率呈增长趋势，仅北京市的哮喘患病率就较10年前增长了147.9%。我国儿童哮喘发病率逐年增长，目前研究认为遗传与环境为主要因素。中医则认为幼儿哮喘与体质改变相关，幼儿长期过食生冷、久居空调环境，阴盛阳虚，若能及时改变生活方式，并配合中医内外兼治、食疗等方法，改善体质，避免哮喘反复发作，则有望拔除"夙根"，标本兼治。

（3）老年人哮喘具有临床症状不典型，合并症多，患者对疾病认知、自我管理水平、症状控制水平差等特点，发展成重症的比例及死亡率较高。且老年哮喘患者对用药顾虑较多，激素使用剂量更大，使用平喘药物时，容易出现各种副作用，因此更加需要中医药全程介入治疗，老年哮喘患者本虚尤为突出，应重视中医扶正固本以最大程度控制病情反复。

五、医案验方

黄某某，女性，39岁，因"反复咳嗽3年余，加重1周"来诊。患者近3年来反复出现咳嗽，以干咳为主，伴咽痒，夜间及受凉后症状加重，偶有胸闷，伴鼻塞，无喘息及喉中喘鸣有声，间断在当地服药治疗，具体用药不详，病情反复，1周前受凉后上症加重，在当地医院予抗炎及止咳治疗，效果欠佳。来诊时患者精神稍倦，诉咳嗽，以干咳为主，夜间重，影响睡眠，伴咽痒、喷嚏，无发热及咽痛，无喘息，口淡，胃纳正常，二便调。诉幼年起有过敏性鼻炎病史，无药物及食物过敏史。

体格检查：神清，精神正常，双肺呼吸音粗，未闻及明显干、湿啰音。心率80次/min，律齐，各瓣膜听诊区未闻及病理性杂音。舌淡，苔白滑，脉弦细。

相关检查：肺功能提示轻度阻塞性通气功能障碍，支气管舒张试验阳性；血常规及胸片无异常。

中医诊断：咳嗽（外寒内饮）。

西医诊断：①咳嗽变异性哮喘；②变应性鼻炎。

治法：宣肺止咳、温肺化饮。

处方：小青龙汤加减。炙麻黄5g、细辛3g、五味子5g、干姜5g、桂枝10g、白芍10g、北杏仁15g、姜半夏9g、苏子10g、厚朴15g、紫菀10g、炙甘草5g。5剂，水煎服，日服1剂。

二诊：患者服药后复诊，诉服中药后当晚咳嗽明显减轻，能入睡，服5剂后咳嗽大部分缓解，偶有咽痒，胃纳可，二便调。舌质淡红，苔白，脉弦。患者守方续服5剂，咳嗽症状完全缓解。

三诊：诉偶有鼻塞，平素畏风，舌质淡红，苔薄，脉细，予玉屏风颗粒及平喘胶囊同服以补气固表、补益肺肾，同时加用自血疗法1个疗程。

随访：持续治疗3个月，随访至今病情稳定，咳嗽未再发，偶有鼻塞，建议患者每年来我院行天灸治疗。

按语：四诊合参，本病属中医"咳嗽"范畴，辨证属外寒内饮，予小青龙汤加味，方中炙麻黄、桂枝相须为用，除外寒而宣肺气；干姜、细辛、五味子、北杏仁相配，温肺化饮散寒，敛肺气而止咳，散中有收，敛不留邪；白芍益阴血而敛津液；北杏仁、苏子、厚朴、紫菀化痰肃肺止咳；炙甘草调合诸药，全方共奏宣肺止咳、温肺化饮之功。

患者幼年起病，素体较弱，肺气亏虚，肺开窍于鼻，肺虚鼻窍不利，故见鼻塞喷嚏，同时肺主气，主宣发肃降、通调水道，肺虚宣肃失常、通调失司，水液不从正化，痰饮内生，饮从寒化，寒饮伏肺，每因天气转凉后诱发，患者出现反复咳嗽，同时病久母病及子，肺病及肾，加之逐渐年长，肺肾亏虚日甚，病情逐渐加重。本病初起以治标为主，先温肺化饮缓解症状，病情稳定后以扶正固本为主，中医内外合治，中药补肺益肾固表，配合中医特色治疗、自血疗法及天灸以激发经络、调和阴阳，提高机体抗病能力以防止病情反复。

第五节　辨　证　施　护

一、辨证护理

（一）用药指导及功能锻炼

1. 关于吸入药物

（1）使用吸入剂的注意事项：吸入药物时取坐位，指导患者正确使用吸入装置，使用含激素类药物后应及时漱口，避免激素残留在口腔引起真菌感染。

（2）指导患者按时、规律用药，遵医嘱适时调整药物，不可自行减药或停药。

（3）告知患者哮喘难以速愈和根治，虽然哮喘临床缓解期常自我感觉没有症状，但是气道的高反应性还持续存在，须坚持长期用药。

2. 呼吸功能锻炼

（1）腹式呼吸。患者取立位、坐位或平卧位，一手放于腹部，一手放于胸部。吸气时腹肌松弛，腹部手感向上抬起，胸部手在原位不动，抑制胸廓运动；呼气时腹肌收缩，腹部手感下沉，膈肌随腹腔内压增加而上抬。

（2）缩唇呼吸。患者经鼻吸气，然后通过缩唇（吹口哨样）缓慢呼气，同时收缩腹部，尽量深吸慢呼，呼吸7～8次/min，锻炼10～20min为一组，每日2组。

3. 畅肺呼吸操（科室自创）

取坐位或立位，正确定位云门穴、中府穴及手太阴肺经的穴位走向。右手五指并拢呈榔头状，对一侧云门穴、中府穴点压5次，力度以患者耐受为宜。从天府穴—侠白穴—尺泽穴—孔最穴—经渠穴—太渊穴—鱼际穴—少商穴拍打，频率60次/min，力度以皮肤微红、患者耐受为宜。同法叩击和拍打对侧。该法主要是叩击手太阴肺经的穴位，通过刺激经络以达到行气活血、宣肺通络的目的。

（二）健康指导

1. 生活起居

（1）寒哮患者病室宜阳光充足，温度宜偏暖，避风寒；热哮患者病室应凉爽通风。

（2）加强肺康复训练，以提高肺活量，改善呼吸功能。

（3）及时检测过敏原的类别，在日常生活中规避防范。

（4）自我保健锻炼，可按摩保健穴位，取风池穴、足三里穴、膻中穴、合谷穴等，叩齿保健。

2. 情志调理

（1）加强医患沟通，充分介绍疾病相关知识，耐心倾听患者的倾诉，避免不良情绪刺激。

（2）鼓励家属多陪伴患者，给予患者心理支持。

二、辨证施膳

哮喘属于慢性病，需长期服药，患者依从性不好，故防治尤为重要。食疗即食治，即利用食物来影响身体，使其获得健康的一种方法。食疗独特之处就在于"辨证用膳"与"养""疗"结合，以食代药，服用方便，对于哮证的防治更有优势。感受风寒而发者，可用姜葱、紫苏叶煮水或熬粥，可散风寒；感受风热而发者，可用竹茹、鲜芦根煎煮取汁，熬粥，清热化痰；痰浊内盛者，可进食陈皮萝卜排骨汤或可用薏苡仁、甜杏仁熬粥，降气化痰；肺脾气虚者，可进食五指毛桃炖鸡或可用党参、猪肺熬粥；肺肾两虚可用核桃肉熬粥。多吃新鲜蔬果，食物宜软烂，以利于消化吸收。

第六节　循　证　研　究

一、基础研究

哮喘的发病机制复杂，是一系列从基因到细胞、再到组织和器官，宿主与环境相互作用的结果。研究发现并不是所有的哮喘都具有可逆性气道阻塞的特点，反复的痰液滞留和气道重塑导致的持续气道阻塞依然是部分哮喘治疗的难点。

传统研究将哮喘分为过敏性哮喘和非过敏性哮喘，过敏性哮喘往往发病于儿童时期，与Th2细胞反应有关，同时常常合并其他过敏性疾病。非过敏性哮喘表型分为Th2型和非Th2型。Th2相关型通常伴有复发性和慢性鼻窦炎、鼻息肉，对阿司匹林敏感，并可与气道中嗜酸性粒细胞数量高相关。非Th2型通常与肥胖、衰老和吸烟有关[1]。

近年来，多数学者主张将哮喘分为高Th2型和低Th2型，高Th2型哮喘的病理生理机制主要有嗜酸性粒细胞的聚集、气道上皮细胞和树状图细胞参与其发病。低Th2型哮喘不存在Th2细胞因子特征，患者发病年龄较晚，对皮质类固醇的反应较高Th2型哮喘患者差，此类患者经常合并肥胖[2]。低Th2型哮喘主要由中性粒细胞参与介导，气道上皮和肺泡巨噬细胞可被微生物或污染物等环境触发因素激活，产生促炎细胞因子（IL-1b、IL-6）参与气道炎症反应[3]。中性粒细胞介导性的哮喘被认为是哮喘的一种表型。最近的一项研究表明，以中性粒细胞聚集升高为主的哮喘患者气道内颗粒浓度蛋白质（髓过氧物酶和弹性蛋白酶）含量明显升高，以及呼吸道促炎细胞因子和趋化因子释放也更加严重，这可能是导致肺损伤的原因。因此，中性粒细胞极有可能是严重低Th2型哮喘的主要促炎性介导细胞[4]。这些研究为临床精准治疗提供了依据。

二、临床研究

（一）精准治疗：哮喘靶向生物治疗、手术治疗

糖皮质激素、β_2受体激动剂、抗胆碱能药物、白三烯受体拮抗剂等依然是治疗哮喘的主要药物，对于使用高剂量上述药物依然无法控制病情的重度哮喘，符合条件者可使用生物靶向药物，如抗IgE单克隆抗体。重组人源化抗IgE单克隆抗体奥马珠单抗是全球第1个治疗哮喘的生物靶向药物，该药能够特异性地与IgE的FcεRI位点结合，从而阻断IgE与肥大细胞、嗜碱性细胞等靶细胞结合，抑制IgE介导的肥大细胞和嗜碱性细胞的活化。多项临床研究表明奥马珠单抗能够减少重度成人哮喘的急性发作次数，改善肺功能[5]。

嗜酸性粒细胞增多是重度哮喘的常见标志，与哮喘急性发作的致病机制密切相关，通过减少或抑制嗜酸性粒细胞的功能，可有效控制哮喘症状、减少其急性发作。白介素-5（IL-5）是嗜酸性粒细胞增殖、成熟和激活的主要驱动因子，IL-5与嗜酸性粒细胞表面IL-5受体的α亚基（IL-5Rα）结合，刺激气道嗜酸性粒细胞的分化与成熟。IL-5拮抗剂与IL-5结合后抑制IL-5的生物活性，阻断下游的炎症反应。目前IL-5拮抗剂包括美泊利单抗（mepolizumab）、贝那利珠单抗

（benralizumab）、瑞替珠单抗（reslizumab）。

贝那利珠单抗是一种人源化的单克隆抗体，可以直接与IL-5Rα结合，阻止IL-5与受体的相互作用，降低嗜酸性粒细胞水平，从而达到控制哮喘的目的，多项研究结果证实了贝那利珠单抗在重度哮喘治疗中的有效性[6, 7]。贝那利珠单抗具有显著减少哮喘加重次数的临床效果及改善肺功能和生活质量的作用，对抢救用药的使用和支气管高反应性无影响[8]。瑞替珠单抗及美泊利单抗对重度哮喘具有长期有效性，能明显减少哮喘急性发作次数，减少血液中嗜酸性粒细胞计数，研究过程中也证实其安全性[9, 10, 11]。

上述介绍的生物制剂适用于以嗜酸性粒细胞升高为主的高Th2型哮喘，对于低Th2型哮喘并不适用。低Th2型哮喘主要由中性粒细胞参与介导，在细胞因子环境的影响下，Th1和Th17细胞被诱导，进而促进中性粒细胞的聚集和激活，其中白介素受体-17等是其重要的细胞趋化因子。2013年发表的一项临床研究探讨了抗人IL-17受体单克隆抗体布达鲁单抗（brodalumab）在低Th2型重度哮喘中的治疗作用，结果显示对于整个研究人群，在ACQ结局指标上没有得到统计学上的治疗差异。布达鲁单抗治疗哮喘的效果仍需要更多的临床研究予以佐证[12]。

严重哮喘患者的靶向生物治疗最新研究进展是针对特定哮喘表型的生物制剂治疗。但是，并非所有患者都能耐受这些靶向生物治疗或对这些治疗做出反应，对于非过敏性和非粒细胞性哮喘患者，暂无特定的靶向治疗制剂。

对于无法使用靶向治疗的严重哮喘患者，支气管热消融成形术可减少患者的支气管平滑肌数量，改善患者的临床症状[13]，用于治疗严重哮喘或难治性哮喘，能有效减少哮喘急性发作[14]，安全性可。

（二）哮喘发病与中医体质研究

中医体质学认为，体质类型影响着疾病的易罹性和倾向性，中医学者认为中医体质学与哮喘的发病理论"宿根理论"具有一定相关性。近年来，有关哮喘和中医体质关联性的研究逐渐成为临床研究热点。因此，研究哮喘的体质类型分布，针对不同体质类型的哮喘患者，在饮食、生活起居、运动锻炼、方药治疗等方面制定有针对性的调理方法，是当前哮喘与体质学研究的主要内容之一[15, 16]。研究显示气虚质在各年龄及各病程哮喘患者中均占有较高比例；低年龄长病程患者体质以特禀质为多见[17]。气虚质、特禀质、阳虚质和痰湿质是哮喘患者主要的中医体质类型分布，也是导致哮喘发病的重要影响因素，不同地区哮喘常见的中医体质类型分布具有一定差异，不同性别哮喘患者中医体质分布无明显差异，提示在今后临床中，结合中医体质辨识，调节阴阳失衡，达到治未病的早期干预目标，对于哮喘防治有重要临床意义[18]。岭南地区哮喘患者有其独特的中医体质特点，岭南人的体质具有偏于湿热偏盛、气阴两虚和脾气虚弱兼有痰湿的特点，主张在临床上对这一类哮喘患者的辨证治疗中，以宣肺降气止咳，清热利湿健脾为总治则[19]。

（三）难治性哮喘的中医治疗研究进展

现代医家大多将难治性哮喘归属于"顽哮""虚哮"等范畴，古籍中记载有"久治难愈""反复发作""病势难以控制"等特征，其病因病机归纳为：风痰交阻、肝郁气逆、肺脾肾虚等。外风引动伏邪为难治性哮喘发作之启动因素，风、痰、瘀内阻为发病的内在因素，气郁、气逆则是发作之中枢，肺脾肾虚是哮喘反复难愈之根本[20]。难治性哮喘多数不单纯有伏痰难化，也在于其诱因难避，而且多伴有肺脾肾等脏腑气虚。赵坤[21]主张临床治疗以虚实为纲，注重标本兼治，攻补兼施，提出"破窠囊，补肾阳"的治疗基本法则，组方善用破痰化瘀之青皮、葶苈子、三棱、莪术，以化痰破瘀，疏通肺中经络，促进阳气的输布，补肾阳之附子、鹿茸、阳起石温补肾阳，治病求本，使痰瘀生化无源。胡国俊[22]认为难治性哮喘缓解期求本之道在下元，下元之脏责于肾，治疗时要注意"温阳勿专辛热，滋阴切忌阴寒"，温阳药常选淫羊藿、菟丝子、巴戟天、肉苁蓉等药物。尚莉丽等[23]主张"治痰先治气"，结合《景岳全书》"治其生痰之源，则不消痰而痰自消"的论述，主张以"急则治标，缓则治本"的原则，气逆则降气，肺脾气虚则补气健脾，肾气虚则温补，气滞则疏达。

（四）老年性哮喘的中医治疗研究进展

老年人正气不足，肺脏气虚，卫外不固，旧病痼疾，容易诱发哮喘，久病既病之后，伏痰与病邪合一，不易骤除，正虚与痰盛并存，胶结难解，容易虚实夹杂，致使哮喘反复发作，缠绵难愈，给治疗带来很大困难[24]。朱慧渊[25]认为肾阳虚衰是老年性哮喘反复发作的重要因素，因病久及肾，而肾为先天之本，因此肾阳虚衰、痰瘀伏肺是老年咳喘反复发作的重要病机，而寒邪为其主要的发病诱因，主张不论是外感寒邪内侵还是饮食寒凉之品，均可能导致肺之宣降功能失调，治疗大法应治标在肺、治本在肾。侯小藏等[26]认为老年支气管哮喘主要病机为久病肾虚或年老肾亏精血不足。补肺健脾益肾是缓解哮喘病情的重点，主张在方药治疗的同时，采用外治法如拔火罐、穴位注射、穴位敷贴等方法，以达到标本兼顾、补肺益肾、止咳平喘的效果。近些年的研究充分发挥传统医药优势，利用中医学多种技术手段，与现代科学技术相结合，创新研究方法。

（简小云　詹伟杰　林泽辉）

● 参考文献

[1] BACHERT C, MARPLE B, SCHLOSSER R J, et al. Adult chronic rhinosinusitis[J]. Nat Rev Dis Primers, 2020, 6 (1): 86.

[2] TLIBA O, PANETTIERI R J. Paucigranulocytic asthma: Uncoupling of airway obstruction from inflammation[J]. J Allergy Clin Immunol, 2019, 143 (4): 1287-1294.

[3] LACHOWICZ-SCROGGINS M E, DUNICAN E M, CHARBIT A R, et al. Extracellular DNA, neutrophil extracellular traps, and inflammasome activation in severe asthma[J]. Am J Respir Crit Care Med, 2019, 199 (9): 1076-1085.

[4] GRUNWELL J R, STEPHENSON S T, TIROUVANZIAM R, et al. Children with neutrophil-predominant severe asthma have proinflammatory neutrophils with enhanced survival and impaired clearance[J]. J Allergy Clin Immunol Pract, 2019, 7 (2): 516-525.

[5] 戴然然，周新. 奥马珠单抗治疗哮喘的临床应用进展[J]. 国际呼吸杂志, 2016, 36 (13): 998-1001.

[6] BLEECKER E R, FITZGERALD J M, CHANEZ P, et al. Efficacy and safety of benralizumab for patients with severe asthma uncontrolled with high-dosage inhaled corticosteroids and long-acting beta2-agonists (SIROCCO): a randomised, multicentre, placebo-controlled phase 3 trial[J]. Lancet, 2016, 388 (10056): 2115-2127.

[7] FITZGERALD J M, BLEECKER E R, NAIR P, et al. Benralizumab, an anti-interleukin-5 receptor alpha monoclonal antibody, as add-on treatment for patients with severe, uncontrolled, eosinophilic asthma (CALIMA): a randomised, double-blind, placebo-controlled phase3 trial[J]. Lancet, 2016, 388 (10056): 2128-2141.

[8] WANG F P, LIU T, LAN Z, et al. Efficacy and safety of anti-interleukin-5 therapy in patients with asthma: a systematic review and meta-analysis[J]. PLoS One, 2016, 11 (11): e166833.

[9] CASTRO M, ZANGRILLI J, WECHSLER M E, et al. Reslizumab for inadequately controlled asthma with

elevated blood eosinophil counts: results from two multicentre, parallel, double-blind, randomised, placebo-controlled, phase 3 trials[J]. Lancet Respir Med, 2015, 3（5）: 355-366.

[10] KHATRI S, MOORE W, GIBSON P G, et al. Assessment of the long-term safety of mepolizumab and durability of clinical response in patients with severe eosinophilic asthma[J]. J Allergy Clin Immunol, 2019, 143（5）: 1742-1751.

[11] LUGOGO N, DOMINGO C, CHANEZ P, et al. Long-term efficacy and safety of mepolizumab in patients with severe eosinophilic asthma: a multi-center, open-label, phase iiib study[J]. Clin Ther, 2016, 38（9）: 2058-2070.

[12] BUSSE W W, HOLGATE S, KERWIN E, et al. Randomized, double-blind, placebo-controlled study of brodalumab, a human anti-IL-17 receptor monoclonal antibody, in moderate to severe asthma[J]. Am J Respir Crit Care Med, 2013, 188（11）: 1294-1302.

[13] GOORSENBERG A, D'HOOGHE J, SRIKANTHAN K, et al. Bronchial thermoplasty induced airway smooth muscle reduction and clinical response in severe asthma. The TASMA Randomized Trial[J]. Am J Respir Crit Care Med, 2021, 203（2）: 175-184.

[14] CHAUDHURI R, RUBIN A, SUMINO K, et al. Safety and effectiveness of bronchial thermoplasty after 10 years in patients with persistent asthma（BT10+）: a follow-up of three randomised controlled trials[J]. Lancet Respir Med, 2021, 9（5）: 457-466.

[15] 曹丽芳, 廖丽, 金朝晖. 试从中医体质角度论哮病"宿根"[J]. 中医药临床杂志, 2020, 32（8）: 1427-1429.

[16] 秦静波, 王济, 闫佳钰, 等. 中医体质学说指导哮喘人群健康管理的思考[J]. 中医学报, 2019, 34（1）: 119-121.

[17] 邓金钗, 郑小伟, 陈圣华, 等. 支气管哮喘缓解期中医体质的分布特点[J]. 中华中医药杂志, 2018, 33（3）: 945-947.

[18] 王雅琦, 王济, 王毅兴, 等. 哮喘与中医体质关联性研究的系统评价与Meta分析[J]. 现代中医临床, 2022, 29（1）: 44-50, 59.

[19] 宋苹, 张溪, 张忠德. 从中医体质学说浅谈岭南地区咳嗽变异性哮喘患者的防治[J]. 世界中西医结合杂志, 2018, 13（10）: 1463-1465, 1475.

[20] 周旎泓, 张俊, 倪伟. 难治性哮喘的中医治疗进展[J]. 临床研究, 2018, 26（2）: 1-2, 4.

[21] 张岩, 宋桂华, 郭彦荣, 等. 赵坤教授"破窠囊, 补肾阳"理论在儿童难治性哮喘治疗中应用[J]. 天津中医药, 2021, 38（12）: 1509-1512.

[22] 朱慧志, 王胜, 杨程, 等. 胡国俊治疗难治性哮喘经验[J]. 中医药临床杂志, 2012, 24（1）: 20-22.

[23] 姚雪红, 尚莉丽. 尚莉丽治疗儿童难治性哮喘经验撷萃[J]. 中医药临床杂志, 2018, 30（10）: 1799-1801.

[24] 周红星, 苏琛, 刘奇. 老年性哮喘证治[J]. 河南中医, 2013, 33（2）: 209-211.

[25] 朱慧渊. 自拟平喘汤治疗老年性哮喘心得[J]. 中国中医急症, 2010, 19（6）: 1050.

[26] 侯小藏, 耿丽梅, 武蕾. 外治法治疗老年支气管哮喘100例[J]. 河北中医, 2007（8）: 697-698.

第三章 慢性阻塞性肺疾病

第一节 概 述

慢性阻塞性肺疾病（chronic obstructive pulmonary disease，COPD）简称慢阻肺，是一种常见的、可预防和治疗的慢性气道疾病，其特征为持续存在的气流受限和相应的呼吸系统症状。慢阻肺的病理学改变主要是气道和（或）肺泡异常，通常与显著暴露于有害颗粒或气体有关，遗传易感性、异常的炎症反应及肺异常发育等众多的宿主因素参与发病过程，严重的并发症可能影响疾病的表现和病死率[1]。

2018年中国成人肺部健康研究对10个省市50 991人调查结果显示20岁及以上成人的慢阻肺患病率为8.6%，40岁以上则高达13.7%，首次明确我国慢阻肺患者人数近1亿，慢阻肺已经成为发病率接近高血压、糖尿病的慢性疾病，构成重大疾病负担[2]。慢阻肺的病死率高，2013年中国慢阻肺死亡人数约91.1万人，占全世界慢阻肺死亡人数的1/3[3-4]，远高于中国肺癌年死亡人数。

慢阻肺的标志性症状是活动后呼吸困难，属于中医学"喘证"范畴。喘即气喘、喘息，喘证是以呼吸困难，甚至张口抬肩，鼻翼煽动，不能平卧为临床特征的病症。

第二节 病 因 病 机

一、中医学对喘证病因病机的认识

中医认为喘证是由多种病因引起，分外感、内伤两大类。外感为六淫外邪侵袭肺系；内伤为饮食不当、情志失调、劳欲久病等导致肺气上逆，宣降失职；或气无所主，肾失摄纳而成。

喘证的发病主要在肺和肾，涉及肝脾，严重时可影响到心。

肺为气之主，司呼吸，外合皮毛，内为五脏华盖，为气机出入升降之枢纽。肺的宣肃功能正常，则吐浊吸清，呼吸调匀。肾主摄纳，有助于肺气肃降，故有"肺为气之主，肾为气之根"之说。若外邪侵袭，或久病劳欲，他脏病气上犯，都可使肺失宣降，肺气胀满，呼吸不利而致喘。如肺虚气失所主，也可少气不足以息而为喘。肾为气之根，与肺同司气体之出纳，故肾元不固，摄纳失常则气不归原，阴阳不相接续，气逆于肺而为喘。另外，饮食不当，脾脏受损，脾经痰浊上干，以及中气虚弱，土不生金，肺气不足；或情志所伤，肝气上逆乘肺，升多降少，均可致肺气上逆而为喘。

喘证的严重阶段，不但肺肾俱虚，在孤阳欲脱之时，每多影响到心。因心脉上通于肺，肺气治理调节心血的运行，宗气贯心肺而行呼吸；肾脉上络于心，心肾相互既济，心阳根于命门之火，心脏阳气与先天肾气及后天呼吸之气皆有密切关系。故肺肾俱虚，亦可导致心气、心阳衰惫，鼓动血脉无力，血行瘀滞，面色、唇舌、指甲青紫，甚至出现喘汗致脱、亡阴、亡阳的危重局面。

喘证的病理性质有虚实之分。实喘在肺，为外邪、痰浊、肝郁气逆，邪壅肺气，宣降不利所致；虚喘责之肺、肾两脏，因阳气不足，阴精亏耗，而致肺肾出纳失常，且尤为气虚为主。实喘病久伤正，由肺及肾；虚喘复感外邪，或夹痰浊，则病情虚实错杂，每多表现为邪气壅阻于上，肾气亏虚于下的上盛下虚证候。

二、现代医学对慢性阻塞性肺疾病致病因素的认识

吸烟是目前公认的COPD已知危险因素中最重要的致病因素，其他致病因素有：职业粉尘和化学物质、空气污染、感染因素、遗传因素、气道反应性增高及肺发育生长不良等。另外，COPD全球倡议也强调了宿主易感性，包括基因异常、肺发育异常和加速老化。

第三节 诊断与鉴别诊断

一、诊断

（一）中医诊断要点

（1）以喘促气逆、呼吸困难为典型临床表现。轻者仅表现为呼吸困难，不能平卧；重者稍动喘促不已，甚则张口抬肩，鼻翼煽动，口唇青紫。

（2）多有慢性咳嗽、哮病、肺胀、心衰等疾病史，每遇外感、情志刺激及劳累而诱发。

（二）西医诊断要点

（1）有吸烟、粉尘吸入等高危因素史。

（2）临床表现为活动后呼吸困难，可伴有慢性咳嗽、咳痰、气短、胸闷等，可见桶状胸，呼吸浅快，呼气延长，两肺呼吸音减弱，可闻及干、湿啰音。

（3）肺功能检测：吸入支气管扩张剂后FEV1/FVC<70%，存在持续气流受限，是诊断慢阻肺的金标准；若FEV1/FVC介于60%～80%，应复查肺功能以确诊。

（4）排除其他已知病因或具有特征病理表现的气流受限疾病。

（三）病情严重程度评估

目前多主张对稳定期慢阻肺采用综合指征体系进行病情严重程度评估。

1. 肺功能评估

可使用GOLD分级，慢阻肺患者吸入支气管扩张剂后FEV1/FVC＜70%，再依据其FEV1下降幅度进行气流受限的严重度分级，见表10–3–3–1。

表10–3–3–1　COPD患者气流受限严重程度的肺功能分级

肺功能分级	FEV1占预计值的百分比（%）
GOLD 1级：轻度	≥80
GOLD 2级：中度	50～79
GOLD 3级：重度	30～49
GOLD 4级：极重度	＜30

2. 症状评估

可采用改良版英国医学研究委员会呼吸困难问卷（mMRC问卷）评估呼吸困难程度，慢阻肺评估测试（COPD assessment test，CAT）问卷评估慢阻肺患者的健康损害程度，亦可结合6分钟步行距离进行评估。

3. 急性加重风险评估

上一年发生2次或以上急性加重，或者1次及1次以上需要住院治疗的急性加重，均提示急性加重风险增加。

值得指出的是，2022年版GOLD指南强调：在慢阻肺患者中，一氧化碳弥散量（DLco）较低（如DLco＜60% 预计值）与运动能力下降、症状加重、健康状况较差以及死亡风险增加相关，期待症状及风险评估可加入DLco。

综合症状、急性加重风险和肺功能改变等，即可对稳定期慢阻肺患者的病情严重程度作出综合性评估，见表10–3–3–2。

表10–3–3–2　慢性阻塞性肺疾病综合评估示意图

<table>
<tr><th>肺功能检查
确定诊断</th><th colspan="3">评估气流受限程度</th><th>症状评估和（或）急性加重风险</th></tr>
<tr><td rowspan="5">使用支气管舒张剂后 FEV_1/FVC＜0.7</td><td>GOLD
分级</td><td>FEV_1
（占预计值%）</td><td>中重度急性加重病史</td><td rowspan="5">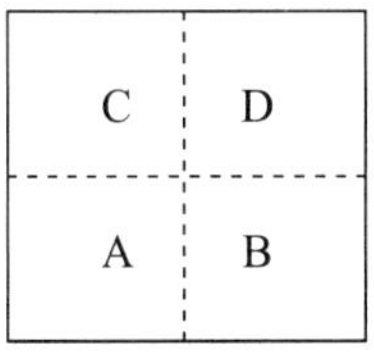

CAT＜10　CAT≥10
mMRC:0～1　mMRC≥2
症状</td></tr>
<tr><td>1</td><td>≥80%</td><td>≥2或≥1次导致住院的急性加重</td></tr>
<tr><td>2</td><td>50%≤FEV_1＜80%</td><td rowspan="2">0或1次急性加重（未导致住院）</td></tr>
<tr><td>3</td><td>30%≤FEV_1＜50%</td></tr>
<tr><td>4</td><td>＜30%</td><td></td></tr>
</table>

二、鉴别诊断

（一）中医鉴别诊断

1. 喘证与气短

两者同为呼吸异常。喘证呼吸困难，张口抬肩，摇身撷肚；短气亦即少气，主要表现呼吸浅促，似喘而无声，亦不抬肩撷肚。如《证治汇补·喘病》说："若夫少气不足以息，呼吸不相接续，出多入少，名曰气短。气短者，气微力弱，非若喘证之气粗奔迫也。"可见气短不如喘证呼吸困难之甚。但气短进一步加重，亦可呈虚喘表现。

2. 喘证与哮病

喘指气息而言，为呼吸困难，气促，甚则张口抬肩，摇身撷肚。哮指声响而言，必见喉中哮鸣有声，亦伴呼吸困难。正如《医学正传》曰："夫喘促喉间如水鸡声者，谓之哮，气促而连续不能以息者，谓之喘。"喘未必兼哮，而哮必兼喘。

（二）西医鉴别诊断

支气管哮喘：支气管哮喘多于儿童或青少年时期起病，以反复发作胸闷、喘息为主，临床表现起伏大，突然发病，部分可自行缓解或经规范治疗后缓解，气流受限有显著的可逆性，常伴有过敏史、鼻炎和（或）湿疹等病史，部分患者有哮喘家族史。慢性阻塞性肺疾病多见于中老年人，多有长期吸烟史或有害的气体或颗粒接触病史，有慢性咳嗽史，活动后喘息，病程呈进行性进展，可有典型肺气肿体征（桶状胸、肋间隙增宽、双肺呼吸音减弱等），肺功能检测提示不可逆性的气流受限。但是，部分病程长的哮喘患者可发生气道重塑，气流受限的可逆性减小，两者的鉴别诊断比较困难。此时应根据临床表现及实验室检查全面分析，进行鉴别。在少部分老年支气管哮喘患者中两种疾病可重叠存在。

第四节　治疗概况

一、中医辨证论治

（一）证候分型

急性期

1. 外寒内饮证

主证：喘息咳逆，呼吸急促，胸部胀满，痰多稀薄而带泡沫，色白质黏，便溏，畏寒，恶风，头痛，发热，口不渴，无汗，舌淡红，苔薄白，脉弦滑或濡滑。

治法：温肺散寒，止咳平喘。

代表方剂：小青龙汤。

方中麻黄、桂枝、干姜、细辛温肺散寒化饮；半夏、甘草祛痰降逆；佐白芍、五味子收敛肺气，使散中有收。若咳而上气，喉中如有水鸡声，表寒不著者，可用射干麻黄汤。若饮郁化热，烦躁而喘，脉浮，用小青龙加石膏汤兼清郁热。

2. 痰热郁肺证

主证：咳喘气涌，胸部胀痛，痰多质黏色黄，难咯，或痰兼血色，伴胸中烦闷，身热汗出，口渴而喜冷饮，面赤，咽干，小便赤涩，大便或秘，舌红，舌苔薄黄或黄腻，脉滑数。

治法：清肺泄热，降逆平喘。

代表方剂：定喘汤。

方中麻黄宣肺散邪以平喘，白果敛肺定喘而祛痰，共为君药，一散一收，既可加强平喘之功，又可防麻黄耗散肺气。苏子、杏仁、半夏、款冬花降气平喘，止咳祛痰，共为臣药。桑白皮、黄芩清泄肺热，止咳平喘，共为佐药。甘草调和诸药为使。若痰热内盛，痰胶黏不易咯出，加鱼腥草、黄芩、瓜蒌皮、贝母、海蛤粉以清化痰热，痰热内盛亦可用桑白皮汤。痰热壅结，便秘腹满者，加大黄、芒硝通腑泄热。痰鸣喘息，不能平卧者，加射干、葶苈子泻肺平喘。若痰热伤津，口干舌燥，加天花粉、知母、麦门冬以生津润燥。

3. 痰浊阻肺证

主证：喘而胸满闷塞，甚则胸盈仰息，咳嗽，痰多黏腻色白，咯吐不利，或有呕恶，食少，口黏不渴，舌苔白腻，脉象滑或濡。

治法：祛痰降逆，宣肺平喘。

代表方剂：二陈汤合三子养亲汤。

方中半夏、陈皮、茯苓、甘草燥湿化痰；苏子、白芥子、莱菔子化痰降气平喘。可加苍术、厚朴等燥湿理脾行气，以助化痰降逆。若痰浊壅盛，气喘难平者，加葶苈子涤痰除痈以平喘；兼便秘者，加大黄荡涤痰浊。脘闷、呕恶、纳呆者，可加豆蔻仁、砂仁、竹茹、神曲、焦山楂等芳香化浊，和胃降逆。

4. 痰瘀阻肺证

主证：喘而胸部闷塞，或有胸部刺痛，咳嗽痰多，色白或呈泡沫，喉间痰鸣，喘息不能平卧，口唇青紫，面色紫暗，四肢麻木，舌质淡暗、紫暗，或有瘀斑，苔白，脉弦、涩。

治法：涤痰祛瘀，泻肺平喘。

代表方剂：二陈汤合血府逐瘀汤。

方中半夏、陈皮、茯苓、甘草燥湿化痰；当归、川芎、赤芍、桃仁、红花活血化瘀；牛膝祛瘀血，通血脉，引瘀血下行；柴胡疏肝解郁，升达清阳；桔梗开宣肺气，载药上行，又可合枳壳一升一降，开胸行气，使气行则血行；生地凉血清热，合当归又能养阴润燥，使祛瘀而不伤阴血；甘草调和诸药。二方合用，既行气化痰，解气分郁结，又行血分瘀滞，活血而不耗血，祛瘀又能生新。合而用之，使瘀去气行，则诸症可愈。

稳定期

1. 肺气虚证

主证：喘促短气，气怯声低，喉有鼾声，咳声低弱，自汗畏风，或见咳呛，痰少质黏，烦渴，舌质淡红或有剥苔，脉软弱或细数。

治法：补益肺气，固表卫外。

代表方剂：玉屏风散。

方中黄芪甘温，内补脾肺之气，外可固表止汗，为君药；白术健脾益气，助黄芪以加强益气固表之功，为臣药；佐以防风走表而散风邪，合黄芪、白术以益气祛邪。且黄芪得防风，固表而不致留邪；防风得黄芪，祛邪而不伤正，有补中寓疏，散中寓补之意。若食少便溏，腹中气坠，肺脾同病，可予补中益气汤配合治疗。若伴咳呛痰少质黏，烦热口干，面色潮红，舌红苔剥，脉细数，为气阴两虚，可用生脉散加沙参、百合等益气养阴。痰黏难出，加贝母、瓜蒌润肺化痰。

2. 肺脾两虚证

主证：喘促短气，气怯声低，动则喘甚，神疲乏力，纳呆，面色㿠白，自汗，舌淡红，苔薄白，脉细弱。

治法：健脾补肺。

代表方剂：六君子汤。

六君子汤以人参甘温，扶脾养胃、补中益气，为君药；白术苦温，健脾燥湿、扶助运化，为臣药；茯苓甘淡，合白术以健脾渗湿；陈皮辛温，顺气宽膈、理气化痰；半夏辛温，燥湿化痰、和中止呕、消痞解郁，四药共为臣药。炙甘草甘温，益气、补中、和胃，为本方使药。合用以奏甘温益气、健脾化痰之效。

3. 肺肾两虚证

主证：咳喘日久，动则喘甚，呼多吸少，气不得续，跗肿，汗出肢冷，腰膝酸软，小便清长，面青唇紫，舌淡苔白或黑而润滑，脉细数或沉弱。

治法：补肺纳肾，降气化痰。

代表方剂：补肺汤（《永类钤方》）。

补肺汤中人参、黄芪大补元气，补益肺肾之气，为君药；熟地黄补气养阴，填精益髓，五味子酸甘化阴，敛肺肾之气，共为臣药。紫菀下气化痰止咳，桑白皮泻肺平喘利水，共为佐药。

（二）常用中成药

（1）金水宝胶囊、百令胶囊。主要成分为发酵虫草粉，有补肺肾、益精气的功效，适用于慢阻肺稳定期患者。

（2）痰消颗粒（祛痰颗粒）。主要成分为苦杏仁、浙贝母、桔梗等，功能化痰止咳，适用于痰热郁肺证慢阻肺急性期患者。

（3）平喘胶囊（佛山市中医院院内制剂）。主要成分为白参、三七、蛤蚧等，有益肺补肾、化痰活血、平喘止咳之功，适用于喘证中属于肺肾两虚证、痰瘀互结证的患者。

（4）薯蓣膏（佛山市中医院院内制剂）。处方：山药、茯苓、当归、阿胶、人参、甘草、苦杏仁（去皮、炒）、防风、大豆黄卷、麦冬等。功能主治：健脾调肺补肾，益气和营。适应范围：本方来源于《金匮要略》中"薯蓣丸"的记载"虚劳诸不足，风气百疾，薯蓣丸主之"。本方立足"培土生金"之法，并把丸剂改成膏方以达滋补、调理虚损、养生保健的功效，适用于稳定期慢阻肺患者长期调理。

二、中医特色治疗

（一）穴位敷贴法

穴位敷贴法是通过敷贴药物于特定穴位，以刺激穴位、调整气血而防治疾病的一种方法。慢阻肺敷贴药物常使用天灸膏，可达到温经散寒、疏通经络、活血通脉功效，调节脏腑功能，既可改善临床症状，又可提高机体免疫力而治疗慢阻肺。临床常用穴位有天突、膻中、肺俞、大椎、脾俞等。

临床上还可根据患者的证型特点，自行配方以行穴位敷贴治疗，较常用的敷贴药物还有大黄贴膏等。

（二）自血疗法

自血疗法，适用于慢阻肺哮喘重叠综合征、免疫力低下、营养不良的中晚期慢阻肺患者或慢阻肺伴有过敏性疾病者。自血疗法可选用曲池、脾俞、肾俞、定喘、肺俞等，该疗法具有操作简便、安全、效果明显等优点。

三、中西医结合治疗

（一）慢阻肺稳定期中西医治疗

西医治疗COPD稳定期可选择支气管扩张剂、糖皮质激素、祛痰剂、家庭氧疗、肺功能康复锻炼等，结合中医药治疗可改善患者症状及生活质量，并减少西医治疗的副作用。支气管扩张剂可通过综合评估患者病情严重程度，参考表10-3-4-1选择药物。另外，还应注意慢阻肺患者的全身合并疾病，如心血管疾病、骨质疏松、焦虑和抑郁、肺癌、感染、代谢综合征和糖尿病等，治疗时应予兼顾。长期氧疗可提高静息状态下严重低氧血症患者的生存率，对患者的血流动力学、血液学特征、运动能力、肺生理和精神状态都会产生有益的影响。此外，稳定期患者还可在常规西医治疗中加服制剂薯蓣膏，可减少症状加重次数。

表10-3-4-1　稳定期COPD病情严重程度的综合性评估及其主要治疗药物

综合评估分组	特征	上一年急性加重次数	mMRC分级或CAT评分	首选治疗药物
A组	低风险，症状少	≤1次	0～1级或<10	SAMA或SABA，必要时
B组	低风险，症状多	≤1次	≥2级或≥10	LAMA或（和）LABA
C组	高风险，症状少	≥2次*	0～1级或<10	LAMA，或LAMA加LABA或ICS加LABA
D组	高风险，症状多	≥2次*	≥2级或≥10	LAMA加LABA，或加ICS

注：SABA：短效β_2受体激动剂；SAMA：短效抗胆碱能药物；LABA：长效β_2受体激动剂；LAMA：长效抗胆碱能药物；ICS：吸入性糖皮质激素；*或因急性加重住院≥1次。

（二）慢阻肺急性加重期中西医治疗

由于急性加重期慢阻肺（AECOPD）病情危重，复杂多变，预后较差，中西医结合积极救治可增强疗效。

西医治疗包括控制性氧疗、抗感染、祛痰、解痉平喘、改善微循环与血液流态、维持内环境稳定、营养支持、调节免疫功能等综合治疗，可配合机械通气缓解呼吸肌肉疲劳，与中医的清热解毒、豁痰平喘、活血化瘀、益气养阴、温阳利水、醒脑开窍、平肝息风等治法有机结合，可提高抢救成功率。

AECOPD是本虚标实之证，以肺、心、脾、肾等脏器虚损为其本，由虚而生痰致瘀，痰、瘀是贯穿病程始终的病理因素，且随病程延长而加重。在西医治疗基础上可根据患者证型辨证使用中药，根据兼症加减，中医药不仅可治疗患者呼吸困难、咳嗽、咯痰等主要症状，对治疗患者便秘、纳差、足肿、胸闷、免疫低下等兼症也可发挥较好的效果，并可配合穴位敷贴、自血疗法、呼吸操等中医干预措施，加快控制症状，使患者过渡到稳定期。

AECOPD病情危重阶段辨证还可以肺衰（呼吸道感染、肺功能不全为主）、心衰（慢性心衰急性加重）作为常见主型，把神昏（肺性脑病）、厥脱（休克）、出血［上消化道出血或并弥散性血管内凝血（DIC）］作为重要兼证及危重变证，随证施治，宜将中医开宣、祛邪、化痰、利水、行瘀、开窍、扶正等治法与西医综合治疗紧密结合起来。

四、难点分析

迄今为止，临床尚未发现有一种药物可以阻止慢阻肺患者肺功能持续衰减的趋势。现代医学治疗主要在缓解患者症状和治疗并发症方面有优势，但仍存在其他不足：长期吸入药物长效β_2受体激动剂、ICS、抗胆碱能药物存在一定的副作用，如口干、口腔溃疡、真菌感染、声嘶、骨质疏松、肌肉震颤、心悸等不良反应，吸入ICS可增加肺部感染的风险，产生激素依赖性，滋生恐惧、焦虑不良情绪，导致患者依从性差；此外，患者对吸入疗法的掌握情况也在一定程度上影响了治疗效果。长期维持治疗的费用和因急性加重导致的额外医疗支出，费用高昂，给患者及家庭带来沉重的经济负担，也在一定程度上阻碍了慢阻肺的治疗和管理。

中医药在治疗慢阻肺稳定期中有西医不可取代的优势。中医治疗讲求"治病求本"，运用中医药治疗慢阻肺稳定期，除可以缓解患者临床症状，提高生活质量外，还可提高患者免疫功能，减少疾病急性加重风险。目前中医药治疗慢阻肺稳定期的临床研究，在发挥辨证施治的基础上，注重扶正固本，同时辅以多种中医适宜技术，内外兼治，可以从呼吸力学、气道重塑、免疫功能调节、细胞因子等方面进行调节，成为减缓COPD病情进展的研究热点，体现了中医药"未病先防，既病防变"的治未病思想。

五、医案验方

陈某某，男，72岁，因"反复咳嗽、咯痰13年，气促6年"来诊。患者吸烟史30余年，已戒烟2年。每年症状加重2～3次，多因天气变化加重，辗转于外院以氨茶碱、激素等行平喘治疗，效果不佳，遂来诊寻求中医治疗。刻诊：喘促倦怠，动则尤甚，呼多吸少，气不得续，咳嗽，咯少量清稀痰，腰膝酸软，口淡纳差，小便清长，大便干结，唇指发绀，舌淡暗，苔白，脉沉弱。

肺功能检测：FEV_1，26%；FEV_1/FVC，49%；6分钟步行距离，310m。血气分析：PaO_2 63mmHg。

中医诊断：喘证；中医辨证：肺肾亏虚，痰瘀阻络。

西医诊断：慢性阻塞性肺疾病（稳定期）。

处理：西医继续以氨茶碱、孟鲁司特、三联支扩剂、盐酸氨溴索等药物进行解痉、化痰处理。

中医拟补肺纳肾、降气化痰、活血化瘀为法治疗，予补肺汤合金水六君煎加减，配合中医特色治疗自血疗法，选用脾俞、曲池、肺俞等。

处方：生晒参15g（另炖）、黄芪25g、熟地黄10g、五指毛桃30g、五味子10g、紫菀15g、桑白皮15g、当归10g、陈皮10g、姜半夏9g、茯苓15g、苦杏仁10g、厚朴10g、砂仁10g、炙甘草10g、磁石15g（先煎）。7剂，水煎服，每日1剂。

7天后复诊，患者精神好转，咳嗽、咯痰减少，气促明显减轻，胃纳转佳，二便调。舌质淡暗，苔白，脉细。后予中药去磁石、砂仁，续服1周，继续自血疗法治疗。三诊，患者精神转好，气促减轻，再予我院制剂平喘胶囊及薯蓣膏口服以益肾补肺健脾，疗程3个月，随访症状好转，轻度活动后气促，病情稳定。复查6分钟步行距离490m；肺功能FEV1：44%。

按语：方中生晒参、黄芪大补元气为君药；熟地黄补气养阴，填精益髓，五味子酸甘化阴，敛肺肾之气，五指毛桃加强补气之功，共为臣药。紫菀下气化痰止咳，桑白皮泻肺平喘利水，陈皮、姜半夏燥湿化痰，厚朴下气化痰，当归活血补虚，亦可润肠通便，磁石纳气平喘，砂仁燥湿化痰，亦可醒脾开胃，诸药共为佐药；炙甘草补虚、调和诸药，为使药。全方补中带运，补而不滞，共奏补肺健脾、纳肾平喘、活血化瘀、醒脾化痰之功。

该例慢阻肺患者属于D组慢阻肺稳定期患者，经常规西医化痰、平喘处理效果不佳，正气虚弱，病邪内生，症状延绵不解。此诊配合中医辨证施治培补正气，祛邪平喘，配合自血疗法、膏方及中成药等巩固药效，病情获得较好的控制。临床上针对COPD患者，中医治疗得当，可缓解患者临床症状、提高生活质量及减少疾病急性加重风险，疗效显著。

第五节　辨证施护

一、辨证护理

（一）生活起居指导

保持室内空气新鲜流通，温湿度适宜。在寒冷季节或气候转变时，及时增减衣物，尽量避免去人群密集的公共场所，避免感受外邪诱发或加重病情。劳逸结合，起居有常。

（二）情志调理

本病缠绵难愈，患者精神负担较重，常易出现焦虑、抑郁等情绪，护士应主动介绍疾病知识，鼓励患者积极防治，消除消极悲观态度及焦虑情绪，克服对疾病的恐惧心理，改善其治疗依从性。鼓励家属多陪伴患者，病友间可多沟通交流防治疾病的经验，使患者学会自我排解烦恼及忧愁，通过适当运动、音乐欣赏、书法绘画等移情易性，保持乐观开朗情绪，避免忧思恼怒对人体的不利影响。

（三）气道廓清术

（1）抹胸拍肺。两手交替由一侧肩部由上至下呈斜线抹至另侧肋下角部，各重复10次。两手自两侧肺尖部开始沿胸廓自上而下拍打各10次，拍肺力度需适中。

（2）胸部叩击。患者侧卧位或在他人协助下取坐位，叩击者两手手指弯曲并拢，使掌侧呈杯状，以手腕力量，从肺底自下而上、由外向内、迅速而有节律地叩击胸壁。每一肺叶叩击1～3分钟，每分钟叩击120～180次，叩击时发出一种空而深的拍击音则表明叩击手法正确。

（3）振动排痰。可采用振动排痰机每日治疗2～4次，每次15～20分钟。

（四）康复锻炼

（1）戒烟。戒烟在慢阻肺患者中是一个重要的环节，难以戒烟患者可使用酒石酸伐尼克兰等药物并配合中医药戒烟疗法，可适当降低患者戒烟难度。中医药戒烟疗法包括中药汤剂、中医耳穴疗法、穴位敷贴疗法等，以中医体质辨识为基础，根据不同体质选择特定中医治疗方法，达到减轻戒断症状的目的。

常用的中医戒烟方法。①戒烟汤：鱼腥草30g，地龙、远志各15g，藿香、薄荷、甘草各10g，人参5g，水煎服，每日1剂，分5次服。②戒烟药茶：绿茶、薄荷、藿香、甘草各等份，砂糖少许，水煮当茶饮。每日8～12次，连用2～3天。

（2）呼吸锻炼。腹式呼吸、缩唇呼吸可增加患者呼吸肌肉力量，增强有效咳嗽能力，建议每日锻炼2～3次。

（3）呼吸操（坐式呼吸操）。坐于椅上或床边，双手握拳，肘关节屈伸4～8次，屈吸伸呼；平静深呼吸4～8次；展臂吸气，抱胸呼气4～8次；双膝交替屈伸4～8次，伸吸屈呼；双手抱单膝时吸气，压胸时呼气，左右交替4～8次；双手分别搭同侧肩，上身左右旋转4～8次，旋吸复呼。

（4）卧床康复训练。根据患者病情选择适当床上康复训练，如拉伸运动、空中踩车、桥式运动、踝泵运动等。

（5）八段锦、太极拳等气功锻炼。可调脏腑，畅气机，平阴阳，和气血。慢阻肺患者可根据自身运动耐力，使用八段锦、太极拳等功法练功，并配合腹式缩唇呼吸运动。

二、辨证施膳

饮食以高热量、高蛋白和高维生素为宜，并补充适量无机盐，同时避免摄入过多碳水化合物及易产气食物。多吃绿叶蔬菜及水果，食物烹饪以蒸、煮为宜，食物宜软烂，以利于消化吸收，同时忌辛辣、肥腻、过甜、过咸及煎炸之品。患者稳定期宜进食健脾益肺补肾的食物，如太子参、麦冬、党参、北沙参、人参、山药、阿胶等。

第六节　循证研究

一、基础研究

（一）中医基础研究

1. COPD病位在肺，其根在肾，与脾密切相关

COPD主要以咳、痰、喘为临床表现，这些均为肺系疾病最为显著的症状特征，该病的病位在肺，但其转归及预后与肺、脾、肾三脏密切相关。邵长荣[5]认为COPD发展至后期时，多由于病程日久，迁延不愈，机体正气严重损伤，机体功能日渐衰败，肺气亏虚不足导致气机功能失调，清气输布失调，肺脏失于宣发肃降，导致肺气停滞，滞于胸中，壅阻气道，加重疾病发生。沈承玲等[6]认为COPD的发展呈现出了"咳—痰—喘—胀—肿—肿消"的发展趋势，多经历了外邪入侵、痰浊阻肺、瘀血阻络、肺脾肾虚损等过程。"脾为生痰之源，肺为储痰之器"，肺病日久迁延不愈，反复发作，必将损伤中土之气，脾胃功能会出现亏虚，水液运化功能失司，水饮内停于肺，日久聚湿成痰，痰浊贮于肺中，肺脏功能受损，气道不利，气机功能失司，上气喘逆，鸣息不通，病久累及肾脏，肾不纳气，加重喘脱。沈志坤[7]认为COPD在病变过程中，痰浊的形成为病理基础，病机则为本虚为主，正气不足，卫外不固，损伤肺脏，久病伤脾，脾胃虚弱，病程再久则伤及肾脏，肾不纳气；而因肺气虚不能化津、脾气虚不能传输、肾气虚不能蒸发而生痰化浊，痰浊则不断化生，成为本病不能蠲除之夙根。

2. COPD发病多与痰饮和瘀血相关

有学者[8]提出COPD的发病在于本虚感邪、气滞血瘀和肺脾肾虚，有研究[9]显示：COPD急性期多以痰热壅肺、痰湿阻肺、瘀血阻络等表实证为主，COPD稳定期则以肺、脾、肾三脏亏虚证为主，时而伴随痰浊血瘀兼夹其中，COPD缓解期为本虚。COPD的发生发展主要涉及肺、脾、肾三脏，并有痰饮、血瘀贯穿其中，故在治疗上，急性期多以祛瘀化痰为主，稳定期多以补虚扶正为主，兼以活血化瘀、理气化痰。对近20年有关COPD的文献进行统计分析[10]，得出COPD的病位在肺，与脾、肾密切相关，多为本虚，而痰饮、血瘀多为其加重的因素的结论。李建生等[11]认为，COPD以正虚积损为主要病机，主要表现为肺、脾、肾三脏虚损，痰饮、血瘀的影响，加快COPD的发展。由此可见，痰饮和血瘀始终贯穿COPD的发病始终。

（二）西医基础研究

1. 慢阻肺的炎症细胞机制

慢阻肺气道炎症的特点是炎症，其机制涉及固有免疫与适应性免疫。香烟烟雾中的有害成分可激活炎症相关的损伤相关分子模式（damage associated molecular patterns，DAMPs），导致致炎因

子释放，诱导适应性免疫应答，诱发持续性的肺组织慢性炎症[12-13]，其中活化的中性粒细胞释放丝氨酸蛋白酶，导致肺组织出现肺气肿性改变[14]。慢阻肺患者的气道、肺间质内的巨噬细胞数量增加可促进疾病进展[15-16]。临床研究表明，嗜酸性粒细胞数量的升高可预示对支气管舒张剂和糖皮质激素治疗的反应良好，也可能提示同时存在哮喘或哮喘慢阻肺重叠综合征[17]。慢阻肺患者的T淋巴细胞、B淋巴细胞数量增加均与气道破坏及气流受限有正相关[18-21]。

2. 慢阻肺存在氧化应激

与健康对照者、吸烟者相比，慢阻肺患者体内存在氧化-抗氧化失衡，即氧化应激损伤。产生氧化应激损伤的外源性因素包括吸烟、生物燃料、有毒气体、颗粒物，内源性因素包括炎症细胞、结构细胞通过线粒体呼吸、NADPH 氧化酶（NADPH oxidase 2，NOX2）、黄嘌呤/黄嘌呤氧化酶和血红素过氧化物酶等[22]。肺组织氧含量较高，且直接暴露于环境病原体、污染性气体和毒素，更易受到氧化应激损伤[23]。

3. 慢阻肺发病的衰老机制

衰老是很多慢性疾病最重要的危险因素之一。慢阻肺被认为是使肺老化进程加快的因素[24]。长期吸烟会加快衰老的进程，导致肺泡破坏加重、气流受限严重、肺功能下降明显[25]。肺气肿的肺组织由于炎症和氧化应激损伤的持续存在，细胞的端粒缩短加快，加快细胞衰老和促炎基因的表达[26]。同时衰老相关的DNA甲基化、组蛋白修饰和非编码RNAs调控可诱导染色体重塑和相关抗衰老蛋白（如HDAC2和Sirt1）的表达下降，加快衰老进程[27]。伴随着年龄的增加，基线状态时的炎症和氧化应激也相应加重，即所谓的炎症性衰老或应激相关性早衰；同时出现固有免疫和适应性免疫的改变，即免疫衰老。

4. 基因多态性全基因组关联研究

针对肺气肿的基因分析表明基因多态性与慢阻肺易感性明显相关，并参与慢阻肺发病的多个方面[28-29]。在蛋白酶-抗蛋白酶体系，包括丝氨酸蛋白酶抑制剂（SerpinA1、SerpinE2和SerpinA3）、MMP基因多态性等；在氧化应激体系，包括谷胱甘肽S-转移酶、微粒体环氧化物酶、血红素加氧酶-1和超氧化物歧化酶等基因多态性；以及炎症相关基因多态性，如维生素D结合蛋白、TGF-β1和TNF-α等。α1-抗胰蛋白酶（AAT）是一种能够抑制NE活性的急性期分泌糖蛋白，由SerpinA1基因编码，能够保护肺泡免受NE酶解破坏。AAT缺陷人群多由于蛋白酶-抗蛋白酶失衡，而自发性进展为肺气肿和慢阻肺[30]。晚期糖基化终末产物特异性受体（advanced glycosylation end product-specific receptor，AGER）作为一种编码变异体，在慢阻肺患者肺组织表达升高，与肺功能降低及肺气肿变化相关。同时，AGER缺陷可明显抑制香烟暴露引起的肺气肿[31]。相似的与慢阻肺相关的编码变异体还有肺表面活性蛋白-D、端粒酶反转录酶及核组装因子1等，其基因的缺陷或突变同样可诱导慢阻肺的发展[32]。

二、临床研究

（一）中医方面

1. 慢阻肺稳定期的辨证分型及治疗

有学者把慢性阻塞性肺疾病稳定期分为四种证型，即肺肾气虚型、肺气虚型、肺脾气虚型、肺肾气阴两虚型[33]。张雨星[34]运用平喘固本汤合补肺汤加减治疗肺肾气虚证慢阻肺，患者肺功能、免疫指标水平得到改善；周家福等[35]等运用益气补肺汤治疗稳定期慢阻肺，发现其可缓解患者的中医症状和炎症反应，改善肺功能，提高免疫力；李丹等[36]运用益气健脾汤联合西药雾化吸入治疗肺脾气虚型COPD稳定期，发现其可减轻患者呼吸系统症状，提高临床疗效，降低气道炎症反应，改善肺部通气功能；孙树起[37]采用润肺滋阴、益气生津法配合西药治疗肺肾气阴两虚型的COPD，发现对比试验组，此治疗方法显著减轻临床症状，改善肺功能，减少急性发作频率，增强疗效，且并不会增多不良反应。

2. 活血化瘀法治疗AECOPD

《丹溪心法·咳嗽》谓"血碍气作嗽者，桃仁去皮尖、大黄酒炒，姜汁丸服"，指出咳喘血瘀证可加桃仁、大黄等药，为活血化瘀治疗肺胀开了先河。张芙蓉[38]、杨涛[39]、王念源[40]、闵婕[41]、张启发[42]等临床上加用活血化瘀药治疗COPD，观察各项指标，发现其疗效明显高于西医常规治疗组。活血化瘀法对COPD的预防、治疗及改善症状有显著作用。

3. "培土生金"法治疗COPD的机制

"培土生金"的实质是运用甘平、甘凉、甘温等治法，以健运脾脏为核心，通过调补脏腑机能，达到治疗肺脏虚损病证的目的[43]。《难经·六十九难》曰："……虚者补其母，实者泻其子……"[44]从五行治则来看，母子关系失调，子虚证可以采用"补母"的治法，但是众多医家在临床实践中发现，凡病位在肺，不论虚实，都可以运用"补母"的思想，通过健脾来起到治理肺脏的作用[45]。"培土生金"理论得到升华是在明清时期，其内涵得到了进一步的阐述，形成了较为成熟的治则治法，大致可以分为甘平、甘凉、甘温三类，此三类治法的方剂分别以参苓白术散、麦门冬汤、黄芪建中汤为代表，其中茯苓、人参、半夏、陈皮、白术为"培土生金"治疗COPD的核心药物[46]。

（二）西医方面

1. 慢阻肺的早期诊断

2019年《慢性阻塞性肺疾病全球倡议》（Global Initiative for Chronic Obstructive Lung Disease，GOLD）指出，目前COPD临床漏诊率高且大部分COPD高危人群早期无呼吸系统症状、缺少警觉性，易错过最佳诊治时机[47]。临床实践发现，慢性咳嗽、咳痰常早于气流受限许多年而存在，部分无气流受限、吸烟的COPD患者存在呼吸道症状、生活质量受到影响并出现急性加重样事件；但并非所有咳嗽患者最终均会进展为COPD，部分COPD患者仅有气流受限但并没有咳嗽、咳痰症状。

虽没有气流受限，但吸烟，并严重影响生活质量的COPD被划分为GOLD 0期，或被称为"COPD前期"。郑劲平教授将早期COPD分为三类：①无气流受限，有慢性支气管炎症状；②无气流受限，无或有症状，有肺气肿；③有气流受限，无症状。并认为这三类早期COPD患者均存在肺部结构性改变并处于肺功能快速下降阶段，急性加重、咳嗽、咳痰及进展为COPD的风险升高。国外研究认为，应将"早期疾病"与"晚期轻度疾病"区别开来，并提出了早期COPD的操作定义：50岁以下的吸烟者（≥10包年）出现以下任何一项：①FEV_1/FVC＜参考范围下限；②兼容的CT异常（气道异常和/或肺气肿）；③FEV_1降低≥60mL/年[48]。由于COPD症状可能在FEV_1%占预计值的百分比下降至50%才会出现，因此无症状的COPD患者进行早期肺功能检查及干预获益更多。

2. 关于三联治疗

三联治疗是指LABA、LAMA、ICS这3类药物联合使用，目前存在争议。一项针对有重度气流受限和有急性加重病史的COPD患者的事后汇总分析显示，与不含ICS治疗方案相比，三联吸入治疗并不能显著降低死亡率[49]。但另外2项针对既往有频繁和（或）重度急性加重病史且具有临床表现的患者（这些患者既往接受过三联疗法、LABA/ICS或单药或长效支气管扩张剂维持治疗）的大型随机对照研究（IMPACT研究和ETHOS研究）显示了不同的结果[50-51]。IMPACT研究中，糠酸氟替卡松/维兰特罗/乌美溴铵三联治疗组患者全因死亡率较其他两组低。ETHOS研究中，固定剂量吸入三联药物（布地奈德/格隆溴铵/福莫特罗）在急性加重频率及死亡率方面优于双联方案治疗。基于目前研究成果，尚需进一步的分析或研究以明确具有更大生存获益的特定患者群体。

3. 关于PCT与AECOPD抗菌药物的使用

血液生物标志物降钙素（procalcitonin，PCT）可能有助于指导COPD急性加重期抗菌药物的使用。一项荟萃分析发现，PCT虽然可以减少COPD急性加重患者总体抗菌药物使用时间，但对住院时间、治疗失败、全因死亡率等临床结果无明显影响。而且大部分COPD急性加重患者血液PCT水平低于使用抗菌药物的临界值，将PCT作为生物标志物与重症监护病房患者更差的预后相关[52]。

（简小云　梁炳辉　赖慧晶）

● 参考文献

[1] 中华医学会呼吸病学分会慢性阻塞性肺疾病学组，中国医师协会呼吸医师分会，慢性阻塞性肺疾病工作委员会. 慢性阻塞性肺疾病诊治指南（2021年修订版）[J]. 中华结核和呼吸杂志，2021，44（3）：170-205.

[2] ZHONG N, WANG C, YAO WZ, et al. Prevalence of chronic obstructive pulmonary disease in china: a large, population-based survey[J]. Am J Respir Crit Care Med, 2007, 176（8）: 753-760.

[3] YIN P, WANG H, VOS T, et al. A subnational analysis of mortality and prevalence of COPD in China from 1990 to 2013: findings from the global burden of disease study 2013[J]. Chest, 2016, 150（6）: 1269-1280.

[4] 中华医学会，中华医学会杂志社，中华医学会全科医学分会，等. 慢性阻塞性肺疾病基层诊疗指南（2018年）[J]. 中华全科医师杂志，2018年，17（11）：856-870.

[5] 郑敏宇. 邵长荣运用补肾活血法治疗慢性阻塞性肺疾病肺动脉高压经验[J]. 上海中医药杂志，2012，46（12）：1-2.

[6] 沈承玲，孙塑伦，高颖，等. 论肺阳在肺主行水中的作用[J]. 中医药学报，2005，33（2）：68-69.

[7] 沈志坤. 百令胶囊联合肺康复医疗体操对缓解期COPD的疗效观察[J]. 中国中医杂志，2008，33（8）：942-944.

[8] 李素云，李建生，曹世宏. 中医药治疗慢性阻塞性肺病研究概况[J]. 中国中医药信息杂志，2002（6）：83-86.

[9] 于丽丽，王天芳，徐雯洁，等. 慢性阻塞性肺疾病稳定期证候及证候要素分布特点的临床研究[J]. 北京中医药大学学报，2010，33（10）：699-702.

[10] 徐雯洁，王天芳，王智瑜，等. 慢性阻塞性肺疾病急性期与稳定期中医症状及体征特点的比较[J]. 上海中医药大学学报，2010，24（6）：35-39.

[11] 李建生，余学庆. 中医药治疗慢性阻塞性肺疾病临床研究要点的思考[J]. 中医杂志，2011，22（21）：1805-1809+1821.

[12] BRUSSELLE G G, JOOS G F, BRACKE K R. New insights into the immunology of chronic obstructive pulmonary disease[J]. Lancet, 2011, 378（9795）: 1015-1026.

[13] EAPEN M S, MYERS S, WALTERS E H, et al. Airway inflammation in chronic obstructive pulmonary disease（COPD）: a true paradox[J]. Expert Rev Respir Med, 2017, 11（10）: 827-839.

[14] RUSSELL R E, THORLEY A, CULPITT S V, et al. Alveolar macrophage-mediated elastolysis: roles of matrix metalloproteinases, cysteine, and serine proteases[J]. Am J Physiol Lung Cell Mol Physiol, 2002, 283（4）:

L867-L873.

[15] BELCHAMBER K B R, DONNELLY L E. Macrophage dysfunction in respiratory disease[J]. Results Probl Cell Differ, 2017, 62: 299-313.

[16] TASHKIN D P, WECHSLER M E. Role of eosinophils in airway inflammation of chronic obstructive pulmonary disease[J]. Int J Chron Obstruct Pulmon Dis, 2018, 13: 335-349.

[17] GRUMELLI S, CORRY D B, SONG L Z, et al. An immune basis for lung parenchymal destruction in chronic obstructive pulmonary disease and emphysema[J]. PLoS Med, 2004, 1 (1): e8.

[18] PRIDGEON C, BUGEON L, DONNELLY L, et al. Regulation of IL-17 in chronic inflammation in the human lung[J]. Clin Sci (Lond), 2011, 120 (12): 515-524.

[19] VASSALLO R, WALTERS P R, LAMONT J, et al. Cigarette smoke promotes dendritic cell accumulation in COPD: a Lung Tissue Research Consortium study[J]. Respir Res, 2010, 11 (1): 45.

[20] KANAZAWA H, TOCHINO Y, ASAI K, et al. Simultaneous assessment of hepatocyte growth factor and vascular endothelial growth factor in epithelial lining fluid from patients with COPD[J]. Chest, 2014, 146 (5): 1159-1165.

[21] VALLATH S, HYNDS R E, SUCCONY L, et al. Targeting EGFR signalling in chronic lung disease: therapeutic challenges and opportunities[J]. Eur Respir J, 2014, 44 (2): 513-522.

[22] KIRKHAM P A, BARNES P J. Oxidative stress in COPD[J]. Chest, 2013, 144 (1): 266-273.

[23] MCGUINNESS A J, SAPEY E. Oxidative stress in COPD: sources, markers, and potential mechanisms[J]. J Clin Med, 2017, 6 (2): 21.

[24] MACNEE W. Is chronic obstructive pulmonary disease an accelerated aging disease[J]. Ann Am Thorac Soc, 2016, 13 (Suppl5): S429-S437.

[25] LANGE P, CELLI B, AGUSTÍ A, et al. Lung-function trajectories leading to chronic obstructive pulmonary disease[J]. N Engl J Med, 2015, 373 (2): 111-122.

[26] TSUJI T, AOSHIBA K, NAGAI A. Cigarette smoke induces senescence in alveolar epithelial cells[J]. Am J Respir Cell Mol Biol, 2004, 31 (6): 643-649.

[27] LÓPEZ-OTÍN C, BLASCO M A, PARTRIDGE L, et al. The hallmarks of aging[J]. Cell, 2013, 153 (6): 1194-1217.

[28] ZHOU H X, YANG J, LI D X, et al. Association of IREB2 and CHRNA3/5 polymorphisms with COPD and COPD-related phenotypes in a Chinese Han population[J]. J Hum Genet, 2012, 57 (11): 738-746.

[29] YUAN C H, CHANG D, LU G M, et al. Genetic polymorphism and chronic obstructive pulmonary disease[J]. Int J Chron Obstruct Pulmon Dis, 2017, 12: 1385-1393.

[30] DENG X W, YUAN C H, CHANG D. Interactions between single nucleotide polymorphism of SERPINA1 gene and smoking in association with COPD: a case-control study[J]. Int J Chron Obstruct Pulmon Dis, 2017, 12: 259-265.

[31] WOLF L, HERR C, NIEDERSTRAER J, et al. Receptor for advanced glycation endproducts (RAGE) maintains pulmonary structure and regulates the response to cigarette smoke[J]. PLoS One, 2017, 12 (7): e180092.

[32] LI Y, CHO M H, ZHOU X. What do polymorphisms tell us about the mechanisms of COPD?[J]. Clin Sci (Lond), 2017, 131 (24): 2847-2863.

[33] 杨欣莹. 慢性阻塞性肺疾病稳定期的中医药治疗研究进展[J]. 中医药学报, 2015 (5): 115-117.

[34] 张雨星. 对慢性阻塞性肺疾病肺肾气虚型患者应用平喘固本汤合补肺汤加减治疗的临床效果分析[J]. 中医临床研究, 2022, 14 (1): 99-101.

[35] 周家福, 吴虹, 何飞, 等. 益气补肺汤对慢性阻塞性肺疾病稳定期患者肺功能、免疫功能及炎症因子的影响[J]. 辽宁中医杂志, 2022, 49 (4): 106-109.

[36] 李丹, 丁纪元, 邵婷婷. 益气健脾汤联合西药雾化吸入治疗肺脾气虚型慢性阻塞性肺疾病稳定期临床研究[J]. 新中医, 2021, 53 (24): 31-35.

[37] 孙树起. 润肺滋阴、益气生津法配合西药对慢性阻塞性肺病稳定期（肺肾气阴两虚证）的治疗作用[J]. 辽宁中医杂志, 2018, 45 (11): 2331-2334.

[38] 张芙蕖, 马超, 余小萍. 从痰、热、瘀论治慢性阻塞性肺疾病急性加重期的研究概述[J]. 中国中医急症, 2016, 25 (12): 2308-2311.

[39] 韩宁, 朱姝. 杨涛主任医师活血化瘀法治疗慢性阻塞性肺疾病经验初探[J]. 中国中医药现代远程教育,

2017，15（6）：67-69.

[40] 王念源. 活血化瘀法治疗慢性阻塞性肺疾病急性加重期2例体会[J]. 中国实用医药，2017，12（5）：148-150.

[41] 闵婕，毛兵，蒋红丽，等. "益气活血"法治疗慢性阻塞性肺疾病稳定期（气虚血瘀证）的临床研究[J]. 四川大学学报（医学版），2014，45（4）：601-605.

[42] 张启发，范丽霞，刘寨东. 黄芪汤化裁联合常规疗法治疗慢性阻塞性肺疾病急性加重期气虚血瘀证40例临床研究[J]. 江苏中医药，2019，51（7）：27-30.

[43] 邱春华，贾春华. 培土生金法之合方在临床中的应用[J]. 天津中医药，2017，34（11）：750-752.

[44] 秦越人. 难经[M]. 成都：四川科学技术出版社，2008：230.

[45] 张雨. 何为"培土生金"[J]. 养生月刊，2013，34（1）：50.

[46] 刘艳. 中西医结合对慢阻肺稳定期患者生存质量的影响[J]. 中西医结合心血管病电子杂志，2018，6（29）：5-6.

[47] 陈亚红. 2019年GOLD慢性阻塞性肺疾病诊断、治疗及预防全球策略解读[J]. 中国医学前沿杂志（电子版），2019，11（1）：1-14. DOI：10.12037/YXQY.2019.01-01.

[48] MARTINEZ F J, HAN M K, ALLINSON J P, et al. At the root：defining and halting progression of early chronic obstructive pulmonary disease[J]. Am J Respir Crit Care Med, 2018, 197（12）：1540-1551.

[49] POOLE P, SATHANANTHAN K, FORTESCUE R. Mucolytic agents versus placebo for chronic bronchitis or chronic obstructive pulmonary disease[J]. Cochrane Database Syst Rev, 2019, 5（5）：CD001287.

[50] Lipson D A, Crim C, Criner G J, et al. Reduction in all-cause mortality with Fluticasone Furoate/Umeclidinium/Vilanterol in COPD patients[J]. Am J Respir Crit Care Med, 2020, 201（12）：1508-1516.

[51] Rabe K F, Martinez F J, Ferguson G T, et al. Triple inhaled therapy at two glucocorticoid doses in moderate-to-very-severe COPD[J]. N Engl J Med, 2020, 383（1）：35-48.

[52] CHEN K, PLEASANTS K A, PLEASANTS R A, et al. Procalcitonin for antibiotic prescription in chronic obstructive pulmonary disease exacerbations：systematic review, Meta-analysis, and clinical perspective[J]. PulmTher, 2020, 6（2）：201-214.

第十一篇 风湿病篇

引 言

风湿性疾病（简称风湿病）是一组以内科治疗为主的肌肉骨骼系统疾病，它包括弥漫性结缔组织病及各种病因引起的关节和关节周围软组织，包括肌、肌腱、韧带等部位相关的疾病。风湿性疾病属于中医痹病范畴，由人体肌表、经络因感风寒湿邪引起。因人体肌表虚弱，卫外不固，腠理空虚，风寒湿邪则乘虚而入，流连于肌表关节，筋骨血脉，致血气运行不畅，经络阻滞，筋脉关节失于濡养而为痹病。其中外邪入侵，即风、寒、湿邪是引起本病的外界因素。故长期生活在潮湿严寒地带或长期水中作业者，日久易致风寒湿邪侵入肢体。《素问》中记载："风寒湿三气杂至，合而为痹也。"《类证治裁》中更明确指出："诸痹……良由营卫先虚，腠理不密，风寒湿乘虚内袭，正气为邪气所阻，不能宣行，因而留滞，气血凝涩，久而成痹。"

风湿性疾病的常见临床症状有关节疼痛、关节肿胀和压痛、关节畸形和功能障碍，另外痹病迁延不愈，病邪由浅入深，由经络侵入脏腑，即《黄帝内经》所谓："病久而不去者，内舍于其合也。"故风湿性疾病也可累及多系统多器官，如皮肤、肺、胃、肠道、肾、心脏、神经系统、血液系统等。其临床上具有渐进性或反复性发作的特点。从西医的角度来辨病，风湿免疫病主要有类风湿关节炎、强直性脊柱炎、痛风、系统性红斑狼疮、干燥综合征、硬皮病、皮肌炎/多发性肌炎、系统性血管炎、风湿热等。

第一章 类风湿关节炎

第一节 概 述

类风湿关节炎（RA）是以关节滑膜炎及血管翳形成为特征的一种系统性免疫性疾病，以双手小关节破坏为主，呈对称性，也可累及关节外系统，如循环系统、呼吸系统、神经系统等，发病原因不明，但大多认为与免疫、感染、环境、性激素水平等因素有关，主要表现为受累关节的疼痛肿胀，活动受限，晚期严重者可出现关节畸形，严重影响患者生活质量。我国RA发病率约为0.2%～0.4%，发病高峰为30～50岁，女性患病率明显高于男性，男女比例约为1∶3。

中医学没有类风湿关节炎的病名，根据关节疼痛肿胀、晨僵、畸形等临床特征，属于"痹证""骨痹""历节病""鹤膝风""尪痹"的范畴。1981年，当代医家焦树德提出"尪痹"的病名，后被医学界认可，一直临床沿用至今。

《素问》记载"……病名曰骨痹，是人当挛节也"。《金匮要略》记载，"……汗出入水中，如水伤心，历节黄汗出，故曰历节"。《景岳全书》提出"凡肘膝肿痛，臂胻细小者，名为鹤膝风"，这些关节症状与RA的临床表现相似。

第二节 病 因 病 机

一、中医学对类风湿关节炎病因病机的认识

中医认为类风湿关节炎的发生与正气虚损和邪毒入侵关系较密切。

1. 正气不足

中医认为RA的发病，多为机体禀赋不足。《素问》记载："邪之所凑，其气必虚。"《灵枢·百病始生》记载："风雨寒热不得虚，邪不能独伤人。"强调正气不足是疾病发生的基础，体虚易受风寒湿之邪，痹阻经脉而致痹。《灵枢·五变》曰："肾者水也，而生骨，肾不生则髓不能满，故寒甚至骨也……病曰骨痹。"肾主骨生髓，肾精不足，则骨节失养，筋脉萎软，肌体骨节不利。《类证治裁·痹证》提道："诸痹，良由营卫先虚，腠理不密，风寒湿乘虚内侵……久而成痹"。营行脉中，卫行脉外，营卫之气具有保护机体、抵御外邪的作用。若营卫之气不和，腠理疏松，则外邪易于侵袭人体而致痹。

2. 外邪侵袭

《素问·痹论》中指出"风寒湿三气杂至，合而为痹也""不与风寒湿气合，故不为痹"。说明痹证的发病离不开风、寒、湿等邪气的参与。生活环境寒冷潮湿，或涉水冒雨，致风寒湿之邪侵袭，痹阻筋脉，阻碍气血运行，最终发为痹证。《儒门事亲》中记载"痹病以湿热为源，风寒为兼"，提出湿热也是痹证发生的重要因素。

3. 内生邪气

《证治汇补·痹症》中指出："湿热痰火、郁气死血，留于经络四肢，悉能为麻为痹。"该句提出痰浊、气郁、瘀血等可痹阻于经络，导致筋脉挛急，麻木不仁而致痹。《类证治裁·痹证论治》中记载"痹久必有湿痰败血瘀滞经络"，痰浊瘀血作为机体产生的病理产物，还与疾病缠绵难愈相关，可加重病情，造成恶性循环。其次，情志也是RA发病的不可忽略的重要原因。《中藏经》中指出"气痹者，愁忧思喜怒过多"，认为思虑过多、烦躁易怒等情志因素与痹病的发生有密切关系。

二、现代医学对类风湿关节炎致病因素的认识

虽然病因和发病机制尚未明确，但通常认为与下列因素有关。

1. 遗传

大量研究表明RA发病与遗传因素相关。1974年，Stastny首次报道了人类白细胞抗原（HLA）-DR4基因与RA的发病相关。之后，陆续大量的研究提示基因与RA发病的相关性。其中，人类白细胞抗原（HLA），尤其是HLA-DR，是相对重要的易感基因，其位于6号染色体MHC区域内。资料显示，同卵双生子的共患率为12%～15%，发病率高于普通人群约1%。

2. 感染

细菌、病毒等均可能与RA的发病相关。回顾性研究发现，既往有扁桃体炎、风疹、腮腺炎病史的人群RA患病率会升高。有研究总结发现，EB病毒、成人细小病毒B19、A型链球菌、大肠杆菌、丙肝病毒均可能与RA发病相关。

3. 吸烟

吸烟是RA发病的危险因素，吸烟者的患病率是不吸烟者的2～4倍。吸烟与血清学指标有一定关联，吸烟者RF值较不吸烟者高，且吸烟对RA的影响呈剂量依赖关系，吸烟量大者病情更严重。随着戒烟时间的延长，RA的风险下降。

4. 性别及内分泌

RA女性的发病率明显高于男性，且怀孕可以缓解RA的临床症状，但生育后哺乳期女性的RA风险增加。

第三节 诊断与鉴别诊断

一、诊断

（一）临床表现

类风湿关节炎以关节症状为主，也可伴发关节外表现。

1. 关节表现

（1）晨僵。晨起后关节有僵硬感，活动后改善，时间超过30分钟者意义较大。其他疾病的关节炎也可出现晨僵，但持续时间较短。

（2）关节肿胀。因关节周围软组织炎症反应或关节腔积液导致皮肤红肿，伴随肤温升高。

（3）关节疼痛。疼痛最常出现关节为双手掌指关节、近端指间关节、腕关节，呈对称性，其次可累及膝、肘、肩等关节。除此之外，部分可累及颞颌关节，说话或咀嚼时疼痛加重，甚至张口受限；累及颈椎，出现颈椎活动受限，晚期严重者可出现颈椎半脱位。

（4）关节畸形。治疗不及时、不规范，晚期可出现关节畸形，活动受限。最常见的掌指关节的半脱位、手指向尺侧倾斜，呈"天鹅颈""纽扣花样"表现。

（5）关节功能障碍。关节肿痛影响日常工作，关节畸形后，丧失劳动能力，甚至影响穿衣、吃饭、洗漱等日常活动。

2. 关节外表现

20%~30%的患者有类风湿皮下结节，结节大小不等，无压痛，多发生于关节隆突部位，最常在肘关节部位的鹰嘴突下，其次为后枕部、手、膝、坐骨结节及跟腱、前臂伸肌皮面等部位。内脏也可受累。出现类风湿结节者提示疾病活动。还可出现类风湿血管炎，出现紫癜、瘀斑、溃疡甚至缺血性坏死；影响心脏，可出现心包积液、缩窄性心包炎等；肺部受累，可出现间质性肺病、胸膜炎，肺动脉高压；影响血液系统，可出现贫血。

（二）辅助检查

1. 实验室一般检测

血常规检测；肝肾功能等检测及其他必要的生化检查；必要时还要筛查肿瘤指标、肝炎、结核。

2. 炎症指标检测

红细胞沉降率、C-反应蛋白，炎症状态下炎症指标会升高。

3. 自身抗体检测

类风湿因子（RF）、抗环瓜氨酸肽抗体（抗CCP）、抗角蛋白抗体等。

4. 影像学检查

（1）X线检查。X线是用来评估关节结构损害最常用的影像学检查，对RA的诊断和关节病变程度的评估起到非常重要的作用。X线下关节病变分为四期：早期可见关节周围软组织肿胀影，关节端骨质疏松，称为Ⅰ期；进而出现关节间隙变窄，称为Ⅱ期；关节面出现虫蚀样改变，则称为Ⅲ期；到了晚期，则可见关节半脱位和关节破坏后的纤维性和骨性强直，这属于Ⅳ期。

（2）超声检查。关节超声可以通过观看血供丰富度和滑膜增生情况来评估关节炎症的程度，并且可以通过治疗前后的对比判断炎症改善情况。超声还可用来定位以进行关节腔穿刺。

（3）其他。还可以通过做关节CT和磁共振的检查，来发现比较早期的关节病变。MRI可显示关节软组织早期病变，如滑膜水肿、骨髓水肿等。

（三）诊断要点

1. 1987年美国风湿病学会（ACR）修订的RA分类标准

（1）关节内或周围晨僵＞1h，持续至少6周；

（2）至少同时有3个关节区软组织肿胀或积液，持续至少6周；

（3）腕、掌指、近端指间关节区中，至少1个关节区肿胀，持续至少6周；

（4）对称性关节炎，持续至少6周；

（5）有类风湿结节；

（6）类风湿因子阳性；

（7）X线片改变（至少有骨质破坏和关节间隙狭窄）。

具备上述7项中至少4项即可诊断为RA。此标准纳入影像学依据，适用于较晚期、病程较长、表现典型的RA患者，对早期发病患者诊断具有局限性。

2. 2010年诊断标准

ACR与欧洲抗风湿病联盟（EULAR）提出新的RA分类（诊断）标准：总分6分以上可确诊RA。该标准对早期RA的诊断具有更好的筛查作用，敏感度更高。小于6分者目前不能诊断为RA，但需密切随访（见表11-1-3-1）。

表11-1-3-1　RA分类（诊断）标准

受累关节个数及关节受累情况	得分/分
1个大关节	0
2～10个大关节	1
1～3个小关节（伴或不伴大关节受累）	2
4～10小关节（伴或不伴大关节受累）	3
＞10个关节（至少一个小关节受累）	5
血清学 RF或抗CCP均阴性	0
RF或抗CCP至少一项为低滴度阳性	2
RF或抗CCP至少一项为高滴度阳性（＞正常上限3倍）	3
急性时相反应物 CRP或ESR均正常	0
CRP或ESR增高	1
症状和持续时间 ＜6周	0
≥6周	1

二、鉴别诊断

（一）中医鉴别诊断

与痿证相鉴别。痹证是人体营卫失调，感受风寒湿热之邪，合而为痹；或日久正虚，内生痰瘀，致使经络、皮肤、血脉、筋骨气血痹阻，失于濡养，而出现的肢体关节肌肉的疼痛、肿胀、僵直、变形的一类疾病。痿证是表现为肢体痿弱，羸瘦无力，行动艰难，甚至瘫软于床榻，但肢体关节多无疼痛的一类疾病，而本病表现以四肢关节疼痛为主，无肌肉萎缩。可与痿病相鉴别。

（二）西医鉴别诊断

类风湿关节炎常需与其他疾病鉴别，常见疾病有以下几种。

1. 痛风关节炎

多发生于男性，起病一般在40岁以后，以反复急性发作的关节炎为主，疼痛剧烈，多数在2周内可自行缓解。好发部位为第一跖趾关节，也可侵犯膝、踝、肘、腕，检查见血尿酸水平升高，类风湿因子阴性。

2. 银屑病关节炎

可有单关节或少关节的炎症，以累及远端指关节为主，伴有典型的皮肤病变；好发于头皮的丘疹或斑块，表面有丰富的白色鳞屑，去除鳞屑后可见点状出血，典型指甲可以看到顶针样凹陷，RF通常为阴性。

3. 系统性红斑狼疮（SLE）

部分狼疮患者在病程早期可出现双手关节炎，但关节炎程度较轻，且不出现关节畸形。常伴有发热、疲乏、口腔溃疡、皮疹、血细胞减少、蛋白尿、抗核抗体阳性等狼疮特异性、多系统表现。关节炎只是SLE表现之一，根据多系统改变和血清抗体的异常可以比较方便地鉴别SLE。

4. 骨关节炎

多见于中老年人，主要累及负重关节，以膝、髋及脊柱等大关节受累为主，手关节多影响远端指关节，休息后关节疼痛可缓解，RF多为阴性，X线片可见骨赘形成。

5. 强直性脊柱炎

多见于青壮年男性，以骶髂关节或脊柱受累为主，常伴有肌腱、韧带的附着点的疼痛。实验室检查显示RF阴性，90%以上患者可有HLA-B27阳性，骶髂关节炎是典型的影像学改变。

第四节 治疗概况

一、中医辨证论治

（一）辨证选择口服中药汤剂

1. 湿热阻络证

主证：关节肿痛而热，发热，关节屈伸不利，晨僵，关节畸形，口渴，汗出，小便黄，大便干，舌质红，苔黄厚、腻，脉滑数或弦滑。

治法：清热利湿，通络止痛。

代表方剂：四妙散加减。

基本处方：薏苡仁、牛膝、黄柏、苍术、乳香、没药、忍冬藤、金银花、泽兰、半枝莲、白花蛇舌草、茯苓、白术、土茯苓等。

2. 风寒湿阻证

主证：关节冷痛而肿，遇风寒痛增，得热痛减，关节屈伸不利，晨僵，关节畸形，口淡不渴，恶风寒，阴雨天加重，肢体沉重，舌质淡，苔白，脉弦紧。

治法：祛风除湿，通络止痛。

代表方剂：桂枝芍药知母汤加减。

基本处方：桂枝、白芍、知母、炙麻黄、熟附子、白术、秦艽、防风、羌活、鸡血藤、络石藤、乌梢蛇、蜂房、穿山龙等。

3. 肝肾亏虚证

主证：关节肿胀疼痛或酸痛，关节屈伸不利，晨僵，关节畸形、腰膝酸软，头晕目眩，五心烦热，咽干，潮热，舌质红或舌淡红，苔少，脉沉细弦。

治法：补益肝肾，通络止痛。

代表方剂：独活寄生汤加减。

基本处方：独活、桑寄生、鸡血藤、牛膝、蜂房、桂枝、白芍、生地黄、知母、续断、杜仲、茯苓等。

4. 瘀血阻络证

主证：关节肿胀刺痛，或疼痛夜甚，关节屈伸不利，晨僵，关节畸形、皮下硬节，关节局部肤色晦暗，肌肤干燥无光泽，或肌肤甲错，妇女月经量少或闭经，舌质紫暗，有瘀斑或瘀点，脉沉细涩。

治法：活血化瘀，通络止痛。

代表方剂：桃红四物汤合身痛逐瘀汤加减。

基本处方：当归、桃仁、红花、鸡血藤、香附、地龙、五灵脂、没药、羌活、川芎、牛膝、制半夏、枳壳、土鳖虫、蕲蛇等。

5. 对症加减

纳差：加党参、茯苓、白术、麦芽、山楂等。

血管炎：加玄参、金银花、当归、紫花地丁、天葵等。

风湿结节：加山慈菇、丹参、桃仁、土鳖虫等。

环形红斑：加生地黄、白鲜皮、地肤子、桑白皮、地骨皮等。

（二）辨证选择口服中成药

根据病情证候选择应用益肾蠲痹丸、雷公藤多苷片、白芍总苷胶囊片、尪痹片、肿痛安胶囊、正清风痛宁片等。

（三）辨证选择静脉滴注中药注射液

根据病情证候选择应用中药注射液。川芎嗪注射液、香丹注射液、血栓通注射液、银杏达莫注射液，具有活血化瘀、通络止痛功效。黄芪注射液、参附注射液，具有补气扶正功效。

二、中医特色治疗

（一）针灸疗法

1. 浮针疗法

（1）处方：阿是穴位、局部经穴。

（2）操作方法：在距离疼痛部分3～5cm处选好进针点，避开血管神经等组织，右手持浮针，针体与皮肤呈15°～25°刺入，透皮速度要快，不要刺入太深，将针退于皮下，针尖对准疼痛部分反复扫散，次数为200次/min左右。抽出针芯，用胶布贴附于针座，固定留于皮下的软套管。

2. 针刺疗法

根据病情，可辨证选取肩髃、肩髎、曲池、尺泽、手三里、外关、合谷、环跳、阳陵泉、昆仑、太溪、解溪等穴位；或根据疼痛肿胀部位采取局部取穴或循经取穴。针刺时根据寒热虚实不同配合针刺泻法、补法，或点刺放血、穴位注射。

3. 磁珠压耳穴疗法

（1）关节疼痛剧烈者。取膝、神门、交感、皮质下、肾上腺。

（2）有失眠症状者。取心、脾、神门、交感、皮质下。

4. 穴位敷贴疗法

（1）虚证取穴：足三里、脾肾、胃俞、肾俞、涌泉、关元、气海等。

（2）实证取穴：脾俞、丰隆、解溪、足三里、阴陵泉、合谷等。

（二）中医药外治法

根据病情选择中药硬膏热敷贴疗法、中药泡洗、中药熏药治疗等外治法。

1. 煎膏外敷治疗关节痛

1）玉龙散（佛山市中医院院内制剂）

主要成分：乳香、没药、羌活、独活、续断等。

功能主治：温经散寒，活血止痛，用于寒邪着络所致关节疼痛。

用法用量：分为药粉和贴剂两种剂型，外用，敷于患处，每天1～2次；或遵医嘱。

2）金黄散（佛山市中医院院内制剂）

主要成分：天花粉、红花、大黄等。

功能主治：清热凉血，化瘀止痛；用于关节红肿热痛处。

用法用量：分为药粉和贴剂两种剂型，外用，敷于患处，每日1～2次；或遵医嘱。

3）伤科黄水

主要成分：黄连、栀子等。

功能主治：抗炎消肿，活血化瘀，祛腐生新；主治局部红肿热痛或局部溃疡者。

用法用量：每日1次，纱布浸泡黄水后外敷患处。

2. 其他治疗

根据患者病情及患者需求，可选择推拿、拔罐、艾灸等其他中医传统疗法达到舒筋通络止痛的目的。

三、中西医结合治疗

西药治疗在类风湿关节炎的控制炎症、延缓疾病进展中起着关键作用，在服药期间容易损伤脾胃，出现脾胃亏虚、气血不足的证候，治疗当要兼顾补益脾胃。服用激素患者，常出现阴虚内热之象，治疗当注重养阴清虚热，使机体达到阴阳平和。

（一）中医结合治疗类风湿结节

RA合并类风湿结节患者，可予山慈菇、丹参、桃仁、土鳖虫、乳香、没药等化瘀散结。

（二）中医结合治疗间质性肺病

患者肺部受累，出现间质性肺病，可予半夏、茯苓、陈皮、竹茹、瓜蒌、贝母、郁金、桔梗、百合等养阴清热、健脾温肺；后期久病及肾，可予补肾纳气之品，如党参、五味子、蛤蚧、山茱萸等。

（三）中医结合治疗继发性骨质疏松

与健康者相比，RA患者更易出现骨质疏松，可在补充钙剂基础上，予补骨脂、淫羊藿、熟地黄、山茱萸、杜仲、骨碎补、独活等中药养阴助阳、祛除风湿、强骨补肾，不仅能抑制骨量丢失，同时还对骨质疏松的症状缓解有很好的效果。

四、难点分析

（一）现状分析

随着对疾病认识的提升和技术的发展，现在越来越多新的研制药物被用于治疗类风湿关节炎，为患者带来了福音，但仍存在一些问题。

（1）患者对风湿性疾病认识不够，部分患者未能及时得到专科化治疗，而是单纯服用止痛药或者激素，导致不良胃肠道反应、骨质疏松等并发症，并且关节破坏不断进展。

（2）部分患者依从性差，未能遵医嘱规律服药，导致病情控制不佳。

（二）中医难点分析

对于规律抗风湿治疗后疾病仍处于高疾病活动度；患者年老或者并发症多，无法耐受部分药物治疗的难治性类风湿关节炎患者，可以结合中医药疗法如针灸、外治贴疗法、中药治疗，对于疾病控制起到较好作用，并可以酌情选择雷公藤多苷片、昆仙胶囊等中成药制剂。

五、医案验方

陈某，女，59岁，因"四肢关节肿痛半年"来诊。症见：患者全身多处关节肿痛，以双腕、双手掌指、双膝关节为主，伴梭形肿胀，晨僵，持续时间大于1h，行走、穿衣等日常活动受限，全身乏力，胃纳欠佳，口苦，睡眠尚可，二便正常。舌红，苔黄腻，脉滑数。

西医诊断：类风湿关节炎。

中医诊断：尪痹（湿热阻络证）。

治法：清热祛湿、通络止痛。

方药：四妙散加减。

处方：苍术15g、薏苡仁30g、牛膝15g、黄柏15g、秦艽10g、土茯苓30g、防风5g、鸡血藤15g、羌活10g、桂枝10g、地龙10g、五指毛桃15g、炙甘草5g。共7剂，水煎服，早晚温服。

外用药：中药煎膏调配伤科黄水外敷疼痛关节，每日1次。

服药后患者症状好转，关节疼痛减轻，关节活动较前改善，胃纳佳。

第五节　辨　证　施　护

一、辨证护理

（1）活动期关节护理。病情活动期应注意休息，减少活动量，尽量将病变关节固定于功能位，如膝关节、肘关节应尽量伸直。

（2）缓解期关节功能锻炼护理。病情稳定时应及时注意关节功能锻炼，如慢步、游泳锻炼全身关节功能；捏核桃或握力器，锻炼手指关节功能；双手握转环旋转，锻炼腕关节功能；脚踏自行车，锻炼膝关节；滚圆木、踏空缝纫机，锻炼踝关节。

二、辨证施膳

（1）寒湿质。宜食用温经散寒除湿之品，如羊肉、牛肉、山药、红糖、姜等。食疗方：红枣山药粥、生姜羊肉煲等。

（2）湿热质。宜食用清热祛湿之品，如薏苡仁、赤小豆、扁豆、苦瓜、冬瓜、丝瓜、绿豆等。食疗方：丝瓜绿豆汤、赤小豆粥等。

（3）痰瘀质。宜食用活血化瘀之品，如桃仁、陈皮、薏苡仁、茯苓、绿豆等。食疗方：薏苡仁桃仁汤、山芋薏仁粥等。

（4）肝肾亏虚质。宜食用补益肝肾之品，如甲鱼、枸杞子、鸭肉、鹅肉、芝麻、黑豆等。食疗方：山药芝麻糊、枸杞鸭汤等。

第六节　循证研究

一、基础研究

（一）中医基础研究

研究发现[1]，萜类、黄酮类、生物碱类等中药组分均具有显著的抗风湿作用。秦艽环烯醚萜苷组可以通过下调CD34、VEGF的表达，抑制病理性微血管新生，减少与白细胞表面受体连接，减缓炎症的发生，从而减轻RA关节肿胀，还可以显著抑制关节滑膜组织中Th1细胞因子IFN-γ的分泌，从而减轻滑膜炎症[2]。黄芪甲苷是中药黄芪的主要活性成分之一，可以通过抑制炎症细胞因子来控制疾病的炎症反应，降低血清中IL-6的水平，可抑制TNF-α诱导HFLS-RA增殖，减轻滑膜炎症，其分子机制可能与调控JNK信号传导通路的异常活化有关[3]。中药雷公藤具有祛风除湿、通络止痛的作用，雷公藤甲素是其最主要的抗炎与免疫抑制活性成分，其主要有效成分雷公藤甲素，也称雷公藤内酯醇，是环氧化二萜内酯化合物，用于治疗类风湿关节炎，可通过调节RANKL-RANK-OPG信号通路，下调MCSF、IL-1、IL-17水平，上调IL-2、IL-10、IFN-γ水平，改善骨质破坏[4-5]。动物实验表明，雷公藤内酯醇可以抑制外周血IFN-γ和IL-17A的表达，减轻大鼠关节的肿胀程度，起到抗炎的作用[6]。芍药总苷、芍药苷是白芍的主要活性成分，芍药总苷可以调节免疫细胞的功能和活化，减少炎症介质产生，恢复异常信号通路；芍药苷可通过抑制异常活化的细胞亚群和恢复调节细胞亚群来平衡免疫细胞的亚群，还可调控信号通路（GPCR通路、MAPKs/NF-κBpatway、PI3K/Akt/mTOR通路、JAK2/STAT3通路、TGFβ/Smads等）[7]。

（二）现代医学基础研究

部分RA的发病与基因相关，长链非编码RNA（Lnc RNA）是近年生物医学研究的热点，它参与调控基因和蛋白的表达，是免疫和炎症通路中的重要因子[8]。研究表明，Lnc RNA可通过多种机制调控基因表达，参与RA的发生和发展[9]。据报道，MALAT1可通过调节细胞周期、细胞增殖和细胞分化参与调控内皮血管的生成，促进细胞增殖，抑制细胞凋亡[10]。在RA中NF-KB1呈高表达，而MALAT1呈低表达，NF-KB1与MALAT1可能形成负反馈调节环路[11]，通过负反馈调节促进RA中的细胞因子、趋化因子等炎症介质的释放，加快RA进展。类风湿关节炎滑膜成纤维细胞（RASFs）生物学功能及表型的改变，可促进滑膜血管膜的形成并侵犯邻近的软骨和骨组织，这是RA形成的关键。研究发现miR-27a-3p可促进RASFs的增殖与侵袭能力，对类风湿关节炎的发生起着重要作用，在RASFs中抑制miR-27a-3p的表达后，细胞的增殖和侵袭能力减弱，而在此基础上同时抑制靶向分泌型卷曲相关蛋白1（SFRP1）的表达，细胞的增殖和侵袭能力恢复，提示miR-27a-3p促RA发生、发展的作用是通过抑制SFRP1表达实现的[12]。

二、临床研究

（一）中医研究

1. 辨证论治研究

娄多峰教授[13]认为，早期"邪实"主要为湿热痹阻证、寒湿痹阻证、瘀血痹阻证，中期"虚实夹杂"常见虚热证，晚期"正虚"多为肝肾亏虚证、气血亏虚证。并且根据不同分期不同类型选方用药，认为以早期祛邪，中期祛邪扶正，晚期扶正为主。治疗以祛邪、化瘀、扶正为主，分析邪正主次、风寒湿相互转化，辨证治疗。王大经[14]将RA进行中医分期辨证，将发作期分为偏热证、偏寒证、寒热夹杂证。偏热证治疗以清热解毒、祛瘀通络为法，方以风引汤化裁；偏寒证治疗以温经逐寒、活血通络为法，方以阳和汤加附子化裁；寒热夹杂证治疗以寒热并用、解毒散寒为法，方以阳和汤合仙方活命饮加减。将稳定期归为气血亏虚、疾瘀互阻证，治疗以益气养血固本为主，辅以通络解毒、通利关节，取丸剂缓图。他还强调寒热辨证及功能锻炼，取得了较好的临床效果。

2. 中成药研究

中成药使用方便、利于携带，被广泛应用于临床。药理研究表明雷公藤的主要有效成分为生物碱类、萜以及糖类等，具有抗炎、镇痛、调节免疫功能、保护关节软骨、抑制血管翳生成等作用，对RA起到治疗作用[15]。雷公藤多苷片能够通过下调外周血中miR-146a表达水平，从而增加Treg细胞构成比，减少Th17细胞构成比，进而缓解RA患者的病情[16]。李克嵩等[17]通过有效性的Meta分析以尪痹片治疗类风湿关节炎发现，尪痹片能够降低血清炎症因子，抑制促炎效应，减少滑膜新生血管形成，延缓关节软骨基质降解及骨破坏，在减少关节压痛数、关节肿胀数等缓解临床症状方面明显优于其他药物，说明尪痹片治疗RA有效且具有一定优势。相比于单纯西药治疗，联合中药附桂骨痛颗粒，可更有效缓解关节肿痛症状，显著提高临床疗效[18]。

3. 中医外治法研究

针灸包括针法和灸法，针灸治疗具有疏通经络、扶正祛邪的作用。裘妍[19]在针灸治疗RA的随机对照研究中，给予对照组抗风湿药物治疗，给予治疗组在对照组基础上加用毫针刺法，整体选穴取督脉、膀胱经，如肝俞、脾俞、肾俞，结合局部取穴。研究结果提示，治疗组患者的压痛指数、肿胀指数、握力及晨僵时间得到改善，且疗效明显优于对照组。针刺结合药物治疗，不仅能提高临床疗效，还能改善患者的血瘀状态[20]。周旻庆等[21]运用艾灸治疗RA，治疗组在VAS视觉模拟评分、疾病活动评分（DAS评分）、关节压痛及肿胀指数、实验室指标的改善上优于对照组，且疼痛关节滑膜厚度、关节腔积液及血流信号均得到改善，临床上取得了满意的疗效。除针灸外，其他外治疗法，如推拿、熏蒸、外敷、红外线照射、穴位注射等也对RA的治疗起到一定的作用。

（二）现代医学研究

1. 发病机制研究

RA的发病机制较为复杂，目前尚未明确。目前认为RA是遗传易感因素和环境等多种因素的作用下导致免疫机能紊乱，由免疫细胞介导的免疫反应和多种细胞因子共同作用的结果。

（1）免疫细胞。T细胞介导的免疫反应失衡是类风湿关节炎的主要发病机制，尤其是CD4$^+$T细胞起着重要作用，参与RA的发生与发展。其中的T细胞亚群，如Th1细胞、Th2细胞、Th17细胞、调节性T细胞的免疫反应失衡被认为是诱导RA发病的关键环节，会导致滑膜细胞及血管翳的增生、炎症细胞的浸润，进而造成骨与关节的破坏[22]。B细胞也与RA的发病密切相关，类风湿因子能够与B细胞产生的免疫球蛋白相结合形成免疫复合物，通过沉积于关节滑囊，造成关节的炎症反应。RF还可以通过激活补体及趋化因子，使蛋白水解酶释放，导致机体出现组织炎性损害、关节组织损伤及血管炎等表现[23]。调节性B细胞作为B细胞的亚群，对RA的发病起负性调节作用，可以抑制炎症反应，延缓疾病进展[24]。

（2）细胞因子。发现参与炎症反应的细胞因子有很多，主要包括肿瘤坏死因子-α（TNF-α）、IL-1、IL-6、IL-17等。其中导致RA发病最为关键的促炎因子是TNF-α，这也是目前研究最深入的细胞因子。TNF-α在活动性RA中参与多种致病机制，导致滑膜组织的炎症增生、骨和软骨的破坏、自身免疫反应和RA并发症等[25]。有研究表明，TNF-α是介导RA炎症和骨质破坏的关键细胞因子，而IL-6是RA发病的经典炎症因子，在RA患者血清中均明显升高[26-28]。IL-1能促进细胞合成并释放能够引发滑膜炎症反应的前列腺素E2（PGE2）和胶原酶，造成骨质破坏[29]。另外，在RA患者血清及关节滑液中均发现高水平的IL-17存在[30]，可通过多种途径参与炎症反应及关节损伤。

（3）JAK/STAT信号通路。Janus激酶-信号转导子与转录激活子（JAK/STAT）通路是近年来风湿界研究的新热点，其可以为多种细胞因子参与细胞的增殖、分化、凋亡及免疫调节等重要的生物学过程提供信号通路[31]，参与免疫反应及炎症的发生。有研究表明，JAK/STAT信号通路在参与RA滑膜细胞信号转导和滑膜细胞增殖信号在核内基因表达的调控过程中具有重要作用，能够广泛调控细胞增殖、分化、凋亡及免疫炎症反应[32]。JAK是细胞内非受体蛋白酪氨酸激酶家族（PTKs），包括JAK1、JAK2、JAK3和TYK2，其中JAK2是一种十分重要的细胞因子和激素信号转导的媒介，当特定的配体与JAK受体结合时，受体将发生二聚化，此时JAK酪氨酸激酶将发生磷酸化而被激活，进而激活STAT发生磷酸化，再次出现二聚化并最终易位到细胞核发挥作用[33]。越来越多的研究表明JAK2/STAT3通路参与RA的进展，JAK2可与IL6等多种细胞因子受体复合物结合，调节细胞信号传导。STAT3是RA发病过程中的一个关键致病因子，STAT3可抑制滑膜细胞凋亡，促进血管的生成，抑制JAK2/STAT3信号通路能有效控制RA炎症，缓解RA进展[34-35]。

2. 药物治疗研究

为了把疾病稳定在低活动度，改善关节功能和预后，提高患者生存质量，应该做到早期诊断，早期治疗。2009年，EULAR即提出了"严密监测"和"达标治疗"的原则，强调尽早使用改变病情抗风湿药（DMARDs），延缓疾病进展及关节破坏。

（1）非甾体抗炎药（NSAIDs）。NSAIDs是临床用来治疗RA的常用药物，具有抗炎、止痛等作用，NSAIDs可以缓解关节肿痛，改善全身症状，但是不能延缓关节破坏的进展[36]。塞来昔布对环氧化酶-2（COX-2）具有较为特异的抑制作用，是一种COX-2特异性抑制剂，可明显抑制RA滑膜细胞的增殖，具有明显抗炎作用，可有效预防骨质损伤，减低RA活动性[37]。除此之外，目前常用的NSAIDs还包括双氯芬酸、洛索洛芬、美洛昔康、布洛芬等。

（2）DMARDs。DMARDs作用较慢，起效需要1～6个月，因此又被称为"慢作用风湿药"。此类药物不具备抗炎与止痛作用，但能延缓或控制病情的进展。临床常用的DMARDs包括氨甲蝶呤（MTX）、柳氮磺吡啶、来氟米特、羟氯喹、硫唑嘌呤等。近年来指南特别强调DMARDs治疗的重要性，一旦确诊为RA就应该使用，尤其是在确诊的3个月内，DMARDs以MTX作为首选药物[38]。研究发现，氨甲蝶呤片可改善RA患者的临床症状，抑制机体炎性反应，但联合来氟米特、益赛普等其他药物治疗，比单用甲氨蝶呤能更有效控制临床症状、延缓疾病进展[39-40]。

（3）生物制剂。近年来，生物制剂已经成为治疗风湿性疾病的重要武器，生物制剂能够使许多难治性风湿病病情得到很好的缓解。生物制剂通过多种途径抑制免疫，减轻炎症反应从而达到治疗疾病的目的。目前临床上的生物制剂包括以下几种：肿瘤坏死因子抑制剂、IL-1受体拮抗剂、IL-6受体拮抗剂、B细胞耗竭剂、T细胞靶向药物及JAK激酶抑制剂[41]。其中JAK激酶抑制剂作为口服型生物制剂，使用方便，目前被广泛应用于临床。研究发现，托法替布对JAK酶具有靶向性，通过选择性抑制JAK途径，更有效改善病情。托法替布在抑制细胞内JAK信号转导通路的同时，能够有效抑制多种细胞因子（干扰素、CD4-T）合成、分泌，使滑膜成纤维细胞的增殖降低，利于保护软骨组织不受损伤，进而缓解关节症状[42]。

（4）糖皮质激素。糖皮质激素具有抗炎和免疫调节等作用，相比于单用DMARDs，联合激素能更好更快地降低RA患者的疾病活动度[43]。糖皮质激素具有较好的抗炎效果，但由于糖皮质激素毒副作用较多，可以导致心血管、胃肠道损害，内分泌紊乱，骨质疏松等不良反应，因此不作为RA治疗的首选药物。

（5）其他治疗。对于关节破坏明显的患者，可以采用手术治疗，如滑膜切除术、关节置换术等。另外间质干细胞治疗、血浆置换及血浆吸附等也可作为难治性RA的备选方案。

（郑宝林　卢俊光　杨海梅）

● 参考文献

[1] 关枫，张添溢，刘天博，等. 中药组分抗类风湿作用机制研究新进展[J]. 中医药信息，2022，39（2）：78-82，88.

[2] 李琪，陈秀，徐艳，等. 基于多元统计分析对秦艽中环烯醚萜苷抗胶原诱导型关节炎作用机制的研究[J]. 中药药理与临床，2019，35（2）：46-52.

[3] 冯美杰，李蕾，王颖航，等. 黄芪甲苷对人类风湿关节炎成纤维样滑膜细胞增殖及白细胞介素6分泌的影响[J]. 中国中医基础医学杂志，2020，26（10）：1484-1487.

[4] FAN D P, GUO Q Q, SHEN J W, et al. The effect of triptolide in rheumatoid arthritis: from basic research towards clinical translation[J]. International Journal of Molecular Sciences, 2018, 19（2）: 376-376.

[5] 郭占非, 齐路霞, 张超, 等. 基于RANKL-RANK-OPG信号通路探讨雷公藤甲素对类风湿关节炎骨破坏的作用机制[J]. 湖北民族大学学报（医学版）, 2021, 38（4）: 45-48, 52.

[6] 马俊福, 孟庆良, 郑福增, 等. 雷公藤内酯醇对胶原诱导性关节炎大鼠γ-干扰素和白细胞介素-17A表达的影响[J]. 北京中医药大学学报, 2020, 43（7）: 592-598.

[7] ZHANG L L, WEI W. Anti-inflammatory and immunoregulatory effects of paeoniflorin and total glucosides of paeony[J]. Pharmacology and Therapeutics, 2020, 207: 107452.

[8] CARPENTER S, AIELLO D, ATIANAND M K, et al. A long noncoding RNA mediates both activation and repression of immune response genes[J]. Science, 2013, 341（6147）: 789-792.

[9] LIANG J Y, CHEN W Q, LIN J. LncRNA: An all-rounder in rheumatoid arthritis[J]. Journal of translational internal medicine, 2019, 7（1）: 3-9.

[10] SUN J Y, ZHAO Z W, LI W M, et al. Knockdown of MALAT1 expression inhibits HUVEC proliferation by upregulation of miR-320a and downregulation of FOXM1 expression[J]. Oncotarget, 2017, 8（37）: 61499-61509.

[11] CHATTERJEE S, BHATTCHARJEE D, MISRA S, et al. Increase in MEG3, MALAT1, NEAT1 significantly predicts the clinical parameters in patients with rheumatoid arthritis[J]. Personalized medicine, 2020, 17（6）: 445-457.

[12] 李宁宁, 雷蕾, 郝冬林, 等. miR-27a-3p介导类风湿关节炎滑膜成纤维细胞增殖和侵袭的分子机制研究[J]. 重庆医学, 2022, 51（4）: 546-550.

[13] 纪丽, 李云龙, 王颂歌, 等. 应用娄多峰教授"虚邪瘀"理论对类风湿关节炎分期辨证论治[J]. 风湿病与关节炎, 2020, 9（12）: 34-36.

[14] 李屏, 马丛, 温博, 等. 王大经主任医师分期论治类风湿关节炎经验[J]. 现代中医临床, 2020, 27（4）: 36-38.

[15] 胡德俊, 彭泽燕, 何东初. 雷公藤的药理作用研究进展[J]. 医药导报, 2018, 37（5）: 586-592.

[16] 马衍慧, 章建峰, 刘丽敏. 雷公藤多苷下调miR-146a表达以改善类风湿关节炎患者Th17和Treg细胞数目失衡的机制研究[J]. 全科医学临床与教育, 2021, 19（8）: 684-687.

[17] 李克嵩, 姜泉, 唐晓颇, 等. 尪痹片为主治疗类风湿关节炎有效性的Meta分析[J]. 中医药导报, 2020, 26（10）: 165-170.

[18] 乔天德, 李圆圆. 中西医结合治疗类风湿性关节炎临床观察[J]. 实用中医药杂志, 2018, 34（12）: 1460.

[19] 裘妍, 王东. 中医针灸治疗类风湿关节炎的应用与预后情况评价[J]. 中国实用医药, 2019, 14（8）: 146-147.

[20] 朱艳, 俞红五, 潘喻珍, 等. 针刺配合西药治疗类风湿关节炎及对患者血瘀状态的影响[J]. 中国针灸, 2018, 38（5）: 479-482, 489.

[21] 周旻庆, 武平, 李媛, 等. 艾灸对类风湿关节炎患者的抗炎镇痛作用观察[J]. 辽宁中医杂志, 2019, 46（4）: 832-835, 895.

[22] 郭明, 安高, 封桂英, 等. CD4+T细胞亚群在类风湿性关节炎中的研究进展[J]. 细胞与分子免疫学杂志, 2014, 30（9）: 1004-1007.

[23] FILLATREAU S, SWEENIE C H, MCGEACHY M J, et al. B cells regulate autoimmunity by provision of IL-10[J]. Nature immunology, 2002, 3（10）: 944-950.

[24] 吴桂英, 李鸿斌. 调节性B细胞与类风湿关节炎活动相关性[J]. 临床荟萃, 2014, 29（9）: 1072-1075.

[25] 伍斌, 鲁延富, 姜凤良. 类风湿关节炎发病机制的研究进展[J]. 医学综述, 2014, 20（23）: 4249-4251.

[26] 梁朝洋. 硬骨素、TNF-α、IL-1β、IL-6在类风湿关节炎患者血浆中表达差异的研究[D]. 南充: 川北医学院, 2018.

[27] 栾仲秋, 李秋红, 王继坤, 等. 类风湿性关节炎患者IL-1β、IL-6、IL-17、IL-23和IL-33炎性相关因子变化的临床意义[J]. 解放军预防医学杂志, 2019, 37（3）: 64-65, 68.

[28] 李亚芹, 闫勇, 黄敏, 等. 类风湿性关节炎患者血清GM-CSF, IL-6, TNF-α水平的变化及其临床意义[J]. 现代生物医学进展, 2017, 17（24）: 4702-4705.

[29] 张军芳, 蒋飞霞, 张宜, 等. 细胞因子与类风湿关节炎的研究进展[J]. 现代生物医学进展, 2012, 12（4）: 735-738.

[30] HIMER L, BALONG A, SZEBENI, et al. Role of T17 cells rheumatoid arthritis[J]. Orv Hetil, 2010, 151（25）: 1002-1010.

[31] 王澳轩, 刘冰妮, 刘颖, 等. 抑制JAK3激酶的免疫抑制剂托法替尼[J]. 药物评价研究, 2014, 37（2）: 169-172.

[32] ZHANG Q, PENG W, WEI S, et al. Guizhi-Shaoyao-Zhimu decoction possesses anti-arthritic effects on type Ⅱ collagen-induced arthritis in rats via suppression of inflammatory reactions, inhibition of invasion & migration and induction of apoptosis in synovialfibroblasts[J]. Biomed Pharmacother, 2019, 118: 109367.

[33] 张欣悦, 高永翔. JAK-STAT信号通路与类风湿关节炎相关研究进展[J]. 实用中医药杂志, 2016, 2（2）: 196-198.

[34] CHENG W X, ZHONG S, MENG X B, et al. Cinnamaldehyde inhibits inflammation of human synoviocyte cells through regulation of Jak/Stat pathway and ameliorates collagen-induced arthritis in rats[J]. J Pharmacol Exp Ther, 2020, 373（2）: 302-310.

[35] ABED EL-GAPHAR O A M, ABO-YOUSSEF A M, HALAL G K. Levetiracetam mitigates lipopolysaccharide-induced JAK2/STAT3 and TLR4/MAPK signaling pathways activation in a rat model of adjuvant-induced arthritis[J]. Eur J Pharmacol, 2018, 826: 85-95.

[36] 中华医学会消化病学分会. 幽门螺杆菌共识意见（2003·安徽桐庐）[J]. 中华消化杂志, 2004, 24（2）: 126-127.

[37] 赵明妹. 塞来昔布治疗类风湿关节炎（RA）的临床效果及对临床症状类风湿因子的影响[J]. 当代医学, 2022, 28（6）: 43-46.

[38] 徐丽玲, 苏茵. 2015年美国风湿病学会类风湿关节炎的治疗指南[J]. 中华风湿病学杂志, 2016, 20（1）: 69-70.

[39] 秦卫红, 廖香, 卜一芝, 等. 益赛普联合甲氨蝶呤片治疗老年类风湿关节炎患者的临床疗效[J]. 中国老年学杂志, 2022, 42（5）: 1123-1126.

[40] 韩志峰. 研究甲氨蝶呤与来氟米特联合治疗类风湿性关节炎的临床疗效及安全性[J]. 中国实用医药, 2021, 16（26）: 151-153.

[41] 曹芝艳, 于泓. 类风湿关节炎治疗研究进展[J]. 山东医药, 2019, 59（21）: 108-111.

[42] 田继男. 托法替布+甲氨蝶呤治疗难治性类风湿关节炎患者的临床效果及安全性研究[J]. 当代医学, 2022, 28（7）: 161-163.

[43] 孙尚斐, 胡杰锋, 殷锦荣. 糖皮质激素联合慢作用抗风湿药治疗类风湿性关节炎的临床效果[J]. 临床医学, 2018, 38（8）: 95-97.

第二章　强直性脊柱炎

第一节　概　　述

强直性脊柱炎（ankylosing spondylitis，AS）是一种慢性炎性疾病，是脊柱关节病（spondyloar-thropathies），或称脊柱关节炎（spondyloarthritides，SpA）家族中的一种。与人类白细胞抗原B27（HLA-B27）相关，发病原因尚未明确。强直性脊柱炎病程持续时间长，容易反复发作，致残率较高。主要侵犯骶髂关节、脊柱骨突、脊柱旁软组织和外周关节，可伴发前葡萄膜炎等关节外表现，严重者发生脊柱畸形和强直。临床症状主要表现为腰骶部僵直疼痛、疼痛以夜间和晨起时明显、活动后僵硬疼痛感缓解，腰椎各方向活动受限和胸廓活动度减少，甚至外周关节疼痛。如得不到系统治疗，随病情发展，可逐渐出现整个脊柱自下而上强直，或髋关节僵直、脊柱畸形、驼背，严重时还可能导致中轴关节和外周畸形而致残。

中医古籍中无强直性脊柱炎这一病名，根据本病的临床症状，将其归属于中医"痹证"范畴。古人对强直性脊柱炎症状早有描述，根据其典型临床表现，称其病名为"历节风""尪痹""肾痹""龟背风""竹节风""背偻""鼓槌风""大偻"等。

祖国医学中最早对强直性脊柱炎进行描述的典籍是《黄帝内经》，其详细描述了痹病的概念、病机、病位、症状及预后等，是认识本病的先驱。东汉张仲景关于历节的理论为后世研究强直性脊柱炎的诊治提供了宝贵的理论基础。隋代巢元方在《诸病源候论》提出"背偻"的病机是阴阳失调，气血亏虚，营卫失和，外感风寒湿之邪，搏击于脊背，寒则收引，导致脊背筋脉挛急而脊背伛偻。唐孙思邈在《备急千金要方·骨极》中说明当肾出现阴阳虚损，并受外邪侵袭，是发生腰背疼痛、骨髓酸疼的主要原因。宋代的《圣济总录》中提及了大量有关强直性脊柱炎的症状论述，该著作不仅论述了经络引起骨痹的机制，更强调了肾虚导致骨痹。《张氏医通·脊痛脊强》总结了强直性脊柱炎的治疗方法，该部医学著作在明确督脉与膀胱经对脊柱疾病影响的基础上，加以辨证，至今仍影响后世。

第二节　病　因　病　机

一、中医学对强直性脊柱炎病因病机的认识

强直性脊柱炎的病因病机目前尚无定论，大致与起居不慎、饮食不节、体质因素和遗传等因素

相关，病变脏腑涉及心、肝、脾、肾等。历代医家通过临床观察，普遍认为肾虚督空是强直性脊柱炎发病的内在基础，认为强直性脊柱病在督脉，督脉为阳脉之海，督一身之阳气。肾主骨生髓，肾为腰之府，一身阳气之根。肾虚督空，风寒湿等外邪乘虚而入，乃生大偻。再遇外邪乘虚而入，直中伏脊之脉而发病，发病因素涉及内外因。内外合邪、气血凝滞而致病[1]。

强直性脊柱炎肾虚多兼有瘀，无虚不为痹、无邪不为痹、痹必有瘀[2]。强直性脊柱炎患者肾虚督寒，阳气亏损，体内阳气无以推动气血运行，或遭风寒湿等外邪侵袭，壅滞经络，阻碍气血津液散布以致痰浊内生，日久生瘀；痰瘀壅塞血脉，经络不通，气血无以濡养肌肉关节，则关节屈伸不利。

古代中医认为，强直性脊柱炎病因内有肾虚督寒，外有风、寒、湿、痰、瘀等。若肾虚而致肾阳亏损，无以推动一身阳气，痰湿容易停留脉道，壅塞经络，而见痰瘀闭阻。若督脉寒盛，寒凝经脉，血流不畅，则见寒凝血瘀。虽然辨证分型历代医家各有不同，但基本大同小异。历代医家均推崇治肾为本，以治病求本为原则，再根据风、寒、湿、痰、瘀等标证分别辨证施治。

二、现代医学对强直性脊柱炎致病因素的认识

目前国际和国内研究均未能完全阐明强直性脊柱炎的发病机制，认为是具有遗传易感性人群对环境作出免疫反应而出现症状，并认为与下列因素有关。

强直性脊柱炎不能算是一种遗传病，但是其发病与遗传因素密切相关。主要影响强直性脊柱炎发病的遗传因素是人类白细胞抗原B27（HLA-B27）在1973年被发现与强直性脊柱炎的发病存在关联。正常人群中遗传标记HLA-B27的阳性率仅为8%，有强直性脊柱炎家族史的人群罹患AS的风险非常高，疾病活动度和严重程度方面也很大程度和遗传因素相关。HLA-B27不是唯一与强直性脊柱炎相关的HLA-B等位基因，多项研究证实了HLA-B60（也称为HLA-B40）的作用，会增加1.5倍患强直性脊柱炎的风险，并且其他HLA-B等位基因也可能导致患病风险。此外，HLA-A*0201也与疾病有明显的相关性。

除HLA基因座外，ERAPI与AS易感性的相关性最强。此外，强直性脊柱炎与IL-23信号通路也有密不可分的关系。大部分强直性脊柱炎的遗传风险被认为是由MHC外的基因座引起，目前已证实40个非MHC基因座与该病相关。

近代研究认为AS的发病除了与遗传基因[3]有关外，还与内分泌、免疫紊乱[4]，感染和地理环境等因素有关。也有关于动物模型的研究表明AS发病机制中TNF-α扮演着重要的角色。与健康人群及非炎性腰背痛患者对比，炎性标记物TNF-α和IL-6在AS患者血清中的水平明显更高。对骶髂关节进行活检，其组织中TNF-α mRNA和蛋白的表达也显著增多[5]。

第三节 诊断与鉴别诊断

一、诊断

（一）临床表现

1. 腰背痛

强直性脊柱炎主要表现为炎症性腰背痛和晨僵。腰背痛是十分常见的症状，在普通人群中发生率高达80%。因此，应注意AS与中轴脊柱关节炎腰背痛及机械性腰背痛的鉴别，炎症性腰背痛往往休息时疼痛明显，活动后疼痛及僵硬感减轻。起初疼痛常为单侧性或间歇性，但数月后常变为持续性和双侧性，同时腰骶部感觉僵硬和疼痛。这种感觉在清晨加重，可能使患者从睡眠中，尤其是下半夜痛醒。晨僵持续时间可达3小时。热水浴、运动或体力活动可使疼痛和僵硬减轻，休息不能缓解甚至更痛和更僵硬。

临床上炎症性腰背痛是AS的重要诊断要点。疼痛起初主要发生在臀区深部，呈隐痛、钝痛，隐匿发作，往往难以定位。部分早期强直性脊柱炎患者的疼痛也可十分严重，位于骶髂关节，有时可放射到髂嵴或大转子部位或大腿背侧等其他部位。典型的臀部疼痛表现为双侧交替疼痛，臀部放射性疼痛需与坐骨神经根受压鉴别。

2. 脊椎活动度下降

随着胸椎受累和胸肋及胸骨柄关节附着点炎的发生，患者可能感觉胸廓扩张度下降及胸痛，偶因咳嗽或喷嚏加重，有时跟"胸膜炎"的胸痛比较相像。腰椎也常因新骨形成和骨赘形成而出现腰椎转侧困难和弯腰受限。同时常伴有附着点炎所致的特定部位压痛症状。常见压痛部位有胸肋关节、棘突、髂嵴、大转子、坐骨结节、胫骨结节及足跟（跟腱炎或跖筋膜炎）。这些部位X线片常表现为骨赘形成。

3. 关节肿痛

髋关节、膝关节或肩关节是强直性脊柱炎最常累及的外周关节，以这些部位疼痛为主诉的患者可达15%。肩，尤其是髋受累可导致残疾。儿童期发病（幼年型AS）患者中出现髋关节症状更加常见。强直性脊柱炎也可累及膝关节和踝关节，常表现为间歇性肿胀和积液。约10%患者颞颌关节受累。

4. 骨骼外表现

强直性脊柱炎最常见的关节外表现是急性前葡萄膜炎或虹膜睫状体炎，可于病程的不同阶段出现。这种关节外表现和关节病变的活动性无明显关联。表现为眼红、疼痛，伴视力下降，可有畏光和流泪。如未治疗或延误治疗，可发生虹膜后粘连和青光眼。典型表现为急性、单侧发作，也可以交替发生。若得到及时治疗一般在4～8周内可以缓解且不留后遗症。HLA-B27阳性患者比阴性者更容易出现急性前葡萄膜炎。

强直性脊柱炎的心脏受累主要包括升主动脉炎、主动脉瓣关闭不全、传导异常、心肌肥厚及心包炎等。极少数情况下，主动脉炎可发生于强直性脊柱炎的其他症状之前。病史15年及30年的AS

患者合并主动脉瓣关闭不全的比例更高，可能跟大动脉炎和动脉扩张有关。有外周关节受累的AS患者，其动脉瓣关闭不全和心脏传导障碍的发病率比普通AS患者高出一倍。AS患者心肌梗死的患病率也比正常人群要更高。

少数强直性脊柱炎后期的患者会出现肺部受累表现。以慢性进行性肺上叶纤维化为特点，常见于病程20年以上的患者。主要表现为咳嗽、呼吸困难，有时还会出现咯血。

部分强直性脊柱炎患者会出现神经系统并发症，可能由椎体骨折、不稳、压迫或炎症所致。交通意外或轻微创伤可能导致脊柱骨折。C5-C6或C6-C7水平是最常累及的部位。另外，强直性脊柱炎炎症过程引起的不稳定性可导致寰枢关节、寰枕关节半脱位及中轴关节向上半脱位。自发性寰枢椎前半脱位是临床较常见的并发症，少数患者可伴或不伴有脊髓压迫症状。小部分长病程AS患者会出现马尾综合征，这是少见但严重的并发症。因累及腰骶神经根而引起疼痛和感觉缺失，还经常引起泌尿系统和消化系统症状，甚至逐渐发生大小便失禁。

5. 骨质疏松症

骨质疏松是强直性脊柱炎的常见伴发症，在AS早期便可出现骨量减少。患者因为疼痛而减少运动和负重，会导致骨量下降。而长期炎症状态也会导致骨质疏松。后期患者会因骨质疏松性胸椎畸形，出现严重姿势异常，特别是固定性驼背。X线颈椎和腰椎损伤、胸椎楔形变以及疾病活动性是强直性脊柱炎出现驼背的决定性因素。有时候AS患者进行脊柱骨密度的测定会做到比较准确评估，因为韧带骨赘可造成骨密度值假性增高。

（二）辅助检查

1. 实验室一般检测

血常规检测；肝肾功能等检测及其他必要的生化检查；必要时还要筛查肿瘤指标、肝炎、结核。

2. 炎症指标检测

红细胞沉降率、C-反应蛋白，炎症状态下炎症指标会升高。

3. 特异性免疫指标检测

人类白细胞抗原B27。

4. 影像学检查

（1）X线检查。用来评估骶髂关节是否有炎症和结构损害最常用的影像学工具，对AS的诊断和关节病变程度的评估起到非常重要的作用。X线下关节病变分为四期。

（2）超声检查。关节超声主要用于观察肌腱端炎。可以通过观察血供丰富度和滑膜增生情况来评估肌腱端、关节炎症的程度，并且可以通过治疗前后的对比判断炎症改善情况。超声还可用来定位以进行关节腔穿刺。

（3）其他。还可以通过做关节CT和磁共振的检查，来发现比较早期的骶髂关节病变。MRI可显示关节软组织早期病变，如滑膜水肿、骨髓水肿等。

（三）诊断要点

1. 中医诊断标准

参照《实用中医风湿病学》（王承德、沈丕安、胡荫奇主编，人民卫生出版社，2009年）、中华中医药学会发布的《中医内科常见病诊疗指南》。

凡症见腰骶、胯疼痛，僵直不舒，继而沿脊柱由下而上渐及胸椎、颈椎（少数可见由上而下者），或见生理弯度消失、僵硬如柱、俯仰不能；或见腰弯、背突、颈重、肩随、形体羸；或见关节肿痛、屈伸不利等临床表现，甚还可见"尻以代踵，脊以代头"之征象，均可诊为大偻（脊痹病）。

2. 西医诊断标准

以往临床上用得最广泛的国际标准是1984年修订的纽约标准。但学者们逐渐发现按照其诊断标准被确诊的AS患者多数已经非早期AS，部分患者甚至到晚期才被确诊。因此各国专家学者越来越提倡按AS早期症状表现来诊断，以便能够尽早诊断，及早治疗。目前2009年ASAS（强直性脊柱炎评估组）推荐的AS诊断标准得到了更多的重视和使用。其标准如下：

2009年ASAS推荐的中轴型SpA的分类标准：起病年龄<45岁和腰背痛≥3个月的患者，加上符合下述中1项：

①影像学提示骶髂关节炎加上>1个下述的SpA特征；

②HLA-B27阳性加上>2个下述的其他SpA特征。

其中，影像学提示骶髂关节炎指的是：①MRI提示骶髂关节活动性（急性）炎症，高度提示与SpA相关的骶髂关节炎；②明确的骶髂关节炎影像学改变（根据1984年修订的纽约标准）。

SpA特征包括：①炎性背痛；②关节炎；③起止点炎（跟腱）；④眼葡萄膜炎；⑤指（趾）炎；⑥银屑病；⑦克罗恩病、溃疡性结肠炎；⑧对非甾体抗炎药（NSAIDs）反应良好；⑨SpA家族史；⑩HLA-B27阳性；⑪CRP升高。

对比1984年修订的纽约标准[6]，2009年ASAS推荐的中轴型SpA（AS）分类标准[7]能帮助医生更快诊断出早期AS[8]，逐渐被更多学者接受和使用。

2011年ASAS推荐的外周型SpA分类标准提示：

对仅有外周表现的患者，应用外周型脊柱关节炎分类标准（包括无影像学表现和有影像学表现的两种临床类型）：关节炎，或附着点炎，或指（趾）炎。

（1）加上下列至少1项SpA特征：葡萄膜炎，银屑病，克罗恩病或溃疡性结肠炎，前驱感染，HLA-B27阳性，骶髂关节影像学改变。

（2）加上下列至少2项（其他的）SpA特征：关节炎，附着点炎，指（趾）炎，既往炎性腰背痛史，脊柱关节炎家族史。

3. 疾病疗效判定标准

ASAS国际工作组改善标准和部分缓解标准见表11-2-3-1。

表11-2-3-1　ASAS国际工作组改善标准和部分缓解标准

ASAS-20改善标准
下列4项中3项至少有20%且10单位的改善，另1项无20%和10单位以上的恶化
BASFI
晨僵
患者总体评估
疼痛

（续表）

ASAS-40改善标准
下列4项中3项至少有40%且20单位的改善，另1项任何加重 BASFI 晨僵 患者总体评估 疼痛
ASAS5/6改善
下列6项有5项至少改善20% BASFI 晨僵 患者总体评估 疼痛 急性时相反应物 脊柱活动度
ASAS部分缓解标准
ASAS-20改善标准所有4项均在20单位以下

注：BASFI：Bath强直性脊柱炎功能指数。

4. 证候疗效判定标准

（1）临床痊愈中医临床症状、体征消失或基本消失，证候积分减少≥95%。

（2）显效中医临床症状、体征明显改善，证候积分减少≥70%。

（3）有效中医临床症状、体征均有好转，证候积分减少≥30%。

（4）无效中医临床症状、体征均无明显改善，甚或加重，证候积分减少不足30%。

注：计算公式（尼莫地平法）为：［（治疗前积分–治疗后积分）÷治疗前积分］×100%。

二、鉴别诊断

（一）中医鉴别诊断

与痿证相鉴别。痹证是人体营卫失调，感受风寒湿热之邪，合而为痹；或日久正虚，内生痰瘀，致使经络、皮肤、血脉、筋骨气血痹阻，失于濡养，而出现肢体关节肌肉的疼痛、肿胀、僵直、变形的一类疾病。痿证是表现为肢体痿弱，羸瘦无力，行动艰难，甚至瘫软于床榻，但肢体关节多无疼痛的一类疾病，而本病表现以四肢关节疼痛为主，无肌肉萎缩。可与痿病相鉴别。

（二）西医鉴别诊断

（1）非特异性腰背痛。大多数腰背痛都是此类，该类疾病包括腰肌劳损、腰肌痉挛、脊柱骨关节炎、寒冷刺激性腰痛等，此类腰痛类疾病没有AS的炎性腰背痛特征，进行骶髂关节X线或CT检查以及行红细胞沉降率、C反应蛋白等相关化验容易鉴别。

（2）臀肌肌筋膜炎。本病常出现单侧臀上部疼痛，需要和AS进行鉴别。但该病疼痛程度不重，一般不引起行动困难，无卧久加重的特点，炎性指标均正常，骶髂关节不会出现骨质破坏或骨髓水肿等病变。

（3）腰椎间盘脱出。椎间盘脱出是引起腰背痛的常见原因之一。该病限于脊柱，往往伴随单侧下肢放射性疼痛。无晨僵，无疲劳感、消瘦、发热等全身表现，所有实验室检查包括红细胞沉降率均正常。可通过CT、MRI或椎管造影检查确诊。

（4）髂骨致密性骨炎。本病多见于青年女性，其主要表现为慢性腰骶部疼痛和发僵。临床检查除腰部肌肉紧张外无其他异常。诊断主要依靠X线前后位平片，其典型表现为在髂骨沿骶髂关节之中下2/3部位有明显的骨硬化区，呈三角形者尖端向上，密度均匀，不侵犯骶髂关节面，无关节狭窄或糜烂，故不同于AS。该病无明显坐久、卧久疼痛的特点，且接受非甾体抗炎药治疗时不如AS那样疗效明显。对于一些和本病较难鉴别的患者，骶髂关节MRI检查可能有一定帮助，但仍需综合临床情况判断，对于较难鉴别的患者建议随访观察。

（5）类风湿关节炎。在AS早期，单纯以外周关节炎表现为主时特别需要与类风湿关节炎进行鉴别。①AS在男性多发而类风湿关节炎女性居多。②AS无一例外有骶髂关节受累，类风湿关节炎则很少有骶髂关节病变。③AS为全脊柱自下而上地受累，而类风湿关节炎只侵犯颈椎。④外周关节炎在AS为少数关节、非对称性，且以下肢关节为主，并常伴有肌腱端炎；类风湿关节炎则为多关节、对称性和四肢大小关节均可发病。⑤AS无类风湿关节炎可见的类风湿结节。⑥AS的类风湿因子阴性，而类风湿关节炎的阳性率占60%～95%。⑦AS以HLA–B27阳性居多，而类风湿关节炎则与HLA–DR4相关。

（6）痛风。部分本病患者下肢关节炎发作持续时间较长，且有时发病期血尿酸不出现升高，此时往往需要与AS引起的外周关节炎进行鉴别。此时需综合两种疾病的临床特点仔细鉴别。

（7）弥漫性特发性骨肥厚（DISH）。本病又称强直性骨肥厚，或Forestier病。该病多发于50岁以上男性，是一种非炎症性疾病，常有脊椎痛、僵硬感以及逐渐加重的脊柱运动受限等症状。其临床表现和X线所见常与AS相似。但是，该病X线可见韧带钙化，常累及颈椎和低位胸椎，经常可见连接至少4节椎体前外侧的流注形钙化与骨化，而骶髂关节和脊椎骨突关节无侵蚀，晨起僵硬感不加重，血沉正常及HLA–B27阴性。根据以上特点可将该病和AS进行区别。

（8）代谢性骨病。甲状旁腺机能亢进、钙磷代谢异常等代谢性骨病常出现脊柱疼痛变形、身高变矮、髋关节疼痛等表现，影像学可以见到骨质明显疏松或硬化，但骶髂关节面没有模糊、破坏，一些特征性的化验检查，如血尿钙、磷离子、血清碱性磷酸酶、甲状旁腺素等异常可与AS鉴别。

（9）晚发型脊柱骨骺发育不良伴进行性关节病。本病是一种基因异常导致的骨骺发育不良性疾病，患者通常在5～10岁后因生长发育停滞而出现短躯干侏儒，并出现腰髋部和外周关节的轻中度疼痛及活动受限。有身高矮、桶状胸、肩胛骨上抬、跛行步态、外周关节粗大等特殊体征。X线可见脊柱侧/后凸畸形；椎体扁平，前后径及横径增宽；椎体前缘上边和下边骨化缺失呈"横置花瓶"状；骨盆小，髂翼耳状面缺失，髋臼浅，骶髂关节和耻骨联合间隙增宽，股骨颈粗短，年龄偏大者可见股骨头变扁，表面不平；外周关节关节间隙狭窄，干骺及骨端增大，继发骨关节炎。本病的体态与晚期AS相似，有时骶髂关节因骨质疏松、间隙增宽等原因会出现一些异常改变，因此需与AS进行鉴别。

第四节 治疗概况

一、中医辨证论治

古代医籍对腰背疼痛为主的痹证记载了大量有关补肝肾、强筋骨、祛风湿、止痹痛的方药。现代中医研究[9]普遍认为，强直性脊柱炎基本病机是肾虚。肾虚是强直性脊柱炎病变之本，风、寒、湿、痰、瘀为强直性脊柱炎病变之标。强直性脊柱炎病机属于本虚标实，先天禀赋不足，肾精亏虚，阳督耗损为发病之根本，加之风寒湿等外邪侵袭为发病之标。通过滋养肾精、生髓壮骨，振奋肾阳，从而令气血阴阳重新恢复到平衡状态。并能卫外祛邪，以防外邪再次侵袭机体。同时对机体虚损进行修复，从而恢复机体的生理功能，促进强直性脊柱炎康复。补肾之法被历代医家重视，补肾强督理念贯穿于整个辨证施治过程之中。

（一）辨证选择口服中药汤剂

1. 肾虚督寒证

主证：腰骶、脊背、臀疼痛，僵硬不舒，牵及膝腿痛或酸软无力，畏寒喜暖，得热则舒，俯仰受限，活动不利，甚则腰脊僵直或后凸变形，行走坐卧不能，或见男子阴囊寒冷，女子白带寒滑，舌暗红，苔薄白或白厚，脉多沉弦或沉弦细。

治法：补肾强督，祛寒除湿。

代表方剂：桂枝芍药知母汤加减。桂枝、芍药、知母、羌活、独活、续断、防风、威灵仙、牛膝、狗脊、熟地黄、制附子、鹿角霜、骨碎补、杜仲等。

中成药：①强直性脊柱炎丸，每次1袋，每日3次，2个月为1疗程。②活络通痹丸，每次7.5g，每日3次，2个月为1疗程。

外用药：①中药煎膏调配玉龙散外敷疼痛关节，每日1次，2周为1疗程。②中药煎膏调配活血散外敷疼痛关节，每日1次，2周为1疗程。③中药封包（通络宝）治疗疼痛关节，每日1次，2周为1疗程。④温经洗药外洗疼痛关节，每日1次，2周为1疗程。⑤超激光疼痛治疗仪治疗疼痛关节，每日1次，2周为1疗程。

2. 肾虚湿热证

主证：腰骶、脊背、臀酸痛沉重，僵硬不适，身热不扬、绵绵不解、汗出心烦、口苦黏腻或口干不欲饮，或见脘闷纳呆，大便溏软或黏滞不爽，小便黄赤或伴见关节红肿灼热焮痛，或有积液，屈伸活动受限，舌质偏红，苔腻或黄腻或垢腻，脉沉滑、弦滑或弦细数。

治法：补肾强督，清热利湿。

代表方剂：四妙散加减。主要成分为苍术、黄柏、牛膝、薏苡仁、忍冬藤、桑枝、络石藤、防己、萆薢、泽泻、桑寄生、狗脊、蔻仁、藿香、防风等。

中成药：①热痹痛片（院内制剂），每次6片，每日3次，1个月为1疗程。②行湿颗粒，每次1包，每日3次，1个月为1疗程。③肿痛安胶囊，每次2粒，每日3次，2个月为1疗程。

外用药：①中药煎膏调配黄水纱外敷腰骶部，每日1次，2周为1疗程。②中药煎膏调配或金黄散外敷疼痛关节，每日1次，2周为1疗程。③超激光疼痛治疗仪治疗疼痛关节，每日1次，2周为1疗程。

3. 肝肾亏虚证

主证：腰骶、脊背、臀疼痛，僵硬不舒，腰膝酸软，关节屈伸不利，关节畸形，头晕目眩，五心烦热，咽干，潮热，舌质红或淡红，苔少，脉沉细弦。

治法：补益肝肾，通络止痛。

代表方剂：独活寄生汤加减。

中成药：①尪痹片，每次4粒，每日3次，2个月为1疗程。②脊痹丸，每次1袋，每日2次，2个月为1疗程。

外用药：①中药煎膏调配玉龙散外敷疼痛关节，每日1次，2周为1疗程。②中药煎膏调配活血散外敷疼痛关节，每日1次，2周为1疗程。③中药封包（通络宝）治疗疼痛关节，每日1次，2周为1疗程。④温经洗药外洗疼痛关节，每日1次，2周为1疗程。⑤超激光疼痛治疗仪治疗疼痛关节，每日1次，2周为1疗程。

（二）辨证选择静脉滴注中药注射液

兼见瘀血证者，可辨证选择以下中成药：

（1）川芎嗪80mg加入生理盐水或葡萄糖250mL，静脉滴注，每天1次，14天为1疗程。

（2）香丹注射液20～30mg加入生理盐水或葡萄糖250mL，静脉滴注，每天1次，14天为1疗程。

（3）血栓通注射液300～450mg加入生理盐水或葡萄糖250mL，静脉滴注，每天1次，14天为1疗程。

（4）银杏达莫注射液20～25mg加入生理盐水或葡萄糖500mL，静脉滴注，每天1次，14天为1疗程。

二、中医特色治疗

（一）针灸治疗

根据病情，辨证选取肾俞、腰阳关、夹脊、委中、昆仑、太溪、三阴交、阿是穴等穴位，或根据疼痛部位采取局部取穴或循经取穴。针刺时根据寒热虚实不同配合针刺泻法、补法，或点刺放血等。还可选用督灸疗法、雷火灸项针疗法、夹脊针疗法、穴位注射疗法、浮针疗法、经皮穴位电刺激等治疗方法。

（二）综合强化序贯治疗

（1）对患者进行详细全面的健康教育。

（2）关节功能锻炼及康复。

（3）根据病情及临床实际，选择中药热敷、烫熨治疗和中药热罨包、中药离子导入、中药蒸汽、手法按摩、红外线疼痛治疗、中药熏洗、仿真推拿手法治疗、中药药罐疗法和电磁治疗、超声药物导入、中药穴位敷贴、半导体激光照射治疗、拔罐和走罐、中药涂擦、膏摩、定向透药治疗，可配合智能型中药熏蒸汽自控治疗仪、足疗仪、特定电磁波治疗仪等仪器进行治疗。

（三）其他疗法

根据患者病情，配合选用手法治疗：中晚期脊柱活动受限者，可选用微创治疗（针刀疗法）；脊柱或外周关节疼痛者，可选用蜂针疗法；下腰部疼痛剧烈者，可行骶髂关节内糖皮质激素注射或生物制剂治疗，激素以每年3次以下为宜；膝关节红肿热痛、活动受限者，可选用双膝关节糖皮质激素或生物制剂注射，激素以每年3次以下为宜；药物及保守治疗疗效不佳、关节功能严重受限者，可行关节置换术治疗；脊柱过度屈曲、功能严重障碍者，可行脊柱矫形术治疗；并发骨质疏松者，可采用针刺缓解原发性骨质疏松症疼痛技术。

三、中西医结合治疗

强直性脊柱炎是脊柱关节病的原型，有晨僵、夜间腰骶部疼痛等症状。若没有及时治疗，病情进一步发展，整个脊柱逐渐自下而上强直，或导致髋关节僵直、驼背、脊柱畸形，甚至残疾。因此对AS进行早期诊断和治疗十分关键[3]。

目前，临床上对于强直性脊柱炎的治疗尚无根治药物[10]。从西医治疗方案来看，可以选择生物制剂皮下注射或口服药物治疗。生物制剂费用较昂贵，患者难以承担长期使用生物制剂的治疗费用。口服药物主要是非甾体抗炎药，累及外周关节时可联合DMARDs。临床常用的DMARDs主要包括柳氮磺吡啶、氨甲蝶呤、来氟米特以及用于难治性强直性脊柱炎的反应停，以上抗风湿药一般具有较好的治疗效果，但是起效较慢，而且长期口服西药容易发生不良反应，如肝肾功能损伤[11]、免疫力下降、消化道溃疡等。若中途停药也可能导致病情复发，甚至脊柱骨结构破坏[12]。中医积累了大量治疗AS的经验和验方，大多以活血通络、补益肝肾为主[13]。另外，中医除了内治法还有外治法，治疗方法多样。可根据患者具体症状及中医证型进行辨证论治，疗效确切。

中西医结合治疗强直性脊柱炎具有独特的优势，能够减轻患者疼痛感，提高患者脊柱及外周关节活动度，并且能减少西药用量，避免长期大量服用西药而出现副作用，从而提高患者生活质量。因此临床治疗上应当结合患者的实际病情，通过中西医结合的方式治疗。

四、难点分析

（一）现状分析

近年来对强直性脊柱炎中医药治疗的不断探索，取得了一定进展，在改善晨僵症状、减少西药的毒副作用、预防关节变形、促进脊柱及外周关节功能锻炼、提高生活质量、增强体质等方面取得较好的疗效，但仍存在一些不足：

（1）患者对强直性脊柱炎认识不够，部分患者未能及时就医确诊，导致在疾病早期未能得到治疗而出现脊柱及关节破坏畸形。

（2）部分患者依从性差，未能遵医嘱规律复诊及规范治疗，导致病情延误。部分患者在疾病活动期自行购买止痛药物治疗，长期服用NSAID或含激素类保健品，导致出现消化道溃疡、骨质疏松等并发症。

（3）到目前为止，强直性脊柱炎的发病机制仍不明确，中医辨证分型及治疗方法仍未形成统一共识。

（4）在临床研究方面，缺乏长期疗效观察，且疗效评价方法不统一，各地的研究报道分别采用了不同的证型、治法、方药。虽取得了程度不同的临床疗效，但纳入临床研究的患者样本容量较小，治疗方案未形成统一标准，也难以进行大规模、多中心的临床研究实验。

（二）中医难点分析

强直性脊柱炎会累及中轴脊柱关节以及外周关节，若早期未及时诊断和治疗，容易出现脊柱畸形和外周关节畸形，出现驼背、行走受限等症状，严重者还会出现脊柱骨折，压迫中枢神经。当出现这种后期的脊柱及外周关节畸形甚至骨折时，口服药物治疗难以改善症状，需通过手术治疗，而脊柱手术也因其风险高、价格高昂等因素，限制了临床应用，是难点所在。

根据中医理论，临床可将其进行分期、分型辨证施治，分别予以补肾强督、祛寒除湿、清热利湿及补肝益肾、通络止痛等治法，并结合现代药理学研究成果进行辨病辨证治疗。及早控制病情的发展，避免出现脊柱畸形及关节破坏等不良后果，尽可能避免发展到需要手术治疗的阶段。

目前临床科研设计缺乏中医原创性思维，难以真正意义上推动中医理论的内涵建设；其次，缺乏具有中医特色的AS大样本流行病学调研，相关研究仍有待深入进行；另外，中医疗效评价标准缺乏统一性，不利于筛选最佳的治疗方法或方案；最后，中药汤剂易受各种因素（如药材的质量是否道地、煎煮方法是否正确）的影响，容易影响最终的疗效，也是目前中医治疗强直性脊柱炎的难点所在。

五、医案验方

洪某某，男，30岁，于11年前无明显诱因出现腰骶疼痛，疼痛以凌晨4—5时为甚，转侧不利，起床活动后症状可缓解，伴有晨僵，弯腰活动受限。未重视，未就诊，休息后症状不能缓解，2010年于当地医院就诊，查HLA-B27（+），被诊断为强直性脊柱炎。予生物制剂益赛普治疗，治疗后症状缓解，口服莫比可、正清风痛宁等，病情时有反复。半年前腰骶部疼痛加重，中山大学一附院查HLA-B27（+），抗CCP（-），ESR 80mm/h，CRP 53mg/L，脊柱X光提示腰椎方椎畸形。来我院门诊就诊，为进一步治疗收入我区。入院症见：精神疲倦，腰痛，以下腰部为主，转侧不利，晨僵，起床活动后腰痛缓解，晨起伴有僵硬感，白天休息时疼痛加重，活动后症状减轻，弯腰拾物受限，无发热恶寒，无皮疹，无眼睛涩痛，无口腔、生殖器溃疡，无尿频尿急尿痛，无腹痛腹泻等，纳眠不佳，二便调。舌淡，苔白，脉弦细。入院后完善相关辅助检查。查ESR：75mm/h。CRP：17.8 mg/L。风湿病自身免疫抗体谱：无异常。骨盆+骶髂关节X光影像所见：双侧骶髂关节间隙消失，其间可见骨小梁通过，双侧髋关节骨质密度增高，似见囊状密度减低影，髋关节间隙明显变窄；双侧坐骨结节骨质密度增高，边缘模糊；胸腰椎椎旁韧带钙化，椎小关节间隙模糊。诊断意见：强直性脊柱炎，侵犯骶髂关节、双侧髋关节、坐骨结节及脊柱。对患者进行疾病活动度评估：BASDAI 7.4；ASDAS 2.4。

中医诊断：脊痹（肝肾亏虚证）。

西医诊断：强直性脊柱炎。

西医以生物制剂依那西普皮下注射，每周第1、第4天各1次，每次25mg，抗风湿，同时以双氯芬酸钠消炎止痛、柳氮磺吡啶抑制免疫等对症治疗为主。中医以补益肝肾通络止痛为法辨证施治，方拟独活寄生汤加减，配合中药煎膏调配玉龙散外敷疼痛关节，超激光疼痛治疗仪治疗疼痛关节等。ESR、CRP等炎症指标下降，患者疼痛缓解，关节活动受限较前改善。再次进行疾病评估：BASDAI 3.2；ASDAS 1.2。予办理出院，门诊复诊。门诊复查相关炎症指标转阴，ESR为15mm/h，CRP为8.6 mg/L。

第五节　辨　证　施　护

一、辨证护理

（1）活动期脊柱和关节护理。活动期一般以肾虚督寒证及肾虚湿热证为主。肾虚督寒证应在脊柱疼痛部位以中药封包温热外敷，可配合红外线物理治疗，也可行艾灸、温针灸等治疗，注意保暖，勿被冷风、空调直吹；肾虚湿热证应在脊柱疼痛部位外敷金黄散或伤科黄水从而清热利湿、消肿止痛。病情活动期应注意休息，减少活动量，尽量将病变关节固定于功能位，如膝关节、肘关节应尽量伸直。

（2）睡硬板床，低枕，注意立、坐、卧的正确姿势。

（3）缓解期功能锻炼护理。缓解期以肝肾亏虚证多见，可在肝经、肾经等经络循行处行穴位敷贴疗法，可在督脉行艾灸或针灸，以起到补肝益肾、强督通络之效。缓解期应注意功能锻炼，如散步、游泳。头颈运动：头颈部可作向前、向后、向左、向右转动，以及头部旋转运动，以保持颈椎的正常活动度。腰椎运动：每天做腰部运动、前屈、后仰、侧弯和左右旋转躯体，使腰部脊柱保持正常的活动度。

二、辨证施膳

（1）寒湿质。宜食用温经散寒除湿之品，如羊肉、牛肉、山药、红糖、姜等。食疗方：红枣山药粥、生姜羊肉煲等。

（2）湿热质。宜食用清热祛湿之品，如薏苡仁、赤小豆、扁豆、苦瓜、冬瓜、丝瓜、绿豆等。食疗方：丝瓜绿豆汤、赤小豆粥等。

（3）肝肾亏虚质。宜食用补益肝肾之品，如甲鱼、枸杞子、鸭肉、鹅肉、芝麻、黑豆等。食疗方：山药芝麻糊、枸杞鸭汤等。

（4）夹瘀患者宜食用活血化瘀之品，如桃仁、陈皮、薏苡仁、茯苓、绿豆等。食疗方：薏苡仁桃仁汤、山芋薏仁粥等。

第六节 循 证 研 究

一、基础研究

（一）中医基础研究

中药干预强直性脊柱炎的机理研究。

1. 对炎症因子的调节作用研究

邓素玲等[14]通过弗氏佐剂诱导建立强直性脊柱炎模型兔，结果显示模型组（灌服自来水）软骨中TNF-α、IL-1水平显著高于给药组（$P<0.05$），而中药组兔软骨中TNF-α、IL-1水平则显著低于西药组（$P<0.05$），提示其作用机制可能通过抑制AS患者细胞产生TNF-α、IL-1等炎性介质，从而抑制炎症反应。

2. 对骨代谢的作用研究

有研究表明，RANK/RNKL/OPG系统是一组调控骨代谢的重要通路之一，此系统在AS的骨质侵蚀中扮演重要角色，可能是治疗AS的重要靶点之一。提示健脾活血补肾汤可能通过调节CIA模型大鼠血清中分子水平，而达到延缓关节炎性损伤所致的骨质破坏的作用。喻建平等[15]利用弗氏完全佐剂和牛Ⅱ型胶原建立大鼠关节炎（CIA）模型，发现健脾活血汤组大鼠血清中炎性细胞因子白细胞介素-17（IL-17）、核因子KB受体活化因子配体（RANKL）水平均较模型对照组明显降低（$P<0.05$），骨保护蛋白（OPG）水平较模型组显著升高（$P<0.05$）。

3. 对延缓纤维化的作用研究

朱俊岭等[16]运用血清药理学方法对补肾舒脊颗粒治疗强直性脊柱炎的作用机理进行了系列实验研究，发现补肾舒脊颗粒可抑制AS成纤维细胞分泌IL-6的水平，改变成纤维细胞各期细胞所占百分比，调控成纤维细胞DNA的合成，抑制成纤维细胞的增殖，从而发挥抗炎、抗纤维化的作用。

（二）现代医学发病机制研究

1. 遗传因素

刘鑫等[17]发现患者外周血中miR-181和miR-495的表达量存在差异，它们可以靶向调控TLR-4、HLA-B、DVL和GSK/3β等基因，认为强直性脊柱炎的发病可能与基因有关。

2. 感染因素

强直性脊柱炎的发病与慢性感染有一定的关系。Keller等[18]发现慢性牙周炎在强直性脊柱炎患者中的发病率大约是在正常人中的2倍。耶尔森菌和沙门氏菌的表面蛋白与HLA-B27有同源性，肠道感染是发病的诱因之一[19]。Asquith等也认为引起炎性肠病的一些特定细菌可以诱发本病。

3. 免疫因素

研究表明[20]，AS患者TNF-α表达量高于正常人，是强直性脊柱炎发病机制中一种重要细胞因子，同时也是使用TNF-α拮抗剂（TNFi）治疗AS的主要依据之一。一些研究[21]发现患者血清中IL-23的浓度明显升高，与ESR、抗CRP及IgA的浓度变化一致，可能通过改变IL23 p19R蛋白的变化介导CD4+T细胞向Th17细胞分化，介导细胞炎症免疫反应，可能与本病的发生有关[22]。另外，睡眠障碍也会激活如IL-1和TNF-α等炎症细胞因子，而导致发病[23]。

4. 内分泌因素

近年有研究指出，内分泌因素也可能会参与强直性脊柱炎的发病，Kebapcilar等[24]研究发现强直性脊柱炎患者下丘脑-垂体-肾上腺轴可能受损导致激素反应失调。此外，性激素可能也参与了强直性脊柱炎的发生及发展。

二、临床研究

（一）中医研究

1. 发病机制研究

强直性脊柱炎发病群体主要是青壮年，男性较多，我国发病率约为0.3%[25]，严重者可导致脊柱方椎畸形、外周关节病变及多器官损害，致残率为20%～30%[26]。强直性脊柱炎病因多样，中医对强直性脊柱炎的病因病机暂无统一定论[27]。但认为AS病因多与"虚、邪、瘀"相关。其病位在脊柱、筋骨及关节，主要涉及肾、肝、脾等脏腑。治疗AS的理论也各有特点。国医大师焦树德等[28]认为，强直性脊柱炎的内因是肾督阳虚，外因多是寒邪入侵，肾督两亏是其关键病机，内外合邪而致本病。国医大师朱良春也认为[29]，强直性脊柱炎的关键病因为肾督亏虚。刘健[30]则强调AS基本病机是脾肾不足、痰瘀阻络，且脾肾亏虚可在AS的全过程中发生。彭江云[31]指出，强直性脊柱炎中辨证应以肝肾二脏为本，经络、骨骼为标。也有学者主张络病才是本病的重要病理基础[32]。部分医家认为强直性脊柱炎的主要病机是太阴水湿、阳明燥热[33]。

2. 辨证论治

病性有虚证、实证和虚实夹杂之证；虚证多以肾督亏虚，肝肾不足为主，邪实多以风寒湿热、痰瘀气滞为主。因此，在治疗强直性脊柱炎之前，应该先辨其虚实以及"虚、邪、瘀"的程度，针对虚、邪、瘀不同的病机制定治法：邪实证患者应治以祛邪为主，兼以化瘀、扶正；正虚证患者治以扶正为主，兼以祛邪、化瘀；痰瘀证患者则应以化瘀祛痰为主，兼以扶正、祛邪。

3. 中医外治

中医外治法在辨病论治与辨证施护的指导下被广泛应用到临床多种疾病的诊疗过程中。强直性脊柱炎的中医外治法主要作用体现在：①疏通气血，提高机体免疫力；②缓解患者疼痛症状，减轻晨僵；③疏通经络、平衡阴阳，抑制炎症因子的表达，达到抗炎与改善患者临床症状的目的。中医外治法包括：

（1）艾灸。艾灸作为传统的中医外治疗法，具有温经散寒、活血通络的作用。研究发现艾灸的光热对机体的神经内分泌、血液、免疫系统具有很重要的调节作用[34]。艾灸灸热可通过激活细胞免疫中的效应细胞如T细胞、调节淋巴因子，对细胞免疫与体液免疫进行双向调控。

（2）定向透药。中医定向透药疗法[35]是指利用生物电刺激机体经络或者皮下穴位，将中草药提取液的有效成分靶向通过皮肤渗入肌体内治疗疾病的一种方法。中医定向透药具有加速药效发挥，长期维持特定血药浓度的优点，可作为中医临床常用绿色疗法。

（3）中药敷贴。中药敷贴疗法是指将中草药制剂敷贴于患者指定穴位及病变的部位，通过药物的渗透作用，使患者局部皮肤温度升高、毛细血管扩张，让药物有效成分通过毛孔进入患者的淋巴或血液循环而发挥疗效。贺子君等[36]研究指出，AS患者在进行保健操训练的基础上联合中药穴位敷贴治疗，可以有效促进骶髂关节功能的恢复，缓解晨僵症状并提高临床治疗效果。

（4）中药熏洗。中药熏洗疗法具有热疗和药疗的功效特点，通过使用药液熏蒸、淋洗、浸泡全身或局部患处，从而起到促进血液循环、温经通络、缓解疼痛的目的。采用中药熏洗治疗强直性脊柱炎比使用常规西药的疗效更好，不良反应更少。中药熏洗及联合西药常规治疗可显著降低AS患者的炎症水平，比单纯常规西药能更好地改善AS患者强直性脊柱炎活动指数和功能指数评分。

（5）刮痧。刮痧是依据中医经络腧穴理论，在患者穴位上进行刮治，从而促进机体局部新陈代谢的传统非药物医疗保健方法[37]。有研究指出刮痧可以调节机体的免疫功能及相关活性物质的含量，从而对机体的免疫系统产生影响[38]。苏荣华等[39]通过动物实验研究发现，刮痧可以降低免疫因子TNF-α、IL-1p、IL-6水平，调整CD4+/CD8+比值，因此可能通过刮痧对强直性脊柱炎进行病情干预。刮痧法治疗强直性脊柱炎效果明显，较少出现不良反应。

（6）拔罐。拔罐是一种以罐为工具，利用燃火、抽气等方法产生负压，使之吸附于体表，造成局部瘀血，以达到通经活络、行气活血、消肿止痛、祛风散寒等作用的中医疗法。以督脉和足太阳膀胱经左右为走罐部位，进行拔罐综合治疗强直性脊柱炎，经治疗后AS患者的临床症状得到缓解，脊柱活动度可改善。

（二）现代医学研究

强直性脊柱炎是慢性炎症性疾病，目前国内及国际研究尚无根治的手段。治疗方案主要是及早诊断并合理治疗，控制炎症状态并改善症状和预后。治疗方法主要包括：非药物治疗、药物治疗与手术治疗。目前治疗方案主要依据2015年ACR强直性脊柱炎治疗指南制定。

1. 非药物治疗

首先要对患者及其家属进行疾病知识科普宣传及教育，提高患者及家属对疾病的认知，让患者能够坦然面对疾病，积极参与治疗。另外要劝导患者进行适当的体育锻炼，首选常规普通有氧锻炼方式，为了避免因寒冷刺激导致症状加重，不提倡游泳锻炼。最后，要注意日常活动保持正确的站姿和坐姿。

2. 药物治疗

（1）非甾体抗炎药。在强直性脊柱炎疾病过程中，无论急性发病活动期还是缓解稳定期，目前治疗的首选药物仍是NSAIDs。可迅速改善炎症状态，缓解腰背疼痛、晨僵、关节肿痛等症状。在急性活动期患者应选择足量持续用药，病情缓解稳定后则按需使用。

（2）生物制剂。生物制剂治疗适用于足量NSAIDs治疗后无效或伴随出现外周关节受累如虹膜炎或炎性肠病等的患者。常用治疗强直性脊柱炎的生物制剂有TNF-α拮抗剂和白介素17A拮抗剂（IL-17Ai）[40]。生物制剂起效较快，一般在用药后即可改善症状，3个月后疗效比较明显，长期使用可减少AS患者骨质破坏和新骨的形成，延缓病程的进展，改善预后，避免出现关节破坏和脊柱僵直。该类药最主要的不良反应为注射点反应和免疫力降低，增加机会感染的风险，患者易合并呼吸道感染、结核、病毒性肝炎等。用药之前需先排除肿瘤、结核、肝炎及其他严重感染性疾病。用药期间需定期复查血尿常规、胸片、肝肾功能等。

（3）DMARDs。无证据支持包括柳氮磺吡啶和氨甲蝶呤在内的DMARDs对中轴病变治疗有效。柳氮磺吡啶可用于外周关节炎的治疗。

3. 手术治疗

晚期强直性脊柱炎出现的最严重的并发症是髋关节融合及脊柱强直畸形，导致患者出现行动功能障碍。施行全髋关节置换术治疗髋关节融合，施行脊柱矫形术以矫正脊柱畸形。

（郑宝林　卢俊光　陈君立）

● 参考文献

[1] 张鸿升，周宾宾.强直性脊柱炎的中医治疗进展[J].中医药学报，2013，41（4）：135-137.

[2] 娄玉钤.中医风湿病学[M].北京：人民卫生出版社，2010：17.

[3] 菲尔斯坦.凯利风湿病学[M].粟占国，等译.北京：北京大学医学出版社，2000：1242.

[4] 朱小泉，曾庆馀，孙亮，等，强直性脊柱炎的新易感基因识别研究[J].遗传，2005，27（1）：1-6.

[5] 黄烽，杨春花.强直性脊柱炎临床及免疫发病机制的研究进展[J].中国免疫学杂志，2001，17（6）：281-285.

[6] 张莉芸，黄烽.生物制剂治疗强直性脊柱炎研究进展[J].中华风湿病学杂志，2005，9（2）：112-115.

[7] 张乃峥.临床风湿病学[M].上海：上海科学技术出版社，1999：165.

[8] 中华医学会风湿病学分会.强直性脊柱炎诊断及治疗指南[J].中华风湿病学杂志，2010，14（8）：557-559.

[9] 姜楠，张羽，刘梦玉.补肾活血法治疗强直性脊柱炎研究现状[J].中国中医药信息杂志，2014，21（1）：133-136.

[10] XU W D, YANG X Y, LI D H, et al. Up-regulation of fatty acid oxidation in the ligament as a contributing factor of ankylosing spondylitis: a comparative proteomic study[J]. Journal of Proteomics, 2015, 113: 57-72.

[11] UYGUNOGLV U, VLUDUZ D, TASCILAR K, et al. Multiple sclerosis during adalimumab treatment in a case with ankylosing spondylitis[J]. Rheumatology International, 2014, 34（1）: 141-143.

[12] 吴雪华，田青青，程昊.中西医结合治疗强直性脊柱炎40例临床观察[J].浙江中医杂志，2015，40（6）：433.

[13] 沈瑞子，叶红萍，杨国棠，等.益肾壮督汤配合西药治疗强直性脊柱炎疗效观察[J].陕西中医，2014，35（4）：459-461.

[14] 邓素玲，穆晓红，王启阳.骨痹消对佐剂性关节炎兔关节软骨TNF-α、IL-1水平的影响[J].中医学报，2015，30（1）：77-78.

[15] 喻建平，徐卫东，张艳珍，等.健脾活血补肾汤对CIA大鼠血清IL-17及OPG/RANKL表达的影响[J].中西医结合研究，2013，5（5）：235-239.

[16] 朱俊岭，阎小萍.补肾舒脊颗粒对强直性脊柱炎关节液成纤维细胞周期的影响[J].中华中医药学刊，2016，34（5）：1244-1246.

[17] 刘鑫，魏军，杨芝红，等.强直性脊柱炎患者外周血中miR-17、miR-181、miR-106、miR-30和miR-495表达的分析[J].中国免疫学杂志，2014，30（11）：1529-1532.

[18] KELLER J J, KANG J H, LIN H C. Association between ankylosing spondylitis and chronic periodontitis: a population-based study[J]. Arthritis & Rheuruatology, 2013, 65（1）: 167-173.

[19] 张璐，邹红云，余伍忠，等.强直性脊柱炎患者TNF-α表达水平测定分析[J].中国实验诊断学，2014，18（4）：589-592.

[20] 张帆，刘健，端淑杰.Th1/Th2平衡漂移及与强直性脊柱炎关系的研究进展[J].风湿病与关节炎，2016，5（11）：66-68，73.

[21] 周芹，刘勋.IL-23对强直性脊柱炎的诊断意义及其受体表达的研究[J].现代医学，2017，45（2）：229-233.

[22] 刘艳娟，孙志强.白细胞介素23与血液系统疾病关系的研究进展[J].重庆医学，2017，46（8）1131-1133.

[23] 夏青，李晓娜，杨晓，等，强直性脊柱炎患者疾病活动度影响因素的有序多分类Logistic回归分析[J].安徽医

科大学学报，2016，51（12）：1808-1812．

[24] KEBAPCILAR L，BILGIR O，ALACACIOGLU A，et al．lmpaired hypothalamo-pituitary-adrenal axis in patients with ankylosing spondylitis[J]．Journal of Endocrinological Investigation，2010，33（1）：42-47．

[25] 刘巧灵．HLA-B27抗原与基因检测在强直性脊柱炎诊断中的应用[D]．福州：福建医科大学，2016．

[26] 潘彩彬，刘献祥．强直性脊柱炎之"偻痹"病名考[J]．风湿病与关节炎，2015，4（4）：57-59．

[27] 陈灏珠，林果为，王吉耀．实用内科学[M]．北京：人民卫生出版社，2014：2601．

[28] 焦树德，阎小萍．大偻（强直性脊柱炎）病因病机及辨证论治探讨（下）[J]．江苏中医药，2003，24（2）：1-3．

[29] 周淑蓓，郑福增，展俊平．国医大师朱良春运用培补肾阳汤治疗强直性脊柱炎临床经验[J]．时珍国医国药，2020，31（4）：966-967．

[30] 董文哲，方妍妍，文建庭，等．刘健教授治疗强直性脊柱炎经验总结[J]．风湿病与关节炎，2018，7（8）：47-49．

[31] 许飞，周文强，张艳坤，等．彭江云教授运用温阳通络法治疗强直性脊柱炎经验浅谈[J]．风湿病与关节炎，2020，9（1）：36-38．

[32] 陆燕，金实．金实对络病学说的认识及临床应用初探[J]．国际中医中药杂志，2019，41（9）：1006-1008．

[33] 牛静虎，杨龙，宋媛媛．从中土阳明论述强直性脊柱炎[J]．陕西中医，2020，41（4）：518-520．

[34] 胡静，杨华元．艾灸刺激物理信号的传导途径及其作用[J]．中国针灸，2021，41（5）：577-581．

[35] 偶鹰飞，沙蕉，刘芳，等．中医定向透药对前交叉韧带重建术后膝关节功能的影响[J]．中华关节外科杂志（电子版），2020，14（2）：239-243．

[36] 贺子君，陈翠清，肖俊卿，等．中药穴位贴敷联合关节操对早中期类风湿性关节炎病人关节功能的影响[J]．全科护理，2018，16（1）：78-80．

[37] XIE X L，LU L Q，ZHOU X P，et al．Effect of Gua Sha therapy on patients wich diaberic peripheral neuropathy：a randomized controlled trial[J]．Complement Ther Clin Pract，2019，35：348-352．

[38] 王莹莹，吉佳，杨昆吾，等．循经刮痧研究[J]．中国中医基础医学杂志，2021，27（3）：527-530．

[39] 苏荣华，刘颖，王光义，等．通阳刮痧疗法对佐剂性关节炎大鼠TNF-α及T淋巴细胞亚群的影响[J]．贵阳医学院学报，2015，40（9）：919-921．

[40] 黄少辉，丁晓煜．白介素拮抗剂治疗强直性脊柱炎的研究进展[J]．当代医学，2015，21（34）：11-12．

第三章　痛　风

第一节　概　述

痛风是一种代谢性疾病，是嘌呤代谢紊乱致血尿酸含量升高，尿酸钠结晶沉积关节所致的，发病初期表现为高尿酸血症，继而引发反复发作的关节炎。长期的尿酸盐沉积导致痛风石的形成，甚至引起关节发生畸形，若尿酸长期控制欠佳，常会累及肾脏，引起慢性肾脏病[1-3]。

痛风是由于风、寒、湿、热等邪气痹阻经络，影响气血运行，导致肢体筋骨、关节、肌肉等处出现疼痛、重着、酸楚、麻木，或关节屈伸不利、僵硬、肿大、变形等症状的一种疾病。结合临床症状及文献古籍，痛风属于祖国医学的"痹证""历节"等范畴。

第二节　病　因　病　机

一、中医学对痛风病因病机的认识

《内经》最早明确提出"痹症"的起始原因，指出风寒湿三气合而侵袭机体发病。《伤寒杂病论》把痛风命名为"历节"，将其病机分为五类：肝肾不足，水湿浸渍型；阴血不足，外感风邪型；气虚饮酒，汗出当风型；胃有蕴热，外感风寒型；过食酸咸，内伤肝肾型[4]。《景岳全书》中描述了与痛风症状相似的风痹、脚气、历节、骨痹、热痹的病因病机，其中有三类：一为本虚标实，内因为主；二为气血亏虚，湿热内蕴；三是以实邪为主，风寒湿热邪气阻滞经络[5]。《医方考》和《格致余论》都阐述了痰浊瘀血阻滞经络，发为痛风的病因病机[6]。

二、现代医学对痛风致病因素的认识

（一）病因

痛风分为两大类，主要为原发性痛风和继发性痛风。

血尿酸升高导致的原发性痛风，少部分是由于酶的缺陷，主要是由磷酸核糖焦磷酸酰基转移酶（PRPPAT）的浓度和活性增强、磷酸核糖基焦磷酸（PRPP）合成酶活性增加、次黄嘌呤鸟嘌呤磷酸核糖基转移酶（HGPRT）等先天性嘌呤代谢酶缺乏导致。而绝大部分原发性痛风则病因未明

确[7]，多与遗传因素以及环境因素关系密切，具有家族易感性。

继发性痛风主要由各种肾脏疾病、骨髓增生性疾病、放化疗后及某些药物，如阿司匹林、吡嗪酰胺、烟酸、乙胺丁醇、乙醇、环孢素等引起血尿酸浓度升高，最后形成尿酸盐结晶，沉积在关节部位[7]。

（二）发病机制

诱发痛风的基础之一是血清尿酸的升高，当体内血尿酸≥420μmol/L时，血清尿酸值已达饱和状态，容易形成尿酸盐结晶，为尿酸盐的最终沉积提供可能。尿酸值的波动是痛风急性发作的主导因素，当体内的血尿酸突然升高，尿酸盐会在关节滑液中形成针状尿酸盐，在血尿酸突然下降过程中，不溶性针状晶体就从痛风石的表面释放出来，并且沉积在关节组织中，从而诱发关节及周围软组织的急性炎症性表现。

尿酸盐沉积在关节中引起一系列炎症的机制。第一，中性粒细胞在吞噬尿酸盐时释放大量的趋化因子及炎症介质，从而诱导更多中性粒细胞聚合，在吞噬时释放溶酶体酶。第二，单核细胞参与吞噬尿酸盐时，尿酸盐刺激其释放如白细胞介素（IL-1β、IL-8）、肿瘤坏死因子（TNF-α）等细胞因子，其中的IL-1β通过激活巨噬细胞，增强吞噬和杀伤作用，IL-8则可趋化和激活中性粒细胞向病变部位聚合。第三，尿酸盐与机体蛋白结合后，刺激机体产生特异性抗体IgG，并与抗原结合形成IgG-MSU复合物，发生抗原抗体反应，增强吞噬能力，对尿酸盐具有代偿性的作用，达到清除尿酸盐的效果。如果发生过度吞噬，将会导致过度的炎症反应，使组织损伤，即痛风的急性炎症[8]。

第三节　诊断与鉴别诊断

一、诊断

（一）临床表现

原发性痛风多见于中老年人，其中男性居多，女性多于绝经期后发病，常有家族遗传史。痛风的自然病程分为四个：无症状性高尿酸血症、急性痛风性关节炎反复发作、间歇期无症状（发作间期或间歇期痛风）、慢性痛风性关节炎。

1. 无症状性高尿酸血症

一般无明显症状，体检可发现血清尿酸升高。有血清尿酸值的升高，但尚未发生关节炎或尿酸性肾结石。尽管血尿酸持续增高会增加急性痛风的发生率，但大多数高尿酸血症的患者可终身无症状。

2. 急性痛风性关节炎

（1）发作部位。85%～90%首次痛风发作累及单关节，最常见的受累部位是第一跖趾关节。急性发作主要累及下肢关节，少部分首发累及的关节为寡关节及多关节。急性痛风主要累及下肢关节，但最终可累及四肢所有关节。第一跖趾关节是最常见的首发关节，其余为踝关节、足跟、膝关节、腕关节、手指和肘关节，并可出现急性痛风性滑囊炎、肌腱炎或腱鞘滑膜炎，此外，急性发作期需要与其他晶体性关节炎及化脓性关节炎相鉴别。

（2）发作特点。累及关节可见关节红、肿、热、痛，偶尔可并发淋巴管炎，常于夜间熟睡时出现剧烈疼痛。疼痛高峰在24～48h，7～10d后一般可自行缓解。症状轻者可在数小时或1～2d内自行缓解，重者可持续数天或数周。

3. 间歇期痛风

指两次痛风发作之间的时间。部分患者可能只发作一次，但多数患者会在6个月到2年内出现第二次发作，若无得到规律治疗，发作频率会随着时间的推移而增加。

4. 慢性痛风性关节炎

发展至该阶段的患者多是由于未经治疗或治疗不规则，此期发作较频，间歇期缩短，疼痛日渐加剧。同时尿酸盐沉积于软骨、滑膜、肌腱和软组织中，最后形成痛风石，以耳廓及跖趾、指间、掌指、肘等关节较常见，亦可见于尺骨鹰嘴滑车和跟腱内。若痛风石形成过多、关节功能毁损，可造成手、足畸形，晚期常见痛风石破溃，可检出含白色粉末状的尿酸盐结晶。

5. 肾脏病变

（1）痛风性肾病是尿酸盐沉积在肾间质组织所致。早期尿常规可见轻度尿蛋白及潜血，病程进展则表现为持续性蛋白尿，肾脏浓缩功能受损，出现夜尿增多、等渗尿等，最后发展为慢性肾功能不全。

（2）尿酸性肾石病。因尿酸性结石在肾脏中形成，细小的结石可随尿液排出，较大结石常引起肾绞痛、血尿及尿路感染。

（3）急性肾衰竭。若尿酸盐结晶堵塞肾小管、肾盂或输尿管，可突然出现少尿甚至无尿，若不及时处理可迅速发展为急性肾衰竭。

（二）辅助检查

1. 实验室一般检测

①血常规、尿常规、大便常规等一般检查；②肝功能、肾功能、血脂、血糖等检测；③红细胞沉降率、C-反应蛋白、血清尿酸等生化检查；④类风湿因子、抗"O"试验；⑤感染性疾病筛查（乙肝、丙肝、梅毒、HIV等）；⑥24小时尿尿酸。

2. 影像学检查

（1）X线检查。主要是对累及关节的初筛，可初步排除外伤所致的关节痛，也可对感染性关节炎、骨关节炎、类风湿关节炎、脊柱关节病等进行初步的鉴别诊断。若痛风累及双手，可通过双手的正位片了解关节间隙、骨质等情况，初步排除类风湿关节炎；若关节肿痛只累及单关节或寡关节时，除了该关节的正侧位片，还可选择骶髂关节正位片，以初步排除外周型脊柱关节病。

（2）关节双源CT。早期无症状患者局部组织中已出现痛风结节沉积。因此，能在痛风性关节炎患者早期无症状时无创性检测出痛风结节在关节内沉积情况，可对其确诊及早期干预提供参考。双源CT成像（DECT）可特异性识别尿酸盐结晶沉积并观察其分布特点。

（3）超声。高频超声作为一种安全、快速、准确的检查方法用于痛风的诊断，可准确发现痛风石、骨侵蚀、滑膜炎等病变，也可用于引导关节或组织穿刺。痛风急性期可见双轨征以明确诊断，另外，可通过滑膜、血供情况，评估病情活动度；间歇期或慢性期则可见痛风石形成；同时还可与假性痛风（焦磷酸盐结晶沉积）相鉴别。

3. 关节穿刺检查

关节穿刺术取关节积液或滑膜，行关节液或滑膜偏振光检查，可明确是否有尿酸盐结晶，也可与焦磷酸盐结晶沉积相鉴别，是疑难病例诊断的最有效手段。

（三）诊断要点

参考2015年由ACR/EULAR拟定的痛风标准。该标准包含一个准入标准，一个确定（诊断）标准和一个分类（诊断）标准，分类诊断标准中包含3个项目、8个条目，满足8分即可诊断痛风，见表11-3-3-1。

表11-3-3-1　2015年ACR/EULAR痛风分类标准

准入标准		至少1次外周关节或滑囊发作性肿胀、疼痛	
确定标准		有症状的关节或滑囊中存在尿酸盐结晶（如在滑液中）或痛风石（可确诊，无须分类诊断）	
分类标准		总分累计≥8分，即可诊断 （符合准入标准但不符合确定标准情况下使用下列评分系统）	
项目		分类	评分
一、临床特点			
受累关节		累及踝关节或足中段的单关节炎或寡关节炎	1
		累及第一跖趾关节的单关节炎或寡关节炎	2
发作时关节特点 （右栏三个选项计分可累加）		受累关节表面皮肤发红（患者自诉或医师观察发现）	1
		受累关节明显触痛或压痛	1
		受累关节活动受限或行走困难	1
发作的时间特点 （无论是否抗炎治疗，符合3项中2项 为一次典型发作）		疼痛高峰时间<24h	1 （1次典型发作）
		症状缓解<14d	
		2次发作间期症状完全缓解	2 （反复典型发作）
痛风石临床证据		无	0
		有	4
二、实验室检查			
血尿酸水平 （非降尿酸治疗中，可复检，取最高值）		<40mg/L（<240μmol/L）	-4
		40～60mg/L（240～360μmol/L）	<0
		60～80mg/L（360～480μmol/L）	2
		80～100mg/L（480～600μmol/L）	3
		≥100mg/L（≥600μmol/L）	4
发作关节或其滑液分析		MSU阴性	-2
三、影像学表现			
①超声"双轨征" ②双源CT有尿酸盐沉积 ③（曾）有症状的关节或滑囊处尿酸钠晶体的影像学证据		有任意一种表现	4
X线显示手和（或）足至少1次骨侵蚀		有	4

二、鉴别诊断

（一）中医鉴别诊断

痛风在中医诊断方面以"热痹"为诊断居多，需与尪痹相鉴别。热痹多表现为单关节肿痛，且以足部关节为主，以红肿热痛为主要症状，可伴有身热、尿黄赤，大便秘结。尪痹多见于青年女性，虽好发于小关节，但非突起，表现为游走性对称性多关节肿痛，常有晨僵，类风湿因子阳性，血尿酸不高。

（二）西医鉴别诊断

本病急性关节炎期需与风湿性关节炎、类风湿关节炎急性期、感染性关节炎、脊柱关节病等鉴别。慢性关节炎期需与类风湿关节炎及假性痛风等鉴别。

（1）风湿性关节炎。急性风湿性关节炎是与链球菌感染相关的变态反应性疾病。多见于青少年，多发作于发热、咽痛、尿路感染或腹泻之后，常表现为大关节的游走性疼痛，可累及如膝、踝、肘、腕关节等。实验室检查可见CRP、ESR正常或轻度升高，抗"O"试验（ASO）阳性，血尿酸值及类风湿因子正常。

（2）类风湿关节炎。类风湿关节炎是一种以致残性多关节滑膜炎为特征的自身免疫病。本病以慢性、对称性、破坏性多关节炎为主要临床表现，其中双手、腕、膝、踝和足关节受累最常见。发病时还可伴有发热、贫血、皮下结节及淋巴结肿大等关节外表现。此外，晨僵为类风湿关节炎最突出的临床症状，表现为指关节部位的僵硬和胶着感，晨起明显，活动后减轻。病程较长的患者，还可出现类风湿结节，不仅出现在关节处，还可出现在肺组织、胸膜、心包、心内膜等部位，出现在关节处时，常与痛风石相鉴别。类风湿关节炎还可并发血管炎，淀粉样变而致的胃肠道、肝脏、脾及胰腺损害，也可出现巩膜炎、角膜炎及眼干燥症。实验室检查不仅出现红细胞沉降率、CRP升高，还可见高滴度的类风湿因子及抗环瓜氨酸肽抗体阳性，B超下可见受累关节滑膜增厚、血供增多，明显骨侵蚀表现，而痛风虽然不仅可见上述征象，还会出现特征性征象——双轨征。

（3）感染性关节炎。指致病微生物直接侵袭关节引起感染性关节炎。大多数（90%）感染性关节炎是由金黄色葡萄球菌、链球菌、淋球菌及革兰阴性杆菌等细菌所致。病毒、真菌、分枝杆菌、螺旋体、寄生虫也可致病。传播途径以血行感染最常见，其次是创伤和邻近蔓延。急性细菌感染通常累及单关节或少关节，与痛风发病相似。发病时，可伴有高热、寒战，实验室检查白细胞升高，可伴降钙素原升高，关节液培养可培养出致病菌。

（4）脊柱关节病。本病是一种以侵犯骶髂及脊柱关节为特点的全身性关节病，有家族聚集发病倾向，分为外周型脊柱关节病和中轴型脊柱关节病，当以外周关节发病时需与急性痛风发作相鉴别。脊柱关节病以青年男性多发，起病缓慢。以骶髂及脊柱关节受累为主，可伴有下肢大关节的非对称性肿胀和疼痛。常出现肌腱端病的表现，即大转子、跟腱、脊肋关节、胸肋关节等肌腱或韧带附着点疼痛。关节外表现多为虹膜睫状体炎、心脏传导阻滞及主动脉瓣闭锁不全等。X线片可见骶髂关节骨质侵蚀、破坏或融合。90%以上的脊柱关节病患者HLA-B27为阳性，类风湿因子阴性。

第四节 治疗概况

一、中医辨证论治

（一）辨证选择口服中药汤剂

1. 湿热阻络证

主证：局部关节红肿热痛，发病急骤，病及一个或多个关节，多兼有发热、恶风、口渴、烦闷不安或头痛汗出，小便短黄，舌红苔黄或黄腻，脉弦滑数。

治法：清热利湿，通络止痛。

代表方：四妙散加减。

基本处方：薏苡仁、牛膝、黄柏、苍术、土茯苓、山慈菇、忍冬藤、金银花、泽兰、金钱草、虎杖、茯苓、陈皮、秦皮、甘草。

中成药：热痹痛片（本院制剂）、行湿颗粒（院内制剂）、四妙丸等。

2. 脾虚湿阻证

主证：无症状期，或仅有轻微的关节症状，或高尿酸血症，或见身困倦怠，头昏头晕，腰膝酸痛，纳食减少，脘腹胀闷，舌质淡胖或舌尖红，苔白或黄厚腻，脉细或弦滑等。

治法：健脾利湿，益气通络。

代表方：防己黄芪汤加减。

基本处方：黄芪、防己、桂枝、细辛、当归、独活、羌活、白术、防风、淫羊藿、薏苡仁、土茯苓、萆薢、甘草。

中成药：补中益气丸、参苓白术丸、益肾蠲痹丸等。

3. 寒湿痹阻证

主证：关节疼痛，肿胀不甚，局部不热，痛有定处，屈伸不利，或见皮下结节或痛风石，肌肤麻木不仁，舌苔薄白或白腻，脉弦或濡缓。

治法：温经散寒，除湿通络。

代表方：乌头汤加减。

基本处方：川乌、生麻黄、生黄芪、生白芍、苍术、生白术、羌活、片姜黄、当归、土茯苓、萆薢、甘草。

中成药：行湿颗粒（院内制剂）、寒湿痹颗粒/片/胶囊、益肾蠲痹丸、祛风止痛胶囊等。

4. 痰瘀痹阻证

主证：关节疼痛，反复发作，日久不愈，时轻时重，或呈刺痛，固定不移，关节肿大，甚至强直畸形，屈伸不利，皮下结节，或皮色紫暗，脉弦或沉涩。

治法：活血化瘀，化痰散结。

代表方：桃红饮合二陈汤。

基本处方：桃仁、红花、当归、川芎、南星、白芥子、乳香、没药、全蝎、乌梢蛇、制半夏、茯苓、陈皮、威灵仙、甘草。

中成药：肿痛安胶囊（院内制剂）、尪痹片、益肾蠲痹丸等。

（二）辨证选择静脉滴注中药注射液

香丹注射液、川芎嗪注射液、血栓通注射液、黄芪注射液、参附注射液等。

二、中医特色治疗

（一）外治法

1. 中药外敷

辨证选用中药外敷法。湿热蕴结证，酌情选用清热除湿、宣痹通络之品，如中药煎膏调配黄水纱或金黄散外敷疼痛关节；寒湿痹阻证，酌情选用祛风散寒除湿、温经通络药物，如中药煎膏调配玉龙散或活血散外敷疼痛关节、中药封包治疗等。

2. 中药熏药或熏洗

辨证选用中药熏药或熏洗治法。湿热蕴结证，酌情选用清热利湿、通络止痛药物，如金黄散、金黄贴、伤科黄水等；脾虚湿阻证，酌情选用健脾利湿、益气通络药物；寒湿痹阻证，酌情选用温经散寒、除湿通络药物，如玉龙散；痰瘀痹阻证，酌情选用活血化瘀、化痰散结药物，如白药膏。每次40分钟，每日1～2次。配合治疗智能型中药熏蒸汽自控治疗仪治疗。

（二）针灸治疗

1. 体针

（1）取穴。

主穴：

第1组：足三里、阳陵泉、三阴交；

第2组：曲池。

配穴：

第1组：内踝侧取太溪、太白、大敦，外踝侧取昆仑、丘墟、足临泣；

第2组：合谷。

（2）操作方法。

病变在下肢，主穴与配穴取第1组，病变在上肢则取第2组。以主穴为主，根据部位酌加配穴，以1～1.5寸30号毫针刺入，得气后采用提插捻转补泻手法，急性期、发作期用泻法，缓解期用平补平泻法，均留针30分钟，每隔10分钟行针1次，每日或隔日1次，10次为1个疗程，疗程间隔3～5天。

2. 三棱针刺络放血

有活血祛瘀、通络止痛的功效，多在痛风急性发作时采用。取阿是穴，放血1～2mL，每周2～3次。

3. 浮针疗法

明确疼痛位置、范围，寻找压痛点，消毒，进针运针、扫散、留针和出针。每日或隔日1次，

10次为1个疗程。

还可选用火针疗法、雷火灸、梅花针扣刺结合拔罐法等方法治疗。

（三）其他疗法

1. 拔罐

疼痛部位用3～5个火罐，每次留罐5分钟。热证者不宜。

2. 中频脉冲电治疗

中药离子导入，每日1次。热证者不宜。

三、中西医结合治疗

对于依从性好，无并发症，体格壮实的中青年患者，通常采用西药治疗，或者中西医结合的治疗方案，西药为主，中药为辅。临床上以非甾体抗炎镇痛药、秋水仙碱片及糖皮质激素为主。

中医药在急性痛风性关节炎的治疗方面有一定的优势，能较好较快地缓解关节炎的红肿热痛症状，且能减少痛风性关节炎的发作次数，降低血尿酸水平，具有良好的安全性及患者依从性。临床上对于具有消化道溃疡、肝肾功能损害及心脑疾病等并发症的老年患者，多主张采用中医药，或是中西药结合的治疗方案。急性痛风性关节炎可按照中医学"热痹"进行论治，治以清热利湿，消肿止痛，通络化瘀为主，同时佐以温阳散寒药。组方拟四妙散加减，于化湿利尿药物中配以温阳散寒药物，如附子、桂枝等以寒热并用、标本兼治。若患者关节肿大明显，肤温不高，肤色正常，伴麻木，或兼头晕恶心等症状，临床上多以桂枝芍药知母汤为主方加减。风湿侵犯人体，搏结于筋骨关节，使局部气血流通受阻，故肢节疼痛肿大，湿邪阻于中焦，清阳不升，则头晕恶心。临床上重视专病专药的应用。对急性痛风性关节炎，以剧痛为主的，多以川乌加滑石为主药，加蜂蜜久煎；对于肿胀明显的，多以制附子加青风藤为主药。临床上，单纯以热证或寒证的关节炎少见，往往多见寒热错杂证候。

四、难点分析

（一）现状分析

痛风是一种复发性的代谢性疾病，往往反复发作，迁延难愈。急性期后患者疼痛可能会自行缓解，这是患者依从性差的重要因素，顺利度过急性发作期后，患者往往忽视间歇期痛风的治疗，即规律的降尿酸治疗。因此，加强宣教，提高患者的依从性任重而道远。

因痛风为较常见的风湿病，非甾体抗炎药、激素等药物起效迅速，大部分患者在急性发作期时常自行购买相关药物服用，长期如此，往往容易出现胃肠道反应、骨质疏松、皮质醇功能低下、向心性肥胖、痛风石积聚等并发症，加大了后期治疗的难度。

（二）中医难点分析

（1）由于痛风发病时还常伴代谢综合征的一系列表现，如高血压、高血脂、高血糖等，证候多变，临床治疗较复杂。痛风辨证应得当，恰当选药，才能收到满意的疗效。痛风在药物治疗的基础上，还应该重视调养，以预防发作。同时，还要防治痛风相关疾病的危害。痛风患者常多伴有高血压病、冠心病、糖尿病、高脂血症、肥胖症等相关的疾病。因此，在治疗痛风的同时，还应积极预防及治疗相关疾病，以防止痛风和相关疾病相互影响，加重病情，形成恶性循环。

（2）急性期控制病情后，患者关节基本不痛，症状消失，从而进入间歇期。此期患者常自以为疾病已痊愈，遂停止治疗。或劳累，或饮食不节，或遇寒湿等外邪，导致痛风再次发作。解决思路与措施：虽然关节疼痛已消除，但是体内仍有余邪，故间歇期也应治疗。此期应缓则治其本，以防止痛风性关节炎再发作，降低血尿酸，治以健脾除湿，活血通络。常用药物：党参、白术、薏苡仁、黄柏、茯苓、熟大黄、川牛膝、王不留行、两头尖、红花、水蛭、白芥子、土鳖虫、土茯苓、苍术等。

（3）痛风病早期控制不理想，病情进入慢性迁延期，反复发作，症状时轻时重，日久不愈。慢性迁延期应健脾益肾，涤痰化瘀。常用药物：独活、桑寄生、秦皮、党参、茯苓、桃仁、红花、川芎、淫羊藿、牛膝、陈皮、土茯苓、泽泻等。

五、医案验方

曾某，男，57岁，以"反复多关节发作性肿痛5年，加重1周"为主诉，于2020年4月25日就诊。患者5年前无明显诱因，出现左跖趾关节、右腕关节、右肘关节、双踝关节、双膝关节红肿疼痛，伴有饮酒后加重，查血尿酸645μmol/L，骨肌彩超提示左足、右腕、双膝有"双轨征"，并多发痛风石形成，诊断为"痛风性关节炎"，予秋水仙碱、塞来昔布等治疗，症状缓解，但此后反复发作。1周前饮酒后出现关节红肿疼痛加剧，现症见：右腕关节红肿疼痛，伴有局部红肿、灼热，活动受限，纳可，夜寐差，小便赤，大便正常，舌红，苔黄腻，脉滑数。查血尿酸：659.5μmol/L。

中医诊断：痹证（湿热阻络型）。

西医诊断：痛风性关节炎。

治法：清热利湿，通络止痛。处方：薏苡仁30g、牛膝15g、黄柏15g、苍术15g、土茯苓15g、山慈菇10g、忍冬藤15g、金银花15g、泽兰15g、金钱草10g、虎杖10g、茯苓20g、陈皮10g、甘草5g，3剂，水煎服。

二诊：患者关节红肿、灼热疼痛症状缓解，上方加伸筋草15g，继服5剂，以加强活血通络止痛之效。

三诊：患者疼痛明显缓解，右腕活动度较前改善，守方，继服7剂，以巩固疗效。

第五节　辨证施护

一、辨证护理

（1）急性发作期：限制食盐摄入，禁酒限烟，低嘌呤饮食，通过健康教育使患者了解常见食物的酸碱性及嘌呤含量，使之能够合理地安排日常饮食。寒湿痹阻型痛风患者，在季节变化时应注意调节饮食起居，避免风寒湿邪外侵，发作时可局部热敷或中药熏蒸。急性发作期，须严格卧床休息，并适当抬高患肢，以利血液回流，避免受累关节负重，直至疼痛缓解72h后开始适当轻微活动，促进新陈代谢和改善血液循环。

（2）间歇期或缓解期：保持理想体重，适当限制脂肪，要求患者多饮水，以增加尿量，促进尿酸排泄。患者应注意鞋子的选择，尽量穿柔软舒适的鞋子，避免足部磨损造成感染。冬天避免受凉，室温保持在20～22℃。年老体弱者应注意保暖。

二、辨证施膳

（1）湿热质：宜食用清热祛湿之品，如薏苡仁、冬瓜、丝瓜、绿豆、赤小豆、扁豆、苦瓜等。食疗方：苍术薏苡仁粥、秦艽煲瘦肉、鸡血藤木瓜豆芽汤等。

（2）痰湿质：宜食用化痰祛湿之品，如茯苓、木瓜、陈皮、山药、川贝等。食疗方：木瓜陈皮粥、薏苡仁山药汤等。

（3）寒湿质：宜食用温经散寒除湿之品，如山药、红糖、生姜、羊肉等。食疗方：生姜羊肉煲、胡椒猪肚汤等。

（4）痰瘀质：宜食用活血化瘀之品，如桃仁、当归、川芎、茯苓、红花等。食疗方：橘皮饮、黄花菜汤等。

第六节　循　证　研　究

一、基础研究

（一）中医基础研究

痛风的病机内因是血分有热，外因是风湿寒等邪气侵袭，污浊凝滞而作痛。桂枝芍药知母汤、四妙散、白虎加桂枝汤最为常用，在此基础上加减而成的复方使用频率较高。桂枝芍药知母汤出自《金匮要略·中风历节病篇》，全方配伍严谨，寒热并用，燥中有制，散而有和，风湿日久化热者，用之有相辅相成之妙。主治风寒湿痹日久，渐次化热伤阴之风湿历节，在临床上取得很好的疗效[9-10]。何力等[11-12]采用平胃散合桂枝芍药知母汤与别嘌醇组对照治疗慢性痛风性关节炎，观察6个月，治疗组痛风发作次数显著减少，并且平胃散合桂枝芍药知母汤能降低尿酸水平和提高血尿酸达标率，减轻临床症状，并能减轻血清IL-1β、IL-8、IL-17和TNF-α水平等炎症因子反应，临床疗效优于单纯的西医治疗。研究发现[13-19]，加味四妙散口服联合金黄散外敷治疗痛风性关节炎急性发作效果明显，疗效优于塞来昔布联合秋水仙碱治疗，且不良反应较少。

中药具有多成分、多靶点的特点，其药理机制十分复杂。近年来，中医药在基础研究方面也取得了较大进步，对中医药治疗该病的作用机制进行了大量的实验研究。在痛风中常用的药物为清热利湿药，频次较高的有车前草、萆薢、虎杖等。车前草具有清热利尿通淋的功效，研究发现，车前草乙醇提取物可抑制马肾脏Na⁺-K⁺-ATP酶活性，促进尿素与尿酸的排泄[20]。钱莺等[21-23]采用皮下注射氧嗪酸和灌胃次黄嘌呤建立大鼠高尿酸血症模型，发现给予车前草醇提物可显著降低模型大鼠血尿酸水平。萆薢总皂苷可显著降低腺嘌呤加乙胺丁醇所致高尿酸血症大鼠的血清尿酸水平，对大鼠急性痛风性关节炎有明显的防治作用[24]。药理学研究表明虎杖其主要成分均有改善局部血液循环、抗氧自由基、减轻炎症渗出、促进局部对炎症渗出物的吸收、减轻局部炎症反应引起的粘连、促进受损组织的修复等作用，还具有良好的镇痛效应[25-27]。房树标等[28-31]研究桂枝芍药知母汤对尿酸钠致痛风性关节炎模型大鼠关节滑膜组织中炎性信号表达的影响，发现桂枝芍药知母汤治疗痛风性关节炎的作用机制可能与降低NLRP3，含半胱氨酸的天冬氨酸蛋白水解酶-1（Caspase-1）表达，抑制IL-1β分化成熟及 NF-κB活化，降低NLRP3炎性体信号通路炎性因子表达有关。王永辉等[32-33]以尿酸钠混悬液诱导大鼠巨噬细胞制备痛风性关节炎巨噬细胞模型，以桂枝芍药知母汤含药血清进行干预，在不加受体抑制剂的实验中，桂枝芍药知母汤各剂量组IL-1β、IL-6、IL-8、TNF-α含量显著降低，COX-2含量表达均明显低于模型组，而TGF-β1含量明显增高。王立祥[34-35]研究加味四妙散汤对急性痛风性关节炎大鼠炎性细胞因子及多靶点调节信号通路影响，发现加味四妙散汤可抑制急性痛风性关节炎大鼠关节液内IL-6、TNF-α及IL-1β含量，同时调节信号通路内组Caspase-1蛋白表达水平，以起到治疗作用，说明加味四妙散能对炎症细胞聚集起抑制作用，使趋化因子与炎症因子释放降低，同时抑制炎症级联的放大效应。周敏等[36]以高蛋白、高钙饲料制备鸡高尿酸血症模型，研究痹清胶囊连续灌胃给药2周后，发现模型鸡的血清尿素氮显著下降，粪便尿酸排泄量增加，血清黄嘌呤氧化酶活性降低，其降血清尿素氮机制可能是既抑制尿酸生成又促进尿酸排泄。张娴娴等[37-41]研究发现泄浊除痹方可能是通过下调URAT1基因的表达，抑制尿酸盐的重吸收而达到促进尿酸排泄的作用，从而有效降低模型小鼠血尿酸水平。朱亚菊等[42-43]研究发现痛风宁能降低关节液白细胞数、改善病变关节滑膜组织的病理形态及降低IL-1β、TNF-α、PGE2含量，同时可升高TGF-β1含量，且在48h对各项指标的改善作用最明显。

（二）现代医学基础研究

高尿酸血症是痛风发生的重要基础，当血清尿酸高达一定数值，机体失去代偿能力，便增加了痛风性关节炎或肾结石发生的风险[44-47]。只要患者的血清尿酸值高于一定范围，超出机体代偿能力时，就会出现较为严重的尿酸盐结晶，并沉积在关节或者肾脏，此阶段称为痛风[48-51]。

血清尿酸升高可在一定条件下发展为痛风性关节炎。但是，急性痛风发作时，血清尿酸值有可能为正常水平。这是因为体内应激反应导致内源性激素增加，使尿酸从尿液中排出，降低血尿酸值水平，而在急性期缓解后会出现血尿酸值升高。因此，痛风的诊断不能只取决于血尿酸值，应结合临床症状、体征及辅助检查，作出正确的诊断。

二、临床研究

（一）中医研究

1. 辨证论治研究

（1）病因辨证。陈秋[52]认为急性发作之痛风，治疗当以清热解毒、化湿健脾为主，辅以活血通络、消肿止痛，自拟痛风方由四妙散、黄连解毒汤及三仁汤三方化裁合成。其认为痛风急性发作以热毒为先，初期即见热毒炽盛，湿热浊毒内伏血脉，攻于手足，则见赤热肿痛，诸邪相合，以热毒为先。杨宗善[53]认为本病多因风寒湿热外袭，郁而化热，瘀阻于关节、肌肉，不通则痛，常用当归拈痛汤化裁治疗。黄宏兴[54]认为痛风主要是湿浊内蕴，瘀热相杂，治当清热利湿、凉血活血，以土茯苓、薏苡仁、黄柏、苍术、茵陈等组成经验方，尤以土茯苓解毒、除湿、通利关节，旨在搜剔湿热之蕴毒。此为湿与热合，多形成湿热蕴结证。从风寒湿立论，易成寒湿痹阻证。潘艳东等[55]应用"脚痹十味流气饮加味"治疗寒湿痹阻型痛风疗效显著，方中以防己、川牛膝、木瓜、薏苡仁祛风止痛，渗湿除痹。吴斌龙[56]也认为因脾肾阳虚，寒湿内生，复感风寒湿之邪，痹阻经络者，治宜温阳散寒通络，予乌头汤加减治疗。

（2）气血津液辨证。久病成瘀，易致瘀血阻络。杨锡燕[57]认为久病入络，气血不通，筋脉痹阻，提倡活血化瘀。其经验方中以鸡血藤、丹参活血祛瘀通络；延胡索活血行气，专治一身上下诸痛；地龙善走窜，可活血通络除痹；当归则补血活血，攻补兼施。焦锐[58]认为瘀久化热，可出现皮肤紫暗、舌黯，为瘀热在里，治当清热通络、祛风除湿、行瘀除痹，选用麻黄连翘赤小豆汤加味，清热活血通络，临床疗效显著。

国医大师朱良春认为，痛风主要病机为湿浊内生，瘀滞经脉，朱老依此提出"浊瘀痹"，创立"泄化浊瘀"的治则[59]，尤善虫类药的应用，重在泄浊活血。

（3）脏腑辨证。张沛霖[60]认为脾虚生湿，肾的气化作用减弱，湿痰阻滞经络，发为疼痛，治宜健脾利湿、益气通络。邓运明[61]认为痛风日久，损及肝肾，形成肝肾阴虚证。此期热毒虽解，但湿邪仍在，痹阻经络，治宜益气健脾、利湿化浊，常用痛风清消汤去清热解毒之品，加黄芪、党参、陈皮健脾益气为基本方，兼见腹胀、腹泻、大便稀溏者，加茯苓、山药、砂仁。王义军[62]在辨证分型时认为痹证日久，反复发作，易成肝肾亏损，选用独活寄生汤化裁。吉海旺[63]认为痛风日久余邪未尽，素体热盛者，伤耗津液，致肝肾阴虚，其经验方中生地黄用量多达30g，以达滋补肝肾、活血通络之功效。

2. 专病专方研究

朱良春认为治疗痛风当以"泄浊化瘀，调益脾肾"为原则，创立了痛风方，该方以土茯苓、萆薢、威灵仙三味为主药，有清泄浊毒、通利关节止痛之效；泽兰、泽泻、车前子、薏苡仁使湿浊之邪经小便而出；桃仁、红花活血化瘀。同时还善用虫类药，如地龙、土鳖虫等，取其搜剔钻透、通闭解结之力[64-67]。陈纪藩认为痛风急性期局部组织的红肿热痛，多是因为湿浊郁而化热，故以温阳泄浊、活血通络为法治疗痛风性关节炎，常用五苓散加减。痛风湿浊凝滞，血行不畅，久而成瘀，如叶天士在《临证指南医案》中论述"其初在经在气，其久入络入血"，因此治疗时应当适当合用活血化瘀药以活血通利经络，如桃仁、红花、丹参、川芎之物。

娄多峰认为痛风是由于人体正气不足，阴阳失调，导致湿热痰瘀聚于体内，复感外邪，致内外合邪，血气阻滞不通而发。治疗上从"虚邪瘀"辨证论治[68]，正虚证以补益肝肾，活血通瘀为法，方用养阴活血汤加减；邪实以湿热痹阻、风寒湿痹为主，分别予清痹汤、通痹汤；痰瘀证候分为瘀血痹阻证，以活血化瘀，行气通络为法，方用化瘀通痹汤；此外还有痰浊阻滞证，以祛湿化痰，通络止痛为法，方用二陈汤合身痛逐瘀汤加减[69]。娄多峰还认为，常规方法止痛效果不明显的风湿病患者，多由于痰瘀交阻留滞关节，甚者引起肢体感觉麻木异常，病程缠绵，病邪难除，可考虑为内有痰瘀胶着，以活血行气、化痰除湿为法，加用当归、丹参、鸡血藤、乳香、没药等活血行气之品[70]。

孙维峰结合天人相应学说，认为岭南地区痛风高发与当地的环境气候密不可分，因岭南地区环境潮湿，天气炎热，湿热交织，辨证以湿热证为主，加之平素食海鲜、饮寒凉，导致脾胃受损，累及三焦，水湿输布和运化失司，久而生痰，痰湿附着关节而发病，且病程迁延难治。急性期治疗以清热除湿、通痹止痛为法，自拟清热除痹汤[71]。其团队对清热除痹汤进行实验室研究，发现该方可抑制、降低血清及滑膜IL-1β、TNF-α水平，改善急性痛风大鼠模型的急性炎症反应[72]。

3. 中成药研究

张明等[73]采用虎杖痛风颗粒，以清热除湿、祛风通络法治疗40例急性痛风性关节炎，与口服双氯芬酸钠的对照组相比较，结果显示治疗组显著优于对照组。孟祥奇等[74]用山黄胶囊（黄柏、黄芩、大黄、防己、土茯苓、山慈菇）治疗急性痛风性关节炎30例，与别嘌醇对照，两组比较有显著性差异，治疗组疗效优于对照组。王颜刚等[75]研究发现，中、高剂量痛风合剂（主要成分为忍冬藤、虎杖、威灵仙、红花、怀牛膝）可以有效抑制急性痛风性关节炎大鼠关节肿胀，且该作用呈一定的剂量依赖性。彭宣灏等[76]通过实验观察痛风舒宁片对大鼠急性痛风性关节炎的药理作用，结果显示痛风舒宁片3.0g/kg剂量能减轻大鼠急性痛风性关节炎肿胀度；痛风舒宁片3.0g/kg剂量能减少血清IL-β的分泌；痛风舒宁片0.75g/kg、1.50g/kg、3.00g/kg剂量能改善关节滑膜组织的病理改变，对急性痛风性关节炎具有显著的防治作用。朱萱萱等[77]以热痹消治疗急性痛风性关节炎的实验研究，观察到该药可明显减轻角叉菜胶致大鼠足跖肿胀度，起效快，维持时间长，降低二甲苯致小鼠耳廓肿胀度，能明显延长小鼠痛阈，作用温和持久。

4. 中医外治法研究

中药外敷是将中药直接覆盖局部病灶的皮肤或黏膜，通过"体表穴位—经络通道—络属脏腑"的方式[78]，使药物渗透、吸收、扩散，快速地扩张局部血管，促进局部血液循环，增加组织的营养供应，从而起到消炎止痛的作用，减轻关节的肿胀疼痛。此外，还避免了口服药带来的胃肠道不良反应，具有起效快、副作用少和使用便捷的特点。痛风性关节炎正是局部症状明显的疾病，因此运用中药膏药外敷可快速地减轻关节肿痛，缩短疼痛天数，提高患者的生活质量。余智等[79-80]对53例痛风急性期的患者使用清痹散外敷病变关节，治疗的总有效率达到83.3%，治疗后患者的CRP水平明显下降。潘立文等[81]对傣医治疗痛风的方法进行总结，发现傣医喜用姜黄、黄姜、青牛胆、宽筋藤、除风草等中药，经处理后外敷病变关节，治疗效果良好，值得推广。幸程涛等[82]自拟中药外敷方（生黄柏、生山栀、生大黄、山慈菇、天花粉、苍术、怀牛膝、厚朴、陈皮、制胆南星、忍冬藤、白芷、土茯苓、甘草），将药物研磨成粉加水制成糊，敷贴关节红肿处8小时，配合服用痛风灵汤治疗急性期湿热蕴结型痛风，与对照组（口服双氯芬酸钠双释放肠溶胶囊）相比，实验组患者的症状及体征改善明显，血尿酸下降明显。此外，郭群生[83]对两种外治法治疗痛风急性期进行对比，发现试验组（中药膏剂外敷）的总有效率及满意率比对照组（中药外洗）高，提示中药膏剂外敷治疗急性痛风性关节炎效果理想。

（二）现代医学研究

1. 发病机制研究

诱发痛风性关节炎的重要基础之一是血清尿酸的升高，尿酸的成分主要是尿酸盐，尿酸盐沉积在关节中引起一系列的炎症反应。一方面，中性粒细胞在吞噬尿酸盐时释放大量的趋化因子及炎症介质，从而诱导更多中性粒细胞聚合，在吞噬时释放溶酶体酶。另外，单核细胞参与吞噬尿酸盐时，尿酸盐刺激其释放如白细胞介素（IL-1β、IL-8）、肿瘤坏死因子（TNF-α）等细胞因子，其中的IL-1β通过激活巨噬细胞，增强吞噬和杀伤作用，IL-8则可趋化和激活中性粒细胞向病变部位聚合；另一方面，尿酸盐与机体蛋白结合后，刺激机体产生特异性抗体IgG，并与抗原结合形成IgG-MSU复合物，发生抗原抗体反应，增强吞噬能力，对尿酸盐具有代偿性的作用，达到清除尿酸盐的效果。如果发生过度吞噬，将会导致过度的炎症反应，使组织损伤，即痛风的急性炎症[84]。

2. 药物治疗研究

（1）秋水仙碱。当痛风急性期开始时，秋水仙碱为首选口服药物。其作用机制是：结合中性粒细胞内含有微管蛋白里的亚单位，从而改变其细胞膜的结构，进而改变其运行功能，使细胞的黏附、吞噬以及趋化的作用受到抑制，减少局部产生的炎症因子[85]，达到减轻红肿热痛的临床症状。若在急性期发作24h之内服用秋水仙碱，可达到抗炎和止痛的有效作用。研究显示[86-88]，在早期使用小剂量秋水仙碱（1.5~1.8mg/d）治疗痛风急性发作与使用大剂量的秋水仙碱治疗的有效性相比，两组的差异并不明显，意味着使用小剂量秋水仙碱治疗即可减少不良反应，同时疗效好，安全性高。

（2）非甾体抗炎药。非甾体抗炎药是治疗急性痛风性关节炎的一线用药，与秋水仙碱相比，不良反应少，代表药物有塞来昔布、依托考昔、美洛昔康、布洛芬、吲哚美辛、酮洛芬等，在新型非甾体抗炎药中，塞来昔布、依托考昔和美洛昔康等是通过有选择性地抑制COX-2的形式从而起到抗炎止痛作用，这也是使用该类药物胃肠道的不良反应较少的原因。并且，新型非甾体类抗炎药与秋水仙碱或糖皮质激素的合用，能够治疗难治性的急性痛风性关节炎。对于肾脏病如肾病综合征、间质性肾炎、急性肾衰竭等患者，使用非甾体抗炎药易加速肾功能衰退，因此EULAR和ACR指南均指出禁止严重肾功能不全的患者使用非甾体抗炎药[89-90]。

（3）糖皮质激素。糖皮质激素并不是急性期发作首先选择的用药。在使用秋水仙碱、非甾体抗炎药后效果不明显的，或不能耐受该类药物的，严重的急性痛风、伴随严重全身症状的患者，可选择激素治疗。糖皮质激素通过相关的细胞质受体抑制促炎因子基因和转录因子的表达[91]，遏制炎症反应，以减少渗出、水肿，减轻毛细血管的扩张，快速消炎止痛。痛风急性发作时若存在关节或滑囊受累的，可在关节腔注射长效糖皮质激素抗炎止痛，改善关节的活动度。长期大剂量使用糖皮质激素会诱发内分泌、心血管、胃肠消化系统或骨质疏松等不良反应，突然停药还会引起"反跳现象"，因此，在痛风急性发作的应用中，建议小剂量、短疗程使用糖皮质激素。

（4）生物制剂。除了上述药物外，生物制剂对于难治性痛风也有一定临床疗效，目前逐渐在临床上得到某程度上应用。由于生物制剂中IL-1受体拮抗剂可抑制尿酸盐诱导巨噬细胞分泌的IL-1β，从而抑制炎性介质TNF-α、IL-6产生的炎症反应[92]。有研究者对已使用阿那白滞素治疗难治性痛风的患者进行疗效的回顾性分析，发现阿那白滞素可在短时间内缓解患者的疼痛，快速减轻症状体征，且患者并不会对该药物有耐药性，而且没有引起相关的不良反应[93]。因此，对于一些患者，如秋水仙碱、非甾体抗炎药、激素效果差，不能忍受其副作用的，或有难治性痛风的患者，可应用生物制剂治疗。目前，国内治疗痛风时应用生物制剂缺乏相关的临床资料，但随着研究者的努力探索与开发，生物制剂将会对治疗急性痛风关节炎起重要作用。

（5）控制尿酸药物。痛风间歇期及慢性期进行规范的降尿酸治疗是治疗痛风的关键。控制尿酸的药物常有抑制尿酸合成和增加尿酸排泄两大类，抑制合成的药物有别嘌醇、非布司他；增加排泄的有苯溴马隆。抑制尿酸合成和增加尿酸排泄的两类药物都需要长期服用，初始进行降尿酸时，还需要与小剂量秋水仙碱或非甾体抗炎药同用，以预防降尿酸过程中的复发痛。目前，关于急性期是否要进行降尿酸治疗的问题争议较大。2007年英国风湿病学会（BSR）指南提示，痛风急性期炎症完全缓解后开始行降尿酸治疗；2012年ACR痛风指南提到痛风急性期在充分抗炎的基础上可启动降尿酸治疗；《中国高尿酸血症与痛风诊疗指南（2019）》提到痛风急性期应待症状缓解2~4周后再行降尿酸治疗。多种临床研究提示，急性期尽早启动降尿酸治疗可更快达到目标疗效，同时也并不影响其症状加重及复发率[94]。

（郑宝林　卢俊光　欧阳惠欣）

● 参考文献

[1] 陈灏珠. 实用内科学[M]. 12版. 北京：人民卫生出版社，2005：2602.

[2] 刘佳，李中宇. 李中宇教授基于中医"治未病"思想指导高尿酸血症和痛风防治[J]. 辽宁中医药大学学报，2018，20（6）：120-122.

[3] 谭立夫，朱君，严妙娟，等. 惠州市惠阳区2008—2014年痛风和高尿酸血症的流行病学调查[J]. 现代诊断与治疗，2016，27（10）：1919-1920.

[4] 王海燕，于天一. 秦汉古籍中的痛风认知异同初探[J]. 中医药学报，2017，45（5）：114-118.

[5] 谢平金，邓铭聪，柴生颐，等. 《景岳全书》痛风相关诊治研讨[J]. 中国中医基础医学杂志，2016，26（10）：1302-1304.

[6] 李满意，娄玉钤. 痛风的源流及历史文献复习[J]. 风湿病与关节炎，2018，7（6）：57-62.

[7] 中华医学会风湿病学. 原发性痛风诊断和治疗指南[J]. 中华风湿病学杂志，2011，15（6）：410-413.

[8] 王海东，金芳梅. 从热浊虚论痛风性关节炎病因病机[J]. 亚太传统医药，2012，8（3）：171-172.

[9] 罗曼，费洪新，刘旭，等. 急性痛风性关节炎的发病机制[J]. 黑龙江科学，2017，8（8）：90-91.

[10] 李鑫海，李萍，曹义，等. 桂枝芍药知母汤为主方治疗痛风的Meta分析[J]. 中国中医骨伤科杂志，2019，27（2）：24-28.

[11] 何力. 桂枝芍药知母汤加味治疗急性痛风性关节炎45例疗效观察[J]. 四川中医，2015，33（2）：103-104.

[12] 胡阳广，罗丽飞. 桂枝芍药知母汤对急性痛风性关节炎患者血浆炎症因子的影响[J]. 中国中医急症，2013，22（2）：286-287.

[13] 黄飞，马文凤. 加味四妙散内服合金黄膏外敷对急性痛风性关节炎的疗效及镇痛作用[J]. 中国中医急症，2017，26（3）：526-529.

[14] 徐洪，陈定潜. 加味四妙散口服联合金黄散外敷治疗急性痛风性关节炎临床观察[J]. 亚太传统医药，2019，15（1）：139-142.

[15] 袁晓，范永升，谢冠群，等. 加味四妙丸联合西药治疗急性痛风性关节炎28例临床研究[J]. 中医杂志，2017，58（24）：2107-2110.

[16] 张会良，杨健松，韩海宁，等. 加味四妙丸辅助西药对急性痛风性关节炎患者关节肿痛症状及血生化指标的影响[J]. 世界中医药，2018，13（8）：1863-1866.

[17] 苏利生，林学明，陈贤涛. 白虎加桂枝汤合四妙散辨治急性痛风性关节炎湿热蕴结证临床研究[J]. 河南中医，2015，35（4）：769-771.

[18] 王锦霞. 白虎加桂枝汤合四妙散治疗风湿郁热型急性痛风性关节炎40例[J]. 河南中医，2015，35（12）：2986-2987.

[19] 王挺挺，朱红，张茂华. 白虎加桂枝汤合四妙丸治疗急性痛风性关节炎疗效分析[J]. 新中医，2016，48（1）：63-64.

[20] REN Y J，ZHOU H，YANG Y R，et al. Research situation of plantain[J]. J Anhui Agri Sci，2009，37（18）：8467-8469.

[21] 钱莺，傅旭春，白海波，等. 车前草醇提液降大鼠血尿酸作用的研究[J]. 中国现代应用药学，2011，28（5）：406-408.

[22] 曾金祥，毕莹，魏娟，等. 车前草提取物降低急性高尿酸血症小鼠血尿酸水平及机理研究[J]. 时珍国医国药，2013，24（9）：2064-2066.

[23] 费洪荣，毛幼桦，朱玮，等．粉草薢降尿酸作用研究[J]．医药导报，2007，26（11）：1270-1272．

[24] 陈光亮，吕红霞，王媛媛，等．草薢牛膝总皂苷对尿酸钠诱导的大鼠急性痛风性关节炎的防治作用[J]．中药药理与临床，2010，26（1）：34-37．

[25] 侯建平，王艳，孟建国，等．虎杖对实验性高尿酸血症小鼠降尿酸有效部位的研究[J]．现代中医药，2011，31（3）：49-51．

[26] 侯建平，王亚军，严亚峰，等．虎杖提取物抗动物高尿酸血症的实验研究[J]．西部中医药，2012，25（5）：21-24．

[27] 田培燕，余跃生，邓祖国，等．苗药飞龙掌血抗大鼠急性痛风性关节炎的作用[J]．中国老年学杂志，2018，38（12）：3019-3022．

[28] 房树标，王永辉，李艳彦，等．基于NLRP3炎性体信号通路研究桂枝芍药知母汤治疗痛风性关节炎的作用机制[J]．中国实验方剂学杂志，2016，22（9）：91-95．

[29] 李雅，肖碧跃，赵国荣，等．桂枝芍药知母汤对急性痛风性关节炎大鼠IL-6、TNF-α表达的影响[J]．新中医，2013，45（11）：131-132．

[30] 武士杰，周然，王永辉．桂枝芍药知母汤对急性痛风性关节炎大鼠抗炎作用机制的探讨[J]．光明中医，2015，30（1）：37-40．

[31] 肖碧跃，赵国荣，曾序求，等．桂枝芍药知母汤对大鼠急性痛风性关节炎细胞因子IL-1、IL-4的影响[J]．中医药导报，2011，17（12）：16-18．

[32] 王永辉，房树标，李艳彦，等．桂枝芍药知母汤对尿酸钠诱导的大鼠巨噬细胞Toll-MyD88信号通路炎性信号表达的影响[J]．中医学报，2017，32（5）：784-788．

[33] 王永辉，房树标，李艳彦，等．基于Toll-MyD88信号通路研究桂枝芍药知母汤治疗痛风性关节炎的作用机制[J]．中国实验方剂学杂志，2016，22（21）：121-126．

[34] 王立祚．加味四妙散汤对急性痛风性关节炎大鼠炎性细胞因子及多靶点调节信号通路影响[J]．四川中医，2018，36（4）：69-72．

[35] 钟舒红，何家康，胡庭俊，等．复方肿节风颗粒对小鼠急性高尿酸血症的影响[J]．湖北农业科学，2014，53（4）：860-862，876．

[36] 周敏，雒晓鸣，张巍，等．痹清胶囊对鸡高尿酸血症模型尿酸代谢的影响[J]．中国实验方剂学杂志，2006，12（12）：35-37．

[37] 张娴娴，孙维峰，徐伟，等．泄浊除痹方对高尿酸血症小鼠尿酸及URAT1的影响[J]．中国实验方剂学杂志，2012，18（2）：144-147．

[38] 施平．复方虎杖胶囊对高尿酸血症小鼠T淋巴细胞亚群的影响[J]．长江大学学报（自然版）医学卷，2008，5（3）：23-25，97．

[39] 王红霞，封丽华，张相鹏，等．泄浊解毒方对急性痛风性关节炎大鼠血清IL-1β、TNF-α、MMP-3的影响[J]．中医杂志，2018，59（16）：1416-1419．

[40] 姚红，杨飞燕，童娟，等．祛湿除痹方药对急性痛风性关节炎大鼠模型免疫调节作用的研究[J]．中国实验方剂学杂志，2012，18（16）：264-268．

[41] 石尉宏，劳贝妮，张娴娴，等．清热除痹方对大鼠痛风性关节炎NALP3炎性体信号通路的影响[J]．中药新药与临床药理，2018，29（4）：461-467．

[42] 朱亚菊，黄露露，蔡唐彦，等．痛风宁对急性痛风性关节炎抗炎作用的时效性研究[J]．中国中医骨伤科杂志，2018，26（7）：1-6．

[43] 滕方舟，蔡唐彦，郭洁梅，等．痛风宁对急性痛风性关节炎模型大鼠IL-1β，TNF-α及NALP3炎性体的影响[J]．中国实验方剂学杂志，2018，24（17）：120-125．

[44] 菲尔斯坦．凯利风湿病学[M]．粟占国等，译．9版．北京：北京大学医学出版社．

[45] 陈晓云，杨慧东，杨健英．云南大理城镇居民高尿酸血症及痛风患病率调查[J]．中国实用医药，2009（10）：257-259．

[46] 冯蓓莉，江隆福，袁鼎，等．男性高尿酸血症危险因素分析[J]．现代实用医学，2010，22（8）：913-914．

[47] 邱明山，陈进春，许正锦．中西医结合治疗急性痛风性关节炎46例[J]．光明中医，2010，25（11）：2082-2083．

[48] 宋燕郡，于维森．痛风及无症状高尿酸血症饮食指导的研究进展[J]．现代医药卫生，2016，32（8）：1187-1190．

[49] 高小娟，陈仁利，宋一凡．原发性痛风的临床特点和流行病学研究[J]．中国卫生标准管理，2018，9

（14）：15-17.

[50] SO A, THORENS B. Uric acid transport and disease[J]. J Clin Invest, 2010, 120（6）：1791-1799.

[51] VITART V, RUDAN I, HAYWARD C, et al. SLC2A9 is a newly identified urate transporter influencing serum urate concentration, urate excretion and gout[J]. NatGenet, 2008, 40（4）：437-442.

[52] 朱玉霞，谢勤雯. 陈秋教授痛风方治疗痛风小议[J]. 新中医，2015，47（2）：292-293.

[53] 石鹏，林为民，赵武，等. 杨宗善治疗痛风经验总结[J]. 陕西中医，2013，34（1）：57-58.

[54] 罗明，万雷，赖圆圆，等. 黄宏兴教授治疗急性痛风性关节炎[J]. 吉林中医药，2014，34（1）：26-28.

[55] 潘艳东，周洪彬，邓钰敏. 脚痹十味流气饮加味治疗寒湿痹阻型痛风性关节炎的疗效观察[J]. 广东医学院学报，2014，32（5）：668-670.

[56] 吴斌龙. 温阳散寒通络法治疗痛风浅析[J]. 中国中医急症，2010，19（12）：2157.

[57] 王睿，杨锡燕. 杨锡燕治疗急性痛风性关节炎经验[J]. 四川中医，2015，33（4）：5-7.

[58] 焦锐. 麻黄连翘赤小豆汤治疗痛风[J]. 山西中医学院学报，2015，16（2）：65-66.

[59] 吴坚，蒋熙，姜丹，等. 国医大师朱良春高尿酸血症辨治实录及经验撷菁[J]. 江苏中医药，2014，46（12）：1-4.

[60] 吕云华，张建梅，张沛霖. 张沛霖主任治疗痛风的经验[J]. 云南中医中药杂志，2010，31（6）：1-2.

[61] 李华南，刘峰，涂宏，等. 邓运明教授从脾胃辨证论治痛风经验[J]. 南京中医药大学学报，2014，30（2）：180-182.

[62] 王义军. 痛风性关节炎的辨证论治[J]. 中医药导报，2015，21（3）：89-90.

[63] 雷瑷琳. 吉海旺治疗痛风经验[J]. 中医杂志，2011，52（12）：1061-1063.

[64] 朱婉华，顾冬梅，蒋恬，等. 浊瘀痹——痛风中医病名探讨[J]. 中医杂志，2011，52（17）：1521-1522.

[65] 李君霞，黄闰月，陈秀敏，等. 浅谈朱良春教授从"浊瘀"论治痛风的学术思想[J]. 成都中医药大学学报，2018，41（4）：75-77，86.

[66] 曾克勤，陈志伟，武剑，等. 朱良春经验方痛风颗粒治疗急性期痛风疗效观察[J]. 中医药临床杂志，2014，26（3）：251-252.

[67] 黄智莉，陈纪藩. 陈纪藩教授治疗痛风性关节炎的临床经验[J]. 湖南中医药大学学报，2019，39（12）：1459-1461.

[68] 曹玉举. 娄多峰治疗风湿病经验[J]. 中华中医药杂志，2016，31（12）：5072-5074.

[69] 李满意，娄玉钤. 娄多峰治疗痛风经验总结[J]. 中华中医药杂志，2019，34（11）：5238-5240.

[70] 张子扬，孟婉婷，刘瑞娟，等. 娄多峰教授治疗风湿病对药与角药经验拾粹[J]. 风湿病与关节炎，2016，5（8）：34-36，45.

[71] 朱明敏. 孙维峰教授治疗痛风关节炎急性发作经验拾萃[J]. 中国中医急症，2014，23（11）：2032-2033.

[72] 劳贝妮，孙维峰，李静. 清热除痹汤对急性痛风大鼠的抗炎消肿作用及对炎症因子的影响[J]. 环球中医药，2018，11（11）：1675-1679.

[73] 张明，朱周，王一飞. 虎杖痛风颗粒治疗急性痛风性关节炎临床观察[J]. 上海中医药杂志，2008，42（6）：16-18.

[74] 孟祥奇，朱利民，马奇翰，等. 山黄胶囊治疗急性痛风性关节炎30例[J]. 中医研究，2006，19（11）：26-27.

[75] 王颜刚，吴燕群，苗志敏，等. 复方中药痛风合剂治疗痛风性关节炎的实验观察[J]. 中国临床康复，2006，10（15）：70-73.

[76] 彭宣灏，孙江桥. 痛风舒宁片对急性痛风性关节炎的作用[J]. 中药药理与临床，2012，28（5）：156-158.

[77] 朱萱萱，陈震，纪伟，等. 热痹消治疗急性痛风性关节炎的实验研究[J]. 中国药品标准，2002，3（1）：57-60.

[78] 覃花桃，王宁莉，梁秋叶. 中药四黄水蜜外敷治疗急性痛风性关节炎的疗效观察[J]. 右江医学，2017，45（2）：168-171.

[79] 余智. 中医治疗急性痛风性关节炎53例临床疗效观察[J]. 湖北科技学院学报：医学版，2013，27（5）：426-427.

[80] 刘俊华，杜维祥，孟超英. 中医外治法治疗痛风性关节炎急性期疗效观察研究[J]. 中国社区医师，2019，35（26）：96-97.

[81] 潘立文，王晓明，黄勇. 傣医诊治急性痛风性关节炎经验总结[J]. 中医药导报，2017，23（5）：37-40.

[82] 幸程涛，祝宗华. 痛风灵汤方与自拟中药外敷疗法对湿热蕴结型急性痛风性关节炎患者的临床疗效评价[J].

抗感染药学，2018，15（5）：843-845.

[83] 郭群生. 痛风性关节炎急性期两种外治法的临床疗效比较[J]. 中国医学创新，2015，12（13）：100-102.

[84] 罗曼，费洪新，刘旭，等. 急性痛风性关节炎的发病机制[J]. 黑龙江科学，2017，8（8）：90-91.

[85] 刘长鑫. 小剂量秋水仙碱联合糖皮质激素治疗急性痛风性关节炎的临床研究[J]. 首都食品与医药，2019，26（1）：31.

[86] TERKELTAUB R A, FURST D E, BENNETT K, et al. High versus low dosing of oral colchicine for early acute gout flare: twenty-four-hour outcome of the first multicenter, randomized, double-blind, placebo-controlled, parallel-group, dose-comparison colchicine study[J]. Arthritis Rheum, 2010, 62（4）：1060-1068.

[87] 蒙龙，李娟，龙锐，等. 小剂量与常规剂量秋水仙碱治疗急性痛风性关节炎的系统评价[J]. 中国临床药理学与治疗学，2014，19（6）：656-662.

[88] 濮永杰，孔卫东，徐斑. 不同剂量秋水仙碱治疗急性痛风疗效的Meta分析[J]. 中国药业，2015，24（16）：21-24.

[89] RICHETTE P, DOHERTY M, PASCUAL E, et al. 2016 updated EULAR evidencebased recommendations for the management of gout[J]. Annals of the rheumatic diseases, 2017, 76（1）：29-42.

[90] QASEEM A, HARRIS R P, FORCIEA M A. Management of acute and recurrent gout: a clinical practice guideline from the American College of Physicians[J]. Ann Intern Med, 2017, 166（1）：58-68.

[91] 俞阳，周奇，杨楠，等. 痛风药物治疗概述和证据总结[J]. 药品评价，2018，15（14）：20-23.

[92] 胡昌伦，蒲丹岚，尹经霞，等. 痛风的诊治进展[J]. 内科急危重症杂志，2016，4：250-253.

[93] GHOSH P, CHO M, RAWAT G, et al. Treatment of acute gouty arthritis incomplex hospitalized patients with anakinra[J]. Arthritis Care Res（Hoboken），2013，65（8）：1381-1384.

[94] 张志明，黄青青，齐张，等. 痛风急性期起始降尿酸治疗对临床疗效及用药依从性的影响[J]. 风湿病与关节炎，2019，8（4）：24-27.

第四章　系统性红斑狼疮

第一节　概　　述

系统性红斑狼疮（systemic lupus erythematosus，SLE）是一种典型的系统性自身免疫病，以全身多系统多脏器受累、反复的复发与缓解、体内存在大量自身抗体为主要临床特点，其基本的病理改变是免疫复合物介导的血管炎，如不及时治疗，会造成受累脏器的不可逆损害，最终导致患者死亡。中医古籍无系统性红斑狼疮病名，仅见类似疾病的描述。依据本病的临床表现，与多种中医病证相关。按照临床表现和感受病邪部位分类，出现皮肤红斑为主的，命名"阴阳毒""蝴蝶斑""鬼脸疮"。

"阴阳毒"始见于汉代张仲景的《金匮要略·百合狐惑阴阳毒病脉证治》，其描述与SLE皮疹、关节痛、发热、出血、口腔溃疡等临床表现极为相似。文中不仅点出阴阳毒是邪毒之患，毒伤血脉是其病机关键，更是阐明解毒透邪，活血和脉为其主要治法。

此后历代医家对此病均从不同角度加以论述，使该疾病内容得以不断丰富与发展。隋代巢元方《诸病源候论》中的论述极大补充了系统性红斑狼疮危急重症的临床表现。本病的致病原因主要是热毒侵入血分。其病理病机可因其急缓程度之不同而有所异。《丹溪心法》指出活动期以热毒为主。明代申斗坦《外科启玄》认为"日晒疮"是在酷日晒曝后所得，这与红斑狼疮对日光过敏，紫外线照射后诱发皮疹或加重病情相一致。由上可见，古代中医文献中对系统性红斑狼疮病因病机及表现未直接记载，其分散于很多病症的描述中。

SLE与《金匮要略》中"阴阳毒"相似，可从阴阳毒辨治。SLE病因病机根本在于先天不足，肾虚阴亏，而热毒、血瘀为其标，毒、热、瘀在本病的发病和病理转机中起重要的作用。这对中医临床治疗SLE具有很大启示。

第二节　病　因　病　机

一、中医对系统性红斑狼疮病因病机的认识

系统性红斑狼疮的病因病机较为复杂，应从多角度考虑，病因为本虚标实，肾虚为本，瘀热内结为病机关键。大多数医家认为本病发病虽由六淫外感，七情内伤所引，或为饮食失节，劳欲过度所诱，然诸多原因必本于正气虚惫，肾元不足。毒瘀是为标，风火寒湿及痰瘀互患，所谓毒者，外

感六淫，或内生五邪、痰饮、瘀血者是也。如寒热袭表，则见身热恶寒；风寒湿毒入里，阻滞经络，蚀于筋骨，湿蕴生痰，流注关节，则见关节肿胀、肌骨疼痛；风毒偏盛，则游走不定；寒毒入里，则痛甚不休；湿毒留滞，则重着不移；寒凝血滞，毒瘀内阻，则见紫斑舌瘀、肌肤甲错及雷诺病；湿浊内壅，毒邪浸淫，阻遏气机，则见肿胀、喘逆；火毒燔灼，则见高热大渴；热毒迫血妄行，则见皮肤红斑，甚则吐衄；毒陷心营，则见心悸胸闷、神昏谵语。上述毒瘀痹阻的标实之象，或多或少，或隐或现，或为主，或兼夹，呈本虚标实之复杂证候。毒瘀肆虐，内陷伤正而贯穿终始。由于本病本虚标实，变化多端，局部皮肤、肌肉、关节受累，其则心肝脾肺肾五脏六腑俱损，此毒瘀肆虐内陷伤正之故。

综上所述，本病的致病原因主要是先天禀赋不足，肝肾亏虚，阴阳失调，兼因内伤七情，外感热毒而发病。其病理病机可因其急缓程度之不同而有所异。急性者，常因血分热甚，出现发热，面赤斑斑如锦纹；因喉痛，病属于阳，则为阳毒。若邪盛正虚，病邪内损脏腑，可以出现浮肿，小便不利，心悸气短，呕吐泄利等心、肺、肾、脾、胃症状，重者可以危及生命。慢性者，多因瘀热在血分不解，阴血凝滞，故见面目青紫、身痛或咽痛等症状，病属于阴，则为阴毒。

二、现代医学对系统性红斑狼疮致病因素的认识

SLE病因尚未明确，发病机制复杂，与多种因素有关。通常认为是遗传、环境、性激素水平等各种因素相互作用所致。

（一）遗传与易感基因

1. 流行病学及家系调查

有资料表明一个家庭中可存在数个SLE患者，同卵双胞胎同时患SLE的概率很高，这些现象表明遗传在SLE中起重要作用。数据显示，同卵双胞胎患SLE的一致率比异卵双胞胎高10倍（尽管据报道同卵双胞胎患SLE的一致率最高仅57%）。

2. 易感基因

多年研究已证明SLE是多基因相关疾病。目前，已发现30余种与SLE发病相关的致病基因，根据涉及的信号通路分为四类：补体缺陷相关基因、Ⅰ型干扰素途径过度激活相关基因、免疫耐受失衡相关基因以及其他基因。例如有HLA-Ⅲ类的C2或C4的缺损，HLA-Ⅱ类的DR2、DR3频率异常。

（二）环境因素

环境因素也可能参与了SLE发病，但其具体机制尚未明确。同卵双胞胎SLE的发生率从24%到57%不等，这表明环境因素和其他随机事件也会参与个体SLE疾病的发生发展。尽管在临床观察与流行病学调查中已经明确了一些疾病相关环境因素，但总体而言，诱发疾病的环境因素及其致病机制仍未明确。吸烟可作为SLE的危险因素，其风险与吸烟的剂量有关。硅因其具有佐剂功能，目前也被认为是一种潜在的SLE致病因素。

紫外线和某些药物是两类比较明确的狼疮触发子。紫外线对表皮细胞有很多影响，包括诱导DNA断裂、改变基因表达、导致细胞凋亡或坏死。异烟肼、肼屈嗪等药物可能会导致DNA甲基化

的改变，从而影响基因的表达，也会暴露一些能被核酸感受器识别的配体，进而引起免疫系统的激活。

（三）性激素

SLE多见于女性且通常在育龄期发病，男女发病比例为1:9，这一现象提示性激素和一些尚未明确的性别相关因素在发病机制中均有重要作用。既往研究表明，SLE患者中雄激素、孕激素发挥保护作用，而雌激素、催乳素及瘦素则倾向于发挥致病作用。研究表明SLE患者体内雄激素、孕激素水平下降，雌激素、催乳素、瘦素水平上升，结合其对免疫系统的影响机制，在SLE中雄激素、孕激素发挥抑制炎性因子分泌及诱导淋巴细胞凋亡的保护作用，而雌激素、催乳素、瘦素则上调炎症因子和增强淋巴细胞功能，诱导发病或加重病情。

第三节　诊断与鉴别诊断

一、诊断

（一）临床表现

SLE的临床表现千变万化，不同患者的表现往往有很大差异，病情严重度也不尽相同。

1. 全身症状

发热、疲乏、体重减轻。

2. 皮肤病变

颊部红斑，即遍及颊部的扁平或高出皮面的固定红斑，常不累及鼻唇沟；盘状红斑，即突出皮面的红斑附着有角化性鳞屑和毛囊栓塞，陈旧性病灶可见萎缩性瘢痕。

3. 光过敏

研究表明，90%以上的SLE患者的光刺激试验可见对紫外线或可见光呈异常的皮肤反应。大部分异常皮肤反应发生在光暴露后1~2周，持续数周至数月。光敏感患者在日光暴露后可出现全身症状，如疲乏和关节痛加重。

4. 脱发

瘢痕性脱发是盘状狼疮的常见并发症。头皮盘状皮损最多见于头顶部位。SLE的非瘢痕性脱发表现多样，"狼疮发"的特征性表现为前发际头发较短且粗细不一，和全身性疾病活动有关。休止期脱发表现为弥漫性头发减少。并且SLE患者斑秃（非连续部位的脱发）的发生率也高于正常人。

5. 黏膜溃疡

SLE患者皮肤狼疮的黏膜损害常表现为鼻部或口腔病变。急性口腔狼疮病变表现为红色斑疹、上颚红斑或出血点、糜烂或溃疡。这些病损通常是无痛的。狼疮的口腔溃疡一般逐步发生，可见于口腔黏膜的任何部位，最常见于硬腭、颊黏膜和唇红缘。病变多为单侧非对称性。黏膜盘状病变也可发生于结膜和生殖器。

6. 关节炎

狼疮性关节炎多表现为对称性、非侵蚀性、炎性关节炎，所有关节均可受累，但多累及膝关节、腕关节和手部小关节。滑膜渗出通常较少。韧带和（或）关节囊松弛和关节半脱位可导致手部畸形，这种畸形通常是可以复位的，但仍存在一些难以被复位从而导致残疾。

7. 肾受累

SLE的肾受累有多种类型，包括免疫复合物介导的肾小球肾炎、小管间质性疾病和肾血管病变。狼疮性肾炎的临床表现多样，从无症状的血尿和（或）蛋白尿到肾病综合征，再到伴有肾功能损害的急进性肾小球肾炎不等。狼疮性肾炎通常在SLE发病的三年内出现。

8. 肺和胸膜受累

SLE患者的肺和胸膜受累表现各异，可累及肺脏的任何部位。其表现有胸膜炎、胸腔积液、急性狼疮肺炎、慢性间质性肺炎、弥漫性肺泡出血、肺动脉高压及萎缩肺综合征等。

9. 心血管受累

心血管疾病是SLE的常见并发症，心包、心肌、瓣膜和冠状动脉均可受累。其主要表现有心包炎、心肌炎、心瓣膜异常、冠状动脉疾病等。

10. 神经精神系统受累

美国风湿病学会将神经精神性狼疮分为中枢神经系统和周围神经系统的病变。中枢神经系统病变包括无菌性脑膜炎、脑血管病、脱髓鞘综合征、头痛、运动失调、脊髓病、癫痫发作、急性精神错乱状态、焦虑症、认知障碍、情感障碍、精神病；周围神经系统病变包括急性炎性脱髓鞘多神经根病、自主神经功能紊乱、单神经病变、重症肌无力、颅神经病、神经丛病、多发性神经病。

11. 消化道受累

SLE可累及胃肠道的任何部分，受累后可有吞咽困难、纳差、恶心、呕吐、腹泻、腹水、肝大、肝功异常及胰腺炎等表现。少见的有肠系膜血管炎、假性肠梗阻和蛋白丢失性肠病。

12. 眼部受累

SLE眼部受累的表现多样，最常见的表现为干燥性角膜结膜炎，可伴或不伴继发性干燥综合征。眼底镜检查可见视网膜异常如视网膜出血、血管炎样病变、棉絮状斑点和硬性渗出。SLE患者也可出现巩膜外层炎、巩膜炎，但葡萄膜炎极为罕见。盘状狼疮可累及下眼睑和结膜。

13. 血液系统受累

SLE的血液系统受累常见，三系均可受累。慢性病贫血是SLE中最常见的贫血，表现为正色素、正常细胞性贫血，伴有血清铁和转铁蛋白降低、血清铁蛋白正常或增高。白细胞减少见于约50%的SLE患者，可继发于淋巴细胞减少和（或）中性粒细胞减少。高达50%的SLE患者有轻度血小板减少。

14. 淋巴结病和脾大

淋巴结病通常见于活动性SLE患者，表现为柔软的无痛性淋巴结肿大。部分患者可见脾大，可能和肝大相关，组织学可见动脉周围纤维化（洋葱皮样变）。脾萎缩和功能性无脾症也有报道。

总而言之，全身症状、皮疹、黏膜溃疡、炎症性多关节炎、光过敏和浆膜炎是SLE最常见的临床特征。狼疮性肾炎是最常见的可危及生命的临床表现。动脉粥样硬化是慢性病程SLE患者的常见并发症，需要强有力的风险干预。

（二）辅助检查

1. 实验室一般检查

患者在治疗前，需要行实验室常规检查，以了解患者的一般状况。①血常规检查；②肝肾功能等检查及其他必要的生化检查；③需进行有创检查或手术治疗的患者，还需进行必要的凝血功能检查。

2. 尿液检查

显微镜下尿液检查对于狼疮性肾炎的筛查和监测是必需的。血尿、脓尿、多形性红细胞、红细胞管型和白细胞管型均可出现。红细胞管型对诊断肾小球肾炎非常特异，但是敏感性不高。蛋白尿是评价肾小球损伤非常敏感的指标。

3. 血清学检查

患者血清中可以查到多种自身抗体，它们的临床意义是SLE诊断的标记、疾病活动性的指标及提示可能出现的临床亚型。

（1）抗核抗体谱是最重要的血清学标志。①抗核抗体（ANA）阳性几乎见于所有的SLE患者。虽然仅有ANA阳性不足以诊断SLE，但ANA阴性有助于排除SLE。②抗dsDNA抗体为抗双链DNA抗体，对诊断SLE有较高的特异性，且与SLE的活动性，尤其是狼疮肾炎的活动性密切相关。③抗Sm抗体为SLE的标记性抗体，仅见于SLE患者，但其阳性率低（约25%），与SLE活动性无明显关系，病情控制后仍为阳性。④抗组蛋白抗体可在多种结缔组织病中出现，并无特异性。但55%～64%的SLE患者抗组蛋白抗体阳性。⑤抗rRNP抗体在SLE中的阳性率为20%～30%，多数在SLE活动期出现，且多与SLE的精神状态有关。⑥抗SSA抗体和抗SSB抗体在SLE中的阳性率为30%～40%和15%～25%，且与光过敏、血管炎、皮损、紫癜、淋巴结肿大和白细胞减少等相关。⑦抗磷脂抗体和动静脉血栓、病态妊娠有关。

（2）血清总补体（CH50）、C3和C4的检测。SLE中免疫复合物所致的补体消耗可导致低补体血症。由于在其他疾病中罕见，所以低补体血症有助于SLE的诊断，且常常是疾病活动的指标。

（3）炎症指标测定。炎症指标升高提示狼疮活动，包括ESR增快、CRP升高、高γ球蛋白血症、类风湿因子阳性、血小板计数增加等。

4. 影像学检查

影像学检查有助于早期发现器官损害。

（1）神经系统磁共振、CT对患者脑部的梗死性或出血性病灶的发现和治疗提供帮助。

（2）胸部高分辨CT有助于早期肺间质性病变的发现。

（3）超声心电图对心包积液，心肌、心瓣膜病变，肺动脉高压等有较高敏感性从而有利于早期诊断。

5. 病理诊断检查

当SLE患者的临床或者实验室特征提示存在肾炎时，需要行肾活检来确诊、评价疾病活动度和决定治疗方案。建议符合以下任何标准的患者进行活检：①无明显其他原因出现的血清肌酐升高；②24小时蛋白尿≥1g；③24小时蛋白尿＞0.5g且合并有血尿；④24小时蛋白尿＞0.5g且合并有细胞管型。

在肾活检前，推荐行超声检查评估肾大小和结构，排除肾静脉血栓。肾体积小于正常的75%是活检的相对禁忌证。根据光学显微镜、免疫荧光和电镜表现，国际肾病/肾病理学会（International Society of Nephrology/Renal Pathology Society，ISN/RPS）将SLE肾小球肾炎分为六型。一次肾活检可能见到一种或多种病理类型。表11-4-3-1为狼疮肾的分型：

表11-4-3-1　狼疮性肾炎的分型

WHO分型	
Ⅰ型	系膜微小病变性LN 光镜正常，但免疫荧光可见系膜区免疫复合物沉积
Ⅱ型	系膜增生性LN 在光镜下可见任何程度的单纯系膜细胞增生或系膜基质扩增，同时有系膜区免疫沉积 免疫荧光或电镜下可见内皮下或上皮下免疫复合物的散在沉积，但光镜下没有发现
Ⅲ型	局灶性LN 活动性或非活动性局灶性、节段性或球性血管内皮或血管外肾小球肾炎，累及<50%的小球，通常伴有局灶性内皮下免疫沉积，伴或不伴系膜改变
Ⅳ型	弥漫性LN 活动性或非活动性的弥湿性、节段性或球性血管内皮或血管外肾小球肾炎，≥50%的肾小球受累，通常伴有弥漫性内皮下免疫沉积，伴或不伴系膜改变。可进一步分为两个亚型，弥漫节段性LN（Ⅳ-S）是指有≥50%的小球存在节段性病变，弥漫性球性LN（Ⅳ-G）是指≥50%的小球存在球性病变。节段性是指小于50%的肾小球血管丛受累。此型包括弥漫性"金属圈"样沉积，而无或少有小球增生改变者
Ⅴ型	膜性LN 球性或节段性上皮下免疫沉积的光镜及免疫荧光或电镜表现，伴或不伴系膜改变 Ⅴ型LN可与Ⅲ型或Ⅳ型LN合并存在，应予分别诊断 Ⅴ型LN可有严重的硬化表现
Ⅵ型	晚期硬化性LN ≥90%的肾小球表现为球性硬化，且不伴残余的活动性病变

（三）诊断要点

1. 临床诊断

目前最新的分类标准是EULAR/ACR 2019分类标准，其具有更高的诊断敏感性（98%）和诊断特异性（96%），校正后敏感性和特异性分别为96%和93%，见表11-4-3-2。

表11-4-3-2　系统性红斑狼疮2019分类标准

入围标准	抗核抗体滴度≥1∶80（HEp-2细胞方法）。 （1）如果不符合，不考虑SLE分类； （2）如果符合，进一步参照附加标准
附加标准说明	如果该标准，可以被其他比SLE更符合的疾病解释，不计分； 标准至少一次出现就足够； SLE分类标准要求至少包括1条临床分类标准以及总分≥10分可诊断； 所有的标准，不需要同时发生； 在每个定义维度，只计算最高分
临床分类标准及权重	全身状态： 发热＞38.3℃，2分 血液学： 白细胞减少症＜4000/mm³，3分 血小板减少症＜100000/mm³，4分 溶血性贫血，4分 神经精神症状： 谵妄，2分 精神错乱，3分 癫痫，5分 皮肤黏膜病变： 非瘢痕性秃发，2分 口腔溃疡，2分 亚急性皮肤狼疮或盘状狼疮，4分 急性皮肤狼疮，6分 浆膜炎： 胸膜或心包渗出液，5分 急性心包炎，6分 肌肉骨骼症状： 关节受累，6分 肾脏病变： 24小时蛋白尿＞0.5g，4分 肾脏病理WHO Ⅱ或Ⅴ型狼疮肾炎，8分 肾脏病理WHO Ⅲ或Ⅳ型狼疮肾炎，10分
免疫学分类标准及权重	抗磷脂抗体： 抗心磷脂抗体/β2GP1/狼疮抗凝物一项及以上阳性，2分 补体： 补体C3或补体C4下降，3分 补体C3和补体C4下降，4分 SLE特异性抗体： 抗dsDNA或抗Sm抗体阳性，6分

2. 确立诊断

由于临床表现的异质性和病情多变性，SLE有时诊断困难，没有任何临床表现或实验室检查可用作SLE的确诊试验。相反，SLE是基于一系列特征性症状、体征和实验室检查并结合具体临床情况而诊断的。尽管对单个患者的诊断而言，EULAR/ACR 2019分类标准并不一定绝对可靠，但它有助于认识SLE临床表现的多样性。

3. 病情判断

病情的严重性依赖于受累器官的部位和程度。

（1）出现脑受累表明病情严重。

（2）出现肾病变者，其严重性又高于仅有发热、皮疹者，有肾功能不全者较仅有蛋白尿的狼疮肾炎者更为严重。

（3）狼疮危象是指急性的、危及生命的重症SLE，包括急进性狼疮性肾炎、严重的中枢神经系统损害、严重的溶血性贫血、血小板减少性紫癜、粒细胞缺乏症、严重心脏损害、严重狼疮性肺炎、严重狼疮性肝炎和严重的血管炎。

二、鉴别诊断

（一）中医鉴别诊断

系统性红斑狼疮在中医学中属"阴阳毒"范畴，可表现为身热恶寒、关节肿胀、肌骨疼痛、口疮、肿胀、喘逆、皮肤红斑、心悸胸闷、神昏谵语等。需与狐惑相鉴别。狐惑病也会出现口疮、喉疮、关节肌肉疼痛等症状，但狐惑很少引起肿胀、喘逆、心悸、胸闷、神昏等，故此鉴别。

（二）西医鉴别诊断

SLE患者有多器官受累，缺乏特异性症状和（或）体征，很多系统性疾病可以模拟SLE的表现。因此，在诊断SLE前，需要系统检查以排除感染、恶性肿瘤和其他自身免疫性疾病。

（1）病毒感染可出现SLE的症状和体征，例如巨细胞病毒和EB病毒感染可模拟SLE，常出现乏力、血细胞减少、腹痛和肝功能异常。另外，有些病毒感染可导致自身抗体的产生，例如乙肝和丙肝患者可出现炎性关节炎和抗核抗体阳性。仔细询问病史和对可疑病原体进行血清学检查有助于正确诊断。

（2）恶性肿瘤，特别是非霍奇金淋巴瘤可出现全身性症状、关节痛、血细胞减少、淋巴结肿大、红斑和抗核抗体阳性。老年患者出现新的狼疮样症状必须警惕恶性肿瘤，适当的肿瘤筛查非常重要。

（3）其他自身免疫性疾病如类风湿关节炎、皮肌炎和Still病也常出现类似SLE的临床表现，在疾病早期有时难以鉴别。RA患者和SLE患者都可出现对称性炎性关节炎，多累及腕关节和手部小关节。两者均可出现抗核抗体和类风湿因子升高，但抗CCP抗体提示RA，抗dsDNA抗体或抗Sm抗体提示SLE。皮肌炎和SLE的光敏性红斑可出现相同的临床和组织病理学表现。

（4）对每个拟诊SLE的患者均需仔细排除药物性狼疮，特别是有狼疮样症状的、年龄较大的患者。关节痛、肌痛、发热和浆膜炎是药物性狼疮的常见临床表现。多种药物可引起药物性狼疮，常见的有：米诺环素、普鲁卡因胺、肼屈嗪、异烟肼、α-干扰素和肿瘤坏死因子拮抗剂。氢氯噻嗪和SCLE（亚急性皮肤红斑狼疮）有关。所有这些药物均可引起抗核抗体阳性。米诺环素有时和抗dsDNA和核周型抗中性粒细胞胞浆抗体有关，肿瘤坏死因子拮抗剂可引起抗dsDNA阳性。

第四节 治 疗 概 况

一、中医辨证论治

（一）辨证选择口服中药汤剂

1. 热毒炽盛证

主证：面部蝶形红斑鲜艳，皮肤紫斑，伴有高热，烦躁口渴，神昏谵语，抽搐，关节肌肉疼痛，大便干结，小便短赤，舌红绛，苔黄腻，脉洪数或细数。多见于系统性红斑狼疮急性活动期。

治法：清热凉血，化斑解毒。

代表方剂：犀角地黄汤合黄连解毒汤加减。

基本处方：水牛角、生地黄、牡丹皮、黄连、黄芩、黄柏、栀子、青蒿、赤芍、泽泻、知母、白茅根、玄参等。

2. 阴虚内热证

主证：斑疹暗红，伴有不规则发热或持续低热，五心烦热，自汗盗汗，面浮红，关节痛，足跟痛，月经量少或闭经，舌红，苔薄，脉细数。多见于轻中度活动期或稳定期。

治法：滋阴降火。

代表方剂：六味地黄丸合大补阴丸、清骨散、二至丸加减。

基本处方：生地黄、鱼腥草、益母草、青蒿、紫草、知母、黄柏、女贞子、墨旱莲、茯苓、泽泻、牡丹皮、山茱萸等。

3. 脾肾阳虚证

主证：面色无华，眼睑、下肢浮肿，胸胁胀满，腰膝酸软，面热肢冷，口干不渴，小便清长，尿少或尿闭，舌淡胖，苔少，脉沉细。多见于素体阳虚或 SLE 晚期合并心肾损害时。

治法：温肾壮阳，健脾利水。

代表方剂：肾气丸、右归丸或附子理中汤，重者用参附汤加减。

基本处方：熟地黄、山茱萸、山药、牡丹皮、茯苓、泽泻、赤芍、生姜、附子、肉桂等。

4. 脾虚肝旺证

主证：皮肤紫斑，胸胁胀满，腹胀纳呆，头昏头痛，耳鸣失眠，月经不调或闭经，舌紫暗或有瘀斑，脉细弦。

治法：健脾清肝。

代表方剂：四君子汤合丹栀逍遥散加减。

基本处方：党参、白术、茯苓、牡丹皮、栀子、木香、陈皮等。

5. 气滞血瘀证

主证：红斑暗滞，角栓形成及皮肤萎缩，伴倦怠乏力，舌暗红，苔白或光面舌，脉沉细。多见于血管炎、紫癜、心脏损害或肝脾肿大患者。

治法：疏肝理气，活血化瘀。

代表方剂：逍遥散合血府逐瘀汤加减。

基本处方：柴胡、白芍、当归、白术、茯苓、炙甘草、桃仁、红花、枳壳、赤芍、川芎、牛膝、益母草、丹参、香附等。

6. 对症加减

高热神昏：加安宫牛黄丸或紫雪散等。

咽喉肿痛：加山豆根、蒲公英、甘草等。

自汗明显：加黄芪、党参、麻黄根等。

盗汗明显：加龟甲、地骨皮、糯稻根等。

咽干口干：加玄参、麦冬、北沙参、桔梗等。

水肿明显：加茯苓、车前子、冬瓜皮等。

腰酸明显：加杜仲、续断等。

心悸失眠：加炒酸枣仁、柏子仁等。

肝脾肿大：加炙鳖甲、三棱、莪术等。

（二）辨证选择口服中成药

根据病情证候选择应用昆明山海棠片、雷公藤多苷片、紫雪散、新雪颗粒、六味地黄丸、知柏地黄丸、金匮肾气丸、龟鹿补肾丸、八珍丸、丹栀逍遥丸等。

（三）辨证选择静脉滴注中药注射液

根据病情证候选择应用清开灵注射液等。

二、中医特色治疗

（一）专科中药膏方

1. 回元生血膏（佛山市中医院协定方）

处方：红参、黄芪、熟地黄、山药、山茱萸、泽泻、茯苓等。

功能主治：健脾补肾、益气养血。

适应范围：证候属于脾肾亏虚、气血虚弱的患者，特别是出现血液系统受损，白细胞下降、贫血、血小板低系统性红斑狼疮患者。

用量用法：30g/次，口服，每日3次。疗程半个月。

规格：复合膜包装，30g/袋。

禁忌：证候以痰浊中阻、湿热内蕴等实证为主的患者。

2. 失眠调养膏（佛山市中医院协定方）

处方：炒酸枣仁、知母、茯苓、黄芩、黄连、阿胶等。

功能主治：补肾滋阴、宁心益志、安神助眠。

适应范围：心肾不交、肝肾不足、阴虚火旺的患者，特别是系统性红斑狼疮服用激素后出现失眠梦多、亚健康状态者。

用量用法：20g/次，口服，每日2次。疗程半个月。

规格：复合膜包装，20g/袋。

（二）针灸疗法

1. 针刺疗法治疗使用药物后引发的月经不调

（1）处方：气海、关元、三阴交等，辨证取穴。

（2）操作方法：在针灸前，施针者先对针具、双手以及针灸的穴位进行严格的消毒。右手持针，左手按压穴位周围的皮肤或者是夹持针身以辅助进针，用小幅度、快频率的提插动作，结合左右捻转，使针身产生轻微的震颤。

（3）疗程：每日1次，每次10～20分钟。每周5次，2周为1个疗程。

2. 磁珠压耳穴疗法

有失眠症状者。医嘱：磁珠压耳穴（心、脾、神门、交感、皮质下）。

（三）中医药外治法

根据病情选择中药煎膏热敷贴疗法、中药湿敷疗法、中药药膏外用治疗等外治法。

1. 煎膏调配外敷治疗寒性关节痛

玉龙散（佛山市中医院院内制剂）。

主要成分：干姜、肉桂等。

功能主治：温经散寒，活血止痛，用于寒邪着络引起的关节疼痛。

用法用量：分为药粉和贴剂两种剂型，外用，敷于患处，每日1～2次，或遵医嘱。

2. 中药湿敷疗法治疗热性关节痛

复方黄水（佛山市中医院院内制剂）。

主要成分：黄连等。

功能主治：清凉解毒，消炎止痒。用于湿热阻络引起的关节疼痛。

用法用量：外用，适量湿敷或搽患处。

3. 中药药膏外用治疗肌肉酸痛

（1）清香止痛乳膏（佛山市中医院院内制剂）。

主要成分：硬脂酸、薄荷脑等。

功能主治：具有抗炎镇痛作用。用于关节炎，腰膝及肌肉酸痛等。

用法用量：外用，取少许摩擦痛处；或遵医嘱。

（2）麝桂通络油（佛山市中医院院内制剂）。

主要成分：麝香、冰片等。

功能主治：通经活络、消炎止痛。用于筋骨经络不舒、骨骼肌肉疼痛等。

用法用量：外用，取少许按摩痛处；或遵医嘱。

（四）其他疗法

可根据病情和患者及其家属意愿，予以个体化治疗，如伴发骨质疏松者，可选用骨质疏松治疗仪、骨质疏松治疗康复系统进行治疗。

三、中西医结合治疗

本病应在中医药理论指导下，采用辨证与辨病相结合的原则，根据SLE不同的发病阶段采用不同的中西医结合治疗方法。一般认为在急性活动期应用西药能迅速有效地控制病情，而中药在改善症状、减少西药的副作用、防止复发、保护脏器功能、提高生活质量、促进体质的恢复等方面具有一定的优势。对治疗后病情渐趋于稳定的患者，在激素减至半量以下时可逐渐以中药治疗为主，当减至最小维持量并获得长年缓解后可逐渐撤除或长期用维持量激素配合中药治疗。

系统性红斑狼疮在急性发病期，以热毒炽盛、热郁积饮、瘀热互结、经络痹阻等实证为主。待高热退后，或屡用激素类药物，则渐出现阴虚内热，或气阴两虚，肝肾阴虚，发病日久，阴损及阳，出现脾肾两虚，渐至阴阳俱虚。结合本病本虚标实的病性，治疗时需注意扶正与祛邪兼顾，达到标本兼治的目的。

（一）中西医结合治疗以皮肤关节病变为主者

系统性红斑狼疮以皮肤关节病变为主者，建议给予每天小剂量激素加中药雷公藤制剂进行治疗。

（二）中西医结合治疗以心肺病变为主者

系统性红斑狼疮以心肺病变为主者，建议给予稍大剂量糖皮质激素加鱼腥草、墨旱莲、青蒿、生地黄、太子参、女贞子、茯苓等具有清热解毒活血凉血功效的中药治疗。

（三）中西医结合治疗以肝损害为主者

系统性红斑狼疮以肝损害为主者，建议给予中等剂量糖皮质激素加鱼腥草、柴胡、丹参、白苏根、茯苓、党参等具有疏肝清热解毒功效的中药治疗。

（四）中西医结合治疗以肾损害为主者

系统性红斑狼疮以肾损害为主者，建议给予小剂量糖皮质激素和大剂量环磷酰胺冲击治疗加黄芪、党参、白术、泽泻、丹参、甜叶菊等具有益气健脾补肾功效的中药进行治疗。

中医药治疗可贯穿于系统性红斑狼疮治疗的诱导缓解期和维持缓解期，在不同阶段有不同的治疗策略，临床需根据病情辨证施治。

四、难点分析

（一）现状分析

近年来中医学界对系统性红斑狼疮中医药治疗的研究，取得了一定进展，尤其在改善症状、减少西药的副作用、防止复发、保护脏器功能、提高生活质量、促进体质的恢复等方面取得较好的疗效，但仍存在一些不足：

（1）到目前为止，系统性红斑狼疮的发病机制仍不明确，诊断标准、辨证分型及治疗方法仍未形成共识。

（2）在临床研究方面，缺乏长期疗效观察，且疗效评价方法不统一，各地的研究报道分别采用了不同的证型、治法、方药，虽取得了程度不同的临床疗效，但缺乏可比性，纳入临床研究的患者样本容量较小，缺乏多中心、大数据、大样本的支持。

（二）中医难点分析

1. 系统性红斑狼疮相关肺动脉高压

系统性红斑狼疮相关肺动脉高压（PAH）是一种因SLE导致肺部小血管损害，引起肺循环阻力增加，进而出现肺动脉压力升高，并最终发生右心衰竭的疾病。临床表现主要包括SLE和PAH两个方面，而PAH的临床表现与原发性肺动脉高压十分相似，常见症状有呼吸困难、胸闷、胸痛、心悸、水肿、晕厥等。系统性红斑狼疮相关肺动脉高压为SLE患者死亡的重要原因之一，死亡风险明显高于无PAH的SLE患者。目前西医治疗尚无特效药物，肺移植手术也因其术后并发症多、价格高昂等因素，限制了临床应用，是难点所在。

根据中医理论，肺动脉高压属于中医"五脏痹""胸痹""厥证"范畴。中医病因病机在于先天禀赋之不足，加之热毒、血瘀及痰浊等病理因素的参与，最终引起心肺受损，宗气不足，肺脉痹阻，肺气失宣，心肺气血运行不畅而导致肺动脉压力升高。中医治疗根据疾病发展过程，临床可将其分为初期、慢性期和终末期3期，进行分期、分型辨证施治，分别予以益气养阴通络、疏肝行气通络、温阳散寒通络、解毒化痰通络、通阳活血利水等治法，并结合现代药理学研究成果进行辨病辨证治疗。从整体观着手，根据患者病情的不同分期以及不同证型的特点，辨证施治，可取得一定的疗效。

2. 系统性红斑狼疮激素撤减过程

糖皮质激素目前仍是治疗SLE的关键药物，但它在治疗疾病的同时，又存在诸多副作用，有的副作用甚至是致命的，如继发感染等。因而减少糖皮质激素的用量和毒副作用至关重要，但是激素减量过程中，病情易复发加重，是临床难点所在。

中医认为SLE糖皮质激素使用不同阶段，证候演变不同。根据不同剂量激素治疗时的不同证候规律制定了中医治疗策略。以辨证施治为主，结合不同激素剂量阶段、不同副作用表现进行治疗。这种方法能起到良好的增效减毒（副）的作用，有利于提高疗效，有助于激素的撤减，有助于减少病情的反复。

五、医案验方

胡某某，女，32岁，来自广东怀集。初诊2020年8月14日。

主诉：发热、颜面红斑、四肢关节肿痛2月余。

现病史：患者2月前无诱因下出现发热，呈低热，体温37.8～38℃，面颊部出现淡红色斑疹，无瘙痒疼痛，双手指、双膝关节关节肿痛，间有口腔溃疡，脱发较多，在当地检查显示白细胞下降，风湿炎症升高，考虑"风湿病？"，药物治疗效果不佳，患者遂来我院求医。症见：精神可，关节痛，口干，身热，大便秘结，小便偏黄。

体检：测体温38.5℃，形体消瘦，面颊部可见红色皮疹，双手指近端之间关节、双膝关节肿胀，压痛。舌尖溃疡，舌红，苔黄，脉细数。

实验室检查：血常规：白细胞计数2.67×10^9/L，血红蛋白86g/L，血小板94×10^9/L，CRP46mg/L，红细胞沉降率78mm/h。尿常规：潜血（＋）。自身免疫抗体谱：ANA＞500AU，ds-DNA＞200，Sm抗体＞200，C3补体0.41g/L。

辨证：气血郁热，郁于络脉。

诊断：（中医）痹证热毒炽盛。

（西医）系统性红斑狼疮活动期。

治则：清热凉血，化斑解毒。

处方：（1）水牛角30g、生地黄30g、牡丹皮10g、黄芩5g、栀子10g、青蒿10g、赤芍10g、泽泻15g、白茅根15g、玄参15g。每日1剂，连续7天。

（2）强的松40mg/d，硫酸羟氯喹每次0.2g，每日2次，奥美拉唑20mg，每日1次，骨化三醇0.5μg，每天1次。

（3）黄水外敷双手、双膝关节，每日1次，每次6～8h。

二诊：2020年8月21日。服药3天热减，一周后舌尖溃疡愈合，关节肿痛明显减轻，复查血常规：WBC6.9×10^9/L，HGB91g/L，血小板146×10^9/L，CRP16mg/L，ESR41mm/h。尿常规：潜血（＋）。

处方：（1）原方15剂，每日1剂。

（2）西药以原来方案继服30天。

三诊：2020年9月14日。已无发热，关节肿痛轻，无口腔溃疡，面部红斑消退，可见少许色素沉着，感肌肤干燥。复查血常规：WBC10.9×10^9/L，HGB104g/L，血小板213×10^9/L，CRP4.1mg/L，ESR19mm/h。尿常规：潜血（＋），舌质淡红苔薄。

处方：（1）仙鹤草30g、生地黄30g、知母12g、生甘草15g、党参15g、北沙参30g、石斛15g、牡丹皮10g、赤芍10g。

（2）泼尼松每周递减5mg，余药继服。

四诊：2021年3月30日。在我院治疗近半年，目前无自觉症状。强的松维持每天10mg，面容、关节基本恢复正常，但皮肤干燥，舌尖红、苔薄，脉细，心率80次/min，律齐。现为SLE稳定期，拟益心气养肝阴，巩固调治。

处方：（1）炙黄芪15g、北沙参30g、生地黄30g、麦冬12g、知母12g、玉竹12g、茯苓30g、枸杞子12g、五味子10g。

（2）泼尼松每日7.5mg，硫酸羟氯喹0.2g，每日2次。

患者通过上法加减治疗至今，病情稳定，未见复发，并且强的松减至每日5mg维持量。

第五节 辨 证 施 护

一、辨证护理

护理评估

（1）皮肤受损情况。

（2）对疾病的认知程度。

（3）发热、关节痛、精神及并发症等症状。

（4）心理社会状况。

（5）辨证。

热毒炽盛证：斑疹鲜红，面赤，关节肌肉酸痛，口疮，便结溲黄，舌红，苔黄，脉滑数或洪数。宜进食清淡偏凉性食物，多饮新鲜豆浆、绿豆汤等，绝对卧床休息，密切观察体温、脉象、血压的变化，高热时应予物理降温。

阴虚内热证：斑疹暗红，伴有不规则发热或持续低热，五心烦热，自汗盗汗，面浮红，关节痛，足跟痛，月经量少或闭经，舌红，苔薄，脉细数。持续低热者，可指导温水浴降温，盗汗者应及时更衣，避免受凉。

脾肾阳虚证：面色无华，眼睑、下肢浮肿，胸胁胀满，腰膝酸软，面热肢冷，口干不渴，小便清长，尿少或尿闭，舌淡胖，苔少，脉沉细。宜进食枸杞子、桑椹等，忌辛辣、温燥食物。注意卧床休息，减少不必要的活动，减轻疲劳感。

脾虚肝旺证：皮肤紫斑，胸胁胀满，腹胀纳呆，头昏头痛，耳鸣失眠，月经不调或闭经，舌紫暗或有瘀斑，脉细弦。如便溏者，饮食宜以无渣饮食为主，忌生冷瓜果。需做好肢体保暖工作。

气滞血瘀证：红斑暗滞，角栓形成及皮肤萎缩，伴倦怠乏力，舌暗红，苔白或光面舌，脉沉细。可进食木耳、山楂等有活血作用的食物，指导药物泡足、促进血液循环，可局部刮痧，起到活血通络作用。

二、辨证施膳

（1）总原则：饮食应以高热量、优质高蛋白、高维生素、易消化的食物为主，忌生冷、肥甘厚腻的食品。长期使用激素患者，注意控制糖、胆固醇的摄入。

（2）有肾功能损害者，应限制钠的摄入。

（3）有胃肠道症状者，应给予低脂、无渣饮食。

（4）红蝴蝶疮患者多阴虚内热，饮食应清补、平补为主，参合温补，清补食物有甲鱼、鸭、生藕、百合、银耳、冬瓜、茶叶等，平补食物有大米、小米、白果、莲子、花生、鸽子肉、猪肉、鸡蛋等，温补有鸡肉、牛奶、栗子、芥菜等。热毒炽盛证：清汤银耳、芹菜炒猪心等。阴虚内热证：酸菜蛇段汤、山药薏仁粥等。脾肾阳虚证：木瓜猪脚汤、牛膝杜仲粥等。脾虚肝旺证：百合冰糖银耳粥、秋梨白藕汁等。气滞血瘀证：三七排骨汤、莲藕炒木耳等。

第六节　循证研究

一、基础研究

（一）中医基础研究

1. 解毒祛瘀滋阴为主，中医药调控SLE微环境，多靶点多途径调节代谢水平及炎症信号通路

有学者认为SLE以阴虚内热为本，毒、热、瘀为标，治法以养阴清热为核心，核心药物配伍的作用机制可能是通过调节腺苷酸活化蛋白激酶、酶磷脂酰肌醇3-激酶/蛋白激酶B和神经活性配体受体相互作用信号通路实现[1, 2]。解毒祛瘀滋阴方（干地黄、炙鳖甲、升麻、白花蛇舌草、青蒿、积雪草、赤芍等）结合糖皮质激素治疗SLE与单用糖皮质激素相比，临床疗效具有显著优势，并有利于糖皮质激素的稳定撤减，具有显著的增效减毒作用。

2. 滋阴补肾为主，中医药调控SLE骨代谢及氧化应激反应，保护靶器官，防治骨质疏松

SLE作为一种慢性风湿免疫性疾病需要长期用药，糖皮质激素目前仍是SLE的一线基础用药，其强大的免疫抑制作用有利于缓解病情，但长期或过量使用会产生诸多副作用[3-5]。多位学者应用名方"三黄固本汤"较早地干预了SLE小鼠使用激素后气阴不足，阴虚阳亢的体质，让整个机体处于"阴平阳秘"的动态平衡状态，骨髓得以充养[6, 7]。

（二）现代医学基础研究

1. 全基因组关联研究和表观遗传学研究进展

基因组测序和疾病关联分析发现了150多个SLE易感基因，与免疫识别、DNA损伤修复、细胞凋亡和耐受、免疫应答和1型干扰素通路等相关，揭示了SLE复杂且异质性强的特点。表观遗传修饰，如DNA甲基化/去甲基化等通过影响T/B细胞的功能，参与SLE的发生和发展[8]。

2. 宏基因组研究进展

环境触发因素尤其是肠道菌群与易感基因及表观遗传之间的交互作用近年来成为SLE研究的热点。微生物菌群通过细菌组分或代谢物影响免疫系统的发育和调节，通过分子模拟激活自身反应性等。北京协和医院的研究发现，SLE患者与健康人群的肠道菌群存在显著差异，某些富集菌与疾病活动度相关，功能分析提示细菌肽可能通过分子模拟促进SLE患者的免疫细胞释放促炎因子。

3. 免疫代谢研究进展

T细胞线粒体代谢异常参与SLE中T细胞受体过度活化和T细胞功能异常。SLE患者的T细胞糖酵解、谷氨酰胺代谢和糖原性氧化磷酸化增加，氧化应激、糖苷神经鞘脂增加等均可导致效应T细胞功能异常增强。通过调节代谢相关蛋白酶来改变T细胞代谢可改变Th17/Treg比例，在未来SLE治疗中可能有一定前景。

4. 单细胞测序研究进展

单细胞测序技术的应用深化了我们对SLE脏器受累机制的理解。通过对狼疮肾炎患者肾脏组织的单细胞测序，可发现在肾脏浸润的功能多样的免疫细胞亚群。

5. 多组学研究进展

多组学技术通过综合基因组、转录组、蛋白组、代谢组及宏基因组学等数据，整合分析机体内相互动态关联的生物学反应。该技术未来也有助于构建SLE免疫应答全景模式，成为揭示SLE奥秘的有力工具。

二、临床研究

（一）中医研究

1. 辨证论治研究

对于目前SLE的辨证分型，有较大的争议，有学者根据SLE的治疗经验将SLE临证分为以下4型：热毒炽盛、营血两燔证；肝肾阴虚、阴虚火旺证；风湿痹痛、瘀血阻络证；脾肾两虚、水湿泛滥证。部分学者认为SLE多以阴虚内热、瘀热互结为主要病机，治疗应以滋阴清热、活血通络为法[9]。也有人认为SLE发生的根本是素体肾阴亏虚，复感外因所致，治疗注意滋阴与透邪并用，宜清补而非温补，顾护后天之本[10]。但无论如何，各大医家均认为SLE有虚实寒热之分，针对其病因病机，坚持辨证与辨病相结合，提出从脾肾入手，确立了健脾滋肾、益气固表、养阴凉血、活血化瘀、清热解毒治法以达到扶正祛邪、标本兼治之效[11-15]。

2. 专病专方研究

青蒿鳖甲汤为临床治疗SLE的常用方剂之一，最早出自《温病条辨·卷三》。研究发现，青蒿鳖甲汤不仅能改善SLE患者已存在的病理状况，亦能从病因角度控制或改善SLE的身体状况，其机制可能与改善Th1/Th2失衡状态，且下调相关致病细胞因子如IL-6、IL-10和IL-21等的水平有关[16]。也有研究发现青蒿鳖甲汤联合激素、免疫抑制剂治疗狼疮性肾炎的中医证候疗效优于单纯西药对照组，且治疗组的狼疮性肾炎症状从分子水平上得到明显改善。SLE初期病情轻浅，面部红斑、周身乏力、四肢疼痛皆不甚明显，可用防己地黄汤祛风清热、解毒化浊[17]。SLE以关节疼痛、屈伸不利为主要临床表现时，可用桂枝芍药知母汤温阳通经、清热益阴[18]。若SLE患者出现阳虚水停、气不化津的水肿，可用金匮肾气丸合防己黄芪汤，使补阳而不动火、利水而不伤津[19]。有医家运用金匮肾气丸加白花蛇舌草、凌霄花等祛瘀解毒药，既能补益先天之肾本，又能清化内蕴之瘀毒，从而治疗SLE引起的乏力、口腔溃疡及脱发[20]。

3. 中成药研究

中药雷公藤多苷具有抗炎及抑制细胞免疫和体液免疫等作用。多个研究采用雷公藤制剂联合激素治疗SLE，均表明其治疗效果显著，不良反应少，较安全可靠[21-23]。白芍总苷也是风湿科常用中成药，有研究发现，在轻型SLE的常规用药中加用白芍总苷，可提高临床有效率，改善机体免疫功能且不增加并发症发生率[24]。更有学者发现，应用尿毒清颗粒联合糖皮质激素能明显缓解轻中度活动期SLE的临床症状和SLEDAI评分，改善SLE相关实验室指标，减少激素药物用量和不良反应，疗效和安全性均较好[25]。

肾脏受累是系统性红斑狼疮的典型表现。研究发现，昆仙胶囊能提高肾血流量，改善肾脏局部微循环，降低肾小球通透性，提高肾小管的重吸收作用，降低蛋白尿[26-27]。诸多研究也证实了这一点，并发现其能降低血清IgE、IgG，改善机体免疫状态。狼疮性肾炎患者需终身服药，因此在治疗过程中对不良反应的控制也尤为重要，研究发现百令胶囊在促进肾功能和免疫调控的同时，能减少细胞毒性药物的使用，减少白细胞降低等不良反应的发生[28]。中医认为狼疮性肾炎的基本病机以肾气亏虚为主，金水宝胶囊为补肾益气的中药制剂，刘国钦等[29]研究发现，金水宝胶囊治疗狼疮性肾炎，能发挥抗氧化应激、调节免疫、改善微炎症状态等作用，进而改善肾功能及预后。

4. 中医外治法研究

中药保留灌肠的机制为通过结肠透析清除毒素、经肠道吸收将中药应用于全身、改善肠道微循环。狼疮性肾炎患者需要长期服用激素，而激素可诱发和加重消化性溃疡，因此选择肛门途径给药可避免口服大量中药加重胃肠道不适。研究发现，在狼疮性肾炎的临床治疗期间，通过辨证论治，给予对应的中药保留灌肠，患者的肾功能可得到一定的改善，有较显著的临床疗效，这提示我们在治疗期间应加强护理干预，这能使临床治疗效果得到提升[30-31]。

（二）现代医学研究

1. 药物治疗研究

（1）传统治疗。SLE的传统治疗药物包括糖皮质激素、抗疟药和免疫抑制剂等。糖皮质激素是SLE治疗的基础用药。《2020中国系统性红斑狼疮诊疗指南》指出，应根据疾病活动度及受累器官的类型和严重程度制定个体化的糖皮质激素方案，采用所需的最低剂量，并在我国首次提出，对于病情长期稳定者可考虑逐渐减停激素。抗疟药羟氯喹和氯喹是SLE的背景治疗药物，能够提高SLE患者的生存率，并有治疗轻症、预防复发、减少血栓栓塞事件、调节血脂代谢和减少母婴并发症的作用。2019年EULAR治疗推荐和2020年中国SLE诊疗指南均建议对无禁忌患者应使用羟氯喹作为基础治疗[32]。

（2）靶向治疗。SLE患者中，针对B细胞的靶向治疗被证明疗效显著。2020年指南推荐对经激素和（或）免疫抑制剂治疗效果不佳、不耐受或复发的SLE患者考虑使用靶向治疗。

贝利尤单抗是第一个获批用于治疗SLE的生物制剂。贝利尤单抗不仅能改善患者血清学指标，还能降低复发的风险及减少激素用量，常用于目前常规治疗控制不佳的SLE患者[33-34]。利妥昔单抗对顽固性狼疮性肾炎和血液系统受累患者，可促进病情控制，并减少激素用量，但其仍属于指征外用药。对于严重的狼疮性肾炎、血液系统受累及NPSLE，利妥昔单抗作为二线治疗[35-36]，仅在严重的溶血性贫血和免疫性血小板减少的患者中，利妥昔单抗考虑作为一线治疗。首个获批上市治疗SLE的国产生物制剂泰它西普，可同时抑制B淋巴细胞刺激因子（BLyS）和增殖诱导配体（APRIL）两个细胞因子的过度表达，适用于在常规治疗基础上仍具有高疾病活动度、自身抗体阳性的SLE成年患者，临床试验显示其在增加治疗有效性的同时药物的安全性良好，是SLE治疗的一个重大突破，成为SLE患者更新的选择药物[37-39]。

Janus激酶（JAK）通过JAK-STAT通路介导多种细胞因子的细胞内信号传导，包括Ⅰ型干扰素和多种白介素（如IL-6，IL-12，IL-23等）[40-41]。JAK抑制剂巴瑞替尼在一项Ⅱ期RCT中被证实对SLE患者的关节炎有效[42-44]。北京协和医院应用JAK抑制剂托法替布治疗SLE的真实世界研究证实该药物对SLE患者的皮疹和关节炎都有良好治疗效果[45]。然而，最新研究发现JAK抑制剂的心脏安全和癌症风险不容忽视。托法替布、乌帕替尼和巴瑞替尼目前已经带有关于血栓和淋巴瘤的黑框警告，美国FDA也因此暂缓了这些药物在某些自身免疫性疾病适应证的上市申请[46]。此外，IL-12/IL-23抑制剂乌司奴单抗、Ⅰ型干扰素抑制剂在临床试验中显示出了对于SLE的疗效，有望成为治疗SLE的新药[47-51]。

2. 干细胞治疗

对于传统治疗无效的难治性SLE，通过干细胞移植（SCT）清除自身反应性免疫记忆并重建免疫系统提供了治疗新思路。北京协和医院早期一项针对18例SLE患者采用外周血造血干细胞移植（PBSCT）的研究显示，在大剂量免疫抑制基础上联合PBSCT治疗重症难治性SLE相对安全且可行，长达10年的随访显示可提高患者的存活率[52-53]。

有研究发现具有多能分化能力的间充质干细胞（MSCs）也存在免疫调节功能。尽管MSCs治疗SLE有一定的获益，但目前还缺乏强有力的证据支持SCT能作为SLE的常规治疗，需要更多研究、更长随访时间来验证。

3. 其他治疗

免疫吸附疗法、血浆置换仅能短期改善重度或难治性SLE患者的临床症状，但不能改变最终结局，因而仅作为辅助治疗措施。静脉注射免疫球蛋白可能改善难治性或合并感染的SLE患者临床结局，但应注意其证据质量极低[54]。在SLE治疗期间，应重视SLE病情及感染风险评估，通过合理用药，结合早期识别和预防感染来减少感染等严重并发症的发生。

（郑宝林　卢俊光　李婷）

● **参考文献**

[1] 范永升. 系统性红斑狼疮的中医临床探索与实践[J]. 浙江中医药大学学报, 2019, 43（10）：1030-1035.

[2] 闻向晖, 范永升, 温成平. 系统性红斑狼疮证候特征、中医临床疗效及作用机制研究[J]. 浙江中医药大学学报, 2019, 43（10）：1108-1113.

[3] 张之燕, 黄志敏, 江旖旎, 等. 积雪草多靶点治疗系统性红斑狼疮的可行性思考[J]. 广西医学, 2019, 41（14）：1820-1823.

[4] 金舒纯, 茅建春. 中医药对系统性红斑狼疮患者糖皮质激素副作用缓解机制研究进展[J]. 中医药学报, 2021, 49（10）：105-109.

[5] 李春霄, 赖江, 郝平生, 等. 三黄固本汤对激素干预下SLE小鼠骨密度、骨矿含量及脂代谢的影响[J]. 陕西中医, 2021, 42（10）：1354-1357.

[6] 王治国, 刘学明, 周云涛, 等. 滋阴补肾方联合糖皮质激素对系统性红斑狼疮小鼠T淋巴细胞亚群和炎症细胞因子的影响[J]. 吉林大学学报（医学版）, 2019, 45（2）：336-341, 472.

[7] 吴晶金, 李兆福, 李玲玉, 等. 益肾养阴合剂抗自发性系统性红斑狼疮模型鼠氧化应激损伤机制研究[J]. 云南中医学院学报, 2017, 40（4）：26-29.

[8] WANG Y F, ZHANG Y, LIN Z, et al. Identification of 38 novel loci for systemic lupus erythematosus and genetic heterogeneity between ancestral groups[J]. Nat Commun, 2021, 12（1）：772.

[9] 赵静, 曹洪欣. 曹洪欣论治系统性红斑狼疮经验[J]. 中医杂志, 2018, 59（3）：199-202.

[10] 胡志鹏, 杨茂艺, 呼永河. 呼永河分期辨治系统性红斑狼疮经验[J]. 湖南中医杂志, 2019, 35（11）：33-34.

[11] 张烘钰, 宋志仁, 侯冬杰, 等. 从气、水、血辨证治疗系统性红斑狼疮探讨[J]. 广州中医药大学学报, 2020, 37（11）：2236-2241.

[12] 宋志仁, 赵亚云, 侯冬杰, 等. 施光其三分辨证治疗系统性红斑狼疮经验[J]. 湖北中医杂志, 2020, 42（4）：31-34.

[13] 陈薇薇, 苏励. 苏励从脾肾论治系统性红斑狼疮经验[J]. 上海中医药杂志, 2019, 53（6）：24-27.

[14] 韩淑花, 唐今扬, 周彩云. 房定亚教授应用中药治疗系统性红斑狼疮经验总结[J]. 中国中西医结合杂志, 2018, 38（7）：881-882.

[15] 匡唐洪, 温成平. 温成平治疗系统性红斑狼疮临证经验[J]. 中华中医药杂志, 2018, 33（1）：156-158.

[16] 夏明明, 陈娟. 青蒿鳖甲汤治疗系统性红斑狼疮的研究进展[J]. 光明中医, 2019, 34（13）：2096-2099.

[17] 李松伟，王济华，冯福海．系统性红斑狼疮中医治验探析[J]．中医研究，2015，28（5）：51-54．

[18] 单金妹，张红梅，杨中高．裴正学教授治疗系统性红斑狼疮经验介绍[J]．四川中医，2011，29（2）：11-12．

[19] 宣磊，王景，董振华．董振华教授运用经方治疗风湿免疫系统疾病的经验[J]．中华中医药杂志，2015，30（10）：3558-3561．

[20] 刘喜德．《金匮要略》方临证应用体会[J]．新中医，2015，47（1）：271-272．

[21] 陈少秀，秦本露，杜晓，等．雷公藤双层片联合甲泼尼龙脉冲治疗系统性红斑狼疮的临床研究[J]．现代医药卫生，2019，35（8）：1146-1149．

[22] 王萍．雷公藤多苷联合激素治疗中度活动型系统性红斑狼疮的临床效果分析[J]．中国实用医药，2018，13（13）99-100．

[23] 陈怡．雷公藤多甙联合醋酸泼尼松+硫酸羟基氯喹治疗系统性红斑狼疮[J]．昆明医科大学学报，2018，39（3）：98-102．

[24] 薛媛，吕艳霞．白芍总苷胶囊治疗轻型系统性红斑狼疮临床观察[J]．光明中医，2019，34（13）：2022-2023．

[25] 陈开浪，黄日珍，吴克明．尿毒清颗粒联合糖皮质激素对轻中度活动期系统性红斑狼疮的疗效和安全性评价[J]．临床和实验医学杂志，2021，20（18）：1955-1959．

[26] 项协隆，邵思思，黄蔚霞．昆仙胶囊治疗狼疮肾炎伴肾病综合征表现患者的肾功能及血清IgE、IgG水平改善研究[J]．中国药物与临床，2019，19（5）：710-713．

[27] 刘顺事，姚青，任东升，等．昆仙胶囊联合醋酸泼尼松片、环磷酰胺对狼疮肾炎伴肾病综合征的疗效[J]．河南医学研究，2020，29（30）：5668-5670．

[28] 白雪梅，李辉，李向东，等．百令胶囊联合环磷酰胺治疗狼疮性肾炎的临床研究[J]．现代药物与临床，2019，34（4）：1181-1184．

[29] 刘国钦，胡国强，冼玉荣，等．金水宝胶囊联合吗替麦考酚酯治疗狼疮性肾炎的疗效观察[J]．广东医科大学学报，2019，37（3）：345-348．

[30] 张二男．中药汤剂灌肠配合血液透析治疗慢性肾功能不全尿毒症期的效果观察[J]．当代医学，2020，26（8）：53-55．

[31] 马荣．观察中药保留灌肠辅助治疗狼疮性肾炎的效果和总结护理体会[J]．世界最新医学信息文摘，2016，16（3）：116-117．

[32] 罗帅寒天，龙海，陆前进．2020年系统性红斑狼疮研究新进展[J]．中华皮肤科杂志，2021，54（6）：542-545．

[33] KAZIMIERCZYK M, KASPROWICZ M K, KASPRZYK M E, et al. Human long non-coding RNA interactome: detection, characterization and function[J]. Int J MolSci, 2020, 21（3）：1027.

[34] MOORE JB 4th, UCHIDA S. Functional characterization of long non-coding RNAs[J]. CurrOpin Cardiol, 2020, 35（3）：199-206.

[35] FAN Z, CHEN X, LIU L, et al. Association of the polymorphism rs13259960 in SLEAR with predisposition to systemic lupus erythematosus[J]. Arthritis Rheumatol, 2020, 72（6）：985-996.

[36] TSOKOS G C, LO M S, COSTA R P, et al. New insights into the immuno pathogenesis of systemic lupus erythematosus[J]. Nat Rey Rheumatol, 2016, 12（12）：716-730.

[37] MOULTON V R, SUAREZ-FUEYO A, MEIDAN E, et al. Pathogenesis of human systemic lupus erythematosus: a cellular perspeetive[J]. Trends Mol Med, 2017, 23（7）：615-635.

[38] GATTO M, ZEN M, IACCARINO L, et al. New therapeutic strategies in systemic lupus erythematosus management[J]. Nat Rev Rheumatol, 2019, 15（1）：30-48.

[39] RUBIN S, BLOOM M S, ROBINSON W H. B cell checkpoints in autoimmune rheumatic diseases[J]. Nat Rev Rheumatol, 2019, 15（5）：303-315.

[40] OLEINIKA K, MAURI C, SALAMA A D. Effector and regulatory B cells in immune-mediated kidney disease[J]. Nat Rev Nephrol, 2019, 15（1）：11-26.

[41] OKE V, GUNNARSSON I, DORSCHNER J, et al. High levels of circulating interferons type Ⅰ, type Ⅱ and type Ⅱ associate with distinct clinical features of active systemic lupus erythematosus[J]. Arthritis Res Ther, 2019, 21（1）：107.

[42] TSOKOS G C, LO M S, COSTA R P, et al. New insights into the immuno-pathogenesis of systemic lupus

erythematosus[J]. Nat Rev Rheumatol, 2016, 12（12）: 716-730.

[43] LEE W S, AMENGUAL O. B cells targeting therapy in the management of systemic lupus erythematosus[J]. Immunol Med, 2020, 43（1）: 16-35.

[44] SALAZAR-CAMARENA D C, PALAFOX-SÁNCHEZ C A, CRUZ A, et al. Analysis of the receptor BCMA as a biomarker in systemic lupus erythematosus patients[J]. Sci Rep, 2020, 10（1）: 6236.

[45] 黄敏，袁李梅，李博，等. 雌激素受体α与系统性红斑狼疮相关性研究进展[J]. 皮肤病与性病，2019，41（2）: 177-179.

[46] PARKS C G, DE SOUZA ESPINDOLA SANTOS A, BARBHAIYA M, et al. Understanding the role of environmental factors in the development of systemic lupus erythematosus[J]. Best Pract Res Clin Rheumatol. 2017, 31（3）: 306-320.

[47] 姜楠，白炜，赵久良，等. 系统性红斑狼疮的诊治方向与研究前沿[J]. 中国科学: 生命科学，2021，51（8）: 887-900.

[48] ROVIN B H, SOLOMONS N, PENDERGRAFT W F, et al. A randomized, controlled double-blind study comparing the efficacy and safety of dose-ranging voclosporin with placebo in achieving remission in patients with active lupus nephritis[J]. Kidney International, 2019（95）: 219-231.

[49] WALLACE D J, FURIE R A, TANAKA Y, et al. Baricitinib for systemic lupus erythematosus: a double-blind, randomised, placebo-controlled, phase 2 trial[J]. The Lancet, 2018（10143）: 222-231.

[50] INGEBORG M, BAJEMA, SUZANNEWILHELMUS, et al. Revision of the International Society of Nephrology/Renal Pathology Society classification for lupus nephritis: clarification of definitions, and modified National Institutes of Health activity and chronicity indices[J]. Kidney International, 2018（4）: 789-796.

[51] HARTMAN E A R, KERKHOF A R, et al. Performance of the 2012 Systemic Lupus International Collaborating Clinics classification criteria versus the 1997 American College of Rheumatology classification criteria in adult and juvenile systemic lupus erythematosus. A systematic review and meta-analysis[J]. Auto immunity Reviews, 2018, 17（3）: 316-322.

[52] 季兰岚，张卓莉. 欧洲抗风湿联盟发布系统性红斑狼疮新的管理指南[J]. 中华风湿病学杂志，2020，24（7）: 500-502.

[53] 杨欣，李学义. 2019年欧洲抗风湿病联盟对系统性红斑狼疮治疗推荐更新意见的解读[J]. 世界临床药物，2019，40（6）: 375-382.

[54] 季兰岚，张卓莉. 系统性红斑狼疮达标之路:《2019年欧洲抗风湿病联盟系统性红斑狼疮管理指南》解读[J]. 协和医学杂志，2020，11（3）: 283-288.

第十二篇 肾病篇

引 言

肾位于腰部，藏先天之精，为生命活动之根，为脏腑阴阳先天之本。肾在五行属水，主水，主气化。肾气化功能对津液的输布排泄，维持体内水液代谢的平衡具有重要作用。同时肾与膀胱相表里，膀胱的气化功能正常，关乎小便的正常排泄。而肾藏精，是人体生长发育、生殖之源。病理情况下，肾的主水、气化与藏精、生殖等功能出现异常。若肾主水、主气化的功能失常，则开合失司，水道不利，水液代谢障碍，即出现水肿、淋证、癃闭，甚至肾元虚衰，气化失灵，湿浊邪毒内生，阻滞气机升降出入，则为关格之候。若精血亏耗则肾藏精、生殖的功能减退，而致遗精、早泄、阳痿、不孕不育，还可因精气不足而影响机体的生殖能力。

根据肾的生理功能和病机特点，将水肿、血尿、肾衰病、淋证、癃闭、关格、阳痿、遗精等归属于肾系病证。肾系病多为慢性疾病，而久病多虚或虚实夹杂。其表现为虚证者，可分为气虚、阴虚、阳虚、气阴两虚，甚至阴阳俱虚。气虚宜益气固肾；阴虚宜壮水之主，以制阳光，滋补肾阳；阳虚宜益火之源，以消荫翳，温补肾阳。

从现代医学的角度来认识肾系病证，主要包括各种原发性或继发性的肾小球肾炎、肾小管间质的疾病、急慢性肾功能衰竭、前列腺增生、阳痿、遗精等。

第一章 肾 衰

第一节 概 述

慢性肾功能衰竭（CRF）在中医经典方术里并无相应病名。中医的病名，往往主要依据疾病的临床表现而定。而根据肾衰不同时期的临床表现，可将其归属为"水肿""腰痛""溺毒""虚劳""喘证""癃闭"等范畴。

第二节 病 因 病 机

一、中医学对肾衰病因病机的认识

关于病因病机，大部分医家认为肾衰主要为外邪侵袭、劳累过度、饮食不节等因素致使脏腑升降功能失常，肾元衰竭、分清泌浊功能失调，湿毒潴留、清浊不分的结果。为本虚标实之证，病位以脾肾两脏为主。

二、现代医学对慢性肾功能衰竭致病因素的认识

慢性肾功能衰竭又称慢性肾功能不全，是指各种原因造成的慢性进行性肾实质损害，致使肾脏明显萎缩，不能维持其基本功能，临床出现以代谢产物潴留，水、电解质、酸碱平衡失调，全身各系统受累为主要表现的综合征。慢性肾功能衰竭也称为尿毒症，是肾功能不全的严重阶段。

慢性肾功能衰竭的病因以各种原发性及继发性肾小球肾炎占首位，其次为高血压、糖尿病及泌尿系统慢性梗阻感染等。另外，高尿酸肾病、狼疮性肾炎、多囊肾也是常见致病原因。自身免疫性结缔组织疾病、肾间质小管损害引起的CRF也逐渐受到人们的重视，有上升趋势。

第三节　诊断与鉴别诊断

一、诊断

（一）临床表现

慢性肾衰临床表现十分复杂，基本可以分为代谢紊乱和各系统症状两大组。常见表现有水、电解质、酸碱平衡紊乱，糖、脂肪、蛋白质和氨基酸代谢障碍和各系统功能障碍。

（1）消化系统。最常见症状，可出现厌食、恶心、呕吐、腹胀甚至消化性溃疡、出血。

（2）循环系统。早期就出现高血压，后期出现心脏扩大、心功能不全，少数患者出现心包炎；此外，还会出现动脉粥样硬化和血管钙化。

（3）神经系统。周围神经病变，对温度痛觉反应迟钝，呃逆，不宁腿综合征；中枢神经系统包括嗜睡，反应迟钝，注意力不集中，记忆力减退，癫痫等尿毒症脑病。

（4）骨骼系统。肾衰竭时出现低钙血症、高磷血症、继发性甲状旁腺功能亢进症（简称为甲旁亢），活性维生素D缺乏等可导致骨骼系统异常，包括纤维囊性骨炎、骨软化病、混合性骨病（统称为肾性骨病）。患者可出现骨折、骨痛等症状。

（5）呼吸系统。可出现胸膜炎、肺炎、支气管炎。

（6）皮肤。可出现色素沉着、皮肤瘙痒、皮肤钙化。

（7）内分泌系统。患者可出现胰岛素受体障碍、继发性甲状旁腺功能亢进症、性腺功能障碍，部分患者闭经不孕。

（8）血液系统。可出现与肾衰竭相平行的贫血、凝血障碍、出血倾向。

（二）辅助检查

血常规、凝血功能、生化检查、电解质离子、尿常规、蛋白定量、本周氏蛋白、肾输尿管膀胱超声、肾血管超声等。

（三）诊断要点

慢性肾脏病起病隐匿，早期可无明显的临床症状，或仅表现为乏力、腰酸、夜尿增多等轻度不适。当疾病进展至终末期肾衰竭，出现多个系统功能失调和并发症。当怀疑为慢性肾脏病时，应注意询问有无肾脏病、糖尿病、高血压等病史及可能影响肾脏功能的药物应用史、手术史。体格检查包括卧立位双上肢血压的测定、皮肤的异常、体重的变化、外周水肿、神经系统的异常等。通过超声明确肾脏的形态学改变。血液、尿液检查了解可能的肾脏损伤原因及并发症的诊断。

慢性肾脏病的分期主要根据肾小球滤过率，即通过检测肌酐水平再结合患者性别、年龄、体重等参数计算所得。肾小球滤过率＞90mL/min时，为慢性肾脏病1期，主要考虑病因的诊治，延缓疾病的进展。肾小球滤过率在60～89mL/min的患者，为慢性肾脏病2期，诊疗主要是延缓肾功能的进展。肾小球滤过率在30～59mL/min的患者，为慢性肾脏病3期，其中肾小球滤过率在45～59mL/min

为3a期，肾小球滤过率在44～30mL/min为3b期，诊疗主要是原发病及并发症的评估和治疗。肾小球滤过率在15～29mL/min的患者，为慢性肾脏病4期，即肾衰竭期。诊疗上主要是肾脏替代治疗的准备。肾小球滤过率<15mL/min的患者，为慢性肾脏病5期，即终末期肾病，诊疗主要是肾脏替代治疗，包括腹膜透析和血液透析和肾脏移植。

二、鉴别诊断

（一）中医鉴别诊断

传统中医学本无慢性肾衰竭的病名，根据患者临床表现可与中医学"癃闭""关格""溺毒""水肿"等诊断鉴别。常有临床表现：面部、肢体浮肿，倦怠乏力，恶心呕吐，气短懒言，食少纳呆，畏寒肢冷，腰膝酸痛，脘腹胀满，夜尿增多，尿液起泡浑浊，头晕头痛，或面色晦暗，肌肤甲错，肢体麻木等症状。本病病位在肾，涉及肺、脾、心等脏腑。本病病机为肾元虚衰，浊毒内蕴。其病理性质仍为本虚标实，本虚以肾元亏虚为主；标实以水气、湿浊、湿热、血瘀、肝风之证为多。

（二）西医鉴别诊断

慢性肾功能衰竭当与急性肾损伤相鉴别。①病程不同：慢性肾功能衰竭是由多种肾脏病缓慢进展而来，病程至少有3个月以上。而急性肾衰竭通常是各种病因的作用下，在数小时或数日内肾功能在原来基础上的急速下降。②表现不同：慢性肾功能衰竭多伴有贫血及多系统的并发症，彩超可见肾脏体积明显缩小、实质变薄。急性肾衰竭一般没有贫血，尿少、浮肿、血肌酐及尿素快速升高、水电解质及酸碱失衡为其主要表现。尿比重、渗透压降低，超声显示肾脏体积正常或增大。③预后不同：慢性肾功能衰竭往往不可逆转。而急性肾衰竭经过积极针对性治疗，大部分患者肾脏功能可以有所恢复。

第四节 治 疗 概 况

一、中医辨证论治

本病为本虚标实，正虚为本，标实为邪；以正虚为纲，邪实为目。临床辨证分类以正虚为主，治疗多采用扶正与祛邪兼顾，标本同治。但应分清标本主次，轻重缓急。治本是根本措施，应贯穿在全过程中，治标可在某一阶段突出，时间宜短。因此，保护肾气和其他内脏功能，调节阴阳平衡，始终是治疗慢性肾衰竭的基本原则。

1. 脾肾气虚证

主证：倦怠乏力，气短懒言，食少纳呆，腰膝酸软，脘腹胀满，大便不实，口淡不渴，舌淡有齿痕，脉沉细。

治法：益气健脾强肾。

方药：六君子汤加减。党参、白术、黄芪、茯苓、陈皮、法半夏、薏苡仁、续断、巴戟天、菟丝子、六月雪。

加减：气虚较甚，加人参9g；纳呆食少，加焦山楂15g，炒谷芽、炒麦芽各15g；伴肾阳虚，加肉桂3g、附子6g；易感冒者，合用玉屏风散加减以益气固表。

中成药：金水宝胶囊。每次3粒，每日3次，如有胃肠不适者，应在饭后服用。

2. 脾肾阳虚证

主证：畏寒肢冷，倦怠乏力，气短懒言，食少纳呆，腰膝酸软，面色㿠白，脘腹胀满，大便稀溏，夜尿清长，舌淡有齿痕，脉沉弱。

治法：温补脾肾，振奋阳气。

方药：济生肾气丸加减。附子、肉桂、生地黄、山茱萸、山药、泽泻、牡丹皮、茯苓、车前子、牛膝。

加减：脾阳虚弱，脾胃虚寒甚，可选用理中汤；痰湿阻滞而伴见泛恶，可选用理中化痰丸；脾胃阳虚，胃脘冷痛，可选用小建中汤；脾阳虚弱，脾虚生湿，水湿溢于肌肤而见水肿，可选用黄芪建中汤合五苓散加减；以肾阳虚为主，可选用右归饮加减。

中成药：肾康宁颗粒。每次1包，每日3次。

3. 气阴两虚证

主证：倦怠乏力，腰膝酸软，口干咽燥，五心烦热，夜尿清长，舌淡有齿痕，脉沉细。

治法：益气养阴。

方药：参芪地黄汤加减。人参、黄芪、熟地黄、茯苓、山药、牡丹皮、山茱萸、泽泻、枸杞子、当归、陈皮、紫河车粉。

加减：脾气虚为主，见面色少华、纳呆腹满、大便溏薄，可用健脾丸或香砂六君子汤；偏于肾气虚，见腰膝酸软、小便清长甚，可配服金匮肾气丸；脾阴不足明显，口干唇燥，消谷善饥，可配玉女煎加减；肾阴不足为主，表现为五心烦热、盗汗或小便黄赤，可服知柏地黄丸；气阴不足明显，心慌气短，可加生脉散。

中成药：贞芪扶正颗粒。每次1包，每日2次。

4. 肝肾阴虚证

主证：头晕、头痛，腰膝酸软，口干咽燥，五心烦热，大便干结，尿少色黄，舌淡红少苔，脉沉细或弦细。

治法：滋补肝肾。

方药：六味地黄汤加减。熟地黄、山茱萸、山药、泽泻、茯苓、牡丹皮。

加减：遗精，盗汗，加煅牡蛎15g、煅龙骨15g；头晕头痛，心烦易怒为主，可改用杞菊地黄汤合天麻钩藤饮。

中成药：肾肝宁胶囊。每次3～5粒，每日3次。

5. 阴阳两虚证

主证：畏寒肢冷，五心烦热，口干咽燥，腰膝酸软，夜尿清长，大便干结，舌淡有齿痕，脉沉细。

治法：阴阳双补。

方药：金匮肾气汤加减。生地黄、山药、山茱萸、泽泻、茯苓、牡丹皮、肉桂、附子、淫羊藿、菟丝子。

加减：阴阳两虚，伴浊闭清窍，心神不明，或中风失语，可用地黄饮子加减；脾气虚弱，可用防己黄芪汤；肾阳偏虚，可用济生肾气汤；兼湿热，合八正散加减；兼湿浊，合藿香正气汤加减；兼血瘀，合桃红四物汤加减；兼水气，合实脾饮加减；兼风动，合天麻钩藤饮加减。

中成药：五子衍宗丸每次6g，每日2次。

6. 水湿证

主证：汗出恶风，小便不利，身体困重，食少纳呆，兼有关节烦疼，自汗出，浮肿，脘腹胀满，口中黏腻，舌苔腻，脉濡。

治法：化湿利水。

方药：防己黄芪汤加减。防己、黄芪、甘草、炒白术。

加减：眼睑浮肿，加苏叶、浮萍、茯苓、蝉蜕；若兼有腹痛、肝脾不和，加白芍以柔肝理脾；水湿偏甚，腰膝肿，加茯苓、白术、猪苓、车前子；胃寒，胃气上逆，加半夏、干姜；脾肾阳虚，湿胜，加肉桂、淫羊藿、白术、薏苡仁根。

7. 血瘀证

主证：面色晦暗，腰痛，肌肤甲错，肢体麻木，兼有血瘕硬块、时发疼痛，结生瘕聚，少腹坚痛，时作寒热，舌有瘀点或瘀斑，脉涩或细涩。

治法：活血化瘀。

方药：桃红四物汤。桃仁、红花、白芍、当归、熟地黄、川芎。

加减：瘀血重，加丹参、王不留行、冬葵子；兼五心烦热，加地骨皮；气滞甚，加柴胡、香附、青皮；寒凝血滞，加小茴香、肉桂、吴茱萸；痛剧，加牛膝、川楝子、延胡索；血虚，加党参、阿胶；瘀血阻络，加海风藤、络石藤。

8. 湿热证

主证：恶心呕吐，小便短赤，或尿涩而痛，口苦黏腻，皮肤疮疡，口渴不多饮，舌苔黄腻，脉濡数或华数。

治法：清热化湿。

方药：三黄汤。大黄、黄连、黄芩。

加减：肝胆湿热，加虎杖、贯众、车前子；胀满，加枳实；气逆，加半夏、竹茹；心悸，加丹参、牡蛎；若大便秘结，原方重用大黄，加六月雪；若心肾阴虚，虚火上炎，咽喉干痛，加用牛蒡子、玄参、黄柏，并与四物汤合用，以补阴养血，兼清虚火。

二、中医特色治疗

1. 针灸

取穴中脘、气海、足三里、三阴交、肾俞、三焦俞、心俞以补益；取穴关元、中极、阴廉、肾俞、三焦俞以促进排尿。隔药饼（附子、肉桂、黄芪、当归、补骨脂、仙茅、大黄、干地龙等研粉制成）灸，取穴大椎、命门、肾俞、脾俞、中脘、中极、足三里、三阴交，以补益脾肾。

2. 穴位敷贴

将药物（益母草、川芎、红花、透骨草、白芷、丹参等各30g）用水浸湿，置于布袋中，用蒸锅蒸20～30分钟，然后将药袋取出，直接热敷于双肾俞及关元穴，外加热水袋保温，每日2～3次，3个月为1个疗程，可达合营活血、温阳利水之功。

穴位敷贴包括耳穴压豆疗法、穴位注射疗法和穴位敷贴疗法。

3. 药浴

中药洗浴是治疗慢性肾脏病的辅助方法。其方主要为麻黄、桂枝、细辛、羌活、独活、苍术、白术、红花各30g，布袋包好后置于气疗仪内，每次蒸洗30～45分钟，达到出汗的目的，以不疲劳为最佳时间，每周3次，可进一步排泄毒素，纠正高血压及氮质血症。

4. 灌肠

《黄帝内经》指出："清阳出上窍，浊阴出下窍"。大黄味苦寒，有泻下排毒，清热泻火，活血祛瘀的功效。以大黄为君药的中药汤剂经直肠保留灌肠，能对肾衰患者起到泻下排水，泄浊排毒，荡涤积滞功效，使邪有出路。同时吸收的大黄，可以缓解肾组织的高代谢状态、影响体内蛋白质、氨基酸的合成分解，减少尿素生成，从而延缓肾功能下降。

常用方：大黄15～30g，蒲公英30g，煅牡蛎30g，六月雪30g。灌肠药液尽量在体内保留45分钟左右，1日1次；机器灌肠原理和人工灌肠相同，但其通过机器将药液自肛门灌入，涤荡肠道，药液与肠道接触面积较大，有利于从肠道中排出更多的毒素，每周3次。

三、中西医结合治疗

慢性肾衰竭通常是慢性进行性的肾功能损害，最终进入尿毒症期。但慢性肾衰竭的进展速度和原发病有关，常受到其他因素的影响而出现肾功能的恶化。中西医结合治疗的重点是明确肾损伤病因，再运用中医中药、西药及中医特色疗法积极控制原发病，纠正血压、血糖、免疫紊乱以及水、电解质、酸碱失衡等，以延缓肾衰竭的进展。传统中医学并没有与慢性肾衰竭完全吻合的疾病，慢性肾衰的病机是肾元衰竭，水毒溺留，五脏俱损，病位在肾。因脾为后天之本，有升清降浊功能。当肾衰累及脾胃时，患者常见纳差、恶心、呕吐、腹泻等中焦病变。"诸湿肿满，皆属于脾"，人以脾为后天之本，脾胃之气充足则生化有源。所以临床上治疗肾衰同时需重视脾胃的调理，反对使用大苦大寒败伤胃气之方药。

四、难点分析

在确定为慢性肾衰竭后应尽快地检查出原发病及并发疾病。在肾衰竭早期，可配合某些影像学检查和肾活检，故对原发疾病诊断较容易。晚期肾衰竭，肾脏已经萎缩，无法进行肾穿刺活检，对原发病诊断就较难了，往往需要结合病史及病例特点分析推断。由于某些基础疾病仍有治疗价值，如狼疮性肾炎、肾结核、缺血性肾病等，所以基础病诊断仍很重要。此外还应明确慢性肾衰竭的并发症、合并症和促使肾功能恶化的因素等。如果及时去除或治疗这些致病因素，肾功能可能有不同程度恢复。

晚期可出现多脏器疾病，如口臭、苔腻、恶心呕吐为水毒浸渍中焦的胃逆证候；大便干结难解为水毒内蕴肠胃；神志不清，甚至昏迷震颤则为水毒内蕴，上蒙清窍；水肿少尿甚至无尿则为肾气衰竭，气化受阻，水道不行；肾病日久，气血阴阳俱虚，心、脾、肺等内脏功能亦为之虚损，所以在肾病的治疗中强调维护肾气及其他脏腑的功能。

去宛陈莝，开鬼门，洁净府之法虽然为治疗水肿的原则，但由于肾衰病为水湿逗留，湿毒蕴盛，脾肾俱虚，故利水应不伤正，忌用俊猛攻逐之品，应该淡渗利湿，轻药缓投。肾衰病是由多种慢性肾脏疾病导致，原发病治疗侧重不同。如肾小动脉硬化导致的慢性肾衰竭，患者多以阴虚阳亢阻络为主要病机，故治疗常配合用钩藤、天麻、制首乌、枸杞子、牛膝、杜仲、牡蛎、牡丹皮、丹参等药物以平肝滋肾和络。糖尿病肾病多为气阴两虚、瘀血内阻，治疗上常用黄芪、太子参、生地黄、枸杞子、牡丹皮、车前子、桃仁、红花、丹参等。系统性红斑狼疮所致肾炎常常伴有阴虚内热，应加用养阴清热、凉血解毒之品，如生地黄、枸杞子、牡丹皮、赤芍、白花蛇舌草、半枝莲、鸡血藤、地龙等。肾衰病因其病机是肾元衰竭，气、血、阴、阳虚衰，既要补益又要祛邪，在治疗中要强调保护"肾气"，所谓增一分元阳，复一分真阴，建议采用平补平泄方药。

五、医案验方

王某，女，45岁。

发现肾炎2年，近期自觉浑身无力，胃纳减少，气短而喘，畏寒肢冷，五心烦热，寐差口干咽燥，腰膝酸软，夜尿清长，大便干结，苔薄白，舌淡有齿痕，脉沉细。检查：尿常规：潜血++，蛋白++～+++，总胆固醇6.25mmol/L，肌酐123μmol/L。证属阴阳两虚。

治法：阴阳双补。

方药：金匮肾气汤加减。

生地黄12g、山药15g、山茱萸6g、泽泻15g、茯苓15g、牡丹皮15g、肉桂6g、附子10g、淫羊藿15g、菟丝子15g、枸杞子12g、杜仲15g、当归9g。

服药10剂后，胃纳增加，症状减轻，精神好转，继续服用1月后病情稳定，自觉无不适，复查肌酐109μmol/L，尿常规：潜血++，蛋白+～++。

第五节　辨　证　施　护

一、辨证护理

1. 情志护理

慢性肾衰患者一般病程长，治疗需要耗费大量的金钱和精力，患者大多会有抑郁、消极、焦虑、易怒等情绪，给患者和家人带来很大影响，因此，教育患者正确对待自身的疾病，引导患者保持乐观积极的心态非常必要。临床中，可以根据患者不同的心理状态，向患者及家属耐心讲解疾病的起因及其发展变化过程所用药物带来的作用和副作用，使他们对疾病有一个正确的认识，树立战胜疾病的信心，积极配合治疗，可以采取心理疏导、镇静、音乐疗法、角色教育和心理咨询等手段，减轻患者心理压力，增强患者心理应激能力。

2. 口腔护理

慢性肾衰患者的口腔护理极为重要，患者应做到饭前饭后漱口，睡前醒后常刷牙。可采用生理盐水、10%银花水、10%板蓝根水、2%黄芩水等漱口液漱口。口腔有溃疡者可用 1%～3%过氧化氢漱口液漱口，并用清水反复漱口；有口腔炎合并疼痛者可用具有止痛作用的漱口溶液漱口；尿味明显时可用双花和七叶一枝花泡水含漱；口腔糜烂时，可用冰硼散涂抹患处。

3. 皮肤护理

现代中医学理论认为[1]，慢性肾病患者血虚生风，挟热挟毒导致患者皮肤出现干燥、瘙痒，故应加强皮肤护理，以防感染。在皮肤瘙痒时尽量不要搔抓，避免引起皮肤损伤，皮肤护理可用地肤子水煎液擦洗，并嘱其常洗澡，或用温水擦浴，水温以40℃左右为宜，使机体微微出汗，对排出浊邪有一定好处。禁止使用刺激性药物、洗漱用品，如酒精、肥皂等。

二、辨证施膳

营养治疗是慢性肾衰竭一体化治疗中非常重要的一环，合理的饮食能够延缓肾衰竭的进展、减轻并发症及减少营养不良导致的死亡。在实施营养治疗时，优质低蛋白饮食、充足的热量摄入以及在此基础上保持良好的营养状态是非常重要的。

1. 摄入蛋白质要适量

蛋白质内的氨基酸代谢分解产物潴留在血内，是引起血尿素氮增高、高磷血症、酸中毒、高钾血症的主要原因，故不能摄入过多的蛋白，但摄入蛋白质过少又会引起营养不良和低蛋白血症。蛋白质摄入量每日最少应为0.6g/kg，其中60%以上的蛋白质必须是富含必需氨基酸的蛋白（即高生物效价优质蛋白），如鸡蛋、牛奶和瘦肉等，应尽量少食富含植物蛋白的食物，如花生、黄豆及其制品，因其含非必需氨基酸多。米面中所含的植物蛋白质，如有条件，最好设法去除，例如可部分采用麦淀粉做主食，因100g米中，含植物性蛋白达6.7g，不宜多食。如觉饥饿，可食芋头、马铃薯、莲藕粉、红萝卜、白萝卜等。

2. 保证足够热量和维生素的摄入

为了能摄入足够的热量，可食用植物油和食糖。应注意供给富含维生素C、维生素B 和叶酸的食物。

3. 限制钠、钾的摄入

除有高血压、水肿、少尿者要限制食盐外，其他患者不宜严格限制。钾的摄入一般来说，只要每日尿量大于1000mL，通常无须限制饮食中钾的摄入。有高血钾者，应积极处理：①应限制钾的摄入，在蔬菜、水果方面，宜避免含钾多的品种，以白菜、萝卜、梨、葡萄、西瓜等较佳。②减量或停服中药。③可予口服降血钾的药物或静脉使用葡萄糖酸钙、胰岛素等对症处理。

4. 避免进食富含磷的蛋白质食物

慢性肾衰继发甲旁亢的关键在于控制磷的代谢，其中重要一环是积极控制饮食中的含磷量，这样也可延缓肾衰的发展速度。GFR降至30mL/min前，就应进行限磷饮食，每日不超过800mg，减少蛋白质摄入，避免进食富含磷的蛋白质食物，如干酪、奶油、牛奶、鸡蛋，特别是动物脑、肾及沙丁鱼等。

第六节 循 证 研 究

一、基础研究

1. 中医基础研究

中医并未对慢性肾功能衰竭做明确定义，但对慢性肾功能衰竭病情进展过程中所表现出的一系列临床表现作出了中医命名，同时对其进行了症状及治疗方法的描述，如无尿在中医称为癃闭；因肾脏排泄功能下降，导致水电解质紊乱、水钠潴留等，最终导致尿毒症，其表现与中医关格症状相符；再如水液潴留体所致浮肿则与中医病名水肿症状相符。由此可见，虽中医并未对慢性肾功能衰竭进行命名，但各代医家通过临床中对患者的细致观察，总结出了慢性肾功能衰竭各个症状的特点及治疗方法。辨证论治是中医学的基本特点，广大学者在研究慢性肾衰中医辨证分型与实验室检查指标之间的内在相关性以及探讨中医辨证分型的客观标准及其物质基础上进行了很多探讨。

2. 现代医学基础研究

任何原因导致的慢性肾衰竭，其肾脏病理的改变均可见炎性细胞及因子浸润，如巨噬细胞、嗜酸性粒细胞等在肾小球、肾小管及间质的浸润。肾固有组织细胞在促炎因子的作用下可直接发生病理改变，如IL-1、IL-6、TNF-α等可以直接刺激肾小球系膜细胞、上皮细胞等的增生增殖。这些炎症因子也会刺激肾固有组织细胞产生单核细胞趋化蛋白（MCP）、IL-8等趋化因子，放大炎症信号，引起炎症细胞在肾小球和小管间质的聚集、浸润、活化，释放炎症和促纤维化因子，成纤维细胞和炎症细胞相互刺激促进肾小管细胞损伤、肾间质纤维化，引起肾脏组织病变和肾功能不可逆的损伤[1]。邢红英等[2]认为转化生长因子-β1是肾纤维化最重要的细胞因子，沈文清等[3]用实验研究证实，血Ⅳ型胶原水平与血Cr呈正相关，血Ⅳ型胶原水平逐渐预示CRF的进展。

二、临床研究

（一）中医研究

1. 辨证论治研究

慢性肾功能衰竭多是一种本虚标实的疾病，但究竟以正虚为主还是以邪实为主，究竟本虚和标实各侧重于何，各医家却各持己见。李桂明[4]认为，脾肾亏虚为慢性肾衰发病之本，且以肾虚为主，湿浊、郁热等邪毒为标，血行瘀滞贯穿疾病始终。刘宝厚[5]认为"瘀血不去，肾气难复"，血瘀是肾衰竭进展的重要影响因素，瘀血内阻于肾，气化失司，水道不利，发为水肿；日久可生湿化浊，聚而成毒，进一步加重肾脏损伤。

2. 专病专方研究

（1）单味药或其主要成分的研究。川芎：四甲基吡嗪，又称川芎嗪，是中药川芎的一种生物碱，临床用于治疗多种心血管疾病，近年来也大量应用其治疗慢性肾功能衰竭。现代药理学研究表明，川芎中的主要成分川芎嗪和阿魏酸具有抗血小板聚集、清除氧自由基、扩张血管的作用，通过增加肾脏血流量，促进肾功能的好转[6]。冬虫夏草：近年来发现冬虫夏草具有改善肾功能，减轻尿毒症症状，调节代谢等作用。冬虫夏草通过平衡促炎症因子和抗炎症因子，同时降低正常细胞的凋亡，从而缓解急性肾衰竭[7]。虫草素可以诱导自噬作用治疗糖尿病肾病[8]，也能保护肾脏，减轻缺血再灌注带来的损伤[9]。百令胶囊由冬虫夏草菌丝制作而成，具有补肺肾和益精气的作用。张锐莹等[10]随机选取慢性肾衰竭86例进行观察。治疗组（百令胶囊+对症治疗）的血肌酐、血尿素氮、24h尿蛋白定量都明显下降，肾功能改善情况要优于对照组（对症治疗）。黄芪：味甘、微温，归脾、肺经。一方面补气升阳、生津养血，增强机体免疫力，改善患者疲乏、无力、口干、贫血等症状；另一方面行滞通闭、利水消肿，排出体内代谢产物。现代药理学研究发现[11]，黄芪不仅有调节机体免疫力、清除自由基、抗衰老的作用，还有扩血管、降血压、增加肾血流量、改善肾脏微循环的作用。马可可等[12]研究黄芪甲苷对2型糖尿病肾病大鼠肾脏的保护作用及其对磷脂酰肌醇3-激酶（PI3K）/蛋白激酶B（Akt）/叉头框转录因子0亚族1（Fox01）信号的调控作用，探讨黄芪甲苷保护2型糖尿病肾病的机制，其研究结果表明黄芪甲苷可能通过抑制PI3K/Akt/Fox01信号增加肾组织细胞自噬活性，减缓了2型糖尿病肾病的发展进程。丹参：具有活血化瘀、调经止痛、养血安神的功效。实验研究[13]提示丹参的肾脏保护作用机制包括拮抗TGF-β1的致纤维化作用而改善大鼠肾脏纤维化程度，抑制促炎因子释放和氧化应激反应，降低全血黏度、血浆黏度和纤维蛋白原以改善血液流变学异常，抑制肾小管上皮细胞的间质转化以及改善肠道菌群多样性等。

（2）复方的研究。尿毒清颗粒。尿毒清颗粒通腑降浊，健脾利湿，活血化瘀。谭忠德等[14]选取慢性肾衰竭36例，治疗后，相比对照组，观察组患者的肾功指标及24h尿蛋白定量得到明显改善。马丹[15]选取慢性肾衰竭86例进行观察，结果观察组有效率95.3%，对照组62.7%，观察组乏力、纳差、浮肿等症状也得到有效改善。海昆肾喜胶囊。海昆肾喜胶囊成分主要为褐藻多糖硫酸酯，作用为化浊排毒。马志俊等[16]证实，海昆肾喜胶囊可以促进肾功能恢复，对其肾组织纤维化与炎症状态具有明显改善作用。黄葵胶囊。黄葵胶囊主要成分为黄蜀葵花，有清热利湿、解毒消肿之效。现代药理证明黄葵胶囊具有抗肾小球免疫炎性反应、降低尿蛋白水平及抗血小板聚集、保护肾脏功能等方面的效果。赵塔娜等[17]研究证明，观察组24h尿蛋白量、血肌酐水平、肾组织MCP-1表达的阳性指数较模型对照组显著下降（$P<0.05$），黄葵胶囊能够降低24h尿蛋白量、血肌酐及MCP-1阳性表达指数及提高血白蛋白水平，改善肾组织功能。

（3）穴位疗法（包括穴位注射及穴位敷贴）。彭敬师等[18]观察慢性肾功能不全的64例临床治疗，对照组一般对症治疗，治疗组则联合补肾降浊贴治疗，观察两组肾功、肾小球滤过率；比较两组治疗前后血尿素氮、血肌酐、肾小球滤过率，数据显示，治疗组14d后血肌酐、尿素氮水平下降，肾小球滤过率改善，与对照组同期比较，差异有统计学意义（$P<0.01$）。试验证明，补肾降浊贴能够有效改善患者肾功能，减轻临床症状，延缓慢性肾衰竭的肾功能损害。

（4）药浴、熏蒸疗法。中药药浴和熏蒸又称皮肤透析，其原理是通过水热效应将中药有效成分经皮肤渗透入体内，而代谢毒素则经汗孔蒸发排出体外，以达到治疗目的[19-20]。皮肤的毛细血管非常丰富，通过增加汗液排泄，从而减轻体内水分和毒物的蓄积，既能利水活血，又不增加肾脏负担，是治疗慢性肾衰竭的辅助疗法之一，对于慢性肾衰竭导致的皮肤瘙痒、水肿等症状有明显疗效。

（5）针灸疗法。灸法是历史悠久的防病治病之术，通过经络的传导作用，深入脏腑，温通经络，调和气血，扶正祛邪。廖国琼等[21]将86例慢性肾衰竭患者分为两组，两组均有西医基础治疗，对照组在基础治疗上予尿毒清颗粒冲服，观察组在基础治疗上予艾灸悬枢、命门、双肾俞、双脾俞。结果显示观察组的血肌酐、血胱抑素、血尿素氮、血尿酸均较前好转。陈孜炜[22]研究隔姜灸治疗伴有消化道症状的慢性肾衰竭的效果，发现通过灸其天枢、神阙、足三里、中脘等穴位可以达到调畅气机、健运脾胃、升清降浊的作用，从而减轻慢性肾衰竭患者的消化道症状。

三、现代医学研究

（一）发病机制研究

血流动力学效应所致的肾小球内三高（高压、高灌注及高滤过）是肾损害进展的主要机制。非血流动力学因素导致的肾固有细胞损伤、间质小管纤维化也发挥重要作用。新进的研究指出，肠道菌群微生态变化是另一个慢性肾衰竭发生发展的重要因素[23-24]。

（二）治疗研究

CRF的治疗包括初期的非透析保守治疗和晚期的肾脏替代疗法。非透析保守治疗，实施营养治疗，根据患者肾功能状态，限制蛋白质摄入量，治疗原发病，控制加速肾病进展因素，预防感染、禁用肾毒性药物，积极纠正贫血，避免劳累；排除体内代谢废物，维持机体内环境平衡，可使慢性肾脏病的进展延缓，提高患者生存率。当患者病程进入终末期肾脏病阶段时，则当进行肾脏替代治疗：血液透析、腹膜透析、肾脏移植，三种疗法可相互补充。当一种透析方式不能继续进行时可更换另一种透析方式。但此种方法却无法彻底代替患者自身的内分泌功能，虽然肾脏移植可使患者肾功能在短时间内恢复正常，但肾源短缺、巨额花费，使此方法不能广泛应用于患者，推广困难，故而现阶段慢性肾衰的替代治疗仍以血液透析、腹膜透析为主。

1. 肾性贫血的治疗

（1）铁剂治疗。铁吸收及利用障碍是肾性贫血的重要发病机制之一。以铁调素为代表的激素在铁代谢中起重要的作用[25]，临床上首选口服补铁药，若效果不佳，可静脉补铁。

（2）促红素的应用。肾性贫血的发病机制中，EPO绝对或相对不足是最重要的一环。多项研究表明，当肾功能恶化时，EPO减少与HIF介导的氧传感通路受损相关[26]。

（3）缺氧诱导因子脯氨酰羟化酶抑制剂（HIF-PHI）。HIF不仅参与调节EPO生成，还可以调节铁代谢的各个途径。罗沙司他（Roxadustat）作为首个口服型HIF-PHI制剂，已应用于临床。《血液净化标准操作规程（2020版）》首次将罗沙司他列入肾性贫血治疗方案。

2. 高磷血症的治疗

慢性肾脏病-矿物质与骨异常（chronic kidney disease-mineral and bone disorder，CKD-MBD），是慢性肾脏病导致的矿物质及骨代谢异常综合征，而血磷的升高则是导致MBD的中心环节。

（1）限制磷的摄入：磷主要来源于蛋白质，摄入量通常与蛋白质的量及种类密切相关。2021年KDIGO指南建议：对伴有高磷血症的CKD透析患者，磷的摄入量应该控制在800～1000mg/d。

（2）磷结合剂的合理使用：传统的磷结合剂有含铝、钙的磷结合剂，新型的磷结合剂有司维拉姆、碳酸镧、烟酸（烟酰胺）、含铁磷结合剂、考来替兰等，其降磷效果均已得到肯定，目前关注的重点是药物的安全性、经济性及对患者远期预后的影响。盐酸或碳酸司维拉姆：司维拉姆是阳离子交换树脂，主要成分是多聚盐酸丙烯胺，其在小肠中与磷酸、胆汁酸结合，从而降低血磷。其常见不良反应为胃肠道反应，如便秘、腹胀、恶心等，但不良反应程度轻，对症治疗后可缓解，其降磷效果优于碳酸钙[27]。碳酸镧：碳酸镧在胃肠道酸性环境中解离，通过离子键与磷结合形成不溶于水的化合物，从而降低血磷水平。与碳酸钙相比，碳酸镧降血磷效果更显著，其不良反应主要为胃肠道反应，但发生率不高[28-29]。烟酸（烟酰胺）：烟酰胺是维生素B3的代谢产物，是肾小管和肠上皮细胞内钠-磷协调转运的抑制剂，能减少肠道和肾脏对磷的吸收。最近一项Meta分析显示，烟酰胺可明显降低患者血清磷水平和钙磷乘积[30]。含铁磷结合剂：柠檬酸铁口服后分解出三价铁离子（Fe^{3+}），与磷酸盐结合，从而促进磷从粪便中排出。该药最近被美国食品药品监督管理局批准作为治疗CKD患者高磷血症的药物，柠檬酸铁还可以改善贫血，在日本已被用于终末期肾病患者贫血的治疗[31]。考来替兰：考来替兰是一种阴离子交换树脂，可以吸附肠道胆汁酸，该药物在降磷的同时，还可以改善血脂异常。一项多中心、双盲、随机试验结果显示服用考来替兰12周后，患者血磷水平及低密度脂蛋白胆固醇水平均显著降低，降低程度呈剂量依赖性[32]。

3. 继发性甲状旁腺功能亢进症的治疗

继发性甲状旁腺功能亢进症（secondary hyperparathyroidism，SHPT）是指各种原因导致的低钙血症刺激甲状旁腺，使之代偿性分泌过多的甲状旁腺激素，常伴甲状旁腺增生，多见于肾功能不全、骨质软化症和小肠吸收不良等。

（1）高磷血症的治疗：肾功能受损导致磷排泄减少引起高磷血症，直接刺激甲状旁腺细胞增生并分泌PTH，又通过抑制1α-羟化酶活性，使活性维生素D合成减少，诱发低钙血症，间接促进PTH的合成与释放。

（2）活性维生素D及其类似物的应用：CRF患者存在不同程度的维生素D受体活性下降，加之肾脏分泌1,25-（OH）2-D3减少，共同促进SHPT的发生。活性维生素D主要包括骨化三醇、阿法骨化醇，一般建议早期、足量应用，其与肠道维生素D受体亲和力较强，引起钙、磷吸收增加，可导致高磷血症、高钙血症，因此使用过程中需常规监测血钙、血磷[33]。

（3）钙敏感受体激动剂的运用：钙敏感受体激动剂属苯烷基胺类化合物，通过作用于甲状旁腺主细胞表面的钙敏感受体，提高对细胞外钙的敏感性，进而降低PTH水平。西那卡塞是第2代钙敏感受体激动剂，是目前唯一被美国FDA批准用于临床的钙敏感受体激动剂，也是目前唯一一个可同时降低血磷、血钙、PTH的药物[34]，通过直接抑制甲状旁腺增生，达到"可逆性化学性切除甲状旁腺"的效果[35]。

（4）外科治疗：甲状旁腺切除术（parathyroidectomy，PTX）是目前内科治疗失败的CKD3-5期合并SHPT的主要治疗方式。手术方式主要有：甲状旁腺次全切除术、甲状旁腺全切除术加自体移植术、甲状旁腺全切除术[36]。三种手术方法对改善患者的症状、生化参数具有确切的效果，术后除血清iPTH、钙、磷快速降低外，血清碱性磷酸酶呈下降趋势，血白蛋白等营养指标明显上升[37]。

（5）超声引导下局部注射介入疗法：超声引导下的局部注射介入疗法是一种近年兴起的治疗SHPT的微创技术。可归纳为两大类：经皮乙醇注射治疗（PEIT）、经皮热消融治疗，以后者运用居多。PEIT通过向病灶注射无水酒精使病灶组织发生凝固性坏死，但因PEIT单次消融范围小，易复发，且注射部位疼痛不可控，在临床上未得到有效推广，已逐步被经皮热消融治疗取代。经皮热消融治疗分为射频消融（RFA）、微波消融（MWA）和激光消融（LA）三大类[38]。

（刘宏　梁一鸣　梁建亮）

● 参考文献

[1] SALAZAR-GONZALEZ H，ZEPEDA-HERNANDEZ A，MELO Z，et al．Neutrophil extracellular traps in the establishment and progression of renal diseases[J]．Medicina（Kaunas），2019，55（8）：431．

[2] 邢红英，郑素勤．β-转化生长因子在肾纤维化中的作用机制及中药干预[J]．华北煤炭医学院学报，2008，10（2）：180-181．

[3] 沈文清，傅君舟，钱捷，等．慢性肾脏病患者血清和尿透明质酸、Ⅲ型前胶原、Ⅳ型胶原及层粘连蛋白的变化及其临床意义[J]．临床医学，2012，30（6）：4-7．

[4] 肖根发，李桂明．李桂明教授治疗慢性肾功能衰竭经验总结[J]．中国民族民间医药，2017，26（7）：84-87．

[5] 赵敏，彭海平，刘宝厚．刘宝厚教授从血瘀论治慢性肾衰竭经验[J]．中国老年保健医学，2017，15（3）：65-66．

[6] 周鸿，黄含含，张静泽，等．川芎-当归药对研究进展[J]．中成药，2015，37（1）：184-188．

[7] GU L，YU T，LIU J Y，et al．Evaluation of the mechanism of Cordyceps polysaccharide action on rat acute liver failure[J]．Archives of Medical Science，2020，16（5）：1218-1223．

[8] CAO T，XU R，XU Y，et al．The protective effect of Cordycepin on diabetic nephropathy through autophagy induction in vivo and in vitro[J]．International Urology and Nephrology，2019，51（10）：1883-1892．

[9] AYDIN H R，SEKERCI C A，YIGIT E，et al．Protective effect of cordycepin on experimental renal ischemia/reperfusion injury in rats[J]．Archivio Italiano di Urologia，Andrologia，2020，92（4）：340-344．

[10] 张锐莹，蔡红丽，扈瑞春，等．应用百令胶囊治疗慢性肾衰竭的症状改善情况分析[J]．健康之友，2020（2）：104．

[11] 江燕．黄芪药理作用及在方剂配伍方面的应用[J]．中国实用医药，2015，10（1）：226-227．

[12] 马可可，鞠营辉，陈清青，等．黄芪甲苷对2型糖尿病肾病大鼠肾组织PI3K/Akt/FoxO1信号调控的影响[J]．中国实验方剂学杂志，2019，25（2）：74-81．

[13] XU L H，SHEN P Q，BI Y，et al．Danshen injection ameliorates STZ-induced diabetic nephropathy in association with suppression of oxidative stress，pro-inflammatory factors and fibrosis[J]．Int Immunopharmacol，2016，38：385-394．

[14] 谭忠德，王瑛，张成国．尿毒清颗粒治疗慢性肾功能衰竭的疗效观察[J]．临床医药文献电子杂志，2016，3（25）：5097，5099．

[15] 马丹．尿毒清颗粒治疗慢性肾功能衰竭的疗效观察[J]．中国医药指南，2019，17（13）：174．

[16] 马志俊，金立民，王先荣．海昆肾喜胶囊对慢性肾衰竭大鼠肾功能的保护作用[J]．西部医学，2019，31（2）：198-202．

[17] 赵塔娜，蔡栋梁，苑露丹．黄葵胶囊对阿霉素肾病大鼠肾组织MCP-1表达及对肾组织病理损伤的影响[J]．中国实验诊断学，2020，24（4）：667-670．

[18] 彭敬师，陈金东，冯习佳，等．自制补肾降浊贴治疗慢性肾功能不全（脾肾气虚型）的64例临床研究[J]．世界最新医学信息文摘：连续型电子期刊，2019，19（57）：25-27．

[19] 王晓雪．董志刚教授运用"开鬼门，洁净府"思想指导慢性肾衰的多途径治疗[D]．沈阳：辽宁中医药大学，2016．

[20] 宋丽娜，吕静．中药药浴治疗慢性肾脏病的文献分析[J]．中医外治杂志，2015，24（3）：59-60．

[21] 廖国琼，程淑碧，王勇芳，等．艾灸合保肾汤在慢性肾衰竭病人治疗中的应用研究[J]．护理研究，2017，31（30）：3842-3844．

[22] 陈孜炜．隔姜灸治疗慢性肾衰竭消化道症状的临床观察[D]．武汉：湖北中医药大学，2014．

[23] 包文晗，王悦．慢性肾脏病患者肠道菌群的变化及影响研究[J]．中国全科医学，2018，21（24）：2927-2931．

[24] 王美红，张雅琼，李荣山，等．慢性肾衰竭患者肠道菌群变化及其与肾功能的相关性[J]．中华肾脏病杂志，2019，35（5）：359-366．

[25] DEV S，BABITT J L．Overview of iron metabolism in health and disease[J]．Hemodial Int，2017，21（Suppl

1）：S6–S20．

［26］WEST J B．Physiological effects of chronic hypoxia［J］．N Engl J Med，2017，376（20）：1965–1971．

［27］周宏久，冯永民，贾晓燕，等．盐酸司维拉姆对慢性肾衰竭维持性血液透析患者高磷血症的影响［J］．中国血液净化，2015，14（10）：608–611．

［28］孟小芹，黄志勇．碳酸镧在慢性肾功能衰竭高磷血症中的应用［J］．中国实用医刊，2016，43（11）：29–30．

［29］左巍．碳酸镧治疗终末期肾脏病患者高磷血症80例分析［J］．中国医师杂志，2016，18（5）：761–763．

［30］陈兰兰，罗丽花，管保章，等．烟酰胺治疗维持性透析患者高磷血症的安全性及有效性Meta分析［J］．内科，2016，11（3）：361–365．

［31］CASHIN J，BATTISTELLA M．Update on phosphate binders：the old and the new［J］．CANNT J，2016，26（1）：17–21．

［32］LOCATELLI F，DIMKOVIC N，SPASOVSKI G．Evaluation of colestilan in chronic kidney disease dialysis patients with hyperphosphataemia and dyslipidaemia：a randomized，placebo–controlled，multiple fifixed–dose trial［J］．Nephrol Dial Transplant，2013，28（7）：1874–1888．

［33］刁宗礼，郭维康，刘莎，等．继发性甲状旁腺功能亢进的药物治疗进展［J］．中国全科医学，2015，18（26）：3245–3247，3252．

［34］FLOEGE J，KUBO Y，FLOEGE A，et al．The effect of cinacalcet on calcific uremic arteriolopathy events in patients receiving hemodialysis：the EVOLVE trial［J］．Clin J Am Soc Nephrol，2015，10（5）：800–807．

［35］于婵娟，王月红，刘丽，等．尿毒症继发性甲状旁腺功能亢进的发病机制及治疗研究进展［J］．国际泌尿系统杂志，2017，37（3）：467–470．

［36］郭宝帅，赵雪琦，连丽新，等．继发性甲状旁腺功能亢进的外科治疗进展［J］．中国血液净化，2018，17（9）：617–620．

［37］胡玉清，许树根，郭明，等．甲状旁腺全切术加前臂种植术治疗尿毒症继发性甲状旁腺功能亢进25例临床分析［J］．中国中西医结合肾病杂志，2014，20（11）：978–979．

［38］DIAO Z L，WANG L Y，DAI W D，et al．Progress of ablation for secondary hyperparathyroidism［J］．Chinese Journal of General Practitioners，2016，15（4）：318–320．

第二章　血　尿

第一节　概　述

小便中混有血液，甚或伴有血块的病症，称为血尿。因出血量及病位不同，而使小便呈淡红色、鲜红色或茶褐色。血尿轻症者尿色正常，须经显微镜检查方能确定，称显微镜血尿。重症者尿呈洗肉水色或血色，称肉眼血尿。

第二节　病　因　病　机

一、中医学对血尿病因病机的认识

血尿的病位在肾及膀胱，其主要病机是热伤脉络或脾肾不固，血入水道而成血尿。辨证当分证候之缓急、病性之虚实、火热之旺盛。实热多由感受热邪所致；虚热则多由烦劳过度，耗伤阴精，或热邪耗阴，正虚邪恋所致；脾肾不固则主要由饮食不节、劳伤过度、年老体衰及久病迁延等原因引起。脾虚则统血无权，血随气陷；肾虚则下元空虚、封藏失职、血随尿出。

二、现代医学对血尿致病因素的认识

引起血尿的原因很多，约98%由泌尿系统本身疾病引起，仅2%由全身或泌尿系统邻近器官病变所致。

（1）泌尿系统疾病是最常见的血尿原因。如泌尿系结石、尿路感染、肾小球肾炎、肿瘤、多囊肾、结核、外伤、血管异常、畸形等。

（2）全身性疾病。血液病，如血小板减少性紫癜、过敏性紫癜、再生障碍性贫血、白血病、血友病；感染性疾病，如感染性心内膜炎、败血症、流行性出血热、猩红热、钩端螺旋体病、丝虫病等；风湿病，如系统性红斑狼疮、结节性多动脉炎等；心血管疾病，如亚急性细菌性心内膜炎、急进性高血压、慢性心力衰竭等。

（3）尿路邻近器官疾病。如前列腺炎、急性阑尾炎、急性盆腔炎、直肠癌、结肠癌、宫颈癌等。

（4）药物与化学因素。如磺胺类、消炎痛、汞剂、甘露醇、抗凝剂、环磷酰胺等的副作用或

毒性作用。

（5）功能性血尿。见于健康人，如运动后血尿。

第三节　诊断与鉴别诊断

一、诊断

（一）临床表现

血尿的颜色因尿中含血量和尿酸碱度的不同而异，当尿液酸性时，颜色深，呈棕色或暗黑色；尿液碱性时则呈红色。血尿要注意排除假性血尿（阴道或直肠血污染，卟啉尿，某些药物、染料、试剂或食物所致的红色尿）。下焦湿热证临床表现：小便黄赤灼热，尿血鲜红，伴心烦口渴，面赤口疮，夜寐不安；舌质红，脉数。肾虚火旺证临床表现：小便短赤带血，伴头晕耳鸣，颧红潮热，腰膝酸软；舌红，苔少，脉细数。脾不统血证的临床表现：久病尿血，量多色淡，甚或兼见齿衄、肌衄，伴食少便溏，体倦乏力，气短声低，面色不华；舌质淡，脉细弱。肾气不固证临床表现：久病尿血，血色淡红，伴头晕耳鸣，精神困惫，腰脊酸痛；舌质淡、脉沉弱。

（二）辅助检查

尿常规、尿红细胞位相、泌尿系B超、静脉肾盂造影、CT、MRI等。

（三）诊断要点

伴随症状对于鉴别诊断意义很大：①伴肾绞痛是肾、输尿管结石的特征，如排尿时痛、尿流突然中断或排尿困难，是膀胱或尿道结石的症状；②血尿伴膀胱刺激症状者，提示病变位于膀胱或后尿道，同时伴高热、寒战、腰痛，常为肾盂肾炎；③血尿伴水肿、高血压者常见于肾小球肾炎；④血尿伴肾肿块者可见于肿瘤、多囊肾等；⑤血尿伴皮肤黏膜出血，见于血液病、感染性疾病或其他全身性疾病；⑥血尿合并乳糜尿者，可见于丝虫病、慢性肾盂肾炎。

二、鉴别诊断

（一）中医鉴别诊断

血尿应与血淋、石淋鉴别，三者均有血自尿中排出，但血尿与血淋以小便时痛与不痛为鉴别要点，不痛者为血尿，痛（滴沥刺痛）者为血淋。石淋则为尿中时有砂石夹杂，小便涩滞不畅，时有小便中断，或伴腰腹绞痛等症，可与二者鉴别。

（二）西医鉴别诊断

血尿要与血红蛋白尿相鉴别，血红蛋白尿由溶血引起，尿呈均匀暗红或酱油色，无沉淀，显微镜检查无红细胞或偶有红细胞。用相差显微镜观察尿中红细胞形态，可鉴别肾小球性血尿（变形红细胞）与非肾小球性血尿（正常形态红细胞）。尿三杯试验可粗略了解血尿产生的部位。

第四节　治　疗　概　况

一、中医辨证论治

（一）急性发作期

1. 外感风热证

主证：恶风发热后，尿色呈红色或酱色，眼睑及下肢浮肿，咽喉肿痛、咳嗽，舌淡红或舌边尖红，苔薄白或薄黄，脉浮数。

治法：疏风宣肺，凉血止血。

方药：银翘散加减。

处方：连翘、金银花、牛蒡子、淡竹叶、黄芪、白术、防风、小蓟、藕节、白茅根、三七粉。方中连翘、金银花、牛蒡子、淡竹叶疏风清热、解毒利咽；黄芪、防风、白术合为玉屏风散，功善益气固表止汗；小蓟、藕节、白茅根凉血止血；三七粉化瘀止血。

辨证加减：热甚者加知母、生石膏以清热除烦；咽喉肿痛明显者加野菊花、玄参解毒利咽；痰热明显者可加浙贝母、瓜蒌清热祛痰；尿少肿甚者加茯苓皮、大腹皮利尿消肿。

2. 心火亢盛证

主证：尿色鲜红或排尿不畅，心烦口渴，夜寐不安，面赤口疮，舌尖红，苔黄，脉数或细数。

治法：清心泻火，凉血止血。

方药：导赤散合小蓟饮子加减。

处方：竹叶、栀子、飞滑石、生甘草、生地黄、蒲黄、小蓟、藕节。方中竹叶、栀子清心泻火；飞滑石、生甘草利水导热下行；生地黄、蒲黄、小蓟、藕节凉血止血。

辨证加减：口舌生疮者加黄连、青黛以清热泻火；小便灼热，可加石苇、黄柏以清热利湿；心烦不寐者加合欢皮、酸枣仁以养心安神；口渴甚者加石斛、玄参以生津止渴；有口苦胁痛者加龙胆草、柴胡以疏肝解郁。此期常配合云南白药胶囊，每次0.5g，口服，每日3次，疗效甚好。云南白药具有活血止血之功，止血不留瘀，其多用于急性期肉眼血尿。

（二）慢性迁延期

1. 阴虚火旺证

主证：镜下血尿，头晕目眩，耳鸣心悸，神疲乏力，颧红潮热，咽干盗汗，虚烦不寐，腰膝酸软，小便短赤，舌红少苔，脉细数。

治法：滋阴降火，凉血止血。

方药：二至丸合知柏地黄丸加减。

处方：知母、黄柏、生地黄、山茱萸、山药、牡丹皮、泽泻、茯苓、茜草、藕节。方中知母、黄柏滋阴降火、清虚热；生地黄、牡丹皮清热凉血；山茱萸、山药健脾补肾；泽泻、茯苓渗利湿热；茜草、藕节凉血止血。

辨证加减：咽干者加玄参、麦冬养阴生津；心烦不寐者加黄连、夜交藤以清心安神；遗精者加桑螵蛸、芡实以涩精止遗；头晕目眩者加钩藤、菊花清利头目；腰膝酸软者加续断、狗脊强筋壮腰。

2. 气阴两虚证

主证：镜下血尿，神疲乏力，头晕心悸，面色潮红或萎黄，手足心热，口燥咽干，腰脊酸痛，舌质红或舌尖红，苔薄白，脉细数无力。

治法：益气养阴，凉血止血。

方药：止血方加减。

处方：生地黄、女贞子、墨旱莲、汉三七、黄芪、太子参、白术、茯苓、山茱萸、牛膝、白茅根、牡丹皮。方中生地黄滋阴凉血；女贞子、墨旱莲补肝肾、养阴血；汉三七活血祛瘀止血；黄芪、太子参益气健脾；白术、茯苓、山茱萸补肾健脾；牛膝活血调经、引血下行；牡丹皮、白茅根凉血止血。

辨证加减：血尿重者加小蓟、鸡冠花凉血止血；夜尿多者加益智仁、桑螵蛸以缩尿止遗；盗汗者加煅龙骨、牡蛎滋阴潜阳；低热不退者加青蒿、鳖甲清热滋阴；尿中蛋白较多者可加五味子、益智仁收敛固涩；畏寒、腰背酸痛者加鹿角胶、狗脊补阳壮腰。此期常配合冬虫夏草制剂、百令胶囊、金水宝胶囊、至灵胶囊口服。

二、中医特色治疗

1. 中药离子导入治疗

选用肾炎外治方，配制成中药包离子导入液，利用直流电、脉冲电波使药物离子从病灶局部、皮肤、穴位向深处移动导入，在局部形成较高的药物浓度。同时，该疗法除药物的特色功效外，还具备电脉冲按摩、电针、电磁疗与热疗的效果，直接刺激局部穴位及病变部位，有改善血液循环、修复病损组织的功效，且无毒副作用，操作简便，患者易于接受，有健脾益肾、活血通络的作用。临床发现该疗法对缓解腰酸腰痛，减少血尿、蛋白尿有较好的疗效。

2. 穴位注射

穴位注射又称水针，是选用中西药物注入有关穴位治疗疾病的一种方法。如选用丹参注射液，取足三里或肾俞穴，两侧交替穴位注射，隔日1次，10日为1个疗程，有补肾健脾、养血活血的作用。临床中对血尿反复迁延的患者配合此疗法能有效增强治疗效果。

3. 穴位敷贴

穴位敷贴是以中医经络学说为理论依据，把药物研成细末，用水、醋、凡士林等调成糊状，制成饼剂，直接敷贴于脾俞、肾俞、足三里、三阴交、血海等穴位，用来治疗疾病的一种无创疗法，作用直接，适应证广，用药安全，简单易学，便于推广。如选取健脾益肾、活血通络的中药制成敷贴方进行治疗，临床证实确可增强疗效。

三、中西医结合治疗

多数学者主张首先应明确血尿的西医诊断，然后行中西医结合治疗，即西医辨病与中医辨证相结合，以求得理想疗效。

血尿为泌尿系疾病常见的临床表现，根据其来源可分为肾性血尿和非肾性血尿。肾性血尿（肾小球性血尿）是指排除尿路感染、结石、结核、肿瘤等肾外出血因素，由原发或继发的肾小球疾病引起的肉眼或镜下血尿，是肾系常见症状之一。

对于原发性肾小球性血尿的治疗常用药物有血管紧张素转换酶抑制剂（ACEI）/血管紧张素Ⅱ受体阻滞剂（ARB）、糖皮质激素和免疫抑制剂（如环磷酰胺、硫唑嘌呤、吗替麦考酚酯、环孢素等）。ACEI或ARB有助于减少蛋白尿、降低肾小球内压力以及减轻肾脏纤维化，从而保护肾功能、延缓慢性肾脏病进展至终末期肾脏病，以及延长生存期。另外，IgA肾病引起血尿的患者必要时可进行扁桃体切除术。

对于膀胱癌或尿道损伤等引起急性尿血，可适当地予止血药，选用的止血药物根据作用于凝血机制的不同环节，大致分为3类：①促凝血因子活性药，常用药物为血凝酶、维生素K_1等；②降低毛细血管通透性药物，常用药物为卡巴克洛、卡络磺钠；③抗纤维蛋白溶解药，代表药物有氨甲苯酸、氨甲环酸等。经止血、对症等保守治疗，若患者出血未得到控制，可采用手术修补、血管栓塞或手术切除等治疗。

四、难点分析

血尿临证复杂，病情缠绵，多年临床经验告诫我们：中医药对血尿的治疗具有肯定的疗效，尤其在改善临床症状，消除肉眼或镜下血尿方面具有优势，但首先应完善相关检测以明确原发性疾病的诊断，然后再按照中医辨证治疗，并注意要分清标本缓急，适时调整用药，注重把握标本兼治的有利时机，在控制血尿症状的基础上，同时加强中药的调理作用，适时调整用药，一定会取得更加满意的临床疗效。

血尿现在临床上较为多见，中医药治疗此病取得较为明显的疗效，各个医家有着自己独到的见解，有的是从脏腑方面辨证，有的从疾病分期方面辨证，临床上的治疗不尽相同，但是总的病机不外与气虚、阴虚、实热、瘀血等相关。我们在治疗血尿时，不可拘泥于这些学术思想，需要根据临床辨证，随证治之。

五、医案验方

李某，女，48岁，2018年2月27日初诊。

患者因反复尿赤2年加重1周来我院就诊。2年前因受凉出现肉眼血尿，于当地就诊，诊断为肾小球肾炎，予静滴抗生素（具体不详）、口服肾炎康复片等治疗，病情好转。以后反复发作，1周前因劳累自觉血尿加重，故来诊。现症见：神疲乏力，腰脊酸痛，易于疲劳，劳则尿赤加重，小便色黄赤，手足心热，舌质淡红，脉来细数。

辅助检查：尿常规示红细胞15～20/HP。尿红细胞位相：畸形红细胞＞80%。泌尿系超声结果显示双肾及膀胱未见异常。

中医诊断：尿血（气阴两亏型）。

西医诊断：慢性肾小球肾炎。

治法：益气养阴，凉血止血。

方药：止血方加减。生地黄30g、女贞子15g、墨旱莲5g、牡丹皮12g、黄芪30g、太子参15g、白术15g、茯苓15g、牛膝15g、山茱萸10g、白茅根30g、小蓟30g、鸡冠花15g、三七5g。上方7剂，水煎服，每日1剂。

用药一周后自觉病情好转，疲乏减轻。尿常规：红细胞10～15/HP，余症变化不显，再拟原方14剂，药后患者自觉精神好转，尿赤变淡。查尿常规示：红细胞5～8/HP，再守原方，以善其后，随诊至今，病情平稳。

第五节　辨 证 施 护

一、辨证护理

1. 注意观察

在临床上，正确掌握中医望、闻、问、切对于护理血尿患者有十分重要的意义。要细致观察血尿色、量的变化，以及血压、体温、面色、舌象、脉搏、神志的变化，以利于把握血尿的转归。如血压、脉搏平稳，排血尿次数由多转少，其色由鲜红、暗棕、淡红变为深黄、黄或淡黄，说明出血已渐止。如血压下降，面色苍白，脉细弱，并伴有口渴甚者，虽肉眼不见血尿，也应考虑到出血未止或有再次出血的可能。若患者血尿同时伴有尿痛、排尿困难，则有再次尿血或尿血加重的可能，护理上除行针灸或按摩膀胱顶部外，应随时报告医生。

2. 给药护理

中药给药途径以汤剂和丸散剂为主。若劳倦内伤，脾气虚弱者，则汤剂需温热服，丸散剂以温开水送服为佳。患者进药后，阳气得振，避免阳气耗散。若平素脾胃虚弱者或虚寒呕吐者，宜先冲服生姜饮漱口，或用生姜片擦舌。若体内阳气偏盛，用药则以温凉服为主，以免在服药过程中造成恶心、呕吐等不良反应。

服药期间嘱其忌食醋、咸、油腻、生冷和刺激性食物，以免影响中药疗效。

3. 情志护理

凡患尿血者均有不同程度的精神紧张、抑郁和悲观。因此在护理过程中要时时注意言行，慌张、高叫等都会增加患者的不安和恐惧心理。故情志护理尤为重要。《灵枢·师传》里说："人之情，莫不恶死而乐生，告之其以败，语之其以善，导之以其所便，开之以其所苦，虽有无道之人，恶有不听者乎？"对急症后恢复期的患者，医生及家属要耐心劝慰，增强患者战胜疾病的信心。告诉患者如何调养，以诚挚的态度让患者遵照医生的治疗原则行事，解除患者的忧愁和烦恼、紧张和恐惧。

4. 起居护理

病室环境应保持清洁、安静，空气清新，室内应定时通风，但应避免空气直接对流室内。温度在18～20℃为宜，相对湿度为50%～60%。有肉眼血尿的患者应该绝对卧床休息。如考虑为泌尿系统结石引起的血尿伴肾绞痛者，可在原地做蹦跳动作，通过上下震动促使结石排出，疼痛和血尿也随之减轻，也可以饮用排石汤来达到排石的目的。血尿患者必须大量饮水或吃西瓜等以增加尿量，防止形成血块，阻塞尿道。如果确定是肾脏、膀胱、尿道出血，在腰部、下腹部、会阴部放置冰袋或敷冷水毛巾，有利于止血，减轻、减缓出血。

二、辨证施膳

祖国医学中饮食疗法具有悠久的历史，药王孙思邈曾云："凡欲治疗，先以食疗，即食疗不愈，后乃用药尔。"中医认为任何食物都具有辛、甘、酸、苦、咸五味和寒、热、温、凉四气，可在辨证施治的前提下选用食物起到强身健体、治疗疾病的目的，即所谓"药食同源"。现根据血尿的不同证型推荐以下食疗方以供参考，有助疾病康复。

1. 尿路感染引起的血尿

属中医的湿热淋证，多有尿频、尿急、尿痛。饮食宜清淡，可用连皮冬瓜500g、生薏米100g，加水1000mL煮熟当汤喝；也可以用白花蛇舌草30g、白茅根30g或白茅根30g、竹蔗30g，煎水当茶喝。

2. 尿路结石引起的血尿

中医的石淋，可有腰腹痛，多为镜下血尿，偶有肉眼血尿。宜多喝水，可用猫须草30g、核桃肉30g，煎水当茶喝；久病气虚者宜加黄芪20g。

3. 急性肾炎引起的血尿

属中医的风水，多在感冒后2～3周出现头、面部或全身的浮肿，有肉眼血尿或镜下血尿。宜少食盐，可用茅根60g（鲜品120g）煎1小时后取茅根水煮粥，每日1次。也可用玉米须30～60g煎水当茶喝。

4. 阴虚火旺型血尿

每次用乌梅10枚（打烂），加水500mL，煮沸20分钟，加入白糖适量，溶化后饮用，每日1次。

5. 尿血日久，气血两亏者

用当归30g切片，米酒100g，水1000mL，煮剩一半，1日内分4次饮用。

第六节　循　证　研　究

一、方剂治疗研究

徐洲[1]应用归脾汤加减治疗60例紫癜性肾炎顽固性血尿，血尿素氮、血肌酐及24小时尿蛋白定量（U-TP）均低于对照组，血浆白蛋白ALB高于对照组，总有效率高于对照组，差异具有统计学意义（$P<0.05$）。王高强等[2]运用化止利膏治疗肝肾阴虚型IgA肾病血尿，以血尿安胶囊为对照组，结果治疗组疗效明显优于对照组，不仅可明显减少患者的尿红细胞数，提高血红蛋白水平，改善患者的中医症状，且安全无明显不良反应。许正锦等[3]将160例肾性血尿患者随机分为2组，观察组使用上巳菜合剂，对照组使用肾炎康复片。观察治疗前后中医证候、尿沉渣红细胞定量、24小时尿蛋白定量的变化。结果观察组治疗后患者中医证候显著改善，尿沉渣红细胞定量明显减少，与对照组比较有统计学意义（$P<0.01$），观察组的总有效率亦明显优于对照组（$P<0.01$）。赵亚峰等[4]采用肾复康1号方治疗慢性肾小球肾炎血尿收到较好疗效。解红霞等[5]在68例IgA肾病患者中使用缬沙坦，每次80mg，每天1次，连续3个月的基础上联合血尿安胶囊再治疗3个月，结果显示单纯缬沙坦治疗可减少蛋白尿但尿红细胞计数无明显减少，联合血尿安胶囊后可减少IgA肾病患者尿红细胞计数，也可显著减少尿蛋白、延缓肾功能进展。其他如血尿方[6]、血尿康方[7]、益肾汤[8]等治疗肾性血尿也有较好的临床疗效。

二、各家治疗经验

车树强擅长应用清法、消法肾性血尿，清法即以甘寒、苦寒、咸寒的药物清气分和血分之热，或根据热邪所在的脏腑不同以清脏腑之热，消法即消导、消散，是用理气、消积、化痰、祛瘀的药物祛除留滞于脏腑、经络、肌肉间的壅滞的治法[9]。清、消两法合用治疗肾性血尿，可从理气散结、清热祛湿、活血化瘀，即血、气、水三者入手。国医大师张大宁应用补肾升提法治疗肾性血尿，他认为慢性肾炎患者脾肾同病，临证用黄芪配白术、茯苓、山药、芡实等健脾益气，补后天以济先天，求气血旺盛充养肾精，同时配以黄芪、升麻、葛根等升提类药物升清固涩；且肾虚血瘀贯穿肾脏病始终，在治疗中善用川芎、三七、丹参等活血、化瘀、止血药物[10]。王小琴[11]通过补肾固摄、健脾益气升提法辨证治疗肾性血尿，在改善临床症状、防止病情反复发作等方面取得了显著疗效。吴康衡[12]采取证+病+症结合的治疗模式，将血尿分为中焦湿热型、上焦湿热型、下焦湿热型、心脾积热型、阴虚内热型、气虚不摄型来辨证施治，取得较好的临床疗效。詹华奎[13]认为血尿治疗原则为补肾健脾为本，清热、除湿、化瘀、调情志为标，标本同治，并将血尿分为湿热蕴结证、瘀血内阻证、脾肾气虚而气不摄血证、肾阴不足而虚火灼络证来辨证治疗。赵刚[14]应用攻补兼施法治疗肾性血尿。

三、特殊治疗研究

1. 从风湿论治

祛风除湿法是临床中长期应用的治疗肾性血尿之法，在20世纪90年代初期，受国医大师路志正的学术思想影响，赵纪生教授开始将抗风湿法应用于慢性肾炎领域，其中既包括青风藤、肿节风、徐长卿、羌活、威灵仙等祛风除湿中草药，还包括火把花根片、正清风痛宁等抗风湿中成药[15]。国内著名肾病专家王永钧教授，他的团队深入阐述了慢性肾脏病风湿证候的病因、病机，并规范了有关风湿证的辨证指标和微观指标，使祛风除湿法治疗慢性肾脏病得以在临床上推广应用。王永钧认为，慢性肾炎常见证型有风湿夹虚证、风湿夹瘀证、风湿夹热证，其中风湿夹虚证又有兼夹气虚、阴虚、阳虚3个亚型，处方均需主用祛风除湿药以治其中心证候，可选用雷公藤、青风藤、汉防己、鬼箭羽、老鹳草、穿山龙、徐长卿等[16]。曹式丽[17]认为外风宜散、内风宜息。治外风需根据外邪性质选用桂枝、荆芥、防风、苏叶以散风寒；浮萍、牛蒡子、菊花、桑叶以疏风热；祛除内风应辨证选用祛除内风之药，应注意以下几点：一是能入络搜风，祛除在里之风邪；二是能入肝，平肝潜阳、息风通络；三是由于风邪入经袭腑，气化失常，湿痰瘀浊内生，选用之药应能利湿化浊、息风涤痰、活血化瘀，如选用青风藤、雷公藤、蝉蜕、僵蚕、地龙、乌梢蛇等。国医大师郑新擅用风药治疗尿血，他认为风药有"疏风止血""调气止血""胜湿止血""搜风止血"的作用[18]。

2. 从伏邪论治

伏邪理论源于《黄帝内经》，明清时期吴又可《温疫论》开始首次使用"伏邪"这一概念。马晓鹏等[19]认识到伏邪在肾性血尿的发病中有重要作用，认为伏邪不同于外感六淫，独立于七情、饮食和居处，是经过机体正邪交争之后转化而成的另一种内伤邪气。它既可来源于风、寒、暑、湿、燥、火、毒等外邪，又可来源于体内病理产物，如痰饮、瘀血等。伏邪留于肾之络，肾络受损，络伤则血外溢，血外溢则尿血；伏邪留于肾之经，经气耗伤，气不摄血，血不循经而出现尿血；伏邪留于肾之腑，则膀胱气化失司，血渗于脬而尿血；伏邪留于肾之脏，肾主封藏失职，固摄无权，则血溢脉外发为尿血。因此推崇清透伏邪法治疗肾性血尿，对于伏邪偏于热性常用黄芩、黄连、知母、石膏等；偏于寒性可酌加温阳之药如附子、吴茱萸等；不偏不倚则可用土茯苓、王不留行、马鞭草、地锦草等不伤正气之药。

（刘宏　刘奔流　黄艳华）

● 参考文献

[1] 徐洲. 归脾汤加减治疗紫癜性肾炎顽固性血尿效果研究[J]. 中国实用医药，2019，14（32）：140-141.

[2] 王高强，李珺，杨盼，等. 化止利膏治疗肝肾阴虚型IgA肾病血尿的临床研究[J]. 现代中西医结合杂志，2020，29（17）：1830-1833，1838.

[3] 许正锦，吴玲艳，周燕妮，等. 上巳菜合剂治疗肾性血尿的临床观察[J]. 光明中医，2018，33（14）：1983-1985.

[4] 赵亚峰，李现成，刘建红，等. 肾复康1号方治疗慢性肾小球肾炎血尿临床疗效观察[J]. 四川中医，2018，36（2）：108-109.

[5] 解红霞，庞欣，庞欣欣，等. 血尿安胶囊治疗IgA肾病临床疗效观察[J]. 中国中西医结合肾病杂志，2020，21（5）：441-442.

[6] 蓝芳，谢丽萍，史伟．血尿方治疗隐匿型肾小球肾炎（阴虚证）血尿30例疗效观察[J]．亚太传统医药，2017，13（2）：146-147．

[7] 张晓红，王晓光，黎伟标．血尿康方治疗IgA肾病肉眼（镜下）血尿临床疗效观察[J]．黑龙江医药，2017，30（2）：259-261．

[8] 陈院．益肾汤治疗慢性肾炎综合征肾性血尿的临床观察[J]．光明中医，2018，33（13）：1909-1911．

[9] 范军，原洋．车树强教授治疗肾性血尿临证经验[J]．黑龙江中医，2017，46（1）：37-38．

[10] 樊威伟，徐英，周世芬，等．国医大师张大宁应用"补肾升提法"治疗肾性血尿理论探讨[J]．中华中医药杂志，2018，33（2）：561-563．

[11] 凌河，王小琴，张娜．王小琴治疗肾性血尿的经验[J]．湖北中医杂志，2017，39（6）：17-19．

[12] 张丰华，孙香娟．吴康衡教授治疗肾性血尿经验采撷[J]．四川中医，2018，36（1）：16-17．

[13] 苟强，郑安梅，罗勇，等．詹华奎教授分期辩证治疗IgA肾病血尿经验[J]．世界最新医学信息文摘，2017，17（68）：218-219．

[14] 韩金旭，赵刚．赵刚应用攻补兼施法治疗肾性血尿经验[J]．实用中医内科杂志，2020，34（5）：138-141．

[15] 喻闽凤，许正锦．赵纪生医论医案集[M]：北京：中国中医药出版社，2016．

[16] 王永钧．慢性原发性肾小球疾病的风湿证候[J]．中国中西医结合肾病杂志，2007（12）：683-685．

[17] 张文娟，曹式丽．曹式丽教授从风辨治慢性肾炎蛋白尿的临床经验[J]．四川中医，2014，32（2）：3-4．

[18] 刘承玄，杨敬，熊维建，等．风药治疗尿血浅析[J]．河南中医，2017，37（4）：638-639．

[19] 马晓鹏，宋立群，陈雅超，等．从伏邪论治肾性血尿[J]．中医药信息，2015，32（3）：80-81．

第三章 水肿（肾病综合征）

第一节 概　　述

水肿在《内经》中称为"水"，并根据不同症状分为风水、石水、涌水。现代医学中肾性水肿往往归纳为肾病综合征（nephrotic syndrome，NS）。肾病综合征并不是一个独立的肾脏疾病，而是由一组有类似的临床表现、不同的病因及病理表现的肾脏疾病构成的临床综合征。典型的临床表现为三高一低：大量蛋白尿（>3.5g/d）、低蛋白血症（<30g/L）、水肿和高脂血症四个特点。水肿是NS的突出症状，其缠绵难愈，是临床上的治疗难题。

第二节 病 因 病 机

一、中医学对水肿病因病机的认识

水肿病因病机，《素问·水热穴论》指出："勇而劳甚，则肾汗出，肾汗出逢于风，内不得入于脏腑，外不得越于皮肤，客于玄府，行于皮里，传为胕肿。""故其本在肾，其末在肺。"《素问·至真要大论》又指出："诸湿肿满，皆属于脾。"可见在《内经》时代，对水肿病的发病已认识到与肺、脾、肾有关。对于水肿的治疗，《素问·汤液醪醴论》提出"平治于权衡，去菀陈莝……开鬼门，洁净府"的治疗原则。汉代张仲景对水肿的分类较《内经》则更为详细，他在《金匮要略·水气病脉证并治》中以表里上下为纲，将水肿分为风水、皮水、正水、石水、黄汗5种类型。该书又根据五脏发病的机制及证候将水肿分为心水、肝水、肺水、脾水、肾水。在治疗上又提出了发汗、利尿两大原则："诸有水者，腰以下肿，当利小便，腰以上肿，当发汗乃愈。"宋代严用和将水肿分为阴水、阳水两大类。

二、现代医学对肾病综合征致病因素的认识

肾病综合征分为原发性、继发性和遗传性三大类，原发性NS属于原发性肾小球疾病，由多种病理类型构成，按病理诊断主要包括：轻微病变性肾小球肾炎、膜性肾小球肾炎（膜性肾病）、系膜毛细血管增生性肾炎（膜增生性肾小球肾炎）和局灶性节段性肾小球硬化症。继发性NS中儿童及青少年常见于过敏性紫癜性肾炎、乙型肝炎病毒相关性肾炎、系统性红斑狼疮肾炎，中老年常见

于糖尿病肾病、肾淀粉样变性、骨髓瘤性肾病、淋巴瘤或实体肿瘤性肾病。迄今为止NS的原因仍不明确，遗传、免疫、感染、药物及环境等诸多因素都可能参与其中。

第三节　诊断与鉴别诊断

一、诊断

（一）临床表现

NS最基本的特征是大量蛋白尿、低蛋白血症、水肿和高脂血症，即所谓的"三高一低"，并存在其他代谢紊乱为特征的一组临床综合征。

1. 大量蛋白尿

大量蛋白尿是最主要的临床表现，也是肾病综合征最基本的病理生理机制，是指成人每天尿蛋白排出量大于3.5g。早期一般不易发现，往往发展到水肿，患者才去就诊。也有部分患者可表现为尿中泡沫增多，高血压、高蛋白饮食或大量输注血浆蛋白可加重蛋白尿的症状。

2. 低蛋白血症

血浆白蛋白<30g/L。NS时大量白蛋白从尿中丢失，促进白蛋白肝脏代偿性合成和肾小管分解的增加。当肝脏白蛋白合成增加不足以克服丢失和分解时，则出现低白蛋白血症。此外，NS患者因胃肠道黏膜水肿导致饮食减退、蛋白质摄入不足、吸收不良或丢失，也是加重低白蛋白血症的原因。

3. 水肿

NS时，血白蛋白含量降低，血浆胶体渗透压下降，使水分从血管腔内进入组织间隙，这是造成NS水肿的基本原因。近年的研究表明，约50%患者血容量正常或增加，血浆肾素水平正常或下降，提示某些原发于肾内钠、水潴留因素在NS水肿发生机制中起一定作用。

4. 高脂血症

NS合并高脂血症的原因目前尚未完全阐明。高胆固醇和（或）高甘油三酯血症，血清中LDL、VLDL和脂蛋白（α）浓度增加，常与低蛋白血症并存。高胆固醇血症主要是由于肝脏合成脂蛋白增加，但是在周围循环中分解减少也起部分作用。高甘油三酯血症则主要是由于分解代谢障碍，肝脏合成增加为次要因素。

（二）辅助检查

1. 实验室检查

（1）尿常规检查通过尿蛋白定性，尿沉渣镜检，可以初步判断是否有肾小球病变存在。

（2）24小时尿蛋白定量：24小时尿蛋白定量超过3.5g是诊断的必备条件。

（3）血浆蛋白测定：血浆白蛋白低于30g/L，是诊断的必备条件。

（4）血脂测定：肾病综合征患者常有脂质代谢紊乱，血脂升高。

（5）肾功能检查常做的项目为尿素氮、肌酐，用来了解肾功能是否受损及其受损程度。

（6）电解质及二氧化碳结合力测定用来了解是否有电解质紊乱及酸碱平衡失调，以便及时纠正。

（7）血液流变学检查：这种病患者的血液经常处于高凝状态，血液黏稠度增加，此项检查有助于对该情况的了解。

（8）可根据需要选用项目血清补体、血清免疫球蛋白、选择性蛋白尿指数、尿蛋白聚丙烯胺凝胶电泳、尿C3、尿纤维蛋白降解产物、尿酶、血清抗肾抗体及肾穿刺活组织检查等。

2. 影像学检查

泌尿系超声提示双肾实质弥漫性增强或者正常。

3. 病理诊断检查

取患者的小块肾组织样本进行检测，为有创检查。取患者的小块肾组织标本进行检测，包括光学显微镜（光镜）、免疫病理学和电子显微镜（电镜）。必要时还可以利用激光微切割技术，将切片中不同部位的组织（肾小球、肾小管等）切割下来进行分子病理学检测。

4. 基因检查

对于有阳性家族史、可疑临床表现、肾脏病理有典型病变的患者需进一步利用基因诊断技术，如新型二代基因测序技术明确遗传性肾脏疾病的诊断。

（三）诊断要点

1. 临床诊断

①尿蛋白大于3.5g/d；②血浆白蛋白低于30g/L；③水肿；④高脂血症。其中①②两项为诊断所必需。

2. 并发症评估

（1）感染。通常在激素治疗时无须应用抗生素预防感染，否则不但达不到预防目的，反而可能诱发真菌二重感染。严重感染难控制时应考虑减少或停用激素，但需视患者具体情况决定。

（2）血栓及栓塞并发症。一般认为，当血浆白蛋白低于20g/L（特发性膜性肾病低于25g/L）时抗凝治疗可给予肝素钠（也可选用低分子肝素）皮下注射或口服华法林。抗凝同时可辅以抗血小板药，如双嘧达莫或阿司匹林口服。对已发生血栓、栓塞者应尽早（6小时内效果最佳，但3天内仍可望有效）给予尿激酶或链激酶全身或局部溶栓，同时配合抗凝治疗，抗凝药一般应持续应用半年以上。

（3）急性肾衰竭。NS并发急性肾衰竭如处理不当可危及生命，若及时给予正确处理，大多数患者可望恢复。

（4）蛋白质及脂肪代谢紊乱。在NS缓解前常难以完全纠正代谢紊乱，但应调整饮食中蛋白和脂肪的量和结构，力争将代谢紊乱的影响减少到最低限度。目前，不少药物可用于治疗蛋白质及脂肪代谢紊乱。

二、鉴别诊断

（一）中医鉴别诊断

1. 水肿与鼓胀

二病均可见肢体水肿，腹部膨隆。鼓胀的主症是单腹胀大，面色苍黄，腹壁青筋暴露，四肢多不肿，反见瘦削，后期或可伴见轻度肢体浮肿。而水肿则头面或下肢先肿，继及全身，面色㿠白，腹壁亦无青筋暴露。鼓胀是由于肝、脾、肾功能失调，导致气滞、血瘀、水湿聚于腹中。水肿乃肺、脾、肾三脏气化失调，而导致水液泛滥肌肤。

2. 水肿阳水和阴水

水肿可分为阳水与阴水。阳水病因多为风邪、疮毒、水湿。发病较急，每成于数日之间，肿多由面目开始，自上而下，继及全身，肿处皮肤绷急光亮，按之凹陷即起，兼有寒热等表证，属表、属实，一般病程较短，《金匮要略》之风水、皮水多属此类。阴水病因多为饮食劳倦，先天或后天因素所致的脏腑亏损。发病缓慢，肿多由足踝开始，自下而上，继及全身，肿处皮肤松弛，按之凹陷不易恢复，甚则按之如泥，属里、属虚或虚实夹杂，病程较长，《金匮要略》之正水、石水多属此类。

（二）西医鉴别诊断

1. 过敏性紫癜性肾炎

好发于青少年，有典型皮肤紫癜，常于四肢远端对称分布，多于出皮疹后1～4周出现血尿和（或）蛋白尿。

2. 系统性红斑狼疮性肾炎

好发于中年女性及青少年，免疫学检查可见多种自身抗体，以及多系统的损伤，可明确诊断。

3. 乙型肝炎病毒相关性肾炎

多见于儿童及青少年，临床主要表现为蛋白尿或NS，常见病理类型为膜性肾病。诊断依据：①血清HBV抗原阳性；②患肾小球肾炎，并且排除继发性肾小球肾炎；③肾活检切片找到HBV抗原。

4. 糖尿病肾病

好发于中老年，常见于病程10年以上的糖尿病患者。早期可发现尿微量白蛋白排出增加，以后逐渐发展成大量蛋白尿、NS。糖尿病病史及特征性眼底改变有助于鉴别诊断。

5. 肾淀粉样变性

好发于中老年，肾淀粉样变性是全身多器官受累的一部分。原发性淀粉样变性主要累及心、肾、消化道（包括舌）、皮肤和神经；继发性淀粉样变性常继发于慢性化脓性感染、结核、恶性肿瘤等疾病，主要累及肾脏、肝和脾等器官。肾受累时体积增大，常呈NS。肾淀粉样变性常需肾活检确诊。

6. 骨髓瘤性肾病

好发于中老年，男性多见，患者可有多发性骨髓瘤的特征性临床表现，如骨痛、血清单株球蛋白增高、蛋白电泳M带及尿本周蛋白阳性，骨髓象显示浆细胞异常增生（占有核细胞的15%以上），并伴有质的改变。多发性骨髓瘤累及肾小球时可出现NS。上述骨髓瘤特征性表现有利于鉴别诊断。

第四节 治 疗 概 况

一、中医辨证论治

（一）辨证选择口服中药汤剂

阳水

1. 风水相搏证

主证：眼睑浮肿，继则四肢及全身皆肿，来势迅速，多有恶寒，发热，肢节酸楚，小便不利等症。偏于风热者，伴咽喉红肿疼痛，舌质红，脉浮滑数。偏于风寒者，兼恶寒，咳喘，舌苔薄白，脉浮滑或浮紧。

治法：疏风清热，宣肺行水。

代表方：越婢加术汤加减。

常用药及其功效：麻黄、杏仁、防风、浮萍疏风宣肺；白术、茯苓、泽泻、车前子淡渗利水；石膏、桑白皮、黄芩清热宣肺。风寒偏盛，去石膏，加苏叶、桂枝、防风祛风散寒；若风热偏盛，可加连翘、桔梗、板蓝根、鲜芦根，以清热利咽，解毒散结；若咳喘较甚，可加杏仁、前胡，以降气定喘；如见汗出恶风，卫阳已虚，则用防己黄芪汤加减，以益气行水；若表证渐解，身重而水肿不退者，可按水湿浸渍证论治。

2. 湿毒浸淫证

主证：眼睑浮肿，延及全身，皮肤光亮，尿少色赤，身发疮痍，甚则溃烂，恶风发热，舌质红，苔薄黄，脉浮数或滑数。

治法：宣肺解毒，利湿消肿。

代表方：麻黄连翘赤小豆汤合五味消毒饮加减。前方宣肺利尿，治风水在表之水肿；后方清解热毒，治疮毒内归之水肿。二方合用共起宣肺利水、清热解毒之功，主治痈疡疮毒或乳蛾红肿而诱发的水肿。

常用药及其功效：麻黄、杏仁、桑白皮、赤小豆宣肺利水；银花、野菊花、蒲公英、紫花地丁、紫背天葵清热解毒。脓毒甚者，当重用蒲公英、紫花地丁清热解毒；湿盛糜烂者，加苦参、土茯苓；风盛者，加白鲜皮、地肤子；血热而红肿，加牡丹皮、赤芍；大便不通，加大黄、芒硝；症见尿痛、尿血，乃湿热之邪下注膀胱，伤及血络，可酌加凉血止血之品，如石苇、大蓟、荠菜花等。

3. 水湿浸渍证

主证：全身水肿，下肢明显，按之没指，小便短少，身体困重，胸闷，纳呆，泛恶，苔白腻，脉沉缓，起病缓慢，病程较长。

治法：运脾化湿，通阳利水。

代表方：五皮饮合胃苓汤加减。前方理气化湿利水；后方通阳利水，燥湿运脾。两方合用共起运脾化湿、通阳利水之功，主治水湿困遏脾阳，阳气尚未虚损，阳不化湿所致的水肿。

常用药及其功效：桑白皮、陈皮、大腹皮、茯苓皮、生姜皮化湿行水；苍术、厚朴、陈皮、草果燥湿健脾；桂枝、白术、茯苓、猪苓、泽泻温阳化气行水。外感风邪、肿甚而喘者，可加麻黄、杏仁宣肺平喘；面肿，胸满，不得卧，加苏子、葶苈子降气行水；若湿困中焦、脘腹胀满者，可加川椒目、大腹皮、干姜温脾化湿。

4. 湿热壅盛证

主证：遍体浮肿，皮肤绷急光亮，胸脘痞闷，烦热口渴，小便短赤，或大便干结，舌红，苔黄腻，脉沉数或濡数。

治法：分利湿热。

代表方：疏凿饮子加减。本方功用泻下逐水，疏风发表，主治水湿壅盛，表里俱病的阳水实证。

常用药及其功效：羌活、秦艽、防风、大腹皮、茯苓皮、生姜皮疏风解表，发汗消肿，使在表之水从汗而疏解；猪苓、茯苓、泽泻、木通、椒目、赤小豆、黄柏清热利尿消肿；商陆、槟榔、生大黄通便逐水消肿。腹满不减、大便不通者，可合己椒苈黄丸，以助攻泻之力，使水从大便而泄；若肿势严重，兼见喘促不得平卧者，加葶苈子、桑白皮泻肺利水。

阴水

1. 脾阳虚衰证

主证：身肿日久，腰以下为甚，按之凹陷不易恢复，脘腹胀闷，纳减便溏，面色不华，神疲乏力，四肢倦怠，小便短少，舌质淡，苔白腻或白滑，脉沉缓或沉弱。

治法：健脾温阳利水。

代表方：实脾饮加减。本方功效健运脾阳，以利水湿，适用于脾阳不足伴有湿困脾胃的水肿。

常用药及其功效：干姜、附子、草果、桂枝温阳散寒利水；白术、茯苓、炙甘草、生姜、大枣健脾补气；茯苓、泽泻、车前子、木瓜利水消肿；木香、厚朴、大腹皮理气行水。气虚甚，症见气短声弱者，可加人参、黄芪以健脾益气；若小便短少，可加桂枝、泽泻，以助膀胱气化而行水。

2. 肾阳衰微证

主证：水肿反复消长不已，面浮身肿，腰以下甚，按之凹陷不起，尿量减少或反多，腰酸冷痛，四肢厥冷，怯寒神疲，面色㿠白，甚者心悸胸闷，喘促难卧，腹大胀满，舌质淡胖，苔白，脉沉细或沉迟无力。

治法：温肾助阳，化气行水。

代表方：济生肾气丸合真武汤加减。济生肾气丸温补肾阳，真武汤温阳利水，二方合用适用于肾阳虚损、水气不化而致的水肿。

常用药及其功效：附子、肉桂、巴戟肉、淫羊藿温补肾阳；白术、茯苓、泽泻、车前子通利小便；牛膝引药下行。病至后期，因肾阳久衰，阳损及阴，可导致肾阴亏虚，出现肾阴虚为主的病症，如水肿反复发作，精神疲惫，腰酸遗精，口渴干燥，五心烦热，舌红，脉细弱等。治当滋补肾阴为主，兼利水湿，但养阴不宜过于滋腻，以防伤害阳气，反助水邪。方用左归丸加泽泻、茯苓、冬葵子等。

3. 瘀水互结证

主证：水肿延久不退，肿势轻重不一，四肢或全身浮肿，以下肢为主，皮肤瘀斑，腰部刺痛，或伴血尿，舌紫暗，苔白，脉沉细涩。

治法：活血祛瘀，化气行水。

代表方：桃红四物汤合五苓散。前方活血化瘀，后方通阳行水，适用于水肿兼夹瘀血者或水肿久病之患者。

常用药及其功效：当归、赤芍、川芎、丹参养血活血；益母草、红花、凌霄花、路路通、桃仁活血通络；桂枝、附子通阳化气；茯苓、泽泻、车前子利水消肿。全身肿甚，气喘烦闷，小便不利，此为血瘀水盛，肺气上逆，可加葶苈子、川椒目、泽兰以逐瘀泻肺；如见腰膝酸软、神疲乏力，乃为脾肾亏虚之象，可合用济生肾气丸以温补脾肾，利水肿；对气阳虚者，可配黄芪、附子益气温阳以助化瘀行水之功。

（二）辨证选择口服中成药

1. 雷公藤多苷片

主要成分：雷公藤提取物。

功效：抗炎、抑制细胞免疫及体液免疫。

用法：雷公藤多苷片1～1.5mg/（kg·d），每日最大用量不超过90mg，分3次口服。疗程2～3个月，或遵医嘱。

注意事项：雷公藤多苷的副作用和毒性比生药雷公藤明显下降，安全范围较大，少数患者服后也可发生胃肠道反应，但可耐受，出现白细胞减少、血小板减少后停药可恢复正常；也可引起月经紊乱和精子活力降低、精子数目减少等副作用；哺乳期妇女服用此药应断奶，孕妇忌用。

2. 昆明山海棠片

主要成分：昆明山海棠乙醇提取物。

功效：扶风除湿，舒筋活络，清热解毒。

用法：每次2～3片，每日3次，饭后服。

注意事项：少数病例服后有胃痛、纳差、口干、色素沉着、经闭等现象，但停服数日后，即能自行消失。

3. 火把花根片

主要成分：火把花根水提物。

功效：祛风除湿，舒筋活络，清热解毒。

用法：每次3～5片，每日3次，饭后服用，1～2个月为1个疗程，可连续服用2～3个疗程，或遵医嘱。

注意事项：少数患者服药后胃脘不适、恶心，饭后服药可减轻；伴中、重度肾功能不全或拟生育的青年男女慎用，儿童慎用。

4. 黄葵胶囊

主要成分：黄蜀葵花。

功效：清利湿热、解毒消肿，主要用于慢性肾炎之湿热证。

不良反应：上腹部胀满不适、恶心、呕吐、腹泻、腹痛；皮疹、瘙痒。

禁忌：孕妇忌服。

5. 行湿颗粒（院内制剂）

主要成分：苍术、黄芪、薏苡仁。

功效：清热利湿，主要用于湿毒浸淫、水湿浸渍、湿热壅盛所致的水肿病。

用法：开水冲服，1袋/次，3次/日，孕妇慎用。

（三）辨证选择静脉滴注中药注射液

根据病情，阳水及阴水均可选用活血化瘀的中成药，如血栓通注射液、川芎嗪注射液、银杏达莫注射液等，尤其是合并血瘀证的患者。

（1）血栓通注射液300～450mg加入生理盐水或葡萄糖250mL，静脉滴注，每日1次，14日为1个疗程；

（2）川芎嗪注射液80mg加入生理盐水或葡萄糖250mL，静脉滴注，每日1次，14日为1个疗程；

（3）银杏达莫注射液20～25mg加入生理盐水或葡萄糖500mL，静脉滴注，每日1次，14日为1个疗程。

（4）参附注射液：回阳益气，参附注射液50mg加入葡萄糖250mL，静脉滴注，每日1次，14日为1个疗程。

使用以上中成药针剂时均需注意患者是否存在容量超负荷或者是过敏体质，谨慎使用。

二、中医特色治疗

1. 中药保留灌肠

适用于慢性肾功能不全非透析的患者，使用具有通腑解毒、活血化瘀的中药，煎汤灌肠以达到排毒泄浊、降低血肌酐尿素等代谢废物的作用，常用中药有丹参30g、积雪草30g、槐花30g、大黄30g、土茯苓30g、煅牡蛎30g、黑顺片10g，每日1剂，浓煎成200mL，保留灌肠30～60min。

2. 其他中医特色疗法

以下中医医疗技术适用于所有证型。

（1）中药泡洗。根据患者证候特点选用中药，可以口服中药煎后之药渣再煎煮后，将膝关节以下皮肤全部浸没于药液中，水温在40～42℃，每日或隔日1次，7天为1个疗程，每次15～30min，水温不宜过高，以免烫伤皮肤。

（2）中药穴位敷贴。将中药研为细末，与醋、黄酒等液体调制成糊状，敷贴于穴位，以治疗疾病，此法可使药性通过皮毛腠理，循经络传至脏腑，以调节脏腑气血。推荐敷贴方：生黄芪、丹参、酒大黄、紫苏叶、川芎、积雪草、淫羊藿、白芷，伴呕吐者加丁香、吴茱萸、厚朴、木香，伴便秘者加厚朴、莱菔子、苏子、生白术、木香、炒枳壳、决明子、晚蚕沙。穴位可选肾俞、天枢、足三里等。

（3）激光疗法。利用激光治疗仪，局部照射双肾区，改善肾脏循环、促进炎症吸收。

（4）中频脉冲电治疗。利用中频脉冲电治疗仪，根据寒热证的不同，热证选用清热祛湿之品，如黄柏、黄芩、大黄等药液导入局部关节；寒证选用乌头、桂枝、丁香等药液导入局部关节。

（5）中药封包。根据寒热证的不同，寒证选用温经散外敷肾区，热证选用舒筋散外敷肾区。

（6）伤科黄水外敷。使用本院制剂伤科黄水（主要成分为黄连、栀子等，起抗炎消肿、活血化瘀、疏通经络的作用）湿敷浮肿的肢体，1～2次/日。

三、中西医结合治疗

（一）一般治疗

凡有严重水肿、低蛋白血症者需卧床休息。水肿消失、一般情况好转后，可起床活动。给予正常量0.8～1.0g/（kg·d）的优质蛋白（富含必需氨基酸的动物蛋白为主）饮食。热量要保证充分，每日每千克体重不应少于30～35kcal。尽管患者丢失大量尿蛋白，但由于高蛋白饮食会增加肾小球高滤过，可加重蛋白尿并促进肾脏病变进展，故目前一般不再主张应用。水肿时应低盐（<3g/d）饮食。为减轻高脂血症，应少进食富含饱和脂肪酸（动物油脂）的食物，而多吃富含多聚不饱和脂肪酸（如植物油、鱼油）及富含可溶性纤维（如豆类）的食物。

（二）对症治疗

1. 利尿消肿

（1）噻嗪类利尿剂主要作用于髓袢升支厚壁段和远曲小管前段，通过抑制钠和氯的重吸收，增加钾的排泄而利尿。

（2）潴钾利尿剂主要作用于远曲小管后段，排钠、排氯，但潴钾，适用于低钾血症的患者。单独使用时利尿作用不显著，可与噻嗪类利尿剂合用。

（3）袢利尿剂主要作用于髓袢升支，对钠、氯和钾的重吸收具有强力的抑制作用。常用呋塞米（速尿）或布美他尼（丁尿胺）（同等剂量时作用较呋塞米强40倍），分次口服或静脉注射。在渗透性利尿药物应用后随即给药，效果更好。应用袢利尿剂时需谨防低钠血症及低钾、低氯血症性碱中毒发生。

（4）渗透性利尿剂通过一过性提高血浆胶体渗透压，可使组织中水分回吸收入血。此外，它们又经过肾小球滤过，造成肾小管内液的高渗状态，减少水、钠的重吸收而利尿。常用不含钠的右旋糖酐40（低分子右旋糖酐）或淀粉代血浆（706代血浆）（分子量均为2.5万～4.5万）静脉点滴。随后加用袢利尿剂可增强利尿效果。但少尿（尿量<400mL/d）患者应慎用此类药物，因其易与肾小管分泌的Tamm-Horsfall蛋白和肾小球滤过的白蛋白一起形成管型，阻塞肾小管，并由于其高渗作用导致肾小管上皮细胞变性、坏死，诱发"渗透性肾病"，导致急性肾衰竭。

（5）提高血浆胶体渗透压血浆或血浆白蛋白等静脉输注均可提高血浆胶体渗透压，促进组织中水分回吸收并利尿，如再将呋塞米加于葡萄糖溶液中缓慢静脉滴注，有时能获得良好的利尿效果。但由于输入的蛋白均将于24～48h内从尿中排出，可引起肾小球高滤过及肾小管高代谢，造成肾小球脏层及肾小管上皮细胞损伤、促进肾间质纤维化，轻者影响糖皮质激素疗效，延迟疾病缓解，重者可损害肾功能，故应严格掌握适应证。严重低蛋白血症、高度水肿而又少尿（尿量<400mL/d）的NS患者，在必须利尿的情况下方可考虑使用，但也要避免过频过多。心力衰竭患者应慎用。

对NS患者利尿治疗的原则是不宜过快过猛，以免造成血容量不足、加重血液高凝倾向，诱发血栓、栓塞并发症。

2. 减少尿蛋白

血管紧张素转换酶抑制剂或血管紧张素Ⅱ受体阻滞剂，除可有效控制高血压外，还可降低肾小球内压和直接影响肾小球基底膜对大分子的通透性，有不依赖于降低全身血压的减少尿蛋白作用。用ACEI或ARB降尿蛋白时，所用剂量一般应比常规降压剂量大，才能获得良好疗效。

（三）主要治疗（抑制免疫与炎症反应）

1. 糖皮质激素治疗

糖皮质激素（下面简称激素）用于肾脏疾病，主要是其抗炎作用。糖皮质激素对疾病的疗效反应在很大程度上取决于其病理类型，微小病变的疗效最为迅速和肯定。使用原则和方案一般是：①起始足量：常用药物为泼尼松，口服8周，必要时可延长至12周。②缓慢减药：足量治疗后每2~3周减原用量的10%，当减至20mg/d左右时症状易反复，应更加缓慢减量。③长期维持：最后以最小有效剂量再维持数月至半年。激素可采取全日量顿服或维持用药期间两日量隔日一次顿服，以减轻激素的副作用。水肿严重、有肝功能损害或泼尼松疗效不佳时，可更换为泼尼松龙口服或静脉滴注。

根据患者对糖皮质激素的治疗反应，可将其分为"激素敏感型"（用药8~12周内NS缓解）、"激素依赖型"（激素减药到一定程度即复发）和"激素抵抗型"（激素治疗无效）三类，其各自的进一步治疗有所区别。长期应用激素的患者可出现感染、药物性糖尿病、骨质疏松等副作用，少数病例还可能发生股骨头缺血性坏死，需加强监测，及时处理。

2. 细胞毒性药物

激素治疗无效，或激素依赖型，或反复发作型，可以细胞毒药物协助治疗。由于此类药物多有性腺毒性、肝脏损伤及大剂量可诱发肿瘤的危险，因此，在用药指征及疗程上应慎重掌握。目前此类药物中，环磷酰胺（CTX）和钙调磷酸酶抑制剂临床应用较多。

3. 免疫抑制剂

目前临床上常用的免疫抑制剂有环孢霉素A、他克莫司（FK506）、吗替麦考酚酯和来氟米特等。

应用糖皮质激素及免疫抑制剂（包括细胞毒药物）治疗NS可有多种方案，原则上应以增强疗效的同时最大限度地减少副作用为宜。对于是否应用激素治疗、疗程长短，以及应该选择和使用何种免疫抑制剂（细胞毒药物）等应结合患者肾小球病的病理类型、年龄、肾功能和是否有相对禁忌证等不同情况而区别对待，依据免疫抑制剂的作用靶目标，制定个体化治疗方案。

四、难点分析

（一）现状分析

一般来说，轻微病变型肾小球肾炎和轻度膜增生性肾小球肾炎的预后好。轻微病变型肾部分患者可自发缓解，治疗缓解率高，但缓解后易复发。早期膜性肾病仍有较高的治疗缓解率，晚期虽难以达到治疗缓解，但病情多数进展缓慢，发生肾衰竭较晚。系膜毛细血管增生性肾炎及重度膜增生性肾小球肾炎疗效不佳，预后差，较快进入慢性肾衰竭。影响局灶节段性肾小球硬化预后的最主要因素是尿蛋白程度和对治疗的反应，自然病程中非NS患者10年肾存活率为90%，NS患者为50%；而NS对激素治疗缓解者10年肾存活率达90%以上，无效者仅为40%。

（二）中医治疗分析

肾病综合征是多种肾脏病理损害而致的严重蛋白尿及其相应的一组临床表现，不能作为疾病的最后诊断。因此，对于肾病综合征患者应尽可能进行肾活检以明确诊断。以肺、脾、肾三脏功能失调为中心，以阴阳气血不足特别是阳气不足为病变的根本。以水湿、湿热及瘀血等邪实阻滞为病变之标，临床多表现为虚实夹杂之证。对采用皮质激素和细胞毒药物治疗肾病综合征的患者，分阶段结合中医药治疗可达到减毒增效的作用。中西医结合治疗肾病综合征，应发挥中西药各自优势。在激素治疗初中期多见阴虚，撤减激素阶段常有阳虚，故针对激素使用的早期、中期、撤减期，应树立不同的治疗中心，突出中医辨证论治。

第五节　辨　证　施　护

一、辨证护理

1. 饮食护理

限制钠盐摄入，一般少于每日6g。呈肾病综合征表现时，食盐宜限制在3g/日。避免过度限制蛋白质摄入造成营养不良，建议每日蛋白质摄入0.8～1g/kg为宜。根据理想体重及活动量计算每日热量摄入。

2. 生活护理

慎起居，适劳逸，勿劳累，防感冒。肾病综合征时应以卧床休息为主，但应保持适度床上及床旁活动，以防血栓形成。避免剧烈体力活动。加强生活护理，保持环境整洁，经常开窗通风，保持室内空气新鲜，促进患者身心康复。

3. 心理护理

保持心情舒畅，避免烦躁、焦虑等不良情绪。应帮助患者了解当时的治疗目标，争取患者配合，避免盲目的焦虑、紧张，加重病情。

二、辨证施膳

1. 风水相搏证

饮食清淡，忌食油腻、热性、辛辣刺激食品，禁食烟、酒。食疗方：①马齿苋粥（鲜马齿苋60g，粳米100g）；②鲤鱼汤（鲤鱼1条，煎汤代饮）；③有呕吐、发热时宜增加水量，可选冬瓜汤、葱白粥、赤小豆粥等；④浮肿尿少者可频饮赤小豆汤以利尿消肿，或白茅根、浮萍草、石苇各

60g，水煎服，以尿量增多肿退为度。

2. 水湿浸渍证

宜食健脾利水、渗湿舒筋之品，适当限制水的摄入量。食疗方：①薏苡仁粥（薏苡仁10g，煮烂成粥，加适量白糖）；②鲤鱼赤豆汤（鲤鱼1条，赤小豆60g）；③茯苓馄饨（茯苓粉30g、面粉90g做馄饨）；④茯苓皮饮（茯苓皮10g，花椒目6g，同煎取汁代茶饮）。

3. 湿热壅盛证

饮食清淡，富营养。食疗方：①冬瓜粥（鲜冬瓜60g，粳米30～60g）；②车前饮（车前草500g，水煎服汁）；③拦莴笋丝（鲜莴笋250～500g，去皮，洗净，切丝，佐餐食用）；④白茅根、车前草、玉米须水煎代茶饮。

4. 肾虚水泛证

饮食宜富营养，予补肾利水之品，多食乳类、蛋类、黑芝麻、核桃等。食疗方：①复方黄芪粥（黄芪30g，薏苡仁30g，糯米30g，赤小豆15g，鸡内金10g）；②黑豆鲤鱼汤（黑豆、鲤鱼同煮）；③金钱草炖猪蹄（金钱草50～100g，小茴香10g，猪蹄2只）；④黑芝麻散（黑芝麻炒、研末、加糖，开水冲服）。

第六节　循证研究

一、基础研究

综合《灵枢·水胀第五十七》及《金匮要略·水气病篇》中的分类，水肿类疾病包括风水、皮水、正水、石水、黄汗、肤胀、鼓胀，《金匮要略》按五脏归属病机又分为心水、肝水、肺水、脾水、肾水；依据《诸病源候论·水肿病诸候》的分类则可包括青水、赤水、黄水、白水、黑水、悬水、风水、石水、暴水、气水、水蛊、水癥、水瘕。《丹溪心法·水肿三十八》将水肿分为阴水与阳水，但将鼓胀另行叙述，丰富了水肿病的辨证与治疗。东晋葛洪所著《肘后备急方》中的《治卒大腹水病方》载"此皆从虚损大病，或下痢后，妇人产后"，"凡此满或者虚气，或者风冷气，或者水饮气"。认为水肿的主要病因为素体虚弱，导致水肿的内伤病因有大病、下痢、产后等，外感病因为风冷气、水饮气等[1]。

水肿病的治疗，《素问·调经论》记载："上焦不通利，则皮肤致密，腠理闭塞，玄府不通，卫气不得泄越，故外热。"这里的"玄府"是阴阳升降出入的道路，是发汗法发挥功效的结构基础。发汗法是临床常用的治疗表证的方法之一，近年来，发汗法在治疗水肿病证方面的应用广泛，特别是在肾性水肿的治疗中得到越来越多的关注[2]。有学者提出在中医古代文献著作中就有限盐的记载[3]。

二、临床研究

（一）中医研究

1. 单药应用研究

目前有医家使用单味药联合西药或单独治疗NS，均在临床中得到了较好的应用。谭成等[4]采用白术治疗肾阳虚型下焦水肿的小鼠，以呋塞米为阳性对照，结果显示高、低剂量白术对大鼠阳虚型下焦水肿均有显著影响。近年来，大量的医学研究证明中药黄芪具有抗炎抗氧化、改善肾小球滤过屏障、调节免疫系统、改善水钠代谢、抑制炎症因子、抗癌、抗菌等作用，在糖尿病肾病、肾病综合征、慢性肾脏病、IgA肾病等肾脏疾病的治疗中具有明显优势[5]。麻黄通过对肺、肾、膀胱及三焦的调节作用，从呼气、出汗、小便、大便四个方面调控水液代谢，使水液得行、窍道得通，具体表现为"开"以发汗利水通便、"通"以活血消瘕及温通阳气[6]。杨婷等[7]应用茯苓治疗上焦水饮内停大鼠，得出茯苓可通过"强心利水"作用降低上焦水饮内停大鼠的肺组织中水液潴留。姜鹤林等[8]利用水蛭粉治疗40例NS高凝血症，治疗6个月后，凝血5项中除纤维蛋白原显著减少外，其余指标均增长，说明水蛭粉治疗NS高凝血症疗效确切。

2. 各家经验治疗研究

国医大师邹燕勤[9]认为肾病综合征的病机性质总属本虚标实，以脾肾虚损为主，兼夹风邪、水湿、湿热、瘀血等病邪，治疗以扶正祛邪，标本兼顾为原则，着眼于病期的不同阶段分期辨治，重视外邪的清除，在辨证的基础上结合辨病，运用补气扶正、活血化瘀、祛除风邪等多法同治，守法守方，配合日常摄生保健，取长久之效。孙伟[10]基于《伤寒论》提出温肾利水法、健脾利水法、宣肺利水法、化气利水法、行气利水法、活血利水法、清热利水渗湿法治疗肾性水肿。李学铭[11]治疗阴水水肿强调温肾化气，行水消肿，常以生地黄、山茱萸、山药、茯苓、淡附片、黄芪、党参、甘草八味药合为主方，方中重用附子温阳，黄芪补气，茯苓健脾渗湿，或加干姜、炮姜助热，而慎用利水伤肾之品。田玉美[12]提出水肿病的发病多为脏腑失调，外邪入侵；其辨证往往首辨阴阳，次辨脏腑；其治法强调五脏并调，重在肺脾肾；其用药涵盖治水、治气、治血之意；其辨治提倡预防，重视调护等观点。万晓刚[13]临证时，根据三焦与水液代谢的关系，立足三焦气机升降理论，以畅利三焦、升清降浊为原则，以"汗、运、疏、利"作为祛邪之法，根据病性以"温、清、和、补"作为求本之策，以达到气行水化、利湿消肿之目的。赵玉庸[14]对膜性肾病的治疗提出了"肾络瘀阻"的病机，并指出健脾补肾、活血通络的治疗原则，自拟"芪苓通络方"应用于临床，疗效改观明显。章次公、朱良春二人在治疗水肿病时，注重利水消肿的同时重视阳气，常用大剂量黄芪补气利水和小剂量附子微微生火以助肾气；重视活血化瘀，常用牡丹皮、牛膝、桃仁、土鳖虫、水蛭等以活血和络；重视日常调养并辨证使用丸药及虫草制品扶助正气，还善于灵活使用单方验方提高疗效[15]。

（二）现代医学研究

引起原发性肾病综合征的临床病理类型有多种，国内资料表明膜性肾病占第一位（约1/3），继之为微小病变及IgA肾病（各占约1/4）[16]。降尿蛋白是肾病综合征治疗的核心环节。降尿蛋白除了糖皮质激素、细胞毒药物及免疫抑制剂外，近年来钠-葡萄糖协同转运蛋白2（SGLT2）抑制剂，对于合并或不合并糖尿病的慢性肾脏病患者有降低尿蛋白水平、延缓疾病进展、降低心血管事件风险、延长生存期的作用[17, 18]。原发性肾病综合征的发病机制与免疫介导的炎症反应相关，B细胞、各种细胞因子及炎症介质、补体参与其中。针对发病机制的干预治疗方法逐渐成为研发热点。贝利尤单抗已被较多临床研究证实对于狼疮性肾炎有减少蛋白尿、延缓肾脏病进展的作用[19]。利妥昔单抗用于治疗膜性肾病在2002年即有报道，2016年首个RCT研究（GEMRITUX）纳入法国31个中心的75例PMN患者，治疗组的缓解率显著高于安慰剂组[20]。对于免疫抑制剂抵抗的PMN中，文献报道利妥昔单抗治疗的缓解率仍可达50%左右[21]。此外，利妥昔单抗也可用于微小病变、狼疮性肾炎、FSGS、ANCA相关性血管炎的治疗[22]。IgA肾病主要表现为血尿，可伴有不同程度的蛋白尿。抑制肠道黏膜产生致病性Gd-IgA1的布地奈德缓释胶囊[23]、B细胞活化因子（BAFF/APRIL）阻断剂泰他西普[24]，以及针对不同补体活化途径的Iptacopan等药物已处于临床试验的不同阶段。在降低蛋白尿、稳定肾功能方面取得了诸多进展，有望为临床带来更为精准的治疗手段。

（刘宏　刘奔流　叶美杏）

● 参考文献

[1] 葛洪. 肘后备急方校注[M]. 古求知等校注. 北京：中医古籍出版社，2015：131-139.

[2] 姚天文，韩世盛，王怡. 发汗法治疗水肿病证的源流及实质探讨[J]. 中华中医药杂志，2019，34（11）：5156-5159.

[3] 湛韬，李杰，毛以林. 限盐在中医水肿类疾病治疗的古代文献探究[J]. 湖南中医药大学学报，2018，38（9）：1012-1015.

[4] 谭成，冉小库，窦德强. 白术对大鼠肾阳虚型下焦水肿影响的实验研究[J]. 中华中医药学刊，2017，35（2）：352-354.

[5] 付兆鑫，刘中柱，郑奕楠. 黄芪甲苷治疗肾脏疾病的研究进展[J]. 上海医药，2022，43（5）：43-45，57.

[6] 姚天文，韩世盛，王怡. 从生长特性探讨麻黄功效特点及在水肿病治疗中的应用[J]. 上海中医药杂志，2018，52（4）：69-72.

[7] 杨婷，徐旭，窦德强. 茯苓对上焦水饮内停大鼠的利水作用研究[J]. 辽宁中医杂志，2017，44（5）：1096-1099+1122.

[8] 姜鹤林，徐首航，金秋玲. 水蛭粉治疗肾病综合征高凝血症40例[J]. 中国中医急症，2011，20（3）：476-477.

[9] 易岚，周恩超，仲昱等. 国医大师邹燕勤教授治疗肾病综合征经验撷要[J]. 四川中医，2018，36（12）：11-14.

[10] 丁绍芬，孙伟. 基于《伤寒论》理论浅谈孙伟教授治疗肾性水肿经验[J]. 中国中西医结合肾病杂志，2021，22（8）：723-725.

[11] 叶黎青，李星凌，鲁科达，等. 李学铭温肾化气法治疗阴水水肿[J]. 山东中医药大学学报，2019，43（5）：490-493.

[12] 林连美，徐伟，李云海. 田玉美辨治水肿病临证经验[J]. 湖北中医药大学学报，2018，20（2）：113-115.

[13] 张朵，黄开颜，梅景雁，等. 万晓刚教授基于三焦升降论治疗水肿病经验与应用[J]. 陕西中医，2021，42（10）：1448-1451.

[14] 郑琳琳，高卉，李琦，等. 赵玉庸教授治疗膜性肾病经验研究[J]. 河北中医药学报，2020，35（5）：54-56.

[15] 高国栋，朱泓，孙伟. 章朱学派治疗水肿病用药经验探赜[J]. 江苏中医药，2020，52（12）：71-73.

[16] ZHU P, ZHOU F D, ZHAO M H. The renal histopathology spectrum of elderly patients with kidney diseases: a study of 430 patients in a single Chinese center[J]. Medicine（Baltimore），2014，93（28）：e226.

[17] JARDINE M J, MAHAFFEY K W, PERKOVIC V. Canagliflozin and renal outcomes in diabetic nephropathy.

Reply[J]. N Engl J Med. 2019, 381（11）：1089-1090.

[18] HEERSPINK H J L, STEFÁNSSON B V, CORREA-ROTTER R, et al. Dapagliflozin in Patients with Chronic Kidney Disease[J]. N Engl J Med, 2020, 383（15）：1436-1446.

[19] 周涵，梁伟，丁国华. 贝利尤单抗在狼疮肾炎中的临床应用[J]. 临床肾脏病杂志，2022，22（10）：861-865.

[20] DAHAN K, DEBIEC H, PLAISIER E, et al. Rituximab for severe membranous nephropathy: a 6-month trial with extended follow-up[J]. J Am Soc Nephrol, 2017, 28（1）：348-358.

[21] 谢琼虹，陈瑞颖，薛骏，等. 原发性膜性肾病（PMN）的诊治进展[J]. 复旦学报（医学版），2020，47（4）：615-621.

[22] 中华医学会肾脏病学分会. 利妥昔单抗在肾小球肾炎中应用的专家共识[J]. 中华肾脏病杂志，2022，38（2）：151-160.

[23] FELLSTRÖM B C, BARRATT J, COOK H, et al. Targeted-release budesonide versus placebo in patients with IgA nephropathy（NEFIGANP）: a double-blind, randomised, placebo-controlled phase 2b trial[J]. Lancet, 2017, 389（10084）：2117-2127.

[24] 杨佳，高洁，赵文静，等. 泰它西普在IgA肾病和狼疮性肾炎中的研究进展[J]. 中国现代医学杂志，2022，32（19）：51-56.

第十三篇 妇科病篇

引 言

　　盆腔炎、胎动不安及崩漏是国家中医药管理局确定的第一批中医优势病种，这些病种在中医药治疗方面有明显的疗效优势和经济优势。秉着中医药治疗优势明显、诊疗规范、路径清晰、疗效确切、风险可控的原则，现归纳总结妇科中医优势病种精准诊疗方案，努力继承、发掘、发扬中医药优势。

第一章　盆　腔　炎

第一节　概　述

盆腔炎性疾病（pelvic inflammatory disease，PID）指女性上生殖道及其周围组织的一组感染性疾病，主要包括子宫内膜炎（endometritis）、输卵管炎（salpingitis）、输卵管卵巢脓肿（tubo-ovarian abscess，TOA）、盆腔腹膜炎（pelvic peritonitis）及其任意组合。炎症可局限于一个部位，也可同时累及几个部位，以输卵管炎、输卵管卵巢炎最常见。盆腔炎性疾病大多发生在性活跃期的育龄期妇女，初潮前、绝经后或未婚者很少发病，若发生也往往是邻近器官炎症的扩散。严重的盆腔炎性疾病可引起弥漫性腹膜炎、败血症、感染性休克，甚至危及生命。

盆腔炎后遗症（sequelae of pelvic inflammatory disease）是PID的遗留病变，以往称为慢性盆腔炎，多是由于PID未能得到及时正确的治疗，迁延日久而来，临床缠绵难愈，以不孕、输卵管妊娠、慢性盆腔痛、炎症反复发作为主要临床表现。根据发病部位及病理不同，可分为慢性输卵管炎与输卵管积水、输卵管卵巢炎及输卵管卵巢囊肿、慢性盆腔结缔组织炎。

中医古籍无此病名记载，后人根据其急性期以发热、腹痛、带下多等临床特征，将其归属热入血室、带下病、产后发热等范畴；而根据其慢性期腹痛、带下多、包块、月经失调、不孕等临床表现特点，又可将其归属于癥瘕、妇人腹痛、带下病、不孕等病证范畴。

第二节　病　因　病　机

一、中医学对盆腔炎病因病机的认识

中医认为盆腔炎多因房事不节、不注意经产期调摄以及个人卫生习惯不良，导致湿热、湿毒之邪内侵，与气血互结，蕴结胞脉胞络。根据其病变演变过程常分为急性盆腔炎、慢性盆腔炎。急性盆腔炎因经行或产后胞脉空虚或素体虚弱，邪气入侵而致湿浊，热毒蓄积下焦，客于胞宫与气血搏结而成。慢性盆腔炎多因急性迁延而来，致脏腑功能失常，为气血失调，冲任虚损所致。

无论急性盆腔炎或慢性盆腔炎，中医认为本病主要机制为湿、瘀、热、毒交结，邪正相争于胞宫、胞脉，或在胞中结块，蕴积成脓。湿为阴邪，其性趋下，故湿邪为患，下先受之。女子胞络居于下焦，易受湿邪侵犯。湿阻冲任，气血运行不畅，瘀血阻滞，另外，病久必瘀，不通则痛；气滞血瘀，火毒湿热，瘀滞下焦，气血渐耗，阴阳失调，迁延不愈。邪毒内侵，留连冲任，与胞脉气血

搏结而成，或病久脏腑功能失调，痰湿内生，或胞脉气血凝滞，瘀血痰湿聚积日久而成。邪热入于胞宫，与血互结，阻滞胞脉，气血不畅，壅于下焦，损伤血府，化成脓毒。

二、现代医学对盆腔炎致病因素的认识

现代医学认为，自然防御功能遭到破坏，或机体免疫功能降低、内分泌发生变化，或外源性病原体侵入，均可导致盆腔炎的发生。

第三节　诊断与鉴别诊断

一、诊断

（一）临床表现

1. 症状

盆腔炎的临床表现多样，根据炎症的轻重、范围大小不同，不同患者有不同的临床表现。

（1）轻者无症状或症状轻微。

（2）常见症状为下腹痛、阴道分泌物增多。腹痛在持续性活动或性交后加重。

（3）若病情严重可出现发热甚至高热、寒战、头痛、食欲缺乏。月经期发病可出现经量增多、经期延长。

（4）若有腹膜炎，会出现消化系统症状如恶心、呕吐、腹胀、腹泻等。伴有泌尿系统感染时可有尿急、尿频、尿痛症状。

（5）若有脓肿形成，可有下腹包块及局部压迫刺激症状；包块位于子宫前方可出现膀胱刺激症状，如排尿困难、尿频，若引起膀胱炎还可有尿痛等；包块位于子宫后方可有直肠刺激症状，出现腹泻、里急后重感和排便困难。

（6）若有输卵管炎的症状及体征，并同时有右上腹疼痛者，应怀疑有肝周围炎。

2. 体征

（1）轻者无明显异常发现，或妇科检查仅发现子宫颈举痛或宫体压痛或附件区压痛。

（2）严重病例呈急性病容，体温升高，心率加快，下腹部有压痛、反跳痛及肌紧张，甚至出现腹胀，肠鸣音减弱或消失。

（3）阴道可见脓性臭味分泌物；子宫颈充血、水肿，将子宫颈表面分泌物拭净，若见脓性分泌物从子宫颈口流出，说明子宫颈管黏膜或宫腔有急性炎症。

（4）妇检。子宫颈举痛；宫体稍大，有压痛，活动受限；子宫两侧压痛明显，若为单纯输卵管炎，可触及增粗的输卵管，压痛明显；可触及包块且压痛明显，不活动，为输卵管积脓或输卵管卵巢脓肿；扪及宫旁一侧或两侧片状增厚或两侧宫骶韧带高度水肿、增粗，压痛明显，为宫旁结缔组织炎；后穹隆触痛明显，可在子宫直肠陷窝处触及包块，并可有波动感，为有盆腔脓肿形成且位

置较低。此时可行三合诊检查，三合诊检查更有利于了解盆腔脓肿的情况及与邻近器官的关系。

（二）辅助检查

1. 血常规检查

可行血常规检查，部分轻症患者血常规可无异常，炎症较为严重者，血常规检查可见白细胞计数升高。

2. 红细胞沉降率测定

红细胞沉降率测定即血沉，血沉增快可提示急性细菌性感染，部分盆腔炎病情严重的患者可见血沉增快。

3. 阴道分泌物检查

部分盆腔炎患者子宫颈有黏液脓性分泌物，或阴道分泌物0.9%氯化钠溶液湿片中见到大量白细胞。若子宫颈分泌物正常并且阴道分泌物镜下见不到白细胞，盆腔炎性疾病的诊断需慎重，应考虑其他引起腹痛的疾病。阴道分泌物检查还可同时发现是否合并阴道感染，如细菌性阴道病及滴虫阴道炎。

4. 病原体检查及药敏检查

在做出盆腔炎的诊断后，需进一步明确病原体。子宫颈管分泌物及后穹隆穿刺液的涂片、培养及核酸扩增检测病原体，虽不如通过剖腹探查或腹腔镜直接采取感染部位的分泌物做培养及药敏准确，但临床较实用，对明确病原体有帮助。涂片可作革兰染色，可以根据细菌形态为及时选用抗生素提供线索；培养阳性率高并可做药敏试验。

5. 影像学检查

阴道超声检查或磁共振检查可显示输卵管增粗、输卵管积液，伴或不伴有盆腔积液、输卵管卵巢肿块。

6. 腹腔镜检查

腹腔镜诊断盆腔炎性疾病标准包括：①输卵管表面明显充血；②输卵管壁水肿；③输卵管伞端或浆膜面有脓性渗出物。腹腔镜诊断输卵管炎准确率高，并能直接采取感染部位的分泌物做细菌培养，但临床应用有一定局限性，如对轻度输卵管炎的诊断准确性较低、对单独存在的子宫内膜炎无诊断价值，因此并非所有怀疑盆腔炎性疾病的患者均需腹腔镜检查。

（三）诊断要点

1. 最低标准

提示在性活跃期的年轻女性或者具有性传播疾病的高危人群，若出现下腹痛，即可排除其他引起下腹痛的原因，或妇科检查提示子宫压痛或附件压痛或宫颈举痛。

2. 附加标准

①口腔温度≥38.3℃。②子宫颈或阴道脓性分泌物。③阴道分泌物显微镜检查有白细胞增多。④红细胞沉降率升高。⑤C-反应蛋白水平升高。⑥实验室检查证实有宫颈淋病奈瑟球菌或沙眼衣原体感染。附加标准可增加最低诊断标准的特异性，基本可诊断盆腔炎性疾病，但由于除超声检查及磁共振检查外，均为有创检查，特异标准仅适用于一些有选择的病例。

3. 特异性诊断标准

①子宫内膜活检组织学证实子宫内膜炎。②阴道超声或磁共振检查显示输卵管增粗、输卵管积液，伴或不伴有盆腔积液、输卵管或卵巢肿块。③影像学检查或腹腔镜发现急性盆腔炎征象。

二、鉴别诊断

（一）中医鉴别诊断

痛症的鉴别诊断要点见表13-1-3-1。

表13-1-3-1　痛症的鉴别诊断要点

病症（名）	证候特点	腹部检查	妇科检查	辅助检查
痛经	小腹疼痛，伴随月经周期反复发作，经血中多伴有血块或膜样物，块下则痛减，痛剧可致晕厥	分辨喜按，拒按，有无症瘕	注意子宫是否发育不良或有子宫内膜异位症	超声波了解子宫发育情况及有无生殖器肿瘤
异位妊娠	多为停经后突然发生下方一侧撕裂样剧痛，面色苍白，汗出肢冷，继之休克，常伴少量阴道流血，其阴道出血量与休克程度不成比例	下腹压痛及反跳痛，内出血多时可有腹部饱满及移动性浊音	子宫颈举痛，子宫胀软，内出血多时可有漂浮感，后穹隆饱胀触痛，宫旁有界限不清质软而触痛的包块	血常规、尿（血HCG）检测，后穹隆或腹腔穿刺
胎盘早剥	多发生于妊娠晚期，常有子痫或外伤史，突然发生持续性腹部剧痛，阴道流血量少，以内出血为主，外出血情况与休克程度不成比例	子宫部位硬、压痛，胎儿位置不清，胎心微弱或消失	阴道检查无胎盘组织触及	重复测定血小板、凝血酶原时间、纤维蛋白；原超声检测
子痫（妊娠合并阑尾炎）	妊娠期转移性下腹剧痛，伴发热恶寒，恶心呕吐	麦氏点（较平时位置高）压痛、反跳痛等阑尾炎体征	正常	血常规、超声检查
妊娠合并附件炎	孕前多有附件炎史，孕后常见少腹持续性钝痛或阵发性剧痛，可伴发热或恶寒	下腹部压痛或反跳痛	子宫增大程度与孕月相符，附件压痛、增粗，或有压痛之包块	血常规与超声检查
症瘕腹痛（卵囊蒂扭转）	多有盆腔内活动性卵囊史，常于体位改变时突然发生一侧下腹剧烈疼痛，或者痛至晕厥，伴恶心呕吐、体温升高	腹部或可扪及包块，腹肌较紧张	宫旁可扪及包块压痛，尤以蒂部触痛明显	血常规、超声检查

（二）西医鉴别诊断

盆腔炎尤其是急性盆腔炎可有急腹症症状，应与急性阑尾炎、异位妊娠、卵巢囊肿蒂扭转、子宫内膜异位囊肿破裂等相鉴别。而慢性盆腔炎的主要鉴别诊断有：子宫内膜异位症、卵巢癌、输卵管癌及消化道功能、结构异常引起的慢性腹痛等，具体如下：

1. 急性盆腔炎（急腹症）鉴别诊断

（1）急性阑尾炎。两者均有身热、腹痛、血白细胞升高。盆腔炎痛在下腹部，病位较低，常伴月经异常、带下增多；急性阑尾炎痛多局限于右下腹，有麦氏点压痛、反跳痛，可做腰大肌和闭孔内肌试验以资鉴别。

（2）异位妊娠。异位妊娠者多有停经、下腹疼痛、阴道不规则流血，血、尿HCG阳性，阴道后穹隆穿刺可吸出不凝血。急性盆腔炎下腹痛常伴发热，血中白细胞明显升高，阴道后穹隆穿刺可抽出脓液或淡黄色积液，可资鉴别。

（3）卵巢囊肿蒂扭转。常突发下腹痛，逐渐加重，与体位改变有关，可伴有恶心呕吐。多有附件包块病史，B超、妇科检查可资鉴别。

（4）子宫内膜异位囊肿破裂。常突发剧烈腹痛，与性生活及腹压增加有关，伴恶心呕吐和肛门坠胀。多有子宫内膜异位囊肿病史，妇科检查、B超、经阴道后穹隆穿刺可资鉴别。

2. 慢性盆腔炎（盆腔炎后遗症）鉴别诊断

（1）子宫内膜异位症。子宫内膜异位症是指具有生长功能的子宫内膜，在子宫被覆面以外的地方生长繁殖而形成的一种妇科疾病。主要表现是子宫内膜异位症的痛经呈继发性、进行性加重，若在子宫后壁、子宫骶骨韧带、后陷凹处能触及典型触痛结节，有助于诊断。此外，慢性盆腔炎久治无效者，应考虑子宫内膜异位症。B型超声检查有助于鉴别。鉴别困难时应行腹腔镜检查。

（2）卵巢囊肿。卵巢囊肿属广义上的卵巢肿瘤的一种，各种年龄均可患病，但以20～50岁的女性最为多见。卵巢肿瘤以囊性多见，恶性变的程度很高。输卵管卵巢囊肿需与卵巢囊肿鉴别。输卵管卵巢囊肿除有盆腔炎病史外，肿块呈腊肠形，囊壁较薄，周围有粘连；而卵巢囊肿一般以圆形或椭圆形较多，周围无粘连，活动自如。

（3）卵巢肿瘤。附件炎性包块与周围粘连，不活动，有压痛，有时易与卵巢癌相混淆，慢性炎性包块多为囊性；而卵巢癌包块多为实性，较硬，表面不规则，子宫直肠窝可扪及质硬的结节，常有腹水，患者一般情况较差，病情发展迅速，可发生与月经周期无关的持续性疼痛，B型超声检查有助于鉴别。诊断有困难时，可借助于腹腔镜检查或病理活体组织检查。

（4）陈旧性宫外孕。指输卵管妊娠流产或破裂后病程长，经反复内出血病情渐趋稳定。此时胚胎死亡，绒毛退化，内出血停止，腹痛有所减轻，但所形成的血肿逐渐机化变硬，且与周围组织及器官粘连。

陈旧性宫外孕患者可询及停经后反复内出血发作史，其临床特点为阴道不规则出血、阵发性腹痛、附件肿块及低热。低热由腹腔内血液吸收过程引起，如合并继发感染，则表现为高热。多有闭经史及阴道流血，偏于患侧下腹痛，妇科检查子宫旁有粘连的包块，触痛，腹腔镜检查有助于诊断。

（5）结核性盆腔炎。也是慢性疾病，多有其他脏器的结核史，腹痛常为持续性，偶有闭经史，常有子宫内膜结核，腹胀，偶有腹部包块，X线检查下腹部可见钙化灶，包块位置较慢性盆腔炎高，腹腔镜检查活检可明确诊断。

（6）盆腔淤血综合征。盆腔淤血综合征（pelvic congestion syndrome，PCS）又称卵巢静脉综合征（ovarian vein syndrome，OVS）是引起妇科盆腔疼痛的重要原因之一，表现为腰骶骨部间发性疼痛及小腹疼痛，向下肢放射，久站及劳累后症状加重。检查宫颈可见紫蓝色，但子宫附件无异常，症状与体征不符时，可通过盆腔静脉造影确诊。

（7）其他情况。有时盆腔充血或阔韧带内静脉曲张也可产生类似慢性盆腔炎的症状，也应注意鉴别。反复慢性腹痛，可做腹腔超声，肠胃内窥镜检查并结合是否具有胃肠疾病相关症状，以排除胃肠方面疾病，也可试验性使用胃肠功能调节药以协助鉴别。

第四节　治　疗　概　况

一、中医辨证论治

（一）中医辨证口服汤剂

急性盆腔炎

1. 热毒炽盛证

主证：高热腹痛，恶寒或寒战，下腹部疼痛拒按，咽干口苦，大便秘结，小便短赤，带下量多，色黄，或赤白兼杂，质黏稠，如脓血，气臭秽，月经量多或淋漓不尽，舌红，苔黄厚，脉滑数。

治法：清热解毒，利湿排脓。

方药：妇炎一方（佛山市中医院协定方）、五味消毒饮合大黄牡丹汤加减。

妇炎一方处方：皂角刺、蒲公英、薏苡仁、桃仁、赤芍、败酱草、醋延胡索。

五味消毒饮合大黄牡丹汤加减：金银花、蒲公英、大黄、牡丹皮、桃仁、芒硝、冬瓜仁、薏苡仁、败酱草。带下臭秽加椿根皮、黄柏、茵陈。腹胀满者加厚朴、枳实、延胡索。盆腔脓肿者加红藤、皂角刺、白芷。

2. 湿热瘀结证

主证：下腹部疼痛拒按，或胀满，热势起伏，寒热往来，带下量多、色黄、质稠、气臭秽。经量增多，经期延长，淋漓不止，大便溏或燥结，小便短赤，舌红有瘀斑，苔黄厚，脉弦滑。

治法：清热利湿，化瘀止痛。

方药：仙方活命饮加薏苡仁、冬瓜仁。

基本处方：金银花、甘草、当归、赤芍、皂角刺、天花粉、贝母、防风、白芷、陈皮、乳香、没药、薏苡仁、冬瓜仁。

慢性盆腔炎（盆腔炎后遗症）

1. 湿热瘀结证

主证：少腹部隐痛，或疼痛拒按，痛连腰骶，低热起伏，经行或劳累加重，带下量多、色黄、质黏稠；胸闷纳呆、口干不欲饮，大便溏，或便秘，小便黄赤；舌体胖大，色红，苔黄腻，脉弦数或滑数。

治法：清热利湿，化瘀止痛。

方药：银甲丸（《王渭川妇科经验选》）或清热调血汤（《古今医鉴》）加红藤、败酱草、薏苡仁。

银甲丸处方：金银花、连翘、升麻、红藤、蒲公英、生鳖甲、紫花地丁、生蒲黄、椿根皮、大青叶、茵陈、琥珀末、桔梗。

清热调血汤加红藤、败酱草、薏苡仁处方：牡丹皮、黄连、生地黄、当归、白芍、川芎、红花、桃仁、莪术、香附、延胡索、红藤、败酱草、薏苡仁。

2. 气滞血瘀证

主证：少腹胀痛或刺痛，经行腰腹疼痛加重，经血量多有块，瘀块排出痛减，带下量多，婚久不孕；经行情志抑郁，乳房胀痛；舌体紫黯，有瘀斑、瘀点，苔薄，脉弦涩。

治法：活血化瘀，理气止痛。

方药：妇炎二方（佛山市中医院协定方）、膈下逐瘀汤或牡丹散（《妇人大全良方》）。

妇炎二方处方：夏枯草、没药、柴胡、白术、赤芍、土茯苓、玄参、虎杖、桑寄生、五灵脂、蒲黄、当归。

膈下逐瘀汤处方：当归、川芎、赤芍、桃仁、红花、枳壳、延胡索、五灵脂、乌药、香附、牡丹皮、甘草。外感湿热滞留冲任胞宫，气机失畅，低热起伏，加败酱草、蒲公英、黄柏、土茯苓、地骨皮；疲倦无力，食少加黄芪、白术、焦山楂、鸡内金；有炎症包括结块者加皂角刺、三棱、莪术。

牡丹散处方：牡丹皮、肉桂、当归、延胡索、莪术、牛膝、赤芍、荆三棱。

3. 寒湿凝滞证

主证：小腹冷痛，或坠胀疼痛，进行性腹痛加重，喜热恶寒，得热痛缓，经行延后，经血量少，涩黯，带下淋漓；神疲乏力，腰骶冷痛，小便频数，婚久不孕；舌黯，苔白腻，脉沉迟。

治法：驱寒除湿，活血化瘀。

方药：慢盆汤或少腹逐瘀汤（《医林改错》）加苍术、茯苓。

慢盆汤处方：红花、丹参、赤芍、葛根、香附、乌药、木香、延胡索、小茴香、桂枝、牡丹皮、泽泻。

少腹逐瘀汤加苍术、茯苓处方：小茴香、干姜、延胡索、没药、当归、川芎、肉桂、赤芍、蒲黄、五灵脂、苍术、茯苓。

4. 气虚血瘀证

主证：下腹部疼痛或结块，缠绵日久，痛连腰骶，经行加重，经血量多有块，带下量多；精神不振，疲倦乏力，食少纳呆，舌质黯红有瘀点，脉弦涩无力。

治法：益气健脾，化瘀散结。

方药：理冲汤（《医学衷中参西录》）。

基本处方：黄芪、党参、白术、山药、天花粉、知母、三棱、莪术、生鸡内金。

5. 气虚寒湿证

主证：盆腔炎日久不愈，耗损气血，寒从内生。症见下腹冷痛，带下清稀，面色苍白、神疲体倦，怕冷肢寒，短气懒言，头晕目眩，口淡纳呆，大便溏薄，小便清长，舌淡苔白，脉沉细弦弱。

治法：益气温经，散寒止痛。

方药：温经汤（《金匮要略》）。

基本处方：吴茱萸、党参、川芎、白芍、法半夏、当归、桂枝、生姜、炙甘草、阿胶、牡丹皮、麦冬。下腹冷痛明显者，去牡丹皮、阿胶，加艾叶、补骨脂。短气懒言者去牡丹皮，加黄芪。带下量多清稀如水者去牡丹皮、麦冬，加白芷、白术、茯苓。嗳气纳呆者去阿胶、牡丹皮，加佛手、藿香。夜尿多者去牡丹皮、麦冬，加覆盆子、益智仁、乌药。

6. 肾阳虚衰证

主证：小腹冷痛下坠，喜温喜按，腰酸膝软，头晕耳鸣，畏寒肢冷，小便频数，夜尿量多，大便不实。舌淡，苔白滑，脉沉弱。

治法：温肾助阳，暖宫止痛。

方药：温胞饮（《傅青主女科》）。

基本处方：巴戟天、补骨脂、菟丝子、肉桂、附子、杜仲、白术、山药、芡实、人参。

7. 血虚失荣证

主证：小腹隐痛，喜按，头晕眼花，心悸少寐，大便燥结，面色萎黄，舌淡苔少，脉细无力。

治法：补血养营，和中止痛。

方药：当归建中汤（《千金翼方》）。

基本处方：当归、桂枝、白芍、甘草、生姜、大枣、饴糖。

（二）辨证选择口服中成药

（1）慢盆消炎颗粒（佛中医院内制剂）。活血化瘀、散瘀止痛、清热养阴、健脾益肾，用于慢性盆腔炎、慢性附件炎引起的带下量多，腰骶酸痛、痛经等。

（2）桂枝茯苓丸。适用于输卵管积水及瘀血性盆腔炎。

（3）逍遥丸。肝郁气滞型盆腔炎。

（4）妇科千金片。适用于湿热瘀结证。

（5）金刚藤胶囊。适用于湿热瘀结证。

（三）辨证选择静脉滴注中药注射液

高热可选择中药制剂与抗生素合用。

（1）穿琥宁注射液400mg，加入5%葡萄糖注射液500mL，静脉滴注，每日1次，连用7天。

（2）醒脑静注射液20mL，加入5%葡萄糖注射液500mL，静脉滴注，每日1次，连用7天。

二、中医特色治疗

（一）针刺疗法

1. 血瘀型多为慢性盆腔炎

症状和体征：小腹胀疼而硬，按之更甚，白带增多，质稀薄，腰酸楚，月经失调，色深黑有瘀血块，自觉胸腹胀满不舒，或神疲、纳少、便清、瘀血甚者，面色青紫，皮肤干燥，大便燥结，舌质黯红或有紫点，脉沉弦而涩。

治则：活血化瘀，理气止痛。

取穴：（1）三阴交、行间、中极、关元、维胞。

（2）次髎、大肠俞、小肠俞、三阴交。

方义：中极、关元能理冲任之气、调下焦。三阴交、行间两穴调肝脾之气。关元、维胞调冲任之经气。诸穴同用能理气活血，祛瘀生新，气行血畅则病自愈。三阴交活血化瘀止痛。次髎、大肠俞、小肠俞为止痛效穴。

操作方法：关元施捻转之平补平泻法，中极、三阴交、行间、维胞等穴施捻转提插泻法。次髎进针2寸，至少腹部胀感为度，施捻转泻法。大肠俞、小肠俞针向棘突，进针2寸，施捻转之泻法1分钟。

2. 湿热型多见于急性盆腔炎或慢性盆腔炎的急性发作期

症状和体征：小腹胀痛，白带增多，色黄有味，头眩而重，身重困倦，胸闷腹胀，口渴不欲饮、爽多，或有发热恶寒，腰酸胀痛，尿道灼痛，大便秘结，小便赤热，舌质红，苔黄腻或白腻，脉濡数或弦滑。

治则：健脾利湿，清热化痰。

取穴：（1）带脉、中极、三阴交、蠡沟穴、归来。

（2）关元俞、气海俞、膀胱俞、上髎。

方义：带脉、归来理冲任，调下焦。蠡沟清肝利胆，祛下焦之湿浊。三阴交健脾利湿、清热化爽。关元俞、气海俞、膀胱俞均为壮肾阳，益肾气以化湿。上髎为止痛效穴。

操作方法：带脉向前斜刺1寸，施捻转泻法1分钟。中极、归来直刺1～1.5寸，施捻转泻法1分钟。蠡沟直刺1寸，施捻转泻法1分钟。关元俞、气海俞、膀胱俞针向棘突，进针2寸，施捻转之泻法1分钟。上髎进针2寸，至少腹胀感为度，施捻转泻法。

（二）中医药外治法

1. 中药灌肠疗法

慢盆灌肠液（佛山市中医院内制剂）。

主要成分：赤芍、丹参、莪术、血蝎等。

主治功效：活血化瘀、消症止痛，用于慢性附件炎、子宫内膜炎、子宫内膜异位症引起的腹痛或痛经、盆腔结节、月经不调。

2. 中药煎膏外敷

（1）金黄散（佛山市中医院内制剂）。

主要成分：天花粉、红花、大黄等。

主治功效：清热凉血、化瘀止痛。

用法：取水及蜜糖各50mL（也可加水、米酒及蜜糖各30mL，姜汁少许），将蜜糖用水煮热后加入药粉40g，调匀成糊状，平铺于敷药纸上，敷下腹部。

（2）紫草油纱（佛山市中医院内制剂）。

主要成分：紫草。

主治功效：凉血活血，解毒消炎。

用法：将四层纱布浸取后外敷下腹部或腰骶部，可外加红外线灯照射，每天2次，1次20～30分钟。

（3）中药封包治疗。将加热好的中药药包置于身体的患病部位或身体某一特定位置，达到理气活血、化瘀止痛的效果。

3. 子午流注开穴法

子午流注开穴法是针灸于辨证循经外，按时取穴的一种操作方法。它的含义为人身之气血周流出入皆有定时，血气应时而至为盛，血气过时而去为衰，逢时而开，过时为阖，泄则乘其盛，即经所谓刺实者刺其来。补者随其去，即经所谓刺虚者刺其去。按照这个原则取穴，以取其更好的疗效，这就叫子午流注疗法。

4. 耳针

取穴：子宫、内分泌、卵巢、膀胱、肝、脾、肾。

操作：用短毫针刺入，使之产生酸胀感后留针20～30分钟，留针期间，予每穴中等或强刺激，每日1次，10次1个疗程。也可埋针3～7天或以王不留行籽黏合按压，每日数次，两耳交替。

5. 会阴针刺

出处："女子血不通，会阴主之。"（《针灸甲乙经》）

定位：在大便前小便后，两阴间。任脉、督脉与冲脉之交会穴。

取穴方法：仰卧，位于下腹部，在前正中线上，当耻骨联合上缘中点处取穴，即男性阴囊根部与肛门连线的中点；女性大阴唇后联合与肛门连线的中点。

作用与功效：调理冲任，清利湿热，苏厥回阳。

刺灸方法：直刺0.5～1寸，局部胀痛时，可扩散至前、后阴。

可灸，无瘢痕灸3～5壮或温针灸3～5壮；艾条灸5～10分钟。

注意事项：针刺会阴穴不可太深，宜掌握使针走在肛管与尿道球之间（男），或肛管与阴道之间（女），孕妇禁灸刺。

（三）射频电疗

该仪器通过控制不断变化的蜗形磁场，将渐序输出的电磁波辐射到深层组织，对患者进行深层持久的治疗，促进毛细血管收缩及血液循环，刺激腺体分泌，激活细胞组织，有效恢复肌肉组织的紧张度和弹性，在较短时间内使肌肉功能得以恢复。对于慢性盆腔炎可促进患者盆腔局部血液循环，改善组织的营养状态，提高新陈代谢，有利于腔内的炎症吸收。

三、中西医结合治疗

急性盆腔炎发病急、病原体复杂，常为混合感染。病理过程邪毒炽盛，正邪交争，或邪毒直中胞宫，酿脓结块，甚至热入营血、热陷心包，危及生命。诊治比较困难，延误诊断又会导致盆腔炎性疾病后遗症的发生，因此要提高认识、及时评价，尽快治疗；所谓"急则治其标，缓则治其本"，急性期治疗以西医为主，可根据病原体培养和药敏试验、药物过敏史和肝肾功能等综合分析，联合应用抗生素，补充足量的液体。如脓肿已形成，应切开排脓或切除病灶，并保持引流通畅。同时使用中药治疗，以清热解毒贯穿始终，佐以利湿、活血、排脓，可明显提高临床疗效；停用抗生素后还需继续行中药治疗，以及配合中药外治方法，可显著减少后遗症的发生。

盆腔炎性疾病后遗症，以中医药治疗为主，可内外合治。内服以活血化瘀为主；外治可采用中药灌肠、外敷、针灸治疗、穴位注射及肛门纳药等特色治疗方法，必要时选用手术治疗。同时，要加强锻炼，增强体质，配合生活饮食调摄，扶正祛邪。无生育要求者应注意避孕，减少宫腔操作，避免复感外邪。

盆腔炎性疾病的预后取决于邪毒的强弱、正气的盛衰以及治疗是否及时有效、彻底。若邪毒炽盛，正气虚弱，或失治误治，病势加重，可引起并发展为弥漫性腹膜炎、败血症、脓毒血症，感染性休克，甚至危及生命。若迁延治疗，可遗留盆腔炎性疾病后遗症，影响生育和生活质量。

盆腔炎性疾病后遗症经积极、有效的治疗，可好转或治愈。但若病程长，缠绵不愈，可导致月经不调、慢性盆腔痛、不孕或异位妊娠，或盆腔炎性疾病反复发作等。

四、难点分析

（一）现状分析

盆腔炎性疾病后遗症常有盆腔炎疾病未得到彻底治疗或者患者体质差，病情迁延，导致的盆腔炎反复发作、慢性盆腔疼痛、输卵管不孕、异位妊娠等远期后遗症。目前西医治疗盆腔炎以抗生素为主结合手术治疗，疗效较差，难以痊愈。中医药治疗盆腔炎多采用辨证口服中药结合外治法治疗，对改善患者临床症状、降低盆腔炎性疾病后遗症风险有较好的疗效。但目前仍存在一定不足：

（1）湿邪为病、病情缠绵。盆腔炎导致盆腔输卵管、卵巢及盆腔结缔组织充血水肿，组织纤维化，瘢痕增生，炎症反复发作导致盆腔组织粘连活动受限，进而引起慢性盆腔疼痛、盆腔炎性不孕、宫外孕等并发症。中医认为本病多与湿邪相关，湿性黏滞趋下，与寒热之邪相交、盆腔气血相搏，病症往往缠绵难愈。

（2）治疗过程中若运用多种疗法，难以选择最佳组合。单一治疗的方案往往疗效不佳，常常会选择多种治疗方案叠加。治疗方法叠加往往增加患者的经济负担，如何在疗效与叠加方案选择中取得平衡需要更多的临床时间及高级的循证医学证据。

（3）病程较长，患者常常伴有焦虑、抑郁等情绪，对治疗缺乏信心。疾病反复发作，不良的情绪及慢性炎症消耗降低机体抵抗力，影响患者的生活质量。

（二）中医难点分析

1. 慢性盆腔痛

慢性盆腔痛是以各种功能性和器质性原因引起的盆腔及其周围组织疼痛为主要症状，时间超过6个月的疾病。盆腔炎性疾病是引起慢性盆腔痛的常见原因。反复的抗生素使用可引起抗生素耐药及菌群失调。手术治疗可松解盆腔粘连，但难以避免术后再次粘连。中药、中成药辨证结合针灸、中药敷贴、中药灌肠综合治疗可改善盆腔环境，达到清热解毒、活血化瘀、止痛的效果。

2. 盆腔炎性不孕

输卵管性不孕是盆腔炎性疾病常见的后遗症，盆腔炎性不孕往往需行腹腔镜输卵管复通手术，术后输卵管复粘的风险较高，往往需辅助生殖技术生育。输卵管复通手术后通过中药、中成药辨证结合针灸、中药敷贴、中药灌肠综合治疗可减少盆腔炎症渗出，延缓输卵管复粘，增加受孕概率。

五、医案验方

阮某，33岁，因"下腹、腰痛1月"于2020年12月30日就诊。患者1月前出现反复下腹部隐痛，伴有腰酸不适，白带量中，色黄，无发热，持续至今。平时月经正常，末次月经为2020年12月10日至2020年12月18日。2020年12月25日至2020年12月29日曾有少量阴道出血。G1P1，顺产1孩，无避孕，近期有生育要求。2019年12月因CINⅡ行宫颈锥切手术。2020年9月因子宫内膜多发息肉行宫腔镜+刮宫术。

妇科检查：外阴已婚式，阴道畅，分泌物不多，色淡黄，宫颈外翻，Ⅱ度柱状上皮异位，触血，子宫后位，正常大小，压痛，双附件增厚、压痛。舌淡暗红，苔黄腻，脉细滑。

2020年12月我院B超：子宫双附件无异常。证属：气滞血瘀证。以理气活血化瘀佐以清热利湿为法。拟方：妇炎二方加减（夏枯草15g、醋没药10g、北柴胡10g、当归10g、赤芍25g、土茯苓15g、蒲黄10g（包煎）、虎杖15g、桑寄生20g、醋五灵脂15g、茵陈15g、黄柏15g、甘草5g）。结合射频电疗、紫草油纱敷贴和红外线照射、慢盆灌肠液灌肠、中药封包局部外敷。7日后复诊时已无腹痛，服中药及灌肠后大便一天2～3次，便质稍溏。妇科检查子宫及双侧附件仍有轻压痛。舌淡红，苔黄腻好转，脉细略滑。原方去黄柏，加忍冬藤15g、土鳖虫10g，外治法巩固2周。

三诊时患者已无腹痛，妇科检查示子宫及双侧附件已无压痛。

第五节 辨证施护

一、辨证护理

1. 湿热（毒）瘀结证
（1）病室宜通风、凉爽。患者衣被厚度适中，不宜过暖。
（2）中药汤剂宜偏凉服用。
（3）观察有无发热现象。腹痛拒按者，禁用热敷及艾灸。

2. 气滞血瘀证
（1）加强情志疏导，给予精神安慰，使之怡情悦志，心情舒畅，睡眠充足，保持气血通畅，减轻疼痛发作。
（2）中药汤剂宜温服。

3. 寒湿瘀滞证
（1）病室宜温暖，保证充足睡眠，并注意腹部保暖，避免受寒。
（2）饮食及中药汤剂均宜热服。忌食生冷瓜果、冰水等。

4. 肾虚血瘀证
（1）病室宜温暖，保证充足睡眠，并注意腹部保暖，避免受寒。
（2）饮食及中药汤剂均宜热服。

（3）早期以卧床休息为主，腹痛缓解后应适当活动，动能生阳，注意多晒太阳，以助阳气升发。

5. 气虚血瘀证

（1）注意休息，避免劳累。

（2）中药汤剂宜温服。

（3）加强营养，宜食易消化富有营养之品。

二、辨证施膳

饮食以清热利湿的食品为宜，忌食辛辣刺激、生冷的食品。

1. 湿热（毒）瘀结证

宜食清热利湿的食品，如苦瓜、冬瓜等。食疗方：冬瓜赤小豆汤。

2. 气滞血瘀证

宜食疏肝行气、化瘀止痛的食品，如乌梅、柠檬等。食疗方：佛手玫瑰花汤。

3. 寒湿瘀滞证

宜食祛寒除湿、化瘀止痛的食品，如桃仁、荔枝等。食疗方：桃仁粥。

4. 肾虚血瘀证

宜食补肾化瘀的食品，如黑豆、玫瑰花等。食疗方：黑豆粥。

5. 气虚血瘀证

宜食益气健脾化瘀的食品，如桃仁、山药等。食疗方：山药桃仁粥。

第六节 循 证 研 究

基础研究

（一）中医基础研究

1. 清热祛湿能够整体调节人体微环境，改善整体症状

清热祛湿为主是中医药治疗急慢性盆腔炎贯穿治疗的整个主线，盆腔炎急性期以清热化湿为主，慢性期扶正为主，佐以清热祛湿。要静等[1, 2]观察清热理血汤（红藤、败酱草、茯苓、炒薏苡仁、延胡索、墓头回、炒白术、三棱、黄柏、泽泻、莪术、川楝子）对盆腔炎后遗症疗效及对患者血清中粒-巨噬细胞集落刺激因子、白细胞介素-2、血流变学的影响，治疗后清热理血汤组血清IL-2升高水平更为显著，表明清热理血汤有助于调节机体免疫功能。吕品田等[3]研究发现，败酱草提取物败酱草多糖能升高血清TNF-α、IL-2水平，降低血清VEGF、MDA水平，实现调节小鼠免疫功能的作用。有研究表明，血液高黏度以及红细胞压积、红细胞黏滞度等指标为慢性盆腔炎急性发作的重要标志，降低全血高切、中切、低切、血浆黏度、血沉率有利于抑制盆腔炎3个月内的复

发率。所以综上所述，在盆腔炎的治疗上，清热祛湿，活血化瘀能有效改善患者临床症状，调节患者免疫功能，减轻机体内炎症反应，改善血液微循环。

2. 活血解毒能够整体调节人体微环境，改善局部症状

目前，临床已明确指出慢性盆腔炎是促炎因子及抗炎因子共同作用的过程，且MCP-1、IL-1β、TGF-β1作为重要炎症递质，在疾病发生、进展中亦发挥着关键作用。张宗敏等[4]研究观察红藤解毒灌肠方治疗慢性盆腔炎的效果及其对血清MCP-1、IL-1β、TGF-β1表达的影响，给予治疗组红藤解毒灌肠方治疗（大血藤、败酱草、赤芍、牡丹皮、丹参、蒲公英、连翘、桂枝、川牛膝、鱼腥草、元胡、三棱、莪术、生薏苡仁），给予对照组蒲苓盆炎康颗粒口服对比观察，显示红藤解毒灌肠方血清MCP-1、IL-1β、TGF-β1水平优于蒲苓盆炎康颗粒口服，提示红藤解毒灌肠方有利于调节慢性盆腔炎患者血清MCP-1、IL-1β、TGF-β1表达。综上所述，活血解毒的治法与局部灌肠的理疗方法可作为盆腔炎高效、简便、经济的治疗方案，且其抗炎作用可能与促炎因子-抗炎因子平衡重建，进而抑制炎性反应这一过程有关。

（二）现代医学基础研究

1. 发病机制与治疗通路的研究

PID的发生与发展包括病原微生物感染、宿主免疫系统激活及抗感染因子释放等阶段。病原微生物的感染处于疾病发生的初级阶段，从初级阶段进入发展阶段的主要因素是机体与病原微生物抗争的过程。盆腔炎后遗症是盆腔炎性疾病持续存在的慢性炎症状态。大量研究发现，部分盆腔炎性疾病并无病原体存在。其发病机制与免疫因素如相关细胞因子、免疫炎症转化因子、血流动力学改变、性激素水平、自由基及细胞凋亡等因素有关。

（1）盆腔炎转化因子研究进展。哺乳动物体内TGF-β是一种多功能细胞因子，其调控细胞的增殖、分化和凋亡，与肿瘤发生和发展关系密切[5]。TGF-β的表达有3种异构体，即TGF-β1、TGF-β2、TGF-β3，三者生物学功能相似，相互作用，其中活性最强的是 TGF-β1[6]。TGF-β1活性增强可以直接或间接诱导多种胶原蛋白及纤维粘连蛋白的合成和分泌，也能促进蛋白酶抑制剂的合成，降低蛋白酶的合成和分泌，共同促进细胞外基质的合成，抑制其降解，导致组织重构，功能受损，继而破坏[7]。TGF-β1具有多种生物学效应，与细胞膜上的1、2型受体结合后，触发细胞内的信号转导通路，进而通过Smad2和Smad3调节细胞的分化及组织的增生[8]。目前发现的Smad蛋白有8种，其中Smad2和Smad3主要转导TGF-β，并激活通路的信号因子。Smads蛋白是TGF-β1受体的唯一胞内激酶底物，将信号通过细胞质传导到细胞核，进而调节靶基因的转录，是TGF-β1的下游信号分子[9]。王永春[10]通过研究发现，慢性盆腔炎子宫组织中TGF-β1表达增强，且与Smads蛋白的变化趋势一致，推测盆腔炎症的形成、发展可能与Smad2/3过表达有关。TGF-β→TβR-Ⅱ→TβR-Ⅰ→R-Smads（Smad 2和Smad 3）→Co-Smads（Smad 4）→基因转录→细胞增殖、分化、凋亡的这一过程为TGF-β1/Smad信号转导通路的作用原理[11]。SB431542是TGF-β信号转导通路的抑制剂小分子化合物，它能有效抑制R-Smads的磷酸化，所以初步断定TGF-β1及Smad2/3的过表达可能与慢性盆腔炎的形成及发展有关，进一步探讨TGF-β1/Smad信号通路与慢性盆腔炎的关系，寻求有效的作用靶点以抑制TGF-β1、Smad2/3的过表达，为后续深入研究提供参考依据。

（2）盆腔炎炎症因子研究进展。CRP属于非糖基化聚合蛋白，正常情况下在血液中的含量甚微，是机体炎症的急性时相蛋白中比较敏感的指标，也是临床上最显著的敏感炎症标志物。IL-1β

为功能性蛋白质，是机体重要的炎症早期因子，可调控中性粒细胞等免疫炎症细胞的活化和募集，促进TNF-α分泌，导致组织局部炎症反应，并作用于单核巨噬细胞，诱发单核巨噬细胞免疫系统合成和分泌IL-8和IL-6。TNF-α是机体受到各种病理性刺激后较早分泌的前炎症因子，可准确地反映机体的炎症状态。梁辉庆[12]通过研究发现在盆腔炎致慢性疼痛的进展过程中，CRP、TNF-α、IL-6、IL-1β和IL-8水平均呈异常升高趋势，因此，促进炎症细胞凋亡、减轻炎症反应成了治疗盆腔炎致慢性疼痛患者的重要原则。周莉娜等[13]通过应用中药汤剂联合西药对比西药治疗急性盆腔炎，得出中药汤剂联合西药组患者治疗后血清TNF-α、IL-6和hs-CRP水平均明显低于西药组患者的结论，这提示中药汤剂联合西药治疗急性盆腔炎，对患者炎症消除有促进作用。

（3）盆腔炎血流动力学研究进展。研究发现，部分慢性盆腔炎在慢性发展过程中已无病原体的存在，慢性阶段的病理改变是继细菌感染后引起组织充血、水肿、毛细血管通透增强，炎性物质渗出，造成局部组织粘连、功能损伤，刺激机体所发生的免疫反应所致，与细胞因子、炎症介质等因素的异常改变有关。盆腔血液循环障碍被认为是慢性盆腔炎久治不愈、反复发作的原因之一。采用彩色多普勒超声仪检测盆腔的血流动力学（RI、PI、Vmax、PSV）水平，对评估盆腔炎的病情、评价药物治疗的转归具有重要临床意义。RI、PI是反应盆腔血管远端阻力及血管弹性的重要指标，对评估炎性充血性改变具有较好的价值[14]。李芳园等[15, 16]通过研究发现，复方藤酱汤保留灌肠能改善慢性盆腔炎患者的血流动力学水平。采用中药保留灌汤途径给药，能促使药物直达胃肠黏膜，有助于局部药物吸收，改善局部毛细血管的通透性，降低炎性介质渗出，减轻炎症反应[17]。

2. 盆腔炎性疾病的相关免疫机制

机体对抗感染主要依靠免疫系统，早期为先天性免疫，后期为获得性免疫。而细胞因子等过度分泌则会造成组织损伤，损伤的组织进一步促进炎性因子释放，形成恶性循环，致使炎症迁延难愈，长期造成慢性炎症并发症和后遗症发生。在此过程中，起重要作用的是免疫系统的活性。

（1）Toll样受体（Toll-like receptors，TLRs）。在生殖系统中，首先被激活的先天性免疫系统即Toll样受体。TLRs为一种模式识别受体，可识别存在于细胞表面的分子标志，即病原相关分子模式（pathogen associated molecular patterns，PAMPs）。其通过调节先天、后天免疫，进而在宿主抗微生物感染中起重要作用，是联系感染、炎症和损伤的关键。近期研究表明，Toll样受体的变异在女性PID的发生和发展中起重要作用[18, 19]。研究表明，人类所有生殖道组织中均有TLR1、TLR2、TLR3、TLR5、TLR6的表达。TLR2在输卵管和宫颈组织中表达最高，其次是宫颈外口和子宫内膜；TLR4仅存在于输卵管、子宫内膜和宫颈管，且其表达呈递减趋势。髓样分化分子（MyD88）、CD14和MD2在以上所有组织中也可检测到[20]。

（2）肿瘤坏死因子-α（tumor necrosis factor，TNF-α）。TNF-α是影响炎症进程的主要细胞因子之一，是炎症细胞因子网络的关键部分，在炎症反应中起核心作用。TNF-α具有调节多种免疫因子作用，产生对机体有利和有害的双重作用。TNF-α还能影响血管的内皮细胞，主要包括四个方面：①损伤内皮细胞、增加血管通透性；②刺激血管内皮细胞产生炎性介质；③促凝血作用；④促进血管内皮细胞黏附白细胞。有动物实验亦表明，盆腔炎性疾病动物模型免疫功能紊乱，表现为TNF-α的分泌明显增多[21]。

（3）白细胞介素-2（IL-2）、白细胞介素-6（IL-6）。IL-2是慢性炎症中最活跃的一种细胞因子，也是T细胞最重要的生长因子，主要由CD4+及CD8+T细胞产生。IL-6是炎症反应的主要标志之一，具有多种生物学活性。有研究提示，IL-6可能参与慢性炎症自身发展的病理生理，最终形成输卵管等局部组织粘连，促进肉芽纤维组织的生长。秦翠梅等[22]的研究将84例盆腔炎症感染患者作为试验组，并选取同期于医院接受体检的84名健康妇女作为对照组，结果发现盆腔炎患者血清中IL-2指标较健康妇女均有显著变化，且轻度、中度及重度盆腔炎患者各指标也存在明显差异。赵春波[23]的研究表明针刺联合盆舒饮主要通过抑制炎症大鼠血清中的促炎性细胞因子IL-6的表达，来减轻组织损伤，促进炎症吸收，从而达到治疗盆腔炎性疾病后遗症的目的。

3. 氧自由基（OFR）与盆腔炎性疾病

氧自由基学说在慢性炎症损伤机制中占有重要地位。在慢性炎症过程中，OFR的大量形成和脂质过氧化物的增加是细胞损伤的主要病理过程之一。在生理状态下，自由基的生成与清除处在动态平衡之中；自由基在体内自由游荡，不断产生，又不断清除，少量的自由基对机体是有益的，但过量就会对机体造成损伤。罗文佳[24]的研究表明妇可靖胶囊具有治疗慢性盆腔炎的作用，治疗效果与给药剂量具有相关性，其作用机理与调节炎症细胞因子TNF-α的表达以及改善氧自由基水平，调节EMAb抗体的水平有关。

4. 血液流变学改变与盆腔炎性疾病

有研究表明慢性盆腔炎患者的血液流变学处于异常状态（即血液处于高凝状态），与健康妇女比较差异有统计学意义，慢性盆腔炎患者存在高黏滞血症现象，治疗前患者高切全血黏度、低切全血黏度、血浆黏度、红细胞压积、血沉、红细胞聚集指数及纤维蛋白原均明显高于正常值，经治疗后该7项指数均明显下降。汪春燕[25]观察并分析144例盆腔炎性疾病患者接受盆炎净口服液与抗生素联合治疗对其血液流变学以及炎症因子产生的影响。结果发现盆腔炎性疾病患者接受盆炎净口服液与抗生素联合治疗有助于减轻其炎症反应，增强机体免疫力并可促进血液流变学指标改善。盐酸左氧氟沙星对盆腔炎患者血液流变学及TNF-α、IL-1β、CRP水平有一定影响。任慧敏等[26]观察100例接受盐酸左氧氟沙星的盆腔炎患者的血液流变学及指标，发现盐酸左氧氟沙星治疗盆腔炎的临床效果显著，能够降低患者血液黏稠度，改善血液流变学，促进炎症消退，缓解盆腔疼痛，提高治疗效果。

5. 细胞凋亡机制与盆腔炎性疾病

细胞凋亡是多种细胞生物体正常的生理死亡过程，用以清除不需要的细胞或对自身有害的细胞。细胞凋亡与坏死的不同点就是凋亡的细胞能被巨噬细胞或周围组织细胞清除而不引发炎症反应，可见通过凋亡方式清除炎症灶内多形核中性粒细胞（PMNS）及其他滞留细胞，是制止组织损伤和促进炎症吸收的有效机制。凋亡机制还可以有效清除炎症灶内的炎症细胞及其他增生细胞，因此该机制可以防止炎症后纤维组织增生和瘢痕形成。慢性盆腔炎病程中炎症反应的持续激活会通过多种途径对局部组织造成损伤，其中过度细胞凋亡是与组织损伤密切相关的病理环节。齐进等[27]通过分析盆腔炎大鼠子宫肌中上述凋亡基因的变化可知：盆腔炎组大鼠子宫肌组织中Fas、TNFR-1、GRP78、CHOP、Caspase-3的mRNA表达量高于假手术组。这就说明死亡受体凋亡途径和内质网凋亡途径的过度激活与盆腔炎的发生密切相关。

（三）治疗效果及机制研究

1. 辨证论治研究

（1）气滞血瘀型。临床治法以活血化瘀、理气止痛为主。临床常用方剂为《医林改错》中的膈下逐瘀汤加减，临床各医家亦根据自己临床经验，各自组方，亦有良效。有临床研究表明[28]，用白芍、红藤、败酱草、柴胡、川芎、延胡索、当归、赤芍等中药口服治疗30例气滞血瘀型慢性盆腔炎的临床疗效为93.3%，对照组口服环丙沙星的临床疗效为83.3%。国医大师许润三教授治疗气滞血瘀型盆腔炎性疾病后遗症有其独到之处，研究表明[29]其使用的高频药物有：柴胡、甘草、赤芍、枳实、三七粉、黄芪、丹参、莪术、水蛭、路路通等。

（2）湿热瘀滞型。临床治法为清热利湿、活血化瘀、止痛。方药多选用银甲丸或当归芍药散加减。陈海庚[30]用大黄牡丹汤加减治疗湿热瘀滞型慢性盆腔炎，与西药相比疗效显著。梅欢[31]用当归芍药散治疗慢性盆腔炎的临床有效率达98%。

（3）寒湿凝滞型。临床治法以祛寒除湿、活血化瘀、止痛为主。组方常用《医林改错》少腹逐瘀汤加减。洪学兰[32]用少腹逐瘀汤治疗寒湿凝滞型慢性盆腔炎82例，41例观察组有效率为92.7%，对照组41例给予吲哚美辛栓塞肛门的总有效率为75.6%。曾琼连等[33]用苓桂术甘汤治疗寒湿凝滞型慢性盆腔炎60例，总有效率为90%，对照组60例用甲硝唑联合左氧氟沙星治疗，总有效率为68%，苓桂术甘汤组疗效显著。

（4）气虚血瘀型。临床治以健脾益气、活血化瘀、散结止痛为主。常用方药理冲汤（《医学衷中参西录》）加减。陈志梅[34]通过临床研究观察发现，益气化瘀盆炎汤治疗气虚血瘀型的慢性盆腔炎的有效率高于左氧氟沙星联合桂枝茯苓丸。有临床研究报道[35]，加味黄芪建中汤治疗气虚血瘀型盆腔炎性疾病后遗症的临床疗效高达87.5%。

2. 专病专方研究

（1）金铃芍药散。组方：川楝子、延胡索、当归、白芍、川芎、白术、柴胡、枳壳、丹参、苍术、黄柏、菟丝子、杜仲、法半夏、陈皮、路路通、甘草。莫小宇[36]自拟金铃芍药散治疗慢性盆腔炎湿热血瘀证，具有显著疗效，采取间歇服药的方式，不仅不会降低疗效，还能减少不良反应，值得推广。

（2）丹芍活血行气汤。组方：蒲公英、川楝子、赤芍、败酱草、丹参、车前子各15g，川芎、当归、牡丹皮、桃仁、延胡索、制香附、台乌药、枳壳各10g。张鸿艳[37]自拟丹芍活血行气汤治疗慢性盆腔炎94例，47例观察组有效率为97.87%，对照组47例给予左氧氟沙星联合替硝唑治疗，总有效率为82.98%。

（3）消癥饮Ⅰ号方。组方：黄芪20g，茯苓30g，薏苡仁30g，蒲公英9g，连翘15g，贯众10g，车前子10g，川牛膝15g，红藤10g，石见穿10g，鸡内金15g，陈皮8g，甘草6g。高莉[38]自拟消癥饮Ⅰ号方治疗慢性盆腔炎172例，对照组患者给予抗生素治疗，观察组患者给予自拟消癥饮Ⅰ号方口服。结果提示观察组有效率高于对照组，盆腔包块直径小于对照组，血清细胞因子及血液流变各指标水平较对照组改善更为明显。

（4）利湿止痛汤。组方：败酱草30g、红藤15g、延胡索12g、茯苓12g、丹参10g、赤芍10g、桑寄生10g、川续断10g、五灵脂10g、薏苡仁10g、广木香9g、山楂9g。孙履东等[39]自拟利湿止痛汤治疗慢性盆腔炎69例，35例观察组有效率为94.29%，对照组34例给予左氧氟沙星联合甲硝唑治疗，总有效率为76.47%。

（5）二黄牡丹汤。组方：黄芩、当归、牡丹皮、炒白芍、红藤、大黄、丹参、延胡索、败酱草各10g，蒲公英15g，薏苡仁20g，甘草6g。许海莺等[40]自拟二黄牡丹汤治疗慢性盆腔炎94例，46例观察组有效率为97.83%，对照组48例予头孢西丁钠治疗，总有效率为81.25%。

（6）红藤活血汤。组方：红藤15g，丹参15g，当归10g，赤芍10g，三棱10g，莪术10g，紫花地丁10g，益母草10g，鱼腥草10g，土茯苓10g，桂枝10g，甘草10g。刘秀[41]自拟红藤活血汤治疗慢性盆腔炎80例，40例观察组有效率为90%，对照组40例予左氧氟沙星口服治疗，总有效率为75%。

3. 中成药研究

（1）妇科千金胶囊。妇科千金胶囊的成分组成为千斤拔、金樱根、穿心莲、功劳木、单面针、当归、鸡血藤、党参。陈文丽[42]将120例慢性盆腔炎患者，随机分为对照组和观察组各60例。对照组患者给予甲硝唑治疗，观察组患者在对照组治疗基础上给予妇科千金胶囊治疗。结果观察组患者临床治疗有效率（93.3%）显著高于对照组（75.0%）。

（2）金刚藤胶囊。金刚藤胶囊的主要成分为金刚藤。胡梅[43]将82例慢性盆腔炎患者，随机分为对照组和观察组各41例。对照组患者给予左氧氟沙星和甲硝唑治疗，观察组患者在对照组治疗基础上给予金刚藤胶囊治疗。结果为观察组患者临床治疗有效率（95%）显著高于对照组（76%）。

（3）妇炎康冲剂。刘娜[44]研究发现妇炎康冲剂对盆腔炎性不孕具有较为满意的临床治疗效果，有效降低异位妊娠率，提高临床妊娠率以及活产率。

（4）金英胶囊。金英胶囊的成分组成为金银花、关黄柏、蒲公英、紫花地丁、野菊花、苍术、赤芍、延胡索（醋制）、丹参、皂角刺。一项随机、双盲、阳性药平行对照、多中心临床研究[45]表明金英胶囊应用28d与抗生素应用14d，均可有效改善盆腔炎湿热蕴结证所致腹痛、带下异常等中医证候，且金英胶囊治疗PID的中医证候愈显率优于抗生素。

（5）桂枝茯苓丸。桂枝茯苓丸的成分组成为桂枝、茯苓、牡丹皮、赤芍、桃仁。秦见君[46]将118例慢性盆腔炎患者随机分为对照组和观察组各59例。对照组患者给予甲硝唑治疗，观察组患者予桂枝茯苓丸治疗。结果观察组患者临床治疗有效率（94%）显著高于对照组（83%）。

4. 中医外治法研究

（1）中药保留灌肠。根据女性生理解剖特点，"胞宫，前邻膀胱，后邻直肠"，中药保留灌肠通过人体天然通道，药物直达病所，局部吸收快，由静脉丛直接进入下腔静脉，与口服药物比较，可避免肝脏首过效应。赵萍霞等[47]应用复方当归妇炎灌肠剂治疗盆腔炎100例，灌肠组药物有当归、赤芍、大血藤、鸡血藤等10味中药，保留灌肠2h以上，每天1次，15天为1个疗程，月经期停药；对照组给予甲硝唑或替硝唑联合青霉素或头孢曲松钠静脉滴注，每次月经期开始，7天为1个疗程，两组均连用2～3个疗程。结果：灌肠组有效率为98.0%，对照组有效率为56.2%。隗立娜[48]采用中药灌肠法治疗盆腔炎109例，灌肠组药物组成有红藤、莪术、蒲公英、两面针等，1次/天，每次时间＞0.5h；对照组采用单纯西药治疗，替硝唑、头孢、50mg/L葡萄糖注射液，1次/天，静脉滴注。结果：灌肠组有效率为92.73%，对照组有效率为79.63%。结果显示：观察组症状改善评分高于对照组，症状改善时间和恢复时间均短于对照组。

（2）中药热敷法。中药热敷法是中医外治法中最有特色的方法之一，将煎煮好的中药液趁热外敷于患处，药物直接透过皮肤到达疾病部位，并迅速发挥其功效。谢群[49]采用中药（赤芍、雄黄、败酱草、生大黄等）外敷治疗盆腔炎96例。观察组患者将上述中药外敷于腹部，60min/次，1次/d；对照组采用中药煎剂口服，100mL/次，1次/d。两组均以1周为1个疗程，4个疗程后观察效果。陈红菊[50]通过大黄、芒硝外敷治疗慢性盆腔炎136例，对照组采用常规抗生素静脉滴注，在对照组的基础上，观察组在患者下腹部用大黄芒硝外敷1h。两组均以10d为1个疗程，连续治疗2～3

个疗程，并在月经期间停药。结果显示：观察组的治疗效果明显优于对照组，且复发率低于对照组。朱端荣[51]采用透骨草组方（透骨草、三棱、赤芍、牡丹皮、水蛭等）治疗慢性盆腔炎80例。在该方中加入细盐、黄酒和温开水，搅拌均匀后，装入布袋，锅中蒸40～60min，趁热敷于下腹部1h，2次/d，再将预热好的TDP灯置于布袋上方30cm照射30min，连续治疗4d，结果显示：临床有效率为96.25%。

（3）针灸疗法。针灸疗法通过对人体不同穴位进行针刺发挥相应的治疗作用。单用针灸或联合中药治疗盆腔炎均有显著疗效。周杨等[52]采用温针灸和西药治疗慢性盆腔炎60例，结果显示：温针灸组有效率为93.33%，对照组有效率为73.33%。

（4）推拿疗法。推拿治疗慢性盆腔炎的原理是基于经络理论，其经济、简便、舒适、无创，因此更易被患者接受。毛树文等[53]选取妇科门诊慢性盆腔炎患者60例，结果显示，试验组总有效率显著高于对照组（$P<0.05$）。

（5）中药离子导入。该方法利用正负电极在人体外形成一个直流电场，在直流电场中加入带阴阳离子的药物。利用电学上"同性相斥，异性相吸"的原理，使药物中的阳离子从阳极、阴离子从阴极导入体内，达到治疗疾病的目的。倪勇艳等[54]选取妇科门诊慢性盆腔炎患者90例，得出结论为中药离子导入对于慢性盆腔炎性疾病的治疗效果确切且显著，且优于传统中药外治法。

（6）热敏灸技术。热敏灸在穴位敏化状态的穴位对外界的适宜刺激呈现"小刺激大反应"特征，从而体现"四两拨千斤"的疗效；热敏态穴位在艾热刺激下极容易激发经气感传，气至病所，气至而有效。治疗慢性盆腔炎常采用的腧穴主要有：腰阳关、次髎、关元穴、子宫穴、三阴交穴、阴陵泉穴等。与传统灸法相比，热敏灸疗效更显著[55]。消敏饱和灸量热敏灸治疗气滞血瘀型慢性盆腔炎效果胜于传统固定灸量，同时可显著降低血清IL-6及TNF-α水平[56]。

5. 民族医药研究

（1）壮药白金颗粒。壮药白金颗粒原是广西壮医的经验方，由白背叶根、金刚刺等壮药材组成，主要功效为清热解毒、活血化瘀、祛风除湿、消肿止痛。一项研究[57]表明，壮药白金颗粒在治疗慢性盆腔炎性疾病后遗症中，能显著性降低CPID（慢性盆腔炎）大鼠血清中的白细胞数及中性粒细胞数及血液流变学各项指标，并能显著改善CPID大鼠子宫的宫腔粘连、腔壁结构改变、上皮变性坏死、上皮细胞增生、炎症细胞浸润等症状，显著降低各项病理分值。

（2）壮药付雅静颗粒。壮药付雅静颗粒是广西经验方，由火炭母、虎杖、大血藤、蛇床子等组成，主要功效为清热解毒、除湿止痒、消肿止痛。有研究表明[58]该制剂通过上调大鼠体内的抗炎因子SOD活力的水平，下调炎症因子MDA、NO、NOS，IL-10、TNF-α、NF-κB、ICAM-1、NF-κBmRNA、ICAM-1mRNA的水平，从而改善盆腔炎性疾病后遗症的症状。

（3）花红胶囊。花红胶囊的成分组成为一点红、白花蛇舌草、地桃花、白背叶根、鸡血藤、桃金娘根，主要功效为清热解毒、祛瘀止痛、燥湿止带。花红胶囊[59]可以消除大肠埃希菌等致病菌，有效阻止其对身体机能的破坏，而且花红胶囊的消炎抗菌效果明显，联合抗生素作用于盆腔炎治疗，治疗盆腔炎的总有效率为92.50%。

（游哲辉　庞卓超　许丹虹）

● 参考文献

[1] 要静，王利平，张红霞．清热理血汤治疗盆腔炎后遗症疗效及对患者血清粒-巨噬细胞集落刺激因子、白细胞介素-2、血流变学的影响[J]．陕西中医，2019，40（6）：746-748．

[2] 李灵巧，沈丹，钱雁．益气温阳、活血化瘀法治疗湿热瘀结证盆腔炎性疾病后遗症疗效观察及对血液流变学、血清GM-CSF的影响[J]．中华中医药学刊，2016，34（1）：189-191．

[3] 吕品田，孙颖光，刘斌．败酱草多糖的免疫调节作用及对S_{180}荷瘤小鼠的影响研究[J]．中药材，2017，40（1）：212-215．

[4] 张宗敏，杜鑫，王军，等．红藤解毒灌肠方治疗慢性盆腔炎疗效及其对血清MCP-1、IL-1β、TGF-β1表达的影响[J]．世界中西医结合杂志，2021，16（2）：372-375，379．

[5] 张勇，秦娜，于斌．TGF-β/Smads信号转导通路的研究进展[J]．广西医科大学学报，2009，26（1）：155-157．

[6] POHLERS D，BRENMOEHL J，LÖFFLER I，et al．TGF-beta and fibrosis in different organs-molecular pathway imprints[J]．Biochim Biophys Acta，2009，1792（8）：746-756．

[7] 郭罗培，隋龙．TGF-β在宫腔粘连纤维化中的研究进展[J]．现代妇产科进展，2018，27（5）：394-396．

[8] 周曼萍，何援利，乔琳，等．转化生长因子-β1及Smad2/3在宫腔粘连患者子宫内膜组织中的表达及意义[J]．广东医学，2014，35（12）：1844-1847．

[9] 田建广，雄杰，夏照帆．TGF-β1/Smad3信号通路与创伤修复[J]．中华损伤与修复杂志（电子版），2007，2（6）：370-373．

[10] 王永春．转化生长因子-β1/Smads信号转导通路在慢性盆腔炎中的表达及调控作用[J]．中国药物与临床，2019，19（12）：1971-1972．

[11] HU Z C，SHI F，LIU P，et al．TIEG1 represses Smad7-mediated activation of TGF-β₁/Smad signaling in keloid pathogenesis[J]．J Invest Dermatol，2017，137（5）：1051-1059．

[12] 梁辉庆．中西医结合治疗对盆腔炎致慢性疼痛患者疗效及炎症因子的影响[J]．医疗装备，2021，34（16）：76-78．

[13] 周莉娜，王华勇，李新平，等．中药汤剂联合西药治疗急性盆腔炎效果及对炎症因子表达的影响[J]．中国性科学，2020，29（6）：102-104．

[14] 黄欲晓，薛赛琴．慢性盆腔炎中药治疗前后盆腔血流动力学分析[J]．中国中西医结合杂志，2007，27（10）：932-934．

[15] 李芳园，张迎春．复方藤酱汤保留灌肠治疗慢性盆腔炎的疗效及对血流动力学、炎症因子的影响[J]．环球中医药，2018，11（8）：1261-1263．

[16] 肖艺，丁青，赵栋．红藤的研究进展[J]．中医药导报，2009，15（5）：105-107．

[17] 李丽娟，符吉芬．中药保留灌肠对慢性盆腔炎疗效及炎性反应因子的影响观察[J]．世界中医药，2017，12（4）：772-775，779．

[18] 刘晶晶，路莉，陈秀慧，等．盆腔炎性疾病免疫学发病机制的研究进展[J]．现代妇产科进展，2014，23（1）：64-66．

[19] MOUSA K K．Direct and indirect role of toll-like receptorsin cell mediated immunity[J]．Cellular&Molecular I-mmunology，2004（4）：239-246．

[20] LENG C H，CHEN H W，CHANG L S，et al．A recombinant lipoprotein containing an unsaturated fatty acid activates NF-kappaB through the TLR2 signaling pathway and induces a differential gene profile from a synthetic lipopeptide[J]．Mol Immunol，2010，47（11-12）：2015-2021．

[21] 吴洪福，耿排力．炎症细胞因子网络与疾病[J]．青海医学院学报，2003，24（4）：267-270．

[22] 秦翠梅，刘可娜，于洪建．盆腔炎患者血清C-反应蛋白与白介素-2及单核细胞趋化蛋白-1及血液流变学的变化[J]．中华医院感染学杂志，2018，28（2）：250-253．

[23] 赵春波．针药结合对盆腔炎性疾病后遗症大鼠血清中IL-6、IL-8表达的影响[D]．哈尔滨：黑龙江中医药大学，2017．

[24] 罗文佳，王丽平，武婧，等．妇可靖胶囊对慢性盆腔炎大鼠炎症细胞因子、氧自由基水平的影响及相关机制研究[J]．中医药导报，2020，26（10）：27-31．

[25] 汪春燕．盆炎净口服液联合抗生素对盆腔炎性疾病患者血液流变学和炎症因子的影响[J]．中医临床研究，2021，13（28）：99-101．

[26] 任慧敏，洪港洁，孙娇娇．盐酸左氧氟沙星对盆腔炎患者血液流变学与炎性因子水平的影响[J]．现代医学与健康研究电子杂志，2021，5（9）：84-86．

[27] 齐进，崔颖娜．金刚藤多糖对慢性盆腔炎大鼠炎症介质、细胞凋亡及免疫细胞功能的影响[J]．海南医学院学报，2018，24（13）：1219-1221，1225．

[28] 雷洁莹，黄健玲，何丽华．盆炎方治疗气滞血瘀型慢性盆腔炎30例[J]．新中医，2010，42（1）：58-59．

[29] 占凌胭．中药治疗气滞血瘀型盆腔炎性疾病后遗症及许润三教授用药规律总结[D]．北京：北京中医药大学，2019．

[30] 陈海庚．大黄牡丹汤加减治疗慢性盆腔炎湿热瘀结证的效果观察[J]．中国现代药物应用，2021，15（16）：188-190．

[31] 梅欢．银甲丸加减治疗慢性盆腔炎湿热瘀结证临床效果[J]．内蒙古中医药，2019，38（8）：35-36．

[32] 洪学兰．少腹逐瘀汤加减治疗寒湿凝滞型慢性盆腔炎的临床疗效[J]．临床合理用药杂志，2018，11（27）：125-126．

[33] 曾琼连，梁燕．苓桂术甘汤治疗寒湿凝滞型慢性盆腔炎的临床观察[J]．中国中医药现代远程教育，2016，14（1）：53-54．

[34] 陈志梅．益气化瘀盆炎汤加减治疗盆腔炎气虚血瘀证疗效及对患者血液微循环的影响[J]．血栓与止血学，2021，27（6）：936-938．

[35] 韦丽君，秦琴琴．加味黄芪建中汤治疗气虚血瘀型盆腔炎性疾病后遗症临床研究[J]．辽宁中医杂志，2013，40（5）：925-926．

[36] 莫小宇．自拟中药方治疗慢性盆腔炎湿热血瘀证的临床观察[J]．内蒙古中医药，2021，40（2）：56-57．

[37] 张鸿艳．自拟丹芍活血行气汤治疗慢性盆腔炎的临床效果[J]．内蒙古中医药，2021，40（11）：9-10．

[38] 高莉．自拟消癥饮Ⅰ号方治疗慢性盆腔炎性包块的临床效果[J]．中国妇幼保健，2017，32（19）：4662-4664．

[39] 孙履东，张晓红，陈建新．自拟利湿止痛汤治疗慢性盆腔炎70例探究[J]．中西医结合心血管病电子杂志，2017，5（3）：83．

[40] 许海莺，李恒，刘家峰，等．自拟二黄牡丹汤加减治疗盆腔炎性疾病后遗症的疗效及对中医症状积分、炎症指标的影响[J]．四川中医，2021，39（9）：172-175．

[41] 刘秀．自拟方红藤活血汤治疗湿热瘀结型盆腔炎的临床疗效[J]．医学信息，2019，32（11）：162-164．

[42] 陈文丽．妇科千金胶囊治疗慢性盆腔炎的临床疗效观察[J]．现代诊断与治疗，2015，26（3）：523-524．

[43] 胡梅．金刚藤胶囊治疗慢性盆腔炎的临床疗效分析[J]．实用中西医结合临床，2020，20（17）：36-37+159．

[44] 刘娜．妇炎康冲剂对盆腔炎性不孕的临床治疗效果分析[J]．内蒙古中医药，2017，36（Z2）：77-78．

[45] 刘艳霞，刘朝晖，周德平，等．金英胶囊治疗盆腔炎性疾病（湿热蕴结证）的随机、双盲双模拟、阳性药平行对照、多中心临床研究[J]．中国实用妇科与产科杂志，2020，36（2）：163-167．

[46] 秦见君．桂枝茯苓丸加减治疗慢性盆腔炎的疗效分析[J]．按摩与康复医学，2020，11（18）：46-47．

[47] 赵萍霞，王玉珠，余晓晖．复方当归妇炎灌肠剂治疗盆腔炎性疾病100例临床观察[J]．中医临床研究，2015，7（6）：67-69．

[48] 隗立娜．中药灌肠法对盆腔炎的疗效观察[J]．实用妇科内分泌杂志（电子版），2017，4（1）：167，169．

[49] 谢群．中药外敷治疗盆腔炎临床观察[J]．实用妇科内分泌杂志（电子版），2016，3（17）：40，42．

[50] 陈红菊．大黄芒硝外敷治疗盆腔炎疗效观察[J]．实用妇科内分泌杂志（电子版），2016，3（19）：47-48．

[51] 朱端荣．透骨草组方外敷治疗慢性盆腔炎80例[J]．河南中医，2014，34（9）：1802-1803．

[52] 周杨，苏凤华，杜春迎，等．温针灸与西药治疗慢性盆腔炎60例的临床效果对比研究[J]．中国妇幼保健，2016，31（22）：4730-4731．

[53] 毛树文，刘建新．"活血解痉"推拿法配合疏肝活血汤治疗慢性盆腔炎60例[J]．按摩与康复医学，2018，9（8）：42-44．

[54] 倪勇艳，万贵平，荀爱华，等．慢性盆腔炎性疾病应用中药离子导入疗效观察[J]．辽宁中医药大学学报，2015，17（10）：138-141．

[55] 应荷萍，皮哲．热敏灸治疗慢性盆腔炎25例[J]．中国中医药现代远程教育，2017，15（12）：123-124．

中医优势病种精准诊疗学

[56] 李自如，郑琼，迟振海，等．热敏灸治疗气滞血瘀型慢性盆腔炎不同灸量方案的临床疗效评价[J]．中医药临床杂志，2021，33（11）：2192-2195．

[57] 广西中医药大学．治疗慢性盆腔炎性疾病后遗症的壮药制剂及其制备方法CN201710478834.7[P]．2017-08-18．

[58] 王志萍，郝二伟，杜正彩，等．壮药妇雅净颗粒治疗大鼠慢性盆腔炎的抗炎机制研究[Z]．南宁：广西中医药大学，2018．

[59] 李明明．壮药花红胶囊联合抗生素治疗急性盆腔炎的临床效果[J]．中国民族医药杂志，2021，27（4）：28-29，33．

第二章 胎动不安

第一节 概　　述

妊娠期间出现腰酸、腹痛、小腹下坠，或伴有阴道少量流血者，称为胎动不安，又称胎气不安。

西医称之为先兆流产，若先兆流产经休息及治疗后症状消失，可继续妊娠；若阴道流血增多或下腹痛加剧，可发展为难免流产、不全流产、完全流产，或过期流产、习惯性流产[1]。

第二节 病 因 病 机

一、中医学对胎动不安病因病机的认识

导致胎漏、胎动不安的主要病机是冲任损伤、胎元不固。胎元包括胎气、胎儿、胎盘三个方面。胎元不固的常见病因病机有肾虚、血热、气血虚弱和血瘀。胎动不安既有单一的病机，又常有脏腑、气血、经络同病，虚实错杂的复合病机。

二、现代医学对胎动不安致病因素的认识

病因包括胚胎因素、母体因素、父亲因素和环境因素。胚胎因素中胚胎或胎儿染色体异常是早期流产最常见的原因。

第三节 诊断与鉴别诊断

一、诊断

（一）临床表现

妊娠期间出现腰酸、腹痛、小腹下坠，或伴有阴道流血。测量体温、脉搏、呼吸、血压，注意

有无贫血及感染征象。消毒外阴后行妇科检查，注意宫颈口是否扩张、羊膜囊是否膨出、有无妊娠物堵塞宫颈口、子宫大小与停经周数是否相符、有无压痛、双侧附件有无压痛增厚或包块。操作应轻柔。

（二）辅助检查

（1）超声检查：可明确妊娠囊的位置、形态及有无胎心搏动，确定妊娠部位和胚胎是否存活，以指导正确的治疗方法。

（2）尿、血人绒毛膜促性腺激素（HCG）测定：采用胶体金法HCG检测试纸条检测尿液，可快速明确是否妊娠。

（三）诊断要点

停经史，常有人工流产或自然流产病史、精神创伤史或素有癥瘕史、孕后不洁房事史、过度劳累史、跌仆闪挫史；停经后出现腰酸、腹痛、小腹坠胀，或伴有阴道流血，或有早孕反应；排除其他原因所致阴道出血；结合血、尿HCG测定及超声检查协助可明确诊断。

二、鉴别诊断

（一）中医鉴别诊断

（1）堕胎、小产。有早期妊娠史，或可见少量阴道出血，子宫颈口已开大，有时尚可见胚胎组织堵塞于宫口。妇科检查宫颈已扩张，或已破膜，子宫大小基本与孕周相符或略小，HCG阳性或阴性；B超可见宫腔内妊娠囊下移，或未见妊娠囊，或蜕膜残留。

（2）异位妊娠。有停经史，阴道不规则出血，或有急腹痛史，甚至晕厥或休克。妇科检查子宫略小于孕月，宫旁可扪及痛性包块，宫颈摇举痛，后穹窿饱满，HCG阳性或弱阳性，B超提示宫内未见妊娠囊，后穹窿穿刺可见暗红色不凝血。

（3）葡萄胎（鬼胎）。有停经史，早孕反应较重，阴道出血，色暗红，伴水泡样物，或伴阵发性腰痛。妇科检查子宫大于孕月，HCG阳性或异常升高，B超提示宫内未见妊娠囊或胎心，见"落雪状"或"蜂窝状"回声。

（4）崩漏。多有月经不调史或不孕史，多发生在青春期和绝经前后，子宫不规则出血。无阳性体征，HCG阴性，B超示子宫附件未见异常。

（二）西医鉴别诊断

（1）先兆流产。阴道出血量少，无或轻微下腹痛，无妊娠组织排出。妇科检查宫口关闭，子宫大小与妊娠周数相符。

（2）难免流产。阴道出血由中到多，下腹痛加剧，无妊娠组织排出，宫颈口扩张，子宫大小与妊娠周数相符或略小。

（3）不全流产。阴道出血由少到多，下腹痛减轻，可见部分妊娠组织排出，宫颈口扩张或有组织物堵塞，子宫大小小于妊娠周数。

（4）完全流产。阴道出血由少到无，无下腹痛，可见妊娠组织全部排出，宫颈口关闭，子宫正常或略大。

（5）异位妊娠。有停经史，阴道不规则出血，或有急腹痛史，甚至晕厥或休克。妇科检查子宫大小略小于孕月，宫旁可扪及痛性包块，宫颈摇举痛，后穹隆饱满，HCG阳性或弱阳性，B超提示宫内未见妊娠囊，后穹隆穿刺可见暗红色不凝血。

（6）葡萄胎。有停经史，早孕反应较重，阴道出血，色暗红，伴水泡样物，或伴阵发性腰痛。妇科检查子宫大于孕月，HCG阳性或异常升高，B超提示宫内未见妊娠囊或胎心，见"落雪状"或"蜂窝状"回声。

（7）异常子宫出血。多有月经不调史或不孕史，多发生在青春期和绝经前后，子宫不规则出血。血、尿HCG、超声检查可协助鉴别。

第四节　治疗概况

一、中医辨证论治

（一）辨证选择口服中药汤剂

1. 肾虚证

主证：妊娠期腰膝酸软，腹痛下坠，或伴有阴道少量流血，色淡暗，或屡孕屡堕；或伴头晕耳鸣，小便频数，夜尿多；舌淡，苔白，脉沉滑尺弱。

治法：固肾安胎，佐以益气。

代表方剂：寿胎丸（《医学衷中参西录》）加党参、白术。

基本处方：菟丝子、桑寄生、续断、阿胶、党参、白术。

2. 气血虚弱证

主证：妊娠期，阴道少量下血，腰酸，小腹空坠而痛，或伴有阴道少量流血，色淡红，质稀薄；或神疲肢倦，面色㿠白，心悸气短；舌质淡，苔薄白，脉滑无力。

治法：益气养血，固冲安胎。

代表方剂：胎元饮（《景岳全书》）。

基本处方：人参、白术、当归、白芍、熟地黄、杜仲、陈皮、炙甘草。

3. 血热证

1）实热证

主证：妊娠期腰酸、小腹灼痛，或伴有阴道少量流血，色鲜红或深红，质稠；渴喜冷饮，小便短黄，大便秘结；舌红，苔黄而干，脉滑数或弦数。

治法：清热凉血，固冲止血。

代表方剂：阿胶汤（《医宗金鉴》）去当归、川芎。

基本处方：黑栀子、侧柏叶、黄芩、白芍、熟地黄、阿胶。

2）虚热证

主证：妊娠期腰酸、小腹灼痛，或伴有阴道少量流血，色鲜红，质稀；或伴心烦不安，五心烦热，咽干少津，便结溺黄；舌红少苔，脉细数。

治法：滋阴清热，养血安胎。

代表方剂：保阴煎。

基本处方：生地黄、熟地黄、白芍、山药、川续断、黄芩、黄柏、生甘草。

4. 血瘀证

主证：宿有症积，孕后常有腰酸，下腹刺痛，阴道不时流血，色暗红，或妊娠期不慎跌仆闪挫，或劳力过度，或妊娠期手术创伤，继之腰酸腹痛，胎动下坠或阴道少量流血；大小便正常；舌暗红，或有瘀斑，苔薄，脉弦滑或沉弦。

治法：活血化瘀，补肾安胎。

代表方剂：桂枝茯苓丸（《金匮要略》）合寿胎丸减桃仁。

基本处方：桂枝、赤芍、牡丹皮、茯苓、桑寄生、川续断、菟丝子、阿胶。

5. 湿热证

主证：妊娠期腰酸腹痛，阴道少量流血，或淋漓不尽，色暗红；或伴有低热起伏，小便黄赤，大便黏；舌质红，苔黄腻，脉滑数或弦数。

治法：清热利湿，补肾安胎。

代表方剂：当归散（《金匮要略》）合寿胎丸去川芎、阿胶加茵陈。

基本处方：当归、白芍、黄芩、白术、桑寄生、菟丝子、川续断、茵陈。

（二）辨证选择口服中成药

根据病情证候选择可选用：

（1）滋肾育胎丸，每次5g，每日3次，淡盐水或蜂蜜水送服。适用于脾肾两虚、冲任不固证。

（2）孕康口服液，每次20mL，每日3次，口服。适用于肾气虚证及气血虚弱证。

（3）保泰丸（佛山市中医院院内制剂），每次1袋，每天3次，口服。适用于脾肾亏虚证。

二、中医特色治疗

（一）专科中药膏方

1. 育胎调养膏（佛山市中医院协定方）

处方：盐菟丝子、酒女贞子、盐巴戟天、酒黄精、党参、五指毛桃、桑寄生等。

功能主治：补血养肝，固肾培元，暖宫养胎。

适应范围：证候属于肝肾亏虚、气血虚弱的患者。

用量用法：温水兑服或含服，20g/次，口服，每日2次。

规格：280g/瓶×1瓶/盒，疗程7天/盒。

2. 安胎膏（佛山市中医院协定方）

处方：盐菟丝子、桑寄生、续断片、阿胶、酒女贞子、党参、白术、盐杜仲、白芍、熟地黄、陈皮、黄芩、墨旱莲、炙甘草等。

功能主治：补肾，健脾，安胎。

适应范围：证候属于脾肾亏虚、气血虚弱的患者。

用量用法：温水兑服或含服，20g/次，口服，每日2次。

（二）中医外治法

中医外治法在胎动不安的治疗中主要用于孕前调理，亦可用于孕期治疗，通过针刺、灸法、穴位敷贴等方法，辨证选穴，调理冲、任督三脉之气血，改善腹痛、腰酸、阴道流血等症状，提高孕期相关激素水平，改善免疫功能，缓解患者焦虑情绪以及抑制宫缩等[2]。

1. 针刺治疗[2-4]

（1）肾虚证选穴：肾俞、命门、百会、足三里（双侧）、内关（双侧）、足三里（双侧）、太溪（双侧）；阴道流血者可加隐白（双侧）。

（2）气血虚弱证选穴：血海、三阴交。

（3）血热证。实热证选穴：血海、太冲穴；虚热证选穴：太冲、太溪。

（4）血瘀证选穴：血海、三阴交。

（5）免疫性复发性流产选穴：足三里、肾俞、三阴交、关元、气海、关元、命门、血海等。

（6）不明复发性流产选穴：关元、气海、肾俞、三阴交、大赫、足三里等。

针刺方法：选取穴位，局部用75%酒精消毒后，避开血管，用1～1.5寸毫针快速刺入皮下，用提插及捻转法（平补平泻）得气后，留针30min，每10min行针1次。每天治疗1次，总疗程为连续10次。

2. 穴位注射

（1）丽参注射液2mL注射于双侧公孙、肾俞[5]。

方法：公孙、肾俞交替使用，穴注公孙时采用仰卧位，穴注肾俞时采用侧卧位；抽取丽参注射液2mL，穴位皮肤常规消毒，公孙穴直刺1寸深，肾俞穴注射时针尖朝向脊柱呈45度角刺入1.2寸深，回抽无回血时，每穴推入药液1mL，出针后按压针孔，每天2次，间隔6h。

（2）人绒毛膜促性腺激素（HCG）穴位注射双侧足三里[6]。

方法：将1000单位HCG用生理盐水稀释至2mL，交替选一侧足三里，常规消毒穴位皮肤，快速刺入穴位皮下，缓慢进针提插后产生酸麻肿胀感，回抽无血，将药液快速推入。出针后压迫止血，并按摩3～5min。

3. 灸法

（1）艾灸双内关和巨阙[7]。

方法：点燃艾条的一端，在距离患者穴位3cm左右的位置进行艾灸，以患者能感受温热感为宜，艾灸时间控制在半小时左右，每天1次，7天为1个疗程。

（2）艾灸足三里穴、内关穴、命门穴[8]。

方法：选取双侧足三里穴、内关穴、命门穴，在距患者穴位3～4cm处施灸，以患者感觉热度适中为宜，每次20～30min，每天1次。

（3）艾灸足三里穴、腰阳关穴、肾俞穴[9]。

方法：选取双侧足三里穴、腰阳关穴、肾俞穴，距离患者的穴位3cm左右艾灸，以患者耐受为准，20min/次，每日1次。

4. 穴位敷贴

（1）中药膏剂（艾绒与姜绒）涂抹双内关、巨阙和神阙[7]。

方法：将艾绒与姜绒进行充分混合并搅拌成膏剂，用刮板将膏剂均匀涂抹在患者的双内关、巨阙和神阙三个穴位上，使用专业的贴片进行固定，一天一次，时间控制在2～4h为宜。

（2）安胎Ⅰ号敷贴肾俞（双侧）、关元[10]。

用药：安胎Ⅰ号（菟丝子30g，桑寄生30g，阿胶10g，苎麻根30g，党参15g，太子参15g，白术12g，黄芩10g，白及9g）。

方法：患者取坐位或仰卧位，采用6cm×7cm一次性自粘敷贴将1元硬币大小的安胎1号贴于腧穴位，每日1次，每次6～8h，7d为1个疗程，共治疗2个疗程。

（3）固肾育胎敷贴三阴交（双侧）[11]。

用药：菟丝子、续断、桑寄生、补骨脂、白芍、白术、党参、砂仁、木香、棕榈炭、艾叶炭、黄芩等。

方法：将诸药按比例加工成外敷贴，外敷双侧三阴交；每日1次，每次35min，5d为1个疗程，治疗3个疗程。

（4）补肾安胎方敷贴神阙穴[12]。

用药：菟丝子30g、桑寄生20g、黄芩15g、川续断10g、白术12g、阿胶12g、杜仲12g、益母草12g。

方法：患者取卧位或者坐位，嘱其暴露脐部（神阙穴），清洁穴位表面皮肤后，取桂圆核大小的药糊敷贴在该穴位（略高出皮肤水平），敷贴后应用一次性无菌敷贴（6cm×7cm）固定，1次/d，每次保留4～6h，疗程2周。

5. 穴位埋线[13]

取穴：膈俞、肝俞、肾俞、脾俞、胃俞、血海、地机、复溜。

操作：嘱患者先侧卧位施术膈俞、肝俞、肾俞、脾俞、胃俞，再以仰卧位施术血海、地机、复溜。

方法：将3-0号缝合线剪成长1.5cm备用，选用直径9mm的9号埋线针，穴位局部消毒后，将已剪短的3-0号缝合线穿入埋线针中，选取以上穴位进行埋线，每2周治疗1次，连续治疗12周，共进行6次。

6. 耳穴压豆[14]

取穴：心、脾、肾、肝、神门、皮质下、交感神经、内分泌。

方法：每次单耳操作，双耳交替，对选定的穴位进行埋豆。

7. 音乐疗法

（1）宫调和羽调[14]。于睡前进行治疗，午睡前嘱患者闭目倾听宫调，晚睡前嘱患者闭目倾听羽调，每次治疗时间为30min，每天治疗2次，治疗音量以患者耐受、舒适为宜，一般调至40～60dB即可。

（2）单用羽调音乐[15]。选用《梁祝》《二泉映月》《汉宫秋月》《平沙落雁》等羽调音乐，每天下午播放1小时，10天为1个疗程。

三、中西医结合治疗

中医方面，以补肾固冲为治疗大法，并根据不同证型采用固肾、益气、养血、清热、利湿、化瘀等法。西医方面，主要包括一般治疗及药物治疗。一般治疗包括卧床休息、避免性生活、加强营养、保持情绪稳定等；药物治疗包括口服维生素E、肌注或口服孕酮等，以加强黄体支持。

1. 中药和西药联合安胎治疗[16]

中医认为，肾为精气之本，天癸之源，肾虚则冲任失调、胎元不固。西医则认为早期先兆流产可能与内分泌、营养、慢性疾病及免疫有关[17]。研究表明，在西医采用肌注或口服孕酮、肌内注射人绒毛膜促性腺激素等加强黄体支持的同时，给予中医用药，其中菟丝子能增加分泌孕激素，增加子宫蜕膜孕激素受体，进而增强黄体功能，而续断、桑寄生等能抑制子宫平滑肌收缩，促进子宫和黄体发育[18]，党参、炙甘草、白术有健脾益气、摄血安胎的作用，可显著减轻腰酸、腹痛、阴道流血等症状，提高HCG、孕酮水平，可显著提升黄体功能，提高保胎成功率。

以下是佛山市中医院安胎治疗中医特色用药：

（1）安胎膏。

处方：盐菟丝子、桑寄生、续断片、阿胶、党参、白术、盐杜仲、白芍、熟地黄、陈皮、黄芩、酒女贞子、墨旱莲、炙甘草。

功能主治：健脾益气，固肾安胎。

用法用量：口服，每日2次，每次20g，温水兑服或含服。

（2）育胎调养膏。

处方：盐菟丝子、酒女贞子、盐巴戟天、酒黄精、党参、五指毛桃、桑寄生等。

功能主治：补血养肝，固肾培元，暖宫养胎。

用量用法：温水兑服或含服，20g/次，口服，每日2次。

（3）安胎方。

处方：桑寄生、女贞子、菟丝子。

功能主治：安胎益肾、补益肝肾。

用法用量：外用，取药粉加姜汁、蜜糖调至膏状，用橡皮膏敷贴于相应穴位处，每日1次，每次敷贴2小时，去除后以温水清洁局部，或遵医嘱。

（4）妊娠剧吐方。

处方：白术、砂仁。

功能主治：健脾和胃。

用法用量：外用，取药粉加姜汁、蜜糖调至膏状，用橡皮膏敷贴于相应穴位，每日1次，每次敷贴2小时，去除后以温水清洁局部，或遵医嘱。

2. 中西结合，病证互补

中西医结合安胎治疗，互补整合了中医"证"和西医"病"的原理，对促进胚胎发育，维持早孕的发展，较之单一用药更有优越性[19]。中医方面，强调肾为先天之本，主生殖；脾为后天之本，为气血生化之源。因此，孕中重视调补脾肾，有固摄安胎之功能。西医方面，则从先兆流产的病因着手，以加强黄体功能、对症止血、抑制宫缩、促进胎儿生长发育为治疗原则。中西医从不同角度相互作用，提高治疗的有效性。

3. 孕前调理，未病先防

相关研究表明[20]，气虚质、阳虚质、阴虚质及气郁质等偏颇体质是自然流产的危险因素，孕后易致堕胎。因此，做好孕前调护，未病先防十分重要。西医方面，孕前可进行相关检查，如妇科检查、妇科B超检查、性激素检查等。中医方面，可根据辨证论治，调节体质，以达到"阴平阳秘，精神乃治"的最佳状态。

四、难点分析

（一）现状分析

近年来胎动不安的病因、病机以及中医药治疗的机制和方法的研究均取得了一定进展，证实了中医药在改善胎动不安患者的临床症状、加强黄体功能、提高安胎成功率等方面疗效肯定。但仍存在一些不足：

（1）安胎治疗前需借助相关辅助检查以明确诊断，排除异位妊娠及妊娠滋养疾病等问题。

（2）中医针灸用于治疗先兆流产的临床文献及基础研究较少，临床实施患者接受度低，相关研究大多为小样本试验，临床研究证据等级不高。

（3）妊娠期女性作为独特的研究对象，其相关研究的开展涉及伦理学等多方面问题，临床研究数据相对不足。

（二）中医难点分析

1. 妊娠期治疗原则

以胎元的正常与否为前提。胎元正常者，则治病与安胎并举；如因母病而致胎不安者，重在治病，病去则胎自安；若因胎不安而致母病者，重在安胎，胎安则病自愈。若胎元不正，胎堕难留，或胎死不下，或孕妇患有其他疾病不宜继续妊娠者，则应从速下胎以益母。

2. 妊娠期用药原则

妊娠期用药，凡峻下、滑利、祛瘀、破血、耗气、散气药物及一切有毒药品，都应慎用或禁用。如果病情确实需要，亦可适当选用。如确有瘀阻胎元时，还须在补肾安胎的基础上适当选配活血化瘀药，使瘀去胎安。但须严格掌握用药时间和剂量，以免动胎、伤胎。

五、医案验方

高某，女，25岁，已婚。平素月经规律，周期28～30天，经期5～6天，末次月经为2020年7月28日。2020年9月8日患者出现下腹部隐痛，当时未予重视，休息后稍缓解，9月19日无诱因出现少量阴道流血，伴腰酸、下腹部隐痛，无肛门坠胀感，遂来就诊。现症见：少量阴道流血，色淡暗，无血块，下腹部隐痛，腰膝酸软，偶有头晕，精神疲倦，恶心欲呕，胃纳少，睡眠欠佳，无发热恶寒，夜尿多，大便调。舌淡，苔白，脉沉。

辅助检查：2020年9月19日尿妊娠试验阳性；妇科B超提示宫内妊娠6周，活胎。

辨病辨证分析：患者有停经史，停经后出现下腹部隐痛，少量阴道流血，腰酸，尿妊娠试验阳性，妇科B超均提示宫内妊娠，辨病符合"胎动不安"诊断。缘患者肾虚胞络不固，气不摄血，故阴道下血，色淡暗；肾虚则骨髓不充，则腰膝酸软，髓海不足，脑失所养，故头晕耳鸣；肾虚，则膀胱失约，故夜尿多；舌淡，苔白，脉沉，均为肾虚之象，因此可辨证为肾虚证。

中医疾病诊断：胎动不安。

中医证候诊断：肾虚证。

中医治法：补肾益气，固肾安胎。

方药：滋肾养胎方（佛山市中医院协定方）。

药物组成、剂量及煎服法：菟丝子30g、桑寄生30g、续断15g、女贞子15g、墨旱莲15g、甘草6g、黄芩10g、白术15g、白芍15g。共7剂，每日1剂，水煎服，饭后温服。

二诊：2020年9月26日。患者症见：精神可，腰酸、头晕等症状较前明显缓解，无阴道流血，无腹痛，偶有恶心欲呕，胃纳、睡眠均较前好转，无发热恶寒，二便调。舌淡红，苔薄白，脉滑。

继续予口服保泰丸，每天3次，每次1袋，连服1周，随访至孕3月，无再阴道流血、腹痛及腰酸等情况出现。

第五节 辨 证 施 护

一、辨证护理

1. 气血虚弱证

（1）宜卧床休息，避免劳累，保证睡眠。

（2）加强营养，增强体质，饮食多摄入益气、健脾养血之品，使胎有所养。

（3）中药汤剂宜温服或热服。

2. 肾虚证

（1）避免过多活动，如扫地、拖地、伸懒腰、咳嗽等，以免伤及胎元。

（2）严禁房事，防止损伤肾气。

（3）中药汤剂宜温服或者热服。

3. 血热证

（1）绝对卧床休息，衣被不宜过暖。

（2）腹部胀痛时，忌用热敷、拔火罐等温热疗法。

（3）口渴心烦者，可多进食新鲜水果或榨汁，如梨、甘蔗以清热生津。

（4）严格遵医嘱使用润肠通便的缓泻剂，以免泻下过度伤及胎气。

（5）中药汤剂宜偏凉服用。

4. 血瘀证

（1）观察腹痛下坠及流血情况，如遇流血量多者，需做好清宫手术准备工作。

（2）不能随便服用治伤药，以免破血动胎，严禁外贴伤湿止痛膏、麝香追风膏等，以防流产。

（3）中药汤剂宜温服或热服。

二、辨证施膳

1. 气血虚弱证

宜食补气养血、固肾安胎之品，如龙眼肉、阿胶、牛奶、猪瘦肉、乌鸡等。食疗方：黄芪粥、糯米红枣粥。

2. 肾虚证

宜食固肾安胎、补肾益气之品，如核桃肉桑寄生红枣汤、炖服阿胶等。食疗方：艾叶鸡蛋汤（艾叶、鸡蛋、红糖）。

3. 血热证

宜食滋阴清热、养血安胎之品，如藕汁、甘蔗汁等。食疗方：安胎鲤鱼粥（苎麻根、鲤鱼熬汤后与粳米煮粥）。

4. 血瘀证

宜食活血消癥、补肾安胎之品，严格遵医嘱选用食疗方，如莲子葡萄干粥、泽兰粥。

第六节　循　证　研　究

一、基础研究

（一）中医基础研究

1. 单药研究

（1）菟丝子。菟丝子的化学成分包含黄酮类、多糖类、生物碱类、萜类、甾体类及木质素等物质。马红霞等[21]认为，菟丝子总黄酮可通过调节母胎界面内分泌-免疫网络平衡维持早孕，也可降低溴隐亭致SD孕鼠流产模型的流产率，亦可通过调节滋养细胞的增殖与凋亡起到保胎作用。有研究表明[22]，菟丝子对生殖系统的显著作用表现在菟丝子黄酮类物质有类雌激素样作用。连方教授[23]临床中对行体外受精-胚胎移植后的病人常规给予孕酮支持黄体，在此基础上辨证施治，予自创的以菟丝子为主药的参芪寿胎丸方中西医结合治疗，疗效显著[23]。

（2）阿胶。阿胶味甘，性平，归肺、肝、肾经。能滋阴润肺，补血止血，定痛安胎。药理研究表明，阿胶具有补血、抗休克、促进钙吸收、改善钙平衡等作用，能间接有利于胎儿的生长发育。

（3）白术。白术味苦、甘，性温，归脾、胃经。具有健脾益气、燥湿利水、止汗、安胎的功效。现代药理研究表明，白术对家兔、肠鼠、大鼠和小鼠的子宫平滑肌有明显抑制作用，少量挥发油有镇静作用。章小莉等[24]研究发现白术对人晚孕离体子宫平滑肌和对IL-6兴奋过的平滑肌有直接的抑制作用，有利于安胎。

（4）黄芩。黄芩味苦、性寒。归肺、心、肝、胆、大肠经。功效为清热泻火，燥湿解毒，止血，安胎。杨小顾等[25]的研究表明黄芩苷干预治疗对复发性流产组子宫免疫微环境中CD4+T具有明显抑制作用，对CD8+T具有促进作用，较好保证了免疫耐受状态的维持，对降低流产率和胚胎死亡率具有正性调节作用。同时，对Th1细胞分泌攻击型细胞因子具有抑制作用，对Th2细胞分泌保护性细胞因子具有促进作用，较好地维持了Th1/Th2平衡向Th2方向发生，并与CD4+/CD8+比呈一定正相关性，对"安胎"起到积极作用。

2. 药对研究

槲皮素是保胎中药菟丝子、桑寄生等的主要成分，槲皮素通过抑制MCP-1的生成，从而阻止巨噬细胞向子宫内膜迁移，并且下调CD14的表达，减少TNF-α的分泌，是其对抗细菌脂多糖（LPS）诱导流产的免疫作用机制之一[26]。

（二）现代医学基础研究

1. 免疫平衡状态异常

正常妊娠表现为以Th2型细胞因子为主，Th1型细胞因子受到抑制的状态。正常妊娠时，Th1/Th2维持在一个相对稳定的免疫平衡状态，Th2型细胞因子表达不足够，就会使平衡移向Th1型，打破平衡状态，导致妊娠失败。免疫异常引起的炎症反应是导致先兆流产的主要因素之一。Th1分泌的IL-2、IFN-γ会引发先兆流产，其主要通过介导细胞免疫及局部炎症反应，介导迟发型超敏反应，使巨噬细胞活化得到激发，产生胎毒作用，损害胎盘组织及早期胚胎发育，从而导致先兆流产[27]。

2. 雌、孕激素异常

雌激素、孕激素缺乏也是先兆流产的重要因素[28]。研究显示[29]，孕酮作为孕激素可抑制子宫收缩，促进生殖系统发育，进而维持妊娠的继续；HCG可促进孕早期孕酮的生成，促进机体分泌雌激素、降低催产素水平从而抑制宫缩，以避免流产的发生。

3. 生物标志物预测先兆流产结局

（1）血清HCY、TGAb和TPOAb水平。HCY常见于心脑血管疾病的诊断及检测指标，在妊娠女性的特殊群体中，受循环血容量及雌激素水平等因素的影响。血清TGAb和TPOAb作为甲状腺自身抗体，也被越来越多研究证实与流产密切相关。研究表明，早期先兆流产孕妇血清HCY、TGAb和TPOAb水平显著高于健康妊娠孕妇；流产孕妇血清HCY、TGAb和TPOAb水平显著高于继续妊娠孕妇，其水平变化与先兆流产及不良妊娠预后密切相关。三者联合检测可有助于早期预测先兆流产患者不良妊娠预后的发生，以便临床给予合理干预，降低不良妊娠发生率[30]。

（2）血清雌二醇、睾酮、孕酮、β-HCG、糖类抗原（CA125）水平。先兆流产孕妇雌二醇和睾酮水平显著低于正常孕妇，血清雌二醇、孕酮、β-人绒毛膜促性腺激素（β-HCG）水平减低与孕早期先兆流产密切相关，且血清糖类抗原（CA125）升高时流产风险增加[31]。

二、临床研究

（一）中医研究

1. 辨证论治研究

明代张介宾在《景岳全书》中指出治疗胎动不安需要辨证论治，现代医家刘西川[32]将先兆流产分为四型：①肾虚型：治以补肾安胎为主，方以寿胎丸加减；②气血虚弱型：治以补气养血，益肾安胎为主，方以胎元饮加减；③血热型：治以养阴清热、凉血安胎，方以保阴煎加减；④跌仆伤胎型：治疗以补气、和血、安胎为主，方以圣愈汤加减。

罗元恺[33]认为本病多关乎脾肾，有时兼夹血瘀，在补肾健脾以外，需加用丹参、三七等活血化瘀之品，体现了治病与安胎并举的原则。吴连珍[34]认为先兆流产证型以肾气亏虚为主。曾诚等[35]研究结果亦显示，先兆流产以虚证居多，其次是脾肾两虚证，173例（占35.67%），肾虚血瘀证19例（占3.92%），血热证49例（占10.11%），气血虚弱证5例（占1.03%），外伤型4例（占0.82%）。张玉林[36]认为，自然流产发病多因脾肾两虚、肝肾虚损等，临床以肾气亏虚为多见。傅萍等[37]调查研究了598例先兆流产中医证型分布规律，结果显示：肾虚症状为主者（包括肾虚证和脾肾两虚证）共302例（占50.69%），其次为血热证共235例（占39.3%），气血虚弱者36例（占6%），跌仆损伤者最少，共25例（占4.2%）。许小凤等[38]的调查研究显示，肾气亏虚证694例（占52.8%），为早孕先兆流产最主要的证型，另外，湿热内蕴证8例（占9.7%），亦是早孕先兆流产不可忽视的致病因素。

2. 专病专方研究

（1）寿胎丸（助孕3号方）。寿胎丸是《医学衷中参西录》的著者张锡纯所创，由菟丝子、桑寄生、续断、阿胶组成。郜洁等[39]探究了寿胎丸对肾虚-黄体抑制流产模型大鼠E2水平方面的作用，结果显示寿胎丸通过提高肾虚-黄体抑制流产模型大鼠血清雌激素（E2）水平、增强黄体功能，维持妊娠，而发挥补肾安胎的作用。刘昱磊等[40]发现"助孕3号方"可提高孕鼠血清孕酮含量，增加子宫内膜孕激素受体mRNA的表达。刘芳[41]研究报道了"助孕3号方"对早孕先兆流产化Th1/Th2因子和P、β-HCG的影响，发现治疗后患者体内IL-2降低、IL-10升高（$P<0.01$），P、β-HCG水平的变化与IL-2呈负相关，并且揭示了"助孕3号方"安胎机理在于平衡纠正Th1/Th2因子水平；提高血清β-HCG、P水平，以提高临床疗效，改善妊娠结局。曹蕾等[42]研究了"助孕丸"对肾虚-内膜抑制大鼠妊娠结局的影响，结果表明，肾虚-内膜抑制大鼠孕前及孕期予"助孕丸"干预，能显著增加晚膜LIF水平，有效提高子宫内膜容受性，从而改善妊娠结局。廖华英等[43]研究表明，孕酮、中药寿胎丸联合保宫1号方穴位敷贴治疗先兆流产的临床疗效确切，可有效减轻患者阴道出血与腰背酸痛等症状，改善患者血清 PAPP-A 与 HCG 水平，且具有较高的安全性。

（2）胎元饮。胎元饮一方出自《景岳全书》，为妇科安胎常用的名方，方剂组成包括人参、甘草、白术、当归、白芍、熟地黄、杜仲、陈皮。研究表明[44]，胎元饮可能通过调节气血虚弱型先兆流产患者外周血IL-2、IFN-γ、IL-10及TGF-β1的表达，发挥治疗作用。周琼等[45]的实验表明，胎元饮中含有丰富的K、Ca、P、Mg、Na及Fe、Mn、Zn、Cu等微量元素，为养胎保胎提供必要的物质基础，其中Fe、Cu、Zn和Mn各元素互相协同，组成了重要的生血四要素。此外，胎元饮还含有Al、B等其他一些微量元素，而易引起先兆流产和死胎的Pb、Cd和As含量都相对较低[46]。

（3）安奠二天汤。安奠二天汤出自《傅青主女科》，组成为人参、熟地黄、白术、杜仲、炙甘草、枸杞子，用于治疗冲任不调，气血亏虚而引起的先兆流产。王亚荀[47]运用安奠二天汤与孕酮进行对照研究，结果表明安奠二天汤的疗效优于孕酮，能够有效治疗先兆流产。李桂玲[48]在应用孕酮的基础上，对治疗组加用安奠二天汤辅助治疗，效果明显增强。

（4）泰山盘石散。泰山盘石散由人参、黄芪、白术、炙甘草、当归、熟地黄、白芍、川芎、升麻、黄芩、续断、杜仲炭组成，具有补气养血、益味安胎的作用，用以治疗气血虚型胎漏、胎动不安、滑胎[49]。

3. 中成药研究

（1）滋肾育胎丸。陈晓莉等[50]的研究发现，在IVF患者中应用滋肾育胎丸组HCG日内膜厚度比对照组要厚，优胚率无差异，临床妊娠率比对照组升高，提示应用滋肾育胎丸后可能有助于增加内膜厚度，从而改善内膜容受性，改善妊娠结局，原因可能是超排卵过程中高剂量激素影响了内膜容受性，应用滋肾育胎丸可能会改善超排卵导致的内膜发育障碍。有研究发现，滋肾育胎丸可增加促排卵小鼠模型的同源框基因家族成员之一 HOXA10的表达，上调靶基因整合素（intergin）α5β3，而同源框基因EMX2则下调，滋肾育胎丸可以通过上调HOXA10减轻促排卵引起的子宫内膜早熟并改善子宫内膜容受性[51]。王艳丽[52]研究发现，滋肾育胎丸能有效提高排卵率及妊娠率，降低流产率。

（2）乐孕宁口服液。乐孕宁口服液具有健脾益气、安胎养胎的功效。陈洁[53]采用"乐孕宁口服液"（主要成分为党参、山药、黄芪、白术、续断、白芍、杜仲、当归、砂仁、大率、补骨脂）治疗先兆流产52例，治愈36例。

4. 中医外治法研究

（1）针刺疗法。于荣[54]运用温针，取穴双侧百会、足三里、外关、行间、三阴交、血海、关元，治疗先兆流产和习惯性流产41例，有效率达75.1%。莫小琴等[55]运用针灸治疗肾虚型胎动不安，研究表明针灸治疗组临床症状消失时间、治愈率及总有效率明显优于孕酮组，总有效率88%。

（2）穴位注射。赵彦[6]用足三里穴位注射HCG治疗，结果发现成功率（91.38%）明显高于传统HCG肌肉注射治疗组（74%）。

（3）灸法。覃娟梅[56]研究发现采用艾灸联合穴位敷贴治疗的胎动不安患者的住院天数缩短，保胎成功率明显增加。凌沛等[57]用加味寿胎汤联合穴位敷贴治疗脾肾两虚型早期先兆流产，总有效率（92.3%）高于孕酮联合地屈孕酮组（81.5%）。

5. 民族医学研究

香梅等[58]以滋肾养血、固冲任安胎为治疗原则，应用张氏寿台丸加味和蒙药治疗先兆流产80例，治愈52例，好转22例，无效6例，总有效率约93%。

（二）现代医学研究

1. 孕激素的作用

一定水平的孕激素对妊娠的维持至关重要。孕激素在妊娠7周前由卵巢黄体分泌，7～9周后来源于胎盘，具有免疫调节、松弛子宫平滑肌、改善子宫-胎盘循环等重要作用[59]。孕激素类药物分为天然孕激素和人工合成孕激素，临床通常选用孕酮和地屈孕酮[60]。

一项多中心、随机、双盲的临床试验[61]比较16周前应用孕酮阴道制剂和安慰剂治疗先兆流产的效果，结果显示，同安慰剂相比，使用阴道孕酮治疗先兆流产患者24周前的流产率与32周后的流产率差别不显著（$P>0.05$）。由此推论，阴道应用微粒化孕酮并不能改善患者的妊娠结局。范丽丽等[62]对186例先兆流产患者分别采用口服地屈孕酮、肌内注射孕酮及地屈孕酮联合孕酮治疗，研究结果显示，口服地屈孕酮及肌内注射孕酮的保胎成功率分别为83.87%和82.26%，均低于联合用药的95.16%，但差异并无统计学意义（$P>0.05$）。该研究提示，单药也可改善先兆流产患者的妊娠结局，但联合用药的疗效优于单药且安全性较高，两者联用更为保险。

2. 维生素E

天然维生素E富含生育酚，是最主要的抗氧化剂之一。生育酚能促进性激素分泌，使女子雌性激素浓度增高，提高生育能力，预防流产[63]。随着孕期时长的增加，妊娠期女性的血清维生素E逐渐升高。

孕期补充天然维生素E可以促进身体雌激素分泌，可以增加细胞的抗氧化效果，维持和促进生殖机能，改善脂质代谢。妊娠早期出现先兆流产时，可用地屈孕酮联合维生素E保胎治疗，能平衡体内的激素水平，安胎效果显著[64]。但需注意的是，天然维生素E不能过量使用，否则可能对胎儿的神经系统有致畸作用，长期大量使用则可能影响血液凝集，导致血栓性静脉炎或肺栓塞等疾病[65]。

3. 特异性药物

若患者患有抗磷脂综合征，可选用阿司匹林、低分子肝素等药物，以加强妊娠的安全性[66]。若患有内分泌激素失调症，例如糖尿病和多囊卵巢综合征（PCOS），可使用二甲双胍或胰岛素治疗。唐妍[67]经过回顾性研究得出结论，二甲双胍可代替胰岛素，保证妊娠糖尿病症状得以控制。周慧[68]研究发现，对患有非炎症性免疫疾病的先兆流产患者，无论是联合使用阿司匹林和肝素，还是单独使用肝素，均可改善妊娠结局，降低流产的危险。

（游哲辉　刘春娣　刘湘云）

● 参考文献

[1] 谈勇. 中医妇科学[M]. 北京：中国中医药出版社，2016：154-160.

[2] 来玉芹，郭钦源，韦秀玉，等. 先兆流产中医外治法研究进展[J]. 实用中医药杂志，2021，37（3）：525-528.

[3] 黎潇霞，谢感共. 灵龟八法及针刺治疗先兆流产60例疗效观察[J]. 深圳中西医结合杂志，2005，15（2）：106-107.

[4] 吴立群，杨培丹，易玮. 复发性流产中西医病因病机及针灸治疗思路[J]. 辽宁中医药大学学报，2020，22（1）：208-212.

[5] 肖俊芳. 穴位注射治疗习惯性流产22例[J]. 中医针灸，2000，20（8）：460.

[6] 赵彦. 足三里穴位注射绒促性腺素治疗先兆流产36例[J]. 陕西中医，2008，29（7）：875-877.

[7] 何倩. 艾灸疗法加中药穴位贴敷辅助治疗早期先兆流产的效果分析[J]. 临床医药文献杂志，2019，6（22）：69.

[8] 郭彦. 艾灸联合地屈孕酮治疗早期先兆流产的临床研究[J]. 中国优生与遗传杂志，2016，24（4）：88-90.

[9] 张莹莹. 探究艾灸联合地屈孕酮治疗早期先兆流产的临床疗效[J]. 中国现代药物应用，2019，13（21）：209-210.

[10] 董萍培，孙津津，徐秀玲，等. 安胎I号穴位贴敷对先兆流产肾虚证患者腰酸症状的影响[J]. 中医学报，2018，33（10）：2031-2035.

[11] 彭少芳，郑衍平，王文珊，等. 固肾育胎贴外敷三阴交治疗胎动不安临床研究[J]. 中国中医药信息杂志，

2014, 21（1）：36-39.

[12] 董亨，林夏静．自拟补肾安胎方穴位贴敷联合西药治疗肾虚型早期先兆流产疗效及对血清性激素和炎性细胞因子的影响[J]．现代中西医结合杂志，2018，27（14）：1553-1556.

[13] 吴家满，陈妍，宁艳，等．穴位埋线辅助治疗对体外受精-胚胎移植术后先兆流产的影响：随机对照研究[J]．中国针灸，2019，39（7）：689-693.

[14] 毛静，方蕾，刘姝，等．耳穴埋豆配合中医五音疗法对早期先兆流产保胎患者焦虑情绪及睡眠质量的影响[J]．河南中医，2018，38（10）：1565-1568.

[15] 李静颖，叶利群，陈颖颖．中药穴位敷贴联合羽调音乐治疗肾虚型早期先兆流产40例[J]．浙江中医杂志，2017，52（4）：263.

[16] 徐文俊．中西医结合治疗胎动不安的最新研究进展[J]．光明中医，2018，33（23）：3608-3610.

[17] 丁琅娟，程芙蓉．中西医结合对先兆流产早期患者的疗效及妊娠结局的影响分析[J]．中华中医药学刊，2017，35（5）：1342-1344.

[18] 胡菊兰，肖少芳，朱丽娟，等．hCG、E2和CA（125）动态变化在先兆流产预后评估中的价值[J]．中国妇幼保健，2014，29（24）：3947-3948.

[19] 匡丽君，匡继林．中西结合治疗早期先兆流产临床观察[J]．中华中医药学刊，2007，25（7）：1527-1528.

[20] 叶平，叶骞，黄丹云，等．自然流产与中医体质相关性的临床研究[J]．中国中医药科技，2011，18（1）：21.

[21] 马红霞，尤昭玲，王若光．菟丝子总黄酮对大鼠流产模型血清P、PR、Th1/Th2细胞因子表达的影响[J]．中药材，2008，31（8）：1201-1204.

[22] 夏卉芳，李啸红．菟丝子的药理研究进展[J]．现代医药卫生，2012，28（3）：402-403.

[23] 刘啸风，连方，王瑞霞．连方教授治疗体外受精-胚胎移植后先兆流产40例经验总结[J]．辽宁中医药大学学报．2011，13（5）：169-170.

[24] 章小莉，汪琳，李家福，等．白术对人妊娠子宫平滑肌收缩活动的影响[J]．武汉大学学报（医学版），2008，29（3）：383-386.

[25] 杨小颀，马雁南，马晓军，等．黄芩苷对复发性流产小鼠的保胎作用及子宫免疫微环境的调节[J]．长春中医药大学学报，2019，35（1）：124-127.

[26] 沈晓静．槲皮素、木犀草素和山柰酚的衍生化反应研究[D]．昆明：云南大学，2013.

[27] 王雪楠，彭存旭，张海苓．不明原因习惯性流产患者Th1/Th2细胞亚群的研究[J]．实用医技杂志，2007，14（18）：2423-2424.

[28] XU L，WEI Q，WU Q，et al．Higher-human chorionic gonadotropin and estrogen levels during the first 6 weeks of pregnancy are associated with threatened abortion[J]．Biosci Trends，2019，13（3）：245-252.

[29] 田春漫，陈波．固肾安胎丸联用黄体酮对先兆流产患者血清β-HCG、P、E2和CA125水平的影响[J]．中国中药杂志，2016，41（2）：321-325.

[30] 陈爱兰，罗婕妤，曾小变．血清Hcy、TPOAb、TGAb水平与早期先兆流产孕妇预后的相关性研究[J]．数理医药学杂志，2022，35（2）：159-162.

[31] 刘德广，马红丽，王宇，等．先兆流产治疗的研究进展[J]．中国医药导报，2019，16（5）：30-33.

[32] 刘西川．中医辨证治疗早期先兆流产的疗效[J]．临床医药文献电子杂志，2016，3（23）：4581-4582.

[33] 广州中医学院妇科教研室．罗元恺医著选[M]．广州：广东科技出版社．1980：63.

[34] 吴连珍．习惯性流产的中医辨证治疗[J]．河北中医，2001，23（11）：833.

[35] 曾诚，岳明明，罗颂平，等．试论先兆流产的中医证型分布规律[J]．中国中医药信息杂志，2002，9（8）：5-6.

[36] 张玉林．固冲安胎汤治疗习惯性流产[J]．山西中医，2003，19（5）：62.

[37] 傅萍，楼毅云，刘晓荣，等．598例先兆流产中医证型分布规律研究[J]．中华中医药学刊，2010，28（3）：492-494.

[38] 许小凤，朱蕴璞，葛华，等．1315例早期先兆流产中医证型分布规律研究[J]．江苏中医药，2015，47（5）：37-40.

[39] 邰洁，罗颂平．寿胎丸对肾虚-黄体抑制流产模型大鼠雌激素水平的影响[J]．现代药物与临床，2011，26（4）：287-289.

[40] 刘昱磊，罗颂平，梁国珍，等．助孕3号方及拆方防治肾虚黄体抑制动物流产模型的实验研究[J]．生殖与避孕，2003，1（23）：17-21，65.

[41] 刘芳，罗颂平. 助孕3号方对早孕先兆流产患者Th1/Th2细胞因子和P、β-HCG影响的研究[J]. 中国免疫学杂志，2008，24（4）：332-335.

[42] 曹蕾，罗颂平，欧汝强. "助孕丸"对肾虚-内膜抑制大鼠妊娠结局的影响[J]. 检验医学与临床，2014，11（20）：2818-2819.

[43] 廖华英，周新兵. 黄体酮、寿胎丸联合保宫1号方穴位贴敷治疗先兆流产的临床疗效[J]. 临床合理用药杂志，2022，15（3）：155-158.

[44] 张慧雯，乔成平. 胎元饮改善气血虚弱型先兆流产患者免疫机制探讨[J]. 临床与病理杂志，2018，38（8）：1725-1729.

[45] 周琼，付志红，柳英霞，等. 胎元饮微量元素测定及其功效讨论[J]. 中国中医基础医学杂志，2011，17（5）：566-567.

[46] 朱文彪，冯炜强，卢海涛. 微量元素异常与不良妊娠结局的关系初探[J]. 中国妇幼保健，2008，23（8）：1089-1090.

[47] 王亚荀. 安奠二天汤加减治疗先兆流产的临床疗效观察[J]. 四川中医，2014，32（9）：107-109.

[48] 李桂玲. 加味安奠二天汤辅助治疗先兆流产临床研究[J]. 大家健康（学术版），2016，10（10）：33.

[49] 杜君威. 先兆流产和习惯性流产的中医治疗[J]. 黑龙江医学，2005，29（9）：715.

[50] 陈晓莉，李琳，潘萍，等. 滋肾育胎丸对辅助生殖助孕中妊娠结局的影响[J]. 实用医学杂志，2019，35（增刊）：42-44.

[51] GAO Q，HAN L，LI X，et al. Traditional Chinese medicine, the zishenyutai pill, ameliorates precocious endometrial maturation induced by controlled ovarian hyperstimulation and improves uterine receptivity via upregulation of HOXA10[J]. Evid Based Complement Alternat Med，2015:317586.

[52] 王艳丽. 滋肾育胎丸治疗习惯性流产临床观察[J]. 中国民族民间医药，2017，26（12）：120-121.

[53] 陈洁. 乐孕宁口服液治疗先兆流产52例[J]. 陕西中医，2006，27（6）：670-671.

[54] 于荣. 温针治疗习惯性流产41例[J]. 山东中医杂志，1999，18（6）：263.

[55] 莫小琴，来玉芹. 针灸治疗肾虚型胎动不安临床研究[J]. 实用中医药杂志，2019，35（12）：1427-1428.

[56] 覃娟梅. 艾灸联合穴位贴敷对胎动不安患者的护理效果探讨[J]. 中外女性健康研究，2019，12（23）：73-74.

[57] 凌沛，黄菊. 加味寿胎汤联合穴位贴敷治疗脾肾两虚型早期先兆流产65例[J]. 云南中医中药杂志，2018，39（4）：36-38.

[58] 香梅，邱景儒，丁昌华. 中蒙医结合治疗先兆流产80例[J]. 内蒙古民族大学学报，2006，12（4）：107-108.

[59] 姜丹妮，聂小霆. 孕激素治疗先兆流产的临床研究进展[J]. 大连医科大学学报，2021，43（3）：269-272，277.

[60] DI RENZO G C，GIARDINAI，CLERICI G，et al. Progesterone in normal and pathological pregnancy[J]. Horm Mol Biol Clin Investig，2016，27（1）：35-48.

[61] COOMARASAMY A，DEVALL A J，CHEED V，et al. A randomized trial of progesterone in women with bleeding in Early pregnancy[J]. N Engl J Med，2019，380（19）：1815-1824.

[62] 范丽丽，薛秀珍，张墉墉，等. 地屈孕酮与黄体酮单药或联用治疗黄体功能不全型先兆流产的临床研究[J]. 药物评价研究，2017，40（3）：381-384.

[63] 梁玉君，周华，张丽. 浓缩红细胞储存时间对大量输血患者临床指标的影响[J]. 广西医学，2018，40（5）：523-526.

[64] 赵晶晶. 地屈孕酮与黄体酮胶丸在先兆流产治疗中的应用分析[J]. 中国实用医药，2016，11（14）：148-149.

[65] 张媛. 天然维生素E联合地屈孕酮治疗先兆流产的疗效探究[J]. 中国现代药物应用，2021，15（16）：129-130.

[66] 周海玲. 先兆流产病因与治疗进展[J]. 现代医学与健康究，2019，3（24）：5-7.

[67] 唐妍. 先兆流产病因病机及其方药规律的文献研究[D]. 长沙：湖南中医药大学，2010.

[68] 周慧. 早期先兆流产的影响因素及与中医体质的关系研究[D]. 济南：山东中医药大学，2016.

第三章 崩　漏

第一节 概　述

　　崩漏，是指经血非时暴下不止或淋漓不尽，前者称为崩中，后者谓之漏下。由于崩与漏二者常交替出现，且其病因病机基本一致，故概称为崩漏。其临床表现为月经周期、经期、经量严重紊乱，甚则经血暴崩出现厥脱[1, 2]。崩漏是妇科常见病，也是疑难急重病症。本病相当于西医学排卵障碍性异常子宫出血。

第二节 病 因 病 机

一、中医学对崩漏病因病机的认识

　　历代中医古籍对崩漏病因的记载涉及先天禀赋不足、房劳多产、劳逸失常、饮食不节、内伤情志、外感邪气等。随着现代中医妇科学的深入研究和发展，发现崩漏的发病是肾-天癸-冲任-胞宫生殖轴的严重失调。其病本在肾，病位在冲任，变化在气血，表现为子宫的藏泻无度。崩漏的病机错综复杂，主要概括为"虚、热、瘀"致冲任不固，不能制约经血，使子宫藏泻失常[1-3]。其发生和发展常气血同病，多脏受累，因果相干，虚实夹杂。

二、现代医学对崩漏致病因素的认识

　　异常子宫出血（abnormal uterine bleeding，AUB）指不符合正常月经周期"四要素"（即月经的频率、规律性、经期长度和出血量）的正常参数范围、并源自子宫腔的出血。AUB病因分为两大类9个类型，按英语首字母缩写为"PALM-COEIN"，"PALM"存在结构性改变，可采用影像学技术和（或）组织病理学方法明确诊断，而"COEIN"无子宫结构性改变[4]。"崩漏"通常指现代医学中的排卵障碍性异常子宫出血（AUB-O）[5]，是我国AUB最为常见的类型，目前研究认为病因主要源于下丘脑-垂体-卵巢轴的紊乱。

第三节　诊断与鉴别诊断

一、诊断

（一）临床表现

月经周期紊乱，经期长短不一，行经时间超过半月以上，甚或数月断续不休；亦有停闭数月又突然暴下不止或淋漓不尽；出血量时多时少，出血多时常有不同程度的贫血，出现头晕、乏力、心悸等症状。出血少时可没有任何自觉症状。

体征与出血量有关，大量出血导致继发贫血时，病人皮肤、黏膜苍白，心率加快；少量出血无上述体征。强调初诊时需查体，尤其是对于急性出血及治疗效果不满意的患者。重视体格检查及妇科检查，有助于确定出血来源，排除子宫颈、阴道病变；无性生活者必要时经肛门直肠检查盆腔。本病患者妇科检查无异常发现。

（二）辅助检查

1. 基础体温测定（BBT）
基础体温单相提示无排卵。

2. 血常规、凝血功能检查
评估出血严重程度，并除外凝血功能障碍引起的异常子宫出血。

3. 内分泌检查
早卵泡期检测促卵泡激素（FSH）、黄体生成素（LH）、催乳素（PRL）、雌二醇（E2）、睾酮（T）和促甲状腺激素（TSH），有助于分析无排卵的病因；下次月经前5～9d（相当于黄体中期）测定血清孕酮水平。

4. 影像学检查
最常用的是超声检查，排除或发现器质性病变。在评估脑垂体时需要CT或MRI。

5. 诊刮或子宫内膜活组织检查
诊刮兼有诊断和止血双重作用。对年龄≥45岁、长期不规律子宫出血、有子宫内膜癌高危因素（如高血压、肥胖、糖尿病等）、B超检查提示子宫内膜过度增厚并且回声不均匀、药物治疗效果不满意者应行诊刮并行病理检查，以排除子宫内膜病变。

6. 宫腔镜检查
有条件者推荐宫腔镜直视下内膜活检。可直接观察到宫颈管、子宫内膜的生理和病理情况，直视下活检的诊断准确率显著高于盲取。

（三）诊断要点

1. 病史
要注意年龄和月经史。询问以往月经周期、经期、经量有无异常。最重要的是询问出血史；不同年龄段考虑不同的常见病因；应注意询问性生活情况和避孕措施以排除妊娠或产褥相关的出血；询问既往检查是否有器质性病变的证据（B超、MRI或病理检查）、手术史等；注意询问异常出血的诱因、有无内科出血病史；询问既往药物治疗历史及其效果。

2. 诊断标准

临床诊断：结合患者异常子宫出血的临床表现及无排卵特征，并除外PALM-COEIN分类系统中其他原因引起的AUB及妊娠相关疾病等病因可进行诊断。

AUB病因"PALM-COEIN"具体为：子宫内膜息肉所致AUB（简称AUB-P）、子宫腺肌病所致AUB（简称AUB-A）、子宫平滑肌瘤（leiomyoma）所致AUB（简称AUB-L）、子宫内膜恶变和不典型增生（malignancy and hyperplasia）所致AUB（简称AUB-M）；全身凝血相关疾病（coagulopathy）所致AUB（简称AUB-C）、排卵障碍（ovulatory dysfunction）相关的AUB（简称AUB-O）、子宫内膜局部异常（endometrial）所致AUB（简称AUB-E）、医源性（iatrogenic）AUB（简称AUB-I）、未分类（not yet classified）的AUB（简称AUB-N）[4]。

病理诊断：AUB-O患者子宫内膜可发生不同程度的增殖性改变。黄体功能不足者可见子宫内膜部分腺体呈分泌改变，分泌反应不良。

中西医结合诊断：采用中西医结合辨病与辨证相结合的诊断方法。首先根据AUB-O的西医诊断标准进行疾病的诊断，再根据中医诊断标准判断属于中医的哪种疾病并进行中医证候诊断。

二、鉴别诊断

（一）中医鉴别诊断

1. 月经先期、月经过多、经期延长

月经先期是周期缩短，月经过多是经量过多如崩，经期延长是行经时间长似漏。这种周期、经期、经量的各自改变与崩漏的周期、经期、经量的同时严重失调易混淆，但上述各病各自有一定的周期、经期和经量可作鉴别。

2. 月经先后无定期

主要是周期或先或后，但多在1~2周内波动，即提前或推后7天以上2周以内，经期、经量基本正常。

3. 经间期出血

崩漏与经间期出血都是非时而下，但经间期出血发生在两次月经中间，颇有规律，且出血时间仅2~3天，不超过7天自然停止。而崩漏是周期、经期、经量的严重失调，出血不能自止。

4. 胎产出血

应与妊娠早期的出血性疾病如胎漏、胎动不安，尤其是与异位妊娠相鉴别，询问病史并通过妊娠试验和B超检查可明确诊断。产后出血尤以恶露不绝为多见，可询问病史，通过发病时间、恶露不绝发生在产后可鉴别。

（二）西医鉴别诊断

1. PALM-CEIN

需与各种子宫器质性疾病引起的异常子宫出血相鉴别。在AUB-O诊断建立后，还需完善内分泌检查、凝血功能检查，酌情选择盆腔B超、MRI等影像学检查以确定导致排卵障碍的基础疾病。必要时行宫腔镜、腹腔镜检查，进行子宫内膜活检及病理检查；怀疑子宫动静脉瘘时需行子宫动脉造影，以明确诊断。

2. 妊娠相关疾病

怀疑或不能排除妊娠、流产、滋养细胞疾病时，建议检查血或尿HCG。

3. 生殖道损伤或感染

注意排除外阴、阴道外伤性出血，急性或慢性子宫内膜炎，子宫颈炎等。

4. 甲状腺、肾上腺、肝肾功能异常等全身疾病及内科血液病

结合病史酌情选择相关的内分泌功能测定、肝肾功能检测、血常规、凝血因子检查或骨髓细胞分析等检查项目可鉴别。

第四节　治疗概况

一、中医辨证论治

（一）辨证选择口服中药汤剂

明代方广的《丹溪心法附余》中提出治崩三法："初用止血以塞其流，中用清热凉血以澄其源，末用补血以还其旧"，后世医家继承并发展了三法的内涵，推陈出新，创治疗崩漏的"塞流""澄源""复旧"三法。

临证时应首辨出血期还是止血期。本着"急则治其标，缓则治其本"的原则，灵活掌握和运用塞流、澄源、复旧的治崩三法。塞流，即止血。暴崩之际，急当止血防脱。澄源，即正本清源，也是求因治本。一般用于出血减缓后的辨证论治。塞流、澄源两法常常同步进行。复旧，即固本善后，调理恢复。用于止血后恢复健康，调整月经周期，或促排卵。

暴崩之际（塞流）

1. 气血亏脱证

主证：暴崩如注，神疲乏力，烦躁不安，面色苍白，四肢湿冷，冷汗淋漓，血压下降或不稳定，舌质淡，舌苔薄，脉微欲绝或细数无力。

治法：补气摄血止崩。

代表方剂：独参汤。

基本处方：高丽参。

2. 亡阴证

主证：暴崩下血，汗热味咸而粘、如珠如油，身灼肢温，虚烦躁扰，恶热，口渴欲饮，皮肤皱瘪，小便极少，面色赤，唇舌干燥，脉细数疾。

治法：滋阴、益气、固脱。

代表方剂：生脉散。

基本处方：人参、麦冬、五味子。

3. 亡阳证

主证：血崩如注，动则大下，神志昏沉，头晕乏力，胸闷欲呕，四肢厥冷，血压下降，脉芤或脉微欲绝。

治法：回阳救逆，温阳止崩。

代表方剂：参附汤。

基本处方：高丽参、附子。

出血期（塞流、澄源为主）

1. 脾虚证

主证：经血非时暴下，或淋漓日久不尽，血色淡，质清稀，气短神疲，面色㿠白或面浮肢肿，四肢不温，纳呆便溏；舌质淡胖，边有齿印，苔白，脉弱或弱细。

治法：补气摄血，固冲止崩。

代表方剂：益气止血方（佛山市中医院协定方）、固冲汤。

基本处方：黄芪、党参、白术、生地黄、荆芥穗炭、炒酸枣仁、艾叶、阿胶。

2. 肾虚证

1）肾气虚证

主证：出血量多如崩，或淋漓日久不净，色淡红或淡黯，质清稀；面色晦暗，眼眶黯，小腹空坠，腰脊酸软；舌淡黯，苔白润，脉沉弱。

治法：补肾益气，固冲止崩。

代表方剂：苁蓉菟丝子丸加减。

基本处方：熟地黄、肉苁蓉、覆盆子、当归、枸杞子、桑寄生、菟丝子、艾叶、黄芪、党参、阿胶。

2）肾阳虚证

主证：经乱无期，出血量多或淋漓不尽，色淡红或淡黯质稀，畏寒肢冷，面色晦暗，腰腿酸软，小便清长，夜尿多，眼眶黯；舌淡黯，苔白润，脉沉细无力。

治法：温肾益气，固冲止血。

代表方剂：右归丸加减。

基本处方：附子、肉桂、熟地黄、山药、山茱萸、枸杞子、菟丝子、鹿角胶、当归、杜仲、黄芪、党参、三七。

3）肾阴虚证

主证：经乱无期，出血淋漓累月不尽，或停闭数月后突然暴崩下血，色鲜红，质稠，头晕耳鸣，腰膝酸软，五心烦热，夜寐不宁；舌红，苔少或有裂纹，脉细数。

治法：滋肾益阴，固冲止血。

代表方剂：左归丸合二至丸。

基本处方：熟地黄、山药、枸杞子、山茱萸、川牛膝、菟丝子、鹿角胶、龟甲胶、女贞子、墨旱莲。

3. 血热证

1）虚热证

主证：经来无期，量少淋漓或量多势急，血色鲜红；面颊潮红，心烦潮热，咽干口燥，小便黄少，大便干燥，舌质红，少苔，脉细数。

治法：养阴清热，固冲止血。

代表方剂：养阴止血方（佛山市中医院协定方）、上下相资汤。

基本处方：生地黄、牡丹皮、地骨皮、白芍、女贞子、旱莲草、地榆炭、仙鹤草、益母草、阿胶。

2）实热证

主证：经血非时暴下，或淋漓不尽，又时而增多，血色深红或鲜红，质稠，唇红目赤，烦热口渴，大便干结，小便黄，舌红，苔黄，脉滑数。

治法：清热凉血，止血调经。

代表方药：清热固经汤。

基本处方：黄芩、栀子、生地黄、地骨皮、地榆、阿胶、藕节、棕榈炭、龟甲、牡蛎、生甘草。

3）血瘀证

主证：经血非时而下，时下时止，或淋漓不净，量时多时少，色暗有血块，小腹疼痛或胀痛不适；舌质紫暗或尖边有瘀点，苔薄白，脉涩或弦细。

治法：活血化瘀，固冲止血。

代表方药：逐瘀止血汤。

基本处方：生地黄、大黄、赤芍、牡丹皮、当归尾、枳壳、龟甲、桃仁。

止血后治疗（以复旧为主，结合澄源）

青春期患者治疗以调整月经周期为目标。育龄期患者治疗以调经种子为目标。更年期患者治疗以解决崩漏导致的体虚贫血、防止复发及预防恶性病变为目标。临证针对病因病机进行辨证论治以复旧。可参照出血期各证型辨证论治，去除各方中的止血药。

也可按照月经周期性、节律性的肾阴阳消长、气血盈亏规律性变化，使用中药人工周期疗法，即经后期（卵泡期）补肾养血，经间期（排卵期）补肾活血，经前期（黄体期）平补肾阳，行经期行气活血。

1. 经后期

促卵泡汤（佛山市中医院协定方）。

基本处方：党参、山药、菟丝子、熟地黄、当归、肉苁蓉、生甘草。

2. 排卵期

促排卵汤（佛山市中医院协定方）。

基本处方：黄芪、丹参、赤芍、泽兰、香附、桃仁、菟丝子。

3. 黄体期

促黄体汤（佛山市中医院协定方）。

基本处方：党参、山药、菟丝子、益智仁、续断、桑寄生。

4. 行经期

当归芍药散或桃红四物汤加减。

（二）辨证选择口服中成药

临证可根据病情辨证选择应用归脾丸（益气健脾，养血止崩）、补中益气丸（补中益气，摄血固崩）、三七化瘀口服液（佛山市中医院院内制剂，化瘀止血）、六味地黄丸（补肾滋阴）、裸花紫珠片（收敛止血）等。

二、中医特色治疗

（一）专科中药膏方

1. 回元生血膏（佛山市中医院协定方）

处方：红参、黄芪、熟地黄、山药、山萸肉、泽泻、茯苓等。

功能主治：健脾补肾，益气养血。

适应范围：适用于脾肾亏虚、气血虚弱的患者。

用量用法：温水兑服或含服30g/次，口服，每日2次。

规格：复合膜包装，30g/袋。瓶装，300g/瓶×3瓶/盒。

禁忌：证候以痰浊中阻、湿热内蕴等实证为主的患者。

2. 人参养荣膏（佛山市中医院协定方）

处方：红参、鹿角胶、黄芪、白术等。

功能主治：补养气血。

适应范围：适用于气血亏虚的患者。

用法用量：温水兑服或含服，20至30g/次，每日2次。

包装规格：280g/瓶×1瓶/盒。

禁忌：本方偏温补，有热证或阴虚阳旺而致心悸、自汗、失眠、健忘诸症者，不可用本方。

3. 益肾消癖膏（佛山市中医院协定方）

处方：淫羊藿、肉苁蓉、山茱萸、生地黄、熟地黄、山药、茯苓、郁金、丹参、益母草、牡蛎、醋鳖甲等。

功能主治：平阴阳调冲任，化瘀散结。

适应范围：适用于肾虚血瘀的患者。

用法用量：温水兑服或含服，20g/次，每日2次。

包装规格：280g/瓶×1瓶/盒；20g/袋×14袋/盒。

禁忌：儿童及孕妇忌服，青春期慎服；体重较轻者（40kg以下）需酌情减量。

（二）针灸疗法

1. 针刺疗法

主穴：关元、气海、三阴交、天枢。

配穴：血热配血海、行间、曲池；血瘀配血海、太冲；脾虚配脾俞、足三里；肾阳虚配肾俞、命门；肾阴虚配肾俞、太溪。

方法：用毫针针刺上述穴位，针用平补平泻手法，留针30分钟。每天1次。

2. 灸法

取穴：大敦、隐白、百会、神阙。

方法：手持艾条对准上述穴位，距离皮肤约5cm，悬灸结合雀啄灸法，每穴施灸约5分钟，以皮肤潮红、温度增加，患者能承受，且热度逐渐向深部组织渗透为度。每天1次。

注意事项：操作者密切关注患者情况，当患者不能耐受时，将艾条稍微提高，以防烫伤起泡；操作环境宜保持温暖、避风，灸后嘱患者注意保暖。

3. 雷火灸

雷火灸艾条（柱）主要由艾绒、沉香、乳香、麝香等中药混合成粉末制成。点燃之后施温灸，通过热效应与诸药协同作用，借以经络腧穴的传导调节，起到温经散寒、调和气血、补血固冲的作用[10, 11]。

取穴：关元、气海。

方法：患者仰卧位，充分暴露待灸穴位。点燃雷火灸灸条一端，固定于雷火灸盒内，使其距离皮肤3～5cm，根据患者情况调整合适距离，防止皮肤烫伤。施灸30min，以患者局部皮肤潮红、微汗出为佳。每天1次。

4. 督脉灸

作用：温肾助阳、温经通络、温中散寒、补气养血、调和阴阳、透邪外出。

方法：患者取俯卧位，暴露施灸部位，再用大毛巾覆盖，并注意保暖及隐私保护。在施灸部位撒上薄薄的药粉，再将姜绒铺于施灸穴位处，姜绒湿度适宜，以不滴姜汁为度，姜绒宽约8cm，厚约2cm，长度从大椎穴到腰俞穴。将艾炷（或艾绒）放在姜绒正中上，当艾炷（或艾绒）燃尽时，注意观察患者感觉情况。再次点燃艾炷（或艾绒），一般更换2壮。连续灸至肌肤内感觉温热，局部皮肤潮红湿润，施灸时间合理。最后一壮艾炷灸完后，待姜绒温度下降，病人无温热感时方可丢弃。

5. 任脉灸

作用：温经散寒、滋养任脉、疏通经络、排出寒邪、贯通气血。

方法：患者取仰卧位，暴露施灸部位，再用大毛巾覆盖，并注意保暖及隐私保护。在施灸部位撒上薄薄的药粉，再将姜绒铺于施灸穴位处，姜绒湿度适宜，以不滴姜汁为度，姜绒宽约8cm、厚约2cm，长度从曲骨穴到中脘穴。将艾炷（或艾绒）放在姜绒正中上，当艾炷（或艾绒）燃尽时，注意观察患者感觉情况。再次点燃艾炷（或艾绒），一般更换2壮。连续灸至肌肤内感觉温热，局部皮肤潮红湿润，施灸时间合理。最后一壮艾炷灸完后，待姜绒温度下降，病人无温热感时方可丢弃。

6. 温通刮痧

作用：以热引邪、温经通络、化解瘀堵、激发经气、活血化瘀、调和阴阳。

适应范围：属气虚血瘀和阳虚血瘀证的崩漏患者。

方法：患者取合理、舒适体位，充分暴露治疗部位，铺浴巾注意保暖。用热毛巾进行皮肤清洁。点燃艾炷对病灶部位或穴位施灸，待罐口温热。用棉球蘸取适量陈渭良伤科油（佛山市中医院院内制剂）涂抹于温灸刮痧部位边刮边灸。按刮痧操作手法（手法要细腻柔和）、顺序、力度及出痧要求进行操作。待温通罐罐体温热后用罐体按摩区行局部推拿按摩。观察患者局部皮肤颜色变化及患者自觉症状调节手法力度。

注意事项：温灸刮痧结束后，适当饮用温水，不宜即刻食用生冷食物。出痧后至少4h不能洗澡，注意保暖，避免感受风寒，避免风扇、空调直吹刮痧部位。

7. 磁珠压耳穴疗法

取穴：子宫、肾、盆腔、内分泌、脾、缘中、肾上腺。

方法：消毒单侧耳部穴位后用止血钳将磁珠胶布贴在相应耳穴上，每穴以中强度按压1min，使局部产生发热、胀痛感。并嘱患者每日自行按压5～6次，每次按压1min。3天后取下，换贴对侧耳部穴位。

三、中西医结合治疗

中西医结合治疗原则是中西医优势互补，缩短疗程，提高疗效，改善患者生活质量。中西医两种方案联合干预，犹如杠杆两端，相互补充，协同发挥止血调经促孕之疗效。

（一）中医治疗概况

中药周期疗法，简称"中周法"，是根据月经周期中脏腑阴阳气血的生理性变化，在月经周期不同时段采用不同的治法，因势利导，以达至调整月经周期和恢复排卵的目标的。用"中周法"调经促卵助孕时，针对卵泡发育和排卵障碍的根本原因，借助卵巢功能检查（B超及性激素检查）的方法动态监测卵泡发育、成熟与排卵情况，更好地把握用药时机，灵活运用我院协定处方促卵泡汤、促排卵汤、促黄体汤等，辨证施治，随证加减，同时配合针法、灸法等外治法，临证屡获良效。

（二）西医治疗概况

AUB-O的治疗原则，是急性出血期维持一般状况和生命体征，给予支持疗法（输液、输血），尽快止血并纠正贫血；血止后调整周期，预防子宫内膜增生和AUB复发。有生育要求者行诱导排卵治疗，完成生育后应长期随访，并进行相关的科普教育。由于AUB-O涉及从初潮到绝经的各年龄段，不同年龄段的常见病因不同，临床表现多样，患者需求不同，涉及发育、生殖和避孕等。临证选择治疗措施需全面考量年龄、出血量、出血速度、贫血严重程度、是否耐受、是否有生育要求等。

止血的方法包括孕激素内膜脱落法、大剂量短效复方口服避孕药、高效合成孕激素内膜萎缩法和诊刮（或宫腔镜检查直视下活检）。对于急性AUB，除积极性激素治疗外，需同时配合止血药、抗贫血等辅助治疗手段，出血严重时需输血、补充血红蛋白及凝血因子，适当应用抗生素，以改善患者的一般情况，维持稳定的生命体征。

调整周期的方法包括孕激素定期撤退法、短效复方口服避孕药、左炔诺孕酮宫内缓释系统、促排卵、雌孕激素序贯治疗。

四、难点分析

（一）现状分析

近年来对崩漏中医药治疗的不断探索，取得了一定进展，尤其在缓解症状、后续调整月经周期，顺利过渡围绝经期，预防子宫内膜癌变方面取得了肯定疗效。但仍存在一些不足：

（1）患者康复意识急切，每次要求医务人员使用能够更快、更好促进病情康复的一切诊疗手段。单纯使用中医药治疗，其疗效有待进一步提高。

（2）崩漏出现严重并发症时，如阴道大出血、重度贫血、失血性休克等，病情危重时需要采取中西医结合的方法治疗。

（3）临床上中医治疗缺乏客观疗效评价指标，各地的研究报道分别采用了不同的分型、治法、方药，虽取得了不同程度的临床疗效，但缺乏可比性，重复性研究较多，研究结果的科学性、可信度也大打折扣。

（二）中医难点分析

1. 阴道大量出血

阴道大量出血是崩漏患者常见的症状之一，短时间内可出现出血性休克。治疗上予诊刮术可以快速止血。仅靠中医药治疗难以快速止血。

2. 血止后月经周期调整

崩漏多见于青春期及围绝经期妇女。血止后的调周建议一般连续治疗3～6个月。崩漏就病之新久而言，"暴崩者，其来骤，其治亦易；久崩者，其患深，其治亦难"（《景岳全书·妇人规·崩淋经漏不止》）。就其疗效而言，止血塞流稍易，调经复旧较难，是临床难点所在。

佛山市中医院妇科充分发挥中医药的特色和优势，综合运用中西医结合、内服外治等多种手段，在崩漏治疗上取得了满意的效果。

五、医案验方

张某，女，26岁，工人，已婚，于2021年9月10日来我院门诊就诊。

主诉：月经稀发1年，阴道流血1月余。

现病史：患者既往月经规则，无痛经，量中，有血块，经期5～7天。近1年出现月经40+天至3月一行不等，经量及经期如常。LMP：2021年6月21日。2021年8月9日开始出现阴道流血，量时多时少，持续至今未净。近3天阴道流血量增多，每天湿透3片卫生巾，色红，无明显血块，伴烦热，失眠多梦，口干，无下腹痛，无头晕，胃纳可，小便黄，大便干。就诊时症见：精神可，面色潮红，腰酸，口干，舌红，苔薄黄，脉细数。

婚育史：已婚，孕0。无避孕，有生育要求。

既往史：平素体健，否认药物过敏。否认高血压、糖尿病等慢性病史。

体格检查：T 36.3℃，P 76次/min，R 20次/min，BP 118/75mmHg。身高160cm，体重52kg。无痤疮，无多毛征。心肺腹部体格检查未见异常。

妇科检查：外阴发育正常，阴道通畅，内见中量血污，宫颈光滑，子宫附件未及异常。

辅助检查：尿妊娠试验阴性；血常规：HB 110/L，凝血六项正常。性激素六项：FSH 4.35IU/L，LH 2.12IU/L，E2 58pg/mL，T 23.56μg/L，P 0.33μg/L，PRL 33.4ng/mL。妇科经阴道彩超：子宫及双附件正常，内膜厚5mm。

中医诊断：崩漏（虚热证）。

西医诊断：无排卵性异常子宫出血。

治法：养阴止血，固冲调经。

处方：生地黄20g、牡丹皮15g、地骨皮15g、白芍20g、酒女贞子20g、墨旱莲30g、地榆炭15g、仙鹤草30g、干益母草30g、酸枣仁10g、阿胶10g（烊化）、杜仲15g（每日1剂，水煎服，共7剂）。

二诊：2021年9月17日。症见：精神好，阴道流血已止，腰酸减轻，夜眠改善，舌红，苔薄，脉细。

治法：补肾养阴调经。

血止后予口服六味地黄丸，每天3次，每次6g，连续3周。

三诊：2021年10月30日。求调经助孕。症见：末次月经2021年10月25日，经量中，5天干净。腰酸，胃纳一般，夜眠可，舌淡红，苔薄，脉细。

治法：补肾养精，健脾疏肝助孕。予促卵泡汤、促排卵汤、促黄体汤化裁周期用药，结合经阴道彩超监测排卵，指导妊娠。

四诊：2021年12月13日。停经50天，腰酸3天。症见：精神稍倦，腰酸，轻微下腹胀，无阴道流血，无腹痛，轻恶心，纳呆，夜尿2～3次，大便正常，舌淡红，苔薄黄，脉沉细。

辅助检查：早孕三项，孕酮23nmol/L，HCG 38968IU/L，E2 482pg/mL；早孕彩超：宫内妊娠约6周，活胎。

诊断：胎动不安。

辨证：脾肾亏虚。

处方：保泰丸（佛山市中医院院内制剂）口服，每次8g，每天2次。

患者一周后复诊，腰酸减，无不适，转产科定期产检。

第五节 辨 证 施 护

一、辨证护理

（1）肾阴虚证。阴虚生内热，故衣被不宜过暖。注意保证充足睡眠，使心肾交合，虚火不至妄动。

（2）肾阳虚证。病室宜温暖，保证充足睡眠，并要注意腹部保暖，避免受寒。饮食及中药汤剂均宜热服。早期以卧床休息为主，出血缓解后应适当活动，动能生阳，注意多晒太阳，以助阳气升发。

（3）脾虚证。出血量多者，应绝对静卧。体虚怕冷者，要注意保暖。中药汤剂宜温服或热服。

（4）血热证。病室宜通风、凉爽。患者衣被适中，不宜过暖。中药汤剂宜偏凉服用。观察有无发热现象。腹痛拒按者，禁用热敷及艾灸。

（5）血瘀证。小腹疼痛拒按者，可予腹部热敷，但要防止烫伤。腹痛伴呕吐者，可配合针灸治疗。中药汤剂宜温服。

二、辨证施膳

（1）肾阴虚。饮食宜滋肾养血之品，如甲鱼、乌龟、虫草、鱼胶应多摄入，或服用藕汁、梨汁等以止血生津。可进食山药甲鱼汤。忌食辛燥、煎炒动火之品。

（2）肾阳虚。待止血后，指导患者可进温补之品，如患者脾胃健运可适当进食当归生姜大枣羊肉汤、鹿茸炖鸡肉等温肾补血之品，忌食寒凉、生冷之瓜果，夏天勿进食经冷藏后的水果、饮料，宜进食热饭、热菜。

（3）脾虚证。平时可进食健脾滋阴补血的食物，如山药、莲子、元肉、鸡肉、黄鳝、带鱼、菠菜等，可用山药、黄芪、白术炖乌鸡汤，忌食生冷、寒凉、油腻之品。

（4）血热证。饮食以清淡为主，如猪瘦肉、鱼类、蛋类、新鲜蔬菜，大便干结可食新鲜水果及多饮水，夏日可多食藕片、藕汁、苦瓜等以利凉血止血。平时可进食清热凉血的食物，如百合莲子粥、银耳露、生地黄汁等。忌食辛辣、刺激之品。

（5）血瘀证。可进食活血化瘀的食物，如红花炖瘦肉汤、益母草炖鸡蛋汤。忌食生冷、酸涩性食物。

第六节 循 证 研 究

一、基础研究

（一）中医基础研究

1. 中药单药

三七为五加科人参属植物，味甘、微苦，性温，归肝、胃、心、小肠经，具有止血、散瘀、消肿、止痛、补虚、强壮等功效。皂苷类成分是三七主要的生理活性成分。在妇科领域，三七单用或配伍其他止血药治疗妇科血证越来越受到国内外学者的重视。有研究[6]证明三七可能通过三七皂苷、三七黄酮、三七氨酸等有效成分下调子宫内膜组织PAI-1 mRNA和蛋白质、TF-mRNA和蛋白质、TFPI-2 mRNA和蛋白质、TGF-β1 mRNA和蛋白质的表达水平，降低雌激素引起的表达增高，达到祛瘀止血的作用。其止血、抗炎的作用可能是三七有效部位治疗无排卵性功血的关键所在。刘正君等[7]进行了三七止血作用的实验研究，发现三七的止血作用可能与干预内源性凝血途径，促纤维蛋白形成有关。提示三七粉体内外均有止血作用，其中体外止血可能是物理性、非特异性的，体内止血可能与其部分对抗肝素的抗凝作用有关。

2. 中药复方

（1）调节相关因子。现在研究表明多种生长因子和细胞因子参与了内膜血管的形成，如血管内皮生长因子（VEGF）、血管生成素（Ang）、表皮生长因子（EGF）、血小板反应蛋白（TSP-1）等细胞因子对血管生成有促进作用。李宁等[8]探讨参芪止血胶囊治疗功能失调性子宫出血病的作用机制，证实其能使增生型子宫内膜中VEGF和bFGF表达减弱，降低子宫内膜细胞的增生与分裂，抑制子宫内膜中血管的生长。

（2）调控基质金属蛋白酶（MMPs）。月经期MMPs活性的增高会引起ECM水解，子宫内膜崩解、脱落而发生月经。吕小波等[9]研究云南红药和5个治疗功血的同类产品修复子宫内膜的作用机制。结果与正常对照组大鼠比较，模型组大鼠在造模后，凝血时间明显延长，而云南红药和5个同类产品能明显缩短子宫出血模型的凝血时间（$P<0.01$）。发现云南红药和5个治疗功血的同类产品对子宫出血有明显的治疗作用，其中云南红药胶囊、宫血宁胶囊及五加生化胶囊对子宫内膜有明显修复作用，其作用机制可能与上调VEGF有关；云南红药胶囊和戊酸雌二醇片合用可以增强其修复子宫内膜的作用。

（3）舒张血管。已知螺旋动脉的强烈收缩与内膜腔上皮的再生和修复在月经出血和止血中发挥重要作用。近年研究表明：前列腺素和功血的发病关系密切，PGE2a是血管组织合成的一种主要的前列腺素，是目前发现的最强烈的血小板凝聚抑制剂和血管扩张剂。王堃[10]在祛瘀止血颗粒治疗排卵性功血的作用及机制的研究中发现祛瘀止血颗粒使功血模型大鼠子宫PGE2含量明显降低，PGF2含量明显升高，PGE2/PGF2比值明显减小。

（二）现代医学基础研究

当各种生理或病理因素造成排卵障碍时，由于无排卵导致无黄体形成，孕激素水平降低，从而增殖性子宫内膜持续存在。这种不稳定的子宫内膜组织容易出现不规则和大量脱落。此外，高水平雌激素的存在不受孕酮的影响，被认为有助于增加子宫内膜的血管脆性和降低血管张力，从而导致失血量增加。前列腺素合成异常和前列腺素受体上调、局部纤溶活性增加以及组织纤溶酶原激活剂活性增加都被认为是继发于排卵功能障碍的异常子宫出血的机制。

常见的排卵障碍性疾病有PCOS、卵巢储备功能不全、下丘脑功能紊乱、高催乳素血症、甲状腺功能异常。

PCOS引起的排卵障碍，目前认为主要由于高雄激素环境导致卵泡发生过程中可能存在的卵泡募集亢进，缺乏主导卵泡生成，从而导致卵泡成熟障碍、无排卵。多个卵泡产生的雌激素可以抑制卵泡凋亡，导致窦卵泡发育停滞但不闭锁[11]。高胰岛素血症（HI）和高雄激素血症（HA）能协同放大黄体生成素的作用，高黄体生成素致使未成熟卵泡黄素化或卵泡成熟受阻，同时因雌激素合成减少，维持在相当于或低于卵泡早期的水平，抑制FSH分泌，无法达到触发黄体生成素峰的水平，导致卵泡的募集、选择、优势化及排卵障碍。另外，AMH浓度异常增高，可抑制卵泡的正常发育、成熟，进而导致多囊卵巢综合征患者卵泡闭锁、停止排卵。

卵巢储备功能不全病因涉及遗传、感染、医源性、自身免疫疾病等，大多数原因不明的卵巢储备功能不全为特发性。

下丘脑功能紊乱指下丘脑合成和分泌促性腺激素释放激素缺陷或下降导致垂体促性腺激素分泌功能低下，不足以维持卵泡发育和排卵，从而导致月经紊乱。

高催乳素血症通过中枢和卵巢两条途径影响女性生殖内分泌，首先干扰卵泡的正常发育，进而出现排卵障碍。同时，体内多巴胺升高，改变雌激素的反馈调节机制，使促性腺激素的合成与释放受到抑制，雌激素分泌减少，造成月经稀发、经量减少等[12]。

甲状腺激素对卵巢功能影响机制：甲状腺激素可通过TSH-R直接干预卵巢内分泌功能，间接影响促性腺激素释放，使卵巢对其敏感性减低，导致黄体功能不全；增加外周血中性激素结合球蛋白，改变雌激素代谢，抑制排卵。

二、临床研究

（一）中医研究

1. 辨证论治研究

（1）健脾。周美云[13]等运用固本止崩汤加减治疗28例脾气虚型崩漏，总有效率达96.43%，患者无相关并发症，体征得到了明显改善。孙素云[14]运用归脾汤加减联合针灸治疗崩漏，选取44例作为研究对象，对患者崩漏穴进行针刺治疗、艾灸隐白穴，联合归脾汤，总有效率为95.45%。李皎[15]运用益气健脾固冲汤与妈富隆进行随机对照试验，治疗80例脾虚型崩漏，对照组服用妈富隆0.3mg，每天1次，总疗程为3周，试验组予以益气健脾固冲汤治疗，每日1剂，早、晚服用，总疗程为3周，结果提示研究组止血时间明显缩短，APTT与Hb明显改善（$P<0.05$），研究组的总有效率

为95.0%，明显高于对照组的80.0%（$P<0.05$）。

（2）补肾。陈琼等[16]观察补肾益气经验方辅治青春期崩漏的止血效果，将104例患者进行随机试验，实验组与对照组均给予达英-35治疗，实验组加用补肾益气经验方，持续治疗3个周期，实验组控制出血时间与完全止血时间均短于对照组（$P<0.05$）。李娜等[17]探讨熟地山萸汤联合炔诺酮对肾阴虚型崩漏患者中医症状及贫血改善的影响，将96例肾阴虚型崩漏患者随机分为两组，对照组采用炔诺酮片治疗，在此基础上观察组采用熟地山萸汤治疗，治疗3个月后，结果提示观察组五心烦热、腰膝酸软、尿黄便干、潮热盗汗、口干咽燥评分均比对照组低，HGB、MCHC、MCH、MCV水平均比对照组高（$P<0.05$）。

（3）化瘀。齐艳群[18]通过观察30例血瘀型患者采用中药联合耳穴治疗血瘀型崩漏的临床疗效，经过治疗以后，痊愈15例，好转10例，无效5例，总有效率83.33%。张俊莉[19]对益气补肾固冲汤与雌孕激素序贯法进行随机试验，将100例气虚血瘀型崩漏患者分为对照组和观察组，对照组采用西医雌孕激素序贯法，观察组采用中医辨证疗法指导下的益气补肾固冲汤治疗，结果提示观察组治疗总有效率为96.00%，明显高于对照组的84.00%（$P<0.05$），观察组治疗后FSH、LH、E2和P水平均低于治疗前和对照组（$P<0.05$）。

（4）清热。张娅珍等[20]运用生地龙牡汤加减治疗阴虚血热型崩漏80例，结果显示痊愈60例，有效12例，好转4例，无效4例，痊愈率75%，有效率95%。刘洁[21]观察育阴固冲汤治疗阴虚内热型崩漏的临床疗效，将患者共80例随机分为2组，治疗组给予育阴固冲汤治疗，对照组给予葆宫止血颗粒治疗，结果提示治疗组总有效率95.0%，对照组总有效率85.0%，且治疗组在证候积分、血止时间均优于对照组。

2. 专病专方研究

（1）固本止崩汤。刘露[22]通过观察固本止崩汤加减治疗60例更年期崩漏的临床疗效，结果治愈21例，显效27例，有效9例，无效3例，总有效率95%。陈宝莹等[23]观察固本止崩汤结合针灸治疗气虚型崩漏的临床效果，治疗组予以固本止崩汤，结合针灸（隐白、中极、三阴交、关元）治疗7d。对照组予以醋酸甲羟孕酮8mg，每8小时1次，每3天减1/3量，共9天后停药。治疗组的不良反应发生率为3.33%，低于对照组的23.33%（$P<0.05$），治疗组的复发率低于对照组（$P<0.05$）。

（2）固冲汤。张红旗等[24]对86例崩漏患者的资料进行回顾性分析，患者均给予固冲汤进行加减治疗，结果所有患者均治愈。岳晓敏[25]探讨固冲汤加味治疗围绝经期崩漏的临床有效性，研究发现观察组患者治疗总有效率高于对照组；观察组患者治疗后症状改善情况优于对照组（$P<0.05$）。

3. 中药调周疗法

缪培培[26]探讨夏桂成中药调周法治疗肾虚型崩漏的临床疗效。先采用滋阴止血之法，继而进入中药调周，结论表明使用传统西药治疗和中药调周法均能有效改善患者病情，但使用中药调周法治疗后，患者并发症发生率较低，具有积极作用。

4. 中成药研究

（1）妇科再造胶囊。穆丹等[27]选取无排卵型功能性子宫出血患者106例进行随机对照研究，对照组口服复方炔诺酮片，治疗3个疗程，对照组和治疗组总有效率分别为75.47%和90.57%（$P<0.05$）。治疗后，两组患者月经周期和经期时间均显著趋于正常范围，子宫内膜厚度也明显改善，且治疗组临床改善情况明显好于对照组（$P<0.05$）。

（2）宫血宁胶囊。张虹[28]选取AUB-O患者78例进行随机对照研究，两组患者于月经来潮第7天接受孕激素内膜脱法止血，口服地屈孕酮10mg，1天1次，连续3周；观察组在此基础上给予宫血宁胶囊1次2粒，1天3次，孕激素撤退性出血血止停药，发现宫血宁胶囊辅助孕激素内膜脱落法治疗AUB-O不仅能够提高疗效（$P<0.01$）；而且有效改善中医临床症状评分（$P<0.01$）和降低治疗结束3个月内出血复发率（$P<0.01$）。

（3）致康胶囊。刘燕[29]探讨致康胶囊联合戊酸雌二醇治疗青春期功能失调性子宫出血的临床效果，选取98例青春期功能失调性子宫出血患者进行随机对照研究，对照组口服戊酸雌二醇片，治疗组在对照组基础上口服致康胶囊，2粒/次，3次/d；两组连续治疗3个月经周期。对照组和治疗组临床有效率分别为83.7%和95.9%（$P<0.05$）。治疗组患者控制出血和完全止血时间均明显短于对照组（$P<0.05$）。治疗组红细胞聚集指数（EAI）、红细胞变形指数（EDI）值较治疗前均显著降低（$P<0.05$），红细胞比容（HCT）值显著升高（$P<0.05$），且治疗组患者EAI、EDI和HCT值明显好于对照组（$P<0.05$）。治疗后，两组患者SF-36中各维度评分及其总分均显著升高（$P<0.05$），且治疗组患者SF-36评分明显高于对照组（$P<0.05$）。

5. 中医外治法研究

（1）经外奇穴治疗。杨东霞等[30]通过总结断红穴治疗崩漏的文献得出结论断红穴是近代以来治疗崩漏的特效穴，具有补气固脱止血的功效以及简便廉验等优势。操作方法：患者取仰卧位或坐位，两手掌面向下，呈半握拳自然屈曲状态，常规消毒后，一般取3.5寸毫针，沿着掌骨水平方向缓慢进针1.5～2寸，行平补平泻手法，留针20min后，可起针灸之。以艾卷行雀啄灸法或者行竹圈盐姜灸法。

（2）子午流注。林莉等[31]运用子午流注艾灸隐白穴治疗崩漏，将30例崩漏患者随机分为两组，给予对照组常规治疗，给予实验组常规治疗同时配合子午流注在巳时（9—11时）艾灸隐白穴，观察记录两组崩漏患者第1、3、5天止血的疗效。实验组患者第1、3、5天的血流量明显少于A组（$P<0.05$）。

（3）针刺。牟莹慧[32]将63例血瘀型崩漏患者随机分为观察组和对照组，对照组采用单纯体针针刺治疗，观察组采用针刺联合刺络放血治疗，结果提示观察组治疗总有效率、止血效果明显优于对照组（$P<0.05$）；治疗后两组患者Hb均显著升高（$P<0.05$），且观察组Hb明显高于对照组（$P<0.05$）。

6. 民族医学研究

（1）藏医。更太措[33]观察藏医外治粗盐与鹏润征热敷疗法治疗月经失调的临床疗效。选择200例月经失调的患者，采取常规藏医外治粗盐与鹏润征热敷疗法进行治疗（将两斤的藏医外治粗盐与鹏润征热敷包裹在患者下腹部及腰部疼痛处，热敷的时间15～20min，粗盐可以反复炒用4～5次后再换新的），7天为一个疗程，2个疗程后评估治愈率达70%。杨红梅[34]进行运用藏医治疗200例育龄期妇女月经失调的随机对照研究，给予对照组常规的治疗，给予观察组藏医治疗的方法，结果提示观察组治疗有效率及综合满意度均显著高于对照组（$P<0.05$）。

（2）蒙医。白沙茹拉[35]进行运用蒙医药治疗寒盛型月经不调的随机对照研究。观察组采用蒙药苏格木乐-7、阿木日-6散、乌力吉-18、萨日冲、扎木萨-4汤等治疗，并结合蒙药足浴治疗［配方：五味甘露散（白野蒿、水柏枝、麻黄、黄花杜鹃、圆柏刺）］，对照组采用西药戊酸二醇片治疗。结果：观察组痊愈62例，占64.58%；显效24例，占25.00%；有效9例，占9.38%；无效1

例，占1.04%。总有效率98.96%。对照组总有效率90.48%。观察组与对照组疗效比较有明显差异。

（3）壮医。唐莫愁等[36]将60例肝郁型月经不调患者随机分为治疗组和对照组，治疗组独取脐环穴，予以壮医药线点灸联合壮医针刺，对照组采用传统中医针刺：取合谷、关元、太冲、三阴交、气海、期门穴治疗。结果说明壮医药线点灸配合壮医针刺脐环穴对肝郁型月经不调的治疗与传统中医针刺治疗的疗效相当。

（二）现代医学临床研究

排卵障碍性异常子宫出血治疗的研究。AUB-O的治疗方案是通过无排卵的病因和患者的治疗目标来确定的。不同年龄段无排卵或稀发排卵AUB-O患者的治疗方法选择如下。

1. 青春期

青春期AUB-O的主要原因是HPO轴的精细调节尚未成熟，导致无排卵或稀发排卵，孕激素缺乏。出血期止血研究推荐孕激素内膜脱落法、短效COC治疗，因不良反应较多不推荐高效合成孕激素内膜萎缩法[37]。因子宫内膜病变的风险不高，不推荐常规使用诊刮或宫腔镜检查，仅在药物治疗效果不佳、怀疑或不能除外子宫器质性病变时使用。可使用天然孕激素或地屈孕酮定期撤退法及使用短效COC调整周期，可连续使用3~6个月作为1个疗程，停药并观察效果，如AUB复发，可积极重新开始治疗。雌孕激素序贯疗法仅在少见的情况，如孕激素治疗后不出现撤退性出血、考虑是内源性雌激素水平不足时使用[38]。

2. 生育期

生育期AUB-O的常见原因是PCOS、高催乳素血症、肥胖、甲状腺功能异常等。出血期止血可用短效COC治疗、孕激素内膜脱落法、高效合成孕激素内膜萎缩法。酌情将诊刮或宫腔镜检查、子宫内膜病理检查作为出血量多、需尽快止血的重要方法，此方法止血或减少出血量的速度快，并可明确是否有子宫内膜病变，但不建议反复使用[39]。对于有生育要求者，患有多囊卵巢综合征的女性，减肥已被证明可以降低循环中的雄激素[40]。药物减肥剂也可以改善PCOS患者的卵巢功能，其中包括奥利司他和西布曲明。最近的研究表明，来曲唑在PCOS患者中可能比枸橼酸氯米芬更有效，具有更高的活产率（优势比1.64）和更高的临床妊娠率（优势比1.4）。胰岛素增敏剂，如二甲双胍，也已用于患有PCOS的女性。特别是在肥胖女性中，与单独使用枸橼酸氯米芬相比，将二甲双胍与枸橼酸氯米芬联合使用可能会增加妊娠率[41]。在药物治疗失败和/或药物禁忌的情况下，需要对AUB-O进行手术治疗。对于患有PCOS的病态肥胖女性，胃旁路手术已被证明可以使许多患者的生殖和代谢异常正常化。另外，推荐选择不影响妊娠的天然孕激素或地屈孕酮定期撤退法。

无生育要求者：①短期内无生育要求者，推荐短效COC。②长期（超过1年）无生育要求者，推荐选择LNG-IUS；也可长期使用短效COC。生育期使用短效COC推荐长期连续使用，不建议间歇使用。

3. 绝经过渡期

绝经过渡期AUB-O易反复发生，主要原因是卵巢功能减退直至卵巢功能衰竭，导致稀发排卵或无排卵，且子宫内膜增生、子宫内膜癌的风险增加，需要长期管理。同时，随着年龄增加，出现高血压、糖尿病、高血脂等的风险增加，选择用药时需考虑对全身影响较小的、更安全的治疗方案及药物[42]。出血期止血推荐使用孕激素内膜脱落法、高效合成孕激素内膜萎缩法，相对较安全。不推荐大剂量（2~3片/d）短效COC止血，因可能增加绝经过渡期患者的血栓发生风险。推荐将诊刮或宫腔镜检查、子宫内膜病理检查作为怀疑有子宫内膜病变患者首次止血的治疗选择；对于近期已行子宫内膜病理检查、排除了恶性情况者不必反复刮宫。

调整周期：

（1）LNG-IUS。可长期、有效保护子宫内膜，显著减少月经出血量，并有安全可靠的避孕效果，全身的副作用较少。1次放置可维持5年，可达到长期管理的效果，可作为绝经过渡期患者的长期、安全、简便的选择，尤其适用于经量过多的患者。对于绝经过渡期较常合并的子宫内膜息肉、子宫肌瘤、子宫腺肌病、子宫内膜增生等有额外的治疗益处。

（2）孕激素定期撤退法。推荐使用天然孕激素或地屈孕酮，不增加心血管疾病和乳腺癌的风险或风险较低。方法同青春期、生育期，但需长期管理，定期撤退出血，直至使用孕激素不能撤退出血、自然绝经为止。

（3）伴有明确雌激素缺乏症状者，无性激素治疗禁忌证，可启动激素补充治疗（hormone replacement therapy，HRT），推荐天然雌激素与孕激素或地屈孕酮序贯治疗，有规律的撤退性出血，可同时缓解围绝经期症状。

（4）短效COC。慎用，适用于经量多、有避孕需求、无使用禁忌证的患者。1片/d，21～24d，规范使用。

由于存在子宫内膜增生和恶性肿瘤的风险，对于45岁以上的AUB女性，应将子宫内膜组织取样（如子宫内膜活检或刮宫术）作为一线检查[43]。如果年轻女性有雌激素暴露史、医疗管理失败或持续异常出血，则也应在年轻女性中进行子宫内膜组织取样。对于已完成生育的患者，子宫切除术是异常出血和治疗/预防子宫内膜增生的最终治疗方法，子宫切除术具有立即有效和永久的好处。

另外，子宫内膜切除术有可能帮助许多异常子宫出血的患者[44]。然而，对于患有子宫内膜增生或恶性肿瘤的患者，不建议进行子宫内膜消融。也有报道称患者在消融手术后患有子宫内膜癌，因此向患者推荐该手术时必须谨慎。关于失败，在一项平均随访39个月的研究中，13.4%接受子宫内膜切除术的女性随后接受了子宫切除术。

（游哲辉　罗健　吴思雨）

● 参考文献

[1] 张玉珍. 中医妇科学[M]. 北京：中国中医药出版社，2002.

[2] 谈勇. 中医妇科学[M]. 北京：中国中医药出版社，2016.

[3] 刘格，王薇华，孙静，等. 崩漏的13部中医古籍研究[J]. 河北中医，2017，39（4）：611-613.

[4] MUNRO M G, CRITCHLEY H, BRODER M S, et al. FIGO classification system（PALM-COEIN）for causes of abnormal uterine bleeding in nongravid women of reproductive age[J]. Int J Gynaecol Obstet, 2011, 113（1）：3-13.

[5] 中国中西医结合学会妇产科专业委员会. 排卵障碍性异常子宫出血中西医结合诊疗指南[J]. 中国中西医结合杂志，2020，40（4）：391-400.

[6] 刘东平. 三七有效部位对雌激素干预下大鼠子宫内膜止血、修复机制的研究[D]. 长沙：湖南中医药大学，2012.

[7] 刘正君，吉延慧，张琪嘉钰，等. 三七止血作用的实验研究[J]. 陕西中医学院学报，2015，38（2）：71-73，77.

[8] 李宁，李馥光，宋素英，等. 参芪止血胶囊对大鼠增生型子宫内膜VEGF和bFGF表达的影响[J]. 山东医药，2012，52（24）：28-29，104.

[9] 吕小波，周敏，黄春球，等. 云南红药和同类产品对大鼠功血模型子宫内膜修复机制的实验研究[J]. 中国临

床药理学与治疗学，2013，18（2）：132-136.

[10] 王堃．祛瘀止血颗粒治疗排卵型功血的作用及机制研究[D]．北京：北京中医药大学，2013.

[11] SADEGHI H M，ADELI I，CALINA D，et al．Polycystic ovary syndrome：a comprehensive review of pathogenesis，management，and drug repurposing[J]．Int J Mol Sci，2022，23（2）：583.

[12] GLEZER A，BRONSTEIN M D．Hyperprolactinemia[M]．Springer New York，2014.

[13] 周美云．固本止崩汤加减治疗女性脾气虚型崩漏临床观察[J]．中国农村卫生，2020，12（15）：75，77，79-80.

[14] 孙素云．归脾汤加减联合针灸治疗女性崩漏的临床效果[J]．临床医药文献电子杂志，2019，6（17）：59.

[15] 李皎．益气健脾固冲汤治疗脾虚型崩漏的效果分析[J]．中国医药指南，2019，17（34）：195.

[16] 陈琼，朱阳师，罗雪娟．补肾益气经验方辅治青春期崩漏临床观察[J]．实用中医药杂志，2021，37（7）：1168-1170.

[17] 李娜，姜景玉．熟地山萸汤联合炔诺酮对肾阴虚型崩漏患者中医症状及贫血改善的影响[J]．医学理论与实践，2021，34（17）：3037-3039.

[18] 齐群艳．自拟止血汤加减配合耳穴埋籽治疗血瘀型崩漏临床观察[J]．中医药临床杂志，2016，28（5）：672-674.

[19] 张俊莉．益气补肾固冲汤对气虚血瘀型崩漏患者的临床疗效及对患者子宫内膜与性激素的影响[J]．检验医学与临床，2021，18（8）：1121-1124.

[20] 张娅珍，蔡夏琴，陈颖颖，等．生地龙牡汤加减治疗阴虚血热型崩漏80例临床观察[J]．浙江中医杂志，2020，55（6）：437.

[21] 刘洁．育阴固冲汤治疗阴虚内热型崩漏临床观察[J]．光明中医，2020，35（8）：1179-1181.

[22] 刘露．固本止崩汤加减治疗更年期崩漏60例[J]．实用妇科内分泌电子杂志，2019，6（9）：173，176.

[23] 陈宝莹，卢肖霞，张纯，等．固本止崩汤结合针灸治疗气虚型崩漏的效果观察[J]．中国当代医药，2017，24（15）：123-125.

[24] 张红旗，李全香．固冲汤加减治疗妇女崩漏86例[J]．世界最新医学信息文摘，2018，18（87）：166，173.

[25] 岳晓敏．固冲汤加味治疗围绝经期崩漏的临床有效性分析[J]．名医，2021（13）：50-51.

[26] 缪培培．中药调周法治疗30例肾阴虚型崩漏临床疗效观察[J]．名医，2020（10）：303-304.

[27] 穆丹，何洁丽．妇科再造胶囊联合炔诺酮治疗无排卵型功能性子宫出血的疗效观察[J]．现代药物与临床，2017，32（7）：1301-1304.

[28] 张虹．宫血宁胶囊辅治排卵障碍性异常子宫出血临床研究[J]．浙江中西医结合杂志，2020，30（4）：329-330.

[29] 刘燕．致康胶囊联合戊酸雌二醇治疗青春期功能失调性子宫出血的疗效观察[J]．现代药物与临床，2019，34（7）：2087-2092.

[30] 杨东霞，吴慢莉，申儒霞，等．奇穴"断红"治疗崩漏的研究概况[J]．中医药临床杂志，2021，33（10）：2035-2038.

[31] 林莉，廖潇潇，黎娇平．子午流注艾灸隐白穴治疗崩漏的临床疗效观察[J]．大医生，2017，2（7）：65-66.

[32] 牟莹慧．针刺联合刺络放血和单纯体针针刺治疗血瘀型崩漏的效果对比[J]．中国医药科学，2020，10（3）：63-65.

[33] 更太措．藏医外治粗盐与鹏润征热敷疗法治疗月经失调的临床应用[J]．全科口腔医学电子杂志，2019，6（30）：155+160.

[34] 杨红梅．谈藏医治疗育龄期妇女月经失调的临床效果分析[J]．临床医药文献电子杂志，2020，7（42）：50.

[35] 白沙茹拉．蒙医药治疗寒盛型月经不调临床观察[J]．中国民族医药杂志，2020，26（1）：11-12.

[36] 唐莫愁，王明惠，周灵，等．线灸结合针刺脐环穴治疗肝郁型月经不调临床研究[J]．亚太传统医药，2018，14（7）：145-147.

[37] MULLINS E S，MILLER R J，MULLINS T．Abnormal uterine bleeding in adolescent women[J]．Current Pediatrics Reports，2018（1）：1-9.

[38] ACOG．Screening and management of bleeding disorders in adolescents with heavy menstrual bleeding：acog committee opinion，number 785[J]．Obstetrics & Gynecology，2019，134（3）：e71-e83.

[39] BRADLEY L D，GUEYE N A．The medical management of abnormal uterine bleeding in reproductive-aged

women[J]. American Journal of Obstetrics & Gynecology, 2016, 214（1）: 31-44.

[40] MU L, ZHAO Y, LI R, et al. Prevalence of polycystic ovary syndrome in a metabolically healthy obese population[J]. International journal of gynaecology and obstetrics: the official organ of the International Federation of Gynaecology and Obstetrics, 2019, 146（2）: 164-169.

[41] American College of Obstetricians and Gynecologists' Committee on Practice Bulletins-Gynecology. ACOG Practice Bulletin No. 194: Polycystic Ovary Syndrome[J]. Obstet Gynecol, 2018, 131（6）: e157-e171.

[42] WOUK N, HELTON M. Abnormal uterine bleeding in premenopausal women[J]. American Family Physician, 2019, 99（7）: 435-443.

[43] PAPAKONSTANTINOU E, ADONAKIS G. Management of pre-, peri-, and post-menopausal abnormal uterine bleeding: When to perform endometrial sampling?[J]. Int J Gynaecol Obstet, 2022, 158（2）: 252-259.

[44] MUNRO M G. Endometrial ablation[J]. Best Pract Res Clin Obstet Gynaecol, 2018, 46: 120-139.

第十四篇 儿科病篇

引 言

咳嗽为小儿最常见的肺系疾病，一直是儿科的主要病种。治疗上突出中医优势，在传统中医辨证用药的基础上，还可结合季节灸、穴位敷贴、针四缝、小儿推拿、捏脊、放血疗法、耳穴贴压、穴位注射等。

积滞为小儿常见的脾系疾病之一，中医在积滞病的治疗上有传统优势。根据岭南地区小儿的特点，进行辨证施治，自行研制的院内制剂——双金健脾化积颗粒，专科协定方疳积一方、疳积二方，配合针四缝、捏脊、手指点穴、耳穴贴压、天灸等特色治疗方法，形成具有明显岭南特色及临床疗效良好的中医诊疗方案。

小儿抽动障碍，为常见的小儿心理行为疾病之一。西医治疗因疗效个体差异大，服药时间长，副作用明显，停药后症状易反复等，而使大多数患儿及家长难以接受。相比之下，中医治疗具有治法多样、价格低廉、副作用少、疗效确切而持久，并同时能调节患儿全身阴阳平衡和脏腑功能、全面改善患儿身体状况的独特优势。

小儿性早熟，随着社会条件的改善，逐渐成为小儿常见的内分泌疾病。利用现代医学检查对性早熟患儿进行病因诊断，予中西医结合治疗，其中中医治疗以中药辨证施治，配合捏脊、针四缝促进生长，配合耳穴贴压调节内分泌，形成以中医为主、中西医结合的诊疗方案。

第一章 咳　嗽

第一节 概　述

咳嗽是一个以咳嗽为主要症状的证候名，是小儿常见的一种肺系疾病。在佛山市中医院儿科门诊患者中，约有70%的儿童因咳嗽而就诊。本病一年四季均可发生，冬春二季发病率较高。各年龄段小儿均可发病，以婴幼儿尤为多见。凡外感、内伤或内外合邪诸因所致肺气宣降功能失调，均可产生咳嗽，即"五脏六腑皆令人咳"，但不离肺也。《幼幼集成·咳嗽证治》指出："凡有声无痰谓之咳，肺气伤也；有痰无声谓之嗽，脾湿动也；有声有痰谓之咳嗽，初伤于肺，继动脾湿也。"由此可见，咳和嗽在含义上是不同的，而两者又多并见，故多合称为"咳嗽"。

本证候是以咳嗽症状命名的，凡以咳嗽为主要症状的病症，如西医学之咽炎、喉炎、支气管炎、支气管肺炎、咳嗽变异性哮喘等均可参照本证进行辨治。但在小儿时期，许多外感、内伤疾病及传染病都可兼见咳嗽症状，若咳嗽不是其突出主证时，则不属于本章节论述范围内。

第二节 病　因　病　机

一、中医学对咳嗽病因病机的认识

小儿咳嗽的病因有外感与内伤，以外感多见，内伤以痰浊内生、肺阴不足等为主。但咳嗽更多是内外合邪，互为因果所致，其与风的关系密切，故名"风咳"，为外风引触内风，肺失宣肃，肺气上逆，变生咳嗽。

1. 外感六淫邪气

风邪从皮毛或口鼻而入，首犯肺卫，肺失宣肃，肺气上逆而致咳嗽。外感咳嗽常以风为先导，或夹寒，或夹热，或夹燥。风邪还包括大气污染、尘螨异物、异味和刺激性物质等一系列可激发患者高敏反应的外邪。

2. 痰浊内生

小儿脾常不足，若饮食喂养不当，致脾失健运，水湿内停，酿湿成痰，上渍于肺，肺失宣肃而致咳嗽。加之外邪干肺，肺不能宣布津液，聚而为痰。

3. 肺阴不足

小儿脏腑娇嫩，若遇外感咳嗽，日久不愈，正虚邪恋，肺热伤津，燥热耗液，肺阴受损，阴虚生热或化燥，伤于肺络，而致久咳不止，干咳无痰，金破不鸣之声音嘶哑。

咳嗽一证虽为肺脏所主，但其他脏腑功能失调，也可导致肺的宣降失调而引发咳嗽，如肝火亢盛或木火刑金，则煎液为痰，蕴结于肺而发为咳嗽。肾气亏虚，肾不纳气，肺气失敛而作咳。若大肠腑气不通，浊气不降，肺气不宣而为咳嗽。故《素问·咳论》云："五脏六腑皆令人咳，非独肺也。"

咳嗽的病位主要在肺，常涉及脾。其主要病机为肺脏受邪，肺失宣肃，肺气上逆。

二、现代医学对咳嗽致病因素的认识

（一）咳嗽的定义

现代医学认为，咳嗽主要是由气管、支气管黏膜或胸膜受到炎症、异物、物理或化学性刺激引起的。咳嗽本质上是人体呼吸道固有的生理功能，是一种保护性反射[1]。咳嗽受体在气道的分布从喉直至支气管、支气管分支，通过咳嗽可以增强气道黏膜纤毛的功能和能有效清除呼吸道内的分泌物或进入气道内的异物。但是咳嗽比较剧烈或咳嗽次数过于频繁，则属病理现象，多数是由呼吸道炎症所致，可对儿童及其家庭成员的学习、工作和生活质量造成明显影响。

（二）咳嗽的病因

引起咳嗽的病因多样，呼吸道感染、变态反应、气道异物、占位性病变或先天发育异常、药物因素、胸膜疾病、心血管疾病、中枢神经疾病等均可引起。仔细询问病史对病因诊断具有重要作用，能缩小诊断范围，得出初步诊断或根据现病史提供的线索选择相关检查。

（三）咳嗽的机制

通过对咳嗽反射（cough reflex，CR）中各环节的探究，目前对咳嗽机制已有了初步的了解，但大多数研究来源于动物实验，鉴于生物种群的差异性，人类咳嗽机制仍尚未完全明确。

咳嗽受体为迷走神经感觉终端，广泛分布于鼻部、咽喉、气管、支气管等呼吸道器官，亦分布于胸膜、膈肌和食管等器官。当气道咳嗽感受器受到刺激时，刺激信号通过迷走神经传导至延髓咳嗽中枢孤立束神经核区，该中枢再将冲动传向运动神经，即喉下神经、膈神经和脊髓神经，分别引起咽肌、膈肌和其他呼吸肌的运动来完成咳嗽动作，表现为深吸气后，声门关闭，继以突然剧烈的呼气冲出狭窄的声门裂隙，产生咳嗽动作和发出声音。

第三节　诊断与鉴别诊断

一、诊断

（一）临床表现

1. 咳嗽的症状

根据《中国儿童咳嗽诊断与治疗临床实践指南》（2021版）[2]来进行分类，可分为：

（1）咳嗽的性质：根据无痰或有痰，将咳嗽分为干性咳嗽和湿性咳嗽。

（2）咳嗽的病程：按照咳嗽持续时间，儿童咳嗽分为急性咳嗽（<2周）、迁延性咳嗽（2~4周）和慢性咳嗽（>4周）。

（3）特异性慢性咳嗽：指可归因于潜在疾病（通常是肺部来源）的慢性咳嗽。通过检查与评估，大部分慢性咳嗽可以识别出潜在病因。

（4）非特异性慢性咳嗽：指咳嗽为主要或唯一表现，经适当检查与评估后，仍然没有明确病因的慢性咳嗽。

2. 咳嗽的体征

体格检查的范围需包括患者的生命体征、一般情况、体型、鼻、咽、喉、气管和肺部，如气管的位置、颈静脉是否充盈、鼻部咽喉情况、颈部有无淋巴结肿大、肺部呼吸音及干湿性啰音，重点在于胸部的体查。视、触、叩、听诊结合，其中，最重要的便是听诊的识别。

总的来说，要结合咳嗽性质、音色、节律和咳嗽时间、诱发或加重因素、体位影响、伴随症状等来综合判断。了解咳痰的数量、颜色、气味及性状对诊断具有重要的价值。痰量较多、咳脓性痰者应首先考虑呼吸道感染性疾病。如犬吠样咳嗽、吸气性喉鸣提示急性感染性喉炎，呼气相哮鸣音提示哮喘等。

（二）辅助检查

1. 实验室检查

血常规、病原学检查可检查病原体；痰细菌培养，可作细菌学诊断。

2. 影像学检查

胸部X线片检查能及时、有效地协助诊断特异性咳嗽。当胸部X线片不能明确病因，或当慢性湿性咳嗽患儿出现特异体征（如杵状指）或高度怀疑气道异物吸入时，建议行胸部CT检查。

3. 肺功能检查

肺通气功能检查及支气管激发试验对慢性咳嗽的病因诊断具有重要价值。支气管激发试验阳性是诊断咳嗽变异性哮喘（cough variant asthma，CVA）的重要标准。

4. FeNO检测

可以反映气道的嗜酸性粒细胞炎症水平，用于预测慢性咳嗽患者对激素治疗的反应。但建议仅对疑似CVA的慢性咳嗽患儿进行FeNO检测。

5. 变应原皮试和血清IgE检查

对于怀疑与过敏相关的慢性咳嗽患儿，变应原评估有助于鉴别过敏性哮喘或其他非特异性咳嗽。

6. 支气管镜检查

对于常规检查未能明确病因或高度怀疑气道异物、气道阻塞、气道发育异常等情况，可视病史及病情进行支气管镜检查。

（三）诊断要点

参考《中医儿科学》（韩新民、熊磊主编，人民卫生出版社）及国家中医药管理局发布的《中华人民共和国中医药行业标准·中医病证诊断疗效标准·中医儿科病证诊断疗效标准·咳嗽》制定：

（1）好发于冬春季节，多继发于感冒之后，常因气候变化而发病。

（2）以咳嗽、咯痰为主要临床症状，听诊两肺呼吸音粗糙，可闻及干啰音或不固定的粗湿啰音。

（3）胸部X线检查无异常或可见肺纹理增粗紊乱。

（4）实验室检查。①血常规：病毒感染者血白细胞总数正常或偏低；细菌感染者血白细胞总数及中性粒细胞增高。②病原学检查：取鼻咽或气管分泌物标本作病毒分离或桥联酶标法检测，有助于病毒学的诊断。肺炎支原体抗体IgG、IgM检测用于肺炎支原体感染诊断。痰细菌培养，可作为细菌学诊断。

二、鉴别诊断

（一）中医鉴别诊断

（1）哮病。哮病虽然也会兼见咳嗽，但哮病主要表现为喉中哮鸣有声，呼吸气促困难，甚则喘息不能平卧，发作与缓解均迅速，呈反复性发作。常因气候突变、饮食不当、情志失调、劳累等因素诱发，发作前多有鼻痒、喷嚏、胸闷、情绪不宁等先兆。

（2）喘证。喘证也可兼有咳嗽症状，但主要以呼吸困难、张口抬肩、鼻翼煽动、不能平卧为特征。咳嗽日久不愈，可转变为喘证。

（3）肺胀。肺胀是多种肺系疾病反复迁延而致，除咳嗽症状外，并有胸部膨满，喘咳上气，烦躁心慌，甚则肢体浮肿，面色晦暗等。病情缠绵，日久不愈。

（4）肺痨。肺痨的主症为咳嗽、咯血、潮热、盗汗、身体逐渐消瘦等，是体质虚弱、气血不足、痨虫侵肺所致，本病是具有传染性的慢性虚损疾患。

（5）肺炎喘嗽。肺炎喘嗽多由肺气郁闭，失于宣降所致，以发热、咳嗽、痰鸣、气促、鼻煽为主要临床特征，重者可见张口抬肩、呼吸困难、面色苍白、口唇青紫症。肺部听诊有固定中细湿啰音或干湿啰音，胸部X线检查肺部可见小片状、斑片状阴影，或见不均匀的大片状阴影。四季可发，以冬春季节多见。若早期及时有效治疗，则预后良好；年龄幼小、体质虚弱者常反复发作，迁延难愈；病情较重者易合并心阳虚衰及邪陷厥阴等严重变证，甚至危及生命。

（二）西医鉴别诊断

（1）肺结核。肺结核是由结核分枝杆菌引起的慢性传染病，其主要临床表现为咳嗽、咯血、潮热、盗汗、身体逐渐消瘦等，结核菌素试验、痰涂片找结核菌及影像学检查有助于确诊。

（2）抽动障碍。抽动障碍（tic disorder，TD），是一种不自主的、反复的、快速的一个或多个部位肌肉抽动和发声抽动的综合征，以眨眼、面部抽搐、不自主发声等为临床特征，并可伴有注意力不集中、多动、强迫动作和思维以及其他行为症状。当患儿以干咳样发声性抽动为主症时，应与咳嗽病进行鉴别。抽动具有不可克制的体验，但通常可自我克制一段时间，常因紧张而加重，在睡眠时消失。

第四节　治疗概况

一、中医辨证论治

（一）辨证选择口服中药汤剂

1. 风寒咳嗽

主证：咳嗽频作，痰稀色白，咽痒声重，鼻塞流清涕，或恶寒无汗，头身疼痛，舌苔薄白，脉浮紧或指纹淡红。

治法：疏风散寒，宣肃肺气。

代表方剂：杏苏散加减（《温病条辨》）。

基本处方：紫苏叶、苦杏仁、前胡、陈皮、半夏、桔梗、茯苓、枳壳、生姜、大枣、甘草。

加减：若咽痒如蚁行，阵咳且频，甚则恶心引吐者，风重也，可加虫类药以祛风止咳；外寒重加荆芥、防风；痰多清稀加白芥子、紫苏子、细辛；鼻塞甚，加白芷、辛夷花；若咽喉肿痛，声音嘶哑，舌质红，风寒化热者，加鱼腥草、黄芩。

2. 风热咳嗽

主证：咳嗽不爽，痰黄量少，不易咯出，鼻流黄涕，或有发热口渴，咽喉疼痛，舌质红，苔薄黄，脉浮数或指纹浮紫。

治法：疏风清热，宣肃肺气。

代表方剂：桑菊饮加减（《温病条辨》）。

基本处方：桑叶、菊花、苦杏仁、连翘、牛蒡子、薄荷、前胡、桔梗、芦根、甘草。

加减：咳嗽重者合麻杏石甘汤宣肺止咳；发热甚者加生石膏、黄芩、葛根以清泻肺热；咳甚者，加地龙、僵蚕以解痉止咳；痰多者酌加瓜蒌皮、竹茹；喉核赤肿甚者加射干、玄参。

3. 痰热咳嗽

主证：咳嗽痰多，色黄黏稠难咯，或伴发热口渴，烦躁不安，小便黄少，大便干燥，舌质红，苔黄腻，脉滑数或指纹紫。

治法：清热泻肺，宣肃肺气。

代表方剂：清金化痰汤加减（《统旨方》）。

基本处方：黄芩、栀子、桑白皮、瓜蒌子、浙贝母、麦冬、橘红、茯苓、桔梗、甘草。

加减：高热者加生石膏、知母；咳嗽剧者加制地龙或僵蚕以疏风清热止咳；痰热郁蒸、痰黄如脓或有热腥味者，加鱼腥草、冬瓜子、薏苡仁等清热化痰，或合苇茎汤加减；痰中带血、烦躁易怒者加黛蛤散、白茅根；痰热伤津、口干、舌红少津者，配北沙参、天冬、天花粉养阴生津；痰热壅盛、腑气不通、大便干结者加瓜蒌仁、厚朴。

4. 痰湿咳嗽

主证：咳嗽痰多，色白清稀，胸闷纳呆，困倦乏力，舌质淡红，苔白滑，脉滑或指纹淡红。

治法：燥湿化痰，宣肃肺气。

代表方剂：二陈汤加减（《太平惠民和剂局方》）。

基本处方：茯苓、陈皮、半夏、莱菔子、苦杏仁、紫苏子、白芥子、甘草。

加减：痰多难咯加枳壳、桔梗、白前；寒湿较重，痰白清稀，舌淡白滑加干姜、细辛；食少纳呆加白术、神曲；久病脾虚，神疲，加党参、白术、炙甘草；症状平稳后可服六君子丸以资调理，或合杏苏二陈丸标本兼顾。

5. 阴虚咳嗽

主证：久咳不愈，干咳少痰或痰黏难咯，口咽干燥，声音嘶哑，手足心热或潮热盗汗，唇红，舌质红，苔少或花剥，脉细数或指纹淡紫。

治法：养阴润肺，化痰止咳。

代表方剂：沙参麦冬汤加减（《温病条辨》）。

基本处方：沙参、麦冬、黄精、玉竹、桑叶、白扁豆、天花粉、紫菀、款冬花。

加减：阴虚潮热，酌加功劳叶、银柴胡、青蒿、鳖甲、胡黄连以清虚热；肺气不敛，咳而气促，加五味子、诃子以敛肺气；久咳痰黏重用麦冬，加百部；兼胃阴不足，食少纳差加山楂、石斛；咳痰带血丝者加牡丹皮、白茅根、生地黄以清热止血；阴虚盗汗，加乌梅、浮小麦收敛止涩。

6. 气虚咳嗽

主证：咳而无力，痰白清稀，面色苍白，自汗畏寒，气短懒言，语声低微，纳差，舌淡嫩，边有齿痕，脉细无力。

治法：健脾补肺，益气化痰止咳。

代表方剂：六君子汤加减（《医学正传》）。

基本处方：陈皮、半夏、茯苓、甘草、人参、白术。

加减：表虚自汗或涕清久流不止者，加黄芪以补肺气，托里解表；并见遗尿、尿频者，加五味子、诃子以收敛固涩、益气补肾；胃纳差者，加炒麦芽、山楂、芒果核以消积止咳。

（二）辨证选择口服中成药

1. 治疗风寒咳嗽的中成药

（1）风寒咳嗽颗粒。由麻黄、苦杏仁、法半夏、紫苏叶、陈皮、桑白皮、五味子、青皮、生姜、炙甘草组成，具有宣肺散寒、祛痰止咳的功效。用于外感风寒、肺气不宣所致的咳喘，症见头痛鼻塞、痰多咳嗽、胸闷气喘。

（2）杏苏止咳颗粒（糖浆）。由苦杏仁、紫苏叶、前胡、桔梗、陈皮、甘草组成，具有宣肺散寒、止咳祛痰之功，用于风寒感冒，咳嗽气逆，症见咳嗽痰多、色白质稀、舌淡苔白、脉浮。

（3）小青龙合剂。由麻黄、桂枝、细辛、干姜、法半夏、五味子、白芍、炙甘草组成，具有解表化饮、止咳平喘之功，用于外感风寒、内有水饮所致的咳喘。临证使用需注意，小青龙汤含麻桂、细辛等药，辛温发汗作用较强，阴虚燥咳或痰热咳嗽者均不宜使用。

（4）通宣理肺丸。由麻黄、苦杏仁、桔梗、前胡、陈皮、制半夏、茯苓、甘草、紫苏叶、枳壳、黄芩组成，具有解表散寒、宣肺止咳的功效，主治风寒束表、肺气不宣所致感冒咳嗽，症见咳嗽、咽痒、咳痰稀薄色白，常伴鼻塞、流涕、恶寒、发热等表证。

2. 治疗风热咳嗽的中成药

（1）蛇胆川贝液。主要成分为蛇胆汁、川贝母，具有清肺、止咳、除痰的作用。用于风热犯肺之咳嗽、痰多。

（2）急支糖浆。主要成分有鱼腥草、金荞麦、四季青、麻黄、紫菀、前胡、枳壳、甘草，具有清热化痰、宣肺止咳的功效，用于外感风热所致的咳嗽，症见发热、恶寒、胸膈满闷、咳嗽咽痛。

（3）川贝枇杷糖浆。主要由川贝母流浸膏、桔梗、枇杷叶、薄荷脑组成，具有清热宣肺、化痰止咳的功效。用于风热犯肺、内郁化或所致的咳嗽、痰黄、咽痛等症。

3. 治疗痰湿咳嗽的中成药

（1）杏仁止咳糖浆。主要成分有杏仁水、百部流浸膏、远志流浸膏、陈皮流浸膏、桔梗流浸膏、甘草流浸膏，功能为化痰止咳，用于痰浊阻肺、咳嗽痰多之痰湿证，症见咳嗽痰多、咳声重浊。

（2）橘贝半夏冲剂。主要成分有橘红、川贝母、半夏（制）、桔梗、远志（制）、紫苏子（炒）、紫菀、款冬花（炒）、枇杷叶、前胡、苦杏仁霜、麻黄、肉桂、天花粉、木香、甘草，具有化痰止咳、宽中行气的功效，用于痰湿阻肺证，症见咳嗽、痰多黏稠、胸脘痞闷、苔白腻。

（3）二陈丸。主要成分有陈皮、半夏、茯苓、甘草，功能燥湿化痰、理气和胃，用于痰湿咳嗽。症见咳嗽痰多，色白易咯，恶心呕吐，舌苔白滑或腻，脉滑。

（4）橘红痰咳液。主要成分有化橘红、百部（蜜炙）、茯苓、半夏（制）、白前等，具有理气化痰之功，用于痰浊阻肺导致的咳嗽、痰多。

4. 治疗痰热咳嗽的中成药

（1）复方鲜竹沥液。主要成分有鲜竹沥、鱼腥草、枇杷叶、桔梗、生半夏等，功能清热化痰，用于肺炎咳嗽，痰多，痰黄稠，久咳和一些陈旧性咳嗽。

（2）橘红丸。主要成分有化橘红、陈皮、制半夏、茯苓、甘草、桔梗、苦杏仁、紫苏子、紫菀、款冬花、瓜蒌皮、浙贝母、生地黄、麦冬、石膏，具有清热宣肺、化痰止咳之功，用于痰热咳嗽，症见咳嗽痰多、色黄难咯、舌红、苔黄腻。

（3）清肺化痰丸。主要由胆南星、苦杏仁、法半夏、枳壳、黄芩、川贝母、炙麻黄、桔梗、白苏子、瓜蒌子、陈皮、莱菔子、款冬花、茯苓、甘草组成，具有清热宣肺、降气化痰之功，用于肺热咳嗽、痰多壅盛。

5. 治疗阴虚咳嗽的中成药

（1）蜜炼川贝枇杷膏。主要成分有川贝母、枇杷叶、桔梗、陈皮、水半夏、北沙参、五味子、款冬花、杏仁水、薄荷脑，具有清热润肺、止咳平喘、理气化痰功能。适用于肺燥伤阴所致咳嗽。

（2）百合固金丸（口服液）。主要成分有百合、生地黄、熟地黄、玄参、麦冬、川贝母、当归、白芍、桔梗、甘草，具有养阴润肺、化痰止咳之功，用于肺肾阴虚所致的燥咳，症见咳嗽少痰、咳声嘶哑、咽干喉痛、舌红少苔、脉细数。

6. 治疗气虚咳嗽的中成药

（1）参苏丸。主要由人参、茯苓、半夏、前胡、紫苏叶、干葛、木香、陈皮、桔梗、甘草、枳壳组成，具有益气解表、疏风散寒、祛痰止咳的功效，用于气虚外感之咳嗽、痰多、乏力等症。

（2）补肺丸。主要由熟地黄、党参、黄芪、桑白皮、紫菀、五味子组成，具有补肺益气、止咳平喘的功效，用于肺气不足之咳嗽、痰黏。

二、中医特色治疗

（一）季节灸疗法

季节灸包括三伏天灸、三九天灸、春分灸和秋分灸，于夏季三伏天十天一次共五次，冬季三九天九天一次共四次，春分、秋分各一次，用佛山市中医院自制灸膏进行穴位敷贴治疗。常用穴位有定喘、肺俞、脾俞、肾俞、足三里、命门等，根据患儿的情况进行辨证取穴，施加的药物由白芥子、细辛等打粉，再用生姜汁、蜂蜜等按比例调和而成，施灸时间视患儿年龄及皮肤情况而定。

适应证：反复呼吸道感染、慢性咳嗽、鼻炎、慢性鼻窦炎、慢性扁桃体炎、咳嗽变异性哮喘等所致咳嗽，辨证偏虚偏寒者；或无特殊不适，作体质调养者。

禁忌证：①一岁以下婴儿皮肤薄，慎贴，若病情需要可在医师指导下进行，贴药时间不超过15分钟；②对皮肤外用药容易过敏者；③患儿有皮肤病或施灸穴位及周围皮肤有疮、疖、破损者；④化脓性扁桃体炎、咽喉红肿、发热等热象明显者。

（二）耳穴贴压

耳穴治疗是采用中药王不留行籽，用胶布将其固定于耳郭特定穴位，通过对穴位的持续刺激而达到治疗作用，安全无痛，经济有效，较容易为患儿及家长接受。可选取肺、气管、对屏尖、肾上腺、风溪、脾、肾等穴，每次选取单侧四个穴位，先将耳郭用75%酒精消毒，以探棒找阳性反应点，然后将带有王不留行籽的胶布贴于阳性反应点处，手指按压，使耳郭有发热胀感。每日按压3～5次，每个穴位每次按压10～20下，3～5天1次，两耳交替。疗程视病情而定，各种证型均适用。

（三）穴位敷贴

穴位敷贴用调制中药通过体表皮肤吸收药物，然后经过经络输送至相关腑脏，从而在药物与经络作用下达到宣肺化痰、调理腑脏的功能效果。近年来，穴位敷贴在小儿疾病治疗中的应用日益广泛，该治疗方法操作简单，能有效解决小儿服药困难问题，提高小儿治疗依从性。佛山市中医院儿科自制咳喘1方和咳喘2方外用膏药，分别用于寒性咳嗽和热性咳嗽的敷贴治疗，常用穴位有定喘、肺俞、天突、风门等，1天1次，每次敷贴30分钟至2小时不等，具体时长视患儿年龄而定，急性咳嗽3天至5天为1个疗程。

（四）穴位注射

穴位注射是佛山市中医院儿科治疗急慢性咳嗽、哮喘、反复呼吸道感染等疾病的常用外治手段之一，是通过把药物注入穴位，使药物和穴位刺激结合在一起发挥双重作用。在临床中用于治疗咳嗽病的穴位注射药物多采用维丁胶性钙和维生素B_{12}，穴位多选择定喘穴和足三里穴，但因穴位注射痛感明显，患儿配合度低，低龄儿不作为首选。

（五）小儿捏脊

主要是通过提捏、揉按背部督脉与足太阳膀胱经，从而达到通畅经络、调理阴阳、疏通气血的效果，从而实现固本培元、强身健体功效。患儿裸背俯卧，操作者两手握拳，两食指抵于脊背上，两拳眼向前，与背垂直，再以两手拇指向食指前方合力将皮肤提起，然后做食指向前推、拇指向后拉的翻卷前进动作，自尾骶部起沿脊椎两旁向上推捏至第7颈椎两旁为1遍，捏至第3遍时每捏2~3下将皮肤向上提捏1~2下，连续5遍为1次。常用于气虚咳嗽的患者。建议每天1~2次，急性咳嗽3~5天为1个疗程，慢性咳嗽2周为1个疗程。

（六）其他疗法

1. 雾化

雾化治疗主要指气溶胶吸入疗法，是用雾化的装置将药物分散成微小的雾滴或微粒，使其悬浮于气体中，并进入呼吸道及肺内，达到湿化气道，治疗呼吸道炎症的目的。常用的雾化治疗药物有吸入型糖皮质激素布地奈德溶液、吸入β肾上腺素能激动剂沙丁胺醇或特布他林溶液、抗胆碱能支气管扩张剂异丙托溴铵气雾溶液和祛痰药乙酰半胱氨酸溶液等，可起到抗炎、解痉及化痰的作用。雾化吸入治疗可有效缓解咳嗽、喘息症状。每天可进行1~2次，药物的选择及疗程视病情而定。

2. 机械振动排痰

体外振动排痰治疗是通过纯机械振动的方式，对人体产生的叩击、震颤作用可使呼吸道黏膜表面黏液和代谢物松弛和液化，使其变小变松，并使支气管中已被液化的黏液按定向挤推方向逐步排出体外（细支气管—支气管—气管）。机械振动排痰治疗具有促进分泌物及痰液的排除、缓解支气管平滑肌痉挛、减少分泌物的作用。一般每次治疗5~10分钟，每日1~2次，在餐前1~2小时或餐后2小时进行治疗。

3. 鼻负压、鼻腔清洗

鼻负压置换治疗可有效清洁鼻腔，快速缓解因分泌物阻塞引起的鼻塞症状，可减轻由鼻腔分泌物后流至口咽引起的咳嗽，尤其适用于合并鼻炎、鼻窦炎的咳嗽患者。

4. 超短波

超短波可使炎症组织中钾离子减少，钙离子增加，加上血管扩张血循环加强，血管通透性增高，从而有利炎症消除，并促进渗出液和漏出液的吸收。对于急性支气管炎、支气管肺炎痰多者，应用之可促进痰的吸收，每天1次，每次约5~10分钟，连续3天为1个疗程。

三、中西医结合治疗

咳嗽病的治疗当在中医药理论指导下予以遣方用药，中医治疗咳嗽病的疗效显著，但中西医结合并配合外治法，可增强疗效，缩短病程，减少药物副作用，降低复发率，最终减轻家长的经济负担，避免出现咳嗽反复而多次就医带来的诸多问题。

（一）一般治疗

注意休息，脱离被动吸烟环境，回避过敏原；多饮水，必要时隔离呼吸道，侧卧防窒息，预防并发症。

（二）病因治疗

儿童急性咳嗽通常由病毒感染引起，具有自限性。早期使用抗菌药物并不能减轻咳嗽和其他症状或缩短病程，反而会导致药物不良反应和诱导细菌耐药，因此不予常规推荐。当急性咳嗽病程迁延或症状加重时，尤其有基础疾病的儿童，或合并细菌感染的，可合理使用抗菌药物治疗。当临床判断急性咳嗽患儿需要使用抗菌药物时，建议首选口服阿莫西林或阿莫西林-克拉维酸钾，常规疗程为5～7d。推荐经验性使用抗菌药物治疗慢性湿性咳嗽首选口服阿莫西林-克拉维酸钾，每次（7:1～14:1）25～30mg/kg（按阿莫西林剂量计算），每12小时1次，疗程至少2周（阿莫西林最大剂量不超过2g/d）[2]。

（三）对症治疗

对症治疗药物以祛痰药、抗组胺药、白三烯受体拮抗剂和支气管扩张剂等为主。患儿咳嗽痰多时可适当用氨溴索口服液或乙酰半胱氨酸颗粒；合并有变应性鼻炎或考虑上气道咳嗽综合征的患儿可使用抗组胺药；合并有变应性鼻炎或考虑CVA可能时，可予以白三烯受体拮抗剂睡前口服；如疑诊CVA可予以支气管扩张剂诊断性治疗。

四、难点分析

（一）现状分析

咳嗽病是小儿最常见的肺系疾病，中医中药内服外治效好，结合西医治疗，更能缩短病程，增强疗效，提高生活质量，但仍存在一些不足：

（1）儿科被称为"哑科"，低龄儿及部分年长儿童不能准确表述自己的不适症状，病史采集多依靠家长的转述，存在误差。

（2）小儿"发病容易，传变迅速"，病后"易虚易实，易寒易热"，故如处方天数过多，则可能出现证变方守疗效不佳的情况。

（3）家长普遍认为"是药三分毒"，小儿病情好转后即自行减量或自行停药，疗程不足，易导致病情反复。

（4）中药治疗疗效虽已得到大多数家长认可，但存在婴幼儿喂药困难、年长儿主诉服药不便等问题。

（5）适合儿童服用的止咳化痰西药品种少，儿童剂型少。

（二）中医难点分析

（1）准确辨证难。由于小儿不能准确表达自己的主诉和发病经过，加之小儿不能很好地配合体格检查及辅助检查，准确辨证存在一定难度。

（2）坚持治疗难。中药汤剂相对于西药而言口感稍差，量稍多，较难被孩子接受。急性咳嗽治疗周期短，依从性相对较好，慢性咳嗽疗程长，患儿的服药持续性和依从性不足，间断服药，疗程不足，易导致病情反复。因此选择适合患儿的药物剂型和用药方式、治疗方式，也是提高疗效的关键。

（3）规范护理难。"三分治，七分养"，强调喂养和护理的重要性。合理的喂养和正确的调护有助于病情的缓解，促进康复。小儿饮食有节、衣着有度，方可保证脾胃纳运正常，阴阳协调，气血生化有源，正气充沛，病无由生也。如调护不当或饮食不慎或反复外感可诱发甚至加重症状。小儿患咳嗽病后，家长多喜让孩子"厚衣"，唯恐再受风寒；喜让孩子"多食"，唯恐营养不良；酷暑自然风，寒冬门窗闭，饮食不节，衣着无度，则难愈尔。

五、医案验方

陈某，男孩，5岁，因"发热后咳嗽3天"就诊，患儿3天前发热，体温最高38.5℃，曾予西药阿莫西林克拉维酸钾颗粒及清开灵清热解毒之中成药治疗后，热退，出现咳嗽，痰黄而黏，涕少，纳差，进食后恶心感，间中腹痛，脐周为主，大便3天未解。舌红，苔黄厚腻，脉滑数。

中医诊断：外感咳嗽，证属风热夹滞型。

治则：清热消积，止咳化痰。

处方：儿咳一方加减。北杏仁8g、浙贝母10g、桔梗5g、土牛膝10g、玄参5g、蒲公英10g、神曲5g、麦芽20g、大腹皮10g、甘草5g、牛蒡子10g。服药二剂后复诊，家长诉患儿服药后解如药色大便2次，且量多而臭秽，非水样，后恶心腹痛症状即解，胃口渐开，咳嗽明显减少，舌红，苔黄厚较前减轻，脉仍滑数，予原方去牛蒡子后再服三剂。三诊时，已无咳嗽，胃纳好，二便如常。

按：此病例患儿外感风热，过用抗生素及大寒之物治之，虽热退，但内热未解，更使脾弱而食滞内停，故予儿咳一方加牛蒡子以清肺化痰，兼以导滞通便，肺卫及脾胃功能恢复，则咳嗽止、胃纳佳。

第五节 辨 证 施 护

一、辨证护理

1. 预防

（1）注意气候变化，及时增减衣服，防止受凉感冒。

（2）避免边进食边嬉笑、哭闹，避免在孩子进食时责备、打骂，以免气管异物的发生。尽量避免给3岁以内小儿进食瓜子、花生米、整颗的葡萄、果冻等食物。

（3）适当体格锻炼，增强体质，提高抗病能力。

（4）过敏体质的患儿应该注意回避过敏原。

2. 护理

（1）衣着合理，保持居室的空气流通，避免煤气、粉尘、烟雾、花粉等刺激。

（2）饮食宜清淡，控制生冷瓜果、酸奶、冷饮和辛辣香燥食物，多饮水。

（3）经常变换体位及拍背部，以促进痰液排出。

二、辨证施膳

药食同源，根据不同的证候和疾病所处阶段选择药膳治疗。

1. 外寒内饮或外感风寒证

宜进食疏风散寒、宣肺止咳的食物，如陈皮粥、紫苏粥、白果煲鸡等。

（1）陈皮粥。

材料：陈皮5g，南杏仁5g，北杏仁5g，大米30g。

做法：材料下锅，加约2碗水，熬出药汁后加开水约500mL和大米煮至粥水软烂。可视情况连服3天。

功效：理气健脾，宣肺化痰，运脾养胃，适合调理孩子寒咳。

适用年龄：2岁以上对证、少量多次分服。蚕豆病可服。

注意：孩子有热证或寒热夹杂时不适合。

（2）紫苏粥。

材料：鲜紫苏叶10g，粳米50g，生姜1片，大枣2枚。

做法：先用粳米煮粥，粥将熟时加入紫苏叶、生姜、大枣，趁热服用，每天1～2次。

功效：开宣肺气、发表散寒、行气宽中，适用于风寒咳嗽。

（3）萝卜蜂蜜饮。

材料：白萝卜5片，生姜5片，大枣3枚，蜂蜜30g。

做法：将前三味加入适量清水，煮沸约20分钟，去渣，加蜂蜜，再煮沸即可。温热服下，每日1～2次。

功效：萝卜味辛、甘，性凉，有清热生津、凉血止血、化痰止咳等作用。生姜是疏散风寒、止呕下气的常用药。大枣多为和胃养血及调和药物使用。蜂蜜润燥止咳。故本方可起到散寒宣肺、祛风止咳的作用。

2. 风热犯肺证

宜进食疏风清热、宣肺化痰的食物，如桑菊饮。

材料：桑叶6g，菊花10g，蝉衣1g，芦根8g，川贝母3g。

做法：材料下锅，加约1碗水（没过药面2～3cm），大火烧开后转小火煲20分钟即可，取汁饮用。

功效：疏风清热、止咳化痰，适合风热咳嗽初期1～2天。

适用年龄：3岁以上对证、少量多次分服。

3. 痰浊阻肺证

宜进食清肺化痰、理气止咳的食物，如橘皮山药粥等。

材料：鲜橘皮30g，新鲜山药50g，粳米100g。

做法：将橘皮洗净切丝，山药去皮切小方块焯水，粳米淘净，与橘丝同入锅内，加水煮粥，米化加山药。早晚2次温热服食。

功效：理气健脾、燥湿化痰的功效。适用于脘腹胀满、食少吐泻、咳嗽痰多者。

4. 痰热壅肺证

宜进食或应用清肺热，化痰止咳的食物，如鱼腥草芦根饮等。

材料：新鲜鱼腥草50g，芦根30g，生姜1片。

做法：洗净切段加生姜1片煮水，分次温服。

功效：鱼腥草和芦根均可清肺热，化痰止咳，适用于痰热咳嗽者。

5. 其他适用方

龙杏汤。

材料：制地龙5g，苦杏仁5g，生姜1片，无花果2颗，猪瘦肉或鸡胸肉少许。

功效：制地龙可清肺热止咳，苦杏仁降气平喘，止咳化痰，生姜可去地龙之腥气，亦可疏风散寒解表，还可制约地龙之寒性，寒热所致咳嗽均可应用。

第六节　循证研究

一、中医研究

（一）古籍研究

中医学对咳嗽病的病名、病因病机、辨证论治、养生调摄等均有详细论述。因为其在临床的常见性，现代医家对于古代咳嗽文献的研究也不断地深入。彭劲等[3]通过整理《黄帝内经》条文，总结《黄帝内经》对咳嗽病因病机的认识、经络理论和针灸治疗规律，为后世医家咳嗽的辨证论治、针灸治疗和临床用药提供指导思想。《灵枢·邪气脏腑病形篇》"形寒寒饮则伤肺，以其两寒相感，中外皆伤，故气逆而上行"，不仅提出了咳嗽的病因，更论述了咳嗽的病机为气逆而上行，此为后世医家把咳嗽的病机概括为肺气上逆的理论基础。《素问·咳论篇》："五脏六腑皆令人咳，非独肺也。"五脏六腑的疾病均可引发咳嗽，并叙述了肺咳、心咳、肝咳、脾咳与肾咳的症状，提出"五脏之久咳，乃移于六腑"，五脏久咳可传入六腑，按脏腑相合规律传变。《素问·咳论篇》："五脏各以其时受病，非其时，各传以与之。"风、寒、暑、湿、燥、火六淫皆可令人咳，淫邪的病性在疾病过程中亦会显露出来。

吕艳杭等[4]以六经辨证论治体系为纲，相关方证为目，再以典型医案为据，阐述应用《伤寒论》六经辨证体系治疗咳嗽病的思路及体会。

白娜[5]研究《小儿药证直诀》中对咳嗽的生理、病因、病机、治法、方药分析等相关论述，认为钱乙之《小儿药证直诀》一书肺系疾病讨论虽然有限，但皆有理有据，其所阐述关于咳嗽的理论与辨证论治仍然为后世的发展奠定了理论基础。在此书中，钱氏治病思路清晰，逻辑缜密，善用古方，但又不拘泥于古方的思想，值得后世学习。

涂华等[6]通过研究李时珍《本草纲目》，发现其中记载了大量治疗咳嗽的特色，主要体现在以下几个方面：①注重妊娠、产后咳嗽的论治；②重视小儿咳嗽的治疗；③注重咳嗽并发症的治疗；④注重熏法、食疗、洗浴等多种方法的综合运用；⑤注意饮食、药物宜忌；⑥记载了咳嗽的病案及趣闻；⑦注意药物功效的比较及配伍使用。上述理论对现代人咳嗽的治疗仍具有一定的指导意义，值得我们借鉴。

（二）辨证论治研究

基于体质辨证的中医处方用药根据人的体质状态特征而确定，即所谓"见是证，用是方"。高广飞[7]提出用黄煌经方体质学说辨证治疗咳嗽病。其认为黄煌经方体质学说提出了药人、方人的概念，是中医整体观的临床实践，为方、证相应理论的延伸，是中医临床思维的一种新尝试，明确了药与人、方与人之间的对应性，揭示了与药、与方相适应人群的特征及不同人群间的差异，这种特征使得临床用药更精准，临床疗效更好。尝试用黄煌经方体质学说辨证治疗咳嗽，为中医药治疗咳嗽提供新方法，同时也可以为研究疾病与中医体质之间的关系提供新思路。

李乃庚教授擅治临床各类咳嗽，认为临证不可见咳只治咳，需仔细辨别咳嗽病因。李教授认为咳嗽辨证时首先应辨新咳或久咳，新咳多外感、多实；还认为临证治疗小儿咳嗽，辨识患儿体质具有重要意义，体质不同，咳嗽表现往往不同[8]。

国医大师刘志明根据天人相应、四时五脏阴阳理论提出四时论治外感后咳嗽，以宣肺散邪为法，常用麻杏石甘汤、千金苇茎汤和贝母瓜蒌散等方剂，并于方剂中加入对应时令季节的药物，制约其亢盛之气，达到治愈咳嗽的目的，疗效较好，为临床治疗咳嗽类疾病提供思路和参考[9]。

（三）专病专方研究

袁平波等[10]组采用桂枝加厚朴杏仁汤治疗小儿感冒后咳嗽，对照组采用常规西药治疗，结果治疗后研究组患儿日间咳嗽评分、夜间咳嗽评分及中医证候评分均低于对照组，比较有统计学意义（$P<0.05$）。说明小儿感冒后咳嗽用桂枝加厚朴杏仁汤治疗可显著改善患儿症状，提高临床疗效。

齐瑞等[11]采用桑杏汤加味治疗小儿感染后咳嗽，7d为1个疗程，第1疗程后咳嗽积分较治疗前下降，差异有统计学意义（$P<0.05$），第1疗程后总有效率为92.2%，第2疗程后咳嗽总积分与第1疗程后相比下降，差异有统计学意义（$P<0.05$），两疗程后总有效率为100%，疗效好，未发现不良反应。

陈丹[12]采用三拗汤合二陈汤加味辅助治疗小儿肺炎支原体感染伴咳嗽，可显著改善中医症状积分，缩短咳嗽缓解和消失时间，疗效满意，且不良反应少。

（四）中成药研究

中成药是在中医药理论指导下，以中药饮片为原料，按规定处方和标准，制成具有一定规格的剂型，可直接用于防治疾病的制剂[13]。赵进喜等[14]认为汤剂是现代中医临床应用最广泛的剂型，但丸、散、膏、丹等剂型各有特色，并非单纯汤剂所能代替，把握不同中药剂型的适应证，发挥不同剂型的优势，有利于提高临床疗效。此外，随着国家对中医药事业的重视和不断投入，许多新技术与新工艺在中药制剂的研发和生产中得到了应用，如超细碎、超声萃取、包合技术等[15]，促使中药剂型不断创新。

2020年版《中国药典》（一部）中可用于治疗儿童咳嗽的中成药有75种，其中仅用于儿童咳嗽的中成药有41种，另有34种是儿童与成人均可使用的。适应的证型有风寒袭肺证、风热犯肺证、痰热壅肺证等7种，以外感风热证、痰热壅肺证为主，用药以寒性，苦、甘味为主，其归经主要为肺、胃经。从给药途径和剂型来看，经胃肠道给药占绝大多数，有71种，其他还包括糖浆剂、丸剂、片剂、胶囊剂、散剂、膏剂、露剂、茶剂等，非胃肠道给药的仅有2个栓剂和2个注射剂。

总体而言，我国儿童专用药物仍是不足的。《2016年中国儿童用药安全调查报告白皮书》显示，在我国6000多家制药企业中，专业的儿童用药制造商仅10余家。2017年，国家卫生和计划生育委员会等九部门印发了《关于改革完善短缺药品供应保障机制的实施意见》，特别是在国家"重大新药创制"科技重大专项中，已经将儿童药的研发和审批列为重点任务。广大医药工作者要加大力度研发用于治疗儿童咳嗽的中成药，在剂量、剂型、口味等方面不断创新，造福广大儿童。

（五）中医外治法研究

手指点穴可使局部皮肤血管扩张，使药物更易吸收，且敷贴用药具有辛辣之香，能够进入肺经，起到宣肺、止咳、化痰、疏通经络和调节肺宣发肃降的功能。朱莉等[16]用中药穴位敷贴联合手指点穴治疗小儿咳嗽，对照组采用常规药物治疗，观察组在对照组治疗基础上采用中药穴位敷贴治疗辅以手指点穴治疗。结果发现观察组的治疗总有效率高于对照组，差异有统计学意义（$P<0.05$），观察组咳嗽、肺部啰音消失时间均短于对照组，差异有统计学意义（$P<0.05$）。

湖南湘西刘氏小儿推拿创建于清朝咸丰年间，历经六代传承发展至今，目前已成为全国小儿推拿最主要的流派之一。刘氏小儿推拿疗法临床注重脏腑辨证，依据脏腑五行生克关系及小儿生理特性、病理特点，逐步形成了"推经治脏"的学术思想[17]。推经治脏是刘氏小儿推拿流派最主要的学术思想，也是刘氏区别于其他小儿推拿流派最为突出的理论和操作特色。谢文娟等[18]通过对刘氏小儿推拿治疗小儿咳嗽的临床医案进行分析、总结，认为临床治疗关键在于辨证施治，依照五经相助相制和归经施治的原则，同时结合穴位的特定作用，再配合独具特色的复式操作手法-推胸、推背法，为推拿治疗小儿咳嗽提供了新思路和新方法。

灸法属于中医学的重要组成，与汤药、针刺共同被称为中医三大疗法，因其具有"简、便、廉、验"的优点，得到古今的广泛性使用[19]。临床常用的艾灸属于一种温热刺激原，有理气、驱寒、温经之功效。灸疗的温热作用可促使相应部位的毛细血管充分扩张，有效促进局部血液循环，使有效成分快速地渗透至相应穴位中，然后顺着经络循行到患处，从而驱散内伏寒邪，促使肺气升降复常，发挥扶正固本的作用[20]。隔物灸仪是近年来中医学快速发展的产物，其不仅克服了艾灸的温度高以及时间难掌控等缺点，还具有艾灸、穴位刺激双重作用，其将艾绒作为皮肤敷料贴，采用陶瓷发热的原理，产生一种与艾叶燃烧极为相似的温热性刺激作用，继而达到与艾灸类似的效果，对患者症状改善具有促进性作用[21]。吴广等[22]采用隔物灸治疗社区急性支气管炎所致咳嗽（风寒袭肺证），治疗后，试验组咳嗽、咯痰积分及咳嗽VAS评分均低于参照组，提示隔物灸治疗社区急性支气管炎（风寒袭肺证）的效果显著，有助于改善患者临床症状，减轻咳嗽严重程度，具有推广意义。

《灵枢·口问》："耳者，宗脉之所聚也。十二经通于耳。"阐述人体是一个整体，其经络、脏腑相辅相成，最终汇聚到耳。现代临床针灸学实验研究发现，刺激耳穴可诱发循十二经脉的感传，从而达到治疗的目的。王宇杰等[23]在常规西药口服的基础上施加耳穴贴压治疗儿童过敏性咳嗽，发现观察组症状消失时间短、复发率低，与对照组比较差异均有统计学意义（$P<0.05$）。说明耳穴贴压干预孟鲁司特钠治疗儿童过敏性咳嗽疗效较显著，不仅能够改善症状，且有效促进肺功能恢复、降低机体炎症状态及减少复发可能。

（六）民族医学研究

1. 蒙医蒙药

蒙医认为小儿顽固性咳嗽的发病与外毒侵害、寒热交杂导致机体气机不调相关，巴达干、赫依、希拉三根失调为主因，巴达干过盛导致肺热瘀阻，引起肺实质损伤，促使痰液分泌物增多，堵塞呼吸道诱导慢性病变，基于疾病病因病机，临床主要治则为祛邪散寒、平衡寒热、通络开窍[24]。陈卓[25]以蒙药轮布-3为基础药方，联合使用陈皮、甘草等药物治疗小儿顽固性咳嗽，发现蒙医组止咳、退热、平喘及湿啰音消失用时均短于参照组（$P<0.05$），蒙医组总有效率（98.15%）也高于参照组（83.33%）（$P<0.05$），说明传统蒙药治疗小儿顽固性咳嗽可于短时间内促使症状消退，疗效显著。

蒙医认为咳嗽变异性哮喘发病是内因、外因综合起作用的结果。巴达干、赫依、希拉、琪素是内因；外因通常是因气温骤降、风寒袭人，巴达干、赫依偏盛侵及肺腑，或吸入花粉、烟尘，食入海鲜等而赫依偏盛，影响肺气，或嗜食甘肥，风热突袭而希拉、琪素偏盛，热邪伤肺或久咳不愈，年老体虚而赫依、琪素偏盛，寒邪损肺或嗜烟酒如命、久用不停而希拉、巴达干交搏于肺。肺气受损，痰阻气道，气体不能正常交换而成。毕其格图等[26]采用蒙医针刺结合内服蒙药治疗咳嗽变异性哮喘，总有效率达到98.44%，选用的针刺穴位是肺俞、足三里、鱼际、列缺、天突、膻中及大椎穴等；选用蒙药是让阿嘎日-8、扫日劳-4汤、敖西根-18、巴特日-7、哈日布日-16、阿嘎日-35、依赫哈日-12、朱木萨-3汤等。

2. 壮医壮药

壮医把咳嗽称为"奔唉"，相当于现代医学的上呼吸道感染或其他肺部疾病导致以咳嗽为主症的疾病。壮医治病以专病专方为主，结合阴阳为本、三道两路的生理病理观，毒虚致病的病因学说，认为人体患病均为毒虚致病因素导致人体阴阳失调，天地人三气不能同步，三道两路（气道、谷道、水道、龙路、火路）阻塞不通而为病。何晓微等[27]认为对于咳嗽的病机，归因于外邪侵犯人体，堵塞了气道，使气道不利从而引发咳嗽。

通过口服药物途径来防治疾病是壮医治疗疾病的一种传统疗法，药物进入谷道之后，通过谷道的"咪隆""咪胴"和"咪曼"化生，最后经龙路、火路的输送到达病所，发挥其药物的治疗作用。壮医通气道的药物除了能疏通气道外，还兼有降气、化痰止咳、平喘等作用。韦杏等[28]应用龙盘止咳方（主要由龙脷叶、盘龙参、鱼腥草、不出林、柿叶、甘草组成）治疗小儿咳嗽1个疗程后，风热犯肺证、痰湿蕴肺证、痰热壅肺证总有效率分别为89.66%、58.62%、75.86%。经秩和检验，3组临床综合疗效总有效率比较，差异有统计学意义（$P<0.05$），说明龙盘止咳方对于小儿咳嗽均有较好的疗效，其中风热犯肺证组临床疗效显著，痰热壅肺证组次之。

除内治法外，壮医还擅用外治法，如竹罐疗法、刮痧疗法、线点灸疗法等。

宋兴武等[29]运用壮医竹罐疗法治疗顽固性感冒后咳嗽效果颇佳。苏淑丹等[30]运用麻杏石甘汤配合竹罐疗法治疗社区获得性肺炎，治疗组总有效率为92.5%，总有效率明显优于对照组（$P<0.01$）。

壮医刮痧疗法通过对局部和体表皮肤的推刮，对经络进行相应的影响，加速体内的风、寒、湿、热毒的排出，调节脏腑功能。程庆敏等[31]研究发现刮痧可以祛风散寒、疏散风热、通阳解表等，民间也多用刮痧疗法治疗感冒咳嗽。李巧云等[32]在慢性支气管炎急性发作治疗中，应用壮医刮痧排毒疗法联合背部敷姜辅助治疗，治疗组的总有效率95.83%，并能有效降低血清CRP、PCT，提高IL-4水平，明显优于对照组（$P<0.05$）。

将浸泡过壮药制备液的苎麻线点燃后，使之形成圆珠状炭火星，点灸于患者体表的一定穴位或网结的方法，称为壮医药线点灸疗法。该疗法方便、有效、易于推广，在感冒、发热等疾病的治疗中，疗效更为显著。蒋诗媛等[33]报道运用温肺化饮方配合药线点灸疗法（基本选穴：大椎、定喘、肺俞）治疗30例慢性咳嗽，治疗组的总有效率达到93.33%，优于对照组（$P<0.05$）。

二、现代医学研究

（一）发病机制的研究

通过对咳嗽反射中各环节的探究，目前对咳嗽机制已有了初步的了解，但大多数研究来源于动物实验，鉴于生物种群的差异性，人类咳嗽机制仍未明确。

1. 咳嗽感受器及咳嗽传入神经

咳嗽感受器是目前研究的热点，此类研究大多来源于动物实验。咳嗽感受器存在于与咳嗽反射有关的气道传入神经末梢，分为对化学刺激敏感的化学感受器和对机械刺激敏感的机械感受器。咳嗽感受器在咽部和气管隆凸分布最多且敏感性最高，因此喉、气管、主支气管的病变多有明显咳嗽。

这些传入神经根据有无髓鞘包绕分为两类，一类是无髓鞘包绕的C纤维伤害性感受器，其分布于气道黏膜表面及其周围，对多种吸入或局部产生的化学递质敏感，但对机械刺激和肺膨胀相对不敏感[34]。C纤维可被瞬时受体电位香草酸受体1（transient receptor potential vanilloid 1，TRPV1）激活剂（如辣椒素、缓激肽）、瞬时受体电位锚蛋白1（transient receptor potential ankyrin 1，TRPA1）激活剂选择性激活，继而引起CR；而其他炎症递质、环境刺激物如前列腺素E2、臭氧、尼古丁、腺苷和5-羟色胺等也可在一定程度上选择性激活支气管肺C纤维，从而引发机体产生CR[35]。

另一种为有髓鞘、机械敏感、对辣椒素不敏感的Aδ纤维-机械-痛感受器，又称为Widdicombe咳嗽受体[36, 37]。Aδ纤维-机械-痛感受器主要分布于肺外气道，包括喉、气管、主支气管上皮下方，A通常不表达TRPV1和TRPA1，对诱导气道平滑肌收缩和降低肺顺应性的各种刺激物、痉挛剂和药物完全无反应，包括乙酰胆碱、组胺、白三烯C4、P物质、神经激肽A、5-羟色胺、三磷酸腺苷（triphosadenine，ATP）、腺苷[36]，故通常认为其在介导对异物吸入和分泌物过多的保护性CR中起关键作用。Aδ纤维除具有Aδ纤维-机械-痛感受器外，还包括肺牵张感受器受体。肺牵张感受器受体分为快适应感受器（rapidly adapting receptors，RARs）和慢适应感受器（slowly adapting receptors，SARs）。目前针对肺牵张受体与CR之间的关系尚缺乏证据证实。

C纤维和Aδ纤维两者共同参与诱发咳嗽反射。目前认为，咳嗽受体的激活是咳嗽反射的始动环节，C纤维通过调节咳嗽反射的阈值决定咳嗽反射的敏感性，RARs和SARs对咳嗽反射主要起整合、调节作用。并不是所有传入神经均促进咳嗽反射，在猫、狗、豚鼠中研究发现，某一C纤维的亚型对咳嗽反射具有抑制作用[34]，提示同类咳嗽感受器的不同亚型对咳嗽反射的影响是不同的。

2. 咳嗽中枢及传出神经与效应器

目前尚未能对咳嗽中枢进行精准定位，但一般认为与位于延髓的孤束核有关，且受大脑皮层调节[38]。疑核是支配上、下气道肌肉的神经元位点[39]。疑核运动神经元发出特殊内脏运动纤维，通过膈神经及其他脊髓运动神经将神经冲动传达至呼吸肌群（膈肌、肋间肌、腹肌等），同时通过迷走神经的喉返神经到达喉部和支气管树，将神经冲动传达至支配咽、喉部的骨骼肌，最终完成咳嗽反射。

3. TRPV1在咳嗽发生机制中的作用

TRPV1广泛分布于哺乳动物呼吸系统的呼吸感觉神经纤维中，尤其是C类感觉神经纤维，TRPV1与C类感觉神经纤维具有良好的相关性，其大部分分布于整个呼吸系统，包括上呼吸道、下呼吸道和肺实质[40]。在咳嗽患者中，TRPV1表达有所增加[41, 42]。TRPV1在气道防御中处于低水平表达，说明TRPV1在肺部防御系统中具有重要作用[43]。激活TRPV1的物质在人和动物模型中引起的咳嗽可被TRPV1拮抗剂抑制。Zhang等[44]研究发现，TRPV1拮抗剂SB-705498通过降低咳嗽反射对辣椒素的敏感性抑制咳嗽。Fajer等[45]研究发现，TRPV1抑制剂联合COX和12-LOX抑制剂能显著缓解咳嗽反射和气道阻塞。

目前我们对咳嗽机制的研究还不够深入和全面，还需对咳嗽感受器的亚型、咳嗽反射的调节机制等方面进行探究，进一步阐明咳嗽的发生与调节，为调控咳嗽反射通路、为靶点的新治疗策略提供理论基础[46]。

（二）其他研究

刘畅等[47]研究证明百部与TRPA1蛋白在体外结合力较好，同时动物实验也证实了百部可以通过抑制TRPA1蛋白的表达。本研究利用SPR技术探究百部与TRPA1蛋白的相互作用，为百部止咳相关研究提供了理论基础和实验依据。

（曾莺　陈艳洋）

● 参考文献

[1] 洪建国. 重视儿童咳嗽病因识别与用药选择[J]. 中国实用儿科杂志, 2016, 31（3）: 161-164.

[2] 中华医学会儿科学分会临床药理学组, 国家儿童健康与疾病临床医学研究中心, 中华医学会儿科学分会呼吸学组, 等. 中国儿童咳嗽诊断与治疗临床实践指南（2021版）[J]. 中华儿科杂志, 2021, 59（9）: 720-729.

[3] 彭劲, 王志兴, 梁云武, 等. 浅析《黄帝内经》对咳嗽病因病机的认识和针灸治疗方法[J]. 中医临床研究, 2021, 13（11）: 115-116.

[4] 吕艳杭, 黄文宝, 陈卿倩, 等. 《伤寒论》咳嗽病六经辨治规律与临床应用[J]. 环球中医药, 2021, 14（4）: 722-726.

[5] 白娜. 《小儿药证直诀》论述咳嗽病学术思想初探[J]. 中医临床研究, 2021, 13（33）: 4-5.

[6] 涂华, 周凤. 李时珍《本草纲目》辨治咳嗽的特色浅析[J]. 时珍国医国药, 2020, 31（11）: 2783-2785.

[7] 高广飞. 黄煌经方体质学说在咳嗽治疗中的应用[J]. 河北中医, 2021, 433（6）: 1029-1032.

[8] 袁洋, 陈光明, 李志武等. 李乃庚教授辨治小儿咳嗽经验[J]. 中医儿科杂志, 2021, 17（4）: 23-26.

[9] 刘金凤, 汪艳丽, 关宣可, 等. 国医大师刘志明四时论治外感后咳嗽经验探析[J]. 陕西中医, 2021, 42（12）: 1760-1762.

[10] 袁平波, 袁洪立, 陈倩儿, 等. 桂枝加厚朴杏仁汤治疗小儿感冒后咳嗽40例临床观察[J]. 云南中医中药杂志, 2016, 37（10）: 46-47.

[11] 齐瑞, 张欢, 李瑞婷, 等. 桑杏汤加味治疗小儿感染后咳嗽51例[J]. 陕西中医, 2017, 38（4）: 454-455.

[12] 陈丹. 三拗汤合二陈汤加味辅助治疗小儿肺炎支原体感染伴咳嗽43例临床观察[J]. 中医儿科杂志, 2021, 17（3）: 52-55.

[13] 周晓玲, 张继, 陈文文. 儿科辩证选用止咳类中成药[J]. 四川生理科学杂志, 2016, 38（2）: 118-119.

[14] 赵进喜, 贾海忠, 李友山, 等. 丸散膏丹, 各有所宜; 杂合以治, 提高疗效[J]. 环球中医药, 2016, 9（9）: 1065-1068.

[15] 石海霞. 中药剂型新技术的研究与发展[J]. 黑龙江科技信息, 2016（28）: 104.

[16] 朱莉, 贡月秋. 中药穴位贴敷联合手指点穴治疗小儿咳嗽的效果观察[J]. 实用临床医药杂志, 2020, 24（24）: 73-75.

[17] 汤伟, 邵湘宁, 章薇, 等. 浅议湘西刘氏小儿推拿"推经治脏"的学术思想[J]. 中国针灸, 2015, 35（6）: 595-596.

[18] 谢文娟, 汤伟, 张严, 等. 刘氏小儿推拿治疗小儿咳嗽2则[J]. 中医儿科杂志, 2018, 14（3）: 73-75.

[19] 才仔全, 杨永良, 董芳芳. 散寒宣肺汤治疗风寒袭肺型急性咳嗽的临床研究[J]. 中西医结合心血管病电子杂志, 2020, 8（13）: 159, 164.

[20] 荣宁, 田伟峰. 神阙穴隔物灸联合强力止咳宁胶囊治疗慢性支气管炎的疗效分析[J]. 中医药导报, 2017, 23（3）: 101-103.

[21] 孙璐, 谭静, 阳仁达, 等. 隔药饼灸对慢性支气管炎模型大鼠外周血中中性粒细胞的影响[J]. 山西中医学院学报, 2019, 20（3）: 165-168, 227.

[22] 吴广, 韦燕梅, 朱月红, 等. 隔物灸治疗社区急性支气管炎（风寒袭肺证）的临床观察[J]. 中医外治杂志, 2021, 30（5）: 6-7.

[23] 王宇杰, 邓西龙, 李维军, 等. 耳穴贴压干预儿童过敏性咳嗽临床观察[J]. 上海针灸杂志, 2020, 39（12）: 1558-1563.

[24] 王媛花, 王思宽, 张争强. 王思宽运用自拟息咳汤治疗顽固性咳嗽的思路与经验[J]. 中国民间疗法, 2019, 27（1）: 7-8.

[25] 陈卓. 传统蒙药治疗小儿顽固性咳嗽的临床效果[J]. 中国民族医药杂志, 2021, 27（5）: 6-8.

[26] 毕其格图, 董慧成, 巴雅尔. 蒙医针刺结合内服蒙药治疗咳嗽变异性哮喘疗效观察[J]. 中国民族医药杂志, 2020, 26（3）: 16-17.

[27] 何晓微, 张云, 黄欣. 壮医药物竹罐疗法的临床应用概述[J]. 中国民族医药杂志, 2015, 21（12）: 11-12.

[28] 韦杏, 冯智琼, 邹敏, 等. 龙盘止咳方治疗小儿咳嗽证效研究[J]. 吉林中西药, 2021, 41（7）: 895-898.

[29] 宋兴武, 曾秀云. 壮医药物竹罐治疗顽固性感冒后咳嗽举隅[J]. 中国民族民间医药, 2008（7）: 57-58.

[30] 苏淑丹，黄丽文，潘肖婴．麻杏石甘汤配合壮医竹罐疗法治疗社区获得性肺炎疗效观察[J]．广西中医药，2016，39（1）：27-28．

[31] 程庆敏，牙廷艺．壮医刮痧疗法的作用机制及临床应用研究进展[J]．中西医结合心血管病电子杂志，2016，4（22）：159-160．

[32] 李巧云，林广珍．壮医刮痧排毒疗法联合背部敷姜辅助治疗慢性支气管炎急性发作的疗效观察[J]．世界最新医学信息文摘，2019，19（63）：321-322．

[33] 蒋诗媛，杨焕彪．温肺化饮方配合药线点灸治疗慢性咳嗽临床观察[J]．广西中医药，2016，39（4）：22-24．

[34] LAVINKA P C, DONG X. Molecular signaling and targets from itch: lessons for cough[J]. Cough, 2013, 9（1）：8.

[35] LIN Y J, LIN R L, RUAN T, et al. A synergistic effect of simultaneous TRPA1 and TRPV1 activations on vagal pulmonary C-fiber afferents[J]. Journal of Applied Physiology, 2015, 118（2）：273-281.

[36] SINGH N, DRIESSEN A K, MCGOVERN A E, et al. Peripheral and central mechanisms of cough hypersensitivity[J]. J Thorac Dis, 2020, 12（9）：5179-5193.

[37] BONVINI S J, BELVISI M G. Cough and airway disease: the role of ion channels[J]. Pulm Pharmacol Ther, 2017, 47: 21-28.

[38] CANNING B J, CHANG A B, BOLSER D C, et al. Anatomy and neurophysiology of cough: chest guideline and expert panel report[J]. Chest, 2014, 146（6）：1633-1648.

[39] 赖克方．慢性咳嗽[M]．北京：人民卫生出版社，2008：196-206．

[40] GUILLEMINAULT L, BROUQUIÈRES D, DIDIER A. From acute cough to chronic cough in adults: overview on a common reason for consultation[J]. Presse Med, 2019, 48（4）：353-364.

[41] ZHU Y F, WU S B, ZHOU M Q, et al. Increased expression of TRPV1 in patients with acute or chronic cough after lung cancer surgery[J]. Thorac Cancer, 2019, 10（4）：988-991.

[42] MITCHELL J E, CAMPBELL A P, NEW N E, et al. Expression and characterization of the intracellular vanilloid receptor（TRPV1）in bronchi from patients with chronic cough[J]. Exp Lung Res, 2005, 31（3）：295-306.

[43] DRIESSEN A K, MCGOVERN A E, BEHRENS R, et al. A role for neurokinin 1 receptor expressing neurons in the paratrigeminal nucleus in bradykinin-evoked cough in guineapigs[J]. J Physiol, 2020, 598（11）：2257-2275.

[44] ZHANG L, SUN T, LIU L T, et al. The research of the possible mechanism and the treatment for capsaicin-induced cough[J]. Pulm Pharmacol Ther, 2018, 49: 1-9.

[45] AL-SHAMLAN F, EL-HASHIM A Z. Bradykinin sensitizes the cough reflex via a B2 receptor dependent activation of TRPV1 and TRPA1 channels through metabolites of cyclooxygenase and 12-lipoxygenase[J]. Respir Res, 2019, 20（1）：110.

[46] 农光民．咳嗽机制研究进展[J]．中国实用儿科杂志，2016，31（3）：165-168．

[47] 刘畅，蒙艳丽，梁爽，等．百部对肺炎支原体感染小鼠咳嗽因子TRPA1表达的影响[J]．中华中医药学刊，2022，40（6）：107-110，283-284．

中医优势病种精准诊疗学

第二章 积 滞

第一节 概 述

积滞，是由于乳食喂养不当，食停中脘，积而不化，气滞不行所形成的一种脾胃病证。临床以不思乳食，食而不化，脘腹胀满，嗳气酸腐，大便不调为特征。在现代医学中，积滞与功能性消化不良（functional dyspepsia，FD）相类似。

第二节 病 因 病 机

一、中医学对积滞病因病机的认识

中医认为积滞的病因主要与喂养不当有关，先天禀赋不足，或病后失调、脾胃虚弱者更易为乳食所伤。其病变脏腑在脾胃，其病机关键为乳食停聚中脘，积而不化，气滞不行。由于脾胃受损程度有别，体质强弱及病程长短有异，临床有实证和虚实夹杂证之不同。

二、现代医学对功能性消化不良致病因素的认识

FD的病因不明，其发病机制亦不清楚，但目前认为是生理、心理、环境等多因素综合作用的结果，研究较多的有以下几种机制：胃肠道动力异常、胃高敏感性、胃酸分泌、幽门螺杆菌（HP）感染、心理及社会因素等。

第三节 诊断与鉴别诊断

一、诊断

（一）临床表现

中医学认为积滞在临床上以不思乳食，食而不化，脘腹胀满，嗳气酸腐，大便不调为特征。

现代医学认为，儿童FD的临床症状主要包括上腹痛、腹胀、早饱、嗳气、厌食、胃灼热、反酸、恶心和呕吐，症状可反复发作，也可在相当一段时间内无症状。

当发现有以下报警症状时，应警惕FD：炎症性肠病、乳糜泻或消化性溃疡家族史、持续性右上或右下腹疼痛、吞咽困难、吞咽疼痛、持续呕吐、消化道出血、夜间腹泻、关节炎、肛周疾病、不明原因体重下降、生长发育迟缓、青春期延迟及不明原因发热。

（二）辅助检查

功能性消化不良是一种功能性疾病，各种实验室检查、放射学和内镜检查往往无阳性发现，但应排除器质性消化不良。要仔细询问病史及全面体检，要了解症状的严重程度与出现频率，与进餐、排便的关系，尤其注意是否有报警症状，对有报警症状者要及时行相关检查以排除器质性疾病。

（1）第一线检查。①血常规；②粪隐血试验；③上消化道内镜；④上消化道钡餐检查；⑤肝胆胰腺B超。

（2）选择性检查。①电解质；②肝肾功能；③红细胞沉降率；④C反应蛋白；⑤血糖；⑥甲状腺功能；⑦胸部X线检查。

多数根据第一线检查即可基本确定功能性消化不良的诊断。

血常规检查目的在于排除贫血，粪隐血试验目的在于了解有无消化道出血，如出血考虑上消化道内镜检查或钡餐检查。上消化道内镜检查是为了排除胃、十二指肠溃疡、食管炎、糜烂、肿瘤等器质性病变。肝胆胰腺B超检查可排除引起器质性消化不良等其他慢性脏器疾病，肝肾功能、血糖、甲状腺功能及胸部X线可作为基础检查，排除肝、胆、胰腺疾病，无异常时根据相应症状开展相应的选择性检查。

对于常规治疗无效、有消化道溃疡或Hp感染家族史、10岁以上儿童如症状持续时间超过6个月，或症状严重到影响日常生活包括睡眠时，应进行胃镜及Hp检查，排除Hp相关性消化不良、嗜酸性粒细胞性胃肠炎等器质性疾病。

此外，近年来开展的食管24小时pH监测、超声或放射性核素胃排空检查、胃肠道压力测定等多种胃肠道动力检查手段在FD的诊断及鉴别诊断上也起到了十分重要的作用。

（三）诊断要点

1. 中医诊断要点

参考《中医儿科学》（韩新民、熊磊主编，人民卫生出版社）及《中医儿科常见病诊疗指南》（ZYYXH/T247-286—2012）制定。

（1）有伤乳、伤食史。

（2）以不思乳食，食而不化，脘腹胀满，嗳气酸腐，大便不调为特征。

（3）可伴有烦躁不安，夜间哭闹或呕吐等症。

（4）大便常规可见不消化食物残渣、脂肪滴。

2. 西医诊断标准

参考《诸福棠实用儿科学》（第八版）及《儿童功能性消化不良中西医结合诊治专家共识》（2022年版）制定。

（1）罗马Ⅳ标准制定的儿童FD诊断标准：诊断前至少2个月内符合以下1项或多项条件，且每个月症状出现至少4d：①餐后饱胀；②早饱；③上腹部疼痛；④上腹部烧灼感。经过适当评估，症状不能用其他疾病来完全解释。

（2）亚型。①餐后不适综合征（PDS）诊断标准：餐后饱胀不适或早饱感，影响正常进食。支持诊断的标准：上腹胀气、餐后恶心或过度打嗝。②上腹痛综合征（EPS）诊断标准（必须包括以下所有条件）：严重上腹疼痛或烧灼感，影响日常生活；疼痛非全腹，局限于腹部其他部位或胸胁部区域；排便或排气后不能缓解。支持诊断的标准：疼痛可能为烧灼样但不包括胸骨后疼痛；疼痛通常由进食诱发或缓解，但也可在空腹时发生。

二、鉴别诊断

（一）中医鉴别诊断

积滞与厌食、疳证的鉴别见表14-2-3-1。

表14-2-3-1　积滞与厌食、疳证的鉴别

鉴别点	积滞	厌食	疳证
伤食史	有	有	可有可无
病程	长	短	长
病机	脾胃失和，纳化失司	脾胃受损，乳食停滞	脾胃虚损，气液耗损
临床特征	以食欲不振，食量减少，但精神尚好为特征	除食欲不振、不思乳食外，还伴有脘腹胀满、嗳吐酸腐、大便不调等症	以形体消瘦、毛发干枯、精神萎靡或烦躁、食欲异常为主要临床特点

（二）西医鉴别诊断

1. 胃食管反流病

胃食管反流病与反流型消化不良不易鉴别，胃食管反流病临床表现较重，溢奶和呕吐是婴儿胃食管反流病的最突出表现，临床常见的症状有生长迟缓、喂养困难、拒食、易激惹、哭闹、弓背；学龄前和学龄期儿童常表现为反食、反酸、胸痛、胃灼热和进食困难，其中大龄儿童更容易描述胸骨后烧灼感，严重者可导致呕血和慢性失血性贫血。24小时动态食管下端pH监测为诊断胃食管反流病的金标准，消化道内镜可证实有不同程度的食管炎症改变。

2. 肠易激综合征

临床主要表现为腹痛、腹胀和排便习惯及性状的改变等肠道症状。诊断儿童肠易激综合征的罗马Ⅲ标准是针对4～18岁儿童和青少年提出的，具体包括：①在最近的2个月内至少1次/周存在腹部不适或疼痛，同时伴下列症状中2项或2项以上：排便后症状改善；排便频率改变；粪便性状变化。②无可以解释这些变化的炎症反应、解剖和代谢异常、肿瘤。

3. 上消化道溃疡

包括胃十二指肠溃疡、幽门管溃疡、幽门前区溃疡、糜烂性胃窦炎等，进行内窥镜检查可见黏膜广泛充血、水肿、糜烂及出血。

第四节　治 疗 概 况

一、中医辨证论治

参考《中医儿科学》（韩新民、熊磊主编，人民卫生出版社）、《中医儿科常见病诊疗指南》（ZYYXH/T247-286—2012）及《儿童功能性消化不良中西医结合诊治专家共识》（2022年版）。

（一）辨证选择口服中药汤剂

1. 乳食内积证

主证：乳食不思或少思，嗳腐酸馊，或呕吐食物、乳片，脘腹胀满，疼痛拒按，夜寐不安，哭闹不宁，大便酸臭或秘结，舌淡红，苔白垢腻，脉弦滑，指纹紫滞。

治法：消食化积，导滞和中。

代表方剂：保和丸加减（《丹溪心法》）。

基本处方：山楂、六神曲、莱菔子、姜半夏、陈皮、茯苓、连翘、甘草等。

加减：腹胀甚者，加厚朴、大腹皮；腹痛甚者，加木香、槟榔；呕吐食物、乳片者，加竹茹、生姜、紫苏叶、广藿香；烦躁不安、哭闹不宁者，加栀子、莲子心；大便秘结者，加大黄、瓜蒌子；大便稀溏者，加白术、芡实；兼有发热者，可加石膏、黄芩。

2. 食积化热证

主证：不思乳食，口干，脘腹胀满、腹部灼热，午后发热，心烦易怒，夜寐不安，小便黄，大便臭秽或秘结，舌红，苔黄腻，脉滑数，指纹紫。

治法：清热导滞，消食和中。

代表方剂：疳积一方加减（佛山市中医院协定方）或枳实导滞丸加减（《内外伤辨惑论》）。

基本处方：独脚金、五谷虫、白芍、莲子心、茯苓、槟榔、莱菔子、灯心草、甘草等；或大黄、枳实、焦六神曲、茯苓、黄芩、黄连、白术、泽泻等。

加减：口渴气虚者，加石斛、糯稻根；盗汗者，加煅龙骨、煅牡蛎；潮热不退者，加白薇、地骨皮；烦躁、夜啼难眠者，加蝉蜕；腹部胀痛甚者，加木香；腹部胀满甚者，加厚朴、大腹皮；泻下臭秽明显者，加鸡内金、苍术；大便秘结者加冬瓜子、玄明粉；有虫积者加使君子。

3. 脾虚夹积证

主证：不思乳食，食则饱胀，呕吐酸馊，腹满喜按或喜俯卧，夜寐不安，面色萎黄，形体消瘦，神疲肢倦，大便稀糊或溏，夹食物残渣，唇舌色淡，苔白腻，脉细滑或细弱，指纹淡滞。

治法：健脾助运，消食化积。

代表方剂：疳积二方加减（佛山市中医院协定方）或健脾丸加减（《医方集解》）。

基本处方：太子参、鸡内金、五谷虫、山楂肉、麦芽、甘草、浮小麦、大枣、茯苓、煅龙骨、煅牡蛎等；或人参、白术、陈皮、枳实、茯苓、神曲、炒麦芽、山楂等。

加减：呕吐者，加生姜、丁香、姜半夏；腹满喜按者，加炮姜、厚朴；腹痛腹冷者，加香附、白芍；大便稀糊或溏者，加炒薏苡仁、苍术；苔白腻者，加广藿香、佩兰。

4．脾胃湿热证

主证：胃脘部胀满或疼痛，食少纳呆，口苦口黏，身重困倦，大便黏腻不爽，舌质红，苔黄厚腻，脉滑或滑数，指纹紫滞。

治法：清热化湿，理气和中。

代表方剂：连朴饮加减（《霍乱论》）。

基本处方：黄连、姜厚朴、姜半夏、黄芩、陈皮、芦根、茵陈、炒薏苡仁等。

加减：腹胀甚者加木香、莱菔子；口渴甚者加天花粉、石斛。

5．肝胃不和证

主证：胃脘部、两胁胀满不适，情绪不畅时加重，心烦易怒，口干口苦，吐酸嘈杂，善太息，大便不畅，舌质淡红，苔薄白或白厚或薄黄，脉弦略数。

治法：理气解郁，和胃降逆。

代表方剂：柴胡疏肝散加减（《医学统旨》）。

基本处方：柴胡、陈皮、川芎、香附、白芍、炙甘草等。

加减：胃脘痛甚者加元胡、木香、川楝；嗳气频作加旋复花、沉香；便秘者加大黄、番泻叶。

6．脾胃虚寒证

主证：胃寒隐痛或痞满，喜温喜按，进食后、受凉后或劳累后症状加重。

次证：泛吐清水，食少纳呆，神疲倦怠，手足不温，大便溏薄，舌质淡，苔白，脉细弱，指纹淡滞。

治法：温胃健脾，消食化滞。

代表方剂：小建中汤加减（《伤寒论》）。

基本处方：白芍、炒枳实、砂仁、肉桂、生姜、甘草、大枣。

加减：唇舌俱淡明显者加黄芪、当归；手足逆冷者加附子。

7．寒热错杂证

主证：胃脘部痞满或疼痛，嘈杂不适，喜温怕冷，嗳气，胃脘灼热，口干口苦，大便稀溏，舌质淡，苔黄，脉弦细或弦滑。

治法：辛开苦降，健脾和胃。

代表方剂：半夏泻心汤加减（《伤寒论》）。

基本处方：姜半夏、黄芩、黄连、干姜、厚朴、神曲、海螵蛸、瓦楞子、炙甘草。

加减：口腻而黏者加藿香、佩兰、砂仁；呕恶泛酸者加吴茱萸；纳呆者加鸡矢藤、鸡内金。

（二）辨证选择口服中成药

（1）胃肠安丸：用于积滞各证。

（2）四磨汤口服液：每支10mL。新生儿每次3～5mL，每日3次，疗程2日；幼儿每次10mL，每日3次，疗程3～5日。用于乳食内积证。

（3）化积口服液：每支10mL。周岁以内每次5mL，每日2次；2～5岁每次10mL，每日2次；5岁以上每次10mL，每日3次。用于乳食内积证。

（4）清热化滞颗粒：每袋2.5g。每服剂量：1～3岁2.5g、4～7岁5g、≥8岁7.5g，每日3次。用于食积化热证。

（5）小儿香橘丸：每丸3g。每次3g，每日3次。周岁以内小儿酌减。用于脾虚夹积证。

（6）香砂六君子丸：每50粒3g。建议用法用量：每服剂量：<3岁2g、3～6岁4g、>6岁6g，每日2次。用于脾虚夹积证。

二、中医特色治疗

（一）专科中药制剂

双金健脾化积颗粒（佛山市中医院院内制剂）。

处方：苍术、山药、莲子、白芍、独脚金、五谷虫、雷丸、榧子肉、海螵蛸、鸡内金等。

功能主治：健脾助运，消积开胃。

适应范围：证属脾虚夹积者。

用量用法：开水冲服，1次1袋，一日2次；或遵医嘱。疗程半个月。

规格：复合膜包装，每袋装7.5g。

（二）外治疗法

1. 针四缝疗法

用5号半针头，常规皮肤消毒后，自食指向小指针刺四缝穴，逐穴浅刺疾出，针尖退出后，一般可见黄白色透明黏液从针孔溢出，未见溢出者可用消毒棉签在四缝穴上下轻轻挤压，随后用消毒棉签拭干，一周一次。四岁以下三周为1个疗程，四岁以上四周为1个疗程。适用于积滞各证。

2. 捏脊疗法

（1）准备。患儿裸背俯卧，操作者用爽身粉擦拭患儿背部。

（2）推脊。操作者四指并拢，指面向患儿，自长强穴循脊柱向上推至大椎穴，约2～3min，令背部肌肉松弛。

（3）捏脊。操作者两手握拳，两食指抵于脊背上，两拳眼向前，与背垂直，再以两手拇指向食指前方合力将皮肤提起，然后做食指向前推、拇指向后拉的翻卷前进动作，自尾骶部起沿脊椎两旁向上推捏至第7颈椎两旁为1遍，捏至第3遍时每捏2～3下将皮肤向上提捏1～2下，连续7遍为1次。

（4）分脊。操作者双手放置于脊椎两旁，利用双手拇指、大鱼际沿脊柱中线，自上而下，由内到外分脊，连续7次。

（5）揉穴。按揉肾俞、脾俞、长强穴各30s。

（6）放松。将患儿背部皮肤由下至上轻拍3次。每日1次。四岁以下3周为1个疗程，四岁以上4周为1个疗程。适用于积滞各证。

3. 手指点穴疗法

（1）乳食内积、食积化热证。补脾经，补胃经，揉板门，掐揉四横纹，揉丹田，摩腹，揉脐，揉按天枢、足三里。

（2）脾虚夹积证。补脾经，补胃经，揉按外劳宫，掐揉四横纹、上三关，揉按丹田、中脘、足三里，捏脊5次。

4. 耳穴贴豆

辨证选穴（脾、胃、心、肝、肾、三焦、小肠、大肠、内分泌），每次选取单侧4～6个穴位进行贴压，以手指按压耳豆，使耳郭有酸、麻、胀、痛感为宜，每日按压3～5次，每个穴位每次按压10～20下，3～7天换贴1次，两耳交替。适用于积滞各证。

5. 穴位注射

用维丁胶性钙注射双侧足三里穴，每周2次，8次为1个疗程。适用于积滞各证。

6. 天灸疗法

辨证选取脾俞、胃俞、关元、中脘、足三里等特定穴位，于每年夏季三伏天（10天1次，共5次）、冬季三九天（9天1次，共4次）及春分、秋分当天，用本院自制儿科天灸膏或代温灸膏进行穴位敷贴，1岁以下贴15min，1～3岁贴30min，3岁以上根据皮肤耐受情况，建议贴45min，不超过1h。适用于脾虚夹积型积滞。

三、中西医结合治疗

参考《诸福棠实用儿科学》（第八版）及《儿童功能性消化不良中西医结合诊治专家共识》（2022年版）。

1. 一般治疗

饮食、生活方式调整：指导患儿改善生活方式，调整饮食结构和习惯，去除与症状相关的可能致病因素，避免应用非甾体抗炎药。有研究表明，部分水解低乳糖配方奶有助于缓解FD患者胃肠道不适的症状，减轻腹胀。

2. 中医结合西药治疗

（1）PDS中西医结合治疗。西医单独给予促动力类药；和（或）联合具有运脾消食化滞功效的中成药、中医外治疗法对症治疗；也可单独辨证论治口服中药治疗。

（2）EPS中西医结合治疗。西医可依据病情酌情给予抑酸类药物；和（或）联合具有理气和胃止痛功效的中成药、中医外治疗法对症治疗，也可给予辨证论治口服中药治疗。

3. 西医常规治疗及用药

（1）抑酸药。作为EPS患者的一线治疗，包括：①小剂量质子泵抑制剂（proton pump inhibitor，PPI），可有效缓解腹痛和反酸等症状，常用药物如奥美拉唑0.6～1.0mg/（kg·d），每日1次，餐前0.5～1.0h口服，疗程10～14d。②H2受体拮抗剂：常用药物如西咪替丁、雷尼替丁和法莫替丁等，可改善FD患者恶心和呕吐症状。

（2）促动力药。作为PDS患者的一线治疗药物，包括：①多巴胺受体拮抗剂：多潘立酮，可有效减轻FD患者上腹部疼痛和餐后饱胀的症状，常用剂量为每次0.3mg/kg，每日3～4次，餐前口服，主要副反应为腹泻和嗜睡，但需警惕其潜在的心血管风险（QT间期延长和心律失常）。②5-羟色胺-4（5-hydroxytryptamine receptor 4,5-HT4）受体激动剂：枸橼酸莫沙必利，可增加胃窦与十二指肠运动及其收缩频率与幅度，常用剂量为每次0.2mg/kg，每日3次，副反应主要为腹痛、腹泻及心悸等，但在儿童中的安全性尚不确定，因此不推荐长期使用。③其他促胃动力药：如氨甲酰胆碱和红霉素，氨甲酰胆碱可增强食管蠕动，红霉素可有效改善胃十二指肠运动和胃排空，但在儿童FD患者中的疗效存在较大争议，暂不推荐使用。

（3）抗组胺类药物。赛庚啶：具有松弛胃底和促进食欲的作用，可有效改善儿童FD患者的临床症状，剂量为0.25～0.5mg/（kg·d）。

（4）益生菌及其他药物。①益生菌：可有效改善FD患者餐后不适的症状，并可调节FD患者胃液中失调的微生物群。②硫糖铝：作为抗酸药的一种，有助于改善FD患者反酸和腹痛等临床症状，但在儿童患者中的安全性仍不明确，因此不建议长期应用。③消化酶：复合凝乳酶可保护儿童胃肠道黏膜，有效改善FD患者恶心、呕吐、腹痛和腹胀等症状。

（5）Hp感染的根除。对于常规治疗无效的FD患者，若存在Hp感染，考虑为Hp相关性消化不良，建议参考儿童幽门螺杆菌根治指南进行Hp根除治疗。

4. 中医结合心理行为治疗

生物反馈、放松、认知行为疗法、意象引导和催眠疗法可有效治疗FD患者，对常规药物治疗无效且伴有明显精神心理障碍的患者，建议请心理科医生协助诊治，适当给予心理治疗，可改善临床症状，同时配合选用柴胡舒肝丸，必要时加用抗抑郁药物治疗。

四、难点分析

（一）现状分析

中医药和中医外治法治疗儿童积滞有其独特和明显的优势，中药多使用以健胃醒脾、止泻升清、解表化湿、散寒止呕、下气和中、宽中除满为主要功效的药味，既可增强胃肠运动的收缩节律，排出肠内积气，又可增加消化酶的分泌，促进动物蛋白、脂肪的消化，从而达到缓解症状的目的，获得较好的临床疗效。但中医学者亦面临着许多问题，多数文献报道尚属经验介绍，针对本病的服药疗程、疗效判定标准尚不统一，无法对其进行客观、量化的评价。因此，需要加强对本病的客观化、规范化研究。

另外，目前上市针对该病的中成药较多，但大部分存在证据等级低、临床研究少等问题，缺乏较高质量的临床研究证实，多数研究存在设计不规范和质量偏低的问题，如随机化描述不清，非盲法安慰剂对照设计，样本量小、疗程短、结局指标量化不规范，加上研究的异质性，偏倚风险大等，直接影响了研究结果的可靠性。因此，中成药治疗该病的应用仍需要高级别的循证证据支持。

（二）中医难点分析

1. 如何预防积滞的发生

积滞多由喂养不当造成，随着人民群众生活水平的提高，小儿因多食、偏食、提早添加辅食等不恰当的喂养方式而致病者较多，故在预防上需多从合理饮食上着手，科学的调养及合理的喂养可以减少儿童积滞的发生。

（1）提倡母乳喂养。母乳对婴幼儿生长发育的影响是多方面的，除了营养素供应外，还包括提供免疫球蛋白、初乳及某些激素成分，可以减少婴幼儿营养性疾病的发生。

（2）合理添加辅食。乳类虽为婴儿最合适的营养品，但随着婴儿的生长发育，纯流质的奶类不足以满足小儿的需要，特别是人工喂养者或母乳喂养不足而又未及时添加辅食的婴儿更容易发生营养障碍。多数学者认为，婴儿应从4~5个月起渐加蛋黄、菜泥，6~8个月后可逐渐添加碎肉、饼干、馒头、稀饭等食物，以补充乳类营养之不足，且可为断奶做好充分准备。生后12个月在母乳喂养或铁及其他营养素强化配方基础上，适当地过渡到固体食物以达到平衡膳食。

2. 如何进行有效的治疗

积滞是儿童最常见脾胃系疾病之一，若经久不愈，迁延失治，则可转化为疳证，对患儿的营养吸收、生长发育造成不良的影响。西医针对本病尚无特效治疗，临床中医治疗有一定疗效，但有时亦不尽人意。因此深化研究积滞的中医治疗非常重要。

（1）以调理脾胃为首要。小儿脏腑娇嫩，脾常不足，而积之形成，乃由饮食不当，脾胃虚弱，运化失司所致。故治疗也要以调整脾胃功能为中心，是治病求本之法。例如：可选用益气健脾之党参、焦术、山药；消导积滞之山楂肉、炒神曲、炒谷芽；理气和胃之半夏、陈皮、藿香梗、厚朴；清养胃阴之玉竹、麦门冬；淡渗利湿之茯苓、泽泻等。

（2）随各脏之虚而补之。积滞发病，不离乎脾胃，又不止乎脾胃，应在调理脾胃的基础上，兼补本脏之不足。故脾虚主以人参、白术、茯苓；肺虚可用地骨皮、橘叶、桑叶、麦门冬；肝虚可用白芍；肾虚选用益智仁；心虚可用桑椹等。

（3）积滞为本虚标实，治以运、消为主，以补为辅。脾健不在补贵在运，用药宜以轻清芳香之剂解脾气之困，拨清灵脏气以恢复转运之机，使脾胃调和，脾运复健，则胃纳自开。脾运失健者，固当以运脾开胃为主治，若体壮积热，则可通腑攻积泻之。脾胃气虚者，注意健脾益气而不壅补碍胃；脾胃阴虚者，注意益阴养胃而不滋腻碍脾，同时适加助运开胃之品。肝脾不和者则需疏肝理气助运。

五、医案验方

陈某，3岁，因"纳差、体重不增半年"来诊，患儿近半年纳差，不喜主食，嗜饮酸奶饮料，睡不宁、夜啼、烦躁易怒，大便常夹不消化食物残渣，日1~2次，体重不见增长。查体：面色微黄，形体偏瘦，舌淡红，苔薄白，脉弦细。

中医诊断：积滞（肝胃不和证）。

治法：消食化积、疏肝和胃。

处方：疳积一方合柴胡疏肝散加减。独脚金5g，五谷虫3g，白芍5g，陈皮5g，柴胡5g，香附5g，莱菔子10g，甘草3g，灯心草1g，茯苓15g。并配合捏脊疗法、针四缝和手指点穴，饮食上戒饮料零食。

1周治疗后复诊，患儿胃纳较前明显改善，睡眠好转，已无夜间哭闹，仍有烦躁，易发脾气，但患儿不肯配合中药治疗，遂改予院内制剂双金健脾化积颗粒，继续予捏脊、针四缝等外治法治疗，1个月后症状基本消失。

第五节 辨 证 施 护

一、辨证护理

1. 预防

（1）提倡母乳喂养，乳食宜定时定量，不宜过饥过饱，选择易于消化和富有营养的食物。

（2）随年龄及生长发育的需要，逐步添加各种辅助食品，要注意遵循由一种到多种，由少到多，由稀到稠的辅食添加原则。

2. 护理

（1）饮食、起居有时，以清淡、营养丰富、易消化食物为主，少吃零食，纠正偏食，少进甘肥及黏腻食物，勿乱服滋补之品。

（2）发现有积滞者，应及时查明原因，暂时控制饮食，给予药物调理，积滞好转后，饮食要逐步恢复。

二、辨证施膳

1. 麦芽山楂饮

炒麦芽、炒山楂各10g，红糖适量，煎水饮用。适用于积滞各证。

2. 山药粥

鲜山药100g，粳米50g。山药洗净切片，与粳米同煮为粥，空腹食，每日2次。适用于脾虚证。

3. 白萝卜莲子粥

白萝卜250g，莲子（带心）10g，粳米50g。白萝卜洗净切块，带心莲子洗净与粳米共放入锅内，加水适量，大火煮沸，改小火慢炖，待莲子熟烂，便可起锅，空腹食，每日2次。适用于食积化热证。

第六节 循 证 研 究

一、基础研究

（一）中医基础研究

1. 香砂六君子汤加味通过上调MLCK蛋白及基因的表达发挥健脾促胃动力作用[1]

脾虚型PDS患者存在胃电减弱，进餐反应延迟[2]。香砂六君子汤加味能够提高脾虚型FD大鼠MLCK蛋白及mRNA的表达量，其健脾促动力分子作用机制可能源于此。

2. 柴胡疏肝散恢复胃组织线粒体功能，抑制线粒体自噬，纠正胃动力功能障碍[3]

近年来，线粒体功能障碍及自噬诱发的胃动力障碍在FD的发病机制中备受关注[4]。减缓胃内线粒体自噬，改善线粒体功能，恢复胃动力有望成为FD防治的潜在靶点。现代药理研究发现，柴胡疏肝散不仅能调节FD大鼠胃动力的各项指标及激素水平，还可纠正多种疾病的机体线粒体功能障碍及过度自噬情况[5-7]。

（二）现代医学基础研究

1. 儿童功能性消化不良与血清脑–肠肽水平的关系[8]

脑–肠轴是神经系统及胃肠道之间的双向交互系统，通过这种交互作用大脑及情绪状态自上而下影响胃肠稳态及功能，胃肠系统自下而上影响脑功能及行为。胃肠道产生多种信号分子通过血流穿过血脑屏障到达中枢，或直接作用于特异性受体实现对胃肠道的调节[9, 10]。脑–肠肽是在神经系统及消化系统双重分布的小分子肽类物质，具有激素及神经递质的功能，是脑–肠轴的重要物质基础。多项研究[11-13]均提示脑–肠轴在FD中发挥重要作用。还有研究表明FD大鼠胃饥饿素水平下降，上调胃饥饿素的表达可能是治疗FD的重要机制[14]。Jing等[15]的研究发现焦虑样FD大鼠模型血浆、下丘脑及胃组织中的nesfatin-1水平升高，提示其可以诱导焦虑样行为。

2. 儿童功能性消化不良与线粒体功能的关系

近年来研究发现，FD的多个发病环节与线粒体功能相关[16-18]。FD胃肠动力障碍的发生过程中伴随着线粒体结构、数目以及功能的改变。胃肠道的运动一方面取决于胃肠道的肌电活动，临床研究已经证实ICC结构和（或）数量的异常可导致胃肠动力障碍[19]，大量动物实验证实FD大鼠胃动力障碍与ICC结构和（或）数量异常有关[20-22]。另有研究[23, 24]发现ICC细胞存在过度自噬的同时，平滑肌线粒体存在膜断裂、脊分辨不清等结构性改变，及通透性增加、膜电位降低等功能性改变。胃肠道运动另一方面取决于神经递质及胃肠激素诱导平滑肌的收缩舒张，研究发现在FD的发病过程中平滑肌细胞存在能量代谢低下的状态，与线粒体三羧酸循环、氧化磷酸化与呼吸链关系相关[25, 26]。上述研究均提示线粒体结构以及功能的改变是FD胃肠动力障碍发生的重要病理机制。

二、临床研究

（一）中医研究

1. 辨证论治研究

（1）积滞有新久，辨证重虚实[27]。新积以实证为主，久积则常虚实夹杂，实证主要为食积、气滞、化热，虚证主要为脾胃气虚、伤阴。治疗应视其虚实，分轻重缓急而治之，并以调理为主，助运为贵。

实则去积为要，目前临床治疗乳食积滞，以消食导滞为主，但要视轻重缓急，配合行气攻下。偏食积者，常用保和丸，若湿浊中阻明显，宜用加味平胃散辛开苦降、行气导滞。常用的消食药如神曲、山楂、鸡内金、麦芽、谷芽、草果等，宜炒用。积滞化热，治以清热导滞，朱锦善教授针对此类病证，自拟清解导滞汤，由黄芩、麸炒苍术、枳实、炒麦芽、炒山楂、陈皮、炒鸡内金、木瓜、甘草等组成。如积热内盛，加栀子、连翘；大便秘结，加火麻仁、郁李仁；兼见郁闷烦躁、翻滚不安、磨牙，加龙胆草、夏枯草、生地黄；夜睡汗多，适当加黄芪、浮小麦、麻黄根、糯稻根、煅龙骨、煅牡蛎等。

虚则健脾助运为主，切不可壅补。脾虚积滞，为虚实夹杂，宜消补兼施。偏于脾胃气虚者，用异功散加减方。阴虚积滞，是由积滞日久、化热伤阴所致，朱教授自拟养胃导滞汤（习用方）治疗，由太子参、麸炒苍术、茯苓、炒麦芽、山楂、陈皮、连翘、炒鸡内金、炙甘草、夏枯草、木瓜、石斛组成。该方立方思想有三：其一，气阴双补。小儿脾常不足，阴虚伴随气虚，不可大剂甘寒凉润滋阴，此时积滞未消、瘀热留滞，单纯或过于养阴，则会滋腻滞邪，又伤气，使病情更加复杂。方中太子参善补脾肺元气，药性平和，补气而不助热，生津又不滋腻，为儿科补脾胃气虚要药；石斛养胃生津，以润泽阳明燥土，兼益养脾气。其二，该病常由积滞化热伤阴引起，治疗应适当配伍消食化积之药，以恢复脾胃运化。其三，心、肝有余。此类患儿常兼心肝郁热，应予疏肝清心之品（夏枯草），同时，积滞与肝郁互为因果，消积滞可助肝气疏泄，肝气疏泄更可助脾胃运化，消导化积。

用药以平和为期，应用消、吐、攻下药时，应中病即止，不可过用、滥用。小儿脾胃薄弱，既不能因其不思饮食而肆用、滥用消食化积之药，又不能见其肌瘦而重用辛温大补之剂。乱用攻补，对于小儿脾胃不但无益，反而有损。因已伤于积，若再伤于药，则脾胃功能更难恢复，反不利于治疗，故须慎重选择。

（2）消导兼以疏肝清心，滋阴与益气并举[28]。近年来，小儿积滞合并阴虚者日益增多，且病位往往涉及肝、心。这和小儿的生理病理特点、不恰当的喂养方式以及岭南地区的气候特点密切相关。

小儿伤于乳食，积滞停于中焦，胃为阳明燥土，多气多血，乳食积滞于中焦，胃气不能通降，与积滞相搏结，郁而化火，胃土喜润恶燥，阴液易伤，又遇火邪煎灼津液，以致伤及胃阴。积滞聚于中焦，化为阳明火热，中焦积滞，累及肝胆气机。小儿肝常有余，肝木郁滞，引动其内藏之相火，更进一步伤及阴液。同时，火为木之子，木旺则火生，则风助火势而生心火，故积滞内停，可引动心肝之火，心肝之火又进一步伤及阴液。

肥甘厚味、煎炸炙烤类食品往往深受儿童青睐，过食肥甘，化热伤阴。部分家长过分追求以高营养、高能量的食品喂养孩子，此类食品消化后释放出大量的热量，亦能耗伤脾胃阴津。岭南四季皆阳旺而湿盛，湿热交蒸，以致患儿腠理疏松，津液易外泄，加之患儿积滞困于中焦，化火伤阴，如此内外合邪，则可进一步耗伤阴液。

针对此类积滞，胡小英教授运用自拟方：太子参、麦冬、石斛、连翘、夏枯草、白芍、独脚金、淡竹叶、三棱、莪术、莱菔子、鸡内金，临床疗效满意。对于阴虚积滞的治疗，应注意以下要点：其一，固护胃气。小儿脾常不足，阴虚往往伴随气虚，不可大剂甘寒凉润滋阴，应注重补益脾胃，气阴双补，否则反伤脾胃阳气，变证频出。其二，阴虚积滞。患儿常因积滞化热伤阴，故治疗应适当配伍消食化积药，以复脾胃运化。其三，疏肝清心。此类患儿常兼心肝郁热，应配伍适当疏肝清心之品，同时，积滞与肝郁互为因果，消积滞可助肝气疏泄，疏肝郁更可助脾胃运化，以消导化积。

2. 专病专方研究

李玲飞等[29]自拟健脾消食汤（药方组成：白术、甘草、鸡内金、佛手、枳壳、太子参、茯苓、陈皮、焦麦芽、焦山楂、焦神曲）治疗30例脾虚夹积型积滞患儿，与单纯服用葡萄糖酸锌口服液治疗作对照，观察组患儿临床治疗治愈率、总有效率明显高于对照组。

杨静等[30]将70例积滞患儿随机分为保和散组和枳实导滞丸组，分别给予保和散和枳实导滞丸进行治疗，比较总疗效、症状、证候的改善情况，保和散组优于枳实导滞丸组。

邓华[31]自拟健脾疏肝汤（白术、炒山楂、枳壳、白芍、炙甘草、郁金、陈皮、柴胡）治疗23例PDS儿童，对照组用常规西药治疗，研究结果显示治疗组总有效率高于对照组（$P<0.05$）。

3. 中成药研究

（1）四磨汤口服液。四磨汤出自宋代严用和《重订严氏济生方》卷二，全方由人参、槟榔、乌药、沉香4味药组成，四磨汤已经在内、外、妇、儿等各科均得到了广泛的应用。陈益萍[32]采用四磨汤联合双歧杆菌乳杆菌三联活菌片治疗FD，与单纯采用双歧杆菌乳杆菌三联活菌片治疗对照观察，治疗组疗效优于对照组，且治疗组腹泻、反胃、腹胀痛、食欲不振症状消失时间均短于对照组。高舒迪[33]采用四磨汤联合西医常规治疗肝脾不和型FD，并与单纯采用西医常规治疗对照观察，结果显示治疗组疗效优于对照组，且治疗组停药4周、8周后的复发率也均低于对照组。

（2）小儿化食口服液。该中成药由山楂、六神曲、麦芽、大黄、牵牛子、三棱、莪术、槟榔组成，具有消食化滞、泻火通便之功效，用于治疗小儿积滞食积化热证。有研究[34]结果显示，该药对小儿积滞食积化热证的证候改善作用优于对照组，且对心烦易怒症状的消失率均高于安慰剂，印证了该药具有消食化滞、泻火通便的功效。

（3）王氏保赤丸。由黄连、大黄等中药制成。全方寒温并用，消补兼施。功能主治为祛滞、健脾、祛痰，常用于小儿乳食积滞。药效学研究表明，其具有明显促进胃蛋白酶活性，加速胃排空，调节胃肠道平滑肌紧张度、保护胃黏膜等作用[35-38]。

4. 中医外治法研究

（1）推拿疗法。用于治疗儿童积滞常用的推拿手法包括捏脊、补脾经、揉板门、推四横纹、摩腹等。现代医学研究表明，推拿能通过穴位按摩，达到改善淋巴回流、消化道血液循环等作用，促进消化液分泌，从而有效改善提高食欲[39]。蓝丹等[40]通过捏脊疗法对积滞患儿进行干预，对照组予以婴儿健脾颗粒口服治疗，观察组在口服婴儿健脾颗粒基础上配合运用捏脊法实施治疗，结果显示治疗后观察组临床总有效率与对照组相比明显较高。邱金菊[41]用健脾消积推拿法治疗小儿积滞病35例，并与口服江中小儿健胃消食片组进行对比研究，治疗组治愈率、总有效率均优于对照组。

（2）穴位敷贴。穴位敷贴具有经络刺激效应和药物透皮吸收双重效果，同时可以避免药物对胃黏膜刺激及胃肠屏障对药效的影响[42]。根据疾病不同、证型不同选用不同的穴位组成配方，如神阙穴、关元穴、中脘穴、足三里穴及天枢穴等，有单纯运用敷贴治疗疾病的，有联合推拿治疗疾病的。如黄明桂等[43]将100例中药健脾消导敷贴于积滞患儿神阙穴、中脘穴、天枢穴、脾俞穴，并与口服胃蛋白酶和健脾消食药物的积滞患儿对比研究，结果提示治疗后观察组总有效率明显高于对照组。胡少华等[44]通过观察FD患儿60例，给予2个疗程的穴位敷贴联合推拿治疗，说明此中医外治法较单纯口服西药多潘立酮的治疗，在改善临床症状、提高胃泌素和动力素水平方面具有明显的优势。

（3）针刺。针刺疗法根据"虚则补之，实则泻之"的辨证原则，配合运用补、泻、平补平泻等手法，以取得人体本身的调节反应。杨茵等[45]选取脾虚气滞型FD患儿132例，给予对照组口服莫沙必利片，观察组患儿在对照组基础上行针刺联合中药敷贴，观察患儿临床疗效、临床症状及血清5-羟色胺、一氧化氮、胃动素、神经肽和胃泌素水平，结果显示观察组患儿治疗总有效率（93.94%）高于对照组（77.27%），可以改善患儿胃肠激素水平与胃肠动力。谭丽珍等[46]通过刺四缝配合中药神阙穴位敷贴治疗FD，并与双歧杆菌三联活菌胶囊对照组对比，结果显示治疗组总有效率为93.3%，高于对照组的76.7%。

（4）耳穴贴压。王丹等[47]将60例肝胃不和型PDS患者随机分为耳穴治疗组和西药治疗组，耳穴治疗组采用耳穴治疗，西药治疗组采用口服枸橼酸莫沙必利分散片治疗，观察两组在治疗前后尼平消化不良指数（NDI）评分情况及疗效评价，结果显示耳穴治疗组总有效率96.0%，优于西药治疗组的总有效率83.3%（$P<0.05$）。

5. 民族医学研究

（1）蒙医治疗FD。蒙医认为该病主要由于巴达干、赫依等相互作用形成寒盛呆滞，胃火伤败，进而引起饮食不化[48]。蒙医在治疗FD的方式上分为以药物疗法为主的内治疗法和灸法为代表的外治疗法，这些治疗方式皆以祛寒、助火为原则[49]。乌云塔娜[50]将86例FD患者随机分组，实验组给当玛-5和消食十味丸进行辨证施治，总有效率（98%）高于予西医医治的对照组（84%）。作为传统蒙医五疗法之一的灸法是一种蒙医内病外治的治疗方式，具有退巴达干、赫依之邪的功效，其中"胃穴""火降穴"广泛应用于食之不消、胃火衰退等疾病[51]。临床上常见对FD患者进行内、外治疗法联合施治，哈斯额尔敦等[52]选取胃穴、火衰穴等穴位对46例巴达干型FD患者施灸，同时联用布特勒其5味丸，治疗后总有效率达93.48%，高于给予多潘立酮治疗的对照组的70.45%。

（2）壮医治疗FD。壮医药是传统医药的重要组成部分，其以阴阳为本、三气同步、三道两路、毒虚致病等理论为基本框架。壮医药穴指疗法治疗功能性消化不良就是在壮医三道两路等理论基础上，结合中医经络脏腑腧穴理论，在辨证论治的基础上，采用特定壮药药酒，作用于壮医脐周四穴、止呕穴、背俞穴等穴位，调整、调节、调动人体气血，使之趋于均衡，而具有调气和胃、降逆消痞之功，使疾病自然向愈[53]。潘文斌等[54]用壮医药穴指针疗法治疗38例FD患者，研究结果显示，治疗组临床疗效、症状积分评分差值均优于西药对照组（$P<0.05$），提示壮医药穴指针疗法治疗可显著改善腹痛、腹胀等症状。

（二）现代医学研究

1. 发病机制研究

近年来有研究表明肠道菌群与FD相关，十二指肠微炎症、屏障完整性受损、通透性增加和肥大细胞脱颗粒逐渐受到重视。

（1）肠道微生态失衡。目前认为，肠道菌群对神经系统的发育和功能调节有重要作用，可能与多种神经功能如精神、心理改变、应激反应相关联[55]。近年来研究发现，FD患者存在肠道菌群失调[56]。肠道菌群失调引发FD的具体机制尚不清楚，或许与碳水化合物的异常发酵引起肠腔扩张，肠道通透性增加和易感宿主的免疫反应等相关。

（2）十二指肠屏障受损与微炎症。FD患者十二指肠出现微炎症和屏障功能障碍，提示FD的发病机制可能与之相关[57]。多项基础研究证实了FD患者存在屏障受损，表现为十二指肠上皮细胞间连接蛋白，如紧密连接蛋白、黏附连接和桥粒的表达降低及细胞旁通透性增加[58, 59]。这些发现与早期对活检样本的研究一致[60]。

2. 药物治疗研究

（1）质子泵抑制剂。PPI是当前抑酸作用最强的药物之一，大部分研究证实PPI对于FD的消化道症状具有一定的疗效。然而，PPI能否长期用于FD存在争议。一方面，Fattahi及Boghossian等[61, 62]认为长期服用PPI会增加骨质疏松症、艰难梭菌感染的风险，给患者生活质量造成影响；另一方面，Scarpignato等[63]指出，对大多数患者而言，PPI治疗后的总体益处远远大于潜在的风险。目前，一种新型的钾竞争酸阻滞剂DWP14012被证实具有快速抑酸功能且其肝毒性较轻，或许能成为PPI潜在的替代药品[64]。而对于无胃酸增多FD患者，PPI能够发挥作用可能与其抑制十二指肠嗜酸性粒细胞趋化因子有关[65]。

（2）阿考替胺是一种新型促胃动力药，可以显著改善FD患者的症状[66]。Shinozaki等[67]回顾性分析了51例接受阿考替胺治疗的患者，发现阿考替胺可改善FD患者症状。Tack等[68]报道的一项欧洲Ⅲ期临床试验指出，使用阿考替胺治疗207例主要表现为餐后不适综合征的FD，患者各项症状评分均持续下降（提示症状逐渐改善、缓解），生活质量的5个方面（压力、疾病对日常活动的干扰、饮食、对胃病的控制、工作家务或学习）均有明显改善。

（3）新兴草药制剂。①Rikkunshito是一种由八种确定的活性成分组成的传统日本草药制剂，可用于治疗FD。Rikkunshito可以加速胃排空和改善胃调节[69]。②Iberogast（STW5）是一种含有九种草药的草药制剂，通常用于肠易激综合征和功能性消化不良，目的是缓解胃、大肠的痉挛和疼痛感觉[70]。在FD中使用Iberogast的现有对照研究显示其优于安慰剂[71, 72]。

3. 其他治疗研究

（1）电刺激。通过向腹腔中植入胃电刺激装置能够改善胃轻瘫患者引起的胃排空和消化不良[73, 74]。连续电刺激可直接作用于胃肌神经丛和迷走神经，可能是治疗难治性FD的新方法之一。

（2）催眠疗法。对催眠疗法的行为、神经成像和电生理数据的研究表明，催眠过程改变了自我意识以及环境意识[75]。催眠疗法不仅对减少上腹部疼痛有效，而且对胃排空、上腹部饱胀和腹部不适也有积极的作用。Popa等[76]指出利用心理干预治疗可以降低患者的卫生保健利用率。心理干预对于大多数胃肠疾病患者，特别是功能性肠病患者是有效的治疗选择，但这些程序仍然没有被应用到标准的临床实践中。

（曾莺　赵佳烨）

● 参考文献

[1] 吕林，王凤云，唐旭东，等. 脾虚型功能性消化不良大鼠胃组织肌球蛋白轻链激酶蛋白及基因表达及脾虚1号方干预研究[J]. 中华中医药杂志，2017，32（5）：1933-1937.

[2] 李珍. 功能性消化不良的中医证型分布及其与胃电相关性的研究[D]. 长沙：湖南中医药大学，2015.

[3] 李莉，贾庆玲，王煜姣，等. 柴胡疏肝散对功能性消化不良大鼠胃组织线粒体功能及线粒体自噬的影响[J]. 中国实验方剂学杂志，2021，27（23）：26-34.

[4] ZHU L, QI B, HOU D. Roles of HIF1α-and HIF2α-regulated BNIP3 in hypoxia-induced injury of neurons[J]. Pathology-Research and Practice, 2019, 215（4）：822-827.

[5] 曾丽君，凌江红，邓静，等. 柴胡疏肝散对功能性消化不良大鼠胃窦肌间Cajal间质细胞自噬的影响[J]. 时珍国医国药，2017，28（5）：1041-1044.

[6] 凌江红，韦连明，张钰琴，等. 疏肝理气法对功能性消化不良大鼠下丘脑和胃窦胃泌素、生长抑素表达的影响[J]. 中国中药杂志，2010，35（22）：3069-3073.

[7] FUHRMANN D C, BRÜNE B. Mitochondrial composition and function under the control of hypoxia[J]. Redox Biology, 2017, 12：208-215.

[8] 王东伟，叶晓琳，吴捷．儿童功能性消化不良与血清脑-肠肽水平的关系[J]．中国当代儿科杂志，2022，24（4）：387-391．

[9] DING J H, JIN Z, YANG X X, et al. Role of gut microbiota via the gut-liver-brain axis in digestive diseases[J]. World Journal of Gastroenterology, 2020, 26（40）: 6141-6162.

[10] BUTLER M I, CRYAN J F, DINAN T G. Man and the microbiome: a new theory of everything?[J]. Annual Review of Clinical Psychology, 2019, 15（1）: 371-398.

[11] LIU J, LI F, TANG X D, et al. XiangshaLiujunzi decoction alleviates the symptoms of functional dyspepsia by regulating brain-gut axis and production of neuropeptides[J]. BMC Complementary And Alternative Medicine, 2015, 15（1）: 387.

[12] HE Y, YANG C, WANG P, et al. Child compound endothelium corneum attenuates gastrointestinal dysmotility through regulating the homeostasis of brain-gut-microbiota axis in functional dyspepsia rats[J]. Journal of Ethnopharmacology, 2019, 240: 111953.

[13] CORDNER Z A, LI Q, LIU L, et al. Vagal gut-brain signaling mediates amygdaloid plasticity, affect, and pain in a functional dyspepsia model[J]. JCI Insight, 2021, 6（6）: e144046.

[14] TANG L, ZENG Y, LI L, et al. Electroacupuncture upregulated ghrelin in rats with functional dyspepsia via AMPK/TSC2/Rheb-Mediated mTOR Inhibition[J]. Digestive Diseases and Sciences, 2020, 65（6）: 1689-1699.

[15] JING F C, ZHANG J, FENG C, et al. Potential rat model of anxiety-like gastric hypersensitivity induced by sequential stress[J]. World Journal of Gastroenterology, 2017, 23（42）: 7594-7608.

[16] Mine T. Mitochondrial DNA mutation and functional dyspepsia[J]. Internal Medicine, 2005, 44（2）: 87-88.

[17] 朱良如，钱伟，侯晓华．功能性消化不良患者肠嗜铬细胞数量及功能改变[J]．中华消化杂志，2006，26（9）：583-585．

[18] SHANGGUAN X, LING J, DENG J, et al. Effect of Chaihu Shugan decoction on gastric smooth muscle cell apoptosis in rats with functional dyspepsia[J]. 广西医科大学学报，2017，34（4）：481-485．

[19] UESHIMA S, NISHIDA T, KOIKE M, et al. Nitric oxide-mediated injury of interstitial cells of Cajal and intestinal dysmotility under endotoxemia of mice[J]. Biomedical Research, 2014, 35（4）: 251-262.

[20] 徐寅，郭璇，弭艳红，等．舒胃汤对功能性消化不良大鼠P物质与胃窦Cajal间质细胞的影响[J]．中国实验方剂学杂志，2012，18（6）：206-209．

[21] 邢德刚，董艳芬，梁燕玲，等．半夏泻心汤对功能性消化不良大鼠Cajal间质细胞超微结构的影响[J]．广东药学院学报，2012，28（3）：336-338．

[22] 周恒，郭璇，王小娟，等．舒胃汤对功能性消化不良大鼠胃肠动力、血清干细胞因子及Cajal间质细胞修复与再生的影响[J]．中华中医药杂志，2015，30（3）：863-867．

[23] 王垂杰，姜巍．功能性消化不良肝郁模型大鼠、胃排空障碍与胃平滑肌超微结构的关系[J]．中国中西医结合消化杂志，2009，17（2）：86-88．

[24] 曾丽君．基于胃Cajal间质细胞自噬探讨柴胡疏肝散促进功能性消化不良大鼠胃动力的作用机制[D]．南宁：广西医科大学，2017．

[25] FUJII A, YONEDA M, OHTANI M, et al. Gastricdysmotility associated with accumulation of mitochondrial A3243G mutation in the stomach[J]. Internal Medicine, 2004, 43（12）: 1126-1130.

[26] 吕林，王凤云，唐旭东，等．脾虚一号方对脾虚型FD大鼠肝脏异柠檬酸脱氢酶的影响[J]．世界华人消化杂志，2016，24（32）：4362-4369．

[27] 曾炜权，朱锦善．朱锦善治疗积滞经验[J]．中国民间疗法，2021，29（15）：25-27．

[28] 黄博瑜，胡小英．浅谈小儿积滞伤阴的辨治思路[J]．江西中医药，2020，51（9）：17-19．

[29] 李玲飞，童夏生，陈小宇．健脾消食汤治疗小儿积滞脾虚夹积证的临床观察[J]．中国中医药科技，2019，26（5）：769-770．

[30] 杨静，高岭，申改青．保和散与枳实导滞丸治疗小儿积滞证的临床观察[J]．光明中医，2018，33（22）：3353-3355．

[31] 邓华．健脾疏肝汤治疗功能性消化不良肝胃不和型疗效观察[J]．实用中医药杂志，2022，38（2）：170-171．

[32] 陈益萍．四磨汤联合金双歧治疗功能性消化不良的疗效观察[J]．临床合理用药杂志，2018，11（28）：13-14．

[33] 高舒迪．四磨汤联合常规西药治疗肝脾不和型功能性消化不良的临床观察[J]．中国民间疗法，2020，28（6）：63-65．

[34] 胡思源，陈馨雨，丁樱，等．小儿化食口服液治疗儿童功能性消化不良（积滞食积化热证）的多中心临床研究[J]．中医儿科杂志，2018，14（6）：29-34．

[35] 廖毅敏．王氏保赤丸治疗儿童功能性消化不良的临床效果观察[J]．临床合理用药杂志，2014，7（33）：128-129．

[36] 王爱云，陆健，刘竞天，等．王氏保赤丸对实验性"脾虚证"小鼠治疗作用的研究[J]．上海中医药杂志，2004（8）：53-54．

[37] 鲍志祥．王氏保赤丸的药理研究及临床应用概况[J]．上海中医药杂志，2001，35（12）：42-44．

[38] 胡思源，马融，光军秀，等．王氏保赤丸治疗儿童功能性消化不良的随机双盲多中心临床研究[J]．中国新药杂志，2019，28（2）：179-183．

[39] 陈满涛，王力红，苑晓洁．观察中医经验方加减治疗功能性消化不良的临床疗效[J]．世界最新医学信息文摘，2016，16（58）：61．

[40] 蓝丹，陈伟刚．捏脊联合婴儿健脾颗粒治疗小儿积滞的效果[J]．内蒙古中医药，2022，41（1）：118-119．

[41] 邱金菊．健脾消积推拿法治疗小儿积滞（脾虚夹积型）的临床研究[D]．济南：山东中医药大学，2017．

[42] 刘西建，韩涛．中药穴位贴敷研究现状及思路[J]．中医药信息，2014，31（5）：130-132．

[43] 黄明桂，肖华强，袁明艳．中药健脾消导散穴位敷贴治疗小儿积滞病疗效观察[J]．四川中医，2016，34（12）：197-198．

[44] 胡少华，钱海良，傅关儒，等．穴位贴敷联合推拿治疗脾胃气虚型儿童功能性消化不良的疗效观察[J]．中国中西医结合儿科学，2018，10（5）：403-406．

[45] 杨茵，郑文宾，马胜华，等．针刺联合中药贴敷治疗小儿功能性消化不良的疗效观察[J]．新疆医科大学学报，2019，42（11）：1474-1477．

[46] 谭丽珍，钟文强，连凤枝，等．刺四缝配合穴位贴敷治疗小儿功能性消化不良疗效观察[J]．基层医学论坛，2020，24（16）：2229-2231．

[47] 王丹，杨健，时昭红，等．耳穴贴压治疗肝胃不和型功能性消化不良餐后不适综合征疗效观察[J]．中华中医药杂志，2018，33（9）：4224-4227．

[48] 李娜，石向向，张倩倩．蒙药治疗功能性消化不良的临床疗效[J]．中国民族医药杂志，2019，25（10）：16-17+32．

[49] 王夯，龙旭，胡晓倩，等．西医、蒙医治疗功能性消化不良的研究进展[J]．中国民族医药杂志，2020，26（12）：53-56．

[50] 乌云塔娜．蒙医治疗消化不良临床疗效观察[J]．全科口腔医学电子杂志，2019，6（11）：112．

[51] 色音白乙拉．蒙医艾灸法治疗功能性消化不良体会[J]．中国民族民间医药，2014，23（2）：3．

[52] 哈斯额尔敦，包根晓，田海霞．布特勒其5味丸配合艾灸治疗巴达干型消化不良症46例临床观察[J]．世界最新医学信息文摘，2016，16（36）：17-18．

[53] 韦明婵，秦祖杰，林江，等．壮医基础理论研究进展[J]．中国民族民间医药，2018，27（24）：56-61．

[54] 潘文斌，赵建峰，陆廷信，等．壮医药穴指针疗法治疗功能性消化不良38例[J]．中医外治杂志，2013，22（1）：37-38．

[55] 何旭霞，李景南．肠道菌群对脑-肠轴和功能性消化不良的影响[J]．胃肠病学，2018，23（10）：622-625．

[56] ZHONG L, SHANAHAN E R, RAJ A, et al. Dyspepsia and the microbiome: time to focus on the small intestine[J]. Gut, 2017, 66（6）: 1168-1169.

[57] DU L, CHEN B, KIM J J, et al. Micro-inflammation in functional dyspepsia: a systematic review and meta-analysis[J]. Neurogastroenterology and Motility, 2018, 30（4）: e13304.

[58] TAKI M, OSHIMA T, LI M, et al. Duodenal low-grade inflammation and expression of tight junction proteins in functional dyspepsia[J]. Neurogastroenterology and Motility, 2019, 31（10）: e13576.

[59] LEE J Y, KIM N, CHOI Y J, et al. Expression of tight junction proteins according to functional dyspepsia subtype and sex[J]. Journal of Neurogastroenterology and Motility, 2020, 26（2）: 248-258.

[60] VANHEEL H, VICARIO M, VANUYTSEL T, et al. Impaired duodenal mucosal integrity and low-grade inflammation in functional dyspepsia[J]. Gut, 2014, 63（2）: 262-271.

[61] FATTAHI M R, NIKNAM R, SHAMS M, et al. The association between prolonged proton pump inhibitors use and bone mineral density[J]. Risk Management and Healthcare Policy, 2019, 12: 349-355.

[62] BOGHOSSIAN T A, RASHID F J, THOMPSON W, et al. Deprescribing versus continuation of chronic proton pump inhibitor use in adults[J]. The Cochrane database of systematic reviews, 2017, 3（3）: CD011969.

[63] SCARPIGNATO C, GATTA L, ZULLO A, et al. Effective and safe proton pump inhibitor therapy in acid-related diseases-A position paper addressing benefits and potential harms of acid suppression[J]. BMC Medicine, 2016, 14（1）: 179.

[64] SUNWOO J, OH J, MOON S J, et al. Safety, tolerability, pharmacodynamics and pharmacokinetics of DWP14012, a novel potassium-competitive acid blocker, in healthy male subjects[J]. Alimentary Pharmacology & Therapeutics, 2018, 48（2）: 206-218.

[65] TALLEY N J. Functional dyspepsia: advances in diagnosis and therapy[J]. Gut and Liver, 2017, 11（3）: 349-357.

[66] NOWLAN M L, SCOTT L J. Acotiamide: first global approval[J]. Drugs, 2013, 73（12）: 1377-1383.

[67] SHINOZAKI S, OSAWA H, SAKAMOTO H, et al. The effect of acotiamide on epigastric pain syndrome and postprandial distress syndrome in patients with functional dyspepsia[J]. The Journal of Medical Investigation, 2016, 63（3-4）: 230-235.

[68] TACK J, POKROTNIEKS J, URBONAS G, et al. Long-term safety and efficacy of acotiamide in functional dyspepsia（postprandial distress syndrome）-results from the European phase 3 open-label safety trial[J]. Neurogastroenterology and Motility, 2018, 30（6）: e13284.

[69] TOMINAGA K, SAKATA Y, KUSUNOKI H, et al. Rikkunshito simultaneously improves dyspepsia correlated with anxiety in patients with functional dyspepsia: a randomized clinical trial（the DREAM study）[J]. Neurogastroenterology and Motility, 2018, 30（7）: e13339.

[70] MASUY I, VAN OUDENHOVE L, TACK J. Review article: treatment options for functional dyspepsia[J]. Alimentary Pharmacology and Therapeutics, 2019, 49（9）: 1134-1172.

[71] FIFI A C, AXELROD C H, CHAKRABORTY P, et al. Herbs and spices in the treatment of functional gastrointestinal disorders: a review of clinical trials[J]. Nutrients, 2018, 10（11）: 1715.

[72] MADISCH A, VINSON B R, ABDEL-AZIZ H, et al. Modulation of gastrointestinal motility beyond metoclopramide and domperidone: Pharmacological and Clinical Evidence For Phytotherapy in Functional Gastrointestinal Disorders[J]. Wiener medizinische Wochenschrift（1946）, 2017, 167（7-8）: 160-168.

[73] ATASSI H, ABELL T L. Gastric electrical stimulator for treatment of gastroparesis[J]. Gastrointestinal Endoscopy Clinics of North America, 2019, 29（1）: 71-83.

[74] MAO X, GUO S, NI W, et al. Electroacupuncture for the treatment of functional dyspepsia: a systematic review and meta-analysis[J]. Medicine（Baltimore）, 2020, 99（45）: e23014.

[75] LIU Y G, QIN W J, LI R M, et al. Investigation on the neural mechanism of hypnosis-based respiratory control using functional MRI[J]. Contrast Media & Amp; Molecular Imaging, 2018, 2018: 8182542.

[76] POPA S L, CHIARIONI G, DAVID L, et al. The efficacy of hypnotherapy in the treatment of functional dyspepsia[J]. American Journal of Therapeutics, 2019, 26（6）: e704-e713.

第三章　小儿抽动障碍

第一节　概　　述

抽动障碍（tic disorder，TD），是一种不自主的、反复的、快速的一个或多个部位肌肉运动抽动和发声抽动的综合征，以眨眼、面部抽搐、不自主发声等为临床特征，并可伴有注意力不集中、多动、强迫动作和思维以及其他行为症状。根据其表现形式，可分为运动性抽动、发声性抽动。抽动具有不可克制的体验，但通常可自我克制一段时间，常因紧张而加重，在睡眠时消失。

抽动障碍的起病年龄为2～21岁，以5～10岁最多见，10～12岁最严重；男性明显多于女性，男女之比为（3～5）∶1。近年来发病率有明显增多趋势，且治疗困难、难治性病例增多。发病后如不能很快控制，会对患儿学习、生活、社会交往造成危害，给家庭带来沉重心理负担，故越来越引起人们的重视。

中医古籍中无抽动障碍之病名，根据本病的肌肉抽动及喉中发出怪声或口出秽语等临床表现，抽动障碍可归属于中医学肝风证、慢惊风、抽搐、瘛疭等范畴。若伴随行为问题明显者，也可将本病归于郁证、脏躁等范畴。

现代医学按病程及临床症状分类，分为短暂性抽动障碍、慢性运动或发声抽动障碍、发声与多种运动联合抽动障碍（Tourette综合征）。

第二节　病　因　病　机

一、中医学对小儿抽动障碍病因病机的认识

中医认为抽动障碍多与感受外邪、先天禀赋不足、饮食不当、情志失调等因素有关。本病主要病位在肝，涉及心脾肺肾四脏。因小儿五脏特点（肺脾肾不足，心肝有余），易出现心火炽盛，肝风内动，所以本病虽与五脏均有关，但核心当责之于肝。病机的关键为肝失疏泄，肝风内动。

二、现代医学对小儿抽动障碍致病因素的认识

现代医学认为，抽动障碍的病因尚未完全明确，可能是遗传因素、神经生理、神经生化及环境因素等相互作用的结果。

第三节 诊断与鉴别诊断

一、诊断

（一）临床表现

1. 短暂性抽动障碍

多起病于3～10岁，其中4～7岁为最多，但也可早发于2岁。主要表现为简单的运动抽动，通常局限于头、颈、上肢，少数可出现简单发声抽动。抽动持续时间不超过1年。

2. 慢性运动或发声抽动障碍

多数起病于儿童早期。主要表现为一种或多种运动抽动或发声抽动，但运动抽动和发声抽动并不同时存在。其中以简单或复杂运动抽动最为常见，部位多涉及头、颈、上肢。发声抽动明显少于运动抽动，并以清嗓、吸鼻等多见，症状相对不变，可持续数年甚至终身。

3. 发声与多种运动联合抽动障碍

一般起病于2～15岁，平均年龄为7岁。主要临床表现为进行性发展的多部位、多形式的运动抽动和一种或多种发声抽动，运动抽动和发声抽动同时存在。该障碍症状一般起始于眼、面部单一运动抽动，时有时无，以后逐渐发展到颈、肩、肢体、躯干的抽动，并持续存在。抽动形式也从简单到复杂，最后出现秽语。通常发声抽动较运动抽动晚1～2年出现，多为简单发声抽动，复杂发声抽动较少，约15%患儿存在秽语。该抽动症状累及部位多，次数频繁，对患儿情绪、心理影响较大。约有一半患儿患有强迫症，一半患儿伴有注意力缺陷与多动障碍，并有部分患儿伴有自伤行为、情绪障碍或学习困难等共患病。

（二）辅助检查

抽动障碍的诊断缺乏特异性诊断指标，主要采用临床描述性诊断方法，依据患儿抽动症状及相关共患精神行为表现进行诊断。因此，详细询问病史是正确诊断的前提，体格检查包括神经、精神检查；可选择的辅助检查包括脑电图、神经影像、心理测验及微量元素、抗链球菌溶血素O等实验室检查，目的在于评估共患病及排除其他疾病。抽动障碍的辅助检查结果一般无特征性异常，仅少数患儿可有非特异性改变；如脑电图检查可发现少数患儿背景慢化或不对称等，主要有助于鉴别癫痫发作；头颅CT或MRI等神经影像学检查主要在于排除基底核等部位有无器质性病变。

评估抽动严重程度可采用耶鲁综合抽动严重程度量表（YGTSS）进行量化评定，其抽动障碍严重程度判定标准：YGTSS总分＜25分属轻度，25～50分属中度，＞50分属重度。

（三）诊断要点

1. 诊断标准

诊断标准依据《国际疾病分类》第10版（ICD-10）、《美国精神障碍诊断与统计手册》第5版（DSM-5）和《中国精神障碍分类与诊断标准》第3版（CCMD-3）。目前国内外多数学者倾向于采用DSM-5的诊断标准，具体如下。

1）短暂性抽动障碍

（1）具有单个或多个多种运动抽动或发声抽动，常表现为简单运动抽动。

（2）抽动每天发作，一天多次，已持续两周，但不超过12个月。

（3）发病于18岁前。

（4）上述症状无法用药物（如可卡因）的影响或其他疾病（如亨廷顿舞蹈症、脑性瘫痪综合征、病毒或细菌性脑炎等）来解释。

（5）不符合抽动秽语综合征以及慢性运动或发声抽动障碍的诊断标准。

2）慢性运动或发声抽动障碍

（1）以运动抽动或发声抽动为主要表现，但运动抽动和发声抽动并不同时存在。

（2）抽动常一天多次，可每天或间断出现，持续时间1年以上，1年中无持续2个月以上的缓解期。

（3）发病于18岁前。

（4）上述症状无法用药物（如可卡因）的影响或其他疾病（如亨廷顿舞蹈症、脑性瘫痪综合征、病毒或细菌性脑炎等）来解释。

（5）除外抽动秽语综合征、小舞蹈症、药物或其他神经系统疾病所致。

注：不符合抽动秽语综合征诊断标准的需特别表明：只存在运动性抽动或只存在发声性抽动。

3）发声与多种运动联合抽动障碍

（1）在疾病过程中，表现为多种运动抽动和一种或多种发声抽动，两者可同时存在。

（2）抽动发声频率可以增加或减少，但第一次发作后持续时间1年以上，1年中无持续2个月以上的缓解期。

（3）发病于18岁前。

（4）日常生活和社会功能明显受损。

（5）上述症状无法用药物（如可卡因）的影响或其他疾病（如亨廷顿舞蹈症、脑性瘫痪综合征、病毒或细菌性脑炎等）来解释。

有些患儿不能归于上述任一类型诊断，属于尚未界定的其他类型抽动障碍，如成年期发病的抽动障碍。而难治性抽动障碍是近年来小儿神经/精神科临床逐渐形成的新概念，尚无明确定义，通常认为是指经过盐酸硫必利、阿立哌唑等抗抽动药物足量规范治疗1年以上无效，病程迁延不愈的抽动障碍。

2. 评价共患病

约半数患儿共患1种或多种行为障碍，被称为共患病，包括注意缺陷多动障碍（attention deficit and hyperactivity disorder，ADHD）、学习困难（learning difficulties，LD）、强迫症（obsessive-compulsive disorder，OCD）、睡眠障碍（sleep disorder，SD）、情绪障碍（emotional disorder，ED）、自伤行为（self-injurious behavior，SIB）、品行障碍（conduct disorder，CD）、暴怒发作等。其中共患ADHD最常见，其次是OCD。抽动障碍共患病越多，病情越严重。共患病增加了疾病的复杂性和严重性，影响患儿学习、社会适应能力、个性及心理品质的健康发展，给治疗和管理增添诸多困难。而适应性行为量表、注意力测定、心理评估、焦虑抑郁量表等心理测验有助于判别共患病。

二、鉴别诊断

（1）风湿性舞蹈症（小舞蹈症）：儿童多见，为风湿性感染所致，以舞蹈样异常运动为特征，无发声抽动，有风湿性感染的体征和阳性化验结果，抗风湿治疗有效。

（2）肌阵挛型癫痫：为癫痫的一种类型，症状与运动抽动相似，但症状出现时必有癫痫样脑电发放，无发声抽动，脑电图检查有助诊断，抗癫痫治疗有效。

第四节　治 疗 概 况

一、中医辨证论治

（一）辨证选择口服中药汤剂

实证

1. 肝郁化火，肝风内动

主证：该型患儿都有明显的情志不畅病因，脾气暴躁，急躁易怒，皱眉眨眼，张口歪嘴，摇头耸肩等抽动症状幅度大而频繁有力，异声高亢，多在发病初期，伴有便秘，溲黄，唇舌红，苔薄黄，脉弦数。

治法：疏肝泻火、镇肝息风。

代表方剂：龙胆泻肝汤加减。

基本处方：龙胆草、栀子、黄芩、木通、泽泻、车前子、柴胡、甘草、当归、生地黄等。

2. 外感风邪，引动肝风

主证：多在上呼吸道感染后出现多发性抽动症状，或致原有的多发性抽动症状复发、加重。该型患儿临床上以头面部的各种简单性抽动为主，如眨眼、皱眉（挤眉）、眼球转动、努嘴（噘嘴、歪嘴）、伸舌、摇头、点头、嗅鼻（翘鼻、吸鼻、耸鼻）、耸肩等，抽动的频率、幅度、异声皆比上一型轻，常仅有1～2个抽动症状，多伴有咽喉红肿，声嘶，或时有咳嗽，舌边尖红，脉浮数或弦数。

治法：疏风宣肺、平肝息风。

代表方剂：桑菊饮加减。

基本处方：桑叶、菊花、北杏仁、连翘、薄荷、桔梗、甘草、芦根、钩藤等。

3. 痰火扰心

主证：症见头面、四肢、躯干肌肉抽动频繁有力，喉中痰鸣，怪声高亢，或骂人，睡眠不安，舌红，苔黄腻，脉滑数。

治法：涤痰清心、凉肝息风。

代表方剂：黄连温胆汤加减。

基本处方：黄连、竹茹、枳实、姜半夏、陈皮、甘草、生姜、茯苓、地龙等。

虚证

1. 脾虚肝郁

主证：多见于病情反复多年和素体脾胃虚弱的一些初次发病的患儿，运动抽动和发声抽动的同时，伴有面黄、纳呆，时有便溏、多汗、反复感冒等脾虚肺弱的证候特征。舌淡红或淡胖，苔白，脉细弦。

治法：培土生金、抑木息风。

代表方剂：四君子汤合逍遥散加减。

基本处方：党参、甘草、柴胡、当归、白芍、薄荷、茯苓、白术、干姜、大枣、牡丹皮、栀子等。

2. 肝肾阴虚，风阳内扰

主证：这类患儿除有眨眼等头面部简单运动性抽动外，多有摆臂、扬手、握拳、顿足、后仰、单脚跳、模仿他人动作等复杂运动性抽动。伴见形体消瘦，五心烦热，舌红光剥，脉细数无力。

治法：滋水涵木、柔肝息风。

代表方剂：杞菊地黄汤合羚角钩藤汤加减。

基本方剂：枸杞子、菊花、熟地黄、酒萸肉、牡丹皮、山药、茯苓、泽泻、羚羊角（现已禁用）、钩藤、茯神等。

（二）辨证选择口服中成药

根据病情证候选择应用佛山市中医院制剂双金健脾消积颗粒、加味逍遥散、杞菊地黄丸、天麻钩藤饮等。

二、中医特色治疗

1. 捏脊疗法

让患儿裸背俯卧，操作者两手握拳，两食指抵于脊背上，两拳眼向前，与背垂直，再以两手拇指向食指前方合力将皮肤提起，然后做食指向前推、拇指向后拉的翻卷前进动作，自尾骶部起沿脊椎两旁向上推捏至第7颈椎两旁为1遍，捏至第3遍时每捏2~3下将皮肤向上提捏1~2下，连续5遍为1次。一周1次。主要用于肝郁化火肝风内动型、痰火扰心型及脾虚肝郁型患儿。

2. 针四缝疗法

医者戴无菌手套，左手抓握患儿左手，使手指伸直，碘酊消毒患儿食、中、环、小指第二指关节，用5号一次性针头分别快速浅刺食、中、环、小指第二指关节中间，分别挤出少许黄白色透明黏液及血液，用无菌棉球压迫，四指紧握。照同样的方法刺右手四缝穴。一周1次。主要用于肝郁化火肝风内动型、痰火扰心型及脾虚肝郁型患儿。

3. 耳穴治疗法

选穴肝、神门、风溪、脾、皮质下、肾、枕、面颊、额、心、缘中。每次选取单侧四个穴位，先将耳郭用75%酒精消毒，以探棒找阳性反应点，然后将带有王不留行籽的胶布贴于阳性反应点处，手指按压，使耳郭有发热胀感。每日按压5次，每次5分钟，一周换贴1次，两耳交替。用于所有证型的抽动障碍患儿。

4. 季节灸治疗法

于春分、三伏天、秋分、三九天进行季节灸治疗，取穴位：定喘、肺俞、脾俞、肾俞、足三里。于夏季三伏天十天1次共5次，冬季三九天九天1次共4次，春分、秋分各1次，用代温灸膏或本院自制温灸膏进行穴位敷贴治疗。用于所有证属虚证的患儿。

三、中西医结合治疗

西医对抽动障碍的治疗主要针对靶症状，即对患儿日常生活、学习或社交活动影响最大的症状。对于轻度抽动患儿，主要是心理疏导，密切观察；中重度抽动障碍患儿的治疗原则是药物治疗和心理行为治疗并重。对于有些患儿靶症状是多动、冲动、强迫观念等共患病症状时，需在精神科等多学科医师指导下制定治疗方案。

但临床实践表明，西医的治疗药物具有较为明显的不良反应及减药过程中易复发等问题，长期服此类药物给患儿的生长发育带来不利的影响，故越来越多的西医学者开始关注中医药对于抽动障碍的作用，并提出中西医结合的治疗手段。需要注意的是本病应在中医药理论指导下，先辨虚实，再辨脏腑。首先考虑中药内服，可以辅助针刺、推拿及耳针，根据病情进展辨证，以应对病情变化，同时注意嘱咐家长注意患儿的起居、饮食调适，心理疏导。对于病情较顽固的可配合西药及神经调控等西医疗法。

1. 中医结合心理行为治疗

心理行为治疗是改善抽动症状、干预共患病和改善社会功能的重要手段。多数轻症患儿采用单纯心理行为治疗即可奏效。通过对患儿和家长的心理咨询，调适其心理状态，消除病耻感，采用健康教育指导患儿、家长、老师正确认识本病，淡化患儿的抽动症状。同时可给予行为治疗，包括习惯逆转训练、效应预防暴露、放松训练、阳性强化、自我监察、消退练习、认知行为治疗等。其中习惯逆转训练和效应预防暴露是一线行为治疗。同时，对患儿的学习问题、社会适应能力和自尊心等方面予以教育干预。鼓励患儿多参加文体活动等放松训练，避免接触不良刺激，如打电玩游戏、看惊险恐怖片、吃辛辣食物等。家长可以将患儿的发作表现摄录下来，就诊时给医师观看，以便于病情的判别。家长应与学校老师多沟通交流，并通过老师引导同学不要嘲笑或歧视患儿。鼓励患儿大胆与同学及周围其他人交往，增进社会适应能力。

2. 中医结合西药治疗

①逐渐加量治疗。可选用硫必利、舒必利、阿立哌唑、可乐定等。从最低起始剂量开始，逐渐缓慢加量（1~2周增加1次剂量）至治疗剂量。②强化治疗。病情基本控制后，需继续保持治疗剂量至少1~3个月，称为强化治疗。③维持治疗。强化治疗阶段后病情控制良好，仍需维持治疗6~12个月，维持剂量一般为治疗剂量的1/2~2/3。强化治疗和维持治疗的目的在于巩固疗效和减少复发。④停药。经过维持治疗阶段后，若病情完全控制，可考虑逐渐减停药物，减量期至少1~3个月。用药总疗程为1~2年。若症状再发或加重，则应恢复用药或加大剂量。⑤联合用药。当使用单一药物仅能使部分抽动症状改善，难治性抽动亦需要联合用药。

用药期间常出现乏力、嗜睡、胃肠功能紊乱等脾胃不和、痰湿中阻、气血亏虚、脾肾不足等证，中医药配合治疗可起到"减毒增效"作用，灵活运用和胃降逆、益气养血、调补脾肾等法，以缓解毒副作用，提高疗效。

3. 中医结合神经调控疗法

神经调控疗法主要包括脑电生物反馈，主要是利用条件反射的基本原理，采用专门电子仪器准确测定神经肌肉和自主神经系统活动情况，把这些信息有选择地放大成视觉和听觉信号，通过训练选择性强化某一频段脑电达到治疗目的。文献发现，抽动障碍患者感觉运动区脑电节律（SMR）降低，额中央区4～7Hz的θ波增多，因此应用脑电生物反馈治疗抽动障碍儿童，主要以提高SMR及降低θ波为治疗方案。配合中药治疗可提高疗效。

四、难点分析

1. 现状分析

近年来对小儿抽动障碍中医药治疗的不断探索，取得了一定进展，尤其在缓解症状、提高生活质量方面取得了一定疗效。但仍存在一些不足：

（1）对于难治性抽动障碍，尤其有多动症等共患病时，家长及患儿往往有快速缓解症状的需求，这方面单纯使用中医药，其疗效有待进一步提高。

（2）对于临床上中医治疗缺乏客观化疗效指标，各地的研究报道分别采用了不同的证型、治法、方药，虽取得了程度不同的临床疗效，但缺乏可比性，重复性研究较多，研究结果的科学性、可信度也大打折扣。

2. 中医难点分析

（1）中医药对小儿抽动障碍缓解期的治疗。近年来，中医药对小儿抽动障碍的研究越来越多，尤其在治疗方面，如中药、针灸、推拿、耳穴疗法等，治疗阶段症状均可明显减轻，但患儿往往因为调护不当或饮食不慎或外感而诱发甚至加重症状，故应当重视病症缓解期的治疗，或体质调理，以达到中医"治未病"的效果。同时进一步明确本病的诱发因素，以尽量避免。

（2）中医药长期治疗的依从性问题。目前本病的疗程不确定，大多数患儿仍需长期服药或耳穴贴压等中医治疗，而患儿服药和治疗的持续性、依从性不确定，因此选择患儿容易接受的剂型和用药方式、治疗方式，也是提高疗效的关键。而对中医药疗程的研究也是下一阶段研究的方向。

五、医案验方

李某某，男，5岁8个月，因"时有不自主皱眉、耸鼻4个月"就诊，症状多为看电视、看书时出现，情绪激动时加重，入睡后症状消失，胃纳欠佳，大便黏腻。体查：神志清晰，不自主皱眉，诊病过程急躁易怒，心肺腹查体未见异常，生理性神经反射正常，病理性神经反射未引出。时闻有喉中痰鸣。舌红，苔黄腻，脉滑数。

中医诊断：抽动障碍（痰火扰心证）。

西医诊断：抽动障碍。

治法：涤痰清心、凉肝息风。

方药：黄连温胆汤加减。黄连5g、竹茹5g、枳实10g、姜半夏5g、陈皮3g、甘草3g、生姜3g、茯苓15g、钩藤5g、北柴胡5g；配合耳穴压豆（肝、脾、三焦、交感）、捏脊治疗。

二诊：服上方1周后，胃纳、大便情况改善，喉中痰鸣症状缓解，仍有不自主皱眉耸鼻。继续予上方黄连温胆汤加减及配合耳穴压豆治疗。

三诊：服上方4周后，患儿不自主皱眉明显减少，舌淡红，苔白薄腻，脉细滑。继续以陈夏六君子汤加减以调理脾胃，预防复发。

第五节　辨证施护

一、辨证护理

1. 情志调理

情志调护的目的不是直接消除抽动症状，而是支持和帮助患儿减少焦虑情绪，消除心理困扰。良好的情志调护对抽动障碍患儿十分重要。其具体表现在以下三个方面：一是在临床护理工作中，要正面引导抽动障碍患儿，适时地给予精神安慰，在进行任何护理操作前，要在取得他们积极主动配合的基础上，再实施。二是随时与患儿家长保持良好沟通，第一时间了解和掌握患儿生理状态及变化反应。三是建立良好的护患关系。在与患儿接触时，交流的语言要具有亲和力，多给患儿以肯定，给患儿以最大程度的包容，尽量不谈及患儿不愉快和敏感的事情。并根据患儿不同证型所表现的不同心理问题进行心理疏导。

2. 用药护理

一是内服中药。宜饭后半小时温服，服药后观察用药反应。二是外治法。针灸、推拿及耳穴压豆治疗前注意观察局部皮肤情况，观察治疗后的效果及反应。在治疗的过程中，很多家长会担心药物的副作用或看到抽动症状缓解而擅自减药、停药，这往往造成病情复发，延长治疗时间，增加了患儿的痛苦和不必要的经济负担。患儿家长应在医生的指导下定期带孩子复查，根据病情调整治疗方式，逐渐减量，直至停药。

3. 生活护理

家长不能让患儿吃或喝如巧克力、茶、咖啡等容易使大脑兴奋的食物、饮料；患儿的居住环境要尽可能减少噪声，要安静；合理安排患儿作息时间，要避免患儿感冒或劳累，要引导患儿参加一些文体活动，以增强患儿身体免疫力和抵抗力；要避免玩电子游戏；避免患儿看恐怖、刺激性电视节目。

二、辨证施膳

临床中发现抽动障碍患儿大多喜肉食，对蔬菜摄入量较少，若长期进食高蛋白、高脂肪食物，体内蕴热，热极生风，极易引发肝风内动。因此，家长应让患儿多食新鲜蔬菜、水果，忌辛辣厚腻食物。同时，在服药期间避免食用海鲜、黄鳝等高蛋白食物，否则可诱发或加重该病。

1. 药茶

脾气暴躁，肝阳上亢者可用乌梅、百合、菊花等代茶饮；记忆力差、心脾两虚者可食用莲子、百合、山药、桂圆等；急躁易怒、纳差便溏，脾虚肝旺者可食用菊花、金橘、山药、大麦等；烦躁不宁、痰火内扰者可食用莲子心、荷叶、苦瓜等；情绪抑郁，睡眠不安者可用玫瑰花、合欢花等代茶饮。

2. 药膳

（1）肝郁化火，肝风内动。

食疗方：牡蛎鲜鱼汤。

食材：牡蛎粉12g，鲜鲫鱼200g，豆腐200g，绍兴黄酒10g，姜、葱各5g，鸡汤500mL，青菜叶100g。

制法：①把鲫鱼去鳞、腮、内脏，洗净；豆腐切小块；姜切片，葱切花，青菜叶洗净。②把酱油、盐、绍兴黄酒抹在鲫鱼身上，将鲫鱼放入炖锅内，加入鸡汤，放入姜片、葱花和牡蛎粉，烧沸，加入豆腐，用文火煮30分钟后，下入青菜叶即成。

食法：佐餐食用，吃鱼、豆腐、青菜叶，喝汤。

适应证：起病较急，病程较短，发作频繁，抽动有力，面红耳赤，烦躁易怒，脉弦数。

禁忌证：①面黄体瘦，精神不振，脉沉缓或脉细弦；②形体消瘦，两颧潮红，五心烦热，脉细数；③神波乏力，面色无华，自汗盗汗，纳少，睡眠不实，舌质淡，苔薄白，脉虚弱无力。

（2）痰火扰心。

食疗方：竹沥粥。

食材：淡竹沥汁30g，小米或粳米100g。

制法：小米淘洗干净后，加入适量水，先煮米成粥，粥熟前2分钟兑入淡竹沥汁，搅匀，煮沸即成。

食法：代早餐服食。

适应证：喜怒不定，喉中有痰，色黄质黏，苔黄腻，脉滑数。

禁忌证：①面黄体瘦，精神不振，脉沉缓或脉细弦；②形体消瘦，两颧潮红，五心烦热，脉细数；③神疲乏力，面色无华，自汗盗汗，纳少，睡眠不实，舌质淡，苔薄白，脉虚无力。

（3）脾虚肝郁。

食疗方：金橘山药小米粥。

食材：金橘20g，鲜山药100g，小米50g，白糖15g。

制法：将金橘洗净，切片备用。山药去皮，切片，与金橘片及淘洗干净的小米一同入锅，加适量水，用大火煮开，改用小火熬成稠粥，加入白糖即成。

食法：早餐或晚餐食用，食粥，吃山药、金橘。

适应证：精神不振，面黄体瘦，胸闷纳少，全身及腹部抽动，喉响秽语，脉细弦。

禁忌证：形体消瘦，两颧潮红，五心烦热，脉细数。

第六节　循 证 研 究

一、中医研究

（一）中医病因病机研究

主要围绕心、肝、脾三脏对抽动障碍进行讨论。王素梅认为其病因病机为脾虚肝亢，脾虚是其病理基础[1]。马丙祥也认为病位在肝、脾二脏，责之风、痰居多[2]。陈梁认为病位在肝、心，与脾、肾有密切关系，为肝肾阴虚、风痰内扰之证[3]。史正刚认为，本病与先天因素、教养方式、饮食等因素相关，病位多在心、肝，病理基础为痰、火、风[4]。杨江[5]认为五脏异常皆可发生抽动诸证，"风邪为患"为疾病核心，病初上部症状多发，日久可扰动肝风、上扰心神、牵连肾阴，终致反复发作。

（二）辨证论治研究

1. 五脏辨证

黎欣等[6]认为肝风内动为基本病机，基本治则应为平肝息风，自拟宁肝息风汤，效果良好，药用天麻、钩藤、白芍、僵蚕、蝉蜕、胆南星、郁金等，并根据舌象、抽动部位适量加减。

李玉霞等[7]认为儿童多发性抽动症病位多在心、肝，基本病机为痰火引动肝，上扰心神。因此，基本治则为清热化痰、平肝息风、止痉安神。予菖蒲郁金汤治疗小儿抽动障碍起效快、复发率低，治疗3个月，总有效率达93.33%，并可以明显改善患儿的情志。

马融[8]认为抽动障碍病机以肝为核心，可分三焦论治。风邪犯肺，外风引动肝风，头面部症状为主者从上焦（肺）论治，用银翘散，以宣肺开表，佐金平木；肝木乘土，土虚生痰，痰火风动，四肢、腹部、精神症状群从中焦（脾胃）论治，用二陈汤或天麻钩藤饮加减，以肝脾同治；兼有注意力不集中者或症状反复者从下焦（肾）论治，用六味地黄丸合泻青丸加减，以滋肾养肝，息风止动。丘婧等[9]亦认为小儿抽动障碍病源在肝、肺，由风、痰、火、气互相作用引起，主张从肝、肺、心论治本病，用银翘散方加减治疗，疗效明显。

王素梅认为本病应从肝脾论治，提出了扶土抑木的治疗方法[10]。①健脾化痰法，常用二陈汤与六君子汤，用于纳差、面色不华、注意力不集中、舌苔白腻者；②益气健脾法，常用四君子汤，用于抽动不显著或处于缓解期的脾虚证患儿；③运脾消滞法，用枳实、枳壳、鸡内金、焦麦芽、焦山楂、焦神曲等药，用于抽动伴有纳呆、腹胀、腹痛、大便偏干、舌苔厚的患儿。其创制健脾止动汤由六君子汤合泻青丸加减而成，抽动障碍模型大鼠实验表明其止动机制与抑制过度释放的兴奋性氨基酸递质Glu有关[11, 12]。赖东兰等[13]亦从肝脾同治抽动障碍，认为小儿若脾虚气血生化无源，则肝无"血液以濡之"，肝亢、筋脉失养可出现脾气急、摇头、挤眉弄眼等；脾气虚则可见注意力不集中等症，故治疗应抑木扶土兼顾心肾。

王春荣[14]认为脾主肌肉，小儿抽动障碍与脾有密切关系。①脾虚痰聚者，风痰上犯清窍，则挤眉眨眼。脾开窍于口，其华在唇，咧嘴、歪嘴等口唇症状责之于脾。方用香砂异功散合四君子汤以理气健脾；②脾虚肝亢者，患儿以头颤肢摇、挺胸鼓肚、频繁眨眼、耸肩、脾气暴躁、身体瘦弱、食欲差等为特征。方用四逆散合六君子汤以健脾化痰、疏肝息风；③脾胃积热者，患儿抽动以腹部为主，还有咧嘴弄舌、叩齿、秽语、甩手跺脚、口臭、易怒等特点，方用泻黄散合加味止痉散，以清热泻脾、息风止痉。方药组成为藿香、栀子、石膏、防风、全蝎、蜈蚣、蝉蜕、僵蚕。

于海波认为抽动障碍病位在肝，与五脏相关。小儿肝常有余，易出现肝气郁结，生风生热；小儿心常有余，易喜易怒易惊；小儿脾常不足，易生痰湿，久而化热，引动肝风；小儿肺常虚，肺失肃降，气机不利，郁而化热生风；小儿肾常虚，肾阴不足，肝阳失潜则引发抽动。创于氏安神定志方：钩藤、蝉蜕、胆南星、地骨皮、莲子心、石膏、焦山楂、紫苏叶、防风、桂枝、大枣、龙骨、牡蛎、生甘草，以镇肝息风、兼清内热[15]。

于文静等[16]亦主张从五脏辨治抽动障碍，从肝辨治，常选用柴胡、郁金、钩藤、龙胆草、夏枯草、珍珠母等药物，以疏肝、平肝、清肝；从脾辨治，常以太子参、茯苓、陈皮、半夏、山药等，以补而不滞、脾健气行；从心辨治，除需平肝息风外，尚要益气养血、安神定志，常选当归、川芎、酸枣仁、磁石等；从肺辨治，刘弼臣认为本病"本源在肝，病发于肺"，常选用辛夷、苍耳子、山豆根、玄参、板蓝根等，以疏风宣肺、解表通窍；从肾辨治，可以增加补肾纳气、收敛固涩之品，如菟丝子、巴戟天、肉苁蓉、金樱子等[17]。

2. 分期辨证

杨旭东等[18]对小儿抽动障碍进行分期论治，初期偏于五志过极，导致心火亢盛，或肝气郁结、风火上扰所致者，治疗上予清热泻火、平肝定抽，用平肝清心汤；中期木旺克土、虚风内动者，治疗以柔肝健脾、抑木扶土为法，以健脾养肝汤加减；后期肝阴不足、阴虚火旺、虚火引动肝风上扰者，治疗以滋阴降火、平肝息风为法，方选大定风珠加减。陈文霞等[19]认为小儿抽动障碍初期为风邪犯肺，抽动多在头颈面部且部位变换，治疗应从肺论治，兼顾肝脏，方用银翘散加减，以宣肺清热，疏风化痰，佐金平木。中期引动肝风，患儿以抽动频繁、喉中有痰、心烦、急躁、秽语为表现者，治疗从肝胆论治，兼顾心脏。偏肝热风动者选天麻钩藤汤；偏肝经痰火者选温胆汤；偏肝风内动者选风引汤，重镇潜阳、息风止痉。后期病入心肾，病情易反复，兼有注意力不集中，从心肾论治兼顾脾脏，治以滋肾平肝或理脾缓肝或安神定志，方选滋水清肝汤、柴胡桂枝龙骨牡蛎汤合甘麦大枣汤加减。

3. 主症辨治

张涛[20]从面部、肢体、秽语、多动等不同主症入手辨治小儿抽动障碍。主症为面部症状者（摇头、挤眉、耸鼻、吸鼻、咧嘴、伸舌、吹气、耸肩、清嗓子、扭头），平素易感冒，突出从肺论治，宜疏外风以息内风，自拟清肺息风汤；主症为肢体抽动者（耸肩、甩手、鼓肚、踢腿），症状易反复，此消彼长，重视从肝论治，治当疏肝解郁，平肝息风，方用小柴胡汤合羚角钩藤汤加减；主症为吸鼻、清嗓子、咳嗽声，或喉中痰鸣、吼叫，或发出"吭吭"声，或秽语、多动，治当清热涤痰，息风通络，方用黄连温胆汤合半夏白术天麻汤加减。

4. 体质辨证

中医认为体质的差异往往决定着某些致病因素的易罹性和倾向性[21]。体质与先天因素及后天饮食、起居、环境等因素有关，抽动障碍的发病可能与小儿的某类型体质有一定的相关性。陈立翠等[22]调查84例抽动秽语综合征患儿的体质类型，发现肺热阳盛质、阴虚燥红质居多，因此提出通过病前采取"因质论食"，病中辨证论治并以饮食调理体质，病后预防外感等一系列干预措施，以达到中医"治未病"效果。李珉景等[23]认为脾虚痰湿质宜健脾柔肝、行气化痰，方用温胆汤加减，辅以化湿祛痰、息风止痉药物，如葛根、木瓜、伸筋草、防风、荆芥等；阴虚内热质宜滋阴养血、柔肝息风，方选大定风珠加减，另加柴胡、白芍、地龙、谷精草、伸筋草等；气郁化火质治疗宜清肝泻火、息风止痉，方用清肝达郁汤加减，另加菊花、川芎、防风、木瓜、伸筋草等；脾虚肝旺质以六君子汤合泻青丸加减。张扬菱[24]亦将抽动障碍患儿体质分为脾虚痰湿、气郁化火、阴虚内热、脾虚肝亢质，分别予十味温胆汤、清肝达郁汤、大定风珠、补脾泻肝方药。

（三）中医外治法研究

中医外治疗法作为中医特色疗法，有着诸多的方式，为患者提供了更多选择，尤其是耳穴、埋针、灸法、推拿等治疗方法，基本无痛，患者可接受度较高，与中药结合进行治疗，内外同治，可收到更好的治疗效果。

1. 针刺治疗

（1）体针。针灸为中医特色治疗方法，针灸治疗主要依据经络循行部位及穴位的特异性作用来达到治疗效果。王玉妹等[25]介绍赖新生教授独创的通元疗法，通元疗法主张针药结合，实证为主时，针刺以"通督安神"为法则，常取百会、印堂、前顶、后顶、人中等穴，配以内关、大陵、神门等穴。虚证为主时，应以中药为主补益气血，兼用灸法，不宜针刺。赖教授还主张治疗抽动秽语综合征应兼顾活血祛风。

（2）头针。头与五脏六腑有着密切的联系，头针可以增加脑血流量，增加脑循环，促进营养因子的表达[26]。赵瑞国[27]运用方云鹏头针刺激大脑皮层对应的刺激点来治疗抽动障碍，运用飞针法进行针刺，不行针，留针30min，1次/d，10d1个疗程，进行3个疗程，在15d、30d、120d与对照组进行评分对比，发现有效率均比氟哌啶醇对照组高，随访未复发，说明头针可通过神经、体液调节来改变体内多巴胺、5-羟色胺的含量，减少抽动的症状。

（3）埋针。埋针[28]是一种痛苦少、起效快、疗效持久的治疗方法，对于抽动障碍的急性加重期可很快起效，且抽动障碍为反复发作的慢性病，埋针可以长时间刺激穴位，激活大脑的神经中枢，从而使抽动减轻。崔翠芬等[29]对30例患儿采用埋针疗法，选用肝俞、心俞、脾俞、肺俞、肾俞、大椎、身柱等常用穴，每次埋针5d，每晚对穴位进行刺激1～2min，5d后取出揿针，休息2d后进行下一次埋针，治疗10周后，其有效率达到了96%。

（4）脐针。脐由于其特殊部位，古医家多主张禁针，随着中医学的发展，研究发现脐针可增强免疫力，具有抗氧化、抗衰老作用[30]。脐针[31]主要是在脐壁、脐蕊和脐谷三个区域进针，脐壁是环绕脐孔周缘的壁组织，脐蕊是脐中心向外凸出的瘢痕组织，脐谷位于两者之间的凹陷处。神阙穴有调和脏腑的功效，脐针创始人齐永[32]认为"先天之经是以脐带为中心的放射状网状结构。"腹针是以神阙布气学说为核心。说明神阙对人体的经络气血有着重要作用，使机体达到平衡。涂鹤松[33]依据肝气过亢导致抽动的原理，选取患者肚脐9点和11点方向，分别为震、巽位，与肝胆表里关系相吻合，进针0.1～0.5寸，留针时间依据天地之数重法，每周治疗5次，连续3周为1个疗程，总疗程为3～6周，其治疗效果明显优于对照西药组。

（5）埋线。埋线疗法[34]是将羊肠线埋入特定部位，其刺激感较埋针更长，尤适用于慢性及顽固的抽动障碍患儿，研究发现埋线疗法可调控神经反射，调节细胞因子，改善机体代谢。王晨瑶[35]根据临床常见的脾虚肝亢型患者，选用百会、关元、天枢、大横、足三里常用穴，对21例患儿采用埋线疗法，百会为镇肝之意，关元为强壮要穴，其余穴位均为脾胃经穴，可补中焦之气，将0.8cm线段埋入皮下15cm左右，每隔10天治疗1次，1个月为1个疗程，有效率达95.24%。此法虽疗效较好，免去针刺麻烦，但此法治疗时痛感较剧，不易被患儿接受。

2. 推拿及整脊治疗

徐志为等[36]研究发现推拿手法可以调节外周生物活性物质，促进血液循环，通过补泻手法作用于中枢神经。杨宗胜等[37]运用中医整脊法对21例患者进行治疗，即每日进行一次理筋、整脊骨法、调曲、功能锻炼，每周休息1天，治疗4周后发现其有效率为95.2%。抽动症状多责之于肝风内动，根据所观察患者考虑生活不良坐姿，多有骨骼发育异常，整脊疗法可舒缓局部肌肉痉挛，调节经络的气血。张玲玲等[38]对80例患者进行了随机对照试验，认为抽动根源在肾，健脾补肾，恢复肾的封藏之职，选取复溜、太溪、志室、意舍、脾俞、肾俞穴进行按揉，对脊柱进行捏脊，每日1次，进行15～20min，2周1个疗程，共5个疗程，对照组给予硫必利治疗，研究结果表明观察组评分下降更明显。

3. 耳穴治疗

众多医家提出了各种学说，均认为耳针对脑部有刺激作用。卞菊等[39]选取神门、心、肝、肾、内分泌、交感等耳穴，每日按压3～5次，每次5min，配合小儿智力糖浆共治疗3个月，对照组采用单一的小儿智力糖浆治疗，发现耳穴可达到镇静安神、调节脏腑功能、改善身体机能状态的效果，其治疗效果明显优于单一的药物治疗。

4. 灸法

灸法主要发挥其温通作用，可温通经脉。寇任重等[40]发现艾灸可以调节下丘脑-垂体-肾上腺轴，改变其激素的分泌水平，同时可提高免疫功能，改变生物效应。莫珊等[41]对120例患儿选用定喘、肺俞、脾俞、肾俞这些常用穴进行天灸治疗，每次敷贴30min，按三伏贴规定时间进行贴治，诸穴合用，可化痰通络，调和气血，以减轻抽动症状，在1、3、6个月时进行YGTSS评分，均证明其能有效缓解抽动症状。

二、现代医学研究

（一）发病机制研究

1. 基因易感性

抽动障碍具有高度遗传性，但其潜在遗传基础及分子和神经元机制仍是个未解之谜。个体间基因的核苷酸序列存在着差异性，称为DNA多态性。如果某一致病基因与特异性的多态性片段紧密连锁，就可利用这一多态性片段作为一种遗传标记来判断患者基因组中是否携带致病基因[42]。有学者对抽动障碍患儿及其父母进行全外显子测序，确定了一个风险基因，该基因中的点突变引起其酶活性的缺陷。通过建立小鼠模型，进行一系列的解剖、行为和功能分析，以研究组蛋白甲基转移酶的功能，结果显示，组蛋白甲基转移酶+/–小鼠表现出抽动样行为和强迫行为，组蛋白甲基转移酶破坏导致背侧纹状体中的多巴胺过度释放，这解释了小鼠行为异常的神经机制[43]。Abelson等[44]在患者的小亚群中发现罕见的突变，将（SLITRK1）作为染色体13q31.1上的候选基因，该基因接近抽动障碍儿童的新染色体倒置，研究发现，野生型SLITRK1可以增强初级神经元培养物中的树突生长，SLITRK1中的序列变异与抽动障碍相关。Yu等[45]从基因组学角度探讨抽动障碍的遗传决定因素，表明非编码变体（尤其是皮层纹状体内的基因表达调控）是抽动障碍发病的基本机制之一，进一步阐明在基因水平上，抽动障碍代表了连续的疾病谱，支持抽动障碍综合征和其他抽动障碍在未来诊断模式中的统一。

2. 神经生物学因素

本病与神经生物学因素有密切关联，患儿可能存在以下神经递质的异常[46]：①皮质-纹状体-丘脑皮质通路异常，②多巴胺过度敏感、突触前异常和调控失衡，③纹状体γ氨基丁酸功能的中断，④谷氨酸信号增强，⑤神经化学干扰（包括功能失调的去甲肾上腺素能、5-羟色胺能、胆碱能、组胺和大麻素系统）影响皮质-皮质下相互作用。多巴胺和5-羟色胺均通过环状神经通路调节基底核的运动，当体内这两种物质发生紊乱时，将会引起多处肌肉不自主地运动。有研究表明，如果纹状体中的多巴胺能神经元过度活跃，则尾状核的活动受到抑制[47]。当频繁被抑制的苍白球和皮质下中枢解除抑制时，机体就会产生过多的不自主运动和发声。白晓红等[48]通过观察文静汤对亚氨二丙腈诱导的抽动障碍模型小鼠行为学的影响，表明该方抗抽动效应可能与抑制纹状体谷氨酸、天冬氨酸含量水平及激发γ氨基丁酸的兴奋作用以及降低兴奋性谷氨酸转运体蛋白表达有关。

3. 免疫易感性

近年来，对抽动障碍与感染免疫学的研究主要集中于各种病原体（如肺炎支原体、沙眼衣原体等）和链球菌感染上。有学者认为，部分抽动障碍是由于乙型溶血性链球菌感染后引发的自身免疫疾病[49]。目前认为，具有遗传易感性的个体受到链球菌感染后，机体通过免疫应答产生抗基底节神经元抗体，抗体通过受损的血脑屏障进入大脑，与基底节区神经细胞产生交叉免疫反应，抗体与抗原结合形成抗原抗体复合物，进而引起细胞因子的活化，诱导疾病的发生。部分学者通过对抽动障碍与微生物感染的关系进行研究发现，链球菌感染可诱发或加重抽动障碍[50]。感染者体内的链球菌能分离出DNA酶B，这是一种非常强的抗原物质，能刺激机体产生高滴度的抗DNA酶B抗体，抗DNA酶抗体通过分子交叉反应与宿主基地神经节抗原表位发生反应，导致神经元的异常传导，从而导致一个或多个部位出现一系列类似的无意识、重复和快速、无目的的肌肉运动或发声。

4. 围产期因素

现代医学认为，患儿神经精神类疾病的发生，与围产期高危因素密切相关。母亲孕期精神受刺激、焦虑紧张、极度悲伤、情绪不稳定及患儿出生时出现窒息、缺氧、脑损伤、羊水吸入、难产等情况，均可能导致儿童脑神经功能发育异常[51]。尽管围产期不良因素与抽动障碍相关的机制仍有待确定，但可以确定的是，以下围产期危险因素必然会增加罹患抽动障碍的风险[52]，包括早产（胎龄<37周）、低体质量（体质量<2.5kg）、Apgar评分异常（<7分）、孕期胎儿头围不达标、分娩方式特殊（剖宫产、臀位分娩、助产）、父亲年龄大、母亲孕期吸烟史等。

5. 家庭环境因素

抽动障碍是一种神经精神障碍。儿童的家庭环境影响疾病的变化，不良的育儿方式会长期损害儿童的心理健康，使疾病复发或加重，影响预后。抽动障碍儿童家庭教育问题的严重程度与共患儿童行为障碍的可能性之间存在正相关[53]。在临床研究中，研究者发现压抑的家庭环境是引发儿童抽动障碍的一个危险因素。比如溺爱、放纵、虐待、不民主等不良的育儿方式，必然会对孩子的身心健康产生负面影响。此外，父母的生活方式也会影响儿童疾病的发展。父亲酗酒、抽烟、打牌等不良习惯无疑会对抽动障碍患儿产生负面影响。由于父亲的吸烟刺激了孩子的呼吸道，引起发声性抽动，孩子们可能会受到父亲打牌的影响，出现焦虑、紧张等不良情绪[54]。

6. 其他因素

抽动障碍的发生与患儿体内的微量元素（铁、锌等）水平有关。不适当食用食物，特别是含有添加剂的食品，可能损害中枢神经递质的平衡，导致抽动障碍的发生或恶化。陈文等[55]认为相当一部分抽动障碍儿童血液铁含量较低，这可能是抽动障碍的因素之一，其机制可能是由于缺铁引起单胺类氧化酶活性降低和单胺类神经递质异常。一些研究表明，抽动障碍儿童的遗传缺陷会导致体内某些蛋白质合成障碍[56]。当机体摄入某些食物后会形成免疫复合物，不能被人体有效分解吸收，沉淀在特定位置导致食物不耐受，严重时会引起颅内多巴胺系统受损，产生不自主的抽动障碍。除此以外，过敏因素也是诱导抽动障碍的重要因素，以抽动障碍的早期起病和变应性疾病多见，如过敏性结膜炎和过敏性鼻咽炎等，初步认为可能与某些物质接触引起的结膜或鼻咽黏膜过敏反应有关。研究人员通过检测抽动障碍患儿血清总IgE抗体和特异性变应原，发现他们可能是抽动障碍的重要致病源。康碧等[57]采用健脾止动汤配合耳穴治疗小儿抽动障碍，临床观察表明，抽动障碍的发病与中枢神经递质失衡和下丘脑-垂体-肾上腺轴功能亢进有关，降低下丘脑-垂体-肾上腺轴水平和调节中枢神经递质失衡可控制抽动障碍的恶化。此外，患儿有无器质性病变（如脑萎缩、脑积水等）、是否服用其他精神类药物、有无创伤等，这些因素均会不同程度影响抽动障碍的病情演变和预后。

（二）药物治疗研究

1. 多巴胺受体阻滞剂

（1）氟哌啶醇。这是一种高性能的多巴胺受体阻滞剂。临床研究发现，氟哌啶醇可有效改善抽动障碍患儿脑电图的异常放电[58]。

（2）硫必利。盐酸硫必利为苯酰胺类抗精神病药，给药后可抑制中脑外周系统多巴胺能神经功能亢进，对抗纹状体多巴胺能神经功能紊乱，改善抽动症状。但在治疗过程中，由于用药周期长，容易产生负性心理。目前，心理支持联合盐酸噻必利治疗儿童慢性抽动障碍疗效显著[59]，能有效改善抽动症状和心理，提高患儿的自信心。

2. 多巴胺受体激动剂

阿立哌唑是第三代抗精神病药物，是一种多巴胺稳定剂。阿立哌唑在过去十年中被广泛用于治疗儿童抽动障碍，早期的实践已证实[60]，阿立哌唑在治疗初期会存在轻微不适，但长期使用能显著降低抽动的频率，药物依从性好，且锥体外系反应少，恶心、嗜睡、体质量增加等副作用小，在治疗抽动障碍共患病方面亦有优势。

3. 中枢α-受体激动剂（可乐定）

常用剂型有透皮贴剂和口服制剂两种，临床上多用贴剂。可乐定贴剂是一种连续7天以恒定速率释放药物的透皮治疗系统。与传统口服制剂相比，经皮可乐定贴剂无峰谷血药浓度，具有明显的愈合作用，减少了不良反应[61]。每周只使用一张贴片，可以显著提高儿童的依从性。一些研究表明，可乐定贴剂的透皮作用较为缓慢，但其疗效与氟哌啶醇相似，副作用低于氟哌啶醇[62]。目前，需要更多的临床研究和实验数据来监测其有效性和安全性。

4. 选择性5-羟色胺再摄取抑制剂

舍曲林是一种选择性5-羟色胺再摄取抑制剂受体类抗抑郁药，抽动障碍患儿病程较长，病情易复发，给其家庭和社会带来了严重的负面影响。部分儿童可能伴有抑郁、焦虑等心理问题。传统的抗抑郁药由于其抗胆碱能和镇静作用，可导致认知障碍症状恶化。选择性5-羟色胺再摄取抑制剂受体选择性强，副作用少，能不同程度地提高患儿的认知能力[63]。

5. 选择性单胺能拮抗剂

利培酮具有有效的多巴胺-2和5-羟色胺2α受体阻断特性，利培酮的主要抗抽动作用可能是由于多巴胺能神经传递的阻断。利培酮的副作用主要是过度镇静和体质量增加，但其血药浓度相对稳定，研究发现，利培酮主要代谢物的延伸释放形式可以不同程度地避免嗜睡的发生，产生较少的锥体外系症状[64]。

6. 抗癫痫药物

抗癫痫药物具有γ氨基丁酸能效应[65]，通过增强γ氨基丁酸A受体介导的Cl离子流，改善γ氨基丁酸介导的突触抑制，通过提高γ氨基丁酸水平，影响丘脑连接，降低其在皮质-纹状体-丘脑-皮质通路中的兴奋性，起到控制抽动的作用。目前，除托吡酯、左乙拉西坦和丙戊酸外，其他γ氨基丁酸药物也可能有控制抽动的作用，如普瑞巴林和加巴喷丁，它们最初被用作抗癫痫药物，目前主要用于治疗焦虑和神经性疼痛。今后，无论是个体治疗还是联合治疗，都必须进一步证实抗癫痫药物是否能有效地控制抽动，进一步揭示抗癫痫药物对神经递质系统、神经元离子通透性等靶点的影响，以阐明其作用机制。

（三）非药物治疗研究

心理行为治疗心理教育与支持治疗旨在为抽动障碍患儿及其父母提供疾病遗传学、神经生物学基础等疾病的相关信息。行为干预在抽动障碍的治疗中也发挥着重要作用，积极的行为干预可以降低抽动的频率和强度，提高儿童的生活质量，但很难完全控制抽动。目前，逆转训练和综合性行为干预是抽动障碍循证医学较为充分的行为干预方法。其他行为干预方法包括强化回归训练、自我监督[66]、自信训练、生物反馈训练、功能或情境管理[67]。强化回归训练是一种使儿童反复重复靶抽动症状，从而导致反应抑制或疲劳，最终结束症状的方法。对患儿早期合理的心理教育、行为干预和药物干预可以降低疾病的严重程度，提高日常生活质量。

（李伟元　黎燕珊）

● 参考文献

[1] 郑宏，王素梅.王素梅从肝脾论治小儿多发性抽动症经验[J].辽宁中医杂志，2017，44（11）：2284-2285.

[2] 李雯，汪东东，马丙祥.马丙祥从肝脾论治小儿多发性抽动症经验[J].中医药临床杂志，2017，29（8）：1220-1222.

[3] 李海朋.陈粱治疗小儿多发性抽动症的临床经验[J].湖北中医杂志，2011，33（2）：26-28.

[4] 高汉媛，史正刚.史正刚教授治疗小儿多发性抽动症经验介绍[J].中医儿科杂志，2017，13（1）：11-13.

[5] 杨江.从五脏论治多发性抽动症[J].江西中医药，2018，49（1）：19-20.

[6] 黎欣，杨昆.平肝息风法治疗小儿抽动障碍的思路与方法[J].湖南中医杂志，2017，33（8）：40-42.

[7] 李玉霞，史正刚，赵彬元.菖蒲郁金汤加减治疗小儿多发性抽动症60例临床观察[J].中医儿科杂志，2015，11（3）：27-30.

[8] 戎萍，张喜莲，李亚平，等.马融运用三焦分治法治疗儿童多发性抽动症经验[J].中医杂志，2016，57（9）：734-735.

[9] 丘婧，王瑞杰.银翘散加减治疗小儿多发性抽动症的临床研究[J].湖南中医药大学学报，2017，37（1）：

62–64.

[10] 刘晓芳，卫利，张雯，等. 王素梅教授从病因病机论小儿多发性抽动症的治疗[J]. 现代中医临床，2016，23（3）：38–41.

[11] 于文静，白雪，张雯，等. 健脾止动汤对多发性抽动症患儿神经递质的影响[J]. 中华中医药杂志，2015，30（5）：1757–1761.

[12] 张雯，于文静，王道涵，等. 健脾止动汤对TS模型大鼠抗抽动效应及脑内兴奋性氨基酸递质的影响[J]. 中华中医药杂志，2014，29（5）：1653–1656.

[13] 赖东兰，许华. 从"肝脾相关"辨治儿科疾病[J]. 山东中医药大学学报，2017，41（3）：207–210.

[14] 王春荣. 从脾胃论治小儿多发性抽动症浅析[J]. 中西医结合研究，2017，9（2）：109–110.

[15] 尹绍锴，于海波. 于海波治疗小儿多发性抽动症经验[J]. 广州中医药大学学报，2016，33（4）：615–617.

[16] 于文静，张雯，史晓伟，等. 基于五脏辨证调治小儿多发性抽动症[J]. 现代中医临床，2015，22（1）：53–55.

[17] 夏桂选，徐荣谦. 刘弼臣教授从肺论治儿童抽动障碍思路的形成及其治未病思想[J]. 中医儿科杂志，2011，7（1）：1–2.

[18] 杨旭东，苏艳，董丽萍. 辨证分期治疗小儿多发性抽动症[J]. 实用中医内科杂志，2013，27（11）：79–80.

[19] 陈文霞，闫永彬，马融. 脏腑分期论治儿童抽动症体会[J]. 中医杂志，2014，55（12）：1068–1070.

[20] 张涛. 从不同主症辨治小儿多发性抽动症的临证心悟[J]. 光明中医，2017，32（5）：742–744.

[21] 阿拉木斯，李爽，郭观池. 论中医小儿体质理论与儿童体育保健[J]. 保健医学研究与实践，2008，5（1）：53–55.

[22] 陈立翠，谭艳，余涛. 小儿抽动–秽语综合征中医体质类型的临床研究[J]. 中医儿科杂志，2008，4（6）：25–27.

[23] 李珉景，张雯，南源释，等. 从小儿体质辨治多发性抽动症[J]. 现代中医临床，2014，21（2）：51–53.

[24] 张扬菱. 小儿体质与多发性抽动症关系研究[J]. 光明中医，2018，33（3）：419–421.

[25] 王玉妹，赖新生. 通元疗法治疗小儿抽动–秽语综合征[J]. 中华中医药杂志，2017，32（10）：4503–4505.

[26] 朱路文，李佳帅，唐强，等. 头针治疗脑部疾病的临床研究进展[J]. 世界中西医结合杂志，2009，14（11）：1616–1618.

[27] 赵瑞国. 方氏头皮针治疗抽动秽语综合征临床疗效观察[J]. 世界最新医学信息文摘，2017，17（30）：184–185.

[28] 王天俊，王玲玲. 埋针疗法的临床特点与适应证[J]. 上海针灸杂志，2007，26（10）：37–38.

[29] 崔翠芬，邓玫，郑草花. 观察埋针结合中药治疗小儿多发性抽动症的效果[J]. 中医临床研究，2017，9（28）：35–36.

[30] 齐永. 脐针疗法、脐全息与脐诊法[J]. 中国针灸，2004，24（10）：732–737.

[31] 杨苑，张宁，段渠. 脐针疗法的临床应用与研究进展[J]. 云南中医中药杂志，2018，39（1）：88–90.

[32] 梁冰雪，袁天慧，闫翠，等. 浅谈脐疗的中医内涵[J]. 中华中医药杂志，2018，33（10）：4329–4332.

[33] 涂鹤松. 脐针疗法治疗儿童抽动障碍35例[J]. 中医外治杂志，2019，28（4）：18–19.

[34] 霍金，赵同琪，袁永，等. 穴位埋线疗法作用机制的研究现状[J]. 中国针灸，2017，37（11）：1251–1254.

[35] 王晨瑶. 穴位埋线治疗脾虚肝旺型抽动症21例[J]. 浙江中医杂志，2015，50（5）：379.

[36] 徐志为，刘建航. 推拿手法作用机制的研究进展[J]. 湖南中医杂志，2014，30（6）：185–187.

[37] 杨宗胜，陶银利，谢小林，等. 中医整脊治疗儿童多发性抽动症临床疗效观察[J]. 中医临床研究，2019，11（30）：147–148.

[38] 张玲玲，王春兰，魏娟，等. 推拿治疗小儿多发性抽动症的临床观察[J]. 光明中医，2018，33（6）：840–841.

[39] 卞菊，郑波，孙小迪. 耳穴压豆治疗儿童多发性抽动症的临床疗效观察[J]. 中国中医药科技，2019，26（3）：434–435.

[40] 寇任重，邹洋洋，张建斌. 艾灸关元穴生物学效应及其影响因素探讨[J]. 中国针灸，2016，36（12）：1273–1277.

[41] 莫珊，邓丽莎，李伟元，等. 天灸对多发性抽动症儿童发声性抽动的疗效分析[J]. 中华中医药学刊，2009，27（7）：1559–1560.

[42] 王伟，谭庆荣，杨宏宇. 小儿多发性抽动症遗传学易感因素的关联分析研究[J]. 现代中西医结合杂志，2007，16（29）：4261-4263.

[43] LIU S, TIAN M M, HE F, et al. Mutations in ASH1L confer susceptibility to tourette syndrome[J]. Mol Psychitry, 2020, 25（2）：476-490.

[44] ABELSON J F, KWAN K Y, O'ROAK B J, et al. Sequence variants in SLITRK1 are associated with tourette's syndrome[J]. Science, 2005, 310（5746）：317-320.

[45] YU D, SUL J H, TSETSOS F, et al. Interrogating the genetic determiants tourette's syndrome and other tic disorders through genome-wide association studies[J]. Am J Psychiatry, 2019, 173（3）：217-227.

[46] RAE C L, CRITCHLEY H D, SETH A K. A bayesian account of the sensory-motor interactions underlying symptoms of tourette syndrome[J]. Front Psychiatry, 2019, 10：29.

[47] 康蓓蓓，王雪峰. 刘焯教授文静汤治疗小儿多发性抽动症经验[J]. 中国中西医结合儿科学，2011，3（5）：387-388.

[48] 白晓红，王佳，刘芳，等. 文静汤对抽动障碍小鼠的神经行为学及氨基酸类神经递质的影响[J]. 辽宁中医杂志，2018，45（11）：2429-2432.

[49] 纪小艺，吴敏，马碧涛，等. Tourette syndrome免疫病因学研究进展[J]. 现代生物医学进展，2013，13（34）：6794-6796.

[50] 高翠琴. 链球菌感染及家庭因素与小儿抽动障碍的关系[J]. 广西医学，2017，39（5）：615-617.

[51] 陈秀梅，郭敏玲，杨丽新. 多发性抽动症发病相关因素的调查研究[J]. 中国中西医结合儿科学，2011，3（5）：385-387.

[52] BRANDER G, RYDELL M, KUJA-HALKLA R, et al. Perinatal risk factors in tourette's and chronic tic disorders：a total population sibling comparison study[J]. Mol Psychitry, 2018, 23（5）：1189-1197.

[53] 杨丽新，陈秀梅，谭雅婷，等. 多发性抽动症预后的影响因素分析[J]. 广州中医药大学学报，2014，31（6）：860-863.

[54] 张静，黄宏云. 多发性抽动症患儿预后分析及影响因素的研究[J]. 中国妇幼保健，2015，30（16）：2551-2552.

[55] 陈文，林广裕，吴毅. 低铁血症对小儿多发性抽动症发病的影响[J]. 广东医学，2003，2（6）：615-616.

[56] 陈敏，图雅，杨慧敏. 儿童抽动障碍影响因素的队列研究[J]. 中国实用神经疾病杂志，2018，21（2）：124-128.

[57] 康碧，陈宜. 健脾止动汤联合耳穴贴压对儿童多发性抽动症的下丘脑-垂体-肾上腺轴激素、神经递质的影响[J]. 世界中医药，2019，14（6）：1524-1527，1531.

[58] 庄艳云，吕霞，陈言钊，等. 氟哌啶醇治疗伴脑电图异常小儿多发性抽动症疗效观察[J]. 国际神经病学神经外科学杂志，2018，45（6）：556-559.

[59] 汤洁英，王翠捷，高结明，等. 心理支持联合盐酸硫必利治疗儿童慢性抽动障碍的疗效观察[J]. 北方药学，2019，16（8）：71-72.

[60] 翟倩，丰雷，张国富. 阿立哌唑在儿童抽动障碍中的应用研究进展[J]. 中国全科医学，2019，22（14）：1717-1721.

[61] 赵彩红. 可乐定透皮贴与硫必利治疗儿童抽动障碍的疗效及安全性对比研究[D]. 郑州：郑州大学，2019.

[62] 郭敬民，施晓茜，杨式薇，等. 可乐定透皮贴片治疗儿童中重度抽动障碍的临床研究[J]. 中国当代儿科杂志，2017，19（7）：786-789.

[63] 周勤，赵后锋，耿德勤，等. 舍曲林+认知训练治疗儿童青少年抑郁症的效果分析[J]. 世界复合医学，2019，5（7）：174-176.

[64] YAMAMURO K, MAKINODAN M, OTA T, et al. Paliperidone extended release for the treatment of pediatric and adolescent patients with tourette's disorder[J]. Ann Gen Psychiatry, 2014, 13：13.

[65] 杨春松，张伶俐，黄红，等. 抗癫痫药物在儿童多发性抽动症治疗中的研究进展[J]. 中华妇幼临床医学杂志（电子版），2015，11（3）：407-410.

[66] MCGUIRE J F, PIACENTINI J, BRENNDAN E A, et al. A meta-analysis of behavior therapy for tourette syndrome[J]. J Psychiatr Res, 2014, 50：106-112.

[67] FRANK M, CAVANNA A E. Behavioral treatments for tourette syndrome：an evidence-baesed review[J]. Behav Neurol, 2013, 27（1）：105-117.

第四章　小儿性早熟

第一节　概　　述

小儿性早熟是指女孩8岁以前，男孩9岁以前出现第二性征的一种内分泌疾病。目前性早熟的发病率为1/5000～1/10000，并由于不同国家、种族及地区间的生长发育差异而不同。随着社会经济的发展、环境的改变，本病的发病率有逐年增加的趋势，已成为小儿临床常见的内分泌疾病。性早熟好发于女孩，女孩发病率为男孩的5～10倍；春夏季节发病明显多于秋冬季节；经济发达地区发病率较高。未经治疗的性早熟通常会导致患儿身材矮小，也会带来严重的情绪和行为问题，在很大程度上对患儿的身体及心理健康产生影响，也给患儿家庭、社会带来沉重的负担。

中医古籍中无性早熟之病名，根据本病的乳房早发育、乳房胀痛、月经早潮、颜面痤疮等临床表现，小儿性早熟可归属于中医学乳疬、带下病、肺风粉刺等范畴。

现代医学根据不同病因，将性早熟分为中枢性性早熟（CPP）和外周性性早熟（PPP）。中枢性性早熟是由于下丘脑-垂体-性腺轴（HPGA）的激活，出现同性的特异性的性征，其发生顺序与正常青春期发育一致，其中部分中枢性性早熟中无特殊原因可查明，称为特发性中枢性性早熟（ICPP），为本篇主要叙述内容，80%～90%的女性患儿为特发性中枢性性早熟，而男性患儿则相反，60%以上为器质性病变引起；外周性性早熟无HPGA的激活，性征的出现可以是同性的或异性的，不同的原因出现的症状先后不同；部分外周性性早熟可转化为中枢性性早熟。不完全性性早熟为中枢性性早熟的变异，包括单纯性乳房早发育、单纯性阴毛早现和单纯性早初潮等。

部分儿童虽然在界定年龄后才开始出现性发育，但性发育进程迅速，从一个发育分期进展到下一分期的时间较短（<6个月）。生长速率增加、骨骼成熟迅速，短期内出现骨龄明显超过实际年龄的情况，由于骨骺早期愈合而影响身高，可能需按性早熟方案处理。

第二节　病　因　病　机

一、中医学对小儿性早熟病因病机的认识

中医认为小儿性早熟多因疾病，过食某些滋补品、生长激素合成饲料喂养的禽畜类食物，或误服某些药物，或情志因素，使阴阳失衡，阴虚火旺、相火妄动，肝郁化火，导致"天癸"早至。病变部位主要在肝、肾二脏，涉及脾脏与冲任二脉。

二、现代医学对小儿性早熟致病因素的认识

1. 中枢性性早熟常见病因

（1）特发性。病因及发病机制尚不明确。目前多考虑为调控正常青春发动的抑制性和兴奋性因子间的平衡失调而使青春发动提前。相关诱发因素包括遗传、基因突变、营养因素、环境与社会因素等。

（2）中枢神经系统异常。①先天性：如蛛网膜囊肿、下丘脑错构瘤、鞍上囊肿、脑发育不良等。②获得性：如颅内肿瘤（如松果体瘤、分泌血清黄体生成素的腺瘤、星形细胞瘤）；脑炎后遗症；脑外伤、颅脑手术、放化疗后；结节性硬化症等。

（3）其他：未经治疗的原发性甲状腺功能减退症、某些代谢性疾病等。

（4）由外周性性早熟转化而来。

2. 外周性性早熟常见病因

按第二性征特征分类早现的第二性征与患儿原性别相同时称为同性性早熟，与原性别相反时称为异性性早熟。常见病因分类如下：

（1）女孩：①同性性早熟（女孩的第二性征）：见于遗传性卵巢功能异常如McCune-Albright综合征、卵巢良性占位病变如自律性卵巢囊肿、分泌雌激素的肾上腺皮质肿瘤或卵巢肿瘤、异位分泌人绒毛膜促性腺激素（HCG）的肿瘤以及外源性雌激素摄入等。②异性性早熟（男性的第二性征）：见于先天性肾上腺皮质增生症、分泌雄激素的肾上腺皮质肿瘤或卵巢肿瘤，以及外源性雄激素摄入等。

（2）男孩：①同性性早熟（男性第二性征）：见于先天性肾上腺皮质增生症（较常见）、肾上腺皮质肿瘤或睾丸间质细胞瘤、异位分泌HCG的肿瘤，以及外源性雄激素摄入等。②异性性早熟（女性第二性征）：见于产生雌激素的肾上腺皮质肿瘤或睾丸肿瘤、异位分泌HCG的肿瘤以及外源性雌激素摄入等。

第三节　诊断与鉴别诊断

一、诊断

（一）临床表现

1. 第二性征提前出现

女孩8岁前，男孩9岁前出现第二性征发育。以女孩出现乳房结节，男孩睾丸容积增大为首发表现。

2. 线性生长加速

年生长速率高于正常儿童。在性发育的过程中可出现生长加速，一般女孩9～10岁，男孩

11～12岁出现生长加速，但具有个体及种族差异，且与性发育分期相关。若缺乏患儿生长速率的资料，则需监测生长情况3～6个月，以进一步评估是否出现生长加速，以及评估是否为快进展型性发育。

（二）辅助检查

1. 实验室检查

（1）血清激素水平测定。血清黄体生成素（LH）、卵泡刺激素（FSH）、雌二醇（E2）、催乳素（PRL）、睾酮（T）等性激素水平随着性早熟的进程而明显增高。基础LH有筛查意义，如LH<0.1IU/L提示未有中枢性青春发动，LH>3.0～5.0IU/L可肯定已有中枢性发动。由于LH为脉冲式分泌，且约50%左右青春期早期的女孩LH基础值可在青春期前的水平。因此LH基础值不能确诊时，促性腺激素释放激素（GnRH）激发试验可以帮助鉴别。GnRH激发试验是诊断CPP的金标准，也是鉴别CPP和外周性性早熟的重要依据。

GnRH激发试验①方法：以GnRH2.5～3.0μg/kg（最大剂量100μg）皮下或静脉注射，于注射的0、30、60和90分钟测定血清LH和FSH。②判断：如用化学发光法测定，激发峰值LH≥5.0IU/L，同时LH/FSH比值≥0.6时可诊断为中枢性性早熟。目前认为激发后30～60分钟单次的激发值达到以上标准也可诊断。如激发峰值以FSH升高为主，LH/FSH比值低下，结合临床可能是单纯性乳房早发育或中枢性性早熟的早期，后者需定期随访，必要时重复检查。

（2）甲状腺功能。怀疑先天性甲状腺功能减退症伴性早熟应检查血甲状腺功能。

（3）其他。如肾上腺皮质激素、雄激素（雄酮、雄烯二酮和脱氢异雄酮）、HCG、甲胎蛋白等排除外周性性早熟。

2. 影像学检查

（1）骨龄检查（左手包括腕关节X线摄片）。了解骨龄与实际年龄是否相符，中枢性性早熟患儿骨龄往往较实际年龄大，但是单纯性乳房早发育患儿的骨龄常无增速或呈轻度增速。以骨龄预测成年终身高，为是否需要治疗提供依据。

（2）超声检查。女孩应查子宫、卵巢、乳腺B超，男孩应查睾丸B超，用于评估性腺发育及排除其他器质性病变。女孩盆腔B超：子宫长度3.4～4.0cm，卵巢容积1～3mL（卵巢容积＝长×宽×厚×0.5233），并可见多个直径>4mm的卵泡，提示青春期发育。子宫内膜回声具有较好的特异性，但敏感性稍低（42%～87%），可作为CPP与正常女孩及单纯乳腺早发育女孩的鉴别诊断的辅助检查之一，但不能作为与其他外周性性早熟的鉴别手段。男孩睾丸：睾丸容积≥4mL（睾丸容积＝长×宽×厚×0.71）或睾丸长径>2.5cm，提示青春期发育。怀疑肾上腺增生或器质性病变时可行腹部或肾上腺B超检查。

（3）MRI检查（重点检查鞍区）。排除中枢器质性病变。CPP以女孩多见，其中80%～90%为ICPP。但6岁前出现性发育的CPP女孩中，中枢神经系统异常比例约为20%，且年龄越小，影像学异常的可能性越大。男性性早熟虽然发病率相对较低，但25%～90%的患儿具有器质性原因，约2/3的患儿有神经系统异常，50%左右的患儿存在中枢神经系统肿瘤。因此，对年龄小于6岁的CPP女孩以及所有男性性早熟患儿均应常规行头颅MRI检查。6～8岁的CPP女孩是否均需行头颅MRI检查尚有争议，但对有神经系统表现或快速进展的患儿则应行头颅MRI检查。

（4）CT检查。协助排除腹部及盆腔占位性病变。

（5）颅骨及四肢X线摄片。怀疑McCune-Albright综合征时行颅骨及四肢长骨X线摄片可协助诊断。

（三）诊断要点

CPP诊断标准

根据中华医学会发布的《中枢性性早熟诊断与治疗共识（2015）》及国家中医药管理局2016年发布的《中医儿科临床诊疗指南·性早熟（修订）》制定。

（1）第二性征提前出现（符合定义年龄），并按照正常发育程序进展，女孩乳房发育，阴毛发育，一般在乳房发育2年后初潮呈现。男孩：睾丸和阴茎增大，阴毛发育，一般在睾丸开始增大2年后出现遗精。

（2）线性生长加速。年生长速率高于正常儿童。

（3）骨龄超前。骨龄超过实际年龄1岁或1岁以上。

（4）性腺增大。盆腔B超显示女孩子宫、卵巢容积增大，且卵巢内可见多个直径>4mm的卵泡；男孩睾丸容积≥4mL。

（5）HPGA功能启动，血清促性腺激素及性激素达青春期水平。

二、鉴别诊断

在CPP的诊断过程中，还应注意明确性早熟是否继发于下列疾病。

1. 先天性肾上腺皮质增生症

本病大多为21羟化酶缺乏，是导致男孩外周性性早熟的最常见原因。表现为阴茎增大、增粗，阴囊色素沉着，睾丸容积不大或睾丸容积与阴茎发育水平不一致。早期身高增长加速，骨龄提前显著。血17羟孕酮、硫酸脱氢表雄酮、雄烯二酮、睾酮水平升高。长期未经诊断治疗者可转变为CPP。

2. McCune-Albright综合征

又称多发性骨纤维发育不良，多见于女性，是Gs基因缺陷所致。本综合征以性早熟、皮肤咖啡斑、多发性骨纤维发育不良三联征为特点。多数患儿可仅表现有一种或两种体征，可伴有垂体、甲状腺和肾上腺等内分泌异常，还可出现卵巢单侧囊肿。但其性发育过程与CPP不同，常先有阴道出血发生；乳头、乳晕着色深；血雌激素水平增高而促性腺激素水平低下；GnRH激发试验呈外周性性早熟。随病程进展，部分可转化为CPP。

3. 家族性男性性早熟

本病是LH受体激活突变所致，呈家族性。患儿2～3岁时出现睾丸增大，睾酮水平明显增高，骨龄发育明显增速，但LH对GnRH刺激无反应。随病程进展可转变为CPP。

4. 原发性甲状腺功能减退症

本病继发CPP可能和HPGA调节紊乱有关。甲低时，下丘脑分泌促甲状腺激素释放激素（TSH）增加，由于分泌TSH的细胞与分泌催乳素（PRL）、LH、FSH的细胞具有同源性，TSH不仅促进垂体分泌TSH增多，同时也促进PRL、LH和FSH分泌。也有学者认为FSH和TSH的糖蛋白受体结构相似，甲低时升高的TSH可产生类FSH样作用。患儿临床出现性早熟的表现，如女孩出现乳房增大、泌乳和阴道出血等，但不伴有线性生长加速及骨龄增长加快。严重而长期未经治疗者可转变为CPP。

第四节 治 疗 概 况

一、中医辨证论治

（一）辨证选择口服中药汤剂

1. 肝郁化火证

主证：第二性征的发育，及伴有心烦易怒，嗳气叹息，乳房胀痛，胸闷不适，脸部痤疮，带下增多色黄，大便硬，小便黄，舌红，苔黄，脉弦数。

治法：疏肝解郁，清心泻火。

代表方剂：丹栀逍遥散加减。

基本处方：牡丹皮、栀子、柴胡、当归、白芍、白术、茯苓、薄荷、甘草、生姜等。

乳房胀痛明显者，加郁金、皂角刺、夏枯草等；带下黄而味臭者，加黄柏、薏苡仁、石菖蒲等。

2. 阴虚火旺证

主证：第二性征的发育，及伴有五心烦热，颧红潮热，盗汗，头晕，腰膝酸软，舌红苔少，脉细数。

治法：滋补肾阴，清泻相火。

代表方剂：知柏地黄丸加减。

基本处方：生地黄、牡丹皮、泽泻、山萸肉、茯苓、炙龟板、夏枯草、玄参、黄柏等。

五心烦热者，加竹叶、莲子心；潮热盗汗者，加地骨皮、旱莲草；阴道出血者，加仙鹤草、旱莲草等。

3. 痰湿蕴脾证

主证：第二性征的发育，及伴有躯体偏胖，带下增多，大便不调，口苦，舌淡胖，苔厚腻，脉濡。

治法：健脾燥湿，化湿通络。

代表方剂：二陈汤加减。

基本处方：陈皮、姜半夏、茯苓、甘草、薏苡仁、昆布、玄参、浙贝母、牡蛎等。

带下增多清稀，加苍术、瓜蒌皮、芡实；口苦苔腻，加藿香、麦芽、布渣叶。

（二）辨证选择口服中成药

根据病情证候选择应用加味逍遥丸（用于肝郁化火）、知柏地黄丸、大补阴丸（用于阴虚火旺）等。

二、中医特色治疗

1. 耳针治疗

选穴内分泌、肝、肾、脾、神门、脑、卵巢、睾丸、交感、皮质下。每次选取单侧四个穴位，先将耳郭用75%酒精消毒，以探棒找阳性反应点，然后将带有王不留行籽的胶布贴于阳性反应点处，手指按压，使耳郭有发热胀感。每日按压5～10次，每次5分钟，一周换贴1次，两耳交替。该疗法用于所有证型的性早熟患儿。

2. 运动疗法

研究表明，儿童肥胖会增加性早熟的风险，且女孩大于男孩。由于性早熟可加快青春期骨骺的闭合，从而导致患儿成年终身高受损可能。改善成年终身高是治疗的目的之一。适当的有氧运动，对促进患儿的身高有正向作用。治疗过程中我们会予患者"运动处方"，并根据患儿个人的年龄、体型、既往史，合理安排日常活动量。

运动处方

时间：每天运动一次，饭前半个小时进行。

步骤：（1）准备运动。①慢跑5分钟，要求心率80～100次/分。②学校的广播体操，要求心率100～120次/分。

（2）快速运动。①快速跳绳5分钟，中间可休息2次，每次1分钟，要求心率140～160次/分。②匀快速跳绳5分钟，中间可休息2次，每次1分钟，要求心率120～140次/分。

（3）放松运动。①慢跑5分钟，要求心率100～120次/分。②做拉伸运动5分钟。

临床中发现部分儿童难以坚持每天完成运动处方，因此我们简化了的运动处方，临床观察中也取得良好的疗效。

简化版运动处方

适当的热身准备运动后，15分钟跳绳1500下。

三、中西医结合治疗

本病应在中医药理论指导下，分清虚实予以立方遣药。在中医辨证论治、分型治疗，采取个体化施治的基础上联合西医治疗，临床效果优于单一疗法。

1. 病因治疗

对于有明确病因的性早熟患者应去除病因，如切除肿瘤、切断外源性雌激素接触，使提前出现的性征消退。有中枢神经系统病变的可考虑手术或放疗，如鞍区肿瘤特别是出现神经系统症状的肿瘤多需手术；但对非进行性损害的颅内肿瘤或先天异常，如下丘脑错构瘤或蛛网膜囊肿等，则宜谨慎处理。对继发于其他疾病的应同时针对原发病治疗，如以皮质醇替代治疗等。

2. GnRH类似物（GnRHa）治疗

性早熟的治疗目的是抑制性发育进程，延缓骨骼过快成熟和改善身高，避免出现心理行为问题。目前西医国内外普遍采用GnRHa治疗，其通过结合GnRH受体抑制下丘脑-垂体分泌激素，并切断受体负反馈激活通路，使性激素水平下降至青春期前水平，从而起到停止或延缓第二性征发育，推迟骨骺闭合时间，改善患儿的预测改善身高的作用。常用的制剂主要有曲普瑞林和亮丙瑞林的缓释剂。每4周皮下或肌肉注射1次，为达到成年身高的目的，疗程至少2年，具体疗程需个体化。用药过程中需连续监测患儿身高、生长速率、发育情况，在用药三个月后复查性激素、妇科B超等指标，用药半年后复查骨龄，以评估用药效果及调整下一步用药方案。

在GnRHa治疗过程中，治疗半年后特别是治疗1年后患儿出现生长速率下降，部分患儿甚至出现明显生长减速，生长减速的具体机制不明。结合中医药治疗可减少影响，避免联合使用生长激素治疗，后者费用昂贵且需考虑长期注射及其副作用的问题。

四、难点分析

（一）现状分析

近年来对小儿性早熟中医药治疗的不断探索，取得了一定进展，尤其在缓解症状、提高生活质量、延缓骨龄增长及改善成年终身高方面取得了一定疗效。但仍存在一些不足：

（1）对于已经有月经初潮的女孩，单纯通过中医药使月经撤退，疗效欠佳，不如西药治疗效果确切。

（2）对于中药或中医的治疗疗程不明确，多数以症状缓解为停药指征，但对症状轻微或只以改善身高为目的的治疗各方说法不一，缺乏统一标准。

（3）目前性早熟的中医证型尚未统一，其辨证仍存在一定的差异，临床研究中的病例样本量较小，中医疗效指标只来源于小样本数据及医家个人经验。因此，规范性早熟证候分型，建立统一的中医疗效评价指标，对提高临床诊治水平有重要意义。

（二）中医难点分析

1. 中医治疗的切入时机

目前中枢性性早熟的治疗，西医以GnRHa治疗为主，对于单纯乳房早发育、对成年身高影响不明显的中枢性性早熟，以随诊观察为主。且GnRHa的价格昂贵，许多家庭难以承担全程治疗费用，部分家长也会担心远期的不良反应而不愿意接受。中医治疗有改善整体症状，副作用小，价格低廉的优势，何时以纯中医治疗，或何时以中医为主西医为辅的治疗，或在西医的治疗过程中何时加入中医治疗，是目前临床的难点。

2. 性早熟患儿的心理问题

《素问·阴阳应象大论篇》记载："人有五脏化五气，以生喜怒悲忧恐。"人之五脏分主五情志，当五脏生理、病理变化时，便会出现情志的异常，性早熟患儿肾阴不足，相火偏亢，因此易出现急躁易怒等情志变化；肝之疏泄失职，肝气郁结于内，患儿易出现情志抑郁、善太息等症状。而这些心理情绪问题也会反过来作用于五脏，加重病情。因此，根据中医的整体观念，改善症状的同时中也应重视性早熟患儿心理问题的治疗。

五、医案验方

李某，女，6岁8月龄，因"发现左侧乳房发育伴疼痛1周"就诊。无伴明显生长加速，无阴毛生长，无白带分泌及阴道出血，无咖啡斑，无头痛头晕。患儿身高、体重较同龄儿童稍高、稍重。平素喜吃快餐及零食，易发脾气，精神好，睡眠好，大便稍结。出生史无特殊，智力发育与同龄儿童相仿，否认有颅脑外伤或手术史。父身高165cm，母身高154cm。体查：身高125cm，体重25kg。左侧乳房硬结，范围未超过乳晕，轻触痛，肤温不高，外阴幼女型，未见阴毛腋毛生长，无咖啡斑、多毛，神经系统检查未见异常。舌质红，苔稍黄腻，脉弦数。

辅助检查：血常规、尿常规、甲功、皮质醇、HCG、甲胎蛋白、肝肾功能、17α-羟孕酮、基础性激素结果均未见异常。GnRH激发试验：注射后60分钟，LH峰值：10.7IU/L，FSH：13IU/L，LH/FSH 0.8。肾上腺超声：双肾上腺区未见异常。乳腺超声：双侧乳腺发育。妇科超声：未见子宫内膜；左卵巢体积1.8mL，右卵巢体积1.0mL，双卵巢见>4mm卵泡5～6个。骨龄分析：相当于7岁10月；遗传靶身高153±3cm，预测成年身高158±3cm。垂体MRI未见异常。

中医诊断：小儿性早熟（肝郁化火证）。

西医诊断：特发性中枢性性早熟。

治法：疏肝解郁，清心泻火。

方药：丹栀逍遥散加减。牡丹皮10g、栀子5g、柴胡5g、当归5g、白芍5g、白术10g、茯苓15g、郁金5g、甘草5g、夏枯草10g、延胡索5g。耳穴治疗：肝、肾、脾、内分泌，每周贴1耳，双耳交替。嘱生活调节：少吃含促生长素的食品、少吃快餐零食，多参加有益的体育运动，如跳绳、跑步、游泳等。

二诊：服药1周乳房硬结较前缩小，疼痛缓解。原方去延胡索、夏枯草加消瘰丸：牡蛎15g、浙贝母10g、玄参5g再服1周，痊愈。嘱患儿家长注意饮食，以清淡为主，多吃蔬果。随访1年，未见复发。

第五节　辨证施护

一、辨证护理

1. 情绪护理

对患儿及家长说明性早熟发生的原因，解除其思想顾虑。提醒家长注意保护儿童，避免孩子遭受凌辱，造成身心创伤。根据不同的证型易于出现的不同心理行为问题进行疏导，如阴虚火旺者易于出现抑郁、攻击行为，痰火者易于出现多动、攻击、违纪行为。

2. 家庭护理

避免过早性刺激，包括广告、电视、网络、影碟、报刊、卡通、动画、表演、短信等，多参加健康集体活动。减少接触各种环境内分泌干扰物，如洗涤剂降解产物壬基酚、合成树脂原料双酚A

和塑料增塑剂邻苯二甲酸二乙基己酯等。饮食上，肝郁化火者，避免进食燥热、滋补食物，阴虚火旺者，避免食辛辣、过于苦寒的食物；痰湿蕴脾者，避免食寒凉及肥甘厚腻之品。

3. 用药护理

一是内服中药。宜饭后半小时温服，服药后观察用药反应。二是外治法。耳穴压豆治疗前注意观察局部皮肤情况，观察治疗后的效果及反应，指导患儿及家长在家的操作。

4. 运动指导

根据不同个体指导运动处方，提高疗效。嘱患儿家长平时多带领患儿参加一些跑跳拉伸的体育活动及户外活动，增强其体质，提高其免疫力。

二、辨证施膳

1. 药膳调理注意事项

（1）幼儿及孕妇不要盲目进补，如人参、紫河车、蜂王浆、天花粉、蚕蛹、黄芪、红枣、雪蛤膏，不要过饮老火汤等，以预防性早熟的发生。

（2）少吃或不吃喂养了特殊添加剂的禽畜肉类，如甲鱼、鳝鱼。

（3）多吃绿色健康食品，应季的、经清洗浸泡的水果蔬菜、瓜类应去皮，少吃煎炸、刺激性强的食品，如快餐食品及零食。

2. 调理食疗方

（1）肝郁化火证。

食疗方：夏枯草猪胰脏汤。

食材：夏枯草20g，猪胰脏1条，蜜枣2粒，生姜2片。

制法：①猪胰脏去掉白色筋膜，切厚件，飞水后冲洗干净浮沫；②夏枯草清洗干净；蜜枣冲洗干净；③全部材料放进汤锅，加入适量清水；④大火煮开后，转小火煮半个小时；⑤放少许盐调味即可。

食法：喝汤，吃猪胰脏。

适应证：心烦易怒，乳房胀痛，胸闷不适，脸部痤疮，带下色黄，大便硬，小便黄，舌红苔黄，脉弦数。

禁忌证：①面黄体瘦，精神不振，脉沉缓或脉细弦；②形体消瘦，两颧潮红，五心烦热，脉细数；③神疲乏力，面色无华，自汗盗汗，纳少，便溏，舌质淡，苔薄白，脉虚弱无力。

（2）阴虚火旺证。

食疗方：石斛麦冬瘦肉汤。

食材：猪瘦肉60g，石斛、麦冬各10g，生姜2片。

制法：①石斛、麦冬浸泡约30分钟；②猪瘦肉洗净，切件，飞水去沫。③全部材料放进汤锅，加入适量清水；④大火煮开后，转小火煮1个小时；⑤放少许盐调味即可。

食法：佐餐食用，喝汤。

适应证：五心烦热，颧红潮热，盗汗，口干，失眠，舌红苔少，脉细数。

禁忌证：①面黄体瘦，精神不振，脉沉缓或脉细弦；②神疲乏力，面色无华，纳少，便溏，舌质淡，苔薄白，脉虚弱无力等脾虚者。

（3）痰湿蕴脾证。

食疗方：昆布海藻瘦肉汤。

食材：猪瘦肉60g，昆布、海藻各20g，陈皮3g。

制法：①昆布、海藻用清水浸软，洗净；猪瘦肉洗净，切件。②全部材料放进汤锅，加入适量清水；③大火煮开后，转小火煮半个小时；④放少许盐调味即可。

食法：佐餐食用，喝汤。

适应证：躯体偏胖，带下增多，乳房硬结难消，舌淡胖，苔厚腻，脉濡。

禁忌证：形体消瘦，两颧潮红，五心烦热，脉细数。

第六节　循　证　研　究

一、中医研究

1. 病机研究

小儿为稚阴稚阳之体，具有"肝常有余、肾常不足"的生理特点。病机上易出现阴阳平衡失调，肾虚肝旺，导致"天癸早至"。中医多从脏腑辨证，主要涉及肾肝脾三脏。

（1）肾阴不足，阴虚火旺。石艳红等[1]认为，肾的阴阳失衡为本。小儿阳常有余而阴常不足。过食滋补之品或摄入含有激素的禽类等食物，使体内阴阳平衡失调，阴虚火旺，相火妄动。天癸早至，出现一系列性早熟的表现。

（2）肝气郁结，化火伤阴。肝主疏泄，若情志因素致肝气郁结，郁久化火，火热内迫，疏泄失调，导致天癸萌发过早。王春荣等[2]、郭丽华等[3]认为，小儿肝常有余，因疾病或精神因素导致疏泄失调，肝气郁结，久之郁而化火，耗伤肾阴，而致相火偏旺，天癸早至。

（3）脾失健运，痰湿内蕴。小儿脾常不足，饮食不自知，损伤脾胃，导致运化失司，水谷精微内聚化为痰，日久化热，痰热互结、凝聚成核，可见乳核发育、胀痛不适。白敏等[4]认为，小儿后天调护失当，过食膏粱厚味，伤及脾胃，脾虚不运，痰湿壅滞，冲任失司，引动天癸，痰湿为病。

（4）其他。余瑜等[5]认为，心火偏亢亦是性早熟的重要病机。心主火，肾主水，心肾相交，水火互济，小儿心常有余，心火亢盛，下灼肾阴，肾之阴阳平衡失调，肾阴不足。天癸早至，则致早熟。马乃珏[6]认为，胃强脾弱也会导致本病发生，阴虚内热造成胃强脾虚，湿热化火，虚火上炎，发为本病。

2. 辨证论治研究

（1）从肾论治。张亦群等[7]观察滋阴泻火与益肾填精中药对ICPP女性患儿的临床效果，将54例患儿随机分为中药组与西药组，结果发现，两组均能很好地抑制HGPA轴及内生殖器官发育提前，但中药组能明显改善骨骼发育，改善最终身高。应建红等[8]将80例阴虚火旺型ICPP患儿随机分为治疗组和对照组，治疗组采用知柏降火汤，对照组采用达菲林治疗，连续治疗6个月，结果发现两者在总体有效率、中医证候改善及安全性方面没有明显差异，中药治疗效果确切，值得临床推广。

（2）从肝论治。肝主生发之气，调畅人体气机，部分性早熟患儿常伴烦躁易怒、面赤口苦、胸胁苦满等症状，与肝经密切相关，故医家主张从肝论治。以疏肝泻火为治疗基本法。陈松鹤等[9]认为，虽然ICPP的患儿肾阴不足为总纲，但其发病部位与足厥阴肝经联系密切，病机符合"调肝法"的治疗原则，针对肝气郁结、肝阳上亢、肝火偏旺病机，多用疏肝、平肝、清肝三法，根据兼证情况加减，实践表明"调肝法"临床疗效明显，具有中医药治疗本病的优势。景晓平等[10]运用随机对照的方法观察复方逍遥合剂治疗女童肝郁化火型特发性性早熟的临床效果，与对照组逍遥丸相比，总体有效率偏高，且乳核直径、卵巢容积、子宫容积等有逐渐减小的趋势。

（3）从脾论治。ICPP患儿多存在乳房发育，归属于中医学"乳疬"范畴，故部分医家主张从脾论治，以健脾化痰泻火为基本法。赵望等[11]以健脾化痰、清热散结为纲，治疗痰热互结型ICPP患儿，将140例患儿随机分为治疗组与对照组，治疗组用早熟方（方药组成：茯苓、制半夏、甘草、山慈菇等六味中药）；对照组用抗早2号方（方药组成：茯苓、制半夏、甘草、山慈菇、生麦芽、柴胡、海藻、昆布等十二味中药），治疗周期3个月，结果显示，患儿乳核直径缩小，黄体生成素、雌二醇水平降低，子宫、卵巢容积无明显变化，表明早熟方与抗早2号方均能显著改善患儿的中医证候及临床症状，证实健脾化痰法确有疗效。

3. 中医外治法研究

（1）耳穴贴压法。耳穴贴压法具有安全、操作方便、价格低廉等优势，患儿及家属接受度高，在临床上被广泛运用于阴虚火旺证、肝郁化火证。取交感、内分泌、神门、肾、肝、脾等耳穴，联合中药辨证治疗可明显降低骨龄生长速率，提高预测身高。周晓燕等[12]利用耳穴压丸联合抗早颗粒治疗性早熟女童，有效抑制性激素分泌，缓解第二性征提前发育，延缓骨骼成熟。李伟元等[13]运用耳穴贴压配合滋阴降火中药治疗ICPP女童30例，结果显示可明显减慢骨骼生长，延缓骨骼成熟，提高预测身高。尽管耳穴贴压法经过临床证实有效且方便，但对于耳穴贴压法究竟如何作用于下丘脑–垂体–性腺轴的机理仍需进一步探讨[14]。

（2）推拿疗法。宋媛媛[15]在运用中药的同时使用推拿疗法，补脾经，补肾经，清肝经，清天河水，推六腑，揉二马，揉肾顶，揉涌泉，使患儿性征发育减退，骨龄恢复至正常年龄，随访1年后情况稳定。褚艾妮等[16]以运内八卦、推四横纹、清肝经、补脾经、补肾经等推拿手法，结合中药辨证治疗女童乳房早发育，有效率达97%。推拿疗法作为中医特色外治手段之一，在治疗小儿疾病中运用广泛，但推拿疗法治疗性早熟的理论研究尚不明确，且缺乏大样本、高质量的临床研究资料，故临床尚未广泛推广。

（3）穴位敷贴法。崔艳等[17]运用中药口服，同时予清降贴外敷贴于涌泉穴，予淋巴结贴贴于乳房结节处治疗ICPP，与达菲林治疗作对比，结果显示中药特色疗法治疗ICPP临床疗效与应用达菲林治疗效果相当，两组比较无显著差异。

二、现代医学研究

1. 发病机制研究

ICPP的发病机制及病因仍是当前研究的热点，当前普遍认可的发病机制是HPGA轴功能提前被激活，使GnRH的分泌和释放量增加，导致性腺发育、分泌性激素，使第二性征呈现、功能成熟。基因因素、环境因素、生活方式因素、家庭因素等导致HPGA轴提前启动的因素是当今研究的重点。

（1）基因因素。多种疾病都有其特殊的致病基因，基因对疾病的影响一直是研究的热点。葛伟等[18]认为，基因突变是导致中枢性性早熟发生的重要因素，其中KISS1和KISS1R基因与HGPA轴提前启动有关。但在临床中。有关此类的报道很少见。国外临床报道[19]发现，MKRN3的无功能突变是调节性发育和生殖功能的关键因素，认为MKRN3的变化可能会通过Kisspeptin B对GnRH神经元产生影响，调控GnRH的分泌，引导机体出现青春期发育。其中具体的调节机制还在进一步研究中。

（2）环境因素。环境内分泌干扰物（EEDs）广泛存在于日常接触物中，具有雌激素样活性。可以与靶器官上的雌激素受体结合，发育阶段的器官对EEDs更为敏感。生活中过多接触此类物质会导致生殖器官和骨骼的提前发育。张司露等[20]选取EEDs的代表物对比观察了性早熟儿童和健康儿童之间的差异，并分析其与患儿靶器官的发育指标的相关性。结果表明性早熟儿童EEDs暴露程度显著高于健康儿童，EEDs可能与性早熟发病有关。另有研究表明，长期接触塑料制品、使用成人洗护用品是导致青春发动时相提前的独立影响因素[21]。

（3）肥胖因素。青少年多受到肥胖与形体问题的困扰，且多种疾病的发生与肥胖密切相关。青春发动提前不仅与体脂率有关，与体脂分布亦有关联。王鲜等[22]认为。体脂百分比与体脂分布和青春发动时相密切相关。研究发现，青春发动提前儿童的体脂含量与腰臀比高于发动正常者，且不存在性别差异，可能与肥胖儿童存在的胰岛素与瘦素抵抗有关。

（4）生活方式因素。生活方式对人的影响是多方面且持续的，家长错误的生活方式会对儿童健康造成不良影响。袁芹琛[23]认为，错误的生活方式是导致儿童性早熟的重要原因，运动时间过少，睡眠时间短，长时间观看电视都会导致儿童提前发育。杨博等[24]则认为，接触大众传媒是青春发动时相提前的影响因素，观看情感类电视书籍的儿童性早熟的发生率较高。

（5）心理社会因素。随着社会的进步，心理社会因素也越来越受到关注。国内外都将心理社会因素纳入研究当中。生命早期的心理社会应激会导致青春发动时相的改变，可能与HPGA轴的改变和早期编程紊乱有关。刘月影等[25]强调家庭环境在ICPP成因中的重要性，认为过分干涉、惩罚严厉、父爱缺失的教养方式是性早熟的危险因素之一。丹麦一项研究则发现国际收养儿童性早熟的发生风险是本地儿童的10～20倍，且与收养年龄相关，年龄越小发病风险越大[26]。

（6）其他因素。赵志红等[27]强调遗传因素的作用，研究发现，母亲初潮年龄早是儿童发生性早熟的危险因素。妊娠期不良因素暴露也会增加性早熟的风险，国外有研究发现，母亲妊娠期烟草接触和环境内分泌干扰物接触会增加女童月经初潮提前的风险[28]。

2. 药物治疗研究

（1）GnRHa治疗。GnRHa是目前治疗ICPP的首选药物。白敏等[29]应用醋酸曲普瑞林治疗ICPP女童1年，发现醋酸曲普瑞林能有效控制因HPGA轴功能亢进导致前移的生长发育及降低激素水平，推迟第二性征的出现，临床效果明显，安全性更高。徐和模[30]采用醋酸亮丙瑞林治疗41例ICPP女童6个月，发现可以有效调节患儿性激素水平、控制第二性征发育，对于改善其成年终身高具有重要意义，且安全性高。

（2）大剂量性激素。在GnRHa尚未广泛使用时，传统治疗药物为性激素，通过大量性激素对下丘脑产生负反馈机制，抑制垂体释放促性腺激素，降低性激素水平，抑制第二性征发育。临床以甲地孕酮为常用药，甲地孕酮为高效孕激素，但对于骨骺过速增长及骨骺提前闭合无抑制作用，无法改善患儿成人期身高[31]。罗海伶等[32]应用注射用醋酸亮丙瑞林联合醋酸甲地孕酮片治疗性早熟女童，与单用醋酸甲地孕酮片相比，可有效调节血清激素水平，改善异常性征，提高身高，且不良反应较少。

（3）钙剂和维生素D。据报道，性早熟患儿维生素D缺乏现象较普遍，血清维生素D明显低于同龄人水平。研究表明，患儿应用GnRHa治疗后，会减少骨密度，而钙剂、维生素D的应用可预防和治疗GnRHa治疗引起的骨密度下降[33]。维生素D和钙剂的应用有助于维持血清性激素水平的稳定，抑制第二性征发育。孙志豪等[34]发现性早熟患儿存在维生素D缺乏现象，因此在GnRHa治疗基础上联合维生素D治疗，发现能够有效降低性激素分泌水平，延缓骨龄提前，改善骨密度，效果明显优于单一GnRHa治疗。

（4）GnRHa联合生长激素。对于GnRHa治疗后生长减速甚至生长停滞的患儿，可以考虑GnRHa与生长激素联合使用，以期改善患儿生长速率或预测身高[35]。迟红[36]将72例ICPP患儿按照生长激素用药剂量不同分为SS组和SH组，治疗12个月发现可有效抑制骨龄提前，缓解第二性征提前发育，降低性激素水平，且小剂量用药亦可获得满意的临床效果。方静霞等[37]使用曲普瑞林联合生长激素治疗ICPP女童24个月后，随访发现联用能延缓骨龄，增加生长速率，改善生化指标水平，且药物安全性较高。张汉文等[38]对GnRHa联合生长激素治疗的效果进行Meta分析，发现接受GnRHa联合生长激素治疗的患儿身高、预测成年身高、骨龄身高的标准差分值均优于GnRHa单独治疗组。但目前仍缺乏大样本、高质量的随机对照研究资料，故生长激素并非ICPP的常规用药，尤其对于女孩骨龄＞12岁，男孩骨龄＞14岁者。

3. 非药物治疗研究

（1）心理治疗。近年来，对性早熟患儿进行及时的心理干预是治疗性早熟必不可少的举措。患儿常因与同龄人异样的身材而产生自卑、恐惧、焦虑、紧张、害羞、好奇等心理，严重影响生活和学习。赵卫珠等[39]通过问卷调查，对ICPP女童和正常健康女童的心理健康状态进行综合评估，发现ICPP女童心理状态常表现出消极倾向，生活质量也随之降低，提示临床医生在实施药物治疗的同时，还应积极关注ICPP女童的心理状态，采取措施帮助其建立正确的自我评价，提高生活质量。宋取蓉[40]通过对性早熟患儿灌输性教育知识，鼓励其说出心理烦恼，帮助他们建立对青春期的正确认知；同时为家长开设专家讲座，答疑解惑，发现上述举措可有效减轻性早熟患儿的不良心理行为。赵起仙等[41]采取醋酸曲普瑞林和心理干预联合治疗儿童ICPP，发现可有效调节患儿的负性情绪，提高患儿的生长速度和治疗依从性。因此，在临床上应加强宣传性教育知识，及时发现患儿心理问题并给予有效的心理干预。

（2）运动治疗。研究表明，儿童肥胖会增加性早熟的风险，且女孩大于男孩[42]。适当的有氧运动可以改善经GnRHa治疗后所致的生长减速，对促进患儿的身高有正向作用[43]。马华梅等[44]运用慢跑、跳绳、做操等锻炼方式治疗ICPP，发现上述运动疗法可以显著提高胰岛素样生长因子-1的水平，帮助患儿改善成年身高。对于肥胖患儿，可逐步延长其体育锻炼时间，选择爬楼梯、快步行走、慢跑、跳绳等日常生活中常见锻炼方式，逐渐控制体重。

（3）饮食治疗。研究表明，饮食与儿童性早熟有密切关系[45]。肉类、含糖饮料、保健品可能是儿童性早熟的饮食危险因素，富含膳食纤维的食物可能是儿童性早熟的饮食保护因素[46]。因此，医生和家长需要鼓励和指导患儿养成合理的饮食习惯，避免食用含激素类食物，少进食反季节蔬菜水果，减少高热量、油炸类食物的摄取，多食用新鲜水果、蔬菜、谷物。

（李伟元　黎燕珊）

● 参考文献

[1] 石艳红，范文萃，徐雯．早熟方治疗特发性中枢性性早熟患儿的临床疗效研究[J]．广州中医药大学学报，2019，36（7）：982-987．

[2] 王春荣，王海平，张立娜，等．疏肝滋阴方配合耳穴贴压治疗肝郁阴虚型女童单纯性乳房早发育临床疗效观察[J]．中国全科医学，2019，22（9）：1074-1077．

[3] 郭丽华，王菊霞，艾斯．特发性性早熟患儿肝郁与性发育的相关性[J]．中国中西医结合儿科学，2019，11（2）：121-124．

[4] 白敏，韩宜姚，李珍，等．抗早育2号治疗女童特发性性早熟的临床观察[J]．中国中医药科技，2019，26（3）：384-386．

[5] 余瑜，熊霖，郑珊，等．文仲渝早熟方治疗儿童性早熟经验[J]．实用中医药杂志，2019，35（8）：1028．

[6] 马乃珏．中药治疗性早熟12例[J]．陕西中医，1998，19（2）：51．

[7] 张亦群，蔡德培．滋阴泻火与益肾填精中药序贯治疗特发性真性性早熟女性患儿临床观察[J]．中国中西医结合杂志，2018，38（1）：33-37．

[8] 应建红，王玉明．知柏降火汤治疗女童特发性中枢性性早熟临床研究[J]．新中医，2019，51（11）：173-175．

[9] 陈松鹤，林恩余，陈烨．调肝法治疗早期儿童特发性性早熟临证体会[J]．中医药临床杂志，2019，31（2）：281-283．

[10] 景晓平，邹亚，许丽雅，等．复方逍遥合剂治疗肝郁化火证及复方地黄合剂治疗阴虚火旺证女童特发性性早熟临床观察[J]．中国实验方剂学杂志，2017，23（7）：167-172．

[11] 赵鋆，陈伟斌，林洁，等．早熟方治疗痰热型女童性早熟140例临床研究[J]．世界中医药，2016，11（1）：65-70．

[12] 周晓燕，陈梦兰．耳穴压丸联合抗早颗粒对性早熟女童第二性征及性激素水平的影响[J]．湖北中医杂志，2020，42（8）：13-15．

[13] 李伟元，邓丽莎，莫珊，等．耳穴贴压法配合滋阴降火中药对真性性早熟女童生长的影响[J]．中华中医药学刊，2007，25（10）：2118-2119．

[14] 田青乐，王茵萍．耳穴疗法治疗儿科疾病的应用进展[J]．针灸临床杂志，2012，28（12）：66-69．

[15] 宋媛媛．调理儿童偏阴虚质对性早熟治疗的研究与探讨[J]．广西中医药大学学报，2018，21（1）：56-59．

[16] 褚艾妮，林静．小儿推拿结合中药治疗幼女乳房早发育临床观察[J]．吉林中医药，2013，33（9）：943-944．

[17] 崔艳，王璐璐，王丹，等．中药特色疗法治疗特发性性早熟女童中血清IGF-1变化与疗效关系研究[J]．齐齐哈尔医学院学报，2015，36（12）：1772-1773．

[18] 葛伟，王海莲，邵鸿家．中枢性性早熟相关致病基因的研究进展[J]．山东医药，2018，58（22）：111-113．

[19] BESSA D S，MACEDO D B，BRITO V N，et al．High frequency of *MKRN3* mutations in male central precocious puberty previously classified as idiopathic[J]．Neuroendocrinology，2017，105（1）：17-25．

[20] 张司露，卫海燕，顾倩茹，等．环境内分泌干扰物与儿童性早熟发病的相关性分析[J]．中国妇幼保健，2015，30（5）：736-738．

[21] 张静，黄柏青，朱丹丹，等．环境内分泌干扰物对女童中枢性性早熟的调查分析[J]．福建医药杂志，2019，41（2）：138-140．

[22] 王鲜，娄晓民，孙经，等．郑州市儿童青春发动时相与体脂含量及分布的关系[J]．中国儿童保健杂志，2016，24（1）：30-32．

[23] 袁芹琛．儿童性早熟相关因素的研究[J]．中国医药指南，2015，13（3）：111-112．

[24] 杨博，刘琴，刘舒丹，等．青春发动时相提前影响因素的系统评价[J]．中国循证医学杂志，2018，18（12）：1337-1351．

[25] 刘月影，马亚萍，金祉延，等．家庭环境和教养方式对女童特发性中枢性性早熟的影响[J]．中国学校卫生，2016，37（9）：1406-1408．

[26] HAYES P，TAN T X．Timing of menarche in girls adopted from China：a cohort study[J]．Child Care Health

Dev，2016，42（6）：859-862．

[27] 赵志红，迟亚松，彭富栋，等．影响女童发生特发性中枢性性早熟的相关因素分析[J]．中国妇幼保健，2017，32（9）：1917-1919．

[28] NAMULANDA G，MAISONET M，TAYLOR E，et al．In utero exposure to organochlorine pesticides and early menarche in the avon longitudinal study of parents and children[J]．Environ Int，2016，94：467-472．

[29] 白敏，韩宜姚，李珍，等．醋酸曲普瑞林治疗特发性中枢性性早熟女童疗效及对下丘脑-垂体-性腺轴激素水平的影响[J]．重庆医学，2020，49（7）：1128-1131．

[30] 徐和模．醋酸亮丙瑞林治疗女童中枢性性早熟的效果及安全性分析[J]．当代医学，2020，26（20）：18-20．

[31] 卢金淼，曹迪，高璇，等．滋阴类中药治疗女童性早熟有效性及相关临床指标的Meta分析与疗效比较[J]．中成药，2014，36（3）：485-491．

[32] 罗海伶，黄晓燕，谢蔓芳，等．注射用醋酸亮丙瑞林联合醋酸甲地孕酮片对性早熟女童血清激素水平及身高影响[J]．临床军医杂志，2020，48（8）：930-931，934．

[33] 孙菊娣．血清维生素D水平与女童特发性中枢性性早熟的相关性[J]．临床与病理杂志，2020，40（1）：86-89．

[34] 蔡锡顶，梁黎，沈永年．真性性早熟患儿骨代谢改变和干预策略[J]．国外医学（儿科学分册），2005，32（2）：106-108．

[35] 孙志豪，吴东明，张荣华．维生素D对促性腺激素释放激素类似物治疗中枢性性早熟的研究[J]．河北医药，2020，42（8）：1160-1163，1168．

[36] 迟红．生长激素对中枢性性早熟的治疗效果研究[J]．中国现代药物应用，2020，14（4）：180-181．

[37] 方静霞，王侃，张立．曲普瑞林联合生长激素对中枢性性早熟女童的有效性及对血清瘦素与胰岛素样生长因子-1的影响[J]．中国妇幼保健，2020，35（13）：2454-2456．

[38] 张汉文，林家进，王守桂，等．促性腺激素释放激素类似物联合生长激素治疗中枢性性早熟效果的Meta分析[J]．中国妇幼保健，2019，34（6）：1434-1437．

[39] 赵卫珠，冯海英，刘媚．特发性性早熟女童心理状态与生活质量的相关性及应对措施分析[J]．中国妇幼保健，2020，35（7）：1249-1252．

[40] 宋取蓉．心理干预对改善16例性早熟女童不良心理行为的效果评价[J]．实用妇科内分泌电子杂志，2019，6（10）：169，171．

[41] 赵起仙，关玉云，关则想，等．醋酸曲普瑞林结合心理干预治疗特发性中枢性性早熟观察[J]．实用中西医结合临床，2020，20（5）：165-166．

[42] CHEN C，ZHANG Y，SUN W，et al．Investigating the relationship between precocious puberty and obesity：a cross-sectional study in Shanghai，China[J]．BMJ Open，2017，7（4）：e014004．

[43] 应克伟，董勤，陈祺．性早熟患儿成年身高治疗方法的研究进展[J]．临床合理用药杂志，2010，3（2）：122-124．

[44] 马华梅，杜敏联．有氧运动对特发性中枢性性早熟女孩生长和促生长素轴功能影响的研究[J]．中国实用儿科杂志，2000，15（11）：666-668．

[45] 杨博，刘琴，刘舒丹，等．青春发动时相提前影响因素的系统评价[J]．中国循证医学杂志，2018，18（12）：1337-1351．

[46] 顾秋云，谢璐遥，沈秀华．饮食与儿童性早熟的研究进展[J]．中国儿童保健杂志，2020，28（6）：642-644，688．

第十五篇 肛肠病篇

引　言

　　中医研发中药熏洗治疗炎性外痔、中药坐浴治疗肛周湿疹、中药外敷治疗肛周脓肿、中医针灸治疗便秘、中医穴位敷贴治疗胃肠功能性疾病等。并开发研制了一系列中药制剂，如痔科洗剂、九华膏、梅四膏等。确定了痔（混合痔）、肛漏（肛瘘）、脱肛（直肠脱垂）3个专科中医优势病种，并制定了中医诊疗方案。中医治疗离不开辨证论治，而肛肠疾病辨证，不仅分为全身辨证，还有局部辨证。在临床工作中，辨病与辨证相结合，整体与局部相结合，并给出相应的治法和方药，达到治病的目的。如结核性肛瘘发病缓慢，局部脓液稀薄如痰，不易收口，以阳证阴证来辨属阴证，但结合全身来辨，疾病的后期如日渐消瘦，面色无华，形体畏寒，失眠自汗，舌苔淡红脉细，则属于气血亏虚；如午后潮热夜间盗汗，口燥咽干，舌红苔少，脉细数，则属阴虚火旺。如此种种，在本篇各章特色疗法有详细论述。

第一章　肛　　瘘

第一节　概　　述

肛瘘是指肛管直肠与肛门周围皮肤的异常感染性瘘管，瘘管内壁为腺上皮组织或肉芽组织。80%～90%的肛瘘是由于肛门的隐窝腺原发性或继发性感染形成肛门直肠周围间隙脓肿，脓肿破溃或切开引流后遗留上皮化瘘管或慢性感染性病灶。少部分肛瘘患者无明显的肛门直肠周围脓肿过程，应当注意特殊原因引起的肛瘘，如克罗恩病、特殊感染、创伤、恶性肿瘤等。肛瘘可发生于任何年龄，20～40岁年龄段相对高发，男性发病率高于女性。

肛瘘患者中以男性居多，男女比例为4.15∶1。发病年龄主要集中在20～40岁年龄段。职业分布方面，以工人、干部两种职业居多，分别占30.92%、37.83%。低位与高位肛瘘患者的男女构成无显著性差异。低位肛瘘与高位肛瘘的比值为2.38∶1。中医证型方面，以湿热下注证患者为主（占93.75%），正虚邪恋证患者次之（占3.95%），阴液亏损证患者最少（占2.30%）。肛瘘的发病季节以夏、冬两季为多，分别为35.86%、30.26%。

我国是认识"瘘"病最早的国家之一，中医对于肛瘘的认识几千年来不断发展，成书于战国以前的《山海经》已明确提出了"肛瘘"的病名。

明朝，我国医学的发展取得了很大成绩，痔瘘学科更有了新的进展，枯痔疗法日趋完善，并首创治肛瘘的挂线疗法，明代徐春甫《古今医统大全》中就记载了挂线治疗肛瘘的方法："上用草探一孔，引线系肠外，坠铅锤悬，取速效。药线日下，肠肌随长，僻处既补，水逐线流，未穿疮孔，鹅管内消。"这个记载不但记录了挂线的方法，而且对其机制和治疗效果也做了阐述。这种挂线的方法是目前最常使用的切割挂线（cutting seton）方法。中医肛瘘切开术也早有记载。

综上所述，人类虽很早就认识肛瘘等肛肠疾病，然而仍有很多问题模糊不清，在致病因素、发病机理、诊治方法等方面仍需进一步探索和研究。中医古籍文献中肛漏诊治的许多思路和治法方药值得我们借鉴和发扬。所以，正确看待古人的经验和现今的研究治疗手段，避免门户之见的影响，求同存异，传承创新，既不过度治疗，也不因噎废食，这样，未来肛漏的认识和诊治将会有更大的突破和发展。

第二节 病 因 病 机

一、中医学对肛瘘病因病机的认识

痔久不愈成瘘，如《疡科选粹》记载："痔疮绵延不愈，湿热瘀久，乃穿肠透穴，败坏肌肉，销损骨髓，而为之漏焉。"中医学对于肛瘘的病因病机主要归纳如下：

（1）风湿燥热之邪所致。

（2）过食醇酒厚味，劳伤忧思，房劳过度所致。

二、现代医学对肛瘘致病因素的认识

现代医学对于肛瘘的发病学说主要有以下几种：

（1）肛腺感染学说。1956年由Eisenhammer首先根据肛腺解剖学特点提出。Parks在1961年提供了这一理论的组织学证明。

（2）中央间隙感染学说。由埃及学者Shafik于1980年提出。

（3）上皮细胞致病学说。

（4）性激素水平学说。

此外，还有诸多相关学说，如肠源性细菌感染学说、免疫缺陷学说、胚胎发育异常学说等。

第三节 诊断与鉴别诊断

一、诊断

（一）临床表现

1. 病史和症状体征

肛瘘的主要症状是肛周皮肤上的外口常有少量的脓性分泌物排出，且皮肤有湿疹和瘙痒等不适。如外口封闭无脓液排出后可呈假性愈合，一旦脓肿再次形成，局部又有红肿、疼痛。如脓肿大而深，则可伴有畏寒、发热等全身性感染症状。上述症状反复发作是肛瘘临床表现的特点，肛瘘外口多有隆起的肉芽创面，按之可挤出少许脓性分泌物。

（1）流脓。新形成或急性炎症期流脓多、味臭、色黄而脓厚。慢性炎症期流脓少，时有时无，脓液血色稀淡如米汤水，若脓液突然增多，局部肿胀，体温升高，表示有新瘘管生成。

（2）疼痛。肛瘘管道在通畅无堵塞的情况下，一般不觉疼痛，只觉肛门部坠胀不适，如外口封闭脓液不能流出时，则感疼痛，脓液流出后即缓解。管腔有新的感染，即将出现继发脓肿或支道空腔时，疼痛剧烈。内盲瘘脓液不能外流时，肛门内有坠胀疼痛和烧灼感。

（3）瘙痒。由于分泌物刺激，可有肛门及其周围潮湿刺痒。长期反复刺激，能引起湿疹或皮炎，此时肛门有灼热、湿黏、奇痒，严重时引起丘疹或皮肤脱屑。

（4）肛缘有硬条索状肿物。当急性发作时若外口封闭，引流不畅，肿块可增大。复杂性肛瘘、马蹄形肛瘘由于瘘道环绕肛门形成纤维化条索环，常常会影响肛门舒张，引起排便不畅。

（5）全身症状。一般无全身症状。急性或发作期，出现局部疼痛、发热等。复杂性肛瘘反复发作，长期流脓血，可出现形体消瘦、精神萎靡之虚弱状态。结核性肛瘘常伴人体某部有活动病灶，则有两颊发红、低热等症状。肛瘘管腔粗大，并且通畅无阻时，患者排气可以从肛瘘之外口排出。

依据患者肛周脓肿自行破溃、切开引流或愈合后反复破溃病史，并结合破口与肛门之间皮下触及硬条索、肛门括约肌纤维化等体征，对多数肛瘘可以做出明确诊断。对少部分没有明确肛周脓肿病史的患者，要注意了解其有无合并炎性肠病、糖尿病、结核、获得性免疫缺陷综合征或肛门直肠恶性肿瘤等，以综合分析是否为特殊类型的肛瘘。肛门镜检查可发现对应内口的肛隐窝基底部有无脓性分泌物排出。对于诊断不明确或需要判断瘘管与肛门括约肌关系时，建议行进一步的辅助检查。

（二）辅助检查

1. 术前评估

（1）对于瘘管不明显，特别是复杂性肛瘘者，建议采用CT、超声、MRI或瘘管造影等检查。

（2）CT瘘管成像。CT扫描可了解肛周解剖结构，结合成像可立体显示瘘管轨迹、分支和内口等；多层螺旋CT扫描联合三维重建技术可进一步提高诊断的准确性。

（3）MRI。MRI对软组织分辨率高，能较准确显示肛门内外括约肌、肛提肌和耻骨直肠肌的解剖结构，在显示残余脓腔、瘘管及其与肛提肌、内外括约肌及肛门周围组织的解剖关系等方面具有明显优势，可协助进行肛瘘的诊断分类，对指导手术具有较高的价值；对于克罗恩病肛瘘、复杂性肛瘘等建议术前常规行MRI检查。

（4）肠镜检查。

2. 术中评估

要特别重视肛瘘的术中检查评估，以权衡肛门功能损伤和肛瘘治愈之间的利弊关系，从而最终决定手术方式。在麻醉后、决定手术方式前，应用触诊、探针检查或染色等方法，进一步明确肛瘘内口位置、瘘管走向及其与肛门括约肌的关系等；但一定要注意操作手法轻柔，以避免形成假道，误导诊断。探针可以从外口或内口放置，也可从内外口放置两条探针，若两个探针头相互触及，即可确定瘘管位置。术中经外口注入过氧化氢溶液，气体产生的压力可经瘘管从内口溢出，从而判断内口的位置，这是一个较简单适用的方法，过氧化氢溶液中加入亚甲蓝等染料，更容易判断内口位置。术中也可以用B超判断瘘管位置和走向等。

（三）诊断要点

1. 病史

有肛管直肠周围感染病史。

2. 诊断标准

（1）肛门周围瘘口处经常流出稀薄脓性分泌物，偶可有气体由瘘排出。肛门部常伴瘙痒、潮湿。

（2）若瘘口闭合或流脓不畅，局部疼痛红肿，可形成脓肿，反复发作。

（3）局部检查：肛门周围可见1个或数个瘘管外口，且常呈乳头状隆起，挤压有脓液流出。

（4）单个瘘口，且距肛门边缘较近，多为单纯性内外瘘痰。多个瘘口，且距肛门边缘较远，则多为复杂性内外瘘。若瘘口在肛门旁两侧，则可为"马蹄形"肛瘘。

3. 诊断依据

（1）肛门直肠指诊，可触到一个或数个硬条状块。轻压痛，挤压时有脓性分泌物由外口流出。

（2）用探针由瘘口轻轻插入，常可经过瘘管从内口进入直肠腔，由瘘口注入亚甲蓝可由肠腔内溢出。或碘油造影可见瘘管。

二、鉴别诊断

1. 中医鉴别诊断

可与肛周疖相鉴别。肛周疖局部可溃破流脓，但无窦道通向肛内；而肛瘘能触及窦道与肛门相通。

2. 西医鉴别诊断

肛瘘应与肛门周围化脓性汗腺炎、骨盆骨髓炎、骶骨前瘘、骶尾部骨结核、骶尾部畸胎瘤、晚期肛管直肠癌相鉴别。

第四节 治 疗 概 况

一、中医辨证论治

本病总属虚实夹杂，本虚标实。因此辨证首当明辨虚实，标本之主次。初期表现为脓肿症状，又以全身症状为主，即标实为主，当辨热的偏盛，后期则重在局部，特别是复杂性及结核性肛瘘，因病久者多以正虚为主。须辨阳虚阴虚之各异。

根据全国高等中医药院校规划教材第十版《中医外科学》（全国中医药行业高等教育"十三五"规划教材，中国中医药出版社），肛瘘中医辨证分为以下三种。

1. 湿热下注证

主证：肛周经常流脓，色黄质稠，肛门胀痛，局部灼热，肛周有溃口，按之有条索状通向肛内；口干口苦，舌红，苔黄腻，脉弦滑。

辨析：①辨证：本证多见肛瘘早期，以肛门经常流脓水，胀痛，局部灼热，舌红，苔黄，脉弦为辨证要点。②病机：湿热下注肛门郁久不散，久则化热，热盛而肉腐，肉腐成脓则肛门经常流脓水，气血运行不利则肛门胀痛不适。

治法：清热利湿。

方药：二妙丸或萆薢渗湿汤加减。

二妙丸：黄柏末、苍术末各等分；

萆薢渗湿汤：萆薢、薏苡仁、黄柏、赤茯苓、牡丹皮、泽泻、滑石、通草。

2. 阴液亏虚证

主证：肛周反复流稀薄脓水不愈，肛周溃口隐痛，凹陷，局部常有五条索状硬物扪及；潮热盗汗，心烦口干；舌红，少苔，脉细数。

辨析：①辨证：本证主要见于肛瘘晚期，由于病久，正气已虚，肛门流脓液时有时无，质地稀薄，外口皮色暗淡。舌淡，苔薄，脉濡为其辨证要点。②病机：脾虚运化失常，则湿热内生，下注大肠，故肛门隐隐作痛，时有脓水流出，气虚则神疲乏力，瘘口时溃时愈。

治法：养阴清热。

方药：青蒿鳖甲汤加减。

处方：青蒿、鳖甲、生地黄、知母、牡丹皮。

3. 正虚邪恋证

主证：肛门流脓液，质地稀薄，肛门隐隐作痛，外口皮色暗淡，瘘口时溃时愈，肛周有溃口，按之较硬，或有脓液从溃口流出，且多有索条状物通向肛内，可伴有神疲乏力。舌淡，苔薄，脉濡。

辨析：①辨证：本证主要见于肛瘘晚期，由于病久，正气已虚，肛门流脓液时有时无，质地稀薄，外口皮色暗淡。舌淡，苔薄，脉濡为其辨证要点。②病机：脾虚运化失常，则湿热内生，下注大肠，故肛门隐隐作痛，时有脓水流出，气虚则神疲乏力，瘘口时溃时愈。

治法：补正驱邪。

方药：托里消毒饮。

处方：黄芪、川芎、当归、白芍、人参、白术、茯苓、皂角刺、桔梗、白芷、厚朴、金银花。

二、中医特色治疗

中医药外治法

中药熏洗。

苦参汤煎水坐浴，每日1次，每次20～30min。

处方：苦参、蛇床子、白芷、金银花、野菊花、黄柏、地肤子、石菖蒲。

功能主治：清热解毒消肿止痛。

适应范围：各期肛瘘。

用量用法：将药物加水煮沸，先熏后洗，或湿敷。

禁忌：对该成分过敏者禁用。

三、中西医结合治疗

肛瘘目前以手术治疗为主，但本病可以在中医药理论指导下，结合西医手术治疗，辨证施治，减少并发症，促进快速康复。要根据局部与整体相结合的观点，不仅辨整体，也辨局部，把整体辨证和局部辨证相结合，把辨证施治与辨病治疗结合起来。并考虑不同患者的体质和病症特点，或以中医药为主，或以中医药为辅，配合手术、西药等。

术后可以外用中药药膏如九华膏外敷、中药栓剂塞肛、中药洗剂如痔科洗剂坐浴。中药能活血化瘀、生肌止痛、收敛止血，促进术后康复。

肛瘘手术治疗的目标是消除肛瘘内口和上皮化的瘘管，最大限度减少对肛门括约肌的损伤。没有一种治疗技术适用于所有肛瘘，可选择的手术方式分为损伤括约肌的手术（包括肛瘘切开术、肛瘘切除术和肛瘘挂线术等）与保留括约肌功能的手术（主要包括括约肌间瘘管结扎术、直肠黏膜肌瓣推进修补术、肛瘘激光闭合术、视频辅助肛瘘治疗术、肛瘘栓技术、纤维蛋白胶技术、脂肪源性干细胞移植技术等）。保留括约肌功能的手术是近年来逐渐在临床上试用的手术方式，虽然在临床上应用时间较短，但已经显示了一定的优点，建议根据具体病情选择使用。对于部分复杂性肛瘘可有计划地进行分期手术治疗，将切开、切除、挂线或生物制剂等多种办法组合应用，以提高治愈率，降低并发症的发生率。

对于部分术后多次复发、瘘管走向复杂、手术后出现排便失禁可能性较大、症状相对较轻的患者，可以选择保守对症治疗，保持引流通畅，保守治疗期间要严密观察患者病情变化。

四、难点分析

（一）现状分析

近年来对肛瘘的中医药治疗不断探索取得了一定进展，尤其在缓解症状、术后快速康复、减少术后并发症等方面取得了肯定疗效。但仍存在一些不足：

（1）患者康复意识急切，每每要求医务人员使用能够更快、更好促进病情康复的一切诊疗手段。单纯使用中医药疗效有待进一步提高。

（2）克罗恩病伴有肛瘘、严重并发症如重度贫血、多系统疾病、凝血异常，病情危重，需要采取中西医结合的方法治疗。

（3）临床上中医治疗缺乏客观化疗效指标，各地的研究报道分别采用了不同的证型、治法、方药，虽取得了程度不同的临床疗效，但缺乏可比性，重复性研究较多，研究结果的科学性、可信度也大打折扣。

（二）中医难点分析

（1）环状脱垂的Ⅲ～Ⅳ度内痔。肛垫下移学说认为痔是由于Treitz肌断裂、弹力纤维组织松弛，肛垫失去支持继而出现回缩障碍；肛垫从原本固定于内括约肌的位置向下移位，逐渐发展加重后，可出现间歇性脱垂、持续性脱垂，最终出现内痔脱出等不同程度的临床症状。中医药解决

Treitz肌断裂、弹力纤维组织松弛的病理学改变比较困难。

（2）结缔组织外痔。结缔组织性外痔是在肛缘局部炎症、水肿损伤修复过程中，肛缘皮肤或结缔组织增生而致。因为结缔组织外痔为慢性增生组织，中医药目前很难让其萎缩或消失。

五、医案验方

康某，女，30岁。因"反复肛旁溃破流脓1年"来佛山市中医院就诊。患者于1年前起出现反复肛旁溃破流脓，精神好，二便通畅，无发热恶寒，偶有口干、口苦，无咳嗽。平时大便1日1行，大便质中，无便血，无反复黏液便，无长期低热，无进行性消瘦，无反复腹痛。舌红，苔黄腻，脉弦滑。专科检查：肛门外观可见截石位5点距离肛缘约3cm处有大小约0.5cm×0.5cm之硬结，硬结中央有溃破口，按之有压痛并有少量淡黄色分泌物流出，沿此硬结可触及有条索状物通向肛内。肛门指检感觉肛门括约功能正常，于截石位5点约肛窦处可触及硬结，按之有隐痛，肛管及直肠下段未触及其他肿块及硬结，指套无脓血迹。

中医诊断：肛漏（湿热下注证）。

中医治则：清热祛湿。

方药：萆薢渗湿汤加减。萆薢20g、薏苡仁30g、黄柏15g、苍术15g、赤苓10g、牡丹皮10g、泽泻10g、滑石15g、通草15g。7剂，每日1剂，水煎服。配合中药坐浴，局部清热祛湿。坐浴方药如下：苦参30g、蛇床子30g、白芷30g、金银花30g、野菊花15g、黄柏30g、地肤子30g、石菖蒲30g。7剂，每日1剂，煮水熏洗。嘱患者清淡饮食。1周后患者来诊，口服加中药熏洗2日后，疼痛明显减轻，现无明显不适。予口服方7剂继续口服，熏洗方7剂隔日熏洗肛周。患者三诊，诉肛周无渗出物，无疼痛。

第五节 辨 证 施 护

一、辨证护理

1. 湿热下注证

穴位敷贴：取足三里、三阴交、承山、大肠俞、天枢等穴。

耳穴贴压：取肛门、直肠、交感、神门、皮质下、三焦等穴。

中药熏洗：苦参汤。

2. 阴液亏虚证

穴位敷贴：取太溪、三阴交、阴陵泉、大敦、背俞等穴。

耳穴贴压：取肛、肾、肺、心、神门、枕、皮质下等穴。

中药熏洗：痔科洗剂。

3. 正虚邪恋证

穴位敷贴：取尺泽、孔最、列缺、合谷、肺俞、足三里、大椎、十宣等穴。

耳穴贴压：取神门、肺、脾等穴。

中药熏洗：托里消毒饮。

二、辨证施膳

饮食宜清淡、富含维生素之品，忌生冷、辛辣、刺激、肥甘之品，戒烟酒。

1. 湿热下注证

宜食健脾利湿的食品，如菜花、扁豆、冬瓜、粟米等。食疗方：粟米粥。

2. 正虚邪恋证

宜食扶正祛邪的食品，如大枣、木耳、藕、豌豆等。食疗方：大枣滋补粥。

3. 阴液亏虚证

宜食养阴生津的食品，如百合、银耳、核桃等。食疗方：百合银耳羹。

第六节　循 证 研 究

一、中医研究

王明华等[1]认为肛瘘术后辨证用药应以补益气血、清热利湿、调畅气机、疏通经络为主，给予肛瘘术后患者补气生肌汤口服以补气养血、清热利湿、活血通络，临床观察结果显示能明显促进肛瘘创面愈合，缩短住院时间。闫平权等[2]认为肛瘘术后患者邪毒未尽损伤元气，又因失血而致气血两亏，应用人参白茅根汤口服补气生血摄血，促进愈合治疗，可以缩短患者住院天数，缩短创面愈合时间。畅立强[3]运用益气活血托毒中药对低位单纯性肛瘘术后患者进行干预，临床研究证明其具有减少肛瘘术后创面瘢痕形成，加速愈合，促进上皮生长的作用。张爱明[4]研究发现肛瘘术后患者给予益气活血托毒的愈创汤口服，可以缩短便血、脓腐脱落时间，还可以缩小术后瘢痕面积。余胜等[5]用具有清热解毒、消肿生肌功效的中药熏洗治疗肛瘘术后创面，经临床研究证明，可以明显促所进创面愈合，并能改善肛门的功能。肖洁将具有中益气扶正、去腐生肌作用的生肤汤用于湿热下注型于肛术后促进愈合治疗，疗效显著，创面疼痛与水肿外消失时间短，术后创面愈合快，治愈率高。

张宏等[6]通过临床观察研究白竭散外敷对肛瘘术后创面愈合及瘢痕形成的影响，对比应用重组牛碱性成纤维细胞生长因子创面换药，白竭散治疗组瘢痕形成状况优于对照组，创面愈合时间明显短于对照组。表明白竭散外敷治疗能加速创面上皮化，防止肉芽组织过度增生，减少瘢痕形成，创面愈合率高，并发症发生率低。董慧[7]等将皇石散用于促进肛瘘术后创面愈合治疗，对比凡士林油纱条创面换药，结果证明皇石散治疗湿毒内蕴型低位单纯性肛瘘术后创面，能明显减少创面分泌物渗出，维持肉芽鲜活，缩短创面愈合时间。

李月[8]等将新加赤麟散用于低位单纯性肛瘘术后创面，选用凡士林纱条换药作为对照组，结果发现新加赤麟散可以明显减少肛瘘术后创面渗液，降低患者疼痛评分，缩短创面腐肉脱落时间及创面愈合时间，疗效显著。

刘新红[9]等使用生肌创愈膏治疗高位单纯性肛瘘术后创面，研究表明湿润生肌膏促进肉芽组织毛细血管生成，从而加快创面修复进程，对肛瘘术后治疗有重要的应用价值。

二、现代医学研究

包括改良后的seton术、改良后的LIFT、OTSC（Over-the-Scope-Clip）肛肠科设备、FIPS术、填充疗法（肛门瘘管塞和纤维蛋白胶的衍生方法）、光动力疗法（PDT）、近端表层烧灼术、定期清空瘘管道和刮除瘘管道（PERFACT）术、经肛门打开括约肌间空间（TROPIS）、隧道式肛门切除术加引流Seton联合切开肛瘘内口（TFSIA）、PERFACT的高位复杂肛瘘治疗术等。

2015年后，治疗肛瘘的非手术方法也逐渐出现，但这些方法的功能往往是有限的，甚至是无效的，它们并不是令人满意的替代肛瘘手术的方法。例如，Iqbal等人提出了一种治疗低位肛周瘘的非手术疗法，即用1%硝酸银溶液清洗瘘管。他们的前瞻性观察试验证明，硝酸银成功治愈了76.3%的低位肛周瘘患者，表明这种简单、容易实现、无副作用的疗法对于治疗低位肛周瘘是可行的。此外，以前的一项研究试图用臭氧来治疗慢性肛瘘。虽然该疗法没有任何副作用和臭氧注射诱发的并发症，但在参加前瞻性临床试验的患者中，治愈率只有25%，而且三分之一的康复患者复发，所以这项技术还没有得到常规认可。

随着人们对肛肠疾病的日益重视和科学技术的不断进步，出现了大量的新疗法来解决复杂性肛瘘的问题。由于复杂性肛瘘具有多诱因、多形式的特点，各种肛瘘治疗方法的疗效评价缺乏统一的标准，对最佳疗法也没有达成共识。具体实施某项治疗，往往要根据患者的实际情况制定个性化方案。目前还没有一种简单的技术可以完全治愈复杂的肛瘘。在治疗过程中必须综合考虑手术的效果和对肛门功能的保护。就目前的研究结果而言，有几种综合的基于引流塞顿的技术（拉动seton、改道后保留EAS的seton，以及在EAS周围改道并结合黏膜推进瓣）和LIFT-塞被认为是复杂肛瘘的可行疗法，但其临床结果需要更多的多中心、大样本量和长期随访的前瞻性随机对照试验才能得到可靠的证实。此外，由于现有的数据有限，很难对这些技术做出可靠的判断。然而，到目前为止，这些治疗技术在更大和更好的对照研究中进行评估时，都没有增加成功率的范式。未来，迫切需要大量高质量的临床试验来共同回答肛瘘治疗的最佳策略问题。

（廖信芳　赵英武）

● 参考文献

[1] 王明华，唐海明，傅军伟，等．补气生肌汤促进肛瘘术后创面修复的临床观察[J]．中国中医药科技，2014，21（4）：459-460．

[2] 闫平权，崔亚萍．人参白茅根汤促进肛瘘术后创面愈合的疗效观察[J]．河南中医，2014，34（1）：103-104．

[3] 畅立强．益气活血托毒法对减少肛瘘术后创面瘢痕形成的临床研究[J]．时珍国医国药，2014，25（5）：1157-1158．

[4] 张爱明．益气活血托毒法在肛瘘术后的临床应用研究[J]．陕西中医，2019，40（3）：351-353．

[5] 余胜，程德华，余晓琪．清热消肿法对高位复杂性肛瘘术后伤口愈合及肛门压力影响的临床观察[J]．现代中医临床，2018，25（6）：16-18．

[6] 张宏，吴松，王建民．白竭散对肛瘘术后创面愈合及瘢痕形成的影响观察[J]．中国肛肠病杂志，2019，39

（9）：24-26.

[7] 董慧，王业皇. 皇石散对湿毒内蕴证低位单纯性肛瘘术后创面修复的影响[J]. 中医药导报，2019，25
（12）：94-96.

[8] 李月，王业皇. 新加赤麟散对低位单纯性肛瘘术后早期创面的影响[J]. 中医学报，2019，34（6）：1313-
1317.

[9] 刘新红，叶茂，叶心忠. 生肌创愈膏治疗高位单纯性肛瘘术后创面愈合的临床研究[J]. 世界最新医学信息文
摘，2019，19（63）：160-162.

第二章　痔

第一节　概　　述

据发病部位的不同，可将痔分为内痔、外痔和混合痔。内痔是肛门齿状线以上，直肠末端黏膜以下的痔内静脉丛扩大曲张和充血而形成的柔软静脉团。内痔的主要临床表现是出血、脱出、肛周潮湿、瘙痒，可并发血栓、嵌顿、绞窄及排粪困难。

痔是临床上最常见的肛肠疾病之一，美国的流行病学调查结果显示，痔的患病率为4%～55%。一项于2013—2014年开展的对我国大陆地区31个省（自治区、直辖市）城市居民常见肛肠疾病流行病学调查结果显示，报告患有肛肠疾病的成年人占总调查人群的51.14%（21885/42792），其中痔的发病率最高（50.28%）。一项对上海市奉贤区5个农村社区18～80岁居民的流行病学调查结果显示，痔在被调查人群中的总患病率为40.27%（2416/6000），其中混合痔和外痔的患病率显著高于内痔，中医辨证为湿热下注证和脾虚气陷证者在痔中医临床证型中占大多数（80.63%）。分析不同年龄阶段痔的患病率后发现，痔的患病率随着年龄的增加而升高，其中35～59岁年龄段患病率最高。目前关于性别与痔发生率的关系尚无定论，不同研究报道的结果存在差异，还需更大样本量的数据证明。

人类对痔的认识已有4000余年的历史，痔在中医古籍文献中是最早记述的疾病之一。早在秦汉时期就有四痔分类，《五十二病方》中有牡痔、牝痔、脉痔、血痔之分。唐代对痔病的认识更加深入，王焘《外台秘要》转引许仁则论痔说："此病有内痔，有外痔。内但便即有血，外有异，外痔下部有孔，每出血从孔中出"，这是最早按部位将痔分内外两痔论述治疗的记述，对内外两痔特征和症状描述形象贴切，至今对现在临床工作仍有一定的指导意义。

中医学通过长期的临床经验，总结出痔的发病原因，与整体和内因以及局部和外因等有关。痔及五痔的发病是阴阳失调，脏腑气血虚损，再加上湿热风燥等邪之作用和情志内伤、饮食、起居、职业等影响，致使气血失调，经络阻塞，瘀血浊气下注而成。

综上所述，人类虽很早就认识痔等肛肠疾病，然而仍有很多问题模糊不清，在致病因素、发病机理、诊治方法等方面仍需进一步探索和研究。中医古籍文献中痔病诊治的许多思路和治法、方药值得我们借鉴和发扬。所以，正确看待古人的经验和现今的研究治疗手段，求同存异，传承创新，这样，未来痔病的认识和诊治将会有更大的突破和发展。

第二节　病　因　病　机

一、中医学对痔病因病机的认识

痔的病因包括：饮食不节、久坐久立，负重远行、便秘、久泻久痢久咳、房事不节、外感淫邪、妇女妊娠、体质因素、脏腑虚衰、年老体弱。

二、现代医学对痔致病因素的认识

还未发现痔疮的明确病因，一些比较有可能的原因包括：排便不规律（便秘或腹泻）、缺乏锻炼、低纤维饮食、腹部内压过高（如长期劳累、腹水、腹腔内肿块或怀孕）、遗传、痔静脉中无瓣膜、年龄增加等。在妊娠期，胎儿对腹部的压力以及荷尔蒙的变化导致痔疮血管增大。分娩也会导致腹部内压增加。孕妇极少需要进行手术治疗痔疮，症状通常在分娩后就会消失。

第三节　诊断与鉴别诊断

一、诊断

（一）临床表现

1. 内痔

主要临床表现是出血、脱出、肛周潮湿、瘙痒，可并发血栓、嵌顿、绞窄及排粪困难。目前国内外最为常用的一种内痔分类方法是Goligher分类法，该方法根据痔的脱垂程度将内痔分为4度，临床上一般根据不同分度来选择相应的治疗方案。

Ⅰ度：排粪时带血；滴血或喷射状出血，排粪后出血可自行停止；无痔脱出。

Ⅱ度：常有便血；排粪时有痔脱出，排粪后可自行还纳。

Ⅲ度：偶有便血；排粪或久站、咳嗽、劳累、负重时有痔脱出，需用手还纳。

Ⅳ度：偶有便血；痔持续脱出或还纳后易脱出，偶伴有感染、水肿、糜烂、坏死和剧烈疼痛。

2. 外痔

外痔是发生于齿状线以下，由痔外静脉丛扩张或痔外静脉丛破裂或反复发炎、血流瘀滞、血栓形成或组织增生而成的疾病。外痔表面被皮肤覆盖，不易出血，主要临床表现为肛门部有软组织团块，有肛门不适、潮湿瘙痒或异物感，如发生血栓及炎症时可有疼痛。根据组织的病理特点，外痔可分为结缔组织性外痔、血栓性外痔、静脉曲张性外痔和炎性外痔4类。

3. 混合痔

混合痔是内痔和相应部位的外痔血管丛跨齿状线相互融合成的一个整体，主要临床表现为内痔和外痔的症状同时存在，严重时表现为环状痔脱出。

（二）辅助检查

辅助检查的目的是明确痔诊断，排除是否合并其他严重消化道疾病，如炎性肠病和结直肠肿瘤等，同时了解全身基础情况以排除手术禁忌证。

1. 粪便隐血试验

作为最简便廉价的筛查手段，推荐常规应用，在知情同意下可推荐行粪便基因检测，该方法是一种无须肠道准备的新型肠癌检测技术，具有无创、方便和精准的优势，已经被纳入国际结直肠癌筛查指南。

2. 结肠镜检查指征

符合以下情况的任何 1项或多项，需行结肠镜检查。

（1）＞50岁（近十年内未接受过结肠检查）。

（2）有消化道症状，如便血、黏液便及腹痛。

（3）不明原因贫血或体重下降。

（4）曾有结直肠癌病史或结直肠癌癌前疾病，如结直肠腺瘤、溃疡性结肠炎、克罗恩病、血吸虫病等。

（5）直系亲属有结直肠癌或结直肠息肉。

（6）有盆腔放疗史。

（7）粪便隐血试验结果为阳性。

（三）诊断要点

1. 病史

有便血或肛门肿物突出或瘙痒或疼痛病史。

2. 诊断依据

肛门肿物突出，或肛门镜检查可见跨齿线黏膜隆起；或齿线上黏膜隆起。

二、鉴别诊断

（一）中医鉴别诊断

内痔应与锁肛痔鉴别。两者都可能会有便血，但内痔便血为鲜红色，锁肛痔便血为暗红色，且锁肛痔伴有里急后重感。锁肛痔触诊为菜花状肿物；

（二）西医鉴别诊断

外痔应与下列疾病相鉴别：

（1）肛旁皮下脓肿。红肿显著，肿物不滑动，中央有波动，或溃破后流出脓液。常伴有全身症状如畏寒、发热等。

（2）皮下良性肿瘤。如脂肪瘤、纤维瘤、皮脂腺囊肿等，一般触诊后均可鉴别，这些肿瘤常在肛缘周围孤立地单发性存在，不痛、无静脉曲张。

（3）尖锐湿疣。质硬，表面粗糙不光滑，有触痛，群生。

（4）肛门水肿。局部肿胀，透明状、质软、压痛。

混合痔在没有脱垂时鉴别诊断比较简单，但脱垂的混合痔常需与肛乳头肥大、直肠脱垂、肛管肿瘤相鉴别。

（1）过于肥大的肛乳头，可以脱出肛门外，与脱垂的混合痔常易混淆。两者都有呈团块状物脱出肛门，都可产生异物感等。区别在于肥大的肛乳头表面颜色淡白或灰色，头部是乳头状或有分叶，常带有蒂，质地较硬，一般不出血，感觉较敏锐，发生的基底部在齿状线上。

（2）直肠脱垂。也称脱肛，常与较严重的环状混合痔相混淆。直肠脱垂是直肠黏膜及直肠全层脱出肛门，形态呈半球状或圆柱状，色红，体积较大，表面平滑，但有一圈圈的直肠皱襞，表面可粘有粪便及未消化食物残渣，一般不出血。根据两者的不同特征，一般不难诊断。

（3）肛门肿瘤。一般质地坚硬，形态不规则，有的呈菜花状，容易出血，粘连较广泛，活动性差，可见脓血及黏液，疼痛明显，必要时可做病理切片检查确诊。

第四节　治疗概况

一、中医辨证论治

（一）辨证口服中药汤剂

根据全国高等中医药院校规划教材第十版《中医外科学》（全国中医药行业高等教育"十三五"规划教材，中国中医药出版社），痔中医辨证分为以下四型：

1. 风伤肠络证

主证：粪便带血、滴血或喷射状出血，血色鲜红，或有肛门瘙痒；舌质红，苔薄白或薄黄，脉浮数。

治法：清热凉血祛风。

方药：凉血地黄汤加减。川芎、当归、白芍、生地黄、白术、茯苓、黄连、地榆、人参、山栀子、天花粉、甘草。

2. 湿热下注证

主证：便血色鲜红，量较多，肛内肿物外脱，可自行还纳，肛门灼热；舌质红，苔黄腻，脉弦数。

治法：清热利湿止血。

方药：脏连丸加减。黄连、黄芩、地黄、赤芍、当归、槐角、槐花、荆芥穗、地榆炭、阿胶。

3. 气滞血瘀证

主证：肛内肿物脱出，甚或嵌顿，肛管紧缩，坠胀疼痛，甚则肛缘水肿、血栓形成，触痛明显；舌质红或暗红，苔白或黄，脉弦细涩。

治法：清热利湿，祛风活血。

方药：止痛如神汤加减。秦艽、苍术、黄柏、熟大黄、当归、泽泻、槐花、地榆、桃仁、防风、槟榔、荆芥穗。

4. 脾虚气陷证

主证：肛门松弛，痔核脱出须手法复位，便血色鲜红或淡；面白少华，神疲乏力，少气懒言，纳少便溏；舌质淡，边有齿印，苔薄白，脉弱。

治法：补中益气。

方药：补中益气汤加减。贫血较甚时合四物汤。

补中益气汤：黄芪、白术、陈皮、升麻、柴胡、人参、甘草、当归。

四物汤：熟地黄、当归、白芍、川芎。

（二）辨证选择口服中成药

根据病情证候选择应用地榆槐角丸、槐角丸、痔康片、痔炎消片、痔速宁片、脏连丸、六味消痔胶囊等。

二、中医特色治疗

（一）专科中药栓剂

1. 化痔栓

处方：次没食子酸铋、苦参、黄柏、洋金花、冰片。辅料为混合脂肪酸甘油酯、蜂蜡。

功能主治：清热燥湿，收涩止血。

适应范围：用于大肠湿热所致的内、外痔，混合痔。

用量用法：将药栓单个撕开，再从塑料片分离处撕开取出药栓，患者取侧卧位，置入肛门2～2.5cm深处。一次1粒，一日1～2次。

规格：每粒重1.4g～1.7g。

禁忌：儿童、孕妇及哺乳期妇女禁用。

2. 九华膏

处方：滑石粉、硼砂、川贝母、龙骨、冰片、银朱。

功能主治：消肿、止痛、生肌、收口。

适应范围：适用于发炎肿痛的外痔、内痔嵌顿、直肠炎、肛窦炎及内痔术后（压缩法、结扎法、枯痔法等）。

用量用法：每日早晚或大便后敷用或注入肛门内。

规格：每支装10g。

禁忌：孕妇及哺乳期妇女禁用。

3. 复方片仔癀痔疮软膏

处方：片仔癀、珍珠粉、琥珀、冰片。

功能主治：清热解毒，散瘀镇痛，止血消痔。

适应范围：用于内、外痔，混合痔。

用量用法：外用。取适量注入肛门或涂患处，每日2～3次。

规格：每支装10g。

禁忌：孕妇禁用。

4. 肛泰栓

处方：地榆（炭）、五倍子、冰片、盐酸小檗碱、盐酸罂粟碱。

功能主治：凉血止血，清热解毒，燥湿敛疮，消肿止痛。

适应范围：适用于湿热下注所致的内痔，混合痔的内痔部分Ⅰ期、Ⅱ期出现的便血、肿胀、疼痛，以及炎性外痔出现的肛门坠胀疼痛、水肿、局部不适。

用量用法：直肠给药，每次1粒，每日1次，睡前或便后外用。使用时先将配备的指套戴在食指上，撕开栓剂包装，取出栓剂，轻轻塞入肛门内约2cm。

规格：每粒重1g。

禁忌：肝肾功能不全者慎用。孕妇及哺乳期妇女禁用。

（二）中医药外治法

五倍子汤

处方：五倍子30g、芒硝30g、桑寄生30g、莲房30g、荆芥30g。

功能主治：消肿止痛，收敛止血。

适应范围：各期内痔及内痔脱出时或伴脱肛者。

用量用法：将药物加水煮沸，先熏后洗，或湿敷。

禁忌：对该成分过敏者禁用。

规格：每支装10g。

（三）针灸疗法

1. 基本治疗

治则：气滞血瘀、湿热瘀滞者行气活血、清热利湿，只针不灸，泻法；脾虚气陷者健脾益气、升阳举陷，针灸并用，补法。

处方：以督脉和足太阳经腧穴为主（长强、会阳、百会、承山、二白）。

方义：长强属督脉，会阳属足太阳经，为近部取穴，可疏导肛门瘀滞之气血；百会属督脉，位于巅顶，功擅升举下陷之气，亦是下病上取之意；足太阳经别自尻下别入肛门，取足太阳之承山穴清泻肛肠湿热、消肿止痛、凉血止血；二白为经外奇穴，是古今治疗痔疮的经验效穴（《玉龙歌》中曰："痔痛之疾亦可憎，表里急重最难禁，或痛或痒或下血，二白穴在掌后寻"）。

加减：气滞血瘀加白环俞、膈俞疏通肠络、化瘀止痛；湿热瘀滞加三阴交、阴陵泉清热利湿；脾虚气陷加气海、脾俞、足三里补中益气、升阳固脱；肛门肿痛加秩边、飞扬行气止痛；便秘加大肠俞、上巨虚通调腑气；便后出血加孔最、膈俞清热止血。

操作：长强沿尾骶骨内壁进针1~1.5寸，会阳常规会针刺，均要求针感扩散至肛门周围；承山穴向上斜刺，使针感向上传导；百会可用艾条温和灸10~15分钟。

2. 三棱针

取龈交穴点刺出血。

3. 挑治

在胸7至腰骶椎旁开1~1.5寸范围内寻找痔点（红色丘疹，1个或数个不等），用粗针逐一挑破，并挤出血或黏液。每周1次。

4. 耳针

取直肠、肛门、神门、皮质下、脾、三焦。每次选3~5穴，毫针中度刺激。

5. 埋线

取一侧关元俞、大肠俞、承山。埋入羊肠线：20~30天1次。

三、中西医结合治疗

痔病目前部分以保守治疗为主，部分以手术治疗为主，但本病可以在中医药理论指导下，结合西医手术治疗，辨证施治，减少并发症，促进快速康复。要根据局部与整体相结合的观点，不仅辨整体，也辨局部，把整体辨证和局部辨证相结合，把辨证施治与辨病治疗结合起来。并考虑不同患者的体质和病症特点，或以中医药为主，或以中医药为辅，配合手术、西药等。

中医结合手术治疗：术后可以外用中药药膏如九华膏外敷、中药栓剂塞肛、中药洗剂痔科洗剂坐浴。中药能活血化瘀、生肌止痛、收敛止血，促进术后康复。

（一）中医结合手术治疗

1. 注射法结合中药治疗

对于Ⅰ期、Ⅱ期、Ⅲ期内痔兼有贫血者；内痔不宜手术者；混合痔的内痔部分可以采用注射法。术后可以外用中药药膏外敷、中药栓剂塞肛、中药洗剂坐浴。中药能活血化瘀、生肌止痛、收敛止血。促进术后康复。

2. 结扎疗法结合中药治疗

适用于内痔或混合痔的内痔部分，胶圈套扎适用于较小的内痔，丝线套扎法适用于较大的痔核，贯穿结扎适用于特大痔核。术后可以外用中药药膏外敷、中药栓剂塞肛、中药洗剂坐浴。中药能活血化瘀、生肌止痛、收敛止血。促进术后康复。

3. PPH术或TST术结合中药治疗

适用于脱垂性内痔。吻合器痔切除术（PPH）适用于环状脱垂性内痔；TST适用于孤立脱垂性内痔。术后可以外用中药药膏外敷、中药栓剂塞肛、中药洗剂坐浴。中药能活血化瘀、生肌止痛、收敛止血，促进术后康复。

4. 手术治疗方法

（1）胶圈套扎法（RBL）。

（2）注射疗法。常用的注射药物有消痔灵、芍倍注射液、15%氯化钠溶液、50%葡萄糖溶液、5%石碳酸杏仁油和95%乙醇等。

（3）痔切除术。传统的痔切除方法，采用的主要是外剥内扎术。其最具代表性的术式为Milligan-Morgan手术（创面开放式）和Ferguson手术（创面闭合式）。

（4）PPH。

（5）经肛痔动脉结扎术。

（二）特殊痔的治疗

1. 痔合并免疫缺陷

对于合并免疫缺陷的痔患者，建议首选保守治疗，保守治疗无效时，建议器械治疗，也可以考虑手术治疗。

2. 妊娠期、产后早期痔患者

对于患有痔的妊娠期或产后早期的妇女，应优先进行保守治疗，如调整饮食、短期使用MPFF或镇痛软膏和栓剂；对于患有痔的妊娠期或产后早期的妇女，当保守治疗无效时，可考虑行痔切除术。

3. 痔合并凝血功能障碍

保守治疗应作为痔合并凝血障碍患者的主要治疗方式；对于保守治疗不成功的痔合并凝血障碍患者，可考虑采用注射疗法或THD或痔切除术，并参考相关指南制定抗凝药物的停药措施；不建议合并凝血功能障碍的痔患者行RBL治疗。

4. 痔合并炎性肠病

当合并保守治疗不能缓解痔症状时，可以选择性行痔切除手术、痔套扎术或经肛痔动脉结扎术。

四、难点分析

（一）现状分析

近年来对痔的中医药治疗的不断探索，取得了一定进展，尤其在缓解症状、术后快速康复、减少术后并发症等方面取得了肯定疗效。但仍存在一些不足。

（1）患者康复意识急切，每每要求医务人员使用能够更快、更好促进病情康复的一切诊疗手段。单纯使用中医药疗效有待进一步提高。

（2）重度脱垂型痔、伴有严重并发症如重度贫血、多系统疾病、凝血异常、病情危重，需要采取中西医结合的方法治疗。

（3）临床上中医治疗缺乏客观化疗效指标，各地的研究报道分别采用了不同的证型、治法、方药，虽取得了程度不同的临床疗效，但缺乏可比性，重复性研究较多，研究结果的科学性、可信度也大打折扣。

（二）中医难点分析

1. 环状脱垂的Ⅲ～Ⅳ度内痔

肛垫下移学说认为痔是由于Treitz肌断裂、弹力纤维组织松弛，肛垫失去支持继而出现回缩障碍；肛垫从原本固定于内括约肌的位置向下移位，逐渐发展加重后，可出现间歇性脱垂、持续性脱垂，最终出现内痔脱出等不同程度的临床症状。中医药对于解决Treitz肌断裂、弹力纤维组织松弛的病理学改变，比较困难。

2. 结缔组织外痔

结缔组织外痔是在肛缘局部炎症、水肿损伤修复过程中，肛缘皮肤或结缔组织增生而致。因为结缔组织外痔为慢性增生组织，中医药目前很难让其萎缩或消失。

五、医案验方

代某，男，49岁，因"间歇性大便出血6天"于佛山市中医院就诊。

患者于6天前无明显诱因下间断出现大便出血、色鲜红、量适中，无肛门疼痛，无肿物脱出，无头晕心悸。舌红苔黄腻，脉滑数。平时大便1日1行，大便质偏硬，无反复黏液便，无长期低热，无进行性消瘦，无反复腹痛。专科检查：肛门外观多处皮赘，肛门镜下可见截石位3、7、11点有跨齿线黏膜隆起，充血明显，大小各约1cm×1cm，肛门指检未触及其他肿块及硬结，指套无脓血迹。

中医诊断：混合痔（风伤肠络证）。

治则：清热祛风，凉血止血。

处方：槐榆汤加减。甘草3g、仙鹤草30g、两面针15g、火麻仁30g、茜草15g、桃仁5g、黄芩10g、地榆10g、槐花10g。7剂，每日1剂，水煎服。外用九华膏、痔科洗剂坐浴，嘱患者清淡饮食，减少排便时长，提肛运动，1周后复诊。1周后患者来诊，诉服药3天后排便时未见出血。舌淡红苔薄白，脉滑。予原方加牡丹皮10g、生地黄10g，共7剂。之后患者复诊，诉再无大便出血。

第五节　辨证施护

一、辨证护理

1. 风伤肠络型

给予清淡饮食，嘱患者多食具有清热滑肠作用的青菜、梨、香蕉等新鲜蔬菜、水果。晨起饮150mL蜂蜜水或10g番泻叶泡水代茶饮，多进清凉饮料，忌酒及辛辣、香燥之品；中药汤剂宜饭前温服。便后予38～39℃温水坐浴，协助痔核回纳；经常进行体育锻炼、增强体质。

2. 湿热下注型

饮食上以清热化湿为主、强调忌食辛辣生冷厚味之品，宜食清淡易消化之物、急性期进食半流质饮食，鼓励患者多饮水，服绿豆莲子汤或以鲜菊花、车前草、蒲公英、金银花煎水代茶饮；中药汤剂宜温服；坚持做提肛运动，临厕忌努挣，每天便前便后用我科自行研制的痔宁洗液熏洗坐浴10～20min。

3. 气滞血瘀型

护理重点在于疏通气机，使气血调畅。饮食上多进食兼有行气、活血的食物，如白萝卜、山楂、韭菜等，同时应少食辛辣之品。每天坚持用痔宁洗液熏洗坐浴患部，顺时针按摩腹部以利于大便排出。中药汤剂宜顿服或半空腹时温服。生活起居强调劳逸结合，切忌过度劳累。

4. 脾虚气陷型

重点在于健脾益气，防止损伤脾胃或再度耗伤气血。嘱患者适量卧床休息，忌劳累久蹲，局部予以热敷回纳痔核。饮食方面强调多进补中益气之品，如用人参黄芪炖鸡服用，多食瘦猪肉、牛肉、山药、扁豆、豆制品、蛋类，可用大枣、红糖、黄芪煮粥加以调理，忌食生冷瓜果。中药宜少量温服。可使用灸法治疗，隔姜灸、隔附子灸等，选穴可选背俞。

二、辨证施膳

1. 风伤肠络型

给予清淡饮食，嘱患者多食具有清热滑肠作用的青菜、梨、香蕉等新鲜蔬菜、水果。晨起饮150mL蜂蜜水或10g番泻叶泡水代茶饮，多进清凉饮料，忌酒及辛辣、香燥之品；中药汤剂宜饭前温服。

2. 湿热下注型

饮食上以清热化湿为主、强调忌食辛辣生冷厚味之品，宜食清淡易消化之物、急性期进食半流质饮食，鼓励患者多饮水，服绿豆莲子汤或以鲜菊花、车前草、蒲公英、金银花煎水代茶饮；中药汤剂宜温服。

3. 气滞血瘀型

护理重点在于疏通气机，使气血调畅。饮食上多进食兼有行气、活血的食物、如白萝卜、山楂、韭菜等，但应少食辛辣之品。

4. 脾虚气陷型

在于健脾益气，防止损伤脾胃或再度耗伤气血。饮食方面强调多进补中益气之品，如用人参黄芪炖鸡服用，多食瘦猪肉、牛肉、山药、扁豆、豆制品、蛋类，可用大枣、红糖、黄芪煮粥加以调理，忌食生冷瓜果。中药宜少量温服。可使用灸法治疗，隔姜灸、隔附子灸等，选穴可选背俞。

第六节 循 证 研 究

一、中医研究

1. 中药内服

赵宝林等[1]采用加味芍药甘草汤治疗混合痔术后疼痛，术后疼痛消失时间明显优于对照组。研究显示芍药甘草汤能明显缓解术后括约肌痉挛，缓解术后疼痛。

2. 中药外用

（1）膏剂。中药膏剂能够覆盖于创面表面，形成药物膜，减少外界对创面的直接刺激，从而减轻术后疼痛。吴漫[2]采用玄明膏治疗混合痔术后疼痛，结果表明其可以缓解术后疼痛并促进创面愈合。

（2）栓剂。栓剂通过直肠黏膜直接吸收，避免首过效应，增加药物利用度，并且可以在直肠腔内创面上形成药物膜，减少粪便对创面的刺激。王海霞[3]通过对46例混合痔术后患者应用普济痔疮栓，发现患者疼痛消退时间、躯体疼痛感明显优于对照组。

（3）熏洗剂。熏洗时产生的热刺激可降低痛觉神经兴奋性，松弛括约肌，从而缓解疼痛。邹光荣[4]通过观察加味桃红四物汤熏洗坐浴对混合痔术后疼痛的治疗效果，发现其可以显著降低患者的疼痛度，缓解患者的痛苦，并提高治疗效率。张升涛等[5]使用柏硝祛毒洗剂与1∶5000高锰酸钾进行比较研究，结果中药组术后水肿和疼痛减轻程度效果显著。田智勇[6]用中药生大黄、苦参、野菊花、黄柏、冰片、白牡丹、芒硝和五倍子油煎药外洗，结果使用中药坐浴的患者疼痛明显减轻。

3. 针灸及穴位治疗

针灸具有疏通经络、行气活血、调和阴阳等作用，可有效缓解混合痔术后气血运行不畅，经脉瘀阻以及腠理失养所致的疼痛。通过对六位的刺激，可改善肌肉痉挛所致的疼痛。针灸及六位镇痛主要包括针刺、电针、艾灸、穴位注射、耳穴压豆、穴位埋线等方法。萧华文等[7]研究发现电针八髎穴治疗肛肠疾病术后疼痛起效快，可减少止痛药的使用。

4. 穴位埋线

穴位埋线根据穴位及其相关作用，利用线体对穴位持续刺激来达到镇痛效果。李莉等[8]采用长强穴位埋线治疗混合痔术后疼痛，对照组予布洛芬缓释胶囊口服，结果显示治疗组术后疼痛评分优于对照组，术后排尿困难、伤口水肿等并发症的发生率明显低于对照组。

5. 耳穴贴压

耳穴贴压是将王不留行籽等光滑而坚硬的药物种子或药丸贴压耳穴，对耳穴产生持久的刺激的疗法，患者疼痛评分明显降低，可以减少止痛药物使用，增加舒适度。周丽娜[9]采用磁珠压耳穴疗法治疗46例混合痔术后患者，取穴肛门、大肠、直肠下端、神门、交感、内分泌，结果为耳穴贴压止痛效果显著，且对排尿功能有一定的促进作用。

6. 穴位敷贴

穴位敷贴是将相应的药物研末，用介质调和，制成药饼或药膏，敷贴于与疾病及镇痛相关的穴位上，使药物经皮渗透人体内，通过经络及脏腑将药物吸收并发挥作用的疗法。梁丽等[10]选取30例重度混合痔术后患者予大肠俞穴位敷贴作为试验组，常规护理作为对照组，试验组穴位敷贴后疼痛评分明显低于敷贴前，也明显低于对照组。

7. 穴位按摩

穴位按摩是在患者体表穴位和特定的刺激线上，运用按、摩、揉等不同手法，通过穴位刺激作用等多方面效应机制，产生即时效应和长效镇痛效果的疗法。史余娟[11]对35例气滞血瘀型混合痔术后轻、中度疼痛患者取足三里、承山两个穴位，结果实验组缓解疼痛程度明显优于对照组。

8. 穴位灸法

灸法是中医传统特色疗法之一，借其温热刺激及药物作用温经通络，扶正祛邪，通过运行气血、平衡阴阳而达到治疗目的。刘荣英[12]以八髎穴热敏灸缓解混合痔术后局部肿胀与疼痛为治疗组，对照组用镇痛药物治疗。结果治疗组在缓解术后肛门疼痛、肛周缘水肿等方面优于对照组。

9. 穴位注射

穴位注射又称"水针"，是以中医基础理论为指导，采用现代医学注射针头代替毫针，在经络腧穴或阿是穴上得气并适量注射液体药物，将针刺与药物对穴位的渗透刺激作用结合在一起达到治疗疾病目的的方法。李赟赟[13]将于麻醉中取长强穴、承山穴、二白穴行地佐辛穴位注射作为观察组，对照组于术后6h给予地佐辛肌肉注射；术后24h观察组VAS评分和B-EP明显优于对照组。

二、现代医学研究

1. 吻合器痔上黏膜环切术

吻合器痔上黏膜环切术为意大利学者Longo所创，1998年开始在世界范围内推广。该技术是运用特制的吻合器在肛管齿状线以上，将直肠黏膜及黏膜下组织环形切除，同时将黏膜远近断端吻合，不仅可切除直肠黏膜脱垂带，还可阻断直肠末端动静脉的终末吻合支。

2. STARR手术

经肛吻合器直肠切除术是意大利Longo医师所创，主要用于治疗直肠脱垂和直肠前突。

3. 选择性痔上黏膜切除术（TST）

选择性痔上黏膜切除术是近期在吻合器痔上黏膜环切术基础上发展起来的治疗技术，保留了痔核间的黏膜桥和无症状痔核区的正常黏膜，避免环形瘢痕的产生。石健等[16]研究中，通过对60例Ⅲ～Ⅳ度痔患者进行随机临床试验，结果发现，选择性痔上黏膜切除术治疗Ⅲ～Ⅳ度痔患者的疗效与吻合器痔上黏膜环切术相似。

4. 超声刀痔切除术（HSH）

陆明等[18]对超声刀与电刀切除混合痔的临床效果进行分析，结果显示，超声刀组的手术时间短于电刀组，术中出血量少于电刀组。

5. Ligasure痔切除术

Ligasure血管闭合系统在处理血管方面具有独特的优越性，即能够永久闭合直径7mm内的血管、韧带和组织，且安全性较高，目前已广泛应用于胸外科、腹部外科等手术中。姚敬和佟大年[19]收集1966—2012年多个数据库中手术治疗的痔患者；结果表明与吻合器痔切除术对比，Ligasure痔切除术的疗效较优。

6. 分段齿形结扎术

1982年丁泽民首创该术式。此术式操作要点是外痔分离和内痔结扎均呈齿形连线，由于创面瘢痕挛缩不在同一水平面上，在一定程度上避免了肛门狭窄的发生。柳青[20]采用改良分段齿线结扎术治疗环状混合痔的临床观察，术中切断部分内括约肌及部分外括约肌皮下层和浅层在一定程度上避免了肛缘水肿和术后疼痛的发生，他们认为扩大肛周切口引流，可以减少术后皮赘的形成。

7. 保留齿线术

分别处理齿线上下的内外痔，保护齿线区肛门组织是目前国内主要的保留齿线术式。陈汉雄[21]使用保留齿线式外剥内扎术治疗混合痔234例，治愈率为96.2%，保留齿线的混合痔术式较好地保护了齿线区组织。手术切口较小，在保护肛门功能的同时也符合微创手术的理念。

8. Ferguson痔切除术

Aytac[22]等认为，与其他技术如吻合器环切术、Ligasure等相比，目前为止，Ferguson痔切除术依然是痔术的"金标准"。

除此之外，多普勒超声引导下痔动脉结扎术、保留肛管上皮术、高频电刀痔切除术也是现代研究的内容。

（廖信芳　赵英武）

● 参考文献

[1] 赵宝林，王慧敏，祝靳，等．加味芍药甘草汤治疗混合痔（湿热下注证）术后并发症临床观察[J]．中国中医急症，2016，25（6）：1133-1135．

[2] 吴漫．玄明膏辅助治疗混合痔患者术后肛门水肿疼痛的效果[J]．医疗装备，2017，30（11）：125-126．

[3] 王海霞．普济痔疮栓用于混合痔术后临床观察[J]．光明中医，2017，32（24）：3571-3573．

[4] 邹光荣．加味桃红四物汤对混合痔外剥内扎术后疼痛的应用效果分析[J]．内蒙古中医药，2018，37（4）：29-30．

[5] 张升涛，刘宇，陈志伟，等．柏硝祛毒洗剂治疗混合痔术后疼痛临床观察[J]．陕西中医，2017，38（6）：765-766．

[6] 田智勇．中药熏洗坐浴联合针刺痔疮穴治疗肛肠术后疼痛的疗效观察[J]．临床医药文献电子杂志，2018，5（63）：166，171．

[7] 萧华文，沈卫东．电针八髎穴治疗肛肠术后疼痛和术后恢复的疗效观察[J]．四川中医，2015，33（3）：159-161．

[8] 李莉，鲁林源，朱赟，等．长强穴埋线干预混合痔术后肛门部疼痛的临床研究[J]．世界中西医结合杂志，2015，10（10）：1421-1423．

[9] 周丽娜．混合痔术后疼痛护理中磁珠压耳穴疗法的应用[J]．中国医药指南，2019，17（18）：231．

[10] 梁丽，张恩红，岳俊林，等．穴位贴敷对混合痔患者术后疼痛的影响[J]．世界最新医学信息文摘，2013，13（16）：274-275．

[11] 史余娟．穴位按摩在混合痔术后疼痛中的应用[J]．内蒙古中医药，2016，35（14）：128．

[12] 刘荣英．痔术后行八髎穴热敏灸缓解局部肿痛[J]．护理学杂志，2016，31（18）：55-56．

[13] 李赟赟．穴位注射地佐辛对混合痔术后疼痛的干预效果分析[J]．青海医药杂志，2017，47（6）：19-20．

[14] 薛伟彩．吻合器痔上粘膜环切术与传统痔疮切除术治疗痔疮的疗效对比[J]．中国地方病防治杂志，2017，32（7）：836-836．

[15] 李勇杰，李斌，魏荣华．吻合器经肛门直肠切除术治疗重度痔疮临床效果分析[J]．新乡医学院学报，2016，33（12）：1082-1084．

[16] 石健，李晓博，卢灿省，等．选择性痔上黏膜切除吻合术与吻合器痔上黏膜环切术治疗痔病的临床疗效对比观察[J]．安徽医药，2015，19（8）：1528-1529．

[17] 吴昊，陶勇．DGHAL治疗与同期吻合器PPH术治疗Ⅲ度混合痔的临床研究比较[J]．浙江临床医学，2017，19（6）：1109-1110，1112．

[18] 陆明，赵浩翔，蒋荣刚，等．超声刀与电刀在切除混合痔临床比较[J]．中外医学研究，2018，16（2）：129-130．

[19] 姚敬，佟大年．吻合器痔切除术与LigaSure痔切除术疗效比较的Meta分析[J]．中国现代普通外科进展，2014，17（11）：877-880，885．

[20] 柳青．保留齿线式外剥内扎术治疗混合痔[J]．中国中西医结合外科杂志，2014，20（3）：317-319．

[21] 陈汉雄．改良保留齿线术治疗混合痔120例临床观察[J]．中国中西医结合外科杂，2014，20（3）：317-318．

[22] AYTAC E，GORGUN E，EREM H H，et al．Long-term outcomes after circular stapled hemorrhoid opexyvers-us Ferguson hem[J]．Tech Coloproctol，2015，19（10）：653-658．

第三章　直　肠　脱　垂

第一节　概　述

直肠脱垂是一种直肠全层套叠、脱出于肛门以外的疾病，往往与以下解剖异常同时出现，如肛提肌松弛、过深的Douglas窝、乙状结肠冗长、洞状肛门括约肌及骶直肠固定丧失或变薄弱。

直肠脱垂比较少见，在普通人群中总的发病率约0.5%，以女性和老年人多见，50岁以上的女性人群中其发病率是男性的6倍，尽管认为直肠脱垂与多产有关，约1/3的女性患者是未生产的。女性发病高峰年龄在70岁。有趣的是，尽管男性发病率低，但男性的发病年龄一般在40岁以内。年轻患者中，包括男性和女性，一个显著特征是都有孤独症、发育迟缓综合征或需要多种药物治疗的合并精神疾患的倾向。约50%~75%的直肠脱垂患者合并有肛门失禁，25%~50%的患者合并便秘。一半的患者有阴部神经病变，可能是肛门外括约肌神经支配萎缩的原因。

脱肛病名最早见于《神农本草经》中，并首载药物治疗。晋代皇甫谧《针灸甲乙经》中，始用针灸治疗历代医家对此均有专篇著述，并积累了丰富的临床经验，常用的治法有内服方药、棉垫法、熏洗、敷药、针灸、回复疗法、饮食疗法等。

第二节　病　因　病　机

一、中医学对脱肛（直肠脱垂）病因病机的认识

脱肛的发生主要有全身和局部两方面的原因。中医学认为，脱肛多因小儿气血未旺、老年气血两亏，或因劳倦、房事过度，久病体弱，以致气血不足，中气下陷，不能收摄而形成；也有因气热、血热，或因气血两虚兼湿热而脱者。

二、现代医学对直肠脱垂致病因素的认识

目前关于直肠脱垂的发病机制有4种学说。肛提肌功能障碍综合征学说被认可度较高。大多数直肠脱垂的病人中都存在肛门括约肌包括肛提肌的肌力减退，即使早期病例也不例外。同时，在马尾病变的患者中，显示出盆底肌肉和肛管括约肌松弛。但临床上并无明显证据表明肛管括约肌和盆底肌肉松弛是神经系统病变所致。肌电图测定可显示出这些肌肉在直肠脱垂患者与正常人之间是不

同的。正常人直肠以气囊扩张可反射性抑制外括约肌和肛提肌的静止活动，就像排便前和排便时一样。在直肠脱垂时，这种反射性抑制明显延长。因此，极可能这种括约肌功能的紊乱是原发的发病因素，而肌肉松弛，深的直肠前陷凹以及直肠活动的亢进都是继发性因素。其他3种学说为滑疝学说、会阴下降综合征学说、肠套叠学说。

第三节　诊断与鉴别诊断

一、诊断

（一）临床表现

1. 症状

（1）脱出。这是直肠脱垂的主要症状，早期排便时直肠黏膜脱出，便后自行复位，随着病情的发展，逐渐不能复位，需用手复位，久之直肠全层或部分乙状结肠脱出，甚至咳嗽、负重、行路、下蹲时也会脱出，而不易复位，需用手推回或卧床休息后，方能复位。

（2）出血。一般无出血症状，偶尔因大便干燥时，擦伤黏膜有滴血，粪便带血或手纸擦拭时有血，出血量少，色鲜红。

（3）潮湿。由于肛门括约肌松弛，收缩无力，过多的分泌物沿肛管流出，或由于反复脱出，复位困难，脱垂部分暴露时间较长，容易受到刺激，致使分泌物增多，造成肛门周围皮肤潮湿。

（4）瘙痒。由于直肠黏膜经常脱出在外，以致直肠黏膜充血，水肿或糜烂，渗液刺激肛周皮肤，甚至造成皮肤发炎，出现瘙痒。

（5）坠胀和疼痛。由于黏膜下垂，反复脱出，脱垂的长度和宽度逐渐增加，致使直肠或结肠套叠，压迫刺激肛门部，出现坠胀感，或有里急后重感。严重者可有腹部或下腹部钝痛，其痛多向下肢放射，引起尿频。部分病人有一侧或双侧髋部疼痛，可向下延伸至小腿。

（6）嵌顿。便时肛门直肠黏膜脱出，未能及时复位，以致局部静脉回流受阻，继而发生黏膜充血，水肿并导致脱出部分嵌顿。随着嵌顿时间延长，黏膜由红色逐渐变成暗红色，甚至出现表浅黏膜糜烂坏死，或脱垂段因肛门括约肌收缩而绞窄坏死，病人症状随之由局部反应发展为全身反应，出现体温升高，小便困难，疼痛坠胀加重，坐卧不安，甚至发生肠梗阻症状。

2. 体征

若为完全性，则脱出较长，不能还纳，脱出物呈宝塔样或球形，表面可见环状的直肠黏膜皱襞。直肠指诊可感到括约肌松弛无力，在站立位或在便盆上做用力排便动作进行直肠指诊，有时可触及脱垂的肠段，而触摸直肠前壁还可确定有无直肠膨出和阴道后疝。直肠黏膜脱垂的体征：肛门口可见圆形、红色、表面光滑的直肠黏膜呈"放射状"皱襞，质软，排粪后可自行还纳，直肠指诊感到括约肌稍松弛。早期排便时脱出物自肛门脱出，便后可自行缩回；长期反复脱出可使肠黏膜充血水肿或溃烂，脱出后常需用手托回；严重时，走路、下蹲、咳嗽时即可脱出，易发生水肿、充血和嵌顿。

（二）辅助检查

（1）术前评估。对直肠脱垂患者的初步评估应包括完整的病史和体格检查，着重评估脱垂、肛门括约肌结构和功能以及伴随症状和潜在疾病。

（2）如X线或MRI排粪造影、结肠镜、钡灌肠和尿动力学检查，可选择性地应用，以明确诊断和确定其他重要的并发症。

（3）肛门生理学检查可用于评估和治疗与直肠脱垂有关的功能障碍，如便秘或肛门失禁。

（4）大便失禁是直肠脱垂患者的另一常见症状，是肛门内括约肌压力减退，肛门括约肌慢性扩张引起的。

（三）诊断要点

1. 病史

肛门有肠黏膜脱垂病史。

2. 可根据脱垂程度分部分脱垂和完全脱垂两种

部分脱垂（不完全脱垂）：脱出部仅为直肠下端黏膜，故又称黏膜脱垂，脱出长度为2~3cm，黏膜皱襞呈放射状，脱垂部为两层黏膜组成。

完全脱垂：直肠的全层脱出，严重者直肠、肛管均可翻出至肛门外。脱出长度常超过4cm，甚至20cm，呈宝塔形、黏膜皱襞呈环状排列，脱垂部为两层叠的肠壁组成，触之较厚，两层肠壁间有腹膜间隙。

3. 直肠脱垂分度标准

Ⅰ度：排便或增加腹压时，直肠黏膜脱出肛外，长度在3cm以内，便后脱出部分可自行回纳，一般无分明自觉症状。

Ⅱ度：排便或增加腹压时，直肠全层脱出肛外，长度在4~8cm，不能自行还纳，需用手助其还纳，多伴有肛门括约肌松弛。

Ⅲ度：排大便或增加腹压时肛管、直肠、部分乙状结肠脱出肛门外，长度在8cm以上，用手复位都比较困难，可伴有肛门括约肌松弛，直肠黏膜糜烂、肥厚，便血，大便失禁等症状。

二、鉴别诊断

1. 中医鉴别诊断

直肠脱垂与痔鉴别。直肠脱垂脱出物为直肠黏膜，且形状为锥形或圆柱形，痔脱垂为肛管皮肤或齿线处黏膜。

2. 西医鉴别诊断

内痔：内痔脱出物为充血肥大的痔核，呈梅花状或环状，可伴有出血，痔核之间有凹陷的正常黏膜。而直肠黏膜脱垂，脱出物是直肠，色淡白或淡红，无出血。

第四节 治疗概况

一、中医辨证论治

本病以本虚为主，包括气虚下陷证，气血两虚证，肾气不固证等。它们之间可单独出现，也可以相互转化。如气虚下陷证可以转化为气血两虚证；气虚下陷证、气血两虚证也可以转化为肾气不固证。本病在发展过程中，可以出现虚中挟实或实中挟虚。如湿热下注证反复发作，损伤正气，可表现为实中挟虚；气虚下陷证、气血两虚证、肾气不固证感受外邪或邪从内生而表现为虚中挟实证。故其辨证，首当辨明虚实、标本之主次。

根据全国高等中医药院校规划教材第十版《中医外科学》（全国中医药行业高等教育"十三五"规划教材，中国中医药出版社），直肠脱垂中医辨证分为以下四型：

1. 气虚下陷证

主证：便后肛门有物脱出，甚则咳嗽，行走，排尿时即脱出，劳累后加重，伴有脘腹重坠，纳少，神疲体倦，气短声低，头晕心悸，舌质淡体胖，边有齿痕，脉弱。

辨析：①辨证：本证见于直肠脱垂Ⅲ度，即直肠全层伴部分乙状结肠脱垂。以咳嗽、行走，排尿时即脱出，劳累后加重和脉弱为辨证要点。脾肺气虚，肺气虚则大肠失守而脱，脾气虚则升举无力，大肠失托而下陷；久之可向气血两虚、肾气不固转化；感受外邪或邪从内生可表现为虚中挟实证；素体本虚或用滋补过量，就适得其反，以致邪气从内生。②病机：脾肺气虚，大肠失守，升举无力，致大肠失托而下陷。气机升降失常，而致脘腹胀满，纳少。神疲体倦，头晕心悸，脉弱皆为气虚不荣之象。

治法：补气升清，升举固托。

方药：补中益气汤加减。黄芪，人参，生白术，升麻，柴胡，陈皮，当归身，炙甘草。腹胀纳呆者，加鸡内金、神曲、炒麦芽、山药；中气虚寒者，加炮姜、茯苓、五味子；气滞者，加香附、木香；气虚挟热者，加黄芩、红花、槐花；久脱不收者，酌加止涩之品，如五倍子、乌梅、金樱子；产后中气下陷、直肠子宫并脱者，加醋炒升麻。

2. 肾气不固证

主证：直肠滑脱不收，伴有肛门下坠；腰膝酸软，面白神疲，听力减退，小便频数或夜尿多，久泻久痢。舌淡苔白，脉沉弱。

辨析：①辨证：本证见于直肠全层脱垂（Ⅱ度）或直肠全层脱垂伴部分乙状结肠脱垂（Ⅲ度）。以直肠滑脱不收为辨证要点。本证多为失治日久所致，本证以本虚为主，且忌过量滋腻之品。或受外邪或邪从内生而转化为虚中夹实之证。②病机：先天禀赋不足，肾气不足；年老体衰，肺脾肾亏虚，以致肺脾气虚升提无力，肾气不充，关门不固而直肠滑脱不收，肛门下坠。腰膝酸软，面白神疲，听力减退，小便频或夜尿多，久泻久痢，脉沉弱为肾气不足，固脱无力，肾气不能上荣所致。

治法：补肾气，助固摄。

方药：肾气丸加减。熟附子，肉桂，山药，茯苓，山茱萸，炙黄芪，升麻。泄泻者加补骨脂、肉豆蔻；大便干结者，加火麻仁、胡桃肉；滑脱不收者，加金樱子、乌梅；老人下元虚惫，精血衰少者，加鹿茸粉。

3. 气血两虚证

主证：直肠脱出无华，伴有面白或萎黄，少气懒言，头晕眼花，心悸健忘或失眠，舌质淡白，脉细弱。

辨析：①辨证：本证见于直肠脱垂各期，以直肠脱出无华，面色萎黄，头晕眼花为辨证要点。气血两虚久之可转化为肾气不固，直肠滑脱不收；外感或内生湿热之邪，造成虚实相兼；本证以虚为主，过于滋补，以致虚不受补，造成病机转化。②病机：气血亏虚，大肠久失温煦，滋养而脱出。直肠脱出无华，面白或萎黄，少气懒言，头晕眼花，心悸健忘或失眠，舌淡，脉细弱，均为气血亏虚，失其濡养之象。

治法：益气养血，温润大肠。

方药：八珍汤加减。人参，炙黄芪，生白术，茯苓，当归身，熟地黄，白芍，升麻，生甘草。大便干燥者，加火麻仁、柏子仁；血虚有热，口干心烦者，加玉竹、生何首乌、知母；夜寐不安者，加酸枣仁、远志等。

4. 湿热下注证

主证：直肠脱出，嵌顿不能还纳，伴肛门肿痛，面赤身热，口干口臭，腹胀便结，小便短赤，舌红，苔黄腻或黄燥，脉濡数。

辨析：①辨证：本证多见于直肠脱出未能及时复位，以致嵌顿。以直肠脱出嵌顿，肛门疼痛，舌红，苔黄腻或黄燥，脉濡数为辨证要点。本证以虚为主，因感受外邪或邪从内生以致湿热蕴结，下注大肠，造成虚实相兼，忌过用苦寒攻伐之品，而损伤正气。②病机：湿热内蕴，下注大肠，迫直肠而脱出嵌顿不能还纳，以致肛门灼热肿痛。面赤身热，口干口臭，腹胀便结，舌红，苔黄腻或黄燥，脉濡数皆为湿邪内蕴化热之征。

治法：清热泻火，行气利湿。

方药：凉膈清肠散加减。生地黄，黄芩，黄连，香附，川芎，白芷，当归，荆芥，防风，升麻。肛门肿痛，灼热刺痒者，加银花、黄柏、栀子；大便秘结不通者，加决明子、大黄；尿黄者，加滑石、车前草；嗜酒湿热下注者，加葛花、枳椇子、柞木枝。

二、中医特色治疗

1. 外敷法

（1）五倍子、明矾、冰片，共研细末，和匀撒布患处，还纳复位。

（2）石决明、炉甘石、人中白、冰片，共研细末，和匀撒布患处，还纳复位。

（3）将诃子、赤石脂、龙骨共研细末，和匀撒布患处，还纳复位。

（4）取大五倍子1个，敲1孔，将阴干的车前草揉碎，填入五倍子内，用纸塞孔；湿纸包煨，取出，待冷后去纸研细末，每30g加轻粉0.9g，冰片0.15g，共研细末，撒布患处，然后还纳。

（5）马勃末、木贼烧灰存性，共研细末，混合均匀将药末撒布患处，还纳复位。

（6）石榴皮30g，明矾15g，水煎洗患处。适用于脱肛不收。

（7）熊胆磨水点患处。适用于大肠湿热脱肛。

（8）马勃15g，焙干，研末，香油调搽。适用于脱肛、肛门红肿。

2. 熏洗法

（1）苦参汤加石榴皮、明矾、五倍子煎汤熏洗。每日2～3次，每次20min。

（2）蛇床子、明矾、乌梅、槐花、地榆、防风、葱叶煎汤，先熏后洗，每日2次。

（3）朴硝、甘草，煎汤乘热坐浴，每日2次，每次20min。

（4）生枳壳、防风、五倍子，煎汤乘热坐浴，每日2次，每次20min。

3. 偏方治疗

（1）王不留行30g，为细末，开水送服，每次9g，每日早晚各1次。适用于便秘脱肛。

（2）生黄芪15g，升麻9g，五倍子30g，水煎服。适用于气虚脱肛。

（3）鳖甲烘干研细末，内服，每日3次，每次3g。适用于儿童脱肛。

4. 针灸治疗

（1）体针。取长强、百会、合谷、足三里、承山、阴陵泉、三阴交、八髎。小儿则取百会穴用艾卷灸，每次10min，每日1次，7日为1个疗程。

（2）耳针。取直肠下端、神门、皮质下。

（3）梅花针。肛门周围皮肤刺打，以增强括约肌及盆腔肌肉对直肠的支持固定作用。

（4）拔火罐。取长强穴拔罐，每隔1～2天1次，轻者1～2次，重者5～7次可逐渐痊愈。此处因有骶骨突出，表面肌肉干燥；同时尾骨处肌肉凹凸不平，使火罐难以吸附，故需先贴覆面饼，然后施术。

三、中西医结合治疗

重度直肠脱垂目前仍以手术治疗为主。非手术疗法不能纠正脱垂。

外科手术是治疗直肠脱垂的主要方法。

（1）经腹手术治疗直肠脱垂。

（2）修复直肠脱垂的直肠后侧分离技术。

（3）结合或不结合乙状结肠切除的后侧直肠缝合固定术。

（4）后侧补片直肠固定术。

（5）应用各种外用材料进行直肠后侧固定的改良Wells手术可以用于治疗直肠脱垂。

（6）直肠前侧游离技术治疗直肠脱垂。

（7）其他经腹部手术：直肠脱垂经会阴手术、经会阴直肠乙状结肠切除术，即Altemeier手术。

四、难点分析

（一）现状分析

近年来对直肠脱垂的中医药治疗不断探索，取得了一定进展，尤其在缓解症状、术后快速康复、减少术后并发症等方面取得了肯定疗效。但仍存在一些不足。

（1）患者康复意识急切，每每要求医务人员使用能够更快、更好促进病情康复的一切诊疗手段。单纯使用中医药疗效有待进一步提高。

（2）5岁以下儿童，多为部分性脱垂，应对腹泻、便秘、咳嗽等病给予治疗，并加强营养，训练大便习惯，症状即可改善；脱出后予以还纳，很少需要手术治疗。往往在儿童成长后，即可自然消退，而成人脱垂无自然愈合倾向，中药疗效不如儿童，且复发率较高，且伴有严重并发症、多系统疾病，需要采取中西医结合的方法治疗。

（3）临床上中医治疗缺乏客观化疗效指标，各地的研究报道分别采用了不同的证型、治法、方药，虽取得了程度不同的临床疗效，但缺乏可比性，重复性研究较多，研究结果的科学性、可信度也大打折扣。

（二）中医难点分析

中医学对直肠脱垂的研究有着悠久的历史，根据"下者举之""酸主收""涩固脱"的理论，提出可以明矾为主要药物治疗直肠脱垂。但以外洗、外敷为主，对直肠黏膜脱出和轻度直肠脱出有一定效果，对直肠全层脱出不能根治。对于Ⅱ度、Ⅲ度且伴有盆底肌松弛、子宫脱垂的直肠脱垂，中医药难解决这种解剖的病理学改变。而且中医药治疗容易复发。

五、医案验方

周某某，女，66岁。因"肛门肿物脱出1年"来佛山市中医院就诊。

患者于1年前始反复出现肛门肿物脱出，无疼痛，平时大便1日1行，大便质中，无便血，无反复黏液便，无长期低热，无进行性消瘦，无反复腹痛，患者精神一般，无恶寒发热，无咳嗽，偶有腰酸，小便清长，大便解，舌质淡红，苔薄白，脉沉细弱。专科检查：肛门外观未见明显异常。肛门指检肛门括约肌松弛，直肠黏膜松弛，嘱咐患者努挣做排便动作，逐渐见肿物脱出肛外，色粉红，呈圆柱状，长2～3cm，无糜烂，无溃疡。

中医诊断：直肠脱垂，证型为肾气不固证。

治则：补肾气，助固摄。

方药：肾气丸加减。熟附子10g、肉桂3g、山药30g、茯苓10g、山茱萸10g、炙黄芪25g、升麻10g、鹿茸3g，7剂，每日1剂，水煎服。嘱患者清淡饮食，提肛锻炼。1周后复诊。

1周后患者来诊，患者排便时仍有肿物脱出，突出长度缩短，腰痛明显减轻，夜尿减少。舌质淡红，苔薄白，脉沉细。继续予原方30剂口服。

1个月后患者来诊，患者诉排便时肿物脱出减少，精神好，无腰酸腰痛，无咳嗽咳痰，无腹痛腹泻。继续予原方30剂。三诊已无肿物脱出肛门。

第五节 辨 证 施 护

一、辨证护理

1. 气虚下陷证

（1）生活护理。脱垂嵌顿病人应注意卧床休息，脱垂后应指导病人及时复位；复位方法：用温水或中药煎液坐浴，取侧卧位用黄连软膏纱布托住脱出物，轻轻还纳，并用敷料和"丁"字带压迫固定。保持大便通畅，大便时不宜采用蹲位，便秘时给予润下药。平时加强锻炼，增强体质，每日作提肛运动，避免过度劳累、长期负重。

（2）饮食调护。饮食宜偏温热，忌食生冷粗硬食品。可多食蔬菜、香蕉、芝麻、蜂蜜等食物。

（3）情志护理。病人反复脱肛，易出现焦虑紧张情绪，医护人员要多与病人交谈，指导病人作提肛运动，控制排便次数，消除紧张情绪。

（4）药物方法。可用五倍子散或马勃散外敷；亦可用苦参30g，五倍子30g，枯矾15g，石榴皮60g，煎水熏洗局部，每日2次。

（5）针灸方法。针长强、承山、百会、足三里、提肛穴和肛周皮肤相应外括约肌部位之阿是穴，亦可艾灸或隔姜灸关元、气海。

2. 湿热下注证

（1）生活护理。脱垂嵌顿病人应注意卧床休息，脱垂后应指导病人及时复位；复位方法：用温水或中药煎液坐浴，取侧卧位用黄连软膏纱布托住脱出物，轻轻还纳，并用敷料和"丁"字带压迫固定。保持大便通畅，大便时不宜采用蹲位，便秘时给予润下药。平时加强锻炼，增强体质，每日作提肛运动，避免过度劳累、长期负重。

（2）药物治疗。五倍子散或马勃散外敷。苦参20g，五倍子30g，枯矾15g，石榴皮60g，煎水熏洗，每日2次。

二、辨证施膳

1. 气虚下陷证

饮食宜偏温热，忌食生冷粗硬食品。可多食蔬菜、香蕉、芝麻、蜂蜜等食物。平素可服用党参、黄芪、人参等补气食材。

2. 湿热下注证

多食西瓜、绿豆、赤小豆等清凉利湿食物，忌辛辣、助火之品。

第六节 循 证 研 究

一、基础研究

莫芳芳等在研究《黄帝内经》一书中提出的"肺与大肠相表里"及相关文献后，总结肺病多致脱肛、便秘等肠病，治疗肠病可从治肺达到治肠的目的。贾斌认为本病病因为脾虚气陷，发病多因正气虚损，清阳下陷，固涩失职，内收松弛而致脱肛，故治宜健脾补气与升阳固涩并用。田振国经过多年治疗小儿脱肛，总结出小儿脱肛与脾胃、肺、肾有直接关系。病机可分虚实，其中虚者多真元不足，关门不固所致脱肛，而实者主为湿热蕴于直肠，排便努责，使肛门约束受损而致病。刘佃温在中医的五脏一体观理论基础上结合临床观察，提出脱肛的发生与五脏功能失调密不可分。或心血虚神明失养、心血热扰神明致传导失序，或肝疏泄太过、肝气横逆犯脾，或肺实闭积、肺虚滑泻不定，或脾肾虚寒、脾阳受损、中焦气机升降失司，或肾气虚、下元不固，治当辨虚实、明脏腑。

二、临床研究

（一）中医研究

1. 方药治疗

刘建勋[1]认为本病多因气虚不能固涩，治宜补气升提，收敛固脱。自拟升提固脱汤（人参、炙黄芪、升麻、柴胡、炒枳壳、炙甘草）配合中药外洗方（五倍子、乌梅、明矾、苦参）。田宁静[2]认为直肠脱垂病位主要为大肠，病机主要为肺、胃、脾、肾功能失职。将109例随机分成对照组53例及治疗组56例，对照组口服补中益气颗粒，治疗组针灸百会穴联合针刺长强穴并服自拟益气升提汤（炙黄芪、炒党参、炒当归、炒白术、炒枳壳、炒槐米、升麻、柴胡、陈皮、炙甘草），治疗1个月后，治疗组临床症状及体征缓解，肛门括约肌功能恢复情况明显优于对照组。李建平[3]用针灸配合补中益气汤治疗30例直肠脱垂，直肠脱出症状、单次排便时间等明显好转。张明丽[4]认为本病多因脾肺肾气虚、中焦气机下陷而致固摄失职。用内服补中益气汤配合针灸（悬灸法灸百会穴联合足三里、脾俞、肾俞、气海、关元埋线）治疗老年性脾虚气陷型直肠脱垂37例疗效较好。雷燕[5]认为黄芪防风三汤配合针灸治疗中老年虚证脱肛疗效较好。席顺利[6]认为本病多为气机升降，清陷浊逆所致，治疗当健脾养血、补气升提，同时兼顾升提收敛固摄。内服名老中医张东岳经验方芪仁固脱宝治疗脾虚气陷证直肠脱垂50例，总有效率88%。叶玲认为本病应清热祛湿、升提固脱，用经验方紫及清解灌肠液保留灌肠治疗直肠脱垂湿热下注证效果较好[7]。宋代名医许叔微为针灸史灸法温补之先驱，其认为此病多因脾虚、中气下陷，治疗时采用槐枝煎汤外洗患处，再施以艾灸以达到温通肠胃、升提中气之效。李华山等[8]发现治疗IRP的药物使用率及有效率较高的主要有消痔灵注射液、芍倍注射液，其余药物有酒精、盐水、5%鱼肝油酸钠、石碳酸杏仁油、明矾注射液。方磊等[9]用芍倍注射液进行自直肠近心端至远心端三点黏膜注射治疗直肠脱垂37例，患者直肠脱出、便秘及肛门坠胀感明显缓解，总有效率97.3%。赵春泉[10]认为芍倍注射液主要由柠檬酸、没食子酸、芍药苷组成，是具有收敛固涩、凉血止血、活血化瘀疗效的中成药，可通过促进机体产生无菌性炎症而促进直肠组织纤维细胞的增生，以修复肠道组织，促使肠道黏膜收缩，改善直肠黏膜脱垂症状。崔国策等[11]用直肠周围间隙八点（截石位1~2点、3点、4~5点、6点、7~8点、9点、10~11点、12点）注射消痔灵注射液治疗完全性直肠脱垂，直肠黏膜脱出及症状、体征均明显改善，术后2年随访不复发率80.95%。柯敏辉[12]等将60例Ⅰ度直肠脱垂患者随机均分成治疗组和对照组，对照组给予消痔灵注射液注射，研究组用消痔灵注射配合中药超声波熏洗（湿热下注型直肠脱垂给予加味苦参汤，脾虚气陷型给予固脱苦参汤），治疗组疗效明显优于对照组（$P<0.05$）。叶宇飞等[13]认为注射法的作用机制主要是使局部组织收敛固定，通过注射药物使局部组织产生无菌性炎症、组织蛋白凝固，从而达到减少或抑制直肠黏膜脱出目的。陈万兵等[14]选取48例脾虚气陷型及湿热下注型，脾虚气陷型用枯矾、五倍子、瓦松、石榴皮、升麻外洗配合补中益气丸口服，湿热下注型用朴硝、马齿苋、苍术、黄柏、生大黄、苦参外洗配合栀子金花丸口服。结果患者肛门出血、疼痛、肛门坠胀感均减轻，未发现明显不良反应。周位远[15]将60例随机均分为对照组和观察组，对照组用点状注射消痔灵注射液配合脱肛坐浴汤熏蒸肛门，对照组用点状注射消痔灵注射液配合脱肛坐浴汤熏蒸患处及悬艾百会、神阙，结果观察组肛门指诊压痛、肛窦充血水肿等症状缓解较对照组明显，总有效率96.7%。李泰庚等[16]在经对30部针灸教材整理后提出，根据"腧穴所在，主治所在"的选穴规律，在治疗直肠脱垂的24个同功穴中，频次由高到低依次为百会、长强、二白，其中长强为局部取穴、循经取穴，百会为循经取穴，二白为经验穴。根据"经脉所过，主治所及"的选经规律，治疗直肠脱垂的穴位归经中以任脉及督脉的选穴最多，而足阳明胃经、足太阳膀胱经次之。

2. 针刺疗法进展

针刺是针灸治疗的主要方式之一，可疏通经脉，调节脏腑气血阴阳，因此针刺结合其他疗法治疗脱肛的文献报道比较多。张凤英等[17]运用针刺配合中药贴脐疗法治疗小儿脱肛35例，选穴为督脉经穴百会、长强，配合足三里、天枢，总有效率达85.7%。韩新强等[18]采用针刺配合中药治疗脱肛44例，取穴百会、长强、大肠俞，配穴气海、足三里、脾俞、肾俞、天枢等，总有效率达97.6%。蒋晓林[19]应用针刺治疗小儿脱肛48例，单纯选取长强穴针刺，行平补平泻法，治愈率达100%。闫骁春[20]运用针灸结合三联手术治疗直肠脱垂，选穴长强、承山、百会、足三里，对比单纯行三联手术组，提示针灸结合三联手术治疗直肠脱垂，能有效促进直肠脱垂患者的术后愈合，从而提高患者的生活质量。李建平[21]采用针灸配合补中益气汤治疗直肠脱垂30例，予针刺百会、长强两穴，于气海、关元及肾俞穴行温针灸治疗，配合隔盐灸神阙穴，总体有效率达86.68%。田宁静[22]采用针灸百会、长强穴联合自拟益气升提汤治疗脱肛56例，对比总体疗效优于单纯口服补中益气颗粒，疗效差异有统计学意义（$P<0.05$）。

3. 灸法研究进展

白衣康[23]运用灸法治疗小儿直肠脱垂103例，选取神阙穴、百会穴、长强穴，总有效率达99.03%。杨凤[24]用艾灸百会穴结合加味四逆汤治疗147例老年性脱肛，总有效率达97.28%，可见疗效显著。唐泗明等[25]通过艾灸关元穴治疗直肠脱垂57例，总有效率为100%。李淑艳[26]采用自拟中药外敷配合艾灸治疗小儿直肠脱垂35例，总有效率100%。贾佩琰[27]对艾灸百会穴治疗脱肛进行临床观察，疗效显著。

（二）现代医学研究进展

新乡市中心医院魏巍采用改良Delorme手术，由于手术不经过腹、盆腔，不需要暴露骶前组织及盆腔侧壁血管神经丛，减少了创伤，避免了对患者生殖功能的损伤及直肠全层吻合口瘘的发生。同时，改良Delorme手术降低了术后复发率，提高了患者满意度，改善了肛门功能。与单纯Delorme手术相比，改良Delorme手术步骤并不烦琐，患者住院时间及术后并发症发生率并未明显增加，该术式为直肠脱垂患者的治疗提供了一种新方法。黑龙江杨奎龙采用腹腔镜改良直肠前切除术治疗直肠脱垂37例和开腹手术相比，其术中出血量、术后肠道功能恢复时间均较短，且术后并发症发生的概率也相对更低。

（廖信芳　赵英武）

● 参考文献

[1] 刘建勋. 升提固脱汤治疗小儿脱肛56例[J]. 河南中医, 2011, 31（12）: 1415.

[2] 田宁静. 针灸合自拟益气升提汤治疗脱肛56例临床观察[J]. 浙江中医杂志, 2017, 52（8）: 611.

[3] 李建平. 针灸配合补中益气汤治疗直肠脱垂临床研究[J]. 河南中医, 2015, 35（11）: 2788-2789.

[4] 张明丽. 中医三联疗法治疗老年脾虚气陷型脱肛37例[J]. 中医临床研究, 2015, 7（23）: 95-96.

[5] 雷燕. 黄芪防风汤配合针灸治疗中老年虚证脱肛44例[J]. 河南中医, 2015, 35（9）: 2263-2264.

[6] 席顺利. 名老中医经验方"芪仁固脱宝"治疗脱肛脾虚气陷证临床研究[J]. 中医临床研究, 2016, 8（33）: 12-13.

[7] 黄晓捷. 叶玲主任医师运用紫及清解灌肠液治疗直肠内脱垂的经验[J]. 福建中医药, 2016, 47（1）: 13.

[8] 李华山, 崔国策, 王晓锋. 注射疗法治疗直肠脱垂的研究现状[J]. 结直肠肛门外科, 2011, 17（4）: 271-275.

[9] 方磊, 邢海滨. 芍倍注射液治疗直肠脱垂的疗效研究[J]. 中西医结合心血管病电子杂志, 2017, 5（18）: 20-21.

[10] 赵春泉. 芍倍注射液治疗Ⅰ～Ⅱ度直肠脱垂30例的近远期疗效和安全性观察[J]. 上海医药, 2016, 37（21）: 30-32, 65.

[11] 崔国策, 祝子贝, 李华山. 消痔灵直肠周围间隙八点注射法治疗完全性直肠脱垂的疗效观察[J]. 中华中医药杂志, 2017, 32（5）: 2315-2318.

[12] 柯敏辉, 叶玲, 郑鸣霄. 消痔灵注射辅以中药熏洗治疗脱肛病30例临床研究[J]. 世界中医药, 2012, 7（5）: 392-394.

[13] 叶宇飞, 曹科, 倪量宏, 等. 注射固脱术治疗直肠脱垂的回顾性分析[J]. 中华中医药杂志, 2014, 29（7）: 2343-2345.

[14] 陈万兵, 卢万宏, 毛忠南. 中药外洗为主治疗脱肛48例临床观察[J]. 甘肃中医, 2011, 24（1）: 42.

[15] 周位远. 中西医结合治疗脱肛30例观察[J]. 实用中医药杂志, 2014, 30（12）: 1131.

[16] 李泰庚, 杨康, 张茂祥, 等. 针灸治疗脱肛的同功穴[J]. 中国老年学杂志, 2017, 37（17）: 4318-4319.

[17] 张凤英, 陈秀荣, 程洪权. 针刺为主治疗小儿脱肛35例[J]. 针灸临床杂志, 2001, 17（7）: 13.

[18] 韩新强, 韩艳茹, 韩宝茹. 针刺配合中药治疗脱肛44例[J]. 云南中医中药杂志, 2006, 27（4）: 30.

[19] 蒋晓林. 针刺治疗小儿脱肛48例[J]. 中国针灸, 2003, 23（6）: 334.

[20] 闫骁春. 三联手术配合针灸治疗直肠脱垂的临床研究[D]. 成都: 成都中医药大学, 2016.

[21] 李建平. 针灸配合补中益气汤治疗直肠脱垂临床研究[J]. 河南中医, 2015, 35（11）: 2788-2789.

[22] 田宁静. 针灸合自拟益气升提汤治疗脱肛56例临床观察[J]. 浙江中医杂志, 2017, 52（8）: 611.

[23] 白衣康. 灸法治疗小儿直肠脱垂103例[J]. 中医外治杂志, 2009, 18（5）: 35.

[24] 杨凤. 艾灸百会穴结合加味四逆汤治疗老年性脱肛147例[J]. 中医临床研究, 2012, 4（23）: 48-49.

[25] 唐泗明, 黄安清. 艾灸关元穴治疗直肠脱垂57例分析[J]. 山西中医, 2009, 25（1）: 25.

[26] 李淑艳. 中药外敷合艾灸治疗小儿直肠脱垂35例临床体会[J]. 内蒙古中医药, 2012, 31（21）: 66.

[27] 贾佩琰. 治脱肛灸百会[J]. 家庭中医药, 2017, 24（10）: 45.

第十六篇 皮肤病篇

引 言

　　辨证论治是中医的精髓，皮肤病亦不例外，在优势病种的治疗上，根据望闻问切四诊收集的整体信息，按照中医的思维和方法归纳为某个证候，并给出相应的治法和方药，就是辨证论治的过程。与其他科不同的是，皮肤病位于体表，皮损往往"看得见、摸得着"，也可根据皮损本身进行辨证，例如，白疕（银屑病）皮损颜色鲜红，层层银屑，剧烈瘙痒，提示为血热内蕴；皮损颜色淡红，鳞屑减少，干燥皲裂，提示血虚风燥。又如湿疮（湿疹）皮损潮红灼热，瘙痒无休，渗液流滋，提示湿热浸淫；皮损色暗或色素沉着，或皮损粗糙肥厚，提示血虚风燥。可见根据皮损进行局部辨证是中医皮肤病的特色之一，需要注意的是，局部辨证可能出现与整体辨证不一致的情况，例如，蛇串疮（带状疱疹）皮损色红，疱壁紧张，灼热刺痛，提示为实火或湿热，而患者素体脾虚，面色不华，伴有纳呆腹胀，便溏或黏腻不爽，如根据局部辨证而过用凉药，必犯虚虚之戒。临床辨证需整体和局部兼顾，方能切中病机，取得良效。

　　除了局部辨证，中医皮肤科另一特色是外用治疗，包括中药外治、针灸等，具体方法根据疾病的分期和皮损特点而定，如蛇串疮初起，水疱透明紧张，疼痛明显时，皮肤消毒后抽取疱液，用伤科黄水（院内制剂）湿敷患处，再用无菌纱布覆盖包扎，可消炎止痛，预防皮肤感染，缩短病程。蛇串疮中后期，水疱基本干枯，表现为少量渗出、糜烂、结痂，于皮肤消毒后，用伤科黄油纱（院内制剂）外敷带状疱疹处，再用无菌纱布覆盖包扎，可促进伤口愈合。也根据病情选择叩刺放血、围刺、穴位注射、火针等，均可收到止痛敛疮之效。凡此种种，已在各章特色疗法中详细论述，不一一举例。

第一章　白疕（银屑病）

第一节　概　　述

　　白疕是一种易于复发的慢性红斑鳞屑性皮肤病，相当于西医的银屑病。以皮肤上出现红色丘疹或斑块，上覆以多层银白色鳞屑为临床特征。中医对于银屑病的认识源远流长，历代医家皆有论述，尤以明清之后直至近现代日臻明确和完善。古代医学书籍记载了诸多命名，以白疕、松皮癣、蛇虱为主，其病证表现的相关记载亦见于干癣、风癣、顽癣等疾病之中，这些命名都从不同角度较为形象地描述了本病的特征，其关于病因病机的认识和治疗经验对当今白疕的研究有非常好的指导和借鉴意义。

第二节　病　因　病　机

一、中医学对白疕病因病机的认识

　　历代医家对本病病因病机的认识是不断深入、逐渐发展的过程。大致可分为两个阶段，明以前突出了外因的致病作用，明清时期则重视人体内在脏腑气血功能的变化，认为银屑病是由内因、外因共同作用而致病。

（一）外因为主

　　隋代巢元方在其所著《诸病源候论》中记载："干癣，但有匡郭，皮枯索，痒，搔之白屑出是也。皆是风湿邪气，客于腠理，复值寒湿，与血气相搏所生。若其风毒气多，湿气少，故风沉（疹）入深，故无汁，为干癣也。"认为外来风、湿、寒邪，侵袭机体，与气血相搏，发而为病，是其病因病机。隋唐时期的其他医家对本病的认识也基本维持在《诸病源候论》的水平。

（二）内因外因相结合

　　明清时期，随着中医外科学的发展成熟，医家对银屑病病因病机的认识也逐步深入。明代窦汉卿辑著的《窦氏外科全书》中认为"顽癣"是"脾经湿热及肺气风毒"所致。陈实功著《外科正宗》，提出"顽癣，乃风、热、湿、虫四者为患……此等总皆血燥风毒克于脾、肺二经"，重视内外因致病。清代许克昌、毕发合撰的《外科证治全书》则在"白疕"的病因上则强调血虚燥邪的作用。可以看出明清医家在重视风、寒、热、湿、毒等外因的同时，也强调血分以燥热为主的内因。

（三）现代医家对银屑病病因病机的探讨

现代医家在总结前人经验的基础上，结合临床实践，丰富了对其病因病机的认识，其中有三种比较成熟的学说：血热论、血瘀论、血虚论。

血热论的代表是名医赵炳南与朱仁康。赵炳南认为血热是发病的主要依据，朱仁康强调"血分有热"是银屑病的主要发病原因，"血热"病机贯穿银屑病治疗的始终，"血分有热"实际是由气分有热，郁久化毒，波及营血而成，与温病的"热入营血"不同。庄国康认为血热是银屑病的根本病机，凉血法均应贯穿银屑病治疗的各个阶段。

血瘀论的代表是秦万章，其从临床症状及检查入手，总结了银屑病患者所存在的血瘀指征，为活血化瘀法治疗银屑病提供了依据，且认为银屑病有初期、中期、末期之分，使用活血化瘀疗法也并非一成不变，并注重分析血热、血瘀、血虚不同证型之间的关系。

血虚论的代表是顾伯华，他认为本病总由营血亏虚、生风生燥、肌肤失养而成。徐宜厚认为银屑病的病因分内外两方面，内因主要在于血分的变化，有血热、血燥、血虚之分，血虚为银屑病演变的最后阶段；外因以风邪为主，或夹热、夹湿、夹寒。

除以上学说以外，还有毒盛学说、阴虚瘀热论等。

二、现代医学对银屑病致病因素的认识

遗传因素与银屑病的发生有着密切关系，近年来银屑病的易感基因被逐步确定，吸烟、饮酒、饮食不当、精神紧张及感染因素可能是诱发、加重银屑病的重要环境因素，自身免疫性炎症及新血管生成是疾病的病理基础。

由抗原递呈细胞与自然杀伤细胞介导的天然免疫及由细胞介导的获得性免疫发生紊乱，在二者的病理协同作用下，细胞因子、趋化因子及生长因子产生，进而导致皮损部位炎症细胞浸润及炎症网络的逐级放大，最终导致银屑病特有的浸润性鳞屑性红斑。

第三节　诊断与鉴别诊断

一、诊断

（一）临床表现

根据银屑病的临床特征，可分为寻常型、关节炎型、脓疱型及红皮病型，其中寻常型最多见，其他类型多由寻常型银屑病外用刺激性药物、系统使用糖皮质激素、免疫抑制剂过程中突然停药以及感染、精神压力等诱发。

1. 寻常型银屑病

初起皮损为红色丘疹或斑丘疹，逐渐扩展成为边界清楚的红色斑块，上覆厚层鳞屑，空气进入角化不全的角质层，由于反光作用而使鳞屑呈银白色，刮除成层鳞屑，犹如轻刮蜡滴（蜡滴现象），刮去银白色鳞屑可见淡红色发光半透明薄膜（薄膜现象），剥去薄膜可见点状出血（Auspitz征），后者由真皮乳头顶部迂曲扩张的毛细血管被刮破所致。蜡滴现象、薄膜现象与点状出血对银屑病有诊断价值。自觉不同程度瘙痒。

皮损可发生于全身各处，但以四肢伸侧，特别是肘部、膝部和骶尾部最为常见，常呈对称性。面部皮损为点滴状浸润性红斑、丘疹或脂溢性皮炎样改变；头皮皮损为暗红色斑块或丘疹，上覆较厚的银白色鳞屑，境界清楚，常超出发际，头发呈束状（束状发）；腋下、乳房和腹股沟等皱褶部位皮损常由于多汗和摩擦，导致鳞屑减少并可出现糜烂、渗出及裂隙；少数损害可发生在唇、颊黏膜和龟头等处，颊黏膜损害为灰白色环状斑，龟头损害为境界清楚的暗红色斑块；甲受累多表现为"顶针状"凹陷。

寻常型银屑病根据病情发展可分为三期：①进行期：旧皮损无消退，新皮损不断出现，皮损浸润炎症明显，周围可有红晕，鳞屑较厚，针刺、搔抓、手术等损伤可导致受损部位出现典型的银屑病皮损，称为同形反应（isomorphic response）或Kobner现象；②静止期：皮损稳定，无新皮损出现，炎症较轻；③退行期：皮损缩小或变平，炎症基本消退，遗留色素减退或色素沉着斑。

急性点滴状银屑病，又称发疹性银屑病，常见于青年，发病前常有咽喉部的链球菌感染病史。起病急骤，数天可泛发全身，皮损为0.3～0.5cm大小的丘疹、斑丘疹，色泽潮红，覆以少许鳞屑，痒感程度不等。经适当治疗可在数周内消退，少数患者可转化为慢性病程。

寻常型银屑病皮损较大、形如盘状或钱币状时称为盘状或钱币状银屑病；皮损不断扩大、融合，呈不规则地图状时，称为地图状银屑病；皮损鳞屑增厚变硬呈蛎壳状时称为蛎壳状银屑病。

2. 关节病型银屑病

除皮损外可出现关节病变，后者常与皮损同时出现或先后出现，一般先有皮损，后出现关节症状。任何关节均可受累，包括肘膝的大关节，指、趾小关节，脊椎及骶髂关节。可表现为关节肿胀和疼痛，活动受限，严重时出现关节畸形。

3. 脓疱型银屑病

常急性发病，在寻常型银屑病皮损或无皮损的正常皮肤上迅速出现针尖至粟粒大小、淡黄色或黄白色的浅在性无菌性小脓疱，常密集分布，可融合形成片状脓湖，皮损可迅速发展至全身，伴有肿胀和疼痛感。常伴全身症状，出现寒战和高热，呈弛张热型。患者可有沟状舌，指、趾甲可肥厚浑浊。一般1～2周后脓疱干燥结痂，病情自然缓解，但可反复呈周期性发作；患者也可因继发感染，全身衰竭而死亡。

4. 红皮病型银屑病

表现为全身皮肤弥漫性潮红、浸润肿胀并伴有大量糠状鳞屑，其间可有片状正常皮肤（皮岛），可伴有全身症状如发热、浅表淋巴结肿大等。病程较长，消退后可出现寻常型银屑病皮损，易复发。

（二）辅助检查

1. 实验室检查

患者在治疗前，需要行实验室常规检测，以了解患者的一般状况以及是否适于采取相应的治疗措施。①血常规检测；②肝肾功能等检测及其他必要的生化检查；③关节病型银屑病通常类风湿因子阴性，血沉增快。

2. 影像学检查

（1）组织病理。寻常型银屑病组织病理学改变：主要为显著角化不全，可见微脓肿，颗粒层变薄或消失，棘层增厚，表皮突延长，深入真皮。真皮乳头呈杵状向表皮内上伸。真皮浅层血管周围淋巴细胞浸润。脓疱型银屑病组织病理学检查：表皮内海绵状脓疱，疱内多数嗜中性粒细胞，脓疱多位于棘细胞上层。真皮浅层血管扩张，周围有淋巴细胞和组织细胞及少量中性粒细胞浸润。红皮病型银屑病组织病理学检查：除白疕的病理改变外，与慢性皮炎相似，呈明显的角化不全，颗粒层消失，棘层肥厚，上皮脚延长，表皮细胞内及细胞间水肿，真皮浅层水肿，血管扩张充血，周围炎性细胞浸润。

（2）皮肤镜。可见红色背景上均匀分布的点状血管，并可见白色鳞屑。不同的放大倍数下可见不同的血管模式，如发卡状血管、环状血管或球状血管，其中发卡状血管和环状血管是银屑病皮损的特异性血管。

（3）皮肤共聚焦显微镜（RCM）。表现为角质层内折光不均匀的颗粒，分布较均匀。Munro微脓肿表现为角质层分叶核炎症细胞浸润，动态扫描时具有闪烁感或流动感，该结构对银屑病的诊断具有较高的特异性及敏感性。银屑病样增生表现为紧挨的环形表皮突包绕真皮乳头，大小较均一，分布较密集，真皮乳头内毛细血管扭曲扩张，血管数目增多。

（4）皮肤B超。特征性表现为：①对应角质层局部过度角化和角化不全的高回声带；②对应延长的表皮突和真皮乳头水肿改变的低回声带；③对应真皮网状层改变显示高回声带。皮肤B超无显著特异性，暂不作为银屑病的诊断及分期手段，主要用于疗效评价。

（三）诊断要点

诊断主要依据皮疹特点，同时还要结合病史资料，包括发病情况、演变及消长规律、伴随症状、治疗反应等，既往史和家族史具有重要参考价值，必要时还需借助皮肤镜、影像技术等辅助检查帮助确诊，皮肤组织病理表现对于银屑病确诊有重要的诊断价值。

二、鉴别诊断

1. 慢性湿疮（慢性湿疹）

多发于屈侧，有剧痒，鳞屑少且不呈银白色，皮肤肥厚，苔藓样变及色素沉着等同时存在，无薄膜现象及点状出血现象。

2. 白屑风（脂溢性皮炎）

损害边界不清，基底部淡红，鳞屑少而呈油腻性，带黄色，刮去后不呈点状出血，无束状发，日久有脱发，好发于头皮及颜面部。

第四节 治疗概况

一、中医辨证论治

（一）辨证口服中药汤剂

1. 血热内蕴证

主证：多见于寻常型银屑病进行期。皮疹多呈点滴状，发展迅速，颜色鲜红，层层银屑，剧烈瘙痒，抓之有点状出血；伴口干舌燥，咽喉疼痛，心烦易怒，大便干燥，小便黄赤；舌质红，苔薄黄，脉弦滑或数。

治法：清热凉血，解毒消斑。

方药：犀角地黄汤加减。犀角（水牛角代），生地黄，赤芍，牡丹皮。咽喉肿痛者，加板蓝根、山豆根、玄参；因感冒诱发者，加金银花、连翘；大便秘结者，加生大黄。

辨证分析：风热皆为阳邪，其性干燥，风热相搏，伏于营血，发于肌肤，故见皮损鲜红，皮损不断出现，红斑增多，刮去鳞屑可见发亮的薄膜，有点状出血，有同形反应；血热心神被扰，故心烦；阳邪耗伤阴津则口渴，大便干燥，尿黄；舌红；苔黄或腻、脉弦滑或数为风热血燥之象。

2. 血虚风燥证

主证：多见于寻常型银屑病静止期或消退期。病程较久皮疹多呈斑片状，颜色淡红，鳞屑减少，干燥皲裂，自觉瘙痒；伴口咽干燥；舌质淡红，苔少，脉沉细。

治法：养血滋阴，润肤息风。

方药：当归饮子加减。当归，白芍，川芎，生地黄，白蒺藜，防风，荆芥，何首乌，黄芪，炙甘草。脾虚者，加白术、茯苓；风盛瘙痒明显者，加白鲜皮、刺蒺藜、全蝎。

辨证分析：久病体虚，阴血亏损，肌肤失养，故皮损色淡，鳞屑较多；阴血不足，津亏失润则口干、便干；舌淡红、苔薄白、脉细缓为血虚风燥之象。

3. 气血瘀滞证

主证：多见于寻常型银屑病静止期或消退期。皮损反复不愈，皮疹多呈斑块状，鳞屑较厚，颜色暗红；舌质紫暗有瘀点、瘀斑，脉涩或细缓。

治法：活血化瘀，解毒通络。

方药：桃红四物汤加减。桃仁，红花，熟地黄，赤芍，当归，川芎。病程日久，反复不愈者，加土茯苓、白花蛇舌草、全蝎、蜈蚣；皮损肥厚色暗者，加三棱、莪术；月经色暗，经前加重者，加益母草、泽兰。

辨证分析：病邪久蕴肌肤，气血运行不畅，经络瘀滞不通，肌肤失养，故皮损肥厚浸润，颜色暗红，经久不退；舌紫暗或有瘀斑、瘀点，脉涩或细缓为瘀滞肌肤之象。

4. 湿毒蕴阻证

主证：多见于脓疱型银屑病。皮损发生在腋窝、腹股沟等皱褶部位，红斑糜烂，痂屑黏厚，瘙痒剧烈，舌苔黄腻，舌质红，脉滑。

治法：清利湿热，解毒通络。

方药：萆薢渗湿汤加减。萆薢，薏苡仁，黄柏，茯苓，牡丹皮，泽泻，滑石，通草。脓疱泛发者，加蒲公英、紫花地丁、半枝莲；瘙痒剧烈者，加白鲜皮、地肤子。

5. 火毒炽盛证

主证：多见于红皮病型银屑病。全身皮肤潮红、肿胀、灼热痒痛，大量脱皮，或有密集小脓疱，伴壮热、口渴、头痛、畏寒、大便干燥、小便赤黄，舌红绛，苔黄腻，脉弦滑数。

治法：清热泻火，凉血解毒。

方药：清瘟败毒饮加减。黄连，黄芩，栀子，犀角（水牛角代），生地黄，赤芍，牡丹皮，玄参，连翘，生石膏，知母，桔梗，甘草，竹叶。大量脱皮，口干唇燥者，加玄参、天花粉、石斛；大便秘结者，加生大黄。

二、中医特色治疗

根据病情选择中药泡洗、中药熏药治疗等外治法。

1. 皮肤洗外用颗粒（本院制剂）外洗治疗

主要成分：毛麝香、土荆芥、松叶等。

功能主治：凉血解毒，祛风止痒，用于治疗瘙痒性皮肤病等。去除银屑病厚层鳞屑，增强外用药物疗效，但红皮病型不宜用。

用法用量：外用，每次1袋，每日1～2次，每袋用1L开水溶解后熏洗患处。

2. 中药熏蒸治疗

中药熏蒸药物配方：地榆，苦参，五倍子，大黄，白鲜皮，荆芥，蛇床子，紫苏叶。本方由褚国维经验方消炎止痒外洗方加减而来。配制中药后，嘱患者脱去衣服，平躺入熏蒸舱，开始熏蒸。可缓解银屑病患者皮肤瘙痒，减轻皮损红斑、鳞屑。治疗宜在饭后1～2h内进行，空腹或饱餐后不宜操作。熏蒸前后适当补充水分，防止出汗过多引起虚脱。根据患者的耐受能力调节温度，一般为38～45℃，熏蒸时间为20min。每周2～3次，10次为1个疗程。

3. 药膏外用

静止期慢性肥厚性皮损，用5%硫黄软膏（本院制剂）或鱼肝油软膏（本院制剂）外涂局部。

三、中西医结合治疗

目前银屑病临床治疗存在诸多问题，如临床上长期使用视黄酸及免疫抑制剂不良反应问题；如何控制进展期、延长静止期、减少复发问题。中药治疗银屑病方法众多，方药丰富，给药途径灵活多样，复发率低，而且副作用较小，具有较大的优势和广阔的应用前景。开展中西医结合治疗，在一定程度上可以提高治疗效果，减少不良反应，减少复发。

1. 轻度银屑病采用中西医外治联合方案

中药外洗、熏蒸治疗联合窄谱中波紫外线（NB-UVB）；或者中药外洗、熏蒸治疗联合西药涂搽等方法。

2. 轻、中度银屑病采用中药内治联合各类外治法联合方案

一般用于轻、中度银屑病患者，中药内治常能控制病情，取得不错疗效。或者在中药内治的基础上，联合中药外洗、熏蒸治疗、西药涂搽、NB-UVB等方法。

3. 中、重度银屑病采用中西医内外治结合方案

中、重度银屑病，单纯采用中西医不能有效控制皮损时，可使用中西医内外治结合方案，如中药熏蒸疗法联合氨甲蝶呤（MTX）。

四、难点分析

（一）现状分析

少部分银屑病患者经过有效治疗后可以不复发，达到临床治愈，而绝大多数患者经过缓解后又会复发，目前的医疗水平对各种银屑病均可有效予以控制，但本病尚不能根治。

近年来中医药在银屑病的辨证论治理论、治疗机制研究进展、治疗方法、诊疗的新方法研究等方面都取得了较为显著的进展，但同时仍存在尚待进一步解决的问题，例如：中医药治疗银屑病的作用机制仍有待进一步深入研究挖掘、尚未能系统完整地阐明银屑病证候的微观本质、银屑病诊断和疗效评价缺乏统一标准等。

（二）中医难点分析

1. 关节病型银屑病

由于本病病程较长，有些甚至长达十几年、几十年，部分患者长期患病，可出现关节症状，多数继发于皮损后，但也有少数病例关节症状先于皮损出现，或与皮损同时发生。对于此类患者，如何正确辨证施治，改善关节症状，预防关节致残，是中医治疗的难点。

关节型银屑病患者常见关节疼痛，痛势较剧，部位固定，遇寒则痛甚，得热则痛缓，关节屈伸不利，局部皮肤或有寒冷感，舌淡苔白，脉弦紧等症。中医辨证分型为"寒湿痹阻证"。治法应以散寒通络，祛风除湿为主。治疗方药可以参考关节型银屑病经验1方（虚寒证较重者）或者关节型银屑病经验2方（关节痛较重者）。关节型银屑病经验1方：附片10g（先煎），补骨脂15g，黄芪30g，苦参10g，土茯苓30g，炙甘草10g，益智仁15g，威灵仙10g，茯苓30g，桑白皮12g，地骨皮30g，木蝴蝶15g，芦根15g，黄芩12g，姜黄10g，素馨花10g。关节型银屑病经验2方：制川乌3g，补骨脂15g，黄芪30g，苦参10g，土茯苓30g，炙甘草20g，桂枝6g，沙苑子15g，细辛6g，干姜10g，当归10g，秦艽10g。

2. 红皮病型银屑病

是一种少见的重症银屑病，多由银屑病在急性期某些因素刺激或治疗不当诱发，少数由银屑病急性加重演变而来。临床表现为全身弥漫性潮红、浸润肿胀并伴有大量糠状鳞屑，红斑几乎覆盖整个体表。因皮肤表面大量角蛋白脱失导致体温调节功能改变，患者常伴有全身症状如发热、畏寒等不适，并伴表浅淋巴结肿大、低蛋白血症等。

中医认为银屑病高热为邪热深入营血，血热搏结而成，常用犀角地黄汤为主方清热凉血，方中重用生石膏，并用水牛角粉代替犀角退热消斑。特别是水牛角具清热镇惊、解毒之功，临床常用于高热不退之症。

五、医案验方

黄某，男，29岁。因"全身红斑、鳞屑，瘙痒6月"入院。患者6个月前头皮部皮肤出现红色丘疹、斑丘疹，上覆银白色鳞屑，感瘙痒不适，至当地中医院求治，诊断为"寻常型银屑病"，给予对症治疗后症状好转，但停药后又有复发。近1个月以来患者皮损加重，皮疹范围逐渐扩大至全身，为寻求进一步治疗故来就诊。躯干部红斑，上覆鳞屑，无明显自觉症状。胃纳一般，眠欠佳，怕热，小便黄，大便秘结。体格检查：全身皮肤泛发点滴状淡红色丘疹、斑丘疹，部分已融合成小斑块，上覆银白色鳞屑，刮去鳞屑有薄膜现象及点状出血现象，伴束状发，皮疹以四肢，胸背部为甚，躯干、四肢可见散在红斑，上覆厚层白色鳞屑，刮之蜡滴现象（＋），薄膜现象（＋），点状出血（＋）。咽后壁潮红，牙龈红斑。舌红，苔薄黄，脉滑数。

辅助检查：血常规正常，肝功能正常，肾功能正常，风湿四项正常。

中医诊断：白疕（血热内蕴证）。

西医诊断：寻常型银屑病。

治法：凉血清热，解毒消斑。

处方：赤芍15g，白茅根30g，鸡血藤10g，金银花15g，槐花10g，连翘15g，生地黄10g，牡丹皮10g，当归5g，紫草15g，地肤子10g，甘草5g。水煎服，每日1剂，连服5日。

二诊：5天后，瘙痒症状较前有所缓解，部分皮损颜色变淡，范围缩小，部分皮疹消退，二便调。舌红苔白，脉细。处方：赤芍15g，白茅根30g，鸡血藤10g，金银花15g，槐花10g，连翘15g，生地黄10g，牡丹皮10g，当归5g，紫草15g，地肤子10g，甘草5g，蛇舌草15g，莪术10g，水煎服，每日1剂，连服7日。

三诊：瘙痒明显改善，原发皮疹区出现较多正常皮肤，皮损范围进一步缩小，鳞屑明显减少，因前方效果显著，故不更方，续服30剂。

四诊：皮疹基本消退，瘙痒不适感亦止，余无不适。随访2个月未复发。

第五节　辨　证　施　护

一、辨证护理

1. 血热内蕴证

证候多为进展期，皮疹多呈点滴状，发展迅速，颜色鲜红，银白鳞屑，瘙痒剧烈，伴口干舌燥，咽喉疼痛，心烦易怒，大便干燥，小便黄赤，舌质红，苔薄黄，脉弦滑或数。可外用浓度低、性质温和的药膏，如青连膏等。如观察到突然出现全身弥漫性潮红、大量脱屑、伴有高热，或痛痒剧烈，烦躁不安者，应立即报告医师，并配合救治。重症患者应卧床休息。如出现大量脱屑、皮肤潮红等症状时应尽量安排单人房间，须严格床边隔离。协助做好生活护理。局部避免针刺及注射等刺激。

2. 血虚风燥证

证候多为病程较久，多静止期及消退期，皮疹多呈斑片状，颜色淡红，鳞屑减少，干燥皲裂，瘙痒明显，伴口咽干燥，舌质淡红，苔少，脉沉细。可遵医嘱用中药水煎剂浸浴。药浴护理要点包括：①注意药浴的温度要适宜，温水浴温度约30～45℃。夏季气温特高之时禁止熏蒸，以防因汗液丢失过多导致不良后果；药浴后应注意穿衣保暖，不可受凉感冒；②掌握药浴的时间，一般以30min为好；③洗浴时可用柔软毛巾拭擦，可轻轻去掉鳞屑，使皮肤保持相对清洁。但不能用力过猛，严禁强力搓洗，以免引起同形反应，加重皮损；④浴后外涂药物可以充分吸收，提升疗效，主要是软膏，轻者可以外涂润肤油，如橄榄油或凡士林乳剂；⑤体质虚弱、年老、伴有外伤、过度劳累或饥饿时，同时患有严重高血压、冠心病、血压偏低等其他疾病，及孕妇及妇女行经期等应禁用或慎用该疗法。

3. 气血瘀滞证

证候多为皮损反复不愈，皮疹多呈斑块状，颜色暗红，鳞屑较厚，舌质紫黯有瘀点、瘀斑，脉涩或细涩。护理遵医嘱予以活血化瘀，解毒通络之法，可按医嘱给予3%黑豆馏油膏、豆青膏外擦。对顽固性皮损，擦药后宜用油纸或纱布敷贴，以保持药物疗效。

二、辨证施膳

白疕患者皮屑大量脱落，蛋白质丢失多，消耗大，因此，饮食要合理，不能盲目忌口，要全面而均衡地摄取必需的营养物质，增强机体免疫力。饮食可予以高蛋白、高维生素、低脂肪、易消化的食物，多食新鲜蔬菜、水果、猪瘦肉、牛奶、鸡蛋、豆制品等食物，避免饮酒，不要吸烟，忌食辛辣或刺激性食物。

1. 血热内蕴证

食物宜清淡，易于消化。进食苦瓜、芹菜、冬瓜、白菜、马齿苋、黄瓜等蔬菜，常食解毒、清火的绿豆粥、赤小豆汤及西瓜、香蕉、荔枝等水果可以清热凉血，忌食辛辣肥甘厚味等，以防积热内生。

皮肤潮红灼热，伴肢体肿胀，胃纳差，可食用三豆汤。三豆汤由乌豆、赤小豆、绿豆三种豆组成，根据具体情况加上甘草、蜂蜜、冰糖等；乌豆，味甘性微寒或平，赤小豆，性平或偏凉，味甘、酸，绿豆，味甘，性寒，三者配伍有祛湿清热利尿消肿的功效。做法：一人量，三豆各取15g，放入300～500mL水中，煮开后，文火再煮20分钟，其汤即可饮用。

肢体肿胀伴小便不利时，可食用赤小豆鲫鱼汤，健脾去湿、利尿消肿。用料：赤小豆约90g，鲫鱼一条。做法：赤小豆洗净、浸泡半小时左右，把鲫鱼洗净、去内脏，亦可放置锅里加生油稍煎片刻。然后一起入瓦煲里加清水煲煎。

2. 血虚风燥证

可食大枣、胡萝卜、白梨、木耳、豆浆、蜂蜜、冰糖等养血滋阴食物及水果；可食用百合银耳粥或沙参玉竹炖水鸭滋阴润燥以养血润肤，促进皮肤滋润，减少鳞屑产生。

百合银耳粥用料：百合30g，银耳10g，大米50g，冰糖适量。做法：将银耳发开洗净，同大米、百合入锅中，加清水适量，文火煮至粥熟后，冰糖调服。有养阴润肺，健脾益气的功效。

沙参玉竹炖水鸭用料：沙参10g，玉竹10g，水鸭150g，姜片适量。汤方分析：沙参味甘微寒，能养阴润肺，益胃生津；玉竹味甘性微寒，亦有养阴润肺，益胃生津的作用；水鸭味甘、咸性平，能滋阴养胃，补气利水；与沙参玉竹合用则更显其滋阴清热的作用。

3. 气血瘀滞证

海带、橘子、橘饼、牡蛎等，可以行气散结，常食用油菜、慈菇、芹菜、山药、山楂、桃、葡萄、柠檬、凤梨等，这些蔬菜水果具有一定活血作用。可食用蝎子田七炖瘦肉汤。

蝎子田七炖瘦肉汤材料：生蝎子10g，三七5g，丹参10g，猪瘦肉150g，姜片适量，蜜枣2个。制作要点：将瘦肉冲洗干净切片，生蝎子焯水，再与拣去杂质洗净的三七、丹参、姜、枣放入炖盅内，加清水300mL，隔水武火炖2h即成。全方有瘀散血通的功效，汤中蝎子味辛性平，能解毒散结，息风止痛，田七味甘微苦，性温，能散瘀血，消肿止痛，丹参味苦性微寒，能活血化瘀，凉血消痛；猪瘦肉味甘咸平，具有滋阴润燥的功效。

第六节　循　证　研　究

一、基础研究

（一）中医基础研究

1. 中医药调控银屑病相关信号通路研究

信号通路在银屑病的病理机制中承担重要细胞转导作用，是调控银屑病免疫和炎症反应的关键转导因子，是研究银屑病的热点领域。而中医药调控银屑病以其治疗通路广、作用靶点全且不良反应小等优势占据重要治疗地位，且随着网络药理学和分子生物学领域研究的深入，中药单体及中药复方可通过调控银屑病多条信号通路而发挥治疗作用[1]。

中医药成分多，可对银屑病的多条信号通路进行有效调控，包括JAK/STAT、MAPK、PI3K/Akt、NF-κB、Wnt、Notch等信号通路。

王雾等[2]以人参皂苷CK对小鼠皮肤进行给药干预，结果提示人参皂苷CK有缓解银屑病皮肤损伤作用，阻碍JAK1/2/STAT3信号通路的活化可能。雷鸣等[3]根据龙胆泻肝汤加减方治疗银屑病的实验结果，推测降低p38 MAPK/Th17信号通路中相关基因、蛋白及细胞因子水平可能为龙胆泻肝汤加减治疗银屑病血热内蕴患者的切入点。高扬等[4]研究发现，银屑1号方可通过抑制NF-κB信号通路的过表达而减少角质增殖，控制表皮炎性反应，从而减轻银屑病的病理进程。

2. 代谢组学技术在银屑病证治研究中的应用

近年来代谢组学技术为银屑病的证治研究提供强有力的手段，在探究银屑病中医证候本质、中医相关疗法的作用机制方面发挥重要作用[5]。

刘卫红等[6]采用核磁共振谱仪技术发现：银屑病血热证患者血浆中极低密度脂蛋白、低密度脂蛋白、高密度脂蛋白、脂肪酸及不饱和脂肪酸、3-羟基丁酸、丙酮、乳酸、缬氨酸、谷氨酰胺含量较健康志愿者增高，乙酸、肌酸、胆碱等的谱峰强度改变较为明显，提示银屑病患者存在脂类、蛋白质、能量代谢异常及肝肾功能的损害。唐雪勇等[7]采用广泛靶向代谢组学技术研究发现：与健康志愿者比较，寻常型银屑病差异性代谢物主要涉及脂质、有机酸、氨基酸、核苷酸等代谢类别，特异性代谢通路涉及甘油磷脂代谢和癌症中的胆碱代谢等5条；同时，血热证、血瘀证、血燥证3个证型患者唾液代谢水平均存在显著差异，溶血卵磷脂酰胆碱、2-氨基己二酸、皮质醇等多个差异代谢物可能作为证候分型潜在生物标志物。

（二）现代医学基础研究

银屑病免疫异常的研究证实IL-23/Th17轴是银屑病的关键调节因子。免疫系统的不平衡可能导致各种炎症介质和辅助因子的产生，从而进一步影响皮肤角化细胞的分化和增殖过程中的信号通路[8]。

已报道银屑病患者与健康人比较，其皮损部位IL-23及其受体表达增加[9]。树突状细胞（DC）、巨噬细胞分泌的IL-23对Th17细胞分化和增殖有促进作用，因此，IL-23是银屑病的上游调节因子。IL-23在活化Th17细胞分泌IL-17、IL-22和TNF-α的过程中具有重要作用，这与进一步的皮肤炎症反应相关[10]。由于IL-23/Th17途径能促进慢性皮肤炎症和表皮增生，以这种途径为靶点的药物研发引起了人们极大的兴趣[11]。除了Th17细胞及其相关分子外，调节性T细胞（Treg）的作用及其与Th17的关系已在银屑病细胞中被发现。Treg细胞以CD4、CD25、Foxp3的表达为特征，银屑病患者浸润的Th17细胞和Treg细胞增多[12]，抑制其他免疫细胞如T细胞的炎症反应，从而在影响体内免疫系统的平衡起重要作用。

二、临床研究

（一）中医研究

1. 辨证论治研究

近现代中医各家大多从血分认识银屑病，具体认识又有血热、血虚、血瘀、血燥之分，治疗银屑病着重治理血分，有清热凉血解毒、活血化瘀、养血润燥等不同方法，而银屑病除血热、血瘀、血燥等主要证型外，不同证型亦常兼夹六淫之邪、夹毒、夹瘀，需在治疗主证的同时，或驱逐六淫之邪，或解毒除湿，或活血化瘀等治疗，遣方用药随证而立。

（1）血热证。血热证表现为皮损增多，潮红，新皮疹不断出现，原有的皮疹持续扩大。多数皮疹呈滴状。发展迅速，鳞屑呈片状，较厚，可观察到明显出血点，红斑呈红色或深红色，患者皮损面积约占总面积的10%，患者多表现为皮肤灼热瘙痒，口干，舌质红，苔黄，大便干结，脉滑或数等[13]。

赵炳南[14]是血热论的代表，认为血热是银屑病发病的根本原因，血燥证多为病久阴血被耗，气血失和，化燥生风所致。同时强调不能把血热、血燥截然分开，治疗时应遵循分标本先后、谨守病机、辨证论治的原则。治疗宜清热凉血活血，治疗方剂为凉血活血汤（白疕一号方）加减。白疕一号方药物组成：生槐花30g，白茅根30g，生地黄30g，紫草根15g，赤芍15g，丹参15g，鸡血藤30g。全方清热凉血活血。

张洪义[15]总结，前人经验并提出从血热入手，常用药物配伍：紫草入血凉血，配伍辛温解表药荆芥穗入血理血，祛血中之风；牡丹皮、生地黄清热凉血；二至丸养阴润燥；配伍白鲜皮、蒺藜、苦参、地肤子等祛风止痒。徐明[16]查阅前人文献，从血热入手，创建清热凉血方。郭兰天等[17]认为，血热证患者，体内素有蕴热，又因外邪侵袭，体内蕴热无法散发而发为皮疹；或因情志亢盛；或饮食肥甘厚味等；内外合邪而发为皮疹。治以清热、凉血，解毒、消斑；应用自拟水牛角蜂房汤，疗效显著。唐志铭等[18]应用犀地凉血方治疗寻常型银屑病血热证患者59例，总有效率达89.83%。

（2）血瘀证。血瘀证表现为肌肤甲错，面色黧黑或唇甲青紫，多数呈皮革状或苔藓样变，皮损肥厚浸润，粗糙，斑块暗红或紫红色，鳞屑堆积增厚且不易脱落，刮除鳞屑，出血点不明显，或伴抓痕、血痂，病程较长，顽固难消[19]，一般无新发皮疹，舌质暗紫或出现瘀点、瘀斑现象，苔薄白，脉涩或细缓。

原凡等[20]应用益气化瘀汤联合刺络拔罐法，治疗血瘀型寻常性银屑病，结果优于单纯刺络拔罐，证明益气化瘀汤对于血瘀型寻常性银屑病，有明显的疗效。闫小宁教授[21]应用克银汤加减，治疗血瘀型银屑病，达到了94.54%的总有效率。钱方[22]应用活血消银片，方中组成为：熟地黄、紫草、当归、川乌、丹参、红花、赤芍、鸡血藤、桃仁，治疗血瘀型银屑病。治愈率和有效率分别为46.7%和93.3%。

（3）血燥证。本证相关类型包括血虚风燥证，表现为皮肤红斑，干燥增厚，皮损部分呈斑块状或地图状，深度浸润，鳞屑减少，却表现出层层紧密附着的现象，干燥或皲裂，难以剥离，刮去鳞屑，有不明显点状出血，新发皮疹较少，原有皮疹亦无显著变化，瘙痒脱屑，时时反复，口燥咽干，舌红苔白，脉沉细[23]。

吴科佳[24]采用加减当归饮子治疗银屑病血虚风燥证，临床研究发现，加减当归饮子在治疗银屑病血虚风燥证方面具有良好的治疗效果，不仅有效率高，且能显著降低患者皮损的PASI评分，同时能有效改善患者抑郁情况，提高患者的生活质量。李巍[25]采用加减消银解毒汤治疗寻常型银屑病阴虚血燥证，结果显示，加减消银解毒汤治疗寻常型银屑病阴虚血燥证疗效显著，治疗前后PASI积分变化及全身症状改善情况优于消银解毒汤对照组。

（4）兼夹证。不同证型亦常兼夹六淫之邪、夹毒、夹瘀，及内在脏腑功能失调，而表现为多种证型。包括：夹热毒、夹湿、夹风、兼肝火旺盛、兼肝郁、兼脾虚、兼血虚、兼阴虚、兼阳虚[26]。

需在治疗主证的同时，针对夹证的轻重不同，辨证用药。例如针对夹毒证型，刘巧教授[27]概括常见的证型有风毒证、热毒证、湿毒证和血毒证，临床常见的为热毒证和血毒证，治疗上分别运用验方清热毒胶囊（主要药物为露蜂房、金银花、紫花地丁、蒲公英、黄芩等）和清血毒胶囊（主要药物有全蝎、蜈蚣、紫草、生地黄、栀子、赤芍、板蓝根等），起到较好的治疗效果。禤国维教授[28]在经过多年的临床研究后总结出治疗银屑病的经验方即皮肤解毒汤加味方，此方对于表现为怕热、皮疹鲜红、大便秘结、小便黄赤、舌红苔黄、脉滑等湿热瘀毒较重的患者疗效较好，方中重用凉血解毒、清热息风的药物如水牛角；运用白花蛇舌草等消肿散结的中药，可抑制皮疹的增生。

2. 中成药研究

（1）雷公藤类。目前，临床上常用的雷公藤制剂有雷公藤多苷片、雷公藤片及雷公藤内酯软膏等。其中雷公藤多苷片在临床应用中较为普遍。雷公藤多苷是由雷公藤根提取精制而成的一种极性较大的脂溶性成分混合苷，具有祛风解毒、除湿消肿及舒筋通络的功效，较完整地保留了雷公藤生药免疫抑制等作用[29]。

刘伟[30]的研究表明，雷公藤多苷能通过抑制T淋巴细胞活化改善银屑病，其疗效和安全性均优于环孢菌素A。Wu[31]的随机、双盲、双模拟、平行对照临床试验证明，雷公藤多苷与阿维A的疗效无明显差异，并且在雷公藤治疗组有与治疗相关的不良事件。马永宾等[32]的研究显示，与青黛胶囊相比，雷公藤多苷对进行期银屑病见效快，但仍需时间随访其长期疗效。

（2）复方甘草酸苷类。复方甘草酸苷（compound glycyrrhizin）是由甘草酸苷、甘氨酸、蛋氨酸组成的复合物，临床上被广泛应用于银屑病的治疗，并取得了显著的疗效[33]。

许丽等[34]的Meta分析显示，复方甘草酸苷联合阿维A组的治愈率高于单纯使用阿维A组；而单用阿维A组引起皮肤瘙痒的发生率高于复方甘草酸苷联合阿维A组。提示复方甘草酸苷联合阿维A的疗效优于单用阿维A，且皮肤瘙痒的不良反应会减轻。卢传坚教授及课题组[35]的Meta分析显示，与单用西药相比，复方甘草酸苷联合西药能够增加达到PASI60的患者人数，联合治疗组的不良反应事件发生数与单用药治疗组相当。提示复方甘草酸苷联合西药治疗寻常性银屑病能够增强临床疗效，且不会增加额外的风险。

（3）消银颗粒。消银颗粒是由生地黄、赤芍、牡丹皮等13味中药配制而成的中成药，临床常用于治疗寻常型银屑病，具有清热凉血、祛风止痒的功效[36]。

陈健等[37]采用消银颗粒治疗与复方青黛胶囊作对照研究，结果显示治疗组有效率为76.3%，高于对照组的52.0%，且不良反应率和复发率低。张静等[38]采用消银颗粒与迪银片联合治疗寻常性银屑病，结果治疗组有效率显著高于对照组，不良反应发生率低。陈斌[39]对银屑病患者予消银颗粒联合阿维A胶囊口服，4周后大部分患者皮损好转，平均起效时间4周，有效率为87.8%，显著高于对照组。

3. 中医外治法研究

（1）中药药浴治疗。中药药浴疗法因其治法特殊、针对性强，能巧妙地起到以外治内、祛邪扶正的作用，随着对本病研究的不断深入，中药药浴在其治疗方面取得了较好的效果，有着独特的优势[40]。

张添[41]采用生元饮联合中药药浴治疗血热型寻常型银屑病，将70例患者随机分为两组各35例，对照组运用中药药浴治疗、消银药浴方（苦参30g，蛇床子30g，乌梅30g，白鲜皮30g，大黄15g），治疗组口服生元饮联合中药药浴治疗，中药药浴方案同对照组。结果：治疗组总有效率91.40%，对照组总有效率80.00%。

陈乐等[42]运用中药内服联合药浴治疗血热证寻常型银屑病，将150例患者随机分组，治疗组78例口服中药汤药联合中药药浴（生地榆方，药用：生地榆30g，白鲜皮30g，威灵仙30g，野菊花30g，蒲公英30g，地肤子30g），对照组72例口服中药汤药联合钙泊三醇倍他米松软膏，结果：治疗组总有效率96.10%，对照组总有效率87.50%。

谢韶琼等[43]将75例寻常型银屑病患者随机分组，治疗组45例运用中药药浴（土茯苓30g，白鲜皮20g，败酱草20g，透骨草20g，生地黄20g，地肤子15g，苦参15g）和口服阿维A胶囊，对照组30例口服阿维A胶囊。经12周后，治疗组总有效率93.30%，对照组总有效率76.70%。

宋勋等[44]运用中药药浴联合窄谱中波紫外线（NB-UVB）照射治疗稳定期寻常性银屑病，将84例患者随机分为治疗组和对照组各42例，治疗组采用自制中浴一号（侧柏叶60g，苦参60g，野菊花60g，花椒60g）及NB-UVB照射治疗，对照组单用NB-UVB照射治疗。经8周治疗后，治疗组总有效率为83.33%，对照组总有效率为61.90%。

（2）涂抹法。涂抹法可根据皮损形态及病情辨证选择外用药物和剂型，可选用中药软膏、油膏或霜制剂，除辨证应用的中药功效外，以上制剂还具有润滑皮肤、保护皮损、软化角质、清除痂皮等作用，其中血热证宜用温和、安抚之剂[26]。

张立新等[45]运用普连膏（黄芩末1份，黄柏末1份，凡士林8份）治疗进行期及血热型银屑病，在内服中药的同时，治疗组外用普连膏，对照组外用5%硼酸软膏，2次/d，观察3周，结果提示外用普连膏配合内服中药治疗本病具有良好效果。

李宗明等[46]对258例寻常型银屑病患者进行外涂克银膏治疗观察。克银膏组成：乳香、没药、血竭、复方紫草浸膏（内含紫草、白花蛇舌草、半边莲、山慈菇）等。将其涂擦于皮损处，用手反复摩擦10～15分钟，至感觉皮损处发热为止，每日3～4次。若患者病变局部皮疹较厚、面积较小可厚涂药物然后以纱布覆盖，每天换药1次，1个月为1个疗程，一般以2个疗程为限。结果显示治愈率为73%，总有效率为93%。

刘爱萍等[47]以复方莪倍软膏外用治疗寻常型银屑病50例，对照组B使用达力士软膏，对照组C使用复方莪倍软膏基质，均治疗4周。结果显示观察组与达力士软膏组均能显著改善PASI评分，观察组在瘙痒症状改善时间、复发上均优于对照组。

（3）中药熏蒸疗法。适用人群：寻常型银屑病静止期、消退期和皮损表现为大斑块者，急性期不宜用，以免继发红皮病。治疗宜在饭后1～2h内进行，空腹或饱餐后不宜操作。熏蒸前后适当补充水分，防止出汗过多引起虚脱[36]。

周桂金[48]采用温泉浴、中药熏蒸及外用药物的治疗方法治疗寻常型银屑病109例，对照组109例只采用温泉浴和外用相同药物。结果观察组总有效率90.83%，对照组总有效率78.90%。一年的随访显示观察组复发率比对照组低。

卜青等[49]以中药汤剂口服联合中药熏蒸法治疗寻常型银屑病30例，对照组30例单予中药汤剂口服治疗，均治疗12周。结果观察组总有效率为93.33%，对照组总有效率为66.67%。

（4）中药封包。中药封包法是将药物涂抹于皮损部位后，用保鲜膜等加以覆盖从而使药效更好发挥的方法。该法利用中药膏活血化瘀、祛风止痒、养血润肤等作用配以封包加强药物的渗透，提高疗效。

王淑惠[50]用自体对照的方法，观察采用紫色膏封包治疗静止期银屑病56例的疗效。患者右下肢（治疗组）外涂紫色膏，并用扎过针孔的塑料薄膜封包以利于透气，左下肢（对照组）只外涂紫色膏。7d为1个疗程，共治疗3个疗程。结果治疗组有效率（91.07%）明显优于对照组（42.86%）。

（二）现代医学研究

1. 发病机制研究

关于银屑病的发病机制目前尚无定论，细胞免疫系统异常与角质形成细胞异常是银屑病皮损组织的两大特征性表现，也是银屑病发病机制研究的主要切入点。

其中，辅助性T细胞（helper T cell，Th）17淋巴细胞及其细胞因子、角质形成细胞的信号转导通路与角质形成细胞中微RNAs（microRNAs，miRNAs）表达水平等是近年来的研究热点[51]。银屑病的发病机制复杂，涉及免疫应答、炎症介质、细胞因子、基因遗传等因素。同时，与环境因素息息相关，如吸烟、饮酒及精神压力等均可诱发或加重银屑病[52]。

2. 药物治疗研究

银屑病根据病情轻重可以分为轻、中、重度，在治疗过程中轻症患者可能使用单一治疗能够达到控制病情的目的。但对于重度银屑病患者，需要可以起效快且能够长期维持疗效的药物，而单一方法可能往往不能达到治疗效果，所以一般现主张上述几种方法联合治疗同时结合个体差异采取针对性的个体化治疗。

（1）全身治疗药物。①视黄酸类。视黄酸能有效抑制角质形成细胞的角化过程，并有调节免疫、抑制皮质分泌和抗炎的作用。第二代视黄酸代表药阿维A为目前治疗银屑病的主要药物之一，阿维A治疗银屑病效果好，并且安全性较高，对需长期服药的患者依从性好，目前已被广泛用于治疗重症银屑病[53]。②氨甲蝶呤。氨甲蝶呤治疗银屑病已有数十年的历史，疗效较确切。因氨甲蝶呤有严重的不良反应，目前，氨甲蝶呤仅适用于中重度、顽固性、致残性银屑病患者。氨甲蝶呤主要抑制增殖的淋巴样细胞，特别是激活的T淋巴细胞，抑制角朊细胞增殖，并能减少表皮炎性细胞趋化性，减轻皮肤炎症[54]。③环孢素。环孢素是一种免疫抑制剂，能抑制角质形成细胞增殖、阻止T细胞激活和白细胞介素2及其他细胞因子的转录。环孢素对所有类型的银屑病治疗效果显著，但需维持治疗；其不良反应明显，主要有高血压、明显的肾毒性、电解质紊乱等，并可引起恶性肿瘤等疾病。环孢素一般仅作为中、重度银屑病患者的治疗药物，使用时多联合其他药物，以减轻不良反应，症状缓解后应及时减量直至停药[55]。

（2）常用外用药物。①类固醇皮质激素。目前对于寻常型银屑病一般不主张全身应用类固醇皮质激素，而对局限性银屑病可考虑短时局部外用。外用糖皮质激素的疗效与糖皮质激素的活性、浓度和剂型等有关。通常将糖皮质激素分4级：超强效、强效、中效和弱效。使用超强效糖皮质激素的时限通常在2～4周，原则上在取得明显疗效后逐渐减量，不主张长期连续使用。②维生素D_3衍生物。主要通过抑制表皮增殖，促进角质分化和免疫调节而发挥作用。适用于静止期斑块状银屑病。与糖皮质激素相比，该类药物作用持续时间更长。维生素D_3衍生物与糖皮质激素联合、交替使用，可增加疗效，降低不良反应。

（3）系统使用生物制剂。目前临床治疗银屑病的生物制剂包括：TNF-α抑制剂、IL-12/23抑制剂、IL-17A抑制剂。TNF-α抑制剂主要包括：依那西普单抗、英夫利昔单抗、阿达木单抗等；IL-12/IL-23抑制剂包括：乌司奴单抗、古塞奇尤单抗；IL-17A抑制剂包括：司库奇尤单抗、依奇珠单抗。

总之，由于银屑病病因复杂，各类药物的作用机制也各不相同，副作用亦有差别，因此治疗适用范围及方式也有不同。银屑病的治疗不是单用某一种药物治疗就足够的，需要联合用药，以达到最佳的治疗效果，而减少副作用。除以上药物之外，目前与银屑病致病相关的选择性信号通路及其分子靶向药物已进入不同阶段的临床研究，包括细胞信号转导小分子抑制剂、IL及其受体抑制剂、T细胞靶向治疗药物等。随着对银屑病发病机制的研究逐渐深入，一些新的作用靶点的药物出现，并已进入临床试验阶段，如JAK抑制剂、TYK2抑制剂、磷酸二酯酶4抑制剂等[56]。

（储开宇　莫惠芳　王键旋）

● 参考文献

[1]　曹爽，周妍妍，闫景东，等.中医药调控银屑病相关信号通路研究进展[J].中国实验方剂学杂志，2021，27（15）：243-250.

[2] 王雾，杨梅，蒋梦雅，等．人参皂苷CK对咪喹莫特诱导小鼠银屑病的治疗作用[J]．中国药理学通报，2021，37（1）：31-37．

[3] 雷鸣，刘瑞，姚斌，等．寻常型银屑病患者p38MAPK/Th17信号通路相关细胞因子表达及龙胆泻肝汤加减的影响作用[J]．时珍国医国药，2020，31（6）：1342-1347．

[4] 高扬，孙文，高艳峰，等．银屑1号下调小鼠银屑病模型炎性因子及NF-κB表达的调控机制[J]．中国皮肤性病学杂志，2017，31（10）：1131-1134．

[5] 马可芹，郝平生，李娇慧，等．代谢组学与银屑病证候本质研究进展[J]．辽宁中医杂志，2014，41（3）：591-593．

[6] 刘卫红，李萍，王萍，等．银屑病血热证患者治疗前后血浆代谢组学分析[J]．首都医科大学学报，2009，30（4）：430-435．

[7] 唐雪勇，习庆春，李鑫，等．基于广泛靶向代谢组学技术的寻常型银屑病血热证、血瘀证、血燥证患者唾液代谢组学研究[J]．中医杂志，2021，62（9）：789-795．

[8] 魏政，苏慧琳，王秋红，等．银屑病免疫异常的分子机制[J]．广东药科大学学报，2020，36（1）：145-150．

[9] TONEL G，CONRAD C，LAGGNER U，et al．Cutting edge：a critical functional role for IL-23 in psoriasis[J]．J Immunol，2010，185（10）：5688-5691．

[10] GIROLOMONI G，STROHAL R，PUIG L，et al．The role of IL-23and the IL-23/TH 17 immune axis in the pathogenesis and treatment of psoriasis[J]．J Eur Acad Dermatol Venereol，2017，31（10）：1616-1626．

[11] DENG Y X，CHANG C，LU Q J．The inflammatory response in psoriasis：a comprehensive review[J]．Clin Rev Allergy Immunol，2016，50（3）：377-389．

[12] ZHANG L，YANG X Q，CHENG J，et al．Increased Th17 cells are accompanied by FoxP3（+）Treg cell accumulation and correlated with psoriasis disease severity[J]．Clin Immunol，2010，135（1）：108-117．

[13] 迮侃，陈曦，赵淮波，等．基于集对分析成果的寻常型银屑病血热证诊疗方案的临床研究[J]．中医杂志，2019，60（10）：849-852．

[14] 北京中医医院．赵炳南临床经验集[M]．北京：人民卫生出版社，2006：269-274．

[15] 边晶．张洪义教授治疗白疕验案拾遗[J]．天津中医药，2016，33（12）：713-714．

[16] 徐明．清热凉血汤治疗寻常型银屑病血热证临床疗效观察[J]．辽宁中医药大学学报，2013，15（1）：177-178．

[17] 郭兰天，于军．水牛角蜂房汤治疗寻常型银屑病血热证验案[J]．亚太传统医药，2021，17（4）：94-96．

[18] 唐志铭，荆梦晴，丁继存，等．犀地凉血方治疗寻常型银屑病血热证59例临床观察[J]．湖南中医杂志，2021，37（2）：43-45．

[19] 刘芳艳，吴军，万鹏．从瘀热论治银屑病[J]．亚太传统医药，2019，15（4）：80-82．

[20] 原凡，李娜，闫旺娟，等．益气化瘀汤联合刺络拔罐法治疗寻常型银屑病血瘀证的临床观察[J]．中国民间疗法，2019，27（17）：50-51．

[21] 杨雪圆，闫小宁，蔡宛灵．闫小宁教授运用克银汤治疗血瘀型银屑病经验[J]．浙江中医药大学学报，2021，45（2）：202-204+208．

[22] 钱方．活血消银片对血瘀型银屑病的表皮增殖、微循环的影响及临床观察[D]．长沙：湖南中医药大学，2008．

[23] 胡幸，李刚．李刚治疗寻常型银屑病经验[J]．中医临床研究，2018，10（33）：72-74．

[24] 吴科佳．加减当归饮子治疗银屑病血虚风燥证的临床研究[D]．南京：南京中医药大学，2014．

[25] 李巍．加减消银解毒汤对寻常型银屑病阴虚血燥证的临床研究[D]．北京：北京中医药大学，2004．

[26] 中华中医药学会皮肤科分会，北京中医药学会皮肤病专业委员会，北京中西医结合学会皮肤性病专业委员会．寻常型银屑病（白疕）中医药循证临床实践指南（2013版）[J]．中医杂志，2014，55（1）：76-82．

[27] 叶峻宏，刘巧．刘巧教授从毒论治银屑病经验[J]．中国中西医结合皮肤性病学杂志，2012，11（6）：390-391．

[28] 李红毅，戴品．禤国维解毒法治疗白疕临证思辨特点浅析[J]．中国中西医结合杂志，2015，35（11）：1293．

[29] 刘立玲，苏晓慧，田雅格，等．两个厂家的雷公藤多苷片对CIA模型大鼠干预作用比较[J]．中国实验方剂学杂志，2019，25（14）：84-92．

[30] 刘伟．雷公藤多甙治疗寻常型银屑病的疗效及对T细胞亚群的影响[J]．现代中西医结合杂志，2015，24（27）：2996-2998．

[31] WU C, JIN H Z, SHU D, et al. Efficacy and safety of Triptery-giumwilfordii hook F versus acitretin in moderate to severe psoriasis vulgaris: a randomized clinical trial[J]. Chinese Medical Journal（Engl）, 2015, 128（4）: 443-449.

[32] 马永宾, 成述昌, 王秀媛. 雷公藤治疗进展期寻常型银屑病的双盲研究[J]. 中国疗养医学, 2000, 7（6）: 38-40.

[33] 李梅, 王素玲, 李欣, 等. 复方甘草酸苷联合维胺酯胶囊治疗寻常性银屑病临床研究[J]. 新中医, 2015, 47（6）: 213-214.

[34] 许丽, 程培华, 蒙坚. 复方甘草酸苷联合阿维A治疗寻常型银屑病的Meta分析[J]. 实用老年医学, 2014, 28（3）: 204-207.

[35] 卢传坚, 喻靖傑, 邓浩, 等. 口服中成药治疗银屑病的研究进展[J]. 皮肤科学通报, 2018, 35（1）: 10, 96-104.

[36] 中华中医药学会皮肤科分会. 皮肤科分会银屑病中医治疗专家共识（2017年版）[J]. 中国中西医结合皮肤性病学杂志, 2018, 17（3）: 273-277.

[37] 陈健, 孙力. 消银颗粒治疗寻常型银屑病的临床观察[J]. 临床合理用药杂志, 2012, 5（31）: 52-53.

[38] 张静, 林绍辉. 消银颗粒与迪银片联合治疗寻常型银屑病44例[J]. 福建中医药, 2004, 35（5）: 31.

[39] 陈斌. 消银颗粒联合阿维A胶囊治疗寻常型银屑病74例[J]. 现代中医药, 2007, 27（6）: 29-30.

[40] 黄英爱, 华亮, 王一飞, 等. 中药药浴治疗寻常型银屑病的临床进展[J]. 辽宁中医杂志, 2021, 48（1）: 206-209.

[41] 张添. 生元饮联合中药药浴治疗血热型寻常型银屑病临床疗效观察[J]. 亚太传统医药, 2017, 13（13）: 146-147.

[42] 陈乐, 闫小宁, 赵一丁, 等. 中药联合钙泊三醇倍他米松软膏及钙泊三醇软膏序贯治疗寻常型银屑病（血热证）的疗效观察[J]. 中国中西医结合皮肤性病学杂志, 2016, 15（4）: 218-220.

[43] 谢韶琼, 汪青良, 宋勋. 中西医结合治疗寻常型银屑病45例疗效观察[J]. 河北中医, 2012, 34（9）: 1350-1352.

[44] 宋勋, 唐苏为, 姜文成, 等. 中药药浴联合NB-UVB照射治疗稳定期寻常性银屑病及其对患者生活质量的影响[J]. 中国皮肤性病学杂志, 2017, 31（7）: 757-759, 783.

[45] 张立新, 杨顶权, 宋佩华. 普连膏在银屑病治疗中的应用[J]. 中医外治杂志, 2000, 9（5）: 22-23.

[46] 李宗明, 孙晓莉, 康仓平, 等. 克银膏治疗寻常型银屑病258例[J]. 实用中医药杂志, 2001, 17（12）: 32-33.

[47] 刘爱萍, 刘美荣, 张树平. 复方莪倍软膏治疗斑块状银屑病[J]. 陕西中医, 2013, 34（3）: 334-335.

[48] 周桂金. 中药熏蒸治疗寻常型银屑病临床研究[J]. 中国疗养医学, 2015, 24（2）: 146-148.

[49] 卞青, 蔡希, 唐烨. 中药熏蒸法治疗寻常型银屑病60例[J]. 长春中医药大学学报, 2014, 30（3）: 509-511.

[50] 王淑惠. 紫色膏封包治疗寻常型银屑病静止期56例[J]. 四川中医, 2003, 21（4）: 69-70.

[51] 程龙龙, 姜述堃, 杜阳, 等. 银屑病的发病机制及其研究进展[J]. 医学综述, 2019, 25（2）: 227-232.

[52] CONRAD C, GILLIET M, PSORIASIS. From pathogenesis to targeted therapies[J]. Clin Rev Allergy Immunol, 2018, 54（1）: 102-113.

[53] 陈丹, 毛舒和. 阿维A胶囊治疗重症银屑病疗效观察[J]. 中国麻风皮肤病杂志, 2006, 22（8）: 685.

[54] 李常兴, 张锡宝, 吴志华, 等. 甲氨蝶呤对银屑病患者皮损内VEGF mRNA影响的研究[J]. 中国皮肤性病学杂志, 2005, 19（9）: 522-524.

[55] 李卫红, 范团起. 低剂量环孢素A联合阿维A治疗中重度银屑病疗效观察[J]. 山东医药, 2009, 49（22）: 86-87.

[56] BALOGH E A, BASHYAM A M, GHAMRAWI R I, et al. Emerging systemicdrugs in the treatment of plaque psoriasis[J]. Expert Opin Emerg Drugs, 2020, 25（2）: 89-100.

第二章　湿疮（湿疹）

第一节　概　　述

　　湿疮是一种由多种内外因素引起的具有渗出倾向的皮肤炎症性疾病。以多形性皮损、对称分布、有渗出倾向、自觉瘙痒、反复发作、易成慢性为临床特征。中医古籍又称湿疮为浸淫疮、香瓣疮、四淫、火疮、绣球风、奶癣等，与现代医学湿疹较类似，也包括其他皮炎湿疹类皮肤病，如特应性皮炎、接触性皮炎、淤积性皮炎等多种疾病。

　　中医对湿疮的记载有悠久的历史，在湿疮的病名、病因病机、证治方面积累了丰富的文献资料和证治经验，对指导临床实践具有重要意义。

第二节　病 因 病 机

一、中医学对湿疮病因病机的认识

　　关于湿疮的病因病机，清代医家沈金鳌在《杂病源流犀烛·湿病源流》中指出："湿之为病，内外因固俱有之。其由内因者，则脾土所化之湿，火盛化为湿热，水盛化为寒湿……其由外因者，则为天雨露、地泥水、人饮食与汗衣湿衫。"较好地概括了湿疮的病因病机。湿疮的发生缘于禀赋不耐，腠理不密，外界风热湿邪侵袭；或居住潮湿，风邪侵袭，风湿之邪与内在湿热之邪相合，发于肌肤；或饮食不节，过食辛辣肥甘厚味及荤腥动风之品，损伤脾胃，脾失健运，湿浊内停，蕴久化热，内蕴血分，外搏肌肤而发；或患病日久，湿热久羁，耗伤阴血，血虚生风化燥，致肌肤失养而粗糙肥厚。

二、现代医学对湿疹致病因素的认识

　　本病的发病机制尚不明确。目前多认为是在机体内部因素如免疫功能异常、皮肤屏障功能障碍等的基础上，由多种内外因素综合作用的结果。免疫性机制如变态反应和非免疫性机制如皮肤刺激均参与发病过程。微生物可以通过直接侵袭、超抗原作用或诱导免疫反应引发或加重湿疹。

第三节　诊断与鉴别诊断

一、诊断

（一）临床表现

根据病程和皮损特点，湿疮一般分为急性、亚急性、慢性三类。

1. 急性湿疮

起病较快，常对称发生，可发于身体的任何一个部位，亦可泛发于全身，但以面部的前额、眼皮、颊部、耳部、口唇周围等处多见。初起皮肤潮红、肿胀、瘙痒，继而在潮红、肿胀或其周围的皮肤上，出现丘疹、丘疱疹、水疱。皮损群集或密集成片，形态大小不一，边界不清。常因搔抓而导致水疱破裂，形成糜烂、流滋、结痂。自觉瘙痒，轻者微痒，重者剧烈瘙痒呈间歇性或阵发性发作，常在夜间增剧，影响睡眠。皮损广泛者，可有发热、大便秘结、小便短赤等全身症状。

2. 亚急性湿疮

多由急性湿疮迁延而来，急性期的红肿、水疱减轻，流滋减少，但仍有红斑、丘疹、脱屑。自觉瘙痒，或轻或重，一般无全身不适。

3. 慢性湿疮

多由急性、亚急性湿疮反复发作而来，也可起病即为慢性湿疮，其表现为患部皮肤增厚，表面粗糙，皮纹显著或有苔藓样变，触之较硬，暗红或紫褐色，常伴有少量抓痕、血痂、鳞屑及色素沉着，间有糜烂、流滋。自觉瘙痒剧烈，尤以夜间、情绪紧张、食辛辣鱼腥动风之品时为甚。若发生在掌跖、关节部，易发生皲裂，引起疼痛。病程较长，数月至数年不等，常伴有头昏乏力、腰酸肢软等全身症状。

4. 特定部位及特殊类型的湿疮

虽有上述共同表现，但由于某些特定的环境或特殊的致病条件，湿疮可有下列特殊类型。

（1）头面部湿疮。发于头皮者，多有糜烂、流滋，结黄色厚结，有时头发黏集成束状，常因染毒而引起脱发。发于面部者，多有淡红色斑片，上覆以细薄的鳞屑。

（2）耳部湿疮。好发于耳窝、耳后皱襞及耳前部。皮损为潮红、糜烂、流滋、结痂及裂隙，耳根裂开，如刀割之状，痒而不痛，多对称发生。

（3）乳房部湿疮。主要发生于女性，表现为皮肤潮红、糜烂、流滋，上覆以鳞屑，或结黄色痂皮。自觉瘙痒，或有皲裂而引起的疼痛。

（4）脐部湿疮。皮损为鲜红色或暗红色斑片，有流滋、结痂，边界清楚，不累及外周正常皮肤。常有臭味，亦易染毒而出现红肿热痛，伴发热畏寒，便秘溺赤。

（5）手部湿疮。皮损形态多种，可为潮红、糜烂、流滋、结痂。易反复发作，可致皮肤粗糙肥厚。冬季常有皲裂而引起疼痛。发于手背者，多呈钱币状；发于手掌者，皮损边缘欠清。

（6）小腿部湿疮。多见于长期站立者，皮损主要发于小腿下三分之一的内外侧。常先有局部青筋暴露，继则出现暗红斑，表面潮湿、糜烂、流滋，或干燥、结痂、脱屑，呈局限性或弥漫性分布。病程迁延，反复发作，可出现皮肤肥厚粗糙，色素沉着或减退。

（7）阴囊湿疮。多发于阴囊，有时延及肛门周围，少数累及阴茎。急性期表现为潮红、肿胀、糜烂、渗出、结痂；慢性期则表现为皮肤肥厚粗糙，皱纹加深，色素沉着，有少量鳞屑，常伴有轻度糜烂渗出。病程较长，常数月、数年不愈。

（二）辅助检查

1. 实验室检查

在患者治疗前，需要行实验室常规检测，以了解患者的一般状况以及是否适于采取相应的治疗措施。包括：①血常规检测；②肝肾功能等检测及其他必要的生化检查；③必要时行过敏原检查。

2. 影像学检查

（1）组织病理。海绵水肿是湿疹的共同特点，在不同病期海绵水肿的程度有差异。包括：①急性期：表现表皮内海绵水肿，典型病例可见细胞间桥粒，严重时可形成表皮内多发的大小不一的水疱，真皮内可有轻度的血管周围淋巴细胞浸润，有时伴有嗜酸性粒细胞浸润；②慢性期：海绵水肿现象减轻，同时伴有表皮增生，以及角化过度、角化不全等现象。同时因长期搔抓可出现类似慢性苔藓样皮炎的病理改变。

（2）皮肤镜检查。急性湿疹的皮肤镜下可见红斑，偶可见联系。慢性湿疹在皮肤镜下可见暗红色背景、点状血管或球状血管、灶状分布的黄色鳞屑。

（三）诊断要点

诊断主要依据皮疹特点，表现为多形性、易渗出、多对称、痒剧烈、易反复等特征，不难做出诊断。同时还要结合病史资料，包括发病情况、演变及消长规律、伴随症状、治疗反应等，既往史和家族史等亦具有重要参考价值。

二、鉴别诊断

1. 白屑风（脂溢性皮炎）

损害边界不清，基底部淡红，鳞屑少而呈油腻性，带黄色，刮去后不呈点状出血，无束状发，日久有脱发，好发于头皮及颜面部。

2. 鹅掌风（手癣）

多发生在手掌，常单侧发病，真菌检查结果呈阳性。

第四节 治疗概况

一、中医辨证论治

（一）辨证选择口服中药汤剂

1. 湿热浸淫证

主证：发病急，皮损潮红灼热，瘙痒无休，渗液流滋；伴身热，心烦，口渴，大便干，尿短赤；舌红，苔薄白或黄，脉滑或数。

治法：清热利湿。

方药：龙胆泻肝汤（偏于肝胆湿热者）、萆薢渗湿汤（偏于脾胃湿热者）加减。

龙胆泻肝汤：龙胆草，黄芩，栀子，泽泻，木通，车前子，当归，生地黄，柴胡，生甘草。

萆薢渗湿汤：萆薢，薏苡仁，黄柏，茯苓，牡丹皮，泽泻，滑石，通草。

加减：水泡多，破溃后流滋多者，加土茯苓、鱼腥草；热盛者，加黄连解毒汤；瘙痒重者，加地肤子、白鲜皮。

辨证分析：湿热浸淫，热重于湿，故发病急，皮损潮红灼热，伴身热，心烦口渴，大便干，尿短赤；湿热浸淫肌肤则瘙痒无休，渗液流汁；舌红、苔薄白或黄、脉滑或数为湿热之象。

2. 脾虚湿蕴证

主证：发病较缓，皮损潮红，瘙痒，抓后糜烂流滋，可见鳞屑；伴纳少，神疲，腹胀便溏；舌淡胖，苔白或腻，脉弦缓。

治法：健脾利湿。

方药：除湿胃苓汤（偏于湿盛，渗液较多者）或参苓白术散（偏于脾虚，纳少便溏较重者）加地肤子、白鲜皮。

除湿胃苓汤：苍术，厚朴，陈皮，猪苓，泽泻，茯苓，白术，生甘草，滑石，防风，山栀子，木通，肉桂。

参苓白术散：党参，莲肉，白扁豆，桔梗，砂仁，薏苡仁，山药，陈皮，茯苓，白术，甘草。

辨证分析：饮食不节，日久伤脾，脾虚生湿，蕴积肌肤，故发病较缓，皮损潮红，瘙痒，抓后糜烂渗出；脾虚湿阻中焦则纳少，神疲，腹胀便溏；舌淡胖、苔白或腻、脉弦缓为脾虚湿蕴之象。

3. 血虚风燥证

主证：病久，皮损色暗或色素沉着，剧痒，或皮损粗糙肥厚；伴口干不欲饮，纳差腹胀；舌淡，苔白，脉细弦。

治法：养血润肤，祛风止痒。

方药：当归饮子加丹参、鸡血藤、乌梢蛇。

组成：当归，白芍，川芎，生地黄，白蒺藜，炙甘草，黄芪，荆芥，防风，何首乌。

加减：瘙痒不能入眠者，加珍珠母、夜交藤、酸枣仁，以养心安神。

辨证分析：久病耗伤阴血，或脾虚生化之源不足，致血虚生风化燥，肌肤失养，故病久，皮损色暗或色素沉着，剧痒，或皮损粗糙肥厚；阴血不足则口干不欲饮，脾虚则纳差腹胀；舌淡、苔白、脉细弦为血虚风燥之象。

二、中医特色治疗

（一）中药外治法

1. 急性湿疮

急性湿疮以皮肤潮红、渗液或糜烂、水泡为主，以清热安抚、避免刺激为原则，用硼酸洗液外敷；或者选择中药煎剂外洗，药物组成：马齿苋、徐长卿、土茯苓、苦参等。

2. 亚急性湿疮

亚急性湿疮以消炎、止痒、干燥、收敛为原则，用皮肤洗外用颗粒（本院制剂，主要成分：毛麝香、土荆芥、松叶等）温水冲开外洗。其功能主治：凉血解毒，祛风止痒，用于治疗瘙痒性皮肤病等。去除急性或亚急性湿疮表面渗液、鳞屑，祛风利湿止痒，消炎消肿。用法用量：外用，每次1袋，每日1～2次，每袋用1L开水溶解后熏洗患处。

3. 慢性湿疮

慢性湿疮治则为止痒，抑制表皮细胞增生，促进真皮炎症浸润吸收，选用鱼肝油软膏（本院制剂）外涂。

（二）自血疗法

自血疗法是穴位注射中的一种特殊治疗方法，其利用自体血可诱导和激发自身免疫系统产生非特异性免疫作用、增强人体免疫力、抑制变态反应发生的功能，而起到治疗作用。

（1）取穴。曲池、足三里。

（2）定位。曲池：手阳明大肠经穴。屈肘，在肘横纹外侧端与肱骨外上髁连线中点。足三里：足阳明胃经穴。在小腿前外侧，屈膝，当犊鼻下3寸，距胫骨前缘一横指（拇指）处。

（3）操作方法。（以曲池穴为例）用5mL注射器于肘静脉处抽取2mL血液。用安尔碘消毒单侧曲池穴皮肤，将注射针头垂直刺入穴位约1.5～2cm，得气后注射2mL血液到穴位中，下次另一侧同法。每周2次，每次单侧1个穴位，曲池、足三里两穴依次交替进行。

（4）作用。清热活血，健脾利湿。湿疮多从脾胃经论治。曲池为手阳明之合穴，有清热利湿，凉血祛风之功效；足三里为足阳明胃经之合穴，有调理脾胃，利湿化痰，通经活络的作用。

（三）火针疗法

（1）取穴。肺俞、膈俞。

（2）定位。肺俞：在背部，当第3胸椎棘突下，旁开1.5寸。足太阳膀胱经穴，肺的背俞穴。膈俞：在背部，当第7胸椎棘突下，旁开1.5寸。足太阳膀胱经穴，八会穴之血会。

（3）操作方法。在施术局部皮肤涂上一层万花油，用中粗火针在酒精灯上烧至红白后，迅速在穴位上频频轻刺，刺入皮肤约1mm，每穴点刺2～3次。术毕在局部再涂上一层万花油。每周2～3次。

（4）作用。益气固表，活血祛风。肺主皮毛，肺俞为肺气输注于背部的穴位，有养阴清肺，益气固表的作用。膈俞为血会，有补养气血，活血凉血的功效。

（5）注意事项。火针后当天，局部避免接触冷水，注意局部皮损的保护；火针后忌食辛辣刺激、鱼腥虾蟹及发物。

三、中西医结合治疗

急性湿疮可选用系统药物包括：抗过敏药，如西替利嗪、氯雷他定、咪唑斯汀、酮替芬等；甘草酸苷，如复方甘草酸苷等；维生素C、钙剂；病情重者短期加用糖皮质激素；外用3%硼酸液湿敷局部，外用氧化锌洗剂、炉甘石洗剂等治疗。亚急性湿疮系统用药同急性湿疹，局部外用炉甘石洗剂及含糖皮质激素的霜剂。慢性湿疮系统用药同急性湿疹，外用糖皮质激素软膏及酊剂等。西医治疗虽短期内可控制症状，停药后部分患者症状反复，中西医结合在湿疮的治疗中有一定优势。

中西医结合治疗有多种方案，包括中药联合西药内服治疗、西药内服联合中药外用治疗、中药内服联合西药外用治疗、中西医外用治疗等。中药内服根据辨证选方加减，也可选择一些中成药治疗，例如：白芍总苷胶囊、湿毒清胶囊、肤痒颗粒、消风止痒颗粒等。外用中药选择皮肤洗外用颗粒（本院制剂）或者马齿苋30g、黄柏30g，煎水1L，冷洗或湿敷10min，每日2次。适用于急性或亚急性湿疮渗出较明显者。

四、难点分析

（一）现状分析

湿疮以多形性皮损、对称分布、有渗出倾向、自觉瘙痒、反复发作、易成慢性为临床特征。可发生于任何年龄、性别和季节，而以先天禀赋不耐者为多，严重影响患者生活质量。如何快速止痒，减少复发，改善患者生活质量，是中西医面临的实际问题。西医治疗，以抗组胺药为代表，可短期内控制症状，但停药后部分患者症状反复，一些新的治疗药物如生物制剂，可控制瘙痒和减轻皮疹，但在延缓复发方面，疗效仍待观察。

中医学认为湿疮是由于禀赋不耐，风湿热浸淫肌肤而成，或因脾失健运或营血不足，湿热逗留，以致血虚风燥，肌肤失养。治疗上采用辨证论治的方法，可取得较好的疗效。由于湿疮本身的特点是伴有剧烈瘙痒，易反复发作和慢性化，中医治疗难点是如何控制瘙痒，改善皮肤肥厚，减少反复发作等。

（二）中医难点分析

1. 控制瘙痒

中医论"痒"，多离不开"风"邪，故止痒也常从"风"论治。若欲祛风止痒，可用解表之紫苏叶、防风、钩藤、薄荷、蝉蜕等。中医学认为："祛风先行血，血行风自灭"，故祛风止痒的同时，可酌配伍养血、活血药。慢性顽固性湿疹，局部皮肤有明显干燥、粗糙、肥厚、苔藓样变、剧烈瘙痒者，通常认为是风、湿、瘀搏结所致，非一般祛风除湿药能治。所以，常常需在辨证的基础上，选加一些具有入里搜风、走窜通络、化瘀止痒的虫类药进行治疗，如乌梢蛇、蜈蚣、全蝎、僵蚕、地龙等。对部分顽固瘙痒的湿疹患者，用疏风、散风、搜风诸品，痒感不减，反有加重趋势者，影响睡眠者，可酌加镇静安神、平肝息风之品，如酸枣仁、柏子仁、合欢皮、夜交藤、石决明、生龙骨、生牡蛎、珍珠母等。

2. 减少复发

中医理论认为多数疾病是"内伤七情，外感六淫"，湿疮亦不例外，所以减少疾病的复发，首先要做好生活、饮食、精神调理。避免外界刺激：忌用热水烫洗、过度搔抓，宜穿棉质内衣，尽量不穿尼龙化纤内衣。少用碱、肥皂致皮肤更干燥或化妆品类致敏物。中药外洗时，切忌过热烫洗或用力擦洗，宜微温轻柔泡洗。饮食宜清淡，忌肥甘、辛辣及海鲜之品，不饮酒，不吸烟，少吃牛肉、烧鹅、烧鸭等。精神紧张、失眠、过劳、情绪变化等，常可使病情加重或湿疹发作，患者可参加一些体育活动以促进身心健康，避免精神紧张和过度劳累。中医学也强调病后调养，以期达到巩固疗效的目的，在湿疮疾病痊愈或控制后，其善后调养可给予健脾祛湿或养血祛风，或辨证用药，以巩固疗效，减少湿疹的复发。

五、医案验方

罗某，男，7岁。发病节气：小寒。因"躯干、四肢红斑、丘疹，瘙痒3天"入院。患儿3天前开始出现躯干、四肢红斑、丘疹，瘙痒明显。发病以来，纳眠可，二便调。体格检查：躯干、四肢部可见红斑，其上有轻微鳞屑，渗液。舌淡红，苔薄白，脉浮。

辅助检查：血分析未见明显异常。

中医诊断：湿疮，脾虚湿困证。

西医诊断：湿疹。

治法：健脾利湿止痒。

处方：①苍术5g，麦芽3g，制陈皮3g，甘草5g，茯苓15g，滑石15g，紫苏叶15g，蝉蜕3g，钩藤15g，泽泻10g，浮小麦15g，牡蛎15g，水煎服，每日1剂，共7剂。②皮肤洗外用颗粒（本院制剂）外洗患处，每日1次，每袋用1L开水溶解后熏洗患处。③糠酸莫米松乳膏1支外用。④饮食注意：多吃蔬菜、水果等清淡食物，少吃辛辣刺激食物。

二诊：一周后复诊。患者皮疹发作较前减少，纳眠好，二便调。舌淡红苔薄白，脉滑。守上方再予7剂。

第五节 辨 证 施 护

一、辨证护理

1. 湿热浸淫者：清热利湿，祛风止痒

（1）居住处应通风干燥；注意皮肤的清洁，勿用肥皂、避免热水烫洗、烈性药物刺激剂

搔抓。

（2）饮食宜清淡，忌肥甘，保持大便通畅。

（3）因湿疹瘙痒无休，指导患者避免烦躁，剧痒难以入寐时遵医嘱口服止痒药。

（4）若滋水较多时，可遵医嘱给予中药洗浴。

（5）可在睡前按摩太白穴以镇静安神止痒。

（6）急性湿疹或慢性湿疹急性发作期间，应暂缓注射和接种疫苗。

2. 脾虚湿蕴、糜烂渗出时：清热燥湿，健脾止痒

（1）保持居住环境整洁、舒适，保护皮肤。

（2）饮食宜清淡、易消化，多食蔬菜和水果，忌食辛辣及发物等；注意发现能加重或诱发本病的食物，并避免再食用。

（3）让患者了解有关本病的有关知识，稳定患者的情绪，增强患者治疗疾病的信心。

（4）遵医嘱给予中药擦洗或涂抹，可以使用青鹏软膏涂抹患处。

3. 血虚风燥、剧痒时：养血祛风，清热化湿

（1）保持室内清洁，注意保持大便通畅。

（2）饮食宜清淡、易消化，多食蔬菜和水果，忌食辛辣及发物等。

（3）稳定患者情绪，树立康复信心。

（4）可选用各种软膏剂、乳剂外擦，或使用丹皮酚软膏涂抹皮肤。

（5）可用艾条熏患处止痒。

二、辨证施膳

湿疮饮食宜清淡、易消化，多食蔬菜和水果，忌食辛辣及发物之品。若发现某种食物能加重或诱发本病时，应禁忌食。不饮酒、浓茶及咖啡。

1. 湿热浸淫者，清热祛湿

可通过食疗帮助清热祛湿，达到保健的效果。推荐乳鸽汤和冬瓜荷叶扁豆薏米煲猪骨汤。

乳鸽汤原料：清补凉汤料（薏苡仁、山药各10g，莲子、百合、玉竹、芡实各6g）一包、乳鸽两只、猪瘦肉半斤。

做法：乳鸽、猪瘦肉、清水各适量同煲三小时，用盐调味即可饮食。

功效：有去湿、开胃、除痰、健肺的功效。

冬瓜荷叶扁豆薏米煲猪骨汤原料：冬瓜若干、荷叶、扁豆、薏苡仁、猪骨。

做法：冬瓜切厚块，荷叶剪成两至三片，扁豆薏米稍浸泡。猪骨切段，用刀背稍敲裂，随后将所有食材一起放进瓦煲，加水大火煲滚后，改小火煲2小时即可。

功效：消暑清热，益气滋补。

2. 脾虚湿蕴者，健脾祛湿

可食用党参大枣粥或土茯苓眉豆猪脊骨汤，达到健脾祛湿的作用。

党参大枣粥原料：党参15g，大枣10枚，粳米100g，煮粥食用。

功效：健脾益气。

土茯苓眉豆猪脊骨汤原料：土茯苓200g，眉豆40g，猪脊骨250g，生姜2片。

做法：将各汤料与生姜一起放进瓦煲内，加入清水2L，武火煲沸后，改为文火煲一个半小时，调入适量的食盐便可。

3. 血虚风燥者，养血润燥

可食用八宝粥或者熟地当归粳米粥，以补气养血润燥。

八宝粥原料：芡实、薏苡仁、白扁豆、莲肉、山药、红枣、桂圆、百合各6g，粳米100g，先取上述八药煎煮40分钟，再加入大米继续煮烂成粥，可健脾胃、补气益肾、养血安神。

熟地当归粳米粥原料：熟地黄30g，当归20g，粳米40g。陈皮末少许。

第六节　循 证 研 究

一、基础研究

（一）中医基础研究

1. Th1/Th2平衡调节

湿疹的病因复杂，目前还存在较大分歧。研究表明，辅助型T细胞1（Th1）/Th2失衡是导致皮肤出现湿疹类炎症反应的重要机制，Th1/Th2功能失衡导致相应的细胞因子分泌障碍，Th1细胞主要分泌IL-2、TNF-α、IFN-γ并形成细胞免疫系统，Th2细胞主要分泌IL-4、IL-5、IL-6而形成体液免疫系统[1]。

邓晶晶等[2]观察瑶浴清消方对急性湿疹小鼠模型Th1/Th2调节平衡的作用，结果证实瑶浴清消方能有效缓解急性湿疹造成的小鼠耳郭皮肤损伤及肿胀度，减轻湿疹急性期炎症症状，其作用机制或是通过降低TNF-α、IL-4表达含量，升高IFN-γ表达含量，从而恢复Th1/Th2细胞平衡状态，达到治疗急性湿疹的目的。

2. Treg/Th17免疫平衡

李晓燕等[3]探究祛风止痒汤在湿热下注型肛周湿疹患者中的疗效及对Treg/Th17免疫平衡的影响，结果显示治疗后观察组的Th17细胞比率显著低于对照组，Treg细胞比率显著高于对照组，IL-6与TNF-α水平在治疗后显著低于对照组，表明祛风止痒汤可调节肛周湿疹患者的Treg/Th17免疫平衡及炎症水平，并通过这些途径发挥出良好的治疗疗效。

（二）现代医学基础研究

湿疹发病机制目前尚不明确，一般认为是由多种免疫因子引起的一种迟发型变态反应，与环境、遗传和精神因素等有关，而机体免疫功能紊乱及变态反应与急性湿疹的发病过程密切相关[4]。

研究显示，急性湿疹与Th1和Th2免疫功能失衡引起超敏反应有关。正常生理环境下，Th1和Th2之间相互制约，相互调节，处于动态平衡状态，以维持机体正常的体液免疫和细胞免疫，当机体受到致病菌侵袭时，上述平衡被打破，引起异常免疫反应[5]。

李春光等[6]研究显示湿疹模型大鼠IFN-γ明显降低，IL-4明显升高，治疗组和对照组均可明显升高IFN-γ水平，降低IL-4水平，两者合用作用明显。由此提示治疗组通过调节血清IFN-γ、IL-4水平，从而维持Th1/Th2细胞因子的动态平衡。李丽等[7]应用黄芪治疗湿疹小鼠，发现在实验过程中，小鼠耳郭肿胀慢慢减轻，炎症细胞也减少，治疗后，湿疹小鼠IFN-γ水平升高，且恢复趋向正常水平，表明黄芩的治疗是通过调节免疫细胞因子的平衡来实现的，提高IFN-γ的分泌从而遏制了IL-4的表达，使得Th0细胞向Th1细胞分化，从而增强了机体的细胞免疫功能。

二、临床研究

（一）中医研究

1. 辨证论治研究

在湿疹的治则治法中，明清之前的医书关于湿疹的记载，治疗方法以外治为主，明清以后，医家认为单纯的外用药治疗湿疹效果欠佳，故内治的辨证论治越来越受到重视。目前业内倾向于将湿疹分为三型：湿热浸淫、脾虚湿蕴、血虚风燥[8]。

（1）湿热浸淫证。古医籍中记载治疗湿疹湿热型首见于《医方集解》中的龙胆泻肝汤，诸药合用，共奏清泻肝胆实火，清利肝经湿热之功，使热清湿利而皮疹得消[9]。李建明[10]观察龙胆泻肝汤治疗湿热型慢性湿疹的效果，将50例湿热型湿疹患者随机分为两组。对照组采用西替利嗪治疗，观察组采用龙胆泻肝汤治疗。结果表明观察组的总有效率为96.0%，明显高于对照组的76.0%（P<0.05），表明龙胆泻肝汤治疗湿热型湿疹疗效良好，且能降低患者的复发率。丁黎薇等[11]随机将80例湿热浸淫型湿疹患者分为常规组40例和观察组40例，常规组患者内服氯雷他定片，观察组患者给予清热除湿汤（生石膏30g，生地黄、马齿苋、白鲜皮各15g，泽泻、连翘、苦参、牡丹皮、龙胆草、车前子、黄芩、金银花各10g，甘草5g）口服。治疗8周后，观察组临床总有效率为92.5%，明显高于常规组的77.5%（P<0.05），湿疹面积及严重指数（EASI）评分、瘙痒程度与不良反应发生率均低于常规组（P<0.05）。

（2）脾虚湿蕴证。刘浩恩等[12]将68例脾虚湿蕴型慢性湿疹作为治疗组，运用通阳化气汤，对照组使用西医常规治疗，结果表明通阳化气汤治疗脾虚湿蕴型湿疹取得良好的临床效果，刘氏认为慢性湿疹的主要证候类型之一是脾虚湿蕴。王月萍[13]分析64例脾虚湿蕴湿疹患者，治疗组给予术苓除湿汤治疗，结果显示治疗组疗效比对照组效果显著，且安全性高。谭凌玲[14]观察除湿胃苓汤治疗慢性湿疹的临床疗效，将患者随机分为治疗组和治疗组各200例，对照组口服盐酸依匹斯汀胶囊片和外用复方氟米松软膏，观察组在对照组的治疗基础上口服除湿胃苓汤（苍术15g、地肤子15g、白鲜皮15g、土茯苓15g、厚朴15g、白芍12g、茯苓10g、附子10g、防风10g、白术10g、陈皮8g、甘草6g）治疗，结果除湿胃苓汤能显著提高临床疗效，不良反应和复发率低，与对照组比较有显著性差异（P<0.05）。段垚等[15]运用升阳益胃汤加减治疗脾虚湿蕴型湿疹，发现升阳益胃汤能明显改善患者的皮损程度，治疗组有效率为91.67%，明显高于对照组（予氯雷他定片口服）的80.56%（P<0.05）。

（3）血虚风燥证。陈建宏[16]将60例血虚风燥型湿疹患者，随机分为治疗组30例，对照组30例，治疗组运用皮肤解毒汤，对照组运用氯雷他定片，疗程结束后对比有效率；结果显示治疗组痊愈2例，对照组痊愈0例。但两组复方情况，对照组高于治疗组；表明皮肤解毒汤治疗血虚风燥湿疹患者可降低复发率，长远疗效显著。王海亮等[17]观察润肤祛风汤为主综合疗法治疗老年慢性湿疹血虚风燥证的临床疗效，结果显示治疗组临床疗效总有效率为93.3%，对照组为81.7%，治疗组显著高于对照组（P<0.05）。

2. 中成药研究

中医治疗湿疹的优势体现在辨证论治，要发挥中成药治疗湿疹的疗效，需要认真观察体会，使用时也应谨守病机、抓住主证、辨证分型，在辨证论治的指导下选择。

（1）白芍总苷。白芍总苷能抑制迟发型超敏反应，主要通过抑制效应性T细胞、巨噬细胞和细胞毒性T细胞的活化作用，从而抑制淋巴细胞向局部集中和溶酶体的释放，中断Ⅳ型变态反应的进展；此外，白芍总苷具有抑制自身免疫反应及抗炎、镇痛、保肝、抗病毒等多种药理作用[18]。

袁景桃等[19]将126例慢性湿疹患者随机分为3组，A组口服白芍总苷胶囊2粒，每天3次，依巴斯汀10mg，每天1次；B组单纯口服依巴斯汀片，C组单纯口服白芍总苷胶囊，用法与治疗组相同，连续治疗2周为1个疗程。结果A组有效率为88.10%，明显高于B组的64.29%和C组的57.14%。

（2）防风通圣颗粒。赵婷等[20]将符合纳标准的108例患者分为试验组和安慰剂对照组。试验组服用防风通圣颗粒，每次3g，每天2次；对照组服用防风通圣颗粒模拟剂，每次3g，每天2次，疗程14d。用药2周后试验组愈显率33.81%，优于对照组。

（3）润燥止痒胶囊。润燥止痒胶囊的处方来自黔东南苗族地区的民间验方，主要药物是生地黄、制何首乌、苦参、桑叶、红活麻，具有养血滋阴，祛风止痒，润肠通便的功效。杨柳依等[21]将80例临床确诊的慢性湿疹患者随机分为两组，对照组40例口服咪唑斯汀缓释片10mg，外用复方薄荷脑软膏，每天2次，治疗组40例加服润燥止痒胶囊4粒，每天3次，治疗4周。观察发现治疗组有效率87.5%，对照组67.5%。两组有效率差异有显著性（P<0.05）。

3. 中医外治研究

（1）中药外洗。刘承德[22]用中药洗剂治疗急性湿疹。将50例患者随机分为2组，对照组25例内服盐酸西替利嗪片等，外用硼酸溶液湿敷治疗，治疗组25例用复方马齿苋洗剂治疗。药物组成：马齿苋、徐长卿、土茯苓、苦参等。治疗7天，治疗组和对照组总有效率分别为92%和72%，治疗组疗效优于对照组，差异有统计学意义（P<0.01）。

张雪梅等[23]用柏栀祛湿洗液治疗各型湿疹，将89例患者随机分为2组，对照组40例用洁尔阴洗液治疗，治疗组49例用柏栀祛湿洗液治疗。治疗组药物组成：黄柏、黄芩、大黄、栀子、半枝莲、白花蛇舌草、金银花、生地黄、鱼腥草、茵陈、柴胡、紫草、全蝎、连翘、通草、地肤子、滑石、知母等。治疗2周，治疗组和对照组显效率分别为81.6%和52.5%，治疗组疗效优于对照组，两组比较差异有统计学意义（P<0.01）。

戴文静等[24]用中药外洗法治疗掌跖部亚急性、慢性湿疹。将90例患者随机分为2组，对照组45例外用卤米松软膏治疗，治疗组45例用中药外洗治疗。药物组成：蒲公英、野菊花、土茯苓、黄柏、苦参、地肤子、白鲜皮、牡丹皮等。治疗4周，治疗组和对照组总有效率分别为91.11%和57.78%，治疗组疗效优于对照组，两组比较差异有统计学意义（P<0.05）。

（2）针灸疗法。针灸有"疏通经络、调和阴阳、扶正祛邪"的作用，通过针刺或艾灸的方式，如毫针针刺、火针针刺、艾灸、针刀，对人体腧穴进行刺激，疏通经络，调和人体气血，外散风、寒、湿、火等邪气，来调节机体免疫力，使皮损逐渐恢复至正常，从而达到治疗疾病的作用。

张福华等[25]研究针灸治疗湿疹的疗效，治疗组取内庭、曲池、合谷、偏历、丰隆、血海、手三里、阴陵泉以及足三里等穴位进行常规行刺，并对手三里和足三里穴行温针灸，留针30min，2天1次，1个疗程10次。对照组口服氯雷他定片配合卤米松乳膏外涂，结果发现治疗组有效率96.67%，明显优于对照组的70.0%。

周三华[26]认为慢性湿疹与脾胃密切相关，观察毫针针刺"脐周四针"（水分、阴交、双侧天枢）、曲池、足三里、三阴交、阴陵泉、皮损局部治疗慢性湿疹的效果。设置其对照组取穴除不针刺"脐周四针"，余同。治疗组患者的瘙痒改善有效率达89.66%，皮损改善总有效率达93.10%，均高于对照组。

（3）穴位敷贴。穴位敷贴治疗湿疹是将药物敷贴在穴位或特定部位上，通过药物对穴位、经络的刺激，促进气血运行，加快体内水谷精微的代谢及循环，最终达到阴平阳秘。

毕建光等[27]研究穴位敷贴治小儿湿疹的疗效，将苦参15g，土茯苓9g，金银花9g，蝉蜕6g，研成细末后用凡士林调成膏状，敷贴于患处及可增强机体免疫功能的穴位如足三里、合谷、内关、上巨虚等穴位。局部症状可在几天内减轻甚至消失，在无诱因的情况下不再反复发作。

竺炯等[28]采用中药穴位敷贴治疗慢性湿疹31例，敷贴药物是将细辛、肉桂、麻黄、苍术、附子、防风、地肤子、薄荷等药物打细粉后加工而成的片剂。贴于大椎穴处，每天敷贴约6h，可得到满意的治疗效果，且复发率较低。

（4）刺络拔罐。刺络拔罐是一种针刺与火罐相结合的治疗方法，利用针刺的穿透作用、拔罐的负压作用，达到"引病外除"、疏通经络。王静[29]采用刺络拔罐联合刮痧治疗急性湿疹，取得满意疗效，总有效率为97.44%。黄梅等[30]采用梅花针叩刺联合火罐治疗慢性湿疹，梅花针直接作用于患处，除血热化湿浊，火罐取背部膀胱经的背俞穴，调和五脏，润泽肌肤，扶助正气，治疗3个月，瘙痒症状改善明显，皮损大部分消失且无新发皮疹。

（二）现代医学研究

1. 发病机制研究

湿疹是在内源性的基础上，与外源性的激发因素彼此作用而引起的一种迟发型变态反应，其病因较为复杂，主要包括外在因素和内在因素，其中外在因素包括生活环境和气候条件等，内在因素包括机体免疫性代谢、精神状态以及遗传因素等。

湿疹发病中最为核心的因素是遗传因素，基因突变与湿疹的产生也存在关联。湿疹患者中具有一定的遗传过敏体质。精神心理状态也与湿疹的发病有密切的联系，大量研究已经证实，心身疾病产生的原因、症状表现以及病理生理机制与神经-内分泌-免疫网络有着密切的联系。林颖[31]调查表明36.5%的湿疹患者在发病或复发前一周内有精神状态的改变，包括紧张、烦躁、忧虑、焦虑等情绪波动或曾存在工作紧张、考试、妊娠等压力状态，说明湿疹的发病可能与精神状态的改变存在关联。

免疫机制因素在湿疹的发病中起到了重要作用，湿疹患者细胞免疫、免疫调节功能可能受到一定程度的影响。研究表明Th1/Th2失衡是导致湿疹发生的免疫学因素之一，Th1/Th2细胞亚群各自分泌的细胞因子相互作用，从而维持Th1/Th2的平衡，其中Th1主要分泌的是IL-2、IFN-γ等，称为Th1型细胞因子，以IFN-γ为代表，具有促炎等作用，Th2主要分泌包括IL-4、IL-5等，称为Th2型细胞因子，以IL-4作为代表，具有抗炎性等作用。多种因素可引起Th2细胞功能亢进，分泌过多的IL-4，从而刺激B淋巴细胞，其产生的IgE增加了患者肤表的敏感性，诱发湿疹发生。IgE能通过介导肥大细胞、嗜碱性粒细胞释放的组胺等生物活性物质，从而导致血管通透性增加、毛细血管扩张以及腺体分泌增加[32]，是变态反应的重要物质基础。李春光等[6]研究显示湿疹模型大鼠IFN-γ明显降低，IL-4明显升高，治疗组和对照组均可明显升高IFN-γ水平，降低IL-4水平，由此提示治疗组通过调节血清IFN-γ、IL-4水平，从而维持Th1/Th2细胞因子的动态平衡。

湿疹的产生尚可由日光、寒冷、潮湿、干燥、紫外线、摩擦等气候以及物理等因素引起，其他因素包括：慢性酒精中毒、慢性肠胃疾病、肠寄生虫以及内分泌失调、新陈代谢障碍等，皆是湿疹发生的原因[33]。

2. 药物治疗研究

（1）局部治疗。局部治疗是湿疹治疗的主要手段，应根据皮损分期选择合适的药物剂型。湿疹的局部外用药主要是糖皮质激素类，近年来，运用免疫抑制剂、卡泊三醇、非甾体抗炎药、维A酸类药等治疗湿疹取得了进展。①糖皮质激素。外用糖皮质激素作为局部治疗湿疹的一线用药，具有强大的抗炎、免疫抑制等多种生物学效应。初始治疗应该根据皮损的性质选择合适强度的糖皮质激素，强效糖皮质激素连续应用一般不超过2周，以减少急性耐受及不良反应物。许灿荣[34]运用0.1%糠酸莫米松乳膏治疗86例湿疹皮炎，治疗总有效率为95.35%。何雪雁等[35]运用曲安奈德益康唑乳膏治疗40例各型湿疹，结果：急性湿疹患者有效率为93.3%、亚急性有效率为92.3%、慢性湿疹有效率为91.7%。②钙调神经磷酸酶抑制剂，如他克莫司软膏、吡美莫司乳膏。他克莫司是从链霉菌培养液中获得的大环内酯类抗菌药物，可以作为糖皮质激素的替代物，其作用的靶细胞是淋巴细胞，此类药物能够对早期淋巴细胞中的相关基因起到抑制的作用，可以有效抑制T淋巴细胞中的免疫活性，且无糖皮质激素的不良反应，无全身性的免疫抑制反应，具有较高的安全性，适合头面部及摩擦部位湿疹的治疗，适用于患者长期间歇性外用，可以减少顽固性皮肤病的复发。段妍等[36]运用0.1%他克莫司软膏治疗18例急性湿疹，每晚外用1次，治疗4周，总有效率88.9%。邓列华等[37]设计随机对照试验，将69例肛周湿疹患者随机分为2组，治疗组37例，外用0.1%他克莫司软膏，对照组32例，外用0.1%哈西奈德乳膏。两组外涂药膏，每日2次，疗程2周。结果：治疗组总有效率89.2%，对照组总有效率83.9%。对免疫抑制剂治疗湿疹的安全性、疗效评价等缺乏系统研究，还需进一步研究。③卡泊三醇，属于人工合成维生素D₃衍生物，具有抑制皮肤角质形成细胞过度增殖的作用。在治疗湿疹中一般不单独运用，多与糖皮质激素药膏或是物理疗法联合运用，多用于治疗慢性湿疹及肥厚性湿疹。樊蔷薇[38]将糠酸莫米松乳膏与卡泊三醇软膏联合用药治疗慢性湿疹及神经性皮炎，结果显示：联合用药的总有效率为95.83%，明显高于单独用药的66.67%。裴丹等[39]运用卡泊三醇软膏联合308nm准分子激光治疗慢性肥厚性湿疹，可提高疗效和减少紫外线累积，降低致癌风险，具有治愈率高、复发率低、不良反应少等特点。

（2）系统治疗。①抗组胺药。多数皮炎湿疹类皮肤病病程长，需长期用药，应首选二代非镇静性抗组胺药。崔刚[40]联合应用依巴斯汀片治疗慢性肛门湿疹，能够改善慢性肛门湿疹患者的临床症状和体征。将111例慢性肛门湿疹患者分为两组，对照组给予内服依巴斯汀片联合外用复方曲安奈德乳膏，观察组给予内服依巴斯汀片联合清热化湿汤熏洗，均治疗15天后对比临床疗效和不良反应。观察组总有效率为94.64%，明显优于对照组（80.00%），差异具有统计学意义（$P<0.05$）；观察组不良反应发生率为7.14%，与对照组（5.45%）比较，差异无统计学意义（$P>0.05$）。内服依巴斯汀片联合清热化湿汤熏洗改善症状和体征更为明显。②免疫抑制剂。环孢素A、硫唑嘌呤、吗替麦考酚酯、氨甲蝶呤等应当慎用，要严格掌握适应证。仅限于其他疗法无效、有糖皮质激素应用禁忌证的重症患者，或短期系统应用糖皮质激素病情得到明显缓解后、需减量或停用糖皮质激素时使用。黄辉云等[41]对比观察采用环孢素治疗中重度湿疹的疗效。治疗8周结束后，环孢素组病情改善率明显优于对照组（$P<0.05$），且前者SCORAD积分明显低于后者（$P<0.001$）；此外，环孢素组患者治疗第1周和第2周的症状改善率亦明显优于对照组（$P<0.05$）。③抗白三烯治疗。半胱氨酰白三烯在皮肤的慢性炎症发生和维持中具有重要作用。半胱氨酸白三烯的受体拮抗剂，如扎鲁司特和孟鲁司特，可竞争性地与半胱氨酸受体结合，从而阻断白三烯的生物学作用，但疗程需要8周以上。张文姝等[42]观察咪唑斯汀缓释片联合孟鲁司特治疗泛发性湿疹的疗效。将105例泛发性湿疹患者通过随机程序分为治疗组（53例）与对照组（52例）。对照组给予口服咪唑斯汀缓释片10mg，qd；治疗组在对照组的基础上加用孟鲁司特10mg，qd；两组均外用糠酸莫米松软膏，bid，疗程均为6周。依据患者治疗前后皮损变化情况进行评分。结果显示治疗组与对照组的有效率分别为94.0%、70.0%，治疗组症状积分明显小于对照组，差异均有统计学意义（$P<0.05$）。治疗过程中有患者出现口干、嗜睡等症状，不良反应轻微，差异无统计学意义（$P>0.05$）。从而说明咪唑斯汀缓释片联合孟鲁司特治疗泛发性湿疹是一种安全、有效的治疗方法。

（储开宇　王键旋　莫惠芳）

● 参考文献

[1] 佘姝娅，李晋奇，陈璐. 甘草酸软膏对慢性湿疹小鼠模型Th1/Th2免疫机制的影响[J]. 医药导报，2017，36（12）：1370-1373.

[2] 邓晶晶，李彤，包富龙，等. 瑶浴清消方对急性湿疹小鼠模型Th1/Th2调节平衡的作用[J]. 中国皮肤性病学杂志，2021，35（9）：1044-1049.

[3] 李晓燕，李月英，王良，等. 祛风止痒汤对湿热下注型肛周湿疹患者Treg/Th17免疫平衡的影响研究[J]. 中国免疫学杂志，2021，37（4）：492-496.

[4] MASLIN D，VEITCH D，WILLIAMS H C. Direct infant ultraviolet lightexposure is associated with eczema and immune development：acriticalappraisal[J]. Br J Dermatol，2020，182（2）：300-303.

[5] 王岩，高存志，翁志，等. 外周血IFN-γ、IL-4及IFN-γ/IL-4比值与急性湿疹皮损程度的关系及对短期疗效的预测价值[J]. 中国美容医学，2022，31（1）：93-96.

[6] 李春光，王月飞. 化湿汤结合润肤止痒膏对湿疹小鼠血清IL-4和IFN-γ水平影响[J]. 中国中医药科技，2015，22（1）：31-32.

[7] 李丽，甄莉. 黄芪对湿疹大鼠皮损中白细胞介素-4和干扰素-γ影响的实验研究[J]. 中国药物与临床，2010，10（1）：53-54.

[8] 杨志波，范瑞强，邓丙戌. 中医皮肤性病学[M]. 北京：中国中医药出版社，2010：102-105.

[9] 潘毅，陆千琦，季禾子. 龙胆泻肝汤合草薢渗湿汤联合西药治疗急性湿疹湿热证临床观察[J]. 新中医，2015，47（11）：164-166.

[10] 李建明. 龙胆泻肝汤治疗湿热型慢性湿疹临床观察[J]. 光明中医，2019，34（19）：2961-2963.

[11] 丁黎薇，朱晓涛，袁兆毓. 清热除湿汤治疗湿热浸淫型湿疹临床观察[J]. 光明中医，2019，34（10）：1538-1540.

[12] 刘浩恩，邵文全. 通阳化气汤配合西医常规治疗脾虚湿蕴型慢性湿疹的疗效观察[J]. 河北中医. 2016，38（12）：1829-1832，1841.

[13] 王月萍. 用术苓除湿汤治疗脾虚湿蕴型湿疹的效果研究[J]. 当代医药论丛. 2016，38（12）：134-135.

[14] 谭凌玲. 除湿胃苓汤治疗慢性湿疹200例[J]. 西部中医药，2018，31（12）：66-68.

[15] 段垚，唐俊. 升阳益胃汤加减治疗脾虚湿蕴型湿疹36例临床疗效观察[J]. 世界最新医学信息文摘，2019，19（60）：196-198.

[16] 陈建宏. 皮肤解毒汤治疗血虚风燥型慢性湿疹临床研究[J]. 中医中药. 2016，54（54）：140-142.

[17] 王海亮，李长慧，刘庆楠，等．润肤祛风汤为主综合疗法治疗老年慢性湿疹血虚风燥证60例临床观察[J]．中医杂志，2018，59（19）：1667-1670．

[18] 牟妍，王敬医，王宏光，等．白芍总苷胶囊联合咪唑斯汀治疗慢性荨麻疹疗效观察[J]．中国麻风皮肤病杂志，2011（6）：439-440．

[19] 袁景桃，李俊杰，袁润兴，等．白芍总苷胶囊联合依巴斯汀片治疗慢性湿疹42例临床观察[J]．中国皮肤性病学杂志，2015（2）：219-220．

[20] 赵婷，刘瓦利，吴萍，等．防风通圣颗粒治疗亚急性湿疹的随机、安慰剂对照研究[J]．中国中药杂志，2015（7）：1415-1418．

[21] 杨柳依，李凯，曹煜．润燥止痒胶囊联合咪唑斯汀缓释片治疗慢性湿疹疗效观察[J]．中国皮肤性病学杂志，2009，23（9）：609-610．

[22] 刘承德．中药洗剂治疗湿疹50例[J]．中国中医药现代远程教育，2011，9（4）：35-36．

[23] 张雪梅，张晓梅．柏栀祛湿洗液治疗湿疹的疗效观察[J]．内蒙古民族大学学报：自然科学版，2011，26（6）：719-720．

[24] 戴文静，陶茂灿．中药外洗治疗掌跖部湿疹临床观察[J]．长春中医药大学学报，2012，28（1）：132-133．

[25] 张福华，张昕妍．临床针灸治疗慢性湿疹的效果分析[J]．科技展望，2014（19）：223．

[26] 周三华．"脐周四针"治疗慢性湿疹的临床疗效观察[D]．广州：广州中医药大学，2016．

[27] 毕建光，董礼明．苦参方穴位敷贴治小儿湿疹38例[J]．中国民间疗法，2010，18（12）：18．

[28] 竺炯，张立坤，刘瑾，等．中药穴位敷贴治疗慢性湿疹的临床观察[J]．上海中医药大学学报，2012，26（6）：49-52．

[29] 王静．刮痧、针刺结合刺络拔罐法治疗急性湿疹的疗效观察[J]．中国疗养医学，2012，21（11）：1006-1007．

[30] 黄梅，郑斐．背俞穴排罐加梅花针叩刺治疗慢性湿疹29例[J]．中医临床研究，2012，4（9）：39-40．

[31] 林颖．湿疹发病相关因素和不同分期中医证候分布规律的研究[D]．广州：广州中医药大学，2005．

[32] 袁新明．慢性湿疹、荨麻疹患者血清过敏原特异性IgE的检测[J]．中国麻风皮肤病杂志，2007，23（2）：178．

[33] 徐红鹏．温阳除湿汤治疗寒湿蕴脾型慢性湿疹的临床观察及对IFN-γ、IL-4水平影响[D]．南宁：广西中医药大学，2017．

[34] 许灿荣．糠酸莫米松乳膏治疗湿疹皮炎类皮肤病临床疗效观察[J]．中国实用医药，2014，9（34）：150-151．

[35] 何雪雁，岳叶红．曲安奈德益康唑乳膏治疗湿疹临床疗效观察[J]．海南医学，2013，24（20）：3080-3081．

[36] 段妍，王杰，李睿亚．0.1%他克莫司软膏治疗湿疹皮炎类皮肤病疗效观察[J]．中国麻风皮肤病杂志，2014，30（4）：254-255．

[37] 邓列华，万建勋，胡云峰，等．0.1%他克莫司软膏治疗肛周湿疹的临床疗效观察[J]．中国医院药学杂志，2011，31（2）：132-134．

[38] 樊蔷薇．糠酸莫米松乳膏联合卡泊三醇软膏治疗慢性湿疹及神经性皮炎的疗效分析[J]．中国医药指南，2015（29）：86．

[39] 裴丹，徐小洁，吴方毅．308nm准分子激光联合卡泊三醇软膏治疗手掌部慢性肥厚性湿疹疗效观察[J]．临床皮肤科杂志，2017（1）：71-72．

[40] 崔刚．依巴斯汀片联合清热化湿汤治疗56例慢性肛门湿疹的临床研究[J]．中国医学创新，2013，7（21）：21．

[41] 黄辉云，唐世清．环孢素与雷公藤多苷对比治疗中重度湿疹的疗效观察[J]．中国医学创新，2013，10（10）：107-108．

[42] 张文姝，何秋波．咪唑斯汀缓释片联合孟鲁司特治疗泛发性湿疹的疗效观察[J]．中国药房，2014，25（14）：1296-1297．

第三章 蛇串疮（带状疱疹）

第一节 概 述

蛇串疮又名缠腰火丹、火带疮、火丹、甑带疮、蜘蛛疮、蛇丹等，相当于西医学的带状疱疹。中医药治疗蛇串疮在明清时期已形成独特的治疗体系，近年来中医药治疗带状疱疹呈现出方法多样的特点，无论是内服汤药、外治疗法、针灸治疗或是电针围刺、刺络拔罐等均各具特色。中医药在缩短病程、止痛和预防带状疱疹后遗神经痛方面都有独特优势。

第二节 病 因 病 机

一、中医学对蛇串疮病因病机的认识

对于蛇串疮的病因病机，历代医家论述颇多，现代医家在总结前人的基础上，认为其病因病机是由情志内伤，肝气郁结，久而化火，肝经火盛或脾失健运，脾肺湿热，外感风、湿、热邪致经络阻塞，气血凝滞而成。

1. 外感风、湿、热邪

隋·巢元方《诸病源候论》载："甑带疮者，绕腰生，此亦风湿搏于血气所生。"认为是风湿之邪侵犯，正邪交争，搏结体内，血气壅塞，表现在外则发为带疮。宋·窦汉卿《疮疡经验全书·火腰带毒》中明确提出本病是风毒为患，如"火腰带毒，受在心肝二经，热毒伤心流于膀胱不行，留在皮肤，此是风毒也"。明清时期对本病的认识更为深入，除了风毒还有湿毒、火毒为患，但以风毒为首。

2. 脏腑气血失调

明清时期部分医家把本病病机归属于脾肺湿热、心肝火热、肝经郁火，治疗上亦分型论治。如《外科正宗》曰："火丹者，心火妄动，三焦风热乘之，故发于肌肤之表，有干湿不同，红白之异。干者色红，形如云片，上起风粟，作痒发热，此属心、肝二经之火，治以凉心泻肝，化斑解毒汤是也。湿者色多黄白，大小不等，流水作烂，又且多疼，此属脾、肺二经湿热，宜清肺、泻脾、除湿，胃苓汤是也。腰胁生之，肝火妄动，名曰缠腰丹，柴胡清肝汤。外以柏叶散、如意金黄散敷之。"

二、现代医学对带状疱疹致病因素的认识

现代医学认为带状疱疹是由水痘-带状疱疹病毒（Varicella Zoster virus，VZV）引起，人是VZV的唯一宿主。该病毒初次感染的易感人群常为儿童，病毒通过呼吸道黏膜入血引起原发感染，表现为水痘或隐性感染，同时病毒可长期潜伏在脊髓后根神经节或颅神经感觉神经节内。当潜伏病毒被某些因素（如劳累虚弱、局部创伤、免疫系统疾病等导致机体抵抗力下降）刺激活化，潜伏的VZV可沿感觉神经轴索到达该神经支配的皮肤内增殖，产生红斑、水疱，同时受累神经发生炎症、坏死，产生神经痛，引起复发感染。

第三节　诊断与鉴别诊断

一、诊断

（一）临床表现

发病前常有低热、乏力、食欲不振以及患处皮肤感觉过敏、自觉灼热感、疼痛等前驱症状，亦可无前驱症状而直接发病。皮损表现为红斑基础上绿豆到黄豆大小簇集成群的水疱，累累如串珠，周围绕以红晕，排列如带状，聚集一处或数处，疱群之间的皮肤正常。疱液初始透明，后变浑浊，重者可有血疱或坏死。

皮损往往在身体的一侧呈带状沿某外周神经排列分布，一般轻者不超过正中线。疱疹病毒一般容易侵犯肋间神经、颈、臂、腰、骶髂神经丛支配的区域。其次为脑神经（三叉神经、面神经、听神经）支配的区域，病毒侵袭三叉神经眼支产生眼带状疱疹，同时侵袭角膜发生溃疡性角膜炎，疼痛剧烈，严重的可导致失明，多见于老年人；病毒侵袭面神经和听神经产生耳带状疱疹，外耳道或鼓膜出现疱疹，可伴随Ramsay-Hunt综合征，即面瘫、耳痛、外耳道疱疹三联征。亦可由脊髓后跟神经侵犯自主神经内脏神经纤维支配的相应内脏系统。

经5~10天疱疹干燥结痂，痂皮脱落后，遗留暂时性淡红色斑或色素沉着，愈后一般不留瘢痕。患者自觉皮损局部疼痛明显，老年体弱者常常疼痛剧烈，常扩大到皮损范围之外，有的皮损消退后可遗留长期的神经痛，皮损消退后仍持续疼痛，超过1个月以上者，即为带状疱疹后遗神经痛。

（二）辅助检查

老年或者既往有基础疾病患者，在治疗前，可行实验室常规检测，以了解患者的一般状况以及是否适于采取相应的治疗措施。包括：①血常规检测；②肝肾功能等检测及其他必要的生化检查。

（三）诊断要点

诊断主要依据病史及皮损特点，结合病史资料，包括发病前驱症状，皮损位于身体一侧，表现为红斑基础上的水疱，累累如串珠，排列如带状，疼痛明显等特征，可做出诊断。

二、鉴别诊断

（1）热疮。热疮多发于皮肤黏膜交界处，粟粒到绿豆大小的水疱，疱壁薄，易破裂，常聚集一处，1周左右痊愈，但易复发，必要时可做病原学检查。

（2）其他。蛇串疮早期或顿挫性蛇串疮需与心血管科、消化科、骨科、神经科以及肿瘤科等疾病相鉴别，鉴别要点主要是详细追问病史、仔细检查是否合并其他体征并辅助相关实验室检测。

第四节　治疗概况

一、中医辨证论治

本病中医治疗总的法则是：利湿解毒，通络止痛。根据蛇串疮发病的不同阶段和发病部位的不同，一般初期以清热利湿为主，佐以通络止痛；中期清热解毒和通络止痛并重；后期以养阴清热止痛或健脾通络止痛为主。

1. 肝经郁热证

主证：皮损多见于头面、胸胁部，皮损色红，疱壁紧张，灼热刺痛，伴口苦咽干，烦躁易怒，便干溲黄。舌质红，苔黄，脉弦、滑或数。

治则：清泻肝火、利湿解毒。

方药：龙胆泻肝汤加减。龙胆草，柴胡，黄芩，栀子，泽泻，车前子，生地黄，当归，紫草，板蓝根，马齿苋，甘草。

加减：火毒重者，选加金银花、连翘、黄连、大青叶等清热解毒；疼痛剧烈者，选加延胡索、川楝子、乳香、没药、全蝎、蜈蚣等行气活血、平肝清火、通络止痛；大便秘结者，酌加大黄通腑泄热；彻夜不眠，精神亢奋者，选加用钩藤、石决明、生牡蛎等清肝重镇。

2. 脾虚湿蕴证

主证：皮损多见于腹部、大腿部，皮疹淡红，水疱混浊，疱大，疱壁松弛，易于溃破，渗液较多，疼痛或轻或重，伴纳呆腹胀，便溏或黏腻不爽，舌质淡胖、苔白，脉沉或滑或濡。

治则：健脾利湿、清热解毒。

方药：除湿胃苓汤加减。茯苓，苍白术，厚朴，陈皮，黄柏，泽泻，滑石，防风，板蓝根，车前子，马齿苋，鸭跖草。

加减：疼痛甚者，选加延胡索、全蝎、蜈蚣等行气活血；不思饮食、腹胀便溏、脾虚症状突出者，酌加党参、山药、砂仁、木香等。

3. 气滞血瘀证

主证：多见于老年患者或疾病后期，疱疹基底暗红，疼痛剧烈，或皮疹消退后仍刺痛不止。伴胸胁脘腹胀闷，或有痞块、时散时聚，舌质淡或紫暗或有瘀斑，苔白或黄，脉弦涩或弦细。

治则：理气活血、重镇止痛。

方药：血府逐瘀汤加减。柴胡，赤芍，白芍，红花，当归，丹参，香附，川芎，延胡索，珍珠母，三棱，莪术。

加减：疼痛重者，选加全蝎、乌梢蛇、蜈蚣等药搜风通络止痛，磁石、珍珠母等药潜阳息风镇痛；气虚体弱者，酌加黄芪、党参、山药等；阴血虚者，酌加生地黄、玄参、麦冬等；气阴两虚者，酌加太子参、麦冬、五味子等；心烦失眠者，选加石决明、栀子、酸枣仁等；瘙痒者，酌加蜂房、蝉蜕、乌梢蛇等。

二、中医特色治疗

（一）中药外治法

根据皮损选择抽疱液、清疮，红斑、水疱、渗出皮损给予解毒祛湿中药湿敷，糜烂、结痂皮损使用中药膏、中药油等。

1. 伤科黄水（院内制剂）湿敷

蛇串疮初起，水疱透明紧张，疼痛明显时，于皮肤消毒后，用无菌针头刺破水疱，大疱处可以用注射器抽取疱液，之后用伤科黄水湿敷带状疱疹处，再用无菌纱布覆盖包扎，每天1次，连续3～5周。可减少带状疱疹疼痛，消炎止痛，预防皮肤感染，缩短病程。

2. 伤科黄油纱（院内制剂）包扎

蛇串疮中后期，水疱基本干枯，皮损表现为少量渗出、糜烂、结痂，于皮肤消毒后，用伤科黄油纱外敷带状疱疹处，再用无菌纱布覆盖包扎，每天1次，连续1周。可促进伤口愈合，预防皮肤感染，缩短病程。

（二）针灸治疗

根据病情选择叩刺放血、围刺、穴位注射、火针、热敏灸、蜂针、埋针等方法。

1. 叩刺放血

取患者疼痛皮损部位常规消毒，选用华佗牌皮肤针（苏州医疗用品厂有限公司）作为针具，对疼痛皮损部位进行叩刺放血，以皮损部位为圆心，由内向外叩刺（叩刺范围＞13cm×3cm），对患部皮肤强刺激，用较重的腕力进行叩刺，待局部皮肤潮红伴隐隐出血并感觉疼痛时，即叩刺完成。叩刺完成后使用消毒棉球擦去渗出物，并外涂陈渭良伤科油（院内制剂）。每日1次，叩刺6次为1个疗程。

2. 围刺

患者取卧位，常规消毒后，在阿是穴即距皮损边缘外侧0.2cm处进针，针尖朝向皮损区中心，呈15°沿皮下围刺，针距约为1～2cm。针刺入后留针30分钟，每天1次。

3. 火针

患者取卧位，在已选阿是穴上用活力碘消毒。点燃酒精灯，左手持灯，右手持中粗火针，在酒精灯的外焰加热针体，直至将针尖烧至红白后，迅速准确地刺入疱疹中央约0.2～0.3cm。根据疱疹数量的多少，先刺早发的疱疹，每次选择3～5个，每个疱疹针刺2次，术毕挤出疱液，按压约30s，皮肤上涂一层陈渭量伤科油（院内制剂）。

（三）其他疗法

根据病情选择红外线照射、激光、紫外线照射等方法。

三、中西医结合治疗

蛇串疮的早期中西医结合治疗可以减轻急性症状，还可以预防后遗神经痛的发生。蛇串疮后遗神经痛的中西医结合治疗，可以缩短疼痛消失时间及疱疹消失时间。

中西医结合治疗有多种方案，包括中药联合西药内服治疗、西药内服联合中药外用、中西药内服联合中医特色疗法等。中药内服根据辨证选方加减，西药目前治疗水痘-带状疱疹病毒最常用的是阿昔洛韦、泛昔洛韦、伐昔洛韦、更昔洛韦等，常规剂量为：口服泛昔洛韦250mg/次，3次/日，或伐昔洛韦300mg/次，2次/日，或阿昔洛韦800mg/次，5次/日，疗程7～10天。止痛针对蛇串疮引起的疼痛，轻微的疼痛予以阿司匹林、布洛芬等即可缓解，但对于中重度疼痛则需要短期适当予以可待因或其他中度成瘾阿片类药物，剧烈疼痛发作时可予以强效阿片类药物如吗啡和哌替啶。

物理疗法越来越受到人们重视，大量临床研究显示物理疗法有程度不等的疗效，且安全、无痛苦、操作简便、起效快，患者依从性好，在临床中已作为治疗蛇串疮的重要辅助治疗手段，目前常见的激光有：He-Ne激光、半导体激光等，He-Ne激光穿透力较强，低剂量照射即所致生物刺激效应可改善微循环、提高皮肤组织新陈代谢、促进炎症吸收、加快创面恢复、降低神经兴奋性，缓解疼痛。半导体激光治疗有明显疗效，其作用机制跟He-Ne激光类似，穿透力更强，生物刺激效应更为显著，疗效确切，与传统治疗方法联用可明显缩短病程、缓解疼痛甚至减少后遗神经痛发生。

四、难点分析

（一）现状分析

蛇串疮的治疗中，主要目标是控制急性期症状及减少后遗神经痛的发生率。对于大多数患者，后遗神经痛是最痛苦、影响生活质量的并发症，特别是老年患者，免疫抑制患者，初发皮损范围大、皮损进展快、疼痛剧烈的患者后遗神经痛发病率更高，需早期使用抗病毒、营养神经药物治疗，必要时加用止痛、镇静药物或神经阻滞等，并辅以合适的物理疗法及局部药物外用治疗。

中医治疗蛇串疮有明显的优势，尤其在辨证施治方面，一是中药复方不仅直接治疗该病本身，而且可以调节本病带来的全身不适；二是中医外治，直达病所，针药并用可提高带状疱疹的治愈率，缩短疗程，尽早消除患者的痛苦。但目前仍需要继续寻求支持中医药治疗蛇串疮有良好疗效的有价值的循证医学证据。中西医结合治疗可以减轻急性症状，预防后遗神经痛的发生，缩短后遗神经痛时间，值得在临床上进一步推广。由于疾病的复杂性和患者的个体差异，如何减短治疗时间，减轻后遗神经痛，以及如何优选治疗方案，仍是蛇串疮中西医临床研究的方向。

（二）中医难点分析

蛇串疮在人群中的发病率约为30%，往往伴有剧烈疼痛，其中9%～34%的患者会出现后遗神经痛。可见疼痛是影响蛇串疮患者生活质量的重要因素，尤其是后遗神经痛，是患者迫切需要解决的实际问题。

中医学认为疼痛的产生主要是基于"不荣"和"不通"两个方面。气滞、血瘀、寒凝、痰阻等导致经络腠理堵塞不通则为"不通则痛"，气、血、阴、阳虚衰，脏腑经络失养则为"不荣则痛"。基于此理论，中医对蛇串疮后遗神经痛的辨证分型主要分为气滞血瘀型和气阴两虚型两大类，其他夹杂证型可在临床中灵活辨证。气滞血瘀型因余毒未尽，邪窜经络，脏腑阴阳适合，气血受阻，运行不畅，则疼痛缠绵，治以理气活血化瘀、通络止痛为法；气阴两虚型或年老体弱者正气素虚，加之治疗过程中多运用苦寒燥湿之品，损伤脾胃，劫伤阴液，致气阴两伤，筋脉失养，不荣则痛，遗留顽固性的神经痛，此类情况应以扶正祛邪为主，辅以活血化瘀、理气通络之品。

除了辨证口服中药治疗以外，在治疗方面应突出了中药外治和针灸的应用，针灸治疗能有效镇静止痛，并在缩短病程、预防和治疗后遗神经痛方面疗效显著。我们将针灸围刺和火针疗法应用于本病，取得了较好的效果，其能够加快水疱的消退，缓解症状，减轻患者的痛苦。但是，目前对于急性期以红斑丘疹为主、水疱较小的患者，火针疗法的疗效欠佳，皮疹消退较慢，疼痛缓解不显著；另外，对于年老体弱，气血亏损的患者，后遗神经痛的发生率较高，且缠绵难愈，严重影响老年患者的生活质量。

五、医案验方

李某，女，40岁。发病节气：立冬。因"左腰部、下肢红斑、水疱，疼痛3天"入院。患者诉3天前出现左腰部、下肢红斑、水疱，疼痛。胃纳一般，眠欠佳，二便调。体格检查：左腰部、下肢可见红色斑片，上见成簇分布的水疱，疱液清，无糜烂结痂。口干口苦，尿黄大便干结，舌质红，苔黄腻，脉滑数。辅助检查：无。

中医诊断：蛇串疮病（湿毒火热证）。

西医诊断：带状疱疹。

治法：泻火利湿，解毒止痛。

处方：柴胡10g，生地黄15g，赤芍15g，甘草5g，车前子30g，黄芩15g，丝瓜络15g，龙胆草5g，当归5g，栀子10g，泽泻10g，木通10g，水煎服，每日1剂，共7剂。

复诊：7天后复诊。患者皮疹好转，疼痛消失，二便调。舌红苔白，脉滑。守上方再予3剂。

第五节　辨　证　施　护

一、辨证护理

1. 肝经郁热证

（1）局部水疱大，不宜挑破，可用消毒注射器沿边缘抽出水液，但不除去疱皮，以防继发感染。

（2）皮疹疼痛明显时，给予针刺止痛。如上肢可取合谷、内关、曲池、阿是穴；下肢可取足三里、阴陵泉、血海等。

（3）病发于三神经分布区引起角膜疱疹者，遵医嘱使用抗病毒眼药水，及口服抗病毒药，以防病毒性角膜炎。

（4）情志方面，与患者进行积极的沟通和交流，引导患者进行心理纾解，将内心的顾虑尽量倾诉出来，使情绪得到缓解，保持平稳的心态。

2. 脾虚湿盛证

病房内需保证有充足的光照，湿度控制在适宜水平，不宜过湿，并保持通风。

3. 气滞血瘀证

（1）情志方面，应适当对患者进行安抚，采取移情方法，通过读书、读报、唠家常等方式分散患者的注意力。

（2）如疼痛剧烈，还可选取足三里、阳陵泉、双合谷等穴位进行针刺。

二、辨证施膳

饮食护理在中医皮肤科护理中占有十分重要的地位，蛇串疮的患者饮食要清淡并富有营养。患者应多食高蛋白、高维生素及易消化的食物，如豆制品、鱼、猪瘦肉、新鲜蔬菜、水果等。本病为湿热火毒蕴结肌肤所生，所以患者要忌食烟酒、生姜、辣椒、羊肉、牛肉及煎炸食物等辛辣温热之品，食后容易助火生热；还要慎食肥肉、牛奶等油腻食物。

1. 肝经郁热者，清肝散热

宜进清热解毒之品，如菠萝、苦瓜、西瓜、黄瓜等；或者可以饮用夏枯草菊花茶，用夏枯草、菊花各15g，白糖适量，同入大水杯，冲入开水浸泡15min。即可不拘时服，频频饮之，代茶饮。

2. 脾虚湿盛者，健脾祛湿

宜健脾祛湿，可选用土茯苓老龟汤，原料：土茯苓15g，草龟1只，红枣10g，猪瘦肉50g，生姜10g，适量清汤，盐4g。做法：放入瓦煲内，加入清汤，加盖用慢火煲2小时。加盐调味，再煲20分钟即可。土茯苓和草龟可解毒健脾利湿。

3. 气滞血瘀者，行气活血

宜食清解余毒，行气通络之品，如：丝瓜汤、陈皮、茴香等。可选用蝎子淮山云苓瘦肉汤，原料：蝎子10g，山药30g，茯苓15g，蜜枣2个，猪瘦肉250g，生姜3片。做法：蝎子用热水烫后洗净，各药物洗净浸泡，猪瘦肉洗净，猪瘦肉整块不切，一起与生姜放进瓦煲内，加入清水2L，武火煲沸改文火煲2小时，调入适量盐、油便可。功效：利水渗湿、活络止痛。

第六节　循证研究

一、基础研究

（一）中医基础研究

1. Th1/Th2细胞因子水平失衡

辅助性T细胞主要分为Th1和Th2两型，两群细胞分泌不同的细胞因子，分别辅助机体的细胞和体液免疫反应，且两群细胞可相互抑制。带状疱疹患者外周血Th1/Th2细胞因子水平明显失衡可能在本病发生和发展中起重要作用[1]。

血清IL-4因子是公认的抗炎细胞因子，它在机体的免疫反应中起重要作用[2]。在张美芳等[1]的研究中发现，带状疱疹患者的IL-4水平比正常健康对照组高时，提示当机体的免疫能力下降的时候则会反应性地使IL-4病理性增高，这也与带状疱疹的发病机制有关。桂星花等[3]通过毫火针联合电针治疗带状疱疹，观察到IL-4的水平较治疗前降低。

2. 带状疱疹后遗神经痛与血清SP、NPY表达异常

P物质（SP）是分布于神经纤维内的一种神经肽，当神经受刺激后，SP可在中枢端和外周端末梢释放，与NK1受体结合发挥生理作用；血清神经肽Y（NPY）是含量最为丰富的神经肽之一，可维持内环境稳态[4]。张二力等[5]研究发现，NPY、SP参与了带状疱疹后遗神经痛的发生发展过程，且NPY、SP水平与疼痛程度有关，表明带状疱疹后遗神经痛患者多存在血清NPY、SP表达异常的现象。

陆星宇等[6]应用芍药甘草汤加减治疗带状疱疹后遗神经痛，观察组治疗后血清NPY、SP低于对照组，说明芍药甘草汤加减能降低外周血NPY、SP水平，推测主要与芍药甘草汤中白芍及川楝子中有效成分具有神经及传导阻滞作用有关。

（二）现代医学基础研究

1. Th1/Th2细胞因子水平失衡

血清细胞因子水平可反映带状疱疹患者免疫反应的能力，沈秉正等[7]筛选出符合纳入标准的带状疱疹患者共18例，分别于使用抗病毒药物前和治疗7d后检测血清中细胞因子IL-1β、IL-6、IL-18和TNF-α含量。本研究所纳入的18例带状疱疹患者经过抗病毒药物治疗后，血清中IL-1β和IL-18水平均显著降低，差异具有统计学意义。认为IL-1β为参与炎症反应的重要细胞因子，其通过诱导INF-γ表达从而调节免疫应答。治疗前后血清中IL-1β和IL-18水平存在差异，提示其在临床治疗中可作为炎症控制的评价指标，同时可间接反映抗病毒疗效。

2. 带状疱疹后神经痛与信号通路

MAPKs信号通路是体内调节炎症反应及免疫应答的重要通路，P38 MAPK、ERK1/2、JNK通路是不同的MAPKs通路亚型。在化学因素刺激、病原体刺激、物理因素刺激等作用下，P38 MAPK、ERK1/2、JNK通路发生活化并通过影响下游多种细胞因子的表达来参与炎症反应和免疫应答的调控。王世民等[8]通过分析带状疱疹病毒感染后外周血中MAPK信号分子P38 MAPK、ERK1/2、JNK表达量的变化可知：带状疱疹后神经痛（PHN）组外周血中P38 MAPK、ERK1/2、JNK的mRNA表达量显著升高，说明MAPKs信号通路的激活与PHN的发生有关，激活炎症反应可能是MAPKs信号通路参与PHN发生发展的分子途径。

二、临床研究

（一）中医研究

本病治疗方法多种多样，从治疗途径上又可分内治、外治和针灸疗法，方法众多。辨证分型治疗是以中医基础理论为依据，根据病人的全身症状、舌苔、脉象等进行辨证分型，以脏腑辨证为纲，审因论治，外治和针灸疗法又颇具特色。

1. 辨证论治研究

（1）肝经郁热证。龙胆泻肝汤为治疗肝经郁热证的经典方剂，各医家在临床使用时颇有不同，都积累了丰富的临床经验。张战胜等[9]探讨龙胆泻肝汤对带状疱疹患者的临床疗效，结果研究组止疱时间、结痂时间、脱痂时间、疼痛缓解时间显著短于对照组；对照组总有效率82.67%，研究组总有效率93.33%。郑显锋等[10]对龙胆泻肝汤在带状疱疹患者治疗中的应用方法以及疗效进行探究，结果观察组较对照组患者血清P物质水平以及VAS评分显著较低，QOL评分显著升高。李京哲等[11]观察清胆利肝疗法在老年带状疱疹治疗中的应用及对患者临床症状、免疫功能、疱疹结局的影响，结果观察组治疗后皮损症状评分、中医症状评分、止疱时间、止痛时间、50%疱疹结痂时间和PHN发生率均显著低于对照组。

针对肝经郁热的病机，各医家辨证选方加减，也取得了较好疗效。张志忠[12]使用蓝青败毒汤治疗80例带状疱疹，患处有红、热表现者加用丹参、牡丹皮各12g，治疗1~2个疗程后，患者患处红肿疼痛程度及体表疱疹完全消失，治疗效果显著。李天航等[13]自拟中药方治疗带状疱疹，组方用薏苡仁30g，白芍21g，金银花21g，板蓝根21g，黄芩15g，白芷15g，龙胆12g，紫草12g，车前子12g，元胡12g，栀子10g，牡丹皮10g，柴胡10g，川芎10g，细辛3g，甘草6g；同时，对发于头面部、胸腹部以及下肢的疱疹在辨证的基础上进行药物的加减；治疗2周时，中药组总有效率为97.4%，对照组总有效率为84.2%，优于对照组。赵扬等[14]在常规治疗的基础上加用疏风解毒胶囊口服治疗带状疱疹，使得止疱时间和结痂时间明显缩短，对带状疱疹的恢复具有明显的疗效。

（2）脾虚湿蕴证。脾虚湿蕴证带状疱疹患者主要症状为皮肤大面积出现水疱，疱壁柔软并渗出液体，疼痛不明显，身体疲累感严重，四肢乏力，大便不成形，应以健脾利湿、清热解毒为治疗原则，多选用除湿胃苓汤治疗。

李冠汝等[15]观察加减除湿胃苓汤治疗带状疱疹的有效性和安全性，将带状疱疹脾虚湿蕴证患者随机分成治疗组和对照组，治疗组予以赵炳南经验方加减除湿胃苓汤口服，配合盐酸伐昔洛韦分散片，对照组予以盐酸伐昔洛韦分散片。经过5次随访观察，从疼痛程度、止疱时间、结痂时间、脱痂时间等方面进行对比，差异有统计学意义（$P<0.05$），表明治疗组疗效优于对照组。

王长华[16]观察除湿胃苓汤联合红光治疗脾虚湿蕴型带状疱疹的临床疗效，选取96例带状疱疹患者按随机数表法分为观察组和对照组。对照组给予常规抗病毒治疗和止痛对症处理，观察组在对照组基础上给予除湿胃苓汤（苍术9g，厚朴9g，陈皮9g，猪苓12g，泽泻9g，赤苓12g，炒白术12g，滑石15g，防风12g，栀子12g，炒黄柏12g，炒枳壳9g，生甘草6g。疼痛甚加元胡、乳香、没药；血疱加大蓟、小蓟；不思饮食、脾虚腹胀便溏加党参、山药、砂仁等）加红光照射治疗。结果显示观察组在有效率、水疱评价指标、后遗神经痛和皮肤病生活质量指数（DLQI）四个方面，均优于对照组，差异有统计学意义（$P<0.05$）。

（3）气滞血瘀证。气滞血瘀证多见于PHN或老年患者，由于正气不足，多气虚血瘀，且余热未净，肝气郁结，血瘀脉络，气虚无力运血，血行不畅，不通则痛。辨证选方多用活血活瘀之剂，如桃红四物汤、血府逐瘀汤、复元活血汤等。

薛天萍等[17]、王朋军[18]运用桃红四物汤加减治疗PHN，取得良好的临床疗效。巩国峰[19]认为PHN的发病原因与血瘀相关，临床上采用益气活血法治疗达到满意效果，其自拟通络止痛汤加减确有疗效。张慧玲[20]根据PHN多气滞血瘀的特点以活血逐瘀、通络止痛为治疗大法，采用《医林改错》中著名方剂血府逐瘀汤加减治疗，根据不同部位加入不同引经药，如头面部配伍羌活、藁本，上肢加入桑枝、羌活，下肢辅以独活、杜仲；根据其他兼证对应治疗，如睡眠不佳者加炒酸枣仁、珍珠母等，取得满意效果。边天羽从疏肝解郁出发，加以理气活血之品治疗PHN，取气为血之帅之意，使得气行则血行，血行则瘀解，方取逍遥散为主化裁的疏肝活血汤治疗，疗效满意[21]。林琦珊[22]探讨复元活血汤在治疗PHN方面的临床疗效，结果复元活血汤能明显缓解患者疼痛，有较好的远期镇痛效果，治疗组痊愈率和总有效率均明显高于对照组。杨敏芳[23]评价复元活血汤治疗PHN的临床疗效，结果对照组有效率70%，治疗组有效率88%，治疗组未出现明显不良反应，对照组3例有食欲不振、恶心。林潘锋等[24]观察补阳还五汤加徐长卿治疗PHN的临床效果。结果治疗组总有效率89.7%，对照组总有效率68.9%。

2. 中成药研究

按照辨证论治的基本原则，根据不同辨证分型及治疗原则，酌情选择合适中成药，如肝经郁热证：龙胆泻肝丸或新癀片；脾虚湿蕴证：参苓白术丸；气滞血瘀证：血府逐瘀胶囊/片。

（1）龙胆泻肝丸。陈小波等[25]选取80例带状疱疹患者，随机分为对照组和治疗组，每组各40例。对照组患者餐前空腹口服盐酸伐昔洛韦片，0.3g/次，2次/d。治疗组在对照组基础上口服龙胆泻肝丸，6g/次，2次/d。两组均连续治疗10d。观察两组的临床疗效，结果显示龙胆泻肝丸联合伐昔洛韦治疗带状疱疹的总体疗效确切，能安全有效地改善患者临床症状，减轻疼痛，缓解焦虑情绪，降低后遗神经痛的发生风险，并使患者体内疼痛介质和外周血T淋巴细胞亚群的表达得到改善，值得临床推广应用。

李秀峰[26]将50例肝经郁热型带状疱疹患者随机分为对照组、试验组。对照组采用西药抗病毒、提高免疫力、止痛、营养神经治疗。试验组除采用西药抗病毒、提高免疫力、止痛、营养神经治疗外，加用中成药龙胆泻肝丸治疗。结果显示试验组治愈时间比对照组治愈时间短，证实龙胆泻肝丸治疗肝经郁热型带状疱疹的临床效果可靠。

（2）新癀片。新癀片主要由肿节风、三七、牛黄、珍珠粉层等药物组成，含2.11%吲哚美辛，其中药成分肿节风、牛黄具有清热解毒、活血化瘀功效，三七中具有凉血活血、改善微循环的作用，珍珠层粉具有镇静安神的作用。临床上主要用于清热解毒、活血化瘀、消肿止痛等[27]。

池凤好等[28]将72例带状疱疹患者随机分为中药组（A组）、中药加新癀片外敷组（B组）、中药加阿昔洛韦乳膏外敷组（C组），每组各24例。3组均口服中药颗粒剂7天，B组外敷新癀片每天3次，连续7天，C组外敷阿昔洛韦软膏，每天6次，连续7天。记录3组治疗前、治疗后3、7天疼痛视觉模拟（VAS）评分及疼痛消失、皮疹停发、水疱开始干涸、水疱完全干涸时间。结果显示新癀片外敷是治疗带状疱疹的有效方法。

孟阳等[29]观察新癀片联合更昔洛韦、甲钴胺治疗中老年带状疱疹辨证属湿热困阻证或湿毒火盛证的临床疗效和安全性。将受试者随机分为试验组和对照组2组。对照组患者给予更昔洛韦静脉滴注、甲钴胺片口服治疗，试验组患者在对照组基础上加新癀片口服。结果显示试验组治愈率高于对照组，差异有统计学意义（$P<0.05$）。试验组疼痛缓解有效率优于对照组，差异有统计学意义（$P<0.05$）。从而认为新癀片联合更昔洛韦、甲钴胺治疗中老年辨证属湿热困阻或湿毒火盛者证带状疱疹疗效好，安全性高。

（3）一清胶囊。一清胶囊主要成分为大黄、黄芩、黄连，功能主治为清热泻火解毒，化瘀凉血止血。吴冬梅等[30]观察中西药结合治疗早期带状疱疹60例临床疗效。方法：将60例入选患者随机分为观察组30例和对照组30例。观察组采用阿昔洛韦胶囊、甲钴胺胶囊联合一清胶囊治疗，对照组单用阿昔洛韦胶囊、甲钴胺胶囊口服治疗。疗程2周，随访至90天。结果显示观察组与对照组在治愈率、总有效率、结痂脱痂所需时间、减少后遗神经痛方面，经统计差异显著（$P<0.05$）。证实了阿昔洛韦胶囊、甲钴胺胶囊联合一清胶囊对带状疱疹的疗效优于单用阿昔洛韦胶囊、甲钴胺胶囊。

（4）血府逐瘀胶囊。血府逐瘀胶囊源于清代医家王清任的血府逐瘀汤，由桃仁、红花、当归、牛膝、甘草等多种中药组成，具有活血祛瘀、行气止痛的功效。王宇等[31]选取带状疱疹后遗神经痛患者126例作为研究对象，根据随机数字表法将患者随机分为对照组和治疗组，每组各63例。对照组患者肌肉注射重组人干扰素α2b注射液，100～300万单位/次，1次/2d。治疗组在对照组治疗的基础上口服血府逐瘀胶囊，6粒/次，2次/d。两组患者均治疗30d。观察两组患者的临床疗效，结果认为血府逐瘀胶囊联合重组人干扰素α2b注射液治疗带状疱疹后遗神经痛具有较好的临床疗效，能够改善临床症状，缓解患者疼痛程度，促进机体炎性因子平衡，具有一定的临床推广使用价值。

3. 中医外治研究

（1）药线点灸法。药线点灸法是流行于壮族的一种民间疗法，苎麻线经过壮药炮制，点燃后可以直接点灸于患者体表的穴位或部位。主要是运用药线点灸的刺激，促使龙路、火路气机通畅，此治疗方法有止痛、通痹、活血化瘀、祛风、止痒、消肿散结等功效[32]。

温志娟等[33]观察药线点灸联合泛昔洛韦治疗带状疱疹的临床疗效。方法：选取60例带状疱疹患者随机分为对照组和治疗组，各30例；对照组予泛昔洛韦片口服治疗，治疗组予外用药线点灸联合泛昔洛韦片口服治疗，均治疗7d，并在治疗后1周、2月进行随访；结果：治疗组的止疱、止痛以及结痂时间均明显短于对照组，后遗神经痛的发生率低于对照组，治疗组的总有效率优于对照组，差异均具有统计学意义（$P<0.05$）。结论：药线点灸联合泛昔洛韦治疗带状疱疹疗效较好，并能明显减少后遗神经痛的发生率，值得临床推广应用。

杜艳等[34]研究壮医药线点灸配合针刺治疗带状疱疹后遗神经痛的疗效性和安全性并筛选优化治疗方案。以符合诊断标准的 PHN 患者120例为研究对象，根据不同治疗方法分为药线点灸组、药线点灸合电针围刺组和药物组。结果：药线点灸组、药线点灸合电针围刺组和药物组的总有效率分别为77.50%、87.50%、55.00%。结论：药线点灸合电针围刺组的疗效显著，值得推荐。

（2）刺络放血配合拔罐治疗。三棱针疗法又被称为刺络法，也叫刺血络，是指刺破浅表血络或者穴位，放出少量血液的治疗方法，可促进局部气血运行，有活血化瘀、消肿止痛的功效。涂慧英等[35]采用放血加拔罐治疗带状疱疹50例。以三棱针快速点刺疱疹处及红肿处皮肤3～5次，将火罐吸附在点刺的部位，留罐5～10min。结果：治愈44例，好转5例，未愈1例，总有效率98%。郑智等[36]采用放血联合拔罐治疗带状疱疹34例，并与常规针刺治疗34例对照观察。以三棱针对疱疹患部及其经络循行线进行点刺5～10次，然后进行闪火拔罐，出血量15～20mL。结果：治疗组总有效率91.2%，对照组总有效率70.6%，治疗组疗效优于对照组（$P<0.05$）。艾诗奇[37]用刺络放血配合拔罐治疗带状疱疹40例，并与西医常规治疗40例对照观察。以三棱针在疱疹集中的皮肤周围进行散刺，然后在其上拔火罐并留罐8min。结果：治疗组总有效率100%，对照组总有效率80.3%，治疗组疗效优于对照组（$P<0.05$）。

（3）梅花针叩刺与拔罐放血疗法。孙鹏[38]对44例患者进行实验，对带状疱疹治疗过程中梅花针放血疗法的重要作用进行探讨。结果显示，31例痊愈，8例显效，4例好转，1例无效，总有效率98%。王世广[39]将70例带状疱疹患者分为2组，每组35例，治疗组采用梅花针叩刺与拔火罐放血法进行配合治疗，对照组仅用梅花针叩刺放血法进行治疗。结果显示，在3次治疗之后，治疗组35例患者的总有效率是88.57%，进行4次治疗之后，其总有效率是94.29%，进行5次治疗之后，其总有效率是97.14%。提示梅花针叩刺与拔火罐放血配合治疗，效果更好。

（4）火针疗法。火针疗法是用火将针烧红之后，快速地刺进人体进行疾病治疗的一种方法。罗岚[40]选择以火针为主的方法对急性带状疱疹进行治疗。随机地将参加实验的患者分为对照组与治疗组。在分别对其进行治疗之后，与对照组患者相比，治疗组患者的疼痛程度评分和综合疗效评分都有比较明显的下降，说明治疗组患者的疗效比对照组患者的疗效更好，差异具有统计学意义（$P<0.05$）。

朱润佳等[41]比较毫火针与普通针刺疗法对急性期带状疱疹的临床疗效。结果：毫火针治疗组总有效率为93.33%，优于普通针刺对照组76.67%，差别有统计学意义（$P<0.05$）。毫火针组治疗对促进水疱吸收，缩短结痂、脱痂时间上均优于针刺组（$P<0.05$），且后遗神经痛发生率略低于普通针刺组，分别为6.67%和16.67%，两组比较差异具有统计学意义（$P<0.05$）。结论：毫火针是急性期治疗带状疱疹的有效方法，可控制急性炎症，即刻止痛效果好，可在一定程度上降低后遗神经痛的发生率，改善患者的生存质量。

王文秀等[42]对近10年火针为主治疗带状疱疹临床研究进行疗效和安全性的系统评价。共检索到701篇文献，其中14篇符合纳入标准，使用改良后的Jadad评分标准对研究文献进行质量评价，评分显示所纳入研究文献均为中低质量文献。Meta分析结果显示，火针为主的治疗组在有效率和降低后遗神经痛发生率方面优于常规西药治疗的对照组，差异有统计学意义；但在缓解带状疱疹疼痛视觉模拟评分（VAS）方面优势不明显。

（二）现代医学研究

现代医学对带状疱疹的发病机制认识较为清晰，治疗方法包括药物治疗和物理治疗等。对带状疱疹后遗神经痛（PHN）的发病机制并未完全明确，其治疗困难，明显降低患者的生活质量，针对PHN的发病机制和临床药物研究仍是目前研究的热点。水痘带状疱疹病毒减毒活疫苗已在多个国家使用，通过接种疫苗可以减少带状疱疹的发生，显著降低包括PHN在内的并发症的发生。

1. 发病机制研究

目前西医将带状疱疹的发病机制概述为各种原因引起机体免疫功能下降，进而激活VZV，使病毒在周围神经纤维中扩散并在组织内繁殖，最终损伤局部组织及神经[43]。

带状疱疹后遗神经痛（PHN）是指带状疱疹皮损虽完全治愈，但患者机体仍然存在非顽固性、剧烈性、持续性的难治性疼痛症状。目前，临床对PHN发病机制并未完全明确，但依据带状疱疹发病期的病理学研究以及临床表现，大致可将其概括为周围神经病变以及中枢神经病变。有研究表明[44]，周围神经方面与脊髓后根神经纤维受损存在密切关联。

当机体内外周神经遭受损伤时，为继续保持传入神经可塑性，在高位中枢参与下，致使脊髓、外周发生生理生化改变，包括肽类物质生成增多等，产生自发性放电神经瘤，进而导致外周伤害性感受器将对去甲肾上腺素明显性以及机械刺激性增加。在组织炎性期间，在降钙基因相关肽（CRGP）、神经激肽A等介质的化学物质作用下，可促使高阈伤害性感受器对伤害性感觉刺激的敏感性增加，进而出现外周神经敏化现象。此外，静息伤害性感受器激活同样为炎症后外周神经敏化发生的一个重要原因[45]。

2. 药物治疗研究

带状疱疹治疗方法主要有：抗病毒、止痛、营养神经、提高免疫力、局部外用药、物理治疗、类固醇皮质激素等。

（1）抗病毒治疗。抗病毒治疗必须早期及时、足量应用强有效的抗疱疹病毒的药物，在疱疹出现72h内开始使用抗病毒药物疗效最佳，能够缩短病程，有利于皮损的愈合，并且减少PHN的发生。常用抗病毒药物有：阿昔洛韦、伐昔洛韦、泛昔洛韦、更昔洛韦等。

曾训六[46]选取129例带状疱疹患者，按照随机数字表法将其分为静脉阿昔洛韦组65例和口服阿昔洛韦组64例，结果显示静脉注射阿昔洛韦能够有效地治疗带状疱疹，控制带状疱疹神经痛。

戴莎等[47]比较盐酸伐昔洛韦片和阿昔洛韦注射液治疗带状疱疹的临床疗效和安全性，选取带状疱疹患者100例，随机分为治疗组和对照组，每组各50例。结果提示盐酸伐昔洛韦片治疗带状疱疹具有较好的临床疗效，可以有效缩短疼痛时间，减少后遗神经痛的发生，值得临床推广使用。

杨源锋等[48]探究喷昔洛韦联合阿昔洛韦软膏治疗带状疱疹的疗效及患者疼痛、血清IL-2、IL-6水平变化情况。结果提示喷昔洛韦联合阿昔洛韦软膏治疗带状疱疹的疗效显著，能缓解神经疼痛，缩短症状消退时间。

（2）止痛治疗。缓解带状疱疹急性期疼痛的药物使用应遵循由弱到强的原则，非甾体类解热镇痛抗炎药（NSAIDs）通过减少前列腺素E的生成而发挥镇痛作用，用于缓解轻至中度疼痛，减轻外周神经根遗留炎症，治疗早期带状疱疹后遗神经痛效果良好。常用药物有：阿司匹林、吲哚美辛、对乙酰氨基酚、芬必得、保泰松、西乐葆。因止痛作用较弱，可配合其他药物使用。中枢性止痛药，以曲马多为代表，是一种人工合成的弱效阿片受体激动剂，止痛机制与阿片类药不完全相同，故被列为非麻醉性止痛药。麻醉性止痛药，以吗啡、哌替啶等阿片类药物为代表，止痛作用很强，但有成瘾的副作用，属于国家管制药物[49]。

带状疱疹后遗神经痛（PHN）的系统治疗常使用三环类抗抑郁药（TCAs）、抗癫痫类药物、阿片类药物等治疗，其中以三环类抗抑郁药（TCAs）、抗癫痫药作为一线用药。TCAs广泛应用于治疗伴随慢性疼痛的精神抑郁状态和一些特殊类型的神经源性疼痛，对持续性深在痛最有效，尤其适用于感觉过敏和持续性烧灼样疼痛。主要药物包括：阿米替林、去甲替林、马普替林、文拉法辛、地昔帕明、氯米帕明、多塞平、奋乃静等，临床上以阿米替林和去甲替林止痛效果最好。抗癫痫药作用机制与神经元膜稳定性有关，通过抑制受损神经元的异常放电而减轻疼痛，常用于治疗电击样、针刺样疼痛、剧烈的撕裂性及刀割样疼痛，药物包括：卡马西平、苯妥英钠、氯硝西泮、加巴喷丁、戊酸钠、普瑞巴林、拉莫三嗪等[49]。

尤兴正[50]选取80例PHN患者作为研究对象，以随机方式分为两组，每组40例。对照组患者口服卡马西平药物治疗，观察组患者口服普瑞巴林药物治疗，比较两组患者治疗前后疼痛程度、治疗效果及药物不良反应发生率。结果提示普瑞巴林用于治疗带状疱疹后神经痛患者的效果显著，可促使患者的疼痛症状尽快消失，且无严重不良反应，耐受性好。

付兰等[51]观察普瑞巴林与加巴喷丁在治疗PHN的临床疗效及安全性。选择PHN患者97例，随机分2组，对照组给予加巴喷丁口服治疗，实验组给予普瑞巴林口服治疗。比较两组患者治疗前后疼痛视觉模拟评分（VAS）评分，持续睡眠时间，镇痛有效率和不良反应发生率的差异。结果提示普瑞巴林能快速有效地治疗PHN，改善患者生活质量，而且比加巴喷丁更安全。

（3）调节免疫药物。带状疱疹患者细胞免疫功能下降明显，联合调节免疫药物可提高患者免疫功能，缩短病程，减少后遗神经痛发生。

姚亚琼[52]观察单磷酸阿糖腺苷联合胸腺肽治疗老年带状疱疹的临床疗效及安全性。将100例老年带状疱疹患者随机分成观察组和对照组，两组均给予单磷酸阿糖腺苷抗病毒及营养神经等常规治疗，观察组在常规治疗基础上联合应用胸腺肽治疗，比较两组的临床疗效、PHN发生率及不良反应情况。结果：观察组止痛时间、止疱时间以及完全结痂时间、皮损痊愈时间均显著短于对照组（$P<0.05$）；观察组总有效率明显高于对照组（$P<0.05$），PHN发生率低于对照组（$P<0.05$）；两组患者均未出现严重不良反应。结论：单磷酸阿糖腺苷联合胸腺肽治疗老年带状疱疹安全有效，可显著增强疗效，缩短病程，减少PHN发生。

黄爱萍[53]观察卡介菌多糖核酸治疗带状疱疹后遗神经痛的临床疗效。将100例带状疱疹后遗神经痛患者随机分为两组，对照组予甲钴胺注射液0.5mg肌肉注射，隔日1次，10次为1个疗程，治疗组予卡介菌多糖核酸注射液1mL肌肉注射，隔日1次，10次为1个疗程。1个疗程结束后比较两组患者的疗效及疼痛缓解指数。结果：疗效方面对照组总有效率为64.00%，治疗组为86.00%，两组比较，差异有显著性意义（$P<0.05$），疼痛缓解程度方面，两组比较，差异有显著性意义（$P<0.05$）。结论：卡介菌多糖核酸治疗带状疱疹后遗神经痛安全有效。

（4）物理治疗。物理治疗包括音频电疗法、光疗法（红外线、紫外线、氦氖激光、半导体激光等）、超声波疗法、高压氧治疗、冷喷等。

李长思等[54]观察半导体激光联合短波紫外线治疗带状疱疹的效果。42例带状疱疹患者随机分为对照组和观察组，每组各21例。对照组者予以皮肤科常规药物及短波紫外线治疗；观察组患者在常规药物治疗基础上，予以半导体激光联合短波紫外线治疗。治疗7d后，观察2组患者的治疗有效率、止痛时间、结痂时间、脱痂时间及VAS。结果显示半导体激光联合短波紫外线治疗带状疱疹可更有效地促进疱疹愈合，缓解神经痛，提高患者的生活质量。

　　陈琳[55]观察氦氖激光联合治疗带状疱疹的效果。选取带状疱疹患者60例为对象，通过双盲随机法将60例患者分为对照组和观察组，每组各30例。对照组患者实施常规治疗和护理，而在此基础上，对观察组患者实施氦氖激光联治疗，根据结果认为针对带状疱疹患者采用氦氖激光联合治疗的效果非常显著。

（储开宇　莫惠芳　王键旋）

● 参考文献

[1] 张美芳，马静，杨励，等．带状疱疹患者血清Th细胞因子的检测[J]．中国皮肤性病学杂志，2008，22（12）：721-722．

[2] 张勇．可溶性白细胞介素4受体的研究进展[J]．国外医学（药学分册），2003，30（6）：344-348．

[3] 桂星花，马朝阳，高英，等．火针联合电针法治疗带状疱疹的临床观察及对其血清IL-4、TNF-α的影响[J]．辽宁中医杂志，2019，46（11）：2399-2404．

[4] WANG H, ROMANO G, FEDGCHIN M, et al. Fulranumab in patients with pain associated with postherpetic neuralgia and postraumatic neuropathy: efficacy, safety, and tolerability results from a randomized, double-blind, placebo-controlled, phase-2 study[J]. Clin J Pain, 2017, 33（2）：99-108.

[5] 张二力，杨雪芹，高霞，等．自拟中药疱疹止痛灵治疗中老年带状疱疹后遗神经痛的临床疗效[J]．中国老年学杂志，2014，34（24）：253-254．

[6] 陆星宇，任雁威，杨雪，等．芍药甘草汤加减治疗带状疱疹后遗神经痛对患者疼痛及血清NPY、SP水平的影响[J]．海南医学，2021，32（1）：31-34．

[7] 沈秉正，高翔，吴杰，等．抗病毒药物治疗对带状疱疹患者血清细胞因子IL-1β、IL-6、IL-18和TNF-α的影响[J]．中华实验和临床感染病杂志（电子版），2017，11（4）：326-329．

[8] 王世民，刘孝兵．带状疱疹伴发后遗神经痛患者外周血p38MAPK、ERK1/2、JNK表达量与细胞因子、疼痛介质的相关性[J]．海南医学院学报，2017，23（18）：2510-2513．

[9] 张战胜，张晒．龙胆泻肝汤对带状疱疹患者临床疗效及血清CGRP、5-HT、ICAM-1水平的影响[J]．实验与检验医学，2018，36（1）：85-87，108．

[10] 郑显锋，杨琼．龙胆泻肝汤治疗带状疱疹的临床疗效观察[J]．中国社区医师，2017，33（21）：97-98．

[11] 李京哲，邵占强，杨广伟．清胆利肝疗法对老年带状疱疹患者临床症状、免疫功能和疱疹结局的影响[J]．中国中医急症，2018，27（1）：33-36．

[12] 张志忠．蓝青败毒汤治疗带状疱疹80例[J]．中国中医急症，2010，19（12）：2153．

[13] 李天航，赵丽，严红霞，等．自拟中药方治疗带状疱疹疗效比较[J]．济宁医学院学报，2015，38（4）：261-263．

[14] 赵扬，谢志宏，葛蒙梁，等．疏风解毒胶囊治疗带状疱疹的临床评价[J]．药物评价研究，2015，38（2）：198-199．

[15] 李冠汝，孙丽蕴．加减除湿胃苓汤治疗带状疱疹脾虚湿蕴证的临床试验[J]．中国中西医结合皮肤性病学杂志，2020，19（3）：261-264．

[16] 王长华．除湿胃苓汤联合红光治疗脾虚湿蕴型带状疱疹的临床疗效[J]．内蒙古中医药，2020，39（11）：61-63．

[17] 薛天萍，石磊，毛丽艳．桃红四物汤加减治疗带状疱疹后遗神经痛58例[J]．湖南中医杂志，2017，33（2）：58-60．

[18] 王朋军．桃红四物汤加味治疗老年带状疱疹后遗神经痛的疗效观察[J]．光明中医，2014，29（12）：2562-2564．

[19] 巩国峰．益气活血法治疗带状疱疹后遗神经痛27例[J]．中国中西医结合皮肤性病学杂志，2014，13（3）：166-167．

[20] 张慧玲．中医综合治疗带状疱疹后遗神经痛临床研究[J]．中国临床研究，2012，25（1）：76-77．

[21] 张弘，倪海洋．边天羽治疗带状疱疹后神经痛临床经验[J]．湖南中医杂志，2018，34（7）：57，96．

[22] 林琦珊．复元活血汤治疗带状疱疹后遗神经痛的临床观察[D]．北京：北京中医药大学，2018．

[23] 杨敏芳．复元活血汤治疗带状疱疹后遗神经痛的疗效观察[J]．现代中西医结合杂志，2012，21（21）：2326-2327．

[24] 林潘锋，姚雪江．补阳还五汤加徐长卿治疗带状疱疹后遗神经痛29例[J]．浙江中医杂志，2015，50（1）：40．

[25] 陈小波，卞坤鹏．龙胆泻肝丸联合伐昔洛韦治疗带状疱疹的临床研究[J]．现代药物与临床，2021，36（4）：731-735．

[26] 李秀峰．龙胆泻肝丸治疗肝经郁热型带状疱疹的疗效观察[J]．内蒙古中医药，2014，33（30）：26-27．

[27] 宋群先．新癀片在皮肤科的临床应用体会[J]．光明中医，2018，33（6）：873-874．

[28] 池凤好，孟威威．新癀片外敷治疗带状疱疹的疗效观察[J]．中国中医药现代远程教育，2016，14（21）：81-82．

[29] 孟阳，蒋琼，潘启红，等．新癀片联合更昔洛韦、甲钴胺治疗中老年带状疱疹的临床研究[J]．中国中西医结合皮肤性病学杂志，2017，16（4）：346-348．

[30] 吴冬梅，陈芳，倪俊，等．一清胶囊治疗带状疱疹60例疗效观察[J]．内蒙古中医药，2017，36（9）：1-2．

[31] 王宇，贺达，沈玉杰．血府逐瘀胶囊联合干扰素治疗带状疱疹后遗神经痛的临床研究[J]．现代药物与临床，2019，34（5）：1364-1367．

[32] 肖廷刚．壮医外科学[M]．南宁：广西民族出版社，2006：16．

[33] 温志娟，胡赛升．药线点灸联合泛昔洛韦治疗带状疱疹30例临床观察[J]．中国民族民间医药，2019，28（7）：76-78．

[34] 杜艳，黄月莲，韦日铺，等．壮医药线点灸配合针刺治疗带状疱疹后遗神经痛的优化方案研究[J]．辽宁中医杂志，2014，41（8）：1719-1721．

[35] 涂慧英，李鸿雁，王友芳．放血加拔罐治疗带状疱疹50例[J]．中国民间疗法，2013，21（5）：27-28．

[36] 郑智，魏文著，文胜．放血疗法结合拔罐治疗带状疱疹临床观察[J]．上海针灸杂志，2014，33（2）：135-136．

[37] 艾诗奇．刺络放血配合拔罐治疗带状疱疹的疗效分析[J]．航空航天医学杂志，2015，26（8）：1002-1003．

[38] 孙鹏．梅花针放血疗法治疗带状疱疹[J]．中医临床研究，2012，4（8）：49．

[39] 王世广．梅花针叩刺配合拔火罐放血疗法治疗带状疱疹35例疗效观察[J]．北京中医药，2012，31（8）：603-604．

[40] 罗岚．火针为主治疗急性期带状疱疹疗效观察[D]．广州：广州中医药大学，2009．

[41] 朱润佳，吴闽枫，张惠芳，等．毫火针治疗带状疱疹（急性期）30例临床疗效观察[J]．中国中西医结合皮肤性病学杂志，2016，15（2）：99-102．

[42] 王文秀，荣立洋，林国华，等．火针为主治疗带状疱疹随机对照试验Meta分析[J]．广州中医药大学学报，2019，36（1）：64-69．

[43] GILDEN D，NAGEL M A，COHRS R J．Varicella-zoster[J]．Handb Clin Neurol，2014，123：265-283．

[44] 江丽莹，洪文，成林平，等．中医药治疗带状疱疹后遗神经痛临床研究进展[J]．河北中医，2017，39（9）：1425-1429．

[45] 张瑜．带状疱疹后遗神经痛发生机制及治疗现状[J]．贵州医药，2019，43（3）：378-379，502．

[46] 曾训六．带状疱疹抗病毒药物阿昔洛韦临床应用评价[J]．中外医学研究，2014（35）：17-19．

[47] 戴莎，杨蓉娅．盐酸伐昔洛韦片和阿昔洛韦注射液治疗带状疱疹的临床疗效比较[J]．现代药物与临床，2014（12）：1369-1371．

[48] 杨源锋，苏圣贤，解小丽．喷昔洛韦联合阿昔洛韦软膏治疗带状疱疹的疗效及患者疼痛血清IL-2 IL-6水平变化研究[J]．河北医学，2021，27（10）：1719-1724．

[49] 何瑾，吕金，张谦，等．带状疱疹的治疗进展[J]．新疆医学，2017，47（11）：1245-1249，1253．

[50] 尤兴正．普瑞巴林治疗带状疱疹后神经痛患者的临床效果[J]．中国医药指南，2021，19（31）：89-91．

[51] 付兰，赵万润．普瑞巴林与加巴喷丁治疗带状疱疹后神经痛的疗效与安全性比较[J]．皮肤病与性病，2019，41（1）：9-12．

[52] 姚亚琼．单磷酸阿糖腺苷联合胸腺肽治疗老年带状疱疹疗效观察[J]．皮肤病与性病，2018，40（3）：386-388．

[53] 黄爱萍．卡介菌多糖核苷治疗带状疱疹后遗神经痛临床研究[J]．海峡药学，2015（5）：130-131．

[54] 李长思，孙永新，李彬，等．半导体激光联合短波紫外线治疗带状疱疹的效果观察[J]．中国医科大学学报，2017，46（2）：153-155．

[55] 陈琳．观察氦氖激光联合治疗带状疱疹对减轻带状疱疹患者疼痛和促进皮疹痊愈的效果[J]．数理医药学杂志，2019，32（9）：1301-1302．

第十七篇　耳鼻喉病篇

第一章 鼻 鼽

第一节 概 述

鼻鼽是指以突然和反复发作的鼻痒、喷嚏、流清涕为主要特征的鼻病，又名鼽嚏、鼽水。西医学的变态反应性鼻炎（allergic rhintinis，AR）、血管运动性鼻炎、嗜酸性粒细胞增多症可参考本病辨证施治，其中以变态反应性鼻炎为多见。在普通人群中的患病率为10%～25%，本病常年发作，也可季节性发作。

第二节 病 因 病 机

一、中医学对鼻鼽病因病机的认识

本病多因脏腑虚损，正气不足，腠理疏松，为表不固，风邪、寒邪或异气侵袭，寒邪束于皮毛，阳气无从泻越，故喷而上出为嚏。

1. 肺气虚寒，卫表不固

由于肺气虚寒，卫表不固，风寒乘虚而入，肺失清肃，气不摄津，津液外溢，水湿停聚鼻窍，而致喷嚏频频、清嚏自流不收、鼻塞不通。

2. 脾气虚弱，清阳不升

由于脾气虚弱，化生不足，鼻窍失养，风寒、异气之邪乘虚而入，脾虚运化失常，水湿停于鼻窍，而导致鼻鼽。

3. 肾阳不足

由于肺司呼吸，为气之主，肾主纳气，为气之根，肾阳不足，温煦失职，鼻窍失于温养，外邪侵犯鼻窍，故发为鼻鼽。

4. 肺经蕴热

由于肺经有热，或感受风热，肺失肃降，邪热上犯鼻窍，发为鼻鼽。明代张景岳《景岳全书》："鼻涕多者，故曰肺热甚则鼻涕出。"

二、现代医学对变应性鼻炎致病因素的认识

1. 病因

引起变应性鼻炎的变应原主要为吸入物，其次是食物。常见、主要的变应原有：

（1）屋尘。系存在于室内，尤其居室内的陈旧尘土，实为多种变应原的混合物。

（2）螨。其种类庞杂，成为人类致敏原的主要是屋尘螨、粉尘螨、宇尘螨。

（3）昆虫。蟑螂、蚊、蝇、蜂、蛾、蝶等鳞、毛、蜕皮、脱屑、残骸、分泌物及排泄物均可致敏。

（4）羽毛。主要是家禽及观赏鸟类的羽毛，且与屋尘螨关系密切。

（5）上皮。猫、狗、兔及家畜的上皮脱屑、唾液、尿等排泄物均具有抗原性。

（6）花粉。引起花粉症的致敏原。有较明显的区域性及季节性。常见的有蒿属、豚草、苋科等，其中以豚草、蒿的致敏性最高。

（7）真菌。其无处不有、无时不在，不但通过吸入途径，还可以通过食入、接触、注入等途径进入人体。

食物中常见过敏原如面粉、奶、蛋、鱼、虾、花生、大豆及某些蔬菜、水果等。

2. 发病机制

变应性鼻炎属IgE介导的I型变态反应，亦称I型。I型变态反应是机体针对环境变应原产生过量的特异性IgE而诱发的免疫及炎性反应。IgE虽然仅占免疫球蛋白的极少比例，但一旦与受体结合，其生物活性可得到很大的增强。吸入物变应原可诱导特应性个体鼻腔局部和区域引流淋巴器官产生特异性IgE，与聚集在鼻黏膜的肥大细胞和嗜碱粒细胞表面高亲和力IgE受体相结合，当机体再次接触相同变应原时，变应原与锚定在肥大细胞和嗜碱粒细胞表面的IgE相结合，活化肥大细胞和嗜碱粒细胞，导致组胺和白三烯等炎性介质释放；这些炎性介质可刺激鼻黏膜的感觉神经末梢和血管，兴奋副交感神经，导致鼻痒、打喷嚏、清水样涕等症状，该过程称为速发相反应。组胺等炎性介质的释放还可诱导血管内皮细胞、上皮细胞等表达或分泌黏附分子、趋化因子及细胞因子等，募集和活化嗜酸粒细胞及T2淋巴细胞等免疫细胞，导致炎性介质（白三烯、前列腺素、血小板活化因子等）的进一步释放，T2免疫应答占优势，炎性反应得以持续和加重，鼻黏膜出现明显组织水肿导致鼻塞，该过程称为迟发相反应。AR发作时鼻黏膜周围腺体神经纤维分泌的P物质和神经肽降钙素基因相关肽（CGRP）明显升高，这些物质与鼻腔高反应性密切相关。

AR的发病与遗传和环境的相互作用有关。一方面，AR具有基因易感性，全基因组关联研究显示，染色体2q12、5q31、6p21.3和11q13.5等多个位点的单核苷酸多态性可能与AR等变应性疾病相关联。另一方面，微生物菌群在变应性疾病的发病中也起着重要的作用。"卫生假说"认为由于环境卫生过于清洁使得生命早期暴露于细菌和病毒等微生物的机会减少，日后发生AR和哮喘等变应性疾病的风险增高。

第三节　诊断与鉴别诊断

一、诊断

（一）临床表现

1. 症状

AR的典型症状为阵发性喷嚏、清水样涕、鼻痒和鼻塞。可伴有眼部症状，包括眼痒、流泪、眼红和灼热感等，多见于花粉过敏患者。

2. 体征

AR发作时最主要的体征是双侧鼻黏膜苍白、肿胀，下鼻甲水肿，鼻腔有多量水样分泌物。伴有哮喘、湿疹或特应性皮炎的患者有相应的肺部、皮肤体征。

（二）辅助检查

1. 变应原检测

（1）皮肤试验。变应原皮肤试验是确定IgE介导的Ⅰ型变态反应的重要检查手段，称为变应原体内检测，主要方法包括皮肤点刺试验（skin prick test，SPT）和皮内试验。SPT具有高敏感性和较高特异性，一般均在80%以上，因而对AR的诊断可提供有价值的证据，且可用于儿童和老年人，临床推荐该方法。假如患者对某种变应原产生超敏反应，则20min内在皮肤点刺部位出现风团和红斑，风团直径≥3mm判定为SPT阳性。评价SPT的反应强度可采用皮肤指数（skin index，SI），分别测量变应原和组胺风团的最大径及最小径（取最大径中点的垂直线），计算两者风团的平均直径，其比值即为SI，分为4个等级：+为0.3≤SI<0.5；++为0.5≤SI<1.0；+++为1.0≤SI<2.0；++++为SI≥2.0。应注意的是，口服抗组胺药（H1受体拮抗剂）对皮肤反应有抑制作用，一般持续2～7d，故宜停药1周后行SPT。而且，由于操作不正确和使用的材料不合适等因素，有可能出现假阳性或假阴性反应，故须结合患者病史（包括变应原暴露、发病经过）和临床表现对SPT的结果作出合理解释。SPT所采用的变应原种类应该是本地区常见的气传变应原，主要包括尘螨、蟑螂、动物皮屑、真菌和花粉等。

（2）血液检查。①血清总IgE检测：由于变应性疾病、寄生虫感染以及其他一些因素（如种族）均可使体内总IgE水平增加，故测定血清总IgE对变态反应筛查的预测价值低，不能作为AR的诊断依据。而且，约1/3的常年性AR患者血清总IgE值在正常范围。②血清特异性IgE检测：即变应原体外检测，适用于任何年龄的患者，不受皮肤条件的限制，其与SPT具有相似的诊断性能，但各有特点。

2. 鼻激发试验

该方法是将某种变应原直接作用于鼻黏膜，观察是否诱发临床相关症状。试验方法为将吸附有变应原溶液（激发剂）的滤纸片贴于下鼻甲，或使用定量泵将激发剂喷雾于鼻腔，变应原浓度逐步增加，10倍为一个上升梯度，直至出现阳性反应。变应原浓度的级别越低，表示鼻黏膜反应性越大，对该变应原致敏的敏感程度越高。记录激发试验后产生的症状，并可结合客观检查结果（鼻分泌物的量、鼻阻力或气流的变化等）进行综合评价，以获取有临床诊断和鉴别诊断价值的数据资料。

3. 其他检查

包括鼻分泌物涂片、鼻灌洗液中特异性IgE测定等。鼻分泌物涂片采用伊红美蓝染色（瑞氏染、寄生虫色），高倍显微镜下嗜酸粒细胞比例＞5%为阳性。鼻灌洗液中变应原特异性IgE测定对AR的鉴别诊断有一定临床价值。

（三）诊断要点

喷嚏、清水样涕、鼻塞、鼻痒等症状出现2项以上（含2项），每天症状持续或累计1小时以上。可伴有眼痒、结膜充血等眼部症状。体征常见鼻黏膜苍白、水肿、鼻腔水样分泌物。变应原皮肤点刺试验阳性，和/或血清特异性IgE阳性，必要时可行鼻激发试验。

二、鉴别诊断

1. 中医鉴别诊断

伤风鼻塞：指因感受风邪所致的以鼻塞、流涕、打喷嚏为主要特征的鼻病。发病前多有受凉或疲劳史。初起鼻痒，打喷嚏，流清涕，持续鼻塞，嗅觉减退，语声重浊，数天后打喷嚏停止，清涕渐转为黏黄涕。可伴有周身不适、发热、恶风、头痛等。

2. 西医鉴别诊断

（1）血管运动性鼻炎。又称特发性鼻炎，发病机制不明，可能与鼻黏膜自主神经功能障碍有关。诱发因素包括冷空气、强烈气味、烟草烟雾、挥发性有机物等，主要是发作性喷嚏、大量清涕，但变应原检测阴性、嗜酸粒细胞数正常。

（2）嗜酸性粒细胞增多性非变应性鼻炎。发病机制尚不明确，非变应性鼻炎嗜酸性粒细胞增多症。临床表现类似于变应性鼻炎，常年的阵发性喷嚏，大量的水样鼻涕，鼻痒，鼻塞，也可出现反复的嗅觉减退。变应原检测阴性，鼻激发试验阴性。

（3）脑脊液鼻漏。脑脊液通过颅底（颅前、中或后窝）或其他部位骨质缺损、破裂处流出，经过鼻腔，最终流出体外。主要表现为鼻腔间断或持续流出清亮、水样液体，早期因与血混合，液体可为淡红色。变应原检测阴性，嗜酸性粒细胞数正常。

第四节 治 疗 概 况

一、中医辨证论治

（一）辨证口服中药汤剂

1. 肺气虚寒，卫表不固

主证：鼻痒，喷嚏频频，清涕如水，鼻塞，嗅觉减退，畏风怕冷，自汗，气短懒言，语声低怯，面色苍白，或咳嗽痰稀。舌质淡，舌苔薄白，脉虚弱。下鼻甲肿大光滑，鼻黏膜淡白或灰白，鼻道可见水样分泌物。

治法：温肺散寒，益气固表。

方药：温肺止流丹加减。根据证候不同可合方而治，如有表虚汗出较多者，合玉屏风散加减；如合有咳喘痰多色白，合小青龙汤加减；如合有脾气虚弱，纳呆，疲倦乏力，便溏等，可合补中益气汤加减。如鼻塞明显，酌加羌活、苍耳子、辛夷花、白芷等；如清涕量多，酌加五味子、乌梅、石榴皮、金樱子等；合并咽痒咳嗽，酌加杏仁、紫苏叶等；合并肾气不足，四肢不温，酌加附子、桂枝、肉桂等。

2. 脾气虚弱，清阳不升

主证：鼻痒，喷嚏突发，清涕连连，鼻塞，面色萎黄无华，消瘦，食少纳呆，腹胀便溏，四肢倦怠乏力，少气懒言，舌淡胖，边有齿痕，苔薄白，脉弱。检查见下鼻甲肿大光滑，黏膜淡白或灰白，可有水样分泌物。

治法：益气健脾，升阳通窍。

方药：补中益气汤加减。根据病证不同可加减应用，如有表虚汗出较多者，可加防风、麻黄根、浮小麦；若鼻塞明显，或伴鼻胀头痛者，加用麻黄、细辛、白芷、桂枝、羌活等；如清涕量多，酌加五味子、乌梅、石榴皮、诃子肉等；如清涕不止且夜尿频多者，酌加金樱子、益智仁、山萸肉、乌药等；若腰膝酸软者，酌加淫羊藿、仙茅、杜仲、桑寄生等；鼻痒明显，喷嚏多者，酌加僵蚕、干地龙、蝉衣等。

3. 肾阳不足，温煦失职

主证：清涕长流，鼻痒，喷嚏频频，鼻塞，面色苍白，形寒肢冷，腰膝酸软，神疲倦怠，小便清长，或见遗精早泄。舌质淡，苔白，脉沉细。检查见鼻黏膜苍白、肿胀，鼻道有大量水样分泌物。

治法：温补肾阳，化气行水。

方药：真武汤加减。喷嚏多、清涕长流不止者，可加乌梅、五味子。若遇风寒即打喷嚏、流清涕者，可加黄芪、防风、白术。

4. 肺经伏热，上犯鼻窍

主证：鼻痒，喷嚏频作，流清涕，鼻塞，常在闷热天气发作。全身或见咳嗽，咽痒，口干烦热，舌质红，苔白或黄，脉数。检查见鼻黏膜红或暗红，鼻甲肿胀。

治法：清宣肺气，通利鼻窍。

方药：辛夷清肺饮加减。

常用药物：黄芩、栀子、石膏、知母、桑白皮、辛夷花、枇杷叶、升麻、百合、麦冬。

（二）中成药的辨证论治

1. 玉屏风颗粒

主要成分：黄芪、防风、白术。

功能主治：益气、固表、止汗。用于表虚不固，自汗恶风，面色㿠白，或体虚易感风邪者。

用法用量：开水冲服，每次5g，每日3次。

注意事项：

（1）忌油腻食物。

（2）本品宜饭前服用。

（3）按照用法用量服用，小儿、孕妇、高血压、糖尿病患者应在医师指导下服用。

2. 参苓白术散

主要成分：人参、茯苓、白术（麸炒）、山药、白扁豆（炒）、莲子、薏苡仁（炒）、砂仁、桔梗、甘草。

功能主治：健脾、益气。用于体倦乏力，食少便溏。

用法用量：口服。每次6g，每日3次。

注意事项：

（1）泄泻兼有大便不通畅，肛门有下坠感者忌服。

（2）服本药时不宜同时服用藜芦、五灵脂、皂荚或其制剂。

（3）不宜喝茶和吃萝卜，以免影响药效。

（4）不宜和感冒类药同时服用。

（5）高血压、心脏病、肾脏病、糖尿病严重患者及孕妇应在医师指导下服用。

（6）本品宜饭前服用或进食同时服。

（7）按照用法用量服用，小儿应在医师指导下服用。

3. 附子理中丸

主要成分：附子（制）、党参、白术（炒）、干姜、甘草。辅料为蜂蜜。

功能主治：温中健脾。用于脾胃虚寒，脘腹冷痛，呕吐泄泻，手足不温。

用法用量：口服。大蜜丸每次1丸，每日2～3次。

注意事项：

（1）忌不易消化食物。

（2）感冒发热病人不宜服用。

（3）有高血压、心脏病、肝病、糖尿病、肾病等慢性病严重者应在医师指导下服用。

（4）孕妇慎用，哺乳期妇女、儿童应在医师指导下服用。

（5）吐泻严重者应及时去医院就诊。

（6）严格按用法用量服用，本品不宜长期服用。

4. **苍鹅鼻炎片**

主要成分：苍耳子、黄芩、广藿香、鹅不食草、白芷、菊花、荆芥、野菊花、猪胆膏、马来酸氯苯那敏、鱼腥草素钠、薄荷油。

功能主治：清热解毒，疏风通窍。用于风热而致的过敏性鼻炎，慢性单纯性鼻炎及鼻窦炎引起的头痛、鼻塞、流涕。

用法用量：口服，每次3～4片，每日3次，饭后服。

不良反应：可见困倦、嗜睡、口渴、虚弱感。

禁忌：肝肾功能不全者禁用；儿童、孕妇及哺乳期妇女禁用。

注意事项：

（1）忌烟酒、辛辣、鱼腥食物。

（2）不宜在服药期间同时服用温补性中药。

（3）本品不适用于慢性鼻炎属虚寒证者。

（4）本品含马来酸氯苯那敏、鱼腥草素钠。膀胱颈梗阻、甲状腺功能亢进、青光眼、高血压和前列腺肥大者慎用；服药期间不得驾驶机、车、船，从事高空作业、机械作业及操作精密仪器。

（5）脾虚大便溏者慎用。

（6）严格按照用法用量服用，患有其他疾病及年老体弱者应在医师指导下服用。

5. **香菊片**

主要成分：化香树果序（除去种子）、夏枯草、野菊花、黄芪、辛夷、防风、白芷、甘草、川芎。

功能主治：辛散祛风，清热通窍。用于急、慢性鼻窦炎，鼻炎。

用法用量：口服，每次2～4粒，每日3次。

注意事项：

（1）忌辛辣、鱼腥食物。

（2）孕妇慎用。

（3）凡外感风寒之鼻塞、流清涕者，应在医师指导下使用。

（4）急性鼻炎服药三天后症状无改善，或出现其他症状，应去医院就诊。

（5）按照用法用量服用，儿童应在医师指导下服用。

6. **苍耳子鼻炎滴丸**

主要成分：苍耳子、白芷、冰片、辛夷、薄荷脑、黄芩。

功能主治：疏风，清肺热，通鼻窍，止头痛，用于风热型鼻疾，包括急、慢性鼻炎，鼻窦炎，过敏性鼻炎。

用法用量：口服，每次28丸，每日3次。

注意事项：

（1）忌烟酒、辛辣、鱼腥食物。

（2）不宜在服药期间同时服用温补性中药。

（3）本品不适用于慢性鼻炎属虚寒证者。

（4）脾虚大便溏者慎用。

（5）严格按照用法用量服用，患有其他疾病及年老体弱者应在医师指导下服用。

7. 鼻敏康颗粒（我院协定制剂）

主要成分：黄芪、党参、白术等。

功能主治：健脾补肺，益气固表，宣通鼻窍，收敛渗湿。用于过敏性鼻炎及肺脾两虚的各类型鼻炎。

用法用量：开水冲服。每次1袋，每日3次；或遵医嘱。

注意事项：

（1）有高血压、心脏病、肝病、糖尿病、肾病等慢性病且症状严重者应在医师指导下服用。

（2）孕妇慎用，哺乳期妇女、儿童应在医师指导下服用。

二、中医特色治疗

1. 针刺疗法

通过针刺穴位的方法对皮肤进行刺激，引起皮肤和患部的血管扩张，促进局部和周身的血液循环，增强新陈代谢，双向调节机体免疫功能，以此治疗变应性鼻炎的呼吸道症状。常用穴位：针刺下关、迎香、印堂、百会、合谷、足三里。临床有直接针刺背俞穴（肺俞、三焦俞、脾俞等）来调节脏腑阴阳。

2. 灸法

常用穴位：风门、通谷、上星、通天、禾髎、承灵、风池、至阴、迎香。现代临床关于灸法治疗鼻鼽的实践很多且干预措施多样，有悬灸、发泡灸、雷火灸、热敏灸等。不过关于灸法治疗的研究远没有针刺疗法广泛，但也有一项研究提示艾灸配合常规药物治疗能提高有效率、改善症状；同时一种特殊的灸法"督脉灸"能有效改善鼻鼽患者的临床症状。其他目前临床常用的灸法有直接灸、隔物灸、热敏灸等。

3. 耳穴治疗

耳穴治疗变应性鼻炎的机理研究还未有明确定论。研究证明耳郭就是一个相对独立的全息元，是人体整体的缩影，对耳穴的刺激可以通过"躯体（内脏）—中枢—耳郭"反射径路传达给身体的相应器官，使其恢复正常状态达到治疗疾病的目的。

4. 穴位注射

穴位注射是针刺疗法和现代医学封闭疗法的结合。研究表明穴位给药的生物利用度明显高于一般给药，因腧穴对药物具有敏感性和放大效应。给予疏风通窍补气的药物于穴位起到双重刺激的作用来治疗过敏性鼻炎。

5. 针刀

针刀是由金属材料做成的在形状上似针又似刀的一种针灸用具，是在古代九针中的镵针、锋针等基础上演化而来。临床运用针刀松解支配鼻腔黏膜、腺体的神经卡压，改善病变周围血液循环，从而使鼻黏膜内血流变少、腺体释放减少，使局部组织自我修复。

6. 推拿

推拿治疗法旨在通调经络，调和气血。推拿还能调畅气机，顾护正气，从而达到扶正祛邪的治疗目的，因其具有副反应小，刺激性小，疗效长远等优势，故临床上可辅助它法，增强疗效，尤适用于小儿变应性鼻炎。

小儿推拿操作步骤：

上肢部：患儿以舒适姿势端坐于母亲怀中或自行端坐，裸露左手皮肤，医者取坐位面向患儿以滑石粉为介质，将患儿拇指屈曲，于桡侧单方向向心（指尖→指根）推500次。

头面部：患儿仰卧位，医者面向患者头顶采取坐位。

（1）四大手法。医者以双手拇指蘸取介质（婴儿润肤乳）后进行操作。开天门：自患儿两眉头中点由下往上交替直推至前发际处；推坎宫：自眉头向两侧分推至眉梢；运太阳：以双手拇指于双侧太阳穴处做环旋运法；揉耳后高骨：于耳后高骨凹陷处进行按揉。以上操作各30次。

（2）推宝瓶。双手拇指螺纹面自目内眦下推至鼻翼两侧，再经双侧颧弓下缘，至耳屏前折返方向，自下向上推依次经过听会、听宫、耳门，再经角孙穴，向下直推至耳后高骨处，反复操作2min。

（3）按揉鼻通。以双手拇指螺纹面于双侧鼻通穴处进行按揉1min，以局部酸胀为度。

（4）擦鼻翼。于医者食指尺侧、中指桡侧及患者两侧鼻翼旁均匀涂抹介质（婴儿润肤乳）后，医者食中二指夹持患儿鼻翼，进行快速往返擦动1min，以透热为度（注意介质使用，防止擦破皮肤）。

背部：患儿取俯卧位，暴露背部皮肤，医者站立于患儿左侧。医生以食中指在上，拇指在下相对用力，将龟尾穴处皮肤提捏起，双手交替自下而上沿督脉，捏至大椎穴处。自第三遍起，每捏三下，向上提拿一下，在肺俞、脾俞、肾俞穴处重点向上提捏，反复操作10次。

方义：四大手法疏风散寒；推宝瓶、按揉鼻通通调鼻旁经络，活血通窍；擦鼻翼温经散寒，温通鼻窍；补脾经健益脾气，辅以捏脊助阳扶正，捏脊重点提捏肺俞以助宣肺散邪，重点刺激脾俞、肾俞以调整脏腑功能，以助正祛邪。整方共奏扶正健脾，宣肺通窍之功。

三、难点分析

过敏性鼻炎是临床上的常见病与多发病，治疗疗程较长，病情反复，给患者带来了极大的心理压力，降低了患者的生活质量。为确保患者早期能够得到及时、正规的治疗，应加强疾病早期诊断，并根据患者的病情严重程度等情况，制定个体化治疗方案。同时，过敏性鼻炎应以预防为主，加强环境控制，避免接触过敏原，加强锻炼，增强机体免疫能力。

最近市面上治疗过敏性鼻炎的药物是多种多样的，但是很难达到治疗效果，因药物服用方便，又没什么痛苦，建议患者在治疗时要慎重选择。以往的一些治疗方法包括一些无法彻底治愈过敏性鼻炎的药物在内，其最大的治疗缺陷是治疗只能起到缓解症状的作用，而对过敏性鼻炎的发病根源——鼻窦内的过敏介质则没有任何抑制和清除的效果，这就是吃了再多药也会治不好过敏性鼻炎的原因。

治疗过敏性鼻炎是不容易的，尤其是有些患者认为只通过吃药就可以治好鼻炎是不太现实的，因为过敏性鼻炎比较容易复发，治疗取得一定效果之后可能因接触到变应原很快会复发。

四、医案验方

梁某某，男，27岁，反复鼻塞、鼻痒、打喷嚏、流清涕5年余。平素恶风、怕冷，稍遇冷风则发作。曾自服中联鼻炎片、香菊片，无明显好转。查体：鼻黏膜苍白、肿胀，下鼻甲肿胀，鼻腔内大量清水样分泌物。舌淡胖，边有齿印，苔薄白、脉细。

中医诊断：脾气虚弱之鼻鼽。

治法：益气健脾，升阳通窍。

处方：党参20g，黄芪15g，法半夏9g，陈皮10g，茯苓10g，枳实10g，生姜10g，炙甘草6g。每日一剂，水煎服。服药3个疗程后，患者症状明显缓解。

第五节　辨证施护

一、辨证护理

（1）保持环境清洁卫生，避免或减少外界环境因素如粉尘、花粉、气候变化等的过度刺激。

（2）有过敏史之患者，应避免服用或接触易引起机体过敏反应之食物、物品，如海鲜、羽毛、兽毛、蚕丝等。

（3）锻炼身体，增强体质，预防感冒。

二、辨证施膳

注意饮食调护，合理膳食，少食生冷、冰冻、过甜等食物。

第六节　循证研究

变应性鼻炎作为耳鼻咽喉科常见及多发病，是由免疫球蛋白E（ImmunoglobulinE，IgE）介导的以鼻黏膜嗜酸性粒细胞（Eosnophils，EOS）浸润为主要表现的Ⅰ型呼吸道变态反应性疾病。本病属于中医"鼻鼽""鼽嚏"等范畴。近年来其发病率呈逐年增加趋势，全球患病率约10%～20%，发达国家发病率更加显著，可达到30%左右，在我国其发病率亦可达到10%[1]。

一、基础研究

（一）从中医病因病机分析

现存的中医文献对变应性鼻炎病因病机及治疗等均有详细的叙述，有迹可循的为以下几种学说：脏腑虚损学说、外邪致病学说、脏腑郁热学说等。中医目前多认为本病多由脏腑虚损所致，主要责之于肺、脾、肾三脏，腠理疏松，卫表不固，外感风邪、寒邪或异气乘虚而入，犯及鼻窍，寒邪束于皮毛，阳气无从而泄，故喷而上出为嚏。如李四维等[2]认为鼻鼽发病的主要病机，是以肺脾两脏功能亏损为主，合并寒热错杂。刘嘉杰[3]从痰论治，指出本病与肺脾两虚，痰饮积聚，复感外邪有关；李洁旋等[4]认为鼻鼽的发生之根本在于肾气亏虚，肺脾气虚是主要病机。

（二）西医学对变应性鼻炎的病因病机研究

变应性鼻炎是指易感患者接触变应原后主要由特异性IgE介导的鼻黏膜非感染性炎性疾病。变应性鼻炎的各种诱发因素称作过敏原或变应原，最常见的过敏原为屋尘螨、粉尘螨、动物的皮屑等。同时食物因素（如牛乳、鱼虾、鸡蛋、水果等）及其他一些刺激物包括烟雾、油漆等亦可能成为变应性鼻炎的病因。从现代分子免疫学分析，续珊等[5]认为多种炎性细胞（T细胞、B细胞、嗜酸粒细胞、嗜碱性粒细胞、肥大细胞等）及细胞因子［白细胞介素（Interleukin，IL）-4，IL-5，IL-13和上皮源性胞因子IL-25，IL-31，IL-33等］构成复杂的网络相互作用，导致IgE产生，鼻黏膜嗜酸性粒细胞浸润，参与了变应性鼻炎的发生与发展。章如新[6]认为AR的发病机制已经由Th1/Th2细胞模式扩展到Th1/Th2/Th17和Treg细胞模式。

二、临床研究

中医药对于变应性鼻炎（即鼻鼽）的诊治涵盖了中药、针灸、推拿等。临床在选用具体治法时，应遵循发病时以祛邪实为主，注意扶正，缓解期以扶正固本为主，邪重则兼以祛邪。总体来讲，急则治标，缓则治本，可用多种治疗手段相结合，最终达到"标本同治"的目的。

（一）中药治疗

肺气虚寒为主者，宜温补肺气，祛风散寒，可选用选温肺止流丹加减。方中人参补脾肺气，复脉生津；诃子敛肺气，利鼻咽；细辛疏风散寒通窍，温肺化饮；荆芥散风热，通鼻窍，清头目；桔梗宣肺排脓，有抗炎之效；鱼脑石清热解毒；甘草调和诸药。陈文明等[11]应用温肺止流丹治疗肺气虚寒型鼻鼽，总有效率显著高于对照组血清炎症因子含量较对照组明显降低。脾气虚弱为主者，治以健脾益气，升清化湿通窍，方选补中益气汤加减。人参、白术、当归、陈皮、黄芪、升麻、柴胡等。方中黄芪补中益气固表，党参、炙甘草、白术，补气健脾，当归养血和营，陈皮行气和胃化湿，升麻、柴胡升举清阳以降浊，炙甘草调和诸药。黄东辉等[12]应用补中益气汤加减治疗脾气虚弱型鼻鼽，改善症状明显，治疗组总有效率高于对照组。肾阳亏虚型鼻鼽，治以温补肾阳，固肾纳气，方选金匮肾气丸加减。山药、熟地黄、牡丹皮、吴茱萸、茯苓、泽泻、桂枝、附子等。方中附子、桂枝温阳化气；熟地黄滋阴补肾；吴茱萸涩肝肾之精；山药补肺脾肾而益精血；泽泻、茯苓利水渗湿泻浊；牡丹皮活血散瘀通窍，并防滋腻。袁晓琳[13]从"肾"着手，应用金匮肾气丸化裁固肾气，调理体质，取得良好的临床效果。肺经郁热型鼻鼽，治以理气和血，通窍活血宣肺，方选辛夷清肺饮加减。黄芩、栀子、石膏、知母、桑白皮、辛夷花、枇杷叶、升麻、百合、麦冬等。方中黄芩、栀子、石膏、知母、桑白皮清肺胃之热，辛夷花、枇杷叶宣疏肺气。张肇宇[14]应用辛夷清肺饮治疗肺经郁热型变应性鼻炎，治疗组总有效率明显高于对照组。

（二）针灸治疗

通过针刺穴位的方法对皮肤进行刺激，引起皮肤和患部的血管扩张，促进局部和周身的血液循环，增强新陈代谢，双向调节机体免疫功能，以此治疗变应性鼻炎的呼吸道症状。方震等[15]取鼻三针（印堂、双侧迎香）、风池、大椎、合谷等穴位，结果显示针刺组更为安全简便，总有效率高于西药组；王浩等[16]采用头穴透刺，穴取百会透前顶、上星透神庭等治疗常年性变应性鼻炎，总有效率优于药物组。

（三）推拿治疗

推拿治疗法旨在通调经络，调和气血。调和气血，推拿还能调畅气机，顾护正气，从而达到扶正祛邪的治疗目的，因其具有副反应小，刺激性小，疗效长远等优势，故临床上可辅助它法，增强疗效，尤适用于小儿变应性鼻炎。孙琪等[17]应用鼻部九法推拿治疗儿童变应性鼻炎，观察组总有效率为90%，症状改善明显；赵李清等[18]应用二部五法推拿结合药物治疗儿童变应性鼻炎，观察组临床疗效优于药物对照组；选择性脊柱推拿结合了中医经络循行理论及现代脊神经解剖学原理，兼顾整体与局部，章文宇等[19]采用整骨合一指禅穴位推拿治疗过敏性鼻炎，总有效率为91.67%。

AR作为一种常见的上呼吸道变态反应性疾病，常反复发作，病程长，治愈率低，仅能通过多种治疗方法改变其自然病程。AR患者是一个全身性的疾病，因而在研究其机制时，应从细胞免疫学、解剖生理学乃至整体出发，全方位、多层次进一步研究其机制，为其预防和调控提供更有力的证据。由于其发病机制复杂，在临床上的表现具有多样化的特征，因此除了遵循药物的治疗原则外，还需要根据个体的具体情况辨证论治，制定更为个性化的方案。中医中药治疗变应性鼻炎已是国内外一个非常活跃的研究领域，根据临床及实验室检测结果，被认为安全性和耐受性均是良好的，因而如何应用中医药治疗变应性鼻炎具有非常好的前景。正如青蒿素的发现，不仅获得了诺贝尔奖，更为临床疟疾的防治，提供了更为有效的方法，我们中医药研究者应在确定疗效的基础上加强对变应性鼻炎有效中药成分的提取，为变应性鼻炎的防治提供新的方法。

（黄东辉　陈舒）

● 参考文献

[1] RODITI R E，SHIN J J. The influence of age on the relationship between allergic rhinitis and otitis media[J]. Curr Allergy Asthma Rep，2018，18（12）：68.

[2] 李四维，李友林. "温润辛金、培本宣通"法治疗过敏性鼻炎临证剖析[J]. 中华中医药杂志，2013，28（5）：1604-1607.

[3] 刘嘉杰. 从痰饮论治过敏性鼻炎三法[J]. 江苏中医药，2017，49（1）：61-62.

[4] 李洁旋，阮岩，邱宝珊. 基于"肺-脾-肾"轴浅析变应性鼻炎的病机及治法[J]. 四川中医，2018，36（5）：34-36.

[5] 续珊，陈始明，焦沃尔，等. 变应性鼻炎发病机制研究的新进展[J]. 现代生物医学进展，2019，19（6）：1180-1183.

[6] 章如新. 变应性鼻炎的研究进展[J]. 山东大学耳鼻喉眼学报，2016，30（4）：3-6.

[7] 孙燕，黄俭仪，严道南. 严道南从寒热辨治鼻鼽经验[J]. 山东中医药大学学报，2012，36（1）：50-51.

[8] 张红卫，沈祖法，金晶，等. 从痰饮论治变应性鼻炎30例临床观察[J]. 中医药导报，2013，19（6）：27-29.

[9] 先小乐，肖相如. 浅谈肖相如教授治疗过敏性鼻炎的经验[J]. 中国中医急症，2014，23（9）：1648-1649.

[10] 赵英颖，吴飞虎，刘钢. 清热凉血法治疗变应性鼻炎的经验[J]. 中医药临床杂志，2014，26（3）：277-278.

[11] 陈文明，李静波，王慧敏，等. 温肺止流丹治疗肺气虚寒型变应性鼻炎及机制[J]. 中国实验方剂学杂志，2019，25（22）：55-59.

[12] 黄东辉，陈俊曦，纪树芳，等. 加味补中益气汤治疗儿童变应性鼻炎的疗效探讨[J]. 中医临床研究，2014，6（11）：3-5.

[13] 袁晓琳. 金匮肾气丸化裁治疗变应性鼻炎[J]. 中国中医药信息杂志，2016，23（5）：109-110.

[14] 张肇宇. 清热通窍法对肺经郁热型变应性鼻炎的临床研究[D]. 广州：广州中医药大学，2002.

[15] 方震，施曼华. 鼻三针为主治疗过敏性鼻炎疗效观察[J]. 上海针灸杂志，2015，34（2）：125.

[16] 王浩，李伟，琚小芳，等. 头穴透刺对常年性变应性鼻炎的影响[J]. 中国针灸，2013，33（9）：789-792.

[17] 孙琪，李朝霞，荆丽娟，等. 鼻部九法推拿治疗儿童变应性鼻炎的效果[J]. 广东医学，2018，39（11）：1741-1744.

[18] 赵李清，万怡，王勇. 二部五法推拿结合药物治疗儿童变应性鼻炎临床观察[J]. 四川中医，2018，36（4）：177-180.

[19] 章文宇，方雪婷. 脊柱整骨合一指禅穴位推拿治疗小儿过敏性鼻炎120例[J]. 浙江中医杂志，2013，48（5）：318.

第二章 暴 聋

第一节 概 述

暴聋，系指耳内骤感胀闷堵塞，听力急剧下降的急性耳病。现代医学中，某些急性听力减退或丧失的病症以及癔症性耳聋等可归入本证范畴，其中以"特发性突聋"为多见。

第二节 病 因 病 机

一、中医学对暴聋病因病机的认识

耳聋有虚实之分，实者多为外邪或脏腑实火上扰耳窍，抑或淤血、痰饮蒙蔽清窍；虚者多为脏腑虚损、清窍失养所致。

1. 风邪外犯

由于寒暖失调，肺失宣降，或外邪循经上犯耳窍，清空之窍遭受蒙蔽，失去"清能感音，空可纳音"功能，而导致暴聋。

2. 肝火上扰

外邪由表入里，侵犯少阳；或情志抑郁，或暴怒伤肝，致肝失调达，气郁化火，均可导致肝胆火热循经上扰耳窍，引起暴聋。

3. 痰火郁结

饮食不节，过食肥甘厚腻，使脾胃受损，或思虑过度，伤及脾胃，致水湿不运，聚而生痰，久则痰郁化火，痰火郁于耳中，壅闭清窍，从而导致暴聋。

4. 气滞血瘀

情志抑郁不遂，或肝气郁结，气机不畅，气滞则血瘀；或因跌仆爆震、陡闻巨响等伤及气血，致淤血内停；或久病入络，均可造成耳窍静脉壅阻，清窍闭塞，发生暴聋。

5. 气血亏虚

饮食不节或劳倦思虑，致脾胃虚弱，清阳不升，气血生化不足，气血亏虚，不能上奉耳窍，耳窍失养，出现暴聋。

二、现代医学对突发性耳聋致病因素的认识

1. 病毒感染和免疫损伤

临床上，部分突聋患者伴有发热病史。多种病毒被认为与突聋的发生有直接或者间接的关系。

2. 内耳微循环障碍

内耳供血来源于迷路动脉，目前较多的学者认为内耳供血动脉的病变引起内耳供血不足，导致内耳缺氧是突聋发病的关键。血管的病变引起血管的一过性痉挛、栓塞、出血、血流减慢等，导致内耳的微循环障碍，因此临床常用扩血管、改善循环的药物治疗突聋。

3. 膜迷路积水

膜迷路积水也称为内淋巴积水，由不同原因引起的内淋巴生成过多或吸收障碍，会引起膜蜗管和球囊膨大，前庭膜移动向前庭阶或断裂，逐渐积水加重，内外淋巴液混合，导致离子交换异常。

第三节　诊断与鉴别诊断

一、诊断

（一）临床表现

（1）突然发生的听力损失，可在数分钟、数小时或3天以内。

（2）非波动性感音神经性听力损失，可为轻、中度或重度，甚至全聋。至少在相连的两个频率听力下降20dBHL以上。多为单侧，偶有双侧同时或先后发生。

（3）病因不明（未发现明确原因包括全身或局部因素）。

（4）可伴耳鸣、耳堵塞感。

（5）可伴眩晕、恶心、呕吐，但不反复发作。

（6）除第八颅神经外，无其他颅神经受损症状。

（二）辅助检查

（1）听力检查。纯音听阈测试：纯音听力曲线示感觉神经性耳聋，大多为中度或重度。可为以高频下降为主的下降型，或以低频下降为主的上升型，也可为平坦型。

（2）前庭功能测试。本检查一般在眩晕缓解后进行。前庭功能正常或明显降低。

（3）影像学检查。内耳CT、MRI提示内耳道及颅脑无病变。

二、鉴别诊断

（一）中医鉴别诊断

应与耳眩晕相鉴别：耳眩晕患者亦有眩晕及听力下降表现，但眩晕多有反复发作病史；听力下降以中低频为主，呈动态变化；耳蜗电图常显示-SP/AP＞0。甘油实验阳性，重振现象阳性率较高，前庭功能检查提示患侧前庭功能减退。

（二）西医鉴别诊断

（1）听神经瘤。主要是起源于听神经鞘的良性肿瘤，可能由于肿瘤出血、周围组织水肿等而压迫耳蜗神经，引起神经传导阻滞；或因肿瘤压迫动脉，导致耳蜗急性缺血，故可引起突发性感觉神经性耳聋。可以通过内耳磁共振检查来明确诊断。

（2）梅尼埃病。梅尼埃病患者亦有眩晕及听力下降表现，但眩晕多有反复发作病史；听力下降以中低频为主，呈动态变化；耳蜗电图常显示-SP/AP＞0。甘油实验阳性，重振现象阳性率较高，前庭功能检查提示患侧前庭功能减退。

第四节　治疗概况

一、中医辨证论治

（一）辨证选择口服中药汤剂

1. 风邪外犯证

主证：多因感冒或受寒之后，突发耳聋，伴鼻塞、流涕，或有头痛、耳胀闷，或有恶寒、发热、身痛。舌质红，苔薄白，脉浮。

治法：宣肺解表，散邪通窍。

方药：宣肺通窍汤加减。临床应用时可加入蝉衣以疏风通窍；伴鼻塞、流涕者可加苍耳子；头痛者可加蔓荆子。

常用药物：麻黄、杏仁、防风、川芎、僵蚕、柴胡、路路通、石菖蒲、苍耳子、白芷、甘草。

2. 肝火上扰证

主证：情志抑郁或恼怒之后，突发耳聋，耳鸣如潮或风雷声，伴口苦口干，便秘尿黄，面红、目赤。舌红，苔黄，脉弦数。

治法：清肝泄热，开郁通窍。

方药：龙胆泻肝汤。临床应用可加石菖蒲通窍；若肝气郁结之象较明显而火热之象尚轻者，可选用丹栀逍遥散加减。

常用药物：龙胆草、栀子、黄芩、柴胡、车前子、泽泻、生地黄、牡丹皮、当归、菖蒲、甘草。

3. 痰火郁结证

主证：耳聋耳鸣，耳中胀闷，或见头晕目眩，胸脘满闷，咳嗽痰多，口苦或淡而无味，二便不畅。舌红，苔黄腻，脉搏滑数。

治法：化痰清热，散结通窍。

方药：清气化痰丸、黄连温胆汤加减。

常用药物：胆南星、僵蚕、杏仁、瓜蒌仁、半夏、茯苓、陈皮、枳实、石菖蒲、甘草。

4. 气滞血瘀证

主证：耳聋突然发生，并迅速发展，常伴耳胀闷感，耳痛，耳鸣不休，或有眩晕。舌质暗红，脉涩。

治法：活血化瘀，通利耳窍。

方药：通窍活血汤加减。临床应用时可加用丹参、香附子等以加强行气活血之功。

常用药物：川芎、当归、赤芍、桃仁、红花、柴胡、丹参、路路通、石菖蒲、黄芪、青皮。

5. 气血亏虚证

主证：耳聋耳鸣，每遇疲劳之后加重，或倦怠乏力，声低气怯，面色无华，食欲不振，脘腹胀满，大便溏，心悸失眠，舌质淡红，苔薄白，脉细弱。

治法：健脾益气，养血通窍。

方药：益气聪明汤、归脾汤加减等。

常用药物：党参、黄芪、白术、当归、茯神、远志、酸枣仁、柴胡、龙眼肉、木香、甘草。

（二）辨证使用中成药

1. 银杏叶滴丸

主要成分：银杏叶提取物。

功效：活血化瘀通络。

用法用量：口服，每次5丸，每日3次；或遵医嘱。

注意事项：孕妇慎用，哺乳期妇女、儿童应在医师指导下服用。

2. 耳聋胶囊

主要成分：龙胆、黄芩、地黄、泽泻、木通、栀子、当归、九节菖蒲、甘草等。

功效：清肝泻火，利湿通窍。用于上焦湿热，头晕头痛，耳聋耳鸣，耳内流脓。

用法用量：口服，每次3粒，每日2次。7日为1个疗程。

注意事项：孕妇慎用，哺乳期妇女、儿童应在医师指导下服用。

3. 天麻素注射液

主要成分：天麻素。

功效：用于神经衰弱、神经衰弱综合征及血管神经性头痛等症（如偏头痛、三叉神经痛、枕骨大神经痛等）亦可用于脑外伤性综合征、眩晕症如梅尼埃病、药性眩晕、外伤性眩晕、突发性耳聋、前庭神经元炎、椎基底动脉供血不足等。

用法用量：肌内注射，每次0.2g，每日1～2次。器质性疾病可适当增加剂量，或遵医嘱。静脉滴注，每次0.6g，每日1次，用5%葡萄糖注射液或0.9%氯化钠注射液250～500mL稀释后使用。

注意事项：孕妇慎用，哺乳期妇女、儿童应在医师指导下服用。

4. 杏芎氯化钠注射液

主要成分：银杏叶提取物、磷酸川芎嗪。

功效：活血化瘀通络。

用法用量：静脉缓慢滴注，每次100～250mL，每日1次，10～15天为1个疗程或遵医嘱。

注意事项：

（1）孕妇慎用，哺乳期妇女、儿童应在医师指导下服用。

（2）对本品过敏者禁用。

（3）脑出血或有出血倾向的患者禁用。

（4）避免与小牛血提取物制剂混合使用、不宜与碱性药物混合使用。

（5）对冠心病患者在静脉滴注时应注意观察心率、血压的变化。

5. 银杏达莫注射液

主要成分：本品为复方制剂，其组分为：每5mL（支）含银杏总黄酮4.5～5.5mg、双嘧达莫1.8～2.2mg。每10mL（支）含银杏总黄酮9～11mg、双嘧达莫3.6～4.4mg。

功效：活血化瘀通络。

用法用量：静脉滴注。成人每次10～25mL，加入0.9%氯化钠注射液或5%～10%葡萄糖注射液500mL中，每日2次。

注意事项：

（1）有出血倾向者慎用。

（2）若出现浑浊、沉淀、变色、漏气或瓶身细微破裂、异物，均不能使用。

（3）过敏体质及有对其他药物过敏史者慎用。对本药物有过敏或严重不良反隐病史患者禁用。

（4）在无确切配伍试验和文献证明时，本品应避免与其他药物混合使用。

（5）临床在医师指导下应用本品，静脉滴注不宜过快，严格按适应证和用法用量使用，并加强用药监护。

二、中医特色治疗

（一）针刺疗法

通过针刺穴位的方法对皮肤进行刺激，引起皮肤和患部的血管扩张，促进局部和周身的血液循环，增强新陈代谢。

（二）耳穴治疗

研究证明耳廓就是一个相对独立的全息元，是人体整体的缩影，对耳穴的刺激可以通过"躯体（内脏）—中枢—耳廓"反射径路传达给身体的相应器官，使其恢复正常状态达到治疗疾病的目的。

（三）穴位注射

穴位注射是针刺疗法和现代医学封闭疗法的结合。研究表明穴位给药的生物利用度明显高于一般给药，因腧穴对药物具有敏感性和放大效应。

（四）穴位敷贴

穴位敷贴作用于人体主要表现是一种综合作用，既有药物对穴位的刺激作用，又有药物本身的作用，而且在一般情况下往往是几种治疗因素之间相互影响、相互作用和相互补充，共同发挥的整体叠加治疗作用。首先是药物的温热刺激对局部气血的调整，而温热刺激配合药物外敷必然增加了药物的功效，多具辛味的中药在温热环境中特别易于吸收，由此增强了药物的作用、药物外敷于穴位上则刺激了穴位本身，激发了经气，调动了经脉的功能，使之更好地发挥了行气血、营阴阳的整体作用。

（五）鸣天鼓

"鸣天鼓"是我国流传已久的一种自我按摩保健方法，意即击探天鼓。中医学认为，肾开窍于耳，肾气足则听觉灵敏；耳通于脑，脑为髓之海，髓海赖肾的精气化生和濡养，肾虚则髓海不足，易致头晕、耳鸣。练习时的掩耳和叩击可对耳产生刺激，因此，该练习可以达到调补肾元、强本固肾之效，对头晕、健忘、耳鸣等肾虚症状均有一定的预防和康复作用。

三、中西医结合治疗

突聋属耳科急症，以单侧耳突发性聋最常见。西医对该病的发病机理尚不清楚，大多认为循环障碍如局部血管痉挛、微小血栓形成等供血障碍以及病毒感染导致毛细胞损伤所致。临床治疗方法很多，主要以药物为主，多采用改善耳内微循环药物、激素治疗和神经营养等方式，各家方案不一，目前尚存在争议。

本病虽有自愈倾向，但切不可因此等待观望或放弃治疗。治疗一般可在初步筛查后立即开始。然后在治疗过程中再同时进行其他检查。

1. **药物治疗**

（1）糖皮质激素。糖皮质激素是治疗突发性耳聋最常用的药物。糖皮质激素进入内耳后，可与分布在耳蜗及前庭的糖皮质激素受体结合，从而发挥调节免疫和抗炎的作用，进而增加耳蜗血流量。

（2）血管扩张药。研究表明，使用血管扩张药可有助于突发性耳聋的恢复。银杏叶提取物是常用的治疗突发性耳聋药物之一，其可舒张血管、阻断血小板活化因子以保持血液流畅，还能清除自由基，进而改善耳蜗缺血的状态促进损伤细胞的恢复。前列地尔也是常用的药物，其因可抗血小板聚集、扩血管而被认为有利于增加耳蜗血流，从而达到治疗突发性耳聋的目的。巴曲酶具有降低血液黏稠度、分解血液纤维蛋白原、溶解血栓并抑制其生成的作用。

（3）营养神经类药物。营养神经药如甲钴胺，可补充维生素B_{12}，促进髓鞘状神经纤维的再生，从而改善耳蜗后区域的听觉神经元的脱髓鞘化情况，还能减少同型半胱氨酸的合成，使血管舒张，维持耳蜗的血流灌注。

2. 其他治疗方法

（1）高压氧治疗。高压氧可以降低血液的黏稠度，并将人体内动脉血氧进行分压，减小血小板凝集，使毛细血管内的血氧弥散距离增大。同时将内耳毛细胞内皮的通透性改善，以促进内耳血液循环。

（2）混合氧治疗。有实验表明，混合氧吸入能提高动物耳蜗血流，而纯氧吸入则引起血管收缩而使耳蜗血流减少，其基本原理可能是：①严重缺氧组织的血氧张力和血氧饱和度处于氧离曲线的陡直部范围内。吸入混合气中的CO_2可提高血CO_2张力，氧合血红蛋白离解曲线右移，使结合氧更易释放，从而改善组织供氧状况。②可刺激颈总动脉窦感受器，使脑血管扩张，血流量增加。

四、难点分析

突发性耳聋是较难治愈的耳科疾病，虽然历代医家对本病的认识较多，并积累了不少的经验，但由于本病的发病原因较为复杂，突发性耳聋可以在无任何诱因的情况下，突然发病或全聋，给患者带来极大痛苦，甚至对生活失去信心。渐进的神经性耳聋，则因疗效欠满意，给患者的工作、学习和生活带来极大不便。所以对本病的预防及早期发现，如何进行治疗及提高治愈率等有关问题成为我们研究治疗上的难点。

五、医案验方

刘某某，女，35岁，因"左耳听力下降伴耳堵塞感3天"就诊。查体：双耳外耳道清洁，鼓膜完整。辅助检查：纯音测听，左耳低频听力下降，右耳听力正常；鼓室图，双耳A型图。舌淡，苔薄白，脉滑。

诊断：左突发性耳聋。

建议患者住院治疗。住院期间，给予甲泼尼龙静推，天麻素、倍他司汀静滴。中药拟补中益气汤加减，治疗一周后复查纯音测听提示双耳听力正常。

第五节　辨　证　施　护

一、辨证护理

（1）积极防治引起耳鸣耳聋的各种疾病，是防治特发性突聋的关键。

（2）避免噪声刺激。

（3）怡情养性，保持心情舒畅。

（4）晚上睡前使用温水沐足，有舒筋通络、活血化瘀、引火归原等功效，有助于改善睡眠，缓解耳胀闭感、耳鸣症状。

二、辨证施膳

注意饮食有节，清淡饮食。忌烟酒，避免过度进食肥甘厚腻、浓茶等食物。

第六节 循 证 研 究

突发性耳聋，简称突聋（中医称暴聋），是72 h内突然发生的、原因不明的感觉神经性听力损失，至少在相近两个频率听力下降等于或大于 20dBHL[1]，是耳部多发疾病。我国发病率达 2.3%（24/1048例），多兼耳鸣（约90%）、眩晕（30%～50%）、耳胀闷（50%）不适[2]。此病难治愈，易复发，严重影响患者生活质量。

一、基础研究

1. 微循环因素

内耳微循环障碍被认为是突聋发生的重要因素[3]。迷路动脉是耳蜗的终末动脉，无侧支循环，若血管痉挛、血流减慢等可致耳蜗缺血缺氧，产生过多氧自由基[4]。氧自由基[5]对内耳毛细胞有很强的毒性，同时加剧内耳微循环障碍，致毛细胞的损害，致使发病。有研究检测突聋患者血液流变[6]，大部分患者的指标异常。Kanzaki S.等[7]发现高纤维蛋白原的突聋患者经改善血流治疗后听力改善明显，说明部分突聋是由微循环因素造成的。Chin-Lung Kuo等[8]用5年的时间调查44460例中风患者，研究他们发生突聋的风险，最终得出中风的患者比未中风的患者发生突聋的风险增加5倍。另有Charlene Lin B. A.等[9]人进行有关突聋与增加急性心肌梗死风险的相关性研究，对确诊为突聋的患者随访1年、2年、3年、4年后发现突聋患者发生急性心肌梗死概率是非突聋患者的1.39倍，这均证明微循环病变可能是导致突聋发病的重要因素。

2. 病毒感染学说

病毒可通过某种途径侵入耳血管纹，引起代谢紊乱，使毛细血管的内皮细胞肿胀，形成微小血栓，导致听力障碍。Taggart M.G.[10]从突聋患者外淋巴液分离出了腮腺炎病毒及某些血清里发现巨细胞病毒抗体滴度变高，提示突聋的发生与病毒感染有关。Kikidis D.等[11]对豚鼠接种单纯疱疹病毒，制作出SSHL的动物模型，证明了病毒感染与SSHL有直接关联。

3. 免疫因素

Scalia G.等[12]研究检测突聋患者血清中IgA，提出补体激活机制可能参与了突聋的发生。Cho C. H.等[13]研究结果证明突聋的发病可能与体液免疫有关系。临床上系统性红斑狼疮常伴感音神经性聋，提示自身免疫因素可能参与了突聋的发生。

4. 膜迷路积水

刘颖等[14]的研究提示突聋患者圆窗膜渗透性异常，伴眩晕突聋患耳见膜迷路积水。提示迟发型内淋巴积水多与严重的突聋有关，临床运用甘油的脱水治疗突聋有效果，也说明突聋与迷路积水的关系。

5. 生活习惯

抽烟、饮酒、熬夜及摄入过量的饱和脂肪酸[15]等均可升高血液黏度，进而影响内耳微循环，导致突聋的发生。

6. 心理因素

心理学研究发现，焦虑[16]等情绪通过促进人体释放去甲肾上腺素，导致血液流变学的改变，进而影响内耳微循环，产生突聋。

二、临床研究

（一）针灸治疗

《针灸甲乙经》云："耳鸣，聋无所闻，阳谷主之。"《席弘赋》言："耳聋针听会，兼金门，治伤寒两耳聋。"通过针刺穴位的方法对皮肤的刺激引起皮肤和患部的血管扩张，促进局部和周身的血液循环，增强新陈代谢。陈建萍[17]的研究中针灸观察组总有效率93.75%；西医对照组总有效率为72.92%，提示突发性耳聋的早期结合针灸会取得更佳的疗效。

（二）西医治疗

1. 激素治疗

激素具有抗炎、抗病毒和免疫抑制作用，可解除血管痉挛，降低对缩血管物质的敏感性，使微循环血流动力学恢复，增加内耳供血。赵冬华[18]对117例患者进行回顾性研究，探讨甲泼尼龙琥珀酸钠治疗低频突发性耳聋的效果。得到甲泼尼龙琥珀酸钠治疗低频突发性耳聋的临床效果显著，可有效地降低患者不良反应的发生率。丁秀勇等[19]研究鼓室内与全身应用糖皮质激素治疗突发性耳聋的 Meta 分析，提出糖皮质激素治疗突发性耳聋存在副作用、并发症。

2. 血管扩张剂

许多学者认为内耳微循环障碍是突聋的主要病因。因此，改善内耳微循环，增加内耳的供氧量是突袭治疗的关键。常用药有前列地尔、低分子右旋糖酐、银杏叶提取物等。徐隽彦等[20]分析前列地尔注射液治疗突发性耳聋的临床疗效及预后效果。观察两组治疗前后的听阈值、THI评分及血清C-反应蛋白情况。结果两组患者的听阈值均有明显下降，两组患者的THI评分和C-反应蛋白均有明显下降，观察组的总有效率为71.79%，明显高于对照组总有效率35.90%。

3. 溶栓治疗

突聋患者血浆中的纤维蛋白原水平增高，高纤维蛋白原可能是突聋的危险因素。陈颖等[21]探讨东菱迪芙治疗突聋对血液流变学和凝血机制的影响，发现治疗后PT、TT、FIB有显著区别。PT、TT明显延长，FIB显著下降，说明抗凝治疗可显著提高突聋的疗效。

4. 抗病毒药物

病毒感染是突聋的病因之一，对疑有流感、腮腺炎、带状疱疹等病毒感染突聋患者，治疗同时应辅用抗病毒药物（如干扰素及阿昔洛韦），阻断病毒造成耳蜗微循环障碍。

5. 高压氧

高压氧可减轻内耳缺血缺氧性损害，降低血黏度，缓解内耳水肿。张秀萍[22]探讨高压氧治疗突聋的效果，得到治疗组83%、对照组63%的有效率，认为辅加高压氧治疗突聋，可提升患者听力水平。

中医治疗突聋主要以补肾活血为主，认为肾与耳关系密切。现代研究发现内耳耳蜗血管纹细胞和肾小管细胞形态结构相似，均为醛固酮作用的靶细胞。肾上腺分泌醛固酮，控制肾小管钠离子和钾离子的排泄，可对抗EA对内耳的抑制作用。研究表明：肾功异常、内生肌酐清除率降低的患者听力有不同程度的损害[23]。而现代药理研究[24]发现活血药可改善内耳微循环的血液凝聚、血管痉挛，降低纤维蛋白原，促进听神经及毛细胞功能恢复，提高听力。这均需要临床科学数据进一步证实，使中药治疗突聋更具说服力。

综上所述，中医认为暴聋的发病肾虚为本，血瘀为标。耳为肾之窍，宗脉之所汇，正气存内，邪不可干，若肾虚损，则外邪侵，无论外邪、情志、气滞等，最终形成瘀血阻滞耳络而发生暴聋，瘀血贯穿于疾病始终，是关键环节；而西医提出不管是病毒感染、免疫因素或其他因素，均可能使内耳循环障碍，引起内耳缺血缺氧，毛细胞变性坏死，发生突聋，这与中医血瘀说法一致。治疗上中医药治疗突聋优势在于通过对机体内在、全面、持久的调节，能明显改善伴随症状，同时减缓西药副作用，达到祛邪不伤正的效果，对疾病的长远预后有影响；西医的治疗疗效快、靶向作用强。因此结合补肾活血中药治疗肾虚血瘀型暴聋，有可能为突聋患者带来福音，值得进一步临床研究。

（黄东辉　陈舒）

● **参考文献**

[1] 中华耳鼻咽喉头颈外科杂志编辑委员会，中华医学会耳鼻咽喉头颈外科学分会．突发性聋的诊断和治疗指南：2015年版[J]．中华耳鼻咽喉头颈外科杂志，2015，50（6）：443-446．

[2] 中国突发性聋多中心临床研究协作组．中国突发性聋分型治疗的多中心临床研究[J]．中华耳鼻咽喉头颈外科杂志，2013，48（5）：355-361．

[3] 向杰，刘博．从文献分析看突发性耳聋的研究热点[J]．中国听力语言康复科学杂志，2015，13（2）：136-139．

[4] MERCHANT S N，ADAMS J C，NADOL J B．Pathology and pathophysiology of idiopathic sudden sensorineural hearing loss[J]．Otol Neurotol，2005，26（2）：151-160．

[5] CAPACCIO P，PIGNATARO L，GAINI L M，et al．Unbalanced oxidative status in idiopathic sudden sensorineural hearing loss[J]．Eur Arch Oto-rhino-laryngol，2012，269（2）：449-453．

[6] WITTIG J，WITTEKINDT C，KIEHNTOPF M，et al．Prognostic impact of standard laboratory values on outcome in patients with sudden sensorineural hearing loss[J]．Bmc Ear Nose & Throat Disorders，2014，14（1）：6．

[7] KANZAKI S，SAKAGAMI M，HOSOI H，et al．High fibrinogen in peripheral blood correlates with poorer hearing recovery in idiopathic sudden sensorineural hearing loss[J]．Plos One，2014，9（8）：e104680．

[8] KUO C L，SHIAO A S，WANG S J，et al．Risk of sudden sensorineural hearing loss in stroke patients：a 5-year nationwide investigation of 44460 patients[J]．Journal of Laryngology&Otology，2016，130（S3）：S108-S109．

[9] LIN C，LIN S W，LIN Y S，et al．Sudden sensorineural hearing loss is correlated with an increased risk of acute myocardial infarction：a population-based cohort study[J]．The Laryngoloscope，2013，123（9）：2254-2258．

[10] TAGGART M G，WANG Y，PATEL R，et al．A comparison of different murine models for cytomegalovirus-inducedsensorineural hearing loss[J]．Laryngoscope，2013，123（11）：2801-2806．

[11] KIKIDIS D，NIKOLOPOULOS T P，KAMPESSIS G，et al．Sudden sensorineu-ral hearing loss：subclinical viral and toxoplasmosis infections as ae-tiology and how they alter the clinical course[J]．ORL J Otorhinolaryngol Relat Spec，2011，73（2）：110-115．

[12] SCALIA G，PALERMO C L，MAIOLINO L，et al．Detction of serum IgA to HSVl and its diagnostic role in sudden hearing loss[J]．New Microbiol，2013，36（1）：41-47．

[13] CHO C H, JUNG B S, JUNG J H, et al. Expression of autoantibodies in patients with sudden sensorineural hearing loss[J]. Ann Otol Rhinol Laryngol, 2013, 122（2）: 131-134.

[14] 刘颖, 曹代荣, 方哲明, 等. 伴眩晕突发性耳聋患者内耳外淋巴液增强MRI特征[J]. 中华放射学杂志, 2014, 48（12）: 996-999.

[15] LALWANI A K, KATZ K, LIU Y H, et al. Obesity is associated with sensorineural hearing loss in adolescents[J]. Laryngoscope, 2013, 123（12）: 3178-3184.

[16] CHEN J, LIANG J, OU J, et al. Mental health in adults with sudden sensorineural hearing loss: an assessment of depressivesymptoms and its correlates[J]. J Psychosom Res, 2013, 75（1）: 72-74.

[17] 陈建萍. 针灸治疗突发性耳聋临床疗效观察[J]. 亚太传统医药, 2014（8）: 106-107.

[18] 赵冬华. 用甲泼尼龙琥珀酸钠治疗低频突发性耳聋的效果观察[J]. 当代医药论丛, 2016（21）: 93-94.

[19] 丁秀勇, 崔婷婷, 冯国栋, 等. 鼓室内与全身应用糖皮质激素治疗突发性聋的Meta分析[J]. 中华耳鼻咽喉头颈外科杂志, 2013, 48（5）: 412-416.

[20] 徐隽彦, 刘春丽, 倪丽群. 前列地尔注射液治疗突发性耳聋的临床疗效及预后分析[J]. 浙江创伤外科, 2016（1）: 86-88.

[21] 陈颖, 高闵, 茅华英. 东菱迪芙治疗突发性耳聋对血液流变学及凝血机制的影响[J]. 中国卫生检验杂志, 2014, 24（8）: 1116-1122.

[22] 张秀萍. 高压氧治疗突发性耳聋的效果[J]. 大家健康: 学术版, 2013（20）: 132.

[23] 卢标清, 王士贞, 等. 肾虚的临床听力学特征初步研究[J]. 中国中西医结合耳鼻喉科杂志, 2002, 10（4）: 157-160.

[24] 陈晨, 刘倩, 高华. 活血化瘀药药理作用研究进展[J]. 中国药事, 2011, 25（6）: 603-605.

第三章 喉痹

第一节 概　　述

喉痹属于西医"慢性咽炎"范畴，是指慢性咽炎（chronic pharyngitis，CP）为咽部黏膜、黏膜下淋巴组织的广泛炎症，常见的喉科慢性疾病。临床主要以咽腔异物感和咽干燥，常伴有喉黏膜粘连、刺激性咳嗽和恶心等为一系列的症状体征表现。

第二节　病因病机

一、中医学对喉痹病因病机的认识

1. 外邪侵袭，上犯咽喉

气候骤变，起居不慎，卫表不固，风邪挟热邪或挟寒邪外袭，壅遏肺系，肺气闭郁，失其宣畅之机，邪热不得宣泄，上聚咽喉，发为喉痹。

2. 肺胃热盛，上攻咽喉

外邪未解失治或误治，余邪未清，热盛传里；或过食辛热煎炒、醇酒厚味，肺胃热盛，邪热搏结，上攻咽喉发为喉痹。

3. 肺肾阴虚，虚火上炎

素体虚弱，或房劳不节，久咳久病伤阴，或过用温燥劫阴之品，致肺肾阴虚，阴液不能上承濡养咽喉，阴虚水不制火，虚火上炎，熏灼咽喉，发为喉痹。

4. 脾胃虚弱，咽喉失养

先天禀赋不足，素体虚弱，或年老体衰，或病后初愈，或饮食不节，思虑过度，劳倦内伤，或久病伤脾，或过用寒凉，或吐泻太过，致脾胃虚弱，水谷精微生化不足，咽喉失于温养，发为喉痹。

5. 脾肾阳虚，咽失温煦

因苦寒凉攻伐太过，或房劳过度，或操劳过甚，或久泻久痢失治，至脾肾阳虚，阳虚则阴寒内生而凝滞，咽喉失于温煦，发为喉痹。

6. 痰瘀互结，结聚咽喉

情志不遂，气机郁滞不畅，气滞痰凝，加之喉痹病久未愈，反复发作，余邪滞留，久则经脉瘀滞，痰凝血瘀，互结于咽喉发为喉痹。

二、现代医学对慢性咽炎致病因素的认识

（一）病因

1. 主要原因

急性咽炎的反复发作是导致慢性咽炎的主要原因。

2. 咽部邻近的上呼吸道病变

如鼻腔、鼻窦、鼻咽部的慢性炎症，可因炎性分泌物经后鼻孔倒流至咽部，刺激咽部黏膜；慢性鼻炎、鼻中隔偏曲、慢性鼻窦炎、腺样体肥大、鼾症或鼻腔鼻窦及鼻咽部占位性病变等疾病影响鼻腔通气，造成长期张口呼吸，引起咽部黏膜长期过度干燥而导致慢性咽炎；慢性扁桃体炎的慢性炎症可直接蔓延至咽后壁，引起慢性咽炎；口腔炎症如果不能得到及时控制，随着炎症扩散也可导致慢性咽炎。

3. 气候及地域环境变化

温度、湿度的变化，空气质量差，烟酒刺激，辛辣刺激性食物，粉尘，有害气体及放射性照射也是导致慢性咽炎的原因。

4. 职业因素

长期大量用声者如教师、歌唱者及易感体质因素亦可引起本病。

5. 全身因素

如贫血、消化不良、胃食管反流、心脏病（因血液循环障碍影响咽部静脉回流造成咽部局部淤血）、慢性支气管炎、支气管哮喘、风湿病、肝肾疾病等，也可引发慢性咽炎。内分泌紊乱，自主神经失调，臭鼻杆菌及类白喉杆菌的感染，维生素缺乏及免疫功能紊乱等均与萎缩性及干燥性咽炎相关。

6. 过敏因素

吸入性过敏原（包括季节性与常年性过敏原）、药物、工作环境中的化学刺激物及食物过敏原都可以引起变应性咽炎。

（二）发病机理

1. 慢性单纯性咽炎

此种类型较常见，表现为咽部黏膜慢性充血。病变主要集中在咽部黏膜层，其血管周围有较多淋巴组织浸润，也可见白细胞及浆细胞浸润。

2. 慢性肥厚性咽炎

又称慢性颗粒性咽炎及咽侧炎，慢性单纯性咽炎迁延不愈可形成慢性肥厚性咽炎，此种类型在临床中也很常见。

3. 萎缩性及干燥性咽炎

临床中较少见。发病初期黏液腺分泌减少，分泌物稠厚而干燥。继因黏膜下层慢性炎症，逐渐发生机化及收缩，压迫腺体与血管，使腺体分泌减少和营养障碍，致使黏膜及黏膜下层逐渐萎缩变

薄。咽后壁上可有干痂或脓痂附着，通常伴有臭味。

4. 慢性过敏性咽炎

又称慢性变应性咽炎。为发生于咽部黏膜的由IgE介导的Ⅰ型变态反应。

5. 慢性反流性咽炎

与胃食管反流相关。胃液由于胃食管反流直接损伤咽部黏膜或通过神经反射引起咽部黏膜及黏膜下的慢性炎症。

第三节 诊断与鉴别诊断

一、诊断

（一）临床表现

全身症状均不明显，以局部症状为主。各型慢性咽炎症状大致相似且多种多样，如咽部不适感、异物感、咽部分泌物不易咯出、咽部痒感、烧灼感、干燥感或刺激感，还可有微痛感。

（二）辅助检查

根据患者的连续咽部不适感3个月以上的病史，结合患者咽部黏膜慢性充血，小血管曲张，呈暗红色，表面有少量黏稠分泌物或咽后壁多个颗粒状滤泡隆起，呈慢性充血状，咽侧索淋巴组织增厚呈条索状，或咽黏膜干燥、菲薄，覆盖脓性干痂，可诊断慢性咽炎，但应注意许多全身性疾病（特别是肿瘤）的早期可能仅有与慢性咽炎相似的症状。

二、鉴别诊断

（一）中医鉴别诊断

乳蛾：也可表现为咽异物感、咽痒、干燥、疼痛、刺激性干咳等不适症状，可伴有间断于咽部咯出小米粒大小伴有臭味的黄色豆渣样物。乳蛾的患者查体可见扁桃体有增生肥大、扁桃体表面瘢痕、凹凸不平、与周围组织粘连或扁桃体隐窝内可见栓塞物。

（二）西医鉴别诊断

慢性扁桃体炎：也可表现为咽异物感、咽痒、干燥、疼痛、刺激性干咳等不适症状，可伴有间断于咽部咯出小米粒大小伴有臭味的黄色豆渣样物。慢性扁桃体炎的患者查体可见扁桃体有增生肥大、扁桃体表面瘢痕、凹凸不平、与周围组织粘连或扁桃体隐窝内可见栓塞物。

第四节 治 疗 概 况

一、中医辨证论治

（一）辨证选择口服中药汤剂

1. 外邪侵袭证

主证：咽部干燥灼热，微痛，吞咽感觉不利，有异物阻塞感，兼有风热者有发热，恶寒、头痛、咳嗽、痰黄、疼痛，风寒者头痛无汗，身疼痛，咳嗽痰稀。舌质淡，舌苔薄白或微黄，脉浮数或浮紧。

治法：疏风散邪，宣肺利咽。

方药：风热外袭者，宜疏风清热，消肿利咽，用疏风清热汤加减。

常用药物：荆芥、防风、金银花、连翘、黄芩、赤芍、玄参、浙贝母、天花粉、桑白皮、牛蒡子、桔梗、甘草。

风寒外袭者，宜疏风散寒，宣肺利咽，可选用六味汤。

常用药物：荆芥、防风、薄荷、桔梗、甘草、僵蚕。

2. 肺胃热盛证

主证：咽部疼痛较剧，吞咽困难，咽喉梗阻感。兼有高热，头痛，口渴喜饮，口气臭秽，大便燥结，小便短赤。舌质红，舌苔黄，脉洪数或数有力。

治法：清泻肺胃，消肿利咽。

方药：清咽利膈汤加减。咳嗽痰黄，可加射干、瓜蒌仁、夏枯草；高热者，可加水牛角、大青叶；如有白腐或伪膜，可加蒲公英、马勃等。

常用药物：荆芥、防风、薄荷、金银花、连翘、栀子、黄芩、黄连、桔梗、甘草、牛蒡子、玄参利、生大黄、玄明粉。

3. 肺肾阴虚，虚火上炎证

主证：咽干少饮，灼热感，隐隐作痛不适，午后较重，或咽部哽哽不利，干咳痰少而稠，或痰中带血。兼有手足心热，午后唇红颧赤，腰膝酸软，失眠多梦，耳鸣眼花。舌干红少津，脉细数。

治法：滋养阴液。

方药：偏肺阴虚为主者，宜养阴清肺，可选用养阴清肺汤加减。若喉底颗粒增多者，可加桔梗、香附、郁金、合欢花等以行气活血、解郁散结。

偏肾阴虚为主者，宜滋阴降火，可选用六味地黄丸加减。若咽部干燥燋热虚烦盗汗、骨蒸劳损、虚火亢盛者，可用知柏地黄汤加减。

4. 脾胃虚弱证

主证：咽部干灼不适，吭喀微痛，痰黏不利，异物感，脘腹胀闷，纳呆便溏，少气懒言，气短乏力，四肢倦怠，稍遇寒凉咽痛加重。舌体胖大，舌边有齿痕，舌苔薄白，脉弱无力。

治法：益气健脾，升清利咽。

方药：补中益气汤加减。若咽部脉络充血，咽肌膜肥厚者，可加丹参、川芎、郁金以活血行气；痰黏者可加贝母、香附、枳壳以理气化痰、散结利咽；咽干较甚、苔干少津者，可加玄参、麦冬、沙参、百合等以利咽生津；易恶心、呃逆者，可加法半夏、厚朴、佛手等以和胃降逆；若纳差、腹胀便溏、苔腻者，可加砂仁、藿香、茯苓、薏苡仁等以健脾利湿。

5. 脾肾阳虚证

主证：咽部异物感，微干痛不适，痰涎清稀量多，哽哽不利，咽部冷痛而欲热饮，畏寒肢冷，腰膝冷痛，面色苍白，夜尿频多而清长，五更泄泻。舌质淡嫩，舌体胖，苔白，脉沉细弱。

治法：补益脾肾，温阳利咽。

方药：真武汤合附子理中丸加减。若腰膝酸软冷痛者，可加枸杞子、杜仲、牛膝等；若咽部不适、痰涎清稀量多者，可加半夏、陈皮、茯苓等；若腹胀纳呆者，可加砂仁、木香等。

常用药物：人参、白术、干姜、附子、白术、茯苓、甘草调和诸药。

6. 痰凝血瘀证

主证：咽部异物感、痰黏着感、焮热感，咽微痛，咽干不欲饮。兼有恶心呕吐，胸闷不适。舌质暗红，或有瘀斑瘀点，苔白或微黄，脉弦滑。

治法：祛痰化瘀，利咽散结。

方药：贝母瓜蒌散加味。可加赤芍、牡丹皮、桃仁活血祛瘀散结；若咽部不适、咳嗽痰黏者，可加杏仁、紫菀、款冬花、半夏等；若咽部刺痛、异物感、胸胁胀闷者，可加香附、枳壳、郁金等。

常用方药：贝母、瓜蒌、橘红、桔梗、茯苓。

（二）辨证使用中成药

1. 甘桔冰梅片

主要成分：桔梗、薄荷、射干、蝉蜕、乌梅（去核）、冰片、甘草、青果。

功效：清热开音。用于风热犯肺引起的失音声哑；风热犯肺引起的急性咽炎出现的咽痛、咽干灼热、咽黏膜充血等。

用法用量：口服，每次2片，一日3～4次。

注意事项：

（1）忌烟酒、辛辣、鱼腥食物。

（2）不宜在服药期间同时服用温补性中药。

（3）过敏体质及有对其他药物过敏史者慎用。对本药物有过敏或严重不良反隐病史患者禁用。

（4）在无确切配伍试验和文献证明时，本品应避免与其他药物混合使用。

（5）属风寒感冒咽痛者，症见恶寒发热、无汗、鼻流清涕者慎用。

2. 比拜克胶囊

主要成分：熊胆、大黄（酒制）、儿茶、胡黄连、冰片、玄明粉、香墨。

功效：清热、解毒、通便。

用法用量：口服，每次2～3粒，小儿1～2粒，三岁以下酌减，一日3次。

注意事项：

（1）忌烟酒、辛辣、鱼腥食物。

（2）不宜在服药期间同时服用温补性中药。

（3）脾胃虚寒者慎服。

3. 金嗓散结胶囊

主要成分：马勃、金银花、玄参、红花、板蓝根、浙贝母、鸡内金（炒）、木蝴蝶、莪术（醋炒）、桃仁（去皮）、三棱（醋炒）、丹参、麦冬、泽泻、蝉蜕、蒲公英。

功效：清热解毒，活血化瘀，利湿化痰。用于热毒蓄结、气滞血瘀而形成的慢喉喑（声带小结、声带息肉、声带黏膜增厚）及由此而引起的声音嘶哑等症。

用法用量：口服，每次2～4粒，每日2次。

注意事项：孕妇慎用，哺乳期妇女、儿童应在医师指导下服用。

4. 咽立爽口含滴丸

主要成分：天然冰片、艾纳香油、薄荷素油、薄荷脑，辅料为甘草酸单铵盐、聚乙二醇6000。

功效：疏风散热，消肿止痛，清利咽喉。用于急性咽炎、慢性咽炎急性发作、咽痛、咽黏膜红肿、咽干、口臭等症。

用法用量：含服，每次2～4丸，每日4次。

注意事项：

（1）忌辛辣、鱼腥食物。

（2）不宜在服药期间同时服用温补性中药。

（3）孕妇慎用。哺乳期妇女、儿童、老人应在医师指导下服用。

（4）勿空腹服用或一次大剂量服用，勿直接吞入胃肠道，避免引起胃肠刺激。

（5）对本品过敏者禁用，过敏体质者慎用。

（6）本品性状发生改变时禁止服用。但如表面出现龟裂纹，或颜色稍变浅，属正常范围，不影响药效。

（7）儿童必须在成人监护下服用。

5. 一清胶囊

主要成分：黄连、黄芩、大黄。

功效：清热泻火解毒，化瘀凉血止血。用于火毒血热所致的身热烦躁、目赤口疮、咽喉牙龈肿痛、便秘、吐血、咯血、衄血、痔血、咽炎、扁桃体炎、牙龈炎。

用法用量：口服，1次2粒，1天3次。

注意事项：

（1）忌烟、酒及辛辣食物。

（2）不宜在服药期间同时服用滋补性中药。

（3）糖尿病患者及高血压、心脏病、肝病、肾病等慢性病严重者应在医师指导下服用。

（4）出现腹泻时可酌情减量。服药后大便次数每日2～3次者，应减量；每日3次以上者，应停用并向医师咨询。

（5）扁桃体有化脓或发热体温超过38.5℃的患者应去医院就诊。

（6）儿童、孕妇、哺乳期妇女、年老体弱及脾虚便溏者应在医师指导下服用。

（7）按用法用量服用，本品不宜长期服用。

（8）对本品过敏者禁用，过敏体质者慎用。

二、中医特色治疗

1. 吹喉法

将药物研成极细粉末，吹于咽部患处，以起到清热利咽、消肿止痛的作用，常用的药物如双料喉风散、喉康散、复方西瓜霜、冰硼散、锡类散等。

2. 含漱法

用具有清热解毒作用的中药煎成的汤剂或提取有效成分制成的水剂进行频频含漱，可起到消肿止痛的作用，如银连漱口液、漱口方。

3. 含服法

将中药制成片剂含服，使药物能在咽部停留较长时间而发挥局部治疗作用，常用药如咽喉片、草珊瑚含片、银黄含化片、薄荷喉片等。

4. 蒸气吸入或超声雾化法

将具有清热解毒、消肿止痛作用的中药煎汤。反复过滤，取滤液行蒸气吸入或超声雾化，使药物直接作用于咽部而发挥治疗作用，方剂如金银花、大青叶、黄芩、荆芥、牛蒡子、甘草。

三、中西医结合治疗

近年来临床上在对慢性咽炎的治疗中，西医治疗本病多以改善局部症状为主，多从改善生活习惯、针对症状、去除病因方面来治疗本病，主要包括抗感染、制酸、增加胃排空、抗变态反应、封闭疗法等。但是，长期使用抗生素会产生耐药性，并且会对口腔的正常菌群造成破坏，发生多种不良反应，且容易复发；长期服用制酸药会严重损伤肝脏；一些抗变态反应药长期服用会损伤消化系统，导致骨质疏松等；封闭疗法患者的依从性不高。而中医治疗多采取辨证论治，从患者的整体出发，主要是根据患者症状，结合滋阴补精、清心降火、清热解毒、活血化瘀、养阴清肺等治则治法，选择合理的中药配方进行治疗，中医不仅能改善咽腔局部症状而且能改善机体整体状况。无论是中医、西医还是中西医结合治疗慢性咽炎都有一定的治疗效果，且在治疗上可以互补，中西医结合能更好地改善慢性咽炎患者的临床症状，治疗效果较好，是目前首选的治疗方法。

1. 去除病因

戒烟酒，积极治疗引起慢性咽炎的原发病（急性咽炎、鼻和鼻咽部慢性炎症、反流性胃食管疾病、改善工作及生活环境）。

2. 生活方式改变

进行适当体育锻炼、正常作息、清淡饮食、保持良好的心理状态以通过增强自身整体免疫功能状态来提高咽部黏膜局部功能状态。

3. 局部治疗

常用复方硼砂、呋喃西林溶液等含漱，保持口腔、咽部的清洁；或含服碘喉片、薄荷喉片等治疗咽部慢性炎症的喉片；中药制剂对慢性咽炎也有一定疗效。

四、难点分析

近年来有关慢性咽炎的病因和机制研究较少，慢性咽炎的主要病因及可能的作用机制——吸烟、饮酒作为公认的慢性咽炎诱因缺乏组织病理学证据。此外，慢性咽炎的症状多样、病程顽固，其机制亟待深入探讨。由于慢性咽炎的病因复杂而多元化，而任何疾病的治疗都注重对因治疗，因此对慢性咽炎的病因学和发病机制研究将有助于为患者制定个体化治疗方案，提高治疗效果。

五、医案验方

李某某，男，40岁。因"反复咽异物感2年"就诊。曾服用多种抗生素治疗均未见明显好转。现咽异物感，咽干，偶有白痰。舌淡红，苔白，脉细。

诊断为肝郁脾虚之喉痹。处方：疏肝逍遥散加减为主，每日1剂，水煎服。一周后复诊症状明显缓解。

第五节　辨证施护

一、辨证护理

（1）注意保暖防寒，改善环境，减少空气污染。
（2）加强体育锻炼，戒除烟酒。
（3）积极治疗邻近器官疾病以防诱发本病。

二、辨证施膳

饮食有节，起居有常，忌过食辛辣醇酒及肥甘厚腻。

第六节　循证研究

慢性咽炎是咽部黏膜、黏膜下及淋巴组织的上呼吸道慢性炎症，属中医喉痹范畴，病变以咽黏膜肥厚或萎缩为主要特征，临床症状主要为咽喉部的红肿疼痛、咽干、吞咽时感觉不适，干咳少痰，讲话易疲劳，或于刷牙漱口时易恶心干呕，多数还伴有发热、咳嗽等上呼吸道感染症状及食欲不振等全身症状。慢性咽炎多见于成人，病因复杂，症状顽固，迁延难愈，降低了患者的生活质量。

一、基础研究

现代医学认为慢性咽炎的发生与多种因素有关，慢性咽炎的病因主要有急性咽炎反复发作 转为慢性、上呼吸道慢性炎症刺激，长期物理及化学因素刺激，职业原因造成用嗓过度，气候及地域环境变化等因素以及过敏因素等[1]；陈其冰等[2]2018年提出，慢性咽炎病因可分为感染性因素和非感染性因素，其中感染性因素以细菌感染、菌群紊乱、鼻源性慢性咽炎-鼻后滴漏综合征为主，而细菌感染中，以A组链球菌为首的致病菌在咽炎的发生发展中起着主导作用；非感染性因素包括阻塞性睡眠呼吸暂停低通气综合征、职业暴露、咽喉反流和过敏性疾病等；其发病机制主要有慢性咽炎的神经生理学机制和细菌L型机制。张建等[3]通过对以咽痒、干咳为主症的咽炎患者进行食物组混合性过敏原皮试及血清总免疫球蛋白E（TIg E）检测，发现变态反应试验阳性者占77.8%，试验结果显示有相当一部分病例是由变态反应引起。刘秀影[4]在2017年报道中写道，慢性咽炎的发病机制主要包括胃食管反流性疾病、睡眠呼吸暂停综合征、变态反应因素、致病性微生物因素包括病毒（主要是EB病毒和腺病毒的感染所致）及细菌感染。总之，目前有关慢性咽炎的病因研究较多，但其机制研究较少，因此对其发病机制的深入研究将有助于为患者制定个体化治疗方案，提高治疗效果。

二、临床研究

对于不合理饮食习惯而导致慢性咽炎发病的患者，蒙慧菊等[8]发现，通过大量补充脂溶性和（或）水溶性维生素以及综合饮食干预，可以有效降低慢性咽炎的复发；王云等[9]对慢性咽炎患者使用盐酸利多卡因注射液、维生素B_{12}注射液、维生素B_6注射液并行咽腔封闭治疗2个疗程，总有效率86.67%；刘婷婷、刘丹等人[10-11]采用庆大霉素雾化吸入治疗慢性咽炎疗效显著；杨琴等[12]使用氢溴酸右美沙芬胶囊配伍富马酸阿奇霉素治疗慢性咽炎，总有效率为92.31%；于淑晶[13]使用康复新液联合地塞米松、氯苯那敏雾化吸入治疗慢性咽炎的临床疗效显著；蒙慧菊等[14]采用兰索拉唑片30mg，1次/天，共用2～4周治疗，结果表明，加用兰索拉唑片治疗者，疗效明显优于不加用兰索拉唑片治疗者；李安宙[15]认为，奥美拉唑联合吗丁啉治疗慢性咽炎咽异感症，既能发挥质子泵抑制剂和促动力药对胃酸分泌的长效抑制作用，又能缓解反流液对咽喉部黏膜及食道的刺激，从而达到标本兼治的治疗目的；对神经精神因素引起的慢性咽炎（情绪不稳定、睡眠不佳）者除了进行心理疏导及健康宣教外，还加用1～2mg艾司唑仑片治疗，可明显改善患者的睡眠，平复患者烦躁的情绪，缩短疗程。

慢性咽炎是临床比较常见的一种慢性疾病，具有病因复杂、症状顽固、缠绵难愈、易反复发作等特点，严重影响患者的工作及生活；目前中医药对此方面的研究报道比较多，西医认为慢性咽炎的发病主要是感染性因素、过敏性因素、职业暴露、长期物理化学刺激等，其治疗大多采取局部治疗及抗生素类药物治疗，能够快速、有效应对疾病的症状，但疗效不明显、无法根治，而且有着毒副作用；中医认为慢性咽炎的发病主要为外邪侵袭，邪滞于咽部致素体肺肾阴虚，复感风热之邪，肺燥津枯，咽喉失养，其治疗方法是根据患者的症状，合理地选择中药治疗，目前较多采取的是辨证论治，不但可以缓解其临床症状，还可以从整体上调节机体的平衡，改善机体的免疫功能，就目前而言中医药已经显示出强大的生命力和发展潜力，但所采取的中医内治法也仅局限于简单的疗效观察和推理，缺乏对病因机制及作用的深入研究，然而中西医结合治疗可做到标本兼治，能根本有效治疗慢性咽炎，是目前值得推广的一种治疗方法。

（黄东辉　陈舒）

● **参考文献**

[1] 梁璐，朴晋华，马建丽．急性和慢性咽炎的发病机制与动物模型建立的研究现状[J]．临床医药实践，2012，21（7）：540-543．

[2] 陈其冰，王燕，李芬，等．慢性咽炎病因和发病机制研究进展[J]．听力学及言语疾病杂志，2019，27（2）：224-228．

[3] 张健，孙中武，冯天华．慢性咽炎患者变态反应检查的结果及意义[J]．中国现代医药杂志，2008（2）：94．

[4] 刘秀影．慢性咽炎合剂治疗慢性单纯性咽炎的效果研究[J]．中国医学创新，2017，14（24）：112-114．

[5] 李晖，金晟，刘莉，等．双黄连超声雾化吸入治疗慢性咽炎疗效观察[J]．湖北中医杂志，2014，36（8）：36．

[6] 张丽丽．中药金银花的药理作用及应用[J]．中国继续医学教育，2015，7（10）：248-249．

[7] 刘丹，廖慨慨．喜炎平注射液超声雾化治疗慢性咽炎的疗效评价[J]．全科口腔医学电子杂志，2019，6（35）：194．

[8] 蒙慧菊，梁逸，覃延意，等．饮食干预对慢性咽炎治疗效果的影响观察[J]．中国临床新医学，2013，6（8）：751-754．

[9] 王云，吕培德．咽腔封闭结合玄麦甘桔颗粒治疗慢性咽炎60例小结[J]．中医耳鼻喉科学研究，2018，17（4）：54-55．

[10] 刘婷婷．庆大霉素雾化吸入在慢性咽炎治疗中的作用分析[J]．中国现代药物应用，2019，13（2）：108-109．

[11] 刘丹，廖慨慨．庆大霉素雾化吸入在慢性咽炎治疗中的作用[J]．全科口腔医学电子杂志，2019，6（35）：154．

[12] 杨琴，胡蓉杰．氢溴酸右美沙芬胶囊配伍富马酸阿奇霉素治疗慢性咽炎的疗效观察[J]．中国医院用药评价与分析，2015，15（11）：1447-1449．

[13] 于淑晶．雾化吸入治疗慢性咽炎的临床疗效观察[J]．中国卫生标准管理，2016，7（10）：64-65．

[14] 蒙慧菊，梁逸，何月洁，等．慢性咽炎的治疗与预防研究进展[J]．中国临床新医学，2013，6（12）：1221-1225．

[15] 李安宙．联合应用吗丁啉治疗慢性咽炎咽异感症82例[J]．中医临床研究，2010，2（24）：104-105．

第十八篇 眼病篇

引言

眼病的治疗方法是多种多样的，应根据病症情况选择不同的治疗方法，一般分内治、外治两大类，此外，还常应用针灸、推拿及按摩等法。内治法被广泛用于内外障眼病，尤其对某些内眼的疾病更具独到之处。眼病十分复杂，常由脏之不平所致，而且亢则乘，胜则侮，每每并病合病。脏腑间有生克制化及传变特点，不论外感眼病或内伤眼病，皆应根据眼部表现，结合全身症状进行辨证，分清标本缓急，通过内治法来调整脏腑功能或攻逐病邪，以达到治疗效果。现代中医眼科不仅继承了传统的外治法，而且积极改进。眼科中医优势病种包括：消渴目病（糖尿病性视网膜病变）、络损暴盲（视网膜静脉阻塞）。

第一章 糖尿病性视网膜病变

第一节 概 述

糖尿病性视网膜病变（diabetic retinopathy，DR）是人体内血糖值长期高于正常引起的一种眼底疾病，是糖尿病（diabetes mellitus，DM）患者常见的眼部并发症之一[1]。糖尿病性视网膜病变，按病变严重程度可分为非增生型糖尿病性视网膜病变（non-proliferative diabetic retinopathy，NPDR，or background diabetic retinopathy，BDR）和增生型糖尿病性视网膜病变（proliferative diabetic retinopathy，PDR）。

第二节 病 因 病 机

一、中医学对糖尿病性视网膜病变病因病机的认识

糖尿病性视网膜病变属中医学"消渴目病"范围，中医认为本病病位在目，与肝、脾、肾有关，基本病机是病久气阴两虚，目失所养；或饮食不节，脾失运化，痰湿内生，痰瘀蒙闭清窍；或禀赋不足、劳欲过度致肾精暗耗脾肾两虚，目失濡养；或气虚无力推动血行，因虚致瘀，血络瘀阻而成内障；或久病伤阴，阴虚血燥，脉络瘀阻，损伤目络，终致本病。

二、现代医学对糖尿病性视网膜病变致病因素的认识

病程、血糖、血脂、血压、基因、种族、妊娠等都是糖尿病性视网膜病变致病因素。

第三节 诊断与鉴别诊断

一、诊断

1. 临床表现

早期眼部常无自觉症状，随着病变加重可有视力减退、眼前有黑影飞动及视物变形等，严重者

可视力丧失。

2. 辅助检查

（1）眼部检查。眼底表现可见微血管瘤、视网膜毛细血管闭塞，有斑点状出血、黄斑水肿，可出现视网膜脱离，视网膜可见纤维增殖膜等。

（2）实验室及特殊检查。荧光素眼底血管造影：在荧光素眼底血管造影下可出现多种异常荧光形态：如微血管瘤呈点状强荧光，毛细血管扩张、渗漏，出血的遮蔽荧光、毛细血管的无灌注区以及视网膜新生血管。

3. 诊断要点

（1）糖尿病病史。

（2）眼底微血管瘤散在视网膜点状或片状出血，后极部硬性渗出或棉绒斑，可诊断NPDR。出现视神经乳头或视网膜前新生血管膜，可确诊PDR。

（3）FFA双眼程度不等的视网膜微血管瘤形成、视网血管闭塞、视网膜新生血管和荧光渗漏。

二、鉴别诊断

（一）中医鉴别诊断

见表18-1-3-1。

表18-1-3-1 消渴目病与络损暴盲鉴别诊断

病名	消渴目病	络损暴盲
病因	消渴（糖尿病）	血管硬化、高血压、结核等
眼部	双眼	多为单眼
视力	多缓慢下降，部分突然下降	多突然下降
视网膜	斑点状或大片出血、渗出、增殖膜	火焰状出血、渗出
视网膜血管	微血管瘤、毛细血管闭塞，后期新生血管	静脉扩张迂曲明显、亦可出现新生血管

（二）西医鉴别诊断

1. 高血压视网膜病变

主要发生于慢性高血晚期或急进性高血压舒张压超过130mmHg以上的患者。患者视网膜动脉出现缩窄，有视网膜动静脉交叉压迫征，视网膜出现散在的或多发性片状出血灶，并有浅层团状或棉絮状软性渗出斑，严重时可出现视神经乳头水肿，但很少出现微血管瘤。

2. 视网膜中央静脉阻塞

多为单眼，突然发病。根据静脉阻塞程度不同，可以呈现不同程度的视网膜静脉曲张和视网膜呈浅层火焰状出血，主要分布在视神经乳头周围、后极部及黄斑区。而DR多为双眼发病，有一缓慢发病过程。其静脉曲张较轻，主要呈串珠状改变，视网膜出血表现多样，如：点状、斑状、片状出血均可并存，有较多量的微血管瘤，晚期可出现新生血管。

第四节　治 疗 概 况

一、中医辨证论治

（一）中医辨证口服汤剂

1. 阴虚燥热证

主证：眼底查见微血管瘤、出血、渗出等；兼见口渴多饮，消谷善饥，或口干舌燥、称膝酸软，心烦失眠；舌红苔薄白，脉细数。

治法：滋阴润燥，凉血化瘀。

方药：玉泉丸合白虎加人参汤加减。

基本处方：葛根、天花粉、生地黄、麦冬、五味子、糯米、甘草、知母、石膏、粳米、人参等。

2. 气阴两虚证

主证：视力下降，或眼前有黑影飘动，眼底可见视网膜、黄斑水肿，视网膜渗出、出血等；面色少华，神疲乏力、少气懒言、咽干、自汗，五心烦热；舌淡，脉虚无力。

治法：益气养阴，利水化瘀。

方药：六味地黄汤合生脉散加减。

基本处方：人参、麦冬、五味子、山药、山萸肉、茯苓、生地黄、泽泻等。

3. 脾肾两虚证

主证：视力下降，或眼前黑影飘动，眼底可见视网膜水肿、棉绒斑、出血；形体消瘦或虚胖，头晕耳鸣，形寒肢冷，面色萎黄或浮肿，阳痿，夜尿频、量多清长或混如脂膏，严重者尿少而面色㿠白；舌淡胖，脉沉弱。

治法：温阳益气，利水消肿。

方药：加味肾气丸加减。

基本处方：熟地黄、山药、山萸肉、泽泻、茯苓、牡丹皮、附子、川牛膝、车前子等。

4. 瘀血内阻证

主证：视力下降，眼前有黑影飘动，眼底可见视网膜新生血管，反复发生大片出血、视网膜增殖膜；兼见胸闷，头昏目眩、肢体麻木；舌质暗有瘀斑，脉弦或细涩。

治法：化瘀通络。

方药：血府逐瘀汤加减。

基本处方：桃仁、红花、当归、生地黄、赤芍、牛膝、桔梗、柴胡、枳壳、甘草等。

5. 痰瘀阻滞证

主证：视力下降、眼前有黑影飘动，眼底视网膜水肿、渗出，视网膜有新生血管、血、玻璃体可有灰白增殖条索或与视网膜相牵、视网膜增殖膜；形盛体胖，头身沉重，身某部位固定刺痛，口唇或肢端紫暗；舌紫有瘀斑，苔厚腻，脉弦滑。

治法：健脾燥湿，化痰祛瘀。

方药：温胆汤。

基本处方：陈皮、半夏、茯苓、甘草、枳壳、竹茹等。

（二）中成药辨证治疗

1. 芪明颗粒

组成：黄芪、葛根、熟地黄、枸杞子、决明子、茺蔚子、蒲黄、水蛭。

功效：益气养阴，补益肝肾，通络明目。

适用证型：NPDR气阴两虚证、肝肾不足、目络瘀滞证。

2. 参芪降糖颗粒

组成：人参（茎叶）皂苷、五味子、黄芪、山药、熟地黄、覆盆子、麦冬、茯苓、天花粉、泽泻、枸杞子。

功效：益气养阴，滋脾补肾。

适用证型：NPDR气阴两虚、络脉瘀阻。

3. 杞菊地黄丸

组成：熟地黄、山茱萸（制）、山药、牡丹皮、茯苓等。辅料为淀粉、糊精。

功效：滋肾养肝。

适用证型：NPDR肝肾阴亏证。

二、中医特色治疗

（一）针灸治疗

除有新鲜出血和视网膜脱离者外，可行针灸治疗。

1. 针刺

太阳、攒竹、四白、承泣、睛明、球后、阳白；全身穴：百会、风池、完骨、合谷、外关、光明、三里、肝俞、肾俞、阳陵泉、脾俞、三阴交。每次局部取穴2～3个，全身穴2～3个，根据辨证虚实施以补泻。每日1次，留针30min，10日为1个疗程。

2. 电针

取穴：电极分别连接胰俞、肾俞穴。

功效：益气养阴，化瘀止血。

适应证：NPDR。

禁忌证：晕针者，皮肤过敏、破溃者。

3. 热敏灸

取穴：睛明、太阳穴、三阴交。

功效：益气养阴，行气活血。

适应证：DR气阴两虚者，皮肤过敏、破溃者。

（二）眼周穴位按摩

取穴：睛明、鱼腰、攒竹、丝竹空、太阳穴、四白穴。

功效：疏通经络。

三、中西医结合治疗

（一）全身治疗

严格控制血糖，治疗高血压、高血脂，定期检查眼底及必要时行荧光血管造影。

（二）视网膜激光光凝治疗

用于增生期。做全视网膜光凝（PRP）术，破坏缺血区视网膜，减少需氧量，防止新生血管形成，并使已形成的新生血管退化，阻止病变继续恶化。对黄斑水肿和黄斑囊样水肿可行氪黄（krypton yellow）激光局灶或格栅光凝（grid pattern photocoagulation）术，减轻水肿。

（三）玻璃体腔注药治疗

1. 类固醇皮质激素

球周或眼内注射曲安德被用来治疗糖尿病性黄水肿，尤其是对激光疗不敏感的黄斑囊样水肿或弥漫性黄斑水肿。

2. 抗新生血管因子

雷珠单抗、康博西普、阿柏西普等抗VEGF药物，玻璃体腔内注射可治疗糖尿病性黄斑水肿和PDR的新生血管，减轻视网膜水肿，促进虹膜、视神经乳头和视网膜新生血管的消退。

3. 玻璃体切割术（vitrectomy）

对玻璃体积血长时间不吸收、牵拉性视网膜脱离，特别是即将或新发生的黄斑部脱离，应行玻璃体切割术。术中同时行全视网膜光凝术，防止复发出血。

4. 视网膜冷凝治疗

已有新生血管性青光眼而又不能看见眼底的PDR且不能手术的患者可用冷凝治疗。

5. 药物治疗

目前，已有用羟苯磺酸钙（calcium dobesilate）治疗DR，其作用为改善毛细血管的通透性、改善血液的高黏滞性和改善血小板的高凝聚性，以延缓DR的发生和发展。递法明属黄酮类的药物，由欧洲越橘花青苷的提取物和胡萝卜素组合而成。它在改善视网膜毛细血管的通透性及强度方面起到很好的促进作用。

6. 中医辨证论治和辨病论治

古今治疗糖尿病皆以"补"和"清"为主，现代较古代更多用活血化瘀的方法，我院在糖尿病眼病的治疗中会根据不同分期，采用中西医结合的治疗方法。在辨证论治方面，眼底未出血时，在整体辨证用药的同时加入少量养血活血药；在眼底出血期加用活血止血药；眼底出淤血期要适时加入活血化瘀药；眼底出血已被控制，视力仍减退者，应以益气养阴、滋肝补肾之品为主，少佐活血化瘀，软坚散结之味。

单纯型DR：对于单纯型DR引起的黄斑水肿可行辨证论治或辨病论治。辨病论治是根据DR并发黄斑水肿的综合病机为气阴两虚、血瘀水停，在注射抗血管内皮生长因子（vascular endothelial growth factor，VEGF）的基础上联合使用益气养阴、活血利水法治疗，能明显促进水肿消退、提高视力，减少注射次数及间隔时间。

增生型DR：相较于单纯型DR，增生型DR出血更明显，常可发生玻璃体积血、视网膜脱离等严重并发症，对于玻璃体积血，一般先行玻璃体切除手术，在手术后可予以活血化瘀、益气养阴、利水明目等中药方剂治疗。若发生视网膜脱离，应先行视网膜脱离复位手术，术后综合病理为气阴两虚、脉络瘀滞、玄府闭塞、津液滞留，在治疗上可不分证型，均以益气养阴活血利水法治疗。

四、难点分析

1. 现状分析

中医药治疗DR缺乏统一的诊疗指南规范，眼科经验方难以在全国眼科诊疗中开展进行，因此，应该进一步研究，统一临床分型，进行规范的中医药及中西医结合药物的研究试验，规范诊疗指南，提高治疗效果。

2. 主要难点

DR合并黄斑水肿的患者，往往视力丧失明显，现代临床一线用药是玻璃体腔抗VEGF注药治疗的基础上联合使用益气养阴、活血利水法，能明显促进水肿消退、提高视力，减少注射次数及间隔时间疗效满意。

五、医案验方

吴某，女，56岁，2020年3月15日初诊。因"双眼视力下降1年余"入院。糖尿病病史15年，高血压病病史15年。患者3年前无明显诱因感双眼视力下降，呈进行性加重来诊。患者精神不佳，口渴多饮，潮热盗汗，心烦失眠，纳可，寐差，二便可，舌红有瘀斑、少苔，脉细数。

专科检查：视力右眼0.02，左眼0.25，眼压右眼14mmHg，左眼17mmHg，双结膜无充血，角膜透明，房水清，瞳孔圆形，直径3mm，对光反射灵敏，右晶体混浊（++），左晶体混浊（+），右眼玻璃体混浊，眼底窥不清；左眼底：视神经乳头色淡红，边界清，C/D＝0.3，A∶V＝1∶3网膜可见散在出血和渗出。

辅助检查：光学相干断层成像（OCT）示左眼黄斑区视网膜内层出血，黄斑区水肿；B超示右眼玻璃体内可见团状强回声。结论：玻璃体积血。

中医诊断：①消渴目病；②圆翳内障；③消渴病，阴虚燥热证。

西医诊断：①右眼玻璃体积血；②双眼增殖期糖尿病视网膜病变；③双眼老年性白内障。

西医治疗：右眼玻璃体腔注药（雷珠单抗）术，术后3天右眼行玻璃体切割+视网膜激光光凝+白内障超声乳化+人工晶体植入术；左眼行视网膜光凝治疗。调控血糖。

中医治法：滋阴润燥，凉血化瘀。

处方：玉泉丸合白虎加人参汤加减。

处方：葛根15g，天花粉15g，生地黄15g，麦冬10g，酸枣仁10g，牡丹皮10g，知母8g，党参8g，丹参8g，茯神8g。共7剂，每天1剂，水煎服，每天2次。

血栓通注射液双眼直流电离子导入，每日1次。

3月21日复诊：患者诉双眼视物较前清晰，睡眠质量也有提高。

专科检查：Vod0.2，Vos0.4，眼压右眼15mmHg，左眼16mmHg，双结膜无充血，角膜透明，瞳孔直径3mm，对光反射存，右眼人工晶体在位，左眼晶体混浊（＋），右眼视神经乳头色淡红，边界清，C/D＝0.3，A∶V＝1∶3，网膜平伏，网膜散在出血及渗出，可见激光斑，光凝反应可；左眼底视神经乳头色淡红，边界清，C/D＝0.3，A∶V＝2∶3，网膜可见散在出血点、渗出及微血管瘤，周边激光斑，光凝反应可。

辅助检查：复查左眼OCT示黄斑区水肿较前减轻。

拟方：上方去酸枣仁，继用21剂，血栓通注射液双眼直流电离子导入，每日一次。

4月16日复诊：患者双眼视物较前更清晰。专科检查：Vod 0.25，Vos 0.3，右眼底网膜平伏，视神经乳头色淡红，边界清，网膜散在出血及渗出大部分吸收，左眼底视神经乳头色淡红，边界清，网膜出血、渗出及微血管瘤减少。左复查OCT示病灶较前好转，黄斑水肿基本消退，渗出较前明显减少。

随访半年，患者症状平稳，病情未复发。

第五节　辨证施护

一、辨证护理

（一）常见症状施护

1. 视物模糊

（1）病室光线明亮，避免强光刺激，物品摆放有序，地面防滑。

（2）观察患者视物模糊或变形的程度，评估跌倒的高危因素，悬挂标识，加装护栏，督促其更换防滑鞋。

（3）患者突然出现眼前全黑或漂浮的圆形黑影等眼底出血症状时，立即报告医师。

（4）遵医嘱耳穴贴压：取肝、眼、肾、神门、交感等穴。

（5）遵医嘱中药离子导入。

2. 目睛干涩

（1）避免强光与烟尘刺激，室内光线柔和，外出可佩带有色眼镜。阅读及使用电脑1小时闭目休息10min。

（2）遵医嘱眼部中药湿敷，中药熏蒸或雾化，中药离子导入。

（3）指导患者少用目力，适当休息，保证充足的睡眠时间。

（4）遵医嘱穴位按摩，取太阳、睛明、承泣、四白、丝竹空等穴。

（5）遵医嘱耳穴贴压：取肝、眼、肾、神门、皮质下等穴。

3. 头晕耳鸣

（1）出现头晕、头痛加重、血压升高时卧床休息并及时报告医生，改变体位时动作宜缓慢，防止跌仆。

（2）遵医嘱耳穴贴压：取心、肝、肾、神门、交感等穴。

（二）用药护理

1. 内服中药

知柏地黄丸宜空腹或饭前服用。

2. 中药湿敷

（1）无须加热，闭目敷贴于双眼。

（2）每次15~20min，每天2~3次。

3. 中药雾化

操作时超声雾化器的伸缩管距离雾化部位3~5cm，调节适宜的雾量，以患者能耐受为度，治疗过程中询问患者是否有不适。操作完毕后，用纱布轻轻拭干皮肤。

（三）健康指导

1. 生活起居

（1）室内光线明亮，避免强光等不良刺激，眼底出血者卧床休息。

（2）保持大便通畅，避免努责，戒烟酒。

（3）选择合理的运动方式，如散步，打太极拳、八段锦等。避免剧烈运动，运动时随身携带糖果。

2. 情志调理

（1）讲解疾病的相关知识，解除患者疑虑、恐惧心理。

（2）耐心倾听患者主诉，了解心理状态，给予心理疏导。

（3）鼓励病友间交流治疗体会，增强治疗信心。

（4）根据患者不同情况采取不同方法进行情志调理：①清静养神法：对视物模糊或视物不见的患者，通过闭目静坐、静卧，全身放松，平静呼吸，以达到全身气血流通顺畅。②顺意从欲法：对于暴盲、精神压力大的患者，鼓励并引导其倾诉，以疏泄情志。③五行相胜法：对于视力逐渐减弱或暴盲的患者，易出现忧虑情绪，根据五行制约法则——喜胜忧，指导患者根据自身的喜好选择相声或听欢快、喜庆的乐曲，减轻忧虑。

二、辨证施膳

（1）气阴两虚，络脉瘀阻证：宜食益气养阴，活血通络的食品，如莲子、百合、山药等。食疗方：山药排骨汤。

（2）肝肾阴虚，目络失养证：宜食补益肝肾，养血通络的食品，如黑芝麻、枸杞子等。食疗方：枸杞蒸鸡。

（3）阴阳两虚，血瘀痰凝证：宜食阴阳双补，化痰祛瘀的食品，如牛肉、羊肉、枸杞子等。食疗方：清炖枸杞鸽。

第六节 循证研究

一、基础研究

（一）中医基础研究

糖尿病性视网膜病变病机特点为"络虚邪瘀"。"络虚"为目络气阴两虚、络脉功能失调，"邪瘀"为痰、湿、燥、毒等各种邪气与瘀血胶结于目络。二者相互影响，共同致病。糖尿病视网膜病变的治疗关键在于益气养阴、祛瘀通络。

1. 益气养阴为主中医药调控视网膜病变，保护视网膜血管

董文等[2]观察气养阴方（人参，配合黄芪、丹参、川芎、当归等），干预60例糖尿病视网膜病变患者，结果显示益气养阴方中有效成分能够减轻糖尿病性视网膜病变患者视网膜氧化应激损伤。现代药理研究表明[3]：益气养阴类代表药物（黄芪、葛根、枸杞子、生地黄等）以及活血养血止血类的代表药物（丹参、三七、蒲黄、牛膝等），除了具有降血脂、降血糖、抗血栓、扩血管、抗血小板聚集、降低血液黏度、改善微循环、增加视网膜的血流量等作用外，还具有增强细胞免疫和体液免疫、抗炎、抗菌、降压、利水、消肿等作用。

2. 活血化瘀为主中医药调控视网膜病变，改善血液流变学

中医认为，血属阴而主静，血液的运行，有赖于气的推动作用，若气虚则推动无力，血液运行速度减慢，气血循环不畅，日久乃生瘀血，从而出现血液流速减慢、黏度增高等状况，运用益气药物佐以活血化瘀之品，可以标本兼治，则使血行畅通。刘佳[4]对2型糖尿病合并视网膜病变患者进行临床试验疗效评价，结果显示，在二甲双胍基础上增加中医活血化瘀药物的治疗组，较单纯服用二甲双胍的对照组，总胆固醇（TC）、甘油三酯（TG）、全血高切黏度、低切黏度、红细胞压积指标数据下降明显好于对照组，实验结果有统计学意义。

（二）现代医学基础研究

1. 细胞因子组研究进展

目前研究发现，血管内皮生长因子可导致DR血管内皮损伤、炎症和黄斑水肿等特征性改变，诱发视网膜微血管损害、视网膜血管生成、加速促凋亡蛋白表达[5]。核转录因子-κB（nuclear factor-κB，NF-κB）可上调炎性因子、趋化因子、组织因子等细胞因子表达，这些细胞因子均被证实与DR发生发展密切相关；抑制NF-κB复合物可以抑制因高糖诱发的视网膜毛细血管变性，延缓DR病程进展[6]。

2. 补体系统研究进展

补体系统（CS）已被证明可导致糖尿病性视网膜病变、青光眼、自身免疫性葡萄膜炎和年龄相关性黄斑变性。在DR中，视网膜神经元和血管受损，并且早期的副炎症与持续的高血糖环境结合可以诱导CS活化[7]，以保持体内平衡。糖尿病会使CS失调[8]，并可能影响膜结合的补体调节因子（如CD59）的产生以及功能[9]。

二、临床研究

（一）中医研究

1. 中成药研究

戴国令等[10]使用芪明颗粒治疗非增殖型糖尿病性视网膜病变的临床总有效率达到95%，治疗前后患者眼底、视力、FFA指标改善程度均有明显变化。

2. 针灸疗法研究

有学者研究发现[11]将86例非增殖期DR患者随机分为治疗组49例和对照组37例，治疗组选取2组腧穴：①睛明、攒竹、瞳子髎、丝竹空、上星、阴陵泉、肾俞、脾俞、视区。②四白、承泣、太阳、百会、阳陵泉、合谷、足三里、太溪、委中、视区。治疗组患者在视力、眼底、视网膜电图Ops波振幅、视野平均敏度及中医证候等指标与治疗前对比有明显改善，治疗组总有效率明显高于对照组，有统计学意义。

（二）西医研究

1. 药物治疗研究

药理学研究表明，羟苯磺酸钙是一种血管保护剂，对DR的毛细血管通透性增高、血液黏滞性增高和血小板活性增高有明显的抑制和逆转作用[12,13]。2,5-二羟基苯磺酸钙是临床上应用较多的治疗DR的药物。近年来玻璃体腔注射抗VEGF药物亦成为DR主要的药物治疗方案之一，但其远期疗效及经济问题仍然存在。首先，抗VEGF药物并非治愈性的药物，目前常用的抗VEGF药物半衰期短，患者为保持视力改善，需重复注射[14]。

2. 外科治疗研究

全视网膜激光光凝（pan-retinal photocoagulation，PRP）有助于使新生血管消退，PRP可破坏代谢活跃的色素上皮-光感受器复合体，使本来供给外层视网膜的来自脉络膜的氧有利于向视网膜内层弥散，减少视网膜缺血区域，改善内层视网膜的供氧，减少视网膜代谢负荷，降低血管生长因子表达，促进视网膜色素上皮（retinal pigment epithelium，RPE）新生血管抑制因子的产生[16]。

（杨雪艳　林小红）

● 参考文献

[1] HILARY K. Global burden of diabetes, 1995-2025[J]. Diabetes Care, 1998, 21: 1414-1431.

[2] 董文，颉瑞萍，刘勤，等. 益气养阴方对糖尿病视网膜病变患者中SOD和MDA表达的影响[J]. 亚太传统医药，2017, 13（20）：3.

[3] 陈月，张敬然，王翠利，等. 益气养阴通络方治疗2型糖尿病视网膜病变临床研究[J]. 四川中医，2016, 34（4）：67-69.

[4] 刘佳. 中医活血化瘀法联合二甲双胍治疗糖尿病眼底视网膜血管病变的临床效果观察[J]. 内蒙古中医药，2016, 35（11）：88-89.

[5] AMATO R, BIAGIONI M, CAMMALLERI M, et al. VEGF as a survival factor in ex vivo models of early diabetic retinopathy[J]. Invest Ophthalmol Vis Sci, 2016, 57（7）：3066-3076.

[6] JIANG N, CHEN X L, YANG H W, et al. Effects of nuclear factor κBexpression on retinal neovascularization and

apoptosis in a diabeticretinopathy rat model[J]. Int J Ophthalmol，2015，8（3）：448-452.

［7］ XU H，CHEN M. Diabetic retinopathy and dysregulated innate immunity[J]. Vision Res，2017，139：39-46.

［8］ YANG Y，LU H L，ZHANG J，et al. Relationships among acylation stimulating protein，Adiponectin and Complement C3 in Lean vs Obese Type 2 Diabetes[J]. Int J Obes（Lond），2006，30：439-446.

［9］ QIN X，GOLDFINE A，KRUMREI N，et al，Glycation Inactivation of the complement regulatory protein CD59：a possible role in the pathogenesis of the vascular complications of human diabetes[J]. Diabetes，2004，53：2653-2661.

［10］ 戴国令，顾艳芳. 芪明颗粒治疗非增殖期糖尿病视网膜病变疗效观察[J]. 糖尿病新世界，2018，21（1）：185-186.

［11］ 邢晓梅. 针药结合治疗非增殖期糖尿病视网膜病变疗效观察[J]. 北方药学，2015，12（8）：190-191.

［12］ LEITE E B，MOTA M C，DE ABREU J R，et al. Effect of calcium dobesilate on the blood-retinal barrier in early diabetic retinopathy[J]. Int Ophthalmol，1990，14（2）：81-88.

［13］ MICHAL M，GOTTI C. Effect of calcium dobesilate on platelet function[J]. Thromb Res，1988，51（6）：593-605.

［14］ 胡丽丽，艾明. 抗血管内皮生长因子药物在糖尿病视网膜病变中的应用进展[J]. 医学综述，2016，22（20）：4053-4056.

［15］ 塞文渊，段俊国. 糖尿病视网膜病变的中西医治疗现状[J]. 中医眼耳鼻喉杂志，2013，3（2）：93-96.

第二章　视网膜静脉阻塞

第一节　概　　述

视网膜静脉阻塞（retinal vein occlusion，RVO）是多种原因引起的视网膜静脉血流受阻的眼底病变，发病率仅次于糖尿病性视网膜病变的常见视网膜管疾病。患眼视力易于受损甚至因并发症而致盲。多见于年龄较大的患者，但亦有年轻患者发病。根据静脉阻塞的位置分为视网膜中央静脉阻塞、半侧中央静脉阻塞、分支静脉阻塞、视网膜静脉阻塞在中医学中属于"络瘀暴盲"范畴。

第二节　病　因　病　机

一、中医学对视网膜静脉阻塞病因病机的认识

《银海指南·肾经主病》提出其病因为"属相火上浮，水不能制"致眼底脉道瘀阻、损伤而血溢脉外，结合临床可归纳为：

（1）情志内伤，肝气郁结，肝失调达，气滞血郁，血行不畅，瘀滞脉内损而出血。

（2）肝肾阴亏，水不涵木，肝阳上亢，气血上逆，血不循经而外溢。

（3）过食肥甘厚味，痰湿内生，痰凝气滞，血脉瘀阻出血。

（4）劳瞻竭视，阴血暗耗，心血不足，无以化气则脾气虚弱，血失统摄。

二、现代医学对视网膜静脉阻塞致病因素的认识

多种原因可致血管壁内皮受损，血液流变学（hemorheology）、血流动力学（hemodynamics）的改变，以及眼压和眼局部受压等多种因素均可致静脉阻塞。年龄较大者发病较多与心脑血管疾病、动脉硬化、高血压、糖尿病等危险因素关系密切，局部因素与开角型青光眼（open angle glaucoma）有关。

第三节　诊断与鉴别诊断

一、诊断

1. 临床表现

主要临床表现是视力下降和眼内出血。症状与病种、病程及部位有关。

（1）自觉症状。视力突然减退，或有眼前黑影飘动，严重者可骤降至眼前手动。

（2）眼部检查视网膜静脉阻塞者，可见视网膜静脉粗大迂曲，隐没于出血及水肿之中，视网膜火焰状出血及水肿，重者可见视盘充血、水肿，稍久则有黄白色硬性渗出或棉絮状白斑，或黄斑囊样水肿，视网膜动脉可有反光增强等硬化征象。

（3）并发症。随着病程发展，黄斑持续缺血导致黄斑水肿，视力下降，久之可出现黄白色星芒状硬性渗出，或暗红色花瓣状的黄斑囊样水肿，患眼视物变形、视力明显下降。晚期，阻塞的血管可呈白线状，但荧光血管造影显示仍有血流通过。

2. 辅助检查

荧光素眼底血管造影早期，可见视网膜静脉荧光素回流缓慢；出血区遮蔽荧光，阻塞区毛细血管扩张或有微动脉瘤。造影后期可见毛细血管的荧光素渗漏、静脉管壁染色；或可见毛细血管无灌注区、黄斑区水肿、新生血管的荧光表现。

3. 诊断要点

（1）中老年发病者常有高血压等病史，青年发病者常有反复发作的眼前黑影及视力障碍史。

（2）有上述典型之眼底临床表现。

（3）荧光素眼底血管造影，对本病诊断有重要参考价值。

二、鉴别诊断

1. 中医鉴别诊断

详见消渴目病。

2. 西医鉴别诊断

（1）视网膜静脉周围炎（retinal periphlebitis）。患者多为年轻健康人，视网膜浅层出血，需与RVO进行鉴别。视网膜静脉周围炎的眼底出血及血管伴白鞘或血管白线多位于周边部。大多数患者双眼受累，先一眼有症状，检查另一眼周边视网膜可见血管伴白鞘或呈白线状及出血表现。

（2）糖尿病性视网膜病变。因糖尿病亦是静脉阻塞的好发因素，应予鉴别。糖尿病性视网膜病变一般双眼眼底病变，程度可不同，多以深层出血点和微血管瘤为特点。

第四节 治疗概况

一、中医辨证论治

（一）辨证选择口服中药汤剂

1. 气滞血瘀证

主证：眼外观端好、视力急降；全身可有眼胀头痛，胸胁胀痛或情志抑郁、食少嗳气或忿怒暴悖，烦躁失眠；舌红有瘀斑，苔薄白，脉弦或涩等。

治法：理气解郁、化瘀止血。

方药：血府逐瘀汤加减。

基本处方：桃仁、红花、当归、川芎、生地黄、赤芍、牛膝、桔梗、柴胡、甘草等。

2. 阴虚阳亢证

主证：眼症同前；兼见头晕耳鸣，面热潮红，头重脚轻，失眠多梦，烦躁易怒，腰膝软，舌红少苔，脉弦细。

治法：滋阴潜阳。

方药：天麻钩藤饮加减。

基本处方：天麻、钩藤、石决明、山栀、黄芩、川牛膝、杜仲、桑寄生、益母草、夜交藤等。

3. 痰瘀互结证

主证：眼症同前，或是病程较长，眼底水肿渗出明显，或有黄斑囊样水肿，兼见头重眩晕，胸闷脘胀；舌苔腻或舌有瘀点，脉弦或滑。

治法：清热除湿，化瘀通络。

方药：桃红四物汤合温胆汤加减。

基本处方：桃仁、红花、当归、川芎、生地黄、赤芍、陈皮、半夏、茯苓、甘草、竹茹等。

4. 心脾两虚证

主证：病程较久，视网膜静脉反复出血，其色较淡，常伴有面色萎黄或㿠白，肢体倦怠，少气懒言，妇女月经量少或淋漓不断，纳差便溏，舌淡胖，脉弱。

治法：养心健脾、益气摄血。

方药：归脾汤加减。

基本处方：白术、茯神、黄芪、龙眼肉、酸枣仁、人参、木香、当归、远志、甘草等。

二、中医特色疗法

1. 针刺疗法

常用穴睛明、攒竹、球后、承泣、瞳子髎、太阳、风池、翳明、合谷、外关等，每次局部取2穴，远端取2穴，中刺激不留针。

2. 直流电离子导入

选用丹参注射液或血栓通注射液作局部电离子导入，每天1次，10次为1个疗程。

三、中西医结合治疗

1. 中医分期治疗

关于络损暴盲的分期治疗原则，唐宗海《血证论》中提出的"止血、消瘀、宁血、补虚"四法。我院在治疗本病过程中，将其分3期治疗，即出血期、瘀血期和痰瘀互结期，早期出血期治以凉血止血、利水渗湿，予宁血汤加减，中期瘀血期治以活血化瘀，予血府逐瘀汤加减；后期痰瘀互结期治疗以益气养阴、软坚散结，予桃花四物汤合二陈汤加减。

2. 西医治疗

目前尚无具有肯定疗效的药物。因此应查找病因，如高血压、动脉硬化或炎症等。针对病因进行治疗。对于疑为血管炎症者，可给予皮质类固醇治疗。

（1）激光光凝术（laser photocoagulation）如视网膜荧光血管造影显示毛细血管无灌注区即缺血区，面积超过10个PD（视盘直径）应行全视网膜光凝术。

（2）手术治疗。已发生玻璃体积血者，观察1个月仍不吸收，或已发生牵拉性视网膜脱离时，应行玻璃体切割术。

（3）血管内皮生长因子（vascular endothelial growth factor，VEGF），在视网膜静脉阻塞并发黄斑水肿的发生发展过程中发挥着重要作用。

四、难点分析

中医学认为本病的主要病机是脉络瘀阻，血不循经，溢于目内，瘀血阻络为其最突出病机。中医药在改善视网膜静脉阻塞微循环、血液流变、凝血功能等方面具有一定优势，但临床研究中仍存在一些问题。一是视网膜静脉阻塞继发的黄斑水肿复发率高，需要较长期的中医中药治疗；二是临床辨证分型标准不统一，影响临床研究的可信度；三是中医中药多是复方，大多缺乏药理学研究。

五、医案验方

刘某，男，52岁，2021年6月10日初诊。

主诉：右眼视物不清4个月。外院诊断为"右眼视网膜分支静脉阻塞，右眼黄斑水肿"，予抗VEGF治疗3次后，黄斑水肿复发。眼科专科检查示：视力，右眼0.2，左眼0.8，眼压右眼15mmHg，左眼16mmHg，双眼前节未见明显异常；眼底，右眼视盘色淡红，边界清，C/D＝0.3，A∶V＝1∶3，颞上支静脉迂曲，颞上象限散在出血，黄斑区可见格栅样光凝斑，光凝反应可，黄斑中心凹（－）。左眼底未见明显异常。OCT提示右眼黄斑水肿。患者自诉感烦躁，大便时干，舌红、苔薄白，脉弦滑。

西医诊断：右眼视网膜分支静脉阻塞；右眼黄斑水肿。

中医诊断：络损暴盲（气滞血瘀证）。

治以活血利水、理气解郁，予血府逐瘀汤加减。

处方：当归15g，赤芍15g，车前子15g，益母草15g，菊花15g，密蒙花12g，桔梗10g，枳实10g，柴胡10g，泽泻10g，炒桃仁10g，红花10g，生甘草5g，14剂，每日1剂，水煎服。

血栓通注射液双眼直流电离子导入，每日1次。

6月25日二诊：自觉视物不清较前有所减轻，视力同前，右眼眼底出血部分吸收，黄斑区水肿稍减。全身症状缓解，舌暗红、苔黄腻，脉弦滑。考虑患者大便好转，烦躁减轻，故上方去桔梗、密蒙花、菊花，加入丹参15g、茯苓10g、三七粉（冲服）3g，14剂，每日1剂，水煎服。血栓通注射液双眼直流电离子导入，每日1次。

7月10日三诊：患者诉视物明显清晰，眼科检查：视力，右眼0.4，左眼0.8；OCT显示右眼黄斑水肿减轻。舌暗红、苔黄略腻。继服上方，14剂。

随访3个月，患者病情稳定，黄斑水肿未复发。

第五节　辨 证 施 护

一、辨证护理

（一）常见症状施护

1. 视物模糊

（1）病室光线明亮，避免强光刺激，物品摆放有序，地面防滑。

（2）观察患者视物模糊的程度，评估跌倒的高危因素，悬挂标识，加装护栏，督促其更换防滑鞋。

（3）加强巡视，及时了解患者所需，协助服药到口，防止漏服、误服。

2. 头痛/眼胀痛

（1）为患者提供安静、舒适的休养环境，室内光线柔和，温度适宜。

（2）头面部穴位按摩：取穴印堂、目窗、百会、睛明等穴。

（3）监测眼压，眼压高及时报告医生。

3. 头晕耳鸣

（1）出现头晕耳鸣时卧床休息并及时报告医生，改变体位时动作宜缓慢，防止跌仆。

（2）耳穴贴压：取心、肝、肾、神门、交感等穴。

4. 失眠

（1）评估患者失眠的原因，保持病房睡眠环境安静，调节合适的温湿度，帮助患者减轻或消除影响因素。

（2）忧思患者做好情志护理。

（3）嘱患者养成规律的作息习惯。嘱患者保持良好的睡前卫生习惯。

（4）中医适宜技术应用：头面部穴位按摩（取穴印堂、目窗、百会、睛明等穴）、穴位敷贴涌泉穴、五音疗法、耳穴贴压（取神门、皮质下、心等穴）、足部中药熏洗等。

（二）健康指导

（1）在出血发作期应适当休息，有新鲜玻璃体积血者，应半卧位，使积血下沉。

（2）避免剧烈运动，非出血期可行太极拳、八段锦等中小强度的运动。

（3）告知患者本病有可能反复性出血，应坚持长期治疗和观察，当病情反复时，勿急躁、悲观，忌发怒，心情宜舒畅，积极配合治疗。

（4）多听舒缓放松的音乐，如《渔舟唱晚》《高山流水》等。

（5）适当增加户外活动及社会交往，以放松身心。

二、辨证施膳

1. 气滞血瘀证

宜进食消导理气类食物，如山楂、萝卜、百合等。

2. 阴虚阳亢证

饮食宜滋阴与清热并用，养血生津兼顾理气健脾，如芝麻、黑豆、银耳、百合等。忌烟酒、辛辣刺激性食物。

3. 痰瘀互结证

饮食可予茯苓、薏苡仁、赤小豆、三七、黑木耳等。忌烟酒、辛辣、肥腻等助湿生痰之物。

4. 心脾两虚证

饮食宜益气健脾，如山药、大枣、蛋类。忌食油腻、生冷之品。

第六节　循证研究

一、中医研究

（一）中药汤剂治疗

RVO的中医基本病机为脉络瘀阻、血溢脉外，结合全身表现，辨证分型以气滞血瘀、阴虚肝旺以及痰瘀互结最为多见，治疗上以活血化瘀、滋阴平肝、养血、化痰散结为主。不同的医家对RVO的辨证分型见解不同。王志勇等[1]辨证论治23例RVO，其在常规对症支持治疗基础上，分别给予通窍活血汤（气血瘀阻型）、知柏地黄丸（阴虚火旺型）、柴胡疏肝散（气滞血郁型）、龙胆泻肝汤（肝火亢盛型）、补阳还五汤（气虚血瘀型）治疗，总有效率高达86.96%。周义军[2]对RVO患者辨证施治，阴虚血热型治以化瘀止血、滋阴清热，滋阴活血止血汤主之；气滞血瘀型治以理气化瘀止血，理气化瘀明目汤主之；气虚血瘀型治以益气化瘀、摄血明目，益气化瘀汤主之；结果治愈26例，好转39例。辨证分型治疗体现了中医"同病异治"的治疗思路；首先辨病，抓住本病的共性，再根据患者全身表现所反映的证型不同辨证施治，治病求因。

（二）针刺治疗

针刺有助于推动眼底和眼球周围的气血运行，疏通眼底脉络，濡养目珠，且操作简便，毒副作用较小，起效较快。刘坚等[3]总结知名医家张仁针刺治疗RVO黄斑水肿的经验发现，张仁临床取穴以经验效穴及奇穴为主，采用中取、近取相结合的穴位组配，主穴常选新明、上健明、承泣、瞳子髎、太阳或翳明、上明、球后、丝竹空、新明2等；同时交替采用0.5mg甲钴胺注射液、2mL复方樟柳碱注射液进行穴位注射，注射选穴球后、太阳；可有效控制水肿复发，更好恢复视力。刘鑫等[4]报道1例中药结合针灸治疗陈旧性RVO黄斑水肿，全身用药选用葛根素注射液静脉滴注，患眼侧太阳穴给予复方樟柳碱注射液穴位注射，同时针刺球后、睛明、风池、阳白、瞳子髎、翳明、内关、合谷、三阴交、光明、中渚、太溪、太冲等穴位，治疗后患者视力明显提高，视物变形明显好转。

（三）中西医结合治疗

众多临床实践证实了中医药治疗RVO的安全有效性，目前已有多项研究证明中医药联合现代西医疗法治疗RVO可协同增效，其能有效延长药效时间，减少西医治疗次数，更好地促进眼底出血的吸收。冯亚兰等[5]回顾性分析玻璃体腔注射雷珠单抗联合复方丹参静脉注射治疗RVO继发黄斑水肿的临床疗效，结果显示，联合治疗能有效减少球内注射的次数，显著降低黄斑水肿程度，提高患眼视力。姚月蓉等[6]通过临床研究发现培土消水方联合雷珠单抗及激光治疗RVO黄斑水肿可使黄斑中央凹厚度维持在正常水平，并延迟黄斑水肿复发时间，增强远期疗效。冯宝平等[7]在4mg曲安奈德注射及532激光治疗的基础上给予益气活血中药治疗RVO继发黄斑水肿，结果表明中药联合治疗可改善血液流变学，降低黄斑中心凹厚度，提高临床疗效。

二、现代医学研究

（一）激光治疗

激光治疗RVO的原理可能是通过激光光凝视网膜毛细血管无灌注区，破坏缺血性视网膜，改善剩余视网膜的血液供应，以缓解阻塞区域的缺血、缺氧[8]。在抗血管内皮生长因子（vascular endothelial growth factor，VEUF）治疗引入之前，RVO继发的黄斑水肿多采用局灶性激光光凝术，而全视网膜激光光凝是RVO相关新生血管并发症的标准治疗方法[9]。既往研究表明，激光光凝治疗可以预防和治疗新生血管，促进黄斑水肿的吸收，但其提高中心视力及改善视野的疗效较不确定，远期效果欠佳[10]。此外，激光治疗不可避免地会损伤黄斑区，目前仅作为RVO的二线治疗方法。

（二）手术治疗

现有的RVO继发黄斑水肿的手术治疗方法主要有放射状视神经切开术（radical optic neurotomy，RON）、动静脉交叉鞘膜切开术（arteriovenous adven-tidal sheathtomv，AAS）、玻璃体切割术（pays planavitrectomy，PPV）。RON可有效治疗CRVO，但其有效性较为局限，目前尚无临床研究证明其益处，且由于玻璃体内的可用药物较为有限，目前CRVO的治疗基本不用RON[11]。AAS通过切透动静脉交叉处的共同鞘膜，分离动静脉，以消除下方静脉的压力，恢复大血管回流，改善视网膜血液循环及小血管灌注，减轻黄斑水肿。PPV主要用于解决CRVO的并发症，有证据表明PPV能增加缺血区域的氧气输送，并提高玻璃体内VEUF及相关细胞因子的清除率，使含氧液体在玻璃体内循环从而改善视网膜缺血[12]。

（三）药物治疗

目前治疗RVO最新且安全有效的西医手段是玻璃体内抗VEUF药物，抗VEUF药物可通过阻断细胞外VEUF二聚体形成而发挥作用，其能抑制新生血管生成，降低血管通透性，调控血–视网膜屏障的通透性，从而促进视网膜内渗液吸收、改善黄斑水肿。抗VEUF治疗是目前治疗RVO相关性黄斑水肿的标准疗法，在大多数RVO患者中，其能相对快速地消除黄斑水肿。

（杨雪艳　林小红）

● 参考文献

[1] 王志勇，雷智．中医辨证论治辅助治疗视网膜静脉阻塞的临床观察[J]．甘肃中医，2011，24（5）：27-28．
[2] 周义军．中西医结合治疗视网膜静脉阻塞76例[J]．江西中医药，2009，40（11）：63-63．
[3] 刘坚，张进，刘文婷，等．张仁针刺治疗视网膜静脉阻塞黄斑水肿经验[J]．中国中医眼科杂志，2017，27（1）：14-18．
[4] 刘鑫，孙远征，李世洋．针灸结合中药治疗陈旧性视网膜静脉阻塞黄斑水肿1例[J]．针灸临床杂志，2012，28（8）：17-18．
[5] 冯亚兰，吴星伟．雷珠单抗玻璃体腔注射联合复方丹参静脉滴注治疗视网膜分支静脉阻塞引起的黄斑水肿疗效分析[J]．中国中医眼科杂志，2015（2）：4．
[6] 姚月蓉，王晗敏，朱蓓菁，等．中药联合雷珠单抗及激光治疗视网膜静脉阻塞性黄斑水肿的临床观察[J]．中国中医眼科杂志，2017，27（1）：4．
[7] 冯宝平，杨建玲，申亚贤．益气活血中药联合曲安奈德及532激光治疗视网膜分支静脉阻塞继发黄斑水肿疗效观察[J]．现代中西医结合杂志，2018，27（21）：4．
[8] STCNNCR A M，FRCDCRIKSCN K H，URAUSLUND J．Is there still a role of macular laser treatment in branch retinal vein or elusion in the era of intravitrcal injections[J]．Acta Oph–thalmol，2020，98（1）：9-21．
[9] SHAH C K，SHARMA S，BROWN U C．Choroidal ncovascularization following argon laser photocoagulation for macular dema associated with branch retinal vein obstruction[J]．Can J Ophthalmo1，2000，35（7）：27-30．
[10] 熊毅彤，叶纹，孙莉．激光光凝治疗视网膜静脉阻塞的临床价值[J]．眼科新进展，2007，27（3）：210-212．
[11] 邵毅，张雨晴，周琼．视网膜静脉阻塞诊疗规范：2019年欧洲视网膜专家协会指南解读[J]．眼科新进展，2020，40（6）：501-504．
[12] 杨瑞芳，杜红艳．视网膜静脉阻塞治疗新进展[J]．国际眼科杂志，2016，16（9）：1655-1660．